南京中医药大学　孙世发　主编

中华医方

伤寒温病篇

科学技术文献出版社
SCIENTIFIC AND TECHNICAL DOCUMENTATION PRESS

U0348703

图书在版编目（CIP）数据

中华医方. 伤寒温病篇 / 孙世发主编. —北京：科学技术文献出版社，2015.3
ISBN 978-7-5023-9218-5

Ⅰ.①中… Ⅱ.①孙… Ⅲ.①伤寒（中医）—验方—汇编②温病—验方—汇编 Ⅳ.① R289.5

中国版本图书馆 CIP 数据核字（2014）第 156367 号

中华医方·伤寒温病篇

| 策划编辑：薛士滨 | 责任编辑：孔荣华 | 责任校对：赵 瑷 | 责任出版：张志平 |

出 版 者　科学技术文献出版社
地　　址　北京市复兴路15号　　邮编　100038
编 务 部　(010) 58882938，58882087（传真）
发 行 部　(010) 58882868，58882874（传真）
邮 购 部　(010) 58882873
官方网址　www.stdp.com.cn
发 行 者　科学技术文献出版社发行　全国各地新华书店经销
印 刷 者　北京京华虎彩印刷有限公司
版　　次　2015 年 3 月第 1 版　2015 年 3 月第 1 次印刷
开　　本　889×1194　1/16
字　　数　1743千
印　　张　65.25
书　　号　ISBN 978-7-5023-9218-5
定　　价　318.00元

编委会名单

主　编　孙世发

副主编　陈涤平　杭爱武　王兴华　吴承艳　陈仁寿　许二平　卫向龙　唐伟华　聂建华
　　　　　王剑锋　刘华东　黄仕文　张卫华

编　委（以姓氏笔画为序）：

卫向龙　王九龙　王庆敏　王兴华　王剑锋　伍梅梅　任威铭　刘华东　衣兰杰　许二平
许菲斐　孙　叕　孙世发　杜雪萌　李　娴　李　缨　李晓建　吴承艳　张　蕾　张卫华
陈仁寿　陈涤平　杭爱武　周　静　聂建华　唐伟华　黄仕文　彭会巧　樊园园

编写人员（以姓氏笔画为序）：

刁青蕊　卫向龙　马丽亚　马艳霞　王　霞　王九龙　王北溟　王光耀　王庆敏　王兴华
王红玲　王国斌　王剑锋　毛海燕　叶　琴　史话跃　朱智媛　伍梅梅　任威铭　向　好
刘华东　刘旭辉　衣兰杰　江晶晶　许　可　许二平　许岳亭　许菲斐　孙　叕　孙世发
孙雪锋　严　娟　杜雪萌　杨亚龙　李　芮　李　娴　李　缨　李永亮　李志轩　李晓建
吴　坚　吴承红　吴承艳　张　蕾　张卫华　张书研　张延武　张英杰　张顺超　张锋莉
张稚鲲　陆红伟　陈　晨　陈仁寿　陈玉超　陈涤平　苑述刚　范　俊　杭爱武　欧阳文娟
季丹丹　周　健　周　雯　周　静　周凯伦　周轶群　郑绍勇　郑晓丹　赵君谊　姜卫东
姜军选　宫健伟　姚　颖　聂建华　莫　楠　顾尽晖　柴　卉　钱丽花　高　想　唐千晰
唐伟华　唐艳芬　桑　锋　黄仕文　黄亚俊　曹　宜　盛　炜　彭会巧　彭金祥　彭振亚
蒋　妤　韩玉强　程　旺　程率芳　谢秀英　骞　芳　蔡　云　熊志强　樊园园

前 言

　　人类的发展历史，伴随着文化进步的脚印。中医药学，作为中国传统文化的重要组成部分，一直并继续担负着促进人类发展与繁衍的一份责任，故而古人有"不为良相则为良医"之言。

　　良相治国，良医治人；良相良医，孺子以求。中华民族的发展壮大，离不开良相之治国；中华民族的繁衍昌盛，离不开良医之治病。神农尝百草，以明草木之药用，伊尹制汤液，论广药用而成方。《周礼·天官》篇记载，周代有医师、食医、疾医和疡医等。疾医"掌养万民之疾病……以五味、五谷、五药养其病"，主管治疗平民百姓的疾病，治疗时既用"毒药"之剂，也用食疗之方；疡医"掌肿疡、溃疡、金疡、折疡之祝药、劀杀之剂。凡疗疡，以五毒攻之，以五气养之，以五药疗之，以五味节之"，分工治疗外伤科疾病，亦兼用毒药方与食疗方。这些文献应该可以表明，早在周代便已有了不同的药物配合应用以治疗疾病的医疗活动。《汉书·艺文志·方技略》记载古有医经七家，"经方十一家，二百七十四卷。经方者，本草石之寒温，量疾病之浅深，假药味之滋，因气感之宜，辨五苦六辛，致水火之齐，以通闭结，反之于平"。经方十一家，包括《五藏六府痹十二病方》三十卷《五藏六府疝十六病方》四十卷《五藏六府瘅十二病方》四十卷、《风寒热十六病方》二十六卷、《泰始黄帝扁鹊俞跗方》二十三卷、《五藏伤中十一病方》三十一卷、《客疾五藏狂颠病方》十七卷、《金疮疭瘛方》三十卷、《妇女婴儿方》十九卷、《汤液经法》三十二卷、《神农黄帝食禁》七卷。但原书俱失传，今只见其名而无法知其内容了。现存《五十二病方》收载方剂280首，乃1973年湖南长沙马王堆汉墓出土帛书整理而成，据研究者推测，其内容当为春秋时期所成，这是今天可见的最早方书。成书于西汉的《黄帝内经》所载方剂十数首，也必为汉以前所制。《五十二病方》和《黄帝内经》所载方剂，古朴而简单，代表了单药向多药配伍成方用于临床的历史发展过程。至东汉末年，张仲景"勤求古训，博采众方"，著成《伤寒杂病论》一十六卷，载269方，为后人尊为方书之祖。以此为标志，中医方剂学之框架已经形成。以此为起点，中医治之药方时时涌现，载方之书蔚然大观。

　　两晋南北朝时期，方书甚多。诸如李当之的《药方》，皇甫谧的《曹歙论寒食散方》与《依诸方撰》，葛洪的《肘后备急方》与《玉函方》，支法存的《申苏方》，范汪的《范东阳方》，胡洽的《胡氏百病方》，姚僧垣的《集验方》，甄权的《古今录验方》，徐之才的《徐王方》与《徐王八世家传效验方》，陶弘景的《陶氏方》与《效验方》，陈延之的《小品方》，谢士泰的《删繁方》……惜乎！这些方书除了《肘后备急方》后经陶弘景与杨用道的整理得以传世，《小品方》现存辑佚本外，余皆因年湮代远而散佚。葛洪与陈延之为该时期方剂学的代表人物。葛洪是亦医亦道者，所著《玉函方》（一名《金匮药方》）多达100卷，是"周流华夏九州之中，收拾奇异，捃拾遗逸，选而集之，使神类殊分，缓急易简"而成。后因卷帙浩大，传世不便而遗佚了。葛氏的《肘后备急方》则是将《玉函方》撷要而成，书仅3卷，所载诸方，"单行径易，篱陌之间，顾眄皆药，众急之病，无不毕备"，后人称其验、便、廉，允为切实。南北朝时期医家陈延之，著《小品方》12卷，但原书至北宋初年即已亡佚，其佚文多保留在《外台秘要》《医心方》等书中。在唐代，《小品方》与《伤寒论》齐名，曾作为医学教科书，故对唐代的方剂学发展有较大影响。该书比较重视伤寒、天行温疫等病的论治，所载芍药地黄汤、茅根汤、葛根桔皮汤等方，孕育了后世温病学的养阴生津、凉血散瘀、清热解毒等治法,足可弥补《伤寒论》之未备。

盛唐以降,医方兴盛。大型方书如《备急千金要方》《外台秘要》《太平圣惠方》《圣济总录》《普济方》等。更有致力于方剂研究者编著了如《博济方》《普济本事方》《杨氏家藏方》《传信适用方》《仙授理伤续断方》《是斋百一选方》《魏氏家藏方》《仁斋直指方论》《朱氏集验方》《御药院方》《瑞竹堂经验方》《永类钤方》《世医得效方》《袖珍方》《奇效良方》《扶寿精方》《摄生众妙方》《种福堂公选良方》《饲鹤亭集方》等方剂专著。方剂是临床实践的产物,现在被广泛运用的一些古代名方,多散见于临床医书,诸如《小儿药证直诀》《脾胃论》《内外伤辨惑论》《兰室秘藏》《宣明论方》《丹溪心法》《儒门事亲》《医林改错》《医学衷中参西录》等,均记载了一些著名医方。

以上方书文献,展示了各历史时期方剂研究的重要成果,为我们进一步研究历代方剂提供了大量宝贵文献。特别是具有官编性质的《太平圣惠方》《圣济总录》《普济方》三巨著,集一个时代的医方之大成,保存了诸多已佚方书医著的医方资料,不仅为我们今天的临床医疗传承了优良药方,也为我们研究中医药的发展提供了重要文献依据。

汉以前中医学主要分两大领域,即医经和经方。经方十一家中之多数,均为某类或某些疾病的治疗药方,汉唐以后医书,虽言称某某方者,但依然是论病列方。然而,《普济方》问世至今 620 余年,以病症列方之大成者则一直阙如。

《中华医方》秉承历代医方巨著之体例,以病症为门类,以历史为序,收录诸方,填补《普济方》问世至今 620 余年以病症列方大型方书之历史空白。

古今中医病名繁杂,医方叙述多有简略。欲将近 2000 年之古今病症及药方有序汇集一书,实非易举。虽继《中医方剂大辞典》完成后又经 10 数年之努力,终于能成《中华医方》,然错讹遗漏,也实难免,冀希未来,或可正之。

孙世发

凡 例

一、本书分列伤寒温病、内科、外科、妇科、儿科、骨伤科、五官科、眼科等篇为纲，以病症为目，共收载有方名的方剂 **88 489** 首，清以前的方剂几近收罗殆尽，清以后，特别对现代书刊所载方剂则有所选择。

二、本书以中医病症为目，兼及部分现代西医疾病。

三、每病症首先简介其病因病机、治疗大法等基本内容，继之以原载方剂文献时间、文献卷次篇章、方剂首字笔画为序收列相关方剂。由于文献名称、版本、印行时间过于复杂，对于一书引用文献或多次修订增补内容的时间多从原书。

四、一方治多种病症者，其详细资料将限在第一主治病症中出现，别处再现时则从简。第一主治病症以原载文献记载并结合后世临床应用状况确定。如地黄丸(六味地黄丸)，原载宋·钱乙《小儿药证直诀》，主治"肾怯失音，囟开不合"，现代广泛用于各科多种病症，为减少大量重复，本书将其详细内容收入肾虚证，其他处仅收方名、方源、组成、用法、功用及与所在病症相关的主治、宜忌和相应验案，余皆从略。

五、一方多名的方剂以最早出现且有实质内容之名为本书所用之正名。

六、每一方剂内容以来源、别名、组成、用法、功用、主治、宜忌、加减、方论、实验、验案分项收入，无内容之项目从缺。

1. 来源：为一方之原始出处。如始载书存在者，注始载书的书名和卷次；始载书已佚者，注现存最早转载书引始载书或创方人。始载书无方名，后世文献补立方名者，注"方出(始载书)某书卷 X，名见(转载书)某书卷 X"。

2. 别名：为正名以外的不同名称及其出处。如一方有多个异名者，则按所载异名的文献年代先后排列。

3. 组成：为始载书之一方所含药物、炮制、用量等内容，均遵原书不改，炮制内容在药名之前者与药名连写，在药名之后者加括号与后一药分隔，如"炙甘草"，"甘草(炙)"。与组成相关内容均在本项另起行说明：如方中药物原无用量者，则注"方中某药用量原缺"；如上述某药原无用量，转载书中有用量者，则根据转载文献补入；如方中某药转载书有异者，则注明：方中某药，某书(后世转载书)作某药；如方名中含某药或药味数，组成中阙如或不符者，则注明：方名某某，但方中无某药，或方名 X 味，但方中组成 X 味，疑脱。

4. 用法：收录方剂的制剂、剂型、服用方法与用量等内容。如原书无用法，后世其他文献有用法者，则收录后世文献内容并注明来源文献；如后世文献用法与始载文献用法有差异且有参考意义者，另起行收录；如剂型改变另立方名者，另起行说明。

5. 功用、主治：分别设项以文献先后为序、去同存异摘收。

6. 宜忌：收录组方用方的注意事项，有关疾病、体质、妊娠宜忌和毒副反应，以及药物配伍、炮制与煎煮药物器皿、服药时的饮食宜忌等。

7. 加减：仅收录始载书的资料。如加减药物占原方用药比例过多者不录；现代方剂加减不严谨者不录；

后世转载书的加减一概不录。药物加减后方名改变者，在本项另起行说明：本方加（减）某药，名"某某"。

8. 方论：收录古今名医对一方之方名释义、组成结构、配伍原理、综合功效、辨证运用、类方比较等论述而有独到见解者。原文精简者，录其全文；文字冗长者，择要选录。

9. 实验：收摘用现代方法与手段对方剂进行实验研究和剂型改革的资料，包括复方药理作用和主要成分的研究，将传统的成方剂型改造成现代剂型等内容，均以摘要或综述方式撰写。对实验资料，摘录其实验结果，不详述实验方法与操作步骤；对剂型改革，不详述制剂的工艺流程。

10. 验案：选录古今医家运用一方治疗疾病的实际案例，文字简短者全文照录，文字较长者择要摘录。对于现代书刊临床大样本报道，择其用药与原方出入较小者，仅文摘其治疗结果。

11. 自功用以下各项，其内容出处与方源相一致者，所录引文不注出处；如上述各项收录有方源以外其他文献引文者，均分别注明出处。凡两条以上引文均根据文献年代排列。

七、引文筛选与整理：所有引文资料，均经过编者去同存异，精心筛选。相同的引文，一般从最早的文献中收录；若后世文献论述精辟者，择用后世文献的资料。引文文义不顺或重复者，在不违背原意之前提下，由编者做适当的加工整理。

八、出处标注：除方源、异名二项标明书名和卷次外，其余诸项均只注书名，不注卷次。期刊注法统一采用：刊年，期：起页。

九、药名统一：凡首字不同的中药异名保持原貌，如"瓜蒌"不改"栝楼"，"薯蓣"不改"山药"，"玄胡索""元胡索"不改"延胡索"。首字相同的中药异名，第二字以下诸字与《中药大辞典》的正名系同音字者，一律改用《中药大辞典》的正名，如"黄芪"改"黄耆"，"芒硝"改"芒消"，"白藓皮"改"白鲜皮"；若非同音字者，仍保留此异名。凡方名中含有药名者，处理方法同此。

十、文字统一：本书所用简化字，以中国文字改革委员会《简化字总表》（1964年第二版）为主要依据，表中未收入者，不加简化，如芎藭、猵猪、蝉蜕；数词有用汉字和阿拉伯字者，须一方内一致，不作全书统一。

十一、文献版本：凡一书有多种版本者，选用善本、足本；无善本者，选用最佳的通行本；其他不同的版本作为校勘、补充。若同一方剂在不同的版本中方名有所差异者，以善本、最佳通行本或较早版本之方名作正名，其他版本的方名作别名。

目 录

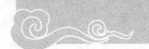

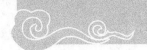

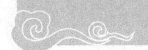

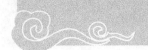

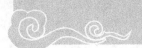

第一章

太阳病

一、伤　寒

伤寒，有广义与狭义之分。广义伤寒是一切外感热病的总称，即《黄帝内经·素问·热论》所说："今夫热病者，皆伤寒之类也"。《难经》："伤寒有五，有中风，有伤寒，有湿温，有热病，有温病"。即明确指出广义伤寒乃一切热病之谓，病因皆伤于寒邪也。狭义伤寒是指五种伤于寒邪而发热者之一，为外感风寒之邪，感而即发的疾病。《伤寒论·伤寒例》云："冬时严寒，万类深藏，君子固密，则不伤于寒，触冒之者，乃名伤寒耳"。张仲景原著《伤寒杂病论》，是广义外感内伤诸病，宋代分为《伤寒论》、《金匮要略》二书，而以药方之用，又多有不可分之例。更由于后世医理临床发展，即便《伤寒论》所载药方，也成为治疗某一非伤寒病症的代表性方剂。故此，今之列于伤寒类各方，乃难以归于具体病情者，是以伤寒概之。张氏原著中六经治例部分名方，后世已有具体主治病症者，则不在此例。

芍药甘草附子汤

【来源】《伤寒论》。
【别名】芍药附子甘草汤（《医方类聚》卷五十七引《伤寒指掌图》）。

【组成】芍药　甘草（炙）各三两　附子一枚（炮去皮，破八片）
【用法】以水八升，煮取一升五合，去滓，分三次温服。
【功用】《伤寒论教学参考资料》：扶阳益阴。
【主治】
　　1.《伤寒论》：发汗病不解，反恶寒，虚故也。
　　2.《云岐子保命集》：发汗病不解，小便清，大便依度，腹痛。
　　3.《张氏医通》：疮家发汗成痉。
【方论】
　　1.《注解伤寒论》：芍药之酸，收敛津液而益荣；附子之辛温，固阳气而补卫，甘草之甘，调和辛酸而安正气。
　　2.《金镜内台方议》：汗发后病解，则不恶寒。病不解，表实，亦不恶寒。今此大汗出，又反恶寒，其脉微弱者，为荣卫虚者也。若非大汗出而又恶寒，其脉沉微，无热证者，不可服也。
　　3.《伤寒来苏集》：发汗后反恶寒，里虚也。表虽不解，急当救里，若反与桂枝攻表，此误也。故于桂枝汤去桂、姜、枣，加附子以温经散寒，助芍药、甘草以和中耳。脚挛急，与芍药甘草汤，本治阴虚；此阴阳俱虚，故加附子，皆仲景治里不治表之义。

4.《绛雪园古方选注》：芍药甘草附子汤，太阳少阴方也。太阳致亡阳，本由少阴不内守，少阴表恶寒，实由太阳不外卫，故取芍药安内，熟附攘外，尤必藉甘草调和，缓芍附从中敛戢真阳，则附子可招散失之阳，芍药可收浮越之阴。

5.《古今名医方论》：发汗病解而反恶寒，比未汗时更甚，其阳虚可知矣。夫太阳、少阴为表里，太阳之病，本由少阴之虚，不能藏精而为阳之受也。今恶寒反见于发汗病解后，是寒邪已从汗解，太阳之虚不能卫外，而为阴之使也，则阳亡之兆已见于此，若仍以桂枝汤攻表，非以扶阳，反以亡阳也。故以芍药收少阴之精气，甘草缓阴邪之上行，附子补坎宫之少火，但使肾中元阳得位，在表之虚阳恶寒自解耳！

【实验】调节免疫作用 《中华中医药学刊》（2008，5：1081）：研究发现，芍药甘草附子汤能使类风湿性关节炎模型大鼠血清中 IL-1β、PGE$_2$ 明显降低，与模型组比较有显著性差异。关节病理损害明显改善。结论：芍药甘草附子汤能够降低白细胞介素 -1β（IL-1β）、前列腺素 E$_2$（PGE$_2$）含量，从而减轻其对关节的侵害。

栀子干姜汤

【来源】《伤寒论》。

【组成】栀子十四个（劈） 干姜二两

【用法】以水三升半，煮取一升半，去滓，分二次服，温进一服。得吐者止后服。

【主治】伤寒，医以丸药大下之，身热不去，微烦者。

【方论】

1.《医学入门》：盖丸药不能除热，但损正气，邪气乘虚留于胸中而未深入，则身热不去而微烦。是用山栀苦寒以吐烦，干姜辛热以益气。

2.《伤寒来苏集》：丸药大下，寒气留中，心微烦而不懊憹，则非吐剂所宜也。用栀子以解烦，倍干姜以逐内寒而散表热。

3.《绛雪园古方选注》：烦皆由热，而寒证亦有烦，但微耳。干姜和太阴在里之伤阳，而表热亦去，栀子清心中之微热，而新烦亦除。立方之义，阴药存阴，阳药和阳，主调剂阴阳，非谓干

姜以热散寒也。

4.《金镜内台方议》：丸药下之，损正气，不能除热。邪气反乘虚留于胸中，而未深入。故身热不去而微烦，故用栀子为君，以吐虚烦，用干姜为臣佐。以安中正气也。

柴胡加龙骨牡蛎汤

【来源】《伤寒论》。

【别名】柴胡龙骨牡蛎汤（《伤寒总病论》卷三）。

【组成】柴胡四两 龙骨 黄芩 生姜（切） 铅丹 人参 桂枝（去皮） 茯苓各一两半 半夏二合半（洗） 大黄二两 牡蛎一两半（熬） 大枣六枚（擘）

【用法】以水八升，煮取四升，纳大黄，切如棋子，更煮一两沸，去滓，温服一升。

【功用】

1.《杂病广要》：下肝胆之惊痰。

2.《经方研究》：疏解泄热，重镇安神。

【主治】

1.《伤寒论》：伤寒八九日，下之，胸满，烦惊，小便不利，谵语，一身尽重，不可转侧者。

2.《杂病广要》：癫痫。

【方论】

1.《注解伤寒论》：伤寒八九日，邪气已成热，而复传阳经之时，下之虚其里而热不除。胸满而烦者，阳热客于胸中也；惊者，心恶热而神不守也；小便不利者，里虚津液不行也；谵语者，胃热也；一身尽重不可转侧者，阳气内行于里，不营于表也。与柴胡汤以除胸满而烦，加龙骨、牡蛎、铅丹，收敛神气而镇惊；加茯苓以行津液、利小便；加大黄以逐胃热、止谵语；加桂枝以行阳气而解身重。错杂之邪，斯悉愈矣。

2.《金镜内台方义》：用柴胡为君，以通表里之邪而除胸满，以人参、半夏为臣辅之，加生姜、大枣而通其津液；加龙骨、牡蛎、铅丹，收敛神气而镇惊为佐，加茯苓以利小便而行津液；加大黄以逐胃热、止谵语；加桂枝以行阳气而解身重错杂之邪，共为使。以此十一味之剂，共救伤寒坏逆之法也。

3.《伤寒来苏集》：取柴胡之半，以除胸满心烦之半里；加铅丹、龙、牡，以镇心惊，茯苓以

利小便，大黄以止谵语；桂枝者，甘草之误也，身无热无表证，不得用桂枝，去甘草则不成和剂矣；心烦谵语而不去人参者，以惊故也。

4.《医方集解》：柴胡汤以除烦满，加茯苓、龙骨、牡蛎、铅丹，收敛神气而镇惊；而茯苓、牡蛎又能行津液、利小便，加大黄以逐胃热、止谵语；加桂枝以行阳气，合柴胡以散表邪而解身重，因满故去甘草。

5.《绛雪园古方选注》：柴胡引阳药升阳，大黄领阴药就阴，人参、炙草助阳明之神明，即所以益心虚也；茯苓、半夏、生姜启少阳三焦之枢机，即所以通心机也；龙骨、牡蛎入阴摄神，镇东方甲木之魂，即所以镇心惊也；龙、牡顽钝之质，佐桂枝即灵；邪入烦惊，痰气固结于阴分，用铅丹即坠。至于心经浮越之邪，借少阳枢转出于太阳，即从兹收安内攘外之功矣。

6.《伤寒分经》：此汤治少阳经邪犯本之证，故于本方（指小柴胡汤）中除去甘草减大枣上行阳分之味，而加大黄行阴以下夺其邪，兼茯苓以分利小便，龙骨、牡蛎、铅丹以镇肝胆之怯，桂枝以通血脉滞也。与救逆汤同义，彼以龙骨、牡蛎镇太阳经火逆之神乱，此以龙骨、牡蛎、铅丹镇少阳经误下之烦惊，亦不易之定法也。

7.《医门棒喝》：大黄仅煎一二沸，止取其气，随姜、桂、人参行阳之药以泄浮越之邪热，不取其味以走腑也。

8.《伤寒寻源》：病属表邪陷入，则阳明出入之界，全藉少阳为枢纽，故以柴胡名汤，而阴邪之上僭者，复桂枝、生姜、半夏以开之；阳邪之下陷者，用黄芩、大黄以降之，使上下分解其邪，邪不内扰。而兼以人参、大枣扶中气之虚；龙骨、牡蛎、铅丹镇心气之逆；且柴胡、大黄之攻伐，得人参扶正以逐邪而邪自解；龙骨、牡蛎之顽钝，得桂枝助阳以载神而神自返。其处方之极错杂处，正其处方之极周到处。

【实验】

1.对儿茶酚胺心血管损伤的保护作用 《广东中医》（1959，12：510）：实验表明，本方可有效地保护机体抵抗儿茶酚胺（CA）的心血管损伤作用。

2.对血小板凝集功能的影响 《黑龙江中医药》（1984，6：30）：实验表明，本方对血小板没有直接的凝集作用，但能增强肾上腺素对血小板的凝集作用；这种增强凝集的作用，可被育享宾（α_2受体拮抗剂）阻断，而不被哌唑嗪（α_1受体拮抗剂）和乙基马来酰胺阻断。因此，其作用机制之一，可能是对α_2肾上腺素能受体具有激动作用。

3.对小鼠自发运动量（SMA）的影响 《湖北中医杂志》（1986，6：48）：通过对SMA的观察，能了解对中枢神经系统有作用的药物对行为方面的影响。实验表明，本方对正常状态小鼠的SMA没有影响，但呈现在兴奋时起抑制作用，在抑制时则起促进性的作用，这一效果具有重要意义，它为本方在临床的辨证应用提供了一个有力的依据。

4.对条件恐怖应激小鼠脑内单胺变化的影响 《日本东洋医学杂志》（1994，5：160）：选择实验动物为6周龄ddY系雄性小鼠，选用柴胡加龙骨牡蛎汤和黄连解毒汤煎煮后，经冷冻干燥所得的提取物，于小鼠回置笼内1小时前经口给药（1.0g/kg），对小鼠进行条件恐怖应激负荷（CFS）后，摘出脑组织，根据GloWinski和Iversen的方法，将其划分为8个部位，分别测定其单胺含量。结果:CFS组与对照组比较，小脑、海马及纹状体的去甲肾上腺素（NE）含量显著增加，在给予柴胡加龙骨牡蛎汤和黄连解毒汤后受到抑制，达到对照组的程度。给予柴胡加龙骨牡蛎汤或黄连解毒汤对CFS组小鼠下丘脑、杏仁核及大脑皮质NE含量的影响各不相同，对下丘脑有影响的只有柴胡加龙骨牡蛎汤。此外，多巴胺代谢物二羟苯乙酸的含量，CFS组与对照组比较在小脑及海马部位显著增加，这是多巴胺能神经系统兴奋所致，但柴胡加龙骨牡蛎汤组与对照组比较有抑制倾向，这种抑制倾向也同样存在于丘脑及下丘脑。以上结果表明，柴胡加龙骨牡蛎汤或黄连解毒汤对CFS负荷时脑内单胺变化的影响，随脑的部位不同而有特异性，表明二方的作用是有区别的。这在汉方方剂的临床应用中，对考虑方剂的适应证是有意义的。

【验案】

1.癫痫 《刘渡舟医案》：尹某某，男，34岁。胸胁发满，夜睡呓语不休，且乱梦纷纭，时发惊怖，精神不安，自汗出，大便不爽。既往有癫痫史，此病得之于惊吓之余。视其人神情呆滞，面色发青，舌红而苔白黄相兼，脉来沉弦。辨为肝胆气郁，兼阳明腑热，而心神被扰，不得潜敛之证。治宜疏肝泻胃，镇惊安神。予本方1剂，大便通畅，胸胁满与呓语皆除，精神安定，不复梦扰，惟欲吐不吐，胃中似嘈不适，上方加竹茹、陈皮，服之而愈。

2.恚怒卒倒 《生生堂治验》：一妇岁五十余，恚怒即少腹有物上冲，心绝倒，牙关禁闭，半许时自省，月一发，或二发，先生诊之，胸腹动悸，与柴胡加龙骨牡蛎汤数旬愈。

3.痰饮 《王旭高医案》：心境沉闷，意愿不遂，近因患疟，多饮烧酒，酒醉之后，如醉如狂，语言妄乱，及今二日。诊脉小弦滑沉，舌苔薄白，小水短赤，大便不通，渴欲饮冷，昏昏默默，不知病之所在，因思疟必有痰，酒能助火，痰火内扰，神明不安，此少阳阳明同病而连及厥阴也。少阳为进出之枢，阳明为藏邪之薮。今邪并阳明，弥漫心包，故发狂而昏昏默默也。仿仲景柴胡加龙牡汤主之：柴胡、黄芩、半夏、茯苓、龙骨、甘草、牡蛎、铅丹、菖蒲、大黄、竹沥、姜汁。

4.舞蹈病 《北京中医学院学报》（1983，4：30）：张某，女，12岁。手足乱动，行走不稳，挤眉弄眼等5个多月，伴烦躁易怒，时时叹气，脉弦而细。某医院诊断为舞蹈病。证属邪入少阳，痰湿内郁，风邪外客，拟本方去铅丹、大黄，加白芍6g，生甘草6g，煎服3剂后诸症好转，继服30剂而愈。

5.神经官能症 《陕西中医》（1984，12：41）：梁某，女，32岁。2年多来，自觉头晕乏力，夜寐不安，心悸怔忡，胸脘痞闷，胃纳不佳，有时脘痛，大便不实，月经不调，白带多。上述症状每因情志不畅而加重，自疑癌症。查无阳性体征，服中西药不效，苔薄，诊断为肝郁型神经官能症，予本方6剂后，症状明显好转；继服10余剂，除脘部有不适，余症消失。

6.帕金森综合征 《上海中医药杂志》（1986，4：25）：潘某，女，59岁。高血压、动脉硬化史10年。2年前两手颤抖，走路不稳，西医诊断为帕金森综合征。给安坦、莨菪浸膏片、安定等治疗，病情好转。4个月前因精神刺激颤抖加重，继用上药无效。现病人两手呈有节律之细震颤，走路呈慌张步态，头部前倾，摇摆不止。胸部闷胀，烦躁口苦，小便黄赤。舌微红，苔边白中黄，脉弦劲。证属阴虚阳亢，郁怒化火，火盛生风，风火相煽，元神失主，筋脉失约所致。治宜调肝清热，潜阳熄风，镇惊安神。予本方加蜈蚣2条，水煎服。上方服12剂后颤抖明显减轻，继服24剂后颤抖消失，追访2年未复发。

7.精神分裂症 《中西医结合杂志》（1986，12：753）：应用本方加减：柴胡、炒黄芩、姜半夏、茯苓各9g，桂枝6g，丹参、龙骨、生牡蛎各15g，党参12g，生大黄6～9g，生姜6g，红枣15g；治疗精神分裂症67例。结果：痊愈1例，显效35例，进步15例，有效率为76.1%。

8.老年性室性早搏 《湖南中医杂志》（1997，5：26）：以本方加减，治疗老年性室性早搏90例。结果：治愈45例，好转37例，无效8例，总有效率为91.11%；对照组90例用西药利多卡因、普鲁卡因、奎尼丁等治疗，治愈20例，好转32例，无效38例，总有效率为57.78%；两组间疗效有明显差异，$P<0.05$。

紫石寒食散

【来源】《金匮要略》卷下。

【别名】紫石英散（《普济方》卷一四六）。

【组成】紫石英 白石英 赤石脂 钟乳（研炼） 栝楼根 防风 桔梗 文蛤 鬼臼各十分 太乙余粮十分（烧） 干姜 附子（炮，去皮） 桂枝（去皮）各四分

【用法】上为散。每服方寸匕，酒送下。

【功用】伤寒令愈不复。

苦参汤

【来源】方出《肘后备急方》卷二，名见《备急千金要方》卷十。

【组成】苦参二两 黄芩二两 生地黄半斤

【用法】水八升，煮取一升，分再服，或吐下毒则愈。

【主治】伤寒时气温病五六日以上者。

【宜忌】《外台秘要》：忌芜荑。

【方论】《千金方衍义》：伤寒、温病截然两途，凡医但见壮热、头疼，概行发散，信手杀人，曷知温病是久伏少阴之邪，得春时温暖之气蕴化，湿从内发外，故用苦参搜逐肾家久伏之邪，取其苦燥湿寒除热，若五六日后，热交营分，彻外壮热，即加生地以清血脉之邪，黄芩以泄肌肤之热，较之初发，浅深不同，又非一味苦参可治也。

麻黄解肌汤

【来源】《肘后备急方》卷二。

【组成】麻黄 甘草 升麻 芍药 石膏各一两 杏仁二十枚 贝齿三枚

【用法】上为末，以水三升，煮取一升，顿服。覆取汗出。后食豉粥补虚。

【功用】解肌。

【主治】

1.《肘后备急方》：伤寒、时气、温病一二日。

2.《圣济总录》：时行疫疠一二日，头痛壮热烦躁。

葛根解肌汤

【来源】《肘后备急方》卷二。

【组成】葛根四两 芍药二两 麻黄 大青 甘草 黄芩 石膏 桂各一两 大枣四枚

【用法】上以水五升，煮取二升半，去滓，分为三服。微取汗。

【主治】伤寒、时气、温病一二日者。

【宜忌】《外台秘要》：忌海藻、菘菜、生葱、炙肉等。

葱豉汤

【来源】《肘后备急方》卷二。

【别名】葱白豉汤（《类证活人书》卷十九）。

【组成】葱白一虎口 豉一升

【用法】上以水三升，煮取一升，顿服取汗。不汗复更作，加葛根二两，升麻三两，水五升，煎取二升，分再服，必得汗；若不汗，更加麻黄二两，

又用葱汤研米二合，水一升，煮之，少时下盐、豉，后纳葱白四物，令火煎取三升，分服取汗。

【主治】

1.《肘后备急方》：伤寒初觉头痛，身热，脉洪。

2.《医心方》引《新录方》：利兼吐逆及呕者。

3.《类证活人书》：妊娠热病。

4.《圣济总录》：服乳石，固食仓米臭肉发动者。

5.《济阳纲目》：酒病。

【方论】《医方集解》：此足太阳药也。葱通阳而发汗，豉升散而发汗，邪初在表，宜先服此以解散之。

丹参膏

【来源】《肘后备急方》卷八。

【组成】丹参 蒴藋各三两 莽草叶 踯躅花 菊花各一两 秦艽 独活 乌头 川椒 连翘 桑白皮 牛膝各二两

【用法】苦酒五升，麻油七升，煎令苦酒尽，去滓。凡病在外，即肢节麻痛，喉咽痹，寒入腹则心急胀满，胸胁痞塞，内则药之，外则摩之；瘫缓不遂，风湿痹不仁，偏枯拘屈，口喝耳聋，齿痛头风，痹肿，脑中风动且痛；及痈，结核，漏，瘰疬，坚肿未溃，敷之取消；丹疹诸肿无头，状若骨疽者，摩之令消；恶结核走身中者，风水游肿，亦摩之。其服者如枣核大，小儿以意减之，日五服，数用之悉效。亦用猪脂同煎之。若是风寒冷毒，可用酒服；若毒热病，但单服；牙齿痛，单服之，仍用绵裹嚼之。

【主治】伤寒时行，贼风恶气，在外即肢节麻痛，喉咽痹；寒入腹，则心急胀满，胸胁痞塞，并瘫缓不遂；风湿痹不仁，偏枯拘屈，口喝耳聋，齿痛头风，痹肿，脑中风动且痛；痈，结核，漏，瘰疬，坚肿未溃，及丹疹诸肿无头，状若骨疽者，及恶结核走身中者，风水游肿。

【验案】瘰疬 有小儿耳后疬子，其坚如骨，已经数月不尽，以帛涂膏贴之，二十日尽消。

六味青散

【来源】《外台秘要》卷一引《范汪方》。

【别名】六物青散（《备急千金要方》卷九）。

【组成】乌头　桔梗　白术各十五分　附子（炮）五分　防风　细辛

　　　　方中防风、细辛用量原缺。《备急千金要方》本方用：附子、白术各一两六铢，防风、细辛各一两十八铢，桔梗、乌头各三两十八铢。

【用法】上为散。每服一钱五匕，温酒下。不知稍增。服后食顷不汗出者，饮薄薄粥一升以发之，温覆汗出溉溉可也，勿令流漓，勿出手足也。汗微出勿粉。若汗大出不止，温粉粉之。不得汗者，当更服之。得汗而不解者，当服神丹丸。

【主治】伤寒，赤色恶寒者。

【宜忌】忌生菜、猪肉、桃、李、雀肉等。

白芷散

【来源】《外台秘要》卷二（注文）引《范汪方》。

【组成】白芷十二分　白术十分　防风八分　栝楼五分　桔梗四分　细辛三分　附子二分（炮，去皮）　干姜二分　桂心二分

【用法】上为散。每服一钱匕，以粳米粥清下；食已，服二钱，小儿服一钱。常以鸡子作羹，吃粳米饭，多少与病人食之。亦未必常有鸡子羹、粳米饭，如服药讫，即扶起令行一步，仍櫛头洗手面，食辄服之，劳行如前，则不复。数用佳。

【功用】伤寒愈后令不复。

【宜忌】忌猪肉、桃、李、雀肉、胡荽、青鱼、鲊、生葱、生菜。

五味麦门冬汤

【来源】《外台秘要》卷三十六引《小品方》。

【别名】麦门冬汤（《备急千金要方》卷五）。

【组成】麦门冬（去心）　石膏　寒水石各三分　甘草（炙）二分　桂心一分

【用法】上切。以水一升，煮取八合，分服。

【主治】小儿未满百日，伤寒身热，衄，呕逆。

【方论】《千金方衍义》：以寒水石化肾热，以麦门冬滋肺肾，用桂心妙义有三：一保初生阳气，一

发诸药性味，一为散热向导。

诏书发汗白薇散

【来源】《外台秘要》卷一引《小品方》。

【组成】白薇二两　麻黄七分（去节）　杏仁（去皮尖，熬）　贝母各三分

【用法】上为散。每服方寸匕，以酒送下，厚覆卧，汗出愈。

【功用】《千金方衍义》：散表邪，解内热。

【主治】伤寒二日不解。

【方论】《千金方衍义》：此于麻黄汤中以白薇之苦泄易桂枝，贝母之甘寒易甘草，治伤寒三日不解，既散表邪，兼解内热，麻黄汤之变法也。

丹砂膏

【来源】《刘涓子鬼遗方》卷五。

【组成】丹砂五两　芎䓖三两　大黄二两　蜀椒二两（去目，出汗）　白芷二两　麝香三两　升麻二两　冶葛皮二两　麻黄五两（去节）　丹参五两　巴豆二升（去皮心）　桂心二两　附子十二枚　皂荚二两（去皮子）

【用法】上药春、夏共用，以猪脂六升，微火煎三上下，膏成，绞去滓用之，一日三次。治百病、伤寒、温毒热疾，每服如枣核大一枚；鼻塞，取半核大，纳鼻中，缩气令人聪里；若耳聋，取如两枣核大，烊之如水，纳其耳中，三五年聋可愈；或寒癖腹满坚胀，及飞尸、恶毒、楚痛，温酒服；霍乱当成未成，已吐未痢，白汤服枣核大，若已痢一两行，而腹烦痛，更服之；眼中风膜，膜或痛，常下泪，取如粟大，注眼中，自当下，止，或半日痛便愈；又胸背喉颈痛，摩足，口中亦稍稍令常闻有膏气。老小增减。

【主治】百病，伤寒，温毒热疾，鼻塞，耳聋，寒癖腹满坚胀，及飞尸恶毒楚痛，霍乱当成未成，已吐未痢，或已痢一两行，而腹烦痛，眼中风膜，膜或痛，常下泪，胸背喉颈痛。

【宜忌】当服取利为度，若不利，如人行十五里可与热饮发，当预作白薄粥令冷，若过利要止者，多进冷粥，便住，若能忍，待药势尽，自止更佳。

丹砂膏

【来源】《刘涓子鬼遗方》卷五。

【组成】丹砂三两 芎藭三两 大黄二两 蜀椒（去目、汗）二两 麝香六两 术二两 附子十二枚 干姜五分 冶葛二两 丹参六两 细辛二两 巴豆三升（去皮心）

【用法】上药秋，冬共用，各为末，巴豆细切，以苦酒渍一宿，量不足须覆之；明旦以猪脂六升，铛中微火煎三上下膏成，绞去滓用之，一日三次。治百病、伤寒、温毒热疾，服如枣核大一枚；鼻塞，取半核大，纳鼻中，缩气令人聪里；若耳聋，取如两枣核大，烊之如水，纳其耳中，三五年聋可愈；或寒癖腹满坚胀，及飞尸、恶毒、楚痛，温酒服；霍乱当成未成，已吐未痢，白汤服枣核大，若已痢一两行，而腹烦痛，更服之；眼中风膜，膜或痛，常下泪，取如粟大，注眼中，自当下，止，或半日痛便愈；又胸背喉颈痛，摩足，口中亦稍稍令常闻有膏气。老小增减。

【主治】百病，伤寒，温毒热疾，鼻塞，耳聋，寒癖腹满坚胀，及飞尸恶毒楚痛，霍乱当成未成，已吐未痢，或已痢一两行，而腹烦痛，眼中风膜，膜或痛，常下泪，胸背喉颈痛。

【宜忌】当服取利为度。若不利，如人行十五里可与热饮发。当预作白薄粥令冷，若过利要止者，多进冷粥，便住。若能忍，待药势尽，自止更佳。

丹砂膏

【来源】《刘涓子鬼遗方》卷五。

【组成】丹砂二两（末） 蜀椒（去目、闭口，汗） 大黄 白芷 甘草（炙）各二两 巴豆三升（去皮心） 麝香 芎藭各二两 附子二枚 升麻二两 冶葛皮 犀角 当归 乌头各二两 丹参一斤

【用法】上切，以苦酒渍之一夜，以猪脂六升，微火煎三上下，膏成，绞去滓用之。四时常用，一日三次。治百病、伤寒、温毒热疾，服如枣核大一枚；鼻塞，取半核大，纳鼻中，缩气令人聪里；若耳聋，取如两枣核大，烊之如水，纳其耳中，三五年聋可愈；或寒癖腹满坚胀，及飞尸、恶毒、楚痛，温酒服；霍乱当成未成，已吐未痢，白汤服枣核大，若已痢一两行，而腹烦痛，更服之；眼中风膜，膜或痛，常下泪，取如粟大，注眼中，自当下，止，或半目痛便愈；又胸背喉颈痛，摩足，口中亦稍稍令常闻有膏气，老小增减。

【主治】百病，伤寒，温毒热疾，鼻塞，耳聋，寒癖腹满坚胀，及飞尸恶毒楚痛，霍乱当成未成，已吐未痢，或已痢一两行，而腹烦痛，眼中风膜，膜或痛，常下泪，胸背喉颈痛。

【宜忌】当服取利为度。若不利，如人行十五里可与热饮发。当预作白薄粥令冷，若过利要止者，多进冷粥，便住。若能忍，待药势尽，自止更佳。

香葛汤

【来源】《永类钤方》卷二十一引《集验方》。

【组成】干葛一两 川升麻 羌活 桔梗（微炒） 白芍药 川芎 白茯苓 白芷 甘草各半两

【用法】上锉。每用三钱，水半盏，加生姜、葱白，煎取其半服之。

【主治】小儿伤寒。

八毒大黄丸

【来源】《外台秘要》卷三引《古今录验》。

【组成】藜芦二分（炙） 大黄三分 朱砂五分 蜀椒四分 雄黄四分（研） 巴豆四分（去皮，熬） 桂心四分

【用法】上为末，炼蜜为丸，如麻子大。饮服三丸。当下。不愈更服。

【主治】天行病三四日，身热目赤，四肢不举；产乳后伤寒，舌黄白，狂言妄语；温病以后，飞尸遁尸，心腹痛隔，上下不通，癖饮积聚，壅肿苦痛。

【宜忌】忌生葱、野猪肉、芦笋、狸肉、生血物。

柴胡汤

【来源】《医心方》卷十四引《古今录验》。

【组成】知母二两 生姜三两 萎蕤三两 柴胡八两 大黄三两 黄芩二两 甘草一两（炙） 人参一两 半夏二两（洗） 桑螵蛸七枚（炙）

【用法】上切。以水一斗，煮得三升，温饮一升，

每日三次。

【主治】伤寒八九日，腹满，外内有热，心烦不安。

蒲黄汤

【来源】《外台秘要》卷二引《古今录验》。

【别名】止血蒲黄散（《太平圣惠方》卷十一），蒲黄散（《普济方》卷一三八）。

【组成】蒲黄　桑寄生　桔梗（一作栝楼）　犀角屑　甘草各二两（炙）　葛根三两

【用法】上切。以水七升，煮取三升，去滓，分三服，徐徐服之。

【主治】伤寒温病，天行疫毒，及酒客热伤中，吐血不止，面黄干呕，心烦。

【宜忌】忌海藻、菘菜、猪肉。

解肌汤

【来源】《外台秘要》卷一引《古今录验》。

【组成】葛根四两　麻黄（去节）　茯苓各三两　牡蛎二两（熬）

【用法】上切。以水八升，煮取三升，分三服，徐徐服之。得汗通则止。

【主治】伤寒发热，身体疼痛。

【宜忌】忌酢物。

知母汤

【来源】《外台秘要》卷二引《延年秘录》。

【组成】知母二两　贝母三两　干葛三两　芍药三两　石膏四两（碎，裹）　黄芩三两　杏仁一两（去皮尖及双仁）　栀子仁三两（擘）

【用法】上切。以水七升，煮取二升五合，去滓，分为三服。如人行八九里再服。

【主治】伤寒骨节疼，头痛，眼睛疼，咳嗽。

【宜忌】忌蒜、面七日。

大黄汤

【来源】《备急千金要方》卷五。

【组成】大黄　甘草　芒消各半两　桂心八铢　石膏一两　大枣五枚

【用法】上锉。以水三升，煮取一升，每服二合。

【主治】小儿伤寒，肉中久挟宿热，瘦瘠，热进退，休作无时。

【方论】《千金方衍义》：肉中久挟宿热，故用大枣引消、黄、甘、石入于营分，然非桂心，无以散之。

五味子汤

【来源】《备急千金要方》卷五。

【组成】五味子十铢　甘草　当归各十二铢　大黄六铢　芒消五铢　麦门冬　黄芩　前胡各六铢　石膏一两　黄连六铢

【用法】上锉。以水三升，煮取一升半，每服二合。得下便止。

【主治】小儿伤寒，病久不除，愈后复剧，瘦瘠骨立。

【方论】《千金方衍义》：小儿伤寒，病久不除，或愈后复剧，此必邪从火化而陷伏不解，所以瘦瘠骨立，非急投三黄下夺无以泄之；三黄不逮，济以芒消、石膏；其前胡、麦冬、五味、甘草、当归以滋津气之燥。在婴儿固为合剂，以元神未动，不虑其引邪内贼也。

芍药四物解肌汤

【来源】《备急千金要方》卷五。

【别名】四物汤（《圣济总录》卷一七四）、芍药解肌汤、四物解肌汤（《普济方》卷三六九）。

【组成】芍药　黄芩　升麻　葛根各半两

【用法】上锉。以水三升，煮取九合，去滓分服。一岁以上分三服。

【主治】

1.《备急千金要方》：少小伤寒。

2.《普济方》：小儿伤寒，烦热头体痛。

【方论】《千金方衍义》：此升麻汤兼黄芩汤之制。以升麻汤专行阳明，黄芩汤专走少阳，此则兼解二经风热也。

莽草汤

【来源】《备急千金要方》卷五。

【别名】莽草浴汤（《千金方衍义》卷莽草汤）。

【组成】莽草半斤　牡蛎四两　雷丸三十枚　蛇床子一升　大黄一两

【用法】上锉。以水三斗，煮取一斗半，适寒温以浴儿，避眼及阴。

【功用】《千金方衍义》：荡邪热，逐毒气。

【主治】小儿伤寒。

麻黄汤

【来源】《备急千金要方》卷五。

【组成】麻黄　生姜　黄芩各一两　甘草　石膏　芍药各半两　杏仁十枚　桂心半两

【用法】上锉。以水四升，煮取一升半，分二次服。

【主治】少小伤寒，发热咳嗽，头面热者。

葛根饮

【来源】方出《备急千金要方》卷五，名见《圣济总录》卷一七四。

【组成】葛根汁　淡竹沥各六合

【用法】上相和。二三岁儿分三服，百日儿斟酌服之。

【主治】小儿伤寒。

【宜忌】不宜生，煮服佳。

七物黄连汤

【来源】《备急千金要方》卷九。

【组成】黄连　茯苓　黄芩各十八铢　芍药　葛根各一两　甘草一两六铢　小麦三合

【用法】上各锉。以水七升，煮取三升，冷分三服；不能一升者，可稍稍服之。病势安乃卧。药主解毒气，服后胸中热及咽喉痛皆愈；其明日复煮一剂，如法服之，此汤无毒。小儿服者取三分之一，以水四升，煮得二升，稍稍服。

【功用】除热下气。

【主治】夏月伤寒，寒热相搏，四肢烦疼，发热，其人喜烦，呕逆支满，剧如祸祟。

三匕汤

【来源】《备急千金要方》卷九。

【组成】茯苓如鸡子大　黄芩　人参各三两　栝楼根四两　芒消　干地黄各一升　大黄　麻黄　寒水石各半斤

【用法】上为散。每用三方寸匕，水一升，煮令三沸，绞去滓服之，一日三次。温覆汗出即愈。病剧，与六七匕。

【主治】伤寒中风，得之三日至七八日不解，胸胁痛，四肢逆，干呕，水浆不下，腹中有宿食不消，重下血一日数十行者。

【方论】《千金方衍义》：此治风寒杂合伤外，饮食壅滞伤内，七八日，胸胁痛，四肢逆，乃中气内结不能旁达四末之候。干呕，水浆不下，宿食不消种种，皆里实蕴热而迫血妄行，不可以其四肢逆、干呕疑似夹阴症而扼腕也。方中麻黄、大黄、地黄分治外内实结，血热妄行；茯苓、人参、栝楼根助胃通津，以行三药之势；黄芩佐麻黄分解表热；芒消佐大黄疏涤里实，寒水石佐地黄滋降血滞，取其咸润走血也。

六物解肌汤

【来源】《备急千金要方》卷九。

【组成】葛根四两　茯苓三两　麻黄　牡蛎　生姜各二两　甘草一两

【用法】上锉。以水八升，煮取三升，分三服。再服后得汗，汗通即止。

【主治】伤寒发热，身体疼痛。

【宜忌】《普济方》：忌醋物。

青散

【来源】《备急千金要方》卷九。

【组成】苦参　厚朴　石膏各三十铢　大黄　细辛各二两　麻黄五两　乌头五枚

【用法】上药治下筛。觉伤寒头痛发热，以白汤半升，和药方寸匕投汤中，熟讫去滓，尽服。覆取汗，汗出，温粉粉之良久。一服不除，宜重服之。

或当微下利者，有大黄故也。

【主治】春伤寒，头痛发热。

【方论】《千金方衍义》：青散专治西北伤寒，内外热邪交结。故首取苦参以治心腹结气，佐厚朴、石膏、大黄开泄于内；细辛、麻黄开发于外，苦参得乌头共解心腹寒热互结之邪也。

青　膏

【来源】《备急千金要方》卷九。

【组成】当归　芎䓖　蜀椒　白芷　吴茱萸　附子　乌头　莽草各三两

【用法】上锉。以醇苦酒渍之再宿，以猪脂四斤煎令药色黄，绞去滓。每服枣核大三枚，温酒送下，一日三次。取汗，不知，稍增。可服可摩。如初得伤寒一日，苦头痛背强，宜摩之佳。

【主治】伤寒头痛项强，四肢烦痛。

【宜忌】《外台秘要》：忌猪肉。

度瘴发汗青散

【来源】《备急千金要方》卷九。

【别名】度瘴散（《外台秘要》卷一引《崔氏方》）。

【组成】麻黄二两半　桔梗　细辛　吴茱萸　防风　白术各一两　乌头　干姜　蜀椒　桂心各一两六铢

【用法】上为末。温酒调服方寸匕，温覆取汗，汗出，止；若不得汗，汗少不解，复服如法；若得汗足，如故头痛发热，此为内实，当服駃豉丸或翟氏丸；如得便头重者，可以二大豆许纳鼻孔中，觉燥，涕出，一日可三四度，必愈。

【主治】伤寒，赤色，恶寒发热，头痛项强，体疼。兼辟时行病。

【宜忌】《外台秘要》：忌猪肉、生葱、生菜、桃李、雀肉等。

【方论】《千金方衍义》：度瘴青散乃治山岚瘴气之方，虽用麻黄、辛、防、桔透表发汗，全赖乌、桂、椒、姜、萸、术温中散邪，专为面赤戴阳而设。设服之不应，头疼发热如故，此必内有实邪固结，又为阳明病面合赤色，急须駃豉丸迅扫中外，不当以面赤为虚阳上泛而致扼腕也。

神丹丸

【来源】《备急千金要方》卷九。

【组成】附子　乌头各四两　人参　茯苓　半夏各五两　朱砂一两

【用法】上为末，炼蜜为丸，以真丹为色，如大豆大。每服二丸，食前以生姜汤送下，每日三次。服后须臾进热粥二升许，重覆汗出，止；若不得汗或汗少不解，复服如前法；若得汗足，应解而不解者，当服桂枝汤。若治疟，当于发前服二丸。此药多毒，服后热者令饮水，寒者温饮解之。

【功用】发汗。

【主治】伤寒脉涩，恶寒发热，体疼者。

【宜忌】《外台秘要》引《崔氏方》：忌猪肉、羊肉、大酢、生血等物。

雪　煎

【来源】《备急千金要方》卷九。

【组成】麻黄十斤　杏仁一斗四升　大黄一斤十三两（如金色者）

【用法】上锉。以雪水五斛四斗渍麻黄于东向灶釜中三宿，纳大黄，搅令调，炊以桑薪，煮得二斛汁，去滓，复纳釜中，捣杏仁，纳汁中复炊之，可余六七斗汁，绞去滓，置铜器中，又以雪水三斗合煎之，搅令调，得二斗四升，药成可丸，冷凝，丸如弹丸，密盛药，勿令泄气。有病者以三沸白汤五合，研一丸入汤中，适寒温服之，立汗出。若不愈者，复服一丸。

【主治】伤寒。

【方论】《千金方衍义》：方中大料麻黄、杏仁，虽有些微大黄，必从麻杏走表，然后缓通余热。

解　散

【来源】《备急千金要方》卷九引崔文行方。

【别名】度瘴散（《外台秘要》卷一）。

【组成】桔梗　细辛各四两　白术八两　乌头一斤（烧）

【用法】上为散。若中伤寒，服钱五匕。覆取汗，解；若不觉，复少增之，以知为度；若时气不和，旦服钱五匕；辟恶气，欲省病，服一服。皆酒服。

【功用】
1.《备急千金要方》：辟恶气。
2.《证治准绳·伤寒》：无病预服以辟寒。

【主治】时气不和，伤寒发热。

【宜忌】《外台秘要》：忌生菜、猪肉、桃、李、雀肉等。

解肌汤

【来源】《备急千金要方》卷九。

【组成】葛根四两　麻黄一两　黄芩　芍药　甘草各二两　大枣十二枚

【用法】上锉。水一斗，煮取三升，饮一升，日三服。三四日不解，脉浮者，宜重服发汗。

【功用】发汗。

【主治】伤寒、温病。

藜芦丸

【来源】《备急千金要方》卷九。

【组成】藜芦　附子各一两

【用法】上为末，炼蜜为丸，如扁豆大。伤寒不食服二丸，不知增。服药后日移三丈不吐，进热粥汁发之。

【主治】伤寒得病一日已上，四日已来，不得吐。

陟厘丸

【来源】《备急千金要方》卷十五。

【组成】水中陟厘五两　汉中木防己六两　紫石英三两　厚朴一两　陇西当归四两　黄连二两　三岁醇苦酒五升　上好豉三升

【用法】上以苦酒二升渍防己令极润，出之，留苦酒；以利刀切防己，厚令一分，须厚薄均匀；将板瓦置炭火上，瓦上铺厚纸，防己放上炙，依次翻动，使其色槁燥；再渍入余苦酒中，又出之，放瓦上熬之，如此以熬尽苦酒为度，勿令火猛，徐徐熬令极燥，与前药各为末；以余二升苦酒渍豉一宿，明旦以瓦盆盛之，以一盆覆盖，上置土五升，蒸之，使土气通流，豉熟出之，于盆中研豉，以新布绞取浓汁，和诸药为丸，如水中鸡头子大，分置于囊中，悬令阴干，便以蜡密封，勿

令见风尘。每服三丸，平旦、昼、暮各一服，平旦以井华水送下，余时以水送下；初服药时，饮食宜少，药后食饮消，腹中调和者，可服一次；病愈者，则二三日一服；病重未效者，可日服四五次。

【主治】百病，下痢及伤寒身热，头痛目赤，四肢烦疼不解，协热下痢；或医已吐下之，腹中虚烦，欲得冷饮，饮不能消，腹中急痛，温食则吐，乍热乍冷，状如温疟；或小便不利，气满呕逆，下痢不止。

【宜忌】忌热食、生鱼、猪肉、蒜、生菜、酒、辛物、诸肥腻难消食物。

【加减】有风病，加防风一两；人虚羸，加石斛一两；宿有下痢，肠胃虚弱者，加太乙余粮二两半（取石中黄软香者）；妇人产后疾，加硫黄二两；小便黄赤不利，加蒲黄一两。

【方论】《千金方衍义》：陟厘生水中，蒙茸如发，而性甘温，能利水散邪，犹浮萍之利水发汗也；紫石英治心腹咳逆邪气；汉防己治风寒温疟，除邪利大小便；厚朴治中风伤寒头痛恶寒；当归治咳逆上气，温疟寒热；黄连治肠癖腹痛下利，皆《本经》主治。尤妙在苦酒酸收防己、香豉之性，以尽缓收之力。此方不特时师所昧，并不识陟厘为何物也。

油 方

【来源】《外台秘要》卷一引《崔氏方》。

【组成】生乌麻清油一盏　鸡子白一枚

【用法】取生乌麻清油一盏，水半盏，以鸡子白一枚和之，熟搅令相得，作一服令尽。

【主治】伤寒三五日，疑有黄。

麻黄汤

【来源】《外台秘要》卷一引《崔氏方》。

【别名】葱豉汤（《类证活人书》卷十八）。

【组成】麻黄二两（去节）　葛根三两　葱白十四茎　豉一升（绵裹）

【用法】上切。以水七升，煮取二升半，分三次服。

【主治】

1.《外台秘要》引《崔氏方》：伤寒，服葛根汤不得汗，恶寒而拘急者。

2.《类证活人书》：伤寒一二日，头项、腰背痛，恶寒，脉紧无汗者。

水解散

【来源】《医方类聚》卷四十六引《千金月令》。

【组成】柴胡　知母　瓜蒌　青木香　升麻　茵陈各四分　大黄　栀子仁　石膏　芒消各六分　黄芩　干葛各五分　枳壳（炒）　芍药各三分

【用法】上为散。以冷水四大合，和散一匙，空腹顿服，以痢为度。春、夏用冷水，秋、冬用暖水。不退再服。

【主治】百种伤寒时疾。

桂枝汤

【来源】《医方类聚》卷四十六引《千金月令》。

【组成】桂心　芍药　生姜（切）各三两　大枣十二枚（破之）

【用法】上切。以水七升，煮取枣烂，去枣，纳药，又煮令微沸，可三升，分为三次服。取汗；无汗更进一服，得汗即止。

【主治】阴伤寒。

破棺汤

【来源】《医心方》卷十四引《唐本草》。

【别名】干粪汤（《外台秘要》卷三引《救急方》）、逐疫七宝丹（《松峰说疫》卷二）。

【组成】人屎（干者）

【用法】烧之烟绝，水渍。饮汁。

《松峰说疫》本方用人屎尖七枚，约枣栗大，烧红色，取出即入冷水中研细，再顿服。

【主治】

1.《医心方》引《唐本草》：伤寒热毒。

2.《外台秘要》引《救急方》：天行病，舌燥如锯，极渴，不能服药者。

3.《东医宝鉴·杂病篇》：伤寒热病发狂，心燥，言语不定，不省人事。

4.《松峰说疫》：时疫热毒，口鼻出血；及诸热毒并蛊毒。

七味赤散

【来源】《外台秘要》卷二引崔文行方。

【别名】七物赤散（《圣济总录》卷二十二）。

【组成】朱砂　乌头（炮）各二两　细辛　蹢躅　干姜　白术各一两　栝楼一两半

【用法】上为散。每服半钱匕，用酒调服。汗出解；不解，增至一钱匕。

【功用】辟毒气疫病。

【主治】伤寒热病。

【宜忌】忌桃、李、雀肉、生菜、猪肉、生血等物。

栝楼根汤

【来源】《外台秘要》卷二引《深师方》。

【组成】黄芩三两　人参二两　桂心二两　大黄二两　栝楼根三两　芒消二两　甘草二两（炙）（一方用生姜二两）

【用法】上切。以水八升，煮取三升，去滓。饮一升，须臾当下；不下，复饮一升。得下止，勿复饮。汤药力势歇，乃可食糜耳。

【功用】除热止渴。

【主治】伤寒渴欲饮水。

【宜忌】忌海藻、菘菜、生葱、油腻。

芎藭散

【来源】《元和纪用经》。

【组成】羌活一两　芎藭　牡丹皮　当归　防己各半两　甘草（炙）四钱

【用法】上为末。每服三匕，水一升半，加生姜一分，煎减半，去滓温服，不拘时候。

【主治】伤寒、伤风，头痛，身热，或身不甚热，拘倦无汗，头重，腰膝沉堕，恍惚无力。

桂术散

【来源】《元和纪用经》。

【组成】桂枝一两　甘草半两　大附子（炮，去皮脐）一两　白术二两　芎藭　防风各一两半

【用法】上锉。每服四匕，以水二升，加生姜、大枣煎一升，去滓温服。

【主治】伤寒、中风、中湿，自利，汗不止，手足逆冷，及阴痉、筋脉拘急。

浴　汤

【来源】《幼幼新书》卷十四引《婴孺方》。

【组成】莽草　丹参　肉桂各三两　菖蒲半斤　蛇床子二两　雷丸五十个

【用法】水三升，煮十余沸，适寒温，浴儿。

【主治】小儿伤寒，寒热不休，不能服药。

【宜忌】避阴及目。

升麻汤

【来源】《医心方》卷十四引《通玄》。

【组成】升麻二两　黄芩三两　栀子二两　大青二两　大黄二两（别浸）　芒消三两

【用法】水八升，煮取二升半，分三次服；如不利，尽服之。

【主治】伤寒五日，外肉凉，内热者。

浮萍草散

【来源】《太平圣惠方》卷四。

【组成】浮萍草一两（四月十五日者）　麻黄半两（去根节）　附子半两（炮裂，去皮脐）　桂心半两

【用法】上为细散。每服二钱，以水一中盏，入生姜半分，煎至六分，和滓热服，不拘时候。

【主治】伤寒无汗。

三黄散

【来源】《太平圣惠方》卷九。

【组成】黄芩一两　栀子仁一两　川大黄一两半（锉碎，微炒）

【用法】上为散。每服四钱，以水一中盏，入竹叶三七片，朴消末二钱，煎至六分，去滓，食前温

服。大便利即药止，未利再服。

【主治】伤寒四日，三阴受病，其脉浮而滑，腹满，口热，舌干而渴，大便不利。

大青散

【来源】《太平圣惠方》卷九。

【组成】大青三分　柴胡一两（去苗）　栀子仁一分　川升麻三分　知母三分　石膏一两　甘草三分（炙微赤，锉）

【用法】上为散。每服四钱，以水一中盏，加生姜半分，煎至六分，去滓温服，不拘时候。

【主治】伤寒六日，心躁烦闷，四肢疼痛，小腹满急。

附子汤

【来源】《太平圣惠方》卷九。

【组成】附子一两（炮裂，去皮脐）　桂心一两　白术一两　白芷一两　甘草一两（炙微赤，锉）　葛根一两　人参一两（去芦头）　陈橘皮一两（汤浸，去白瓤，焙）

【用法】上锉细，和匀。每服半两，以水一大盏，加生姜半分，大枣三枚，煎至七分，去滓，分温二服，不拘时候。

【主治】伤寒八日，风湿相搏，身痛心烦，不能自转侧，不呕不渴，下之脉浮者。

松萝散

【来源】《太平圣惠方》卷九。

【组成】松萝半两　川升麻一两　甘草一两（生用）　恒山半两

【用法】上为散。每服五钱，以水一大盏，煎取七分，入粗茶末二钱，更煎一二沸，去滓，空腹温服。如未吐，相去如人行三四里再服，以吐为度。

【主治】伤寒四日，毒气在胸中，寒热不退，头痛，百节烦疼。

苦参散

【来源】方出《太平圣惠方》卷九，名见《圣济总

录》卷二十一。

【组成】苦参末

【用法】上以温酒五合调服之。得吐即愈。

【主治】

1.《太平圣惠方》：伤寒四五日，已呕吐，更宜吐者。

2.《松峰说疫》：瘟疫狂躁并结胸。

抵圣丸

【来源】《太平圣惠方》卷九。

【组成】犀角屑半两　麻黄半两（去根节）　川大黄一两（锉碎，微炒）　川朴消一两　黄芩半两　釜下黄土半两　梁上尘半两　灶突墨半两

【用法】上为末，炼蜜为丸，如弹子大。每服一丸，以新汲水研下，不拘时候。饮新汲水当有汗出，良久未汗即更服一丸。汗止热退能语。

【主治】伤寒五日，不能言语，热在胸中。

败毒丸

【来源】《太平圣惠方》卷九。

【组成】干蝎半两（微炒）　麻黄一两（去根节）　踯躅花一分　芫花一分（醋炒，令干）　朱砂一分（细研）

方中干蝎，《普济方》作“干葛”。

【用法】上为末，以水研豉心和丸，如梧桐子大。每服七丸，阳毒煎姜豉汤送下，阴毒热水送下。不用衣覆，汗当自出。

【主治】伤寒阴阳二毒。

知母散

【来源】《太平圣惠方》卷九。

【组成】知母一分　麻黄半两（去根节）　干姜半两（炮裂）　葱白四茎　豉半合

【用法】上锉细，和匀，分为二服。以水一大盏，煎至五分，去滓，稍热服之，不拘时候。衣盖取汗，未汗即再服。

【主治】伤寒一日，头痛项强，上连风府，壮热憎寒，体痛口苦。

知母散

【来源】《太平圣惠方》卷九。

【组成】知母一两　石膏二两　甘草半两（炙微赤，锉）　粳米半两　人参半两（去芦头）　葛根半两（锉）

【用法】上锉。以水三大盏半，煎至二盏，去滓，分五次温服，不拘时候。

【主治】伤寒七日，脉浮，发热无汗，渴欲饮水，无表证。

泻心汤

【来源】《太平圣惠方》卷九。

【组成】半夏半两（汤洗七遍，去滑）　人参半两（去芦头）　木通一两（锉）　甘草一两（炙微赤，锉）　黄芩一两　川大黄一两（锉碎，微炙）

【用法】上为粗散。每服四钱，以水一中盏，加生姜半分，大枣三枚，煎至六分，去滓温服，不拘时候。

【主治】伤寒六日，毒气攻心，心胸妨闷，烦热不解，面赤大渴，壮热，身体疼痛。

持圣散

【来源】《太平圣惠方》卷九。

【别名】抵圣散（《普济方》）。

【组成】麻黄二两（去根节）　甘草一分（炙微赤，锉）　桂心一两　附子一两（炮裂，去皮脐）　白术半两　五味子半两　陈橘皮半两（汤浸，去白瓤，焙）

【用法】上为粗散。每服三钱，以水一中盏，加生姜半分，大枣三个，煎至六分，去滓热服，不拘时候。汗出为度。

【功用】解肌。

【主治】伤寒。

香豉粥

【来源】《太平圣惠方》卷九。

【组成】麻黄三分（去根节）　葛根一分　栀子仁一分　石膏半两　荆芥半两　生姜一分　豆豉一

合 糯米一合半

【用法】上锉细。以水三大盏，先煎麻黄等七味，至一盏半，去滓，下米煮作稀粥。不拘时候服之。衣盖出汗即愈。

【功用】发汗。

【主治】伤寒三日，壮热不解。

前胡汤

【来源】《太平圣惠方》卷九。

【组成】前胡二两（去芦头） 赤茯苓二两 白术二两 川大黄一两（锉碎，微炒） 赤芍药一两 枳实一两（麸炒微黄） 木通一两（锉） 半夏一两（汤洗七遍去滑） 厚朴二两（去粗皮，涂生姜汁，炙令香熟） 甘草一两（炙微赤，锉）

【用法】上为粗散。每服五钱，以水一大盏，入生姜半分，大枣三枚，煎至五分，去滓，不拘时候温服。

【主治】伤寒七日，发热，汗出不解，心中痞坚。

前胡散

【来源】《太平圣惠方》卷九。

【组成】前胡半两（去芦头） 半夏一分（汤洗七遍去滑） 甘草半两（炙微赤，锉） 桂心半两 人参半两（去芦头） 赤茯苓半两 白芷一分 白术半两 干姜一分（炮裂，锉） 当归半两（锉，微炒） 葛根半两（锉） 柴胡半两（去苗） 陈橘皮半两（汤浸去白瓤，焙） 木香半两 旋覆花半两

【用法】上为散。每服四钱，以水一中盏，入生姜半分，大枣三枚，煎至六分，去滓温服，不拘时候。

【主治】伤寒四日，虽经发汗后，心胸不利，头目多疼，胃气不和，少思粥食。

神验白散

【来源】《太平圣惠方》卷九。

【组成】白附子半两 附子半两（去皮脐） 半夏一分 干姜一分 天南星一分 皂荚子仁一分（皆生用）

【用法】上为细散。每服一钱，入生姜半分，以水一中盏，煎至六分，不计时候，和滓热服。当有汗出便愈。

【功用】发汗。

【主治】伤寒。

桂枝汤

【来源】《太平圣惠方》卷九。

【组成】桂枝一两 赤芍药一两 甘草一两（炙微赤，锉） 麻黄一两（去根节） 芎藭一两 柴胡一两（去苗） 厚朴二两（去粗皮，涂生姜汁，炙令香熟）

【用法】上为粗散。每服四钱，以水一大盏，加生姜半分，大枣三枚，煎至六分，去滓热服，不拘时候。衣覆取汗，如人行十里未汗，再服。

【主治】伤寒七日不解，头痛，小便清者。

桔梗散

【来源】《太平圣惠方》卷九。

【组成】桔梗一两（去芦头） 细辛半两 川乌头一两（炮裂，去皮脐） 麻黄半两（去根节） 白术半两 防风半两（去芦头） 桂心一两 干姜半两（炮裂，锉） 吴茱萸一分（汤浸七遍，焙干，微炒）

【用法】上为细散。每服二钱，以温酒调下，不拘时候。衣盖出汗，如未汗出，即再服之。

【主治】伤寒一日，壮热，头痛，恶寒。

柴胡汤

【来源】《太平圣惠方》卷九。

【组成】柴胡一两（去苗） 犀角屑一两 赤芍药三分 黄芩一两 栀子仁十四枚 川大黄一两（锉碎，微炒） 川朴硝一两半

【用法】上为散。每服四钱，以水一中盏，加竹叶二七片，煎至六分，去滓温服，不拘时候，如人行四五里再服。以利为度。

【主治】伤寒五日，舌干而渴，烦热不解，大小肠皆涩。

柴胡散

【来源】《太平圣惠方》卷九。

【组成】柴胡一两（去苗） 人参一两（去芦头） 甘草一两（炙微赤，锉） 麻黄一两半（去根节） 黄芩一两 赤芍药一两 桂心一两 石膏二两 葛根一两（锉）

【用法】上为散。每服四钱，以水一中盏，加生姜半分，大枣三枚，煎至六分，去滓，稍热服，不拘时候。以衣盖取汗。如人行五里，未汗再服。

【主治】伤寒二日，头项四肢烦热疼痛。

柴胡散

【来源】《太平圣惠方》卷九。

【组成】柴胡一两半（去苗） 川大黄一两（锉碎，微炒） 常山一两半 茵陈一两 知母一两 赤芍药一两 甘草一两（炙微赤，锉） 鳖甲一两半（涂醋炙令微黄，去裙襕）

【用法】上为散。每服五钱，以淡浆水一大盏，煎至六分，去滓温服，不拘时候。以微吐为度，未吐再服。

【主治】伤寒四日，头痛背膊急疼，心腹壅滞。

柴胡散

【来源】《太平圣惠方》卷九。

【组成】柴胡一两（去苗） 川升麻三分 黄芩三分 知母一两 赤芍药一两 大青三分 石膏二两 栀子仁一两 川大黄一两（锉碎，微炒） 杏仁三分（汤浸，去皮尖双仁，麸炒微黄）

【用法】上为散。每服四钱，以水一中盏，加生姜半分，豉五十粒，煎至六分，去滓温服，不拘时候。

【主治】伤寒六日，头痛壮热，百节疼痛。

柴胡散

【来源】《太平圣惠方》卷九。

【组成】柴胡二两（去芦头） 半夏一两（汤洗七遍，去滑） 赤芍药一两 甘草半两（炙微赤，锉） 知母一两 黄芩一两 川大黄二两（锉碎，

微炒） 陈橘皮一两（汤浸，去白瓤，焙） 人参一两（去芦头）

【用法】上为粗散。每服四钱，以水一中盏，加生姜半分，煎至五分，去滓，温温频服，不拘时候，稍利为度。

【主治】伤寒七日不解，心烦，肠中有结燥，谵语。

柴胡散

【来源】《太平圣惠方》卷九。

【组成】柴胡一两（去苗） 赤芍药半两 知母半两 人参一两（去芦头） 川大黄一两（锉碎，微炒） 甘草半两（炙微赤，锉） 半夏半两（汤浸七遍，去滑） 葳蕤半两 黄芩半两

【用法】上为散。每服五钱，以水一大盏，加生姜半分，煎至五分，去滓温服，不拘时候，以微利为度。

【主治】伤寒八日不解，默默烦闷，腹中干燥，大肠结涩，狂言。

通关散

【来源】《太平圣惠方》卷九。

【别名】通关饮（《圣济总录》卷二十一）。

【组成】附子一两（炮裂，去皮肤） 干姜五两（炮裂，锉） 甘草半两（炙微赤，锉） 黄耆三分（锉） 桔梗半两（去芦头） 防风三分（去芦头） 羌活半两 五加皮半两 桂心三分

【用法】上为散。每服三钱，以水一中盏，煎至六分，去滓温服，不拘时候。

【主治】伤寒六日，脉沉细不足者。

子芩散

【来源】《太平圣惠方》卷十。

【组成】子芩半两 麦门冬一两（去心） 葛根半两（锉） 川升麻一两 前胡一两（去芦头） 玄参半两 犀角屑半两 赤芍药半两 槟榔半两 马牙消一两

【用法】上为粗散。每服五钱，以水一大盏，煎至五分，去滓温服，不拘时候。

【主治】伤寒身体疼痛，头面如火，胸心烦躁，背膊妨闷，不思饮食。

升麻散

【来源】《太平圣惠方》卷十。

【组成】川升麻三分　葛根一两（锉）　前胡一两（去芦头）　马牙消一两　子芩半两　知母半两　赤芍药半两　犀角屑半两　甘草半两（炙微赤，锉）　玄参半两　麦门冬一两（去心）　大腹皮一两（锉）

【用法】上为粗散。每服五钱，以水一大盏，煎至五分，去滓，不拘时候温服。

【主治】伤寒，身体酸疼，头面如火，心胸烦躁，背膊壅闷，不思饮食。

知母散

【来源】《太平圣惠方》卷十。

【组成】知母　川升麻　麦门冬（去心）　人参（去芦头）　黄芩　葛根（锉）各三分　甘草半两（炙微赤，锉）　鳖甲半两（涂醋，炙令黄，去裙襕）　石膏一两半

【用法】上为粗散。每服四钱，以水一中盏，入生姜半分，煎至六分，去滓温服，不拘时候。

【主治】伤寒发汗及吐下后，烦热不除，头痛满闷，口干渴逆。

知母散

【来源】《太平圣惠方》卷十。

【组成】知母一两　麦门冬一两（去心）　川升麻一两　桔梗半两（去芦头）　犀角屑半两　柴胡一两（去苗）　贝母半两（煨令微黄）　赤茯苓半两　地骨皮一两　木通半两（锉）　赤芍药半两　甘草半两（炙微赤，锉）　石膏二两

【用法】上为粗散。每服五钱，以水一大盏，入生姜半分，煎至五分，去滓温服，不拘时候。

【主治】伤寒，头痛鼻塞，痰壅，四肢壮热，憎寒，恍惚烦躁。

桂心散

【来源】《太平圣惠方》卷十。

【组成】桂心三分　赤芍药三分　独活三分　甘草半两（炙微赤，锉）　杏仁三分（汤浸，去皮尖双仁，麸炒微黄）　黄芩三分

【用法】上为粗散。每服四钱，以水一中盏，加生姜半分、大枣二枚，煎至六分，去滓，温温频服。

【主治】伤寒、中风，脉浮，发热往来，汗出恶风，项强，鼻鸣，干呕。

桂附散

【来源】《太平圣惠方》卷十。

【组成】桂心一两　附子一两（炮裂，去皮脐）　甘草半两（炙微赤，锉）

【用法】上为粗散。每服三钱，以水一中盏，加生姜半分，煎至六分，去滓，稍热服。衣覆出汗。

【主治】伤寒中风，身体疼，不烦躁，能自转侧，脉浮虚者。

桔梗散

【来源】《太平圣惠方》卷十。

【组成】桔梗三两（去芦头）　甘草二两（生用）　苦参半两（锉）

【用法】上为粗散。每服五钱，以水一大盏，煎至五分，去滓温服，不拘时候。

【主治】伤寒三二日，咽喉痛。

柴胡散

【来源】《太平圣惠方》卷十。

【组成】柴胡一两半（去苗）　石膏三两　人参一两（去芦头）　茯神一两　枳实一两（麸炒微黄）　桑根白皮一两（锉）　麦门冬一两（去心）　桂心三分　白术三分　防风三分（去芦头）　地骨皮三分　甘草二分（炙微赤，锉）

【用法】上为散。每服四钱，以水一中盏，加生姜半分，煎至六分，去滓温服，日三服，夜一服。

【主治】伤寒中风，汗后虚燥，头痛，四肢乏力。

柴胡散

【来源】《太平圣惠方》卷十。

【组成】柴胡（去苗） 赤芍药 黄芩 栀子仁 枳壳（麸炒微黄，去瓤） 麦门冬（去心） 人参（去芦头） 赤茯苓 石膏 葛根（锉） 甘草（炙微赤，锉）各三合

【用法】上为散。每服四钱，以水一中盏，煎至六分，去滓温服，不拘时候。

【主治】伤寒得汗后热不除，朝暮壮热。

猪苓散

【来源】《太平圣惠方》卷十。

【组成】猪苓一两（去黑皮） 泽泻一两 赤茯苓一两 桂心半两 白术半两 葛根一两（锉）

【用法】上为散。每服三钱，以水一中盏，煎至六分，去滓，频频温服。

【主治】伤寒中风，发热六七日不解而烦渴，欲饮水而吐逆。

藿香散

【来源】《太平圣惠方》卷十。

【组成】藿香一两 白附子半两（炮裂） 零陵香一两 半夏半两（汤洗七遍，去滑） 甘松香一两 川乌头半两（炮，去皮脐） 牛黄一钱（细研） 麝香一钱（细研）

【用法】上为细散，与牛黄、麝香同研令匀。每服二钱，以热葱酒调下，日三服，夜一服。

【主治】伤寒中风，头昏，皮肤疼痛。

赤茯苓散

【来源】《太平圣惠方》卷十一。

【组成】赤茯苓一两 麻黄一两半（去根节） 赤芍药一两 半夏一两（汤浸洗七遍去滑） 细辛三分 桂心三分 五味子一两 诃黎勒子一两 桑根白皮一两半（锉）

方中诃黎勒子，《普济方》作"诃黎勒皮"。

【用法】上为散。每服五钱，用水一大盏，加生姜半分，煎至五分，去滓温服，不拘时候。

【主治】伤寒，胸胁虚胀，上气咽燥，脉浮者，心下有水气。

柴胡散

【来源】《太平圣惠方》卷十一。

【组成】柴胡一两半（去苗） 黄芩三分 麦门冬一两（去心，焙） 半夏半两（汤洗七遍去滑） 枳壳一两（麸炒令黄，去瓤） 枇杷叶三分（拭去毛，炙微黄） 甘草半两（炙微赤，锉） 人参半两（去芦头）

【用法】上为粗散。每服四钱，以水一中盏，加生姜半分，大枣三枚，煎至六分，去滓温服，不拘时候。

【主治】伤寒，干呕不止，心胸烦躁，四肢热。

栀子汤

【来源】《太平圣惠方》卷十二。

【组成】栀子仁十四枚 豉一合

【用法】上药相和，分为二服。每服以水一中盏，入生姜半分，煎至六分，去滓温服，不拘时候。

【主治】伤寒五六日，大下之后，余热不去，心中结痛，欲解者。

柴胡散

【来源】《太平圣惠方》卷十二。

【别名】柴胡汤（《普济方》卷一三九）。

【组成】柴胡一两半（去苗） 枳实半两（麸炒微黄） 黄芩半两 赤芍药三分 半夏三分（汤洗七遍去滑）

【用法】上为散。每服四钱，以水一中盏，加生姜半分，大枣三枚，煎至六分，去滓温服，不拘时候。

【主治】伤寒发热，汗出不解，心腹痞坚，痰逆不止。

柴胡散

【来源】《太平圣惠方》卷十二。

【组成】柴胡三分（去苗）　枳壳半两（麸炒微黄，去瓤）　黄芩三分　赤芍药三分　半夏半两（汤洗七遍去滑）　大腹皮半两（锉）　槟榔三分　木香半两

【用法】上为散。每服三钱，以水一中盏，加生姜半分，煎至六分，去滓温服，不拘时候。

【主治】伤寒发汗后气壅不散，攻心腹胀痛。

木香散

【来源】《太平圣惠方》卷十三。

【组成】木香半两　诃黎勒皮三分　草豆蔻半两（去皮）　人参三分（去芦头）　陈橘皮半两（汤浸，去白瓤，焙）　半夏半两（汤洗七遍，去滑）　附子半两（炮裂，去皮脐）　干姜半两（炮裂，锉）　甘草半两（炙微赤，锉）　益智子半两（去皮）　白术一两　白茯苓三分

【用法】上为散。每服五钱，以水一大盏，加生姜半分，大枣二枚，煎至五分，去滓，不拘时候，稍热服。

【主治】伤寒胃气不和，心腹妨闷，四肢少力，不欲食饮。

柴胡散

【来源】《太平圣惠方》卷十三。

【组成】柴胡（去苗）　茵陈　木通（锉）　黄芩　土瓜根　白鲜皮　川朴消各一两　栀子仁　川大黄二两（锉碎，微炒）

【用法】上为散。每服五钱，以水一大盏，加生姜半分，煎至五分，去滓温服，不拘时候，以得利为度。

【主治】伤寒四五日，壮热头痛，大便不通。

鳖甲散

【来源】《太平圣惠方》卷十四。

【组成】鳖甲二两（涂醋，炙微黄，去裙襴）　白术一两半　防风一两（去芦头）　栝楼根一两　桔梗一两（去芦头）　细辛三分　附子半两（炮裂，去皮脐）　干姜半两（炮裂，锉）　桂心半两

【用法】上为散。每服五钱，以水一大盏，煎至五

分，去滓温服，不拘时候。

【功用】伤寒后，令病人不复发。

人参散

【来源】《太平圣惠方》卷八十四。

【组成】人参半两（去芦头）　麻黄半两（去根节）　甘草半两（炙微赤，锉）　贝母一分（煨微黄）　杏仁一分（汤浸，去皮尖双仁，麸炒微黄）

【用法】上为粗散。每服一钱，以水一小盏，煎至五分，去滓，不拘时候，量儿大小，分减温服。

【主治】小儿伤寒，心胸烦闷喘促。

人参散

【来源】《太平圣惠方》卷八十四。

【组成】人参半两（去芦头）　蜣螂二枚（去翅足，微炒）　黄耆半两（锉）　麻黄半两（去根节）　赤茯苓半两

【用法】上为粗散。每服一钱，以水一小盏，加生姜少许，煎至五分，去滓，不拘时候温服。

【主治】小儿伤寒，头热足冷，口干多渴。

三黄散

【来源】《太平圣惠方》卷八十四。

【组成】川大黄半两（锉碎，微炒）　麦门冬半两（去心，焙）　石膏一两（细研）　黄芩一分　甘草一分（炙微赤，锉）　川芒消一分　黄连一分（去须）

【用法】上为粗散。每服一钱，以水一小盏，煎至五分，去滓，量儿大小，分减频服。以利为效。

【主治】小儿伤寒五六日，壮热心躁，口干烦渴，大小便难。

桔梗散

【来源】《太平圣惠方》卷八十四。

【组成】桔梗半两（去芦头）　人参半两（去芦头）　附子一分（炮裂，去皮脐）　葛根半两（锉）　甘草一分（炙微赤，锉）

【用法】上为散。每服三钱，以水一小盏，加生姜

少许，煎至五分，去滓温服，不拘时候。

【主治】小儿伤寒，头热足冷，囟门张，多躁啼不睡，小便赤少，四肢热者。

栝楼根散

【来源】《太平圣惠方》卷八十四。

【组成】栝楼根半两　苦参一分（锉）　人参一分（去芦头）　寒水石半两　甘草一分（炙微赤，锉）　石膏半两

【用法】上为粗散。每服一钱，以水一小盏，煎至五分，去滓温服，不拘时候。

【主治】小儿伤寒热渴，头痛心烦。

黄耆丸

【来源】《太平圣惠方》卷八十四。

【组成】黄耆一分（锉）　麦门冬一分（去心，焙）　柴胡半两（去苗）　赤茯苓一分　白术一分　子芩一分　鳖甲半两（涂醋，炙令黄，去裙襕）　甘草一分（炙微赤，锉）

【用法】上为末，炼蜜为丸，如绿豆大。每服五丸，以粥饮送下，日三四次。

【主治】小儿往来寒热，多汗心烦，小便赤黄，不欲饮食，四肢羸瘦。

麻黄散

【来源】《太平圣惠方》卷八十四。

【组成】麻黄半两（去根节）　甘草半两（炙微赤，锉）　川大黄一分（锉碎，微炒）　石膏一两　杏仁一分（汤浸，去皮尖双仁，麸炒微黄）　赤芍药半两

【用法】上为粗散。每服一钱，以水一小盏，煎至五分，去滓温服，不拘时候。

【主治】小儿伤寒体热，头痛心烦。

麻黄散

【来源】《太平圣惠方》卷八十四。

【组成】麻黄半两（去根节）　川大黄一两（锉碎，微炒）　木通半两（锉）　射干一分　皂荚子二十

枚（煨熟）　桂心半两

【用法】上为粗散。每服一钱，以水一小盏，煎至五分，去滓温服，不拘时候。

【主治】小儿伤寒，咳嗽气急。

解肌散

【来源】《太平圣惠方》卷八十四。

【组成】赤芍药半两　杏仁一分（汤浸，去皮尖双仁，麸炒微黄）　麻黄三分（去根节）　桂心一分　川大黄一分（锉碎，微炒）　甘草一分（炙微赤，锉）

【用法】上为粗散。每服一钱，以水一小盏，煎至五分，滤去滓，不拘时候温服。

【主治】小儿伤寒发热，四肢烦疼。

神仙少卧益力方

【来源】《太平圣惠方》卷九十四。

【组成】术　麻黄（去根节）　甘草各一两

【用法】上为细散。每服二钱，食后以东向水、日半以南向水、暮以西向水调服。

【功用】益气力。

【主治】《普济方》引《卫生家宝方》：四时伤寒时气。

人参散

【来源】《博济方》卷一。

【组成】人参　茯苓（去皮）　白术（米泔浸一宿）　陈橘皮各一两

【用法】上为末。每服二钱，水一钟，加生姜二片，煎至六分，温服之，每日三服。

【功用】和气温中，安神魂。

【主治】伤寒。

正元散

【来源】《博济方》卷一。

【别名】正元汤（《圣济总录》卷二十一）、正阳散（《东医宝鉴·杂病篇》卷二）。

【组成】麻黄（去节）　陈皮（去白，炙）　大黄

（生） 甘草（炙） 干姜（炮） 茱萸、官桂（去粗皮） 芍药（生） 附子（炮，去皮脐） 半夏（汤洗七遍）

【用法】上十味，唯麻黄多于众药一倍，余药减用一半，同捣为末。每服一大钱，水一盏，加生姜三片，大枣一枚，煎至七分，热服。如出汗，须候汗干，可去盖覆。

【功用】解伤寒。

【主治】

1.《博济方》：才觉伤寒，四肢头目骨节疼痛；或伤冷伤食，头昏气满，及心腹诸疾。

2.《圣济总录》：伤寒阴证，脉候沉细。

【加减】若患阴毒伤寒，更入退阴散半钱同煎。

【方论】《本事方释义》：麻黄气味辛温，入足太阳；陈皮气味苦辛微温，入手足太阴；大黄气味苦寒，入足阳明；甘草气味甘平，入足太阴，能缓诸药之性；干姜气味辛温，入手足太阴；肉桂气味辛甘大热，入足厥阴；白芍气味酸微寒，入足厥阴；附子气味辛咸大热，入手足少阴；吴茱萸气味辛热，入足阳明、厥阴；半夏气味辛温，入足阳明；生姜之辛温入卫；枣之甘平入荣。伤寒如觉风寒吹着，四肢头目骨节疼痛，或伤冷伤食，头昏气满及心腹诸疾，皆宜服之。此表里未清，阳气先伤，故以大辛热之药护其阳，虽有辛温之达表，苦寒之直下，皆不为害矣。

茵陈散

【来源】《普济方》卷一三〇引《博济方》。

【组成】山茵陈二两 麻黄二两（不去节） 荆芥一两 细辛半两 川芎一两 川大黄一两 干薄荷一两 官桂二两（去皮）

【用法】上为粗末。每服三钱，以水一大盏，加生姜五片，葱白一茎，煎至六分，去滓热服，轻盖出汗。

【主治】伤寒三日内。

【宜忌】新产前，不得服。

青龙散

【来源】《宣明论方》卷十引《济众方》。

【组成】逼毒散加麻黄各等分（去节）

【主治】伤寒。

圣散子

【来源】《苏沈良方》卷三。

【别名】圣泽汤（《鸡峰普济方》卷五）。

【组成】草豆蔻（去皮，面裹，炮）十个 木猪苓（去皮） 石菖蒲 高良姜 独活（去芦头） 附子（炮裂，去皮脐） 麻黄（去根） 厚朴（去皮，姜汁炙） 藁本（去瓤，土炒） 芍药 枳壳（去瓤，麸炒） 柴胡 泽泻 白术 细辛 防风（去芦头） 藿香 半夏（姜汁制）各半两 甘草一两（炙） 茯苓半两

《太平惠民和济局方》有苍术、吴茱萸；《景岳全书》有白芷、川芎、升麻、吴茱萸。

【用法】上锉，如麻豆大。每服五钱匕，水一钟半，煮取八分，去滓热服；余滓两服合为一服，重煎，空心服。

【主治】

1.《苏沈良方》：一切不问阴阳二感，或男子女人相易，状至危笃，及时疾流行。

2.《太平惠民和济局方》：伤寒、时行疫疬，风湿、湿温，一切不问阴阳两感，表里未辨，或外热内寒，或内热外寒，头项腰脊拘急疼痛，发热恶寒，肢节疼痛，呕逆喘咳，鼻塞声重；及食饮生冷，伤在胃脘，胸膈满闷，腹胁胀痛，心下结痞，手足逆冷，肠鸣泄泻，水谷不消，时自汗出，小便不利，并宜服之。

抵圣丸

【来源】《医方类聚》卷五十三引《神巧万全方》。

【组成】麻黄（去节）二两 黑牵牛子一两（半生，半微炒） 芫花一两（醋炒） 羌活一两 人参一两 肉桂一两（生）

【用法】上为末，用好香豉一升，水二升，煮讫，一半去豆豉，用汁再熬成膏为丸，如弹子大。每服一丸，用葱白、豆豉煎汤一大盏，嚼下。或吐或下即愈。若有燥粪候，难通者，以朴消一钱，腻粉半钱，同一丸研化，用蜜水调一盏服之，立通。

【主治】伤寒、温病、热病、时行病，传入三

阴候。

茯苓汤

【来源】《医方类聚》卷五十四引《通真子伤寒括要》。

【组成】赤茯苓一两　桂枝一两　甘草一两

【用法】上为散，如桂枝汤煎服。

【主治】太阳病，若小便少者，津液当还入胃中故也；凡发汗太过，大小便难者；太阴病，无大热，其人烦燥，此为阳去入阴。

茯苓散

【来源】《医方类聚》卷五十三引《神巧万全方》。

【组成】赤苓一两　桂心一两　甘草半两（炙）

【用法】上为末。每服四钱，以水一中盏，加生姜半分，大枣三个，煎至五分，去滓热服，不拘时候。

【主治】伤寒太阳汗出不渴者，凡发汗太过，故令大小便难。

桂枝散

【来源】《医方类聚》卷五十三引《神巧万全方》。

【组成】桂枝一两　赤芍药一两　甘草半两（炙）

【用法】上为散。每服四钱，以水一中盏，加生姜半分，大枣三枚，煎至五分，去滓热服，不拘时候。此方自霜降至春分宜用。

【功用】发汗。

【主治】四时伤寒并时气。

理中散

【来源】《医方类聚》卷五十三引《神巧万全方》。

【组成】人参半两　藿香半两　白术三分　甘草一分（炙）　干姜一分（炮）　白茯苓一分　陈橘皮三分（去瓤）

【用法】上为细末。每服二钱，以水一中盏，加生姜半分，煎至五分，去生姜，和滓温服，不拘时候。

【主治】四时伤寒并时气吐后。

八解散

【来源】《太平惠民和济局方》卷二（续添诸局经验秘方）。

【组成】人参　茯苓　甘草（炙）　陈皮（去白）　白术　藿香（去土）各一两　厚朴（去粗皮，锉，生姜自然汁浸一宿，炒紫色）二两　半夏（汤洗七次）一两

【用法】上为细末。每服二钱，水一盏，生姜三片，枣子一枚，葱白三寸，同煎至七分，温服，不拘时候。

【主治】四时伤寒，头疼壮热，感风多汗，及疗劳伤过度，骨节酸疼，饮食无味，四肢疼倦，行步喘乏，面色痿黄，怠惰少力，咳嗽寒热，羸弱自汗，胸膈不快，呕逆恶心。

人参败毒散

【来源】《太平惠民和济局方》卷二。

【别名】败毒散（《类证活人书》卷十七）、羌活汤（《圣济总录》卷二十一）、十味汤（《圣济总录》卷一七四）、人参前胡散（《鸡峰普济方》卷五）。

【组成】柴胡（去苗）　甘草（炒）　桔梗　人参（去芦）　芎藭　茯苓（去皮）　枳壳（去瓤，麸炒）　前胡（去苗，洗）　羌活（去苗）　独活（去苗）各三十两

【用法】上为粗末。每服二钱，水一盏，加生姜、薄荷少许，同煎七分，去滓，不拘时服。寒多则热服，热多则温服。

【功用】

1.《医方集解》：扶正匡邪，疏导经络，表散邪滞。

2.《中医方剂学讲义》：益气发汗，散风祛湿。

【主治】

1.《太平惠民和济局方》：伤寒时气，头痛项强，壮热恶寒，身体烦疼。及寒壅咳嗽，鼻塞声重；风痰头痛，呕秽寒热。

2.《类证活人书》：伤风、温疫、风温，头目昏眩，四肢痛，憎寒壮热，项强目睛疼。寻常风眩，拘倦。

3.《幼科证治大全》引《澹寮》：小儿噤口

痢，毒气冲心肺，食即吐逆。

4.《外科经验方》：痈疽、疔肿、发背、乳痈等证，憎寒壮热，甚至头痛拘急，状似伤寒者。

5.《保婴撮要》：斑疹发热，恶寒咳嗽等症。

6.《证治准绳·幼科》：小儿风热瘙痒，顽核毒疮。

7.《寿世保元》：肠风下血。

【宜忌】《温病条辨》叶霖按：非夹表证不可用。

【方论】

1.《寓意草》：伤寒病有宜用人参入药者，其辨不可不明。若元气素弱之人，药虽外行，气从中馁。轻者半出不出，留连为困；重者随元气缩入，发热无休。所以虚弱之体，必用人参三、五、七分，入表药中，少助元气，以为驱邪之主，使邪气得药，一涌而出，全非补养虚弱之意也。

2.《古今名医方论》赵羽皇曰：东南地土卑湿，凡患感冒，辄以"伤寒"二字混称。不知伤者，正气伤于中；寒者，寒邪客于外。未有外感而内不伤者也。仲景医门之圣，立法高出千古。其言冬时严寒，万类深藏，君子固密，不伤于寒，触冒之者，乃名伤寒，以失于固密而然。可见人之伤寒，悉由元气不固，而肤腠之不密也。昔人常言伤寒为汗病，则汗法其首重矣。然汗之发也，其出自阳，其源自阴。故阳气虚，则营卫不和而汗不能作；阴气弱，则津液枯涸而汗不能滋。但攻其外，不顾其内，可乎？表汗无如败毒散、羌活汤，其药如二活、二胡、芎、苍、辛、芷，群队辛温，非不发散，若无人参、生地之大力者居乎其中，则形气素虚者，必至亡阳，血虚挟热者，必至亡阴，而成痼疾矣。是败毒散之人参，与冲和汤之生地，人谓其补益之法，我知其托里之法。盖补中兼发，邪气不致于流连；发中带补，真元不致于耗散。此古人制方之妙也。胡天锡曰：非其时而有其气，惟气血两虚之人受之。寒客营而风客卫，不可用峻剂，故稍从其轻者，此羌活汤、败毒散所由立也。九味汤主寒邪伤营，故于发表之中，加芎、地引而入血，即借以调营，用葱、姜为引，使通体汗出，庶三阳血分之邪，直达而无所滞矣。败毒散主风邪伤卫，故于发表中，加参、苓、枳、桔引而达卫，以宣

通固托，生姜为使，使流连肺部，则上焦气分之邪不能干矣。是方亦可用黄芩，以诸药气味辛温，恐其僭亢，一以润之，一以清之也。

3.《伤寒辨证》：羌活、独活、柴胡、前胡、川芎，皆清轻可发之剂也，故用之以解壮热；用枳壳、桔梗者，取其轻膈而利气也；用人参、茯苓、甘草者，实其中气，使疫毒不能深入也。培其正气，败其邪气，故曰败毒。此汤乃解利太阳、少阳、阳明三经之药，全在辨证加减，以尽其妙。

4.《医方集解》：此足太阳、少阳、手太阴药也。羌活入太阳而理游风，独活入少阴而理伏风，兼能去湿除痛，柴胡散热升清，协川芎和血平肝，以治头痛目昏，前胡、枳壳降气行痰，协桔梗、茯苓以泄肺热而除湿消肿，甘草和里而发表，人参辅正以匡邪，疏导经络，表散邪滞，故曰败毒。

5.《张氏医通》：问时疫初起，用人参败毒，得毋助邪为虐之患乎？又何以治非时寒疫，汗后热不止。盖时疫之发，或值岁气并临，或当水土疏豁，种种不侔。然必入伤中土，土主百骸，无分经络，毒气流行，随虚辄陷，最难叵测。亟乘邪气未陷时，尽力峻攻，庶克有济。其立方之妙，全在人参一味，力致开合，始则鼓舞羌、独、柴、前，各走其经，而与热毒分解之门；继而调御津精血气，各守其乡，以断邪气复入之路。以非时之邪混厕经中，屡行疏表不应，邪伏幽隐不出，非藉人参之大力不能载之外泄也。

6.《医略六书》：时疫之发，入伤中土，土主阳明而湿热蕴蓄，故发热、昏迷、下利不止焉。羌活散太阳之邪，独活散少阴之邪，柴胡疏少阳之邪，前胡疏太阴之邪，则阳明之蕴蓄，不攻而自解；枳、桔开提肺气，芎、草活血和中，茯苓渗湿气治痢下也；加生姜以温胃散邪，用人参以养胃扶元，力助诸药分解之势，则邪尽去而经腑清和，胃气自化，发热下痢有不止者乎！此调内解外之剂，为疫邪发热下痢之专方。

7.《温病条辨》：此证乃内伤水谷之酿湿，外受时令之风湿，中气本自不足之人，又气为湿伤，内外俱急，立方之法，以人参为君，坐镇中州，为督战之帅，以二活、二胡合川芎，从半表半里之际领邪外出，喻氏所谓逆流挽舟者此也，

以枳壳宣中焦之气，茯苓渗中焦之湿，以桔梗开肺与大肠之痹，甘草和合诸药，乃陷者举之之法，不治痢而治致痢之源。痢之初起，憎寒壮热者，非此不可也。

8.《医方论》：此不过寻常固本治标法耳，用之于虚人感冒则可，若表里俱实，则不增剧为幸，尚望病之轻减乎？伤寒用人参，仲景本有成法，并非以人参助元气，为驱邪之主也。岚瘴则湿毒为多，亦非感冒可比。至病疫之气，中人更烈，阳毒则有发热、烦躁、斑疹等症，阴毒则有面青、腹痛、下利等症。若用此方治阳毒，既无清火解邪之功，以之治阴毒，又无回阳急救之力，均未见其可。予于喻西江先生最为服膺，岂敢轻议。但谓表药中有用人参之法则可，若谓表药中用人参更为得力，则不敢阿私所好也。

9.《成方便读》：方中必先以人参补正却邪，羌活走表，以散游邪，独活行里，以宣伏邪，柴胡、桔梗散热升清，枳壳、前胡消痰降气，川芎芳香以行血中之气，茯苓淡渗以利气中之湿，甘草协和各药，使之不争，生姜辟秽祛邪，令其无滞。于是各建其长，以收全功，皆赖人参之大力，驾驭其间耳。至于治痢用此者，比喻氏逆流挽舟之法，以邪从表而陷里，仍使里而出表也。

10.《历代名医良方注释》：查本方和而不烈，多而不杂，不大热，亦不大寒。清疏透利，适合轻可去实之义。方内并无解毒药品，而所以标名败毒者，大抵以人参扶正祛邪，而以各药开皮毛，从外以泄之也。《太平惠民和济局方》火热门有犀角消毒饮，小儿门有消毒散，均用防风、荆芥、牛蒡子等。盖古人疗毒，大抵重在外解。后贤因其疏表，借治四时感冒、伤风、风湿、风热，瘙痒疮疡在皮肤及邪气在表之应发者，喻嘉言以治痢症，自注为逆流挽舟法，既欲其汗，又不欲其多汗，既欲其不汗，又欲其微微似汗，效果均良，是各有会心，故各各恰赴病机，于以见方剂之运用无穷，非一方一病，亦非一病持一方也。

11.《实用方剂学》：本方羌、独并用，入太阳以祛风，并入少阴以逐湿；柴、前并用，一升一降，升清阳以散邪热，降浊阴以泄痰滞，俱足以推陈致新；枳壳、桔梗，亦为一升一降之助；川芎和血，茯苓渗湿，甘草协和表里而解毒；人参扶正以达邪，亦犹小柴胡用参之意也。加薄荷、生姜，视偏寒、偏热用为引使，诚活命要方也。

【验案】

1.时行瘟病 《寓意草》：嘉靖己未，五六七月间，江南淮北，在处患时行瘟热病，沿门阖境，传染相似，用本方倍人参，去前胡、独活，服者尽效，全无过失。万历戊子己丑年，时疫盛行，凡服本方发表者，无不全活。

2.痢疾 《医学六要》：一人病痢，发寒热，头痛，左脉浮紧，而右脉滑大，乃内伤挟外感也，先用败毒散加姜、葱一服，表证悉退。但中脘作胀闷，后重不已，以平胃散加枳壳、木香、槟榔、山楂，又二服胀闷移于小腹，投木香槟榔丸9g，下粘硬物而愈。《江苏中医》（1962，8：24）：王某，男，患痢疾，前医用白头翁、芩、连等药，证情趋重，病延1周，里急后重，肛门下脱，畏风憎寒，脉弦紧，苔白厚腻，经用人参败毒散原方，每用12g，研末煎服，1剂而汗出畅适，痢下减轻，3服即痢止痛除，其病如失。后以香砂六君法调治而愈。

3.小儿斑疹 《云南中医杂志》（1981，6：20）：王某，男，1岁。患儿发热3天，全身出现猩红热样皮疹，颌下、颈部及腹股沟淋巴结肿大，肝肋下2指，血常规：白细胞$26×10^9$/L，分类，淋巴51%，有异常淋巴细胞，诊为：传染性单核细胞增多症。面色萎黄，六脉细浮数，舌尖红，苔薄津少。用人参败毒散（人参改党参）加丹皮、紫草、赤芍、板蓝根，连服3剂，病情较减，后隔日1剂，加减服药2旬而愈。

4.婴幼儿腹泻 《浙江中医杂志》（1989，1：15）：应用人参（党参代）、茯苓、甘草、枳壳、桔梗、前胡、柴胡、羌活、独活、川芎、薄荷、生姜为基本方，表邪较重，加荆芥、防风；咳嗽痰多，加陈皮、半夏；呕吐，加竹茹、半夏；伤食，加焦麦芽；脾虚久泻，加白术、扁豆；湿重，加苍术、苡仁；脾胃虚寒，以炮姜易生姜。风寒型以汤剂为主，脾虚型以散剂为主。治疗婴幼儿腹泻132例。结果：服1剂痊愈者14例，占11%；服2～3剂痊愈者79例，占60%；服4剂痊愈者24例，占18%；服2剂无效而改用他法或服药中又用抗生素者15例，占11%。总有效率占

89%。

5. 急性病毒性肝炎 《国医论坛》（1992，5：27）：应用本方加减：人参（党参代）、茯苓、枳壳、桔梗、柴胡、前胡、川芎、羌活、独活、甘草各9g，薄荷3g，生姜3片，治疗急性病毒性肝炎152例。结果：治愈139例，占91.4%；无效（包括中途更医）13例，占8.6%。

6. 小儿外感发热 《陕西中医》（1994，7：347）：以本方为基本方，风寒者加荆芥、防风；风热者加银花、连翘；内热者加石膏；抽搐者加蝉蜕、钩藤；恶心呕吐者加半夏、陈皮；治疗小儿外感发热135例。结果：3天内热退治愈者125例，总有效率为91.9%。

7. 慢性化脓性腮腺炎 《成都中医药大学学报》（1997，2：26）：用本方加减：人参、柴胡、前胡、羌活、独活、桔梗、茯苓、薄荷、甘草、昆布、桃仁、枳壳；气虚甚者加黄芪；腮腺肿胀甚者加牡蛎、玄参、红花；脓液多者加白花蛇舌草、半枝莲等，治疗慢性化脓性腮腺炎36例。结果：痊愈25例，有效11例。

人参轻骨散

【来源】《太平惠民和济局方》卷二（吴直阁增诸家名方）。

【组成】贝母（去心） 白茯苓（焙） 半夏（煮）各一两 枳壳（去瓤，炒）二两半 苍术（浸一宿）六两 人参 白术（焙） 白芷（不见火） 陈皮（去白） 秦艽 赤芍药各二两 川芎 当归（去芦，焙） 肉桂（去粗皮） 干姜（炮）各一两半 柴胡（去芦） 麻黄（去根节）各三两 桔梗（去芦） 甘草（炙） 厚朴各四两（姜汁浸）

【用法】上件为细末。每服三钱，水一盏，加生姜三片，同煎至七分，通口稍热服，不拘时候。

【主治】四时伤寒，头痛壮热，项背拘急，骨节烦疼，憎寒恶风，肢体困倦，大便不调，小便赤涩，呕逆烦渴；或伤风感寒，头痛体热，鼻塞声重，咳嗽痰涎；或山岚瘴气，时行疫疠，潮热往来；或疗五劳七伤，中脘气滞，心腹痞闷，停痰呕逆，冷气奔冲，攻注刺痛；妇人血气撮痛，经候不调。

【加减】身体倦怠，加乌梅一个；咳嗽加大枣二枚。

升麻葛根汤

【来源】《太平惠民和济局方》卷二。

【组成】升麻 白芍药 甘草（炙）各十两 葛根十五两

【用法】上为粗末。每服三钱，用水一盏半，煎取一中盏，去滓，稍热服，不拘时候，一日二三次。以病气去，身清凉为度。

【功用】

1.《外科集腋》：升散阳明之邪毒。

2.《中医大辞典·方剂分册》：辛凉解肌，透疹解毒。

【主治】

1.《太平惠民和济局方》：大人、小儿时气温疫，头痛发热，肢体烦疼，及疮疹已发及未发。

2.《类证活人书》：寒暄不时，人多疾疫，乍暖脱衣，及暴热之次，忽变阴寒，身体疼痛，头重如石。

3.《阎氏小儿方论》：伤寒、温疫、风热，壮热头痛，肢体痛，疮疹已发未发。

【宜忌】《医方集解》：斑疹已出者勿服，恐重虚其表也。伤寒未入阳明者勿服，恐反引表邪入阳明也。

正气散

【来源】《太平惠民和济局方》卷二（绍兴续添方）。

【组成】甘草（炒）七钱 陈皮 藿香（去梗） 白术各一两 厚朴（为末） 半夏（为末）各三两 生姜四两（研烂，同为饼子，微炒）（一方无白术）

【用法】上为细末。每服二钱，加生姜三片，大枣一枚，水一盏，煎至七分，食前稍热服。治久患疟疾，膈气心痛，日进三服。

【功用】顺气宽中，正气逐冷，辟除瘟疫。

【主治】伤寒阴证，憎寒恶风，胸膈噎塞，胁肋膨胀，心下坚痞，吐利，呕逆酸水，咳逆，急惰嗜卧，不思饮食，久患疟疾，膈气心痛。

对金饮子

【来源】《太平惠民和济局方》卷二（吴直阁增诸家名方）。

【别名】节金饮子（《普济方》卷一九七）。

【组成】厚朴（去皮、姜汁炙） 苍术（米泔浸一宿） 甘草（炙）各二两 陈皮（去白，炒令黄色）半斤

【用法】上为细末。每服三钱，以水一盏，生姜二片，如茶法煎取八分，空心服；余滓重煎两度服食。

《袖珍方》：加大枣一个，同煎。

【功用】固元阳，益气，催脾进食，和胃祛痰，常服调三焦，壮筋骨，祛冷气，快胸膈。

【主治】

1.《太平惠民和济局方》：四时伤寒，及五劳七伤，耳鸣眼昏，梦泄盗汗，四肢沉重，腿膝酸疼，妇人宫脏久冷，月水不调。

2.《袖珍方》：寒热疟疾，愈后调理脾胃。

【加减】瘟疫时气，二毒伤寒，头痛壮热，加连须葱白五枚，豉三十粒同煎，服数剂汗出得安。如未得汗，以稀粥投之，厚盖衣服，取汗立愈；五劳七伤，脚手心热，烦躁不安，肢节酸疼，加柴胡（去芦头）同煎；痰嗽发疟，加姜制半夏煎；本脏气痛，加茴香煎；水气肿满，加桑白皮煎；妇人赤白带下，加黄耆煎；酒伤，加丁香；食伤，加高良姜；四时泄泻，加肉豆蔻；风疾，加荆芥穗；腿膝冷疼，加牛膝；浑身拘急及虚壅，加地骨皮；腿痹，加菟丝子；白痢，加吴茱萸；赤痢，加黄连；头风，加藁本；转筋霍乱，加楠木皮。

林檎散

【来源】《太平惠民和济局方》卷二。

【组成】麻黄（去节） 肉桂（去粗皮） 苍术（去皮） 川大黄 干葛 石膏 山栀子（去皮）各一两半 木通 瞿麦 甘草（炙） 前胡 川芎各一两 藿香（用叶） 川乌头（炮，去皮脐）各半两

《鸡峰普济方》有桔梗、白术，无苍术、前胡、川芎。

【用法】上为粗末。每服二钱，水一盏，入林檎糁十数片，新者亦得，煎至七分，去滓稍热服，不

拘时候。相次再服，衣被盖覆，汗出为度。

【主治】伤寒及时行疫疠，头痛项强，壮热恶寒，腰背四肢拘急烦疼，面赤咽干，呕逆烦渴。

和解散

【来源】《太平惠民和济局方》卷二（绍兴续添方）。

【组成】厚朴（去粗皮，姜汁炙） 陈皮（洗）各四两 藁本 桔梗 甘草各半斤 苍术（去皮）一斤

《医方集解》有枳壳。

【用法】上为粗末。每服三钱，水一盏半，入生姜三片，大枣二枚，煎至七分，热服，不拘时候。

【功用】

1.《岭南卫生方》：和脾胃，逐风邪。

2.《古今医统大全》：助胃驱邪，和解百病。

【主治】

1.《太平惠民和济局方》：四时伤寒，头痛，憎寒壮热，烦躁自汗，咳嗽吐痢。

2.《岭南卫生方》：冷瘴初发。

3.《古今医统大全》：瘴病初作，胸腹满闷，头眩发热；伤风初作，未分证候。

4.《医碥》：伤饮食。

5.《成方切用》：胃寒，腹痛呕吐。及瘴疫湿疟。

保真汤

【来源】《太平惠民和济局方》卷二（宝庆新增方）。

【组成】藁本（去芦） 川芎各四两 甘草（炒）二两 苍术（洗，锉，面炒）十六两

【用法】上为粗末。每服三钱，以水一盏半，加生姜三片，同煎至七分，去滓热服，不拘时候。

【主治】四时伤寒，不问阴阳二证。

神仙百解散

【来源】《太平惠民和济局方》卷二（续添诸局经验秘方）。

【别名】神仙截伤寒四季加减百解散。

【组成】山茵陈 柴胡（去芦） 前胡（生姜制，炒） 人参 羌活 独活 甘草 苍术（米泔

浸，锉，炒） 干葛 白芍药 升麻 防风（去苗） 藁本（去芦） 藿香（去梗） 白术 半夏（姜汁制）各一两

【用法】上为细末。每服三钱，水一盏半，加生姜三片，大枣二个，煎至一盏，热服，不拘时候，并进二服。如要表散，加葱白三寸，淡豆豉三十粒，同煎服，以衣被盖复，汗出而愈。

【功用】

1.《太平惠民和济局方》（续添诸局经验秘方）：常服辟瘟疫。

2.《普济方》：调中顺气，祛逐寒邪，调顺三焦，解表救里，温润肺经，升降阴阳，进美饮食。

【主治】

1.《太平惠民和济局方》（续添诸局经验秘方）：伤寒遍身疼痛，百节拘急，头目昏痛，肢体劳倦，壮热憎寒，神志不爽，感冒瘟疫瘴气。

2.《普济方》：伤寒在表，未传入经，发热恶寒，腰痛；已传经络，胸满短气，肢体烦疼，目睛微痛，耳聋，口燥咽干，或渴不渴，手足自温，或肢厥自利，或不自利，小便反快；或头面感寒，风伤腠理，头痛项强，发热，憎寒，鼻流清涕，咳嗽痰涎；或风湿相搏，骨节烦疼，身体沉重，洒淅恶风，时自汗出等，不问伤寒、伤风、中暑、中暍，食蒸头疼，气逆胸满，失饥吐逆，眩晕恶心，及已经汗后不解，下之不当，吐之不中者。

【加减】立冬、立春以后不加减；立夏以后，一料加柴胡一分，赤茯苓、当归各半两；立秋以后减柴胡一分，不用当归、茯苓，加干姜（炮）、肉桂（去粗皮）各一分、麻黄（去节）半两。

僧伽应梦人参散

【来源】《太平惠民和济局方》卷二（绍兴续添方）。

【别名】应梦人参散（《三因极一病证方论》卷六）、应梦人参汤（《医钞类编》卷六）。

【组成】甘草（炙）六两 人参 桔梗（微炒） 青皮（去瓤） 白芷 干葛 白术各三两 干姜（炮）五钱半 （一方无甘草）

【用法】上为细末。每服二钱，水一盏，入生姜二片，大枣二个，煎七分，通口服；如伤寒，入豆

豉同煎，热服，不拘时候。

【主治】伤寒体热头痛，及风壅痰嗽咯血。

藿香正气散

【来源】《太平惠民和济局方》卷二（续添诸局经验秘方）。

【别名】正气散（《伤寒全生集》卷二）、藿香正气汤（《医宗金鉴》卷五十三）。

【组成】大腹皮 白芷 紫苏 茯苓（去皮）各一两 半夏曲 白术 陈皮（去白） 厚朴（去粗皮，姜汁炙） 苦梗各二两 藿香（去土）三两 甘草（炙）二两半

【用法】上为细末。每服二钱，水一盏，加生姜三片，大枣一个，同煎至七分，热服。如欲出汗，衣被盖，再煎并服。

本方改为丸剂，名"藿香正气丸"（《饲鹤亭集方》）。

【功用】

1.《证治准绳·类方》：除山岚瘴气。

2.《医方新解》：解表和中，理气化湿（健胃、止吐、止泻、利尿、抑菌、抑制流感病毒，祛痰、止咳）。

3.《中医方剂与治法》：芳香化湿，升清降浊。

【主治】

1.《太平惠民和济局方》：伤寒头疼，憎寒壮热，上喘咳嗽，五劳七伤，八般风痰，五般膈气，心腹冷痛，反胃呕恶，气泻霍乱，脏腑虚鸣，山岚瘴疟，遍身虚肿，妇人产前、产后，血气刺痛；小儿疳伤。

2.《普济方》引《如宜方》：寒湿所伤，身重，腰脚酸疼，或浮肿。

3.《奇效良方》：小儿伤寒发呕。

4.《张氏医通》：水土不服，感冒时气夹食。

5.《医方新解》：外感风寒，内伤食滞，症见恶寒发热，头痛脘闷、呕吐腹痛、肠鸣泄泻、口淡、苔白腻等。

【方论】

1.《医方考》：凡受四时不正之气，憎寒壮热者，风寒客于皮毛，理宜解表。四时不正之气由鼻而入，不在表而在里，故不用大汗以解表，但

用芬香利气之品以主之。白芷、紫苏、藿香、陈皮、腹皮、厚朴、桔梗，皆气胜者也，故足以正不正之气；白术、茯苓、半夏、甘草，则甘平之品耳，所以培养中气，而树中营之帜者也。

2.《医方考》：内伤、外感而成霍乱者，此方主之。内伤者调其中，藿香、白术、茯苓、陈皮、甘草、半夏、厚朴、桔梗、大腹皮，皆调中药也，调中则能正气于内矣；外感者疏其表，紫苏、白芷，疏表药也，疏表则能正气于外矣，若使表无风寒，二物亦能发越脾气，故曰正气。

3.《医方集解》：此手太阴、足阳明药也。藿香辛温，理气和中，辟恶止呕，兼治表里为君；苏、芷、桔梗，散寒利膈，佐之以发表邪；厚朴、大腹行水消满，橘皮、半夏散逆除痰，佐之以疏里滞；苓、术、甘草益脾去湿，以辅正气为臣、使也。正气通畅，则邪逆自除矣。

4.《医略六书》：脾胃不调，感冒暑湿，中气不能运化，故身热不解，腹满吐泻焉。藿香快胃祛暑，苏叶解表散湿，大腹绒泻滞气，冬白术健脾元，厚朴散满除湿，半夏醒脾燥湿，陈皮利中，茯苓渗湿邪，白芷散阳明之湿，桔梗利太阴之气，甘草甘缓中州，姜、枣调和营卫也。此调中散邪之剂，为感冒暑湿之专方。其治不服水土亦强，扶土胜湿之义。

5.《成方便读》：夫四时不正之气，与岚瘴疟疾等证，无不皆有中气不足者，方能受之。而中虚之人，每多痰滞，然后无形之气，挟有形之痰，互结为患。故此方以白术、甘草补土建中者，即以半夏、陈皮、茯苓化痰除湿继之。但不正之气，从口鼻而入者居多，故复以桔梗之宣肺，厚朴之平胃，以鼻通于肺，而口达乎胃也。藿香、紫苏、白芷，皆为芳香辛散之品，俱能发表宣里，辟恶祛邪；大腹皮独入脾胃，行水散满，破气宽中；加姜、枣以和营卫，致津液，和中达表。如是则邪有不退、气有不正者哉？

6.《实用方剂学》：寒燠不时，空气骤变，交互郁蒸，戾气流行，起居不慎，饮食失节，天时人事，两相感召，既不免疾病之侵临，而欲求健康之保障，则藿香正气之方尚矣。藿香芳香辛温，理气而宣内外，和中而止呕泄，善辟秽恶而解表里，故以为君。表里交错，上下交乱，而正气虚矣，故以苓、术、甘草健脾培中以为臣，俾

正气通畅，则邪气自除。况有苏、芷、桔梗散寒利膈，佐之以发表邪，朴、腹、二陈消满除痰，佐之以疏里气，更引以姜、枣以调营卫，则表里和而健康复矣。

7.《中国医药汇海》：四时不正之气，由口鼻而著于肠胃，故不用发汗以表解，而用芳香消导以和里，兼用奠安中土之药以扶之，故为治一切四时不正之气之通用品。或以苍术易白术，于湿重者尤宜之。

8.《医方发挥》：方中藿香辛散风寒，芳化湿浊，悦脾和中，辟秽止呕，为主药。《药品化义》：“藿香，其气芳香，善行胃气，以此调中，治呕吐霍乱，以此快气，除秽恶痞闷。且香能和合五脏，若脾胃不和，用之助胃而进饮食，有醒脾开胃之功。辛能通利九窍，若岚瘴时疫用之，不使外邪内侵，有主持正气之力。”辅以半夏曲和胃降逆止呕，燥湿化痰以除恶心呕吐；厚朴行气利水，宽胸消满。佐以苏叶、白芷解表散寒，芳香化湿，以助藿香疏散表邪的作用；橘皮理气燥湿，并能和中；又湿滞之成由于脾不健运，故以茯苓、白术健脾运湿，以助脾胃的运化功能；大腹皮行气利湿，桔梗宣肺利膈，以上药物的配伍，均为加强藿香化湿作用。使以甘草调和诸药，姜枣调和脾胃。综观全方，既有藿香、苏叶、白芷之解表，又有厚朴、大腹皮之疏理，体现了表里两解法；既有苏、芷、桔梗之升清，又有茯苓、半夏、大腹皮之降浊，体现了升清降浊法；既用藿香、苏、芷、橘、朴之芳香化湿以祛邪，复用苓、术、甘草健运脾胃以扶正，又体现了扶正祛邪法。方中集中了平胃散（苍术、厚朴、橘皮、甘草）、二陈汤（半夏、橘皮、茯苓、甘草）所用之药，故其化湿作用远较解表为强。这样的配伍，使风寒得解而寒热除，气机通畅则胸膈舒，脾胃调和则吐泻止，邪气去则正自安，正气复则足可御邪。

【实验】

1.对胃肠功能的影响 《湖南中医学院学报》（1984，1：62）：实验结果表明：藿香正气丸（水）对兔离体十二指肠有明显的抑制作用，并能对抗拟胆碱药所引起的痉挛性收缩，亦能部分对抗拟胆碱药所引起的家兔在体肠的痉挛。同时，妥拉苏林不能对抗藿香正气丸（水）对肠平

滑肌的抑制作用，说明藿香正气丸（水）不是通过兴奋X受体而起作用的。

2．解痉、镇痛、抑菌作用 《中草药》（1984，12：15）：试验结果提示，本方对离体豚鼠十二指肠的自动收缩及由组胺、乙酰胆碱、氯化钡所致回肠的兴奋性收缩有明显抑制作用，并呈正比量效关系；对小鼠胃肠道输送机能有抑制作用；但对乙酰胆碱所致豚鼠胆囊收缩以及组胺、乙酰胆碱所致的膀胱平滑肌收缩均无影响；对垂体后叶素引起的小鼠子宫收缩有良好的抑制作用；镇痛作用亦显著；抑菌试验表明，本方对藤黄八叠球菌、金黄色葡萄球菌等多种菌株敏感。

3．促进免疫作用 《中成药研究》（1988，1：45）：实验表明，用硫酸镁所致腹泻造型的小鼠，经用藿香正气丸治疗后，其外周血淋巴细胞渗入氚标记的胸腺嘧啶核苷（3H-TdR）指数增高，而对照组比正常组低，给药组则接近正常组水平。提示该药能提高小鼠的免疫功能，并促进受伤肠段的修复。

【验案】

1．胃肠型过敏性紫癜 《烟台医药通讯》（1976，3：24）：病人男性，14岁。1970年夏发病，症见腹痛，黑色稀便，全身皮肤出现出血点，以四肢为著，先后住院3次，诊断为胃肠过敏性紫癜。此次复发症状同前。给予藿香正气散原方1剂后，恶心、呕吐、腹痛明显好转，能进饮食，5剂后症状大减，服10剂痊愈。迄今未再复发。

2．痱子 《山东中医杂志》（1990，5：51）：将本方制成水剂，用温水洗净，拭干患部，局部搽涂藿香正气水。每天3～4次，治疗痱子30例。结果：治愈27例，3例因局部继发感染成痱疖转用他药治疗。

3．急性胃肠炎 《中草药》（1992，9：479）：将本方制成冲剂治疗急性胃肠炎150例，另设本方水剂对照40例。所有病例皆经中医辨证属外感风寒，内伤湿邪者。结果：临床痊愈（呕吐、腹泻、腹痛症状消失，大便检验正常）95例，占63.3％；好转（呕吐、腹泻次数明显减少，恶心、腹痛等症状减轻）55例，占36.7％；总有效率为100％。水剂对照组总有效率为97.5％。

4．咽炎 《南京中医药大学学报》（1995，4：41）：用本方5～10ml，以开水100～200ml稀释，待温后徐徐含咽，每日10～30ml；治疗咽炎75例。结果：临床症状消失，咽部检查无异常者，占44％；自觉症状消失而咽部仍见有轻微充血和淋巴滤泡者占56％。急性炎症1～3天治愈，慢性3～7天。

5．灭滴灵不良反应 《河南中医》（1995，5：304）：以本方加减：藿香90g，大腹皮90g，茯苓90g，陈皮60g，白术60g，厚朴60g，半夏60g，桔梗60g，甘草30g为基本方；腹胀者，加莱菔子；便秘者，加槟榔；脾胃虚寒者，改生姜为干姜；共研细末，每次15g，姜、枣为引，水煎服，每日1次。治疗应用灭滴灵药物引起的舌苔白厚腻20例。结果：舌苔恢复正常者15例；舌苔好转者4例；治疗前后无明显改变者1例。

6．婴儿湿疹 《中成药》（1995，12：49）：用藿香正气水1支，按比例加温开水稀释，稀释浓度为：不满6个月药液与水的比例为1：3；6～12个月为1：2；不满1岁为1：1。用消毒棉签将稀释后的药液涂于患处，每日2次，7天为1疗程；用药期间停用其他药物；治疗婴儿湿疹48例。结果：显效31例，有效14例，无效3例，总有效率为95.8％。其中渗出型显效18例，有效12例；干燥型显效13例，有效2例；总有效率分别为93.75％、93.74％。

7．急性腹泻 《天津中医》（1997，5：214）：用本方加鸡内金、谷麦芽、建曲、防风等，治疗急性腹泻35例，并与用黄连素等西药的30例进行对照。结果：治疗组痊愈31例，有效3例，总有效率97.1％；对照组分别为18例，7例，总有效率83.3％。两组比较差异显著（$P<0.01$）。

8．妊娠恶阻 《四川中医》（1998，11：33）：以本方加减：藿香、紫苏、陈皮、白术、半夏曲、桔梗、茯苓、生姜、甘草、大枣为基本方；寒甚，加淡干姜、灶心土；脾虚明显者，加党参、黄精；肝气上逆，呕吐酸苦水，胁胀嗳气，心烦口苦者，加黄连、竹茹；胃阴虚者，加太子参、石斛；呕血者，加生地、阿胶、仙鹤草；气阴两虚者而神疲肉削者，加人参、麦冬、五味子；治疗妊娠恶阻33例。结果：经服药1剂后症状减轻，4剂后痊愈者23例；2剂后呕吐减轻，6剂后痊愈者8例；2例服药后效果不详。其中3例来诊时因严重脱水，酸中毒而用静脉液体疗法。

9. 腹泻型肠易激综合征 《安徽中医临床杂志》（2003，5：15）：用藿香正气散加减，治疗腹泻型肠易激综合征58例，对照组47例用思密达粉剂治疗，均4周为1个疗程，连服2个疗程。结果：治疗组显效率为72.4%，有效率为87.9%，其显效率明显高于对照组。

四顺散

【来源】《养老奉亲书》。

【组成】麻黄（去节） 杏仁（去皮） 荆芥穗（炙） 甘草（炙）各等分

【用法】上为末。每服一钱，入盐汤点，热服。

【主治】老人四时伤寒。

人参桔梗汤

【来源】《伤寒微旨》。

【组成】人参 桔梗各三分 麻黄（去节）一两 石膏三两 甘草三分（炙）

【用法】上为末，每服二钱，水一盏，加荆芥五穗，煎至七分，去滓热服。

【主治】伤寒阴气已盛，关前寸脉力小，关后脉力大，恶风，不自汗，得之芒种以后，立秋以前者。

【加减】如尺脉依前力小，加麻黄二分（去节），同煎服。

知母汤

【来源】《伤寒微旨论》卷上。

【组成】知母 麻黄（去节） 升麻各一两 石膏二两 甘草一两半

【用法】上锉。每服三钱，水一盏，入生姜一块，同煎至七分，去滓温服。

【主治】芒种以后至立秋以前患伤寒，两手脉浮数或紧或缓，三部俱有力，无汗恶风。

【加减】如三五服后，犹恶风者，加麻黄、升麻各半两。

茯苓陷胸汤

【来源】《伤寒微旨论》卷下。

【组成】茯苓 黄连各一两 冬葵子 续随子各一分 大黄 杏仁各半两 半夏三分

【用法】上锉，如麻豆大，合一处。每服半两，水二盏，煎至一盏，净纽，去滓温服。如半日许未快利，更投一服，以胸中快及下利为度。

【主治】伤寒小便色黄赤及涩。

前胡汤

【来源】《伤寒微旨论》卷上。

【组成】前胡一两 石膏二两 豆豉（熬焦）三合 桔梗三分 甘草半两

【用法】上为末。每服三钱，水一盏，生姜一块如枣大（擘破），同煎至七分，去滓热服。依前热未解，每服入豆豉三十粒，水一盏半，同煎至八分，去滓热服。

【主治】伤寒，病人脉浮数，或紧或缓，其脉上出鱼际，寸脉力大于关脉，发热冒闷，口燥咽干，清明以后至芒种以前得者。

调脉汤

【来源】《伤寒微旨论》卷上。

【组成】葛根一两 防风（去芦）半两 前胡（去苗）三钱 甘草（炙）半两

【用法】上为末。每服二钱，水一盏，加生姜一块，如枣大擘破，煎至七分，去滓温服。如寸脉力小，加大枣三个，劈破同煎。

【主治】立春以后至清明以前伤寒，阴气已盛，关前脉力小，关后脉力大，恶风，不自汗者。

黑丸子

【来源】《普济方》卷三九四引《灵苑方》。

【组成】山茵陈 蜀升麻 常山各半两 芒消半分 麻黄（去节根）一两 官桂（去粗皮）一分 附子一个（烧黑留心）

【用法】上为极细末，旋炒一大钱，入杏仁二粒（去皮尖，灯烧黑存性），巴豆二粒（压去油），寒食面糊为丸，如麻子大；大人丸如绿豆大。每服五丸，吐不止，茅根竹叶汤送下；热攻泻血，蜜炒生姜汤送下；若吐血、眼眦出血者，生油、冷酒送下；伤寒手脚心冷，冷茶清送下；失音，竹沥酒送下。

【功用】退热，定吐逆兼除食伤。

七物柴胡汤

【来源】《伤寒微旨》卷上。

【组成】柴胡 苍术 荆芥穗 甘草 麻黄（去节）各一两

【用法】上为末。每服三钱，水一盏，加生姜一块如枣大（擘碎），大枣三个（擘破），同煎七分，去滓热服。

【主治】病人两手脉浮数或紧或缓，寸脉短及力小于关尺脉者。

【加减】三五服后汗未止，犹恶风者，加葱白三寸；如三五服汗犹未止，加当归一两，同煎服。

人参汤

【来源】《伤寒微旨》卷上。

【组成】人参半两 石膏二两 柴胡一两 芍药 甘草各三分

【用法】上为末。每服三钱，水一盏，加生姜三片如钱大，同煎至七分，去滓热服。

【功用】消阳助阴，解表。

【主治】伤寒，阳盛阴虚，邪气在表，阳气独有余，身热冒闷，口燥咽干，脉浮数，或紧或缓，上出鱼际，寸脉力大于关尺，发病在立春以后至清明以前者。

【加减】若三五服后依前发热者，每服加豆豉十五粒；若热再不解，更加石膏二两。

桃叶汤

【来源】方出《证类本草》卷二十三引《伤寒类要》，名见《普济方》卷三八一引《经验良方》。

【组成】桃叶三两

【用法】杵，和水五升，煮十沸，取汁。日五六遍淋之。后烧雄鼠粪二枚服。

【主治】

1.《证类本草》引《伤寒类要》：小儿伤寒、时气。

2.《普济方》引《经验良方》：鼻疳疮。

九味汤

【来源】《普济方》卷二十六引《护命》。

【组成】黄耆（锉）一分 厚朴（去粗皮，生姜汁炙）一分 陈皮（汤浸，去白，焙） 白术 诃黎勒皮 防风（去叉） 甘草（炙，锉） 桂（去粗皮） 细辛（去苗叶）各一分

【用法】上每服三钱，水一盏，加生姜三片，煎至九分，去滓，空心温服。

【主治】肺气虚冷，胸中气微，不能太息，形体怯寒，鼻多清涕。

李根汤

【来源】《伤寒总病论》卷二。

【组成】半夏半两 桂枝 当归 芍药 黄芩 甘草 人参各一分 茯苓三分

【用法】上为粗末。每服五钱，水两盏，加生姜三片，甘李根白皮一团，如鸡子黄大，煎八分，通口服，一日三五次。

【主治】动气在上，不可发汗，发汗则气上冲，正在心端。

良姜方

【来源】《伤寒总病论》卷三。

【别名】良姜汤（《普济本事方》卷八）。

【组成】橘皮 良姜 桂枝 当归各一分 麻黄半两 槟榔三个 杏仁二十个 甘草一分 生姜一分 大枣十个

【用法】上锉，水二升半，煎至一升，去滓，通口服一盏，未已再一剂。

【主治】伤寒汗后，咳噫不止，是阴阳气升降欲作汗。升之不上，降之不下，故胃气上逆而咳噫无休止。

苦葶苈汤

【来源】《伤寒总病论》卷三。

【组成】苦酒一升半 苦葶苈一合 生艾汁半升

【用法】上同煎至七合，作二服。

【主治】伤寒七八日，热盛不解。

钩藤大黄汤

【来源】《伤寒总病论》卷五。

【组成】钩藤皮　当归　甘草（炙）　芍药各半两　大黄三分

【用法】上为粗末。每服三钱，水一盏，煎至六分，温服。以利为度，难利者，间服茵陈丸。

【主治】小儿伤寒不解，发惊妄语，狂躁潮热；以及小儿伤食，作惊发痫，不吃乳食，发热啼哭。

葛根芍药汤

【来源】《伤寒总病论》卷五。

【组成】葛根三分　芍药　甘草　黄芩　桂枝各半两

【用法】上为粗末。每服三钱，水一盏，煎至六分，去滓，分二次温服，相次与之。

【主治】小儿伤寒发热，自汗多啼。

【加减】热盛者，去桂，加升麻半两；无汗者，加麻黄一两；喘者，加杏子半两。

时雨散

【来源】《伤寒总病论》卷六。

【组成】苍术四两　甘草　麻黄各二两　猪牙皂角四挺

【用法】上为末。每服二钱，水一盏，煮二三沸，和滓温服。盖覆取汗出。

【主治】冬夏伤寒，时行寒疫。

火焰散

【来源】《类证活人书》卷十六。

【组成】舶上硫黄　黑附子（去皮，生用）　新腊茶各一两

【用法】上为细末，先用好酒一升调药，分大新碗五口中，于火上摊荡令干，合于瓦上，每一碗下烧熟艾一拳大，以瓦揎起，无令火着，直至烟尽，冷即刮取，却细研，入瓷合盛。每服二钱，酒一

盏，共煎七分，有火焰起，勿讶。

【主治】伤寒恶候。

李根汤

【来源】《类证活人书》卷十六。

【别名】八味李根汤（《医学入门》卷四）、甘李根汤（《东医宝鉴·杂病篇》卷二）。

【组成】半夏（汤洗）半两　当归一分　芍药一分　茯苓一分　桂枝一两　黄芩一分　甘草（炙）一分　甘李根白皮二合

【用法】上锉，如麻豆大。每服五钱匕，加生姜四片，水一盏半，煎至八分，去滓温服。

【主治】伤寒气上冲，正在心端。

葶苈苦酒汤

【来源】《类证活人书》卷十六。

【组成】苦酒一升半（即米醋）　生艾汁半升（无生艾，煮熟艾汁，或用艾根捣取汁用）　葶苈一合（熬，杵膏）

【用法】上煎取七合，作三服。

【主治】

　　1.《类证活人书》：伤寒七八日内热不解。

　　2.《证治准绳·类方》：发狂烦躁，面赤咽痛。

苍术散

【来源】《类证活人书》卷十七。

【组成】麻黄一两（汤洗过，焙干称）　苍术半两（米泔浸，去皮，切）　石膏一两（煅）　桔梗半两　甘草半两（炙）　山茵陈半两（去梗）

【用法】上为细末。每服二钱，水一盏，煎至八分，数服出汗。

【主治】伤寒一二日，头疼，发热憎寒，身体疼痛。

金沸草散

【来源】《类证活人书》卷十七。

【组成】前胡三两　荆芥四两　半夏一两（洗净，

姜汁浸） 赤芍药二两 细辛一两 甘草（炙）一两 旋覆花三两

方中赤芍药，《医方集解》引作"赤茯苓"。

【用法】上为末。每服二钱，水一盏，加生姜五片，大枣一枚，同煎至六分，去滓热服，未知再服。

【主治】伤寒中脘有痰，令人壮热，头痛，项筋紧急。

【方论】《医方集解》：此手太阴药也。风热上壅，荆芥辛轻发汗而散风；痰涎内结，前胡、旋覆消痰而降气，半夏燥痰而散逆；甘草发散而和中；茯苓行水；细辛温经；盖痰必挟火而兼湿，故下气利湿而证自平。茯苓用赤者，入血分而泻丙丁也。

栀子升麻汤

【来源】《类证活人书》卷十七。

【别名】栀子升麻散（《世医得效方》卷一）。

【组成】栀子十个（切碎） 升麻一两半 生地黄半斤（切碎用） 柴胡（去芦） 石膏各二两半

【用法】上锉，如麻豆大。每服抄五钱匕，水一盏半，煎至八分，去滓频服。病不解更作。

【功用】《医学入门》：清肌解热。

【主治】

1.《类证活人书》：晚发伤寒，三月至夏为晚发。

2.《医学入门》：兼治温热及虚烦不止。

柴胡当归汤

【来源】《类证活人书》卷十九。

【别名】当归汤（《妇人大全良方》卷六），当归散（《袖珍方》卷四）。

【组成】柴胡三两 白术二两 人参 甘草（炙） 当归 赤芍药各一两 五味子 木通各半两

【用法】上锉，如麻豆大。每服五钱匕，以水一盏半，加生姜四片，枣子二枚，煎至七分，去滓温服。

【主治】妇人伤寒，喘急烦躁，或战而作寒，阴阳俱虚，不可下者。

惺惺散

【来源】《类证活人书》卷二十。

【组成】桔梗 细辛 人参 白术 栝楼根 甘草（炙） 白茯苓 川芎各等分

【用法】上为末。每服二钱，用水一盏，生姜二片，薄荷二叶，同煎七分，三岁以下儿，分作四五服；五岁以上儿，分作二服。

【主治】小儿风热，及伤寒时气，或疮疹发热。

四物桂枝汤

【来源】《圣济总录》卷二十一。

【组成】桂（去粗皮） 麻黄（去根节）各三分 附子（炮制，去皮脐）一两 干姜（炮）一分

【用法】上锉，如麻豆大。每服五钱匕，用水一盏半，入生姜半分（切），大枣三枚（拍），同煎至八分，去滓温服，不拘时候。

【主治】伤寒阴盛。

前胡汤

【来源】《圣济总录》卷二十一。

【组成】前胡（去芦头） 柴胡（去苗） 羌活（去芦头） 芎藭 人参 枳壳（去瓤，麸炒） 甘草（炙，锉） 芍药各半两 麻黄（去根节，汤煮，掠去沫，焙）一两

【用法】上为粗末。每服三钱匕，水一盏，入葱白三寸，煎至七分，去滓热服。

【功用】取汗。

【主治】伤寒表不解。

【宜忌】服讫以厚被盖覆，如人行五里再服。徐令汗透遍身，即旋去衣被，避风。

【加减】如要发汗，更加薄荷三五叶同煎。

芎藭汤

【来源】《圣济总录》卷二十一。

【别名】神术散（《中藏经·附录》）、神术汤（《岭南卫生方》卷中）。

【组成】芎藭四两 苍术（一斤半，锉，麸炒熟，

木臼内杵去黑皮，取净者）一斤　藁本（去苗土）一两　甘草二两（炙）

【用法】上为粗末。每服三钱匕，水一盏，加生姜五片，煎至六分，去滓，稍热并三服。

【主治】

1.《圣济总录》：伤寒初病三日内，脉浮有表证。

2.《中藏经·附录》：伤风头痛声重。

青白散

【来源】《圣济总录》卷二十一。

【组成】石膏半斤（为末）　干姜（炮）　乌头（椎碎）　草乌头（椎碎）各一两（以上四味，先用铁器盛石膏，烧通赤，次入三味，用碗合定不透气，候冷，同众药捣研）　麻黄（去根节）　藿香（去梗）各一两　皂荚灰　自然铜（烧通赤，醋淬七遍）各半两

【用法】上为细散。每服一钱匕，空心、食前温酒调下。如疰气伤寒，艾茶煎汤调下。

【主治】阴盛伤寒，身体疼痛。

香术汤

【来源】《圣济总录》卷二十一。

【组成】苍术（米泔浸一宿，切，焙）二两　陈橘皮（汤浸去白，焙）　防风　麻黄（去根节，汤煮，掠去沫，焙干）　当归（切，焙）　桂（去粗皮）　甘草（炙）各一两　白茯苓（去黑皮）　吴茱萸（洗，焙干炒）　人参　厚朴（去粗皮，生姜汁炙）　羌活（去芦头）各半两

【用法】上除桂外锉碎，慢火炒黄，入桂，同为粗末。每服三钱匕，水一盏，加葱白一寸，生姜二片，同煎至六分，去滓温服，不拘时候

【功用】发汗。

【主治】伤寒二三日，头痛肌热，烦躁不解，四肢倦痛。

桂心汤

【来源】《圣济总录》卷二十一。

【组成】桂（去粗皮）　芍药　甘草（炙，锉）　葛

根（锉）各等分

【用法】上为散。每服四钱匕。水一盏半。加生姜三片，枣一枚（擘），同煎至八分，去滓温服。

【主治】四时伤寒初觉。

桂心汤

【来源】《圣济总录》卷二十一。

【组成】桂（去粗皮）　麻黄（去根节）　甘草（炙）　人参各半两　白术　杏仁（汤浸，去皮尖双仁，炒黄）　附子（炮裂，去皮脐）各三分

【用法】上锉，如麻豆大，每服五钱匕，用水一盏半，加生姜半分（拍碎），同煎取七分，去滓温服。

【主治】伤寒，阴盛身寒，脉候沉细，头痛体疼。

桂心汤

【来源】《圣济总录》卷二十一。

【组成】桂（去粗皮）　厚朴（去粗皮，生姜汁炙）各三分　芍药一两　干姜（炮）　槟榔（锉）各半两

【用法】上为粗末。每服五钱匕，水一盏半，煎取八分，去滓，入童便一合搅匀，空腹分温二服。

【主治】伤寒服冷药过多，心腹胀满，脚膝厥冷，昏闷不知人。

柴胡汤

【来源】《圣济总录》卷二十一。

【组成】柴胡（去苗）　麻黄（去根节）　石膏各一两　甘草半两（炙）

【用法】上为粗末。每服三钱匕，水一盏，加盐豉三十粒，葱白二寸，煎至六分，去滓，并三服。汗出为度。

【主治】伤寒三日以前，表证不除；或时行一日至三日，头痛壮热，心神烦闷。

柴胡汤

【来源】《圣济总录》卷二十一。

【别名】柴胡散（《普济方》）。

【组成】柴胡（去苗）黄芩（去黑心）各一两 犀角（镑）芍药各三分 山栀子仁半两 大黄（细锉，炒）一两半 木通（锉）三分 朴硝一两一分

【用法】上为粗末。每服五钱匕，水一盏半，加竹叶三片，同煎至一盏，去滓，空腹服。大小肠通为度，如未通再服。

【主治】伤寒四日以后，烦热不解，大小肠涩。

麻黄解肌汤

【来源】《圣济总录》卷二十一。

【组成】麻黄（去根节）一两 石膏（碎）葛根（锉）各一两半 甘草（炙）一分半 芍药 杏仁（汤浸，去皮尖双仁，炒）各半两 桂（去粗皮）三分

【用法】上为粗末。每服五钱匕，以水一盏半，加生姜五片，煎至八分，去滓温服。

【主治】伤寒初患一二日，体热头痛。

解毒汤

【来源】《圣济总录》卷二十一。

【组成】柴胡（去苗）半两 黄芩（去黑心）荆芥穗各一分

【用法】上锉，如麻豆大。每服五钱匕，水一盏半，生姜一枣大（拍碎），煎至八分，去滓，入生地黄汁一合，白蜜半匙，更煎三五沸，热服。

【主治】伤寒，初觉烦热，头疼脚痛。

百解汤

【来源】《圣济总录》卷二十二。

【组成】前胡（去芦头）柴胡（去苗）甜葶苈（微炒）半夏（汤洗七遍去滑）麻黄（去根节，汤煮掠去沫，焙）羌活（去芦头）独活（去芦头）桔梗（炒）人参 陈橘皮（汤浸，去白，焙）白术 枳壳（去瓤，麸炒）甘草（炙，锉）白茯苓（去黑皮）芎䓖 石膏（碎）杏仁（汤浸，去皮尖双仁）各等分

【用法】上为粗末。每服三钱匕，水一盏，加生姜三片，同煎至七分，去滓温服，不拘时候。

【主治】中风伤寒，身热头痛，肢体烦疼。

附桂散

【来源】《圣济总录》卷二十二。

【别名】附子散（《普济方》卷一四〇）。

【组成】附子（炮裂，去皮脐）桂（去粗皮）各半两

【用法】上为散。每服三钱匕，热酒调，顿服。厚衣盖汗出为度。

【主治】伤寒时气。

前胡白术汤

【来源】《圣济总录》卷二十二。

【组成】前胡（去芦头）白术 防风（去叉）各二两 柴胡（去苗）熏草 白鲜皮各一两半 石膏（碎）三两 麻黄（去根节，煎，掠去沫）四两 甘草（炙）一两

【用法】上为粗末。每服三钱匕，入薄荷五叶，同煎至七分，去滓温服，不拘时候。

【主治】中风伤寒，百节酸疼。

桂心汤

【来源】《圣济总录》卷二十二。

【组成】桂（去粗皮）一两 芍药 附子（炮裂，去皮脐）麻黄（去根节，先煎，掠去沫，焙）各三分 甘草（炙，锉）杏仁（去皮尖双仁）半夏（汤洗七遍，生姜等分同捣，焙）干姜（炮）各半两

【用法】上锉，如麻豆大。每服三钱匕，水一盏，加葱白三寸、生姜一枣大（拍碎），同煎至七分，去滓，食前温服，一日三次。

【主治】中风伤寒，头痛发热，胸中气逆，恶寒呕哕，小便难，足冷。

桂附汤

【来源】《圣济总录》卷二十二。

【组成】桂（去粗皮）芍药各一两半 麻黄（去根节，先煎掠去沫，焙）甘草（炙）各一两 附

子（炮裂，去皮脐）三分

【用法】上锉，如麻豆大。每服五钱匕，水一盏半，加生姜一枣大（拍碎），大枣二枚（去核），同煎至八分，去滓，食前温服。以热粥投之，取汗。

【主治】

1.《圣济总录》：中风伤寒，头目四肢疼痛，恶寒，干呕。

2.《普济方》：伤寒八九日，风湿相搏，身体疼烦，不能自转侧，不呕不吐，脉浮虚而涩。

【宜忌】避风。

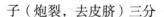

桂枝汤

【来源】《圣济总录》卷二十二。

【组成】桂（去粗皮）三分　芎䓖　半夏（汤洗七遍，生姜等分同捣，焙）　附子（炮裂，去皮脐）　菖蒲　麻黄（去根节，先煎，掠去沫，焙）　羌活（去芦头）　细辛（去苗叶）各半两　白芷一分

【用法】上锉，如麻豆大。每服三钱匕，水一盏，加生姜一枣大（拍碎），煎至七分，去滓，食前温服。盖覆取汗。

【主治】中风伤寒初得，其外证头项疼，腰背强，壮热语涩，恍惚，涕唾稠粘，遍身拘急。

桂枝汤

【来源】《圣济总录》卷二十二。

【组成】桂（去粗皮）　甘草（炙，锉）　芍药　干姜（炮）各半两　杏仁（去皮尖双仁，炒黄）四七枚　麻黄（去根节）一两

【用法】上为粗末。每服五钱匕，水一盏半，煎至八分，去滓，并两服。以衣被盖，令汗透。

【主治】初得伤寒时气。

土瓜根汤

【来源】《圣济总录》卷二十三。

【组成】土瓜根　甘草（炙）各半两　豉半合

【用法】上锉细，分作三服。每服用水一盏半，加大枣二枚（擘破），同煎至七分，去滓，食后

温服。

【主治】伤寒后，毒气上攻，津液燥少，大渴引饮。

大黄汤

【来源】《圣济总录》卷二十三。

【组成】大黄（锉，炒）　黄连（去须）　甘草（炙，锉）各半两　麦门冬（去心，焙）　柴胡（去苗）各一两

【用法】上为粗末。每服三钱匕，水一盏，加竹叶十片，生姜三片，煎至六分，去滓温服，不拘时候。

【主治】伤寒，心神烦躁，壮热狂言，毒气伏留于胸膈。

枳实汤

【来源】《圣济总录》卷二十三。

【组成】枳实（去瓤，麸炒）　木香各一分　朴消三分　大黄（锉，微炒）一两　甘草（炙）半两

【用法】上为粗末。每服五钱匕，水一盏半，煎至七分，去滓温服。

【主治】伤寒，脉沉在里，而反发汗，津液越出，大便难，表虚里实，遂发谵语，其人如狂者。

柴胡石膏汤

【来源】《圣济总录》卷二十三。

【组成】柴胡（去苗）　石膏（碎）　赤茯苓（去黑皮）　白术　葳蕤　羚羊角（镑）各一两　栀子仁一分　桑根白皮（锉）三分

【用法】上为粗末。每服五钱匕，水一盏半，煎至七分，去滓温服。

【主治】伤寒十日以上，潮热不退。

一字散

【来源】《圣济总录》卷二十四。

【组成】芎䓖一两　草乌头（炮裂，去皮尖）一两半　石膏（研）一两　雄黄二钱（醋浸一宿，焙，研）

【用法】上药捣罗三味为散，入雄黄末研匀。每服一字，入腊茶半钱匕，葱白一寸，煎汤点服。
【主治】伤寒头疼鼻塞。

茯苓汤

【来源】《圣济总录》卷二十四。
【组成】赤茯苓（去黑皮）石膏各一两半 芍药三分 半夏一两（汤浸七遍，炒令干）细辛（去苗叶）桂（去粗皮）五味子各半两 麻黄（去根节，沸汤掠去沫，焙）桑根白皮（锉）各一两
【用法】上锉，如麻豆大。每服五钱匕，水一盏半，加生姜一分（拍碎），同煎至八分，去滓温服。
【主治】伤寒，心下有水气，肺气虚胀，喘急咽燥。

定气散

【来源】《圣济总录》卷二十五。
【组成】高良姜半两 草豆蔻（去皮）一个 甘草（炙）木香（炮）各一分
【用法】上药用酒浸纸裹，煨令香熟，焙干，捣为散。每服二钱匕，醋汤调下。
【主治】伤寒时多呕哕不止。

干地黄汤

【来源】《圣济总录》卷三十一。
【别名】地黄散（《普济方》卷二五七）。
【组成】熟干地黄（焙）地骨皮 五味子各一两 桂（去粗皮）半两 黄耆（锉）一两半
【用法】上为粗末。每服五钱匕，水一盏半，先将羊肾一只，去筋膜切，煮至一盏，次下药，更煎至七分，去滓，空心温服。
【主治】伤寒后血气不足，脚膝无力，四肢羸劣。

天竺黄散

【来源】《圣济总录》卷一六八。
【组成】天竺黄 蝉蜕 白僵蚕（炒）山栀子仁 甘草（炙）郁金各等分

【用法】上为散。每服一钱匕，熟水调下；三岁儿可半钱，未晬儿一字。
《普济方》本方用法：上为末，每服半钱，金银薄荷煎汤下。
【功用】《普济方》：退惊涎。
【主治】
1.《圣济总录》：小儿风热惊风。
2.《普济方》：小儿伤寒。

人参汤

【来源】《圣济总录》卷一七四。
【组成】人参 麻黄（去根节）赤茯苓（去黑皮）白术 干葛（锉）甘草（炙）各半两
【用法】上为粗末。每服二钱匕，水一小盏，加葱白少许，同煎至六分，去滓，分温二服。
【主治】小儿伤寒，身热脉浮。

白术汤

【来源】《圣济总录》卷一七四。
【组成】白术 人参 麻黄（去根节）甘草（炙，锉）葛根（锉）藿香（去梗）桔梗（炒）各半两
【用法】上为粗末。每服一钱匕，水半盏，煎至三分，去滓温服，不拘时候。
【主治】小儿伤寒，头痛肌热，喘粗。

黄芩汤

【来源】《圣济总录》卷一七四。
【组成】黄芩（去黑心）二两 麻黄（去根节）一两 桂（去粗皮）甘草（炙）石膏（碎）芍药各半两 杏仁十枚（汤浸去皮尖双仁，炒）
【用法】上为粗末。每服一钱匕，水半盏，加生姜三片，煎至三分，去滓温服。
【主治】小儿伤寒，体热面赤，口干或咳嗽。

解肌苍术散

【来源】《圣济总录》卷一七四。
【组成】苍术 厚朴（去粗皮，生姜汁炙，锉）陈

橘皮（汤浸，去白，焙）各一两　干姜（炮）三分　甘草（炙）半两

【用法】上为散。每服一钱匕，水一小盏，入生姜、大枣各少许，同煎至六分，热服。

【主治】小儿伤寒，胃气不和。

金屑丸

【来源】《中藏经》卷七。

【别名】黄丸子。

【组成】大天南星五个　半夏二两（洗七次）　甘草半两　郁金一两

《普济方》有石膏二两。

【用法】上为末，以生姜自然汁为丸，如鸡头子大。每服二丸，伤寒头痛，荆芥茶送下，四肢厥冷，灯焰上烧存四分性服；大便不通，大戟汤送下，小便不通，大黄汤送下；破伤风，豆淋酒送下；常服茶清送下，并咀咽。

【主治】伤风寒，头痛肌热，四肢厥冷，大便不通，小便不通。

铁刷散

【来源】《幼幼新书》卷十四引《吉氏家传》。

【组成】麻黄（去根节）一两　甘草（炙）半两　细辛半两　石膏　葶苈　青皮各一分　杏仁十二个

【用法】上为末。夹惊伤寒，先下异功散二服，紫苏、木瓜汤煎，后以此药半钱，水一盏，加生姜三片，煎至四分，温服。头面微有汗解。

【主治】小儿夹惊伤寒。伤寒三二日，面黄白色，壮热微渴，三五日内心脏热，面赤唇红，多躁壮热，热极生涎，即为惊。

羌活散

【来源】《幼幼新书》卷十四引《王氏手集》。

【组成】川羌活　独活　前胡　柴胡（去芦，水洗）　川芎　桔梗　枳壳（汤浸，去瓤，细切，焙干，麸炒）　白茯苓　削术　防风各一两　细辛（去苗叶）　官桂　甘草（炙）各半两

【用法】上为细末。每服三钱，水满盏，加生姜三片，大枣二枚，煎八分，和滓热服，连三服，汗出便安；如路行不及，煎白汤点热酒调亦可。

【主治】大人、小儿四时伤寒，热病时行，疫疠，山岚瘴疟，早晚中露雾，及暴中风寒。

人参散

【来源】《幼幼新书》卷十四引《朱氏家传》。

【组成】人参　茯苓　羌活　桔梗　知母　麻黄（去根节）　枳壳（麸炒）甘草（炙）　川芎　陈皮（去白）　白术　厚朴（姜汁制）　茱萸（水煎）　桂心（不见火）　前胡　苍术　甘草节各等分

方中苍术，原作削术，据《普济方》改。

【用法】上为末。每服二钱，水一盏，加生姜、大枣，煎至七分，如要出汗，加葱白、豆豉、生姜同煎；嗽，加杏仁、麻黄同煎；小儿入薄荷同煎；妇人只入生姜同煎；岚疟，柳、桃条二七节同煎服。

【主治】伤寒，四时气疫，上焦虚热，心神恍惚，脾胃不和，饮食无味，口苦舌干，烦闷。

金泥膏

【来源】《幼幼新书》卷十四引张涣方。

【组成】菖蒲（一寸九节者用）　远志（去心）　钩藤各一两　人参（去芦头）　龙胆草　甘草（炙）各半两（上为细末）　水银一分　牛黄（别研）　麝（研）各一钱　金箔二十片

【用法】将水银研如泥，与诸药一处拌匀，用蜜半斤，酥四两，用银锅或石锅中，先入水二升，除出金泥，酥、蜜外，先入诸药，慢火熬至一升，新绵滤去滓，方再下酥、蜜、金泥搅匀，用柳枝不住手搅，熬成膏，用瓷盒盛。每服一豆大，薄荷汤化下。

【主治】伤寒邪热乘心，兼发惊病。

前胡散

【来源】《幼幼新书》卷十四引张涣方。

【组成】前胡一两　甘草（炙）　桔梗　半夏（汤洗七遍）　黄芩　柴胡（去苗）　人参（去芦头）

各半两
【用法】上为细末。每服一钱，水一盏，入生姜二片，大枣一枚，同煎至五分，去滓温服。
【主治】小儿伤寒四五日，邪热不除者。

清凉汤

【来源】《幼幼新书》卷十五引张涣方。
【组成】当归 大黄 生地黄各一两 芍药 甘草（炙）各半两
【用法】上为细末。每服一钱，以水八分，加竹叶、薄荷各少许，煎至五分，去滓温服。
【主治】小儿伤寒邪热余毒。

葛根汤

【来源】《幼幼新书》卷十五引张涣方。
【组成】葛根 人参各一两 麦门冬 甘草（炙） 白茯苓 泽泻各半两
【用法】上为细末。每服一钱，以水八分一盏，入生姜二片，薄荷三叶，煎至六分，去滓温服。
【主治】小儿伤寒，体热烦渴。

浮萍散

【来源】《幼幼新书》卷十四引郑愈方。
【组成】浮萍 麻黄 京芎 天麻各二钱
【用法】上为末。每服二钱，薄荷酒调下。覆令出汗。
【功用】出汗。
【主治】小儿伤寒壮热。

不卧散

【来源】《鸡峰普济方》卷五。
【组成】苍术 川芎 甘草 藁本各一两
【用法】上为粗末。每服三钱，水一盏，加葱白三寸，同煎至八分，去滓温服，不拘时候。
【功用】截伤寒。

神健散

【来源】《鸡峰普济方》卷五。

【组成】人参 白术 牡丹 桑白皮 当归 柴胡 枳壳 桔梗 甘草 杏仁 旋覆花 泽泻 茯苓 半夏 川芎各等分
【用法】上为细末。每服三钱，水一盏，煎至七分，去滓，食后、空心时温热服。
【功用】解利伤寒。
【主治】伤寒。

逼毒散

【来源】《鸡峰普济方》卷五。
【组成】苍术八两 甘草二两
【用法】上为细末。每服三大钱，加生姜、葱白，水一盏半，煎至一盏，去滓热服，不拘时候。
【主治】瘴气；伤寒。

破阴丹

【来源】《普济本事方》卷八。
【组成】硫黄（舶上者） 水银各一两 陈皮（去白） 青皮（去白）各半两（为末）
【用法】先将硫黄铫子内熔，次下水银，用铁杖子打匀，令无星，倾入黑茶盏内研细，入二味匀研，用厚面糊为丸，如梧桐子大。每服三十丸。如烦躁，冷盐汤送下；如阴证，冷艾汤送下。
【主治】
　　1.《普济本事方》：伤寒时疫，阴中伏阳。
　　2.《通俗伤寒论》：伏阳伤寒，身虽大寒，反不欲近衣，胸满恶心，头痛脊疼，指末虽冷而内热烦躁，舌苔绛底浮白，甚或嫩红胖大。
【方论】《本事方释义》：硫黄气味辛大热，入命门；水银气味辛寒，能行九窍，伏五金为泥；陈皮气味苦辛微温，入手足太阴；青皮气味辛酸平，入足少阳、厥阴；厚面糊丸，缓其药性也。此阴中伏阳之证，冷热皆在难投，故以冷汤送药，排达直入，则所伏之阳得透，自必汗出而解矣。
【验案】伏阳伤寒　乡人李信道得疾，六脉沉不见，深按至骨，则沉紧有力，头疼，身温烦躁，指末皆冷，中满恶心。更两医矣，医者不识，只供调气药。予因诊视曰：此阴中伏阳也，仲景法中无此证，世人患此者多，若用热药以助之，则为阴邪隔绝，不能导引真阳，反生客热，用冷药，则所伏真火愈见消铄，须用破散阴气，导达真火之药，使火升水降，然后得汗而解。予授此药二百粒，作一服，冷盐汤下。不半时，烦躁狂热，手足躁扰，其家大惊。予曰，此俗所谓换阳也。须臾稍定，略睡已得汗，自昏达旦方止，身凉而病除。

黄耆建中加当归汤

【来源】《普济本事方》卷八。

【别名】黄耆建中汤、黄耆汤（《普济方》卷二三四）。

【组成】黄耆（蜜炙） 当归（洗，去芦，薄切，焙干）各一两半 白芍药三两 桂枝一两一分（去粗皮，不见火） 甘草一两（炙）

【用法】上为粗末。每服五钱，加生姜三片，大枣一个，水一盏半，同煎至八分，去滓，取七分清汁，日三次，夜二次。尺脉尚迟，再作一剂。

【主治】伤寒。发热，头疼，烦渴，脉浮数而无力，尺以下迟而弱，未可表散发汗者。

【方论】《本事方释义》：黄耆气味甘平，入手足太阴；当归气味辛甘微温，入手足少阴、足厥阴；白芍药气味酸微寒，入足厥阴；桂枝气味辛温，入足太阳；甘草气味甘平，入足太阴；姜、枣之辛甘和荣卫。此建中汤也，以之治伤寒之头疼烦渴，脉浮数而无力，尺以下迟而弱者，未可表散发汗故也。

【验案】伤寒 昔有乡人丘生者，病伤寒，予为诊视，发热头疼烦渴，脉虽浮数而无力，尺以下迟而弱。予曰：虽属麻黄证，而尺迟弱。仲景云：尺中迟者，荣气不足，血气微少，未可发汗。予于建中汤加当归黄耆令饮，翌日脉尚尔，其家煎迫，日夜督发汗药，言几不逊矣。予忍之，但只用建中调荣而已，至五日尺部方应，遂投麻黄汤，啜第二服，发狂，须臾稍定，略睡已得汗矣。信知此事是难。

少阳丹

【来源】《扁鹊心书·神方》。

【组成】消石 硫黄 五灵脂（醋炒） 青皮 陈皮 麻黄各二两

【用法】上为末。先以消石炒成珠，和诸末，米糊为丸，如绿豆大。每服五十丸，白汤送下，再以热汤催汗。

【主治】两感伤寒，瘟疫瘴气。

中和汤

【来源】《扁鹊心书·神方》。

【组成】苍术一斤（米泔浸） 川乌（炮） 厚朴（姜制） 陈皮 甘草各四两 草果二两

【用法】上为末。每用四钱，生姜七片，水煎，和滓服。

【主治】伤寒温疫，头目昏痛，发热，鼻流清涕。服此不至传染。

人参柴胡饮子

【来源】《小儿卫生总微论方》卷七。

【组成】人参（去芦） 柴胡（去苗） 白术 白茯苓 青皮（去瓤） 桔梗（去芦） 麦门冬（去心） 川芎 白芍药 甘草（炙） 桑白皮 升麻各等分

【用法】上为末。每服一钱或二钱，水一盏，加乌梅一个，煎至六分，量大小分服，不拘时候。

【主治】小儿体虚，伤于寒邪，浑身壮热，头目昏重，项背拘急，肢体疼痛，干哕呕逆；或作寒热，发歇无时，烦渴不食。

千金丸

【来源】《小儿卫生总微论方》卷七。

【组成】朱砂（末）一钱 全蝎七个（末） 白丁香七个（末） 腻粉一钱 麝香半钱

【用法】上为末，研匀，白饭为丸，如萝卜子大。一岁儿三丸，薄荷汤送下，不拘时候。取微利，量大小加减。

【主治】伤寒夹风、夹惊、夹食。

玉女散

【来源】《小儿卫生总微论方》卷七。

【组成】川乌一两（火炮，去皮脐）

【用法】上为细末。每服一钱或半钱，水一盏半，加生姜七片，大枣一枚，煎至四分，温服，不拘时候。

【主治】伤寒汗后，潮热日发，诸药不效。

百合散

【来源】《小儿卫生总微论方》卷七。

【组成】百合半两（炒黄，为末）

【用法】每服半钱或一钱，米饮调下，不拘时候。

【主治】伤寒腹中满痛。

香壳散

【来源】《小儿卫生总微论方》卷七。

【组成】橘皮（洗去瓤）

【用法】上为细末。每服一钱，乳前食生姜汤调下。

【主治】小儿伤寒，心胸满闷不快。

普救散

【来源】《洪氏集验方》卷三。

【别名】二姓不传散（《是斋百一选方》卷七）、千金不传散（《普济方》卷一四七引《澹寮方》）、不传散（《普济方》卷一四七）。

【组成】苍术一斤（米泔浸三日，切，焙干） 干葛半斤（切，焙） 甘草四两（炙赤色，切细）

《魏氏家藏方》有香白芷六两。

【用法】上为粗末。每服二大钱，水一中盏，煎至七分，去滓热服。如要出汗，加连根葱白二寸同煎，并两服滓再煎一服，不拘时候。

【主治】四时伤寒，浑身发热，四肢疼痛，头重眼疼，不问阴阳二证。

【宜忌】不得犯铜铁器。

双解散

【来源】《宣明论方》卷六。

【别名】通气防风散、通解散（《伤寒直格》卷下）。

【组成】益元散七两 防风通圣散七两

【用法】上二药一处相和，搅匀。每服三钱，水一盏半，加葱白五寸，盐豉五十粒，生姜三片，煎至一盏温服。

【功用】

1.《宣明论方》：内外双解，宣通气血。

2.《玉机微义》：发表攻里。

【主治】

1.《宣明论方》：风寒暑湿，饥饱劳役，内外诸邪所伤，无问自汗，汗后杂病，但觉不快，及小儿疮疹。

2.《伤寒直格》：伤寒身热头疼，拘倦强痛，无问自汗无汗，憎寒发热，渴与不渴，伤寒疫疠，汗病两感，风气杂病，一切旧病发作；或里热极甚，腹满实痛，烦渴谵妄，下后未愈，或证未全，或中瘴气、马气、羊气及一切秽毒，并漆毒、酒毒、食一切药毒，及坠堕打扑伤损疼痛，或久新风眩头疼，中风偏枯，破伤风，洗头风，风痫病，或妇人产后诸疾，小儿惊风，积热，疮疡疹痘。

【宜忌】《伤寒直格》：孕妇及产后月事经水过多，并泄泻者不宜服。

【方论】《伤寒温疫条辨》：防风、麻黄以解表，薄荷、荆芥以清上，大黄、芒消以涤肠胃，滑石、栀子以利水道，桔梗、石膏以清肺胃之邪，而连翘又所以祛诸经之游火。风热为患，肝木主之，芎、归、白芍和肝血以息风热，而白术、甘草又所以健运脾土，能胜湿热御风火故也。方中倍用六一者，以伏气所蒸之湿热，半从肌表而泄，半从水道而利也。

神白丹

【来源】《宣明论方》卷三。

【组成】铅白霜一分 轻粉半两 粉霜一两（用白面六钱和作饼子，炙熟，同研）

【用法】上为末，水为丸，如梧桐子大。每服十至十五丸，以米饮送下。

【主治】伤寒积热及风生惊搐，或如狂病，诸药不效。

神白散

【来源】《宣明论方》卷十。

【组成】益元散加麻黄二两（去节）

【用法】上为细末。每服三钱，用蜜少许（无蜜亦可），温水调下；或欲冷饮者，新井泉水调下亦得，一日三次；解利发汗，每服水一盏，加葱白五寸，豆豉五十粒，煮取汁七分调，并三四服。以效为度。

【主治】伤寒证用益元散不愈或小减者。

柴胡饮子

【来源】《宣明论方》卷四。

【别名】柴胡饮（《校注妇人良方》卷五）、人参柴胡饮子（《证治准绳·类方》卷一）。

【组成】柴胡 人参 黄芩 甘草 大黄 当归 芍药各半两

【用法】上为末。每服三钱，水一盏，加生姜三片，煎至七分，温服，每日三次。

【主治】

1.《宣明论方》：一切肌骨蒸积热作，发寒热往来，蓄热寒战，及伤寒发汗不解，或中外诸邪热，口干烦渴，或下后热未愈，汗后劳复或骨蒸肺痿喘嗽，妇人余疾，产后经病。

2.《儒门事亲》：妇人产后一二日，潮热口干；双身妇人病疟。

3.《永类钤方》：小儿伤寒五六日，发热潮热，大便秘，母多服。

4.《保婴撮要》：脉洪实弦数，大便坚实。

【方论】《杏苑生春》：用人参、当归、芍药益阴血以胜阳热，黄芩解肌热，柴胡退蒸热，大黄下积热，生甘草泻火兼和药。

【验案】二阳病 《名医类案》：张子和治常仲明病寒热往来，时咳一二声，面黄无力，懒思饮食，夜寝多汗，日渐瘦削，诸医作虚损治之，用二十四味烧肝散、鹿茸、牛膝，补养二年，口中痰出，下部转虚，戴人断之曰，上实也，先以涌剂吐痰二三升，次以柴胡饮子降火益水，一月余复旧，此二阳病也。

沃雪汤

【来源】《三因极一病证方论》卷六。

【别名】神效沃雪汤（《证治准绳·伤寒》卷七）。

【组成】苍术 干姜（炮） 甘草（炙）各六两 防风 干葛 厚朴（制，炒） 芍药各四两
　　方中干姜，《普济方》作"朴消"。

【用法】上锉散。每服三钱半，水两盏，煎七分，去滓服。

【主治】

1.《三因极一病证方论》：伤寒、温疫、湿疫、热疫。

2.《普济方》：山岚瘴气。

3.《证治准绳·伤寒》：伤寒阴阳二证未辨，时行疫疬恶气相传。

玉屑散

【来源】《三因极一病证方论》卷十六。

【组成】石膏（煅）

【用法】上为细末。每服二钱，葱白点茶调下。

【主治】伤寒发热，涎潮上厥，伏留阳经，头疼眩晕不可忍。

惺惺散

【来源】《三因极一病证方论》卷十六。

【组成】石膏 甘草（生） 麻黄（去节，汤）各等分

【用法】上为末。每服二钱，水一小盏，茶半钱，葱白三寸，劈碎，煎三五沸。先嚼葱白，细咽下，去枕仰卧。如发热，再服一服，令汗出即愈。

【主治】伤寒发热，头疼脑痛。

八解散

【来源】《杨氏家藏方》卷三。

【组成】荆芥穗三两 防风（去芦头） 人参（去芦头） 黄芩 麻黄（去根节） 肉桂（去粗皮） 苍术（米泔水浸一宿） 甘草（炙）各一两半

【用法】上锉。每服五钱，水一盏半，加生姜三

片，大枣一枚，淡豆豉三十粒，同煎至一盏，去滓温服。并进三服。汗出即愈。

【功用】解利。

【主治】伤寒头痛发热，浑身拘急，四肢疼痛者。

太一丹

【别名】太乙丹（《普济方》）。

【来源】《杨氏家藏方》卷三。

【组成】天南星四两（锉，炒赤，勿令焦） 石膏四两 干葛（取粉）三两半 前胡二两 川芎二两一分 白僵蚕（炒，去丝嘴） 白附子（炮） 防风（去芦头）各一两

【用法】上为细末，用生姜自然汁煮面糊为丸，每一两作十丸，阴干。每服一丸，细嚼，用葱白、薄荷、茶清送下，不拘时候。服之微汗出，立愈。

【主治】伤寒伤风，肢节烦疼，憎寒壮热；或发热恶寒，似瘴非瘴，烦躁迷闷，面色红赤，头疼如破。

祛毒散

【来源】《杨氏家藏方》卷三。

【组成】苍术四两（米泔浸一宿） 甘草（炙） 黄芩 赤芍药各一两 赤茯苓半两（去皮） 麻黄（去根节）半两

【用法】上为细末。每服三钱，水一盏半，加生姜五片，黑豆三十粒，同煎至一盏，热服，不拘时候。

【功用】解风邪，截伤寒。

祛寒汤

【来源】《杨氏家藏方》卷三。

【组成】青橘皮二两（不去白） 陈橘皮二两半（不去白） 丁香皮 甘草（炙） 干姜（炮）各一两

【用法】上为细末。如觉身热头痛，即抄药一钱，沸汤点下，不拘时候。

【功用】祛逐寒邪。

【主治】伤寒，时行瘟疫。

殊圣散

【来源】《杨氏家藏方》卷三。

【组成】白术 甘草（炙） 五味子 石膏各四两 干姜（炮）三两半

【用法】上为细末。每服三钱，水一盏，加生姜三片，大枣一枚，同煎至七分，通口服，不拘时候。

【主治】伤寒，头痛壮热，骨节酸痛，昏沉困倦，咳嗽鼻塞，不思饮食。

仙授散

【来源】《传信适用方》。

【组成】苍术四两（米泔浸一夕，洗净） 麻黄四两（去节） 香附子四两（去皮毛） 杏仁二两（去皮尖，麸炒，别研） 甘草二两（生用）

【用法】上为细末，每服二钱，白汤调下，如人行五里间进三服。服讫避风。如一服便有汗，即不必再进。

【主治】三日伤寒。

羌活散

【来源】《传信适用方》卷一。

【组成】羌活一两（洗，切，焙） 防风（洗，切，焙） 牡丹皮（洗，切，焙） 川芎（洗，切，焙） 当归（去芦，洗，切，焙） 甘草（微炙）各半两

【用法】上为散。每服二钱，水一盏，加生姜三片，煎至八分，去滓温服，不拘时候。

【主治】伤寒疫气。

金不换正气散

【来源】《传信适用方》卷一。

【组成】藿香（去沙土枝梗） 半夏（汤泡洗七次） 甘草（炒） 陈皮（去白） 厚朴（去粗皮，姜制） 草果子（去皮） 苍术（米泔浸一宿） 白茯苓 白术 神曲（炒）各等分

【用法】上为粗末。每服四钱，水一盏半，加生姜五片，大枣一枚，同煎至七分，去滓，放温服，不拘时候。

【功用】进饮食，调荣卫，正气逐冷，辟山岚瘴气。

【主治】阴阳不和，往来寒热，诸般疟疾，四时伤寒；五种膈气，恶心痰逆，或吐或泻，冒冷伤食，脾胃虚弱。

参苓散

【来源】《传信适用方》卷一引何伯应方。

【组成】人参二两　茯苓一两　白术二十两（锉细）　桔梗十两（去芦）　橘红六两　香白芷三两　芍药一两　当归二两（去芦头）　川芎一两半　半夏一两（汤泡七遍）　厚朴二两（去皮，生姜汁制）　官桂（去皮）春夏三两，秋冬四两　枳壳四两（麸炒令黄，同桂春为末）　干姜春夏一两半，秋冬二两　麻黄（去根节）春夏二两，秋冬三两　甘草三两

【用法】上各净洗焙干，除芎、桂、枳壳别杵外，诸药同为粗末。分作六分，于大铁锅内以文武火炒令微赤黄为度，不可令焦，须搅匀取出，以净纸衬安板床上候冷，勿令侵尘土，入前枳壳，官桂，川芎和匀，杵为细末。每服一钱，水一盏，加生姜三片，葱二寸，同煎七分，通口服，不拘时候。

【主治】伤寒，百节疼，一切虚劳气痰。

芎术散

【来源】《普济方》卷一三〇引《卫生家宝》。

【组成】川芎　甘草（微炮）　升麻　香附子　白芷　羌活　苍术　人参　当归　白芍药各等分

【用法】上锉。每服四大钱，以水一盏，加生姜四片，煎至七分，去滓，稍热连进三两服。热渐退，脉缓，头轻为效。

【功用】解截四时伤寒。

【主治】伤寒四五日，表里未分者。

加减正气散

【来源】《普济方》卷一四七引《卫生家宝》。

【组成】藿香叶　半夏（研细，用姜汁搜和，炙黄色）　厚朴（去皮，姜炙）　陈皮（去白）　甘草（炙）　白茯苓　草果子仁各等分

【用法】上为细末。每服二大钱，水一盏，加生姜三片，大枣一枚，煎七分，食前稍热服。

【主治】伤寒伤风，不论表里。

神效散

【来源】《普济方》卷一五一引《卫生家宝》。

【组成】苍术　麻黄（去筋）　甘草各等分

【用法】上为粗末。每服五钱，水一大碗，煎至半碗，去滓，温服两服；滓再煎，作一服，不拘时候。安即住。

【主治】四时伤寒时气。

川芎丸

【来源】《伤寒标本》卷下。

【组成】川芎　藁本　苍术各等分

【用法】上为末，汤调三钱服。须臾呕、汗便解。

【主治】伤寒。

六神通解散

【来源】《伤寒标本》卷下。

【别名】六神汤解散（《伤寒六书》卷一）。

【组成】通神散加麻黄

【用法】《玉机微义》：锉，加生姜、葱，水煎服。

【主治】

　　1.《玉机微义》：伤寒发热头痛，发渴身疼，脉洪无汗。

　　2.《伤寒六书》：时行晚发，头痛身热恶寒，脉洪数者。

通神散

【来源】《伤寒标本》卷下。

【别名】通解散（《普济方》卷一四七）。

【组成】苍术　石膏各四两　甘草　黄芩各二两　滑石六两

【用法】《普济方》：上为粗末，每服三钱，水一盏，煎至七分，去滓温服，日进四服。如发汗，用葱白、盐豉同煎热服；如和解，用生姜五片、枣五

枚（去核）同煎，去滓热服，食前进三服。

【主治】

1.《伤寒标本》：伤寒，始得脉便沉而里病表和，属内伤者。

2.《普济方》：四时伤寒，内外一切所伤。

白通汤

【来源】《易简方》。

【组成】干姜二两　附子（生用）二两

【用法】上锉。每服四钱，水二盏，煎六分，去滓温服。

【主治】伤寒发热，大便自利。

太素丹

【来源】《是斋百一选方》卷一引周彦广方。

【别名】白丹（《普济方》卷二六五引《余居士选奇方》）。

【组成】炼成钟乳粉一两　真阳起石二钱（新瓦上用熟火煅过，通红为度，去火候冷，研极细）

【用法】上为末，用糯米粽子尖拌和为丸，如鸡头子大。临和时入白石脂一钱，须大盘子不住手转，候八九分坚硬，阴干，用新粗布以滑石末出光。每服两丸至三丸，空心人参汤或陈米饮送下。

【主治】

1.《是斋百一选方》：停寒肺虚，痰实喘急，咳嗽经久，痰中有血；及气虚感冷，脏腑滑泄，脾胃羸弱，不进饮食。

2.《普济方》引《余居士选奇方》：虚损痼冷，吐泻暴脱，伤寒阴证，手足厥冷。

顺解散

【来源】《是斋百一选方》卷七。

【组成】苍术半斤　藁本（水浸）　桔梗　甘草　防风　独活各四两　厚朴（姜制）　陈皮各二两

【用法】上为细末。每服二钱，加生姜七片，水一盏半，煎八分，去滓温服。

【主治】伤寒，凡初受疾未分阳明表里者。

普救散

【来源】《是斋百一选方》卷七引王叔咸方。

【组成】甘草四两　生姜二斤（切作片子）　苍术一斤（锉，削术尤佳）

【用法】上三味淹拌，罨一宿，次日焙干，研为粗末。每服半两，葱白二、三寸，水一碗半，煎至八分一碗，去滓热服，不拘时候。

【主治】伤寒不问阴阳表里，但三日以前未分者。

【加减】如头痛，加香白芷；腹痛，加香附子，汗出即愈。

朱砂丸

【来源】《魏氏家藏方》卷十。

【组成】黄牛胆一枚　天南星　朱砂三钱　麝香一钱

【用法】将天南星研末，入牛胆内，悬透风处四十九日，取合时再用朱砂、麝香同南星末研细，以牛胆皮子煎汤为丸，如鸡头子大。每服五丸，用新汲水嚼下；薄荷汤亦得。

【主治】伤寒及小儿惊热。

万安散

【来源】《普济方》卷一四七引《经验良方》。

【组成】紫苏叶　陈皮　香附子（去毛）　桔梗（微炒）　白芷　半夏（汤泡，姜制）　甘草　前胡（去芦）　藁本各一两　干葛二两

【用法】上为粗末。每服五钱，水一大盏，加生姜五片，大枣一个，煎八分，去滓，食前服。

【功用】轻清发散。

【主治】伤寒。

【加减】如热多，口渴心烦，脏腑坚硬，再加前胡少许；口渴，脏腑稀，加干葛少许；嗽，加桑白皮少许；欲出汗，热极服；无汗，加麻黄（去节）少许；体虚不出汗，加桂少许；风赤眼羞明不开，再加前胡半两；无大热，出汗太过，加麻黄根少许。

吕祖师如意丸

【来源】《经验良方》。

【组成】人中白十二斤（先用甘草一斤，浸汁漂七日，再以火煅，以药红为度，待火自灭尽取出，捣碎研末，水漂四十九日，其水日换一回）　神曲六斤　琥珀十二两　川厚朴（姜汁炒）十二两　软柴胡十四两　天竺黄十二两　白芷十五两四　制香附十二两　炒苍术十四两　家园紫苏十二两　秦艽一斤　漂制半夏十二两　炒小青皮十二两　广砂肉十二两　薄荷十二两　广木香十二两　木通一斤　广陈皮十二两　防风十二两　川芎十二两　白茯苓十二两　净车前十二两　川羌活十两　枳壳十二两　广藿香十两　槟榔十二两　乌药（酒浸）十两　山楂肉十四两　酒炒黄芩十两　金樱子（去心毛）十二两　草果肉十两　炒麦芽十二两　西香茹十两　上沉香八两　飞滑石十两　川贝母（去心）五两　炒蒲黄九两　土红花五两　白附子九两　蒙花三两　川郁金八两　生甘草八两　化矾九两

【用法】上为极细末，用水打丸，如龙眼大，先以雄黄一斤，水飞净为衣，再加朱砂三十两，水飞净为衣，晒七日，存贮。每服一粒，老幼及虚弱者宜服半粒，用开水化服。

【主治】时行之气，及感冒，风痰，伤寒，伤食。

梨甘饮

【来源】方出《本草纲目》卷三十引《简易方》，名见《松峰说疫》卷五。

【组成】梨木皮　大甘草各一两　黄秫谷一合（为末）　锅底煤一钱

【用法】上为细末。每服三钱，白汤调下，一日二次。

【主治】伤寒，温疫。

双解散

【来源】《类编朱氏集验方》卷二。

【组成】人参　白术　茯苓　升麻各一两　干葛　白芍药　甘草各一两半　陈皮（不去白）二两　香附子（炒去毛）三两　紫苏叶二两半

【用法】上锉。每服三钱，水一盏，加生姜五片，大枣二个，煎七分，通口服。如要出汗，加葱白三寸，淡豉十四粒，连投二三服，略以被覆汗出，不拘时候。

【主治】四时伤寒，疫疠，风温，湿温，不问阴阳二证，表里未辨，发热恶寒，头疼项强，腰背拘急，肢节疼重，呕吐喘嗽，鼻塞声重，目睛眩疼，烦躁引饮，往来寒热，已经汗下，病势愈甚，用药错误，坏证恶候及不服水土，山岚瘴疟，妇人血虚发热。

【加减】春、夏，加藁本、白芷各一两。

【方论】此方乃四君子汤、升麻汤、香苏散合而为一。四君子汤主气；升麻汤解肌发散，退热解表；香苏散助二药之表里。此药性稍凉，有热者宜服之。居南方瘴地或冬多愆阳，当并服取效。若体性有寒及坏证已虚者，恐亦难用。大抵有虚寒人，只服人参，多亦能助寒；有实热人，只服白术，多亦能增热。此药内有干葛、升麻、香附子之类，性寒为多，自当审之。

苍术散

【来源】《类编朱氏集验方》卷二。

【组成】苍术半斤（炒）　麻黄一两半（去节）　杏仁二两（去皮尖，炒）　甘草二两（炒）

【用法】上为细末。每服二钱，沸汤调下，不拘时候。

【主治】四时伤寒、疫疾。

丁香丸

【来源】《类编朱氏集验方》卷十一。

【组成】乌梅一个（切片，用土瓦焙干）　丁香三个　缩砂仁四个（去壳）　巴豆二个（去壳，用楮子叶包，打碎去巴油，入钵内研烂）

【用法】上除巴豆外，为细末，入巴豆研匀，却用研细百草霜和匀，面糊为丸，如小绿豆大。一岁一丸，米饮送下。积块不妨常服。

【主治】小儿积热伤寒。

小麦煎汤

【来源】《类编朱氏集验方》卷十一引刘道夫方。

【组成】麻黄半两（去节，汤泡）　白术（炮）　干

葛三钱半　白茯苓　甘草各二钱半
　　方中白术用量原缺。
【用法】上锉。加麦子二十一粒，同煎服。
【主治】小儿夹食夹惊伤寒，正受伤寒，咳嗽，夜热昼凉，伤风、疮疹之疾。

桂　浆

【来源】《御药院方》卷二。
【组成】生蜜三斤　熟水一斗　赤茯苓（去皮，为末）三两　大麦芽（末）半两　细曲（末）半斤　桂（去粗皮，为细末）三两　杏仁（汤浸，去皮，生研如泥）一百个
【用法】上用前项药，蜜、杏泥并水一处搅匀，和水共量三大红盏，入于瓷罐子内，或瓷瓶内，以油纸封口，上用数重纸盖，泥固济，入冰窖内三日方熟，绵滤去滓，水浸饮之。
【功用】《饮膳正要》：生津止渴，益气和中，去湿逐饮。
【主治】伤寒。

梅苏丸

【来源】《御药院方》卷二。
【组成】乌梅肉　白梅肉　干木瓜　紫苏叶各一两半　甘草半两（炙）　白檀二钱　麝香（研）一钱
【用法】上为末，入麝香匀，入乳糖净八两，蜜一两同炼，和为剂，每两作二十丸。每服一丸，细嚼咽津，不拘时候，或新水化服亦得。
【功用】止渴生津液。
【主治】伤寒。

万金散

【来源】《医方类聚》卷五十六引《管见大全良方》。
【组成】苦梗（去芦，炒）川芎　前胡（去芦）苍术（泔浸，切，焙）各十二钱　甘草（炙）独活（去芦）各六钱　枳壳（去瓤，麸炒）八钱
【用法】上锉。每服三钱重，水一大盏，加生姜三片，煎至八分，去滓热服，不拘时候。并进三服，汗出即愈。
【功用】善截四时伤寒，和表里。

【主治】伤寒。

芎芷香苏散

【来源】《医方类聚》卷五十六引《管见大全良方》。
【组成】香附子（炒去毛）紫苏各三两　陈皮（去白）川芎　白芷各二两　甘草（炙）一两
【用法】上锉。每服三钱，水一大盏，加生姜三片，大枣一个，煎至七分，去滓热服，不拘时候。
【主治】四时瘟疫、伤寒，发热，头痛项强，百节酸疼；又疗伤风咳嗽，声重，鼻流清涕，腰背拘急。

薏苡仁汤

【来源】《普济方》卷一四六引《保生回车论》。
【组成】薏苡仁二两　白术二两　茯苓一两　麦门冬一两（去心）桂心半两　熟地黄二两（切，焙）甘草半两（炙紫色）厚朴一两（姜制，焙干）
【用法】上为粗散。每服三钱，水一盏，煎至六分，去滓温服，一日三次，不拘时候。
【主治】伤寒。

三苓散

【来源】《普济方》卷一四七引《保生回车论》。
【组成】茯苓一两　桂一分　白术二两
【用法】上为细末。每服二钱匕，粥饮调下，日二三服，不拘时候。
【主治】伤寒。

半夏中和汤

【来源】《普济方》卷一四七引《保生回车论》。
【组成】半夏二两（汤浸七次，切片，焙干）厚朴四两（刮去粗皮，锉碎）苍术四两（刮去粗皮，锉令极碎）独活二两（锉碎）草豆蔻十五个（去壳，锉碎。以上四味一处杵碎。生姜屑一斤同杵糜烂后，又慢火炒紫色）甘草三两（炒令紫色）
【用法】上为粗散。每服四钱，水一盏半，加生姜

三片，大枣二个，同煎至七分，去滓，食前温服，一日三次。胃虚人可常服。

【主治】伤寒，岚瘴诸邪。

茯苓利膈汤

【来源】《普济方》卷一四七引《保生回车论》。

【组成】茯苓一两　牛蒡子二两（炒香）　荆芥穗一两　桔梗一两（微炒）　甘草半两（炙紫色）

【用法】上为粗散。每服三钱，水一盏，加生姜三片，同煎六分，去滓温服，一日二三服，不拘时候。

【主治】伤寒。

茯苓茱萸丸

【来源】《普济方》卷一四七引《保生回车论》。

【组成】茯苓　吴茱萸（汤浸五次，焙干）　芍药（不问赤白皆可用）　黄连（去须）各等分

【用法】上为细末，炼蜜为丸，如梧桐子大。每服十五丸、二十丸，温熟水送下。如无蜜，即用饮丸。

【主治】伤寒。

桂苓散

【来源】《普济方》卷一四七引《保生回车论》。

【组成】茯苓二两（锉）　桂一分

【用法】上为细末。每服二钱，粥饮调下，一日二三次，不拘时候。每服药后，饮沸汤，或粥饮一盏或半盏为佳。

【主治】伤寒。

麻黄桂枝汤

【来源】《普济方》卷一四七引《保生回车论》。

【组成】麻黄二两（去根节）　桂枝一两　葛根三两　芍药三两　甘草一两（炙紫色）

【用法】上为粗末。每服四钱，以水一盏半，加生姜五片，大枣二枚，同煎至七分，去滓温服，日三服，夜一服。

【主治】伤寒。

解肌汤

【来源】《普济方》卷一四七引《保生回车论》。

【组成】麻黄一两（去根节）　苍术四两（去粗皮）　羌活半两　甘草半两（炙）　荆芥穗半两

【用法】上为粗散。每服三钱匕，水一盏，加生姜三片，煎至六分，去滓温服，续服二三服。微汗出即解。

【主治】伤寒。

双和散

【来源】《卫生宝鉴》卷五。

【组成】柴胡四两　甘草一两

【用法】上为末。每服二钱，水一盏，煎至八分，食后热服。

【功用】冬月可以润肺止咳嗽，除壅热；春、夏可以御伤寒时气，解暑毒。

【主治】邪入经络，体瘦肌热；伤寒，时疾，中暍，伏暑。

解肌散

【来源】《活幼口议》卷二十。

【组成】白术　人参　白茯苓　甘草（炙）　麻黄　干葛　天麻　朱砂

【主治】伤寒身热，头痛烦渴。

人参散

【来源】《云岐子保命集》卷下。

【组成】人参　栀子　蓝叶　甘草　白鲜皮各半两

【用法】上锉细。每服五钱，水煎服。

【主治】伤寒汗下后，余热不退，或烦或渴，面赤者。

石膏汤

【来源】《云岐子保命集》卷下。

【组成】石膏　葛根　麻黄各五钱　黄芩　芍药　甘草各七钱

【用法】上锉细。每服七钱，加生姜，同煎服。

【主治】伤寒汗下后，头痛不止者。

麻黄加生地黄汤

【来源】《云岐子保命集》卷下。
【组成】麻黄二两半 桂枝二两 甘草半两 杏仁二十五个（去皮尖） 生地黄一两
【用法】上锉细。每服五钱，水煎服。
【主治】妇人伤寒，脉浮而紧，头痛身热，恶寒无汗，发汗后恐热入血室者。

枳壳散

【来源】《云岐子保命集》卷下。
【组成】枳壳五钱（麸炒） 赤茯苓一两 当归一两 荆三棱（炮）一两 木香五钱 诃黎勒五钱
【用法】上为细末。每服五钱，沸汤点服。
【主治】伤寒汗下后，脐上有动气者。

桂枝加附子红花汤

【来源】《云岐子保命集》卷下。
【别名】桂枝加附红花汤（《医学纲目》卷三十三）。
【组成】桂枝二两半 芍药 生姜各一两半 甘草一两（炙） 附子（炮） 红花各五钱
【用法】上锉细。每服一两，以水三盏煎服。
【主治】妇人伤寒，太阳标与少阴本病，表虚自汗身凉，四肢拘急，脉沉而迟，经水适断。

大白术汤

【来源】《云岐子保命集》卷中。
【组成】白术二两 防风 羌活 川芎各一两 黄芩五钱 细辛三钱 白芷一两半 石膏二两 知母七钱 甘草五钱或一两 枳实五钱（去瓤）
【用法】上为粗末。每服半两，水一盏半，煎至一盏，大温服清。未解更一服，两服药滓又作一服。
【功用】解利伤寒。
【主治】伤寒。
【加减】春，倍防风、羌活；夏，倍黄芩、知母；季夏雨淫，倍白术、白芷；秋，加桂枝五钱；冬，

桂枝八钱或一两。

石膏汤

【来源】《云岐子保命集》卷中。
【组成】石膏二两 知母半两 白芷七钱
【功用】解利伤寒。
【主治】伤寒身热。

芍药散

【来源】《云岐子保命集》卷中。
【组成】芍药二两 桂枝五钱
【功用】解利伤寒
【加减】往来寒热而呕，加柴胡散二钱半。

和胃白术汤

【来源】《云岐子保命集》卷中。
【组成】白术 茯苓
【功用】和胃止渴。
【主治】伤寒食少发渴。

大神术汤

【来源】《此事难知》卷上。
【组成】苍术四两（制） 羌活 防风 川芎各一两 黄芩 枳壳（一作枳实） 甘草各半两 白芷一两半 石膏二两 细辛三钱 知母七钱
【用法】上锉，石膏为细末入药。水煎，欲汗之，热汤投服。
【主治】四时伤寒。
【宜忌】非发热而渴，不可用石膏、知母；非里实心下满，不可用枳实。
【加减】春，倍防风、羌活；夏，倍黄芩、知母；季夏淫雨，倍术、白芷；秋，加桂五钱；冬，加桂至一两亦可。

加减建中汤

【来源】《医方大成》引汤氏方（见《医方类聚》卷二六三）。

【组成】熟地黄半两　白芍药三两　甘草一两半（炙）　黄耆一两　人参半两

【用法】上锉。每服二钱，水一盏半，煎服。

【主治】伤寒，发热自汗，虚烦。

加减香苏散

【来源】《医方大成》卷一引徐同知方。

【组成】香附子一两　紫苏梗二两　陈皮一两　甘草半两

【用法】上为锉散。每服四钱，水一盏半，煎至一盏，加生姜三片，连根葱白二茎，同煎，热服。

【主治】伤寒。

【加减】头痛，加川芎，白芷；头痛如斧劈，加石膏、连须葱头；偏正头风，加细辛，石膏、薄荷；太阳穴痛，加荆芥穗、石膏；伤风自汗，加桂枝；伤风无汗，加麻黄（去节），并干姜；伤风恶寒，加苍木；伤风发热不退，加柴胡，黄芩；伤风咳嗽不止，加半夏，杏仁；伤风胸膈痞塞，加制枳壳；伤风鼻塞声重，咽膈不和，加苦梗，旋覆花；伤风痰涎壅盛，加白附子、天南星；伤寒鼻内出血，加茅花；伤寒气促不安，加大腹皮、桑白皮；伤风鼻塞不通，头昏，加羌活、荆芥；伤风不解，吐血不时，加生地黄；伤风不解，耳内出脓疼痛，加羌活、荆芥；伤风不解，咽喉肿痛，加苦梗；伤风中脘寒，不思饮食，加去白青皮、枳壳；伤风呕吐，恶心不止，加丁香、半夏；伤风头晕眼花，头倒支持不住，加熟附子；伤风时作寒傈，加桂枝；伤风痰壅，呕恶不止，加白附子、旋覆花、半夏；伤风后时时作虚热不退，加人参；伤风饮食不能消化，加缩砂仁、青皮；伤风一向不解，作潮热，白日至日中不退，日日如是，加地骨皮、柴胡、人参；初感风寒，头痛作热，鼻塞声重，加羌活、川芎；感风腰痛，不能伸屈，加官桂、桃仁；感风浑身痛不止，加赤芍药、紫荆皮；感风头项强急，不能转动，加羌活、官桂；腹肚疼痛，加木香；腹肚疼刺不可忍，加姜黄、吴茱萸七粒；小腹疼痛无时，不可忍，加木香、姜、枣；妇人忽然大便痛肿，不能下地，加木香、木瓜、吴茱萸；妇人被性所苦，胸膈痞疼，胁肋刺痛，小便急痛，加木香、枳壳；妇人被气疼所苦，加木香、缩砂仁；脾胃不和，中脘不快，加谷芽，神曲；伤食吐呕，泄泻腹痛，加干姜、木香；心卒痛者，加延胡索，酒一盏；饮酒太过，忽遍身发疸，或两目昏黄，加山茵陈、山栀子；中酒吐恶，加乌梅、丁香；妇人经水将行，先作寒热，加苏木、红花；妇人产后作虚热不退，烦渴，加人参、地黄；产后发热不退，加人参、黄耆；产后腰疼不止，加当归、官桂；冷嗽不已，加干姜、五味子、杏仁；脾寒，加良姜、青皮、草果；脚气，加木香、木瓜、牛膝、紫荆皮、茱萸、川楝子；感风寒发热头痛，加不换金正气散；感寒头痛，壮热恶寒，身痛不能转动，加生料五积散；饮食不下，欲吐不吐，加丁香与萝卜子；感寒头痛，发热身疼，分阴阳，加败毒、石膏；妇人产后风，脚手疼痛，生料五积散、人参败毒散，加木瓜，不换金正气散，加生地黄、川芎同煎。

小正气散

【来源】《医方类聚》卷六十二引《经验秘方》。

【组成】半夏　厚朴各三两　藿香　陈皮各一两　甘草七钱

【用法】上为粗末。每服四钱，加生姜三片，大枣一个，水一盏半，煎至七分，食前热服，一日三次。

【主治】伤寒时气，憎寒恶风，胸膈咽塞，胁肋膨胀，心下坚痞，吐痢呕逆，不思饮食，久患疟疾，膈气心痛。

白龙丸

【来源】《医方类聚》卷六十二引《经验秘方》。

【组成】滑石二两（研碎，水飞过，焙干）

【用法】用酒或醋糊为丸，如弹子大。如用时，将药火内烧通红，放于碗内，急用热酒两盏，倾在内，其药自化，趁药热即服用。被盖之，汗出即愈。

【主治】伤寒。

麦汤散

【来源】《世医得效方》卷十一。

【组成】滑石　石膏　知母　贝母　麻黄　杏仁（炒，别研）　甘草　甜葶苈（隔纸炒）　人参　北地骨皮（去骨）各等分

【用法】上为末。每服一钱，小麦二十粒煎汤下；涎盛气促，桑白皮汤下。

【主治】小儿夹惊夹食伤寒，气急嗽声。

小柴胡去黄芩加芍药汤

【来源】《伤寒图歌活人指掌》卷四。

【组成】小柴胡汤去黄芩　加芍药三两

【用法】《古今医统大全》：水二盏，加生姜三片，大枣一个，水煎服。

【主治】伤寒下后，阴弱生热，脉微恶寒。

知母麻黄汤

【来源】《伤寒图歌活人指掌》卷四。

【组成】知母三钱　麻黄　甘草　芍药
　　　方中麻黄、甘草、芍药用量原缺。

【用法】水三盏，煎至八分，去滓服。取微汗。

【主治】伤寒愈后昏沉。

大连翘饮

【来源】《伤寒图歌活人指掌》卷五。

【组成】连翘　瞿麦　滑石　车前子　牛蒡子　赤芍各一两　山栀子　木通　当归　防风各半两　黄芩一两半　柴胡二两　甘草　荆芥穗各一两半　蝉蜕二钱半

【用法】上锉散。每服二钱，加灯心、薄荷、麦门冬，水煎，温服。

【主治】小儿伤寒，伤风发热，时行发热，痰盛壅，风热丹毒，疮疹，项上生核，腮赤，痈疖，一切发热。

【加减】疮疹，加紫苏。

厚朴丸

【来源】《医学纲目》卷三十三。

【组成】人参　白术　厚朴　陈皮　藿香　当归　细辛

【功用】温中消阴气。

【主治】伤寒，三部脉沉，寸脉小于关尺。

苍术散

【来源】《普济方》卷一三〇。

【组成】苍术（去粗皮，米泔浸一宿）一两　甘草一两半（炙）　香附子三两半（炙，炒）

【用法】上为末。每服二钱，以水一中盏，加葱白三寸，淡豆豉三十粒，同煎至七分，热服，不拘时候。连服三服，汗出即愈。

【功用】逼毒气。

【主治】伤寒一日二日以前。

羌活汤

【来源】《普济方》卷一三一。

【组成】羌活　麻黄（去节）　石膏　细辛（去苗）　前胡　川芎　防风各一两　黄芩　枳壳（炒，去瓤）　甘草（炙）各半两　薄荷叶一分

【用法】上为粗末。每服五钱，水二盏，加生姜三片，煎至一盏，去滓温服。

【主治】伤寒胁热。

细辛汤

【来源】《普济方》卷一三一。

【组成】细辛（去苗）　甘草（炙）各一两　麻黄（去节）　桂枝（去粗皮）各二两　杏仁半两（去皮尖）

【用法】上为粗末。每服五钱，水二盏，煎至一盏，去滓服。

【主治】伤寒胁寒。

柴胡饮子

【来源】《普济方》卷一三二。

【组成】柴胡　黄芩　人参　甘草　升麻　地骨皮　赤茯苓　赤芍药　草龙胆各半两

【用法】上锉。每服四钱，水一盏，加薄荷、沙糖，同煎七分，温服，不拘时候，小儿分作三服。

【主治】大人、小儿伤寒，余热不已。

调中散

【来源】《普济方》卷一三二。

【组成】柴胡　前胡（各去毛）　桔梗　贝母（去心）　牡丹皮（去心）　黄芩　麻黄各一分　枳壳（只用青）　栀子各四铢　升麻半两　甘草一分

【用法】上为末。每服三钱，水一盏，煎两三沸，去滓，食后临卧任意服。

【主治】伤寒吃转药，病热已减，然大腑余热出后，终未快，精神昏闷。

柴胡汤

【来源】《普济方》卷一三九。

【组成】柴胡一两半（去苗）　贝母（煨微黄）　葛根（锉）　赤芍药　黄芩　栀子仁各一两　石膏二两　知母　杏仁（汤浸，去皮尖双仁，麸炒微黄）各三分

【用法】上为粗末。每服四钱，水一中盏，加生姜半分，煎至六分，去滓温服，不拘时候。

【主治】伤寒咳嗽，烦热，四肢骨节头目疼痛。

来苏散

【来源】《普济方》卷一四一引《广南济生方》。

【组成】香附子一斤（炒）　陈橘皮半斤（去白）　紫苏叶一斤（去梗）　苍术一斤（炒）　甘草五两（炙）

【用法】上为粗末。每服二钱，水一盏，煎至七分，去滓温服，不拘时候，一日二次。

【主治】四时伤寒，不问阴阳二证，表里不分。

清膈汤

【来源】《普济方》卷一四七。

【组成】苦桔梗　荆芥穗　薄荷叶　紫苏叶　甘草节　瓜蒌根　牛蒡子　干葛各等分

【用法】上为粗末。每服三钱，以水一盏，煎至七分，去滓温服，每日三五次，不拘时候。

【主治】四时不正之气及伤寒未分证候，疮疹欲出未出；脾寒疟疾，寒热往来，状如骨蒸，久而耳聩唇青，面色黧黑，口苦舌干，四肢倦怠，饮食

无味。

万金散

【来源】《普济方》卷一五一。

【组成】桔梗　川芎　前胡　苍术　枳壳　蜀椒六两　甘草三两

【用法】上锉，每服三钱，水一盏半，加生姜五片，煎八分，热服。并进三服，汗出即愈。

【功用】解时气伤寒，和表里。

【主治】时气伤寒。

牛黄七宝膏

【来源】《普济方》卷一五一。

【组成】牛黄五分　龙脑五分　麝香五分　朱砂二钱五分　轻粉五钱（以上并研）　白面五钱　寒水石（烧通赤）三两半

【用法】上为末，滴水和作二十丸。每服一丸，澄清水化，小儿半丸，不拘时候。

　　本方方名，据剂型当作"牛黄七宝丸"。

【功用】伤寒时疫，热毒暑病。心胸痞塞，或发黄斑，狂躁迷闷，及久经取转不效，蕴毒滞积潮热。

人参饮

【来源】《普济方》卷三六八。

【组成】人参　荆芥　甘草　防风　干葛　肉桂　五加皮　桔梗　川芎　柴胡　陈皮　芍药各半两　麻黄一两（去节，依法制）

【用法】上为细末。每服一钱，水一盏，加乌梅一枚，煎六分服。常服出汗，热进三二服。

【主治】伤寒。

三黄散

【来源】《普济方》卷三六八。

【组成】麻黄半钱（去节）　大黄二钱（炒）　黄芩一分　犀角二钱　茵陈　甘草（炙）各一钱

【用法】上为散。每服半钱，浓煎葱白、薄荷调，连进二三服。譬如大段壮热，只用一钱。

【主治】小儿正受伤寒。

华盖散

【来源】《普济方》卷三六八。
【组成】知母 人参 茯苓 紫苏 乌梅 杏仁 白桑皮 麻黄 甜葶苈 甘草 五味子各等分
【用法】上锉。每服一钱，同葱白煎服。
【主治】伤寒。

豆角膏

【来源】《普济方》卷三六八。
【组成】赤豆 皂角（炙过）各等分
【用法】上为末，以葱油调。贴颡。
【主治】伤寒鼻塞。

表解散

【来源】《普济方》卷三六八。
【组成】桔梗 干葛 石膏 麻黄（去节）升麻 赤芍药 甘草各等分
【用法】上为散。每用一钱，葱白、薄荷同煎服。
【主治】伤寒初作，壮热。

取汗汤

【来源】《普济方》卷三六八。
【组成】麻黄三分（去节）射干 甘草（炙）升麻 芍药 贝母 石膏（碎）各二分 桂心一分 杏仁（去皮）二十个
【用法】上切。以水三升，煮至一升二合。儿强者三合，弱者二合。便令卧取汗，如人行十五里再服之。
【主治】小儿伤寒。

乳香丸

【来源】《普济方》卷三六八。
【组成】铧铁一斤（烧令通赤，以水二升淬之，如此三七次，煎取二停，更入柳叶七片，浴儿取用）胡油麻二十一粒 松柏叶二七枚 牙消 乳香各一分 金箔 白芥子二七粒
方中金箔用量原缺。
【用法】上为末，蜜为丸，如弹子大。以青物裹一丸，如烧香法，熏儿双足。微有汗出，便愈。
【主治】小儿百日内，患伤寒壮热。

细辛散

【来源】《普济方》卷三六八。
【组成】细辛 石膏 何首乌各一分 川乌头 川芎 干薄荷各半两 蝎十四个
【用法】上为末。每服一钱，用薄荷茶调下
【主治】小儿、大人头风头疼，伤寒壮热。

清凉饮

【来源】《普济方》卷三六八。
【组成】地骨皮 人参 茯苓各三钱 黄芩 干葛 石膏各半两 知母三钱 甘草三钱
【用法】上锉。每服一钱，白竹丝、枣子同煎，温服。
【主治】婴孩伤寒。

黑散子

【来源】《普济方》卷三六八。
【组成】川大黄半两 麻黄（去根节）川升麻 杏仁（去皮尖）芍药 甘草
【用法】上慢火炒令黑色，为散。每服半钱至一钱，煎荆芥汤调下。
【功用】解邪热。
【主治】小儿伤寒。

人参散

【来源】《普济方》卷三六九。
【组成】人参 甘草（炙）各一分 麻黄一两半 桔梗一两 茯苓半两
【用法】上为末。每服一钱，葱白、薄荷汤调下。
【主治】伤寒。

三和汤

【来源】《普济方》卷三六九。

【组成】麻黄三两（去节） 杏仁二两（去皮尖） 甘草一两（炙）

【用法】上为末。每服三钱，水半盏，煎三分，热服，进三服。葱粥投之，衣被盖，汗出立愈。

【主治】小儿伤寒，鼻塞声重，痰嗽，体热烦躁。

天麻散

【来源】《普济方》卷三六九。

【组成】天麻 荆芥穗 甘草（炙）各半两 麻黄（去节）一两 全蝎一分

【用法】上为末。每服一钱，水六分盏，加薄荷三叶，同煎四分，通口服。

【主治】小儿伤寒。

四十八候三黄散

【来源】《普济方》卷三六九。

【组成】麻黄（不去节） 大黄（蒸）各一分 黄芩半分

【用法】上为细末。每服半钱，葱汤调下，一日二次。

【主治】小儿伤寒。

发汗散

【来源】《普济方》卷三六九。

【组成】芍药 黄芩 葛根各六分

【用法】上切，以水三升，煮取一升，分四次服。一岁儿分三次服。

【功用】发汗解肌。

【主治】少小伤寒。

金花散

【来源】《普济方》卷三六九。

【组成】郁金半两（末） 马牙消一两半 腻粉 朱砂各半钱

【用法】上为散。每服一字，用麦门冬热水调下。

【主治】小儿伤寒。

金花散

【来源】《普济方》卷三六九。

【组成】肥皂角子一百个（钲内炭灰炒裂，取黄子） 诃子皮五个 甘草二寸（清油煎黄色）

【用法】上为末。每服一钱半，温水调下。

【主治】五岁以下小儿伤寒。

解交散

【来源】《普济方》卷三六九。

【组成】茵陈 升麻 茯苓 甘草（炙）各一钱

【用法】上为末。每服半钱，葱白汤调下。

【主治】小儿伤寒。

解肌发汗散

【来源】《普济方》卷三六九。

【组成】麻黄四两（去节） 杏仁（炒） 桂心各一两 大黄十二铢

【用法】上为末。二百日儿乳汁和服大豆大四丸。抱汗出。

【主治】小儿伤寒发热。

三解散

【来源】《普济方》卷三七三。

【组成】白附子（炮）三钱 防风（去芦）三钱 黄芩三钱 桔梗（去芦）三钱 人参（去芦）三钱 全蝎五钱（薄荷汁炙） 南星二钱（炮） 北细辛三钱（去叶、土） 厚朴五钱（姜制） 缩砂仁五钱 赤芍药三钱 粉草二钱 郁金三钱（皂角水煮） 曲饼五钱 半夏曲五钱（以半夏为末，姜汁作饼子晒干）

【用法】上为末。金银箔、薄荷汤调下。

【功用】解惊风、积热、伤寒。

【主治】夹惊夹食，伤寒，丹疮，赤眼，惊风，痰热等候。

【宜忌】药性稍凉，虚者莫服。

【加减】大便不通，加大黄、枳壳；急惊痰壅，加南星、半夏；惊搐不止，加金银箔、薄荷、鸡冠血下；里热壅实搐盛，加大黄、雄黄、朱砂，煎麦门冬汤，入竹沥下；惊风不语，石菖蒲汤下；食积，热酒饼汤调下；大热不退，用青龙汤、解肌汤同下，谓之和解；搐不止，加全蝎二个、不蛀皂角子七粒；惊风内瘹，紫苏、钩藤汤下。

解肌汤

【来源】《袖珍方》卷四引汤氏方。

【组成】麻黄（去节）半两（冬用七钱半）　人参　芍药各半两　川芎　前胡各二钱半　独活半两

【用法】上锉。每服一钱，水半盏，加生姜一片，薄荷一叶，煎服。

【功用】《普济方》：透肌散毒。

【主治】伤寒发热，心烦燥渴。

大归命散

【来源】《袖珍小儿方》卷四。

【组成】石膏（煅）五钱　白术　甘草（炙）麻黄（去节）　川芎各五钱　陈皮（去白）二钱半　荆芥穗七钱五分　龙脑少许　麝香少许

【用法】上为极细末。用枣一个（去核），煎汤调化，食远服。

【主治】婴孩小儿伤食，伤寒伤风，夹惊伤寒，惊潮虚热，面色红赤，鼻流清涕，浑身温壮，手足心热，气微粗喘嗟牙，口气温热，似渴不渴，夜卧不安，或时呻吟，目白微红。

太和散

【来源】《袖珍小儿方》卷八。

【组成】干地黄　当归　人参　地骨皮　赤芍药　甘草各等分

【用法】上锉散。每用一钱，水煎服。

【主治】小儿疮疱及伤寒时气，病后余邪不解发热。

益元汤

【来源】《伤寒六书》卷三。

【组成】熟附子　干姜　黄连　人参各五分　五味子九粒　麦冬　知母各一钱　葱　甘草　艾各三分

【用法】水二钟，加生姜一片，大枣二个，煎之，临服入童便三匙，顿冷服。

【主治】伤寒身热，头疼全无，便作躁闷，面赤，饮水不得入口。

再造散

【来源】《伤寒六书》卷三。

【别名】再造饮（《赤水玄珠》卷十八）。

【组成】黄耆　人参　桂枝　甘草　熟附子　细辛　羌活　防风　川芎　煨生姜

【用法】水二钟，加大枣二个，煎一钟。捶法再加炒白芍一撮，煎三沸温服。

【主治】伤寒头痛发热，项脊强，恶寒无汗，用发汗药二三剂而汗不出，脉无力者，此阳虚不能作汗，名曰无阳证。

【加减】夏月热盛，加黄芩、石膏。

【方论】

1.《伤寒六书》：此足太阳药也。《经》曰，阳之汗，以天之雨名之。太阳病汗之无汗，是邪盛而真阳虚也，故以参、芪、甘草、姜、桂、附子大补其阳，而以羌、防、芎、细发其表邪。加芍药者，于阳中敛阴，散中有收也。人第知参、芪能止汗，而不知能发汗。以在表药队中，则助表药而能解散也。东垣、丹溪治虚人感冒，多用补中益气加表药，即同此意也。

2.《成方切用》：服发汗药一二剂，汗不出者，为阳虚不能作汗，名曰无阳证。庸医不识，不论时令，遂用麻黄重药，劫取其汗，误人多矣。此方必脉证中有虚寒之实据，方可用也。

3.《医方论》：此方但可施于常时之不能作汗者。若在冬月，而脉见浮紧，便是太阳之寒伤营，此方断不可用。注中又引东垣、丹溪治虚人感冒多用补中益气加表药，予不以为然，盖亲见喜用升、柴者杀人无数，故不得不加意慎重，非偏执己见，不喜升、柴，实不敢泥纸上之成方，误目前之人命也。

4.《伤寒绪论》：节庵此汤治尺中迟弱、阳虚不能作汗之证，名曰再造，固为高出前辈，但稍嫌风药冗杂，然无害于温补助卫之大旨也。

5.《医方概要》：此方治伤寒病阳虚不能作汗，须在表药中加参、芪之补气，附、桂之助阳，芍药之和阴，气血得补益之力，营卫充足，然后表药得力，一汗而解。

【验案】

1. 荨麻疹　《中医杂志》（1985，7：542）：用再造散加减：淡附片10g，北细辛3g，川桂枝10g，白芍10g，生姜10g，大枣5个，炙甘草5g，生黄芪15g，潞党参10g，大川芎5g，羌活10g，开始以汤剂控制发作，待症状消失后，再按上方比例制成散剂，连服1月，无选择地治疗寒冷性荨麻疹100例，病人都曾不同程度的接受过中、西药物治疗。结果：最短者服1剂即中止发作，最长者服13剂始部分控制，服散剂半月后才完全中止发作；当年治愈84例，次年追访复发13例。

2. 慢性鼻炎　《山西中医》（1994，2：13）：以本方为基本方，气虚多汗加山茱萸、五味子、麻黄根；肾虚便溏加破故纸、益智仁；脾虚气滞加砂仁、焦山楂、神曲、苏梗；咳嗽加杏仁、前胡，治疗慢性鼻炎30例。结果：治愈16例，好转14例。

调荣养卫汤

【来源】《伤寒六书》卷四。

【别名】调营养气汤（《赤水玄珠》卷十八）。

【组成】人参　黄芪　当归　羌活　防风　白术　陈皮各八分　柴胡　地黄各一钱　甘草　细辛各三分　川芎七分

【用法】上用水二钟，加生姜三片，大枣二个，捶入葱白一茎，煎之，温服。

【主治】劳力感寒症。因内伤气血，外感寒邪，致头疼身热，恶寒微渴，澉然汗出，身作痛，脚腿痰疼，无力沉倦，脉空浮而无力。

【加减】元气不足者，加升麻少许；口渴，加天花粉、知母；喘嗽，加杏仁，去升麻；汗不止，加芍药，去升麻、细辛；胸中饱闷，加枳壳、桔梗，去生地黄、甘草、黄芪；痰盛者，加瓜蒌仁、贝母、去防风、细辛；腹痛，去耆、术，加芍药和之。

加味柴胡桂枝汤

【来源】《伤寒全生集》卷三。

【组成】柴胡　黄芩　半夏　人参　甘草　桂枝　枳实　黄连　桔梗　瓜蒌仁

【用法】加生姜，水煎服。

【主治】发热微恶寒，肢节疼痛，微呕，心下支满闷者。

和解散

【来源】《医方类聚》卷五十九引《必用之书》。

【组成】邵前胡（去芦，净）　川升麻　京芍药　赤芍药　白术　熟苍术　羌活　川独活　川芎　藁本　桔梗　防风　甘草　熟半夏　人参（去芦）　藿香各一两　粉葛二两（去皮）

【用法】上锉。每服四钱，加生姜五片，水一盏半，煎至七分服，连进三服。得汗即愈。

【主治】四时伤寒初病。

【宜忌】老人、孕妇、自汗自利者，不可服。

【加减】憎寒壮热，发渴，头痛，四肢酸疼强直，加去节麻黄一钱半，姜、葱（连须）；身热头疼，烦躁，小便赤，衄血，加麦门冬（去心）；疹子欲出未出，热烦，加当归、黄耆、紫草各半钱；感风头目不清，加北细辛半钱，茶芽少许；阴湿脚痛，大便秘，小便赤，加煨熟大黄半钱，槟榔半钱；气虚头疼目眩，加生川芎半钱；中风口眼㖞斜，角弓反张，潮涎昏闷，不省人事，加附子、川芎、南星各半钱，姜、葱煎；下血，加槐花半钱；血痢，加乌梅、灯心；热嗽，加桑白皮、薄荷同煎。

辰砂益原散

【来源】《奇效良方》卷五。

【别名】辰砂益元散（《丹溪心法附余》卷二十二）、朱砂益元散（《景岳全书》卷五十九）、益元散（《医方集解》）、辰砂六一散（《张氏医通》卷十六）、天水散（《医宗金鉴》卷二十八）、益元凉肌散（《痘疹会通》卷五）。

【组成】辰砂三钱 滑石六两 甘草一两

【用法】上为细末。每服三钱，白汤送下，不拘时候。

【功用】

1.《医学传灯》：利湿解热。

2.《医宗金鉴》：催生下乳。

3.《成方切用》：镇心神而泻丙丁之邪热。

【主治】

1.《奇效良方》：伏暑烦渴引饮，小便不利，心神恍惚。

2.《医方考》：痘疹三四日，里热，小便黄赤，神气不清者。

3.《东医宝鉴·杂病篇》：伤寒热不退，狂言谵语。

4.《济阳纲目》：暑乘肺咳则口燥心烦，声嘶吐沫。

5.《张氏医通》：暑月惊悸多汗，小便涩痛。

6.《医学传灯》：疰夏。

7.《医宗金鉴》：积聚水蓄，里急后重，暴注下迫者。

【宜忌】《麻科活人全书》：老人、虚人，及病后伤津，而小便不利者，不宜用。

【方论】

1.《医方考》：滑石清利六腑，甘草解热调中，辰砂安神去怯。

2.《医学传灯》：六一散有辰砂，能引甘、滑之凉，先入心经，使热与湿俱解，无朱砂者，但能利湿，不能解热，以其无向导之兵也。

加减凉膈散

【来源】《医学正传》卷一引东垣方。

【组成】连翘一钱 栀子 薄荷叶 淡竹叶 黄芩 桔梗各五分 甘草（生）一钱五分

【用法】上细切，作一服。水一盏半，煎至一盏，日三五服。热退即止。

【主治】六经热，及伤寒余热不解，胸烦等证。

救苦丹

【来源】《万氏家抄方》卷一引通真子方。

【组成】麻黄（去根节，洗净晒干）四两（研极细末，温水浸，用细布取汁，余滓再捣再浸再取汁，必要洁净细腻为上） 甘草（炙，去皮净，研极细末）四两（凉水浸，照前取汁） 赤芍一两（研极细末，温水浸，照前取汁） 升麻（微炒）一两（研极细末，凉水浸取汁） 朱砂一两五钱（研极细，水飞） 雄黄一两五钱（研极细，水飞） 当归身二两（研极细，温酒浸取汁） 人参（去芦尽，研极细末）一两（温酒浸取汁） 柴胡（去芦，研极细末）一两（温水浸取汁） 细辛五钱（研极细末，温水浸取汁） 枳实（去心，研极细末）五钱（温水浸取汁）

【用法】上药各味浸汁与研细药共合一处，阴干再研，醋糊为丸，如黍米大。每服一丸，雄黄五分（研极细），新汲水半盏，调雄黄连药送下。用厚被盖暖处，香烧三寸，汗出即愈。

【主治】大人、小儿感冒伤寒。

【加减】春、夏，加石膏五钱（水飞）；秋、冬，加桂皮五钱（研极细末，温水浸取汁）。

柴苓汤

【来源】《扶寿精方》。

【组成】柴胡二钱 黄芩一钱（炒） 猪苓八分 泽泻八分 茯苓一钱半 白术一钱 官桂三分 半夏一钱 甘草二分

【用法】上锉。水二钟，加生姜三片，煎一钟，不拘时候服。

【主治】伤寒七八日，发热泄泻，作渴引饮，烦躁不宁。

【加减】渴甚，去白术、半夏，加干葛、芍药各一钱。

柴葛各半汤

【来源】《扶寿精方》。

【组成】升麻 葛根 甘草 黄芩 半夏 赤芍药 柴胡

【用法】加生姜三片，水煎服，不拘时候。

【主治】伤寒发热，遍身大汗不解。

和解散

【来源】《活人心统》卷一。

【组成】柴胡 茯苓 甘草 黄芩 葛根 防风 薄荷 芍药 北梗

【用法】水二钟，加生姜二片，豆豉一撮，煎至一钟，不拘时服。滓再煎。

【主治】伤寒得汗未解，或发而未汗。

和中饮子

【来源】《活人心统》卷一。

【组成】川归身 茯苓 人参 白术 柴胡 甘草 黄芩 芍药 滑石 麦门冬 淡竹叶

【用法】水二钟，加生姜二片，大枣一个，煎一钟，不拘时候服。

【主治】伤寒日久，汗下脉虚，潮热往来者。

旋覆花汤

【来源】《校注妇人良方》卷十四。

【组成】旋覆花 赤芍药 甘草各五分 前胡 石膏各一钱 白术 人参 麻黄（去根节） 黄芩各三分

【用法】加生姜，水煎服。

【主治】伤寒头目旋疼，壮热心躁。

正气散

【来源】《摄生众妙方》卷四。

【组成】苍术 厚朴 川芎 柴胡 藿香 半夏 陈皮 甘草各等分

【用法】用水二钟，煎至八分，温服。汗出为愈。

【主治】伤寒感冒，中寒重者。

不换金正气散

【来源】《古今医统大全》卷七十六。

【组成】厚朴（姜炒） 苍术（米泔水泡） 陈皮（去白） 半夏（制） 藿香叶（净） 甘草（炙）各一钱 草果五分

【用法】水二盏，加生姜三片，大枣二枚，水煎，温服。

【功用】和脾胃，止吐泻，温中，下痰饮。

【主治】一切山岚瘴气，八般疟疾，四时伤寒，五种膈气，腹痛胀满，吞酸噫气，嗳塞干呕，恶心；内受寒湿，外感风邪，头痛头眩，鼻塞；及一切霍乱时气，不伏水土。

百问方

【来源】《医学入门》卷四。

【组成】硫黄五钱

【用法】艾汤调服。即时安卧，良久睡起，汗出而愈。

【主治】伤寒身冷脉微，手足厥而躁。

复阳丹

【来源】《医学入门》卷四。

【组成】荜澄茄 木香 干蝎 附子（炮） 硫黄 吴萸各五钱 干姜一钱

【用法】上为末，酒糊为丸，如梧桐子大。每服三十丸，生姜汤送下，复以热酒投之取汗。

【主治】伤寒面青肢冷，心腹胀，脉沉细。

柴胡竹茹汤

【来源】《古今医鉴》卷三。

【组成】柴胡 黄芩 半夏 竹茹 知母 甘草

【用法】上锉。加生姜一片，水煎服。

【主治】伤寒潮热作渴，呕逆不止。

柴胡白虎汤

【来源】《育婴家秘》卷三。

【组成】柴胡 人参 黄芩 知母 甘草 石膏

【用法】上锉。加淡竹叶，水煎服。

【主治】伤寒半表半里，大热大渴，自汗不止。

大双解散

【来源】《点点经》卷四。

【组成】黄连（姜炙） 黄柏 连翘 羌活 秦艽各一钱 生地二钱 黄芩 山栀 淡竹 木通各一钱五分 大黄 芒硝各三钱

【用法】竹茹一团为引。

【主治】六脉俱数，烦热不退，身热体重，骨节疼痛，呕吐不出，诸病攻作，命在危急。

和解散

【来源】《仁术便览》卷一。

【组成】柴胡 桔梗 枳壳 前胡 甘草 茯苓 半夏 黄芩 葛根 薄荷 连翘 芍药 川芎

【用法】水二钟，加生姜三片，水煎服。

【主治】四时伤寒发汗后，经中有余热未解。

【加减】烦躁，加麦门冬、竹叶。

二圣救苦丸

【来源】《万病回春》卷二。

【别名】二圣救苦丹（《医宗金鉴》卷二十八）。

【组成】锦纹大黄四两（酒拌，蒸，晒干） 牙皂二两（如猪牙者）

【用法】上为末，水打稀糊为丸，如绿豆大。每服五七十丸，冷绿豆汤送下。以汗为度。

【主治】

　　1.《万病回春》：伤寒瘟疫。不论传经、过经者。

　　2.《喉科紫珍集》：大头瘟，目赤咽肿。

【方论】《医宗金鉴》：疫气从鼻而入，一受其邪，脏腑皆病，若不急逐病出，则多速死。急逐之法，非汗即下，故古人治疫之方，以下为主，以汗次之，是为病寻出路也。方中用皂角开窍而发表，大黄泻火而攻里，使毒亦从汗下而出也。

神仙救苦丸

【来源】《万病回春》卷二。

【组成】麻黄（去节，研细，热水浸，取汁） 甘草（炙，去皮，温水浸，取汁）各四两 赤芍（洗去土，温水浸，取汁）四两 朱砂一两五钱（红大颗者，研细，水飞过） 雄黄（去夹石，红朗大颗者，研细，水飞过）一两五钱 升麻（微

炒，研细，温水浸，取汁） 人参（去芦，研碎，温水浸，取汁） 当归（用身，研细，水浸，取汁） 柴胡（研碎，温水浸，取汁）各一两

【用法】上各阴干，共盛一处，用温水搅匀，以细绢滤过三遍，将汁盛于瓷罐内，上以绵纸固之，置之不近湿、不通风处，仍阴干取下为细末，停分两处，临后时一半入石膏（研细，水淘净）、枳实（研细，温水浸，取汁）各五钱（春、夏用）；一半入桂枝（研细，温水浸，取汁）、细辛（研细，温水浸，取汁）各五钱（秋、冬用），醋糊为丸，如黍米大。每服一丸，以好鲜明雄黄五分于碗内研细，入井花凉水与药同研送下，水洗雄黄，务要吃尽。药后焚香三寸，自然汗出立愈。如伤寒汗后变为杂症者，每服二丸，内外兼表，仍出汗自愈。

【主治】四时伤寒，不论日期远近，阴阳表里，内外虚实，半表半里，男女老幼。

桂枝汤

【来源】《万病回春》卷二。

【组成】桂枝 芍药 防风 羌活 川芎 白术 甘草

【用法】上锉。加生姜三片、大枣一枚，水煎，温服。

【功用】实表散邪。

【主治】冬月正伤寒，足太阳膀胱经受邪，头痛，发热恶风，脊强，自汗，脉浮缓。

【宜忌】无汗者不可服。

驱邪汤

【来源】《证治准绳·类方》卷四引《会编》。

【组成】麻黄 桂枝 杏仁 甘草 防风 羌活 独活 川芎 藁本 柴胡 家葛 白芷 升麻

【用法】加生姜、薄荷，水煎服。

【主治】风寒颈项强痛。

芍药甘草汤

【来源】《东医宝鉴·杂病篇》卷二引仲景方。

【组成】桂枝二钱　甘草（炙）一钱半　芍药　白术　附子（炮）各一钱

【用法】上锉，作一贴。水煎服。

【主治】伤寒，汗后恶寒。

败毒散

【来源】《明医指掌》卷六。

【组成】羌活一钱（去芦）　独活一钱（去芦）　柴胡一钱（去毛）　前胡一钱（去芦）　枳壳（炒）八分　茯苓八分（去皮）　川芎七分　甘草五分（炙）　桔梗八分（去芦）

《医方集解》有薄荷少许；《疫疹一得》以葱为引。

【用法】加生姜三片，水二钟，煎一钟服。

【主治】

1.《明医指掌》：脏毒协寒便血。

2.《医方集解》：伤寒头痛，憎寒壮热，项强睛暗，鼻塞，风痰及时疫，岚瘴鬼疟，或声如蛙鸣，赤眼口疮，湿毒流注，脚肿腿肿，喉痹毒痢，诸疮斑疹。

五柴胡饮

【来源】《景岳全书》卷五十一。

【组成】柴胡一二三钱　当归二三钱　熟地三五钱　白术二三钱　芍药钱半（炒用）　炙甘草一钱　陈皮酌用或不用

【用法】水一钟半，煎七分，食远热服。

【主治】中气不足，外邪不散；伤寒，疟疾，痘疮。

【加减】寒胜无火者，减芍药，加生姜三五七片，或炮干姜一二钱，或再加桂枝一二钱则更妙；脾滞者，减白术；气虚者，加人参随宜；腰痛者，加杜仲；头痛者，加川芎；劳倦伤脾、阳虚者，加升麻一钱。

【方论】此与四柴胡饮相表里，但四柴胡饮止调气分，此则兼培血气以逐外邪，尤切于时用者。

秘传走马通圣散

【来源】《景岳全书》卷五十一。

【组成】麻黄　炙甘草各一两　雄黄二钱（或加川芎二钱）

【用法】上为细末。每服一钱，热酒下。即汗。

【主治】伤寒阴邪初感，质强而寒甚者。

【宜忌】宜用于仓卒之时。

麻桂饮

【来源】《景岳全书》卷五十一。

【别名】麻桂汤（《会约医镜》卷十）。

【组成】官桂一二钱　当归三四钱　炙甘草一钱　陈皮（随宜用，或不用亦可）　麻黄二三钱

【用法】上以水一钟半，加生姜五七片或十片，煎至八分，去浮沫，不拘时服。但取津津微汗透彻为度。四季皆可用之。

【主治】

1.《景岳全书》：伤寒、瘟疫、阴暑、疟疾，凡阴寒气胜而邪有不能散者。

2.《会约医镜》：风寒中经，头痛恶寒，拘急身痛，脉浮紧者。

【加减】若阴气不足者，加熟地黄三五钱；若三阴并病者，加柴胡二三钱；若元气大虚，阴邪难解者，当以大温中饮更迭为用。

【方论】此实麻黄桂枝二汤之变方，而其神效则大有超出二方者。

麻黄发表汤

【来源】《幼科金针》卷上。

【组成】麻黄　柴胡　干葛　防风　羌活　苏叶　淡豆豉　甘草

【用法】上加葱白七枚，水煎服。

【主治】小儿伤寒，壮热头疼，恶寒无汗，鼻干气粗，眼眶肢节皆痛。

紫葛败毒散

【来源】《痘疹仁端录》卷十三。

【组成】柴胡　葛根　人参　羌活　防风　紫苏　荆芥　桔梗　甘草

【用法】水煎服。

【功用】解散。

【主治】疑似伤寒。

查朴二陈汤

【来源】《医林绳墨大全》卷一。
【组成】山查　厚朴　陈皮　白茯苓　半夏　甘草
【用法】加生姜三片，水煎服。
【主治】伤寒温疫初起三四日之间者。

救坏汤

【来源】《石室秘录》卷六。
【组成】人参五钱　茯苓五钱　柴胡一钱　白芍一钱　玄参五钱　麦冬五钱　白芥子二钱　当归五钱　陈皮五分
【用法】水煎服。
【主治】伤寒已汗吐下，而仍身热如火之坏症。
【方论】此方妙在全不去救失吐、失汗、失下之症，反用参、苓、归、芍大补之剂，少加柴胡以和解之，自能退火而生胃气。倘鉴其失吐而重吐之，失汗而重汗之，失下而重下之，羸弱之躯，何能胜如是之摧残哉，必死而已矣。

人参双姜汤

【来源】《辨证录》卷一。
【组成】人参一两　干姜三钱　生姜三钱
【用法】水煎服。
【主治】冬月伤寒，四五日后下利，手足逆冷，无脉者。

加味桂附汤

【来源】《辨证录》卷一。
【组成】白术一两　肉桂　干姜各一钱　附子　甘草各五分
【用法】水煎服。
【主治】冬月伤寒，身热四日，畏寒不已。

和营汤

【来源】《辨证录》卷一。

【组成】麻黄三分　茯苓三钱　当归三钱　玄参五钱　甘草一钱　麦冬五钱　竹叶三十片　半夏五分
【用法】水煎服。
【主治】冬月伤寒，邪欲走阳明而阳明不受，至七日而热犹未解，谵语不休。

和膈散

【来源】《辨证录》卷一。
【组成】柴胡一钱　白芍一两　生地五钱　玄参三钱　麦冬二钱　茯苓二钱　竹茹一团　芥子一钱
【用法】水煎服。
【功用】补水济木。
【主治】冬月伤寒，至五六日，往来寒热，胸胁苦满，或呕或吐，或渴或不渴，或烦或不烦，已用小柴胡汤和解后。

参术附枣汤

【来源】《辨证录》卷一。
【组成】人参一两　白术二两　附子一钱　麸炒枣仁五钱
【主治】冬月伤寒，四五日后，手足逆冷，恶寒身踡，脉又不至，复加躁扰不宁，不止阳绝也，阴亦将绝矣。

参苓麻草汤

【来源】《辨证录》卷一。
【组成】麻黄一钱　人参三钱　茯苓一两　甘草一钱
【用法】水煎服。
【主治】冬月伤寒，头痛，遍身亦疼。

济阳汤

【来源】《辨证录》卷一。
【组成】杜仲二钱　山药一两　甘草一钱　人参五钱　白术五钱　破故纸一钱
【用法】水煎服。
【主治】冬月伤寒，大汗热解，腹微痛，腰不可俯仰。

桂术汤

【来源】《辨证录》卷一。

【组成】白术五钱　肉桂一钱

【用法】水煎服。

【主治】冬月伤寒，一二日即自汗出，咽痛，吐利交作，肾经有寒者。

桂术加葱汤

【来源】《辨证录》卷一。

【组成】白术五钱　肉桂一钱　葱一条

【用法】水煎服。

【主治】冬月伤寒，五六日腹痛利不止，厥逆无脉，干呕而烦。

消厥散

【来源】《辨证录》卷一。

【组成】白芍五钱　当归五钱　丹皮三钱　生地二钱　甘草一钱　人参一钱　炒黑荆芥三钱　炒栀子一钱　天花粉二钱

【用法】水煎服。一剂而厥乃发，再剂而厥反定矣。

【功用】补肝凉血。

【主治】冬月伤寒，身热十二日，病已入肝，热邪极深，元气不足，欲厥而不能发厥者。

救逆散

【来源】《辨证录》卷一。

【组成】人参二两　茯苓　白芍各一两　附子一钱　麦冬五钱　牛膝二钱　破故纸一钱

【用法】水煎服。

【主治】冬月伤寒，汗下后又加大吐，气逆，呕吐饱闷，胸中痞满，时时发厥，昏晕欲死，谵语如见神鬼，且知生人出入。此为坏症之不可救者。

救脾饮

【来源】《辨证录》卷一。

【组成】人参　茯苓　巴戟天各五钱　山药　芡实各一两　北五味　陈皮各五分　神曲五分

【用法】水煎服。

【主治】冬月伤寒，身重，目不见人，自利不止。

舒经汤

【来源】《辨证录》卷一。

【组成】薄荷二钱　白芍五钱　甘草八分　黄芩二分　白术二钱　茯苓五钱　桂枝三分

【用法】水煎服。

【主治】冬月伤寒，发热口苦头痛，饥不欲饮食，腹中时痛。

脾肾两温汤

【来源】《辨证录》卷一。

【组成】人参三钱　白术五钱　肉桂一钱　巴戟天三钱　丁香三分　肉豆蔻一枚　芡实三钱　山药三钱

【用法】水煎服。一剂而恶寒止，二剂而呕吐尽除也。

【主治】冬月伤寒至十日，恶寒呕吐。

【方论】此方用参、术以健脾；用巴戟天、芡实、山药以补肾；而又用肉桂、丁香以辟除寒气。旺肾水以生脾土，则土气自温。母旺而子不贫，亦母温而子不寒也。

秦艽汤

【来源】《郑氏女科万金方》卷五。

【组成】人参　白芷　羌活　独活　防风　白术　生地　当归　白芍　川芎　茯苓　细辛　黄芩　甘草

　　本方名秦艽汤，但方中无秦艽，疑脱。

【主治】妇人中风，汗出不止，大便秘结。

【加减】遇天阴，加生姜七片；痞，加枳实。

人参白虎汤

【来源】《重订通俗伤寒论》。

【组成】西洋参三钱　生石膏四钱　知母四钱　生甘草一钱　生粳米三钱（荷叶包）

【功用】甘凉救液，大生肺津。

【主治】伤寒服新加白虎汤后，斑发虽透，谵狂虽除，而身热不退，口燥渴，汗大出，脉虚芤。

九味仓廪汤

【来源】《重订通俗伤寒论》。

【组成】潞党参一钱至一钱半　羌活八分至一钱　薄荷一钱至一钱半　茯苓二钱至三钱　防风一钱至一钱半　前胡一钱至一钱半　苦桔梗一钱至一钱半　清炙草六分至八分　陈仓米三钱至四钱

【用法】水煎服。

【功用】益气发汗。

【方论】此方妙在参、苓、仓米益气和胃，协济羌、防、薄、前、桔、甘，各走其经以散寒，又能鼓舞胃中津液上输于肺以化汗，正俞氏所谓藉胃汁以汗之也。凡气虚者，适感非时之寒邪，混厕经中，屡行疏表不应，邪伏幽隐不出，非藉参、苓、米辅佐之力，不能载之外泄也。

宣化饮

【来源】《重订通俗伤寒论》。

【组成】新会皮　大腹皮　炒麦芽　前胡各一钱半　炒萝卜子三钱　小青皮一钱

【用法】先用小山楂一两，煎汤代水，煎成去滓，稍温服。

【功用】消食和气。

【主治】伤寒兼痧，痧因食结者。

清耳五仙散

【来源】《重订通俗伤寒论》。

【组成】猪胆汁炒川柏一钱　酒炒杜红花三分　制月石七分　冰片一厘　薄荷霜二厘

【用法】上为极细末，瓷瓶收藏，以吹耳。更以盐鸭蛋灰拌捣天荷叶，涂布耳轮两腮，以消肿退炎。

【主治】黄耳伤寒。

葱豉白虎汤

【来源】《重订通俗伤寒论》卷十一。

【组成】鲜葱白三枚　豆豉三钱　生石膏四钱　知母三钱　细辛三分　生甘草五分　粳米三钱（荷叶包）

【主治】伤寒愈后，伏热未尽，复感新邪，邪郁于内，头痛发热，恶风或恶寒，舌燥口渴，或兼咳嗽烦躁者。

葱豉葛根汤

【来源】《重订通俗伤寒论》卷十一。

【组成】鲜葱白二枚　淡豆豉三钱　生葛根一钱半

【主治】伤寒愈后，伏热未尽，复感新邪，头痛发热，恶风或恶寒，舌燥口渴，或兼咳嗽。

聪耳芦荟丸

【来源】《重订通俗寒伤论》。

【组成】生熟川军　芦荟　青黛　柴胡各五钱　龙胆草　黄芩　山栀　当归　青皮各一两　青木香　杜胆星各二钱　当门子五分

【用法】神曲糊丸。每服八分至一钱，以麻黄连翘赤小豆汤送下。外用清涤耳毒水灌耳。

【功用】苦寒清利，解毒泻火。

【主治】黄耳伤寒。两耳红肿黄亮，扪之焮热而痛，两腮红肿痛甚，耳中亦红肿，筑筑然痛，时有黄涎流出，声如蝉噪，两目发黄，身热体痛，恶寒无汗，背脊拘挛串痛，强直难伸，不能转侧，溺短赤涩，脉右濡滞，左浮弦略紧，舌苔白腻带黄，边尖色红，病由风热挟湿温时毒引起的流行性中耳炎。

发汗灵方

【来源】《良朋汇集》卷一。

【组成】苍术（米泔浸）　羌活　白矾各等分

【用法】上为末，用生姜捣自然汁为丸，如弹子大。每用一丸，男左女右手紧撺丸对阴处。吃葱姜汤，被盖取汗。

【主治】一切伤风、伤寒。

鼻吸散

【来源】《良朋汇集》卷五。

【组成】川芎　白芷　乳香　没药　雄黄各二钱　火消四钱五分

【用法】上为细末。用时取少许鼻中吸之。

【主治】伤寒憎寒，头身疼痛，痘疹不出，或初出不透，风寒咳嗽；及受暑恶心，目肿，咽喉肿痛，牙疼，心腹疼痛。

生脉补中汤

【来源】《伤寒大白》卷四。

【别名】麦味补中汤（《医级》卷八）。

【组成】生脉散合补中益气汤
家秘加车前子，其效更速。

【功用】润津液，助气化。

【主治】

1.《伤寒大白》：误汗太过，津液外亡而小便不利者。

2.《医级》：中气不足，暑令多汗，燥渴脉弱。

加减防风汤

【来源】《伤寒大白》卷一。

【组成】防风　荆芥　羌活　独活　白芍药　甘草　生姜　大枣

【主治】南方冬令，发热有汗，脉浮缓，或内有积热者。

【加减】症兼阳明，加干葛；兼少阳，加柴胡；口渴消水，加石膏、知母；里有积热，加栀、连；胸前饱满，加枳壳，广皮。

羌活柴胡汤

【来源】《伤寒大白》卷三。

【组成】羌活　柴胡　防风　枳壳　青皮　甘草

【主治】太阳、少阳为病，胁痛无汗，脉浮，恶寒身热。

芍药甘草汤

【来源】《伤寒大白》卷四。

【组成】芍药　甘草　石膏　荆芥

【功用】调和阴血。

【主治】伤寒脉浮，自汗出，小便数，心烦，微恶寒，脚挛急，咽干烦燥。

【方论】此方妙在石膏、荆芥辛凉上焦，润其咽干烦燥，又藉其辛凉入血，助芍药、甘草下缓肝急，使其脚伸。

独活汤

【来源】《伤寒大白》卷四。

【组成】独活　防风　柴胡　葛根　广皮　甘草

【主治】伤寒足冷。

【加减】身痛，加羌活；胸满，加枳壳；呕恶，加半夏、厚朴、白豆蔻、川黄连。

四治汤

【来源】《奇方类编》卷下。

【组成】白砂糖五钱

【用法】伤寒，用生姜汤调服；伤食，用山楂汤调服；伤热，用新汲水调服；妇人血崩，用百草霜汤调服。

【主治】伤寒，伤食，伤热，妇人血崩。

乌金丸

【来源】《惠直堂方》卷一。

【组成】木鳖子不拘多少

【用法】以麻油煮，浮为度。以小麦麸炒去油气，用瓷锋刮去毛皮，研为末，面糊为丸，如绿豆大。每服三分，小儿一分。未服药之先，去大小便。服药后，盖被出汗，不可见风，犯之寒战，须嚼生姜解之。伤寒，葱汤送下；霍乱，藿香汤送下；痰火，姜汤送下；疟疾，桃枝汤送下；火眼，菊花汤送下；瘟疫，凉水送下；流注，花粉汤送下；白浊，胡椒汤送下；红痢，细茶送下；白痢，姜汤送下；吐血，京墨磨井水送下；结胸，姜汤送下；心痛，香附汤送下；肿毒，雄黄汤送下；便毒，葱汁送下；水泻，神曲茶汁送下；头风，川芎汤送下；呕吐，姜汤送下；血崩，红花汤送下；重舌，吹药五厘，凉水咽下；胁胀，陈皮汤送下；食蛊，山楂、麦芽汤送下；食膈，陈曲、麦芽、夜壶水煎汤送下；锁喉风，以火酒漱口，用药掺之；疝气，橘核、大茴汤送下；气逆、水蛊，芫花汤送下；月经不调，红花汤送下；便血、盗汗，黑豆汤送下；大便不通，枳壳汤送下；翻胃膈食，枣子汤送下；驱邪辟瘟，砂仁汤送下；痛串，杨梅酒送下；胎衣不下，石灰打水澄清送下；小便不通，槟榔汤送下；喉痹、喉癣，吹药五分；寒热气，火酒送下；小儿惊风，朱砂、金箔汤送下；筋骨疼痛，黄芩汤或火酒送下。

【主治】伤寒，瘟疫，结胸，疟疾，头风，心痛，气逆，胁胀，痰火吐血，盗汗，翻胃，呕吐，膈食，水蛊，食蛊，水泻，红白痢，便血，大小便不通，疝气，白浊，便毒，肿毒，流注，痛串，筋骨疼痛，火眼，喉痹，喉癣，锁喉；妇人血崩，月经不调，胎衣不下；小儿惊风，重舌。

小柴胡加大黄汤

【来源】《幼幼集成》卷二。
【组成】人参七分 北柴胡一钱五分 片黄芩 法半夏各一钱 炙甘草五分 锦庄黄一钱
【用法】生姜三片，大枣三个为引，水煎，热服。
【主治】小儿伤寒里热，恶热，出头露面，扬手掷足，烦躁燥粪，掀衣气粗。

椒杏丸

【来源】《仙拈集》卷一。
【组成】杏仁 胡椒各三十二粒
【用法】上为末，姜汁为丸。拿手心一时，自然出汗，虚人亦可用。
【功用】发汗。
【主治】伤寒。

赤金丹

【来源】《仙拈集》卷四。
【组成】苍术二两 雄黄 木香各一两 炙草 朱

砂 血竭 乳香 没药 沉香各五钱 麝香 冰片各一钱 大金箔三十张（为衣）
【用法】上为末，炼蜜为丸，如绿豆大，外用金箔为衣，阴干，瓷器收贮，置高燥处，恐致霉湿。大人空心服五丸，小儿三丸。服后盖暖睡一时。伤寒感冒，葱白汤送下；胸膈膨胀，陈皮汤送下；乳蛾，井花水送下；肿毒，升麻大黄汤送下；小便不通，竹叶汤送下；大便不通，火麻仁、大黄汤送下；疟疾，杏仁汤送下；赤痢，甘草汤送下；白痢、泄泻，姜汤送下；赤白痢，乌梅汤送下；头痛，川芎汤送下；霍乱，藿香汤送下；惊风，薄荷汤送下；胃气痛，艾醋汤送下；经水不调，丹参汤送下；小儿不能服药，研碎抹乳上食少半丸。
【主治】伤寒感冒，胸膈膨胀，乳蛾，肿毒，大小便不通，疟疾，泄泻，赤白痢，头痛，霍乱，小儿惊风，胃气痛，妇女经水不调。
【宜忌】忌生冷荤腥。

太玄丹

【来源】《蕙怡堂方》卷一。
【组成】白犀角 山慈菇 玄明粉 麻黄（去节）血竭 甘草 黄连（各末）各一钱 雄黄三分
【用法】上为极细末，姜汁拌湿，乌金纸包，外用红枣肉捣如泥，包半指厚，作二团，入砂罐内，又用盐泥固之，上下加火，俟烟将尽，离火少顷，取出，去枣肉，每药一钱，加冰片二分半，麝一分，研极细末，并瓷瓶收贮，黄腊塞口。每用蘸麻油点药入眼，重者吹鼻。
【主治】伤寒外感，瘟疫痧毒，哮喘，冷气攻心，乳吹，兼治痘疹初起。

秘授万灵一粒九转还丹

【来源】《疡医大全》卷七。
【别名】万灵一粒九转还丹（《中国医学大辞典》）。
【组成】真鸦片三两（冬研夏炖） 犀牛黄 真麝香各一钱二分（去毛） 百草霜九钱
【用法】上为细末，然后将白米饭二两四钱，研如糊，再下前四味，再研匀和丸，每丸重三厘，朱砂为衣，入大封筒内封固，放在翻转脚炉盖内，将包扎好草纸盖好，微微炭火烘三炷香，每炷香摇动炉盖三次，三三见九，名曰九转还丹，香完移过炉盖，待冷拆封，入瓷瓶内听用。大人每服一丸，小儿八九岁一丸作二次服，四五六七岁一丸作三次服，三岁未周一丸作四次服。

无论大人小儿，倘误多服，以浓茶饮之即解。

【主治】 伤寒头痛发热，阴症身冷自汗，中风口眼歪斜，小儿急慢惊风，产后瘀血作痛，妇女经水不调，赤带，霍乱吐泻，痰结头痛，痢疾，蛊胀，久嗽，各种疼痛，痈疽，疔疮。

【宜忌】 孕妇忌服。

天麻膏

【来源】《幼科释谜》卷六。

【组成】 生地二两　羌活一两半　当归一两二钱　牛膝　元参　杜仲　独活各七钱半

【用法】 天麻一两熬膏丸药。每服三五十丸，汤送下；或各锉，每三五钱煎服亦可。

【主治】 小儿伤寒或中暑无汗，身大热。

掌中金

【来源】《松峰说疫》卷二。

【组成】 苍术　姜（温病用生者，伤寒用干者）　白矾（飞）　银朱各等分

【用法】 上为末。先饮热绿豆浓汤，次将药末五分，男左女右摊手心内，搦紧，夹腿腕侧卧，盖被取汗。

【主治】 伤寒、温疫不论阴阳，已传经与未传经。

普救五瘟丹

【来源】《松峰说疫》卷二。

【组成】 冰片六分　牛黄一钱　麻黄二钱四厘　琥珀一钱五分　生甘草三钱五分

【用法】 共为细末，瓷瓶收贮。用水蘸药，点两眼角一次。不汗再点，必汗出。

【主治】 伤寒、瘟疫。

柴芩煎

【来源】《会约医镜》卷四。

【组成】 柴胡　栀子　黄芩　泽泻　木通各二钱　甘草一钱　白芍一钱半　枳壳一钱半

【用法】 水煎服。

【主治】 伤寒表邪未解，内外俱热，烦渴喜冷，下利脉实者。

【加减】 小便短，大便多水，加草薢四钱。

观音救苦散

【来源】《松峰说疫》卷五。

【组成】 川芎　藿香　藜芦各三钱　丹皮（去心）　元胡索　朱砂各二钱　雄黄　白芷　牙皂各四钱

【用法】 上为细末，朱、雄另研调入收贮。用时先噙水在口内，次以药吸入两鼻孔，吐水取嚏。

【功用】 预防瘟疫。

【主治】 伤风、伤寒并疫气所侵，稍觉头昏脑闷，项背拘急。

蒿柳汁

【来源】《松峰说疫》卷五。

【组成】 黄蒿心七个　柳条心七个

【用法】 上入碗内捣烂，或少加水亦可，滤去滓，用鸡子一个，飞金三贴，和汁搅匀。令病人一口吸尽。随即炒盐半碗，研细罗下，用手蘸盐将病人胸腹并前后心遍擦，再速用黄蒿、柳条熬滚水将病人周身荡之，照方如是者三次，立时发汗而痊。

【主治】 瘟疫、伤寒，不论日之多少。

桂枝姜附汤

【来源】《温病条辨》卷一。

【组成】 桂枝六钱　干姜三钱　白术（生）三钱　熟附子三钱

【用法】 水五杯，煮取二杯，滓再煮一杯服。

【主治】 寒湿伤阳，经络拘束，形寒不渴，脉缓，舌淡或白滑。

【方论】形寒脉缓，舌白不渴，而经络拘束，全系寒证，故以姜、附温中，白术燥湿，桂枝通行表阳也。

顺气饮

【来源】《古今医彻》卷一。
【组成】木香五分 乌药 陈皮 枳壳（炒）茯苓各一钱 甘草三分（炙）柴胡五分 桔梗一钱 香附一钱（便制）熟砂仁末一钱 姜一片
【用法】水煎服。
【主治】伤寒夹气，发热恶寒，脉沉而不快。

温胆汤

【来源】《古今医彻》卷一。
【组成】半夏 枳实 竹茹 茯苓各一钱 甘草三分（炙）广皮一钱 钩藤钩二钱
【用法】加生姜一片，大枣一枚，水煎服。
【主治】伤寒挟惊。

桂耆汤

【来源】《观聚方要补》卷一引《本草切要》。
【组成】桂枝汤 黄耆 人参 柴胡
【主治】伤寒里虚表实，行发散药邪汗不出，身热烦躁，六脉空数。

万应丹

【来源】《串雅补》卷一。
【组成】斑蝥（糯米泔浸一宿，炒黄色勿令焦）川乌（煨）草乌（炒）三棱 莪术 首乌 大茴 生地 熟地 黑丑 白丑 雄黄 五灵脂 朱砂 龟版 全蝎 甲片各五钱 半夏（姜制）大黄 白芍 赤芍 麻黄各三钱 升麻二钱 僵蚕四钱 杏仁二十粒（去皮，炙）生草一两 川蜈蚣十条（酒洗，炙干）麝香五分
【用法】上为细末，用大黑枣二斤八两，去皮核蒸熟，捣如泥，入药末杵千下为丸，每丸重三分。每服一丸，随症引下，症治悉照黄金顶引送；或陈酒送下，酒随量饮。

【主治】伤寒，瘟疫，中暑，疟疾，山岚瘴气，感冒，咳喘痰多，鼻衄，吐血，肠风下血，食积腹痛，霍乱吐泻，胁痛，心气走痛，大便闭涩，五淋痛甚，四肢浮肿，遍身骨节疼痛，腰痛怕冷，手足拘挛，痿弱难伸，年久风气疼，中风口哑不语，半身不遂，盗汗，耳聋眩晕，阴症热燥，梦与鬼交，梦泄遗精，痰迷心窍。妇人月经不调，血崩，赤白带下，乳痈，胎衣不下，产后血痛。小儿惊风发热，吐乳夜啼，慢脾风，大头瘟，疳积，泄泻，耳内流脓，无名肿毒，痈疽，背疮，流注，结核走窜，杨梅疮，天疱疮，喉癣，喉蛾，目赤涩痛，皮肤痒极，五蛊胀肿。
【宜忌】孕妇忌服。

药 茶

【来源】《良方合璧》卷上引叶天士方。
【组成】羌活 独活 荆芥 防风 柴胡 前胡 藿香 香茹 紫苏 葛根 苍术 白术（炒焦）枳实 槟榔 藁本 滁菊 青皮 桔梗 甘草 半夏（制）白芥子 大腹皮 木通 莱菔子（研）杜苏子 车前子 泽泻 猪苓 薄荷 生姜各二两 川芎 白芷 秦艽 草果各一两 陈建曲 南楂炭 茯苓皮 麦芽各四两 杏仁 厚朴 广陈皮各三两
【用法】上药共煎浓汁，以陈松萝茶叶六斤，收之晒干。每服二三钱，小儿减半，煎服。
【主治】伤风伤寒，头痛发热，停食，肚腹膨胀，霍乱吐泻，伏暑赤白痢疾。

万灵膏

【来源】《理瀹骈文》。
【组成】玄参 苦参 生地黄 黄连 黄芩 山栀 大黄 当归 川芎 白芷 赤芍 羌活 独活 防风 连翘 花粉 桔梗 五倍子 皂角 白及 白蔹 山慈姑 红大戟 官桂 蓖麻仁 木鳖仁 巴仁 山甲 杏仁 发团各一两 槐枝 柳枝 桃枝 马齿苋各八两（一方无百草霜，有两头尖五钱）
【用法】麻油熬，黄丹、铅粉各等分，松香、黄蜡二两收膏，百草霜一两半，轻粉、儿茶、乳香、

没药各二钱，麝一钱，搅匀。凡一切内外热病，皆可贴于背心、胸口，可代羌活汤、通圣散、败毒散用。

【主治】四时伤寒、温热症，及一切内外热病。

万通膏

【来源】《理瀹骈文》。

【组成】玄参 苦参 生地黄 黄连 大黄 当归 川芎 白芷 赤芍 皂角 官桂 蓖麻仁 木鳖仁 巴仁 山甲 杏仁 发团各一两 党参 熟地 草乌 白芍沉香 丁香 木香

方中党参以下七味用量原缺。

【用法】麻油熬，黄丹、铅粉各等分，松香、黄蜡二两收膏，百草霜一两半，儿茶、乳香、没药各五钱，麝一钱，搅匀。

【主治】四时伤寒及外症。

伤寒通用膏

【来源】《理瀹骈文》。

【组成】麻黄（去节）四两 柴胡一两 升麻 党参 当归各一两 赤芍 甘草各四两 朱砂 雄黄各一两半

【用法】麻油熬，黄丹收。贴膻中处。

【功用】发汗。

【主治】四时伤寒；伤寒汗后变为杂症及干霍乱亦可用。

【加减】春、夏，加石膏、枳实；秋、冬，加细辛、桂枝各五钱。石膏重用亦可。

参归羌活汤

【来源】《不知医必要》卷一。

【组成】党参（米炒，去芦）二钱 羌活 独活 当归各一钱五分 川芎 藿香各一钱 炙草七分 紫苏一钱

【用法】加红枣二个，生姜二片，葱白三寸，煎服。

【主治】虚弱，及老人伤寒初起，发热恶寒、头痛身痛、无汗。

坎离互根汤

【来源】《医学衷中参西录》下册。

【组成】生石膏三两（细末） 玄参一两 生淮山药八钱 甘草三钱 野台参四钱 鲜白茅根六两（洗净，切碎） 生鸡子黄三枚

【用法】先将茅根煎三四沸，去滓，纳余五味，煎汤三钟，分三次温服。每服一次调入鸡子黄一枚。

【主治】伤寒，或其肾经素有蕴热，因有伏气之热激发之，则其热益甚，以致心肾皆热，其壮热充实于上下。

【方论】方中石膏、人参并用，不但能解少阴之实热，并能于邪热炽盛之时立复真阴，辅以茅根更能助肾气上升与心火相济也。至于玄参，性凉多液，其质轻松，原善清浮游之热，而心之烦躁可除，其色黑入肾，又能协同鸡子黄以滋肾补阴，俾少阴之气化壮旺，自能逐邪外出也。

三合济生丸

【来源】《伤科方书》。

【组成】川厚朴六两五钱 乌药二两 枳壳三两五钱 羌活四两 广藿香七两 木瓜一两三钱 紫豆蔻二两 茅术三两 半夏四两五钱 苏叶七两 香茹二两 草果二两 赤芩六两 香附三两 桔梗二两五钱 甘草三两 茯苓二两 川芎三两 白术一两五钱 檀香一两 陈皮六两五钱 防风三两 木香三两六钱 柴胡八钱 白芷五两 神曲五两 砂仁三两

【用法】上为细末，用薄荷、茶叶、大腹皮熬汁，米汤一碗为丸，朱砂为衣，每丸重七分，晒干收入小口瓷瓶不可泄气。每服一钱，重症加倍。舌苔白者，用藿香汤送下；黄者，用荷叶汤送下；寒重，用姜汤送下。

【主治】四时不正之气，头疼身热，腹痛胀闷，霍乱转筋，呕吐泄泻，四肢厥冷，绞肠痧气，伤寒，伤暑，伤食，疟，痢。

【宜忌】忌食米粒。

【加减】吐泻转筋，用丸四服，加生姜、灶心土煎服。

大青汤

【来源】《家庭治病新书》引《医通》。

【组成】大青三钱 元参 山栀各二钱 黄芩一钱 黄柏一钱五分 黄连六分 甘草八分

【用法】水煎服。

【主治】伤寒久热不解者。

救急避瘟散

【来源】《全国中药成药处方集》（吉林方）。

【组成】皂角二钱四分 朱砂 雄黄各一钱七分 细辛 贯众各二钱 麻黄 木香 桔梗 白芷 半夏 藿香 薄荷 枯矾 防风 甘草各一钱四分

【用法】上为细末。每服一钱，用姜水送下，再吹入鼻孔二三分更佳。小儿酌减。

【功用】除瘟解表，止痢消毒。

【主治】伤寒感冒，霍乱，红白痢疾，大便闭塞，小便赤涩，无名肿毒等。

连朴饮

【来源】《浙江中医杂志》（1985，6：253）。

【组成】黄连 栀子各10g 厚朴 半夏 淡豆豉 菖蒲各12g 芦根15g

【用法】水煎服。如热重于湿者，加黄芩12g，滑石、车前子各30g；白痢，加薏苡仁30g，竹叶12g；胸脘胀满，加草果、白蔻仁各12g；呕吐，加藿香15g，竹茹12g；腹泻，去淡豆豉、芦根，加茯苓12g，薏苡仁30g；大便隐血，加地榆炭20g，茜草炭12g。

【主治】伤寒与副伤寒。

【验案】伤寒与副伤寒 《浙江中医杂志》（1985，6：253）：本组治疗伤寒与副伤寒35例，男17例，女18例；年龄8～30岁。均为首次发病，主症为发热（体温38.5～40℃），食欲不振，胸脘痞闷，身困乏力，脾脏肿大。35例全部治愈，每周检查血、尿、大便和伤寒血清凝集反应连续2次均属正常范围，症状和体征消失，肝功能恢复正常。服药4日热退者19例，6日热退者16例，平均退热时间为5日。其中有3例2周后复发，经继续治疗获愈。

二、太阳病

伤寒太阳病，是指外邪侵袭太阳经脉，致使太阳经所属脏腑、经络生理功能紊乱的病情。《伤寒论》："太阳之为病，脉浮，头项强痛而恶寒。"本病成因为邪束太阳，经气不利，正邪交争，营卫失和。以发热恶寒，头项强痛，脉浮为主要表现。治宜发汗解表，调和营卫。

大青龙汤

【来源】《伤寒论》。

【别名】甘草汤（《圣济总录》卷十三）。

【组成】麻黄六两（去节） 桂枝二两（去皮） 甘草二两（炙） 杏仁四十枚（去皮尖） 生姜三两（切） 大枣十二枚（擘） 石膏如鸡子大（碎）

【用法】以水九升，先煮麻黄，减二升，去上沫，纳诸药，煮取三升，去滓，温服一升。取微似汗，汗出多者，温粉扑之；一服汗者，停后服；若复服，汗多亡阳，遂虚，恶风烦躁不得眠也。

【功用】

1.《医方集解》：风寒两解。

2.《伤寒论方解》：发汗定喘，解热除烦，利小便以驱除水气。

【主治】

1.《伤寒论》：太阳中风，脉浮紧，发热恶寒，身疼痛，不汗出而烦躁者；伤寒，脉浮缓，身不疼，但重，乍有轻时，无少阴证者。

2.《金匮要略》：病溢饮者。

3.《方极》：喘及咳嗽，渴欲饮水，上冲，或身疼，恶风寒者。

4.《伤寒论方古今临床》：急性热病之初起高热者，如上呼吸道感染、流行性感冒、急性支气管炎（风寒型）、哮喘性支气管炎、流行性脑脊髓膜炎等病。

【宜忌】若脉微弱，汗出恶风者，不可服之。

【方论】

1.《金匮要略》：此出溢饮之方也。溢饮者，风寒伤于胸膈，表里气郁不宣，则饮水流行，归于四肢，皮肤肿满，当汗出而不汗出，身体疼重。此表里风寒两伤，偏于表寒多者，故以麻、桂二汤去芍药，加石膏为大青龙，并驱表里之邪；石膏以清风化之热，使阳气通而邪从汗解，饮从下渗。或因寒邪而偏伤于内，脾胃气逆，痰饮溢出躯壳、肌肉之间，浮肿疼重者，当以小青龙汤逐痰解表，使内外之饮无地可容，故小青龙亦主之。

2.《伤寒明理论》成无己：桂枝汤主中风，麻黄汤主伤寒，二者发散之纯者也。及乎大青龙汤则不然，虽为发汗之剂，而所主又不一，必也中风脉紧，为中风见寒脉，是风寒两伤也；伤寒脉浮缓，为伤寒见风脉，是风寒两伤也；风兼寒，寒兼风，乃大青龙汤专主也。见兹脉证，虽欲与桂枝汤解肌以祛风，而不能已其寒，则病不去；或欲以麻黄汤发汗以散寒，而不能去其风，则病仍在；兹仲景所以特处大青龙汤以两解之。麻黄味甘温，桂枝味辛热，寒则伤荣，必以甘缓之；风则伤卫，必以辛散之。此风寒两伤，荣卫俱病，故以甘辛相合，而为发散之剂，表虚脉缓者，则以桂枝为主，此以表实腠理密，则以麻黄为主，是先麻黄后桂枝，兹麻黄为君，桂枝为臣也。甘草味甘平，杏仁味甘苦，苦甘为助，佐麻黄以发表；大枣味甘温，生姜味辛温，辛温相合，佐桂枝以解肌。石膏味甘辛微寒，风，阳邪也，寒，阴邪也，风则伤阳，寒则伤阴，荣卫阴阳为风寒两伤，则非轻剂所能独散也，必须轻重之剂以同散之，乃得阴阳之邪俱已，荣卫之气俱和，是以石膏为使；石膏为重剂，而又专达肌表者也。大青龙汤发汗之重剂也，非桂枝汤之所同，用之稍过，则又有亡阳之失。

3.《尚论篇》：解肌兼发汗，而取义于青龙者，龙升而云兴，云兴而雨降，郁热顿除，烦躁乃解。观仲景制方之义，本是桂枝、麻黄二汤合用，但因芍药酸收，为兴龙致雨所不宜，故易以石膏之辛甘大寒，辛以散风，甘以散寒，寒以胜热，一药而三善俱备，且能助青龙升腾之势，所以为至当至神之法也。

4.《伤寒附翼》：此麻黄汤之剧者，故加味以治之也。喘者是寒郁其气，升降不得自如，故多用杏仁之苦以降气；烦躁是热伤其气，无津不能作汗，故特加石膏之甘以生津；然其性沉大寒，恐内热顿除，而表寒不解，变为寒中而挟热下利，是引贼破家矣，故必备麻黄以发表，又倍甘草以和中，更用姜、枣以调营卫。一汗而表里双解，风热两除，此大青龙清热攘外之功，所以佐麻、桂二方之不及也。

5.《古今名医方论》：此麻黄证之剧者，故于麻黄汤加味以治之也。诸证全是麻黄，而喘与烦躁有别。喘者，是寒郁其气，升降不得自如，故多用杏仁之苦以泄气；烦躁者，是热伤其气，无津液不能作汗，故特加石膏之甘以生津。然其性沉而大寒，恐内热顿除，而表邪不解，变为寒中，而协热下利，故必倍麻黄以发表，又倍甘草以和中，更用姜、枣以调营卫，一汗而表里双解，风热两除。此清内攘外之功，所以佐以麻、桂二方之不及也。少阴亦有发热、恶寒、无汗、烦躁之症，与青龙同，但脉不浮，头不痛为辨，法当温补。及脉浮弱，自汗出者，是桂枝证，反与麻黄、石膏，则真阳立亡矣。要知麻黄证热全在表，桂枝证之自汗，大青龙之烦躁，皆兼里热，仲景于表剂中便加寒药以清里。自汗是烦之兆，燥是烦之症，汗出则烦得泄，故不燥，宜微寒酸苦之味以和之，汗不出则烦不得泄，故燥，宜大寒坚重之品以清之。芍与膏本是里药，今人见仲景入表剂中，因疑而畏之，当用不用，以至热结阳明，而斑黄狂乱纷纷出矣。仲景于太阳经中，即用石膏以清胃火，是预保阳明之先着；加姜、枣以培中气，又虑夫转属太阴。苦心良法，有如此者！

6.《医宗金鉴》：名大青龙者，取龙兴云雨之义也。治风不外乎桂枝，治寒不外乎麻黄，合桂枝、麻黄二汤以成剂，故为兼风寒中伤者之主剂也。二证俱无汗，故减芍药，不欲其收也；二证俱烦躁，故加石膏，以解其热也。设无烦躁，则又当从事于麻黄桂枝各半汤矣。仲景于表剂中加大寒辛甘之品，则知麻黄证之发热，热全在表；大青龙证之烦躁，热兼肌里矣。初病太阳即用石膏者，以其辛能解肌热，寒能清胃火，甘能生津液，是预保阳明存津液之先着也。粗工疑而畏之，当用不用，必致热结阳明，斑黄狂冒，纷然变出矣。观此，则可知石膏乃中风、伤寒之要药，故得麻、桂而有青龙之名；得知、草而有白虎之号也。服后取微汗，汗出多者，温粉扑之。一服得汗，停其后服。盖戒人即当汗之证，亦不可过汗也。

7.《伤寒类方》：汗出多者，温粉扑之，此外治之法，论中无温粉方，《明理论》载：白术、藁本、川芎、白芷各等分，入米粉和匀扑之。无藁本亦得。后人用牡蛎、麻黄根、铅粉、龙骨亦可。

8.《伤寒论本旨》章虚谷：风寒互持，营卫俱闭，故重用麻黄泄卫，仍佐桂枝涌营，以发表为主，佐石膏以清郁热，然石膏之寒少，实不敌姜桂之热多，特取其质重走里，不碍麻桂生姜之走表以解外寒，又取其辛寒，不使姜桂之助内热，使表里合奏其功而不相妨，此仲景用法之精妙也。

9.《成方便读》：夫邪之来也，正气不与之两立，必发热以拒之。而人禀阴阳之气，各有偏胜不同。阳盛之人，外为风寒骤加，则阳气内郁而不伸，故见躁烦不宁之象。然阳气抑郁，何由得汗？虽用麻黄、桂枝，表亦终不能解，一若亢龙有悔，欲雨何来？必以石膏之甘寒，清其内烦，解其郁热，使其阳气暴伸，表里通畅，然后云行雨施，一汗而解也。先哲每谓石膏可以解肌，殊不知甘寒质重之物，止有清里之能，不过热除表解之意，皆由前人凿分桂枝汤治风伤卫，麻黄汤治寒伤营，大青龙汤治风寒两伤营卫，均为解表之方，遂致后人误会者多耳。此方即麻黄汤之变剂，因其内有郁热，故加石膏；欲其和营卫，致津液，故用姜、枣。学者神而明之，自可得其理矣。

10.《医学衷中参西录》：大青龙汤所主之证，原系胸中先有蕴热，又为风寒锢其外表，致其胸中之蕴热，有蓄极外越之势。而其锢闭之风寒，犹恐芍药苦降酸敛之性，似于发汗不宜，而代以石膏，且多用之以厚其力，其辛散凉润之性，既能助麻、桂达表，又善化胸中蕴蓄之热为汗，随麻、桂透表而出也，为有云腾致雨之象，是以名为大青龙也。至于脉微弱，汗出恶风者，原系胸中大气虚损，不能固摄卫气，即使有热，亦是虚阳外浮，若误投以大青龙汤，必至虚者益虚，其人之元阳应气分虚极而欲脱，遂致肝风萌动而筋惕肉瞤也。

11.《金匮方论与临床》：本方即麻黄汤方重用麻黄，加石膏、生姜、大枣而成。方中重用麻黄，其辛温升散之性，既可增强在表之卫阳的升散性，又得桂枝、生姜之辛温以协同，以辛温发汗，解表散饮，使在表之寒邪，均由发散而外解，则恶寒发热，身痛可除；石膏寒凉，以清里热，则烦躁、口渴可除，杏仁苦温，苦则能降，温则能升，一升一降，以开宣肺经之郁滞；甘草、大枣和中，滋养营卫，以资汗源，使热清而阴不伤。诸药合用，共奏表里双解之效。

12.《金匮要略方义》：溢饮者，乃素有水饮内停，复感风寒，外邪束表，卫气被郁，肺失宣降，三焦决渎失司，于是水寒相杂，不得发越，遂成此病。本方所治之溢饮，当是邪盛于表，乃有郁热者。症见恶寒发热，身体疼重，皮肤肿满，不汗出而烦躁等。治宜发表散饮，兼清里热。方中用麻黄为君药，解表开腠理，宣肺利水气；臣以桂枝解肌发汗，兼和营卫，以助麻黄表散之力；此证因有内热，故桂之用量宜轻，并宜加用石膏，清内热而除烦躁；其与麻桂合用，有表里同治，外解内清之妙；然石膏性寒而沉降，有碍于麻黄宣发之力，故麻黄宜加量用之；佐以杏仁宣利肺气，使气化则水湿亦化；又佐以生姜、大枣，非但助桂枝调和营卫，更得麻黄为伍，而发越水气；使以甘草，和中缓急，调和诸药。综合全方，共奏解表散饮，清热除烦之效。此方对于溢饮属外寒内热者宜之，伤寒不汗出而烦躁者亦宜之。

【实验】退热作用 《中国医药学报》（1987，6：17）：应用本方（麻黄18g，桂枝6g，生石膏90g，杏仁9g，生姜9g，大枣6g，甘草6g）1剂之量，共用9剂，生药1296g。麻黄、桂枝用95％酒精

1000ml 浸渍 24 小时，其他为每次加水 2000ml，共煮 2 次，然后把麻、桂浸液和煎液混合，浓缩过滤后制成 400ml 药液。每 100ml 药液中含生药 324g，pH 值为 6.5。进行大青龙汤退热作用的实验研究，实验结果证明其对多种发热性疾病有一定的退热作用，强度约 4 小时内降温 0.8～1.06℃。

【验案】

1. 支气管肺炎　《古方临床之运用》：病人男性，年 37 岁。初因感冒咳嗽而起，后成肺炎，气急、胸痛、咳嗽、痰中带瘀血，病已两周，高热无汗，身疼痛，颜面及两颧绯红，烦躁谵语、喘咳气急，两胁痛，脉弦紧，径与大青龙汤加鲜竹沥，是夜大汗淋漓，即呈分利解热，诸证悉退，病家惊为神异。

2. 溢饮浮肿　《生生堂治验》：一妇人，产后浮肿腹满，大小便不利，饮食不进。其夫医人也，躬亲疗之不验，可 1 年而疾愈进，短气微喘，时与桃花加芒硝汤无效。于是请救于师。师往诊之，脉浮滑，按其腹，水声瀌瀌然。因与大青龙，温覆之。其夜大发热，汗如流，翌又与如初，三四日小便通利，日数行，五六日间，腹满如忘。与前方百余贴复故。

3. 感冒　《浙江中医学院通讯》（1977，2：60）：康氏患感冒，恶寒无汗，头身痛，烦躁呻吟，脉浮紧稍数。自处大青龙汤：麻黄 12g，石膏 30g，桂枝 6g，杏仁 6g，甘草 6g，大枣 4 枚，生姜 9g，水煎服。药后不及 10 分钟，则见汗出津津，随即恶寒发热及周身疼痛均见明显减轻，烦躁呻吟亦除，遂得醋睡 1 夜。次日身仍潮润，热除身静，病去七八。故改桂枝汤以和营卫，止头痛，1 剂即愈。

4. 哮喘　《云南中医杂志》（1995，3：29）：以本方治疗哮喘发作 46 例，结果：显效 18 例，好转 23 例，无效 5 例，总有效率为 89.1%。

5. 慢性喘息型气管炎　《实用中西医结合杂志》（1998，2：146）：用本方加川朴、地龙、白果为基本方，痰热壅甚者加黄芩、全瓜蒌；咳痰清稀，内有痰饮者加细辛、半夏，生姜易干姜；治疗慢性喘息型气管炎急性发作 74 例。结果：临床控制 33 例，显效 25 例，好转 11 例，总有效率为 93.3%。

6. 小儿高热　《陕西中医》（2000，8：346）：以本方治疗儿科高热急症 88 例，结果：显效 43 例，有效 30 例，无效 15 例，总有效率为 83%。

桂枝汤

【来源】《伤寒论》。

【别名】阳旦汤（《金匮要略》卷下）。

【组成】桂枝三两（去皮）　芍药三两　甘草二两（炙）　生姜三两（切）　大枣十二枚（擘）

【用法】上锉三味，以水七升，微火煮取三升，去滓，适寒温，服一升。服已须臾，啜热稀粥一升余，以助药力。温覆令一时许，遍身漐漐微似有汗者益佳，不可令如水流漓，病必不除。若一服汗出病愈，停后服，不必尽剂；若不汗，更服依前法，又不汗，后服小促其间，半日许令三服尽。若病重者，一日一夜服，周时观之。服一剂尽，病证犹在者，更作服，若不汗出，乃服至二三剂。

【功用】

1.《伤寒论》：解肌发汗，和营卫。

2.《古今医鉴》：实表散邪。

3.《伤寒来苏集》：滋阴和阳，调和营卫。

【主治】

1.《伤寒论》：太阳中风，阳浮而阴弱，阳浮者，热自发，阴弱者，汗自出，啬啬恶寒，淅淅恶风，翕翕发热，鼻鸣干呕，头痛者。太阳病，下之后，其气上冲者。太阳病，外证未解，脉浮弱者。太阴病，脉浮者。霍乱吐利止而身痛不休者。

2.《金匮要略》：妇人妊娠得平脉，阴脉小弱，其人渴，不能食，无寒热。产后风续之数十日不解，头微痛，恶寒，时时有热，心下闷，干呕，汗出。

3.《医灯续焰》：腹中痛在脐旁，名曰盘疝。脚气发于太阳经，发热头痛恶寒，目眩项强，腰脊、身体及外踝后至小趾外侧皆痛。

4.《伤寒附翼》：凡头痛发热恶风恶寒，其脉浮而弱，汗自出者，不拘何经，不论中风、伤寒、杂病，咸得用此发汗。愚常以此汤治自汗、盗汗、虚疟、虚痢随手而愈。

5.《杂症会心录》：胎疟。

【宜忌】

1.《伤寒论》：禁生冷、粘滑、肉面、五

辛、酒酪、恶臭等物。若其人脉浮紧，发热汗不出者，不可与之。若酒客病，不可与桂枝汤。

2.《注解伤寒论》：桂枝下咽，阳盛则毙。

【方论】

1.《注解伤寒论》：《内经》曰：辛甘发散为阳，桂枝汤，辛甘之剂也，所以发散风邪。风淫所胜，平以辛，佐以苦甘，以甘缓之，以酸收之。是以桂枝为主，芍药、甘草为佐也；风淫于内，以甘缓之，以辛散之。是以生姜、大枣为使者也。

2.《金匮方论衍义》：此证亦出《伤寒》厥阴证中。盖内有虚寒，故下利，胀满；表邪未解，故身体疼痛；于是以下利为重。先治其里，后治其表者，若《伤寒》太阳证以医下之，续得下利清谷不止，身疼痛者，急当以四逆汤救里；清便自调，然后以桂枝汤救表此类也。

3.《金镜内台方议》：中风者，乃风邪之气伤人卫气，而成此症也。卫气受风则强，强则自汗出而常恶风。卫强则荣弱，荣弱则发热，头体痛，脉浮而缓。是以自汗恶风，发热头体痛，脉浮而缓者，乃中风症也。经曰：风淫于内，以辛散之，以甘缓之。乃用桂枝为君，以散邪气而固卫气；桂枝味辛甘性热，而能散风寒，温卫气，是辛甘发散为阳之义也。芍药味酸性寒，能行荣气，退热，理身痛，用之为臣。甘草、大枣味甘而性和，能谐荣卫之气而通脾胃之津，用之为佐。姜味辛性温，而能散邪佐气，用之为使。先圣配此五味之药以治伤寒者，乃专主中风之症，而行解肌之法也。若非自汗恶风之症，不可服也。经曰桂枝下咽，阳盛则毙者，是也。

4.《医方考》：桂枝味辛甘，辛则能解肌，甘则能实表，经曰：辛甘发散为阳，故用之以治风；然恐其走泄阴气，故用芍药之酸以收之；佐以甘草、生姜、大枣，此发表而兼和里之意。

5.《景岳全书》：桂枝性散，芍药性敛，以芍药从桂枝则桂枝不峻；以桂枝从芍药则芍药不寒。然以芍药之懦终不胜桂枝之勇，且芍药能滋调营气，适足为桂枝取汗之助，故桂枝汤亦是散剂，但麻黄汤峻而桂枝汤缓耳。

6.《伤寒缵论》：此方专主卫气风邪之证。以其卫伤不能外固而自汗，所以用桂枝之辛发其邪，即用芍药之酸助其阴，然一散一收，又须甘草以和其胃。况发汗必须辛甘以行阳，故复以生姜佐桂枝，大枣佐甘草也。但方中芍药不言赤白，《太平圣惠方》与节庵俱用赤，孙尚权与叔微俱用白，然赤白补泻不同。仲景云：病发热汗出，此为营弱卫强。营虽不受邪，终非适平也，故卫强则营弱，是知必用白芍药也。营既弱而不能自固，岂可以赤芍药泻之乎？虽然，不可以一律论也。如太阳误下而传太阴，因而腹满时痛，则当倍白芍补营血之虚。若夫大实者必加大黄，又宜赤芍以泻实也。至于湿热素盛之人与夫酒客辈，感寒之初身寒恶热者，用桂枝汤即当加黄芩以胜热，则不宜白芍以助阴，贵在临证活法也。

7.《伤寒附翼》：此为仲景群方之祖，乃滋阴和阳，调和营卫，解肌发汗之总方也。用桂枝发汗，即用芍药止汗，生姜之辛，佐桂以解肌，大枣之甘，佐芍以和里。桂、芍之相须，姜、枣之相得，阴阳表里，并行而不悖，是刚柔相济以为和也。甘草甘平，有安内攘外之功，用以调和气血者，即以调和表里，且以调和诸药矣。而精义尤在啜稀热粥以助药力。盖谷气内充，外邪勿复入，热粥以继药之后，则余邪勿复留，复方之妙用又如此。故用之发汗，自不至于亡阴，用之止汗，自不至于贻患。

8.《医方集解》：此足太阳药也。仲景以发汗为重，解肌为轻，中风不可大汗，汗过则反动营血，虽有表邪，只可解肌，故以桂枝汤少和之也。经曰：风淫所胜，平以辛凉，佐以苦甘，以甘缓之，以酸收之。桂枝辛甘发散为阳，臣以芍药之酸收，佐以甘草之甘平，不令走泄阴气也；姜辛温能散，散寒止呕；枣甘温能和，此不专于发散，又以行脾之津液而和营卫者也。麻黄汤专于发散，故不用姜枣，而津液得通矣。

9.《金匮要略心典》：下利腹胀满，里有寒也。身体疼痛，表有邪也。然必先温其里，而后攻其表，所以然者，里气不充，则外攻无力，阳气外泄，则里寒转增，自然之势也。因四逆用生附，则寓发散于温补之中，桂枝有甘、芍，则兼固里于散邪之内。仲景用法之精如此。妊娠二三月，往往恶阻不能食是已。无寒热者，无邪气也。夫脉无故而身有病，而又非寒热邪气，则无可施治，惟宜桂枝汤和调阴阳而已。徐氏云，桂枝汤外证得之，为解肌和营卫，内证得之，为化气调阴阳也。

10.《绛雪园古方选注》：桂枝汤，和方之祖，故列于首。《太阳篇》云：桂枝本为解肌，明非发汗也。桂枝、甘草辛甘化阳，助太阳融会肌气；芍药、甘草酸甘化阴，启少阴奠安营血；姜通神明，佐桂枝行阳；枣泄营气，佐芍药行阴；一表一里，一阴一阳，故谓之和。加热粥，内壮卫阳助药力，行卫解腠理郁热，故曰解肌。邪未入营，而用白芍者，和阳解肌，恐动营发汗，病反不除。观此足以贯通全部方法，变化生心，非仲圣其孰能之？

11.《医宗金鉴》：名曰桂枝汤者，君以桂枝也。桂枝辛温，辛能发散，温通卫阳；芍药酸寒，酸能收敛，寒走阴营。桂枝君芍药，是于发汗中寓敛汗之旨；芍药臣桂枝，是于和营中有调卫之功。生姜之辛，佐桂枝以解表；大枣之甘，佐芍药以和中。甘草甘平，有安内攘外之能，用以调和中气，即以调和表里，且以调和诸药。以桂、芍之相须，姜、枣之相得，借甘草之调和，阳表阴里，气卫血营，并行而不悖，是刚柔相济以相和也。而精义在服后须臾，啜稀粥以助药力。盖谷气内充，不但易为酿汗，更使已入之邪不能少留，将来之邪不得复入也。又妙在温覆令一时许，漐漐微似有汗，是授人以微汗之法也。

12.《伤寒贯珠集》：此方用桂枝发散邪气，即以芍药摄养津气，炙甘草合桂枝之辛足以攘外，合芍药之酸足以安内，生姜、大枣、甘草相合补益营卫，亦助正气去邪气之用也。盖以其汗出而邪不出，故不用麻黄之发表，而以桂枝助阳以为表，以其表病而里无热，故不用石膏之清里，而用芍药敛阴以为里，此桂枝汤之所以异于麻黄、大青龙也。

13.《汉方简义》：方用桂枝之辛温，疏卫而通阳；芍药之酸寒，和营而破阴。因桂为血分阳药，主走表；芍为血分阴药，主走里。今以二物平配，则桂得芍，而不任性走表；芍得桂，而不任性走里；适于不表不里，而行于营卫，然后用生姜之辛温以散之，甘草之甘平以和之，更用大枣之甘平以滋之，即头头是道矣。

14.《成方便读》：夫风为阳邪，性喜疏泄，故一伤太阳之表，即入于营，营血为其扰攘而不宁，则自汗出而邪仍不解，此风中仍有寒气，

所谓三冬凛冽之风，否则焉能即伤太阳之表，而有头项强痛发热恶风等证？若春夏之风，其气和缓，即伤之亦不过头痛鼻塞、咳嗽发热，为肺之表耳。即如麻黄汤之治寒伤营，寒中亦有风邪，若无风邪，寒气何能过卫入营？故风者善行数变，寒不能独伤人，必风以冲其先，引而入之，乃能为病。由同观之，亦不必拘定桂枝汤治风伤卫，麻黄汤治寒伤营，为成法也。总之，麻黄汤治寒多风少，寒气之重者也；桂枝汤治风多寒少，寒气之轻者也。故此方以桂枝入营散寒，随生姜外出于卫，微微汗出，使寒去即风亦去，营中本为风邪扰攘，恐桂枝、生姜之过于辛散，故以白芍护阴而敛营，甘草和中而缓急，大枣以养脾阴，以脾者营之源，且与生姜合用，又可以和营卫致津液也。

15.《金匮要略方义》：本方乃解肌发汗之剂，仲景常以自汗出、脉浮缓（或浮弱）为运用本方之辨证要点。凡风寒在表，不任大发其汗者，均可与本方微发其汗，解表邪而和营卫。本方原为风寒伤卫，营阴不固之证而设。卫分受邪，则失其卫外固密之职，进而营阴无护，则失其营内守藏之性，于是形成了卫中邪盛，营中阴亏之营弱卫强、卫气不共荣气谐和之证。治宜解肌发表，调和营卫，使阴平阳秘，营卫和谐，则邪祛病愈。方中以辛甘温之桂枝为君药，解肌发汗，兼可调和营卫；以酸寒等量白芍为臣，敛阴和营，并能养血益阴；两者相伍，一散一收，散者祛卫分之邪，收者敛营分之阴，发汗之中寓敛汗之旨，疏卫之中有和营之功，且可汗不伤阴血，敛不留邪气；佐以生姜、大枣，既有辛甘发散之力，又无温燥伤阴之弊，且可调和营卫而和气血；同时大枣与白芍配伍，尚能益阴养血，助脾化津，滋汗源而和营血；使以甘草调和诸药，且得桂枝则辛甘养阳，得白芍则甘酸化阴；大枣与甘草合用，尚能益脾和中而扶正气。诚如《医宗金鉴》所说：以桂芍之相须，姜枣之相得，藉甘草之调和，阳表阴里，气卫血荣，并行而不悖，是刚柔相济以相和也。其用法之啜热稀粥，一是助药力以取汗，一是益胃气以化精微；取微汗者，使之汗不伤正，汗出表和，邪去正复，外邪不致再入。总之，此方从用药到用法，处处精当，环环周密，实为解表和营之良方，非但外邪

伤表营卫不和表虚自汗者当用，凡属营卫失调诸证，亦宜用之。故《金匮要略》以此治下利里虽和而表不解之身体疼痛，以及妊娠初期气血不和之阴脉小、不能食等。

【实验】

1.桂枝汤药理作用的初步研究 《中成药研究》（1983，3：25）：药理实验结果证明，桂枝汤具有较强的解热、镇痛、抗炎、镇静作用。其解热实验表明，75%桂枝汤能使发热兔肛温降低0.71℃，皮温试验也可使小鼠正常皮肤温度降低8.13%，同时，实验还提示，其解热作用除由促进汗腺分泌引起外，还与桂枝汤的镇静作用及中枢性降温作用有关；镇痛实验表明，在120分钟时，37.5%、75%桂枝汤使小鼠基础痛阈分别提高64.82%和105.35%，而且37.5%桂枝汤对小鼠扭体反应抑制率为80%，75%桂枝汤的抑制率为90%；抗炎实验表明，小鼠致炎后1小时，37.5%和75%桂枝汤对肿胀抑制率分别为85.72%和84.77%；实验还表明，桂枝汤能抑制小鼠自由活动，增强巴比妥类的催眠作用。

2.免疫抑制作用 《中西医结合杂志》（1989，5：283）：小鼠实验结果表明：桂枝汤能明显抑制小鼠的PFC（小鼠抗体分泌细胞）、SRFC（特异玫瑰花形成细胞）、BSA（牛血清白蛋白）诱导的迟发型超敏反应，以及对ConA和LPS的增殖反应，与对照组相比，有显著性差异（$P<0.01$）。能明显抑制小鼠脾细胞产生IL-2的能力，与对照组相比，$P<0.01$。

3.啜粥和温覆对桂枝汤药效的影响 《中国医药学报》（1990，1：28）：桂枝、芍药、炙甘草、生姜、大枣。按传统配伍比例，水煎煮，浓缩成150%的药液，口饲动物。结果：17.5g/（kg·d）和35g/（kg·d）剂量组对小鼠流感病毒性肺炎有抑制作用，对病鼠的单核巨噬细胞系统吞噬活性有增强作用。给相同剂量桂枝汤后45分钟，再给予热粥，并提高环境温度，从22℃升到27℃维持1小时，与单给药组相比，能显著性提高对小鼠流感病毒性肺炎的抑制作用，也增强病鼠单核巨噬细胞系统吞噬活性的倾向。上述结果对《伤寒论》所述桂枝汤服后啜粥、温覆以助药力的认识，提供了一定的实验说明。

4.对体温和肠蠕动的双相调节作用 《中国医药学报》（1990，2：34）：桂枝、芍药、生姜、大枣各10份，炙甘草7份。常规制成水煎浓缩液，备用。观察其对动物体温和肠蠕动的双相调节作用。结果表明：2.5～10g/kg剂量的桂枝汤口饲大鼠，能使酵母引起的发热和安痛定引起的体温降低加速恢复正常，8.75～35g/kg口饲小鼠，能抑制新斯的明引起的肠蠕动功能亢进，兴奋肾上腺素引起的肠蠕动减慢。这种对体温和肠蠕动的双相调节和正常化作用，对于说明桂枝汤的调节阴阳功能提供了一个实验例证。

5.对汗腺分泌的影响 《中西医结合杂志》（1991，1：34）：动物实验证明，桂枝汤能增强正常大鼠的汗腺分泌，具有发汗作用。而对汗腺分泌亢进动物有抑制作用，并使之降低到正常水平。结果提示：桂枝汤对汗腺分泌具有双相调节作用。

6.对体温的双向调节作用 《中国中西医结合杂志》（1994，2：99）：研究发现，桂枝汤能抑制蛙皮素对冷环境中大鼠的降温效应，并不影响等效价蛙皮素及其受体拮抗剂D-苯丙12-蛙皮素合并脑室注射引起的体温改变，亦能翻转D-苯丙12-蛙皮素在发热大鼠的升温作用，提示桂枝汤对体温的双向调节，部分通过对下丘脑体温调节中枢中蛙皮素受体的调节起作用。

7.对大鼠实验性胃溃疡的治疗作用 《北京中医药大学学报》（1994，3：24）：张氏等以大鼠醋酸型胃黏膜溃疡为基础，观察了桂枝汤对大鼠实验性胃溃疡的治疗作用以及对肝、胃、肾等脏器细胞中三磷酸腺苷酶、琥珀酸脱氢酶和碳酸酐酶等酶活性的影响。结果发现：本方能够有效地调节脾胃机能，对实验性胃溃疡具有明显的抑制与修复作用，其作用是通过整体性调节而实现的。

8.延迟皮肤排异 《辽宁中医杂志》（1995，5：230）：用异体或异种皮肤移植，是抢救治疗大面积烧伤的一项重要措施，但因排异反应，移植后的皮肤在一定的时间内便溶解脱落。延长异种或异体皮肤移植后在创面的生长时间，对抢救治疗大面积烧伤具有重要意义。桂枝汤煎剂浸泡的猪皮，移植于7例烧伤创面，其生长时间明显延长，证实桂枝汤具有延迟皮肤排异的功效。

9.抗菌作用 《中国医药学报》（1998，

1：72）:实验证明，桂枝汤合煎与分煎抗菌作用相同，方中以甘草抗菌作用最强，桂枝和芍药居中，生姜最弱；提高方中甘草用量，全方抗菌作用也相应增强.

10.调节体温作用 《中国中西医结合杂志》（2001，3：203）：在酵母诱导发热模型大鼠中，桂枝汤可使下丘脑中AC（腺苷酸环化酶）活性明显降低；而在安痛定诱导的低体温模型大鼠中，它又可使AC活性明显增强。由于cAMP含量受AC活性的影响，所以桂枝汤可通过对AC的双向调节作用，影响体温调节中枢中cAMP含量，从而表现为对发热动物可解热，对低体温动物可升温。

11.对血压的调节作用 《中国实验方剂学杂志》（2001，4：20）：实验表明：桂枝汤不但能明显降低自发性高血压大鼠的血压，也能明显升高复方降压片致低血压大鼠的血压，提示桂枝汤对大鼠血压具有明显双向调节作用。

【验案】

1.伤风 《全国名医验案类编·续编》：赵云龙，年52岁，业商，住南通，患伤风。下乡收账，感受风寒，头痛有汗，谵语狂笑，大便不通，已经6日，小便自利，身热恶风，脉浮而大，宜桂枝汤。桂枝6g，赤芍药6g，甘草3g，生姜2片，红枣2枚，服后笑语皆止，第2日大便自通，3日而愈。

2.发热 《伤寒论通俗讲话》：病者某某，女，成人。近1年来，每天都出现2～3次发热、汗出。查其饮食、大小二便、睡眠皆佳。曾按阴虚治疗，服药20余剂无效。诊其脉缓软，舌淡苔白，辨为营卫不和，用桂枝汤原方，服2剂即热止汗不出。

3.皮肤病 《浙江中医杂志》（1965，5：30）：以桂枝汤为主，治疗多形红斑、湿疹、荨麻疹、皮肤瘙痒症、冬季皮炎、冻疮、蛇皮癣等多种皮肤病之属风寒外袭，营卫不和，血脉阻滞而舌苔薄白，脉象浮缓或浮滑，以及有每逢冬季发作，春暖时症状减轻规律者，获得满意效果。具体运用时，挟湿者，可加化湿利湿之品，如茅术、羌活、独活、防己、赤小豆、茯苓皮、薏苡仁、车前之类；营血不足者，加当归、首乌、鸡血藤、丹参之类。

4.妊娠恶阻 《新中医》（1984，4：12）：病者王某某，24岁。妊娠月余，呕吐频频，曾服中药10余剂乏效，继又住院3天，中西医针药并举，仍呕恶冲心难忍。近几天又增腹痛，望其面色不华，语声无力，无食欲，强食则食之即吐，小便黄，大便干，舌苔舌质无明显变化，脉弦数。诊为冲气上逆，非降逆平冲不能止呕。遂用桂枝、白芍各10g，竹茹、生姜各9g，大枣3枚，炙甘草3g。服1剂，自觉心中安定，呕吐有所减轻。连服3剂，呕吐已止，腹痛除，胎气安。作者指出，本方所治之妊娠恶阻，以既无明显寒象，又无明显热象为宜。

5.偏瘫 《河南中医》（1986，2：36）：应用本方加味：桂枝12g，白芍15g，甘草10g，生姜10g，大枣7枚，红花9g，防风9g。因汗出过多，营阴耗伤重者白芍可增至30～40g；瘀血较重者，可减白芍量加赤芍；气息低微，精神萎靡，脉浮者加黄芪。治疗偏瘫24例，疗效标准：劳动力恢复，生活能自理者，为临床治愈；症状明显改善，偏废肢体能扶杖活动，言语不清者能说简单生活用语，为显效；服药后症状少有改善者为好转。结果：服药最少者14剂，最多者103剂，平均58剂。临床治愈者15例，显效6例，好转3例。

6.老年性皮肤瘙痒症 《山东中医杂志》（1988，6：23）：应用本方加味：桂枝10g，白芍10g，鸡血藤30g，当归10g，防风10 g，炙甘草5g，大枣5枚，生姜3g，用水浸泡1日后，第1遍煎取250ml，分早晚2次服用；第2遍煎至2500ml于晚上服药后，趁药液温热擦洗患处15～25分钟，日用1剂；治疗老年性皮肤瘙痒症31例。结果：痊愈（自觉症状完全消失，随访1年无复发）79例；好转（症状消失，有复发现象，应用本方治疗仍有效）9例；无效3例；总有效率为90.3%。

7.颈椎病 《国医论坛》（1991，6：18）：应用本方加味：桂枝、白芍各15g，葛根、伸筋草各20g，丹参30g，炙甘草10g，生姜3g，大枣5枚。每日1剂，水煎，每天早、晚各服200～500ml，治疗颈椎病301例，结果：痊愈（各种症状和体征完全消失）258例；显效（症状大部分消失，体征明显改善，能坚持工作）24例；有效（症状和体征好转）12例；无效（体征及症状无改变或加重）7例；总有效率为97.5%。

8.小儿多动症 《湖北中医杂志》（1994，

3：33）：应用桂枝汤：桂枝6g，白芍15g，炙草4g，生姜4片，大枣4枚（此为5岁左右小儿的剂量），治疗小儿多动症30例。结果：痊愈8例，显效17例，改善3例，无效2例，总有效率为93.3%。病程在2个月以内者6例均获痊愈，病程在半年以内者共11例，其中痊愈2例，显效9例。无效病例均为病程在3年以上的患儿。

9．小儿地图舌 《上海中医药杂志》（1995，3：11）：以本方加减：桂枝3g，白芍5g，甘草3g，生姜3片，红枣7枚；舌红少苔者，加北沙参、麦冬；大便秘结者，加麻仁；盗汗者，加龙骨、生牡蛎；厌食者，加川石斛、炒内金。治疗小儿地图舌38例。结果：一个疗程后38例地图舌消失21例，有效率为71%。

10．白细胞减少症 《山东中医杂志》（1995，5：205）：用本方加味（虎杖、制黄精、绞股蓝），治疗白细胞减少症35例，并与口服鲨肝醇片35例对照。结果：治疗组治愈25例，好转9例，总有效率为97.14%。对照组治愈7例，好转17例，总有效率为74.29%。两组比较差异显著（P<0.01）。

11．头皮瘙痒证 《陕西中医》（2004，3：275）：病人女，18岁，头皮瘙痒3月余，难以忍受。投桂枝汤加味：桂枝、白芍各10g，生姜、炙甘草、蝉蜕各6g，大枣5枚（擘），地肤子15g，2剂，水煎服。2诊，药后痒止。随访1年未复发。

12．伤暑 《福建中医药》（2008，5：29）：用桂枝汤治疗阴暑75例，服药3天，结果：痊愈66例，好转8例，无效1例，总有效率99%。

桂枝去芍药汤

【来源】《伤寒论》。
【组成】桂枝三两（去皮） 甘草二两（炙） 生姜三两（切） 大枣十二枚（擘）
【用法】以水七升，煮取三升，去滓，温服一升。
【功用】《伤寒论方医案选编》：解肌祛风，去阴通阳。
【主治】
1．《伤寒论》：太阳病，下之后，脉促胸满者。
2．《伤寒论方解》：太阳经，经医误投泻下剂

后，头痛、发热、汗出、恶风等证未解，既未成痞，亦未结胸，心下不痞硬，按之亦不痛，但觉气上冲胸，胸满而微闷，脉紧躁而并居寸口，关尺部在相形之下反觉不鼓指。
【方论】
1．《尚论篇》：用桂枝之辛甘，以亟散太阳之邪；其去芍药之意，酸收二字不足尽之，以误下故不敢用，恐其复领阳邪下入腹中也。
2．《伤寒贯珠集》：邪气仍在阳分，故以桂、甘、姜、枣甘辛温药，从阳引而去之；去芍药者，恐酸寒气味，足以留胸中之邪，且夺桂枝之性也。
3．《金镜内台方议》：太阳病不应下而下之，则脉促而满，此为表邪未尽，而动藏腑，则邪结于胸中，而不得散，阳气内虚，荣卫奔乱，其脉促也，不可便言结胸，只属桂枝去芍药汤主之。芍药能益阴气，今邪客胸中，阳气内虚，不宜益其阴也，故去之。
4．《绛雪园古方选注》：芍药专益阴气。桂枝汤去芍药者，误下阳虚，浊阴必僭于中焦，故去芍药之酸寒，存一片阳和甘缓之性，得以载还中焦阳气，成清化之功。

桂枝加葛根汤

【来源】《伤寒论》。
【别名】桂枝汤（《外台秘要》卷十四引《深师方》）、桂枝加干葛汤（《保婴撮要》卷四）。
【组成】葛根四两 麻黄三两（去节） 芍药二两 生姜三两（切） 甘草二两（炙） 大枣十二枚（擘） 桂枝三两（去皮）
【用法】以水一斗，先煮麻黄、葛根减二升，去上沫，纳诸药，煮取三升，去滓，温服一升。覆取微似汗，不须啜粥。余如桂枝法将息及禁忌。
【功用】
1．《医方集解》：发汗解肌。
2．《伤寒论讲义》：解肌祛风，升津舒经。
【主治】
1．《伤寒论》：太阳病，项背强几几，反汗出恶风。
2．《症因脉治》：寒痉，寒伤阳明，寒多热少，有汗。

3.《伤寒论方解》：麻疹初期，疹初见未齐，见桂枝汤证者；痢疾初期，或胃肠病兼见桂枝汤证者。

【宜忌】《外台秘要》引《深师方》：忌生葱、海藻、菘菜。

【方论】

1.《金镜内台方议》：葛根性平，能祛风邪，解肌表，以此用之为使；而佐桂枝汤之用，以救邪风之盛行于肌表也。

2.《绛雪园古方选注》：桂枝加葛根汤，治邪从太阳来，才及阳明，即于方中加葛根，先于其所往，以伐阳明之邪。因太阳未罢，故仍用桂枝汤以截其后，但于桂枝、芍药各减一两，既不使葛根留滞太阳，又可使桂枝、芍药并入阳明，以监其发汗太过。其宣阳益阴之功，可谓周到者矣。

3.《伤寒论集注》：用桂枝汤，以解太阳肌中之邪；加葛根，宣通经脉之气，而治太阳经脉之邪。

4.《伤寒论方解》：本方是桂枝汤减少桂枝、芍药的剂量，再加葛根一味所组成。原书中有麻黄，于理不合，当从林亿、朱肱诸氏之说，并参考《玉函》删去麻黄为是。仲景治项背强都要用到葛根，殆以葛根为治项背强的专药。葛根有解表、解热、解毒诸作用，仲景用以治项背强，后世用以透疹、解热，其道理即在此。

【验案】

1.伤寒背强 《伤寒九十论》：庚戌，建康徐南强，得伤寒，背强，汗出，恶风。予曰：桂枝加葛根汤证。病家曰：他医用此方，尽二剂而病如归，汗出愈加。予曰：得非仲景三方乎？曰：然。予曰：误矣！是方有麻黄，服则愈见汗多，林亿谓止于桂枝加葛根汤也。予令生而服之，微汗而解。

2.偏颈 《成都中医学院学报》（1979，4：94）：吴某，女，5岁。1979年11月9日初诊，母代诉：8天前患儿在田间玩耍，不慎失足落水，当时仅将裤子打湿，头身未见外伤，患儿未诉任何不适。傍晚，其父发现患儿颈项向左偏斜，不能转动，入夜不能平睡，呼叫颈项疼痛。因疑为"失枕"，治疗8日，病无起色，又以为"骨伤"，骨科检查排除骨折，转到我处诊治。患儿头颈明显向左偏斜，颈项肌肉强硬，皮色不变，亦不发热，但压之疼痛；头汗甚多，口干喜饮，饮食减少，大便1日1次，小便不黄。舌质正常，苔白，脉浮。诊断：偏颈。辨证：太阳中风，经俞不利。治则：解肌祛风，舒利经脉。处方：桂枝10g，白芍15g，生姜10g，大枣12g，甘草3g，葛根24g，花粉18g。11月12日2诊：上方连服3剂，1剂汗止，3剂项即不偏，唯转动尚欠灵活，此太阳经俞元气尚未疏通之故。乃宗上方加秦艽15g，丝瓜络12g，以祛风通络。服上方2剂后，颈项即活动自如。

3.荨麻疹 《江苏医学·中医分册》（1979，4：44）：李某某，女，37岁。患荨麻疹数年，每日必发，疹出如粟，逢汗出遇风时加重，病发则全身肌腠不舒。经多种方法治疗，效果始终未能满意，虽为小疾，但病情发作时，瘙痒难忍，心中作烦，颇影响工作与休息。该患为肌腠疏泄，玄府不固，风邪侵入肌肤，又善行而数变，故窜之毛窍则瘙痒难忍；阳气外泄，故又汗出恶风，经气不舒。方拟桂枝加葛根汤，再加防风15g，共服20余剂，基本告愈。

4.颈椎病 《吉林中医》（1985，5：18）：应用本方：桂枝18g，白芍18g，甘草12g，葛根25～40g，生姜6g，大枣6枚。局部凉甚加附子；颈项沉困加羌活、独活；手臂麻木加当归、川芎、川牛膝；病程较长者加天麻、全蝎、地龙；肾虚者加鹿角霜、山茱萸、仙灵脾。治疗颈椎病48例，结果：症状消失，颈椎片出现好转，随访2年未复发者为基本治愈，共19例；临床症状大部分好转或消失，间有复发，服药仍有效者为有效，共25例；治疗时有所好转，停止治疗症状同前者为无效，共4例。

5.胃复安药物反应 《中医杂志》（1997，10：612）：应用桂枝加葛根汤：桂枝、白芍、甘草、生姜各6～10g，大枣6～10枚，葛根12～20g，水煎服；治疗胃复安锥体外系反应病人4例，4例病人均有因呕吐或腹泻在院内或院外用药史，胃复安用量10～30mg，出现反应多在半小时至12小时，在出现症状后一定时间内有逐渐加重的趋势，均有项背强直，不同程度的肢体拘急、身痛、汗出、恶风症状，心神清，能正确回答问题，查体脑膜刺激征、病理反射均为阴性，但可环视，俯视；1例病人出现斜颈；2例病人两目上视；2例病人舌强语涩、头晕、行走不稳；1例病人表情呆板，两目圆睁，不愿闭眼，继而眼睑痉挛，全身肌肉颤动，伴胸闷、憋气。结果：4例病人在服药后约半小时，得微汗出，症状逐渐缓解，随得小息，醒后复如常人。

桂枝二麻黄一汤

【来源】《伤寒论》。

【组成】桂枝一两十七铢（去皮） 芍药一两六铢 麻黄十六铢（去节） 生姜一两六铢（切） 杏仁十六个（去皮尖） 甘草一两二铢（炙） 大枣五枚（擘）

【用法】以水五升，先煮麻黄一二沸，去上沫，纳诸药，煮取二升，去滓，温服一升，一日二次。本云：桂枝汤二分，麻黄汤一分，合为二升，分再服，今合为一方。将息如前法。

【功用】

1.《注解伤寒论》：解散营卫之邪。

2.《医宗金鉴》：小发营卫之汗。

【主治】太阳病，服桂枝汤，大汗出，脉洪大，形似疟，一日再发者。

【方论】

1.《伤寒附翼》：邪气稽留于皮毛肌肉之间，固非桂枝汤之可解；已经汗过，又不宜麻黄汤之峻攻。故取桂枝汤三分之二，麻黄汤三分之一，合而服之，再解其肌，微开其表，审发汗于不发之中，此又用桂枝后更用麻黄法也。后人合为一方者，是大背仲景比较二方之轻重、偶中出奇之妙理矣。

2.《绛雪园古方选注》：桂枝铢两多，麻黄铢数少，即啜粥助汗之变化。桂枝汤减用四分之二，麻黄汤减用四分之一，则固表护阴为主，而以发汗为辅，假麻黄开发血脉精气，助桂枝汤于卫分作微汗耳。第十六铢麻黄，不能胜一两十七铢桂枝、一两六铢白芍，则发汗之力太微，故又先煮麻黄为之向导，而以桂、芍袭其后也。

3.《金镜内台方议》：圣人之用方，如匠者之用规矩，分毫轻重，不敢违越。且伤寒之方一百一十有三，其中用桂枝麻黄者大半，非曰繁复，在乎分两之增减也。如桂枝汤加胶饴增芍

药，又曰小建中汤；加葛根麻黄，又曰葛根汤；如麻黄汤加石膏，又曰大青龙汤。若此者，不可尽纪，在乎智者之能精鉴也。今此一证，乃是服桂枝汤大汗出后，其形如疟，日再发者，是原发汗不尽。余邪在经所致也，为其先发汗后，是以少与麻黄汤多与桂枝汤，再和其荣卫，取微汗则解也。

【验案】

1.太阳中风 《吴鞠通医案》：唐，五十九岁。头痛恶寒，脉紧，言謇，肢冷，舌色淡。太阳中风，虽系季春天气，不得看作春温，早间阴晦雨气甚寒，以桂枝二麻黄一法：桂枝六钱，杏仁五钱，生姜六片，麻黄（去节）三钱，炙甘草三钱，大枣（去核）二枚。煮三杯，先服一杯，得微汗，止后服；不汗再服；再不汗，促投其间。

2.寒热往来 《经方实验录》：王右，寒热往来，一日两度发，仲景所谓宜桂枝二麻黄一汤之证也。前医用小柴胡，原自不谬，但差一间耳。川桂枝五钱，白芍四钱，生草三钱，生麻黄二钱，光杏仁五钱，生姜三片，红枣五枚。病者服此，盖被自卧，须臾发热，遍身漐漐汗出。其病愈。

3.老年皮肤瘙痒症 《河北中医》（1999，4：229）：用桂枝二麻黄一汤治疗老年皮肤瘙痒症35例，结果：痊愈20例，有效13例，无效2例，总有效率94.3%。

桂枝二越婢一汤

【来源】《伤寒论》。

【别名】桂枝越婢汤（《金镜内台方议》卷一）、桂枝二越脾一汤（《绛雪园古方选注》卷上）。

【组成】桂枝（去皮） 芍药 麻黄 甘草（炙）各十八铢 大枣四枚（擘） 生姜一两二铢（切） 石膏二十四铢（碎，绵裹）

【用法】以水五升，先煮麻黄一二沸，去上沫，纳诸药，煮取二升，去滓，温服一升。本云：当裁为越婢汤、桂枝汤合之，饮一升。今合为一方，桂枝二分，越婢一分。

【功用】《伤寒论讲义》：微发其汗，兼清里热。

【主治】太阳病，发热恶寒，脉微弱者。

【方论】

1.《金镜内台方议》：此汤亦即桂枝麻黄各半汤中减杏仁加石膏也，杏仁能发汗，去之；石膏能去虚热，故加之。

2.《绛雪园古方选注》：桂枝二越婢一汤，治脉微无阳。无阳者，阳分亡津之剂，故于桂枝汤照原方用四分之二以和阳，越婢汤照原方用四分之一以行阴。行阴者，发越脾气而行胃中之津，俾阳和津生而脉复，因其病在阳，故有阳用二、阴用一之殊。

3.《医宗金鉴》：桂枝二越婢一汤，即大青龙以杏仁易芍药也。名系越婢辅桂枝，实则大青龙之变制也。去杏仁恶其从阳而辛散，用芍药以其走阴而酸收。以此易彼，裁而用之，则主治不同也。以桂枝二主之，则不发汗，可知越婢一者，乃麻黄、石膏二物，不过取其辛凉之性，佐桂枝二中和表而清热，则是寓发汗于不发之中，亦可识也。用石膏者，以其表邪寒少，肌里热多，故用石膏之凉，佐麻、桂以和其营卫，非发营卫也。

4.《伤寒贯珠集》：本无热证而加石膏者，以其人无阳，津液不足，不胜桂枝之任，故加甘寒于内，少变辛温之性，且滋津液之用。而其方制之小，示微发于不发之中。

【验案】

1.伤寒夹燥　《伤寒论汇要分析》：王某，女，20岁。3日前因接触冷水，当时即感有寒意。昨日上午开始头痛，恶寒发热，寒多热少，伴发咳嗽，咯痰白黏。今晨仍头痛发热（体温38.2℃），虽得微汗出，但尚恶风，喜着厚衣，咳嗽，痰色转赭色，咽痛而干，口渴而不多饮，胃纳欠佳，腰背酸痛（据云今年二月分娩后，因不慎闪挫，以致腰痛至今），二便自调，形体较瘦，神色尚无异常，舌质无变，苔薄黄而滑，手足欠温，但未至厥冷，六脉滑数。应作伤寒太阳证治例，但燥气内伏，又当精变其制，诊断为伤寒夹燥。拟桂枝二越婢一、麻杏石甘汤两方并用，以散寒疏卫，和营消热。处方：桂枝三钱，白芍三钱，麻黄二钱，杏仁二钱，甘草二钱，生姜二钱，生石膏一两六钱，红枣三枚。仅服一剂，除因闪伤腰痛宿疾外，诸症悉除。继以自创"忍冬路通汤"专治其腰痛。

2.外感热病　《山西中医》（2000，3：23）：用桂枝二越婢一汤加蒲公英，治疗外感热病中的风寒束表兼郁热证60例，结果：有效46例，无效14例，总有效率76.7%。

桂枝麻黄各半汤

【来源】《伤寒论》。

【别名】麻黄芍药汤（《金镜内台方议》卷一）、桂麻各半汤（《医学入门》卷四）、麻黄桂枝合半汤（《伤寒来苏集》卷一）。

【组成】桂枝一两十六铢（去皮）　芍药　生姜（切）　甘草（炙）　麻黄（去节）各一两菜　大枣四枚（擘）　杏仁二十四枚（汤浸，去皮尖及二仁者）

【用法】以水五升，先煮麻黄一二沸，去上沫，纳诸药，煮取一升八合，去滓，温服六合。本云：桂枝汤三合，麻黄汤三合，顿服。将息如上法。

【功用】

1.《注解伤寒论》：小发其汗，以解表邪。

2.《医宗金鉴》：小小汗之以和营卫。

【主治】

1.《伤寒论》：太阳病，得之八九日，如疟状，发热恶寒，热多寒少，其人不呕，清便欲自可，一日二三度发，面色反有热色，身痒者。

2.《皇汉医学》引《类聚方广义》：痘疮热气如灼，表郁难以见点，或见点稠密，风疹交出，或痘不起胀，喘咳咽痛者。

【方论】

1.《金镜内台方议》：桂枝汤治表虚，麻黄汤治表实，二者均曰解表，霄壤之异也。今此二方合而用之者，乃解其表不虚不实者也。桂枝汤中加麻黄、杏仁，以取小汗也。

2.《伤寒贯珠集》：既不得汗出，则非桂枝所能解，而邪气又微，亦非麻黄所可发，故合两方为一方，变大制为小制。桂枝所以为汗液之地，麻黄所以为发散之用，且不使药过病，以伤其正也。

3.《伤寒论类方》：此方分两甚轻，计共约六两，合今之秤仅一两三四钱，分三次服，只服四钱零，乃治邪退后至轻之剂，犹勿药也。

4.《绛雪园古方选注》：其法先煎麻黄，后纳诸药，显然麻黄为主，而以桂枝、芍药为监制也。盖太阳邪未解，又因阴阳俱虚，汗吐下皆禁，不能胜麻黄之说，故监以桂枝、约以白芍，而又铢两各减其半，以为小制，服后得小汗即已，庶无大汗亡阳之过尔。

【实验】止痒作用 《承德医学院学报》（2006，4：381）：给小鼠灌服桂枝麻黄各半汤，能够显著抑制由注射低分子右旋糖酐溶液造成的瘙痒，其抑制作用优于单独使用桂枝汤、麻黄汤，但略逊于扑尔敏。

【验案】

1.太阳病 《经方实验录》：顾左，寒热交作，一日十数度发，此非疟疾，乃太阳病，宜桂枝麻黄各半汤：桂枝三钱，甘草一钱半，杏仁五钱，麻黄一钱半，白芍一钱半，生姜二片，大枣四枚。

2.风寒表证 《贵阳中医学院学报》（1979，2：5）：某女，47岁。恶寒发热已9日，每日午后3时许，微恶寒，并发热，入夜体温达38.5℃左右，随后汗出烧退。体检、血象、胸透均无异常，服用1剂解表剂及抗生素无效。苔白，脉弦细。证属太阳伤寒，给予桂枝麻黄各半汤1剂。服后恶寒加重，并作寒噤，继而发热，遍体微汗，次日即未再发。

3.重症银屑病 《日本东洋医学杂志》（1995，5：155）：新谷卓弘氏报道：病人男性，26岁，1986年3月患脓疱型银屑病，服用阿维A脂可缓解，但出现肝损害。1993年复发入院，时见以两手背、大腿为中心多发脓疱，脓疱周围红、痒、无汗，脉浮微紧。腹诊：腹力中等，胸胁满微结，两侧腹直肌紧张。入院后予以大青龙汤合温清饮无效。1994年1月据其颜面潮红、口渴、烦热给白虎加桂枝汤，一度症状减轻，但2周后复发。又根据其每日2～3次寒热如疟状，身痒，给予桂枝麻黄各半汤加石膏，症状缓解。本例结果表明根据重症银屑病的证候选用汉方治疗，有稳定疗效，并无不良反应。

桂枝加厚朴杏子汤

【来源】《伤寒论》。

【别名】桂枝加厚朴杏仁汤（《医学纲目》卷

三十二）、桂枝加朴杏汤（《医学入门》卷四）。

【组成】桂枝三两（去皮） 甘草二两（炙） 生姜三两（切） 芍药三两 大枣十二枚（擘） 厚朴二两（炙，去皮） 杏仁（去皮尖）五十枚

【用法】以水七升，微火煮取三升，去滓，温服一升。覆取微似汗。

【功用】《伤寒论讲义》：解肌祛风，降气定喘。

【主治】太阳病表未解，下之微喘。

【方论】

1.《金镜内台方议》：下后微喘者，则为里气上逆，邪气在表，故属此汤主之。与桂枝汤以解表邪，加厚朴、杏仁为佐，以下逆气也。

2.《伤寒论翼》：夫喘为麻黄证，方中治喘者，功在杏仁。桂枝本不治喘，此因妄下后，表虽不解，腠理已疏，则不当用麻黄而宜桂枝矣。所以宜桂枝者，以其中有芍药也，既有芍药之敛，若但加杏仁，则喘虽微，恐不能胜任，必加厚朴之辛温，佐桂以解肌，佐杏仁以降气。故凡喘家不当用麻黄汤，而作桂枝汤者，加厚朴、杏仁为佳法矣。

3.《伤寒论方解》：本方是桂枝汤加厚朴、杏仁两味所组成。厚朴除有驱除痰涎作用外，还能疏利气壅；杏仁有定喘镇咳作用。桂枝汤中加上这两味，是为痰多而喘嗽者设。

【验案】

1.误治致喘 《伤寒九十论》：戊申正月，有一武弁在仪真，为张遇所房，日夕置于舟艎板下，不胜跧伏，后数日得脱，因饱食，解衣扪虱以自快，次日遂作伤寒。医者以因饱食伤而下之，一医以解衣中邪而汗之，杂治数日，渐觉昏困，上喘息高。医者怆惶，罔知所指。予诊之曰：太阳病下之，表未解，微喘者，桂枝加厚朴杏子汤，此仲景法也。一投而喘定，再投而溅溅汗出。至晚，身凉而脉已和矣。

2.外感引动宿喘 《伤寒医案选》：刘某某，男，42岁。素有痰喘之疾，发作较频。春日伤风，时发热，自汗出，微恶风，头痛；且引动咳喘，发作甚于前，胸闷而胀，气喘倚息，痰白稠量多，咳喘之时则汗出更甚，不思食，舌苔白腻，脉浮缓，关滑有力。此风邪伤表，引动痰喘复发，外风挟痰浊壅滞胸脘，肺胃气逆不降所致。方用桂枝加厚朴杏子汤加味。处方：桂枝

6g，白芍6g，生姜2片，炙甘草4.5g，厚朴9g，杏仁9g，麻黄1.5g，贝母9g，苏子9g，炒枳壳9g。连用3剂后，表证去，自汗止，痰喘亦平。

3.小儿支气管哮喘 《四川中医》（1998，9：42）：应用本方加味：桂枝、生白芍、杏仁、厚朴、陈皮、半夏、五味子、仙鹤草、生姜、大枣、炙甘草；用量据年龄而定，仙鹤草一般用10～15g；每日1剂，水煎分服，一般3～5剂控制临床症状，症状控制后去生姜、大枣，加黄芪、当归、蛤蚧、冬虫夏草共研末，1岁每日3g，每增加1岁增加1g，连服6个月，治疗小儿支气管哮喘120例。结果：治愈（临床症状消失，随访1年未见复发者）75例，占62.5%；显效（临床症状消失，但偶有发作，服药后可迅速控制）24例，占20%；好转（临床症状控制，发作次数减少）15例，占12.5%；无效（发作不能控制）6例，占5%。

4.急性支气管炎 《甘肃中医》（2008，3：48）：用桂枝加厚朴杏子汤治疗急性支气管炎37例，服药1周，结果：治愈25例（67.6%），好转12例（32.4%）。

桂枝去芍药加附子汤

【来源】《伤寒论》。

【组成】桂枝三两（去皮） 甘草二两（炙） 生姜三两（切） 大枣十二枚（擘） 附子一枚（炮，去皮，破八片）

【用法】以水七升，煮取三升，去滓，温服一升。本云：桂枝汤，今去芍药加附子。将息如前法。

【功用】《伤寒论讲义》：解肌祛风，兼温经复阳。

【主治】太阳病，下之后，脉促胸满、微恶寒者。

【方论】

1.《注解伤寒论》：与桂枝汤以散客邪，通行阳气；芍药益阴，阴虚者非所宜，故去之。阳气已虚，若更加之微寒，则必当温剂以散之，故加附子。

2.《金镜内台方议》：阳虚阴盛，邪在胸中，不可发汗，只得与附子以复阳温经，与桂枝以散其邪也。

3.《伤寒来苏集》：桂枝汤阳中有阴，去芍药之酸寒，则阴气流行，而邪自不结，即扶阳之剂

矣。若微恶寒，则阴气凝聚，恐姜、桂之力不能散，必加附子之辛热。

4.《绛雪园古方选注》：桂枝汤去芍药加附子者，下后微恶寒，显然阳气涣散于中下矣。当急救其阳，毋暇顾恋阳气，以附子直从下焦温经助阳，臣以桂枝、甘草，载还中焦阴气，以杜亡阳之机，为御后之策。

【验案】伤寒阴结 《全国名医验案类编》：刘荣年治刘某某，三十余岁。冬月伤寒，误服寒泻药而成。身体恶寒，腹胀满痛，不大便者二日，脉浮大而缓。显系伤风寒中证，医家不察，误为阳明腑证，误用大黄、芒消等药下之，以致寒气凝结、上下不通，故不能大便，腹胀大而痛更甚也，用桂枝汤去芍药加附子以温行之，则所服消、黄得阳药运行，而反为我用也。处方：桂枝尖一钱，黑附子一钱，炙甘草五分，生姜一钱，大枣二枚（去核）。服药后，未及十分钟，即大泻二次，恶寒、腹胀痛均除而痊。

桂枝去桂加茯苓白术汤

【来源】《伤寒论》。

【别名】白术茯苓汤（《鸡峰普济方》卷十八）、茯苓白术汤（《普济方》卷一四七引《十便良方》）、桂枝去桂加苓术汤（《金镜内台方议》卷一）。

【组成】芍药三两 甘草二两（炙） 生姜（切） 白术 茯苓各三两 大枣十二枚（擘）

【用法】以水八升，煮取三升，去滓，温服一升。小便利则愈。本云：桂枝汤，今去桂加茯苓、白术。

【功用】《伤寒论讲义》：利水通阳。

【主治】太阳病服桂枝汤，或下之，仍头项强痛，翕翕发热，无汗，心下满微痛，小便不利者。

【方论】

1.《尚论篇》：在表之风寒未除，而在里之水饮上逆，故变五苓两解表里之法，而用茯苓、白术为主治。去桂者，以已误不可复用也。然桂枝虽不可用，其部下诸属，皆所必需。倘并不用芍药以收阴，甘草、姜、枣以益虚而和脾胃，其何以定误汗、误下之变耶？故更一主将，而一军用命甚矣，仲景立方之神也。

2.《伤寒贯珠集》：表邪挟饮者，不可攻表，

必治其饮而后表可解。桂枝汤去桂加茯苓、白术，则不欲散邪于表，而但逐饮于里，饮去则不特满痛除，而表邪无附，亦自解矣。

3.《绛雪园古方选注》：苓、术、芍、甘，治太阳里水法也。解肌或下，水邪不去，而反变症，是非解肌者矣，当去桂枝，而以苓、术、生姜代桂枝行阳，存芍药以收阴；不取辛甘发散于表，取苓、芍约阴利水，甘、枣培土制水，即太阳入里用五苓表里两解之义也。

4.《伤寒论类方》：凡方中有加减法，皆佐使之药，若去其君药，则另立方名。今去桂枝为名，所不可解。殆以此方虽去桂枝，而意仍不离乎桂枝也。

【验案】

1.流行性感冒 《新医学》（1975，3：159）：病人年岁颇高，偶感风寒，初起鼻塞头胀，喉痒咳嗽，咳痰清稀不多，服西药发汗后症状仍不解。笔者以桂枝汤为底，重用桂枝、生姜、甘草，加苏叶、细辛，1剂而愈。其后不久，正值流感流行，病人又染上流感，症状与前类似，但痰多而伴有胸闷、胃胀欲呕。病者自以上方治之，但无效。邀笔者再诊，投以下方：桂枝2钱，赤芍3钱，甘草2钱，大枣4钱，生姜4钱，川朴花3钱，法夏3钱，茯苓4钱，白术4钱。服药2剂，病愈。

2.低热 《伤寒论诠解》：陈慎吾先生曾治一数年低热病人，而有翕翕发热，小便不利等证。陈用本方原方，仅两三剂，便热退病愈。

3.胃脘痛 《中国医药学报》（1990，5：49）：用本方：炙甘草15～30g，茯苓50g，白术50g（捣），白芍50g，大枣30g（去核），生姜50g（切片），以水1500ml，煎至500ml药液，分3次服，日服3次，饭前半小时服下，服药期间，忌饮烈酒，忌食生冷、辛、酸、甜、辣之物，治疗胃脘痛200例，男79例，女121例；发病时间最短者为1个月，最长者为15年，20岁以下9例，21～30岁者40例，31～40岁72例，41～50岁29例，51～60岁24例，61～70岁16例；服药最少者3剂，最多者28剂。疗效标准：痊愈：疼痛消失，无胀满之感，无嗳气，饮食正常，体力恢复正常，在半年内无发作者。好转：疼痛减轻，或在服药期间疼痛消失，而在停药2个月后发作，但发作时较

前明显减轻。无效：症状无明显改善。结果：痊愈189例，好转6例，总有效率为97.5%。其中脾胃气虚证150例，痊愈147例，好转2例，无效1例；脾胃气虚兼肝郁证33例，痊愈28例，好转3例，无效2例；胃阴亏虚证17例，痊愈14例，好转1例，无效2例。

桂枝加芍药生姜各一两人参三两新加汤

【来源】《伤寒论》。

【别名】桂枝加芍药生姜人参汤、桂枝加芍药生姜人参新加汤（《金匮玉函经》）、桂枝新加汤、桂枝芍药人参生姜汤（《伤寒图歌活人指掌》卷四）、桂枝加人参芍药新加汤（《普济方》卷四十三）、桂枝芍药人参新加汤（《古今医统大全》卷十四）、桂枝人参芍药汤（《伤寒大白》卷一）、桂枝加芍药人参新加汤（《中国医学大辞典》）、新加汤（《伤寒论方解》）。

【组成】桂枝三两（去皮） 芍药四两 甘草二两（炙） 人参三两 大枣十二枚（擘） 生姜四两

【用法】以水一斗二升，煮取三升，去滓，温服一升。

【功用】

1.《伤寒贯珠集》：益不足之血，散未尽之邪。

2.《医宗金鉴》：温补其营卫。

【主治】

1.《伤寒论》：发汗后，身疼痛，脉沉迟者。

2.《方机》：发汗后，疼痛甚，脉沉迟，或痹，或四肢拘挛、心下痞塞者。

【方论】

1.《尚论篇》：桂枝方中倍加芍药、生姜各一两以去邪，用人参三两以辅正。名曰新加汤者，明非桂枝汤中之归法也。

2.《医宗金鉴》：汗后身疼痛，是营卫虚而不和也，故以桂枝汤调和其营卫。倍生姜者，以脉沉迟、营中寒也；倍芍药者，以营不足血少故也；加人参者，补诸虚也。桂枝得人参，大气周流，气血足而百骸理；人参得桂枝，通行内外，补营阴而益卫阳，表虚身疼未有不愈者也。

3.《绛雪园古方选注》：桂枝汤调和营卫，一丝不乱，桂枝、生姜和卫，芍药、大枣和营。

今祖桂枝人参汤法，则偏于卫矣。妙在生姜加一两，佐桂枝以大通卫气，不使人参有实邪之患；尤妙芍药亦加一两，仍是和营卫法。名曰新加者，申明新得其分两之理而加之也。

4.《医学摘粹》：汗泄血中温气，阳虚肝陷，经脉凝涩，风木郁遏，故用甘草补其脾精，桂枝达其肝气，芍药清风木之燥，生姜行经络之瘀，人参补中气以充经脉也。

【验案】

1.误治伤正身冷痛　《皇汉医学》引《续建殊录》：一老人，大便不通数日，上逆头眩。医与备急丸而自若，因倍加分量而投之，得利，于是身体麻痹，上逆益甚，而大便复结。更医诊之，与以大剂承气汤，一服不得下利，服三帖，下利如倾盆，身体冷痛，不得卧，大便复结。又转医作地黄剂使服之，上逆尤剧，面色如醉，大便益不通。于是请治于先生，心下痞硬，少腹无力，即与桂枝加芍药生姜人参汤，服之三帖，冲气即降，大便通快；经过二三日，冷痛止，得卧，大便续通快。二旬之后，诸症去而复常。

2.妊娠恶阻　《浙江中医杂志》（1965，8：26）：刘某某，24岁。月经3月未行，四肢酸软无力，恶心呕吐，渴不欲饮，口淡无味，不思纳食，眩晕，嗜眠，形寒发热，脉滑而细，舌苔薄白，即予桂枝汤1剂。复诊：诸症较前有所减轻，脉滑而弱，舌质淡红，续予桂枝新加汤2剂，症状消失。于次年分娩，产后健康。

3.剖宫产后高热　《江苏医药·中医分册》（1979，1：43）：蔡某某，女，29岁。因妊娠毒血症治疗无效，行剖宫产手术，术后高热持续4天，虽用退热药，静滴葡萄糖、氯霉素等，热势不减，体温39.4℃。苔薄白，脉浮数，发热，汗出，微恶寒，口不渴。病属手术后气血两伤，卫阳不固，营阴不守，风邪乘袭。治宜调和营卫，处方：红参10g，桂枝3g，白芍10g，炙甘草3g，生姜1片，大枣3枚，白薇10g，青蒿5g。服头汁后，体温由39.4℃陡降至37.8℃，续服2剂告愈。

4.产后身痛　《国医论坛》（1989，4：19）：用桂枝15g，酒白芍20g，生姜20g，甘草10g，红枣5枚，党参15g，水煎服，每日1剂，治疗产后身痛50例，年龄在19～39岁。结果：本组病例临床症状均完全消失，服药最少者3剂，最多者

15剂，平均8.5剂。

5.窦性心动过缓　《江苏中医》（1998，10：24）：吴氏用本方加味：心绞痛加丹参、红花、瓜蒌壳；心功能不全，出现水肿，加远志、五加皮、枳壳、通草；呼吸困难，加杏仁、桃仁、葶苈子；失眠，加柏子仁、生牡蛎，治疗窦性心动过缓40例。结果：治愈23例，好转10例，总有效率72.5%。

麻黄汤

【来源】《伤寒论》。

【别名】麻黄解肌汤（《外台秘要》卷一引《深师方》）。

【组成】麻黄三两（去节）　桂枝二两（去皮）　甘草一两（炙）　杏仁七十个（去皮尖）

【用法】上以水九升，先煮麻黄，减二升，去上沫，纳诸药，煮取二升半，去滓，温服八合。覆取微似汗，不须啜粥，余如桂枝法将息。

【功用】

1.《景岳全书》：峻逐阴邪。

2.《方剂学》：发汗解表，宣肺平喘。

【主治】

1.《伤寒论》：太阳病，头痛发热，身疼腰痛，骨节疼痛，恶风，无汗而喘者；太阳与阳明合病，喘而胸满者；太阳病，脉浮紧，无汗，发热，身疼痛，八九日不解，表证仍在者。

2.《证治准绳·类方》：肺脏发咳嗽而喘急有声，甚则唾血。

3.《医宗金鉴》：风寒湿成痹，肺经壅塞，昏乱不语，冷风哮吼者。

【方论】

1.《伤寒明理论》：《本草》有曰：轻可去实，即麻黄、葛根之属是也。实为寒邪在表，皮腠坚实，荣卫胜，津液内固之表实，非腹满便难之内实也。《圣济经》曰：汗不出而腠密，邪气胜而中蕴，轻剂所以扬之，即麻黄、葛根之轻剂耳。麻黄味甘苦，用以为君者，以麻黄为轻剂而专主发散，是以为君也；桂枝为臣者，以风邪在表又缓，而肤理疏者，则必以桂枝解其肌，是用桂枝为臣；寒邪在经，表实而腠密者，则非桂枝所能独散，必专麻黄以发汗，是当麻黄为主，故

麻黄为君而桂枝所以为臣也。《内经》曰：寒淫于内，治以甘热，佐以辛苦者，是兹类欤！甘草味甘平，杏仁味甘苦温，用以为佐使者；《内经》曰：肝苦急，急食甘以缓之。肝者，荣之主也；伤寒荣胜卫固，血脉不利，是专味甘之物以缓之，故以甘草、杏仁为之佐使。且桂枝汤主中风，风则伤卫，风邪并于卫，则卫实而荣弱，仲景所谓汗出恶风者，此为荣弱卫强者是矣。故桂枝汤佐以芍药，用和荣也；麻黄汤主伤寒，寒则伤荣，寒邪并于荣，则荣实而卫虚，《内经》所谓气之所并为血虚，血之所并为气虚者是矣。故麻黄佐以杏仁，用利气也。若是之论，实处方之妙理，制剂之渊微，该通君子，熟明察之，乃见功焉。

2.《金镜内台方议》：麻黄味苦辛，专主发汗，故用之为君；桂枝味辛热，以辛热之气佐之散寒邪，用之为臣；杏仁能散气解表，用之为佐；甘草能安中，用之为使；《经》曰：寒淫于内，治以甘热，佐以辛苦是也；先圣配此四味之剂，以治伤寒者，乃专主伤寒脉浮紧，恶寒无汗者之所主也。若脉微弱自汗者，不可服此。

3.《医方考》：麻黄之形，中空而虚，麻黄之味，辛温而薄；空则能通腠理，辛则能散寒邪，故令为君；佐以桂枝，取其解肌；佐以杏仁，取其利气；入甘草者，亦辛甘发散之谓。

4.《伤寒论条辨》：麻黄味苦而性温，力能发汗以散寒，然桂枝汤中忌麻黄，而麻黄汤中用桂枝，何也？曰：麻黄者，突阵擒敌之大将也；桂枝者，运筹帷幄之参军也。故委之以麻黄，必胜之算也；监之以桂枝，节制之妙也。甘草和中而除热，杏仁下气而定喘，惟麻黄有专功之能，故不须啜粥之助。

5.《伤寒来苏集》：麻黄色青入肝，中空外直，宛如毛窍骨节状，故能旁通骨节，除身疼，直达皮毛，为卫分驱风散寒第一品药；然必藉桂枝入心通血脉，出营中汗，而卫分之邪乃得尽去而不留，故桂枝汤不必用麻黄，而麻黄汤不可无桂枝也；杏为心果，温能散寒，苦能下气，故为驱邪定喘之第一品药；桂枝汤发营中汗，须啜稀热粥者，以营行脉中，食入于胃，浊气归心，淫精于脉故尔；麻黄汤发卫中汗，不须啜稀热粥者，此汗是太阳寒水之气，在皮肤间，腠理开而汗自出，不须假谷气以生汗也。

6.《医方集解》：此足太阳药也。麻黄中空，辛温气薄，肺家专药，而走太阳，能开腠散寒；皮腠，肺之所主，寒从此入，仍从此出；桂枝辛温，能引营分之邪，达之肌表，桂入营血，能解肌，营卫和，始能作汗；杏仁苦甘，散寒而降气；甘草甘平，发散而和中；经曰：寒淫于内，治以甘热，佐以苦辛是已。

7.《绛雪园古方选注》：麻黄汤，破营方也。试观立方大义，麻黄轻清入肺，杏仁重浊入心，仲景治太阳初病，必从心营肺卫入意也；分言其功能，麻黄开窍发汗，桂枝和阳解肌，杏仁下气定喘，甘草安内攘外，四者各擅其长，有非诸药之所能及。兼论其相制七法，桂枝外监麻黄之发表，不使其大汗亡阳；甘草内守麻黄之出汗，不使其劫阴脱营；去姜、枣者，姜性上升，又恐碍麻黄发表；枣味缓中，又恐阻杏仁下气。辗转回顾，无非欲其神速，一剂奏绩。若喜功屡用，必不戢而召亡阳之祸矣。故服已又叮咛不须啜粥，亦恐有留恋麻黄之性也。

8.《医宗金鉴》：凡风寒在表，脉浮紧数无汗者，皆表实也，宜麻黄汤主之。名曰麻黄汤者，君以麻黄也。麻黄性温，味辛而苦，其用在迅升；其能在固表。证属有余，故主以麻黄必胜之算也；监以桂枝制节之妙也。杏仁之苦温，佐麻黄逐邪而降逆；甘草之甘平，佐桂枝和内而拒外。

9.《医学衷中参西录》：麻黄发汗，力甚猛烈，先煮之去其浮沫，因其沫中含有发表之猛力，去之所以缓麻黄发表之性也。麻黄不但善于发汗，且善利小便，外感之在太阳者，间有由经入腑而留连不去者，以麻黄发其汗，则外感之在经者可解；以麻黄得其小便，则外感之由经入腑者，亦可分消也。且麻黄又兼入手太阴，能泻肺定喘，俾外感之由皮毛窜入肺者，亦清肃无遗。是以发太阳之汗者不但麻黄，而仲景定此方时独取麻黄也。桂枝味辛性温，亦具发表之力，而其所发表者，惟在肌肉之间，故善托肌肉中之寒外出，且《神农本草经》谓其主上气咳逆吐吸，是桂枝不但能佐麻黄发表，兼能佐麻黄入肺定喘也。杏仁味苦性温，《神农本草经》亦谓其主咳逆上气，是亦能佐麻黄定喘可知，而其苦降之性又善通小便，能佐麻黄以除太阳病之留连于腑者，故又加之以为佐使也。至于甘草之甘缓，能缓麻黄发汗之猛烈，兼能解杏仁之小毒，即以填补出汗后之汗腺空虚也。药止四味，面面俱到，且又互相协助，此诚非圣手莫办也。

10.《伤寒指掌》：凡风寒初感，先入皮毛肌表，外症便有头痛，项强，身痛，腰痛，骨节烦疼，发热，恶寒。此皆太阳经之见症。如无汗而脉浮紧，此营卫俱强而表实也，用麻黄汤以发表，使营卫之邪从皮毛而出，则诸症自除矣。

11.《医方论》：仲景立方之祖，医中之圣也。所著《伤寒》、《金匮要略》诸书，言言典要，为后人度尽金针。即如伤寒太阳一症，头绪最繁，有风伤卫者，有寒伤营者，有风寒两伤营卫者。不得其解，无所措手。今观其用桂枝汤治风伤卫，用麻黄汤治寒伤营，大青龙汤治风寒两伤营卫。劈分三项，开三大法门，后人察脉辨证，庶不至于偾事。但仲景本为随受随发，冬月之正伤寒而设，非可以此法混施于春温、温疫等症。后人不明此理，一概混投，误人实多。于是辨论者纷纷而起，遂将温证寒证纠缠不已。愈辨愈明者固多，愈辨愈晦者亦不少。予则以为春温归春温，温疫归温疫，伤寒归伤寒，各分门类划然了然，不必互相引证，反使人多所惶惑也。

【实验】

1.发汗解热作用 《国外医学·中医中药分册》（1981，4：12）：实验表明，组成麻黄汤的药物如麻黄、桂枝、甘草及全方都有解热作用。麻黄有发汗解热效果，其水溶性提取物可使大鼠脚底部分水分发散，即具有发汗作用。《成都中医学院学报》（1986，1：31）：麻黄碱对人也有发汗效果，使其暴露于高温环境时出汗量明显增加。麻黄加桂枝则可使汗腺上皮细胞水泡明显扩大，数目也显著增加，但糖原颗粒不变。观察汗液分泌，也可见麻黄桂枝合用时发汗作用明显增强。

2.镇咳平喘作用 《中医杂志》（1984，8：65）：麻黄汤具有显著的平喘和祛痰镇咳效果，在小鼠肺支气管灌流实验中，本方可使灌流时间缩短20.39%，表明本方具有扩张支气管的作用。此外，本方还能显著延长氨雾刺激所致小鼠咳嗽的潜伏期，减少咳嗽次数；显著促进小鼠支气管对酚红的排泌，抑制蟾蜍口腔黏膜纤毛的运动，提示本方有显著的祛痰和镇咳作用。

【验案】

1.伤寒吐血 《名医类案》：陶尚文治1人伤寒4～5日，吐血不止，医以犀角地黄汤等治而反剧。陶切其脉浮紧而数，若不汗出，邪何由解？遂用麻黄汤1服，汗出而愈。

2.儿童银屑病 《浙江中医杂志》（1965，2：28）：麻黄汤合四物汤加减，治疗儿童银屑病10例，服药4～40剂，平均19剂。结果：痊愈2例，基本痊愈5例，显著进步2例，进步1例。

3.流行性感冒 《新医药资料》（1975，4：32）：病人多为青年矿工，平素身体壮实，多起病急骤，恶寒发热，寒热俱甚，头痛身疼，鼻塞流涕，无汗，脉浮紧，用荆防败毒散疗效不佳者，遂投麻黄汤，一般服2～3剂即汗出热退而愈。

4.周围神经病 《浙江中医学院学报》（1996，1：24）：用本方加减：麻黄6g、桂枝6g，橘络6g，甘草6g，研粉冲服，日服2次，治疗周围神经病38例；对照组38例用维生素B_1、地巴唑。结果：治疗组总有效率68.75%，对照组23.68%。两组比较差异显著（$P<0.05$）。

葛根汤

【来源】《伤寒论》。

【组成】葛根四两 麻黄三两（去节） 桂枝二两（去皮） 生姜三两（切） 甘草二两（炙） 芍药二两 大枣十二枚（擘）

【用法】上以水一斗，先煮麻黄、葛根减二升，去白沫，纳诸药，煮取三升，去滓，温服一升。覆衣被，取微似汗，余如桂枝法将息。

【功用】《伤寒附翼》：开表逐邪，调和表里。

【主治】太阳病，项背强几几，无汗恶风者；太阳与阳明合病者，必自下利。

【宜忌】禁生冷、粘滑、肉、面、五辛、酒酪、臭恶等物。

【验案】太阳伤寒 《经方实验录》：光华眼镜公司有袁姓少年，其岁八月，卧病四五日，昏不知人。其兄欲送之归，延予诊视以决之。余往诊，日将暮，病者卧榻在楼上，悄无声息。余就病榻询之，形无寒热，项背痛，不能自转侧。诊其脉，右三部弦紧而浮，左三部不见浮象，按之则紧，心虽知为太阳伤寒，而左脉不类。时其兄赴楼下取火，少顷至。予曰：乃弟沉溺于酒色者乎？其兄曰：否，惟春间在汕头一月，闻颇荒唐，宿某妓家，挥金且甚巨。予曰：此其是矣。今按其左脉不浮，是阴分不足，不能外应太阳也。然其舌苔必抽心，视之果然。予用葛根二钱，桂枝一钱，麻黄八分，白芍二钱，炙草一钱，红枣五枚，生姜三片。予微语其兄曰：服后微汗出则愈。若不汗，则非予所敢知也。临行，予又恐其阴液不足，不能达汗于表，令其药中加粳米一酒杯，遂返寓。明早，其兄来，求复诊。予往应之，六脉俱和。询之，病者曰：五日不曾熟睡，昨服药得微汗，不觉睡去，此醒时，体甚舒展，亦不知病于何时去也。随请开调理方。予曰：不须也，静养二三日足矣。闻其人七日后，即往汉口经商云。

文蛤汤

【来源】《金匮要略》卷中。

【组成】文蛤五两　麻黄　甘草　生姜各三两　石膏五两　杏仁五十个　大枣十二个

【用法】水六升，煮取二升，温服一升。汗出即愈。

【主治】吐后渴欲得水而贪饮者；兼主微风，脉紧头痛。

【方论】

1.《金匮方论衍义》：是方即大青龙汤无桂枝，多文蛤。大青龙汤主发散风寒两感人，是证初不言得之外邪，而用其取汗，何哉？尝窃思之，仲景当时外邪更有表证，后摘集以此，未可知也。虽然，在杂病亦或有可言者。天气，人气，饮食之气，三者分之虽殊，然合之于一，未尝不尽归风寒湿热燥火之气化。自其是证用文蛤汤主治，以食饮水邪之过者言之，可见麻黄、杏仁等剂皆是佐者。何则？足太阳膀胱，皆寒水之经也，先因胃热而吐，吐竭其液，遂渴，欲水以解其热，止其渴；所以过饮之水寒内应膀胱，故足太阳得之，而腠理闭于表；饮过伤肺，肺伤而外郁不解，水不散。是用文蛤散水，麻黄、杏仁以开其腠理、利气，甘草、姜、枣以发荣卫，石膏以解肌表内外之郁热，表开热散则汗矣。其用文蛤为主，取其散水益肾。所谓微风，所谓脉紧、头痛者，谓肾水脏也，水气泛溢，从风热，循膀胱上入于巅，复其清阳，而为头痛。故治肾水之溢上，如饮水之外溢同是法故也。

2.《伤寒来苏集》：文蛤生于海中而不畏水，其能制水可知，咸能补心，寒能胜热，其壳能利皮肤之水，其肉能止胸中之烦，故以为君。然阳为阴郁，非汗不解，而湿在皮肤，又不当动其经络，热淫于内，亦不可发其大汗，故于麻黄汤去桂枝而加石膏、姜、枣，此亦大青龙之变局也。

3.《伤寒附翼》：病发于阳，应以汗解，庸工用水攻之法，热被水劫而不得散，外则肉上粟起，因湿气凝结于玄府也；内则烦热，意欲饮水，是阳邪内郁也。当渴而反不渴者，皮毛之水气入肺。夫皮肉之水气，非五苓散之可任；而小青龙之温散，又非内烦者之所宜，故制文蛤汤。文蛤生于海中而不畏水，其能制水可知；咸能补心，寒能胜热，其壳能利皮肤之水，其肉能止胸中之烦，故以为君。然阳为阴郁，非汗不解；而湿在皮肤，又不当动其经络；热淫于内，亦不可发以大温，故于麻黄汤去桂枝，而加石膏、姜、枣，此亦大青龙之变局也。

4.《医宗金鉴》：吐后而渴，当少少与饮之，胃和吐自止也。若恣意贪饮，则新饮复停，而吐必不已也，当从饮吐治之。若兼感微风，脉必紧，头必痛，主之文蛤汤者，是治渴兼治风水也。故以越婢汤方中加文蛤，越婢散风水也，文蛤治渴不已也。

5.《金匮要略方义》：此方治吐后渴而贪饮者，柯韵伯认为是与《伤寒论》太阳篇之文蛤散互错。此证与《消渴病篇》：渴欲饮水不止者，文蛤散主之，二者相似，可用文蛤一味治之，若用文蛤汤则药证不符。文蛤汤之用药，有类麻杏石甘汤与越婢汤，盖皆为表里同病而设。本方以文蛤，石膏为君药，取其清热而止烦渴。又臣以麻黄、杏仁解表利肺，盖证因风邪外束，肺失宣降所致。更佐以生姜、大枣，与麻黄相伍，尤能发越水气，解表而和营卫。使以甘草调和诸药。综观全方，外能解表祛风，发越水气；内能清热止渴，利肺和胃。

荆芥散

【来源】《太平圣惠方》卷九。

【组成】荆芥一两 附子一两（炮裂，去皮脐） 前胡一两 麻黄二两（去根节） 甘草半两（炙微赤，锉） 白术一两 人参一两（去芦头） 陈橘皮一两（汤浸，去白瓤，焙）

【用法】上为末。每服四钱，以水一中盏，入生姜半分，大枣三个，煎至六分，去滓稍热服，不计时候。以衣覆出汗。

【主治】伤寒二日，头项强，四肢烦疼。

桂枝汤

【来源】《太平圣惠方》卷九。

【组成】桂枝半两 附子半两（炮裂，去皮脐） 干姜半两（炮裂，锉） 甘草半两（炙微赤，锉） 麻黄二两（去根节）

【用法】上为散。每服四钱，以水一中盏，加葱白二茎，煎至六分，去滓，稍热服，不拘时候。如人行五里，以稀葱粥投之，衣盖取汗；如未汗，一依前法再服。

【主治】伤寒一日，太阳受病，头痛项强，壮热恶寒。

麻黄散

【来源】《太平圣惠方》卷九。

【别名】葱豉汤、麻黄汤（《普济方》卷一三一）。

【组成】麻黄半两（去根节） 干姜（炮裂，锉） 葱白三茎 豉一合

【用法】上锉细。以水二大盏，煎至一盏三分，去滓，分三次稍热服，不拘时候。衣盖出汗。

【主治】

  1.《太平圣惠方》：伤寒初觉一日，头项腰脊痛，恶寒。

  2.《普济方》：伤寒一二日，头项及腰脊拘急疼痛，浑身烦热，恶寒无汗，脉紧。

麻黄桂枝汤

【来源】《医方类聚》卷五十三引《神巧万全方》。

【组成】麻黄一两（去根节） 桂枝一两 赤芍药一两 甘草半两（炙微赤，锉） 杏仁一两（汤浸，去皮尖双仁，麸炒微黄）

【用法】上为末。每服四钱，以水一中盏，加生姜半分，大枣三枚，煎至五分，去滓热服，不拘时候。

【主治】太阳病脉浮紧，无汗，发热身痛，八九日不解，表证仍在，复发汗，服汤已微除，其人发烦目瞑，剧者必衄。又大汗后似疟者。

薄荷汤

【来源】《伤寒微旨论》卷上。

【组成】薄荷一两 葛根半两 人参二分 甘草（炙）半两 防风（去芦）半两

【用法】上为末。每服三钱，水一盏，煎至七分，去滓热服。如三五服，寸脉力尚小，加薄荷二分。

【主治】中风，两手脉浮数而缓。

姜附汤

【来源】《圣济总录》卷二十二。

【组成】附子（炮裂，去皮脐）一两 干姜（炮） 葛根 甘草（锉，炙） 桂（去粗皮）各三分 芍药半两 麻黄（去根节，先煮，掠去沫，焙）一两半

【用法】上锉，如麻豆大。每服三钱匕，水一盏，入大枣二枚（去核），同煎至七分，去滓食前温服，取汗，未汗再服。

【主治】伤寒巨阳中风，项背强，啬啬恶寒，汗不出。

麻黄桂心汤

【来源】《圣济总录》卷二十二。

【组成】麻黄（去根节，先煎，掠去沫，焙）二两 桂（去粗皮） 甘草（炙，锉） 干姜（炮）各一两 石膏一两半 干薄荷叶 杏仁（去皮尖双仁）各半两

【用法】上为粗末。每服五钱匕，以水一盏半，加大枣二枚（去核），同煎至八分，去滓，食前温服。

【主治】中风伤寒，脉浮紧，发热恶寒，身体疼痛，汗不出而烦。

双解丸

【来源】《儒门事亲》卷十五。

【组成】巴豆六个（去皮油）　天麻二钱半　胭脂少许

【用法】上将巴豆、天麻为末，滴水为丸，如秫米大，胭脂为衣。一日一丸，二日二丸，三日三丸。三日以外不解，先吃冷水一口，后用热水送下，如人行十里，以热汤投之。

【功用】解利伤寒。

桂枝葛根汤

【来源】《仁斋直指方论》卷十九。

【组成】桂枝　芍药　甘草各七钱　葛根一两三钱

【用法】上为散。每服四钱，加生姜五片，大枣一枚，煎服。

【主治】太阳表虚，颈项强，汗出恶风。

桂枝加附子汤

【来源】《云岐子脉诀》。

【别名】桂枝附子汤（《普济方》卷三五三）、桂枝汤加附子方（《医门法律》卷二）。

【组成】桂　附子（炮）各一两　甘草三钱半

【用法】上锉，水煎服。

【功用】

1.《注解伤寒论》：温经复阳。

2.《尚论篇》：固表驱风，复阳敛液。

【主治】腹中痛，脉迟缓。

【方论】

1.《医方考》：用桂枝汤，所以和在表之营卫；加附子，所以壮在表之元阳。与桂枝汤解在表之寒湿，加附子以温寒湿。

2.《伤寒来苏集》：用桂枝以补心阳，阳密则漏汗自止矣。坎中阳虚，不能行水，必加附子以回肾阳，阳归则小便自利矣。内外调和，则恶风自罢，而手足便利矣。

3.《绛雪园古方选注》：桂枝加附子，治外亡

阳而内脱液。熟附虽能补阳，终属燥液，四肢难以屈伸，其为液燥，骨属不利矣。仲景以桂枝汤轻扬力薄，必籍附子刚烈之性直走内外，急急温经复阳，使汗不外泄，正以救液也。

4.《金镜内台方议》：病人阳气不足，而得太阳病，因发汗，汗就出多不能止，名曰漏也。或至二三日不止，其人反恶风，此乃阳气内虚，而皮肤不固也。又小便难者，汗出多，则亡津液，阳气内虚，不能施化也。四肢者，诸阳之本，今亡而脱液，则四肢微急。难以屈伸，故与桂枝汤中加附子，以温其经而复其阳也。

【验案】太阳证过汗　《普济本事方》：有一士人，得太阳证，因发汗，汗不止，恶风，小便涩，足挛曲而不伸。诊其脉浮而大，浮为风，大为虚。予用桂枝加附子汤，三啜而汗止；复佐以甘草芍药汤，足便得伸。

麻黄加葛根汤

【来源】《云岐子保命集》卷上。

【组成】杏仁二十五个（去皮尖）　麻黄　桂枝　葛根各一两　甘草半两

【用法】上锉细。每服五钱或一两，以水三盏，煎至七分，去滓温服。

【主治】太阳表病，风湿相搏，荣卫俱病，一身尽疼，表气不和。

附子续命汤

【来源】《云岐子保命集》卷中。

【组成】麻黄（去节）　人参　黄芩各一两　芍药　防己　桂枝　川芎各一两　防风一两半　附子一两　杏仁一两　甘草四两　干姜一两

【用法】上除附子、杏仁外，共为粗末，后入二味令匀。每服五至七钱，水一盏半，加生姜五片，煎至一盏，去滓，食前稍热服。

原书治上证，宜针隐白穴。

【主治】太阳经中风，无汗身凉。

黄耆汤

【来源】《云岐子保命集》卷中。

【组成】黄耆　白术　防风各等分

【用法】上锉。水煎五、七钱至十余钱，或半两一两，水煎，温服。

【功用】止汗。

【主治】伤寒太阳证，春夏有汗，脉微而弱，恶风恶寒。

【加减】汗多，恶风甚者，加桂枝。

大青龙加黄芩汤

【来源】《伤寒图歌活人指掌》卷四。

【组成】麻黄二两　桂枝　甘草六钱二字半　杏仁四十个　生姜一两　大枣十二枚　石膏二鸡子大　黄芩六钱二字半

【用法】《济阳纲目》：每服五钱，水煎，温服，取汗。

【主治】

1.《伤寒图歌活人指掌》：太阳无汗，恶风烦躁。

2.《济阳纲目》：寒疫头痛，身热无汗，恶风烦躁者。

【方论】《医方考》：春分以后，至秋分节前，天有暴寒，抑遏阳气，不得泄越，有上件诸证者，皆为时行寒疫。表有风寒，故见太阳证，头痛身热，无汗恶风；里有温热，故见烦躁。麻黄、桂枝、甘草、杏仁、生姜、大枣，辛甘物也，辛以解风寒，甘以调营卫。石膏、黄芩，寒苦物也，寒以清温热，苦以治烦躁。

麻黄知母石膏汤

【来源】《伤寒图歌活人指掌》卷四。

【组成】麻黄一两　桂枝二钱二字半　甘草三钱一字半　杏仁五十个　知母半两　石膏一两

【用法】夏至后服。

【主治】伤寒，太阳无汗。

石膏汤

【来源】《普济方》卷一三六。

【组成】石膏二两（碎，绵裹）　防风二两　葛根一两　芍药一两　前胡一两　葱白（并根）三茎　生姜二两（切）

【用法】以水七升，先煮葛根，减二升，去上沫，纳诸药，煮取三升，去滓，温服一升，一日三次。

【主治】太阳病，气逆，面赤，头痛目疼不可忍者。

麻黄汤

【来源】《伤寒全生集》卷二。

【组成】麻黄　桂枝　杏仁　甘草　川芎　防风　羌活

【用法】上加生姜、葱白、豆豉一撮，水煎，热服。取汗。

【主治】冬时正伤寒，头痛如斧劈，身热如火炽，恶寒体痛，腰背项强拘急，脉浮紧无汗。

【宜忌】中病即止，不得多服。

【加减】若渴，加天花粉；恶心，加姜汁、半夏；泄泻，加炒苍术、升麻；元气虚，加人参，去杏仁；骨节烦痛，倍加羌活、防风、苍术；有痰，加半夏；胸胁满痛，加枳壳、桔梗。

麻黄杏仁饮

【来源】《医学入门》卷四。

【组成】麻黄　桔梗　前胡　黄芩　陈皮　半夏各一钱　杏仁　细辛各八分　防风七分　甘草四分

【用法】加生姜三片，水煎温服。

【主治】太阳伤寒轻证，发热恶寒，头痛无汗，脉浮紧而咳嗽。

【加减】夏月，去麻黄，加苏叶；自汗，去麻黄，加桂枝、芍药；表热，换柴胡；口渴，加天花粉；胸满，加枳壳；喘急，加瓜蒌仁。

麻黄汤

【来源】《万病回春》卷二。

【组成】麻黄　桂枝　川芎　杏仁　白芷　防风　羌活　升麻　甘草

【用法】上锉。加生姜三片，葱白三根，豆豉一撮，水煎，热服。以被盖出汗。

【主治】冬月正伤寒，足太阳膀胱经受邪，头疼发热恶寒，脊强，脉浮紧，无汗。

羌活麻黄汤

【来源】《杏苑生春》卷五。

【组成】羌活二钱二分 麻黄 独活 川芎各一钱五分 甘草五分 防风一钱五分 葱白二根

【用法】上锉。水煎熟，不拘时候服。

【主治】太阳头疼，身热脊强，恶风寒。

【加减】有汗，去麻黄，加桂枝。

疏邪定惊汤

【来源】《明医指掌》卷十。

【组成】麻黄 羌活 白芷 防风 胆星 天麻 薄荷 黄芩 前胡 桔梗

【用法】水煎服。

【主治】夹惊伤寒属太阳者。

【加减】冬月无汗，去黄芩、薄荷，加生姜、葱白，三时去麻黄；阳明经，目痛鼻干，不得眠，脉洪而长，加葛根；少阳经，耳聋胁痛，脉弦数而呕，加柴胡、生姜、半夏、橘皮；少阳、阳明合病，加柴胡、葛根、芍药，去羌活、麻黄。

家秘冲和汤

【来源】《症因脉治》卷一。

【组成】羌活 黄芩 防风 生地 白芷 白芍 甘草

【主治】太阳伤寒，自汗发热。

【加减】寒热，加柴胡；眼眶目痛口渴，加葛根，去白芷；小便赤，加木通；渴而有痰，加天花粉；渴而消水，加石膏；呕吐，加半夏；痞满加枳、连。

葛根汤

【来源】《医林绳墨大全》卷一。

【组成】葛根一钱五分 麻黄一钱 桔梗 芍药 甘草各六分

【用法】上用水二钟，入生姜五片，大枣二枚，煎至一钟服。

【主治】太阳无汗恶风，太阳阳明合病。

清胃汤

【来源】《辨证录》卷一。

【组成】玄参 生地各五钱 知母二钱 半夏一钱 甘草五分

【用法】水煎服。

【主治】冬月伤寒。太阳之邪轻，而阳明之邪重，项背强几几，汗出恶风。

解邪汤

【来源】《辨证录》卷一。

【组成】桂枝三分 茯苓五钱 当归三钱 生地五钱 白术三钱 陈皮三分 甘草一钱 麦冬五钱

【用法】水煎服。

【主治】冬月伤寒，邪欲返于太阳而不能返，身热六日，而汗不解，仍有太阳之症。

加减冲和汤

【来源】《伤寒大白》卷一。

【组成】防风 羌活 黄芩 石膏 广皮 甘草

【主治】太阳病，项背强，汗出，反恶风者。

加减防风汤

【来源】《伤寒大白》卷一。

【组成】防风 荆芥 羌活 独活 川芎 甘草 生姜 芍药 大枣

【主治】三时太阳经身痛、头痛、风湿等症。

加减羌活汤

【来源】《伤寒大白》卷一。

【组成】羌活 独活 防风 荆芥 柴胡 干葛 广皮 甘草

【主治】南方冬月，太阳经恶寒发热，头痛、脉浮，无汗者。

【加减】里有热或火令，加黄芩、石膏、知母；胸前饱闷，加枳壳、厚朴、桔梗；胁肋刺痛，加青皮、山栀、木通、苏梗；呕吐，加半夏；食滞，加山楂、麦芽、莱菔子；头痛，加川芎。

防风羌活汤

【来源】《伤寒大白》卷一。
【组成】羌活　防风　荆芥　柴胡　干葛　甘草
【主治】太阳病，项背强几几，无汗恶寒。
【加减】冬令，加生姜；夏令，加石膏；里有积热，加川连；胸前饱闷，加枳壳、厚朴。

防风加葛根汤

【来源】《伤寒大白》卷一。
【组成】防风　干葛　甘草　黄芩　山栀　广皮
【主治】太阳病，项背强几几，反汗出恶风，脉浮缓。
【加减】恶寒身痛者，加羌活、独活；时寒时热，加柴胡；头痛，加川芎；湿胜身重者，加苍术、白芷；汗多者，加白芍药。

柴胡桂枝干姜汤

【来源】《伤寒大白》卷一。
【组成】柴胡　桂枝　黄芩　广皮　甘草　人参　芍药　干姜　半夏
【主治】太阳中风，兼少阳寒热；少阳症兼见太阳，小便不利。

桂枝去芍药加茯苓白术汤

【来源】《医宗金鉴》卷三十一。
【别名】桂枝汤去芍药加茯苓白术汤（原书同卷）、桂枝去芍加茯苓白术汤（《伤寒论方解》）。
【组成】桂枝汤去芍药加茯苓　白术各三两
【用法】依桂枝汤法煎服。小便利则愈。
【主治】太阳病服桂枝汤，或下之，仍头项强痛，翕翕发热，无汗，心下满微痛，小便不利者。
【方论】
1.《医宗金鉴》：此条为汗下后表不解、而心下有水气者立治法也。桂枝去桂加茯苓白术汤，去桂当是去芍药，此方去桂，将何以治仍头项强痛、发热无汗之表乎？若去桂则是芍药、甘草、茯苓、白术，并无辛甘走营卫之品，而曰余依桂枝汤法，无所谓也。且论中有脉促胸满、汗

出恶寒之证，用桂枝去芍药加附子汤主之，去芍药者，为胸满也；此条证虽稍异，而其满则同，为去芍药可知矣。用桂枝汤以解表，去芍药之酸收，避无汗、心下之满；加茯苓之燥渗，因水停小便不利也。余依桂枝汤法煎服，谓依桂枝汤法取汗也。小便利则愈，谓饮病输水道则愈也。此方即桂苓甘术汤而有生姜、大枣，其意专在解肌，利水次之，故用生姜、大枣佐桂枝，以通津液取汗也。

2.《伤寒论方解》：本方如去桂，便与证候不合。日医如吉益猷、丹波元简、山田正珍诸氏亦认为不当去桂。因此，理应从《医宗金鉴》及吉益猷氏的说法，将"去桂"改为"去芍"，庶几药与证合。

苏桂姜辛汤

【来源】《四圣悬枢》卷二。
【组成】苏叶三钱　桂枝三钱　甘草二钱　半夏三钱（炮）　芍药三钱　细辛一钱　干姜二钱　五味子一钱
【用法】流水煎大半杯，热服。覆衣取汗。
【功用】外发表邪，内驱寒水。
【主治】太阳经病阳虚之人，水气停瘀，或原无积水而渴燥，饮冷蓄而不消，水气阻格肺胃，上逆则眩晕而呕咳，肝脾下陷则淋湿而泄利，外寒未解而里水又动，久而火败土崩则入三阴之脏。
【加减】若下利，加赤石脂一钱；若渴者，去半夏，加瓜蒌根三钱；若小便不利，加茯苓三钱；若喘者，加杏仁三钱；若噫者，加附子三钱。

代抵当丸

【来源】《寒温条辨》卷四。
【组成】大黄（酒洗）四两　芒消　穿山甲（蛤粉炒）　夜明砂（淘，焙）　莪术（醋焙）　肉桂（去粗皮）　当归尾（酒蒸）各一两　红花（酒炒）七钱　桃仁（不去皮尖，生用另研七十粒）
【用法】上为末，炼蜜为丸。每服三钱，生姜汤送下。
【主治】太阳表证仍在，随经瘀热在里，脉微而沉，反不结胸，其人发狂，以热在下焦，小腹当

硬满，小便自利者。

【方论】代抵当汤丸，方出《证治准绳》。盖瘀蓄之血，攻之为难，仲景直用水蛭、虻虫有毒之物，惟恐药不峻利，亦何待攻之不动而后加减乎？后人不敢用此毒物，故作此方以代之。原方生地黄用之无理，归尾必不可减，故于本方中减去生地一味，倍肉桂，加莪术、红花、夜明砂，用之殊觉有效。若温病蓄血，用此方去肉桂，加牡丹皮一两，牛膝一两，或止加干漆五钱。

麻桂各半汤

【来源】《会约医镜》卷四。

【组成】麻黄七八分　桂枝一钱　白芍　甘草各一钱　杏仁二十一粒（去皮尖）

三、表　证

伤寒表证，是指寒邪侵入，正气抗邪于肤表浅层，卫气被遏的病情。临床表现恶寒发热，头身疼痛，鼻塞，流涕或有咳嗽，气喘，舌淡红，苔薄，脉浮等。《伤寒论·辨太阳病脉证并治》："太阳病，脉浮紧，无汗发热，身疼痛，八九日不解，表证仍在，此当发其汗"。"太阳病，外证未解，脉浮弱者，当以汗解，宜桂枝汤"。

小青龙去麻黄加杏仁汤

【来源】方出《伤寒论》，名见《圣济总录》卷二十四。

【别名】小青龙去麻黄加杏子汤（《古今医统大全》卷十四）。

【组成】小青龙汤去麻黄　加杏仁半升

【主治】伤寒表不解，心下有水气，干呕，发热而咳喘。

小青龙去麻黄加茯苓汤

【来源】方出《伤寒论》，名见《伤寒图歌活人指

【用法】生姜为引，水煎服。

【主治】寒邪在表，发热恶寒，气喘，以及一切感冒。

桂枝加附桂汤

【来源】《伤寒瘟疫条辨》卷五。

【组成】桂枝三钱　白芍三钱　甘草（炙）二钱　附子（生）　肉桂（去粗）各一钱　生姜三钱　大枣二枚

【用法】水煎，温服。覆取微汗。

【主治】太阳伤寒，寸口脉浮而大，浮则为风，大为阴虚，风则生微热，虚则两胫挛，其证自汗出，小便数，心烦，微恶寒，脚挛急。

掌》卷四。

【组成】小青龙汤去麻黄　加茯苓一两

【主治】伤寒表不解，心下有水气，干呕，发热而咳，小便不利，少腹满。

白薇散

【来源】《外台秘要》卷一引《小品方》。

【组成】白薇二两　麻黄七分（去节）　杏仁（去皮尖，熬）　贝母各三分

【用法】上为散。每服方寸匕，酒下。厚覆卧，汗出愈。

【功用】发汗。

【主治】伤寒二日不解。

前胡散

【来源】《太平圣惠方》卷九。

【组成】前胡一两（去芦头）　人参一两（去芦头）　细辛半两　陈橘皮一两（汤浸去白瓤，焙）　桂心一两　赤茯苓一两　附子二两（炮裂，

去皮脐）　诃黎勒一两半（用皮）　甘草一分（炙微赤，锉）

【用法】上为散。每服五钱，以水一中盏，入生姜半分，大枣三枚，煎至六分，去滓温服，不拘时候。

【主治】伤寒，初觉头痛，膈上痰壅。

葛根散

【来源】《太平圣惠方》卷九。

【组成】葛根一两（锉）　甘草一两（炙微赤，锉）　桂心一两　大青三分　黄芩半两　石膏一两　赤芍药三分　麻黄二两（去根节）

【用法】上为散。每服四钱，以水一中盏，入生姜半分，大枣三枚，煎至六分，去滓温服，不拘时候。

【主治】伤寒四日，头重身强，腰脊痛。

解肌汤

【来源】《太平圣惠方》卷九。

【组成】麻黄半两（去根节）　桑根白皮半两（锉）　赤芍药一分　栀子仁一分　前胡一分（去芦头）　甘草一分（炙微赤，锉）　杏仁一分（汤浸，去皮尖双仁，麸炒微黄）　桂心一分

【用法】上为散。每服五钱，以水一大盏，入生姜半分，煎至五分，去滓，稍热频服，不拘时候。以厚衣盖出汗。

【主治】伤寒一日，邪毒气在皮肤肌肉。

葛根柴胡汤

【来源】《伤寒微旨论》卷上。

【组成】葛根一两半　柴胡一两　芍药二分　桔梗三分　甘草三分（炙）

《证治准绳·伤寒》有厚朴半两。

【用法】上为末。每服二钱，水一盏，加生姜三片，煎至七分，去滓热服。

【主治】伤寒。两手脉浮数而紧，若关前脉力小，关后脉力大，恶风不自汗，病在清明以后至芒种以前者。

【加减】如寸脉依前力小，加葱白三寸。

石膏汤

【来源】《伤寒微旨论》卷上。

【组成】石膏三两　芍药　柴胡各一两　升麻　黄芩　甘草各三分

【用法】上为末。每服三钱，水一盏半，加豉一合，煎八分，去滓热服。芒种以后至立秋以前服。

【主治】伤寒阳盛阴虚，邪气在表，脉浮数，或紧或缓，其脉上出鱼际，寸脉力大于关尺，发热冒闷，口燥咽干者。

【加减】如三五服后热不解，加知母一两；又未解，加大青一两。

五解汤

【来源】《圣济总录》卷二十一。

【组成】麻黄（去根节）二两　白术一两半　葛根（锉）　甘草（炙，锉）　山栀子仁　桔梗（炒）　石膏（碎）　杏仁（汤浸，去皮尖双仁，麸炒）各一两

【用法】上为粗末。每服三钱匕，水一盏，加葱白、盐豉，同煎至七分，去滓，连并热服，不拘时候。汗出为度。

【主治】伤寒三日内，表证不解者。

麻黄葛根汤

【来源】《圣济总录》卷二十一。

【组成】麻黄（去根节）一两半　葛根（锉）　柴胡（去苗）各一两　芍药三分

【用法】上为粗末。每服五钱匕，以水一盏半，加豉一百粒、开口椒十七粒、连须葱白三寸，薄荷叶二十叶，同煎至八分，去滓热服。服后葱豉汤一盏投之，衣覆取汗，汗未快再服。

【功用】发汗。

【主治】伤寒初得一二日。

葱豉汤

【来源】《圣济总录》卷二十一。

【组成】葱白十四茎　豉半合（炒）　干姜（炮）一分　麻黄（去根节）　桂（去粗皮）　芍药各

半两

【用法】上锉，如麻豆大。每服五钱匕，以水二盏，煎至一盏，去滓温服。良久，投葱豉热粥，盖覆出汗。

【主治】伤寒初觉一二日，头项腰脊痛，恶寒。

白术汤

【来源】《圣济总录》卷二十二。

【组成】白术 石膏各二两 干姜（炮）半两 五味子（炒） 甘草（炙，锉） 人参 芎藭 麻黄（去根节，煎，掠去沫，焙）各一两

【用法】上为末。每服三钱匕，水一盏，加生姜三片，大枣二个，同煎至七分，去滓稍热服。

【主治】中风伤寒，初受病一日至三日，头痛肢体疼，烦躁，恶风，身热憎寒；妊娠伤寒。

百顺散

【来源】《鸡峰普济方》卷五。

【组成】芎藭一两半 羌活 防风 木通 荆芥 甘草 大力子各一两 菊花 白芷 麻黄各半两

【用法】上为细末。每服一钱，白汤点下；如解伤寒，加生姜、薄荷煎服。

【功用】解利伤寒。

黑龙散

【来源】《小儿卫生总微论方》卷七。

【组成】麻黄（去根节）三分 竹茹一分 苏木一分 蝎梢二十一个 乌龙土一分

【用法】上为末。每服半钱，水五分，煎至三分，温服，不拘时候。

【主治】小儿伤寒在表，服冷药寒伏于中，危困不得汗。

白术散

【来源】《三因极一病证方论》卷四。

【组成】白芷 甘草（炒） 青皮 陈皮 白茯苓 桔梗 山药 香附（去毛）各三两 干姜半

两 白术一两

【用法】上为末。每服二钱匕，水一盏，加生姜三片，大枣一个，木瓜干一片，紫苏两三叶，煎七分，食前服。若吐泻，入白梅煎；喘，入桑白皮、杏仁煎；伤寒劳复，入薄荷；膈气，入木通三寸、麝香少许；中暑呕逆，入香薷；产前产后，血气不和，入荆芥煎；霍乱，入藿香煎；气厥，入盐汤调下。

【主治】伤寒，气脉不和，憎寒壮热，鼻塞脑闷，涕唾稠粘，痰嗽壅滞；或冒涉风湿，憎寒发热，骨节烦疼；或中暑呕吐，眩晕；及大病后，将理失宜，食复、劳复，病证如初；又治五劳七伤，气虚头眩，精神恍惚，睡卧不宁，肢体倦怠，潮热盗汗，脾胃虚损，面色萎黄，饮食不美，呕吐酸水，脏腑滑泄，腹内虚鸣，反胃吐逆，心腹绞痛，久疟久利；及膈气咽塞，上气喘促，坐卧不安；或饮食所伤，胸膈痞闷，腹胁膨胀；妇人产前产后，血气不和，霍乱吐泻，气厥不省人事；辟四时不正之气及山岚瘴疫。

中和汤

【来源】《普济方》卷一三六引《杨氏家藏方》。

【组成】苍术 干葛 桔梗 碎桂 白芷各二两 麻黄 茱萸 厚朴 陈皮各一两 甘草半两

【用法】上为细末，酒、汤任意调下；或为粗末，加生姜、葱头，水煎亦可。

【主治】四时伤寒，初得病，恶寒发热，头目昏痛，肢节酸疼，未分阴阳表里。

四季加减百解散

【来源】《传信适用方》卷一。

【组成】柴胡（去芦头并土） 升麻 干葛 白芍药 白术 防风（去苗） 甘草（炙） 羌活 独活 藁本（去芦） 半夏（汤洗十次，姜汁浸） 苍术（米泔水浸，麸炒） 人参（去芦） 藿香（去梗，以上各修事了称）各一两

【用法】上为细末。每服三钱，水一盏半，加生姜三大片，大枣二个，煎至一盏，去滓热服，不拘时候。

【功用】调中顺气，祛逐寒邪，调顺三焦，扶表救

里，温润肺经，升降阴阳，进美饮食，和解发散，凉汗清肌，退热固表。春常服，免瘟疫之疾；夏常服，不中暑热；秋服，无疟痢之疾；冬服，不感寒毒。

【主治】伤寒在表，未传入经，发热恶寒，腰脊强痛；已传经络，胸满气逆，肢体烦疼，目睛痛，耳聋，口燥咽干；或渴不渴，手足自温；或肢厥自利；或不自利，小便反快；首会感风，风伤腠理，头痛项强；表重伤风，憎寒头痛，鼻流清涕，咳嗽涎痰；及风湿相搏，失节烦疼，一身尽重，加之恶风，时自汗出；伤风、伤寒、中暑、中暍，食蒸头痛，气逆胸满，失饥，吐逆，眩晕，及已经汗之不解，下之不当，吐不中病。

【加减】立春以后不加减；立夏以后，加柴胡一分、赤茯苓、当归各半两；立秋以后，减柴胡一分，当归、赤茯苓各半两，只加麻黄（去节）半两，干姜（炮）、官桂各一分；立冬以后，并无加减；如要表散，加葱三寸，淡豉三十粒，煎服，衣被盖覆。

神白散

【来源】《伤寒广要》卷十一引《卫生家宝》。

【组成】苍术（米泔浸一宿，去皮，焙干）一两半　麻黄一两（去根节）　甘草一两（炙）　防风一两（去芦）　石膏一两（研）　干葛一两　川芎一两　香白芷半两　瓜蒌根半两

【用法】上为末。每服二钱，水一盏，加生姜三片，葱白三寸，煎至七分，热服。如伤风，身热面赤，脉大，以衣覆取汗，即愈。

【主治】四时伤寒在表，浑身壮热，口苦舌干，恶风无汗。

沃雪汤

【来源】《是斋百一选方》卷七。

【组成】苍术八两（去皮）　厚朴四两（去皮）　当归（洗）　川芎　白芍药　防风　橘皮（去白）　葛根　甘草各二两

【用法】上锉。每服三钱，水一盏半，煎至一盏，去滓，温服。

【功用】温和表里，适顺阴阳。

【主治】四时伤寒，时行瘟疫、风湿、阴阳两感，表证未解，身体壮热，疼痛恶风，声重鼻塞，头痛，四肢项颈烦倦；及雾湿瘴气，触冒寒邪。

解肌汤

【来源】《婴童百问》卷六。

【组成】葛根一两　麻黄（去节）半两　芍药半两　甘草半两　桂枝二钱半

【用法】上锉。每服三钱，水一盏，加大枣一枚，煎至六分，去滓，稍热服。以汗出为度。

【主治】小儿伤寒温病，时行寒疫，头痛项强，畏寒，肢体拘急，骨节烦疼，腰脊强痛，胸膈烦闷，无汗恶风。

【加减】夏月，加石膏、升麻各一钱。

双解散

【来源】《保命歌括》卷三。

【组成】防风通圣散去消、黄合益元散加香薷

【用法】生姜、葱为引。

【主治】伤寒、温暑热病在表，头痛身热，肢体痛，邪热有余。

双解散

【来源】《仁术便览》卷一。

【组成】防风　川芎　羌活　荆芥　甘草　薄荷　石膏　滑石　连翘　白术　枳壳　栀子　桔梗　前胡　麻黄　白芍

【用法】水二钟，加生姜三片，葱三枝，煎服。

【主治】伤寒温暑热，病在表，头痛身热，肢体疼痛。

【加减】汗后身静内热，去麻黄、荆芥、羌活、葱、姜之类；六七日大便燥者，加大黄、芒消。

五仙汤

【来源】《诚书》卷十三。

【组成】茶叶　核桃仁　艾叶　绿豆各一撮　葱根三茎

【用法】上用酒、水各半，煎服。即汗。

【主治】
1.《诚书》：时气三日前者。
2.《村居救急方》：伤寒初起。

前胡汤

【来源】《四明心法》卷下。
【组成】前胡 柴胡 紫苏 桔梗 陈皮 半夏 白芷 甘草
【用法】生姜、大枣为引，水煎服。
【主治】十二月伤寒，或从畏寒而起者，此即感也，属表症。
【加减】有食，加枳实。

外感祛邪汤

【来源】《石室秘录》卷一。
【组成】麻黄一钱 桂枝一钱 陈皮五分 柴胡一钱 白芍一钱 当归二钱 茯苓一钱 甘草一钱
【用法】水煎服。
【主治】伤寒初起者。

伤寒汤

【来源】《石室秘录》卷三。
【组成】桂枝一钱 甘草一钱 陈皮一钱 干葛一钱
【用法】水煎服。
【主治】伤寒初起，鼻塞目痛，项强头痛，脉浮紧。

葱豉荷米煎

【来源】《重订通俗伤寒论》卷二。
【组成】鲜葱白一枚（切碎） 淡豆豉二钱 苏薄荷四分（冲） 生粳米三十粒
【功用】和中发汗。
【主治】小儿伤寒初起一二日，头痛身热，发冷无汗。

紫苏饮

【来源】《古今医彻》卷一。

【组成】紫苏一钱五分 防风 荆芥 柴胡 葛根 广皮 桔梗各一钱 甘草（炙）三分 山楂一钱五分
【用法】加生姜三片，水煎。
【主治】伤寒表症。
【方论】此方虽平易，虚者犹不能当，慎勿泛用多用，得汗即止。
【加减】头痛，加川芎五分；夹食，加厚朴一钱（姜制），枳壳一钱（麸炒）；如咳嗽，去柴胡，加前胡一钱。

加减麻黄汤

【来源】《医学探骊集》卷三。
【组成】麻黄三钱 桂枝二钱 苏叶三钱 黄芩三钱（酒洗） 芥穗三钱 滑石四钱 豆豉四钱 木通三钱 甘草一钱
【用法】葱头一个为引，水煎服。
【主治】伤寒初病，腿膝无力，头痛，发热恶寒，脉象浮洪而紧，亦有不紧者。
【方论】以麻黄为发汗之君药；佐以苏叶、芥穗清扬之品，发头部之汗，以桂枝、葱、豉温散之品，发四肢之汗；酒芩能清血中之热；滑石能清六腑之热；木通清心火通小肠，能引热从小便出，较之大黄利大肠，最为柔和；甘草能和中气，则汗出而病愈矣。

减半麻黄汤

【来源】《医学探骊集》卷三。
【组成】紫苏叶三钱 薄荷三钱 粉葛根三钱 麻黄一钱 人参二钱 酒黄芩三钱 淡豆豉二钱 桂枝一钱 木通三钱 甘草二钱
【用法】水煎，温服。
【主治】年老伤寒，恶寒发热者。
【方论】此方麻黄、桂枝各用一钱，恐其发之过也；苏叶、薄荷清扬之品，佐麻、桂散其头部之邪；葛根、豆豉清淡之品，佐麻、桂散其肌表之邪；黄芩清其血热；木通引热下行；甘草和其中宫；人参扶其正气。老弱之人偶感寒邪，若恶寒发热，服以此方，百无一失。

四、头 痛

伤寒头痛，是指外感风寒表证未解以头痛为主症的病情。《医学六要·头痛》："伤寒头痛，脉浮而紧，身形拘急，恶寒脊强，身大热"。治宜解表散寒，温经止痛为主。

白 膏

【来源】《外台秘要》卷一引《范汪方》。

【组成】天雄 乌头（炮） 莽草 羊踯躅各三两

【用法】上药各切，以苦酒三升，渍一宿，作东向露灶，又作十二聚湿土各一升许成，煎猪脂三斤，着铜器中，加灶上炊，以苇薪为火，令膏释内所渍药，炊令沸，下着土聚上，沸定顷，上火煎，如此十二过，令土聚尽遍，药成，绞去滓。伤寒头痛，每服如杏核大一枚，酒下，温覆取汗；咽痛，含如枣核大一枚，咽之，一日三次。疗伤寒，以膏摩体中，手当千遍，药力方行；并疗恶疮、小儿头疮、牛领马鞍皆疗之，先以盐汤洗恶疮，布拭之，着膏疮肿上摩，向火千遍，日再摩，自消。

【主治】伤寒头痛，咽痛；并疗恶疮、小儿头疮、牛领马鞍。

【宜忌】不可近目。

华佗赤散

【来源】《备急千金要方》卷九。

【组成】丹砂十二铢 蜀椒 蜀漆 干姜 细辛 黄芩 防己 桂心 茯苓 人参 沙参 桔梗 女萎 乌头各十八铢 雄黄二十四铢 吴茱萸三十铢 麻黄 代赭各二两半（细辛、姜、桂、丹砂、雄黄不熬，余皆熬之）

《伤寒总病论》有常山。

【用法】上药治下筛。酒服方寸匕，一日三次，耐药者二匕。覆令汗出。欲治疟，先发一时所，服药二匕半，以意消息之。

【主治】伤寒头痛身热，腰背强引颈；及风口噤，疟不绝；妇人产后中风寒，经气腹大。

【方论】《千金方衍义》：麻、乌、辛、桂、椒、姜、茱萸，一派辛温散表药中，而兼黄芩、女萎、砂、桔、防己清解麻、乌等热毒；参、苓守五脏真气；丹砂、雄黄性虽重着，得麻、乌、姜、辛鼓舞之力，当无郁遏邪气之虞；代赭镇摄逆气，《本经》有治贼风、蛊毒、腹中毒邪、女子赤沃漏下之功；蜀漆专主寒热痰积，故可兼治疟证之寒热不绝。

赤 散

【来源】《备急千金要方》卷九引华佗方。

【组成】丹砂十二铢 蜀椒 蜀漆 干姜 细辛 黄芩 防己 桂心 茯苓 人参 沙参 桔梗 女萎 乌头各十八铢 雄黄二十四铢 吴茱萸三十铢 麻黄 代赭各二两半

【用法】上药治下筛。每服方寸匕，酒下，一日三次；耐药者二匕。夏令汗出。欲治疟，先发一时所，服药二匕半，以意消息之。细辛、姜、桂、丹砂、雄黄不熬，余皆熬之。

【主治】伤寒头痛身热，腰背强引颈，及风口噤，疟不绝，妇人产后中风寒，经气腹大。

赤 散

【来源】《备急千金要方》卷九。

【组成】干姜 防风 沙参 细辛 白术 人参 蜀椒 茯苓 麻黄 黄芩 代赭 桔梗 吴茱萸各一两 附子二两

【用法】上药治下筛。每服一钱匕，食前酒下，一日三次。

【主治】伤寒头痛，项强身热，腰脊痛，往来有时。

葱豉酒

【来源】《本草纲目》卷二十五引《孟氏诜诜洗方》。

【组成】葱根 豆豉

【用法】酒浸，煮饮。

【功用】解烦热，补虚劳，解肌发汗。

【主治】伤寒，头痛寒热，及冷痢肠痛。

麻黄解肌汤

【来源】《元和纪用经》。

【组成】麻黄（去根节，陈者佳） 甘草 升麻 赤芍药 石膏各等分

【用法】上为末。每服四匕，以水一升半，加杏仁七个（去尖碎之），同煎至八合，去滓温服，连绵三五服，以衣被覆取汗出即愈。

【主治】伤寒风邪，寒冷头痛，项强急，寒热腰痛，四肢烦疼而无汗者。

丁香散

【来源】《太平圣惠方》卷九。

【组成】丁香一两 前胡一两 附子一两（炮裂，去皮脐） 麻黄二两（去根节） 白术一两 细辛一两 桂心一两 甘草一两（炙微赤，锉）

【用法】上为细散。每服二钱，以水一中盏，加生姜半分，大枣三个，煎至六分，去滓热服，不拘时候。

【主治】伤寒已经三日，头痛，壮热不解，咳嗽痰逆。

人参汤

【来源】《太平圣惠方》卷九。

【组成】人参三分（去芦头） 诃黎勒皮三分 干姜三分（炮裂，锉） 桂枝三分 赤茯苓一分 附子三分（炮裂，去皮脐） 甘草（炙微赤，锉）一分

【用法】上为散。每服三钱，以水一中盏，煎至六分，去滓，不拘时候温服，频服之。汗出愈。

【主治】伤寒二日，头痛鼻干，面赤壮热，四肢烦疼。

人参散

【来源】《太平圣惠方》卷九。

【组成】人参半两（去芦头） 桂心三分 赤芍药半两 白术半两 干姜半两（炮裂，锉） 麻黄二分（去根节） 甘草一两（炙微赤，锉）

【用法】上为散。每服四钱，以水一中盏，煎至六分，去滓，不拘时候温服。并四五服，汗出效。

【主治】伤寒一日，头痛壮热，烦闷，其脉洪数。

人参散

【来源】《太平圣惠方》卷九。

【别名】十味人参散（《博济方》卷二）、十味人参汤（《圣济总录》卷二十一）。

【组成】人参二两（去芦头） 桂心二两 陈橘皮二两（汤浸，去白瓤，焙） 厚朴二两（去粗皮，涂生姜汁，炙令香熟） 干姜二两（炮裂，锉） 赤茯苓二两 杏仁二两（汤浸，去皮尖双仁，麸炒微黄） 白术二两 甘草二两（炙微赤，锉） 麻黄四两（去根节）

【用法】上为散。每服四钱，以水一中盏，加生姜半分，大枣三枚，煎至六分，去滓，不拘时候温服。

【功用】

    1.《太平圣惠方》：解表，利四肢，和胃气。

    2.《博济方》：调理荣卫，进饮食，解利经络，去久滞风邪。

【主治】

    1.《太平圣惠方》：伤寒。

    2.《圣济总录》：伤寒头痛体疼，寒热不解。

三黄承气汤

【来源】《太平圣惠方》卷九。

【组成】栀子仁一两 黄芩一两 川大黄一两（锉碎，微炒） 陈橘皮一两（汤浸，去白瓤，焙） 川芒消一两

【用法】上为粗散。每服四钱，以水一中盏，煎至六分，去滓温服，不拘时候。

【主治】伤寒五日，口热舌干，头痛，脚胫酸痛。

正气散

【来源】《太平圣惠方》卷九。

【组成】麻黄三两（去根节） 桂心二两 甘草一两（炙微赤，锉） 干姜一两（炮裂，锉） 川大黄二两（锉碎，微炒） 青橘皮一两（汤浸，去白瓤，焙） 吴茱萸一两（汤浸七遍，焙干，微

炒）　厚朴二两（去粗皮，涂生姜汁，炙令香熟）

【用法】上为散。每服三钱，以水一中盏，加生姜半分，大枣三枚，煎至六分，去滓，不拘时候热服。

【主治】伤寒，头目四肢疼痛。

石膏散

【来源】《太平圣惠方》卷九。

【组成】石膏二两　桂心一两　麻黄一两（去根节）　杏仁二十枚（汤浸，去皮尖双仁，麸炒微黄）　黄芩一两　甘草一两（炙微赤，锉）　赤芍药一两　白术一两　莒蕾一两　香附子一两

【用法】上为散。每服五钱，以水一大盏，加生姜半分，煎至六分，去滓，分二次服，不拘时候。

【主治】伤寒已经三日，不得汗，头痛发热。

石膏散

【来源】《太平圣惠方》卷九。

【组成】石膏一两　黄芩半两　甘草一分（炙微赤，锉）　川大黄半两（锉碎，微炒）　葛根半两

【用法】上为散。以水二大盏半，加竹叶三七片，煎至一盏二分，去滓，分三次服，不拘时候温服。

【主治】伤寒五日，头痛，口舌干燥，烦渴欲饮水。

半夏散

【来源】《太平圣惠方》卷九。

【组成】半夏一两（水煮一伏时，晒干）　泽泻一两　桂心一两　干姜一分（炮裂，锉）　甘草一分（炙微赤，锉）

【用法】上为细散。每服一钱，以水一中盏，加生姜半分，煎至六分，和滓热服，不拘时候。

【主治】伤寒二日，痰逆头疼，四肢壮热。

麦门冬散

【来源】《太平圣惠方》卷九。

【组成】麦门冬一两（去心）　子芩三分　葛根一

两（锉）　前胡一两（去芦头）　知母三分　玄参半两　赤芍药三分　犀角屑半两　槟榔三分　甘草半两（炙微赤，锉）　川升麻半两

【用法】上为散。每服四钱，以水一中盏，加生姜半分，煎至六分，去滓温服，不拘时候。

【主治】伤寒五日，口热舌干，头痛，脚胫酸疼，四肢壮热。

茵陈散

【来源】《太平圣惠方》卷九。

【组成】茵陈一两　柴胡一两（去苗）　甘草半两（炙微赤，锉）　赤芍药二分　防风二分（去芦头）　附子一两（炮裂，去皮脐）

【用法】上为散。每服四钱，以水一中盏，加生姜半分，煎至六分，去滓温服，不拘时候。

【主治】伤寒四日，头痛，背膊急闷，骨节烦疼，心燥口干。

麻黄汤

【来源】《太平圣惠方》卷九。

【别名】石膏麻桂汤（《类证活人书》卷二十）。

【组成】麻黄一两（去根节）　桂心三分　石膏三分　黄芩半两　甘草一分（炙微赤，锉）　赤芍药半两　杏仁二十一枚（汤浸，去皮尖双仁，麸炒微黄）

【用法】上为散。每服四钱，以水一中盏，加生姜半分，煎至六分，去滓，稍热频服，不拘时候。汗出愈。

【主治】

1.《太平圣惠方》：伤寒二日，头痛发热，烦闷。

2.《类证活人书》：小儿伤寒，未发热，咳嗽，头面热。

麻黄散

【来源】《太平圣惠方》卷九。

【组成】麻黄一两（去根节）　桂心三分　杏仁三分（汤浸，去皮尖双仁，麸炒微黄）　甘草半两（炙微赤，锉）　附子三分（炮裂，去皮脐）　莒

藭一两　赤芍药三分　白术三分

【用法】上为散。每服四钱，以水一中盏，加生姜半分，大枣三枚，煎至六分，去滓，稍热服，不拘时候。如人行五六里再服，厚覆取汗。

【主治】伤寒一日，头痛，身体百节酸疼，恶寒。

麻黄散

【来源】《太平圣惠方》卷九。

【组成】麻黄一两（去根节）　甘草半两（炙微赤，锉）　葛根一两（锉）　厚朴一两（去粗皮，涂生姜汁，炙令香熟）

【用法】上为散。每服四钱，以水一中盏，加生姜半分，煎至六分，去滓，稍热频服，不拘时候。衣盖汗出愈。

【主治】伤寒三日不解，头痛，肌肉热。

葛根汤

【来源】《太平圣惠方》卷九。

【组成】葛根一两　葱白五茎　豉一合　柴胡半两（去苗）　生姜一两　黄芩半两

【用法】上细锉。以水三大盏，煎至一盏五分，去滓，不拘时候稍热服，一日三次，如人行五里再服。衣盖取汗。

【主治】伤寒一日，初觉头痛恶寒，壮热，腹内热，脉洪大。

葱豉汤

【来源】《太平圣惠方》卷九。

【组成】葱白三茎（切）　麻黄一两（去根节，锉）　豉一合　生姜半两（拍碎）

【用法】上以水二大盏，煎至一大盏三分，去滓，分为三服，不拘时候，稍热频服。衣覆出汗。

【主治】伤寒初得一日，壮热头痛。

解肌汤

【来源】《太平圣惠方》卷九。

【组成】麻黄一两（去根节）　甘草一分（炙微赤，锉）　赤芍药半两　葛根一两半（锉）　石膏一两

半　桂心三分　杏仁半两（汤浸，去皮尖双仁，麸炒微黄）

【用法】上为散。每服四钱，以水一中盏，入生姜半分，大枣三枚，煎至六分，去滓，不拘时候，稍热频服。衣盖，以汗出为效。

【主治】

　　1.《太平圣惠方》：伤寒初患一日。

　　2.《普济方》：伤寒初患一日，体热头痛。

解表附子散

【来源】《太平圣惠方》卷九。

【组成】附子一两（炮裂，去皮脐）　干姜一分（炮裂，锉）　麻黄半两（去根节）　桂心半两　芎藭半两　乌头半两（炮裂，去皮脐）

【用法】上为细散。每服一钱，以水一中盏，入生姜半分，煎至六分，去生姜，和滓，不拘时候热服；良久，更以热酒调下一钱。当便汗出。

【主治】伤寒头痛身热，四肢不利。

霹雳散

【来源】《太平圣惠方》卷九。

【组成】大黑附子一枚（入急火内烧，唯存心少多，在临出火时便用瓷器合盖，不令去却烟焰）。

【用法】上为细散。每服一钱，以热酒调下，不拘时候。汗出立愈。

【主治】伤寒二日，头痛，腰脊强硬，憎寒壮热，遍身疼痛。

石膏散

【来源】《太平圣惠方》卷十。

【组成】石膏一两　葛根半两（锉）　赤芍药半两　柴胡一两（去苗）　甘草一分（炙微赤，锉）　黄芩半两　栀子仁半两

【用法】上为粗散。每服四钱，以水一中盏，加生姜半分，葱白二茎，豉五十粒，煎至六分，去滓，不拘时候温服。

【主治】伤寒未解，热毒气上冲，头痛，目赤涩。

白附子散

【来源】《太平圣惠方》卷十。

【组成】白附子半两　附子半两　天南星一分　天麻半两　半夏半两　乌头半两　朱砂一分（细研）　干蝎一分　麻黄半两（去根节）

【用法】上药生为细散，入研了朱砂令匀。每服一钱，以生姜汤调下。良久，以热葱豉粥饮投之，当便汗出。

【主治】伤寒中风，头痛项强。身体壮热，服诸药不得汗者。

白虎加葛根方

【来源】《太平圣惠方》卷十。

【组成】麻黄（去根节）一两　知母一两半　葛根（锉）一两半　石膏三两半　甘草（炙微赤，锉）一两

【用法】上为粗散。每服五钱，以水一大盏，煎至五分，去滓，不拘时候温服。

【主治】伤寒头痛，骨节烦疼，或已吐下，余热不尽，口干烦渴者。

芎藭散

【来源】《太平圣惠方》卷十。

【组成】芎藭一两　独活二两　柴胡一两半（去苗）　川大黄一两（锉碎，微炒）　防风三分（去芦头）

【用法】上为散。每服五钱，以水一中盏，煎至五分，去滓温服，不拘时候。

【主治】伤寒头痛，面色赤，发热，形如中风，常自汗出，呕逆；下之益烦，心懊，腹如饥；发汗致痉，身强难以屈伸。

甘菊花散

【来源】《太平圣惠方》卷十一。

【组成】甘菊花半两　旋覆花半两　防风一两（去芦头）　芎藭一两　蔓荆子半两　细辛半两　酸枣仁一两　葳蕤一两　枳壳半两（麸炒微黄，去瓤）　甘草半两（炙微赤，锉）

【用法】上为粗散。每服三钱，以水一中盏，加生姜半分，煎至五分，去滓温服，不拘时候。

【主治】伤寒痰壅，头痛心烦，四肢拘急，不得睡卧。

通顶吹鼻散

【来源】《太平圣惠方》卷十一。

【组成】黎芦一分（去芦头）　瓜蒂三分　马牙消三分　龙脑半钱（研）　麝香半钱（研）

【用法】上为细散，研入龙脑、麝香令匀。每用少许，吹入鼻中。得嚏即愈。

【主治】伤寒头痛不止。

黄芩散

【来源】《太平圣惠方》卷十一。

【组成】黄芩半两　麻黄一两（去根节）　赤芍药三分　石膏二两　甘草半两（炙微赤，锉）　桂心三分　细辛三分　前胡一两（去芦头）

【用法】上为散。每服三钱，以水一中盏，煎至六分，去滓稍热服，不拘时候。

【主治】伤寒头痛，心神烦热，四肢不利。

旋覆花散

【来源】《太平圣惠方》卷十一。

【组成】旋覆花一两　甘草半两（炙微赤，锉）　甘菊花一两　芎藭一两　皂荚树白皮三分（涂酥，炙赤色）

【用法】上为细散。每服二钱，以水一中盏，入荆芥七穗，煎至六分，和滓热服，不拘时候。

【主治】伤寒头痛，心膈壅疼。

麻黄散

【来源】《太平圣惠方》卷十一。

【组成】麻黄一两（去根节）　甘草三分（炙微赤，锉）　赤芍药三分　桂心半两　杏仁半两（汤浸，去皮尖双仁，麸炒微黄）　石膏一两半（杵碎）

【用法】上锉细，拌令匀，分为三服。每服以水一大盏半，煎至一盏，去滓，分二次温服。不拘时

候，如人行五七里再服。以汗出为度。

【主治】伤寒头痛，百节酸疼，气壅烦喘。

羚羊角散

【来源】《太平圣惠方》卷十一。

【组成】羚羊角屑　赤茯苓　麦门冬（去心）葳
蕤　柴胡（去苗）　栀子仁各一两　桑根白皮三分
（锉）　石膏二两　甘草半两（炙微赤，锉）

【用法】上为散。每服五钱，以水一大盏，煎至五
分，去滓温服，不拘时候。

【主治】伤寒潮热头痛，四肢拘急烦疼。

葳蕤散

【来源】《太平圣惠方》卷十一。

【别名】萎蕤散《普济方》（卷一三七）。

【组成】葳蕤一两　柴胡一两（去苗）　羚羊角屑
三分　石膏一两　桑根白皮一两（锉）　川朴消
一两

【用法】上为散。每服五钱，以水一大盏，煎至五
分，去滓温服，不拘时候。

【主治】伤寒数日，头痛，潮热不退，或发憎寒。

人参散

【来源】《太平圣惠方》卷十二。

【组成】人参一两（去芦头）　赤茯苓一两　旋覆
花一两　细辛一两　白芷一两　干姜半两（炮
裂，锉）　赤芍药一两　半夏半两（汤洗七遍去
滑）　前胡一两（去芦头）

【用法】上为散。每服三钱，以水一中盏，加生姜
半分，煎至六分，去滓，不拘时候温服。

【主治】伤寒头痛，痰毒壮热，心膈滞闷。

石膏散

【来源】《太平圣惠方》卷十二。

【组成】石膏一两　子芩三分　前胡一两（去芦
头）　葛根一两（锉）　桑根白皮三分（锉）　川
升麻半两　荆芥三分　赤芍药一两　柴胡一两

（去苗）

【用法】上为散。每服四钱，以水一中盏，加生
姜半分，豉五十粒，煎至六分，去滓，不拘时候
温服。

【主治】伤寒，头痛咳嗽，壮热，四肢酸痛。

石膏散

【来源】《太平圣惠方》卷十二。

【组成】石膏三分　牡蛎三分（烧为粉）　地骨皮
半两　白术半两　五味子半两　黄耆半两
（锉）　麻黄根半两

【用法】上为散。每服四钱，以水一中盏。煎至六
分，去滓，不拘时候温服。

【主治】伤寒，头痛恶寒，虚汗不止。

半夏散

【来源】《太平圣惠方》卷十二。

【组成】半夏一两（汤洗七遍去滑）　人参一两（去
芦头）　赤茯苓一两　泽泻一两　附子半两（炮
裂，去皮脐）　干姜半两（炮裂，锉）　甘草半
两（炙微赤，锉）　陈橘皮三分（汤浸，去白
瓤，焙）

【用法】上为粗散。每服三钱，以水一中盏，加生
姜半分，煎至六分，去滓温服，不拘时候。

【主治】伤寒头痛，壮热痰壅，心膈不利，食久
不消。

附子散

【来源】《太平圣惠方》卷十二。

【组成】附子一两（炮裂，去皮脐）　人参一两
（去芦头）　陈橘皮一两（汤浸，去白瓤，
焙）　桂心半两　白术一两　紫苏茎叶一两　木香
半两　大腹皮半两（锉）　杏仁半两（汤浸，去皮
尖双仁，麸炒微黄）

【用法】上为散。每服四钱，以水一中盏，加生姜
半分，煎至六分，去滓，稍热服，不拘时候。

【主治】伤寒，头痛急闷，心腹痞满，气逆，不思
饮食。

前胡散

【来源】《太平圣惠方》卷十二。

【组成】前胡一两（去芦头）人参一两（去芦头）赤茯苓一两 枳壳一两（麸炒微黄，去瓤）独活一两 甘草半两（炙微赤，锉）旋覆花半两 半夏半两（汤洗七遍去滑）桔梗一两（去芦头）

【用法】上为散。每服四钱，以水一中盏，入生姜半分，煎至六分，去滓温服，不拘时候。

【主治】伤寒，胸膈痰滞，头目疼闷。

旋覆花散

【来源】《太平圣惠方》卷十二。

【组成】旋覆花 前胡（去芦头）白蒺藜（微炒去刺）柴胡（去苗）枳壳（麸炒微黄，去瓤）桑根白皮（锉）赤茯苓各半两 甘草一分（炙微赤，锉）

【用法】上为散。每服四钱，以水一中盏，入生姜半分，煎至六分，去滓温服，不拘时候。

【主治】伤寒头痛，心膈痰滞，壅闷不欲饮食。

旋覆花散

【来源】《太平圣惠方》卷十二。

【组成】旋覆花半两 半夏三分（汤洗七遍去滑）前胡一两（去芦头）桂心三分 赤茯苓一两 陈橘皮一两（汤浸，去白瓤，焙）石膏一两 甘草二分（炙微赤，锉）

【用法】上为散。每服三钱，以水一中盏，入生姜半分，煎至六分，去滓温服，不拘时候。

【主治】伤寒头痛，心腹痞满，痰壅，不下饮食。

麦门冬散

【来源】《太平圣惠方》卷八十四。

【组成】麦门冬三分（去心）石膏三分（细研）甘草半两（炙）

【用法】上为粗散。每服一大钱，以水一小盏，煎至五分，去滓温服，不拘时候。

【主治】小儿伤寒，烦热头痛，呕逆。

石膏茶

【来源】《太平圣惠方》卷九十六。

【组成】石膏二两（捣末）紫笋茶（碾为末）

【用法】上以水一中盏，先煎石膏末三钱，煎至五分，去滓，点茶服之。

【主治】伤寒头疼烦热。

发汗豉粥

【来源】《太平圣惠方》卷九十六。

【组成】豉一合 荆芥一握 麻黄三分（去根节）葛根一两（锉）栀子仁三分 石膏三两（捣碎，绵裹）葱白七茎（切）生姜半两（切）粳米二合

【用法】以水三大盏，都煎至二盏，去滓，纳米煮作稀粥。服之汗出为数。如未汗，再合服之。

【主治】中风、伤寒，初得二二日，壮热头痛者。

薄荷茶

【来源】《太平圣惠方》卷九十七。

【组成】薄荷三十叶 生姜一分 人参半两（去芦头）石膏一两（捣碎）麻黄半两（去根节）

【用法】上锉。先以水一大盏，煎至六分，去滓，分二次点茶热服。

【主治】伤寒，鼻塞头痛，烦躁。

太一散

【来源】《博济方》卷一。

【组成】大附子一两（炮，去皮脐）甘草半两（生）石韦半两（去毛）石膏二两 滑石二两

【用法】上为细末。每服二钱，葱白、薄荷茶调下。

【主治】伤寒头痛。

石膏汤

【来源】《博济方》卷一。

【组成】石膏一两 麻黄一两（去根节）何首乌五钱 干葛三分

【用法】上为末，每服二钱，水一盏，加生姜一

片，同煎至八分，温服。

【主治】伤寒头痛不可忍者。

石膏散

【来源】《博济方》卷一。

【组成】石膏一两　麻黄一两（去根节）　何首乌五钱　干葛三分

【用法】上为末。每服二钱，加生姜一片，水一盏，同煎至八分，温服。

【主治】

1.《博济方》：伤寒，头痛不可忍者。

2.《张氏医通》：风热头痛。

葛根解肌汤

【来源】《太平惠民和济局方》卷二。

【别名】葛根解毒汤（《伤寒图歌活人指掌》卷四）。

【组成】葛根四两　麻黄（去节）三两　肉桂（去粗皮）一两　甘草（炙）　黄芩　芍药各二两

【用法】上为粗末。每服三钱，水一盏半，入枣一枚（剥破），煎至八分，去滓，稍热服，不拘时候。取汗出为度。

【主治】伤寒，温病，时行寒疫，头痛项强，发热恶寒，肢体拘急，骨节烦疼，腰脊强痛，胸膈烦闷。

丁香煮散

【来源】《传家秘宝》卷中。

【组成】丁香一分　肉桂一分　厚朴三分（去皮，姜汁炙）　甘草三分（炙）　麻黄二分（去节）　芍药半两　诃子皮四分　大黄三分　旋覆花三分　吴茱萸二分（热浆水淘五遍，浮者焙）

【用法】上为散。每服如茶点，一字至半钱，温服，不拘时候。若伤寒热痰，只半温服之。风气常服半钱，治病一钱，去大黄一分，夏添甘草二分，秋添诃子皮二分，冬添肉桂二分。

【主治】伤寒热痰，浑身疼痛，鼻塞烦壅闷躁，头痛，一切诸气疾。

百解散

【来源】《普济方》卷一三〇引《护命方》。

【组成】前胡（去毛）　柴胡（去毛）　知母　贝母　牡丹皮（去心）　桔梗　羌活　独活　荆芥穗　黄芩　山茵陈　山栀　升麻　麻黄（去根）　大黄　麦门冬（去心）　杏仁（去尖）　紫菀　玄参　秦艽（去皮，炒）各一分

【用法】上为末。每服六钱匕，水二盏半，加生姜三片同煎，取二盏，食后、临卧，去滓热服，留滓，再煎服。若大便不通，忽狂言妄语，即煎此药取汁，用调后面药：半夏半两，芎藭、大黄各一分，牵牛二两，消石十铢，研消石，并杵罗众药，合为末，每服三钱，入葱三枝，生姜三片，依法煎前方药，取汁，用调此药末三钱，食后临卧，热服；此药末不撞三钱。若是大便秘甚，任意加减进服，以转为度，仍不得过剂，转后，便吃些小热粥投之。此药须至大便不通，方可进服。

【主治】伤寒四日、五日、六日不得汗，头痛壮热，浑身不知痛疼处，睡卧不安，心神烦躁，脉气洪大紧急，大便秘涩不得通。

【方论】凡人患伤寒，忽热病，经数日饮食不进，大便秘涩不通，医者多以其饮食不进，胃气虚弱，不肯疏转，致令倾损性命。此缘热毒之气，蒸郁脏腑，伤损正气，所以不能食。凡患伤寒之人，经及五六日，未曾得汗，头痛壮热，心神烦躁，浑身骨节，四肢八节俱痛，大便热秘不通者，虽饮食不得，亦当疏转，形不病，气即自然平安，饮食增进。凡下疏药，先当审五脏脉气，观何脏得病，然后下药取之，即万无一失，但三部之中，一部偏大紧者，是即其脏得病也。若脉候未精，只吃此百解散，永无差误，缘此方，皆治五脏之病也。若是狂言妄语，急吃后面药，转下便安，效。

黄芩汤

【来源】《普济方》卷一三六引《护命》。

【组成】黄芩（去黑心）　石膏（研）　茵陈蒿　柴胡（去苗）　桔梗（锉，炒）　牡丹皮　荆芥穗　栀子仁各一分　麻黄（去根节）半两

【用法】上为粗末。每服三钱匕，水一盏，煎至七

分，去滓，食后温服。

【主治】伤寒头痛不止。

荆芥散

【来源】《伤寒总病论》卷二。

【组成】天南星　草乌头（肉白者，生用）　荆芥穗各半两　石膏一两

【用法】上为细末。每服二钱半，加陈茶一钱，生姜汁半呷，薄荷三叶，水两盏，煎至八分，温服，一日三次。

【主治】

1.《伤寒总病论》：伤寒头痛。

2.《太平惠民和济局方》（续添诸局经验秘方）：伤寒头痛，鼻塞流涕，声重咽干，胸膈满闷，头痛如破。

葛根葱白汤

【来源】《伤寒总病论》卷三。

【组成】葛根一两　芍药　芎䓖　知母各半两　葱白一握（寸切）　生姜一两

【用法】上锉。水二升半，煮取一升，去滓，分二次温服。

【主治】

1.《伤寒总病论》：伤寒，服葱白汤后，头痛未解者。

2.《医学入门》：阳明头痛，鼻干无汗。

葱白汤

【来源】《伤寒总病论》卷三。

【别名】连须葱白汤（《类证活人书》卷十八）。

【组成】连须葱白（寸切）半斤　生姜二两

【用法】上以水二升，煮一升，去滓，温温作二三服。

【主治】

1.《伤寒总病论》：伤寒发汗后，或未发汗，头痛如破。

2.《妇人大全良方》：妊妇伤寒，憎寒发热。

瓜蒂牙消散

【来源】《伤寒总病论》卷六。

【组成】藜芦一钱　瓜蒂三钱　牙消二钱　脑麝各少许

【用法】上为细末。吹少许入鼻。得嚏则愈。

【主治】伤寒头痛不止。

玄精石方

【来源】《伤寒总病论》卷六。

【组成】石膏　太阴玄精石各一两　麻黄二两　甘草半两

【用法】上为粗末。每服四钱，水一盏，加竹叶二七片，煎七分，去滓温服，不拘时候。

【主治】伤寒头痛。

人参顺气散

【来源】《类证活人书》卷十七。

【组成】麻黄（去节称）一两半　干葛一两　白术一两　甘草一两（炙）　桔梗（去芦）一两　人参一两　干姜半两（炮）　香白芷一两

【用法】上为细末。每服三钱，水一大盏，加生姜三片，葱白二寸，煎至八分，通口服。如要出汗，连进二服。

【主治】

1.《类证活人书》：伤寒头痛，憎寒壮热，四肢疼痛。

2.《普济方》引《如宜方》：风邪上攻，头目昏痛，耳鸣目眩，鼻塞，肉瞤拘急。

人参汤

【来源】《圣济总录》卷二十一。

【组成】人参半两　灯心一小束　枳壳（去瓤，麸炒）一分　大腹皮（锉）一枚　茶末二钱　生甘草半两

【用法】上药除茶末外，各细锉。用淡浆水二大盏，煎至一盏，去滓，下茶末搅匀，分温二服。以纸捻子于咽喉中取吐为度。

【主治】伤寒出汗后，心胸妨闷，烦热未退。

五味桂枝汤

【来源】《圣济总录》卷二十一。

【组成】桂（去粗皮） 葛根（锉）各一两 麻黄（去根节）一两半 山栀子仁半两 石膏一分

【用法】上为粗末。每服三钱匕，水一盏，加葱白一茎（切），豉三十粒，煎至七分，去滓热服，良久再服。以葱白稀粥投之，微汗即愈。

【功用】发表。

【主治】伤寒一二日，头痛体疼。

六味桂枝汤

【来源】《圣济总录》卷二十一。

【组成】桂（去粗皮） 麻黄（去根节） 石膏 干姜（炮） 白术（生用） 苍术（米泔浸，麸炒）各一两

【用法】上为粗末。每服三钱匕，水一盏，加生姜三片，葱白二寸，豉七粒，同煎至八分，去滓热服，不拘时候。

【主治】伤寒头痛，发热恶寒。

荆芥汤

【来源】《圣济总录》卷二十一。

【组成】荆芥穗四两 前胡（去芦头） 旋覆花各三两 甘草（炙）二两 白术 半夏（汤洗七遍，焙干） 麻黄（去根，不去节） 芍药各一两

【用法】上为粗末。每服三钱匕，水一盏，加生姜三片，大枣三枚（擘破），煎至七分，去滓热服，不拘时候。

【主治】伤寒初得一二日至三日，头痛痰逆，肢体烦躁，恶风，身热憎寒。

前胡汤

【来源】《圣济总录》卷二十一。

【组成】前胡（去芦头） 羌活（去芦头）各六两 防风（去叉）四两 桔梗（炒）三两 莽草（去芦头，锉）二两 蛇蜕皮一两（剪碎，炒令黄） 陈橘皮（汤浸，去白，焙干称）半两 蝉壳（净去土）一两 甘草（炙，锉）一两半 人参

二两

【用法】上为粗末。每服三钱匕，水一盏，入生姜三片，薄荷七片，煎至七分，去滓温服。

【主治】伤寒头痛，恶寒发热，肢体疼倦。

二附散

【来源】《圣济总录》卷二十二。

【别名】二附汤（《普济方》卷一三一）。

【组成】附子（炮裂，去皮脐） 白附子（炮） 半夏（汤洗七遍，炒干）各一分

【用法】上为散。每服半钱匕，浓煎生姜汤调下，不拘时候。得汗即止。

【主治】中风伤寒，头痛，四肢烦疼。

石膏汤

【来源】《圣济总录》卷二十二。

【组成】石膏 甘草（炙） 麻黄（去根节，煎，掠去沫，焙） 桂（去粗皮） 芍药各二分

【用法】上为粗末。每服五钱匕，水一盏半，加生姜一枣大（拍碎），煎至八分，去滓，空心温服。

【主治】中风伤寒，头痛，四肢酸痛，身体沉重。

石膏独活汤

【来源】《圣济总录》卷二十二。

【组成】石膏（碎）一两 麻黄（去根节，煎，掠去沫，焙） 羌活（去芦头） 独活（去芦头） 甘草（炙，锉） 天南星（炮） 青橘皮（去白，麸炒） 枳壳（去瓤，麸炒） 干姜（炮） 柴胡（去苗） 益智（去皮） 桂（去粗皮）各半两

【用法】上为粗末，每服三钱匕，水一盏，加葱白二寸，豉二至七粒，煎至一分，去滓热服，盖覆出汗。

【主治】中风伤寒，头痛体疼，发热恶寒。

麻黄汤

【来源】《圣济总录》卷二十二。

【组成】麻黄（去根节，先煎，掠去沫，焙）二两 附子（炮裂，去皮脐）一两 细辛（去苗

叶）干姜（炮）各三分　甘草（炙，锉）杏仁（去皮尖双仁）各半两

【用法】上锉，如麻豆大。每服三钱匕，以水一盏，煎至七分，去滓，食前温服，每日三次。

【主治】中风伤寒，头痛沉重。

麻黄细辛丸

【来源】《圣济总录》卷二十二。

【组成】麻黄（去根节，煎掠去沫，焙）二两　细辛（去苗叶）人参　白茯苓（去黑皮）甘草（炙，锉）白术各半两　栝楼根三分

【用法】上为末，炼蜜为丸，如鸡头子大。每服一丸，食前薄荷蜜汤研下。

【主治】中风伤寒，头痛恶寒，四肢烦疼，心躁闷。

黄芩散

【来源】《圣济总录》卷二十三。

【组成】黄芩（去黑心）玄参各二两　大黄（锉，炒）甘草（炙，锉）枳壳（去瓤，麸炒）各一两　升麻一两半（焙）

【用法】上为末。每服二钱匕，以熟水调下。

【主治】伤寒头痛，大热烦躁。

麻黄葛根汤

【来源】《圣济总录》卷二十三。

【组成】麻黄（去根节）甘草（炙）各一两　知母（焙）葛根（锉）石膏（碎）各一两半

【用法】上为粗末。每服五钱匕，以水一盏半，煎至七分，去滓，食后温服。

【主治】伤寒、温病吐下后，余热未尽，头痛，口干烦渴。

葛根饮

【来源】《圣济总录》卷二十三。

【组成】葛根（锉）黄芩（去黑心）大青　石膏（碎）人参各一两　甘草（炙）半两

【用法】上为粗末。每服三钱匕，以水一盏，煎至

六分，去滓温服。

【主治】伤寒燥渴，头痛，不得眠睡，四肢烦痛。

人参汤

【来源】《圣济总录》卷二十四。

【组成】人参　甘草（炙）各二两　桂（去粗皮）陈橘皮（汤浸，去白，焙）白茯苓（去黑皮）防风（去叉）五味子　柴胡（去苗）各一两　附子（炮裂，去皮脐）半夏（生姜汁浸一伏时）各半两

【用法】上锉，如麻豆大。每服三钱匕，水一盏，加生姜二片，大枣二枚（擘破），同煎至七分，去滓热服，不拘时候。

【主治】伤寒头痛，自汗壮热，身体拘急，喘粗，骨节酸痛。

天南星丸

【来源】《圣济总录》卷二十四。

【组成】天南星（末）二两　石膏（末）一两（水飞过）

【用法】上二味，填牛胆中，用薄荷包，更用荷叶外包，于风道中挂，以清明节候入龙脑少许，滴雪水为丸，如鸡头子大。每服一丸，嚼烂，薄荷汤送下。

【主治】伤寒头痛。

石膏丸

【来源】《圣济总录》卷二十四。

【组成】石膏（细研，水飞过）四两　乌头（去皮脐，生用）一两　消石（研）一两半　太阴玄精石（研）二两

【用法】上为末，和匀如粉，以生姜自然汁煮面糊为丸，如梧桐子大。每服十丸至十五丸，荆芥茶送下。甚者不过三服。

【主治】

1.《圣济总录》：伤寒，头痛痰盛。

2.《鸡峰普济方》：偏正头痛，恶心痰逆。

石膏煮散

【来源】《圣济总录》卷二十四。

【组成】石膏（研，水飞过）一两半　旋覆花一两　白蒺藜（炒）　甘菊花　山栀子仁　茵陈蒿　太阴玄精石（研）　芎藭各半两

【用法】上药捣罗六味为细末，入石膏等研匀。每服三钱匕，水一盏，加荆芥少许，同煎至七分，不去滓，温服，不拘时候。

【主治】伤寒头痛。

四白散

【来源】《圣济总录》卷二十四。

【组成】蒺藜子（炒去角）　白芷　白附子（炮）　白僵蚕（炒）各等分

【用法】上为散。每服二钱匕，茶清或酒调下，不拘时候。

【主治】伤寒头痛身热，百节疼痛。

白雪丸

【来源】《圣济总录》卷二十四。

【组成】乌头（去皮脐）　附子（去皮脐）　白附子　天南星　天麻　麻黄（去根节）　甘草（并生用）各等分

【用法】上为末，水浸宿炊饼为丸，如樱桃大，火煅寒水石粉为衣。每服一丸，热酒或葱茶嚼下。良久以热粥投之。

【主治】伤寒头痛，三日以内。

白鲜皮汤

【来源】《圣济总录》卷二十四。

【组成】白鲜皮　菊花　石膏（研）　荆芥穗各一两　桂（去粗皮）一分　甘草（炙）半两　麻黄（去节）二两

【用法】上为粗末。每服三钱匕，水一盏，煎至七分，去滓温服。

【主治】伤寒头痛。

瓜蒂散

【来源】《圣济总录》卷二十四。

【组成】瓜蒂一两

【用法】上一味，捣罗为散。每服一钱匕，温熟水调下，吐涎愈。

【功用】《仁斋直指方论》：吐痰。

【主治】

1.《圣济总录》：伤寒头疼，胸中满及发寒热，脉紧而不大者，是膈上有涎。

2.《仁斋直指方论》：风癫证。

芎藭饮

【来源】《圣济总录》卷二十四。

【组成】芎藭半两　马牙消（研）　石膏（研）各一两

【用法】上为粗末。每服二钱匕，水一盏，加生姜三片，好茶一钱匕，同煎至六分，去滓温服。不拘时候。

【主治】伤寒头疼不止。

茶调散

【来源】《圣济总录》卷二十四。

【组成】石膏（碎，研）二两　羌活（去芦头，生用）　苍术（去皮）　甘草（半生半炙）　芎藭　茵陈蒿　荆芥穗各一两　桂（去粗皮）半两

【用法】上为散。每服一钱匕，用腊茶末一钱匕，同葱白煎汤，点热服。

【主治】伤寒头痛不止。

前胡汤

【来源】《圣济总录》卷二十四。

【组成】前胡（去芦头）　半夏（汤洗七遍去滑，生姜汁炙，切，焙）　玄参（坚者）　旋覆花　甘草（炙，锉）　桂（去粗皮）　黄芩（去黑心）　桔梗（锉，炒）　生干地黄（焙）各一两

【用法】上为粗末。每服五钱匕，水一盏半，加生姜五片，煎至八分，去滓热服，不拘时候。

【主治】初得伤寒，头痛壮热。

麻黄丸

【来源】《圣济总录》卷二十四。

【组成】麻黄（去根节，汤煮，掠去沫，焙干） 乌头（水浸三日，日一易，晒干，炮裂，去皮脐） 天南星（炮，捣末） 半夏（汤洗七遍去滑） 石膏（泥裹，火煅通赤，研）各四两 白芷三两 甘草（炙，锉）一两 龙脑（研）半两 麝香（研）一分

【用法】上将八味为末，水煮天南星为丸，如小弹子大。每服一丸，葱茶或葱酒嚼下，薄荷茶亦得，连服二三次。

【功用】解表，止头痛。

【主治】伤寒头痛，破伤风，及一切诸风。

麝香丸

【来源】《圣济总录》卷二十四。

【别名】麝香双丸（原书文瑞楼本）。

【组成】麝香（研） 龙脑（研）各一分 丹砂一两半（研） 雄黄（研） 木香 赤箭各一两 牛黄（研） 白花蛇肉 乌蛇肉（各酒浸，炙） 干蝎（炒，去土） 羚羊角（镑）各半两 天南星（炮） 麻黄（去根节）各二两 白附子（生） 天麻（酒浸，焙） 防风（去叉） 零陵香叶 藿香叶 天雄（炮裂，去皮脐）各三分

【用法】上十四味为末，入麝香等五味研匀，炼蜜为丸，如小鸡头实大。每服二丸，细嚼，温酒送下，不拘时候。

【主治】伤寒头痛，目眩汗出。

麦门冬汤

【来源】《圣济总录》卷三十。

【组成】麦门冬（去心，焙）一两半 茅苨 吴蓝 甘草（炙，锉） 黄芩（去黑心） 茅根 生干地黄（焙）各一两

【用法】上为粗末。每服五钱匕，水一盏半，加豉一百粒，同煎至八分，去滓，食后温服。

【主治】伤寒头疼，手足烦热，吐血不止。

麻黄地骨皮汤

【来源】《圣济总录》卷三十（人卫本）。

【别名】麻黄地骨汤（原书文瑞楼本）。

【组成】麻黄（去节）三分 地骨皮 玄参各半两 五味子三分 甘草（炙，锉） 干姜（炮）各一分 附子（炮裂，去皮脐）半两 桔梗（炒） 杏仁（汤浸，去皮尖双仁，炒） 知母各半两

【用法】上锉，如麻豆大。每服五钱匕，以水一盏半，煎至八分，去滓，食后温服。

【主治】伤寒头痛身热，咽喉壅塞，语声不出。

石膏汤

【来源】《圣济总录》卷一七四。

【组成】石膏（碎）一钱 白术十两 麻黄（去根节） 桔梗（炒） 甘草（炙） 水萍（晒干） 杏仁（汤浸，去皮尖双仁，炒）各一分

【用法】上为粗末。每服一钱匕，水半盏，加葱白少许，煎至三分，去滓温服，不拘时候。

【主治】小儿伤寒，头痛肌热，喘粗喉鸣。

人参散

【来源】《幼幼新书》卷十五引《庄氏家传》。

【组成】人参（去芦头） 白术 麻黄（去叶根节） 藿香叶 甘草（炙） 干葛各一分 石膏（透明）半两

【用法】上为末。每服一钱，水一盏，加葱白一寸，豉三十粒，煎五分，去滓温服。

【功用】和气止逆，止渴。

【主治】小儿伤寒头痛。

升麻葛根汤

【来源】《鸡峰普济方》卷二十四。

【组成】干姜 升麻 芍药 甘草 葛根各等分

【用法】上为粗末。每服四钱，水一盏半，煎至一盏，不拘时候，温服。

【主治】伤寒、瘟疫，风热头痛，肢体痛，疮疹已发未发。

当归柴胡汤

【来源】《扁鹊心书·神方》。

【组成】柴胡五钱 半夏二钱（与生姜一钱同捣） 当归一钱 甘草五分

【用法】加生姜、大枣，以水二盏，煎至八分，热服。取汗微微即止。

【主治】伤寒头痛，发热恶寒，肢节痛，吐逆。

华盖散

【来源】《扁鹊心书》。

【组成】麻黄四两（浸，去沫） 苍术八两（米泔浸） 陈皮 官桂 杏仁（去皮尖） 甘草各二两

【用法】上为末。每服四钱，水一盏半，煎八分，食前热服。取汗。

【主治】伤寒，头痛发热，拘急；感冒，鼻多清涕，声音不清；四时伤寒，瘟疫瘴气。

银白散

【来源】《小儿卫生总微论方》卷七。

【组成】煅熟寒水石半斤

【用法】上为极细末，入炒熟黄丹一钱半研匀，如淡，即添入些少，以红色为度。每服一钱，生姜汤送下；未能饮者，稠调抹口中，以乳汁送下，不拘时候。

【功用】解表发汗。

【主治】小儿伤寒壮热，头痛体疼，脉大，夹惊者。

人参石膏汤

【来源】《宣明论方》卷六。

【组成】人参二钱半 石膏一两 川芎一两 黄芩二钱 茯苓三钱 甘草半两 防风三钱

【用法】上为细末。每服五钱，水一盏半，煎至六分，去滓温服，不拘时候。

【功用】清头目，定喘嗽。

【主治】

1.《宣明论方》：伤寒头痛，心烦闷，风热并汗后余热，自汗多。

2.《伤寒标本》：咳嗽不已。

十味和解散

【来源】《杨氏家藏方》卷三。

【组成】白术二两 桔梗一两 人参（去芦头） 当归（洗，焙） 陈橘皮（去白） 枳壳（去瓤，麸炒） 赤芍药 防风（去芦头） 甘草（炙）各一分 厚朴半两（生姜汁制）

【用法】上锉。每服五钱，水一盏半，加生姜五片，葱白三寸，同煎至一盏，去滓热服，不拘时候。

【功用】发散寒邪。

【主治】头痛发热，肢体倦怠。

顺解散

【来源】《普济方》卷一五一引《杨氏家藏方》。

【组成】苍术 麻黄（去节）各等分

【用法】上锉。每服二钱，以水一盏，加葱白、生姜煎，温服。

【主治】伤寒瘟疫，身体壮热，头疼项强，四肢烦疼，恶风无汗。

小解五毒散

【来源】《传信适用方》卷一。

【组成】山茵陈二两（去根，焙） 麻黄二两（去根节） 苍术二两半（米泔浸过一宿，切，焙） 石膏半两（火煅）

【用法】上为细末。每服二大钱，热葱茶调下。

【主治】初感伤寒，头痛发热。

百解散

【来源】《是斋百一选方》卷七引龚子治方。

【组成】防风（去芦） 麻黄（去根节）各三两半 白芷 白芍药各二两 川乌半两（炮，去皮尖） 甘菊（去枝叶） 荆芥穗 干姜各三两

【用法】上为细末。每服二钱，葱茶或腊茶点下，煎服亦可，不拘时候。

【功用】解截四时伤寒，常服清神爽气，瘟疫瘴疠

不生。

【主治】伤寒头痛，肢体沉重，恶寒发热，痰逆咳嗽，困倦少力，及偏正头痛，瘟疫瘴疠。

防风散

【来源】《魏氏家藏方》卷一。

【组成】厚朴（去皮，姜汁制） 陈皮（去白） 甘草（炙） 藁本各二两 独活 防风（去芦） 桔梗（微炒）各三两 苍术（于木臼内略杵去皮，却入布袋内打，净称）二两

【用法】上为细末。每服三钱，加生姜三片，大枣二个，水一大盏，煎七分，温服；沸汤点亦得。

【主治】伤寒时气，头痛壮热，恶风，百节酸疼，肩背拘急，面赤虚烦，声重咳嗽，寒热不除。

干葛汤

【来源】《普济方》卷一三六引《经验良方》。

【组成】石膏二两 麻黄（去根节） 干葛 川芎各一两

【用法】上为细末。每服四钱，加生姜三片，水一钱，煎至七分，温服。

【主治】伤寒头痛不可忍者。

羌活散

【来源】《云岐子保命集》卷中。

【组成】羌活一两半 川芎七钱 细辛根二两半

【主治】伤寒头痛恶风。

【加减】身热，加石膏汤四钱。

神术散

【来源】《医方类聚》卷六十二引《王氏集验方》。

【组成】苍术（米泔浸，炒） 荆芥穗 藁本（去土） 干葛 麻黄（去根节） 甘草各等分

【用法】上锉。每服四钱，水一盏半，加生姜三片，葱白三根，煎至一盏，热服，轻者一服。汗出愈。

【主治】伤寒伤风，头疼身痛，腰滞腿疼，发热恶寒，无汗。

葛根汤

【来源】《医方类聚》卷六十二引《王氏集验方》。

【组成】葛根四两 豉一升

【用法】上用水三升，煮取半升，温服。

【主治】伤寒初起至二日，头痛内热，脉洪。

菖蒲饮子

【来源】《普济方》卷一四一引《德生堂方》。

【组成】川芎 猪苓（去黑皮） 藁本（净） 柴胡（去芦头） 菖蒲 干葛 甘草 桑白皮各半两

【用法】上锉，如法修制。每服五钱，水盏半，生姜三片，同煎八分，去滓温服，滓再煎，如要出汗者，加连须葱白一根，同煎。七日内外皆可服，病在上则吐，在表则汗，下则泄，其病即解。

【主治】四时伤寒，不问两感，头疼，发热憎寒，咳嗽。

防风汤

【来源】《普济方》卷一三六。

【组成】防风二两（去芦头） 芍药二两 羌活一两 熟地黄二两（切，焙） 甘草（炙）半两

【用法】上为粗末。每服四钱，水一盏半，加生姜五片，同煎至七分，去滓温服，日三夜一。取愈为度。

【主治】伤寒头痛。

羌术汤

【来源】《普济方》卷一三六。

【组成】羌活一两 独活一两 芍药二两 白术二两 甘草半两

【用法】上为粗散。每服四钱，水一盏半，加生姜五片，同煎至七分，去滓温服，不拘时候。

【主治】伤寒头痛。

藿香正气散

【来源】《普济方》卷一三六。

【组成】大腹皮 白芷 茯苓 枳壳 羌活（去

芦）独活（去芦）川芎 防风 半夏 荆芥 薄荷 桑白皮各一两

【用法】上锉，如法修制。每服五钱重，水一盏半，加生姜三片，大枣一个，同煎八分，去滓温服，不拘时候，滓再煎。如要汗，加连须葱白一根，同煎。

【主治】伤寒头疼，憎寒壮热，上喘咳嗽，五劳七伤，八般风疾，五般膈气，心腹冷痛，反胃呕逆，霍乱吐泻，脏腑虚鸣，山岚瘴气，遍身虚肿；妇人胎前产后；小儿脾疳。

夺命川附汤

【来源】《普济方》卷一四〇。

【组成】川附一双（去皮脐，炮，切片）

【用法】上锉，作一服，水一碗，加生姜十三片，煎七分，滤出，水中沉冷，再露一宿，次早五更，冷服一二口，复歇，看腹有无发热，如无热，再进，作二三次服。其热自退。

【主治】体虚感冒，伤寒头疼发热，或日轻夜重，或午或早，或晚或终日，单发大热，虽渴不喜冷，脉沉细，气虚者。

防风百解散

【来源】《普济方》卷一四九。

【组成】麻黄（去根节）三两 甘草（锉，炒）二两 防风二两 苍术半斤（为末，炒黄）

【用法】上为细末。每服三钱，水一钟半，葱白三寸，同煎至七分，去滓温服，不拘时候。进二三服，微汗周而已。

【主治】伤寒风头痛，项强，身体疼痛，肌热恶寒，咳嗽喘促。

四皓饮

【来源】《普济方》卷三六九。

【组成】大黄 川芎 甘草 荆芥各等分

【用法】上锉。水煎去滓，量儿大小加减服之。

【主治】小儿伤寒，头疼发热，心躁。

问命散

【来源】《普济方》卷三六八。

【别名】定命散。

【组成】藜芦一两（炒干为末）麝香半钱

【用法】上为末。吹鼻中。

【功用】发表通气。

【主治】小儿伤寒，壮热头疼，手足酸寒，睡中忽跳受惊。

加减玄武汤

【来源】《瞿仙活人方》卷二。

【组成】白术 芍药各一两 白茯苓七钱 甘草三钱

【用法】上用生姜五片，煎至八分服。

【主治】伤寒数日未解，六脉浮沉，身疼头痛，恶寒潮热，咳嗽痰喘，遍身疼痛，手足冷痹，饮食少思，脏腑溏痢，四时伤寒。

【加减】头痛，加川芎、细辛；泄泻，加木香、藿香；咳嗽，加五味子、半夏；遍身疼痛，加官桂、川芎；有痰，加南星、陈皮；水泻，加军姜、木香；四肢疼痛，加附子（名真武汤）；心烦，加人参、麦门冬；热未除，加黄芩、干葛；三日无汗，如疟恶寒恶热，加麻黄、桂枝。

葱白葛根汤

【来源】《伤寒全生集》卷二。

【别名】葱白汤（《婴童百问》卷六）。

【组成】葛根 芍药 知母 川芎

【用法】加葱白、生姜，水煎服。

《婴童百问》本方用：葛根、芍药、知母各半两，川芎一两。上锉。每服二钱，用水一小盏，加生姜二片，葱白三枚，煎至七分，去滓热服。

【主治】

1.《伤寒全生集》：伤寒已发汗，头疼甚而热不可解者。

2.《婴童百问》：小儿头疼不止，身疼，口渴，发热，小便赤黄，脉浮数，无汗。

【加减】头疼甚，加白芷；热甚，加柴胡；身体痛，加羌活；渴，加石膏、天花粉。

升麻发表汤

【来源】《伤寒六书》卷四。

【别名】升阳发表汤（《鲁府禁方》卷一）。

【组成】麻黄四分　桂枝　甘草各三分　杏仁（去皮尖）　白芷　防风各八分　升麻五分　羌活　川芎各一钱

【用法】水二钟，加生姜三片，葱白二茎，豆豉一撮煎之，热服取汗。宜厚被覆首。感寒甚重，服不作汗，宜再服二三剂。

【主治】冬月正伤寒，头痛发热恶寒，脊强，脉浮紧，无汗，头如斧劈，身如火炽者。

【宜忌】中病即止，不得多服，多则反加别病。有汗者勿用。

【加减】发热恶寒，头痛无汗而喘者，加葛根，去升麻；身体痛者，加苍术、芍药，去杏仁；身痒面赤者，以不得小汗出，去白芷、杏仁，加柴胡、芍药；胸中饱满者，加枳壳，桔梗。

清热解肌汤

【来源】《丹溪心法附余》卷一。

【组成】葛根一两　黄芩　芍药　甘草（炙）各半两

【用法】上锉。每服五钱，以水一盏，加大枣一枚，煎七分，温服，每日三次。

【主治】伤寒、瘟病、天行，头痛壮热。

加味益气汤

【来源】《万病回春》卷二。

【组成】黄耆　人参各一钱　白术　陈皮　当归各七分　柴胡一钱　升麻三分　黄柏（酒炒）七分　羌活一钱半　防风　甘草各五分

【用法】上锉一剂。加生姜三片，水煎，热服。

【主治】素体怯弱，兼之疲劳，感冒伤寒，头痛发热者。

【加减】冬月，加细辛三分；如热甚，脉滞有力，加黄芩（酒炒）三分。

年分散

【来源】《鲁府禁方》卷一。

【组成】雄黄　南星　半夏　川乌　草乌　朱砂　白天麻

【用法】上药并生为末。每服半分，生姜、葱酒调送下。

【主治】伤寒，头疼身痛，发热恶寒，无汗。

藿薷汤

【来源】《证治准绳·类方》卷一。

【组成】藿香正气散加香薷　扁豆　黄连

【用法】上锉。每服三钱，加生姜三片，大枣一个，水煎，热服。

【主治】《证治准绳·类方》：伤寒头疼，憎寒壮热，或感湿气霍乱吐泻。常服除山岚瘴气，伏暑吐泻，脚转筋。

【方论】《成方切用》：藿香正气散合三味香薷饮，名藿薷汤。藿香辛温，理气和中，辟恶止呕，兼治表里为君；苏、芷、桔梗，散寒利膈，佐之以发表邪；厚朴、大腹，行水消湿；橘皮、半夏，散逆除痰，佐之以疏里滞；苍术、甘草，益脾去湿，以转正气为臣、使也，正气通畅，则邪逆自除矣。

发表散

【来源】《寿世保元》卷二。

【组成】葛根二钱　西芎一钱五分　黄芩二钱　甘草八分

【用法】上锉一剂。加生姜三片，葱白三根，水煎。热服出汗。

【主治】伤寒伤风，头疼发热，口干鼻涕，四时瘟疫流行。

藿香正气散

【来源】《幼科证治大全》。

【组成】藿香一钱半　甘草（炙）　腹皮　白芷　白术　桔梗　陈皮　厚朴各五钱

【用法】加生姜、大枣，水煎服。

【主治】婴孩小儿,伤寒头痛,憎寒壮热,痰喘咳嗽,心腹疼痛,吐泻虚肿,疳伤。

救苦丹

【来源】《集验良方》卷二。

【组成】紫苏叶四两 羌活四两 川芎二两 生草一两 黄芩(酒炒)二两 防风二两 白芷二两 生地二两 北细辛一两 南苍术(炒)二两 陈皮二两 葛根四两 香附(炒)三两

【用法】上为细末,生姜汁打面糊为丸,如梧桐子大。每服三钱,葱汤送下。或做弹子大亦可。

【主治】伤寒、感冒,头疼口渴,身热目胀,筋骨酸疼,一切风寒之症。

犀角清咽饮

【来源】《医学探骊集》卷三。

【组成】真犀角三钱 桔梗三钱 栀子四钱 胖大海三个 黄连二钱 山豆根三钱 皂角刺三钱 薄荷二钱 桂枝三钱 麻黄三钱 木通三钱 甘草二钱

【用法】茶叶一捻为引,水煎服。

【主治】伤寒头痛,身热恶寒,复觉咽喉作痛者。

【方论】此方除桂枝、麻黄二味,其余药味纯是平淡寒凉之品,用犀角,黄连,栀子专清上焦之火;大海,豆根能止咽喉之痛;桔梗,茶叶能引药上行;木通能引火下降;薄荷、皂刺辅桂枝、麻黄散其表邪,甘草调和诸药。

五、咳 嗽

　　伤寒咳嗽,是指寒邪外袭皮毛,致肺气不利的病情。《症因脉治》:"伤寒咳嗽之症,头痛身痛,恶寒发热,无汗喘咳,此寒邪咳嗽之症也。"《古今医鉴》:"伤寒咳者,脉紧,憎寒发热,无汗恶寒,烦躁不渴,遇寒而咳。"临床表现头痛身痛,恶寒发热,无汗喘咳,脉浮紧或浮数。治宜疏风解表,宣肺止咳。

小青龙去麻黄加附子汤

【来源】方出《伤寒论》,名见《伤寒图歌活人指掌》卷四。

【组成】小青龙汤去麻黄加附子半两

【主治】

　　1.《伤寒论》:伤寒表不解,心下有水气,干呕,发热而咳,若噎者。

　　2.《伤寒图歌活人指掌》:伤寒水寒相搏,咳逆。

贝母汤

【来源】《幼幼新书》卷十五引《婴孺方》。

【组成】贝母 石膏各八分 升麻 知母 黄芩 栀子 芍药各六分 杏仁 柴胡各五分 羚羊角 射干各四分 甘草(炙)二分

【用法】上切。水四升,煮一升二合,为四服。一二岁量与。

【主治】伤寒壮热加嗽。

细辛散

【来源】《太平圣惠方》卷九。

【组成】细辛一两 麻黄一两(去根节) 葛根三分(锉) 荆芥一两 白术一两 赤芍药一两 紫菀三分(洗去苗土) 桔梗一两(去芦头) 桂心一两 甘草三分(炙微赤,锉) 五味子三分

【用法】上为粗散。每服三钱,以水一中盏,加生姜半分,大枣三枚,煎至六分,去滓温服,不拘时候。

【主治】伤寒三日,咳嗽,胸膈不利,四肢烦疼,壮热头痛。

诃黎勒丸

【来源】《太平圣惠方》卷十一。

【别名】大腹皮丸(《圣济总录》卷二十四)。

【组成】诃黎勒皮一两 大腹皮一两（锉） 半夏一两（汤洗七遍，去滑） 桑根白皮一两（锉） 前胡一两（去芦头） 枳实一两（麸炒令微黄） 汉防己半两 紫菀三分（洗去苗土） 杏仁一两（汤浸，去皮尖双仁，麸炒微黄，别研如膏） 甜葶苈一两（隔纸炒令紫色，别研如膏）

【用法】上为末，加杏仁、葶苈更研令匀，炼蜜为丸，如梧桐子大。每服二十丸，以生姜汤送下，不拘时候。

【主治】伤寒气壅，心腹不利，上气咳嗽，腹胁妨闷。

茅根饮子

【来源】《太平圣惠方》卷十一。

【组成】茅根三两 犀角屑一两 黄芩一两 桑根白皮二两 竹茹一两 刺蓟一两半 紫菀二两（洗去苗土）

【用法】上锉细。每服半两，以水一大盏，煎至六分，去滓，加生地黄汁一合，更煎一二沸，分温二服，不拘时候。

【主治】伤寒，心肺热，因嗽吐血或唾血。

人参散

【来源】《太平圣惠方》卷十二。

【组成】人参（去芦头） 赤茯苓 陈橘皮（汤浸，去白瓤，焙） 紫苏茎叶 前胡（去芦头） 白术 紫菀（去苗土）各半两 甘草一分（炙微赤，锉）

【用法】上为散。每服四钱，以水一中盏，加生姜半分，煎至六分，去滓，不拘时候温服。

【主治】伤寒，咳嗽呕逆，不纳饮食。

天门冬丸

【来源】《太平圣惠方》卷十二。

【组成】天门冬一两（去心，焙） 汉防己 甜葶苈（隔纸炒令紫色） 桑根白皮（锉） 杏仁（汤浸，去皮尖双仁，麸炒微黄） 枳壳（麸炒微黄，去瓤） 甘草（炙微赤，锉）各三分

【用法】上为末，炼蜜为丸，如梧桐子大。每服二十丸，以生姜汤送下，日三四服，不拘时候。

【主治】伤寒，心肺壅热，咳嗽，口苦，气促。

天门冬散

【来源】《太平圣惠方》卷十二。

【组成】天门冬（去心） 赤茯苓 生干地黄 枳壳（麸炒微黄，去瓤） 细辛 贝母（煨令黄） 前胡（去芦头）各半两 甘草一分（炙微赤，锉）

【用法】上为散。每服四钱，以水一中盏，加生姜半分，煎至六分，去滓温服，不拘时候。

【主治】伤寒，咳嗽，连胸背痛。

百合散

【来源】《太平圣惠方》卷十二。

【组成】百合三分 甜葶苈半两（隔纸炒令紫色） 桑根白皮半两（锉） 郁李仁三分（汤浸，去皮尖，微炒） 大腹皮三分（锉） 汉防己半两 赤茯苓三分 紫苏茎叶三分 陈橘皮二分（汤浸，去白瓤，焙）

【用法】上为散。每服四钱，以水一中盏，加生姜半分，煎至六分，去滓温服，不拘时候。

【主治】伤寒咳嗽，头目连背膊浮肿，喘促，大小便不利。

赤芍药散

【来源】《太平圣惠方》卷十二。

【组成】赤芍药 桔梗（去芦头） 陈橘皮（汤浸，去白瓤，焙） 桑根白皮（锉） 赤茯苓各二分 肉桂半两（去皱皮） 桃仁三分（汤浸，去皮尖双仁，麸炒微黄） 细辛半两

【用法】上为散。每服四钱，以水一中盏，加生姜半分，煎至六分，去滓温服，不拘时候。

【主治】伤寒，咳嗽引心腹痛。

赤茯苓散

【来源】《太平圣惠方》卷十二。

【组成】赤茯苓三分 紫苏茎叶三分 桔梗三分（去芦头） 半夏半两（汤浸七遍去滑） 槟榔

三分　麦门冬三分（去心）　前胡三分（去芦头）　陈橘皮半两（汤浸，去白瓤，焙）　甘草半两（炙微赤，锉）　桑根白皮半两（锉）

【用法】上为散。每服四钱，以水一中盏，加生姜半分，煎至六分，去滓温服，不拘时候。

【主治】伤寒咳嗽，心膈壅闷，肩背烦疼，四肢少力。

皂荚丸

【来源】《太平圣惠方》卷十二。

【组成】百合一两　皂荚五挺（去黑皮，涂酥炙令黄焦，去子）　贝母一两（煨令微黄）　甘草一两（炙微赤，锉）　杏仁一两（汤浸，去皮尖双仁，麸炒微黄）　皂荚半斤（不蛀者，以童便三升浸三日，接汁去滓，于银器中熬如膏）

【用法】上为末，用皂荚膏为丸，如梧桐子大。每服二十丸，以清粥饮送下，不拘时候。

【主治】伤寒，气壅咳嗽，咽喉胸膈不利，喘息急。

细辛散

【来源】《太平圣惠方》卷十二。

【组成】细辛三分　肉桂半两（去芦头）　人参三分（去芦头）　麻黄三分（去根节）　附子三分（炮裂，去皮脐）　杏仁三分（汤浸，去皮尖双仁，麸炒微黄）　紫菀半两（洗去苗土）　赤茯苓三分　白术半两　干姜半两（炮裂，锉）　桔梗半两（去芦头）　前胡三分（去芦头）　百合三分　厚朴二两（去粗皮，涂生姜汁，炙令香熟）　甘草半两（炙微赤，锉）　赤芍药半两

【用法】上为散。每服四钱，以水一中盏，加生姜半分，大枣三枚，煎至六分，去滓温服，不拘时候。

【主治】伤寒，咳嗽喘促，鼻塞。

前胡散

【来源】《太平圣惠方》卷十二。

【组成】前胡（去芦头）　麻黄（去根节）　桂心　甘草（炙微赤，锉）　葛根（锉）　百部　贝

母（煨令微黄）各三分　柴胡一两（去苗）　石膏二两

【用法】上为散。每服四钱，以水一中盏，煎至六分，去滓温服，不拘时候。

【主治】伤寒咳嗽，头目痛，痰滞胸膈不利。

桑白皮散

【来源】《太平圣惠方》卷十二。

【组成】桑根白皮一两（生，锉）　白前一两半　木通一两（锉）　旋覆花半两　甘草半两（炙微赤，锉）　川朴消三分　麦门冬一两（去心）　川大黄一两（锉碎，微炒）

【用法】上为散。每服四钱，以水一中盏，煎至六分，去滓，温服，不拘时候。

【主治】伤寒，肺热咳嗽，涕唾稠粘，背膊拘急，口干头痛，大小便秘涩。

旋覆花散

【来源】《太平圣惠方》卷十二。

【组成】旋覆花三分　桑根白皮（锉）　紫菀（去苗土）　赤茯苓　生干地黄各一两　百部　甘草（炙微赤，锉）各半两

【用法】上为散。每服四钱，以水一中盏，入生姜半分，煎至六分，去滓温服，不拘时候。

【主治】伤寒咳嗽，涕唾腥气，心胸壅闷。

麻黄散

【来源】《太平圣惠方》卷十二。

【组成】麻黄三分（去根节）　川升麻一分　葛根一分（锉）　前胡半两（去芦头）　猪苓半两（去黑皮）　知母一分　枳壳半两（麸炒微黄，去瓤）　甘草一分（炙微赤，锉）　贝母三分（煨令微黄）

【用法】上为散。每服四钱，以水一中盏，加生姜半分，煎至六分，去滓温服，不拘时候。

【主治】伤寒咳嗽，胸膈壅闷，心神烦躁。

麻黄散

【来源】《太平圣惠方》卷十二。

【组成】麻黄一两（去根节） 桔梗半两（去芦头） 五味子半两 桂心一分 甘草一分（炙微赤，锉） 知母半两 紫苏子半两（微炒）

【用法】上为细散。每服一钱，如茶煎五七沸，稍热服，不拘时候。

【主治】伤寒风冷入肺，咳嗽不止。

贝母丸

【来源】《太平圣惠方》卷十四。

【组成】贝母一两半（煨令微黄） 桔梗一两（去芦头） 甘草一两（炙微赤，锉） 紫菀一两（洗去苗土） 杏仁半两（汤浸，去皮尖双仁，麸炒微黄）

【用法】上为末，炼蜜为丸，如梧桐子大。每服二十丸，以粥饮送下，不拘时候；如弹子大，绵裹一丸，含咽亦佳。

【主治】伤寒后暴嗽，喘急，欲成肺痿劳嗽。

贝母散

【来源】《太平圣惠方》卷八十四。

【组成】贝母一分（煨微黄） 桔梗一分（去芦头） 甘草一分（炙微赤，锉） 桂心一两 陈橘皮半两（汤浸，去白瓤，焙） 人参一分（去芦头） 干姜一分（炮裂，锉） 杏仁半两（汤浸，去皮尖双仁，麸炒微黄） 半夏一分（汤洗七遍去滑）

【用法】上为粗散。每服一钱，以水一大盏，加生姜少许，煎至五分，去滓温服，不拘时候。

【主治】小儿伤寒，痰逆咳嗽，不欲乳食。

杏仁散

【来源】《太平圣惠方》卷八十四。

【组成】杏仁半两（汤浸，去皮尖双仁，麸炒微黄） 贝母半两（煨微黄） 川升麻半两 甘草半两（炙微赤，锉） 麻黄半两（去根节）

【用法】上为粗散。每服一钱，以水一小盏，加生

姜少许，煎至五分，去滓温服。不拘时候。

【主治】小儿伤寒，咳嗽不愈。

枇杷叶散

【来源】《太平圣惠方》卷八十四。

【组成】枇杷叶一分（拭去毛，炙微黄） 川升麻半两 人参半两（去芦头） 茅根一两（锉） 竹茹三分 贝母半两（煨微黄）

【用法】上为粗散。每服一钱，以水一小盏，加大枣一个（擘），生姜少许，煎至五分，去滓温服，不拘时候。

【主治】小儿伤寒壮热，咳嗽呕吐。

太一金华散

【来源】《普济方》卷二五六引《博济方》。

【别名】太乙金华散（《幼幼新书》卷三十九引《张氏家传》）。

【组成】木香 官桂（去皮） 白干姜 陈皮（去瓤） 白芜荑 当归 白术 吴茱萸各一分 大黄一分半 槟榔二枚（一生一熟） 附子（大者）一枚（小者二枚） 黄连半两（去毛头） 皂荚二挺（不蛀者，浸去黑，一挺焙用，一挺用酥炙，无酥，蜜代之） 巴豆半两（用新汲水浸三日，逐日换水，去心膜，别研如面用） 肉豆蔻一枚

【用法】上为末，次入巴豆，同研，然后将药倾入铫子里面，后用盏合定，以铫子煻灰火上面一二时辰久，又取开盏子拭汗，令药性干燥为度，以匙抄动药令匀。修合后七日，方可得服之，依方引用。宣转，用冷茶调下，热茶投之；霍乱，煎干菖蒲汤下；阴毒伤寒发汗，麻黄汤下；如血气，煎当归酒下；一切风，汉防己煎汤下；产胎横，煎益母汤下；胎衣不下，暖酒下；腰脚疼，煎姜、葱酒下；胎产后血痢，煎当归酒下；小儿痫气，葱、姜汤下；咳嗽，桑白皮汤下；杏仁汤亦得；食癥，神曲汤下；吐逆，姜汤下；泻痢，黄连汤下；积气，茶下；心痛，芜荑煎酒下。打扑损伤，暖酒下；小儿蛔咬，冷水调下，妊娠气冲心，安胎，酒下；小儿肠头出，用甑带烧灰，水调下；大小便不通，茶下，以粥引；赤白带下，白赤蜀葵汤下；腰痛履地不得，酒下；败血不散，米饮

下；血刺，煎茶汤下，厚朴汤下亦得；血痢，地榆汤下；血汗，烧竹箪灰下，必须是久曾卧者；因酒得疾，酒下；因肉得疾，肉汁下；因热得病，白汤下；室女血脉不通，冲心，耳鼻青，是中恶，酒下，可三服瘥；脚气，冷茶下；五劳七伤，猪胆汁下，柴胡汤亦得；痃癖气，唯上法用之；口疮，干枣汤下；小儿五疳，乳汁下；肺气咳嗽，杏仁汤下；胃气不和，陈皮汤下；一切疮肿，白蜀葵汤下；眼目昏黑，茶汤下；头风发落，大黄汤下；邪气中心，头灰汤下；产后血冲心，酒下；怀胎体痛，艾汤下；胎动不得，芎䓖汤下；怀胎心痛，芜荑酒下。以上大人小儿，每服一字，斟量与服。

【主治】伤寒咳嗽，霍乱吐逆，食癥积气，心痛；女子赤白带下，产后血痢；跌打损伤，败血不散，一切疮肿。

【宜忌】忌热面。

马兜铃汤

【来源】《圣济总录》卷二十四。

【组成】马兜铃 杏仁（去皮尖双仁，炒黄） 柴胡（去苗） 贝母（炒，去心） 桔梗（锉，炒） 紫菀（去苗土） 麻黄（去根节，汤煮，掠去沫，焙） 麦门冬（去心，焙） 大腹皮各一分 大黄三铢 羌活半两

【用法】上为粗末。每服四钱匕，水一盏半，加生姜三片，同煮一二沸，去滓温服。

【主治】伤寒热病发咳，坐卧喘急不安，其脉右手寸关洪大浮数。

天门冬丸

【来源】《圣济总录》卷二十四。

【组成】天门冬（去心，焙） 白茯苓（去黑皮） 杏仁（汤浸，去皮尖双仁，炒黄，别研）各一两 贝母（去心） 生干地黄（焙） 甘草（炙，锉） 人参 梅肉（炒）各半两

【用法】上药捣罗七味为末，入杏仁研令匀，炼蜜为丸，如弹子大。食后含化一丸，咽津，日可三五丸。

【主治】伤寒后，心肺热，上气喘逆。

芸苔子丸

【来源】《圣济总录》卷二十四。

【组成】芸苔子一两（微炒） 葶苈（微炒） 杏仁（汤浸，去皮尖双仁，炒令黄，研细）各一两半 紫菀（去土） 马兜铃 皂荚（酥炙令黄，去皮子） 甘草（炙令微赤）各半两 白前 防己 人参各三分

【用法】上为末，入杏仁同研令匀，炼蜜为丸，如梧桐子大。每服二十丸，食前以童便煎乌梅汤送下，一日二次。

【主治】伤寒后喘咳不得卧，卧则气壅，心胸满闷。

紫菀汤

【来源】《圣济总录》卷二十四。

【组成】紫菀（去苗土） 紫苏叶 白前 杏仁（汤浸，去皮尖双仁，炒） 麻黄（去根节，汤煮，掠去沫）各半两 甘草（炙，锉）一分半 葶苈（微炒）一分

【用法】上为粗末。每服五钱匕，水一盏半，加生姜半分（拍碎），枣三枚（擘破），同煎至八分，去滓，食后温服。

【主治】伤寒后咳嗽短气，涕唾稠黏，及风虚烦躁，发作无时。

五味子饮

【来源】《圣济总录》卷二十四。

【组成】五味子（炒） 麻黄（去根节，汤煮，掠去沫，焙） 阿胶（炙燥） 陈橘皮（汤浸去白，焙）各一两 甘草（炙，锉） 杏仁（汤浸，去皮尖双仁，炒）各半两

【用法】上为粗末。每服三钱匕，水一盏，加生姜三片，同煎至六分，去滓温服，不拘时候。

【主治】伤寒咳嗽。

贝母丸

【来源】《圣济总录》卷二十四。

【组成】贝母（去心）二两 甘草（炙）三分 旋

覆花半两　杏仁（汤浸，去皮尖双仁，研如膏）四两　天门冬（去心，焙）一两

【用法】上五味，捣罗四味为末，入杏仁同研匀，炼蜜为丸，如弹子大。每食后含化一丸，咽津。

【主治】伤寒心肺有热，咳嗽上气，喉中作声，痰涕口干。

石膏汤

【来源】《圣济总录》卷二十四。

【组成】石膏二两　人参　贝母（炮，去心）各半两　麦门冬（去心，焙）　赤茯苓（去黑皮）各三分

【用法】上为粗末。每服五钱匕，水一盏半，加竹叶三七片，同煎至八分，去滓，食后温服。

【主治】伤寒肺热，咳嗽头痛。

生地黄饮

【来源】《圣济总录》卷二十四。

【组成】生干地黄（焙）二两　大黄（生锉）　升麻　贝母（去心，炒黄）　麦门冬（去心，焙）　甘草（炙，锉）各一两

【用法】上为粗末。每服三钱匕，水一盏，蜜一小匙头，同煎三两沸，去滓温服，不拘时候。

【主治】伤寒毒气攻肺，咳嗽，喉中生疮。

半夏汤

【来源】《圣济总录》卷二十四。

【组成】半夏（汤洗去滑，炒）一两　附子（炮裂，去皮脐）半两　款冬花　麻黄（去根节）各一两　干姜（炮）一分

【用法】上锉，如麻豆大。每服三钱匕，水一盏，加生姜半分（拍碎），同煎至六分，去滓，食后温服。

【主治】伤寒咳嗽，头痛。

白前丸

【来源】《圣济总录》卷二十四。

【组成】白前　贝母（炮，去心）　人参　紫菀（去苗土）各一两　款冬花三分　桑根白皮（炙，锉）　葶苈（隔纸微炒）　杏仁（汤浸，去皮尖双仁，炒黄，别研如膏）各一两半

【用法】上八味，捣罗七味为末，入杏仁同研匀，炼蜜为丸，如梧桐子大。每服十五丸，食后米饮送下。渐加至二十丸。

【主治】伤寒后，上气咳嗽。

华盖汤

【来源】《圣济总录》卷二十四。

【组成】麻黄（去根节，汤煮，掠去沫，焙干）　杏仁（汤浸，去皮尖双仁，炒）　甘草（炙，锉）　鹿角胶（炙燥）　半夏各一两（将半夏汤洗十遍，入生姜一两烂杵，焙干）

【用法】上为粗末。每服三钱匕，水一盏，加生姜二片，同煎至七分，去滓温服。日晚、临卧并三两服。汗出即愈。

【主治】伤寒后咳嗽，脉沉滞，寒热。

陈橘皮汤

【来源】《圣济总录》卷二十四。

【组成】陈橘皮（汤浸，去白，焙）　紫菀（去苗土）　人参　赤茯苓（去黑皮）　桑根白皮（锉）　杏仁（汤浸，去皮尖双仁，炒）各一两　甘草（炙，锉）　桔梗（炒）各半两

【用法】上为粗末。每服五钱匕，水一盏半，加生姜半分（拍碎），同煎至八分，去滓温服。

【主治】伤寒后肺气壅，咳嗽声不出。

百部汤

【来源】《圣济总录》卷二十四。

【组成】百部一两　款冬花　紫菀（去苗土）　五味子　人参　半夏（汤洗七遍，炒）　前胡（去芦头）　麻黄（去根节，汤煮掠去沫，焙）　桂（去粗皮）各半两　杏仁（汤浸，去皮尖双仁，炒）三分

【用法】上为粗末。每服五钱匕，水一盏半，加生姜一分（拍碎），大枣三个（掰破），同煎至八分，去滓，食后温服。

【主治】伤寒咳嗽痰涕多，不思食味。

柴胡汤

【来源】《圣济总录》卷二十四。
【组成】柴胡（去苗） 桑根白皮 天雄（炮裂，去皮脐） 芎藭 赤石脂 五味子各一两半 桂（去粗皮） 厚朴（去粗皮，生姜汁炙） 黄连（去须） 百合 地榆各一两
【用法】上锉，如麻豆大。每服五钱匕，水一盏半，加生姜五片，煎至八分，去滓温服。
【主治】伤寒咳嗽，肢体疼痛，烦热。

麻黄汤

【来源】《圣济总录》卷二十四。
【组成】麻黄（去根节，汤煮，掠去沫，焙） 桑根白皮（锉） 赤茯苓（去黑皮）各一两 紫苏茎叶 葛根 五味子（炒） 甘草（炙，锉） 紫菀（去苗土）各半两 石膏一两半 葶苈（微炒）一分 桂（去粗皮）一两
【用法】上为粗末。每服五钱匕，以水一盏半，加生姜半分（拍碎），大枣三枚（擘破），同煎至八分，去滓，食后温服。
【主治】伤寒咳嗽，日夜不止。

紫苏汤

【来源】《圣济总录》卷二十四。
【组成】紫苏叶一两 麻黄（去根节，汤煮，掠去沫，焙）一两半 杏仁（汤浸，去皮尖双仁，炒）二两 甘草（炙，锉）半两
【用法】上为粗末。每服三钱匕，水一盏，煎至六分，去滓温服，不拘时候。
【主治】伤寒咳嗽。

柴胡饮

【来源】《圣济总录》卷三十一。
【组成】柴胡（去苗） 升麻 茯神（去木） 芍药 犀角（镑） 百合 地骨皮 麦门冬（去心，焙） 黄芩（去黑心） 人参各半两 鳖甲（去裙襕，醋炙） 石膏各一两 甘草（炙，锉）一分
【用法】上为粗末。每服五钱匕，水一盏半，加生姜半分（拍碎），竹叶三七片，同煎至七分，去滓，食后温服，一日二次。
【主治】伤寒后骨节疼痛，咳嗽不能食，口舌干燥，乍寒乍热，唇口生疮。

杏仁粥

【来源】《圣济总录》卷一八八。
【组成】杏仁一两（汤浸，去皮尖双仁，细研后，入黄牛乳三合，搅和，滤取汁） 大枣（去核）七枚 桑根白皮（锉） 人参各一两 生姜（切片）半两 粳米（净洗）三合
【用法】先用水三升，煎人参、大枣、生姜、桑白皮至二升，去滓澄清，下米煮粥，欲熟即下杏仁汁，搅令匀，空心任意食之。
【主治】伤寒吐下发汗后，虚羸，喘急咳嗽，不思饮食。

人参石膏汤

【来源】《宣明论方》卷六。
【组成】人参一钱 石膏三两 川芎半两 半夏二钱（去滑） 白术半两 茯苓半两 甘草一两（炙） 大栀子三钱 知母一两半 黄芩三钱
【用法】上为末。每服一钱，水一盏，加生姜三片，煎至六分，去滓温服。
【主治】伤寒咳嗽不已，心烦；及风热头痛，精神不利，惛愦。

阿胶散

【来源】《云岐子保命集》卷下。
【组成】薯蓣一两 阿胶一两（炒） 人参一两 五味子一两 麦门冬一两（去心） 白术一两 干姜三钱（炮） 桂枝五钱 杏仁三钱（去皮尖）
【用法】上锉细。每服七钱，水二盏，加乌梅一钱，同煎服。
【主治】伤寒汗下后咳嗽，肺虚声音嘶败者。

本末丸

【来源】《普济方》卷一三九。

【组成】雄黄 朱砂 铅丹 风化灰各三钱 砒一钱

【用法】上为粗末，以枣十枚煮取肉为丸，如梧桐子大，各于丸上针一孔，晒干。每服二丸，以针穿定药，灯上烧红，急投麻油中，取出，冷齑汁送下，便卧。

【主治】伤寒素有喘息咳嗽，发动不得卧，胸满短气，病本在肾，末在肺者。亦治疟。

【宜忌】禁热物。

【加减】喘甚，加砒二钱。

桑根白皮散

【来源】《普济方》卷一三九。

【组成】桑根白皮（锉） 白前 麦门冬（去心）各一两半 木通 川大黄（锉碎，炒微黄）各一两 旋覆花 甘草（炙微赤，锉）各半两 川朴消三分

【用法】上为粗末，每服四钱，水一中盏，煎六分，去滓，温服，不拘时候。

【主治】伤寒，肺热咳嗽，涕唾稠粘，背拘急，口干头痛，大小便秘涩。

华盖散

【来源】《医学集成》卷二。

【组成】麻黄 杏仁 茯苓 陈皮 桑皮 前胡 苏子 桔梗 甘草 生姜

【主治】伤寒咳嗽。

阿胶散

【来源】《证治准绳·伤寒》卷五。

【组成】薯蓣 阿胶（炒） 五味子 麦门冬（去心） 白术各一两 干姜（炮） 桂枝各二钱 杏仁（去皮尖）三钱

【用法】上锉细。每服七钱，水二盏，加乌梅肉一钱，同煎服。

【主治】伤寒汗下后，咳嗽肺虚，声音嘶败者。

麻黄杏仁汤

【来源】《症因脉治》卷二。

【组成】麻黄 杏仁 桔梗 甘草

【主治】伤寒咳嗽，寒伤肺，无郁热，恶寒无汗，头痛喘咳，脉浮紧者。

【加减】肺热，加石膏；头痛身痛，加羌、防。

止嗽散

【来源】《医学心悟》卷二。

【组成】桔梗一钱五分 甘草（炙）五分 白前一钱五分 橘红一钱 百部一钱五分 紫菀一钱五分

【用法】水煎服。

【主治】伤寒咳嗽。

【加减】风寒初起，加防风、荆芥、紫苏子。

散寒清金汤

【来源】《会约医镜》卷四。

【组成】麻黄（去节）七分 桂枝一钱 甘草八分 白芍一钱 杏仁（去皮）八分 陈皮一钱 茯苓一钱 半夏一钱二分 生姜五分 葱白三茎

【用法】水煎，热服。覆取微汗。

【主治】伤寒发热畏寒，脉浮紧而咳嗽者。

本方夏月亦可用，以内有白芍敛阴，但麻黄留节只用四五分，若此际用一味清热凉药，则肺邪愈蔽，咳久莫止。

加味麻黄汤

【来源】《医学探骊集》卷三。

【组成】麻黄二钱 桂枝二钱 苏叶二钱 黄芩三钱（酒洗） 芥穗三钱 滑石四钱 豆豉四钱 木通三钱 甘草一钱 葱头一个 杏仁二钱 川贝母二钱 皂刺三钱

【用法】酒、水各半煎服。

【主治】伤寒咳嗽，有声无痰者。

六、咳 喘

伤寒咳喘，是指外感寒邪致肺气上逆的病情。《圣济总录》："伤寒喘，其证不一。有邪气在表，表未解，无汗而喘者；有邪气在里，汗出，不恶寒，腹满而喘者；有潮热者；有心下有水而喘者。"《东医宝鉴》："风寒喘，寻常感冒，风寒内郁，肺胀逆而为喘。"其治疗，在表者当汗，在里者宜下，心下有水而喘，当利小便。

麻黄汤

【来源】《幼幼新书》卷十五引《婴孺》。

【组成】竹叶（切）八合 贝母八分 柴胡 升麻各七分 枳实（麸炒） 紫菀各三分 栀子仁 杏仁（去皮尖）各六分 甘草（炙） 麻黄（去节）各二分 大黄十分

【用法】上切。以水四升，煮一升三合，期岁儿分为四服，四岁儿分为二服。

【主治】小儿伤寒，咳嗽喘急。

贝母散

【来源】《太平圣惠方》卷十一。

【组成】贝母三分（煨令微黄）百合三分 杏仁一两（汤浸，去皮尖双仁，麸炒微黄） 甘草一两（炙微赤，锉）赤茯苓三分 麻黄一两（去根节） 石膏二两 人参一两（去芦头）柴胡一两（去苗）

【用法】上为粗散。每服四钱，以水一中盏，加生姜半分，煎至六分，去滓温服，不拘时候。

【主治】伤寒汗出而喘促，烦热头痛。

生干地黄散

【来源】《太平圣惠方》卷十一。

【组成】生干地黄一两 赤茯苓一两 紫苏子（微炒） 桔梗（去芦头） 杏仁（汤浸，去皮尖双仁，麸炒微黄） 陈橘皮（汤浸，去白瓤，焙） 人参（去芦头）各半两 甘草一分（炙微赤，锉）

【用法】上为散。每服四钱，以水一中盏，加生姜半分，煎至六分，去滓温服，不拘时候。

【主治】伤寒，心烦喘急，咳逆，多涎唾有血。

麦门冬散

【来源】《太平圣惠方》卷十一。

【组成】麦门冬一两（去心） 甘草半两（炙微赤，锉） 半夏三分（汤洗七遍去滑） 紫菀三分（洗去苗土） 桑根白皮一两（锉） 木通半两（锉） 五味子半两 桔梗三分（去芦头） 陈橘皮半两（汤浸，去白瓤，焙）

【用法】上为散。每服五钱，用水一大盏，加生姜半分，淡竹茹一分，煎至五分，去滓温服，不拘时候。

【主治】伤寒，心肺气壅，涕唾稠粘，胸胁胀满，上气喘促。

款冬花散

【来源】《太平圣惠方》卷十二。

【组成】款冬花 杏仁（汤浸，去皮尖双仁，麸炒微黄） 紫菀（去苗土） 生干地黄 百部 赤茯苓 甘草（炙微赤，锉）各三分

【用法】上为散。每服四钱，以水一中盏，加生姜半分，煎至六分，去滓温服，不拘时候。

【主治】伤寒咳嗽，喘息不得。

五味子汤

【来源】《类证活人书》卷十七。

【别名】加味生脉散（《医学入门》卷四）。

【组成】人参一分 五味子半两 麦门冬（去心）一分 杏仁（去皮尖）一分 橘皮（去白）一分

【用法】上锉，如麻豆大。加生姜十片，枣子三枚，以水三大白盏，煎至一盏半，去滓，分二次服。

【主治】

1.《类证活人书》：伤寒喘促，脉伏而厥。

2.《医方类聚》引《伤寒心要》：汗下后，气

闭咳嗽。

3.《丹溪心法》：虚喘脉微，色青黑，四肢厥，小便多。

4.《证治准绳·幼科》：痘疹喘促咳嗽。

5.《证治准绳·女科》：产后喘促，脉伏而厥。

【方论】《济阴纲目》汪淇笺：此补肺法，果虚者宜之。

木香丸

【来源】《圣济总录》卷二十四。

【组成】木香一两　昆布（汤洗，去咸味，焙令干）　海藻（汤洗，去咸味，焙令干）　干姜（炮裂）各三分　细辛（去苗叶）　海蛤（别研如粉）　蜀椒（去目及闭口，微炒令汗出）各半两

【用法】上药将六味捣罗为末，入海蛤同研令匀，炼蜜为丸，如梧桐子大。每服十五丸，空心米饮送下。

【主治】伤寒后肺气上喘，咽喉噎塞，头面虚浮。

木香丸

【来源】《圣济总录》卷二十四。

【组成】木香　肉豆蔻（去壳）各半两　人参　白茯苓（去黑皮）各三分　桂（去粗皮）　槟榔（锉）各一两　阿魏（用酒研如泥，入面少许拌和作饼子，炙令黄熟）　丁香各一分

【用法】上为末，炼蜜为丸，如梧桐子大。每服二十丸，食后米饮送下。

【主治】伤寒后脾胃虚冷，上攻气喘。

贝母汤

【来源】《圣济总录》卷二十四。

【组成】贝母（炮，去心）　桑根白皮（锉）　款冬花各一两　甘草（炙）一分　陈橘皮（汤浸，去白，焙）半两

【用法】上为粗末。每服五钱匕，水一盏半，加竹叶三七片，同煎至八分，去滓，食后温服。

【主治】伤寒后，饮水过多，卒上气发热。

葛根汤

【来源】《圣济总录》卷二十四。

【组成】葛根（锉，焙）　麻黄（去根节）各二两　桔梗（炒）　杏仁（汤浸，去皮尖双仁，炒黄）　甘草（炙，锉）　葶苈（纸上炒）　石膏（研）各一两

【用法】上为粗末。每服三钱匕，以水一盏，煎至八分，去滓温服，不拘时候。

【主治】伤寒，声不出，咳嗽头疼。

葶苈丸

【来源】《圣济总录》卷二十四。

【组成】葶苈（隔纸微炒）一两　杏仁（汤浸，去皮尖双仁，炒黄，别研）一两　防己一两半　赤茯苓（去黑皮）一两　甘草（炙）半两

【用法】上为末，入杏仁同研匀，以枣肉为丸，如梧桐子大。每服二十丸，食后煎桑白皮汤送下，一日二次。微利即止。

【主治】伤寒肺壅，上气多痰。

茯苓汤

【来源】《圣济总录》卷一七四。

【别名】茯苓散（《魏氏家藏方》卷十）。

【组成】白茯苓一两　乌梅肉半两（微炒）干木瓜一两

【用法】上为粗末。每服一钱匕，以水一小盏，加生姜钱子一片，煎至五分，去滓温服，不拘时候。

【主治】小儿伤寒，咳哕喘粗，肌热烦躁作渴。

红绵散

【来源】《幼幼新书》卷十四引丁时发方。

【组成】麻黄半两（去节）　天麻　蝎　甘草（炙）人参　白术各半钱

【用法】上为末。每服半钱，水六分，加葱白一寸，红绵裹，煎至四分服。

【主治】小儿伤寒咳嗽，头疼壮热，面红尿赤。

防己散

【来源】《普济方》卷三六八。

【组成】防己 人参各等分

【用法】上为末。每服一钱,桑白皮煎汤调下,不拘时候。

【主治】小儿伤寒喘急,及诸病喘促。

如圣加吴茱萸汤

【来源】《云岐子保命集》卷下。

【组成】甘草 桔梗 吴茱萸(炒)各五钱

【用法】上锉细。每服五钱,入五味子半钱,水煎服。

【主治】伤寒气逆而甚,无汗下证。

防己汤

【来源】《普济方》卷三六九。

【组成】防己一两 诃子(炮,用肉) 麻黄(不去节) 杏仁(去皮尖,麸炒)各一两

【用法】上锉。水煎,临热入腊茶少许,再沸去滓服。

【主治】婴孩伤寒喘促,及久年喘急。

麻黄二陈汤

【来源】《重订通俗伤寒论》。

【组成】麻黄五分 光杏仁三钱 姜半夏二钱 广橘红一钱 前胡 白前各一钱半 茯苓三钱 炙草五分

【主治】夹痰伤寒。感寒邪而生痰,毛窍外闭,肺气逆满,邪气无从发泄,咳喘痰多,证情较重者。

二陈汤

【来源】《古今医彻》卷一。

【组成】苏子一钱半(焙,研) 半夏 茯苓 陈皮 杜仲(盐水炒)各一钱 甘草三分(炙) 前胡 桔梗各一钱 杏仁一钱(汤泡,去皮尖)

【用法】加生姜一片,水煎服。

【主治】伤寒夹痰,寒热往来,脉滑而喘逆者。

【加减】如有火,加瓜蒌霜。

七、无　汗

伤寒无汗,是指伤寒邪气在表应用发散之剂而不得汗的病情。如《伤寒论》:"服桂枝汤,或下之,仍头项强痛,翕翕发热,无汗,心下满,微痛,小便不利者"。多因邪气束缚肌表,卫气郁遏所致。治宜发汗祛邪。

葛根汤

【来源】《外台秘要》卷一引《崔氏方》。

【组成】葱白十四茎 豉一升(绵裹) 葛根三两(切)

【用法】上以水五升,煮取二升,分二次服。药后温覆取汗,汗不出更服。

【主治】伤寒服葱豉汤后不得汗者。

通关散

【来源】《太平圣惠方》卷九。

【组成】附子一颗(炮裂,去皮脐) 干姜半两(炮裂,锉) 桂心一分 麻黄一分(去根节)

【用法】上为粗散。每服四钱,以水一中盏,入葱白二茎,煎至五分,去滓热服,不拘时候。

【主治】伤寒三日,不得汗,四肢不利。

麻黄散

【来源】《太平圣惠方》卷九。

【组成】麻黄二两(去根节) 葛根二两 桂心一两 豉二合 赤芍药一两 石膏二两(捣碎)

【用法】上锉细,和匀。每服半两,以水一大盏,

加生姜半分、大枣三枚，煎至五分，去滓热服，不拘时候。服后便吃葱粥，衣覆取汗，如未汗出，即再煎服之。

【主治】伤寒三日不得汗，烦热闷乱。

解肌汤

【来源】《伤寒微旨论》卷上。

【组成】芍药二两　麻黄（去节）三分　升麻　甘草（炙）各半两

　　　方中芍药，《医学纲目》引作"石膏"。

【用法】上为末。每服三钱，水一盏半，入豉半合，煎至八分，去滓热服。

【主治】伤寒阴阳俱有余，两手脉浮数，或紧或缓，三部俱有力，无汗恶风，时届立春以后至清明以前者。

【加减】如三五服后犹恶风者，加麻黄半两、石膏一两。

芍药汤

【来源】《伤寒微旨论》卷上。

【组成】芍药　荆芥穗各一两　石膏三两　甘草（炙）半两

【用法】上为末。每服三钱，水一盏，加生姜一块（擘破），同煎至七分，去滓热服。如三五服后，犹恶风，再加生姜一块，大枣三个，煎法如前。

【主治】伤寒无汗恶风，脉浮数，或紧或缓，三部俱有力者。

葱粥

【来源】《圣济总录》卷二十一。

【组成】葱白十茎（并头切）　豉三合（炒）　生姜半两（拍碎）

【用法】上用水五盏，煎至二盏半，去滓，入白米，依常法煮粥，入少许盐搅匀，任意食之。衣覆出汗，未汗再服。

【主治】伤寒服葱豉汤后未得汗者。

葱豉汤

【来源】《圣济总录》卷二十一。

【组成】苍术（米泔浸，去皮，锉，麸炒黄）　麻黄（去根节，汤煮，掠去沫，焙）各二两　甘草（炙，锉）　桂（去粗皮）各一两

【用法】上为粗末。每服三钱匕，以水一盏，入葱白三寸，盐、豉二十粒，同煎至七分，去滓热服，不拘时候。

【主治】伤寒一日至三日以前，身热脉大，肢体疼痛，汗不出。

川芎汤

【来源】《此事难知》。

【组成】川芎　羌活　（制）苍术各等分

【用法】上锉，水煎五七钱饮。

【主治】伤寒无汗。

【加减】若汗少，恶寒甚者，加麻黄一二钱匕。

加减惺惺散

【来源】《普济方》卷三六八。

【别名】清神散、惺惺散。

【组成】苍术（茅山者）　川芎　细辛　羌活　防风　白芷　栝蒌根　甘草　赤芍药　桔梗　麻黄（去节）　荆芥　当归各等分

【用法】上为末，每服半钱，沸汤调下；或作饮子，水煎亦可。

【主治】小儿伤寒无汗，头疼发热恶寒，或咳嗽身热，无时潮热，鼻中塞；并天行热气，生豌豆疮，不快，烦躁昏愦，或出疮痘，身疼体热者。

川芎丸

【来源】《云岐子保命集》卷中。

【组成】川芎　白术　羌活各等分

【用法】上锉。每服五七钱至十余钱，或半两一两，水煎，稍热服。

【主治】

　　1.《云岐子保命集》：四时伤寒外感，恶风寒，无汗者。

　　2.《医学入门》：犯房室感寒，头痛，发热恶寒，无汗，脉浮紧。

【加减】恶寒甚，脉大浮者，加麻黄。

伤寒应验方

【来源】《仁术便览》卷一。
【组成】生绿豆粉二两　麻黄末一两八钱
【用法】每服三钱，冷水调服。不用被盖，出汗愈。
【主治】伤寒，脉浮紧而无汗。

阴阳散

【来源】《万病回春》卷二。
【组成】麻黄一两六钱　绿豆粉二钱　川芎　白芷　石膏　甘草　苏叶各一钱
【用法】上为细末。每服一钱，凉水调服，吃水二三次，待汗出来方止水。盖被出汗足，以身凉为度。
【主治】伤寒三五日，或近期，或初觉无汗。
【宜忌】二三日勿出门见风。食淡饭。

千金散

【来源】《鲁府禁方》卷一。
【组成】苦实（去皮，用香油焙黄色）
【用法】上为末。每服三分，先吃绿豆汤一二钟，次将药用绿豆汤调下，再吃绿豆汤一二钟，汗即出。
【主治】伤寒头疼身痛，发热恶寒，无汗。

再造汤

【来源】《鲁府禁方》卷一。
【组成】黄耆　人参　桂枝　甘草　熟附　羌活　细辛　川芎　白术　芍药
【用法】加生姜一片，大枣二个，水煎，临服时入童便。
【主治】阳虚不能作汗，头疼身热，恶寒背强。
【加减】夏月，去附、辛，加石膏。

发表丸

【来源】《寿世保元》卷二。
【组成】甘草　麻黄　升麻　葛根各四两　苍术

二两
【用法】上为细末，炼蜜为丸，如皂子大。每服一丸，生绿豆汤送下。如过三日外，加黄酒一钟，再加一丸。
【主治】伤寒无汗，头疼发热，身痛口干。

羌活败毒散

【来源】《症因脉治》卷一。
【组成】羌活　独活　柴胡　前胡　防风　荆芥　甘草　川芎
【主治】伤寒无汗发热。
【加减】口干渴，去川芎，加干葛兼清阳明。

五虎汤

【来源】《同寿录》卷二。
【组成】紫苏　生姜　乌梅　葱头各一撮
【用法】水二碗，煎至一碗。先用砂糖半钟，放碗内冲服之。即盖被闷汗出愈。在病一二日用。
【主治】外感伤寒，不能出汗，寒入腠理，舌卷眼翻，甚是危笃。

葱苏姜楂茶

【来源】《卫生鸿宝》卷一。
【组成】葱白三根　苏叶一钱　生姜二钱　山楂　陈茶各三钱
【用法】上同煎，或加冰糖二钱，如茶服。取汗。
【主治】伤寒无汗，头痛发热。

麻黄加知母汤

【来源】《医学衷中参西录》上册。
【组成】麻黄四钱　桂枝尖二钱　甘草一钱　杏仁二钱（去皮，炒）　知母三钱
【用法】先煮麻黄五六沸，去上沫，纳诸药，煮取一茶盅，温服。覆被取微似汗，不须啜粥，余如桂枝法将息。
【主治】伤寒无汗。
【方论】方中用麻黄之性热中空者，直走太阳之经，外达皮毛，藉汗解以祛外感之寒；桂枝之辛

温微甘者，偕同甘草以温肌肉，实腠理，助麻黄托寒外出；杏仁之苦降者，入胸中以降逆定喘；原方止此四味，而愚为加知母者，诚以服此汤后，间有汗出不解者，非因汗出未透，实因余热未清也。佐以知母于发表之中，兼寓清热之意，自无汗后不解之虞。此乃屡经试验，而确知其然，非敢于经方轻为加减也。

八、自　汗

伤寒自汗，是指伤寒发热恶寒汗出的病情。《伤寒论》："病常自汗出者，此为荣气和。荣气和者，外不谐，以卫气不共荣气和谐故尔。以荣行脉中，卫行脉外，复发其汗，荣卫和则愈，宜桂枝汤"。治宜调和营卫。

白术散

【来源】《太平圣惠方》卷十二。
【组成】白术一两　甘草一分（炙微赤，锉）芎䓖三分　羌活一分　羚羊角屑一分　桂心一分　麻黄一两（不去根节）知母二分　石膏一两
【用法】上为散。每服五钱，以水一大盏，加生姜半分，煎至五分，去滓温服，不拘时候。
【主治】伤寒，体虚汗出，心烦，头痛恶风。

发表汤

【来源】《伤寒微旨论》卷上。
【组成】麻黄（去节）一两半　苍术三分　人参　当归各半两（去芦）舶上丁香皮　甘草各三分
【用法】上为末。每服三钱，水一盏，加生姜一块如枣大，劈破，枣三个，同煎至七分，去滓热服。
【主治】芒种后至立秋前，患自汗出，恶风，两手脉浮数，或紧或缓，寸脉短及力小于关尺脉者。此为邪气在表，阴气有余所致。

茯苓汤

【来源】《圣济总录》卷三十一。
【组成】白茯苓（去黑皮，锉）人参　白术　麻黄根（锉）肉苁蓉（切，焙）五味子（炒）甘草（炙，锉）牡蛎（烧）各一两　芍药三分
【用法】上为粗末。每服五钱匕，水一盏半，煎至八分，去滓温服，不拘时候。
【主治】伤寒后汗出不止，渐觉虚劣。

黄芪汤

【来源】《阴证略例》。
【组成】人参　黄芪　白茯苓　白术　白芍药各一两　甘草七分半
【用法】上锉。生姜水煎，量证大小加减多少用之。
【主治】

1.《阴证略例》：伤寒内感拘急，三焦气虚，自汗及手足自汗，或手背偏多，或肢体振摇，腰腿沉重，面赤目红，但欲眠睡，头面壮热，两胁热甚，手足自温，两手心热，自利不渴，大便或难或如常，或口干咽燥，或渴欲饮汤，不欲饮水，或欲饮水，呕哕间作，或心下满闷，腹中疼痛，或时喜笑，或时悲哭，或时太息，或语言错乱失志，两手脉浮沉不一，或左右往来无定，便有沉、涩、弱、微、弦五种阴脉形状，举按全无力，浮之损小，沉之亦损小。

2.《松崖医径》：热来如坐甑中，热去恶寒不已，身体消瘦。

【加减】呕吐者，加藿香半两，生姜半两（如无，以干者代之），陈皮半两。

神术散

【来源】《普济方》卷一三一。

【组成】苍术二两（米泔浸，去皮，薄切，用麦麸炒） 川芎 藁本（洗） 荆芥各一两

【用法】上为粗末。每服五钱，以水二盏，加生姜三片，煎至一盏，去滓热服。

【主治】伤寒肌疏多汗。

辰砂白芷散

【来源】《伤寒全生集》卷二。

【组成】白芷一两 辰砂五钱

【用法】上为末。每服二钱，茯苓、麦门冬汤调下。

【主治】伤寒盗汗，阴虚火动。

温正汤

【来源】《辨证录》卷一。

【组成】人参五钱 黄耆一两 当归五钱 柴胡一钱 甘草五分 神曲一钱 桂枝三分

【用法】水煎服。

【主治】冬月伤寒，身热汗自出，恶寒而不恶热。

温肾汤

【来源】《辨证录》卷一。

【组成】人参三钱 熟地一两 白术一两 肉桂二钱

【用法】水煎服。

【主治】冬月伤寒，一二日即自汗出，咽痛，吐利交作。

清胆汤

【来源】《伤寒大白》卷三。

【组成】柴胡 黄芩 竹茹 厚朴 广皮 甘草

【主治】伤寒盗汗。胆经火旺，合目则汗。

【加减】若左寸脉大，是胆涎沃心，《家秘》加陈胆星，川黄连；兼小便不利，合导赤各半汤；左关数大，合龙胆泻肝汤，加归、芍、山栀、牡丹皮。

加减葛根汤

【来源】《医学探骊集》卷三。

【组成】葛根一两 桂枝三钱 淡豆豉四钱 黄芩四钱（酒洗） 麻黄三钱 连翘三钱 滑石四钱 木通三钱 黄柏三钱 甘草一钱

【用法】水煎服。

【主治】伤寒自汗。

【方论】此方用葛根为君。夫葛根乃清扬平淡之品，即再加三钱二钱，亦无妨碍。惟葛根能清肌肉之热，虽其表虚，可以自汗，必须连翘、豆豉、麻黄、桂枝四味走表之药，辅佐葛根，方可将肌肉之邪，合盘托出，达于皮毛，此所出者，乃正汗也。其肌肉即然瘀热，五内未有不热者，故用黄芩清其血中之热，滑石清其六腑之热，黄柏清其下焦之热，木通引热由小便出，甘草和诸药而利胃腑。一剂汗出，自汗止矣。

加味桂枝代粥汤

【来源】《医学衷中参西录》上册。

【组成】桂枝尖三钱 生杭芍三钱 甘草钱半 生姜三钱 大枣三枚（掰开） 生黄耆三钱 知母三钱 防风二钱

【用法】煎汤一茶钟，温服。覆被一时许，遍身热热微似有汗者益佳。

【主治】伤寒有汗。

【宜忌】药后覆被取汗，不可如水流漓，病必不除。禁生冷、粘滑、肉面、五辛、酒酪及臭恶等物。

【方论】桂枝汤为治伤风有汗之方。凡桂枝汤证，皆因大气虚损，其汗先有外越之机，而外邪之来，又乘卫气之虚，直透营分，扰其营中津液，外泄而为汗也。服桂枝汤后，即啜热粥，助胸中大气以胜邪，本方加黄耆升补大气，以代粥补益之力；防风宣通营卫，以代粥发表之力。又恐黄耆服后温补生热，故又加知母以预防之。

九、发　狂

伤寒发狂，是指伤寒病程中出现的有奔跑呼叫、打人毁物等神智异常症状的病情。《伤寒论》："太阳病不解，热结膀胱，其人如狂，血自下，下者愈"，"太阳病六七日，表证仍在，脉微而沉，反不结胸，其人发狂者，以热在下焦"。《圣济总录》："论曰重阳者狂，谓阳气独盛也。伤寒热毒既盛，内外皆热，则阳气愤嗔而发为狂越，其病使人狂走妄言，或骂詈不避亲疏，或妄见妄闻，甚则至于弃衣而走，登高而歌，或数日不食，逾垣上屋者。盖四肢诸阳之本也，热盛而四肢实，是为重阳，故所上之处，皆非素所能而病乃能也。若乃因火为邪，而发为惊狂，及内有瘀血外证如狂，其为病虽不同，然其为阳气有余，则一也"。治宜清热泻火，镇静安神。

桂枝去芍药加蜀漆牡蛎龙骨救逆汤

【来源】《伤寒论》。

【别名】桂枝救逆汤（《金匮要略》卷中）、桂枝蜀漆牡蛎龙骨救逆汤（《医学纲目》卷三十二）、救逆汤（《圣济总录》卷二十八）、桂枝去芍药加蜀漆龙骨牡蛎救逆汤（《证治准绳·伤寒》卷五）、桂枝去芍药加龙骨牡蛎救逆汤（《医灯续焰》卷十八）、桂枝去芍药加蜀漆龙骨牡蛎汤（《绛雪园古方选注》）。

【组成】桂枝三两（去皮）　甘草二两（炙）　生姜三两（切）　大枣十二枚（擘）　牡蛎五两（熬）　蜀漆（去腥）　龙骨四两

【用法】以水一斗二升，先煮蜀漆减二升，纳诸药，煮取三升，去滓，温服一升。

【功用】《中医方剂学》：镇惊安神。

【主治】

1.《伤寒论》：伤寒脉浮，医者以火迫劫之，亡阳，必惊狂，卧起不安者。

2.《方机》：火逆烦躁，胸腹动剧者；及疟疾而有上冲者。

【方论】

1.《注解伤寒论》：与桂枝汤，解未尽表邪；去芍药，以芍药益阴，非亡阳所宜也；火邪错逆，加蜀漆之辛以散之；阳气亡脱，加龙骨、牡蛎之涩以固之。本草云：涩可去脱，龙骨、牡蛎之属是也。

2.《尚论篇》：桂枝汤，阳药也。然必去芍药之阴重，始得疾趋以达以阳位；既达阳位矣，其神之惊狂者，漫难安定，更加蜀漆为之主统，则神可赖之以攸宁矣。缘蜀漆之性最急，丹溪谓其能飞补是也，更加龙骨、牡蛎有形之骨属，为之舟楫，以载神而反其宅，亦于重以镇袪、涩以固脱之外，行其妙用。

3.《绛雪园古方选注》：火迫心经之阳，非酸收可安，故去芍药，而用龙、牡镇摄，藉桂枝、蜀漆疾趋阳位，以救卒然散乱之神明。故先煮蜀漆，使其飞腾，劫去阳分之痰，并赖其急性，引领龙骨、牡蛎从阳镇惊固脱。方寸无主，难缓须臾，故曰救逆。

4.《伤寒贯珠集》：被火者，动其神则惊狂，起卧不安，故当用龙、牡；其去芍药者，盖欲以甘草急复心阳，而不须酸味更益营气也，与发汗后，其人叉手自冒心，心下悸，欲得按者，用桂枝甘草汤同义。蜀漆，即常山苗，味辛，能去胸中邪结气。此证火气内迫心包，故须之以逐邪而安正耳。

5.《医学摘粹》：用桂枝、甘草疏木而培中，生姜、大枣补脾而降逆，蜀漆吐腐瘀而疗狂，龙骨、牡蛎敛神魂而止惊也。

【验案】心动过速　《中医杂志》（1980，11：58）：临床上尝遇卒发重症心悸不宁、气短、四肢不温、脉来疾数，往往不易计数（如心率＞160次/分，心电图检查为室性或室上性阵发性心动过速）者，往往用中西医一般治疗措施而未能控制。曾用本方通阳镇惊安神，因无蜀漆，遂用常山，急煎服之，药液入胃，移时恶心呕吐，吐出痰涎及部分药汁，心动旋即恢复正常，心悸顿失，诸症均减。继以加减出入为方巩固，以防再发。体会到桂枝去芍药加蜀漆牡蛎龙骨救逆汤能满意地控制心动过速，确有"救逆"之功。

黄龙汤

【来源】《肘后备急方》卷二。

【组成】粪汁（绞，陈久者佳）

【用法】饮数合至一二升。

【主治】

1.《肘后备急方》：伤寒已六七日，热极，心下烦闷，狂言见鬼，欲起走；食菌遇毒死。

2.《证类本草》：瘟病垂死。

郁金散

【来源】《太平圣惠方》卷十。

【组成】郁金三分 川大黄一两半（锉碎，微炒） 栀子仁三分 柴胡半两（去苗） 甘草一分（炙微赤，锉） 犀角屑半两

【用法】上为细散。每服二钱，以葱豉汤调下。如人行十里再服，大便通利为度。

【主治】伤寒发狂，谵语，大便不通，心腹胀满欲走。

铅霜散

【来源】《太平圣惠方》卷十。

【组成】铅霜（细研） 马牙消 人参（去芦头） 郁金 茯神各半两 甘草一分（炙微赤，锉）

【用法】上为细散。每服二钱，煎麦门冬温水调下，不拘时候。

【主治】伤寒得汗后，心狂谵语欲走。

黄芩散

【来源】《太平圣惠方》卷十。

【别名】黄芩汤（《圣济总录》卷二十七）。

【组成】黄芩 大青 川升麻 川大黄（锉碎，微炒） 茵陈 川朴消各一两 栀子仁半两 黄连半两（去须） 甘草半两（炙微赤，锉）

【用法】上为散。每服五钱，以水一大盏，入竹叶三七片，煎至五分，去滓温服，不拘时候。以利为度。

【主治】伤寒。十日内未得汗，表里有热，发斑，狂言欲走，眼目俱黄，心中烦闷，大便不利。

人参散

【来源】《太平圣惠方》卷十一。

【组成】人参三分（去芦头） 桔梗半两（去芦头） 龙骨三分 茯神三分 半夏半两（汤洗七遍去滑） 远志一分（去心） 枳实三分（麸炒微黄） 麦门冬三分（去心） 沙参半两（去芦头） 黄耆半两（锉） 甘草一分（炙微赤，锉）

【用法】上为散。每服五钱，以水一中盏，加生姜半分，大枣三枚，粳米五十粒，煎至五分，去滓，不拘时候温服。

【主治】伤寒邪热伤心，恍惚狂言，时有痰逆，不欲饮食。

龙齿丸

【来源】《太平圣惠方》卷十一。

【组成】龙齿一两 人参一两（去芦头） 茯神三分 远志半两 黄芩三分 麦门冬一两（去芦头） 黄连三分（去须） 甘草半两（炙微赤，锉）

【用法】上为末，炼蜜为丸，如悟桐子大。每服三十丸，不拘时候，以冷米泔送下。

【主治】伤寒，邪热在心，狂言妄语，精神错乱，志意不定。

龙齿散

【来源】《太平圣惠方》卷十一。

【组成】龙齿二两 犀角屑一两 川升麻一两 茯神一两半 玄参一两 麦门冬一两（去心，焙） 甜竹根三分（锉） 赤芍药一两半 马牙消一两 生干地黄二两

【用法】上为粗散。每服四钱，以水一中盏，加生姜半分，煎至六分，去滓，不拘时候温服。

【主治】伤寒心热，狂言恍惚，卧不安席。

地骨皮散

【来源】《太平圣惠方》卷十一。

【组成】地骨皮 葳蕤 人参（去芦头） 黄耆

（锉） 麦门冬（去心） 子芩各一两 茯神三分 甘草半两（炙微赤，锉）

【用法】上为散。每服四钱，以水一中盏，煎至五分，去滓，加生地黄汁一合，生姜汁一茶匙，蜜半合，更煎一两沸，不拘时候温服。

【主治】伤寒，心神烦热，狂语不定。

黄芩散

【来源】《太平圣惠方》卷十一。

【组成】黄芩一两 甘草半两（炙微赤，锉） 白薇一两 栀子仁一两 大青一两 知母一两 栝楼一两 川消石一两 白鲜皮一两

【用法】上为细散。每服二钱，以新汲水调下，不拘时候。

【主治】伤寒热毒在内，心烦发狂。

羚羊角散

【来源】《太平圣惠方》卷十一。

【组成】羚羊角屑半两 黄芩半两 赤芍药半两 茯神半两 葛根半两（锉） 鼠尾草半两 栀子仁半两 川大黄半两（锉碎，微炒） 麦门冬一两（去心，焙）

【用法】上为粗散。每服四钱，以水一中盏，入豉一百粒，煎至六分，去滓温服，不拘时候。

【主治】伤寒心热发狂。

犀角散

【来源】《太平圣惠方》卷十一。

【组成】犀角屑三分 茵陈三分 茯神二两 人参一两（去芦头） 栀子仁半两 赤芍药半两 麦门冬一两（去心，焙） 龙齿三分 川升麻半两 子芩三分 甘草三分（炙微赤，锉）

【用法】上为散。每服四钱，用水一中盏，加生姜半分，煎至六分，去滓温服，不拘时候。

【主治】伤寒。有狂热在心，恍惚或多惊，不得睡卧。

苦参散

【来源】《太平圣惠方》卷十七。

【别名】苦参饮（《圣济总录》文瑞楼本卷二十八）。

【组成】苦参一两（锉） 黄芩二两 甘草半两（炙微赤，锉）

【用法】上为粗散。每服五钱，以水一大盏，煎至六分，去滓，入生地黄汁一合，搅令匀，分温二服，不拘时候。

【功用】解毒气。

【主治】

1.《太平圣惠方》：热病三日。

2.《圣济总录》：伤寒欲发狂。

柴胡散

【来源】《博济方》卷一。

【组成】柴胡一两（去苗） 大黄一两 朴消一两 甘草半两 枳壳一两（去瓤）

【用法】上为末。每服三大钱，水二盏，煎至六分，温服，日只二服，候大小便通，即自然汗出。

【主治】伤寒日数过多，心中气闷，或发疼痛，狂言不定，狂躁不得眠，大小便不通。

【宜忌】不可多服。

桃仁散

【来源】《普济方》卷一三七引《博济方》。

【组成】桃仁一两（汤浸，去皮尖） 大黄一两（川者，以湿纸裹煨两度） 桂心一两（去皮） 甘草半两（炙） 牙消一两

【用法】上锉细，熟炒，杵罗为末。每服三钱，用温水调下，不拘时候。如伤寒后有余毒，依法服。

【功用】疏利脏腑。

【主治】伤寒狂乱，霍乱心疼。

龙胆散

【来源】《医方类聚》卷五十二引《神巧万全方》。

【组成】龙胆草一两（去头） 铁粉二两

【用法】上为末。每服一钱，不拘时候，以磨刀水调下。

【主治】阳毒伤寒，毒气在脏，狂言妄语，欲走起者。

铅霜散

【来源】《医方类聚》卷五十三引《神巧万全方》。

【组成】铅霜一分 马牙消一两 龙脑一分 朱砂半两 铁粉一两

【用法】上为细末。每服一钱，竹叶汤放温调下，不拘时候。

【主治】伤寒、时气，心热，狂言恍惚，卧不安席。

大青散

【来源】《圣济总录》卷二十一。

【组成】大青 知母 黄芩（去黑心） 大黄（煨） 山栀子仁 升麻 黄连（去须）各一两 甘草（炙，锉）半两

【用法】上为散。每服三钱匕，入朴消一钱匕，用蜜水调下。

【主治】阳盛发狂有斑，大小便秘涩。

大安丸

【来源】《圣济总录》卷二十三。

【组成】凝水石半斤（煅赤，黄土内罨两宿，取出研末，用菠薐汁和作饼，阴干再研，又和又阴，三次为度） 朴消四两 甘草二两（炙，锉为末）

【用法】上为细末，再用菠薐汁为丸，难丸即入少许炊饼，丸如弹子大，又有丸如梧桐子大。每服一丸，生地黄汁化下。如复躁时，即化大丸子，下小丸子十五丸。只一服定。如无地黄汁，新水化下。

【主治】伤寒狂躁闷乱。

必效散

【来源】《圣济总录》卷二十三。

【组成】生地黄 生地胆草 生龙胆（并研绞取汁，三停共一盏，同浸横纹甘草末一两，候汁尽阴干） 菠薐（紫叶肥者，去茎阴干）半两 龙脑一钱（研） 牛黄半钱（研）

【用法】上药甘草、菠薐为末，与龙脑、牛黄合研。每服二钱匕，研林檎绞取汁，新汲水相和调

服。如心烦躁热，及欲发黄，即别入龙脑少许，和鸡子清调服。小儿服一钱或半钱匕。

【主治】伤寒热盛，狂躁闷乱，欲发黄及发疮疹，热毒气盛，口干烦渴。

芎藭汤

【来源】《圣济总录》卷二十三。

【组成】芎藭三分 大黄（锉，炒）一两 甘草（炙，锉）半两

【用法】上为粗末。每服五钱匕，水一盏半，煎至七分，去滓温服。

【主治】伤寒里实，谵语狂妄。

铅霜散

【来源】《圣济总录》卷二十三。

【组成】铅白霜一分 马牙消一两

【用法】上为末。每服半钱匕，小儿一字匕，生姜蜜水调下。

【主治】伤寒三日后，心烦躁热狂言。

凝水石丸

【来源】《圣济总录》卷二十三。

【组成】凝水石半斤（用炭火半秤烧半日，取出放温土上出火毒，研两日令极细，以瓷器盛于井中浸一宿） 龙脑（研） 硼砂（研）各一分 甘草（炙，锉为末）一分 天竺黄半两（研）

【用法】上为细末，糯米粥和为丸，如弹子大。每服一丸，生姜、蜜水化下。

【主治】伤寒躁闷，口干时渴，狂言乱道。

犀角散

【来源】《圣济总录》卷二十七。

【组成】犀角（镑） 黄芩（去黑心） 大青 马牙消（别研） 麦门冬（去心，焙）各一两 山栀子仁 牛黄（别研） 赤茯苓（去黑皮） 天竺黄（别研） 黄连（去须） 甘草（炙）各半两 麝香（别研）一钱

【用法】上为散。每服三钱匕，煎竹叶汤调下。

【主治】伤寒毒气外攻，皮肤发斑，躁热。

走，或时时伏地，脉左寸洪数。

人参汤

【来源】《圣济总录》卷二十八。

【组成】人参 羚羊角屑 葛根（锉） 竹茹 前胡（去芦头） 麦门冬（去心，焙）各半两 甘草（炙，锉）一分 半夏（汤洗去滑，炒干）半两

【用法】上为粗末。每服五钱匕，水一盏半，加生姜一分（拍碎），大枣三枚（劈破），煎至八分，去滓，食后温服。

【主治】伤寒后，狂言欲走，口干，或时吐逆。

大黄汤

【来源】《圣济总录》卷二十八。

【组成】大黄（细锉，微炒） 木通（锉）各三分 木香一分 升麻 羚羊角屑 白茅根（锉） 黄芩（去黑心）各半两

【用法】上为粗末。每服五钱匕，用水一盏半，加葱白五寸，同煎至八分，去滓温服。

【主治】伤寒，狂言欲走，大小便不通，腹痛胀满。

龙齿散

【来源】《圣济总录》卷二十八。

【组成】龙齿（研） 丹砂（研）各半两 牛黄一分 马牙消 地龙（炒）各一两 麝香一钱（研）

【用法】上为散。每服一钱匕，以生姜、蜜水调下，不拘时候。

【主治】伤寒心热，狂妄，精神不安。

朴消汤

【来源】《圣济总录》卷二十八。

【组成】朴消（烧令白，于湿地纸衬出火毒）一分 豉（炒令香熟）一合 山栀子仁八分

【用法】上为粗末。每服三钱匕，以水一盏，煎至半盏，去滓，空心温服，如人行十里，再一服。如利即止。

【主治】伤寒毒气壅于上焦，毒热不散，发狂欲

朴消汤

【来源】《圣济总录》卷二十八。

【组成】大黄（细锉，微炒） 朴消（研）各二两 黄芩（去黑心） 山栀子仁 大青各一两半 龙胆（去土） 苦参各一两

【用法】上为细末，炼蜜为丸，如梧桐子大。每服二十丸，食后煎麦门冬汤送下。

【主治】伤寒得汗，热毒不解，心烦躁闷，言语不定，小便赤涩，大便不通，狂闷欲走。

郁金散

【来源】《圣济总录》卷二十八。

【组成】郁金 大黄（细锉，微炒） 山栀子仁各三分 桂（去粗皮）半两 甘草（炙，锉）一分

【用法】上为细散。每服二钱匕，食后以葱豉汤调下。

【主治】伤寒阳盛发狂，大便不通，腹胀满欲走。

金箔丸

【来源】《圣济总录》卷二十八。

【组成】金箔 银箔各十片 铁落（用水淘去沙泥，取铁粉）四两 青黛半两 砒霜半钱 麝香半钱

【用法】上为细末，入糯米粥为丸，如皂荚子大。每服一丸，新汲水磨下。如行人五里，吐出涎。

【主治】伤寒时行，发狂，妄见神鬼。

绛雪丸

【来源】《圣济总录》卷二十八。

【组成】消石一两 丹砂一分

【用法】上研如粉，烧粟米饭和为丸，如弹子大。每服一丸，沙糖冷水化下。服药后便睡，移时汗出为效。

【主治】伤寒，发狂眼赤，大小便血出，身如金色，及六七日狂躁发热。

羚羊角汤

【来源】《圣济总录》卷二十八。

【别名】羚羊角散（《普济方》卷一三七）。

【组成】羚羊角屑　犀角屑　防风（去叉）茯神（去木）　黄芩（去黑心）　玄参　升麻各半两　龙齿（研）一两　甘草（炙）一两　竹茹　地骨皮（洗，焙）人参各三分

【用法】上为粗末。每服五钱匕，以水一盏半，煎至八分，去滓温服。

【主治】伤寒发汗后，热毒未尽，因有所惊，狂言欲走。

犀角汤

【来源】《圣济总录》卷二十八。

【组成】犀角屑半两　茵陈蒿三分　茯神（去木）芍药　麦门冬（去心，焙）　生干地黄（焙）各一两半　栀子仁半两

【用法】上为粗末。每服五钱匕，用水一盏半，加竹叶三七片，同煎至八分，去滓，食后温服。

【主治】伤寒九日至十日，头战掉，大汗出，恍惚狂走，眼见神鬼。

鹊石散

【来源】《普济本事方》卷九。

【组成】黄连（去须）　寒水石各等分

【用法】上为细末。每服二钱，浓煎甘草汤放冷调服。

【主治】伤寒发狂，或弃衣奔走，逾墙上屋。

【方论】《本事方释义》：黄连气味苦寒，入手少阴，能泻心火；寒水石气味甘寒，入手足太阳，能清暑热；伤寒热邪上郁心包，致发狂奔走，逾墙上屋，昼夜不宁。此二味能泻丙丁，使之下行，则热邪之势衰，神识自然安矣。

大通散

【来源】《扁鹊心书·神方》。

【组成】大黄二钱　枳实（麸炒）二钱　甘草一钱

【用法】水煎，空心热服。不利再服，得利即止。

【主治】伤寒胃中有热，或服热药太多，狂言，弃衣而走，登高而歌；或腹痛下血，但实热者。

无忧散

【来源】《三因极一病证方论》卷五。

【组成】腊月黄牛胆（以天南星为末，入胆内，缚令紧，当风避日悬之，候干取用）

【用法】上为末，以人参半两，煎汤七分盏，调末二钱，乘热服。迟顷，更以热人参汤投之，或睡，便尿下黄黑恶物，是效。

【主治】伤寒调理失序，毒气内结，胸腹胀满，坐卧不安，日久不愈，狂躁妄语，大小便不通，或复吐逆。

清凉丹

【来源】《杨氏家藏方》卷二。

【组成】天南星四两（腊月黄牛胆制者）　牛黄三两（别研）　蝎梢（去毒，炒）　石膏各一两半　白花蛇（酒浸，取肉）　犀角屑　防风（去芦头）　甘草　真珠末　朱砂（别研）　大黄各一两　脑子半两（别研）

【用法】上为细末，研匀，炼蜜为丸，每一两作十丸。每服一丸，食后、临卧薄荷汤化下。

【主治】风热壅实，上攻头面，口眼㖞斜，语言不利，肌肉瞤动，面若虫行；及伤寒热盛，狂言昏冒，刚痉，一切风热。

牛黄泻心汤

【来源】《御药院方》卷七。

【别名】南极延生汤（《瞿仙活人方》卷下）、牛黄泻心散（《简明医彀》卷四）。

【组成】脑子二钱半　牛黄二钱半　大黄末（生）二两　朱砂二钱半

【用法】上为极细末。每服三钱，凉生姜蜜水调下。

【功用】《重订通俗伤寒论》：清心凉胃，泻火。

【主治】

1.《御药院方》：心经邪热狂语，精神不爽。

2.《瞿仙活人方》：癫痫。

3.《重订通俗伤寒论》：伤寒发狂便结。

黄连汤

【来源】《医方类聚》卷一五七引《施圆端效方》。
【组成】黄连一两半（净） 黄柏（去皮） 黄芩 栀子各一两
【用法】上锉。每服四钱，水一盏半，煎至七分，去滓温服，不拘时候。
【主治】一切积毒伏热，赤目口疮，咽喉糜烂；酒毒烦躁；伤寒蓄热在中，身热狂躁，昏迷不食。

黄连泻心汤

【来源】《云岐子脉诀》。
【别名】泻心汤（《杂病源流犀烛》卷十八）。
【组成】黄连 生地黄 知母各半两 黄芩一钱 甘草半两
【用法】上锉。每服一两，水一盏半，煎服。
【主治】伤寒太阳、少阳相合，伏阳上冲，变为狂病。

防风黄连汤

【来源】《云岐子保命集》卷下。
【组成】黄连 大黄 防风 远志 茯神各半两
【用法】上锉细。每服一两，水三盏，煎服。
【主治】伤寒后，心风狂妄者。

栀子仁汤

【来源】《伤寒图歌活人指掌》卷四。
【组成】栀子仁 赤芍药 大青 知母各一钱 升麻 黄芩 石膏 杏仁各二钱 柴胡一钱半 甘草半钱 豉一百枚
【用法】上用水三盏，煎至一盏半，去滓，分二次服。
【主治】伤寒发狂烦躁，面赤咽痛，潮热。

枯热清心散

【来源】《活人心统》卷一。

【组成】寒水石一两 黄连二两 辰砂三分
【用法】上为末。每服二钱，浓煎甘草汤调下。
【主治】伤寒日久郁热，谵语狂乱。

生庵金汁

【来源】《古今医统大全》卷二十五引《活人》。
【组成】粪清汁一斗（用好人粪置篾囊中，其囊约大可盛粪一桶，先于囊中安纸五七层，纸上加细黄土约二寸厚，方可加粪于囊中，囊悬置于缸上，俟其粪滴清汁于缸内，沥月余，将清汁收贮瓷坛中） 蜂蜜一斤
【用法】上药和匀，蜜封坛口，外以箬裹埋于土地中，以土盖之，约入土一尺许，次年二三月取用。每用一碗，顿服之。如擦恶疮，将鸡翎蘸汁，疮上扫之。
【主治】时疫热病，伤寒发狂，谵语晦昧；并治中蛊恶毒，疔疮，毒气入腹欲死者。

三白饮

【来源】《古今医鉴》卷三。
【组成】鸡子一个（用清） 白蜜一大匙 芒消三钱
【用法】上合作一处，用凉水和下。
【主治】
　　1.《古今医鉴》：伤寒时气，热极狂乱，及发热不退者。
　　2.《良朋汇集》：天行时气，大便燥结不通。
【加减】如心不宁者，加珍珠末五分。

神通散

【来源】《遵生八笺》卷十八。
【组成】朱砂一钱 雄黄五分 沉香一钱 木香一钱五分 巴豆一钱（去油） 郁金一两
【用法】上为末。每服六厘或半分，看人大小以七厘作一服为止，更不可多，茶送下。
【主治】伤寒，危急发狂，并大小便不通，有食腹痛。

熊胆夺命散

【来源】《鲁府禁方》。

【组成】熊胆一分（研末）

【用法】凉水调服。立苏。

【主治】伤寒热极发狂，不认亲疏，燥热至甚。

十味温胆汤

【来源】《重订通俗伤寒论》。

【组成】潞党参　辰茯神　淡竹茹　熟地　枳实各一钱半　姜半夏　广皮各二钱　炒枣仁　远志肉各二钱　炙甘草五分　生姜一片　红枣一枚

【功用】补虚壮胆。

【主治】伤寒触惊发狂，经清肝胆，泻痰火后，以此方善后。

人参竹沥饮

【来源】《重订通俗伤寒论》。

【组成】吉林参一钱半　淡竹沥两瓢

【用法】重汤炖好，去参渣，冲热童便一杯，调下狂证夺命丹，须臾当发寒战汗出，其狂即止。若服一时许不作汗，再服一丸。以汗出狂定为止。

【主治】伤寒发狂，热结胸，口噤不能言，阳毒狂言不得汗，温热病狂妄不得汗，热毒壅闭，精神将竭者。

三黄泻心丸

【来源】《重订通俗伤寒论》。

【组成】川连三钱　青子芩　煨甘遂各二钱　西牛黄　广郁金各一钱半　猪心血一枚

【用法】上为丸，重一钱，朱砂为衣。用犀地清络饮调下。

【主治】伤寒发狂，阳毒虽解，而斑发未透，神识昏迷者。

狂证夺命丹

【来源】《重订通俗伤寒论》。

【组成】釜底墨　灶突墨　梁上倒挂尘　青子芩　小麦奴　寒水石　麻黄各一两　川连一两五钱　雄精三钱　辰砂二钱　西牛黄一钱半　珍珠粉一钱

【用法】上药各为细末，炼蜜为丸，每重一钱，晒干蜡匮。每服一丸，精神将竭者，以人参、竹沥饮调下。寻常以新汲水一盏，研一丸放水中，令化尽服之。若病人欲饮水者与之，多饮为妙。须臾，当发寒战汗出，其狂即止。若服一时许不作汗，再服一丸，以汗出狂定为止。

【主治】伤寒发狂，热结胸，口噤不能言，阳毒狂言不得汗，温热病狂妄不得汗，热毒壅闭，精神将竭者。

金箔镇心丸

【来源】《重订通俗伤寒论》。

【组成】金箔五片　人参　茯神　犀角各一钱　西牛黄　天竺黄　青龙齿　龙胆草　生地　远志　朱砂　铁粉各七分

【用法】上为细末，炼蜜为丸，如梧桐子大。每服七丸，用参珀茯神汤调下。

【功用】镇心宣窍，安神定惊。

【主治】伤寒心风如狂，牙关紧急，痰涎上塞，口吐白沫，迷闷恍惚，醒则狂言多惊，喜怒不常，舌色纯绛鲜泽，略有垢浊薄苔，此阴阳错杂，虚实皆有。

泻狂汤

【来源】《重订通俗伤寒论》。

【组成】生大黄　青龙齿　煅牡蛎各三钱　麸炒蜀漆一钱　小川连五分

【功用】泻实火，劫惊痰。

【主治】伤寒发狂，便结。

参珀茯神汤

【来源】《重订通俗伤寒论》。

【组成】西洋参　麸炒枣仁各一钱半　茯神四钱　石菖蒲　远志肉各一钱　乳香六分　琥珀　辰砂各五分（二味和匀同冲）

【用法】水煎去滓，调下金箔镇心丸。

【主治】伤寒心风发狂。发则牙关紧急，痰涎上塞，口吐白沫，迷闷恍惚，醒则狂言多惊，喜怒不常，甚则或歌或哭，舌色纯绛鲜泽，略有垢浊薄苔，或红而上罩粘腻，似苔非苔。

参茯安神丸

【来源】《重订通俗伤寒论》。

【组成】人参　茯神　麸炒枣仁　当归　生地　酒炒川连　橘红　姜南星各一两　天竺黄五钱　雄黄　西牛黄各二钱

【用法】上为末，蜜为丸，如梧桐子大，朱砂为衣。每服五十丸，米饮送下。

【功用】镇心安神，涤痰清火。

【主治】失志惊狂，经吐下后，大势已愈，尚有目神昏钝，迷妄无定之状。

【宜忌】忌动风、辛热、荤浊、甜腻之物。

羚熊清狂汤

【来源】《重订通俗伤寒论》。

【组成】羚羊片一钱半　老竺黄三钱　寒水石四钱　小川连八分　九制胆星五分　金汁一两　鲜石菖蒲汁两小匙（同冲）　熊胆一分（药汤调下）

【功用】消痰热以熄风火。

【主治】伤寒发狂，痰热风火较盛者。

遂心丸

【来源】《重订通俗伤寒论》。

【组成】煨甘遂二钱　猪心血一枚

【用法】上为丸，分作四粒。每服一丸，用鲜石菖蒲叶一钱，鲜竹叶心五十支，灯心三小帚煎汤调下。

【主治】伤寒发狂轻者。

凉膈散

【来源】《伤寒大白》卷二。

【组成】桔梗　天花粉　连翘　薄荷　黄芩　大黄　芒消　山栀

【功用】清上焦心肺之热。

【主治】心肺为邪热所冒，神识昏迷，狂言谵语。

龙胆散

【来源】《仙拈集》卷一引《蕴要》。

【组成】龙胆草

【用法】上为末。每服二钱，鸡子清、白蜜化凉水送下。

【主治】伤寒发狂。

鸡子饮

【来源】《串雅内编》卷四。

【组成】出过小鸡蛋壳

【用法】泡汤服。即睡。

【主治】伤寒狂走。

太乙救苦丹

【来源】《饲鹤亭集方》。

【组成】丹参　箭羽　饭豆各三两　藿香　大黄　升麻　桔梗　广皮　银花各一两五钱　毛菇　倍子　香附各一两五钱　茅术　麻黄　豆根　半夏　木香各七钱五分　苏叶七钱三分　滑石七钱　大戟　千金霜　细辛　川乌　雌黄　雄黄各六钱　朱砂五钱　麝香一钱五分

【用法】生晒为末，糯米粉七两为丸。开水送服。

【主治】瘟疫时症，心闷神昏，伤寒狂语，胸膈壅滞，伏暑寒热，霍乱吐泻，风瘴痧气，小儿诸惊疳痫。

【宜忌】孕妇忌之。

加减大青龙汤

【来源】《医学探骊集》卷三。

【组成】麻黄三钱　桂枝三钱　荆芥穗三钱　山甲片二钱（炙）　连翘三钱　薄荷三钱　淡豆豉四钱　葛根六钱　皂刺三钱　黄芩四钱　木通三钱　甘草二钱。

【用法】水煎服。

【主治】伤寒发狂，睡去谵语，醒时心虽明白而狂言乱语，或欲登高而歌，或欲弃衣而走，率意冒骂，目不识人，脉象洪数而稍浮，汗未发透者。

加减大承气汤

【来源】《医学探骊集》卷三。
【组成】大黄八钱　煅石膏四钱　犀牛角二钱　芒消二钱　枳实三钱　杭白芍二钱　黄连二钱　栀子三钱　甘草二钱
【用法】水煎，温服。
【主治】伤寒发狂，睡去谵语，醒时心虽明白而狂言乱语，或登高而歌，或欲弃衣而走，率意詈骂，目不识人，脉象沉洪不浮，内热太盛者。

【方论】此方以大黄为君，推盈中宫之邪热；佐用芒消、枳实，以助大黄推盪之力；石膏清其胃热；黄连、犀角、栀子，清其上焦之热；以白芍敛之；以甘草和之。一剂将其内热攻去，其狂自止。

朱黄散

【来源】《医学探骊集》卷三。
【组成】明朱砂一钱　京牛黄一分（合一处研极细面）　真犀牛角二钱　真羚羊角二钱
【用法】水一钟，煎至半钟，冲朱、黄面服。
【主治】年老或虚弱之人伤寒发狂者。

十、烦　热

伤寒烦热，是指伤寒火热不得发越而心烦不安的病情。《伤寒论》："发汗若下之，而烦热胸中窒者，栀子豉汤主之。"《伤寒绪论》："烦热，为郁闷不安，火热不得发越之象……经曰：病人烦热，汗出则解。"治宜发表驱邪。

川大黄散

【来源】《太平圣惠方》卷九。
【组成】川大黄一两（锉碎，微炒）　黄芩一两　赤芍药一两　知母一两　川升麻一两　鳖甲一两（涂醋炙黄，去裙襕）　赤茯苓一两　栀子仁半两　柴胡一两（去苗）　川朴消二两
【用法】上为散。每服四钱，以水一中盏，加生姜半分，煎至六分，去滓温服，不拘时候。以大小便稍利为度。
【主治】伤寒五日，烦热未退，大小便涩。

朴消散

【来源】《太平圣惠方》卷九。
【组成】川朴消三分　犀角屑三分　栀子仁半两　赤芍药三分　黄芩三分　陈橘皮三分（汤浸，去白瓤，焙）　川大黄三分（锉碎，微炒）　柴胡一两（去苗）

【用法】上为散。每服四钱，以水一中盏，加淡竹叶三十片，生姜半分，煎至六分，去滓，温频服，不拘时候。以利为度。
【主治】伤寒四日，烦热不解，大小肠涩。

前胡散

【来源】《太平圣惠方》卷九。
【组成】前胡一两（去芦头）　杏仁三分（汤浸，去皮尖双仁，麸炒微黄）　川大黄一两（锉碎，微炒）　黄芩一两　川朴消一两　槟榔一两
【用法】上为散。每服四钱，以水一中盏，入竹叶三七片，煎至六分，去滓温服。不拘时候，取利为度，不利再服。
【主治】伤寒五日，心腹壅滞，烦热不退。

犀角散

【来源】《太平圣惠方》卷九。
【组成】犀角屑三分　黄芩一两　柴胡一两（去苗）　栀子仁半两　地骨皮三分　川大黄一两半（锉碎，微炒）　川朴消一两　木通二分（锉）
【用法】上为散。每服四钱，以水一大盏，煎至五分，去滓温服，不拘时候。以微利为度。
【主治】伤寒四日，烦热不解，大小便秘涩。

犀角散

【来源】《太平圣惠方》卷九。

【别名】犀角汤（《圣济总录》卷二十三）。

【组成】犀角屑一两　川升麻一两半　柴胡一两半（去苗）　葛根一两半（锉）　吴蓝一两　甘草一两（炙微赤，锉）

【用法】上为散。每服四钱，以水一中盏，煎至六分，去滓，次入马牙消二钱，更煎三二沸，不拘时候温服。

【主治】

1.《太平圣惠方》：伤寒八日，烦热不退，四肢疼痛。

2.《圣济总录》：伤寒热病，谵言妄语，四肢烦热。

麻黄散

【来源】《太平圣惠方》卷十一。

【组成】麻黄（去根节）　木通（锉）　紫苏茎叶　赤茯苓　生干地黄　枳实（麸炒微黄）　天门冬（去心，焙）各半两　甘草一分（炙微赤，锉）

【用法】上为粗散。每服四钱，以水一中盏，加生姜半分，煎至六分，去滓温服，不拘时候。

【主治】伤寒烦热喘促。

枳实散

【来源】《太平圣惠方》卷十二。

【组成】枳实（麸炒微黄）　柴胡（去苗）　赤茯苓　泽泻　前胡（去芦头）　半夏（汤洗七遍去滑）各三分　犀角屑半两　甘草半两（炙微赤，锉）　桑根白皮半两（锉）

【用法】上为散。每服三钱，以水一中盏，加生姜半分，煎至六分，去滓温服，不拘时候。

【主治】伤寒，痰滞胸膈，烦热头痛，不思饮食。

前胡散

【来源】《太平圣惠方》卷八十四。

【组成】前胡半两（去芦头）　黄芩一分　赤茯苓一分　石膏一两（细研）　枳壳一分（麸炒微黄，去瓤）　甘草一分（炙微赤，锉）

【用法】上为粗散。每服一钱，以水一小盏，煎至五分，去滓温服，不拘时候。

【主治】小儿伤寒，心胸壅闷，烦热头痛。

百合汤

【来源】《圣济总录》卷三十一。

【组成】百合　知母（焙）　鳖甲（去裙襕，醋炙）　柴胡（去苗）　葛根（锉）　桑根白皮（锉）各一两

【用法】上为粗末，每服五钱匕，水一盏半，煎至八分，去滓，入生地黄汁一合，搅匀，食后温服，一日二次。

【主治】伤寒后四肢烦热，骨节疼痛。

十一、烦　躁

　　伤寒烦躁，为伤寒心烦躁动的病情。《伤寒论》："太阳中风，脉浮紧，发热恶寒，身疼痛，不汗出而烦躁者，大青龙汤主之"，"火逆下之，因烧针烦躁者，桂枝甘草龙骨牡蛎汤主之"。本病成因有外寒里热烦躁、阳郁烦躁、胃阴不足燥热内扰、津伤热盛烦躁、水热互结烦躁。治疗时应辨清证型，据因立治。

茯苓四逆汤

【来源】《伤寒论》。

【组成】茯苓四两　人参一两　附子一枚（生用，去皮，破八片）　甘草二两（炙）　干姜一两半

【用法】上药以水五升，煮取三升，去滓，温服七合，一日二次。

【功用】回阳益阴。

【主治】发汗，若下之，病仍不解，烦躁者。

【方论】

1.《金镜内台方议》：发汗之，病当解，若不解，发汗外虚阳气；后若下之，内虚阴气，阴阳俱虚，邪独不解，故生烦躁也。与四逆汤以复阳气，加人参、茯苓以复阴气也。

2.《伤寒附翼》：先汗后下，于法为顺，而表仍不解，是妄下亡阴，阴阳俱虚而烦躁也。故制茯苓四逆，固阴以收阳。茯苓感天地太和之气化，不假根而成，能补先天无形之气，安虚阳外脱之烦，故以为君。人参配茯苓，补下焦之元气；干姜配生附，回下焦之元阳。调以甘草之甘，比四逆为缓，固里宜缓也。

3.《绛雪园古方选注》：茯苓四逆汤，即真武汤之变方。《太阳篇》中汗出烦躁，禁用大青龙，即以真武汤救之，何况烦躁生于先汗后下，阳由误下而欲亡，能不救下元之真阳乎？故重用茯苓六两渗泄，人参、甘草下行以安欲失之真阳，生用干姜、附子以祛未尽之寒邪，阳和躁宁，不使其手足厥逆，故亦名四逆。

【验案】

1. 烦躁 《中医杂志》（1965，1：28）：段某某，素体衰弱，形体消瘦，患病年余，久治不愈，症见两目欲脱，烦躁欲死，以头冲墙，高声呼烦。家属诉：初起微烦头痛，屡经诊治，因其烦躁，均用寒凉清热之剂，多剂无效，病反增剧。面色青黑，精神极惫，气喘不足以息，急汗如油而凉，四肢厥逆，脉沉细欲绝。拟方如下：茯苓一两，高丽参一两，炮附子一两，炮干姜一两，甘草一两。急煎服之，服后烦躁自止，后减其量，继服十余剂而愈。

2. 发热 《中医杂志》（1965，1：28）：李某某，女，35岁，农民，于1955年诊治。病人素阳不足，外感寒邪，发热恶寒，寒多热少，入夜尤甚，常增被而不暖。初用辛凉解表，继用苦寒泄下，以致病重，卧床不起已3月矣。现症：面色㿠白无华，精神恍惚，形体消瘦，凉汗大出，面颊沟汗满下流，语声低微、气息奄奄，四肢厥逆，六脉欲绝。拟方：茯苓一两，炮附子五钱，潞党参五钱，干姜五钱，甘草五钱，二日内连服七剂，汗止足温，六脉来复，继服20余剂而愈。

3. 疟疾 《中医杂志》（1965，1：29）：马某某，82岁，住城关旭光社，于1965年诊治，久患疟疾，触邪而发，六脉沉弦，寒热往来，发作有时。发则高热谵语，胸满闷而疼，曾用大柴胡治疗，服后下利虚脱，急请抢救。症见：虚脱，倒卧于地，面色脱落，下利黑屎满身，牙关紧急，不能言语，仅有微息，六脉沉微欲绝，四肢厥逆。拟方：茯苓一两，炮附子八钱，炮干姜五钱，人参五钱，甘草五钱，急煎服之。一剂泻止足温，能言气壮，六脉来复，继服三剂，其疟亦随之而愈。

4. 肺心病 《浙江中医杂志》（1981，10：422）：陶某某，男，60岁，1980年3月3日初诊，素有"慢支"、"肺气肿"、"肺心病"等病，已历10余年，每遇天气变化即发。刻诊面色黧滞，唇及四肢发绀，咳嗽气急，心悸，坐卧不宁，肢冷，脉伏，舌色紫黯、苔白而灰糙。证属阴虚于里，阳脱于外。急予回阳救逆：茯苓、西党参各9克，淡附子、炙甘草各6克，干姜、黑锡丹（吞）各3克。3剂后，面唇发绀已瘥，咳嗽气急亦减，肢端仍发绀，便溏，尿少，脉沉细，舌质黯红，苔黄灰而腻。脾肾阳虚未复，仍予前方，淡附子加至9克，西党参加至15克。3剂后，面容转红润，气平，肢缓，二便正常。

5. 急性脑血管病 《国医论坛》（1989，2：15）：应用本方加味：茯苓60g，牛膝30g，丹参30g，红参10g（蒸兑），滇七10g（冷开水磨兑），炮姜15g，炙甘草15g，附子10g。每日1剂，水煎2次，灌服或鼻饲，连用6天。治疗急性脑血管病55例，男38例，女17例；年龄45～87岁；病期均为1天以内的急性期病人。以神志转清，语言流利，无明显口眼歪斜及半身不遂者为显效；神志转清，但语言謇涩，口眼歪斜及半身不遂者为好转；病情无改善或加重恶化者为无效。结果：显效16例，好转31例，无效8例；总有效率为85%。

6. 慢性头痛 《日本医学介绍》（2005，2：88）：本方治疗慢性头痛5例，均为女性，年龄31～52岁，平均37.4岁。其中偏头痛2例，混合性头痛3例。病人均有烦躁、怕冷、四肢不温、脉沉细，舌苔薄白，舌质淡胖2例，舌质瘀黯3例。用茯苓四逆汤7天均缓解，随访中有3例在月经期因受刺激有轻度头痛，再用茯苓四逆汤仍有效。

麦门冬散

【来源】《太平圣惠方》卷十。

【组成】麦门冬半两（去心）人参半两（去芦头）麻黄一两（去根节）栀子仁三分　生干地黄半两　赤茯苓半两　甘草一分（炙微赤，锉）木香一分　黄芩一分

【用法】上为粗散。每服四钱，以水一中盏，加生姜半分，煎至六分，去滓温服，不拘时候。

【主治】伤寒热盛，口干烦躁，不得汗。

栀子仁散

【来源】《太平圣惠方》卷十。

【组成】栀子仁　川升麻　柴胡（去苗）石膏　生干地黄　甘草（炙微赤，锉）葛根（锉）各一两。

【用法】上为粗散。每服四钱，以水一中盏，入生姜半分，煎至六分，去滓温服，不拘时候。

【主治】伤寒五六日，心膈烦躁，壮热，不得卧。

黄芩散

【来源】《太平圣惠方》卷十。

【组成】黄芩三分　川大黄三分（锉碎，微炒）栀子仁一分　犀角屑半两　石膏三分　羚羊角屑半两　蓝叶三分　川朴消一两　甘草半两（炙微赤，锉）

【用法】上为散。每服五钱，以水一大盏，煎至五分，去滓温服，不拘时候。以愈为度。

【主治】伤寒上焦壅热。心神烦躁，鼻衄不止。

黄药散

【来源】《太平圣惠方》卷十。

【组成】黄药　川大黄（锉碎，微炒）栀子仁　人参（去芦头）槟榔　郁金　甘草（炙微赤，锉）龙胆（去芦头）犀角屑各半两　川朴消一两　紫苑一两（洗去苗土）

【用法】上为细散。每服二钱，以鸡子清调下；蜜水调下亦得，不拘时候。

【主治】伤寒发热，面目赤黄，烦躁欲走，如见鬼神，谵语不禁。

葛根散

【来源】《太平圣惠方》卷十。

【组成】葛根（锉）枳壳（麸炒微黄，去瓤）川大黄（锉碎，微炒）麦门冬（去心）甘草（炙微赤，锉）槟榔各半两

【用法】上为粗散。每服四钱，以水一中盏，煎至六分，去滓温服，不拘时候。

【主治】伤寒烦躁，干逆。

犀角散

【来源】《太平圣惠方》卷十。

【组成】犀角屑　甘草（炙微赤，锉）枳壳（麸炒微黄，去瓤）赤芍药　麦门冬（去心，焙）赤茯苓　葛根（锉）各半两　石膏一两

【用法】上为粗散。每服四钱，以水一中盏，煎至六分，去滓温服，不拘时候。

【主治】伤寒。四肢烦躁，头痛口干，壮热。

犀角散

【来源】《太平圣惠方》卷十二。

【组成】犀角屑三分　黄芩一两　木通三分（锉）川朴消半两　土瓜根一两　龙胆一两（去芦头）

【用法】上为散。每服四钱，以水一中盏，煎至六分，去滓温服，不拘时候。

【主治】伤寒。余热不退，心神烦躁。

八石散

【来源】《圣济总录》卷二十三。

【组成】代赭三两　凝水石　甘草（炙，锉，别为末）不灰木各八两　金星石　银星石　云母　石膏　太阴玄精石各四两　阳起石二两（别生研）

【用法】上药除阳起石、甘草外，余八味固济瓷罐中，歇口，约一秤，炭火煅赤，频将代赭出，醋中淬五度，去火，候冷取出，湿地上纸衬盆合上盖两宿，捣罗更细研，三二日后，入阳起石、甘

草末拌匀。每服半钱至一钱匕，生姜、蜜水或新汲水调下。

【主治】伤寒阳盛烦躁，及夏月中热发躁。

升麻饮

【来源】《圣济总录》卷二十三。

【组成】升麻（锉） 黄芩（去黑心） 葛根（锉） 柴胡（去苗） 山栀子仁 荆芥穗 牡丹皮 黑牵牛各一分 黄连（去须） 消石（研）各一钱

【用法】上十味，为粗末九味，拌和研者。每服三钱匕，水一盏，煎至七分，去滓，食后、临卧温服。

【主治】伤寒烦躁，大渴饮水不休。

鸡清散

【来源】《圣济总录》卷二十三。

【组成】郁金二枚（一枚生使，一枚煨熟）

【用法】上为散。用新汲水一盏，生鸡子清一枚，调匀顿服，取利一行，躁热立定。

【主治】伤寒烦躁，闷乱不解。

柴胡汤

【来源】《圣济总录》卷二十三。

【组成】柴胡（去苗） 人参 黄芩（去黑心）各一两 犀角（镑） 朴硝 茯神（去木）各三分 甘草（炙，锉）半两

【用法】上为粗末。每服五钱匕，水一盏半，煎至七分，去滓温服。

【主治】伤寒热实，烦躁谵语。

柴胡汤

【来源】《圣济总录》卷二十三。

【组成】柴胡（去苗）一两 大黄（锉，微炒） 黄芩（去黑心） 芍药 半夏（汤洗七遍，焙干）各三分 枳壳（去瓤，麸炒）半两

【用法】上锉，如麻豆大。每服五钱匕，水一盏半，加生姜一分（拍碎），煎至七分，去滓温服。

【主治】伤寒热实，得汗不解，腹满胀痛，烦躁谵语。

消石丸

【来源】《圣济总录》卷二十三。

【组成】消石半两 丹砂一分

【用法】上为细末，糯米粥为丸，如樱桃大。每服一丸，生糯米汁入油一两点化药，青柳枝打匀服。

【主治】伤寒烦躁，身热谵妄。

葛根散

【来源】《圣济总录》卷二十三。

【组成】葛根（锉） 黄耆（锉） 甘草（炙，锉）各五两 山栀子仁八两 石膏（碎研）三两

【用法】上为散。每服二钱匕，新汲水入蜜调下。

【功用】退热。

【主治】伤寒烦躁。

真珠散

【来源】《小儿卫生总微论方》卷七。

【组成】真珠末（研） 龙脑（研） 牛黄（研）各半钱 瓜蒌根 茯神（去心内木） 朱砂（研）各一分 牙消 寒水石（煅）半分

【用法】上为末。每服半钱，蜜水调下，不拘时候。

【主治】伤寒口干，心神烦躁。

紫金散

【来源】《普济方》卷一三二。

【组成】焰消八两 硫黄四两 代赭石三两 甘草三两（焙）

【用法】上为末。每服方寸匕，生姜、蜜水调下。其躁即止。

【主治】伤寒有热，烦躁不安者。

惊调散

【来源】《普济方》卷三六九。

【组成】脑一分　麝香半钱　荆芥穗一两（微炒，焙，末之）

【用法】上将脑、麝各为末，入药令匀。每服半钱，以好茶半盏调下，和滓服。重者二钱，小儿少许，不拘时候。

【主治】诸般伤寒伤风，体虚热，上膈有涎，烦躁不省人事者。

加味犀角地黄汤

【来源】《伤寒六书》卷三。

【组成】犀角（磨，无以升麻代）　生地黄一钱五分　芍药　桔梗　当归　陈皮各六分　甘草　红花各三分　牡丹皮（去骨）八分

方中犀角用量原缺。

【用法】水二钟，加生姜三片，水煎，临卧搅法入生藕节，捣汁三匙，温服。

【主治】伤寒烦躁，漱水不下咽，属上焦有瘀血者。

霹雳散

【来源】《伤寒全生集》卷四。

【组成】熟附子　人参　甘草　白术　干姜　细茶一撮

【用法】水煎，入蜜二匙，麝香少许调，顿冷服下。须臾汗出，得睡躁止乃愈。药后如不得睡无汗，复加烦躁不安，身热下利不止，脉不出者，死。

【主治】阴极发烦躁，阴极似阳，身热面赤，烦躁不能饮水，脉沉细或伏绝。

【加减】烦躁欲坐卧泥水井中者，阴盛故也，加辰砂、远志、茯神；面赤者，下虚故也，加葱白九茎；身热者，里寒故也，加桂枝；泻不止，加炒白术、人参；呕吐不止，加姜汁、半夏、陈皮、丁香；腹痛，加砂仁、吴茱萸、木香，甚不止，加乳、没；虚寒气逆上，加沉香、苏子；有痰，加半夏、橘红；无脉，加猪胆汁一匙调服。

竹茹温胆汤

【来源】《扶寿精方》。

【组成】柴胡二钱　枳实（麸炒）一钱　半夏一钱　竹茹一钱　陈皮一钱　茯苓一钱　桔梗一钱　香附八分　甘草三分　人参五分　麦门冬（去心）三分　黄连一钱五分

【用法】上锉。加生姜三片，大枣一个，煎八分，不拘时候服。

【主治】伤寒日数过多，其热不退，梦寐不宁，心惊恍惚，烦躁多痰。

竹叶清心汤

【来源】《证治准绳·伤寒》卷五。

【组成】淡竹叶二十片　黄芩一钱　栀子一钱半　甘草五分　川黄连五分（姜炒）　薄荷一钱　连翘一钱半　石菖蒲八分

【用法】水二钟，煎服。

【主治】伤寒火热入心，躁烦振慄。

枳朴汤

【来源】《古今医彻》卷一。

【组成】枳壳（麸炒）　厚朴（姜汁炒）　桔梗　柴胡　广皮各一钱　山楂　葛根各一钱五分　甘草二分（炙）

【用法】加砂仁、生姜，水煎服。

【主治】伤寒传里，发热口干，胸满烦躁，甚则谵语揭衣，里实者。

【加减】如寒未除，加紫苏一钱；伤面食，加卜子一钱；邪在下，加青皮、枳实各一钱，去枳壳，服四五剂；邪已变化，如未大便，用猪胆或蜜煎导之。

十二、烦 渴

伤寒烦渴，是指伤寒病口渴致烦的病情。《伤寒论》："服桂枝汤，大汗出后，大烦渴不解，脉洪大者，白虎加人参汤主之"。"发汗已，脉浮数，烦渴者，五苓散主之"。《圣济总录》："论曰肾者，水脏。膀胱者，津液之腑，二经为表里，伤寒热入于脏，流于少阴之经，则肾受病矣，肾水恶燥，热盛则燥，故渴而引饮。又伤寒邪气，非发汗吐下，则不能除。若发汗吐下过甚，则亡津液，津液耗多，热气内生，亦令渴也"。本病成因为太阳病汗出太过，转入阳明，阳明里热炽盛，津气两伤而致烦渴；或水蓄下焦，膀胱气化不利，津液不能上承而烦渴。治疗时前者须辛寒清热，益气生津；后者宜通阳化气利水。

龙骨汤

【来源】方出《肘后备急方》卷二，名见《外台秘要》卷二引《深师方》。

【组成】龙骨半斤

【用法】捣碎。以水一斗，煮取五升，使极冷，稍稍饮。其间或得汗即愈。

【功用】《外台秘要》引《深师方》：除热毒，止痢。

【主治】

1.《肘后备急方》：热病不解，下痢困笃欲死者。

2.《外台秘要》引《深师方》：伤寒已八九日至十余日，大烦渴热盛，而三焦有疮䘌者多下痢。或张口吐舌呵吁，咽烂口鼻生疮，吟语不识人。

高堂丸

【来源】《外台秘要》卷二引《古今录验》。

【别名】黑奴丸、驻车丸。

【组成】大黄二分 消石三分（熬） 釜底墨一分 灶突中墨一分 黄芩一分 梁上尘一分 灶中黄土一分 麻黄二分（去节）

【用法】上为末，炼蜜为丸，如弹子大。每服一丸，著一盏水中，尽用服之。即自极饮水，汗出得热除矣。

【主治】伤寒苦渴，烦满欲死。

黄芩人参汤

【来源】《外台秘要》卷二引《深师方》。

【组成】黄芩 人参 甘草 桂心 生姜各二两 大枣十五枚（擘破）

【用法】上切。以水八升，煮取三升，分二服，徐徐服。

【主治】伤寒吐下后，内外有热，烦渴不安。

【宜忌】忌菘菜、海藻、生葱等物。

葛根散

【来源】《太平圣惠方》卷九。

【组成】葛根三分（锉） 石膏一两 柴胡一两（去苗） 川升麻三分 知母三分 栀子仁半两 甘草三分（炙微赤，锉） 川大黄一两（锉碎，微炒）

【用法】上为散。每服四钱，以水一中盏，入生姜半分，煎至六分，去滓温服，不拘时候。

【主治】伤寒六日，心躁烦渴，肢节解痛，小腹急满，阴缩。

土瓜根散

【来源】《太平圣惠方》卷十。

【别名】麦门冬饮（《圣济总录》卷二十三）。

【组成】土瓜根一两 麦门冬一两（去心） 甘草半两（炙微赤，锉） 枇杷叶半两（拭去毛，炙微黄）

【用法】上为粗散。每服四钱，以水一中盏，煎至六分，去滓温服，不拘时候。

【主治】伤寒，烦渴不止。

石膏汤

【来源】《太平圣惠方》卷十。

【组成】石膏二两　知母　地骨皮　甘草（炙微赤，锉）　人参（去芦头）各一两

【用法】上为粗散。每服五钱，以水一大盏，加粳米一百粒，煎至五分，去滓，不拘时候温服。

【主治】伤寒，已大汗，后下利，其人频渴不解，其脉洪大。

黄芩散

【来源】《太平圣惠方》卷十。

【组成】黄芩　人参（去芦头）　甘草（炙微赤，锉）　麦门冬　柴胡（去苗）　葛根（锉）各一两　桂心半两

【用法】上为粗散。每服三钱，以水一中盏，加生姜半分，大枣三枚，煎至五分，去滓温服，不拘时候。

【主治】伤寒。吐下后，内外有热，烦渴不止。

黄耆散

【来源】《太平圣惠方》卷十。

【组成】黄耆（锉）　麦门冬（去心）　黄芩　葛根（锉）　枇杷叶（拭去毛，炙微黄）　栀子仁　人参（去芦头）　赤茯苓　柴胡（去苗）　赤芍药　甘草（炙微赤，锉）各半两

【用法】上为散。每服五钱，以水一大盏，加生姜半分，煎至五分，去滓温服，不拘时候。

【主治】伤寒烦渴不止。

羚羊角散

【来源】《太平圣惠方》卷十。

【组成】羚羊角屑一分　犀角屑一分　麦门冬半两（去心）　百合半两　柴胡半两（去苗）　地骨皮半两　木通半两

【用法】上为散。每服四钱，以水一中盏，煎至六分，去滓温服，不拘时候。

【主治】伤寒已得汗，热不除，发渴，朝暮烦热。

土瓜根散

【来源】《太平圣惠方》卷八十四。

【组成】土瓜根半两　麦门冬半两（去心，焙）　甘草一分（炙微赤，锉）　葛根一分（锉）　枇杷叶一分（拭去毛，炙微黄）　柴胡半两（去苗）

【用法】上为粗散。每服一钱，以水一小盏，煎至五分，去滓温服，不拘时候。

【主治】小儿伤寒烦热，大渴不止。

甘草散

【来源】《太平圣惠方》卷八十四。

【组成】甘草半两（炙微赤，锉）　牡蛎粉半两　黄芩半两　赤芍药半两

【用法】上为粗散。每服一钱，以水一小盏，煎至四分。去滓，取鸡子清一枚，投入散中，熟搅掠去沫，徐徐温服。

【主治】小儿伤寒热渴，而下后觉烦闷。

石膏散

【来源】《太平圣惠方》卷八十四。

【组成】石膏一两　知母半两　地骨皮半两　甘草半两（炙微赤，锉）　人参半两（去芦头）

【用法】上为粗散。每服一钱，以水一小盏，加粳米一百粒，煎至五分，去滓，不拘时候温服。

【主治】小儿伤寒，大汗后，及已下利，烦渴不解，其脉洪大。

葛根散

【来源】《太平圣惠方》卷八十四。

【别名】葛根汤（《普济方》卷三六九）。

【组成】葛根半两（锉）　麻黄半两（去根节）　人参半两（去芦头）　甘草一分（炙微赤，锉）　桂心一分

【用法】上为粗散。每服一钱，以水一小盏，入生姜少许，大枣一枚，煎至五分，去滓温服，不拘时候。

【主治】小儿伤寒，四肢烦热，心躁，口干多渴。

石膏栝楼汤

【来源】《伤寒总病论》卷六。

【组成】黄连　黄芩　甘草　栝楼根各一两　石膏一两半

【用法】上为粗末。每服四钱，水一盏半，煎八分，每次温服一盏。

【主治】伤寒小产后，烦闷，大燥渴。

八味知母汤

【来源】《圣济总录》卷二十三。

【别名】知母汤（《普济方》卷一三三）。

【组成】知母（焙）　芍药　麦门冬（去心，焙）　柴胡（去苗）　泽泻各三分　石膏一两半　黄芩（去黑心）　甘草（炙）各半两

【用法】上为粗末。每服三钱匕，水一盏，加生姜一枣大（拍碎），竹叶三七片，同煎至七分，去滓，食后温服。

【主治】伤寒数日不解，心躁烦乱，小腹胀急，脐下闷痛，大渴喘乏。

【方论】《历代名医良方注释》：伤寒数日不解，大渴烦乱，应为失水之征，但又小腹胀急，闷痛，是明显的体液代谢失调。这与单纯脱水是有所区别的。大渴心烦，养阴是正法，所以用知母、麦冬；表症不解而用柴胡；心躁烦乱，用石膏、黄芩清热；小腹胀急，用泽泻利尿；芍药有活血作用，改善全身循环，纠正失调的功能。处方组成药物虽只八味，立法范围则考虑到各个不同的方面。

知母犀角汤

【来源】《圣济总录》卷二十三。

【组成】知母（焙）　犀角屑　升麻各半两　石膏（碎）三分

【用法】上锉细。每服五钱匕，以水一盏半，入竹叶三七片，小麦五十粒，同煎至七分，去滓，入土瓜根汁、栝楼根汁各半合，搅匀，食后温服。

【主治】伤寒烦渴，饮水无度，日渐瘦悴。

黄芩芦根汤

【来源】《圣济总录》卷二十三。

【组成】黄芩（去黑心）　芦根　人参　赤茯苓

（去黑皮）各一两　桂（去粗皮）半两

【用法】上为粗散。每服五钱匕，水一盏半，加生姜一枣大（拍碎），枣三枚（劈破），同煎至八分，去滓温服，不拘时候。

【主治】伤寒吐下后，内外有热，烦渴不止。

猪苓汤

【来源】《圣济总录》卷二十三。

【组成】猪苓（去黑皮，锉）　赤茯苓（去黑皮）　滑石（碎）　葛根（锉）　泽泻（锉）各等分

【用法】上为粗末。每服五钱匕，加水一盏半，煎至八分，去滓温服，不拘时候。

【主治】伤寒烦渴，小便不利。

葛根郁金汤

【来源】《圣济总录》卷二十三。

【组成】葛根（锉）　郁金（锉）　石膏（碎）　荆芥穗各一分　甘草（炙）一钱

【用法】上为粗末。每服三钱匕，水一盏，煎至七分，去滓，食后、临卧温服。

【主治】伤寒热气熏蒸脏腑，烦渴，饮水不休。

藕汁蜜

【来源】《小儿卫生总微论方》卷七。

【组成】生藕（捣取汁）半茶脚许　蜜一钱

【用法】调匀服，不拘时候。

【主治】伤寒烦渴。

小柴胡去半夏加人参栝楼汤

【来源】《伤寒图歌活人指掌》卷四。

【组成】小柴胡汤去半夏　加人参半两　栝楼实一枚

【主治】发热而渴。

解肌散

【来源】《普济方》卷三六八。

【组成】石膏　寒水石　滑石　甘草（炙）　半夏

（制）各等分

【用法】上为末。每服一钱，以水一小盏，加生姜三片，薄荷一叶，煎至二分，温服。

【主治】小儿伤寒发渴。

辰砂散

【来源】《活人心统》卷一。

【组成】滑石一两 寒水石一两 甘草一两 辰砂五分

【用法】上为末。每服二钱，井花水或童便调下。

【主治】伤寒内热不解，心烦恍惚，小便赤色，烦渴。

如神白虎汤

【来源】《鲁府禁方》卷一。

【组成】石膏 知母 甘草 糯米 人参 麦门冬 五味子 山栀 天花粉

【用法】入生姜一片，水煎，临服入乌梅汁一匙。

【主治】身热，渴而有汗不解，或经汗过，渴不解

者，脉来微洪。

【宜忌】无渴不可服。

【加减】心烦，加竹茹；湿温证，热不退而大便溏者，加苍术。

丹皮逍遥散

【来源】《幼科直言》卷五。

【组成】白术（炒） 白芍（炒） 陈皮 甘草 当归 白茯苓 丹皮 柴胡 薄荷

【用法】水煎服。

【主治】伤寒表里阴阳得分，太阴脾经郁热，仍作渴作烦。

菖蒲导赤散

【来源】《医级》卷七。

【组成】石菖蒲 黄连 生地 木通 甘草梢 竹叶 灯心

【主治】伤寒传热内侵心包，烦渴昏沉，小便不利。

十三、虚 烦

伤寒虚烦，是指无形之邪热扰动胸膈而出现的烦躁病情。《伤寒论》："发汗吐下后，虚烦不得眠；若剧者，必反复颠倒，心中懊憹，栀子豉汤主之"，"伤寒吐下后发汗，虚烦，脉甚微。八九日，心下痞硬，胁下痛，气上冲咽喉，眩冒。经脉动惕者，久而成痿"。"下利后更烦，按之心下濡者，为虚烦也，宜栀子豉汤。"

熟干地黄散

【来源】《太平圣惠方》卷十二。

【组成】熟干地黄一两半 白芍药一两 羚羊角屑一两 茯神一两 黄耆一两（锉）麦门冬一两（去心）酸枣仁一两（微炒）人参一两（去芦头）

【用法】上为散。每服四钱，以水一中盏，煎至六

分，去滓，入鸡子清一枚，搅令匀，温服。

【主治】伤寒，体虚心烦，不得眠卧，四肢少力。

竹叶汤

【来源】《医方类聚》卷五十四引《神巧万全方》。

【别名】竹叶石膏汤（《玉机微义》卷十一）。

【组成】竹叶二七片（细切）石膏二两 人参一两 麦门冬一两（去心）半夏一两（汤洗七遍去滑）甘草一两（炙微赤）

【用法】上为末。每服四钱，用水一中盏，加生姜半分，煎五分，去滓温服，不拘时候。

【功用】《玉机微义》：益气。

【主治】

1. 《医方类聚》引《神巧万全方》：诸虚烦

热，与伤寒相似，其身不疼痛，不恶寒，脉不紧数。

2.《古今医统大全》：暑热烦躁。

人参汤

【来源】《圣济总录》卷三十一。

【组成】人参 白茯苓（去黑皮） 杏仁（去皮尖双仁，研细）各半两

【用法】上药除杏仁外，锉如麻豆。每服三钱匕，水一盏半，入粳米百余粒同煎，米熟去滓，空心温服。

【主治】伤寒后，虚烦，心胸满闷，腹胀微喘。

六神汤

【来源】《圣济总录》卷三十一。

【组成】人参 白茯苓（去黑皮） 防风（去叉） 百合 黄耆（锉） 干山芋各一两

【用法】上为粗末。每服三钱匕，水一盏，煎至七分，去滓温服，不拘时候。

【主治】伤寒虚烦不安。

枳实柴胡汤

【来源】《普济方》卷一三三引《济生方》。

【组成】枳实半两（麸炒令紫色，去瓤） 柴胡（去苗）二两 黄芩一两半 人参半两 甘草（炙）一两半

【用法】上为粗末。每服四钱，水一盏半，加生姜三片，大枣一个，同煎至七分，去滓温服，一日

三次，不拘时候。

【主治】虚烦昏闷，呕逆恶心，往来寒热，胸膈闷，肢节痛，日晚所发潮热者。

竹叶汤

【来源】《医方类聚》卷五十四引《伤寒括要》。

【组成】竹叶二七片（细切） 石膏二两 麦冬一两（去心） 半夏一两（汤洗七次） 人参一两 甘草半两（炙）

【用法】上为粗末。如桂枝汤法煎服。

【主治】虚烦病，如不解。

三白汤

【来源】《医学入门》卷四。

【组成】白芍 白术 白茯苓各一钱 甘草五分

【用法】水煎，温服。

【主治】伤寒虚烦，或泄或渴。

安神益志汤

【来源】《鲁府禁方》卷一。

【组成】柴胡 人参 麦门冬 知母 五味子 竹茹 茯苓 远志 生地黄 当归 甘草 黄连（姜炒）

【用法】加生姜、大枣，水煎服。

【主治】伤寒虚烦，心悸微热，四肢无力体倦；又治伤寒六七日，别无刑克症候，昏沉不知人事，六脉俱静者，无脉欲出汗者。

十四、心 悸

伤寒心悸，是指伤寒心中悸动，跳扰不宁的病情。《伤寒论》："脉浮数者，法当汗出而愈。若下之，身重心悸者，不可发汗，当自汗出乃解。所以然者，尺中脉微，此里虚，须表里实，津液自和，便自汗出愈"。本病成因为误下伤阴，

心神失养。治宜养阴安神。

茯苓甘草汤

【来源】《伤寒论》。

【别名】茯苓桂甘汤（《医学入门》卷四）、茯苓汤（《嵩崖尊生全书》卷七）。

【组成】茯苓二两　桂枝二两（去皮）　甘草一两（炙）　生姜三两（切）

【用法】上药以水四升，煮取二升，去滓，分三次温服。

【功用】《伤寒论讲义》：温中化饮，通阳利水。

【主治】

1.《伤寒论》：伤寒汗出不渴者；伤寒厥而心下悸者。

2.《圣济总录》：伤寒发汗后，腹下气满，小便不利。

3.《普济方》引《仁斋直指方论》：心下停水，松悸。

4.《内科摘要》：膀胱腑发咳，咳而遗溺。

5.《疝瘕积聚编》：疝作奔豚。

【方论】

1.《普济方》：茯苓、甘草之甘，益津液而和卫，桂枝、生姜之辛，助阳气而解表。

2.《金镜内台方议》：今此汗出而渴者，为邪不传里，但在表而表虚也。故与茯苓为君而益津和中；甘草为臣辅之；以桂枝为佐，生姜为使，二者之辛而固卫气者也。

3.《医方考》：水气乘心而悸者，以水者心火之所畏也，故乘之则为动悸，此饮水过多之所致也。淡可以渗水，故用茯苓；辛可以散饮，故用姜、桂；益土可以制水，故用甘草。又曰：饮之为悸，甚于他邪，虽有余邪，必先治悸。盖以水停心下，不早治之，浸于肺则为喘为咳，传于胃则为哕为噎，溢于皮肤则为肿，渍于肠间则为利下故也。经曰：厥而心下悸，宜先治水，后治其厥。厥为邪之深者，犹先治水，则夫病浅于厥者可知矣。

4.《伤寒附翼》：凡伤寒厥而心下悸者，宜先治水，后治其厥，不尔，水渍入胃，必作利也。此方本欲利水，反取表药为里症用，故虽重用姜、桂，而以里药名方耳。茯苓为化气之品，故能清水之源；桂枝、生姜，则从辛入肺，使水气通于肺，以行营卫阴阳，则外走肌表而为汗矣；佐甘草以缓之，汗出周身，而厥自止，水精四布，而悸自安。以之治水者，即所以治厥也。伤寒心悸无汗而不渴者，津液未亏，故也用此方大

发其汗。用姜、桂与茯苓等分，而不用芍药、大枣，是大发其汗。佐甘草者，一以协辛发汗，且恐水渍入胃也。

5.《医方集解》：此足太阳药也。淡能渗水，甘能宁心助阳，故用茯苓；辛能散饮，湿能发汗解肌，故用姜桂；益土可以制水，甘平能补气和中，故用甘草。

6.《绛雪园古方选注》：茯苓甘草汤，治汗出不渴，其义行阳以统阴，而有调和营卫之妙。甘草佐茯苓，渗里缓中并用，是留津液以安营，生姜佐桂枝，散外固表并施，是行阳气而实卫，自无汗出亡阳之虞。

7.《医方论》：茯苓宜于独重，以其能渗湿安神也。姜桂性温，开解腠理，能逐水气从毛窍而出，用甘草以补土和中，方法特妙。

【验案】心下停水　《伤寒论临床实验录》：程某，男，年48岁。平素脾气衰弱，常患噫气胃满，消化滞呆之证。后在溽暑季节，贪食瓜果，而患腹泻。服健脾利水之剂，腹泻止，而胸脘满闷异常，逆气上冲，烦躁不宁，头眩欲呕，心下漉漉作水声，四肢逆冷，舌质淡，而苔白腻，脉象沉弦。此为脾不健运，水湿停潴之证。故以扶阳温胃行水之茯苓甘草汤治之。处方：桂枝15g，茯苓24g，生姜15g，甘草3g。连服2剂，而烦躁不作，脘闷消失，冲逆平息，脉象虚软。后以健脾行水之剂，调理而愈。

建中汤

【来源】《太平圣惠方》卷九。

【组成】桂心一两　甘草一两（炙微赤，锉）　白芍药一两　桔梗一两（去芦头）　人参一两（去芦头）　白术一两　陈橘皮一两（汤浸，去白瓤，焙）　厚朴一两（去粗皮，涂生姜汁，炙令香熟）

【用法】上为散。每服四钱，以水一中盏，加生姜半分，大枣三个，煎至六分，去滓温服，不拘时候。

【主治】伤寒二日，心中悸而烦者。

大柴胡汤

【来源】《太平圣惠方》卷十一。

【组成】柴胡二两（去苗） 黄芩一两 赤芍药 半夏（汤洗七遍去滑） 枳实（麸炒令黄） 槟榔 白术 赤茯苓各一两

【用法】上为粗散。每服四钱，以水一中盏，加生姜半分，大枣三枚，煎至六分，去滓温服，不拘时候。

【主治】伤寒二三日，心中悸，呕吐不止，心急郁郁微烦者，尚未解。

甘草散

【来源】《太平圣惠方》卷十一。

【组成】甘草（炙微赤，锉） 茯神 远志（去心） 苍术各一两 枳实半两（麸炒微黄）

【用法】上为粗散。每服三钱，以水一中盏，加生姜半分，煎至五分，去滓温服，不拘时候。

【主治】伤寒脉结代，心下悸。

白茯苓散

【来源】《太平圣惠方》卷十一。

【组成】槟榔一两 青橘皮半两（汤浸，去白瓤，焙） 桂心一两 厚朴一两（去粗皮，涂生姜汁，炙令香熟） 白茯苓半两 甘草半两（炙微赤，锉） 附子一两（炮裂，去皮脐）

【用法】上为散。每服四钱，以水一中盏，加生姜半分，煎至六分，去滓温服，不拘时候。

【主治】伤寒里虚，心下悸，腹中气不和。

赤茯苓汤

【来源】《圣济总录》卷二十五。

【组成】赤茯苓（去黑皮）二两 陈橘皮（汤浸，去白，焙）二两 半夏（汤浸七遍，切，焙）二两 枳壳（麸炒，去瓤）半两 人参一两 白术三分

【用法】上为粗散。每服五钱匕，水一盏半，加生姜半分（拍碎）同煎，取八分，去滓温服，不拘时候。

【主治】伤寒饮水过多，心下悸动不定。

茯苓白术汤

【来源】《圣济总录》卷二十五。

【组成】赤茯苓（去黑皮）一两 白术三分 桂（去粗皮）三分 甘草（炙、锉）半两 芎䓖一两

【用法】上为粗末。每服三钱匕，水一盏，煎至六分，去滓温服。

【主治】伤寒吐后，心下逆满，忪悸不定，起即头眩。

加味温胆汤

【来源】《伤寒全生集》卷四。

【组成】半夏 竹茹 陈皮 枳实 甘草 枣仁 人参 茯神

【用法】加生姜、大枣，水煎服。

【主治】

1.《伤寒全生集》：伤寒阴挟阳，惊悸昏沉。

2.《证治准绳·伤寒》：太阳病后，胆寒，虚烦不得眠。

【加减】口中烦渴，去半夏，加麦冬、五味子、天花粉、知母；表热未除，加软柴胡；内重，大便自利者，加茯苓、白术、煨干姜，去枳实；表里俱大热者，加石膏、知母，去半夏；烦躁虚惊，加当归、生地、栀子、远志，调辰砂末；心中颠倒懊憹者，加栀子、乌梅；胃气虚弱不得眠者，加炒粳米。

十五、结 胸

伤寒结胸，是指外邪不解，内陷心胸，与痰涎水饮相互搏结于胸膈的病情。其临床表现以心胸脘腹窒痛、结痛为主。根据病邪的寒热属性可分为寒实结胸、热实结胸；根据病邪的部位和程

度的不同又有大结胸、小结胸。《伤寒论》："问曰：病有结胸，有藏结，其状何如？答曰：按之痛，寸脉浮，关脉沉，名曰结胸也"。治宜清热化痰，利湿行水。

大陷胸丸

【来源】《伤寒论》。

【别名】陷胸丸（《太平圣惠方》卷十五）。

【组成】大黄半斤　葶苈子半斤（熬）　芒消半升　杏仁半升（去皮尖，熬黑）

【用法】上药捣筛二味，纳杏仁、芒消，合研如脂，和散，取如弹丸一枚；别捣甘遂末一钱匕，白蜜二合，水二升，煮取一升；温顿服之，一宿乃下。如不下，更服，取下为效。

【功用】

1.《医方发挥》：泻热破结，下气逐饮。

2.《伤寒论讲义》：逐水破结，峻药缓攻。

【主治】

1.《伤寒论》：太阳病，而反下之，热入因作结胸；结胸者，项亦强，如柔痉状。

2.《太平圣惠方》：时气结胸，热实在内，其脉沉坚，心下痛满，按之如石。

3.《云岐子保命集》：太阳经病，项背强，如柔痉状，自汗直视，脉寸沉、关浮、尺弱。

4.《退思集类方歌注》：阳明热喘，及水肿初起形实者。

5.《中医方剂临床手册》：胸胁积水，痞满疼痛，大便燥结，小便短少者。

【宜忌】《丸散膏丹集成》：利水攻积之力甚捷，然非身体壮实者，不宜轻服。

【方论】

1.《注解伤寒论》：大黄、芒消之苦咸，所以下热；葶苈、杏仁之苦甘，所以泄满；甘遂取其直达，白蜜取其润利，皆以下泄满实物也。

2.《医方考》：不用汤液而用丸剂何也？汤主荡涤，前用大陷胸汤者，以其从心下至少腹皆硬痛，三焦皆实，故用汤以荡之；此惟上焦满实，用汤液恐伤中、下二焦之阴，故用丸剂以攻之。大黄、芒硝之苦寒，所以下热；葶苈、杏仁之苦甘，所以泄满；甘遂取其直达；白蜜取其润利。

3.《医方集解》：此足太阳、阳明药也。大黄

性寒苦以泄热，芒消性咸寒以软坚，杏仁性苦甘以降气，葶苈、甘遂取其行水而直达，白蜜取其润滑而甘缓。

4.《绛雪园古方选注》：大陷胸丸，从高陷下，三焦并攻。结胸项强，邪据太阳之高位矣，故用葶苈、杏仁以陷上焦，甘遂以陷中焦，大黄、芒消以陷下焦，庶上下之邪，一治成功。其法之微妙，并申明之。捣为丸者，唯恐药性峻利，不能逗留于上而攻结也。不与丸服者，唯恐滞而不行也。以水煮之，而纳白蜜者，又欲其缓攻于下也。

5.《伤寒贯珠集》：大陷胸丸以荡涤之体，为和缓之用，盖以其邪结在胸，而至如柔痉状，则非峻药不能逐之，而又不可以急剂一下而尽，故变汤为丸，煮而并渣服之。用峻药缓用之法，峻则能胜破坚荡实之任，缓则能尽际上迄下之邪也。

大陷胸汤

【来源】《伤寒论》。

【别名】陷胸汤（《儒门亲事》卷十二）。

【组成】大黄六两（去皮）　芒消一升　甘遂一钱匕

【用法】以水六升，先煮大黄，取二升，去滓；纳芒消，煮一两沸；纳甘遂末，温服一升。得快利，止后服。

【功用】《中医方剂学》：泻热逐水。

【主治】

1.《伤寒论》：太阳病，脉浮而动数，头痛发热，微盗汗出，反恶寒，表未解，医反下之，动数变迟，膈内拒痛，胃中空虚，客气动膈，短气躁烦，心中懊憹，阳气内陷，心下因硬，则为结胸；伤寒六七日，结胸热实，脉沉而紧，心下痛，按之石硬者；结胸，无大热，水结在胸胁，但头微汗出者；太阳病，重发汗而复下之，不大便五六日，舌上燥而渴，日晡所小有潮热，从心下至少腹硬满而痛不可近者。

2.《新急腹症学》：各类腹腔炎症发展到严重阶段而出现肠麻痹、肠梗阻；胆道系统感染和胆石病；急性出血、坏死性胰腺炎合并麻痹性肠梗阻。

3.《急腹症方药新解》：单纯性肠梗阻肠腔积液较多者；幽门梗阻、急性胃扩张、急性胰腺炎，里壮里实者。

【宜忌】

1.《伤寒附翼》：平素虚弱，或病后不任攻伐者，当念虚虚之祸。

2.《成方便读》：三者皆峻下之品，非表邪尽除，内有水热互结者，不可用之。

【方论】

1.《伤寒明理论》：结胸，由邪结在胸中，处身之高分。邪气与阳气互结，不能分解，气不通，壅于心下，为硬为痛，是邪正因结于胸中，非虚烦、膈实之所同，是须攻下之物可理。低者举之，高者陷之，以平为正。结胸为高邪，陷下以平之，故治结胸，曰陷胸汤。甘遂味苦寒，苦性泄，寒胜热，陷胸破结，是以甘遂为君；芒硝味咸寒，《内经》曰：咸味下泄为阴。又曰：咸以软之。气坚者，以咸软之；热胜者，以寒消之，是以芒硝为臣；大黄味苦寒，将军也，荡涤邪寇，除去不平，将军之功也，陷胸涤热，是以大黄为使。利药之中，此为快剂。伤寒错恶，结胸为甚，非此汤则不能通利之。剂大而数少，取其迅疾，分解结邪，此奇方之制也。

2.《金镜内台方议》：脉沉者，为病在里，紧为里实；心下结者，邪气上结也，此为大结胸之证。若非大下泄之，其病不去也。故用大黄为君，而荡涤邪结，苦以散之；芒硝为臣，以软其硬，咸以软之；甘遂为佐为使，以通其水，而下其邪之峻烈者也。

3.《医方考》：三阳经表证未解，而用承气汤以攻里者，此下之早也。下之早则里虚，里虚则表邪乘之而入，三焦皆实，故心下至少腹硬满而痛不可近也。此其为证危急，寻常药饵不能平矣，故用大黄以荡实，硝石以软坚，甘遂以直达。

4.《伤寒附翼》：甘遂以浚太阳之水，硝、黄以攻阳明之实。汤以荡之，是为两阳表里之下法也。

5.《古今名医方论》柯韵伯曰：胸中者，宗气之所出，故名气海。气为阳，故属太阳之部。气为水母，气清则水精四布，气热则水浊而壅结矣。水结于胸，则津液不下；无以润肠胃，故大便必燥；不下输膀胱，其水道不通。大黄、芒硝，善涤肠胃之热实。此病在胸中，而亦用以为君者，热淫于内，当治以苦寒，且以润阳明之燥，是实则泻子之法。补膀胱之寒，亦制之以其所畏也。任甘遂之苦辛，所以直攻其水结；然水结因于气结，必佐杏仁之苦温，以开其水中之气，气行而水自利矣。水结又因于气热，必佐葶苈之大寒，以清其气分之热，源清而流自洁矣。若胸中水结而未及中焦者，当小其制，而复以白蜜之甘以缓之，使留连于胸中，过宿乃下；但解胸中之结滞，而保肠胃之无伤，是又以攻剂而为和剂矣。是方为利水攻积之剂，故治水肿、痢疾之初起者甚捷。然必视其人壮实，可以一战成功，如平素虚弱者，病久而任攻伐者，当念虚虚之戒矣。

6.《医方集解》：此足太阳药也。表邪入里，结于高位，以致三焦俱实，手不可近，证为危急，非常药所能平。故以甘遂苦寒，行水直达为君；芒硝咸寒，软坚为臣；大黄苦寒，荡涤为使。三药至峻，而有起死之功。

7.《绛雪园古方选注》：大陷胸汤，陷胸膈间与肠胃有形之垢并解，邪从心下至少腹硬满而痛不可近，邪不在一经矣。胸膈为阳明之维，太阳之门，太阳寒水之气结于阳明，当以猛烈之剂，竟从阳明攻陷。大黄陷热结，甘遂攻水结，佐以芒硝之监制二者之苦，不令直行而下，使其引入硬满之处，软坚破结，导去热邪。

8.《伤寒贯珠集》：大陷胸与大承气，其用有心下与胃中之分。以愚观之，仲景所云心下者，正胃之谓；所云胃中者，正大小肠之谓也。胃为都会，水谷并居，清浊未分，邪气入之，夹痰杂食，相结不解，则成结胸；大小肠者，精华已去，糟粕独居，邪气入之，但与秽物结成燥粪而已。大承气专主肠中燥粪，大陷胸并主心下水食。燥粪在肠，必藉推逐之力，故须枳、朴；水食在胃，必兼破饮之长，故用甘遂。且大承气先煮枳、朴而后纳大黄；大陷胸先煎大黄而后纳诸药。夫治上者制宜缓，治下者制以急，而大黄生则行速，熟则行迟，盖即一物，而其用又有不同如此。

9.《医学衷中参西录》：结胸之证，虽填塞于胸中异常满闷，然纯为外感之风热内陷，与胸中素蓄之水饮结成，纵有客气上干至于动膈，然仍阻于膈而未能上达，是以若枳实、厚朴一切开气之药皆无须用。惟重用大黄、芒硝以开痰而清热，又虑大黄、芒硝之力虽猛，或难奏效于顷刻，故以少佐以甘遂，其性以攻决为用，异常迅速，与大黄、芒硝化合为方，立能清肃其空旷之府，使毫无障碍。制此方者，乃霹雳手段也。

10.《历代名医良方注释》：查此方乃误下病变，水热并结，下后复下救治之方也。太阳本寒标热，太阳病不解，不化热则化水，今因误下水热并结，方名陷胸，已将外邪内陷来路指出，从心下至少腹硬满痛，不可近，势急矣，故不得不有此水热齐下之大剂或误下何以复用下，曰前此病在表，故不可下。今因下而陷里，故不可不下，是复下正所以救下之误也。证即急迫，方殊峻厉。理又奥折。学者于此须敬慎将事，兢兢焉以求恰赴病机。观仲师对热结在里，复往来寒热者，用大柴胡汤；心下但满而不痛者，用半夏泻心汤，俱不用本方。

【实验】

1.免疫作用 《新疆中医药》（2002，4：8）：实验研究发现：大陷胸汤能明显增加小白鼠腹腔巨噬细胞吞噬率和吞噬指数，提示大陷胸汤有提高机体非特异性免疫功能的作用；对小白鼠T淋巴细胞数量无明显增加，揭示大陷胸汤对T淋巴细胞无明显影响，即无提高机体特异性免疫功能之细胞免疫功能的作用。

2.抗炎作用 《辽宁中医杂志》（2008，7：1103）：实验研究结果表明：大陷胸汤可改善大鼠急性胰腺炎时血淀粉酶升高、肿瘤坏死因子-α和白细胞介素-6水平显著升高的病理变化，镜下见大量炎细胞浸润。

【验案】

1.结胸证 《伤寒九十论》：李某，始病头痛，发热恶风，医者下之，忽尔心下坚硬，项强短气，宛然结胸中证也。予曰：幸尔脉不浮，心不烦躁，非陷胸汤不可，投之，一宿乃下。

2.大陷胸汤证 《经方实验录》：陈胜孩，年14岁，1日忽得病，脉洪大，大热，口干，自汗，右足不得伸屈。病属阳明，然口虽渴，终日不欲饮水，胸部如塞，按之似痛，不胀不硬，又类悬饮内痛。大便5日未通，上湿下燥，于此可

见。且太阳之湿内入胸膈，与阳明内热同病。不攻其湿痰，燥热焉除？于是遂书大陷胸汤与之。制甘遂3.5克，大黄9克，芒硝6克。服后大便畅通，燥屎与痰涎先后俱下，其余诸恙，均各霍然，乃复书一清热之方以肃余邪。

3.胆道疾患 《哈尔滨中医》（1960，11：56）：用大陷胸汤治疗胆道疾患44例（包括胆石症胆囊炎32例，胆道感染2例，胆道蛔虫症9例），配合输液及对症治疗，治愈39例。

4.急性胰腺炎 《医学情况交流》（1975，5：56）：用大陷胸汤加减治疗急性胰腺炎20例，其腹痛缓解平均时间为19.5小时，腹痛完全消失平均为68小时。

5.肠梗阻 《中草药通讯》（1979，9：35）：用大陷胸汤治疗30例肠梗阻，治愈27例，3例（均为肠扭转）转手术治疗。

6.溃疡病穿孔 《中草药通讯》（1979，9：35）：用大陷胸汤治疗24例上消化道穿孔，23例治愈，1例因属胃癌穿孔无效。

小陷胸汤

【来源】《伤寒论》。

【别名】陷胸汤（《太平圣惠方》卷十五）。

【组成】黄连一两 半夏半升（洗） 栝楼实大者一枚

【用法】上三味，以水六升，先煮栝楼，取三升，去滓，纳诸药，煮取二升，去滓，分温三服。

【功用】

1.《医方集解》：除膈上结热。除痰去热。

2.《医宗金鉴》：涤胸膈痰热，开胸膈气结。

【主治】

1.《伤寒论》：小结胸病，正在心下，按之则痛，脉浮滑。

2.《太平圣惠方》：时气结胸，心下坚，按之即痛，其脉沉滑。

3.《寿世保元》：伤寒发渴而饮水太过，成水结胸而发呃。

4.《医方集解》：痰热塞胸。

5.《中医方剂学讲义》：痰热互结而成的胸痹，及热痰在膈上所致的咳嗽面赤，胸腹常热（唯手足时有觉凉），脉洪。

【方论】

1.《注解伤寒论》成无己：心下硬痛，手不可近者，结胸也。正在心下，按之则痛，是热气犹浅，谓之小结胸。结胸脉沉紧，或寸浮关沉，今脉浮滑，知热未深结，与小陷胸汤，以除胸膈上结热也。苦以泄之，辛以散之，黄连、栝楼实之苦寒以泄热，半夏之辛以散结。

2.《金镜内台方议》：心下硬，不按而痛，手不可近者，大结胸也。心下满，按之则痛者，邪热浅结，为小结胸也。此不可下，只宜散也。故用栝楼为君，其味苦性寒，能破胸膈结气；半夏为佐为使，以辛能散结气也；黄连为臣，苦能泄之，以辅君主之药，而下心下之结也。

3.《医方考》：黄连能泻胸中之热，半夏能散胸中之结，栝楼能下胸中之气。

4.《伤寒论条辨》：黄连苦寒，以泄热也。半夏辛温，以散结也。栝楼实苦而润，苦以益苦，则致热于易泄，为可知；润以济辛，则散结于无难，开可必。所谓有兼人之勇而居上功者，惟此物为然也。

5.《伤寒来苏集》：热入有浅深，结胸分大小。心腹硬痛，或连小腹不可按者，为大结胸，此土燥水坚，故脉亦应其象而沉紧。止在心下，不及胸腹，按之知痛不甚硬者，为小结胸，是水与热结，凝滞成痰，留于膈上，故脉亦应其象而浮滑也。秽物据清阳之位，法当泻心而涤痰。用黄连除心下之痞实，半夏消心下之痰结，寒温并用，温热之结自平。瓜蒌实色赤形圆，中含津液，法象于心，用以为君，助黄连之苦，且以滋半夏之燥。洵为除烦涤痰，开结宽胸之剂，虽同名陷胸，而与攻利水谷之方悬殊矣。大、小青龙攻太阳之表，有水火之分；大、小陷胸攻太阳之里，有痰饮之别，不独以轻重论也。

6.《古今名医方论》程扶生：以半夏之辛散之，黄连之苦泻之，栝楼之苦润涤之，所以除热散结于胸中也。先煮栝楼，分温三服，皆以缓治上之法。

7.《医方集解》：此足少阴药也。黄连性苦寒以泄热，栝楼性寒润以涤垢，半夏性辛温以散结。结胸多由痰热结聚，故用三物以除痰去热也。

8.《伤寒溯源集》：所谓小者，名同而药实不同，药虽不同而用意则同，用意虽同而其功用又不同也。夫邪结虽下，同是热结，故以黄连之苦寒主之，寒以解其热，苦以开其结，非比大黄之苦寒荡涤也。邪结胸中则胃气不行，痰饮留聚，故以半夏之辛温滑利，化痰蠲饮而散其滞结也。栝楼实，李时珍谓其甘寒不犯胃气，能降上焦之火，使痰气下降，盖亦取其滑润也，亦非芒硝、甘遂之咸寒逐水之峻也。

9.《绛雪园古方选注》：结胸，按之始痛者，邪在脉络也。故小陷胸止陷脉络之邪，从无形之气而散。栝楼生于蔓草，故能入络，半夏成于坤月，故亦通阴，二者性皆滑利，内通结气，使黄连直趋少阴，陷脉络之热，攻虽不峻，胸中亦如陷阵，故名陷胸。仅陷中焦脉络之邪，不及下焦，故名小。

10.《医宗金鉴》：黄连涤热，半夏导饮，栝楼润燥下行，合之以涤胸膈痰热，开胸膈气结，攻虽不峻，亦能突围而入，故名小陷胸汤。

11.《伤寒贯珠集》：胸中结邪，视结胸较轻者，为小结胸，其证正在心下，按之则痛，不似结胸之心下至少腹硬满，而痛不可近也。其脉浮滑，不似结胸之脉沉而紧。是以黄连之下热，轻于大黄；半夏之破饮，缓于甘遂；栝楼之润利，和于芒硝。而其蠲除胸中结邪之意，则又无不同也。故曰小陷胸汤。

12.《医林纂要探源》：黄连以泄结热，半夏以通阴阳，瓜蒌甘寒润滑，以清心肺之热，以荡上焦垢腻。胸中热必伤肺，此实以瓜蒌为君。热结未深，独在上焦，未近阳明之分，则无庸芒硝、大黄之下达。

13.《寒温条辨》：黄连用代大黄；半夏用代甘遂；栝楼用代芒硝。

14.《本经疏证》：观仲景之用栝楼实，在小陷胸汤曰：小结胸病，正在心下，按之则痛；在栝楼薤白白酒汤曰：喘息咳唾，胸背痛短气。而其脉，一则曰浮滑，一则曰寸口沉迟，关上小紧数，是皆阴中有阳，且踞于阳位者也。夫胸背痛，较按之方痛则甚，痹则较结为轻。咳唾喘息，是其势为上冲；而居于心下，按之才痛，似反静而不动。此其机，总缘气与饮相阻，寒与热相纠。热甚于寒者，其束缚反急而为结；寒甚于热者，其蔽塞自盛而为痹。是故结胸之病伏，胸痹之病散。伏者宜开，散者宜行。故一则佐以连、夏之逐饮泄热，一则佐以薤、酒之滑利通阳，栝楼实之裹无形攒聚有形，使之滑润而下则同。能使之下，自是治实之方，仅能使之下，不能使其必通，又非纯乎治实之道矣。何以知不能使之必通？盖有停饮痛甚，至不得卧，即当加半夏，若兼胁下逆抢心，则仍加枳、朴、桂枝，若竟能通，又何必如是哉！是知栝楼实之治，大旨在火与痰结于阳位，不纯乎虚，亦不纯乎实者，皆能裹之而下，此其擅长矣。

15.《医方论》：小陷胸汤非但治小结胸，并可通治夹滞时邪，不重不轻，最为适用。

16.《成方便读》：此则因痰热互结，未成胃实。观其脉浮滑，知其邪在上焦，故但以半夏之辛温散结豁痰，栝楼之甘寒润燥涤垢，黄连之苦寒降火泄热。此方以之治伤寒亦可，以之治杂病亦可，即表未解而里有痰热者，皆可兼而用之。

17.《医学衷中参西录》：此证乃心君之火炽盛，铄耗心下水饮结为热痰（脉现滑象，是以知为热痰，若但有痰而不热，当现为濡象矣），而表阳又随风内陷，与之互相胶漆，停滞于心下为痞满，以杜塞心下经络，俾不流通，是以按之作痛也。为其病因由于心火炽盛，故用黄连以宁熄心火，兼以解火热之团结；又佐以半夏开痰兼能降气，栝楼涤痰兼以清热。其药力虽远逊于大陷胸汤，而以分消心下之痞塞自能胜任有余也。然用此方者，须将栝楼细切，连其仁皆切碎，方能将药力煎出。

18.《汉方简义》：病名小结胸，所以别于大陷胸症也。论症，结在心下，按之则痛；论脉，则见浮，俱与大陷胸同，而以谓小结胸者，特以脉浮滑，须按之则痛，若不按则不痛可知矣。即按之，亦必不如大陷胸之硬满，又可知矣。盖滑者，湿象也、痰象也，不过因胸中之客热，熏蒸于心肺之间，以至热与湿交炼而成痰，故滑。痰热相搏，脉见浮滑，与大陷胸之胃有宿积、胸有聚饮，偕内陷之表邪，而擅凭高鼓塞之势者有间矣。故只消用栝楼实之能开结、滑痰、下气者为君，清心火之黄连佐之，更用能服阳邪之半夏以降之，则脉之浮者平，而滑亦和；症之结者散，而痛亦止矣。症与大陷胸同，此则仅因热与痰相搏，故曰小陷胸。观其方下注云：先煮栝楼，则

其任重，而连、半不过助其泄热化痰而已。

19.《方剂学》：本方证的病机为痰热互结，其成因或为温热邪气煎熬津液而成痰，或因伤寒表证未解，误治后邪热内陷，以至痰热互结，成为小结胸病。《伤寒论·辨太阳病脉证并治》云：小结胸病，正在心下，按之则痛，脉浮滑者。痰热内结，气郁不通，故见胸脘痞闷，按之则痛。是实证而非虚证。治宜清热化痰，理气散结。方用瓜蒌为君，清热化痰，宣通胸膈之痹。以黄连为臣，清热降火，除心下之痞。佐以半夏降逆消痞，散心下之结，与黄连配伍，一辛一苦，辛开苦降；与瓜蒌相合，则润燥相得，寒温合宜。方仅三味，组织严谨，配伍精当，故其清热涤痰，散结开痞之功益著。诚为痰热互结，胸脘痞痛之要方。对痰热咳嗽亦可应用。

【验案】

1.伤寒发黄胸腹满 《医学纲目》：郑某，因患伤寒，胸腹满，面黄如金色。遂下小陷胸汤，其病遂良愈。明日面色改白。

2.胃脘痛 《叶氏医案存真疏注》：热邪入里，脘痞，按之痛，脉浮滑，此邪结阳分，拟仲景小陷胸汤。川黄连、栝楼实、半夏、杏仁、枳实。

3.咳喘（肺心病） 《伤寒论方医案选编》：王某某，男，59岁。咳逆倚息不得卧，心悸而气短，每日靠地高辛维持，面色黧黑，大便数日未解，舌苔白腻根黄，脉数而时结。处方：瓜蒌30g（先煎），半夏9g，黄连6g。服2剂，大便畅通，喘咳俱减，已能平卧。

4.渗出性胸膜炎 《安徽中医学院学报》（1986，1：36）：用本方加葶苈子治疗渗出性胸膜炎21例，每日1剂，服药最少9剂，最多38剂。结果：胸腔积液全部吸收，均获痊愈。

5.胃脘痛 《湖北中医杂志》（1984，1：33）：用本方加味治疗胃病83例，其中急、慢性胃炎36例，胃、十二指肠溃疡30例，胃神经官能症17例。结果：痊愈52例，好转29例，无效2例。

6.上消化道疾病 《浙江中医杂志》（1995，10：439）：用本方加味：黄连、全瓜蒌、法半夏、枳壳、郁金、生甘草为基本方；胸骨后疼痛，心烦，加山栀、豆豉；寒热错杂，加桂枝；脾胃虚弱，加山药、茯苓；阴虚，加白芍、沙

参；挟瘀者，加三棱；治疗上消化道疾病145例。结果：治愈79例，显效34例，有效22例，总有效率为100%。

7．冠心病心绞痛 《山东中医杂志》（1997，9：395）：用本方合冠心Ⅱ号方治疗冠心病心绞痛52例，另设对照组34例（药用消心痛、心痛定）。结果：治疗组显效19例，好转23例，总有效率74%；对照组显效15例，好转13例，总有效率77.77%。心电图改善比较，治疗组显效13例，好转20例，总有效率57.75%；对照组显效9例，好转15例，总有效率75%。两项两组比较均无显著性差异。

8．急性糜烂性胃炎 《江西中医药》（1998，6：22）：以本方加减治疗急性糜烂性胃炎65例，并设对照组36例（按常规治疗）。结果：治疗组痊愈48例，好转11例，无效6例，总有效率90.8%；对照组痊愈9例，好转22例，无效5例，总有效率86.1%。治疗组疗效明显优于对照组。

白　散

【来源】《伤寒论》。

【别名】三物小白散（《金匮玉函经》卷三）、三物白散（《类证活人书》卷十五）、桔梗白散（《外台秘要》卷十）。

【组成】桔梗三分　巴豆一分（去皮心，熬黑，研如脂）　贝母三分

【用法】上为散，纳巴豆，更于臼中杵之。以白饮和服，强人半钱匕，羸者减之。病在膈上必吐，在膈下必利。不利，进热粥一杯；利过不止，进冷粥一杯。

【功用】

1.《伤寒论讲义》（二版）：除痰开结，攻寒逐水。

2.《中医大辞典·方剂分册》：涌吐实痰，泻下寒积。

【主治】

1.《伤寒论》：寒实结胸，无热证者。

2.《外台秘要》：肺痈，咳，胸中满而振寒，脉数，咽干不渴，时出浊唾腥臭，久久吐脓如粳米粥者。

3.《伤寒论今释》：喉痹。

4.《伤寒论译释》白喉，喉头白腐，呼吸困难；冷痰肺喘；或痫证。

【宜忌】《外台秘要》：忌猪肉、芦笋等。

【加减】假令汗出已，腹中痛，与白芍三两如上法。

【方论】

1.《金镜内台方议》：议曰：病在阳者，为邪在表。法当汗出而解，反以冷水噀之。回灌洗，其热被寒水所却。外不得出，则反攻其里也。弥更益烦。肉上粟起者，乃寒水之气客于皮肤也。意欲饮水者，里有热也。反不渴者，寒在表也。故与文蛤一味，以散表中水寒之气，若不瘥者，是水热相搏，欲传于里也。故与五苓散发汗以和之。若心下鞕满者，乃水寒之气结，而成寒实结胸也。故与小陷胸汤破之。如不应，与白散利泄也。若咽膈阻塞者，与枳实理中丸，亦可取功也。

2.《医方考》：此证或由表解里热之时，过食冷物，故令寒实结胸，然必无热证者为是。桔梗、贝母之苦，用之以下气；巴豆之辛，用之以去实。又曰：病在膈上则吐，病在膈下则利，此桔、贝主上，巴豆主下之意。服后不行者，益以温汤；行之过多者，止以凉粥。

3.《伤寒来苏集》：三物白散，贝母主疗心胸郁结，桔梗能开提血气，利膈宽胸，然非巴豆之辛热斩关而入，何以胜消、黄之苦寒，使阴气流行而成阳也？白饮和服者，甘以缓之，取其留恋于胸，不使速下耳。散者，散其结塞，比汤以荡之更精。

4.《绛雪园古方选注》：巴豆散水寒，开胸结，法用熬黑者，熟则性缓，欲其入胃，缓缓劫寒破结。

5.《医宗金鉴》：是方也，治寒实水结胸证，极峻之药也。君以巴豆，极辛极烈，攻寒逐水，斩关夺门，所到之处，无不破也；佐以贝母，开胸之结；使以桔梗，为之舟楫，载巴豆搜逐胸邪，悉尽无余。然唯知任毒以攻邪，不量强羸，鲜能善其后也，故羸者减之。

6.《伤寒论今释》：桔梗排脓，贝母除痰解结，二者皆治胸咽上焦之药，巴豆吐下最迅烈，合三味以治胸咽闭塞之实证也。

【验案】

1. 咽痛 《伤寒论今释》引《成绩录》：巽屋之家人，卒然咽痛，自申及酉，四肢厥冷，口不能言，如存如亡（按：犹言气息仅属耳），众医以为必死，举家颇骚扰。及戌时，迎先生请治，脉微欲绝，一身尽冷，呼吸不绝如缕，急取桔梗白散6g，调白汤灌之，下利五六行，咽痛始减，厥复气爽。乃与五物桂枝桔梗加大黄汤（桂枝、地黄、黄芩、桔梗、石膏、大黄），须臾大下黑血，咽痛尽除，数日而平复。

2. 寒实结胸 《江苏中医》（1961，8：40）：郑某某素嗜酒，并有慢性气管炎，咳嗽痰多，其人痰湿恒盛。时在初春某日，大吃酒肉饭后，即入床眠睡。翌日不起，至晚出现迷糊，询之瞠目不知答。因其不发热、不气急，第3天始邀余诊，两手脉滑大有力，满口痰涎粘连，舌苔厚腻垢浊，呼之不应，问之不答，两目呆瞪直视，瞳孔反应正常，按压其胸腹部则病人皱眉，大便不行，小便自遗。因作寒实结胸论治，用桔梗白散1.5g，嘱服3回，以温开水调和，缓缓灌服。2次灌药后，呕吐黏腻胶痰样物甚多，旋即发出叹息呻吟声。3次灌药后，腹中鸣响，得泻下2次，病人始觉胸痛、发热、口渴欲饮。继以小陷胸汤，2剂而愈。

3. 肺脓肿 《新中医》（1981，4：45）：刘某，男，18岁，学生。1975年10月30日来诊：20天前发冷发热，3天后右胸痛，咳嗽，咳黄色脓痰，无血丝。右肺中下野叩之音浊，听诊可闻密集水泡音；胸部X线透视：肺右下角有大片状阴影，其中有一圆形影，内有液平面。上午9时半，服三物白散1剂，10分钟后，病人自觉从喉至胸骨后、胃部有麻辣灼热感；2小时后，首次排出黄色稀便，以后每10分钟1次，共5次，量多，有泡沫，至15时半，共排10余次。翌晨起，咳黄色脓痰，痰中带血，病人精神转佳，听诊右胸水泡音明显减少，胸部X线透视右下呈点片状影，未见空洞。第3天痰中带血较多，水泡音几乎听不到。后拟服中药桔梗、冬瓜仁、银花、蒲公英、败酱草、鱼腥草，经1月治疗痊愈。

4. 流行性出血热 《中医杂志》（1982，12：13）：应用本方：桔梗、川贝、巴豆（去皮去油）各3g，共为粗粉，分为9包备用，每日1次，每次0.5～1g，以热米汤调成糊状内服或鼻饲，治疗重型流行性出血热219例。结果：治愈199例（90.9%），死亡20例（9.1%）。

5. 癃闭（急性肾功能衰竭） 《浙江中医杂志》（1984，1：29）：谢某某，男，17岁，农民。5天前，食野蘑菇后，头痛，腰痛，尿少，嗜睡，腹胀，肾区叩击痛，膀胱无充盈，体温35.8℃，血压110/60mmHg。实验室检查：白细胞19600/mm^3，中性粒细胞89%，非蛋白氮160mg，肌酐5.1mg，二氧化碳结合力24.4Ea/L，血钾6.8mEq/L。入院后诊断为急性肾功能衰竭，经抗生素、激素、速尿、胰岛素等治疗，6小时仍无尿，并出现神志不清，呼吸急促，呕恶，腹膨大，而膀胱充盈，大便1周未行，舌质红，苔黄腻，脉滑数。症属癃闭危候，治拟开通三焦，急投三物白散：巴豆（去油）、桔梗、象贝各0.5g，共研细末。冲服1半后，2小时内解大便1次，量少，呕出咖啡样物100ml，但无尿；再冲服1半，开始滴尿（导尿管），3小时内滴出550ml，过5小时又滴出550ml，解大便1次，神志转清，知饥，呼吸平稳。14小时内共排尿3150ml，解大便5次，约500g。第2～3天平均尿量4000ml，已进入多尿期。13天后复查，血液正常；20天后，症状消失出院。

6. 变异型心绞痛 《中医药研究》（1987，2：36）：应用本方：桔梗0.3g，贝母0.3g，巴豆0.3g，研为碎末，用时取药装水旱烟锅内，点火吸烟，每次1～3锅儿。治疗变异型心绞痛12例，均取得了较好的疗效。

7. 结核性渗出性胸膜炎积液 《上海中医药杂志》（1997，10：24）：应用三物白散，巴豆霜、川贝末、桔梗末各等量装入胶囊，每粒0.3g。首次量0.6g，每日服2次，早晚温开水送服。若泻下不多，可饮热开水以助药力；若无泻下，可视病情加大药量，最大用量为1.2g，或用葶苈子50g、大枣10枚煎汤150ml，送服三物白散；若泻下不止，服冷米汤1杯可减缓泻下之势。服药期间密切观察药后反应，详细记录大、小便的排出量，定时X线胸透或摄胸片，观察积液的消失情况。积液一旦消失，即刻停服中药，在服用中药同时，口服抗结核西药和静脉滴注异烟肼、地塞米松，肌注链霉素，防止积液复发和胸膜粘连。

治疗结核性渗出性胸膜炎大量积液10例。结果：本组病例服中药后，积液消失时间最短24小时，最长8天，平均5.5天。10例中显效者7例，良效者3例；除1例积液消失后因未及时用抗结核药而复发外，其余全部治愈，半年后随访均无复发。

陷胸汤

【来源】《千金翼方》卷十九。
【组成】大黄一两　栝楼二两　甘草二两　甘遂一两　黄连六两
【用法】上锉。以水五升，煮取二升五合，分三服。
【主治】胸中心下结坚，食饮不消。

增损理中丸

【来源】《外台秘要》卷三引《崔氏方》。
【别名】枳实理中丸（《类证活人书》卷十八）、加减理中丸（《圣济总录》卷二十五）。
【组成】人参二两　白术二两　甘草二两（炙）　干姜六分（炮）　枳实四枚　茯苓二两
【用法】上为末，炼蜜为丸，如弹子大，每服一丸，熟水送下，不歇复服。
　　本方改作汤剂，名"枳实理中汤"（《易简方论》）。
【主治】时行四五日，大下后或不下，皆心中结满，两胁痞塞，胸中气急，厥逆欲绝，心胸高起，手不得近。
【宜忌】忌海藻、菘菜、酢物、桃李、雀肉。
【加减】渴者，当加栝楼根二两，不渴除之；下者，当加牡蛎（熬）二两，不下勿用。

人参丸

【来源】《太平圣惠方》卷十三。
【组成】人参一两（去芦头）　白术一两　甘草一两（炙微赤，锉）　犀角屑半两　栝楼根一两　赤茯苓一两　牡蛎一两（烧为粉）
【用法】上为末，炼蜜为丸，如梧桐子大。每服三十丸，不拘时候，以粥饮送下。
【主治】伤寒结胸，心膈躁闷。

大黄散

【来源】《太平圣惠方》卷十三。
【组成】川大黄一两（锉碎，微炒）　柴胡一两（去苗）　枳实三分（炒微黄）　川朴消一两　赤芍药一两　黄芩一两　虎掌三分（微炒）
【用法】上为散。每服四钱，以水一中盏，加生姜半分，煎至六分，去滓温服，不拘时候。
【主治】伤寒十余日，热气结于胸中，往来寒热，头痛。

牛膝散

【来源】《太平圣惠方》卷十三。
【组成】牛膝三分（去苗）　川大黄三分（锉碎，微炒）　桂心半两　附子半两（炮裂，去皮脐）　鳖甲三分（涂醋，炙令黄，去裙襕）　甘草半两（炙微赤，锉）　白术半两　郁李仁三分（汤浸，去皮尖，微炒）
【用法】上为散。每服四钱，以水一中盏，加生姜半分，煎至六分，去滓，不拘时候温服。
【主治】伤寒结胸，腹中绞痛，心下硬如石，按之烦闷。

半夏汤

【来源】《太平圣惠方》卷十三。
【组成】半夏三分（汤洗七遍去滑）　黄芩二分　干姜半两（炮裂，锉）　赤茯苓三分（去芦头）　人参三分（去芦头）　甘草半两（炙微赤，锉）　黄连一分（去须）
【用法】上为散。每服三钱，以水一中盏，加大枣二个，煎至六分，去滓温服，不拘时候。
【主治】伤寒三四日，不能卧，但欲起，胸中结热烦闷，脉洪大者。

赤芍药散

【来源】《太平圣惠方》卷十三。
【别名】芍药散（《普济方》）。
【组成】赤芍药三分　诃黎勒皮三分　白术半两　鳖甲三分（涂醋炙令黄，去裙襕）　桂心半

两　枳壳半两（麸炒微黄，去瓤）　人参三分（去芦头）　黄芩三分　当归半两（锉，微炒）　木香三分　郁李仁三分（汤浸，去皮尖，微炒）　杏仁一两（汤浸，去皮尖双仁，麸炒微黄）

【用法】上为散。每服五钱，以水一中盏，加生姜半分，煎至六分，去滓温服，不拘时候。

【主治】伤寒结胸，心下结硬，烦闷腹胀。

赤茯苓丸

【来源】《太平圣惠方》卷十三。

【组成】赤茯苓三分　鳖甲三分（涂醋，炙令黄，去裙襕）　牛膝三分（去苗）　枳壳三分（麸炒微黄，去瓤）　五味子三分　五加皮三分　桔梗三分（去芦头）　柴胡三分（去苗）　赤芍药三分　桂心三分　川大黄三分（锉碎，微炒）

【用法】上为末，炼蜜为丸，如梧桐子大。每服三十丸，以温生姜汤送下，不拘时候。

【主治】伤寒心中坚硬，两胁胀满，欲成结胸。

恒山汤

【来源】《太平圣惠方》卷十三。

【组成】恒山一分　甘草一分（生用）　蜀漆半分　犀角屑半分

【用法】上锉细。以水一大盏，煎至五分，去滓，不拘时候顿服。须臾当吐为效。

【主治】伤寒结胸，烦满，喘息稍急，汤饮不下。

前胡散

【来源】《太平圣惠方》卷十三。

【组成】前胡一两（去芦头）　当归半两（锉碎，微炒）　川大黄一两（锉碎，微炒）　羌活一两　桔梗一两（去芦头）　槟榔三分　郁李仁一两（汤浸去皮尖，微炒）

【用法】上为粗散。每服四钱，以水一中盏，煎至六分，去滓温服，不拘时候。

【主治】伤寒五日后，结胸，气不散，汤饮难下，连背闷痛。

桔梗散

【来源】《太平圣惠方》卷十三。

【组成】桔梗一两（去芦头）　人参一两（去芦头）　赤茯苓一两　槟榔半两　桑根白皮一两（锉）　木香半两　赤芍药三分　白术三分　鳖甲一两（涂酥炙令黄，去裙襕）

【用法】上为散。每服四钱，以水一中盏，加生姜半分，煎至六分，去滓温服，不拘时候。

【主治】伤寒结胸，不下饮食，四肢烦劳。

赚胸散

【来源】方出《太平圣惠方》卷十三，名见《普济方》卷一四一引《十便良方》。

【组成】枳实二两（麸炒微黄）　桂心一两

【用法】上为细散。每服二钱，以温水调下，不拘时候。

【主治】伤寒结胸，气噎塞，烦闷。

鳖甲丸

【来源】《太平圣惠方》卷十三。

【组成】鳖甲一两（涂酥，炙令黄，去裙襕）　防葵三分　诃黎勒皮三分　甘草半两（炙微赤，锉）　人参三分（去芦头）　桂心三分　白术三分　川大黄三分（锉碎，微炒）　郁李仁三分（汤浸，去皮尖，微炒）

【用法】上为末，炼蜜为丸，如梧桐子大。每服三十丸，温生姜汤送下，不拘时候。

【主治】伤寒结胸烦闷，热毒气结聚不散。

人参饮子

【来源】《太平圣惠方》卷十五。

【组成】人参一两（去芦头，锉）　生姜汁一合　川芒消一分　蜜一合

【用法】以水一大盏，先煎人参取汁五合，去滓，下鸡子清一枚，及芒消、姜汁、蜜等，搅令匀，不拘时候，分温二服。

【主治】时气六日，心胸结硬，呕吐，不下饮食。

苦参丸

【来源】《太平圣惠方》卷十五。

【组成】苦参半两（锉） 黄连一两（去芦头） 黄芩一两 栀子仁半两 川大黄一两（锉碎，微炒）

【用法】上为末，炼蜜为丸，如梧桐子大。每服二十丸，以竹叶汤送下，不拘时候。

【主治】时气结胸，热毒在内。

桂心散

【来源】《太平圣惠方》卷十五。

【组成】桂心一两 甘遂半两（煨令微黄） 人参一两（去芦头） 栝楼一枚（取子用）

【用法】上为散。每服三钱，以水一中盏，加大枣三枚，煎至五分，去滓温服，不拘时候。

【主治】时气结胸，心下坚实满痛。

猪苓散

【来源】《太平圣惠方》卷十五。

【组成】猪苓一两（去黑皮） 泽泻一两 桂心半两 赤茯苓三分 川朴消三两

【用法】上为散。每服二钱，以粥饮调下，不拘时候。

【主治】时气结胸，心下满实，烦闷。

槟榔丸

【来源】《太平圣惠方》卷十五。

【组成】槟榔半两 马蔺花一分（微炒） 甜葶苈半两（隔纸炒令紫色） 猪牙皂荚半两（去皮，炙令黄焦）

【用法】上为末，炼蜜为丸，如梧桐子大。每服二十丸，以竹叶汤送下，不拘时候。

【主治】时气结胸，烦闷喘急。

苦参散

【来源】《太平圣惠方》卷十七。

【组成】苦参半两（锉） 恒山半两

【用法】上为散。以水二中盏，煎至一盏，去滓，尽饮之，不拘时候。当吐即愈，未吐再服。

【主治】热病四日，结胸满痛壮热，身体疼痛。

狼牙散

【来源】《太平圣惠方》卷七十三。

【组成】狼牙草二两 诃黎勒皮三分 白芍药三分 白术三两 黄耆二两（锉）

【用法】上为粗散。每服三钱，以水一中盏，煎至六分，去滓温服，不拘时候。

【主治】妇人崩中，下血不止，心胸虚闷。

利膈丸

【来源】《博济方》卷二。

【组成】牵牛子四两（一半生，一半熟） 不蛀皂角（涂酥，炙令香熟）二两

【用法】上为末，以生姜自然汁煮糊为丸，如梧桐子大。每服二十丸，荆芥、姜汤送下。

【主治】三焦不顺，胸膈壅塞，头昏目眩，涕唾痰涎，精神不爽。

豆蔻散

【来源】《普济方》卷一四一引《博济方》。

【组成】肉豆蔻二枚 麻黄（去根节）一分 木香一分 吴白术一分 吴茱萸一铢 附子八铢（炮，去皮） 干姜二铢（炮） 桂心三铢 蚵蚾五个（矾朱砂炒令黄，去其砂） 诃黎勒二枚（炮） 槟榔二枚 青橘皮二十片 茯苓（去皮）八铢 川乌（生，去皮脐） 良姜（锉） 天麻（去苗） 葛根 乳香（另研） 小椒（去子并闭口者） 当归各一两（去苗）

【用法】上为粗末，入乳香。匀抄十钱，痛甚者，蚵蚾加至十五钱，同细盐一处炒令极热，用熟绢袋内贮药，熨烙痛处，不拘早、晚，频用为效。如药冷，即再炒一次，用毕，其炒药不用。

【主治】两感伤寒，结胸，壮热恶寒，饮食不下，大小肠秘塞，阴毒昏沉，下水结胸撮痛。四肢逆冷，心烦，不省人事，食后结聚，心下逆满，坐卧不得。

透罗丹

【来源】《普济方》卷二五六引《博济方》。

【组成】粉霜二钱半（别研） 铅白霜一钱（别研） 轻粉二钱（留一半以下为衣） 生龙脑一钱 金箔十片 水银两用半钱 伏谷信砒半钱（别研，每煅砒一两，用消石二钱半，滚研入盒内，固济候干，用灰盖熟火三斤，拨飞火去皮二分，住火放冷，然后取出）

【用法】除水银外，上为末，枣肉为丸，如鸡头子大，以箸劄眼子，入水银在内，却和丸，用留下粉中滚为衣。枣肉不得肥，水银不研细，恐难丸。结胸伤寒，四肢逆冷，心腹结硬，热燥闷乱，时气伤寒，得汗后发狂，狂言乱道，不认亲疏，每服二丸甘草汤送下；产后血气上攻，及上喘不止，心腹胀满，因伤寒时疾，汗后余热不退，发狂妄走不止，每服二丸，用甘草汤送下；潮热伤寒，夜发昼止，有似疟疾，每服二丸，温浆米水送下；风痛邪气，及心风，妇人血气邪冷，每服二丸，甘草汤送下；产前要疏动不损胎气，去却水银，每服二丸，温浆水送下，如不行再服；久患脏毒泻血，及赤白痢，昼夜五七十行，每服一丸，温浆水送下，一日两次。

【功用】下虚积。

【主治】结胸伤寒，四肢逆冷，心腹结硬，热燥闷乱；时气伤寒，得汗后发狂，狂言乱道，不认亲疏；产后血气上攻，上喘不止，心腹胀满，因伤寒时疾，汗后余热不退，发狂妄走不止；潮热伤寒，夜发昼止，有似疟疾；风痛邪气；心风；妇人血气邪冷；久患脏毒泻血，及赤白痢。

仙茅丸

【来源】《博济方》卷一。

【组成】仙茅一分 贯众半两 黑附子（去皮）半两 荜拨一分 干姜半两 甘草少许 巴豆（去皮心）半两

【用法】上为细末，面糊为丸，如梧桐子大。下结胸，每服一丸，生姜、枣汤送下；五七日病人，更打破一丸，用前汤送下；如常伤寒，只用冷浆水送下。

【主治】伤寒结胸，及恶候者。

豆蔻散

【来源】《博济方》卷一。

【组成】肉豆蔻二枚 麻黄（去根）一分 木香一分 蝌蚪五个（糯米炒令黄，去末） 吴茱萸一铢 白术一分 干姜二铢（炮） 大黄八铢（湿纸裹煨） 诃黎勒二枚（炮） 茯苓（去皮）八铢 甘草一分（炙） 附子八铢（炮，去皮） 青橘皮二七片 桂心三铢 槟榔二枚 当归一分

【用法】上为细末。每服三钱，加大枣三枚，水一盏，煎至七分，食后热服，盖覆。若胸腹内痛，空心服。如稍溏利无妨。

【主治】两感伤寒结胸，壮热恶寒，饮食不下，大小肠秘塞，阴毒昏沉，脐下水结撮痛，四肢逆冷，心躁，不省人事，食癥结聚，心下逆满，坐卧不得。

金针丸

【来源】《博济方》卷一。

【别名】大金针丸（《圣济总录》卷二十二）。

【组成】阳起石 不灰木 阿魏各半两 巴豆二十五粒（去皮心，不去油） 杏仁二十五枚（去皮尖）

【用法】上为细末，用软粟米饮为丸，如弹子大。每服取一丸，穿一眼子于灯上烧烟绝，为末，以生姜米饮调服之，以利为效。

【主治】伤寒结胸气逆，并手足冷，呕吐不定。

银色礞石丸

【来源】《传家秘宝》卷中。

【组成】银色礞石二钱（末） 青黛二钱 大青 大碌各半两（略炒过）

【用法】上为细末，以糯米饭为丸，如黍米大。每服三丸，大人五丸，用炒去皮豆豉末半钱，腻粉一字，用水煎下药。如难转者，更用川大黄末半钱，水一盏，煎至五分，入腻粉一字，调放温下药，临卧服之。

【功用】取积年瘫食。

【主治】结胸、脏结病。

大陷胸汤

【来源】《类证活人书》卷十三。

【组成】桂枝一两 甘遂一两（或作半两） 大枣一两（或作三枚） 人参一两 瓜蒌实一枚（去皮，只用四分之一）

【用法】上锉，如麻豆大。每服五钱匕，水一盏，或作二盏，煮至八分，去滓服。

【主治】结胸。

【宜忌】胸中无坚物者勿服。

海蛤散

【来源】《类证活人书》卷十九。

【组成】海蛤 滑石 甘草各一两（炙） 芒消半两

【用法】上为散。每服二钱，鸡子清调下。

【主治】妇人伤寒血结胸膈，揉而痛不可抚近者。

大通散

【来源】《圣济总录》卷二十二。

【组成】甘遂（麸炒）一分 生干地黄一两（与甘遂一处同捣，焙干） 槟榔（锉）二枚 麦蘖（微炒）半两 铅白霜（研）一分

【用法】上为末，看虚实，用龙脑、浆水调下半钱匕。

【主治】伤寒结胸，及疮疹后毒气攻心，咳嗽喘急。

大戟散

【来源】《圣济总录》卷二十二。

【组成】大戟（炒） 甘遂（炒）各一两 腻粉半两 硫黄（研）一分 水银（盏子内与硫黄同研作沙子）半两

【用法】上为散，再同研匀。每服二钱匕，温浆水调下。

【主治】伤寒结胸，已转下不除者。

大黄桔梗汤

【来源】《圣济总录》卷二十二。

【组成】大黄（锉，醋炒）二两 桔梗（炒）一两 甘草（炙，锉） 朴消各半两

【用法】上为粗末。每服五钱匕，水一盏半，煎至七分，去滓，食前温服。

【主治】伤寒热病饮水，结胸硬满。

圣饼子

【来源】《圣济总录》卷二十二。

【组成】甘遂大戟（去皮）各半两 黑牵牛（生用）一两半 轻粉一钱匕 粉霜一钱 巴豆（去皮，醋煮黄）十四个 水银一钱（入锡一钱结砂子）

【用法】上药先将前三味为末，入白面五钱，水和作饼子，文武火煨焦黄，再为末，入后四味拌匀，水为丸，如绿豆大，捏作饼子。每服三饼，茶清送下。

【主治】伤寒结胸。

金黄散

【来源】《圣济总录》卷二十二。

【组成】黑牵牛末 大黄末各一钱匕 郁金末 胡黄连末各半钱匕

【用法】上作一服。入腻粉一钱匕，新汲水调下。伤寒四日五日后，结胸可服，或吐或泻或汗出即愈。

【主治】伤寒结胸，心下坚满。

泥金丸

【来源】《圣济总录》卷二十二。

【组成】木香 丁香 大戟 甘遂（麸炒）各一分 附子（炮裂，去皮脐）一枚 紫菀（去土）三钱 黑牵牛三钱（半生，半炒） 腻粉三钱 硫黄两皂子大 槟榔（大者）一枚（锉） 水银沙子三钱 巴豆二十粒（去皮心膜，用胡饼面裹，慢火烧熟，去面不用）

【用法】上药各为末，再和令匀，炼蜜为丸，如小鸡头子大。看虚实，每服一丸，烂嚼，烧生姜一块子，同咽下，药不得嚼。

【主治】结胸，伤寒心下痛，按之石硬。

宣风丸

【来源】《圣济总录》卷二十二。

【组成】大黄末　牵牛子末　郁李仁（去皮，研）各半两　巴豆一分（去心皮膜，油煠，研）

【用法】上为末，炼蜜为丸，如小豆大。看虚实，生姜蜜水下一丸至二丸。

【主治】伤寒结胸，热气蕴蓄。

宣毒丸

【来源】《圣济总录》卷二十二。

【组成】大黄（锉）　白牵牛（炒）各一两　滑石　朴消　甘遂（麸炒）　郁李仁（去皮，炒，研）各半两　大戟（麸炒）一分　续随子（去皮，煮，研）半两

【用法】上为末，炼蜜为丸，如弹子大。每服一丸，看虚实，以龙脑蜜水化下。

【主治】伤寒结胸，心下坚硬。

陷胸散

【来源】《圣济总录》卷二十二。

【组成】前胡（去芦头）　甘遂（麸炒）　甜葶苈（隔纸炒）　大黄（锉，微炒）　杏仁（汤浸，去皮尖双仁，麸炒）　马牙消（研）各一两

【用法】上为末。每服一钱匕，生姜蜜水调下，更看虚实加减。

【主治】伤寒结胸，伏阳在里，心下坚硬，按之则痛。

陷胸青龙汤

【来源】《圣济总录》卷二十二。

【组成】牵牛子（微炒）一两半　人参三分　陈橘皮（汤浸去白，焙）半两　桂（去粗皮）　槟榔（锉）各一分　大黄（锉，醋炒）半两　朴硝半两

【用法】上为粗末。每服五钱匕，水一盏半，入生姜半分（拍碎），同煎至七分，去滓，食前温服。

【主治】伤寒结胸，毒气内盛，手足逆冷，腹胀，喘息急，大便不通。

葶苈汤

【来源】《圣济总录》卷二十二。

【组成】葶苈子（隔纸炒）三分　槟榔（锉）半两　桑根白皮（炙，锉）三分　杏仁（汤浸，去皮尖双仁，炒）　大黄（锉，醋炒）各半两　朴消三分

【用法】上为粗末。每服五钱匕，水一盏半，煎至八分，去滓，食前温服。

【主治】伤寒结胸，心下痛，如石坚硬，小便不利。

葶苈散

【来源】《圣济总录》卷二十二。

【组成】葶苈子（隔纸炒）三分　大黄（锉，醋炒）半两　槟榔（锉）　桂（去粗皮）　陈橘皮（汤浸去白，焙）　赤茯苓（去黑皮）　甘草（炙，锉）各一分

【用法】上为散。每服二钱匕，空心时温熟水调服。

【主治】伤寒结胸，心闷汗出。

越桃丸

【来源】《圣济总录》卷二十二。

【组成】越桃　桃花（晒干）各一分　大黄（生锉）半两　郁金二钱　白牵牛（取末）五两　郁李仁（去皮，研）一两　丹砂（研）一钱　巴豆霜（研）五钱

【用法】上为末，滴水为丸，如小豆大。每服一丸，蜜水送下。

【功用】逐利热毒。

【主治】伤寒结胸。

膈毒丸

【来源】《圣济总录》卷二十二。

【组成】郁李仁（去皮）　黑牵牛（炒）　大戟　甘遂各一分　牛黄（研）　乳香（研）各一钱　麝香（研）　龙脑（研）各半钱

【用法】上为末，同研匀，用白面糊为丸，如梧桐

子大。每服七丸，临卧煎灯心、小麦汤送下。

【主治】伤寒结胸，心下坚痛。

太一丹

【来源】《圣济总录》卷二十五。

【别名】太乙丹（《普济方》卷一四一）。

【组成】禹余粮（醋淬）　玄精石　金星石　银星石　阳起石　紫石英　白石英　甘锅石　磁石（煅，醋淬七遍）　礞石　消石　硫黄各一两（研）　丹砂　乳香　腻粉各半两（研）　阿魏二钱　巴豆（去皮，生用）　杏仁（汤浸，去皮尖双仁）各七十粒

【用法】上为细末，糯米饭为丸，如弹丸大。每服一丸，麸炭火上烧存性，入腻粉一钱匕，蜜水化下；吐泻转筋，伏阴厥逆，生姜、蜜水化下。

【主治】伤寒结胸，心下痞硬不通。

桃枝丸

【来源】《小儿药证直诀》卷下。

【别名】桃符丸。

【组成】巴豆霜　川大黄　黄柏（末）各一钱一字　轻粉　硇砂各五分

【用法】上为细末，面糊为丸，如粟米大。未晬儿二三丸，一岁儿五七丸，五七岁二三十丸，临卧煎桃枝汤送下。

【功用】疏取积热。

【主治】结胸。

【方论】《小儿药证直诀类证释义》：此方硇砂苦辛温有毒，主积聚，破结血，合巴豆、大黄、轻粉以攻下，黄柏以清热，故能治积热在里，结胸痰实之证。

万应丸

【来源】《中藏经》卷下。

【组成】甘遂三两　芫花三两　大戟三两　大黄三两　三棱三两　巴豆二两（和皮）　干漆二两（炒）　蓬术二两　当归五两　桑皮二两　硼砂三两　泽泻八两　山栀仁二两　槟榔一两　木通一两　雷丸一两　诃子一两　黑牵牛五两　五

灵脂五两　皂角七挺（去皮弦。上药锉碎，洗净，入米醋二斗，浸三日，入银器或石器内，慢火熬，令醋尽，焙干焦，再炒为黄色，存性。入后药）　木香一两　丁香一两　肉桂一两（去皮）　肉豆蔻一两　白术一两　黄耆一两　没药一两　附子一两（炮，去皮脐）　茯苓一两　赤芍药一两　川芎二两　牡丹皮二两　白牵牛二两　干姜二两　陈皮二两　芸台二两（炒）　地黄三两　鳖甲三两（醋炙）　青皮三两　南星二两（浆水煮软，切，焙）

【用法】上为末，醋煮面糊为丸，如绿豆大。用度谨具如下：结胸伤寒，每服七丸，用油浆水送下，当逐下恶物，如人行二十里，未动再服；多年积结、殢食、癥块，每服三丸至五丸，临卧水送下，每夜服之，病即止；如记得因伤物作积，每服七丸即随所伤物送下；水气，通身肿黄者，每服五丸，茯苓汤送下，每日二次，水消为度；如要消酒进食，每服一丸，生姜汤送下；食中腹中一切痛，每服七丸，醋汤送下；膈气噎病，每服三丸，丁香汤送下，夜一服；因伤成劳，每服十丸，鳖甲汤送下，每日三次，渐安减服；小肠疝癖气，每服三丸，茴香汤送下；大小便不通，每服五丸，蜜汤送下，未通加至七丸；九种心痛，每服五丸，茱萸汤送下，立止；尸注走痛，每服三丸，木瓜汤送下；脚气，每服五丸，每日食前石楠汤送下；卒死气未绝，每服七丸，小便化，灌之立活；产后血不行，每服三丸，当归酒送下；血晕、血迷、血蛊、血痢、血胀、血刺、血块、血积、血癥、血瘕，每服二丸，并用当归酒送下，逐日服；难产横倒，每服二丸，榆白皮汤送下；胎衣不下，每服二丸，烧秤锤通红，以酒淬之，带热送下；脾泻血痢，每服一丸，干姜汤送下；赤白痢，每服一丸，甘草、干姜汤送下；赤痢，每服一丸，甘草汤送下；白痢，每服一丸，干姜汤送下；胃冷吐逆，并反胃吐食，每服二丸，丁香汤送下；卒心腹痛不可忍者，每服三丸，热醋盐汤送下；如常服一丸，牛乳送下，每日二次，如发疟时，每服十丸，童便、酒化开灌之，吐利即愈。

【主治】伤寒结胸，癥瘕积聚，心腹疼痛，痢疾，疟疾，水肿，脚气，产后血晕，胎衣不下。

【宜忌】小儿、妊妇、老人勿服。

再生丸

【来源】《中藏经》卷下。

【组成】巴豆一两（去皮，研） 朱砂一两（细研） 麝香半两（研） 川乌尖十四个（为末） 大黄一两（炒，取末）

【用法】上为末，炼蜜为丸，如梧桐子大。每服三丸，水化灌下。

【主治】厥死犹暖，及关格、结胸。

生熟散

【来源】《小儿卫生总微论方》卷七。

【组成】草乌头二个（一生一炮）

【用法】上为末，生姜自然汁和匀为丸，如鸡头子大。每服一丸，用蜜汤化下。

【主治】伤寒结胸硬痛。

胜金饼子

【来源】《小儿卫生总微论方》卷七。

【组成】大黄半两 枳壳（去瓤，麸炒黄，净）一两

【用法】上为细末，炼蜜和剂，捏作饼子，如小钱大。结胸者，用芒消半钱，同生姜水化半饼或一饼服之；痞气者，煎陈皮汤化下，不拘时候。

【主治】伤寒结胸气痞。

神功散

【来源】《洪氏集验方》卷三。

【组成】黄连七寸（为末） 巴豆七粒（去皮，新瓦上出油）

【用法】上拌匀。令病人仰卧，先取药三斡耳子，着于病人脐中，再取三斡耳和艾一炷，如中指大，安于前药上，只灸一炷。觉脐腹间有声，即便汗出而愈。

【主治】结胸伤寒，不问阴阳二毒，只微有气者。

妙香丸

【来源】《宣明论方》卷四。

【别名】大圣丸。

【组成】巴豆（去皮，不出油） 腻粉 硇砂 龙脑 麝香 朱砂各等分 牛黄少许 水银 锡各一钱（结砂子）

【用法】上为末，炼蜜为丸（一方用腊为丸），如皂子大。用药时急要，动一丸，分作三丸，剜作眼子，冷水浸，煎大黄汤送下，然后服热茶一钟便行。

【主治】一切久远沉积，伤寒结胸，太阳厥证，燥郁攻不开者。

消饮丸

【来源】《宣明论方》卷七。

【组成】天南星 半夏 芫花 自然铜各等分（生用）

【用法】上为末，醋煮面糊为丸，如梧桐子大。每服五七丸，食前温水送下。良久葱粥投之。

【主治】一切积聚，痃癖，气块，及大小结胸，痛不能仰。

众仙丸

【来源】《杨氏家藏方》卷三。

【组成】贯众半两 仙茅一分 荜茇一分 附子（炮，去皮脐） 巴豆（去皮，出油） 干姜（炮）各半两 甘草（炙）一钱

【用法】上为细末，煮面糊为丸，如梧桐子大。每服一丸，生姜、大枣汤送下。结胸五七日者，服三丸，内嚼破一丸，不拘时候。利下恶物，心下便宽。

【主治】伤寒结胸，心下硬痛不可忍。

克效交泰圣饼子

【来源】《普济方》卷一四一引《卫生家宝》。

【组成】巴豆十四粒 黄连七分（连皮用）（一方加大黄末一钱）

【用法】上为末。用津唾和成膏，填入脐下，以艾炷灸其上。腹中有声，其病去矣，不拘壮数，病去为度。才灸了，便以温汤浸手帕拭之，恐生疮。

【主治】伤寒结胸，脉浮不可下，下之必死。

鹤顶丹

【来源】《活幼心书》卷下。

【别名】二仙丹（《外科传薪集》）。

【组成】明白矾一两 真银朱半两

【用法】上为末，用熨斗盛少炭火，坐小瓦盏在上，平抄矾、朱末一钱，入盏中熔化，急刮出就搓成丸。每服一丸，研细，茶清调匀温服，或入姜汁少许同炒下。听心上有隐隐微声，结者自散。不动脏腑，不伤真气，无问虚实证皆可投。

《医学入门》：上为末。每次一匕，入瓷器内熔化，乘热捻丸，如龙眼核大，薄荷煎汤化下。

【主治】

1.《活幼心书》：阴阳二证结胸。

2.《医学入门》：痰症发热，或咽喉如拽锯者。

3.《杂病源流犀烛》：痰厥。

【方论】白矾能化痰解毒，银朱是水银或硫黄炼成，专破积聚，故治结胸，胜陷胸、承气、泻心三药。

连翘汤

【来源】《云岐子脉诀》。

【组成】连翘二两 柴胡 当归 生地黄 赤芍药各半两 黄芩一两 大黄三钱

【用法】上锉。每服一两，水煎服。

【主治】主脉浮，客脉洪，浮洪相合，热结于胸中者。

桔梗连翘汤

【来源】《云岐子保命集》卷下。

【组成】桔梗 连翘 黄芩各一两 薄荷甘草 川芎各五分 栀子一个

【用法】上锉细。每服一两，水三盏，煮至一盏，去滓温服。

【主治】伤寒汗下后，热结胸中者。

七圣饼子

【来源】《医方类聚》卷六十二引《经验秘方》。

【组成】黄连七寸（为细末） 巴豆仁七个

【用法】上为末，入蜜少许，和作饼子。放脐中，用艾炷灸之。以利为度。急用水洗去，以防泻脱。

【主治】时气结胸，发黄，药入口即吐。

延年护命丹

【来源】《医方类聚》卷一〇二引《经验秘方》。

【组成】没药（另研） 乳香（另研） 轻粉各二钱 蓬莪术 京三棱（炮）各一两 芫花 鳖甲（醋蘸，炙黄色，去尖，捶碎）一两半 黑牵牛四两（取头末二两） 陈皮半两（与芫花二味，好醋同浸一宿，漉去晒干，更焙） 川大黄（一半生，一半醋浸一宿，软切作块子，先作大块，更作小块，切作片子，微晒干，更焙，勿令焦）

【用法】后七味为细末，入前三味研匀，炼蜜和为块，入臼中杵三千下，每一两分作四丸。细嚼，温水送下。临卧服毕，不用枕头，仰卧至一更后，任便睡卧，来日取下积块或片子，或虫或脓血为效；如病大者，三日后再服一丸；病小者，五十日后再进一服；如遍身走注疼痛，用乳香、没药煎汤化下；鼻血不止，冷水化下；有虫者，麻子油化下；十五岁以下，五十以上，一丸分作二服；十岁以下，六十以上，一丸分作三服；六岁以下，七十以上，一丸分作四服；三岁以下，八十以上，一丸分作五服。然临卧时更宜。

【功用】不损脏腑，通和百脉。

【主治】男子妇人脾胃不和，饮食减少，心腹绞痛，反胃吐食，痰涎喘嗽，五般淋沥，伤寒结胸，大小便不通，泻血，肠风痔瘘；或伤寒后热甚发黄，久患疟疾，滑泻痢米谷不消，酒疸，食劳黄，十种水气遍身黄肿，一切蛊毒，五脏积热，衄血不止；及疰腮喉闭口疮，遍身疥癣，九种心痛，三十六般积，二十四般气，诸药不效，不问年深日近；并妇人所患产后恶血冲心，令人欲死，口燥舌干，四肢困倦，血山崩漏不止，面色萎黄，赤白带下，血经瘀闭不通；并小儿三十六种惊风。

【宜忌】忌生冷硬物，油腻等。三日宜食白粥。

牵牛散

【来源】《永类钤方》卷二十一。

【组成】牵牛（生，为末）

【用法】三岁每服一钱，空心青皮汤下；结胸伤寒，白糖调下；耳聋阴肿，用猪腰子半个，薄批，糁药一大钱，重令遍，仍以少盐擦之，湿纸煨熟，空心腹。风疹遍身，薄荷蜜汤下，大便利立效；阴疝核肿，糊为丸，如小豆大。每服三十丸，茴香汤送下。

【主治】小儿膀胱实热，腹胀，小便赤涩，水气流肿，结胸伤寒，心腹硬痛，疝气攻肾耳聋，风疹，阴疝核肿。

小柴胡去枣加牡蛎汤

【来源】《伤寒图歌活人指掌》卷四。

【组成】小柴胡去枣加牡蛎一两三钱

【主治】水结胸。

增损理中丸

【来源】《伤寒图歌活人指掌》卷五。

【组成】人参 白术各二两 甘草 干姜各一两五钱 黄芩五钱 枳壳十二片

【用法】上为细末，炼蜜为丸，如弹子大。每服一丸，沸汤化服。

【主治】太阴下之，胸痛硬满，诸结胸症。

隔毒丸

【来源】《普济方》卷一四一。

【组成】郁李仁（去皮尖） 黑牵牛（炒） 大戟 甘遂各一分 牛黄（研） 乳香（研）各一钱 麝香（研） 龙脑（研）各半钱

【用法】上为末，同再研匀，用白面糊为丸，如梧桐子大。每服七丸，临卧煎灯心、麦冬汤送下。

【主治】伤寒结胸，心下坚痛。

秘传刮金丹

【来源】《袖珍方》卷三。

【组成】丁香 木香 藿香 当归 人参（去芦） 白茯苓（去皮） 官桂（去皮） 大黄 白术 干姜（炮） 桔梗 苁蓉（酒浸） 柴胡（去芦） 槟榔 黄连（去芦） 防风（去芦） 陈皮 车前子 吴茱萸 皂角（去皮弦，醋炙） 天门冬 川乌（炮） 砂仁 肉豆蔻（炮） 黄耆 防己 鳖甲（醋炙） 羌活 紫菀 川椒（去目） 巴豆（去皮心，炒） 蓬莪术 熟地黄 厚朴（姜制） 川芎 香附子 石菖蒲（酒浸） 小茴香各等分 麝香少许 甘草少许

【用法】上为细末，炼蜜和匀，捣千余下，油纸裹之，用则旋丸，如梧桐子大。每服五丸，伤寒汗后恶寒，以陈皮汤送下，不止，当归汤下；汗后有热，以杏仁汤送下；热多寒少，以艾汤送下，不止，以甘草汤送下；干呕，干吃三丸；不得汗，以姜汤送下，又不汗，以好酒送下；大小便不通，以竹叶汤送下，不止，以灯心汤送下；头痛，以川芎汤送下；腹胀，以陈皮汤送下；战汗不止，以木香汤送下；破伤风，角弓反张，先用生姜汤送下，后以木香汤送下；如疼，以乳香没药汤送下；伤寒结胸，先用生姜汤送下，不止，以酒送下，再不止，以小柴胡加枳实生姜汤送下；盗汗，用陈麸麦汤送下；左瘫右痪，用木香汤送下；骨节疼痛，膏药贴；寒湿脚气，用木香汤送下，膏药贴；肋下刺痛，以姜汤送下，后二日用膏药贴；酒积，以好酒送下；气积，以甘草汤送下，不止，以陈皮汤送下；饮食无味，以桂皮汤送下；面上风疮，以生姜汤送下；胀腮，用好醋墨收，然后用生姜汤送下；反食病，先用生姜汤进二服，后用粥一碗，生姜七两，花椒一合，同煮干，纽生姜汁同服；风癣，以小茴香汤送下；瘤子，以好酒送下；汤烫，用鸡蛋白涂银钗同调膏药摊贴疮上，用药三丸，以薄荷汤送下；眼痛，以黄连汤送下，不止，以薄荷汤送下；癣疥瘙痒，以生姜汤送下，连进三服；跌伤血攻心，以童便送下；火烧伤，与汤烫伤同治；小肠气，以木香汤送下，常服；心疼，以生姜汤送下；口眼歪斜，先用当归汤送下，后用木香汤送下；眼有冷泪，以黄连汤送下，常服；冷气攻心，以热酒送下；酒食所伤，以热酒送下；里急后重，先用姜汤送下，后用诃子汤送下，不止，以甘草汤送下；阴症，用黑豆炒糊淋酒热服；血劳口吐血，先用猪胆后用羊胆，温水调服；黄病，先用川芎汤送下，后用芍药汤送下；癖症，先用姜汤送下，后用膏药贴；便毒，用黑姜、猪胆调膏药贴，姜汤送下三五丸；

疯狗咬，以葵菜汤送下；狗咬，用米泔水洗，以芍药汤送下；呕吐，以乳香汤送下，干嚼三五丸亦可；伤力口吐血，先用猪胆，后用羊胆，温水调服；气喘，以木香汤送下；痨嗽，以杏仁汤送下，不止，以丁香汤送下；痰饮，以生姜汤送下，不止，用膏药贴心头；身腿浮肿，先用生姜汤，后用盐汤送下；痔漏，先用姜汤送下，后用醋煮香附子汤送下，常服，不好，用当归汤送下；年老脐下疼，以人参汤送下，常服；脱肛，以好酒送下，常服；牙疳，以葱白汤送下；摇头风，以川芎汤送下，后用人参汤送下；心风发狂，以辰砂汤送下，后用姜汤送下；邪热，以雄黄汤送下；赤痢，以生姜汤送下，不止，以诃子汤送下；白痢，以甘草汤送下；后以葱白汤送下；脓痢，以米泔水送下，不止，以诃子汤送下；口舌生疮，先用生姜汤送下，后用芍药汤送下，次用膏药贴疼处。

膏药方：木香、苍术（米泔水浸）、蛇床子、甘草、马蔺花、茱萸、大附子一个（盐水浸，炮）、官桂、车前子各一两。为细末，每用药一匙，面一匙，生姜汁调煮成糊，调摊纸上，热贴患处即愈。

【主治】伤寒恶寒发热，头痛，腹胀，伤寒结胸，破伤风，瘫痪，眼歪斜，寒湿脚气，喘嗽，水肿，痔漏脱肛，痢疾。

太乙神丹

【来源】《丹溪心法附余》卷二十四。

【别名】追毒丹、紫金丹（原书同卷）、万病解毒丹（《疮疡经验全书》卷十三）、紫金锭（《片玉心书》卷五）、加减解毒丸（《证治准绳·疡医》卷五）、太乙紫金丹（《外科正宗》卷二）、神仙紫金锭《济阴纲目》卷九十、太乙紫金锭（《医宗金鉴》卷六十六）、玉枢丹（《麻科活人全书》卷四）、千金解毒丸（《霉疮证治秘鉴》卷下）、太乙玉枢丹（《慈禧光绪医方选议》）。

【组成】雄黄一两 文蛤（一名五倍子。捶碎，洗净，焙）三两 山慈姑（去皮，洗净，焙）二两 红芽大戟（去皮，洗净，焙干燥）一两半 千金子（一名续随子。去壳，研，去油取霜）一两 朱砂五钱 麝香三钱

【用法】上除雄黄、朱砂、千金子、麝香另研外，其余三味为细末，却入前四味再研匀，以糯米糊和剂，杵千余下，作饼子四十个如钱大，阴干。生姜薄荷汁入井花水磨服；大人中风、诸痫，用酒磨服；小儿急慢惊风，五疳八痢，一饼作五服，入薄荷一叶，同井花水磨服，牙关紧者涂之即开；痈疽发背，疔肿，一切恶疮，用井花水磨服及涂患处。未溃者，觉痒立消；头痛，用酒入薄荷同研烂，以纸花贴太阳穴上。体实者，一饼作二服；体虚者，一饼作三服。凡服此丹，得通行一二行，其效尤速。如不要行，以米粥补之。若用涂疮，立消。

【功用】

1.《外科正宗》：解诸毒，利关窍。

2.《北京市中药成方选集》：辟秽解毒，消肿止疼。

【主治】

1.《丹溪心法附余》：一切医所不疗之疾；毒药、蛊毒、瘴气、狐狸、鼠莽、恶菌、河豚等毒；吃死牛马肉；毒蛇、犬、恶虫所伤；中恶，瘟疫，伤寒结胸发狂，缠喉，诸风隐疹，赤肿丹瘤。

2.《中国药典》：中暑，脘腹胀痛，恶心呕吐，痢疾泄泻，小儿痰厥；外治疔疮疖肿，痄腮丹毒，喉风。

【宜忌】孕妇不可服。

加味二陈汤

【来源】《伤寒全生集》卷三。

【组成】茯苓 半夏 陈皮 枳实 甘草 桔梗 杏仁 贝母 瓜蒌仁 黄连

【用法】加生姜，水煎服。

【主治】痰实结胸。喘咳，胸胁满痛，作寒热，脉洪滑，心烦口渴者。

【加减】胸腹满，加砂仁，去甘草；痰渴，去半夏，加知母，天花粉；嗽，加五味；喘，加桑皮、苏子；胁满痛，加青皮、白芥子、木香；有热痰结，加柴、芩、竹沥、姜汁少许，去半夏；有寒痰结，加干姜、姜汁，去贝母、黄连；风痰结，加南星、竹沥、姜汁；火痰，加山栀、黄芩、竹沥、姜汁少许，去半夏。

夺命丹

【来源】《伤寒全生集》卷三。

【组成】釜底墨一两 灶突墨一两 梁上倒挂尘一两 牛黄一钱五分 黄芩一两 麻黄一两 小麻奴一两 辰砂二钱 黄连一两五钱 雄黄三钱 真珠一钱 寒水石一两

【用法】上药各为细末,炼蜜为丸,如弹子大。以新汲水一盏,研一丸于水中,令化尽服之。若病人渴欲饮水者,与之多饮为妙。不欲饮水者,亦宜强与之,须臾,当发汗出乃解。若服下一时许不作汗,宜再服一钟,以汗出为止。

【主治】伤寒热结胸中,口噤不能言,阳毒狂言,不得汗,得温热时行病不得汗。

枳实理中汤

【来源】《伤寒全生集》卷三。

【组成】枳实 干姜 人参 白术 甘草 砂仁 桔梗 陈皮 厚朴

【用法】加生姜,水煎服。仍用生姜二三两捣滓,擦胸中。

【主治】寒结胸,心下满闷,按之痛;及胃口着寒,伤生冷者。

【加减】寒甚,加熟附子;生冷饮食,胃口着寒,加草果、丁香;有寒痰,加半夏。

茯苓半夏汤

【来源】《伤寒全生集》卷三。

【组成】茯苓 半夏 枳实 桔梗 厚朴 大腹皮 木通 苍术 陈皮

【主治】水结胸,但头汗出,心下满,揉之汩汩有声者。

柴胡枳桔汤

【来源】《伤寒全生集》卷三。

【组成】柴胡 黄芩 半夏 甘草 枳壳 桔梗 瓜蒌仁

【用法】加生姜,水煎服。

【主治】伤寒小结胸。脉弦数,口苦,心下硬痛,胸中满硬,或胁下满硬而发热,或日晡潮热,或往来寒热,或耳聋目眩,或心烦而呕,痰热烦渴。

【加减】有痰,加陈皮;心下痞满硬,加枳实;渴,加天花粉;烦热,加黄连、山栀。

枳实理中丸

【来源】《医学入门》卷四。

【组成】人参 白术 茯苓各一两 甘草 干姜各七钱半 枳实六钱 黄芩二钱半

【用法】上为蜜丸,如弹子大。每服一丸,沸汤化下。

【主治】太阴病误下,寒实结胸,及伤寒诸吐利后,胸痞欲绝,高起而痛,手不可近。

【加减】如渴,加天花粉;汗利不止,加牡蛎。

破结丹

【来源】《医学入门》卷四。

【组成】辰砂 青礞石 葶苈 肉豆蔻 木香 官桂 牵牛 黑附子 巴豆各五钱 轻粉半分 麝香五分 金箔五片

【用法】上为末,用米醋半盏,入辰砂、附子、牵牛三味,熬成膏,次入余药为丸,如皂角子大,轻粉为衣。每服二丸,蜜汤送下。

【功用】《中国医学大辞典》:消痰破结。

【主治】阴阳伏逆,变为结胸,五六日大便结,攻之不可,达之不及者。

柴陷汤

【来源】《医学入门》卷四。

【别名】柴胡陷胸汤(《寒温条辨》卷四)。

【组成】小柴胡汤合小陷胸汤

【功用】疏表和中。

【主治】结胸痞气初起有表,及水结、痰结、热结。

槟榔汤

【来源】《医学入门》卷四。

【组成】槟榔　枳壳各等分　黄连少许
【用法】水煎，温服。
【主治】结胸痞气未成。

牵白饮

【来源】方出《本草纲目》卷十八引《郑氏家传方》，名见《治疫全书》卷五。
【组成】牵牛（头末）一钱
【用法】白糖化汤调下。
【主治】
1.《本草纲目》引《郑氏家传方》：伤寒结胸，心腹硬痛。
2.《治疫全书》：瘟疫心腹硬痛。

解热化痰汤

【来源】《万病回春》卷二。
【组成】苏子　白芥子　枳实　黄连　桔梗　黄芩　瓜蒌仁　石膏　杏仁　乌梅　黄柏
【用法】上锉一剂。加生姜一片，水煎，温服。
【主治】伤寒结胸，有痰、有热、有气滞，并咳嗽失声。

姜葱熨

【来源】《简明医彀》卷二。
【组成】生姜　葱（连须叶）各八分（另切，捣细，麻布绞汁并置一处）
【用法】二滓纳入铅粉二两，漆匠用者，研匀，起油锅炒极热，布包着实，顺气揉熨胀处，先隔布，次贴肉重熨，如冷，拌入姜葱汁调匀，少许炒，又熨多次，全畅为度。
【主治】伤寒初起，必有食积，先按患人胸腹略觉胀闷作痛，即是病，时饮食停滞，变成结胸杀人，及诸结胸痞满等证。凡男、妇、老、幼食积气滞，痰凝冷痛，悉效。

柴胡陷胸汤

【来源】《重订通俗伤寒论》卷二。
【组成】柴胡一钱　姜半夏三钱　小川连八分　苦

桔梗一钱　黄芩一钱半　栝楼仁（杵）五钱　小枳实一钱半　生姜汁四滴（分冲）
【功用】和解开降达膜。
【主治】少阳结胸，症见少阳证具，胸膈痞满，按之痛，用柴胡枳桔汤未效者。现用于慢性胆囊炎急性发作、急性支气管炎。
【验案】
1. 慢性胆囊炎急性发作　《云南中医杂志》（1982，3：33）：李某某，女，55岁，营业员，1980年10月5日初诊。病人11年前患急性胆囊炎后，常觉右胁胀痛，近年来渐觉怠倦乏力，大便艰涩，二三日方一行。前日突觉右胁胀痛难忍，恶寒发热，口苦，胸闷，恶心，大便秘结，小便黄少，面色黯黄，精神不振，舌苔薄黄，脉沉细。证属肝胆湿热气滞，然因病久体弱，不可过用苦寒攻剂，当辛开苦降，调达气机，予柴胡陷胸汤加郁金10g，木香10g，2剂之后，大便畅行，症情减轻，再进4剂，诸症消失。
2. 急性支气管炎　《云南中医杂志》（1982，3：33）：胡某某，男，40岁，工人，1981年1月27日初诊。病人素体清瘦，面白无华，胃纳不佳。5天前开始恶寒发热，鼻塞流清涕，头痛，咽痒，咳嗽吐少许白稠痰，自服西药后，头痛恶寒鼻塞减轻，但咳嗽频频，痰多黄稠，微觉喘急，汗出畏风，动则发热，口黏苦，脘闷不饥，苔白黄而腻，脉濡滑。证属风寒咳嗽化热，痰热互结，而表邪未净，当透表清热，化痰止咳，用柴胡12g，黄芩10g，黄连5g，姜半夏10g，瓜蒌仁15g，枳实10g，桔梗10g，生姜15g，杏仁10g。连进3剂痊愈。
3. 反流性食管炎　《新疆中医药》（1995，1：23）：以本方加味：柴胡、桔梗、枳实、半夏、黄连、黄芩、瓜蒌、乌贼骨、煅瓦楞、威灵仙为基本方，大便干者去黄芩加大黄，泛恶者加姜竹茹，口干苦者加石斛，两胁胀痛者加金铃子散，治疗反流性食管炎21例，结果：基本治愈12例，好转7例，无效2例，总有效率90.5%。
4. 胆汁反流性胃炎　《山西中医》（1997，3：12）：以本方为基本方：柴胡、黄芩、半夏、枳壳各10g，瓜蒌、太子参各15g，桔梗、黄连、甘草各5g，胀满加佛手、大腹皮；疼痛加延胡、川楝子；吞酸加吴茱萸；便干结加酒大黄；胃黏膜糜烂加地榆；胃溃疡加白及；胆道结石加金钱草；胆道感染加茵陈、蒲公英。每日1剂，水煎服，治疗胆汁反流性胃炎54例。结果：显效40例，好转11例，无效3例，总有效率94.44%；对照组36例用吗丁啉、胃得乐治疗，显效17例，好转12例，无效7例，总有效率80.55%；两组疗效有显著差异，$P<0.05$。

小柴胡加枳桔汤

【来源】《伤寒大白》卷三。

【组成】柴胡　黄芩　广皮　甘草　枳壳　桔梗

【主治】热邪结聚，寒热胸满而呕苦。

柴胡陷胸汤

【来源】《伤寒大白》卷三。

【组成】柴胡　瓜蒌　半夏　黄连　甘草　青皮　枳壳

【功用】开豁气道。

【主治】伤寒，胸满心烦，发热。

葱姜熨

【来源】《绛囊撮要》。

【组成】葱　姜不拘多少

【用法】上捣烂，炒热，布包。熨胸，频换。

【主治】伤寒结胸。

杏姜酒

【来源】《仙拈集》卷二。

【组成】姜汁　杏仁汁

【用法】煎成膏。酒调下。

【主治】一切胸膈结实。

枳实理中丸

【来源】《寒温条辨》卷五。

【组成】枳实（麸炒）　瓜蒌　牡蛎粉　白术（土炒）甘草各一钱　干姜（炒）八钱　人参　黄连　黄芩各三钱

【用法】上为末，炼蜜为丸，如鸡子黄大。以热汤化服一丸。觉腹中热，胸中豁然矣，未热加丸再服。

【主治】伤寒误下虚逆，气不调理，结胸欲绝，心胸高起，手不可近。

当归保命承气汤

【来源】《慈航集》卷上。

【组成】当归一两　大黄五钱　元明粉三钱　生甘草一钱五分　枳实三钱（炒）　厚朴二钱（炒）

【用法】水煎服。

【主治】结胸之证，大便干燥，脉沉弦有力者。

【加减】如手按胸腹，痛而坚硬恙久者，此有死血热结，加桃仁五钱，酒洗红花三钱，必下黑粪而愈。

糟蒲饼

【来源】《卫生鸿宝》卷一。

【组成】陈香糟六两　生姜汁　水菖蒲根各四两　盐二两

【用法】上为末，炒热为饼。贴胸前痛处，以熨斗熨之，内响即去。大便利下恶物即愈。

【主治】结胸，停食，伤寒。

竹沥涤痰汤

【来源】《医醇剩义》卷三。

【组成】川贝二钱　天竺黄六分　羚羊角一钱五分　桑皮二钱　瓜蒌仁四钱　石决明八钱　杏仁三钱　旋覆花一钱（绢包）

【用法】加淡竹沥半杯，生姜汁两滴，同冲服。

【主治】痰气结胸，当分燥湿，痰随火升，壅于中脘。

决壅顺流汤

【来源】《医醇剩义》卷三。

【组成】大黄三钱　木通三钱　瓜蒌实一个　厚朴一钱　青皮一钱　枳实一钱　瞿麦二钱　车前子二钱

【用法】水煎服。

【主治】水结胸，心下至少腹硬痛满，不可近，或潮热，或无大热，但头微汗出，脉沉。

栀子解郁汤

【来源】《医醇剩义》卷三。

【组成】黑山栀二钱　瓜蒌果一个（切）　连翘二钱　薄荷二钱　葛根二钱　苏梗一钱五分　豆豉三钱　郁金二钱

【用法】加淡竹叶二十张，白茅根五钱，煎服。

【主治】结胸。风热内郁，则胸脘烦闷，心神焦躁。

香苏二陈汤

【来源】《医醇剩义》卷三。

【组成】沉香六分　苏子二钱　橘红一钱　半夏一钱五分　茯苓二钱　枳壳一钱　厚朴一钱　杏仁三钱　郁金二钱　苡仁（炒）四钱

【用法】上以生姜汁两小匙，冲服。

【功用】《重订通俗伤寒论》：化痰平喘。

【主治】

1.《医醇剩义》：痰气结胸，湿痰上泛，窒滞中都。

2.《重订通俗伤寒论》：哮症因于湿痰上泛，窒滞中都者。

保真汤

【来源】《医醇剩义》卷三。

【组成】人参三钱　附子二钱　干河车四钱　当归三钱　五味子一钱五分　菟丝子八钱　大枣三枚　生姜三片

【用法】先服攻下之剂承气汤，俟滞气将动，后服本方。

【功用】保纳元气。

【主治】结胸失下，以致胸中大实，元气大亏。

清心化痰膏

【来源】《理瀹骈文》。

【组成】胆南星三两　连翘　郁金　黄连　麦冬　生大黄　枳实　化橘红　苦葶苈　黄芩　朴消各二两　大生地　元参　丹参　苦参　川芎　当归　生白芍　生蒲黄　杏仁　丹皮　苦桔梗　前胡　知母　贝母　瓜蒌　半夏　槟榔　枳壳　大戟　青皮　天麻　黑山栀　甘遂　黄柏　独活　防风　细辛　旋覆花　芫花（醋炒）　木通　泽泻　车前子　生甘草　木鳖仁　蓖麻仁　皂角　山甲　干地龙　瓦楞子　羚羊角　犀角（镑）　僵蚕　全蝎各一两　滑石四两　生姜　竹茹　南薄荷　九节菖蒲各二两　柳枝　竹叶　桑枝　槐枝各八两　凤仙草（全株）　紫苏子　莱菔子各一两　白芥子五钱（上共用油十六斤分熬丹收，再下）　生石膏八两　青礞石（消煅）　金陀僧各四两　青黛　雄黄　明矾各二两　硼砂　朱砂　轻粉各一两　牛黄清心丸一粒　滚痰丸三钱　抱龙丸五钱

【用法】熬成膏药，摊贴胸口。

【主治】郁痰、惊痰、热痰、燥痰、老痰，痰迷心窍，痰结胸，痰痫怪症百出者。

一味莱菔子汤

【来源】《医学衷中参西录》上册。

【组成】莱菔子二两（生者一两，熟者二两）

【用法】共捣碎，煎汤一大茶杯，顿服之。

【主治】伤寒、温病结胸。其证胸膈痰饮，与外感之邪互相凝结，上塞咽喉，下滞胃口，呼吸不利，满闷短气，饮水不能下行，或转吐出；兼治疫证结胸。

【验案】结胸证　许某，年二十余，得温病，三四日觉中脘郁结，饮食至其处不下行，仍上逆吐出。其脉沉滑而实，舌苔白而微黄，表里俱觉发热，然不甚剧。自言素多痰饮，受外感益甚，因知其中脘之郁结，确系外感之邪与痰饮相凝滞也。先投以荡胸汤，两点钟后，仍复吐出。为拟此方，一剂结开，可受饮食，继投以清火理痰之品，两剂痊愈。

荡胸汤

【来源】《医学衷中参西录》上册。

【组成】蒌仁二两（新炒者，捣） 生赭石二两（研细） 苏子六钱（炒，捣） 芒消四钱（冲服）

【用法】上药，以水四钟，煎取清汁二钟，先温服一钟，结开，大便通行，停后服。若其胸中结犹未开，过二点钟，再温服一钟。若胸中之结已开，而大便犹未通下，且不觉转矢气者，仍可温服半钟。

【主治】寒温结胸，其证胸膈痰饮与外感之邪互相凝结，上塞咽喉，下滞胃口，呼吸不利，满闷短气，饮水不能下行，或转吐出。

十六、痉　病

伤寒痉病，是指伤寒以项背强直，角弓反张为主要症状的病情。《金匮要略》："病者，身热足寒，颈项强急，恶寒，时头热，面赤，目赤，独头动摇，卒口噤，背反张者，痉病也。若发其汗者，寒湿相得，其表益虚，即恶寒甚。发其汗已，其脉如蛇。"病发多因营阴不足，筋脉失养所致。治宜滋养营阴，通脉舒筋。

栝楼桂枝汤

【来源】《金匮要略》卷上。

【别名】瓜蒌桂枝汤（《普济方》卷一三二）、桂枝加瓜蒌汤（《中国医学大辞典》）、栝楼根桂枝汤（《医门法律》卷四）、瓜蒌根桂枝汤（《幼幼集成》卷二）。

【组成】栝楼根二两　桂枝三两　芍药三两　甘草二两　生姜三两　大枣十二枚

【用法】以水九升，煮取三升，分温三服，取微汗。汗不出，食顷，啜热粥发之。

【主治】太阳病，其证备，身体强，几几然，脉反沉迟，此为痉。

【方论】

1.《医门法律》：即系湿热二邪交合，不当从风寒之表法起见，故不用葛根之发汗解肌，改用栝楼根味苦入阴，擅生津撤热之长者为君，合之桂枝汤，和荣卫，养筋脉，而治其痉，乃变表法为和法也。

2.《金匮要略论注》：其原由筋素失养而湿复挟风以燥之，故以桂枝汤为风伤卫主治，加栝楼根以清气分之热而大润其太阳经既耗之液，则经气流通，风邪自解，湿气自行，筋不燥而痉愈矣。

3.《金匮玉函经二注》：脉沉迟，汗必不出，不出则亦不恶风，则是病在表之荣血分。荣血，阴也，其体沉，其行迟，所以脉应其象，外息于寸口，内不养于筋经，故痉强之病作焉。所以栝楼根味苦入阴，用以生荣血，益阴分津液，养其筋经者为君；桂枝之辛以散，芍药之酸以收，一阴一阳，在里在表者为臣；甘草、姜、枣，合辛甘之味，行脾之津液和荣卫者为使；立方之旨，其在斯欤。

【验案】小儿抽搐症《陕西中医》（1985，7：304）：以栝楼桂枝汤治疗小儿抽搐症60例，其中男38例，女22例，年龄1～6岁，病程1个月～2年，属于热性病后遗症25例，不明原因者35例。处方：栝楼根15克，桂枝8克，白芍12克，炙草、生姜各6克，大枣5枚；气虚加党参，脾虚加白术，血虚加当归，阴虚加石斛，每日一剂，水煎服，服药忌食生冷油腻。结果：40例15天内治愈，18例1个月内治愈，2例无效，总有效率达96%。

吴茱萸散

【来源】《太平圣惠方》卷九。

【组成】吴茱萸一两（汤浸七遍，焙干，微炒） 当归一两（锉，微炒） 芎藭一两 附子一两（炮裂，去皮脐） 白芷一两 川乌头一两（炮裂，去皮脐） 麻黄一两（去根节） 川椒一两（去目及闭口者，微炒出汗）

【用法】上为散。每服五钱，以水一大盏，入生姜半分，大枣三个，煎至七分，去滓，分二次稍热服，不拘时候频服。以衣覆取汗出愈。

【主治】伤寒二日，皮肤顽痛，项强，四肢烦疼。

天麻散

【来源】《太平圣惠方》卷十。

【组成】天麻 附子（炮裂，去皮脐） 川乌头（炮裂，去皮脐） 干蝎（微炒） 石膏 白附子（炮裂） 天南星（炮裂）各半两 雄黄一分（细研） 麝香一钱（细研）

【用法】上为细末。每服一钱，生姜汤调下，日三四服。

【主治】伤寒中风，筋脉拘急。

麻黄散

【来源】《太平圣惠方》卷十。

【组成】麻黄一两半（去根节） 防风一两（去芦头） 赤茯苓一两 秦艽一两（去苗） 葳蕤一两 葛根一两半 独活一两半 汉防己三分 芎䓖三分 白鲜皮三分 牡丹三分 石膏一两 桑寄生一两 甘草三分（炙微赤，锉） 黄芩一两

【用法】上为散。每服五钱，以水一大盏，煎至七分，去滓，加淡竹沥一合，更煎两三沸，分温二服，每日三四次。

【主治】伤寒阴阳痉病，头痛壮热，百节酸疼，吐逆闷绝，口噤，腰背反张，手足强直，肉热脉数。

牛膝散

【来源】《普济方》卷一四四引《类证活人书》。

【组成】牛膝 麻黄（去根节） 地龙 天南星各二两 恶实根十条

【用法】上先将恶实根去皮，锉细，并诸药入在沙盆内细研，后用法酒一升，再研匀烂，用新布绞取汁，后用炭半秤，烧一地坑子令通赤，后去火扫净，投药汁于坑子内，再以火烧令黑色，取出，于乳钵内研细。每服半钱，温酒调下，一日三次。

【主治】伤寒汗出不彻，湿毒留客，肢体挛急，腰脚不得屈伸。

天麻汤

【来源】《圣济总录》卷二十二。

【组成】天麻 麻黄（去根节，煎，掠去沫，焙） 羌活（去芦头） 附子（炮裂，去皮脐） 桂（去粗皮）各半两 杏仁（去皮尖双仁，炒） 人参 细辛（去苗叶） 白术各一分

【用法】上锉，如麻豆大。每服四钱匕，水一盏，酒半盏，加生姜一枣大（拍碎），同煎至八分，去滓，食前温服。

【主治】中风伤寒，身体反强。

小柴胡加防风汤

【来源】《此事难知》。

【别名】柴胡加防风汤（《医学纲目》卷十一）、柴胡防风汤（《赤水玄珠》卷十四）。

【组成】柴胡二两 人参五分 半夏（制）六分 黄芩三分 生姜 甘草各七两半 防风一两 大枣三个

【用法】上锉。每服一两，水三盏，煮至一盏半，去滓温服。

【主治】少阳风痉，汗下后不解，乍解乍躁，目直视，口噤，往来寒热，脉弦者。

桂枝加芍药防风防己汤

【来源】《此事难知》。

【组成】桂枝一两半 防风 防己各一两 芍药三两 生姜一两半 大枣六枚

【用法】上锉细。每服一两，以水三盏，煎至一盏半，去滓温服。

【主治】痉病，发热、脉沉细而腹痛者。

温经益元汤

【来源】《伤寒六书》卷四。

【组成】熟地黄 人参 白术 黄耆 芍药 甘草 当归 生地 茯苓 陈皮 肉桂 大附子

【用法】上以水二钟，加生姜三片，大枣一枚，糯米一撮，捶法煎之温服。

【主治】伤寒汗后大虚，头眩振振欲擗地，肉瞤筋惕；及因发汗太过，卫虚亡阳，汗出不止；或下后痢不止，身疼痛者。

【加减】如饱闷，加枳壳，去地黄；瘦人去芍药；

有热，去附子、肉桂；利不止，加炒白术、升麻、陈壁土，去当归、地黄；呕者，加姜汁制半夏；渴者，加天花粉；汗后恶风寒，属表虚，去附子、肉桂、生地，加桂枝、胶饴。

牛蒡散

【来源】《伤寒全生集》卷四。
【组成】牛蒡子　麻黄　南星　牛膝
【用法】上锉碎，于石器内入好酒同研细，另用火烧地坑赤色，以药放在坑内，再用炭火烧令黑色，取出为末。每服一钱，好酒送下；水、姜煎服亦可。
【主治】伤寒大汗已出，因而露风，则汗不流通，风邪乘虚袭于经络，故手足挛搐，不能屈伸而筋脉拘急。

加味人参养荣汤

【来源】《伤寒全生集》卷四。
【组成】人参　白术　茯苓　甘草　川芎　芍药　五味子　当归　生地　麦冬　肉桂　黄耆
　　　　《证治准绳·伤寒》本方用人参二钱半，茯苓、炙甘草、川芎各一钱，白术、麦门冬、当归身各一钱半，五味子十五粒，肉桂一钱（有热者减半），生地黄一钱半（有热者用此，无汗用熟地黄），黄耆二钱半（有自汗者用二钱），生姜三片，枣子二枚（擘）。
【用法】加生姜，水煎服。
【主治】汗下过多，血气两虚，肉瞤筋惕者。
【加减】阴虚火动，加黄柏、知母；若阳虚内寒、脉微足冷者，加干姜、熟附子。

当归防风散

【来源】《伤寒全生集》卷四。
【组成】当归　防风　川芎　生地　白芷　羌活　人参
【用法】加生姜，水煎服。
【主治】伤寒汗多亡血发痉。
【加减】恶寒自汗，加桂枝、白术。

如圣饮

【来源】《鲁府禁方》卷一。
【组成】羌活　防风　柴胡　枳壳　甘草　川芎　人参　白术　白芷　芍药
【用法】加生姜一片，水煎，临服入姜汁、竹沥各二匙，温服。
【主治】伤寒重感寒湿，则成刚柔二痉，头面赤，项强直，手足搐，口噤背张。
【加减】有汗，去枳壳，加桂枝；无汗，去白术，加麻黄；口噤咬牙，加大黄；手足挛搐，加当归。

二苓槐膏汤

【来源】《辨证录》卷七。
【组成】石膏　猪苓　槐米各三钱　茯苓五钱　防己五分　黄芩一钱
【用法】水煎服。
【主治】阳明痉症。感湿热之气，复感风邪，手足牵引，肉瞤胸胀，低头视下，肘膝相构。

桂苓薏羌汤

【来源】《辨证录》卷七。
【组成】茯苓一两　羌活二钱　薏仁一两　桂枝三分
【用法】水煎服。
【主治】太阳痉病。感湿热之气，忽又伤风，口噤不能言，项背几几，脚手挛急，角弓反张。

凉膈加羚羊汤

【来源】《重订通俗伤寒论》。
【组成】薄荷　连翘　生锦纹　焦山栀　青子芩　生甘草　羚羊角　玄明粉　淡竹叶　白蜜
【主治】积热发痉，便闭。

二陈导痰汤

【来源】《伤寒大白》卷一。
【组成】二陈汤　导痰汤
【用法】水煎服。

【功用】涤痰化滞。

【主治】项强而兼胸满口噤，介齿不语，脉滑有力者。

二陈羌芩汤

【来源】《伤寒大白》卷一。

【组成】二陈汤加羌活 黄芩

【主治】内有痰饮热结，外冒风热，以致项背强直，不能回顾，右脉数大者。

苍防汤

【来源】《伤寒大白》卷一。

【组成】苍术 防风 白芷 川芎

【功用】燥湿散风。

【主治】项强，风湿居多。

【加减】兼热者，加石膏、黄芩；兼太阳表症，加羌活；少阳寒热，加柴胡。

羌活愈风汤

【来源】《怡堂散记》。

【组成】羌活 防风 柴胡 天麻 钩藤 僵蚕 全蝎 橘红 半夏 荆芥 木通

【用法】水煎服。

【主治】风挟寒邪中于经络，项背强直，腰身反张。

十七、刚 痉

伤寒刚痉，是指以项背强急，四肢抽搐，甚至口噤，角弓反张为主症状的病情。《金匮要略》："太阳病，发热无汗，反恶寒者，名曰刚痉"。"太阳病，无汗，而小便反少，气上冲胸，口噤不得语，欲作刚痉，葛根汤主之"。《圣济总录》："论曰太阳病发汗过多，因致痉，其状令人摇头发热，颈项强急，腰身反张，或口噤，但谓之刚痉者，特以其无汗而反恶寒故也"。治宜祛风散寒，滋阴养血，舒筋通络。

葛根汤

【来源】《伤寒论》。

【别名】葛根麻黄汤（《三因极一病证方论》卷七）、麻黄葛根汤（《杏苑生春》卷七）、干葛解肌汤（《症因脉治》卷二）、麻黄加葛根汤（《伤寒大白》卷一）。

【组成】葛根四两 麻黄三两（去节） 桂枝二两（去皮） 生姜三两（切） 甘草二两（炙） 芍药二两 大枣十二枚（擘）

【用法】上以水一斗，先煮麻黄、葛根减二升，去白沫，纳诸药，煮取三升，去滓，温服一升。覆衣被，取微似汗，余如桂枝法将息。

【功用】《伤寒附翼》：开表逐邪，调和表里。

【主治】

1.《伤寒论》：太阳病，项背强几几，无汗恶风者；太阳与阳明合病者，必自下利。

2.《金匮要略》：太阳病，无汗而小便反少，气上冲胸，口噤不得语，欲作刚痉。

3.《明医指掌》：妇人妊娠二三月以来，忽然卒倒僵仆。

4.《症因脉治》：阳明郁热，无汗而衄血者。

【宜忌】禁生冷、黏滑、肉、面、五辛、酒酪、臭恶等物。

【方论】

1.《金匮方论衍义》：盖太阳欲入传阳明，然阳明不受邪，故气逆上冲胸；而阳明筋脉内结胃口，外行胸中，过人迎，环唇口，以其经多气多血。胸中，肺部也；上焦主分布津液，行水道，今太阳与阳明热并胸中，故水道不行，则小便少；津液不布，则无汗。人迎在结喉两旁，近会厌发声机关之处，由阳明所过筋脉，遇所并之热，遂挛急牵引，以口噤不得语，欲作刚痉。胸中近表，论其在上，则属太阳；论其居前，则属阳明，宜乎是方治其两经之病也。何以言之？盖葛根本阳明经药，能生津出汗，行小便，解肌。易老云：太阳初病，未入阳明，不可便服葛根，是引贼破家也。又云：用此方断太阳之路，即是开发阳明经气以却太阳传入之邪也。故仲景治太阳、阳明合病，桂枝汤加麻黄、葛根也。

2.《伤寒论条辨》：麻黄散太阳之表，葛根解阳明之肌，桂枝主营卫之和，姜、枣健脾之弱，甘草者，和中之国老，芍药者，缓中而佐使。夫如是而经中之邪散，则胃中之正回，不分清者自分清，不显治者而治在其中矣。

3.《伤寒来苏集》：此开表逐邪之轻剂也。其证身不疼，腰不痛，骨节不痛，是骨不受寒矣；头项强痛，下连于背，牵引不宁，是筋伤于风矣；不喘，不烦躁，不干呕，是无内症；无汗而恶风，病只在表，若表病而兼下利，是表实里虚矣，比麻黄、青龙之剂较轻。故以桂枝汤为主，而加麻、葛以攻其表实也。葛根味甘气凉，能起阴气而生津液，滋筋脉而舒其牵引，故以为君；麻黄、生姜，能开玄府腠理之闭塞，祛风而出汗，故以为臣；寒热俱轻，故少佐桂、芍，同甘、枣以和里，此与麻、桂二方之间，衡其轻重，而为调和表里之剂也。要知葛根秉性轻清，赋体厚重，轻可去实，重可镇动，厚可固里，一物而三美备，然惟表实里虚者宜之。胃家实者，非所宜也。故仲景于阳明经中不用葛根，东垣用药分经不列于太阳而列于阳明，易老云未入阳明者不可服，皆未知此义。喻氏谓仲景不用于阳明，恐亡津液，与《本草》生津之说左；又谓能开肌肉，又与仲景治汗出恶风桂枝汤中加葛根者左矣。盖桂枝、葛根俱是解肌和里之剂，故有汗无汗、下利不下利皆可用，与麻黄专于治表者不同。麻黄、葛根俱有沫，沫者浊气也，故仲景皆以水煮去其沫，而后入诸药，此取其清扬发腠理之义。

4.《伤寒附翼》：葛根味甘气凉，能起阴气而生津液，滋筋脉而舒其牵引，故以为君；麻黄、生姜能开玄府腠理之闭塞，祛风而出汗，故以为臣；寒热俱轻，故少佐桂、芍，同甘、枣以和里。此于麻、桂二方之间，衡其轻重而为调和表里之剂也。

5.《张氏医通》：此即麻黄、桂枝二汤合用，于中但去杏仁、增葛根，为阳明经证之专药，以其能辅麻黄大开肌肉也；去杏仁者，既开肌肉于外，不当复泄肺气于内也。

6.《绛雪园古方选注》：葛根汤，即桂枝汤加麻黄、倍葛根，以去营实，小变麻、桂之法也。独是葛根、麻黄治营卫实，芍药、桂枝治营卫虚，方中虚实互复者，其微妙在法。先煮麻黄、葛根减二升，后内诸药，则是发营卫之汗为先，而固表收阴袭于后，不使热邪传入阳明也。故仲景治太阳病未入阳明者，用以驱邪，断入阳明之路，若阳明正病中，未尝有葛根之方。东垣、易老谓葛根是阳明经主药，误矣。

7.《医宗金鉴》：是方也，即桂枝汤加麻黄、葛根。麻黄佐桂枝，发太阳营卫之汗；葛根君桂枝，解阳明肌表之邪。不曰桂枝汤加麻黄、葛根，而以葛根命名者，其意重在阳明，以呕利属阳明多也。二阳表急，非温服覆而取汗，其表未易解也。或呕或利，里已失和，虽啜粥而胃亦不能输精于皮毛，故不须啜粥也。此证比麻黄、青龙二证较轻，然项强连背拘强更甚于项强无汗，不失为表，但脉浮不紧，故不从乎麻黄，而于桂枝方加麻黄倍葛根以去实，小变麻、桂之法也。盖葛根为阳明主药，凡太阳有阳明者，则佐入太阳药中；凡少阳有阳明者，则佐入少阳药中，无不可也。

8.《伤寒论本旨》：先煎麻、葛者，杀其轻浮升散之性，使与诸药融和，以入肌肉营卫而疏通之，则邪自可外解矣。岂有一方而发汗固表互用，以自相悖之理？

9.《医方论》：太阳证无汗宜用麻黄汤矣，乃变其法，于桂枝汤中加葛根、麻黄二味，此中奥义全在恶风二字。但恶风而不恶寒，则不在寒伤营之例，乃太阳表证未解，将入阳明之象。故用麻黄以发汗，桂枝以祛风，参用葛根，以阻其入阳明之路。若抛荒本经之病，而预用引经之药，便为开门揖盗，仲景断不为也。

10.《金匮要略方论本义》：葛根，阳明发汗之药也，何以用之于刚痉？盖痉病多在太阳、阳明之交也，颈项强急，所以连身体皆强也。且风湿之邪中于太阳，不过在卫，故以桂枝之力可胜驱驰之任。如再兼寒邪，则凝滞又在营分矣。营卫合病而湿入隧道，非葛根发肌肉中之邪者，不足为君主之品矣。且非兼用麻黄,亦不足治兼感之寒邪矣。而太阳、阳明并感并治,又为法中用法也。其用桂去皮,又不同于柔痉之用桂枝,意在温中助阳以除内湿,因有小便反少,气上冲胸二症故耳。若无此二症,则亦桂枝是用,又何必用桂枝去皮乎?去皮者,治表者半,而治里者半也。芍药等四物,其意不出前条所论。服法亦悉以桂枝汤为程式,意在微汗而无取于发汗过多也,何非前条申戒之旨乎?此乃仲景为太阳中风湿兼寒之刚痉立治法也。

11.《金镜内台方议》:葛根性平,能祛风,行于阳明之经,用之为君;麻黄为臣,辅之发汗解表;桂枝、芍药为佐,通行于荣卫之间;甘草大枣之甘,生姜之辛,以通脾胃之津为使;此方乃治其表实,而兼治其合病并病者也。

【实验】

1. 对动物脑循环的作用实验 《中药药理与临床》(1987,4:14):用成年健康杂种狗12只,体重12~21kg,进行脑循环的作用实验。结果揭示,葛根汤对于麻醉狗、猫能显著扩张脑血管,增加脑血流量,降低脑血管阻力作用,这与临床上葛根汤主治"太阳中风,项背强"相符。

2. 对血栓形成及体外血小板聚集的影响 《陕西中医》(1988,9:423):实验表明:葛根汤对ADP诱导的家兔血小板聚集有抑制作用,而且有明显的量效关系。对实验性大白鼠血栓形成也有显著的抑制作用。

3. 对脑血管的作用 《中药药理与临床》(1987,4:14):实验研究表明,葛根汤对麻醉狗、猫具有显著的扩张脑血管、增加脑血流量、降低脑血管阻力的作用。此外能对抗ADP诱导的家兔血小板聚集。

4. 抑制关节肿胀作用 《中国实验方剂学杂志》(2001,4:29):研究表明:葛根汤对佐剂关节炎大鼠的原发性和继发性关节肿胀均有抑制作用,其作用可能与下调足关节组织炎性因子白介素-1β、肿瘤坏死因子-α和前列腺素E_2的含量有关。

5. 抗炎、止痛有效部位 《上海中医药杂志》(2004,3:45):运用不同方法对葛根汤水煎液进行萃取,并将所得组分两两组合,用于筛选抗炎(二甲苯致小鼠耳肿胀)和止痛(热板

法)有效部位。发现未经萃取水煎剂的抗炎作用略优于其他组,乙醚、正丁醇部位和水层混合液的作用略强于单一部位,认为乙醚和正丁醇部位为该方抗炎、镇痛的有效组分。

6. 延缓椎间盘退变作用 《中国骨伤》(2004,17(4):198):在风寒湿型颈椎病模型家兔中,葛根汤下调颈椎间盘组织中Fas表达,上调B细胞淋巴瘤/白血病-2(Bcl-2)表达,发挥延缓椎间盘退变的作用。

7. 减轻流感肺炎作用 《日本医学介绍》(2003,5:237):对发热反应最敏感的DBA/2小鼠感染流感病毒后,对照组小鼠全部死亡,而葛根汤灌胃给药组小鼠则存活或生存时间延长。感染病毒小鼠的死因均系肺炎,肺组织病理检查发现,葛根汤组小鼠肺炎轻微、肺部炎症面积明显减小,而对照组小鼠肺炎严重。即葛根汤具有减轻流感肺炎的功效。

【验案】

1. 牙痛 《四川医学》(1982,6:337):用葛根汤(葛根18~24g,桂枝10g,麻黄6~10g,白芍10~15g,蜂房10g)加减,大便干燥加大黄;疼痛甚,加细辛、白芷;胃热甚加川连、石膏;齿龋加乌梅、生地、荜茇、蜀椒;肾虚合玉女煎,治疗牙痛40例;其中急性牙髓炎3例,慢性牙髓炎6例,龋齿17例,冠周炎3例,牙槽脓肿9例,长智齿2例;按中医分型,肾虚牙痛9例,胃热牙痛20例,风寒牙痛11例。结果:痊愈36例,好转2例,无效2例。

2. 周围性面瘫 《陕西中医学院学报》(1984,1:33):采用葛根汤原方及其剂量,治疗周围性面神经麻痹16例。除1例因病程达14年之久而无效外,余皆痊愈,效果颇好。

3. 荨麻疹 《中医杂志》(1984,9:57):用葛根汤(葛根12g,麻黄6~9g,生姜6~9g,桂枝6g,甘草6g,白芍6g,大枣4~6枚。并适当随证加减),治疗荨麻疹51例,其中急性者46例,慢性者5例;发病后经西药治疗1周以上不愈者35例。结果,46例急性病人,经用药1~7天后全部治愈;5例慢性病人用药5~10天后全部治愈;总有效率为100%。随访半年无复发。

4. 颞颌关节症 《国外医学·中医中药分册》(1989,1:52):应用葛根汤提取剂颗粒

7.5g，每日分3次，饭前30分钟口服，不并用其他治疗，疗程2周，治疗颞颌关节症30例，结果：显效6例（21.4%），有效7例（25%），微效9例（32.2%），不变6例（21.4%），不能判定2例（因病人要求并用镇静剂），有效率为46.4%，包括微效在内为78.6%。副作用5例，见有恶心、呕吐、疲劳、便秘等，但症状轻，呈一时性。

5. 软组织损伤　《国医论坛》（1990，5：13）：应用本方加减：葛根50g，麻黄10g，桂枝、白芍各15g，生姜、甘草各10g，大枣6g，1天1剂，水煎分3次温服；治疗软组织损伤32例。结果：痊愈（疼痛、肿胀消失、功能恢复正常）19例，显效（疼痛、肿胀基本消失、功能部分受限）12例，无效（疼痛、肿胀及功能活动均无改善）1例，总有效率为96.88%。

6. 颈椎病　《中医函授通讯》（1993，3：42）：应用本方加减：葛根20～40g，麻黄6g，桂枝20g，白芍30g，炙甘草10g，生姜12g，大枣7枚；治疗颈椎病50例，临床分型属神经根型21例，椎动脉型26例，脊髓型1例，交感神经型2例。结果：治愈（自觉症状及体征完全消失，随访1年未见复发者）16例；显效（主要症状及体征基本消失，或症状、体征完全消失，但于1年内复发）25例；有效（症状及体征部分减轻，能从事轻工作者）6例；无效（症状及体征未见改善者）3例；总有效率为94%。

7. 缺血性脑梗死　《浙江中医志》（1993，9：390）：应用本方加减：葛根20～40g，麻黄3～6g，桂枝5～10g，白芍、当归各10～20g，甘草6g，生姜3片，大枣5枚，丹参20～30g，红花6～9g，川芎10～15g；上肢活动不便为主者加桑枝、鸡血藤；下肢活动不便为主者加川断、桑寄生、牛膝；口眼歪斜、言语不利明显者加全蝎、白附子、僵蚕；痰浊较重者，加陈皮、半夏、天麻；血压较高者加磁石、夏枯草。治疗缺血性脑梗死58例，结果：意识清楚，血压平稳，肢体及言语功能恢复较好，能自理生活，可遗有轻度神经损害体征为治愈共43例；意识清，肢体及言语功能有不同程序的改善为好转，共14例；治疗后症状体征无改善，或病人自动放弃治疗为无效，共1例；总有效率为98.25%。

8. 紧张性头痛　《日本东洋医学杂志》（1994，5：213）：对紧张性头痛病人应用本方提取剂（7.5g/d，每日3次）治疗，观察病人自觉症状和体征的改善情况。结果：紧张性头痛显著改善、改善、稍改善者合计强于80%，而且肌紧张程度越强效果越显著，但自觉症状的改善与体征的改善并不完全一致，表明本方对紧张性头痛及其伴随症状有一定的临床效果。

9. 局限性硬皮病　《浙江中医药杂志》（1997，4：175）：顾氏用本方水煎口服，第3煎熏洗患处，治疗局限性硬皮病7例。结果：7例经用药4个疗程后，5例基本痊愈，有效2例。

10. 感冒　《临床荟萃》（2005，6：313）：实验以240例西医诊断为上呼吸道感染，中医诊断为外感风寒型感冒病人为对象，进行多中心、随机、双盲、阳性药平行对照研究，显示葛根汤合剂能安全有效地治疗感冒。

牛黄散

【来源】《太平圣惠方》卷十。

【组成】牛黄一分（细研）　麝香一分（细研）　朱砂一分（细研）　人参一分（去芦头）　赤茯苓一分　防风一分（去芦头）　芎䓖一分　甘草一分（炙微赤，锉）　桂心一分　犀角屑一分　地骨皮一分　天麻一分　麦门冬二分（去心，焙）

【用法】上为细散，入牛黄、朱砂、麝香，都研令匀。每服二钱，以竹沥调下，不拘时候。

【主治】伤寒阳痉，发热恶寒，头项强直，四肢拘急，心神烦躁。

石膏散

【来源】《太平圣惠方》卷十。

【组成】石膏二两　龙齿一两　犀角屑半两　前胡半两（去芦头）　秦艽一两（去苗）

【用法】上为散。每服五钱，以水一大盏，加豉五十粒，葱白七寸，煎至五分，去滓，再加牛黄末一字，搅令匀，不拘时候温服。

【主治】伤寒阳痉，通身热，仰目头痛。

龙齿散

【来源】《太平圣惠方》卷十。

【组成】龙齿三分 前胡二分（去芦头） 犀角屑半两 木通半两（锉） 子芩半两 甘草一分（炙微赤，锉）

【用法】上为散。每服五钱，以水一大盏，煎至五分，去滓，加牛黄末一字，搅令匀，不拘时候温服。

【主治】伤寒阳痉，通身大热。

龙齿散

【来源】《太平圣惠方》卷十。

【组成】龙齿一两 前胡一两（去芦头）犀角屑半两 牛黄半分（别研） 麦门冬二两（去心，焙）

【用法】上为细散，入牛黄同研令匀。每服二钱，以竹沥调下，不拘时候温服。

【主治】伤寒阳痉。通体大热，心神烦悸。

白鲜皮散

【来源】《太平圣惠方》卷十。

【组成】白鲜皮一两 百合一两 石膏一两半 羚羊角屑一分 木通一两（锉） 防风一两（去芦头） 川升麻一两 龙齿一两半

【用法】上为粗散。每服三钱，以水一中盏，加葱白七寸，豉五十粒，煎至六分，去滓温服，不拘时候。

【主治】伤寒阳痉，壮热不渴，筋脉不能舒展，牙关疼急，不欲见食。

防风散

【来源】《太平圣惠方》卷十。

【组成】防风一两（去芦头） 木通一两（锉） 麦门冬一两（去心） 川升麻一两 甘草三分（炙微赤，锉） 虎杖一两（锉） 石膏二两 葛根一两（锉）

【用法】上为散。每服五钱，以水一大盏，煎至五分，去滓温服，不拘时候。

【主治】伤寒阳痉，壮热不歇，筋脉拘急，牙关

急痛。

麦门冬散

【来源】《太平圣惠方》卷十。

【组成】麦门冬三分（去心） 麻黄三分（去根节） 赤茯苓三分 知母三分 犀角屑三分 地骨皮三分 黄芩三分 赤芍药三分 白鲜皮三分 甘草三分（炙微赤，锉） 杏仁三分（汤浸，去皮尖双仁，麸炒微黄）

【用法】上为散。每服五钱，以水一大盏，煎至五分，去滓温服，不拘时候。

【主治】伤寒阳痉，身体壮热，项背强直，心膈烦躁，发热恶寒，头面赤色，四肢疼痛。

桂心散

【来源】《太平圣惠方》卷十。

【组成】桂心 柴胡（去苗） 赤茯苓 五味子 麦门冬（去心） 槟榔 甘草 细辛各三分

【用法】上为散。每服五钱，以水一大盏，加生姜半分，煎至五分，去滓温服，不拘时候。

【主治】伤寒阳痉，经二三日不愈，毒气攻五脏，心神烦躁，四肢疼痛。

羚羊角散

【来源】《太平圣惠方》卷十。

【组成】羚羊角屑一分 犀角屑一分 防风一分（去芦头） 茯神一分 柴胡一分（去苗） 麦门冬一分（去心） 人参一分（去芦头） 葛根一分（锉） 甘草一分（炙微赤，锉） 枳壳一分（麸炒微黄，去瓤） 石膏半两 龙齿半两

【用法】上为散。每服三钱，以水一中盏，煎至五分，去滓温服，不拘时候。

【主治】伤寒阳痉，身热无汗，恶寒，头项强直，四肢疼痛，烦躁心悸，睡卧不得。

加减葛根麻黄汤

【来源】《伤寒总病论》卷三。

【组成】葛根 麻黄 生姜各一两 防风 芍

药　白术　人参　芎䓖　黄芩　防己　桂枝　甘草各半两　附子一枚

【用法】 上锉。用水六升，先煮麻黄、葛根数沸，去上沫，纳诸药，煮取二升，去滓，饮服一盏，食顷再服，日四五次，夜二三次。

【主治】 刚柔痉。

【加减】 柔痉自汗者，去麻黄，加葛根成一两半。

麻黄葛根汤

【来源】《类证活人书》卷十七。

【别名】 麻黄汤（《云岐子脉诀》）。

【组成】 麻黄（用沸汤泡十二次，焙干称）　芍药各三两　干葛四分　葱白七茎　豉一合

【用法】 上锉，如麻豆大。每服四钱，以水一盏半，煎至一中盏，去滓温服。服后以厚衣盖覆，如人行四五里再服。良久如未得汗出，更煮葱粥少许，热投之，取汗。

【主治】

1.《类证活人书》：伤寒一日至二日，头项及腰背拘急疼痛，浑身烦热恶寒。

2.《普济方》：刚痉无汗。

石膏汤

【来源】《圣济总录》卷二十八。

【组成】 石膏（碎）　前胡（去芦头）各一两　犀角（镑）　防风（去叉）　芍药各半两　龙齿（研）三分　牛黄（研）一钱

【用法】 上为粗末。每服五钱匕，水一盏半，加豉一百粒，葱白五寸，煎至八分，去滓，不拘时候温服。

【主治】 伤寒刚痉，身热仰目，头痛项强。

龙齿汤

【来源】《圣济总录》卷二十八。

【组成】 龙齿（捣）　前胡（去芦头）各半两　犀角（镑）　木通（锉）　黄芩（去黑心）各一分　牛黄（研）半钱

【用法】 上药除牛黄外，各锉细，分作二服。每服用水一盏半，煎至八分，去滓，入牛黄一字搅匀，

不拘时候温服。

【主治】 伤寒刚痉，身热不渴，烦闷头疼。

龙齿犀角汤

【来源】《圣济总录》卷二十八。

【组成】 龙齿　犀角（镑）　前胡（去芦头）各一两　牛黄一钱半

【用法】 将三味为粗末。每服五钱匕，水一盏半，煎至八分，去滓，加牛黄少许，不拘时候温服。

【主治】 伤寒刚痉，通身壮热。

羌活汤

【来源】《圣济总录》卷二十八。

【组成】 羌活（去芦头）　王不留行　桂（去粗皮）　黄松节（炒）各一两　当归（切，焙）　茯神（去木）各三分　防风（去叉）　荆芥穗各半两　麻黄（去根节）　石膏各一两半

【用法】 上为粗末。每服五钱匕，水一盏半，煎至八分，去滓温服，不拘时候。良久以葱豉粥投之出汗；未汗再服，以愈为度。

【主治】 伤寒刚痉，闭目合面，肢节急强，身热头疼。

羚羊角汤

【来源】《圣济总录》卷二十八。

【组成】 羚羊角（镑）　百合　芎䓖　木通（锉）　葛根（锉）　升麻　黄芩（去黑心）各半两　石膏（碎）一两　龙齿　防风（去叉）各三分

【用法】 上为粗末。每服五钱匕，以水一盏半，煎至一盏，去滓温服，每日二次，不拘时候。

【主治】 伤寒刚痉，浑身壮热，头疼口噤，筋脉拘急，心神躁闷。

羚羊角升麻汤

【来源】《圣济总录》卷二十八。

【组成】 羚羊角（镑）　升麻　白鲜皮　龙齿各半两　木通（锉）　百合　防风（去叉）各一分　石

膏一两

【用法】上为粗末。每服五钱匕，以水一盏半，豉一百粒，葱白五寸，煎至一盏，去滓温服，不拘时候。

【主治】伤寒刚痉，仰目壮热，筋脉不舒，牙关紧急，不欲见食。

犀角大黄散

【来源】《圣济总录》卷二十八。

【组成】犀角（镑）　大黄（锉，炒）各一两　芎䓖半两　石膏二两　牛黄（研）半分

【用法】上为散。入牛黄同研令匀。每服一钱匕，煎淡竹叶调下，不拘时候。

【主治】伤寒刚痉。壮热头痛，筋脉不能舒展。

小承气汤

【来源】《三因极一病证方论》卷七。

【组成】大黄四两（蒸）　厚朴八两（姜制）　枳壳二两（麸炒，去瓤）

【用法】上锉散。每服四大钱，水一盏半，煎七分，去滓，入芒消二钱匕，煎溶服。得利，止后服。

【主治】刚痉，胸满，口噤，卧不着席，脚挛急，齘齿。

麻黄加独活防风汤

【来源】《此事难知》。

【别名】麻黄加独防汤（《伤寒全生集》卷四）。

【组成】麻黄（去节）　桂枝各一两　甘草半两　杏仁二十五个（去皮尖）　独活　防风各一两

【用法】上锉细。每服一两，以水三盏，煮至一盏半，去滓温服。

【主治】刚痉。发热无汗，恶寒。

麻黄葛根汤

【来源】《伤寒图歌活人指掌》卷四。

【别名】麻黄干葛汤（《古今医统大全》卷十四）。

【组成】麻黄　赤芍药各三钱　干葛一钱半　豆豉

半合

【用法】以水二盏，加葱白一茎，煎至八分，去滓温服。

【主治】

1.《伤寒图歌活人指掌》：太阳发热无汗，恶寒而喘。

2.《医学正传》：刚痉，无汗恶寒。

3.《医林绳墨大全》：脾土郁结，心腹卒痛。

承气汤

【来源】《普济方》卷九十六。

【组成】厚朴四两（去皮）　姜二两（同捣烂，焙干）　大黄二两　枳实半两（麸炒去瓤）　芒消一两半

【用法】上除芒消外，并为粗末。每服十钱，水二盏，煎一盏半，去滓，入芒消半钱匕，搅匀，再煎三二沸，微热服。

【主治】刚痉，大便不通十数日。

犀角散

【来源】《医方类聚》卷五十四引《伤寒括要》。

【组成】犀角半两　龙齿二分　前胡二分　木通半两　甘草半两（炙）

【用法】上为散。每服五钱，水一盏，煎至六分，去滓，入牛黄末一字，搅令匀服之，不拘时候。

【主治】阳痉，通身热者。

当归散

【来源】《医学集成》卷三。

【组成】当归　白芍　人参　玉竹　羌活　防风　炙草

【主治】风寒偏盛，发为刚痉，头摇口噤，脊背反张，项强拘急，转侧艰难，身热足寒，目面赤色，无汗者。

葛根汤

【来源】《保婴撮要》卷四。

【组成】葛根四两　麻黄三钱　桂一两

【用法】每服二钱，水煎。

【主治】太阳病，项强几几，恶风无汗，及恶寒刚痉。

葛根汤

【来源】《丹台玉案》卷二。

【组成】葛根四钱　麻黄三钱　桂枝　甘草　羌活各二钱

【用法】上加生姜三片，大枣二枚，水煎服。

【主治】刚痉。

麻黄如圣饮

【来源】《嵩崖尊生全书》卷九。

【组成】苍术　麻黄　干葛　川芎　防风　白芷　柴胡　白芍　人参　当归　甘草　半夏　黄芩　乌药

【主治】刚痉。

【加减】如口噤咬牙，便实，加大黄。

赤芍连翘散

【来源】《医醇賸义》卷一。

【组成】赤芍一钱五分　连翘二钱　葛根二钱　花粉三钱　豆豉三钱　防风一钱　薄荷一钱　独活一钱　甘草四分　经霜桑叶二十张

【主治】刚痉。风热盛，热伤营血，筋脉暴缩，风入经络，肢节拘挛，头痛项强，手足搐搦，甚则角弓反张，发热无汗。

十八、柔　痉

伤寒柔痉，是指以发热汗出，颈项强直，脚弓反张等为主要表现的病情。《金匮要略》："太阳病，发热汗出，而不恶寒，名曰柔痉"。本病成因为津液不足或输布受阻，以致筋脉失养而发痉。治以调和营卫，生津舒筋。

桂术散

【来源】《元和纪用经》。

【组成】桂枝一两　甘草半两　大附子（炮，去皮脐）一两　白术二两　芎藭　防风各一两半

【用法】上锉。每服四匕，以水二升，加生姜、大枣煎一升，去滓温服。

【主治】伤寒、中风、中湿，自利，汗不止，手足逆冷，及阴痉、筋脉拘急。

白术散

【来源】《太平圣惠方》卷十。

【别名】桂心白术汤（《类证活人书》卷十七）。

【组成】白术　桂心　附子（炮裂，去皮脐）　防风（去芦头）　芎藭　甘草（炙微赤，锉）各三分

【用法】上为散。每服四钱，以水一中盏，加生姜半分，大枣三个，煎至五分，去滓热服，不拘时候。

【主治】伤寒阴痉，手足厥冷，筋脉拘急，汗出不止。

白术散

【来源】《太平圣惠方》卷十。

【别名】八物白术散（《类证活人书》卷十七）、八物白术汤（《永类钤方》卷八）。

【组成】白术半两　白茯苓半两　麻黄半两（去根节）　五味子半两　桂心三分　高良姜一分（锉）　羌活半两　附子三分（炮裂，去皮脐）

【用法】上为散。每服五钱，以水一大盏，加生姜半分，煎至五分，去滓温服，不拘时候。

【主治】伤寒阴痉，三日不愈，手足厥冷，筋脉拘急，汗不出，恐阳气内伤。

附子散

【来源】《太平圣惠方》卷十。

【别名】人参散（《普济方》卷一三二）。

【组成】附子（炮裂，去皮脐） 人参（去芦头） 白茯苓 前胡（去芦头） 白术 麻黄（去根节） 桂心 半夏（汤洗七遍去滑） 独活 当归（锉，微炒）各一两 石膏二两 干姜半两（炮裂，锉）

【用法】上为散。每服五钱，以水一中盏，加生姜半分，煎至五分，去滓，温温频服，不拘时候。

【主治】伤寒阴痉，颈项强直，四肢拘急疼痛，足冷口噤。

柴胡散

【来源】《太平圣惠方》卷十。

【组成】柴胡一两半（去苗） 白术一两 白茯苓三分 甘草三分（炙微赤，锉） 五味子一两 干姜三分（炮裂，锉） 附子三分（炮裂，去皮脐） 防风三分（去芦头） 桂心半两

【用法】上为散。每服五钱，以水一大盏，加生姜半分，煎至六分，去滓温服，不拘时候。

【主治】伤寒阴痉，闭目合面，手足厥逆，筋脉拘急，汗不止。

加减葛根麻黄汤

【来源】《伤寒总病论》卷三。

【组成】葛根 麻黄 生姜各一两 防风 芍药 白术 人参 芎䓖 黄芩 防己 桂枝 甘草各半两 附子一枚

【用法】上锉。用水六升，先煮麻黄、葛根数沸，去上沫，纳诸药，煮取二升，去滓，饮服一盏，食顷再服，日四五次，夜二三次。

【主治】刚柔痉。

【加减】柔痉自汗者，去麻黄，加葛根成一两半。

附术散

【来源】《类证活人书》卷十七。

【别名】附子散（《医门法律》卷四引海藏方）、附术汤（《校注妇人良方》卷三）。

【组成】附子一两（炮） 白术一两 川芎三钱 独活半两 桂心二钱

【用法】上为末。每服三钱，以水一中盏，加大枣二枚，同煎至五分，温服。

【主治】伤寒阴痉，手足厥冷，筋脉拘急，汗出不止，头项强直，头摇口噤。

附子防风散

【来源】《类证活人书》卷十七。

【别名】附子防风汤（《古今医统大全》卷十四）。

【组成】白术一两 白茯苓三分 柴胡一两半（去苗） 五味子一两 干姜三分（炮裂，切） 甘草三分（炙微赤，切） 附子三分（炮裂，去皮脐） 桂心半两 防风三分（去芦头）

《世医得效方》有川芎三分。

【用法】上为粗散。每服三钱，以水一盏，加生姜四片，煎至六分，去滓温服，不拘时候。

【主治】伤寒阴痉，闭目合面，手足厥逆，筋脉拘急，汗出不止。

五味子汤

【来源】《圣济总录》卷二十八。

【组成】五味子（炒）一两 附子（炮裂，去皮脐） 木香 槟榔各三分 白术 桂（去粗皮） 干姜（炮） 甘草（炙）各半两

【用法】上锉，如麻豆大。每服五钱匕，水一盏半，煎至八分，去滓，食后温服，晚再服。

【主治】伤寒柔痉，汗出，身体强直，手足多寒。

附子散

【来源】《圣济总录》卷二十八。

【组成】附子（炮裂，去皮脐） 干姜（炮） 甘草（炙，锉） 桂（去粗皮） 人参各半两

【用法】上为散。每服二钱匕，以姜粥饮调下，不拘时候。

【主治】伤寒柔痉，身体强直，汗出不止，腹内急痛。

附子白术汤

【来源】《圣济总录》卷二十八。
【组成】附子（炮裂，去皮脐） 白术各一两 芎
藭三分 独活（去芦头） 桂（去粗皮）各半两
【用法】上锉，如麻豆大。每服三钱匕，水一盏，
加生姜半分（拍碎），大枣二枚（擘破），同煎至
七分，去滓温服，不拘时候。
【主治】伤寒柔痓，手足逆冷，筋脉拘急，汗出不
止，颈项强直，摇头口噤。

茯苓汤

【来源】《圣济总录》卷二十八。
【组成】赤茯苓（去黑皮） 五味子（炒） 麦门冬
（去心，焙）各二两 柴胡（去苗）一两半 桂
（去粗皮）一两 槟榔（锉） 细辛（去苗叶）各
半两
【用法】上为粗末。每服四钱匕，水一大盏，煎至
六分，去滓温服。
【主治】伤寒柔痓，病经三日不愈，恐阴气攻五脏
致损。

桂术汤

【来源】《圣济总录》卷二十八。
【组成】桂（去粗皮）一两 白术 人参 附子（炮
裂，去脐皮）各三分 防风（去叉） 干姜
（炮） 甘草（炙）各半两
【用法】上锉，如麻豆大，每服五钱匕，水一盏
半，煎至八分，去滓温服，一日二次。
【主治】伤寒柔痓，手足厥冷，筋急，汗不止。

柴胡饮

【来源】《圣济总录》卷二十八。
【组成】柴胡（去苗） 赤茯苓（去黑皮）各三
分 槟榔（煨，锉） 五味子（炒）各半两 桂
（去粗皮） 高良姜 羌活（去芦头）各一分
【用法】上为粗末。每服五钱匕，用水一盏半，煎
至八分，去滓温服。
【主治】伤寒柔痓，四肢逆冷，汗不止，腹中痛，

筋脉急。

桂枝加川芎防风汤

【来源】《此事难知》。
【组成】桂枝 芍药 生姜各一两半 甘草 防
风 川芎各一两 大枣六枚
【用法】上锉细。每服一两，水三盏，煎至一盏
半，去滓温服。
【主治】柔痓，发热、自汗，而不恶寒者。

桂枝加葛根瓜蒌汤

【来源】《此事难知》。
【别名】桂枝加葛根瓜蒌根汤（《普济方》卷一
三二）。
【组成】桂枝 芍药 葛根 瓜蒌根各二钱半
　　《普济方》有生姜七片、大枣二枚。《伤寒
广要》有甘草。
【用法】上为末，水煎服。
【主治】柔痓有汗。

桂枝栝楼干葛汤

【来源】《伤寒图歌活人指掌》卷四
【组成】桂枝 芍药各三钱 栝楼根 甘草各二
钱 干葛二钱半
【用法】水二盏，加生姜七片，大枣一枚，煎至八
分，去滓服。
【主治】柔痓。

白术汤

【来源】《玉机微义》卷三十九。
【组成】葛根汤加桂心 黄耆 白术
【用法】上锉。水煎服。
【主治】柔痓。

桂心白术散

【来源】《伤寒全生集》卷四。
【组成】桂心 白术 附子 川芎 甘草

【用法】加生姜、大枣，水煎服。

【主治】阴痓有汗，脉沉细，手足搐搦。

桂附汤

【来源】《丹台玉案》卷二。

【组成】官桂 大附子 防风 黄芩 川芎 防己 甘草 玄参各一钱

【用法】加生姜三片，水煎熟，热服。

【主治】柔痓。

桂枝如圣饮

【来源】《嵩崖尊生全书》卷九。

【组成】白术 桂枝 防风 川芎 白芷 柴胡 白芍 人参 当归 甘草 半夏 黄芩 乌药

【主治】柔痓有汗，发热恶寒，项背反张，脉沉迟

弦细。

桂枝瓜蒌首乌汤

【来源】《四圣心源》卷十。

【组成】桂枝三钱 芍药三钱 甘草二钱 瓜蒌根三钱 首乌三钱 生姜三钱 大枣三枚

【用法】水煎大半杯，温服。

【主治】风伤卫气而病柔痓，发热汗出者。

白术苡仁汤

【来源】《医醇剩义》卷一。

【组成】白术一钱 茅术一钱 苡仁八钱 茯苓三钱 当归一钱五分 赤芍一钱 薄荷一钱 连翘一钱五分 花粉三钱 甘草四分 鲜荷叶一角

【主治】柔痓。热邪为湿所留，身体重着，肢节拘挛，有汗而热不退。

十九、蓄水证

伤寒蓄水证，是指太阳表邪不解，邪入膀胱之府，致膀胱气化失司，水饮停聚蓄积的病情。《伤寒论》："太阳病，发汗后，大汗出，胃中干，烦躁不得眠，欲得饮水者，少少与饮之，令胃气和则愈。若脉浮，小便不利，微热消渴者，与五苓散主之"，"发汗已，脉浮数，烦渴者，五苓散主之"。病发主要由于邪热入里，与水相搏，水热互结，停蓄于下焦而成。治宜散邪通阳，化气利水。

瞿麦汤

【来源】《外台秘要》卷二引《古今录验》。

【组成】瞿麦三两 甘草三两 滑石四两 葵子二合半 石韦三两（去毛令尽）

【用法】上切。以水八升，煮取二升半，分三服。

【主治】伤寒热甚，小便不利。

【宜忌】忌海藻、菘菜。

猪苓汤

【来源】《太平圣惠方》卷九。

【组成】猪苓三分（去黑皮） 白术三分 泽泻一两 桂心半两 赤茯苓三分 丁香三分 甘草三分（炙微赤，锉） 厚朴一两半（去粗皮，涂生姜汁，炙令香熟）

【用法】上为散。每服三钱，以水一中盏，入生姜半分，煎至五分，去滓温服，不拘时候。

【主治】伤寒六日，发热烦闷，渴欲饮水，得水而吐，其脉浮数，小便不利。

猪苓散

【来源】《太平圣惠方》卷十。

【组成】猪苓（去黑皮） 赤茯苓 秦艽（去芦头） 滑石 泽泻各一两 甘草半两（炙微赤，锉）

【用法】上为散。每服五钱，以水一大盏，煎至五分，去滓温服，不拘时候。

【主治】伤寒，脉浮发热，渴欲饮水，小便不利。

石燕散

【来源】方出《太平圣惠方》卷十三，名见《小儿卫生总微论方》卷七。

【组成】石燕

【用法】上为细散。每服半钱，以葱白汤调下，不拘时候频服。以得通为度。

【主治】伤寒小腹胀满，小便不通。

赤茯苓散

【来源】《太平圣惠方》卷十三。

【组成】赤茯苓　赤芍药　木通（锉）　黄芩　川芒消　瞿麦各一两

【用法】上为粗散。每服四钱，以水一中盏，加生姜半分，煎至六分，去滓温服，不拘时候。以得利为度。

【主治】伤寒小便不通，脐腹妨闷，心神烦躁。

桑根白皮散

【来源】《太平圣惠方》卷十三。

【组成】桑根白皮一两（锉）　陈橘皮三分（汤浸，去白瓤，焙）　葵子一两　滑石二两半　川芒消二两　黄芩一两　甘草一两（炙微赤，锉）

【用法】上为粗散。每服四钱，以水一中盏，煎至六分，去滓温服，不拘时候。以通利为度。

【主治】伤寒，小便赤涩不通。

滑石散

【来源】《太平圣惠方》卷十三。

【组成】滑石一（二）两　甜葶苈一两（隔纸炒令紫色）

【用法】上为细末。每服二钱，以温水调下，不拘时候频服，以通为度。

【主治】伤寒小便不通。

瞿麦散

【来源】《太平圣惠方》卷十三。

【组成】瞿麦三分　车前根三分　木通一两（锉）　栀子仁一两　川大黄一两（锉碎，微炒）　黄芩一两　川升麻一两　牵牛子三分（微炒）　滑石半两　川朴消一两　甘草半两（炙微赤，锉）

【用法】上为散。每服五钱，以水一中盏，加葱白二茎，灯心半束，煎至六分，去滓温服，不拘时候，以通利为度。

【主治】伤寒，小便不通，尿血涩痛。

瞿麦汤

【来源】《伤寒微旨论》卷下。

【组成】瞿麦　萹蓄　猪苓　黄芩　茯苓各一两　木通半两　滑石三两　甘草三钱　通草一钱

【用法】上为末。每服三钱，水一盏，同煎至八分，去滓，放温凉，时时服。

【主治】伤寒病人二三日以后至未大汗以前，若小便黄色者。

【加减】若觉渴或发热，加栝楼根一两；若小便赤色，加黄芩半两；若小便少，加车前子三分；若小便涩如淋，茎中痛者，加石韦半两，冬葵子三分，续随子半两；若脐下悸动，加茯苓、桂枝各半两，并依前法服。

茯苓汤

【来源】《圣济总录》卷二十五。

【组成】茯苓（去黑皮）　白芍药　瞿麦穗各一两　白术半两

【用法】上为粗末。每服五钱匕，水一盏半，入葱白五寸，加生姜一分（拍碎），同煎至七分，去滓，食前温服。

【主治】伤寒，心下痞满，小便不利；疟病发热身黄，小便不利。

车前子汤

【来源】《圣济总录》卷二十六。

【组成】车前子三两

【用法】上为粗末。每服五钱匕，水一盏半，煎至八分，去滓温服。

【主治】伤寒小便不通，腹胀；热淋。

桑白皮汤

【来源】《圣济总录》卷二十六。

【组成】桑根白皮（锉） 冬葵子 滑石各一两 甘草（炙，锉）半两 朴消一两半 青橘皮（去白，切，炒）一分

【用法】上为粗末。每服五钱匕，水一盏半，葱白五寸（切），煎至八分，去滓，食前温服。

【主治】伤寒小便赤涩似淋；膀胱风热。

葵子汤

【来源】《圣济总录》卷二十六。

【组成】冬葵子 滑石各二两 朴消 赤茯苓（去黑皮） 木通（锉）各一两 茅根（锉） 石韦（去毛）各一两半

【用法】上为粗末。每服三钱匕，水一盏，煎至七分，去滓，食前温服。

【主治】伤寒，小便赤涩不通。

滑石汤

【来源】《圣济总录》卷二十六。

【组成】滑石二两 葶苈子（微炒） 防己各一两 木香半两

【用法】上为粗末。每服三钱匕，用水一盏，煎至三分，去滓，空心温服，日晚再服。

【主治】伤寒时行，少腹胀满，小便不通。

麦门冬汤

【来源】《圣济总录》卷三十。

【组成】麦门冬（去心，焙） 大黄（锉，焙） 防己 玄参 葛根 木通 青竹茹 滑石（碎）各半两 甘草（炙，锉）一分 木香一分半

【用法】上为粗末。每服五钱匕，水一盏半，加生姜半分（拍碎），葱白五寸（切），同煎至八分，

去滓，食后温服。

【主治】伤寒咽喉壅塞，小便不通，气胀，口舌干燥。

附子四逆汤

【来源】《云岐子脉诀》。

【组成】炮附子 炮姜各半两 白术一两 甘草三钱 桂七钱

【用法】上锉。每服一两，水二盏，煎至一盏，去滓，食前温服。

【主治】伤寒寒结膀胱，脐似冰，饮水下焦声沥沥，主脉沉，客脉滑者。

五苓散

【来源】《伤寒金镜录》。

【组成】茯苓 猪苓 白术各一两五钱 桂五钱 泽泻二两五钱 木通 滑石 甘草（炙）各一两

【用法】上为末。每服五钱，入姜汁并蜜各少许，白滚汤调服。

【主治】伤寒小便涩者。

木通汤

【来源】《普济方》卷一四三。

【组成】木通 木猪苓各二两 瞿麦 滑石 甘草（炙） 芍药各一两

【用法】以水七升，煮取二升，去滓，温服一升。

【主治】伤寒小腹满，小便不利，心下痛引胁者。

琥珀饮

【来源】《普济方》卷一四三。

【组成】琥珀 芒消 甘草各一两 滑石三两

【用法】上为末。每服一匙，沸汤和服。小便少顷便通快。

【主治】太阳病，热结下焦，小便不利，或便血赤黄杂出疼痛。

导赤散

【来源】《伤寒六书》卷三。

【组成】茯苓 猪苓 泽泻 桂枝 白术 甘草 滑石 山栀

　　《寿世保元》本方用茯苓三钱、猪苓二钱、泽泻二钱、桂枝八分、白术一钱五分、甘草八分、滑石三钱、山栀三钱。

【用法】水二钟，生姜一片，灯心二十茎，入盐二字调服。

【功用】利小便。

【主治】伤寒小水不利，小腹满；或下焦蓄热，或引饮过多，或小水短赤而渴，或得病时无热，谵语烦躁不安，精采不与人相当，脉沉数者。

【宜忌】汗后亡津液与阳明汗多者不宜服。

【加减】中湿身目黄者，加茵陈；水结胸证，加木通、灯心。

桂苓饮

【来源】《伤寒六书》卷三。

【组成】猪苓 泽泻 桂枝 甘草 白术 知母 黄柏 山栀 蕨叶

【用法】水二钟，加生姜三片，煎至一钟，再加滑石末一钱，煎三沸，温服。取微汗为效。

【主治】伤寒初病，无热谵语，烦躁不安，精采不与人相当，此因热结膀胱，名曰如狂。

【宜忌】忌下。

清肺饮

【来源】《伤寒全生集》卷三。

【组成】茯苓 白术 猪苓 泽泻 琥珀 木通 甘草 薄荷 瞿麦 萹蓄 滑石

【用法】上加灯心，水煎服。

【主治】伤寒上焦有热，肺气伤而不清，渴而小便不利。

桂苓饮子

【来源】《鲁府禁方》卷一。

【组成】桂枝 猪苓 知母 泽泻 黄柏 甘草梢 滑石

　　《寿世保元》本方用猪苓二钱，泽泻二钱，桂枝八分，甘草八分，黄柏一钱五分，知母一钱五分，滑石三钱；并有白术一钱五分、山栀三钱。

【用法】加生姜三片、灯心二十四茎，水煎，温服。

【主治】伤寒初得，邪热结于膀胱之如狂症，无大热，狂言、烦躁不安，精采不与人相当。

羌活木通汤

【来源】《症因脉治》卷一。

【组成】羌活三钱 木通三钱

【用法】二味同煎。

【主治】伤寒热结膀胱，恶寒身痛发热，小便不利。

羌活木通汤

【来源】《伤寒大白》卷一。

【组成】羌活 独活 木通 车前子

【功用】双解太阳表里。

【主治】太阳热结膀胱，脉浮，外发热，内烦躁，作渴饮水，小便不利。

二十、蓄血证

　　伤寒蓄血证，是指太阳表邪不解，邪气化热，与下焦血分相搏结，致血热互结于下的病情。临床常见小腹急结胀痛，发热躁扰，便血，小便自利，身目发黄等。《伤寒论》："太阳病不解，热结膀胱，其人如狂，血自下，下者愈。其外不解者，尚未可攻，当先解外。外解已，但少腹急结者，乃可攻之"，"太阳病六七日，表证仍在，脉微而沉，反不结胸，其人发狂者，以热在下焦，少腹当硬满，小便自利者，下血乃愈，所以然者，以太阳随经，瘀热在里故也"，"太阳病，身黄脉沉结，少腹硬，小便不利者，为无血也；小便自利，其人如狂者，血证谛也"。病发主要为血热互结于下焦，治宜泻热逐瘀。

抵当丸

【来源】《伤寒论》。

【组成】水蛭二十个（熬） 虻虫二十个（去翅足，熬） 桃仁二十五个（去皮尖） 大黄三两

【用法】捣分四丸，每服一丸，以水一升，煮取七合服之。晬时当下血，若不下者，更服。

【主治】伤寒有热，下焦蓄血，少腹满，小便自利者。

【方论】

1.《伤寒贯珠集》：此条证治与前条大同，而变汤为丸，未详何谓？尝考其制，抵当丸中水蛭、虻虫减汤方三分之一，而所服之数，又居汤方十分之六，是缓急之分，不特在汤丸之故矣。此其人必有不可不攻，而又有不可峻攻之势，如身不发黄，或脉不沉结之类，仲景特未明言耳。有志之士，当不徒求之语言文字中也。

2.《伤寒寻源》：同一抵当而变汤为丸，另有精义。经云：伤寒有热，少腹满，应小便不利，今反利者，为有血也，当下之，宜抵当丸。盖病从伤寒而得，寒主凝泣，血结必不易散，故煮而连滓服之，俾有形质相着得以逗留血所，并而逐之，以视汤之专取荡涤者，不同也。

【验案】

1.蓄血证 《普济本事方》：有人病伤寒七八日，脉微而沉，身黄发狂，小腹胀满，脐下冷，小便利。予曰，仲景云太阳病身黄，脉沉结，小腹硬，小便不利者，为无血也；小便自利，其人如狂者，血证谛也。投以抵当丸，下黑血数升，狂止，得汗解。经云，血在上则忘，在下则狂。太阳膀胱，随经而蓄于膀胱，故脐下膨胀，由阑门渗入大肠，若大便黑者，此其症也。

2.胁痛 《名医类案》：虞恒德治一人，年四十余，因骑马跌仆，次年左胁胀痛，医与小柴

胡汤，加草龙胆、青皮等药，不效。诊其脉，左手寸、尺皆弦数而涩，关脉芤而急数，右三部唯数而虚。虞曰：明是死血症（脉涩为血少，又云失血之后，脉必见芤；又曰关内逢芤则内痈作。论脉固属血病，然断之曰死血，亦因跌仆胁胀痛故耶）。用抵当丸一剂，下黑血二升许。后以四物汤加减调理而安。

3.经瘀腹痛 《经方实验录》：常熟鹿苑钱钦伯之妻，经停九月，腹中有块攻痛，自知非孕。医予三棱、莪术多剂，未应。当延陈葆厚先生诊，先生曰：三棱、莪术仅能治血结之初起者，及其已结，则力不胜矣。吾有药能治之，当予抵当汤丸三钱，开水送下。入夜，病者在床上反复爬行，腹痛不堪；天将旦，随大便下污物甚多，其色黄、白、红夹杂不一，痛乃大除。次日复诊，乃予加味四物汤，调理而愈。

抵当汤

【来源】《伤寒论》。

【组成】水蛭（熬） 虻虫各三十个（去翅足，熬）桃仁二十个（去皮尖） 大黄三两（酒洗）

【用法】以水五升，煮取三升，去滓，温服一升。不下，更服。

【功用】

1.《普济方》：下瘀血。

2.《中医方剂学》：攻逐蓄血。

【主治】

1.《伤寒论》：太阳病六七日，表证仍在，脉微而沉，反不结胸，其人发狂者，以热在下焦，少腹当硬满，小便自利者，下血乃愈；太阳病，身黄，脉沉结，少腹硬，小便自利，其人如狂者，血证谛也；阳明病，本有久瘀血，其人喜忘，屎虽硬，大便反易，其色必黑者；病人无表里证，发热七八日，下后脉数不解，合热则消谷善饥，至六七日不大便者。

2.《金匮要略》：妇人经水不利下。

3.《医林绳墨》：血结胸，谵语，小腹满，漱水不欲咽。

【方论】

1.《注解伤寒论》：苦走血，咸胜血，虻虫、水蛭之咸苦以除蓄血；甘缓结，苦泄热，桃仁、

大黄之苦以下结热。

2.《金镜内台方议》：血在上则忘，血在下则狂。故与水蛭为君，能破结血；虻虫为臣辅之，此咸能胜血也；以桃仁之甘辛，破血散热为佐；以大黄之苦为使，而下结热也。且此四味之剂，乃破血之烈者也。

3.《伤寒附翼》：歧伯曰，血清气涩，疾泻之，则气竭焉；血浊气涩，疾泻之，则经可通也。非得至峻之剂，不足以抵其巢穴，而当此重任矣。水蛭，虫之巧于饮血者也，虻，飞虫之猛于吮血者也，兹取水陆之善取血者攻之，同气相求耳；更佐桃仁之推陈致新，大黄之苦寒，以荡涤邪热。名之曰抵当者，谓直抵其当攻之所也。

【实验】

1.对急性衰老小鼠和老年大鼠的抗衰老作用 《中药药理与临床》（2000，4：6）：实验表明：本方可显著改善实验性衰老小鼠和老年大鼠的学习记忆能力，提高血清和大脑皮层组织超氧化物歧化酶活力，降低血清和大脑皮质丙二醛含量，抑制亚急性衰老小鼠胸腺指数的下降，改善老年大鼠血液流变学和微循环。

2.镇痛抗炎作用 《中华中医药学刊》（2006，2：251）：实验显示:抵当汤可使微动脉、微静脉口径增大，毛细血管网点数增加，血流速度增加，减少醋酸所致小鼠扭体次数，延长小鼠热刺激痛阈，显著抑制二甲苯所致的小鼠耳壳肿胀度和肿胀百分率，显著抑制大鼠肉芽肿胀和蛋清所致大鼠足趾肿胀值及足趾肿胀百分率。表明抵当汤可以促进子宫微循环，有镇痛抗炎作用。

【验案】

1.蓄血证 《续名医类案》：张意田治角口焦姓人，七月间患壮热舌赤，少腹闷满，小便自利，目赤发狂，已三十余日，初服解散，继则攻下，但得微汗，而病终不解。诊之，脉至沉微，重按疾急。夫表证仍在，脉反沉微者，邪陷于阴也，重按疾急者，阴不胜真阳，则脉流搏疾，并乃狂矣。此随经瘀血，结于少腹也，宜服抵当汤。乃自制虻虫、水蛭，加桃仁、大黄煎服。服后下血无算。随用熟地一味捣烂煎汁，时时饮之，以救阴液。候其畅通，用人参、附子、炙草，渐渐服之，以固真元。共服熟地1000g余，人

参250g，附子120g，渐得平复。

2.闭经 《经方实验录》：周姓少女，年约十八九，经事3月未行，面色萎黄，少腹微胀，证似干血劳初起。因嘱其吞服大黄䗪虫丸，每服9g，日3次，尽月可愈。自是之后，遂不复来，意其愈矣。越3月再诊，面颊以下几瘦不成人，背驼腹胀，两手自按，呻吟不绝。深悔前药之误。然病已奄奄，尤不能不一尽心力。第察其情状，皮骨仅存，少腹胀硬，重按痛益甚。此瘀积内结，不攻其瘀，病焉能除？又虑其元气已伤，恐不胜攻，思先补之，然补能恋邪，尤为不可。于是决以抵当汤予之。虻虫3g，水蛭3g，大黄15g，桃仁50粒。服药后下黑瘀甚多，胀减痛平。惟脉虚甚，不宜再下，乃以生地、黄芪、当归、潞党、川芎、白芍、陈皮、茺蔚子活血行气，导其瘀积。1剂之后，遂不复来。

3.发狂 《上海中医药杂志》（1981，5：26）：程某某，男，53岁，教师，1973年8月12日诊治。病人有头痛眩晕病已十余年，血压经常持续在250～180/150～110mmHg，头痛恶热，得凉稍减。久服清热祛风，潜阳养阴之剂，症情时轻时重。因炎夏感受暑热，加之情志不舒而晕倒，昏不知人。住院服中西药治疗无效，邀吾诊治。症见形体肥胖，面色晦暗，昏不知人，骂詈不休。舌黄少津，质黯有瘀斑，少腹硬满，疼痛拒按，大便不通，脉象沉弦。血压220/120 mmHg。此素有血行不畅，又值暑热内侵，加之情志不舒，遂入血分，热与血结，瘀血攻心，致使神识昏迷。治宜通瘀破结，泻热通便。方用：酒大黄（后入）15g，水蛭12g，桃仁15g，虻虫4.5g，白芍15g。上方服后，泻下硬而黑晦如煤之便，腹痛减轻，神志清醒。续服2剂，又泻下4次，血压降至180/98 mmHg，诸症好转，继以它药调治而愈。

4.脑血栓 《实用中医内科杂志》（1989，3：129）：应用本方加味（水蛭、大黄、山药各15g，虻虫3g，桃仁12g，甘草10g），10剂为1疗程，治疗脑血栓形成68例。其中，男44例，女24例；年龄52～79岁；病程1个月以下者43例，1～4个月者21例，4个月以上者4例。疗效标准：治愈：症状及体征基本消失，能参加一般脑力和体力劳动；显效：症状及体征明显好转，瘫痪侧肢体肌力提高Ⅲ级以上，能生活自理；进步：症状

及体征有好转，肌力提高Ⅱ级至Ⅲ级，生活部分自理；无效：无明显改变者。结果：治愈14例，显效23例，进步29例，无效2例，总有效率97%。

5. 对急性脑出血病人下肢体感诱发电位的影响 《浙江中医杂志》（1995，12：554）：观察本方加味对急性脑出血病人下肢体感诱发电位（SLSEP）的影响。治疗组39例，药用：虻虫、桃仁、制大黄、大枣各50g，水蛭75g，生姜10g，黄酒15g，甜叶菊甙1.775g，制成1000ml口服液。每次20ml，每日2次。对照组30例，药用抗血纤溶芳酸等。两组对症处理方法相同。结果：治疗前后SLSEP治疗组的好转率为75%，对照组好转率为53%。两组比较差异显著（P<0.05）。

6. 急性脑出血 《实用中西医结合杂志》（1997，7：665）：用本方加生姜、大枣等制成加味抵当汤口服，治疗急性脑出血62例，并与55例以西药常规治疗为对照。结果：治疗组有效率为93.55%，明显高于对照组54.33%（P<0.01）。同时观察到本方对于中、重度病例亦有明显效果。并显示此方能显著提高SOD活性，具有良好的脑保护作用；在改善神经功能方面，亦明显优于常规治疗。通过CT动态观察发现治疗组对于血肿吸收率及吸收速度亦显著优于对照组。

7. 缺血性中风 《中国医药学报》（1998，2：36）：以本方加味（水蛭、虻虫、大黄、桃仁、黄芪、川芎）治疗缺血性中风134例。结果显示：经加味抵当汤治疗后，病人血球压积、纤维蛋白原明显低于治疗前（P<0.01），血球压积与血小板黏附率明显低于治疗前，（P<0.01）。提示本方加味可降低血球压积和纤维蛋白原的值，降低血球压积和血小板黏附的值。

8. 子宫内膜异位症 《中国中医急诊》（2003，4：370）：用抵当汤加味，治疗子宫内膜异位症58例。结果：显效28例，有效24例，无效6例，有效率89.66%。

桃核承气汤

【来源】《伤寒论》。

【别名】桃仁承气汤（《医方类聚》卷五十四引《伤寒括要》）。

【组成】桃仁五十个（去皮尖） 桂枝二两（去皮） 大黄四两 芒消二两 甘草二两（炙）

【用法】上以水七升，煮取二升半，去滓，纳芒消，更上火微沸。下火，先食温服五合，一日三次，当微利。

【功用】《中医方剂学》：破血下瘀。

【主治】

1.《伤寒论》：太阳病不解，热结膀胱，其人如狂，少腹急结者。

2.《外台秘要》引《古今录验》：往来寒热，胸胁逆满。

3.《丹溪心法》：吐血，觉胸中气塞，上吐紫血者。

4.《柯氏方论》：女子月事不调，先期作痛与经闭不行者。

5.《嵩崖尊生全书》：牙根出臭汗。

6.《类聚方广义》：痢疾身热，腹中拘急，口干唇燥，舌色殷红，便脓血者；淋家，小腹急结，痛连腰腿，茎中疼痛，小便涓滴不通者；打扑疼痛，不能转利。

7.《喉科种福》：刺伤咽喉，肿痛非常，有碍饮食者。

【宜忌】

1.《外台秘要》引《古今录验》：忌海藻、菘菜。

2.《中医方剂学》：孕妇忌服。

【方论】

1.《医方考》：桃仁，润物也，能泽肠而滑血；大黄，行药也，能推陈而致新；芒消，咸物也，能软坚而润燥；甘草，平剂也，能调胃而和中；桂枝，辛物也，能利血而行滞。又曰：血寒则止，血热则行。桂枝之辛热，君以桃、消、黄，则入血而助下行之性矣，斯其治方之意乎！

2.《绛雪园古方选注》：桃仁承气，治太阳热结解而血复结于少阳枢纽间者，必攻血通阴，乃得阴气上承，大黄、芒消、甘草本皆入血之品，必主之以桃仁，直达血所，攻其急结，仍佐桂枝泄太阳随经之余热，内外分解，庶血结无留恋之处矣。

3.《伤寒来苏集·伤寒附翼》：若太阳病不解，热结膀胱，乃太阳随经之阳热瘀于里，致气留不行，是气先病也。气者血之用，气行则血濡，气结则血蓄，气壅不濡，是血亦病矣。小腹者，膀胱所居也，外邻冲脉，内邻于肝。阳气结而不化，则阴血蓄而不行，故少腹急结；气血交并，则魂魄不藏，故其人如狂。治病必求其本。气留不行，故君大黄之走而不守者以行其逆气，甘草之甘平者以调和其正气。血结而不行，故用芒硝之咸以软之，桂枝之辛以散之，桃仁之苦以泄之。气行血濡，则小腹自舒，神气自安矣。此又承气之变剂也。此方治女子月事不调，先期作痛与经闭不行者最佳。

4.《伤寒溯源集》：此方自成氏以来即改桂为桂枝，其何如也？揣其臆见，中必因热结膀胱，迫血妄行，畏桂之辛热而不敢用，故易之以桂枝耳。不知血既瘀蓄，而以大黄之苦寒、芒硝之咸寒下之，非以桂之辛热佐之，安能流通其凝结，融化其瘀滞乎？况硝、黄得桂，则无苦寒之虑；桂得硝、黄，亦无辛热之虞矣。

5.《血证论》：桂枝禀肝经木火之气，肝气亢者，见之即炽；肝气结者，遇之即行。故血证有宜有忌。此方取其辛散，合硝、黄、桃仁，直入下焦，破利结血。瘀血去路不外二便，硝、黄引从大便出，而桂枝兼化小水，此又是一层意义。

6.《医学衷中参西录》：大黄味苦、气香、性凉，原能开气破血，为攻下之品，然无专入血分之药以引之，则其破血之力仍不专。方中用桃仁者，取其能引大黄之力专入血分以破血也。徐灵胎云，桃花得三月春和之气以生，而花色鲜明似血，故凡血郁、血结之疾，不能自调和畅达者，桃仁能入其中而和之散之。然其生血之功少而去瘀之功多者何也？盖桃核本非血类，故不能有所补益，若瘀血皆已败之血，非生气不能流通，桃之生气在于仁，而味苦又能开泄，故能逐旧而不伤新也。至方中又作桂枝者，亦因其善引诸药入血分，且能引诸药上行以清上焦血分之热，则神明自安，而如狂者可愈也。

【实验】

1. 对兔体外血栓形成和血小板黏附功能的影响 《中药药理与临床》（1989，6：9）：本方按常规煎煮4次，用生理盐水配成50%桃仁承气汤醇沉液。进行以下实验：对兔体外血栓形成的影响；对血小板黏附功能的影响；对血小板计数的影响。结果表明：桃仁承气汤有抑制兔体外血栓形成和抑制血小板黏附的功能，并对小白鼠

血小板计数无影响。从而为该方防治流行性出血热的蓄血证所致的动、静脉血栓形成提供了药理依据。

2. 抗惊厥、延长出凝血时间、增加尿量和致泻作用 《中成药研究》（1990，11：24）：取小鼠灌服桃核承气汤水煎剂0.2ml/10g，结果表明：本方可明显地对抗戊四氮（100mg/kg）、硝酸、士的宁（1.5mg/kg）、异烟肼（2.5g/kg）和电刺激所致的惊厥，同时延长小鼠的出凝血时间，减少血小板计数；该方剂对小鼠实热型便秘、燥结型便秘、寒结型便秘和脾胃虚寒型便秘均有明显的泻下作用；还使小鼠的尿量明显增加，体重减轻。

3. 降低高黏血症 《中成药》（1997，11：29）：桃仁承气汤能降低大白鼠血黏度、血胆固醇、纤维蛋白原和血糖，也能降低小鼠的纤维蛋白原，但对其白细胞及血小板计数无影响。从而为降低脑血管病伴高黏血症的血黏度提供了依据。

4. 增强免疫机能 《中成药》（1997，12：27）：实验提示，桃仁承气汤能提高脾脏和胸腺指数、抗体滴度、T淋巴细胞酯酶染色阳性率和吞噬率。结果表明：该方对机体的特异和非特异性免疫机能均有增强作用。

【验案】

1. 痢疾 《诸证辨疑》：一妇长夏患痢疾，痛而急迫，其下黄黑色，两尺脉紧而涩，知寒伤宫也。细问之，答曰："行经之时，渴饮冷水一碗，遂得此证"。此乃血被冷水所凝，瘀血归于大肠，热气所以坠下，遂用桃核承气汤，内加马鞭草、延胡索，一服，次早下墨血升许，痛止脏清，次用调脾活血之剂，遂愈。

2. 癫狂 《邃园医案》：李某，年二十余，先患外感，诸医杂治，证屡变，由其父陪来求诊。审视面色微黄，少腹胀满，身无寒热，坐片刻即怒目注人，手拳紧握，伸张如欲击人状，有倾即止，嗣复如初，脉沉涩，舌苔黄暗，底面露鲜红色。病已入血分，前但知用气分药，宜其不效。《内经》言："血在上善忘，血在下如狂"。此证即《伤寒论》热结膀胱，其人如狂也。当用桃核承气汤，即疏方投之，一剂知，二剂已。嗣以逍遥散加丹、栀、生地调理而安。

3. 慢性前列腺炎 《湖南中医学院学报》

（1979，1：30）：周某，男，32岁，患慢性前列腺炎，小腹及会阴部灼热胀痛，伴阳痿、小便频数等证经年。经用杜仲、补骨脂、淫羊藿、熟地黄、泽泻等数剂，遂致二便俱闭，小腹胀满剧痛，有灼热感，小便点滴难出，大便未解，心烦口渴，呼吸急迫，痛苦不堪，舌红，苔黄厚糙，脉数。此为膀胱热结瘀阻，水道不通，大便为邪热所干，燥粪难下，治宜急攻瘀热，以桃核承气汤，昼夜连进两剂，便通痛解，再以萆薢分清饮合知柏地黄丸加减，治疗两月而愈。

4. 胞衣不下　《伤寒论今释》：一妇人，小产后胞衣不下，忽然上攻，喘鸣促迫，正气昏冒，不知人事，自汗自涌，心下不硬而少腹濡，眼中如注兰，乃予桃核承气汤，须臾，胞衣得下。

5. 闭经　《江苏中医》（1960，6：40）：陈某，女，20岁，未婚。自诉小腹胀痛，月经停止不行已有6个月之久，缘因正当行经时，在田间插秧，适雷雨骤至，衣服尽湿后即经停不行，小腹日渐痛。询其过去经事，皆按期正常。按其腹，指下有凝滞抵抗之状，腹壁紧急，四肢乏力，头目昏眩，大便微难，小溲如常。余断为蓄血，是因月经时受冷，冷则血凝之故。遂处以桃核承气汤二帖，服后痛胀若失，经事畅行，紫黑色血块甚多，至今月经按月畅行。

6. 肾盂肾炎　《吉林中医》（1986，4：10）：用桃仁9g，大黄12g，桂枝6g，甘草6g，芒硝6g（后下）为基础，大便稀溏者去芒硝；尿急尿频重者加滑石10g；少腹拘急明显者加重桂枝用量或加台乌药10g；治疗慢性肾盂肾炎46例，男15例，女31例；年龄5～67岁；病程6个月至2年以上。结果：显效（临床症状消失，3次尿检正常，半年内无复发者）24例；好转（临床症状基本消失，尿中时有少许脓球者）15例；无效（症状和尿检均无改善者）7例；总有效率为80.4%。

7. 难治性痤疮　《日本东洋医学杂志》（1993，5：87）：以难治性痤疮病人9例为治疗对象，病人均经全身抗生素和局部疗法等治疗2年以上而无效。第1周每晚睡前服本方2.5g，用药过程中停用其他药物。由于本方具有较强的通便作用，故在注意观察大便及皮疹的同时逐渐加大药量，最大增至7.5g/d。4周后判定疗效。结果：显效（皮疹基本消失）4例；有效（皮疹数减少2/3以上）4例，无效1例。有效以上的8例病人便秘和痛经均减轻或消失。

8. 泌尿系结石　《浙江中医杂志》（1999，2：78）：用本方为基础，气虚加黄芪；血尿加白茅根；湿热加黄柏、蒲公英；肾绞痛加元胡、白芍；肾积水者加当归、茯苓，30剂为1个疗程，治疗泌尿系结石36例，结果：痊愈（结石排出，症状消失，影像学复查结石下移或体积缩小）19例，有效（症状减轻，影像学复查结石下移或体积缩小）13例，无效（症状虽有改善，但影像学复查结石位置、体积均无变化）4例。本组共排出结石32粒，平均排石时间为43天，其中最短3天，最长90天。

9. 高半胱氨酸血症　《中医杂志》（2003，6：445）：用桃核承气胶囊治疗高半胱氨酸血症40例，病人服药4周后，有21例（52.5%）血浆半胱氨酸浓度降至正常；服药8周后，有35例（87.5%）血浆半胱氨酸浓度降至正常；其他5例虽未达正常范围，但比用药前下降了45%以上。此种疗效对于防治冠心病有积极意义。

10. 下焦蓄血症　《陕西中医》（2006，10：1290）：病人杨某，女，因起居不慎又感风寒之邪而引起恶寒发热，周身疼痛，继则感到少腹部胀满疼痛。经治疗后，外感诸症皆愈，但少腹部胀满且硬而痛加重，心中烦躁不安，坐卧不宁，甚则烦躁如狂，予：桃仁12g，芒硝、大黄、桂枝各10g，甘草5g，每日1剂，水煎服。3剂后病去之六七，6剂后病告痊愈。

桃仁丸

【来源】《太平圣惠方》卷七十一。

【组成】桃仁三两（汤浸，去皮尖双仁，麸炒微黄）　虻虫四十枚（炒微黄，去翅足）　水蛭四十枚（炒微黄）　川大黄三两（锉碎，微炒）

【用法】上为末，炼蜜为丸，如梧桐子大。每服十五丸，空心以热酒送下。

【主治】

1.《太平圣惠方》：妇人腹内有瘀血，月水不利，或断或来，心腹满急。

2.《圣济总录》：伤寒八九日至十二日，病不解，发热如狂，少腹满闷，其脉沉结，内有瘀血。

生漆汤

【来源】《伤寒微旨论》卷下。

【组成】生地黄汁一升（如无，用生干地黄三两半） 大黄二两（锉） 犀角半两 桃仁三十个

【用法】用水三升，好酒一升，慢火熬及三升，倾出，滤去滓，再入锅内，点生光漆两半，再熬至二升，即住火，净滤去滓，放冷，分作三服。每投一服，候半日许，血未下再投一服，候血下即止后服。如无生地黄汁，更添水一升，同煎。

【主治】

1.《伤寒微旨论》：蓄血症。病人七八日后，两手脉沉细而数，或关前脉力大，脐下满，或狂走、或喜忘、或谵语者，不大便，小便自利，病人年少气实，血凝难下者。

2.《医碥》：蓄血症，多漱水不咽，小便利，大便黑，蓄于下，则脐腹肿痛，或如狂谵语，发黄。

地黄汤

【来源】《伤寒微旨论》卷下。

【别名】生地黄汤（《此事难知》）。

【组成】生地黄（自然汁）一升（或末二两重） 生藕（自然汁，如无，用小蓟汁）半升（再无，用小蓟末一两） 虻虫二十个（去足翅，麸炒黄） 桃仁半两 蓝叶一握（切，令干作末） 水蛭十个（麸炒） 干漆半两（炒烟尽） 大黄一两（锉如骰子大）

方中干漆用量原缺，据《普济方》补。

【用法】入水三升半，慢火熬及二升，放冷，分三服。投一服至半日许，血未下再投之。

【主治】年老及年少气虚弱者患伤寒蓄血。伤寒七八日以后，两手脉沉迟细微，肤冷，脐下满，或喜或妄，或狂躁，大便实而色黑，小便自利者。

大黄汤

【来源】《圣济总录》卷三十。

【组成】大黄（锉，炒）一两 桃仁（汤浸，去皮尖双仁，炒黄，研）半两 水蛭（米炒黄）一分 木通半两（锉）

【用法】上四味，除桃仁外，为粗末，加桃仁同研令匀。每服二钱匕，以水一盏，煎至七分，去滓温服，不拘时候。

【主治】伤寒，内有瘀血，大便不利，小腹急痛。

大黄芍药汤

【来源】《圣济总录》卷三十。

【组成】大黄（锉炒）半两 芍药 牡丹皮 犀角（镑屑）各一两 生干地黄一两半

【用法】上锉，如麻豆大。每服五钱匕，用水二盏，煎取一盏，去滓温服。

【主治】伤寒太阳病，随经入里，瘀热内积，蓄血喜忘如狂。

犀角汤

【来源】《圣济总录》卷三十。

【组成】犀角（镑）一两 大黄（锉，炒）三分 芍药 黄芩（去黑心）各一两 牡丹皮三分 生干地黄（焙）一两半

【用法】上为粗末。每服五钱匕，水一盏半，煎至一盏，去滓，食后温服。

【主治】伤寒热毒不散，内有蓄瘀，吐血不止，喜忘如狂。

回生散

【来源】《杨氏家藏方》卷三。

【组成】甘遂（生用） 黑牵牛（生，取面） 郁李仁（去皮） 槟榔（生用） 大黄（生用） 大戟各等分

【用法】上为细末。每服一钱，入轻粉一字匕，蜜水少许，用柳枝调匀服之，不拘时候。此证不能服大汤剂，但服此药一呷，须臾下过，溅然汗出而愈。

【主治】伤寒失下或成坏症，谵言妄语，发黄发斑，大便不通，小便如血，内有燥粪、蓄血，舌缩神昏。

桃仁承气汤

【来源】《普济方》卷一三四引《德生堂方》。

【组成】枳实一钱　厚朴二钱　桃仁二十四个（去皮尖，切碎）　大黄三钱（另研下）

【用法】上锉，如法修制，作一服。水一盏半，煎取一盏，却下大黄末，每二三沸，去滓温服。大便内下黑白血粪为愈。此下之重剂。

【主治】伤寒鼻口出血，及大便秘结，小便黑赤如血，此小腹中有瘀血故也。

通真丸

【来源】《医学纲目》卷四。

【组成】大黄（去皮，米醋同煮烂）　桃仁各四两（去皮尖，另研）　天水末（即益元散）四两　干漆二两（瓦上焙至烟尽）　杜牛膝二两半

【用法】上为末，醋糊为丸，如梧桐子大。每服六七十丸。

【功用】破血通经。

【主治】《嵩崖尊生全书》：蓄血。

芍药地黄汤

【来源】《普济方》卷一三九。

【组成】芍药　生地黄　黄芩　牡丹皮各五钱

【用法】上以水六升，煮取三升，去滓温服，每次一升，一日三次。

【主治】伤寒发热疹出血，并有积，喜忘如狂，鼻衄面黄，大便黑；及时行本有蓄血，腹胁满如鼓者。

抵当汤

【来源】《伤寒全生集》卷二。

【组成】水蛭　大黄　桃仁　虻虫　枳实　当归

【用法】水煎服。

【主治】下焦蓄血。

【加减】有热，加柴胡。

桃仁承气汤

【来源】《伤寒全生集》卷二。

【组成】桃仁　大黄　芒硝　甘草　桂枝　丹皮　枳实

　　方中枳实，《明医指掌》作"枳壳"。

【用法】用水煎至一钟，入大黄一二沸，再下芒消一沸，热服。取下黑物。

【主治】
　　1.《伤寒全生集》：蓄血证。
　　2.《明医指掌》：跌扑伤损。

【加减】外有热，加柴胡；在上，加桔梗、苏木；在下，加牛膝；两胁并小腹硬满痛者，加青皮、川芎、归尾、芍药，痛甚加延胡索、红花；血未下，加童便、姜汁少许；若头面身黄者，姜滓绵裹擦之，其黄自退矣。

当归活血汤

【来源】《伤寒六书》卷三。

【组成】当归八分　赤芍药三分　甘草三分　红花三分　桂心三分　干姜三分　枳壳三分　生地黄一钱　人参八分　柴胡八分　桃仁泥三分

　　方中诸药用量原缺，据《伤寒六书纂要辨疑》补。《张氏医通》有茯苓，无人参。

【用法】水二钟，加生姜一片，煎之。槌法入酒三匙调服。

【主治】伤寒挟血，无头痛、无恶寒，止身热发渴，小便利，大便黑，语言无伦，神志昏沉，如见鬼祟。

【加减】服三贴后，去桃仁、红花、干姜、桂，加白术、茯苓。

柴胡破瘀汤

【来源】《医学入门》卷四。

【组成】柴胡　黄芩　半夏　甘草　赤芍　当归　生地各等分　五灵脂　桃仁各减半

【用法】加生姜，水煎服。

【主治】
　　1.《医学入门》：蓄血症，及热入血室。
　　2.《东医宝鉴·杂病篇》：产后因伤寒，热入血室或恶露不下。

【宜忌】非瘀血症，不可轻用。

【加减】大便闭，加大黄一片。

桃仁承气饮子

【来源】《赤水玄珠全集》卷十八。

【别名】桃仁承气汤（《寿世保元》卷二）。

【组成】桃仁　桂枝　芒消　大黄　芍药　柴胡　青皮　当归　甘草　枳实

【用法】以水二钟，加生姜三片煎，临服入苏木煎汁三匙服。

【功用】《江西中医药》：疏肝行气，通瘀生新。

【主治】蓄血证。热邪传里，热蓄膀胱，其人如狂，小水自利，大便黑，小腹满痛，身目黄，谵语，烦渴，脉沉有力。

【方论】《江西中医药》：桃仁承气饮子为桃仁承气汤加味组成。桃仁承气汤乃仲景为膀胱蓄血证而设。方中大黄、芒消泻结去热，桃仁破瘀行血，桂枝通经脉中瘀血，甘草和中调胃。此加青皮、枳实破血行气，当归、芍药祛瘀生新，柴胡疏肝升清，苏木助桃仁、桂枝以逐瘀血，是方消中有利，升中有降，寒温适度，配伍谨严，功能疏肝行气，通瘀生新，确属治疗气机阻滞，瘀血内停诸症的首方。

桃仁承气汤

【来源】《疹科正传》。

【组成】桃仁　红花　当归　生地　甘草　青皮　白芍　大黄

【用法】水煎服。

【主治】疹后蓄血证。

大黄散瘀汤

【来源】《辨证录》卷九。

【组成】水蛭（炒黑）三钱　大黄　丹皮各三钱　当归一两　红花三钱　桃仁十四个　生地五钱

【用法】水煎服。

【主治】蓄血病，小便利而大便结。

代抵当汤

【来源】《嵩崖尊生全书》卷八。

【组成】当归　白芍　熟地各二钱　川芎一钱　山

甲二钱　花蕊石一钱

【用法】入童便煎服。

【主治】蓄血。

当归红花汤

【来源】《伤寒大白》卷二。

【组成】当归　红花

【功用】调血养血。

【主治】蓄血，蓄结既行。

【加减】血虚有停瘀，加山楂、桃仁。

红花桃仁汤

【来源】《伤寒大白》卷二。

【组成】红花　桃仁　赤芍药　当归身

【功用】行血活血。

【主治】蓄血。

【加减】加山楂、香附，以散凝结；加山栀，以散热结；加韭汁，以散寒结。

当归桃仁汤

【来源】《伤寒大白》卷二。

【组成】当归　桃仁　红花　丹皮　山楂　泽兰叶

【主治】血蓄上焦发狂者，如狂喜忘，漱水在口，不能下咽，寸脉见芤者。

【加减】倘不应，再加枳壳、大黄，直达大肠。

当归桃仁汤

【来源】《伤寒大白》卷二。

【组成】当归　桃仁

【主治】蓄血。

桃仁承气汤

【来源】《伤寒大白》卷三。

【组成】桃仁　大黄　枳壳

【主治】蓄血腹痛。

加味玉烛散

【来源】《会约医镜》卷四。

【组成】当归一钱三分 川芎一钱 白芍一钱 生地黄一钱半 大黄一二钱 桃仁（去皮）一钱 红花一钱 甘草一钱 牛膝一钱

【用法】水煎服。

【主治】伤寒蓄血。血分有滞，小腹胀痛，热蓄下焦。

　　老弱妇人血虚者皆可服，以代仲景抵当汤。

【加减】血不下，加芒消三钱，化溶服，并重加大黄。

和血导瘀汤

【来源】《古今医彻》卷一。

【组成】泽兰一钱五分 牡丹皮一钱 当归尾一钱 陈皮一钱 钩藤钩一钱 怀生地一钱 桃仁七粒（研） 紫厚朴七分（姜制） 炙甘草三分 红花五分

【用法】加生姜一片，水煎服。

【主治】伤寒蓄血。

【加减】甚者，加苏木；虚者，去桃仁、红花。

二十一、鼻　衄

　　伤寒鼻衄，是指伤寒病程中兼见鼻出血的病情。《伤寒论》："太阳病，脉浮紧，无汗，发热……服药已微除，其人发烦目瞑，剧者必衄，衄乃解"，"太阳病，脉浮紧，发热，身无汗，自衄者，愈"，"伤寒脉浮紧，不发汗，因致衄者，麻黄汤主之"。《圣济总录》："论曰伤寒鼻衄者，由热气蕴盛，血溢妄行。盖心主血，肝则藏之；肺主气，鼻则通之；心肺为热邪所伤，则血随气行，所以从鼻出也。昔人谓阳盛则衄者，盖阳盛则热盛，热盛则宜衄，故伤寒太阳证衄血乃解，谓是故也。至于阴病，则不宜衄，盖阴证自无热，安得而衄。"本病成因为邪郁太阳肌表，阳邪郁遏太盛，走窜血络，迫血妄行所致，具体又包括：未经服药，不汗而衄，邪随衄解，病乃自愈；或已服汗剂，但阳郁过甚故汗后仍衄，汗不解衄乃解；未经服药，不汗而衄，但虽衄而病不解，仍需发汗。临床上对于伤寒衄血，当审证求因，区别对待。

葛根一物饮

【来源】方出《备急千金要方》卷二，名见《类证活人书》卷十九。

【别名】葛根汤（《圣济总录》卷一三九）、葛根饮（《圣济总录》卷一四〇）、葛根汁（《小儿卫生总微论方》卷七）、葛根饮子（《小儿卫生总微论方》卷十五）、葛根汁饮（《产孕集》卷上）。

【组成】葛根汁二升

　　《类证活人书》：如无生葛，用干葛锉，煎浓汁服。

【用法】分三服，如人行五里进一服。

【主治】

　　1.《备急千金要方》：妊娠热病，大热烦闷。

　　2.《圣济总录》：金疮中风，水痉欲死；及一切金刃箭镞疮；及饮酒过度不醒。

　　3.《小儿卫生总微论方》：小儿伤寒衄血不止；热气，痞满腹胀；热渴久不止。

飞雪汤

【来源】《太平圣惠方》卷十。

【组成】麻黄三两（去根节） 石膏三两（杵碎） 芫花一两 川大黄二两

【用法】上锉。以水一斗半，煮取七升，放冷，披发仰卧，以淋其囟。血住即止。

【主治】伤寒衄血数升不住者。

升麻散

【来源】《太平圣惠方》卷十。

【组成】川升麻一两　青蒿半两　犀角屑半两　鸡苏茎叶一两　麦门冬一两（去心）　川朴消一两

【用法】上为散。每服四钱，以水一中盏，煎至五分，去滓，加地黄汁一合，更煎一两沸，不拘时候，温温服之。

【主治】伤寒鼻衄不止，头痛壮热。

艾叶汤

【来源】《太平圣惠方》卷十。

【组成】艾叶半两（细锉，炒微黄）　生干地黄半两　阿胶一分（杵碎，麸炒令黄燥，为末）

【用法】上药和匀，分为二服。每服以水一中盏，煎至五分，去滓，下赤马通汁一合半，搅令匀，不拘时候，放温频服。以愈为度。

【主治】伤寒衄血及吐血，连日不绝，欲死。

生干地黄散

【来源】《太平圣惠方》卷十。

【组成】生干地黄四两　赤芍药一两　牡丹三两　犀角屑一两　黄芩一两　茜根一两

【用法】上为散。每服五钱，以水一中盏，煎至五分，去滓温服，不拘时候。以愈为度。

【功用】消化瘀血。

【主治】伤寒发汗而不快，致内有蓄热，及鼻衄血不尽，内有余血者，面色黄，大便赤。

鸡冠花散

【来源】《太平圣惠方》卷十。

【组成】鸡冠花一两　麝香一分（细研）

【用法】上为细散，与麝香同研令匀，以生地黄汁一合，冷水半盏，搅令匀。每服调下二钱，频服，不拘时候。以愈为度。

【主治】伤寒鼻衄不止。

刺蓟散

【来源】《太平圣惠方》卷十。

【组成】刺蓟一两　黄连二分（去须）　黄芩一两　栀子仁三两　乱发灰一分　紫苏茎叶半两　阿胶二两（杵碎，炒令黄燥）　甘草三分（炙微赤，锉）　羚羊角屑三分

【用法】上为粗散。每服五钱，以水一大盏，煎至五分，去滓，下生地黄汁、生姜汁各半合，和令匀，不拘时候服之。以愈为度。

【主治】伤寒鼻衄不止，兼唾血。

刺蓟散

【来源】《太平圣惠方》卷十。

【组成】刺蓟半两　土瓜根半两　子芩半两　蜡面茶一分　麝香半钱（研）

【用法】上为粗散，入麝香研令匀。每服二钱，以冷蜜水调下，不拘时候。以愈为度。

【主治】伤寒，气毒热盛，鼻衄不止。

苦参散

【来源】《太平圣惠方》卷十。

【组成】苦参三两（锉）　黄连二两（去须）　栀子仁二七枚　川大黄一两（锉碎，微炒）　生干地黄一两　石榴花半两（微炒）

【用法】上为散。每服五钱，以水一中盏，煎至五分，去滓温服，不拘时候，以愈为度。

【主治】伤寒鼻衄。

黄连散

【来源】《太平圣惠方》卷十。

【组成】黄连二分（去须）　黄芩一两　栀子仁半两　甘草半两（炙微赤，锉）　伏龙肝三分　淡竹茹一两

【用法】上为散。每服五钱，以水一大盏，加生姜半分，煎至五分，去滓，入生地黄汁一合，乱发灰一钱，搅令匀，更煎三两沸，放温频服，不拘时候。以愈为度。

【主治】伤寒心肺热毒，鼻衄不止，或兼唾血。

黄药散

【来源】方出《太平圣惠方》卷十，名见《普济

方》卷一三四。

【组成】黄药一两

【用法】上为细散。每服二钱，以新汲水调下，不拘时候。

【主治】伤寒鼻衄，可及一斛已来，不止。

羚羊角散

【来源】《太平圣惠方》卷十。

【组成】羚羊角屑三分　犀角屑二分　牛黄一分（细研）　人参半两（去芦头）　白茯苓一两　麦门冬三分（去心）　黄耆三分（锉）　栀子仁三分　甘草一两（炙微赤，锉）　紫菀三分（去苗土）　丹参半两　玄参三分

【用法】上为散。每服五钱，以水一大盏，煎至六分，去滓，入牛黄末一字，搅令匀，放温频服，不拘时候，以愈为度。

【主治】伤寒衄血不止。

蒲黄散

【来源】《太平圣惠方》卷十。

【组成】蒲黄三分　犀角屑半两　子芩三分　紫苏茎叶半两　侧柏叶半两　甘草一分（炙微赤，锉）

【用法】上为粗散。每服五钱，以水一大盏，煎至六分，去滓；以伏龙肝半两，水浸，取清一合，相和令匀，分为二服，不拘时候，以愈为度。

【主治】伤寒鼻衄不止，心胸烦闷。

竹茹散

【来源】《太平圣惠方》卷八十四。

【组成】苦竹茹半两　伏龙肝一两　石膏一两　甘草半两（炙微赤，锉）　麦门冬一两（去心，焙）　黄芩半两

【用法】上为散。每服一钱，以水一小盏，煎至五分，去滓温服，不拘时候。

【主治】小儿伤寒鼻衄，烦热头痛。

升麻汤

【来源】《圣济总录》卷二十九。

【组成】升麻　鸡苏茎叶　芍药各一两　青蒿　犀角（镑）各半两　芒消三分

【用法】上为粗末。每服三钱匕，水一盏，煎至六分，去滓，加地黄汁一合，食后温服。

【主治】伤寒鼻衄不止，头痛壮热。

四生饮

【来源】《圣济总录》卷二十九。

【组成】生地黄汁三合　生藕汁二合　生刺蓟汁一合　生姜汁半合　白药子一分（为末）

【用法】上药和匀，于银石器中微温过，食后分二服。

【主治】伤寒衄血，心胸烦满。

发灰散

【来源】《圣济总录》卷二十九。

【组成】乱发一团（如碗大，烧成灰）　麝香（研）半钱匕

【用法】上药共为极细末。每服一钱匕，新汲水调下。又取少许吹鼻中。

《世医得效方》：乱发不以多少，烧为灰，入麝香少许，每服用米醋泡汤调下。治淋以葵子末等分，用米饮调下。最治妇人胞转不尿。

【主治】

1.《圣济总录》：伤寒鼻衄不止。

2.《世医得效方》：血淋，单小便出血如尿，此为茎衄。

竹茹汤

【来源】《圣济总录》卷二十九。

【组成】青竹茹　黄芩（去黑心）各一两　蒲黄　伏龙肝各半两

【用法】上为粗末。每服五钱匕，水一盏半，煎至八分，去滓，下藕汁一合，搅匀，食后温服。

【主治】伤寒鼻衄不止。

竹茹汤

【来源】《圣济总录》卷二十九。

【组成】青竹茹鸡子大一块　生地黄半两（拍碎）

【用法】以水一盏半，煎至八分，去滓，食后温服。

【主治】伤寒鼻衄不止。

阿胶汤

【来源】《圣济总录》卷二十九。

【组成】阿胶（炙令燥）　黄芩（去黑心）各一分　葱白五寸（连须）　豉一百粒　干艾叶（炒）半两

【用法】上锉细，分作二服。每服用水一盏半，煎至七分，去滓，下生地黄汁一合，搅匀，食后温服。

【主治】阳毒攻肺，伤寒鼻衄不止。

刺蓟汤

【来源】《圣济总录》卷二十九。

【组成】刺蓟　生麦门冬（去心）　生干地黄（焙）各一两　鸡苏　赤茯苓（去黑皮）　青竹茹各半两

【用法】上锉，如麻豆大。每服三钱匕，水一盏，生姜一枣大（拍碎），煎至七分，去滓，食后温服。

【主治】伤寒鼻衄及吐血，心中坚硬，遍身疼痛，四肢烦闷。

苦药散

【来源】《圣济总录》卷二十九。

【组成】苦药一两

【用法】上为细散。每服一钱匕，食后新汲水调下。

【主治】伤寒鼻衄，一二斗不止。

金黄散

【来源】《圣济总录》卷二十九。

【组成】郁金　甘草（炙）各半两　黄药子　黄柏（去粗皮，炙）各一分

【用法】上为细散。每服二钱匕，冷水调下，不拘时候，以止为度。

【主治】伤寒鼻衄不止。

前胡汤

【来源】《圣济总录》卷二十九。

【组成】前胡（去芦头）　甘草（炙）　白术　陈橘皮（汤浸，去白，焙）　大腹皮各三分　赤茯苓（去黑心）　旋覆花　桔梗（焙）各半两　半夏（汤洗七遍）一分

【用法】上为粗末。每服五钱匕，水一盏半，加生姜一枣大（拍破），煎至八分，去滓，食后温服。

【主治】伤寒内热，鼻衄，痰壅吐逆。

羚羊角汤

【来源】《圣济总录》卷二十九。

【组成】羚羊角（镑）　犀角（镑）　麦门冬（去心，焙）　栀子仁　紫菀（去苗土）各三分　牛黄（研）　玄参各一分　人参　黄耆　甘草（炙）各半两　赤茯苓（去黑皮）一两

【用法】上为粗末。每服五钱匕，以水一盏半，煎至八分，去滓，食后温服，每日二次。

【主治】伤寒肺热，衄血不止。

犀角汤

【来源】《圣济总录》卷二十九。

【组成】犀角（镑）　大青　甘草（炙）各三分　升麻　鸡苏茎叶　小蓟各一两　黄芩（去黑心）　芍药各一两半　生干地黄（焙）　朴消各二两

【用法】上锉，如麻豆大。每服五钱匕，水一盏半，煎至八分，去滓温服。

【主治】伤寒鼻衄不止，头面俱热。

立应散

【来源】《幼幼新书》卷十五引张涣方。

【组成】石榴花（取末，焙干）　干葛根（为末）　蒲黄（研）各半两

【用法】上为细末。每服半钱，取生地黄汁调下。

【主治】小儿伤寒，血热妄行，鼻衄不止。

金汁蜜

【来源】《小儿卫生总微论方》卷七。

【组成】生地黄汁小半盏 白蜜小半盏 蒲黄半两

【用法】上和匀，微暖过。每服半茶脚许，不拘时候。

【主治】伤寒衄血，数日不止。

香墨丸

【来源】《小儿卫生总微论方》卷七。

【组成】好细墨（为末）

【用法】以鸡子清为丸，如黍米大。每服五七丸，米饮送下或灌之。

【主治】小儿伤寒衄血，儿小不能服散药者。

麻黄升麻汤

【来源】《三因极一病证方论》卷九。

【组成】麻黄（去节）二两半 升麻一两一分 黄芩 芍药 甘草（生） 石膏（煅） 茯苓各一两

【用法】上锉散。每服四大钱，以水一盏半，加生姜三片，煎至七分，去滓热服。微汗解。

【主治】

1.《三因极一病证方论》：伤寒发热，解利不行，血随气壅，致患鼻衄，世谓红汗者。

2.《东医宝鉴·内景篇》：伤寒表未解，热郁作衄；风邪内缩，久泄不止。

加减柴胡汤

【来源】《普济方》卷一三四引《经验良方》。

【组成】柴胡（去芦）八钱 半夏（姜制）二钱半 黄芩（去心） 人参（去芦） 甘草（炙）各三钱 生熟地黄共半两

【用法】上锉。每服二钱，水一盏半，加生姜二片，枣一枚，煎至七分，去滓温服。大人倍加，煎服。

【主治】伤寒鼻衄。

茅根汤

【来源】《活幼口议》卷十八。

【组成】生地黄汁 生蜜 酒各一小盏 茅根一握（捣，煎汁如稠糖）

【用法】上药煎取一盏相和，温服小小半盏。立效。

【主治】小儿伤寒后鼻中出血，五七岁以上至大人为红汗。

加减小柴胡汤

【来源】《会约医镜》卷四。

【组成】柴胡钱半 半夏 人参（弱者用之） 甘草 白芍各一钱 当归 黄芩各钱半

【用法】水煎，另用百草霜（松柴烧者不用）、血余（即头发，烧灰存性）、蒲黄（炒黑）各三分，研细末，以上汤药调服。或加阿胶。

【主治】伤寒邪热乘肝鼻衄。

二十二、吐 血

伤寒吐血，是指伤寒病程中兼见吐血的病情。《伤寒论》："脉浮，热甚，而反灸之，此为实。实以虚治，因火而动，必咽燥吐血"。《伤寒六书》："吐血者，诸阳受热，其邪在表，当汗不汗，致使热毒入脏，积蓄于内，遂成吐血"。治宜散邪解表，凉血止血。

子芩散

【来源】《太平圣惠方》卷十一。

【组成】子芩三分 栀子仁半两 远志一分（去心） 桂心半两 黄连三分（去须）

【用法】上为散。每服四钱，以水一中盏，煎至六分，去滓温服，不拘时候。

【主治】伤寒吐血，心神烦闷。

生干地黄散

【来源】《太平圣惠方》卷十一。
【组成】生干地黄一两　黄柏三分（锉）　黄芩一两　吴蓝一两　黄连三分（去须）　伏龙肝一两　麦门冬一两（去心）
【用法】上为散。每服五钱，以水一中盏，加竹茹一分，煎至五分，去滓温服，不拘时候。
【主治】伤寒心热及余毒不退，吐血一二升不止。

伏龙肝散

【来源】《太平圣惠方》卷十一。
【组成】伏龙肝一两　生干地黄一两　柏叶一两　茜根一两　阿胶一两（捣碎，炒令黄燥）　黄芩一两　黄连一两（去须）　甘草一两（炙微赤，锉）
【用法】上为粗散。每服四钱，以水一中盏，煎至六分，去滓温服，不拘时候。
【主治】伤寒吐血，心烦不食。

刺蓟散

【来源】《太平圣惠方》卷十一。
【组成】刺蓟一两　赤芍药一两半　茅根二两　麦门冬三两（去心，焙）　犀角屑一两半　甘草半两（生用）
【用法】上为粗散。每服半两，以水一大盏，煎至六分，去滓，入藕汁、生地黄汁各半合，更煎一两沸，分为二服，不拘时候。
【主治】伤寒烦热，吐血不止，心胸痛。

黄连散

【来源】方出《太平圣惠方》卷十一，名见《普济方》卷一三八。
【组成】黄连一两（去须）　荷叶一两　艾叶三分（微炒）　柏叶三分
【用法】上为散。每服四钱，以水一中盏，煎至六分，去滓，入地黄汁半合，更煎一两沸，温服，不拘时候。
【主治】伤寒吐血，心神烦闷。

刺蓟汤

【来源】《圣济总录》卷二十九。
【组成】刺蓟　生麦门冬（去心）　生干地黄（焙）各一两　鸡苏　赤茯苓（去黑皮）　青竹茹各半两
【用法】上锉，如麻豆大。每服三钱匕，水一盏，生姜一枣大（拍碎），煎至七分，去滓，食后温服。
【主治】伤寒鼻衄及吐血，心中坚硬，遍身疼痛，四肢烦闷。

人参汤

【来源】《圣济总录》卷三十。
【组成】人参　芍药　桔梗（锉，炒）　芎䓖　当归（切，焙）　桂（去粗皮）　甘草（炙，锉）各一两　竹茹三分
【用法】上为粗末。每服五钱匕，水一盏半，煎至八分，去滓，食后温服。
【主治】伤寒吐血、下血及血汗。

金花散

【来源】《圣济总录》卷三十。
【组成】郁金　甘草（炙，锉）　青黛各半两
【用法】上为散。每服二钱匕，用鸡子白调下。
【主治】伤寒吐血不止。

黄芩汤

【来源】《圣济总录》卷三十。
【组成】黄芩（去黑心）三分　山栀子仁半两　远志（去心）一两　桂（去粗皮）半两　黄连（去须）　竹茹各三分
【用法】上为粗末。每服五钱匕，水一盏半，煎至一盏，去滓，食后温服。
【主治】伤寒吐血，心神烦闷。

黄连汤

【来源】《圣济总录》卷三十。

【组成】黄连（去须）一两半　荷叶（微炙）一两　艾叶（微炒）一两　柏叶三分

【用法】上为粗末。每服五钱匕，水一盏半，煎至一盏，去滓，下生地黄汁一合，搅令匀，食后温服。

【主治】伤寒心肺积热，吐血不止。

紫河车散

【来源】《圣济总录》卷三十。

【组成】紫河车三分　朴消　甘草各半两（生）　蛤粉一分

【用法】上为散。每服二钱匕，沙糖新汲水调下，不拘时候，一日三次。

【主治】伤寒吐血，烦躁。

十味补心汤

【来源】《重订通俗伤寒论》。

【组成】辰茯神八钱　潞党参　生熟地各三钱　麦冬　炒枣仁　归身各二钱　制香附一钱半　远志八分　龙眼肉五个

【功用】补心。

【主治】伤寒吐血、呕血止后，心血不足者。

立止吐血膏

【来源】《重订通俗伤寒论》。

【组成】鲜生地一斤　生绵纹三两　桑叶　丹皮　血见愁　杜牛膝各二两　土三七　苏子　降香各一两

【用法】用冰糖四两收膏。每服八钱至一两，犀地清络饮去桃仁，姜、蒲二汁冲下。

【功用】引血下行，止血逐瘀。

【主治】伤寒夹血，呕血吐血，表邪虽解，血尚不止者。

麦冬养荣汤

【来源】《重订通俗伤寒论》。

【组成】潞党参　麦冬　归身　生地　生白芍各三钱　白知母二钱　北五味二十粒　青盐　陈皮八分　清炙草六分　大红枣三枚

【功用】补心。

【主治】伤寒夹吐血，因去血既多，阴液必虚，阳无所附者。

犀角地黄汤

【来源】《医学心悟》卷二。

【组成】犀角一钱五分　生地黄四钱　牡丹皮　麦冬　白芍各一钱五分

【用法】水煎服。

【主治】伤寒吐血、衄血。

二十三、咽　痛

　　伤寒咽痛，是指伤寒时喉咙部疼痛不适的病情。《伤寒论》："太阳病中风，以火劫发汗，邪风被火热，血气流溢，失其常度……口干咽烂，或不大便……"，"太阳病误用火劫发汗，致邪热内传阳明，里热炽盛，火毒上攻，热灼咽喉"，"阳明病，但头眩，不恶寒，故能食而咳，其人必咽痛"，"少阴病，下痢，咽痛，胸满心烦者"，"少阴病，咽中伤生疮，不能语言，声不出者"。本病成因有寒、热、虚、实之分。治宜散邪利咽，养阴清热。

升麻汤

【来源】《外台秘要》卷三引《集验方》。

【组成】升麻三两　通草四两　射干二两　羚羊角三两（屑）　芍药二两　生芦根（切）一升

【用法】上切。以水七升，煮取二升半，去滓，分为三次，徐徐服。

【主治】伤寒热病喉中痛，闭塞不通；天行热病口疮。

太傅白膏

【来源】《备急千金要方》卷七。

【别名】太一神膏。

【组成】蜀椒一升　附子三两　升麻（切）一升　巴豆　芎䓖各三十铢　杏仁五合　狸骨　细辛各一两半　白芷半两　甘草二两　白术六两（一方用当归三两）

【用法】上锉，苦酒淹渍一宿，以猪脂四斤，微火煎之。先削附子一枚，以绳系著膏中，候色黄膏成，去滓。伤寒心腹积聚，诸风肿疾，颈项腰脊强，偏枯不仁，皆摩之，每日一次；痈肿恶疮，鼠瘘瘰疬，炙手摩之；耳聋，取如大豆，灌之。目痛炙，紗縹白臀如珠当瞳子，视无所见，取如穇米，敷白上，令其人自以手掩之，须臾即愈，便以水洗，视如平复，且勿当风，三十日后乃可行；鼻中痛，取如大豆纳鼻中，并以摩之，龋齿痛，以绵裹如大豆，着痛齿上，咋之；中风，面目鼻口喎僻，以摩之；若晨夜行，辟霜雾，眉睫落，数数以铁浆洗，用膏摩之。

【主治】伤寒咽喉不利，头项强痛，腰脊两脚疼，有风痹湿肿难屈伸，不能行步，若风头眩，鼻塞，有附息肉生疮，身体隐疹风搔，鼠漏瘰疬，诸疽恶疮，马鞍牛领肿疮；及久寒结坚在心，腹痛胸痹，烦满不得眠，饮食咳逆上气，往来寒热；妇人产后余疾，耳目鼻口诸疾。

附子丸

【来源】《外台秘要》卷二引《张文仲方》。

【组成】附子（炮）　藜芦各等分（含黄柏亦佳）

【用法】上为末，炼蜜为丸，如梧桐子大。每服一枚，汤饮送下。

【主治】伤寒毒攻喉咽肿痛；兼主天行。

【宜忌】忌猪肉、狸肉。

吐痰散

【来源】《太平圣惠方》卷九。

【组成】瓜蒂一分　丁香一分　赤小豆半合（炒熟）

【用法】上为细散。每服二钱，空腹以温水调下。服之当吐，后便可吃葱豉粥补之。

【主治】伤寒四日，毒气入胃，喉中闷闷。

升麻散

【来源】《太平圣惠方》卷十。

【组成】川升麻　木通（锉）　羚羊角屑　前胡（去芦头）　桑根白皮（挫）　川大黄（挫碎，微炒）各半两　马蔺根一两　川朴消一两

【用法】上为粗散。每服五钱，以水一大盏，煎至五分，去滓，不拘时候温服。

【主治】伤寒，心胸气壅，闭塞不通，咽喉疼痛。

甘草散

【来源】《太平圣惠方》卷十。

【组成】甘草一两（生用）　川升麻半两　射干半两

【用法】上锉细。都以水三大盏，煎至二盏，去滓，分为四服，日三服，夜一服。

【主治】伤寒二三日，毒气攻咽喉痛肿。

麦门冬散

【来源】《太平圣惠方》卷十。

【组成】麦门冬半两（去心）　木香二分　川大黄半两（锉碎，微炒）　汉防己半两　葛根半两（锉）　滑石半两　玄参半两　木通半两（锉）　甘草一分（生用）

【用法】上为粗散。每服五钱，以水一大盏，加生姜半分，葱白二茎，煎至五分，去滓温服，不拘时候。

【主治】伤寒热毒在心脾，口舌干燥，咽喉肿痛。

络石散

【来源】《太平圣惠方》卷十。
【组成】络石 玄参 川升麻 射干 子芩 木通（锉）各半两 甘草一分（生用）
【用法】上为散。每服四钱，以水一中盏，煎至六分，去滓温服，不拘时候。
【主治】伤寒，毒气攻咽喉痛。

羚羊角散

【来源】《太平圣惠方》卷十。
【组成】羚羊角屑 木通（锉） 射干 川升麻 地骨皮各一两 芦根三两（锉）
【用法】上为粗散。每服五钱，以水一大盏，煎至五分，去滓温服，不拘时候。
【主治】伤寒咽喉疼痛，心神烦闷。

升麻散

【来源】《太平圣惠方》卷十一。
【组成】川升麻半两 车前子半两 川大黄半两（锉碎，微炒） 甘草半两（生用） 生干地黄三两 川朴消三分
【用法】上为散。每服五钱，以水一大盏，煎至五分，去滓，不拘时候温服。宜先用针，当舌中针入五分，出血即消。后服升麻散方。
【主治】伤寒喉中痛，舌根肿满，不能转动，此为心脾热毒。

玄参散

【来源】《太平圣惠方》卷十一。
【组成】玄参一两 射干一两 黄药一两
【用法】上为末。每服五钱，以水一大盏，煎至五分，去滓温服，不拘时候。
【主治】伤寒，上焦虚，毒气热壅塞，咽喉连舌肿痛。

玄参煎

【来源】《太平圣惠方》卷十一。
【组成】玄参一两 川升麻半两 苦参半两（锉） 人参三分（去芦头） 秦艽一两（去苗） 马牙消半两
【用法】上为散。每服五钱，用水一大盏，煎至五分，去滓，入炼蜜一合，相和令匀，不拘时候，徐徐含咽服之。
【主治】伤寒，咽喉内痛，满口生疮，吃食不得。

升麻丸

【来源】《圣济总录》（人卫本）卷三十。
【别名】升麻大丸（原书文瑞楼本）、大丸《普济方》卷一三四）。
【组成】升麻三两 甘草（生用） 射干各二两
【用法】上为末，用牛蒡汁为丸，如弹子大。每服绵裹一丸，含化咽津，不拘时候。如和不成，入炼蜜少许。
【主治】伤寒脏腑虚热，毒气攻冲，咽喉肿塞急痛。

牛黄散

【来源】《圣济总录》卷三十。
【组成】牛黄（研） 朴消（研） 甘草（炙，锉）各一两 升麻 山栀子（去皮） 芍药各半两
【用法】上药各为细散，再同研令匀。每服一钱匕，食后煎姜、蜜汤，放冷调下。
【主治】伤寒咽喉痛，心中烦躁，舌上生疮。

升麻汤

【来源】《圣济总录》卷三十。
【组成】升麻一两 木通（锉） 黄柏（去粗皮，锉）各半两 玄参三分 麦门冬（去心，焙）一两 青竹茹半两 前胡（去芦头）三分 石膏（碎）一两 朴消二两
【用法】上为粗末。每服五钱匕，用水一盏半，煎至八分，去滓，食后温服，一日二次。
【主治】伤寒热病，咽喉壅塞，连舌根肿痛，及干

呕头痛，不下食。

升麻汤

【来源】《圣济总录》卷三十。

【组成】升麻 车前子 大黄（锉，炒） 甘草（炙）各半两 生干地黄（焙）三两 朴消三分

【用法】上为粗末。每服三钱匕，水一盏半，煎至八分，去滓温服，一日二次。宜先针舌下两边，出血即消，后服本方。

【主治】伤寒上焦心脾虚热，咽喉中痛，舌根肿满不能转。

茯苓汤

【来源】《圣济总录》卷三十。

【组成】赤茯苓（去黑皮）半两 木通（锉）三分 升麻 羚羊角（镑） 前胡（去芦头）各半两 桑根白皮（锉）三分 大黄（锉，炒）半两 马蔺根 朴消各一两

【用法】上为粗末。每服三钱匕，水一盏，煎至六分，去滓，食后温服。

【主治】伤寒毒气上冲，喉中痛，闷塞不通。

羚羊角汤

【来源】《圣济总录》卷三十。

【组成】羚羊角（镑） 升麻 木通（锉） 射干 甘草（炙，锉）各一两 芍药半两 生芦根（锉）三两

【用法】上为粗末。每服五钱匕，以水一盏半，煎至八分，去滓，食后温服。

【主治】伤寒，咽喉痛塞不通，小便赤涩。

犀角汤

【来源】《圣济总录》卷三十。

【组成】犀角（镑屑） 当归（切，焙） 白芷各一两 升麻 甘草（炙，锉） 射干 杏仁（汤浸，去皮尖双仁，炒黄）各半两

【用法】上为粗末。每服三钱匕，水一盏，煎至七分，去滓，食后温服，一日二次。

【主治】伤寒脾肺虚热，毒气壅塞，咽喉连舌根肿满疼痛。

犀角散

【来源】《圣济总录》卷三十。

【组成】犀角屑半两 黄连（去须） 铅霜（研）各一分 栝楼根半两 郁金 甘草（炙，锉）各一分

【用法】上为细散，再同研匀。每服二钱匕，食后用去心麦门冬熟水调下。

【主治】伤寒咽喉痛，口中干燥不止。

商陆散

【来源】《小儿卫生总微论方》卷七。

【组成】商陆根

【用法】上切，杵烂炒熟。用手帕裹之，熨肿处，冷即易之。

【主治】伤寒咽喉肿痛。

团参汤

【来源】《普济方》卷三六九。

【组成】团参 川麻 甘草各等分

【用法】上锉。水煎服。

【主治】小儿伤寒，发汗吐下后，毒气不散，表虚里实，热发于外，身斑斑如锦纹，甚则烦躁谵语；兼治喉闭肿痛。

四七气汤

【来源】《疮疡经验全书》卷一。

【组成】白芷 防风 陈皮 连翘 人参 香附 川芎 当归 玄参 枳壳 甘草 桔梗 天花粉 小柴胡 鼠粘子 山栀仁

【主治】热毒入于心经脾经之伤寒喉闭。

鼠粘子解毒汤

【来源】《疮疡经验全书》卷一。

【组成】鼠粘子 甘草 升麻 生地黄 天花

粉 连翘 白术 黄芩 黄连 山栀仁 桔
梗 青皮 防风 元参

《医宗金鉴》有葛根。

【用法】《医宗金鉴》：水煎，食后服。

【主治】

1.《疮疡经验全书》：伤寒十余日以上得汗已
解，无潮热，脉平静，而余毒上攻，咽喉痛者；
舌生疮如黄粟，外症怯寒而口张。

2.《医宗金鉴》酒毒喉闭。由酒毒蒸于心、
脾二经，热壅咽喉，喉肿色黄，其人面赤，目睛
上视。

双解散

【来源】《伤寒大白》卷一。

【组成】柴胡 干葛 荆芥 薄荷 黄芩 玄
参 石膏 知母 甘草 桔梗 防风

【主治】阳明少阳，先伤积热，又冒表邪，郁于上

焦，咽喉作痛。

家秘荆防甘桔汤

【来源】《伤寒大白》卷一。

【组成】荆芥 防风 甘草 桔梗 薄荷 大力子

【主治】伤寒咽痛。

【加减】恶寒身痛，加羌活；腰痛足冷，加独活；
潮热，加升麻、柴胡。

加味清凉饮

【来源】《医学探骊集》卷三。

【组成】大熟地四钱 黄芩四钱 栀子三钱 滑石
三钱 广陈皮二钱 黄柏三钱 木通三钱 茯苓
三钱 甘草一钱 大海三个 山豆根三钱

【用法】水煎服。

【主治】伤寒咽痛，已得出大汗，脉静自安者。

二十四、腹　胀

伤寒腹胀，是指伤寒病程中腹部胀满不适的
病情。《伤寒论》："发汗后，腹胀满者，厚朴半
夏甘草人参汤主之"，"伤寒吐后，腹胀满者，与
调胃承气汤"，"阳明中风，脉弦浮大，而短气，
腹都满，胁下及心痛，久按之气不通，鼻干不得
汗，嗜卧"，"下利，腹胀满，身体疼痛者，先温
其里，乃攻其表，温里宜四逆汤，攻表宜桂枝
汤"。本病成因误汗伤脾，脾虚气滞而生腹胀满；
或伤寒下后，热留胸膈，无形之气壅滞于腹；或
太阳病误用火攻，邪热壅遏于腹；或阳明腑实，
腹气不通；或少阴病心肾阳衰，阴寒内盛，寒凝
气滞。治疗时须辨清证型，据证施治。

栀子厚朴汤

【来源】《伤寒论》。

【组成】栀子十四个（劈） 厚朴四两（炙，去皮） 枳
实四个（水浸，炙令黄）

【用法】以水三升半，煮取一升半，去滓，分二
服，温进一服。得吐者止后服。

【主治】伤寒下后，心烦腹满，卧起不安者。

【方论】

1.《医学入门》：以山栀之苦，以吐虚烦；
枳、朴之苦，以泄腹满。

2.《伤寒来苏集》：心烦则难卧，腹满则难
起，起卧不安，是心移热于胃。栀子以治烦，
枳、朴以泄满，此两解心腹之妙剂也。

3.《绛雪园古方选注》：栀子厚朴汤，下后遗
热心烦，起卧不安，腹满，是三焦病矣，故以上
涌下泄为治。凡用栀子，皆取其上涌客热，复以
厚朴、枳实者，取其酸苦下泄阴滞，不烦不满，
而起卧亦安矣。

4.《金镜内台方议》：下后但腹满而不心烦，
即邪气入里。若心烦而不腹满，即邪气在胸中，
属栀子豉汤。今又烦而且腹满，乃邪气在胸腹
之间也，烦而不能卧，满而不能坐，故卧起皆不

安，故用栀子为君，以吐其烦，厚朴为臣，枳实为佐。二者之苦，以泄腹满也。

厚朴生姜半夏甘草人参汤

【来源】《伤寒论》。

【别名】厚朴汤（《备急千金要方》卷九）、厚朴人参汤（《伤寒总病论》卷三）、厚朴生姜人参甘草半夏汤（《医学纲目》卷三十一）、厚朴姜夏草参汤（《金镜内台方议》卷八）、厚朴半夏甘草人参汤（《古今医统大全》卷十四）、厚朴半夏甘参汤（《医学入门》卷四）。

【组成】厚朴半斤（炙，去皮）　生姜半斤（切）　半夏半斤（洗）　甘草二两（炙）　人参一两

【用法】上药以水一斗，煮取三升，去滓，每服一升，温服，一日三次。

【功用】

1.《注解伤寒论》：和脾胃而降气。

2.《成方切用》引喻嘉言：益胃和脾，降气涤饮。

3.《医方集解》：补虚散滞。

4.《医宗金鉴》：消胀散满，补中降逆。

【主治】

1.《伤寒论》：伤寒发汗后，腹胀满者。

2.《圣济总录》：伤寒心腹胀满。

3.《张氏医通》：胃虚呕逆，痞满不食。

4.《胎产心法》：妊娠腹胀后重，赤白相兼之痢。

【方论】

1.《金镜内台方议》：此汗后腹胀满者，为津液不足，气滞不通，壅而为满，为脾胀也。故用厚朴之苦，以泄腹满为君；生姜、半夏之辛，以散滞气为臣；人参之甘，生津液，补不足；甘草之甘，以缓其中者也。

2.《千金方衍义》：《伤寒论》原名厚朴生姜甘草半夏人参汤。本桂枝证误用麻黄发汗，浊阴之邪乘虚入里而致喘满，与泻心汤证似同而实小异。浊气填满，故首取厚朴以泄气滞，姜、半以破痰结，参、草以助清阳，清阳运动，而浊阴自除。本非结胸之寒热互结，故无藉于干姜、芩、连、大枣也。

3.《绛雪园古方选注》：太阴病，当腹满，是伤中也，与吐下后邪气入里腹胀治法不同。厚朴宽胀下气，生姜散满升津，半夏利窍通阴阳，三者有升降调中之理。佐以甘草和阴、人参培阳。补之泄之，则阴结散，虚满消。

4.《伤寒贯珠集》：发汗后，表邪虽解而腹胀满者，汗多伤阳，气窒不行也，是不可以徒补，补之则气愈窒；亦不可以径攻，攻之则阳益伤，故以人参、甘草、生姜助阳气，厚朴、半夏行滞气，乃补泄兼行之法也。

【验案】腹胀　《岳美中医案集》：尹某，男性，自述心下胀满，日夜有不适感，是属虚胀症。投以厚朴生姜半夏甘草人参汤（厚朴12g，生姜9g，半夏9g，炙甘草6g，党参4.5g）。经复诊1次，未易方而愈。

旋覆代赭汤

【来源】《伤寒论》。

【组成】旋覆花三两　人参二两　代赭石一两　甘草三两（炙）　半夏半升（洗）　生姜五两　大枣十二枚（擘）

【用法】以水一斗，煮取六升，去滓，再煎取三升，温服一升，一日三次。

【功用】《方剂学》：降逆化痰，益气和胃。

【主治】伤寒发汗，若吐若下解后，心下痞硬，噫气不除者。

大前胡汤

【来源】《外台秘要》卷一引《古今录验》。

【组成】前胡半斤　半夏半升（洗）　生姜五两　枳实八片（炙）　芍药四两　黄芩三两　干枣十二枚（擘）

【用法】上切。以水一斗，煮取三升，分四服，日三夜一服。

【主治】伤寒八九日不解，心腹坚满，身体疼痛，内外有热，烦呕不安。

生地黄汤

【来源】《备急千金要方》卷九。

【组成】生地黄三斤 大黄四两 大枣二枚 甘草一两 芒消二合

【用法】上药合捣，令相得。蒸五升米下，熟，绞取汁，分再服。

【主治】伤寒有热，虚赢少气，心下满，胃中有宿食，大便不利。

【方论】《千金方衍义》：于调胃承气汤方中加生地黄以滋血，兼取大枣以行脾气而散心腹之邪也。

白术散

【来源】《太平圣惠方》卷九。

【组成】白术三分 前胡三分（去芦头） 葛根三分（锉） 桑根白皮三分（锉） 川升麻半两 赤芍药一两 石膏一两半 荆芥半两 子芩三分

【用法】上为散。每服五钱，以水一大盏，加生姜半分，豆豉五十粒，煎至五分，去滓温服，不拘时候。

【主治】伤寒四日，腹胁胀满，心胸不利，四肢疼痛，咳嗽恶寒，喘急壮热。

前胡汤

【来源】《太平圣惠方》卷九。

【组成】前胡一两（去芦头） 半夏一两（汤洗七遍去滑） 白术一两 枳实一两（麸炒微黄） 赤芍药一两 黄芩一两 甘草半两（炙微赤，锉） 厚朴一两（去粗皮，涂生姜汁炙令香熟）

【用法】上为粗散。每服三钱，以水一中盏，入生姜半分，大枣三枚，煎至六分，去滓，不拘时候温服。

【主治】伤寒九日不解，心腹坚满，身体疼痛，内外有热，烦呕不安。

大黄丸

【来源】《太平圣惠方》卷十二。

【组成】川大黄一两（锉碎，微炒） 木香一分 槟榔半两 桂心一分 枳壳半两（炒微黄，去瓤） 甘草一分（炙微赤，锉） 郁李仁三分（汤浸，去皮尖，微炒）

【用法】上为末，炼蜜为丸，如梧桐子大。每服三十丸，以温酒送下，不拘时候。以利为度。

【主治】伤寒大肠气壅，心腹胀满疼痛，四肢骨节酸疼烦闷，不得眠卧。

木香散

【来源】《太平圣惠方》卷十二。

【组成】木香二分 枳壳三分（麸炒微黄，去瓤） 柴胡三分（去苗） 当归三分（锉，微炒） 干姜半两（炮裂，锉） 吴茱萸一分（汤浸七遍，焙干，微炒）

【用法】上为散。每服三钱，以水一中盏，加大枣三枚，煎至六分，去滓，不拘时候温服。

【主治】伤寒，冷水积在腹中，胀满疼痛。

代赭散

【来源】《太平圣惠方》卷十二。

【组成】代赭半两（研） 旋覆花半两 人参半两（去芦头） 甘草半两（炙微赤，锉） 半夏三分（汤洗七遍去滑） 陈橘皮一两（汤浸，去白瓤，焙）

【用法】上为散。每服三钱，以水一中盏，加生姜半分，大枣三个，煎至六分，去滓，不拘时候温服。

【主治】伤寒，发汗吐下后，心腹痞满，胸膈气不利。

半夏散

【来源】《太平圣惠方》卷十二。

【组成】半夏三分（汤洗七遍去滑） 前胡二分（去芦头） 诃黎勒皮三分 赤芍药三分 桂心半两 人参三分（去芦头） 木香半两 槟榔半两 陈橘皮一两（汤浸，去白瓤，焙）

【用法】上为散。每服四钱，以水一中盏，加生姜半分，煎至六分，去滓稍热服，不拘时候。

【主治】伤寒，心腹胀满疼痛，胸膈壅滞，或呕哕不能饮食。

赤芍药散

【来源】《太平圣惠方》卷十二。

【组成】赤芍药 诃黎勒（煨，用皮） 当归（锉，微炒） 肉豆蔻（去壳） 人参（去芦头） 郁李仁（汤浸，去皮尖，微炒） 桂心各三分 陈橘皮二两（汤浸，去白瓤，焙） 槟榔一两

【用法】上为散。每服三钱，以水一中盏，加生姜半分，大枣三个，煎至六分，去滓温服，不拘时候。

【主治】伤寒脾胃气滞，心腹胀满，痛不欲饮食。

桃仁散

【来源】《太平圣惠方》卷十二。

【组成】桃仁三分（汤浸，去皮尖双仁，麸炒微黄） 枳壳三分（麸炒微黄，去瓤） 桂心一两 白术三分 神曲三分（炒令微黄） 麦蘖三分（炒令微黄）

【用法】上为散。每服三钱，以水一中盏，煎至六分，去滓稍热服，不拘时候。

【主治】伤寒，心腹胀满疼痛。

人参散

【来源】《太平圣惠方》卷十三。

【组成】人参一两（去芦头） 陈橘皮半两（汤浸，去白瓤，焙） 桂心半两 干姜半两（炮裂，锉） 赤茯苓一两 神曲一两（炒令微黄） 麦蘖一两（炒令微黄） 白术一两 甘草半两（炙微赤，锉） 诃黎勒皮半两 槟榔一两 厚朴一两（去粗皮，涂生姜汁，炙令香熟）

【用法】上为散。每服五钱，以水一中盏，加生姜半分，煎至六分，去滓，不拘时候，稍热服。

【主治】伤寒后，脾胃气不和，腹胀气满，噎闷食少。

人参散

【来源】《太平圣惠方》卷十三。

【组成】人参二两（去芦头） 桂心一两 陈橘皮二两（汤浸，去白瓤，焙） 厚朴二两（去粗

皮，涂生姜汁，炙令香熟） 干姜一两（炮裂，锉） 赤茯苓二两 麦蘖一两（炒令黄色） 白术二两 甘草一两（炙微赤，锉） 草豆蔻一两（去皮）

《普济方》有神曲一两。

【用法】上为散。每服四钱，以水一中盏，加生姜半分，大枣一枚，煎至六分，去滓，不拘时候温服。

【主治】伤寒后，胃气不和，食即心腹妨闷，四肢少力。

桂心散

【来源】《太平圣惠方》卷十四。

【组成】桂心 陈橘皮（汤浸，去白瓤，焙） 白术 附子（炮裂，去皮脐） 当归（锉，微炒） 木香 厚朴（去粗皮，涂生姜汁，炙令香熟）各半两 槟榔一两

【用法】上为细散。每服二钱，食前温酒调下。

【主治】伤寒后，腹胀气急，连腰脚疼痛。

厚朴散

【来源】《太平圣惠方》卷八十四。

【组成】厚朴半两（刮去皱皮，涂生姜汁，炙令香熟） 川大黄一分（锉碎，微炒） 人参一分（去芦头） 陈橘皮一分（汤浸，去白瓤，焙） 甘草一分（炙微赤，锉） 朴消一分

【用法】上为粗散。每服一钱，以水一小盏，煎至五分，去滓温服，不拘时候。

【主治】小儿伤寒挟实，心腹胀满，不欲乳食。

厚朴汤

【来源】《医方类聚》卷五十四引《通真子伤寒括要》。

【别名】厚朴散（《医方类聚》卷五十三引《神巧万全方》）。

【组成】厚朴二两（去皮，涂姜汁，炙数遍令香） 半夏二两 人参一两 甘草一两（炙）

【用法】上为粗末。每服四钱，水一盏，加生姜五片，煎六分，去滓温服，不拘时候。

【主治】太阳病，发汗后，腹胀满。

七物理中丸

【来源】《伤寒微旨》卷下。

【组成】人参三分　生姜屑二两　藿香三分　白术二两　桔梗三分　葛根三分

【用法】上为细末，炼蜜为丸，如弹子大。每服一丸，水一盏，煎至七分，和滓热服。

【主治】伤寒阳虚阴盛，胃中寒，胸膈满闷，腹中胀痛，身体拘急，手足逆冷，两手脉沉迟，或紧或缓，寸脉短，及力小于关、尺脉者。

【加减】如二三服后未快，手足逆冷，呕吐，加半夏二分，干姜二分（炮）。

温中汤

【来源】《伤寒微旨论》卷下。

【组成】舶上丁香皮　厚朴各一两　干姜　白术　丁香枝　陈皮各二分

【用法】上为末，每服二钱，水一盏，入葱白三寸，荆芥五穗，煎至七分，去滓，热服。

【主治】伤寒胃中寒，脉沉迟，或紧或缓，胸膈满闷，腹中胀痛，身体拘急，手足逆冷。

【加减】如三服未快，及手足逆冷呕吐，更加舶上丁香皮二分，干姜一分炮。

黄芩芍药汤

【来源】《类证活人书》卷十九。

【组成】黄芩　白芍药　白术　干地黄各一两

【用法】上锉，如麻豆大。每服五钱匕，以水一盏，煎至七分，去滓温服；寒则加生姜同煎服。

【主治】妇人伤寒，口燥咽干，腹满不思饮食。

木香饮

【来源】《圣济总录》卷二十五。

【组成】木香　枳壳（去瓤，麸炒）　柴胡（去苗）　当归（切，焙）各三分　干姜（炮）半两

【用法】上为粗末。每服三钱匕，水一盏，加生姜

半分（拍碎），同煎至半盏，去滓，食前温服。

【主治】伤寒后冷气内积，腹中胀痛。

四味承气汤

【来源】《圣济总录》卷二十一。

【组成】大黄（细锉，醋炒）二两　枳壳（去瓤，麸炒）一两半　朴消二两　甘草（炙，锉）三分

【用法】上为粗末。每服五钱匕，水一盏半，煎至一盏，去滓，空腹温服。

【主治】伤寒四日以后，腹胀满痛，喘粗壮热。

枳壳汤

【来源】《圣济总录》卷二十五。

【组成】枳壳（去瓤，麸炒）一两半　厚朴（去粗皮，生姜汁炙）　白术　人参　赤茯苓（去黑皮）各一两

【用法】上为粗末。每服三钱匕，水一盏，加生姜半分（拍碎），同煎至半盏，去滓，食前温服。

【主治】伤寒后，心腹气滞胀满，不能饮食。

茯苓汤

【来源】《圣济总录》卷二十五。

【组成】赤茯苓（去黑皮）　桔梗（炒）　陈橘皮（汤浸，去白，焙干）各一两　人参半两　高良姜一两　槟榔（煨，锉）三分

【用法】上为粗末。每服三钱匕，水一盏，加生姜半分（拍碎），同煎至半盏，去滓，食前温服。

【主治】伤寒后中冷，心腹胀满，不下食。

茯苓汤

【来源】《圣济总录》卷二十五。

【组成】赤茯苓（去黑皮）一两　木香　桂（去粗皮）　木通（锉）各半两　甘草（炙，锉）一分

【用法】上为粗末。每服三钱匕，水一盏，煎至半盏，去滓，食前温服。

【主治】伤寒汗后，心腹及脐下满胀。

厚朴汤

【来源】《圣济总录》卷二十五。

【组成】厚朴（去粗皮，生姜汁炙令紫）三分　桂（去粗皮）　诃黎勒（炮，去核）　人参　陈橘皮（汤浸，去白，焙）　赤茯苓（去黑皮）　丁香各半两　甘草（炙，锉）一分

【用法】上为粗末。每服三钱匕，水一盏，加生姜半分（拍碎），大枣二个（擘破），同煎至六分，去滓，食前温服。

【主治】伤寒汗后，腹胁胀满，食少呕逆。

厚朴饮

【来源】《圣济总录》卷二十五。

【组成】厚朴（去粗皮，生姜汁炙令透）　人参　芍药　枳壳（去瓤，麸炒）各一两　甘草（炙，锉）半两　槟榔（煨，锉）三分

【用法】上为粗末。每服三钱匕，水一盏，加生姜半分（拍碎），同煎至半盏，去滓，食前温服。

【主治】伤寒脾气未顺，腹胁胀满。

厚朴茯苓汤

【来源】《圣济总录》卷二十五。

【组成】厚朴（去粗皮，生姜汁炙）　赤茯苓（去黑皮）各一两半　陈橘皮（汤浸，去白，焙干）　人参各一两　甘草（炙，锉）半两

【用法】上为粗末。每服三钱匕，水一盏，加生姜半分（拍碎），同煎取半盏，去滓，食前温服。

【主治】伤寒后气未和，心腹胀满，不能饮食。

厚朴饮

【来源】《圣济总录》卷三十一。

【组成】厚朴二两（去粗皮，姜汁炙）　甘草（炙）半夏（姜汁炙）　人参　陈橘皮（去白，焙）各一两

【用法】上为粗末。每服五钱匕，用水一盏半，加生姜五片，同煎至七分，去滓，空心服。

【主治】伤寒发汗后，气虚心烦，腹满痰逆，不思饮食。

葛根汤

【来源】《圣济总录》卷三十一。

【组成】葛根（锉）　生干地黄（焙）　羌活（去芦头）　桂（去粗皮）　芍药　芎藭　麻黄（汤煮，掠去沫）　陈橘皮（汤浸，去白，焙）　木香各半两　甘草（炙，锉）一分

【用法】上为粗末。每服五钱匕，以水一盏半，入生姜半分（拍碎），大枣三枚（擘破），同煎至七分，去滓，空心温服，晚食前再服。

【主治】伤寒后，毒气未解，四肢少力，骨节烦疼，心腹胀满。

大麦蘖丸

【来源】《圣济总录》卷三十二。

【组成】大麦蘖（炒黄）一两　白术　人参各一两半　枳壳（去瓤，麸炒）　槟榔（锉）　半夏（汤洗七遍，焙）　陈橘皮（汤浸，去白，焙）　薏苡仁（炒）　干姜（炮）　大黄（细锉，醋炒）　厚朴（去粗皮，生姜汁炙）各一两　甘草（炙）三分

【用法】上为末，炼蜜为丸，如梧桐子大。每服十五丸，加至二十丸，空心米饮送下，每日二次。

【功用】坚筋倍力。

【主治】伤寒后，饮食不消，腹胁虚满。

瓜蒂散

【来源】《儒门事亲》卷十二。

【组成】瓜蒂七十五个　赤小豆七十五粒　人参半两（去芦）　甘草半两或二钱五分

【用法】上为细末。每服一钱，或半钱，或二钱，量虚实加减用之，空心齑汁调下服之。

【主治】伤寒六七日，因下后，腹满无汗而喘。

暖胃汤

【来源】《会约医镜》卷四。

【组成】白芍一钱二分　干姜（炮）二钱　丹参三钱　厚朴（姜炒）一钱　木香三分　香附（醋炒）六分　吴茱萸（制）一钱半　生姜一钱

【用法】水煎服。

【主治】伤寒，阴寒虚满，脉弱便泻。

【加减】寒甚者，加附子一二钱；食因寒滞，加神曲一钱，麦芽一钱，俱炒用；大便不通，加当归二三钱。

二十五、腹　痛

伤寒腹痛，是指伤寒病程中以腹痛为主症的病情。《伤寒论》："伤寒胸中有热，胃中有邪气，腹中痛，欲呕吐者，黄连汤主之"，"太阴之为病，腹满而吐……时腹自痛"。本病分为寒热两类。若绕脐硬痛，大便结实，烦满气粗，口渴噫气，饮食停滞，或宿血结聚者，是属热属实也。若肠鸣泻痢，时时少痛，不甚不已，口吐苦涎，喜温喜按者，此属寒属虚也。如身发大热，而腹痛酷喜重按者，此表热内寒也。临证当根据具体的情况辨证治疗。

黄连汤

【来源】《伤寒论》。

【组成】黄连三两　甘草三两（炙）　干姜三两　桂枝三两（去皮）　人参二两　半夏半升（洗）　大枣十二枚（擘）

【用法】上以水一斗，煮取六升，去滓温服，昼三次，夜二次。

【功用】

1.《医宗金鉴》：调理阴阳而和解。

2.《医方发挥》：平调寒热，和胃降逆。

【主治】伤寒胸中有热，胃中有邪气，腹中痛，欲呕吐。

赤茯苓散

【来源】《太平圣惠方》卷九。

【组成】赤茯苓一两　赤芍药半两　白术半两　附子半两（炮裂，去皮脐）　干姜半两（炮裂，锉）

【用法】上为散。每服三钱，以水一中盏，加生姜半分，煎至五分，去滓温服，不拘时候。

【主治】伤寒病三日，腹痛，小便不利而呕者，属少阴病证。

厚朴散

【来源】《太平圣惠方》卷十二。

【组成】厚朴一两（去粗皮，涂生姜汁，炙令香熟）　当归半两（锉，微炒）　枳壳半两（麸炒微黄，去瓤）　木香半两　诃黎勒一两（煨，用皮）　大腹皮半两（锉）

【用法】上为散。每服四钱，以水一中盏，加生姜半分，煎至六分，去滓，稍热服，不拘时候。

【主治】伤寒因有热服冷药过度，心腹胀痛。

厚朴散

【来源】《太平圣惠方》卷十二。

【组成】川大黄一两（锉碎，微炒）　芎䓖三分　人参一两（去芦头）　赤芍药三分　陈橘皮三分（汤浸，去白瓤，焙）　厚朴二两（去粗皮，涂生姜汁，炙令香熟）

【用法】上为散。每服四钱，以水一中盏，加生姜半分，煎至六分，去滓，稍热服，不拘时候。

【主治】伤寒汗后，腹胀疼痛。

厚朴汤

【来源】《圣济总录》卷二十五。

【组成】厚朴（去粗皮，生姜汁炙）一两　当归（切，焙）　木香　枳壳（去瓤，麸炒）　大腹皮（炒）各半两

【用法】上为粗末。每服三钱匕，水一盏，加生姜半分（拍碎），同煎至半盏，去滓，食前温服。

【主治】伤寒后腹痛，兼两胁胀满。

温白丹

【来源】《鸡峰普济方》卷五。

【组成】黑附子（炮） 白附子 川乌头 半夏 天南星各一两（上四味以浆水浸软，切焙） 干姜半两 石膏 寒水石（上三味烧）各二两

【用法】上为细末，水煮面糊丸，如豌豆大。每服五至十丸，生姜、艾叶汤送下。

【主治】伤寒及冷腹痛。

黄连汤

【来源】《云岐子保命集》卷上。

【组成】甘草 黄连 干姜 人参各七钱半 大枣三枚

【用法】上锉细。每服五钱，水煎服。

【主治】太阳经伤寒传里，胸中有热，胃有邪气，腹中痛，欲呕吐。

四君加姜附汤

【来源】《辨证录》卷一。

【组成】白术一两 茯苓五钱 附子一钱 人参五钱 甘草一钱 干姜一钱

【用法】水煎服。

【主治】冬月伤寒四五日后，腹痛，小便不利，手足沉重而疼，或咳，或呕。

姜附汤

【来源】《辨证录》卷一。

【组成】白术一两 茯苓五钱 附子一钱 人参五钱 甘草一钱 干姜一钱

【用法】水煎服。

【主治】冬月伤寒，四五日后，腹痛，小便不利，手足沉重而疼，或咳，或呕。

二十六、呕 吐

伤寒后呕吐，是指伤寒病程中胃气上逆引发呕吐的病情。《伤寒论》："发汗吐下后，虚烦不得眠……若呕者，栀子生姜豉汤主之"。本病成因，乃寒热错杂，格拒不受，气机升降失于常道，胃气上逆所致。治宜清上温下，降逆和胃。

干姜黄芩黄连人参汤

【来源】《伤寒论》。

【别名】干姜黄连人参汤（《外台秘要》卷二）、四味人参汤（《小儿卫生总微论方》卷七）、干黄芩连人参汤（《医学入门》卷四）、干姜黄连黄芩汤（《伤寒大白》卷二）、人参黄芩黄连干姜汤（《麻科活人全书》卷三）。

【组成】干姜三两 黄芩三两 黄连三两 人参三两

【用法】以水六升，煮取二升，去滓，分温再服。

【主治】

1.《伤寒论》：伤寒，本自寒下，医复吐下

之；寒格，更逆吐下，食入口即吐者。

2.《张氏医通》：胃虚客热痞满。

【方论】

1.《注解伤寒论》：食入口即吐，谓之寒格；更复吐下，则重虚而死，是更逆吐下。与干姜黄芩黄连人参汤以通寒格。辛以散之，甘以缓之，干姜、人参之甘辛以补正气；苦以泄之，黄连、黄芩之苦以通寒格。

2.《金镜内台方议》：伤寒本自寒下，其人下虚也。医复吐下之，寒格更逆，损伤正气，内为格拒，则阴阳不通，食入口中即吐也。寒格更逆吐下者，是医不知，又复吐下，则重虚而死也。故用干姜为君，以散逆气，而调其阳，辛以散之也。以黄连为臣，而和其阴；黄芩为佐，以通寒格，苦以泄之也。以人参为使，而和其中，补益真气，甘以缓之也。

3.《医方考》：中气既虚且寒，便恶谷气，故食入口即吐。入口即吐者，犹未下咽之谓也。用干姜之辛热，可以散寒；用人参之甘温，可以

补虚；复用芩、连之苦寒者，所以假之从寒而通格也。

4.《绛雪园古方选注》：厥阴寒格吐逆者，阴格于内，拒阳于外而为吐，用芩、连大苦，泄去阳热，而以干姜为向导，开通阴寒。但误吐亡阳，误下亡阴，中州之气索然矣，故必以人参补中，俾胃阳得转，并可助干姜之辛，冲开阴格而吐止。

5.《伤寒本旨》：食入口即吐者，阻在上脘，阴阳不相交通，故以干姜、芩、连寒热并用，通其阴阳，辛苦开泄以降浊；人参补正而升清，则中宫和而吐利可止矣。

6.《伤寒论今释》：本方证，胃虽热而肠则寒，故芩、连与干姜并用，以其上热下寒，故入厥阴篇。

7.《历代名医良方注释》冉先德：寒格，乃上热为下寒所格，致饮食入口即吐，故称寒格。多因素体阳虚，复感外邪，邪热内陷，或表证误用吐下而形成上热下寒，脾胃升降失其常度。上热则胃气不降，故呕吐或食入即吐。下寒则脾气不升，故下利。舌淡苔薄黄，为寒热错杂之象。宜辛开苦降，清上温下。方中黄芩、黄连苦寒清热；清热则胃气能降。干姜辛温助阳，阳复则脾气能升；人参补益脾胃，脾胃升降正常，则吐利自止。

【验案】

1.冒风伤胃　《伤寒论方运用法》：病人女，6岁。前日注射百日咳疫苗，当夜发寒热。某医给服下剂后，反见饮食入口即吐，胸痛，大便3日未解。神志昏沉，肛温38℃，舌苔黄白，舌尖红，脉沉细。证属发热冒风，复伤其胃。干姜黄芩黄连人参汤加味：干姜6g，黄芩6g，黄连4.5g，党参6g，川桂枝4.5g，法半夏4.5g，服1剂。药后神志清醒，肛温37.5℃，吐止，胸痛除。

2.胃虚呕吐　《伤寒论汇要分析》：林某，50岁。患胃痛已久，经常呕吐，胸间痞闷，一见食物便产生恶心感，有时勉强进食少许，有时食下即呕，口微燥，大便溏泄，脉虚数。与干姜黄芩黄连人参汤：党参15g，干姜9g，黄芩6g，黄连4.5g，水煎，待稍温时分4次服。1剂后呕恶泄泻均愈。

橘皮甘草汤

【来源】方出《肘后备急方》卷二，名见《外台秘要》卷三。

【组成】甘草一两　升麻半两　生姜三两　橘皮二两

【用法】水三升，煮取二升，顿服之。

【主治】

1.《肘后备急方》：伤寒呕不止。

2.《普济方》：呕哕不止，病源伏热在胃，令人胸满则逆，气逆则哕。若大下后，胃气虚，亦可致哕。

【宜忌】《外台秘要》：忌海藻、菘菜。

赤苏汤

【来源】方出《肘后备急方》卷三，名见《普济方》卷一三八。

【组成】赤苏一把

【用法】水三升，煮取一升，去滓，稍稍饮之。

【主治】伤寒病哕不止。

芦根饮

【来源】《医心方》卷十四引《集验方》。

【别名】芦根饮子（《备急千金要方》卷十）。

【组成】生芦根（切）一升　青竹茹一升　粳米三合　生姜二两（切）

【用法】以水七升，煮取二升，随便饮。不愈重作。

【主治】伤寒后干呕不食。

【方论】《医方集解》：此足太阴、阳明药也。芦根甘寒，降伏火，利小水；竹茹甘寒，除胃热，清燥金；生姜辛温，祛寒饮，散逆气，二者皆能和胃，胃和则呕止；加粳米者，亦藉以调中州也。

通草汤

【来源】《外台秘要》卷二（注文）引《古今录验》。

【别名】通草橘皮汤（《张氏医通》卷十四）。

【组成】通草三两　生芦根（切）一升　橘皮一两　粳米三合

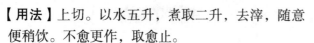

【用法】上切。以水五升，煮取二升，去滓，随意便稍饮。不愈更作，取愈止。

【主治】

1.《外台秘要》引《古今录验》：伤寒后呕哕。

2.《张氏医通》：伤寒胃热呕逆。

半夏散

【来源】《外台秘要》卷二引《深师方》。

【组成】半夏（洗，焙干）

【用法】上为末，每服一钱匕，生姜汤调下。

【主治】伤寒病哕不止。

【宜忌】忌羊肉、饧。

人参散

【来源】《太平圣惠方》卷九。

【组成】人参二两（去芦头） 柴胡二两（去苗） 黄芩一两 甘草一两（炙微赤，锉） 白术一两 半夏半两（汤洗七遍去滑） 厚朴一两（去粗皮，涂生姜汁，炙令香熟）

【用法】上为粗散。每服三钱，以水一中盏，加生姜半分，大枣三枚，煎至六分，去滓，不拘时候温服。

【主治】伤寒六日，呕哕不定，头痛体疼，时有虚汗。

人参散

【来源】《太平圣惠方》卷九。

【组成】人参三分（去芦头） 柴胡三分（去苗） 白茯苓三分 牡蛎三分（烧为粉） 黄芩三分 白芍药三分 桂心三分 半夏三分（汤洗七遍去滑） 甘草三分（炙微赤，锉） 干姜三分（炮裂，锉）

【用法】上为散。每服三钱，以水一中盏，加生姜半分，大枣三枚，煎至五分，去滓，不拘时候温服。

【主治】伤寒六日，吐泻，百骨疼痛，脚冷腹热。

半夏汤

【来源】《太平圣惠方》卷九。

【组成】半夏三分（汤洗七遍去滑） 甘草半两（炙微赤，锉） 人参一两（去芦头） 厚朴二两（去粗皮，涂生姜汁，炙令香熟）

【用法】上为散。每服三钱，以水一中盏，加生姜半分，煎至五分，去滓稍热服，不拘时候。

【主治】脾胃痰滞，伤寒四日呕哕频烦，头疼大渴。

黄芩汤

【来源】《太平圣惠方》卷九。

【组成】黄芩一两 桂心一两 赤茯苓一两 前胡二两（去芦头） 半夏一两（汤洗七遍去滑） 甘草半两（炙微赤，锉） 厚朴二两（去粗皮，涂生姜汁炙令香熟）

【用法】上为粗散。每服三钱，以水一大盏，加生姜半分，大枣三枚，煎至五分，去滓温服，不拘时候。

【主治】伤寒六日，发汗不解，呕逆，小便不利，胸胁痞满，微热而烦。

半豆散

【来源】《太平圣惠方》卷十。

【组成】半夏三分（汤洗七遍去滑） 芦根一两（锉） 赤茯苓三分 泽泻三分 桂心半两 甘草一分（炙微赤，锉） 麦门冬三分（去心）

【用法】上为粗散。每服三钱，以水一中盏，加生姜半分，煎至五分，去滓温服，不拘时候。

【主治】伤寒呕吐，烦渴欲饮水。

木通散

【来源】《太平圣惠方》卷十一。

【组成】木通半两（锉） 芦根一两（锉） 陈橘皮一分（汤浸，去白瓤，焙） 人参半两（去芦头） 葛根半两（锉） 麦门冬半两（去心）

【用法】上为散。以水三大盏，煎至二盏，去滓，不拘时候，分五次温服。

【主治】伤寒，干呕烦闷，小便不利。

温服。

【主治】伤寒干呕，不下食。

半夏散

【来源】《太平圣惠方》卷十一。

【组成】半夏半两（汤洗七遍去滑） 陈橘皮一两（汤浸，去白瓤，焙） 甘草半两（炙微赤，锉） 人参半两（去芦头） 葛根半两（锉） 麦门冬三分（去心） 枇杷叶半两（拭去毛，炙微黄）

【用法】上为散。每服二钱，以水一中盏，加生姜半分，煎至五分，去滓温服，不拘时候。

【主治】伤寒干呕，不纳饮食，心神虚烦。

葛根散

【来源】《太平圣惠方》卷十一。

【组成】葛根一两（锉） 甘草三分（炙微赤，锉） 半夏三分（汤洗七遍去滑） 白术一两 黄耆三分（锉） 人参一两半（去芦头） 赤茯苓三分 麦门冬一两 陈橘皮半两（汤浸，去白瓤，焙）

【用法】上为散。每服四钱，以水一中盏，入生姜半分，煎至六分，去滓，不拘时候稍热频服。

【主治】伤寒。干呕烦热，不纳饮食。

半夏散

【来源】《太平圣惠方》卷十一。

【组成】半夏一两（汤洗七遍去滑） 甘草半两（炙微赤，锉） 人参三分（去芦头） 枳实半两（麸炒令黄） 前胡半两（去芦头） 诃黎勒一两（用皮）

【用法】上为粗散。每服三钱，以水一中盏，加生姜半分，煎至六分，去滓，稍热频服，不拘时候。

【主治】伤寒后呕哕，心胸不利，头目昏重，不下饮食。

藿香散

【来源】《太平圣惠方》卷十一。

【组成】藿香一分 麦门冬一两（去心，焙） 桑木耳一分 葛根一两（锉） 枇杷叶半两（拭去毛，炙微黄） 人参半两（去芦头）

【用法】上为粗散。每服三钱，以水一中盏，加生姜半分，煎至六分。去滓温服，不拘时候。

【主治】伤寒，干呕烦乱，不下饮食。

竹茹散

【来源】《太平圣惠方》卷十一。

【组成】竹茹半两 陈橘皮半两（汤浸，去白瓤，焙） 人参半两（去芦头） 麦门冬半两（去心） 甘草半两（炙微赤，锉） 芦根半两（锉）

【用法】上为散。每服四钱，以水一中盏，加生姜半分，煎至六分，去滓温服，不拘时候。

【主治】伤寒后，烦热干呕。

前胡散

【来源】《太平圣惠方》卷十二。

【组成】前胡一两（去芦头） 人参一两（去芦头） 泽泻一两 半夏半两（汤洗七遍去滑） 赤茯苓一两 甘草半两（炙微赤，锉）

【用法】上为散。每服三钱，以水一中盏，入生姜半分，煎至六分，去滓温服，不拘时候。

【主治】伤寒，痰滞呕逆，肢体疼痛，心胸不利。

芦根饮子

【来源】《太平圣惠方》卷十一。

【组成】芦根三两 竹茹三两 陈橘皮三两（汤浸，去白瓤，焙）

【用法】上锉细，拌令匀。每服半两，以水一大盏，加粳米五十粒，生姜半分，煎至五分，去滓

藿香散

【来源】《太平圣惠方》卷八十四。

【组成】藿香一分 木香一分 葛根一两（锉） 人参半两（去芦头） 丁香一分 甘草半两（炙微赤，锉）

【用法】上为粗散。每服一钱，以水一小盏，煎至

五分，去滓，频频温服。量儿大小，临时分减。

【主治】小儿伤寒，吐逆不定。

顺气散

【来源】《博济方》卷一。

【组成】厚朴（去粗皮，姜汁浸，炒黄）　茴香（炒）　陈皮（浸，去瓤，焙）　苍术（米泔浸一宿，炒）　枳壳（汤浸，去瓤，麸炒黄）　川芎（炒）　桔梗　杏仁（去皮尖，炒）　白芷（炒）　甘草（炙）　麻黄（去节）各等分。

【用法】上为末，杏仁别研，一处和匀。每服二钱，加葱白三寸，生姜二片，大枣二枚，同煎至七分，热服。若手足逆冷，呕恶，有阴毒伤寒之证，急并三五服，自然回阳顺气汗出。如服了觉身热汗久未行，却并服金沸散表之。年老伤寒，不问阴阳二毒，并先服本方三两服，后服金沸散表汗。又少壮者，若是阳毒，并先表汗，后用此药。

【主治】伤寒脾胃气不和，汗前汗后，呕逆腹胀，虚气攻刺，心胁疼痛，及治咳嗽。

大橘皮汤

【来源】《伤寒总病论》卷二。

【别名】橘皮汤（《济生方》卷二）、橘皮竹茹汤（《世医得效方》卷四）。

【组成】橘皮一两半　生姜二两　枣二十四个　甘草半两　人参一分　竹茹半两

【用法】上锉。水三升，煎一升半，去滓，温服一盏，食顷再服。

【主治】

1.《伤寒总病论》：动气在下，不可发汗，发汗则心中大烦，骨节苦痛，目运恶寒，食则反吐，谷不得入；亦主手足冷，呕哕。

2.《济生方》：吐利后，胃中虚，膈上热，咳逆。

茅根汤

【来源】《伤寒总病论》卷三。

【组成】茅根半升　麦门冬二合半　半夏一两　人

参半两　茯苓半两　生姜二两

【用法】上锉。水五升，煎一升半，去滓，温温分减服。

【主治】呕吐发热，脉滑数或洪。

加味二陈汤

【来源】《普济方》卷一三〇引《类证活人书》。

【组成】陈皮二钱　茯苓三钱　半夏三钱（泡洗）　甘草三钱　枳实二钱　竹茹三钱

【用法】上锉。每服三钱，以水二盏，加生姜七片，煎至七分，去滓。徐徐一口，服毕，再服一口，以尽为度，不可急咽。

【主治】伤寒三五日之内，发热发寒，干呕，饮水即吐，粥食入口即吐。

竹茹汤

【来源】《圣济总录》卷二十四。

【组成】青竹茹　葛根各一两　半夏（汤洗七遍，焙干）　麦门冬（去心，焙）各三分　甘草　陈橘皮（汤浸去白，焙）各半两

【用法】上为粗末。每服五钱匕，水一盏半，加生姜一分拍碎，同煎至八分，去滓，食后温服。

【主治】伤寒后，上气烦满，客热在脏，干呕，口中生疮，不得饮食。

丁香汤

【来源】《圣济总录》卷二十五。

【组成】丁香三分　厚朴（去粗皮，生姜汁炙）　干姜（炮）各一两　高良姜一分

【用法】上为粗末。每服三钱匕，水一盏，煎至五分，去滓热服，不拘时候。

【主治】伤寒呕哕不止，或吐酸水；兼治一切冷气吐逆。

人参丸

【来源】《圣济总录》卷二十五。

【组成】人参　厚朴（去粗皮，生姜汁炙）　白茯苓（去黑皮）各一两　半夏（汤洗七遍）二两

【用法】上为末，用姜汁作面糊为丸，如梧桐子大。每服三十丸，生姜汤送下。

【主治】伤寒四五日，呕哕有痰，胸膈不利。

半夏汤

【来源】《圣济总录》卷二十五。

【组成】半夏（汤洗七遍，炒令干） 陈橘皮（汤浸，去白，焙） 白术各三分 枳壳（去瓤，麸炒）半两

【用法】上为粗末。每服五钱匕，水一盏半，加生姜一分（拍碎），同煎至七分，去滓温服。

【主治】伤寒痞满呕哕，心下悸，不能食。

半夏汤

【来源】《圣济总录》卷二十五。

【组成】半夏（汤洗七遍，切，焙干） 芦根 淡竹茹 麦门冬（去心，焙） 人参 白茯苓（去黑皮）各一两

【用法】上为粗末。每服五钱匕，水一盏半，加生姜一分（拍碎），同煎至一盏，去滓温服，一日二次。

【主治】伤寒干呕，不下食。

芦根汤

【来源】《圣济总录》卷二十五。

【组成】芦根（锉）二两 人参一两半 赤茯苓（去黑皮）一两 淡竹茹一两 甘草（炙，锉）半两

【用法】上为粗末。每服五钱匕，水一盏半，加小麦半匙，生姜半分，同煎至一盏，去滓温服，一日二次。

【主治】伤寒心脾虚热，干呕烦渴，不下食。

芦根饮

【来源】《圣济总录》卷二十五。

【组成】芦根（锉）半两 冬瓜皮半两（切，焙）

【用法】上为粗末。用水二盏，煎至一盏半，去滓，分二次温服。不拘时候。

【主治】伤寒热病干呕。

茯苓半夏汤

【来源】《圣济总录》卷二十五。

【组成】赤茯苓（去黑皮）二两 半夏（汤洗七遍，炒干）三两 陈橘皮（汤浸，去白，焙）一两

【用法】上为粗末。每服五钱匕，水一盏半，加生姜一分（拍碎），同煎至七分，去滓温服，晚再服。

【主治】伤寒呕哕，心下悸动，胸膈有滞水，往往头眩。

厚朴汤

【来源】《圣济总录》卷二十五。

【组成】厚朴（去粗皮，生姜汁炙） 人参各一两 枇杷叶（炙，拭去毛） 肉豆蔻（去壳）各半两 白茯苓（去黑皮）一两半

【用法】上为粗末。每服三钱匕，水一盏，加生姜三片，煎至七分，去滓，空心、食前温服。

【主治】伤寒，呕哕不止，饮食不下。

高良姜汤

【来源】《圣济总录》卷二十五。

【组成】高良姜 甘草（炙，锉）各半两 桂（去粗皮） 半夏（汤洗七遍，炒黄）各一两

【用法】上为粗末。每服三钱匕，水一盏，加生姜三片，同煎至五分，去滓，食前温服。

【主治】伤寒呕哕，心腹冷疼，痰逆不消；兼治一切冷气，心腹疼痛。

通正散

【来源】《圣济总录》卷二十五。

【组成】丁香 干柿蒂各一两 莲子肉五十枚（去心）

【用法】上为细散。每服二钱匕，温酒或饭饮调下。

【主治】伤寒诸虚气上逆，哕逆呕吐。

葛根汤

【来源】《圣济总录》卷二十五。

【组成】葛根（锉）一两　茯苓（去黑皮）半两　半夏（汤洗七次，炒干）三分　白术半两　黄耆三分（锉）　人参一两　麦门冬（去心，焙）一两　甘草半两（炙，锉）

【用法】上为粗末。每服三钱匕，以水一盏，入生姜半分（拍碎），大枣二枚（擘破），同煎至六分，去滓温服。

【主治】伤寒，干呕不止。

橘皮汤

【来源】《圣济总录》卷二十五。

【组成】陈橘皮（汤浸，去白，炒）　前胡（去芦头）　甘草（炙，锉）各一两　白术半两

【用法】上为粗末。每服三钱匕，水一盏，加生姜半分（拍碎），煎至七分，去滓温服，一日两次。

【主治】伤寒呕哕不止。

藿香汤

【来源】《圣济总录》卷二十五。

【组成】藿香叶一两　丁香　白豆蔻（去皮）各一分　高良姜（炒）　陈橘皮（汤浸去白，焙）各半两

【用法】上为粗末。每服三钱匕，加水一盏，煎至七分，去滓，食前热呷服。

【主治】伤寒，呕哕不定，饮食不下。

藿香人参汤

【来源】《圣济总录》卷二十五。

【别名】人参汤（《普济方》）

【组成】藿香叶三分　人参一两　陈橘皮（汤浸去白，焙）　甘草（炙，锉）各半两

【用法】上为粗末。每服三钱匕，水一盏，入生姜三片，同煎至六分。去滓温服，不拘时候。

【主治】伤寒，呕哕不定，胸满烦躁。

人参汤

【来源】《圣济总录》卷三十一。

【组成】人参　白茯苓（去黑皮）各二分　麦门冬（去心，焙）　黄耆（锉）各一两　半夏（汤洗七遍，炒干）　白术　陈橘皮（汤浸，去白，焙）各半两　甘草（炙）一分

【用法】上为粗末。每服五钱匕，水一盏半，加生姜一枣大（拍碎），大枣三枚（擘破），同煎至八分，去滓，食前温服。

【主治】伤寒后，虚羸少力，呕哕气逆。

薤白饮

【来源】《圣济总录》卷三十二。

【组成】薤白（切）五茎　生姜（切）一两　附子（炮裂，去脐皮，锉）一分

【用法】以水一盏半，煎至七分，去滓，再煎沸，入鸡子白一枚，搅匀，空心温服。

【主治】伤寒后脾胃虚冷，呕逆不下食。

苓砂膏

【来源】《小儿卫生总微论方》卷七。

【组成】泽泻二两五钱　桂（去皮）一两　猪苓（去皮）　赤茯苓（去皮）　白术（去芦）各一两半

【用法】上为末，炼蜜和膏，如鸡子大。每服一丸，生姜自然汁化破与服；瘀热在里发黄，茵陈蒿汤调下。

　　本方方名，据剂型，当作"苓砂丸"。

【主治】伤寒脉数，热入胃呕吐；亦治发热，烦渴饮水，水入即吐，或小便不利；瘀热在里发黄。

调胃散

【来源】《伤寒标本》卷下。

【组成】水银　舶上硫黄

【用法】上研至黑。每服一钱，重者二钱，米饮送下。

【主治】伤寒呕吐，四肢厥逆清冷。

姜术半夏汤

【来源】《普济方》卷一三七引《保生回车论》。

【组成】干姜二两（炮） 白术二两 半夏二两（汤浸七次，片切，焙干）

【用法】上锉碎，如麦豆粒大，为散。每服四钱，水一盏半，生姜五片，同煎至七分，去滓温服，不拘时候，一日三次。

【主治】伤寒呕吐。

藿香玉液散

【来源】《医方类聚》卷一〇八引《施圆端效方》。

【组成】丁香一钱 桂府滑石四两（烧） 藿香二钱

【用法】上为极细末。每服二钱，小儿半钱，清米饮调下，温冷服。大人霍乱吐泻，水打腊茶调下二钱立效。

【主治】诸呕逆吐泻，或霍乱不安，及伤寒症病前后呕逆吐秽，躁不得眠睡，腹胀，或小便赤涩，大便泻，躁渴闷乱。

橘皮汤

【来源】《普济方》卷一三七。

【组成】橘皮 甘草（炙） 葛根 麦门冬（去心）各一两 半夏四两（切，焙） 竹茹一两 小麦三合

【用法】以水七升，先煮葛根，减二升，去上沫，纳诸药，加生姜三两，煮取三升，去滓，再煮取二升，温服七合。

【主治】阳明病，呕吐痰水青黄，胸中烦者。

白术汤

【来源】《普济方》卷一三八。

【组成】白术 芦根 厚朴（去粗皮，生姜汁炙）各一两 枇杷叶（去毛，炙）半两

【用法】上为粗末。每服三钱，水一盏，加生姜五片，煎七分，去滓温服，不拘时候。

【主治】伤寒邪热虽退，胃中不和，干呕不饮，甚则吐逆。

藿香正气散

【来源】《普济方》卷三六八。

【组成】藿香叶 厚朴（制） 半夏（制） 甘草（炙） 苍术（米泔浸一宿，炒） 陈皮各等分

【用法】上锉。每服三钱，水半盏，加生姜三片，大枣半枚，煎至二分，去滓服。

【主治】伤寒发呕。

加味竹茹汤

【来源】《伤寒全生集》卷二。

【组成】橘皮 半夏 茯苓 甘草 竹茹 黄连 干葛

《伤寒广要》本方用桔红二钱，半夏二钱，茯苓二钱，甘草五钱，竹茹一团，黄连（姜炒）一钱，葛根一钱半。

【用法】加生姜，水煎服。

【主治】伤寒哕而有郁热在胃中者，及胃病痰热呕哕者。

【加减】心下满，加枳实；胸腹满，加枳壳、桔梗；胁满，加青皮；外有热，加柴胡；有痰嗽，加杏仁、五味子。

加减小柴胡汤

【来源】《医学探骊集》卷三。

【组成】柴胡四钱 人参三钱 竹茹三钱 伏龙肝六钱 黄芩四钱 生姜一两（切片） 陈皮三钱 甘草五钱

【用法】水煎，温服。

【主治】伤寒二三日，胃腑为寒热所困，饮食入口，少顷即吐者。

【方论】本方以柴胡为君，柴胡乃清扬之品，能升阳益胃；竹茹、黄芩乃清凉之品，能泄热保胃；陈皮、甘草乃温和之品，能温寒开胃；人参能扶正养胃；生姜能解郁助胃；伏龙肝能补脾调胃，胃气和则呕止矣。

伏龙肝饮

【来源】《医学探骊集》卷三。

【组成】伏龙肝一两（即灶心土，紫色者佳）

【用法】用滚水浸之，俟澄清，另用一碗将清者倾在此碗，少加白糖，趁温饮之。

【主治】伤寒呕逆。

【方论】此药善能谓和胃气，即不伤寒呕逆者，亦宜以此法治之。

二十七、两　感

伤寒两感，是指阳经与阴经同时感受寒邪而致病，病势较重。《黄帝内经·素问·热论》："人之伤于寒也，则为病热，热虽甚不死，其两感于寒而病者，必不免于死"。《注解伤寒论》："表里同病者，谓之两感"。《重订通俗伤寒论》："身受阴寒之气，口食生冷之物，表里俱伤者为两感。其病多发于夏令夜间，因人多贪凉，喜食冰水瓜果故耳"，临床多见"头疼体痛，身重恶寒，目瞑嗜卧，少气懒言，手足微冷，虽身热亦不渴，下利清谷，甚则两脚筋吊，舌苔白而嫩滑，甚或灰而淡白，或灰黑腻苔，舌质嫩滑湿润"，其治疗，"法当先温其里，附子理中汤加公丁香、煨肉果。俟里温阳回，则下利止而手足转温。若犹头身俱痛，恶寒筋急者，则以桂枝加附子汤，温通阳气以解表。表解而胃口不开者，则以香砂二陈汤，温运中阳以健胃。其病自愈"。

人参散

【来源】《太平圣惠方》卷十三。

【组成】人参一两（去芦头）　附子三分（炮裂，去皮脐）　干姜三分（炮裂，锉）　川大黄一两（锉碎，微炒）　槟榔半两　诃黎勒皮三分

【用法】上为散。每服五钱，以水一中盏，加生姜半分，煎至六分，去滓，不拘时候热服。良久，吃热粥以助药力。

【主治】两感伤寒，一两日不得汗，脉沉迟，心中烦闷，毒气相传，阴阳并交。

附子散

【来源】《太平圣惠方》卷十三。

【组成】附子二两（炮裂，去皮脐）　桔梗半两（去芦头）　防风一两（去芦头）　桂心一两　羌活一两　干姜一两（炮裂，锉）　黄耆一两（锉）　甘草半两（炙微赤，锉）　厚朴一两（去粗皮，涂生姜汁，炙令香熟）

【用法】上为散。每服五钱，以水一大盏，煎至五分，去滓热服，不拘时候。良久，吃热粥投之，衣盖取汗。

【主治】两感伤寒，遍身疼痛，脑目疼闷，心胸烦热，四肢沉重。

桂心散

【来源】《太平圣惠方》卷十三。

【组成】桂心　前胡（去芦头）　甘草（炙微赤，锉）　皂荚灰　厚朴（去粗皮，涂生姜汁，炙令香熟）各一两

【用法】上为细散。每服二钱，以生姜汤调下，频服，不拘时候。以汗出为度。

【功用】发表。

【主治】两感伤寒，头痛身热，心胸闷乱。

麻黄散

【来源】《太平圣惠方》卷十三。

【组成】麻黄一两（去根节）　桂心半两　羌活半两　赤芍药半两　桔梗半两（去芦头）　川大黄一两（锉碎，微炒）　诃黎勒一两（用皮）　甘草三分（炙微赤，锉）　麦蘖一两（炒令微黄）

【用法】上为细散。每服二钱，以水一小盏，煎至五分，和滓温服，不拘时候。

【主治】两感伤寒内实，气逆不顺，皮肉干燥。

解表散

【来源】《太平圣惠方》卷十三。

【组成】附子一两（炮裂，去皮脐） 麻黄一两（去根节） 干姜半两（炮裂，锉） 薄荷一分

【用法】上为粗末。每服五钱，以水一大盏，煎至五分，去滓，不拘时候热服。衣盖出汗。

【主治】两感伤寒，毒气传受，阴阳交并。

双解散

【来源】《医方类聚》卷五十四引《神巧万全方》。

【组成】山茵陈一两 麻黄一两 石膏一两（研） 川大黄一两（湿纸裹煨）

【用法】上为末，入研了药令匀。每服二钱，荆芥茶调下，不拘时候。

【主治】四时伤寒并时气两感。头痛口干，烦渴，腹满身热，不欲食，谵语，耳聋囊缩而厥，水浆不入，不知人。

大追毒散

【来源】《宣明论方》卷十。

【组成】甘草一两 苍术二两 麻黄二两（去节） 滑石四两

【用法】水煎，去滓温服。

【主治】伤寒两感。

四逆汤

【来源】《普济方》卷一四一引《十便良方》。

【组成】干姜三分（炮裂，锉） 附子（炮裂，去皮脐） 桂心各一两 甘草半两（炙微赤，锉）

【用法】上为粗散。每服五钱，以水一大盏，煎至五分，去滓热服，不拘时候。良久吃热粥，以助药力，汗出为度。

【主治】两感伤寒，阴阳二毒交并，身体手足厥逆，心中热闷，强语，三部脉微细。

大羌活汤

【来源】《此事难知》卷上。

【组成】防风 羌活 独活 防己 黄芩 黄连 苍术 白术 甘草（炙） 细辛各三钱 知母 川芎 地黄各一两

【用法】上锉。每服半两，水二盏，煎至一盏半，去滓，得清药一大盏，热饮之。不解，再服三四盏解之亦可，病愈则止。若有余证，并依仲景随经法治之。

【功用】
    1.《医方考》：升阳散热，滋养阴脏。
    2.《方剂学》：发散风寒，祛湿清热。

【主治】两感伤寒，太阳与少阴俱病。头痛，发热，恶寒，口干，烦满而渴。

【宜忌】《会约医镜》：若内伤，不系外感传里者，忌用。

【方论】《医方考》：经曰：气薄则发泄，故用羌活、独活、防风、苍术、细辛、川芎之气薄者，以升发其传经之邪；又曰：寒胜热，故用黄连、黄芩、防己、生地、知母之苦寒者，以培养其受伤之阴。以升散诸药而臣以寒凉，则升者不峻；以寒凉诸药而君以升散，则寒者不滞。白术、甘草，脾家药也，用之者，所以益其脾胃而建中营之职尔。

人参羌活散

【来源】《医方类聚》卷六十二引《经验秘方》。

【组成】人参 川芎 羌活 白芷 升麻 芍药 甘草 紫苏 香附子 干姜各一两

【用法】上锉。水一盏半，加生姜三片，煎至一盏，如要出汗，热服；小儿感冒，呕吐发热，白水煎服。

【主治】阴阳二感，风寒发热，头疼伤食，呕吐，心胸烦闷，酒食所伤。

【加减】如头疼，加生葱白一根，同煎服；如烦热，加薄荷五叶同煎，皆不拘时。

冲和灵宝饮

【来源】《伤寒六书》卷三。

【组成】羌活 防风 川芎 生地黄 细辛 黄芩 柴胡 甘草 干葛 白芷 石膏

    《医方简义》本方用生甘草一钱，防风一钱五分，生地四钱，柴胡一钱五分，细辛四分，白

芷八分，川芎、葛根各一钱，石膏三钱，黄芩一钱。

【用法】水二钟，加煨生姜三片，大枣二枚，入黑豆一撮煎之，温服取微汗。

【主治】两感伤寒，头痛恶寒发热，口燥咽干。

中和灵宝饮

【来源】《赤水玄珠全集》卷十八。

【组成】羌活　防风　川芎　生地　细辛　黄芩　柴胡　甘草　干葛　白芷　石膏

【用法】水二钟，加煨生姜三片，大枣二枚槌破，入黑豆一撮煎之，温服。取微汗为愈。

【主治】两感伤寒，头痛恶寒发热，口燥舌干。

冲和灵宝饮

【来源】《鲁府禁方》卷一。

【组成】羌活　防风　川芎　生地黄　细辛　黄芩　柴胡　知母　干葛　石膏

【用法】加生姜、大枣，水煎，临服加薄荷十片，煎一沸热服，中病即止。

【主治】两感伤寒，头疼身热恶寒，舌干口燥。

【加减】冬月，去黄芩、石膏，加麻黄。

两感羌活汤

【来源】《杏苑生春》卷三。

【组成】羌活　独活　防己　防风　黄芩　川芎　苍术　白术各一钱　甘草四分　黄连六分　细辛五分　知母　生地黄各一钱五分

【用法】上锉。水煎熟，不拘时候服。

【主治】内外两感，脏腑俱病。

五积散

【来源】《虺后方》。

【组成】肉桂　干姜　当归　白芍　半夏　枳壳　桔梗　白芷　麻黄　川芎各等分

【用法】上锉，加生姜、大枣、葱，煎汤下。

【主治】阴阳两感，内伤生冷，外伤风寒，头疼呕吐，满身拘急，腹痛，憎寒发热。

柴胡散

【来源】《诚书》卷十二。

【组成】黄芩三分　甘草二分　大黄四分　芍药　柴胡　当归各四分　人参五分

【用法】加大枣，水煎服。

【主治】风食两感发热。

救脏汤

【来源】《石室秘录》卷六。

【组成】人参一两　麦冬三两　当归一两　天花粉二钱　玄参二两　白芍二两　荆芥二钱

【用法】水煎服。

【主治】少阳与厥阴两感，水浆不入，不知人者。

【方论】用当归者，助肝胆以生血也；多加麦冬者，救肺气之绝，以利肝胆之木，使火不旺而血易生，而后胃气有养，脏腑可救其坏也。

神仙粥

【来源】《惠直堂方》卷一。

【组成】葱白七条（连根叶）　生姜五大片（捣碎）　白糯米一撮

【用法】上以水三碗，煎清粥二碗，再入老醋半小盏，乘热饮之。待汗大出而愈。

【主治】伤寒阴阳两感，初起发寒热。

【加减】病人肚内饱胀，不思饮食，去糯米。

两感夺命汤

【来源】《怡堂散记》。

【组成】麻黄　桂枝　杏仁　附子　细辛　甘草

【用法】水煎服。

【主治】两感伤寒。

【加减】二日，加葛根，黄连；泄，加干姜、白术、茯苓；谵言，加石膏；三日，加柴胡、黄芩，囊缩而厥，加吴萸。

加减圣效散

【来源】《痧书》卷下。

【别名】加减圣功散（《痧症汇要》卷四）。

【组成】卜子（炒） 砂仁（炒，研） 槟榔 陈皮 延胡各八钱 厚朴 防风 苍术 藁本 藿香叶 柴胡 独活 石菖蒲 泽泻 枳壳 细辛各五钱 草豆蔻（去壳）十个

【用法】上为粗末。每服五钱，水盏半，煎至一盏，去滓温服，不拘时候。取遍身微汗即愈。时气不和，空心饮之，可辟邪疫。

【主治】伤寒时疫风湿，阴阳两感，表里未辨，或外热内寒，或外寒内热，肢节拘急，头项腰脊疼痛，发热恶寒，呕逆喘咳，鼻塞声重，及食饮生冷，伤在胃脘，胸膈饱满，肠胁胀痛，心下痞结，手足逆冷，肠鸣泄泻，水谷不消，小溲不利。

二十八、表里同病

伤寒表里同病，是指伤寒表证里证同时存在的病情。《伤寒论》："中风发热，六七日不解而烦，有表里证，渴欲饮水，水入则吐者，名曰水逆，五苓散主之"。临床表现既有恶寒、发热、头痛等表证，又有胸满、腹痛、腹泻等里证。本病成因或是表证未解，病邪入里；或是宿疾又新感表邪所致。其治疗，表证急重先解表，里证急重先治里，表里证都急则表里同治。

三神丸

【来源】《太平圣惠方》卷九。

【组成】附子半两（烧令半黑） 芫花一两（醋拌炒令黄） 皂荚一两（不蛀者，去皮子，炙焦黄）

【用法】上为末，以豆豉心，用汤浸一宿，至来旦，研绞，取细稀者，用和药末为丸，如梧桐子大。每服十丸，不拘时候，以粥饮送下。服药后，或吐或泻，若得一般，当便为效。

【主治】伤寒表里不解。

辰砂五苓散

【来源】《太平惠民和济局方》卷二（宝庆新增方）。

【别名】苓砂散（《小儿卫生总微论方》卷七），朱砂五苓散（《永类钤方》）。

【组成】辰砂（研） 白术（去芦） 木猪苓（去黑皮） 泽泻（洗，锉） 赤茯苓（去皮）各十二两 肉桂（去粗皮）八两

【用法】上为细末。每服二钱，沸汤点下，不拘时候。如中暑发渴，小便赤涩，用新汲水调下；小儿五心烦热，焦躁多哭，咬牙上窜，欲为惊状，每服半钱，温熟水调下。

【功用】《永类钤方》：清导小便。

【主治】

1.《太平惠民和济局方》：伤寒表里未解，头痛发热，心胸郁闷，唇口干焦，神思昏沉，狂言谵语，如见鬼神，及瘴疟烦闷未省者；中暑发渴，小便赤涩，五心烦热，焦躁多哭，咬牙上窜，欲为惊状。

2.《永类钤方》：小儿邪热在心之夜啼证。

均气汤

【来源】《圣济总录》卷二十一。

【组成】白术（米泔浸，细锉，焙干，微炒） 天台乌药（细锉，微炒）各二两 人参 青橘皮（去白，炒） 甘草（炙，锉） 白芷各一两 白茯苓（去黑皮）半两

【用法】上为粗末。每服三钱匕，水一盏，加生姜三片，大枣二枚，同煎至七分，去滓温服。

【主治】伤寒表里未解，荣卫气逆，手足厥冷，上喘阴证；霍乱吐泻，非时腹胀；年高荣卫虚弱，脏腑不和，膀胱紧急，腰腿痹痛；妇人产后劳冷。

【加减】如吐逆，加藿香少许。

猪苓汤

【来源】《圣济总录》卷二十四。

【组成】猪苓（去黑皮）　赤茯苓（去黑皮）　白术（炒）　麻黄（去根节）　桂（去粗皮）　葶苈（微炒）　泽泻各等分

【用法】上为粗末。每服三钱匕，加水一盏，生姜三片，同煎至七分，去滓温服。

【主治】伤寒表不解，心下喘满及大小便秘难。

春泽汤

【来源】《普济方》卷一三三引《御药院方》。

【组成】泽泻三钱　猪苓三钱　赤茯苓　白术各二钱　官桂一钱　人参　柴胡　麦门冬各二钱

【用法】上锉，依证如法修制。每服五钱，水一盏半，灯草二十根，同煎八分，去滓，空心服。

【主治】伤寒表里不解，发渴饮水，小便赤涩，阴阳不分，疑贰之间。

【验案】产后尿潴留　《吉林中医药》（2003，11：28）：用春泽汤治疗产后尿潴留48例，结果：除3例重度尿路感染伴有发热、白细胞增高者配合抗生素等西药治疗外，其余均为中药治疗。服药2剂痊愈者30例，服用4剂痊愈者15例。

术桂汤

【来源】《普济方》卷一四七引《保生回车论》。

【组成】白术三两（锉）　桂一分

【用法】上为细末。每服二钱，粥饮调下，一日二三次，不拘时候，以上二药服饵。

【主治】伤寒温热病，表里未解，头痛发热，口燥咽干，烦渴引水，水入即吐，或小便不利，及汗出表解，烦渴不止者。

人参三白汤

【来源】《医学入门》卷四。

【组成】人参　白术　白芍　白茯各一钱半　柴胡三钱　川芎一钱　天麻五分

【用法】水煎，温服。

【主治】太阳病误下误汗，表里俱虚，以致郁冒不得汗解者。

人参三白汤

【来源】《医林绳墨大全》卷一。

【组成】人参　白术　白茯苓　泽泻
据方名，方中当有白芍。

【用法】加灯心一握，生姜二片，水煎服。

【主治】伤寒表里俱虚，自汗，大便利者。

新加白虎汤

【来源】《重订通俗伤寒论》。

【组成】苏薄荷五分（拌研）　生石膏八钱　鲜荷叶一角（包）　陈仓米三钱　白知母四钱　益元散三钱（包煎）　鲜竹叶三十片　嫩桑枝二尺（切寸）

【用法】先用活水芦笋二两，灯芯五分，同石膏半分，先煎代水。

【功用】清肝胃，辛凉心肺。

【主治】热汗烦渴，皮肤隐隐见疹，溺短赤热，甚则咳血昏狂。

【方论】何秀山：本方以白虎汤法辛凉泄热，甘寒救液为君，外清肌腠，内清脏腑；臣以芦笋化燥金之气，透疹癗癗而外泄，益元通燥金之郁，利小便而下泄；佐以竹叶、桑枝通气泄热；使以荷叶、陈米清热和胃。妙在石膏配薄荷拌研，既有分解热郁之功，又无凉遏冰伏之弊，较长沙原方尤为灵活，此为辛凉甘寒，清解表里三焦之良方。

干葛解肌汤

【来源】《幼科直言》卷五。

【组成】干葛　陈皮　甘草　柴胡　枳壳　神曲　川芎　红花　山楂肉

【用法】葱白一寸为引。

【主治】伤寒发表已过，仍在表里相兼，发热恶心作渴者。

通变大柴胡汤

【来源】《医学衷中参西录》卷五。

【组成】柴胡三钱　薄荷三钱　知母四钱　大黄四钱

【主治】伤寒温病，表证未罢，大便已实者。

【加减】若治伤寒，以防风易薄荷。

【方论】方中用防风、薄荷以散表邪，所以防邪之内陷；用柴胡以升之，所以防邪之下陷也。

【验案】伤寒　一人，年二十余，伤寒六七日，头疼恶寒，心中发热，咳吐粘涎，至暮尤寒热交作，兼眩晕，心中之热亦甚，其脉浮弦，重按有力，大便五日未行。投以此汤，加生石膏六钱、芒硝四钱，下大便二次，上半身微见汗，诸病皆见轻，惟心中犹觉发热，脉象不若从前之浮弦，而重按仍有力，拟投以白虎加人参汤，恐当下后，易作滑泻，遂以生山药代粳米，连服两剂而愈。

二十九、太阳少阳合病

伤寒太阳少阳合病，是指太阳、少阳经同时发病。《伤寒论》："太阳与少阳合病，自下利者，与黄芩汤；若呕者，黄芩加半夏生姜汤主之"。病发多因为少阳邪热内迫阳明，胃肠功能失司。治以清热止利，或兼和胃止呕。

石膏汤

【来源】《外台秘要》卷一引《深师方》。

【别名】三黄石膏汤（《伤寒总病论》卷五）。

【组成】石膏　黄连　黄柏　黄芩各二两　香豉一升（绵裹）　栀子十枚（擘）　麻黄三两（去节）

【用法】上切。以水一斗，煮取三升，分三次服，一日并服出汗。初服一剂小汗，其后更合一剂，分两日服，常令微汗出，拘挛烦愦即愈。得数行利，心开令语，毒折也。

【主治】

1.《外台秘要》引《深师方》：伤寒病已八九日，邪攻内而表未解，三焦热，其脉滑数，昏愦，身体壮热，沉重拘挛，或时呼呻，体犹沉重拘挛。

2.《伤寒总病论》：伤寒发汗或下或误吐后，三焦热，脉候洪数，谵语不休，昼夜喘息，鼻中屡衄而疾势不解，身目如发黄，狂躁欲走。

【宜忌】忌猪肉、冷水。

【方论】

1.《外台秘要》引《深师方》：今直用解毒汤，则拘急不愈；直用汗药，则毒因加剧。而方无表里疗者，意思以三黄汤以救其内，有所增加以解其外，故名石膏汤。

2.《医方集解》：此足太阳、手少阳药也。表里之邪俱盛，欲治内则表不除，欲发表则里又急，故以黄芩泻上焦之火，黄连泻中焦之火，黄柏泻下焦之火，栀子通泻三焦之火，而以麻黄、淡豉发散表邪，石膏泻胃火，能解肌，亦表里分消之药也。

羌活柴胡汤

【来源】《伤寒大白》卷三。

【组成】羌活　柴胡　防风　黄芩　广皮　半夏　甘草

【主治】少阳、太阳为病，寒热呕苦，耳聋胁痛而呃，恶寒头痛。

羌活防风柴胡汤

【来源】《伤寒大白》卷一。

【组成】羌活　防风　柴胡　黄芩　甘草　广皮　半夏

【主治】太阳、少阳两经表邪，项强者。

【加减】热令，加知母、石膏；寒令，加生姜、苏叶。

三十、太阳阳明合病

伤寒太阳阳明合病，是指太阳病未解又见阳明病的症情。《伤寒论》："太阳与阳明合病者，必自下利，葛根汤主之"。病多因风寒袭表，内迫大肠所致。治宜发汗解表，升清止利。

桂枝加大黄汤

【来源】《伤寒论》。

【别名】桂枝大黄汤（《伤寒图歌活人指掌》卷四）、桂枝芍药大黄汤（《伤寒大白》卷三）、桂枝加芍药大黄汤（《皇汉医学》）。

【组成】桂枝三两（去皮） 大黄二两 芍药六两 生姜三两 甘草二两（炙） 大枣十二枚（擘）

【用法】以水七升，煮取三升，每服一升，去滓温服，一日三次。

【功用】

1.《痘疹世医心法》：发表疏里。

2.《医宗金鉴》：外解太阳之表，内攻太阴之里实。

【主治】

1.《伤寒论》：太阳病，医反下之，腹大实痛者。

2.《伤寒图歌活人指掌》：关脉沉实，按之痛，大便秘。

3.《痘疹世医心法》：痘疹，毒气内攻，发热，腹痛，大便不通。

4.《医学入门》：太阴传经热症，腹满而痛，咽干而渴，手足温，脉沉有力。

【方论】

1.《金镜内台方议》：与桂枝汤以和表，加芍药、大黄以攻其里。且赤芍药性凉，而能泻血中热，大黄能除其实、泻其脾也。

2.《绛雪园古方选注》：大黄入于桂枝汤中，欲其破脾实而不伤阴也。大黄非治太阴之药，脾实腹痛，是肠中燥屎不去，显然太阴转属阳明而阳道实，故以姜、桂入太阴升阳分，杀太阴结滞，则大黄入脾反有理阴之功，即调胃承气之义。燥矢去，而阳明之内道通，则太阴之经气出

注运行而腹痛减，是双解法也。

3.《医方考》：大凡表证未罢，仍当解表，若误下以虚其里，则余邪乘虚而入，内作大实痛。曰大实痛，则非有时而痛者可例矣，故前方但倍芍药，而此则加大黄。加大黄者，取其苦寒能荡实也。论又曰：太阴为病，脉弱，其人续自便利，设当行大黄、芍药者，宜减之，以其人胃气弱，易动故也。则夫俗医不辨虚实，而执方治病者，皆仲景之罪人矣。

4.《医方集解》：此足太阳、太阴药也。误下而作结胸，则邪在上，仍属太阳，今腹满而大实痛，则邪已入太阴，经曰：诸痛为实，痛随利减，故用桂枝以解未尽之表邪，加大黄以下内陷之邪热。

5.《中国医学大辞典》：此方以桂、姜升邪外行，倍芍药以疏太阴之经，加大黄以通阳明之腑，又虑其苦泄太过，更加枣、草以扶之，此双解表里法也。

【实验】抗肾衰作用 《浙江中医学院学报》（2005，1：48）：用腺嘌呤诱发大鼠慢性肾衰竭建立模型，再用桂枝加大黄汤煎剂灌胃4周，结果：肾衰模型动物的血清尿素氮（BUN）、肌酐（Scr）指标降低，肾脏病理也有改善，使肾小管及间质内结晶沉积物明显减少，说明该方有延缓慢性肾衰的作用。

【验案】

1.太阳阳明同病 《经方实验录》：庆孙，起病由于暴感风寒，大便不行，头顶痛，此为太阳、阳明同病。自服救命丹，大便行，而头痛稍愈。今表证未尽，里证亦未尽，脉浮缓，身常自汗，宜桂枝加大黄汤：川桂枝三钱，生白芍三钱，生草一钱，生川军一钱，生姜三片，红枣三枚。

2.痢疾腹痛 《皇汉医学》：曾有一人病痢，其人于左横骨上约二寸处疼痛不堪，始终以手按之，用此方痢止，痛亦治，是痢毒也。

3.疹出不顺腹痛 《皇汉医学》：一人年二十有五，发热如燃而无汗，经四五日，疹子不出，腹满拘痛，二便不利，时或腰甚痛。因作桂

枝加芍药大黄汤使饮之，微利二三行，拘痛渐安；兼用紫丸下之，下水五六行，其夜熟眠，发汗如洗，疹子随汗出。疹子收，全复旧。

4. 荨麻疹 《江苏中医》（1958，2：24）：苏某某，女，32岁。患荨麻疹已达五年之久，开始时每年发五六次，后来逐年加剧。今年起愈发愈频，竟至没有间歇，曾用西药与中药多剂，均归无效。遍身有大小不等的疙瘩块，抓痒无度，此伏彼起，日夜无宁静之时，在发作剧烈时，特别怕冷，身必重裘，大便一直两天一次，且燥结难下，腹微痛。处方：桂枝三钱，芍药三钱，甘草一钱，生姜三钱，大枣三枚，大黄三钱，全瓜蒌四钱，麻仁四钱。服上药后约三小时，身痒渐止，疙瘩亦渐隐没，周身微汗，大便畅通，症状全部消失，迄今已半月余，未再发过。

葛根加半夏汤

【来源】《伤寒论》。

【别名】葛根半夏汤（《伤寒图歌活人指掌》卷四）。

【组成】葛根四两　麻黄三两（去节）　甘草二两（炙）　芍药二两　桂枝二两（去皮）　生姜二两（切）　半夏半升（洗）　大枣十二枚（擘）

【用法】上以水一斗，先煮葛根、麻黄减二升，去白沫，纳诸药，煮取三升，去滓，温服一升。覆取微似汗。

【主治】太阳与阳明合病，不下利，但呕者。

【方论】

1.《绛雪园古方选注》：葛根汤，升剂也；半夏辛滑，芍药收阴，降药也；太阳、阳明两经皆病，开阖失机，故以升降法治之。麻、葛、姜、桂其性皆升，惟其升极即有降，理寓于其中。又有芍药、甘草奠安中焦，再加半夏以通阴阳，而气遂下，呕亦止，是先升后降之制也。

2.《伤寒今释》：葛根汤虽能运输消化管中之水液，然水在胃而不下降者，因胃无吸收水分之能力，必加半夏以止呕降逆，使水液下达于肠，然后葛根汤能成其运输之功也。

半夏汤

【来源】《医方类聚》卷五十三引《神巧万全方》。

【组成】半夏一两（汤洗七遍）　葛根二两　桂心一两　麻黄（去节）一两　芍药一两　甘草半两（炙）

【用法】上为散。每服四钱，水一盏，加生姜、大枣，煎五分，热服。

【主治】太阳与阳明合病，不利但呕者。

术附汤

【来源】《医方类聚》卷五十四引《通真子伤寒括要》。

【组成】白术一两　附子一两（炮，去皮脐）　桂枝一两　甘草半两（炙）

【用法】上为粗末。每服四钱，煎至六分，去滓热服，不拘时候。

【主治】太阳病与阳明合病，而自利者。阳明病当多汗，而反无汗，身如虫行，皮中痒者，此久虚也。

六物麻黄汤

【来源】《伤寒微旨论》卷上。

【组成】麻黄（去节）一两　人参　甘草各半两　葛根　苍术各三分

【用法】上为末。每服三钱，水一盏，大枣二个，煎至七分，去滓热服。

【主治】

1.《伤寒微旨论》：伤寒阴盛阳虚，自汗恶风，两手脉浮数或紧或缓，寸脉短，力小于关尺脉，发病在立春以后至清明以前者。

2.《此事难知》：伤寒，太阳阳明证。

【加减】如三五服后汗未止，加荆芥三分；如三五服后不怯风，犹自汗出，加舶上丁香皮半两。

小柴胡加葛根汤

【来源】《云岐子保命集》卷下。

【组成】柴胡一两　甘草六钱　大枣三个　人参三钱　黄芩三钱　生姜三分　葛根三分

【用法】上锉细。每服一两，水三盏，煎服。

【主治】妇人伤寒，太阳经传阳明，表证仍在而自利。

表里汤

【来源】《普济方》卷一三六。
【组成】桂枝　麻黄（去节）　大黄（酒浸）　甘草（炙）各一两
【用法】水煮，热服。
【主治】太阳、阳明合病，中风，皆大热，头痛目疼，身重，烦躁，不便，小便少者。

葛根汤

【来源】《医方类聚》卷五十四引《伤寒括要》。
【组成】葛根二两　麻黄一两（去根节）　桂心一两　赤芍药一两　半夏一两（汤洗七次）　甘草半两（炙）
【用法】上为粗末，如桂枝汤法煎。
【主治】太阳与阳明合病而不利，但呕者；少阴病，其人吐利，手足不逆，反发热者。

羌活散合升麻汤

【来源】《扶寿精方》。
【组成】羌活一钱五分　防风一钱　桔梗一钱　白茯苓一钱　川芎一钱　苍术（米泔浸，炒）一钱五分　枳壳（麸炒）一钱　甘草三分　升麻一钱五分　干葛一钱五分　芍药（炒）一钱
【用法】上锉。水二钟，加生姜三片，煎一钟，不拘时候服。
【主治】伤寒三四日，太阳与阳明合病，头痛，恶寒发热，腰脊项强，面赤口干，作渴烦躁。

清肃汤

【来源】《辨证录》卷一。
【组成】石膏五钱　知母一钱　麦冬一两　甘草　人参　柴胡　栀子各一钱　独活　半夏各五分
【用法】水煎服。
【主治】冬月伤寒，邪入阳明，留于太阳，发热，头痛，汗出，口渴。

葛根桂枝人参汤

【来源】《辨证录》卷一。
【组成】葛根三钱　桂枝五分　人参一钱
【用法】水煎服。
【主治】冬月伤寒，太阳阳明合病，头痛，下利。

人参白虎加元麦紫苏汤

【来源】《四圣悬枢》卷三。
【组成】石膏一钱　知母一钱　甘草一钱　粳米半杯　人参一钱　麦冬三钱　元参一钱　紫苏三钱
【用法】流水煎至米熟，取半杯，热服。覆衣取微汗。
【功用】清金，发表，益气。
【主治】太阳内连阳明，卫郁发热而烦渴，且气虚者。
【方论】白虎加元、麦、紫苏，清金而发表；气虚，加人参以益气，防其渴止阳亡而卫气虚败也。

羌活葛根汤

【来源】《医级》卷七。
【组成】羌活　防风　广皮　甘草　葛根　生姜
【主治】太阳、阳明合病。

三十一、三阳合病

伤寒三阳合病，指太阳、阳明、少阳三阳经症候同时出现的病情。《伤寒论》："三阳合病，腹满身重，难以转侧，口不仁而面垢，谵语遗尿。发汗则谵语，下之则额上生汗，手足逆冷。

若自汗出者，白虎汤主之"，"三阳合病，脉浮大，上关上，但欲眠睡，目合则汗"。其治疗，当辨认病情以何经为著，则以治何经为主。

小承气汤

【来源】《云岐子脉诀》。

【组成】生地黄　黄芩　山栀子仁各一两　大黄半两

【用法】上锉。水煎一两服。以利为度。

【主治】三阳合病，脉紧数而弦，狂言谵语，阳明实者。

柴葛解肌汤

【来源】《伤寒六书》卷三。

【别名】葛根解肌汤（《古今医鉴》卷三）、柴胡解肌汤（《万病回春》卷二）。

【组成】柴胡　干葛　甘草　黄芩　芍药　羌活　白芷　桔梗

【用法】水二钟，加生姜三片，大枣二枚，槌法用石膏末一钱，煎之热服。

【功用】

1.《伤寒六书》：解肌清热。

2.《方剂学》：辛凉解肌，兼清里热。

【主治】

1.《伤寒六书》：足阳明胃经受证，目疼，鼻干，不眠，头疼，眼眶痛，脉来微洪，属阳明经病；太阳、阳明合病，衄血，脉浮洪而紧者。

2.《幼科指南》：小儿发热胎疾。

3.《医宗金鉴》：三阳合病，头痛发热，心烦不眠，嗌干耳聋，恶寒无汗，三阳证同见者。

【加减】本经无汗，恶寒甚者，去黄芩，加麻黄，冬月宜加，春宜少，夏、秋去之，加苏叶。

【方论】

1.《医方集解》：此足太阳、阳明药也。寒邪在经，羌活散太阳之邪（用此以代麻黄），芷、葛散阳明之邪，柴胡散少阳之邪；寒将为热，故以黄芩、石膏、桔梗清之（三药并泄肺热），以芍药、甘草和之也。

2.《删补名医方论》：葛根、白芷解阳明正病之邪；羌活解太阳不尽之邪；柴胡解少阳初入之

邪；佐膏、芩治诸经热，而专意在清阳明；佐芍药敛诸散药而不令过汗；桔梗载诸药上行三阳；甘草和诸药通调表里。

3.《成方便读》：以柴胡解少阳之表，葛根、白芷解阳明之表，羌活解太阳之表，如是则表邪无容足之地矣。然表邪盛者，必内郁而为热，热则必伤阴，故以石膏、黄芩清其热，芍药、甘草护其阴，桔梗能升能降，可导可宣，使内外不留余蕴耳。用姜、枣者，亦不过借其和营卫，致津液，通表里，而邪去正安也。

4.《医方论》：此证无胁痛、耳聋之象，与少阳无涉，乃首用柴胡，开门揖盗窃，一忌也；大青龙汤用石膏，全为烦躁而设，辄用石膏以伤胃气，二忌也。此方断不可用。

5.《医方发挥》：方中以葛根、柴胡解肌退热，透解阳明经之表证为主药。葛根入阳明经，为阳明经之表药，葛根的性能主要是可以升发清阳，鼓舞脾胃阳气上升，且具辛味，又有向外散的性能，这是葛根能解肌的基本原理。原著中柴胡并非为少阳病而设，柴胡有解肌透热的作用，且其退热作用是较强的，故张元素谓柴胡散肌热，陶华用之亦是取柴胡之解肌透热之功。且柴胡为肝胆经药，可以疏泄气机，更有助于邪的外出。因此方中以葛根、柴胡为主药。方中辅药有两组，一组是白芷、羌活二药，白芷可以解表，善走阳明经，常用于治眉棱骨痛，额骨痛，又善通鼻窍。既言白芷善走阳明经，为何不用之为主药呢？因为白芷辛温，而本方证病机为已化热，故方中不以辛温之品为主药。用之是取其助葛根、柴胡解肌，驱逐阳明经表证。羌活为太阳经药，解表散寒，祛风止痛，是针对太阳表证而用的。另一组辅药是黄芩、石膏以清泄里热，是针对阳明经之里热而设。以上主辅药足以解肌清热，但是热易伤阴，故又配伍了五味佐药。其中白芍、甘草酸甘化阴，一方面养阴液，一方面又可制约疏散药，恐其疏散太过。桔梗宣利肺气，以助主辅药疏泄邪气。生姜、大枣调和营卫，并以和中。生姜辛温，大枣甘温，胃者，卫之源，脾者，荣之本。《医方集解》：荣出中焦，卫出上焦，是以胃为阳，益之必以辛；荣为阴，补之必以甘。辛甘相合，脾胃健而荣卫通。此即方中用姜、枣调和营卫，以助解肌的道理。甘草又能

调和诸药，故亦为使药。诸药寒温并用，以辛凉为主，共成辛凉解肌，兼清里热之功。

【验案】

1. 阳明伏暑 《徐渡渔医案》：阳明伏暑，经府交病，表热里泄，脉弦细数，五日。予柴葛解肌汤。

2. 外感热病 《湖北中医杂志》（1983，2：25）：万某某，男，发热、微恶风寒4天，伴头痛流涕，周身关节酸痛，曾用抗生素，退热镇痛剂治疗无效。诊见体温38.4℃，大汗出，咳嗽，咳痰白色，口渴欲饮，苔淡黄舌干，脉浮数。胸透提示Ⅲ型肺结核（增殖期）。时值炎夏，病由外感温热时邪所致，治宜清热解肌，拟柴葛解肌汤化裁：粉葛、柴胡、二花、石膏各30g，羌活、白芍、黄芩各18g，前胡、桔梗各15g，白芷12g，进1剂，诸症平息。

3. 沙门氏菌属感染 《云南中医杂志》（1984，4：28）：乔某，男，7个月。发热咳嗽，喉中痰鸣，咽赤，全身灼热，体温39～40℃。白细胞9.7×10⁹/L，分叶单核45%，淋巴42%。西医诊断为沙门氏菌属感染，用抗生素后诸症不减。精神不振，面赤气粗，烦躁不宁，咳嗽痰鸣，身灼无汗，口干咽赤，时而呕逆，小便短少。舌红苔腻，指纹紫黑。投本方两剂，加生姜1小片。当晚体温降至37.5℃，其他症状缓减，2剂后体温正常，诸症消失，仅见精神欠佳，口唇干燥。投益气养阴之剂调理之，2剂后愈。

4. 小儿上呼吸道感染高热 《新中医》（1986，9：29）：夏某某，男，9岁，1984年7月16日就诊。发热7天，初起微恶风寒，继则发热渐增，汗出不解，体温39～40.5℃，头痛神烦，鼻干口渴，

舌红少津，苔薄黄，脉浮洪数。白细胞7.6×10⁹/L，中性65%，淋巴35%，肺部X线检查未见异常，肥达氏反应结果正常。诊断为病毒性上感，静滴红霉素、氢化可的松等药，体温不降。辨证为寒郁化热，内传阳明，故从阳明经治，用柴葛解肌汤加减：柴胡、黄芩、知母各10g，葛根12g，生石膏50g，羌活、白芷各7.5g，薄荷、甘草各5g。连服2剂，体温平复，诸症悉除。

和阳汤

【来源】《辨证录》卷一。

【组成】石膏五钱 葛根 白芍各二钱 人参三钱 麻黄三分 柴胡 甘草各一钱 天花粉五分

【用法】水煎服。

【主治】冬月伤寒，六七日后，太阳、阳明、少阳合病，头疼目痛，寒热不已。

破合汤

【来源】《辨证录》卷一。

【组成】石膏三钱 葛根三钱 茯苓三钱 柴胡一钱 白芍三钱 陈皮一钱 甘草一钱

【用法】水煎服。一剂而目痛愈，再剂而头痛除，三剂而寒热解。

【主治】冬月伤寒，六七日后，太阳、阳明、少阳合病，头疼目痛，寒热不已。

【方论】此方治阳明者十之七，治太阳者十之一，治少阳者十之二，虽合三经同治，其实仍专治阳明也。

三十二、过经不解

伤寒过经不解，是指伤寒已过传经日期，病仍未愈的症情。《伤寒论》："太阳病，过经十余日，反二三下之，后四五日柴胡证仍在者，宜先与小柴胡汤，呕不止，心下急，郁郁微烦者，为未解也，与大柴胡汤则愈"，《伤寒论》："伤

寒十三日，过经谵语者，以有热也"。《圣济总录》"论曰伤寒为病，六经受邪，始传于三阳，病在表者可汗，其满三日，传于三阴，病入里者可下，其不两感于寒，更不传经……故病过经不能解也，当随其证以治，若更感异气，变为他疾

者，当根据坏病法疗之"。

柴胡加芒消汤

【来源】《伤寒论》。

【组成】柴胡二两十六铢　黄芩一两　人参一两　甘草一两（炙）　生姜一两（切）　半夏二十铢（本云，五枚，洗）　大枣四枚（擘）　芒消二两

【用法】上以水四升，煮取二升，去滓，纳芒消，更煮微沸，分温再服，不解更作。

【主治】

1.《伤寒论》：伤寒十三日不解，胸胁满而呕，日晡所发潮热，已而微利，此本柴胡证，下之以不得利，医以丸药下之而反利。

2.《张氏医通》：少阳过经不解。

【方论】

1.《金镜内台方议》：伤寒十三日当解，反胸胁满而呕者。邪气犹在表里之间，若用柴胡汤下之。则更无潮热自利。若反以丸药下之，虚其脾胃，邪气乘虚入里，故日晡所发潮热。已而微利也。潮热虽为热受当下。奈有胸胁之邪未尽，且先以小柴胡以解外，再以本方中加芒硝而涌泄也。

2.《绛雪园古方选注》：芒消治久热胃闭，少阳热已入胃而犹潮热、胁满者，则热在胃而证未离少阳，治亦仍用柴胡，但加芒消以涤胃热，仍从少阳之枢外出，使其中外荡涤无遗，乃为合法。

3.《医方集解》：此少阳、阳明药也。表证误下，邪热乘虚入胃，以致下利而满呕，潮热之证犹在，故仍与柴胡汤以解少阳，加芒消以荡胃热，亦与大柴胡两解同意。

【验案】

1. 热入血室　《伤寒论方医案选编》：郑某某，女，29岁，工人。病人月经来潮忽然中止，初起发热恶寒，继则寒热往来，傍晚发热更甚，并自言乱语，天亮时出汗，汗后热退，又复恶寒。口苦咽干，目眩目赤，胸胁苦满，心烦喜呕，不欲饮食，神倦，9天不大便。查询病史：结婚多年，未曾生育。月经不正常，一般3～4个月来潮一次，经期甚短，量少，继即恶寒发热，

虽服药未能根治。舌苔白，脉弦数。予柴胡加芒硝汤煎服，当日上午10时服药，下午4时许通下燥屎，所有症状解除，嘱常服当归流浸膏，月经恢复正常。至今4年未见复发，并生育2个女孩。

2. 潮热腑实　《伤寒论方运用法》：病人女性，49岁。1961年8月6日初诊。发热十余日，经芳香清解，渗利导滞而寒热不退，入晚热高，微汗，连日来体温升降于37.8～38.8℃。不恶寒而恶热，头重目眩，四肢酸重，口苦，咽干，唇燥，面垢，喜饮而饮不多，不欲进食，胸闷，时作叹息，大便干燥难解，小便短少，腹胀满不舒，舌燥苔黄，脉弦而迟。病处少阳阳明两经之间，选经汗下，中气嫌虚，拟小柴胡汤轻剂，加知母、芒硝（冲服）泄热去实，服一剂。8月7日二诊，昨夜解燥屎二三枚，腹满减，胸腹较舒。今晨体温37.3℃，舌略润，苔薄黄，脉仍弦迟。续前法，原方加减共服4剂，热退净，调理而愈。

万应散

【来源】《圣济总录》卷二十一。

【组成】甘遂（连珠者）　威灵仙（去土）　五灵脂各一两

【用法】上为散。每服一钱匕。如伤寒日数多，有积热者，用鸡子清、蜜水调下；如妇人后列病证者，绵灰酒调下；寻常热气，蜜水调下；冷即用葱汤调下；阳毒积热，入腻粉、白丁香各半钱，生姜汁，蜜水调下。

【主治】伤寒过经，心胸痞满，烦躁狂言，积热毒气；及妇人血风血气，经候不调，寒热有积。

木通汤

【来源】《圣济总录》卷二十一。

【组成】木通（锉）　葛根（锉）　青橘皮（汤浸，去白，盐炒）　槟榔（锉）　滑石　瞿麦穗各一两

【用法】上为粗末。每服三钱匕，水一盏，加葱白二寸，同煎至六分，去滓温服，不拘时候。

【主治】伤寒十三日，过经不解，脐腹胀满，小便淋涩，烦闷躁渴。

保安散

【来源】《圣济总录》卷二十一。

【组成】黄耆（锉） 木通（锉） 青橘皮（汤浸，去白，焙） 桑根白皮（锉） 白术 陈橘皮（汤浸去白，焙）各半两 木香三分 黑牵牛（一两，炒，捣，取末）半两

【用法】上为散。每服二钱匕，浓煎大枣汤调下。

【主治】伤寒过经不解，三焦滞闷，身重疼痛。

柴胡鳖甲汤

【来源】《圣济总录》卷二十三。

【组成】柴胡（去苗） 鳖甲（去裙襕，醋炙） 赤茯苓（去黑皮）各一两 黄芩（去黑心） 知母（焙） 桑根白皮（锉）各三分 甘草（炙）半两

【用法】上为粗末。每服五钱匕，水一盏半，加生姜半分（拍碎），煎至七分，去滓温服，不拘时候。

【主治】伤寒过经，潮热不解，或时作寒如疟状。

人参竹叶汤

【来源】《伤寒全生集》卷四。

【组成】人参 竹叶 麦冬 甘草 软柴胡 黄芩

【用法】加生姜、大枣，水煎服。

【主治】伤寒过经，烦热不解。

【加减】舌干口燥，欲饮水者，加石膏、知母；胃弱者，加炒粳米；如口苦不干燥，有津液，若呕者，加半夏；口苦心烦，加黄连；无热不渴，脉沉足冷，加熟附子。

参胡三白汤

【来源】《伤寒全生集》卷四。

【组成】人参 白茯苓 白芍 白术 柴胡

【用法】加生姜、大枣，水煎服。

【主治】

1.《伤寒全生集》：伤寒过经不解，人弱脉虚，不可下者。

2.《古今名医方论》：汗下后，虚微少气，发热，口燥。

【加减】心烦不安者，加麦冬、五味子；渴，加天花粉、知母；阴火动，加黄柏、知母；走精者，加牡蛎；心烦口苦，痞满，加枳实、黄连；不眠，加远志、竹茹、辰砂。

【方论】《古今名医方论》：此热是少阳之虚，不得仍作火治，故于柴胡方中去黄芩；口燥而不呕，故去半夏；少气而反去甘草者，欲其下达少阴也。于真武汤中不取附子，欲其上通少阳也；所藉惟人参，故用为君；佐白术，以培太阴之母；白芍滋厥阴之血，茯苓清少阴之水，生姜助柴胡散表邪，大枣助人参补元气。信为大病后调理之圣剂，至当而可法者也。

参胡温胆汤

【来源】《伤寒全生集》卷四。

【组成】人参 茯苓 柴胡 橘红 枳实 半夏 甘草

【用法】加生姜、大枣，水煎服。

【主治】

1.《伤寒全生集》：伤寒过经不解，虚烦不得眠者。

2.《张氏医通》：往来寒热，呕而痞闷。

【方论】《寒温条辨》：脾胃虚寒，少阳不能行生发之令，故痰涎沃胆而不能眠，参、草、苓、枣之甘温，以补益脾气。柴胡之辛温，以升发阳气。二陈之辛散，枳实之导滞，以开发痰饮，痰饮散而胆不寒矣。

解余汤

【来源】《观聚方要补》卷一引《孝慈备览》。

【组成】黄芩 柴胡 干葛各一钱 前胡 枳壳各六分 赤芍 桔梗 连翘各五分 甘草 薄荷各三分 茯苓 半夏各二钱 川芎一钱

方中茯苓、半夏、川芎用量原缺，据《家庭治病新书》补。

【用法】水煎服。

【主治】

1.《观聚方要补》：伤寒。

2.《家庭治病新书》：伤寒过经不解，发热或潮热，口干舌燥者。

三十三、坏　病

伤寒坏病，即变证，是指伤寒因误治而致病情发生变化，已无六经病症候可循之规律。《伤寒论》："太阳病三日，已发汗，若吐，若下，若温针，仍不解者，此为坏病，桂枝不中与之也。观其脉证，知犯何逆，随证治之。桂枝本为解肌，若其人脉浮紧，发热汗不出者，不可与之也。常须识此，勿令误也"。

麦奴丸

【来源】《肘后备急方》卷二。

【别名】黑奴丸（《外台秘要》卷一引《古今录验》）、水解丸（《备急千金要方》卷九）。

【组成】小麦䴲一两　麻黄二两　大黄二两　黄芩一两　芒消一两　釜底墨一两　灶突墨二两　梁上尘二两

【用法】捣蜜为丸，如弹丸大。用新汲水五合，末一丸，顿服之。若渴，但与水，须臾寒，寒了，汗出便解，日移五丈不觉，更服一丸。

【主治】

1.《肘后备急方》：伤寒五六日，胸中大热，口噤，名为坏病。

2.《伤寒总病论》：时行热病，六七日未得汗，脉洪大或数，面目赤，身体大热烦躁，狂语欲走，大渴甚；亦治阳毒，温疟。

【宜忌】《普济方》：此药须是病人大渴倍常，盛渴者乃可与之；不渴者与之，反为祸耳。

【方论】《千金方衍义》：麦奴丸方下虽治伤寒而实时气的方。方中釜底墨、灶突墨、梁上尘皆取温散火毒；麦奴乃湿热间气所钟，取治温毒，为同气之向导；麻黄、黄芩以散在表之热；大黄、芒消以泄在里之毒也。

白茯苓散

【来源】《太平圣惠方》卷十二。

【组成】白茯苓一两　人参一两（去芦头）　白术三分　白芍药三分　麻黄根一两　五味子半两　牡蛎一两（烧为粉）　肉苁蓉一两（酒浸一宿，刮去皱皮，焙干）

【用法】上为散。每服五钱，以水一大盏，煎至五分，去滓温服，不拘时候。

【主治】伤寒，脉微细，汗出不止，渐觉虚羸。

升麻散

【来源】《太平圣惠方》卷十三。

【组成】川升麻二分　鳖甲三分（涂醋，炙令黄，去裙襴）　前胡半两（去芦头）　乌梅肉半两　犀角屑三分　枳壳三分（麸炒微黄，去瓤）　黄芩三分　甘草半两（炙微赤，锉）　葛根三分（锉）

【用法】上为散。每眼五钱，以水一大盏，煎至五分，去滓，加生地黄汁一合，更煎一两沸，不拘时候，分为二服。

【主治】坏伤寒，经数日未解，潮热作时，烦躁面赤。

升麻散

【来源】《太平圣惠方》卷十三。

【组成】栀子仁三分　川升麻三分　黄芩一两　石膏一两　干姜半两（炮裂，锉）

【用法】上为散。每服五钱，以水一大盏，煎至五分，去滓，加生地黄汁，更煎一两沸，不拘时候，分为二服。

【主治】坏伤寒，经数日未解，潮热时时，烦躁面赤。

麦门冬散

【来源】《太平圣惠方》卷十三。

【组成】麦门冬三分（去心）　百合三分　麻黄三分（去根节）　葛根半两（锉）　柴胡一两（去苗）　桔梗半两（去芦头）　木通三分（锉）　甘草半两（炙微赤，锉）　羚羊角屑半两　石膏二两　赤茯苓一两

【用法】上为散。每服五钱，以水一大盏，加生姜半分，煎至五分，去滓温服，不拘时候。

【主治】伤寒坏病，身体沉重无力，昏昏如醉，头痛烦闷。

前胡散

【来源】《太平圣惠方》卷十三。

【组成】前胡一两（去芦头）　百合一两　麻黄三分（去根节）　葛根一两（锉）　麦门冬半两（去心）　石膏一两

【用法】上为散。每服五钱，以水一大盏，入生姜半分，煎至五分，去滓温服，不拘时候。

【主治】伤寒后已经十余日，潮热不退，身体沉重，昏昏如醉，恐成坏病。

前胡散

【来源】《太平圣惠方》卷十三。

【组成】柴胡一两（去苗）　防风三分（去芦头）　前胡一两（去芦头）　黄芩一两　葛根一两（锉）　甘草半两（炙微赤，锉）

【用法】上为粗散。每服五钱，以水一大盏，煎至五分，去滓温服，不拘时候。

【主治】伤寒后，已经十余日，潮热不退，身体沉重，昏昏如醉，恐成坏病。

犀角散

【来源】《太平圣惠方》卷十三。

【别名】犀角汤（《圣济总录》卷二十一）。

【组成】犀角屑一两　柴胡三分（去苗）　吴蓝三分　大青一两　川升麻一两　乌梅肉三分　黄芩三分　甘草半两（炙微赤，锉）

【用法】上为散。每服五钱，以水一大盏，加竹叶三七片，煎至五分，去滓温服，不拘时候。

【主治】

1.《太平圣惠方》：坏伤寒。日数多后，烦热不退，颊赤口干。

2.《圣济总录》：伤寒过经不解，热结在里，往来寒热，烦渴躁闷。

鳖甲散

【来源】《太平圣惠方》卷十三。

【别名】鳖甲犀角汤（《伤寒总病论》卷五）、鳖甲汤（《圣济总录》卷二十一）。

【组成】鳖甲（涂醋，炙令黄，去裙襕）　柴胡（去苗）　川升麻　乌梅肉　枳实（麸炒微黄）　犀角屑　黄芩各一两　甘草半两（炙微赤，锉）

【用法】上为散。每服五钱，以水一大盏，煎至五分，去滓，入生地汁半合，更煎一两沸，不拘时候，分二次温服。

【主治】坏伤寒。经十日以来未解，热在胸膈，烦闷不止。

麝香丸

【来源】《太平圣惠方》卷十三。

【组成】麝香一分（细研）　猪苓一分（去黑皮）　川芒消一两　柴胡半两（去苗）　芫花一分（醋拌炒干）　川大黄一两（锉碎，微炒）　栀子仁半两

【用法】上为末，入麝香同研令匀，炼蜜为丸，如梧桐子大。每服二十丸以温水送下。良久必利，未利再服。

【主治】坏伤寒。心下结硬，腹满气急，大便不利，体变如桃枝色，热结在内者。

温　粉

【来源】《类证活人书》卷十三。

【组成】白术　藁本　川芎　白芷各等分

【用法】上为细末，每用一两，以米粉三两和匀，外扑周身。

【主治】伤寒，汗多不止。

鳖甲散

【来源】《类证活人书》卷十七。

【组成】升麻　前胡（去芦）　乌梅（去核）　枳实（麸炒，去白）　犀角（镑）　黄芩各半两　生地黄（切）二合　甘草一分（炙）　鳖甲（去裙襕，米醋炙赤黄，杵碎用）半两

【用法】上锉，如麻豆大。每服五钱匕，水一盏半，煎至八分，去滓温服。

【主治】伤寒八九日不愈，名曰坏伤寒，诸药不能

治者。

大效丸

【来源】《圣济总录》卷二十九。

【组成】乌头 附子各一两（二味去皮脐，为末，用醋一升，煎尽为度；又入好酒一升再煎，成膏后，入诸药） 乌蛇（酒浸，去皮骨，炙） 细辛（去苗叶） 厚朴（去粗皮，姜汁炙） 人参 赤茯苓（去黑皮） 桂（去桂皮） 干蝎（炒） 木香 乳香（研） 草豆蔻（去皮） 硇砂（研） 胡桐泪 槟榔（锉） 腻粉 不灰木各一分

【用法】上将十五味为末，入二味膏子内和捣为丸，如梧桐子大。每服十丸，如阳盛，研牛黄、腻粉，水下；如阴盛发厥，心胸结痞，煎柳枝汤下。

【主治】伤寒坏病。

升麻汤

【来源】《圣济总录》卷二十九。

【组成】升麻 鳖甲（醋炙，去裙襕） 枳壳（去瓤，麸炒） 犀角（镑） 葛根 黄芩（去黑心）各三分 甘草（炙，锉） 前胡（去芦头） 乌头（炮裂，去皮脐）各半两

【用法】上锉，如麻豆大。每服五钱匕，水一盏半，煎至八分，去滓，加地黄汁二合，搅匀，食后温服。

【主治】伤寒坏病，经数日未愈，诸药不能除者。

麦门冬汤

【来源】《圣济总录》卷二十九。

【组成】麦门冬（去心，焙） 赤茯苓（去黑皮）各一两 鳖甲（去裙襕，醋炙）二两 甘草（炙，锉）半两

【用法】上为粗末。每服三钱匕，水一盏，加乌梅一个，小麦五十粒，同煎至七分，去滓温服，不拘时候。

【主治】伤寒坏病，经久不愈，潮热不退，身体沉重，昏愦烦闷。

前胡汤

【来源】《圣济总录》卷二十九。

【组成】前胡（去芦头）二两 柴胡（去苗） 常山 人参 葛根（锉）各一两 甘草（炙，锉）三分

【用法】上为粗末。每服三钱匕，水一大盏，乌梅一个（捶碎），生姜三片，煎至七分，去滓温服，不拘时候。

【主治】伤寒坏病，潮热颊赤，口干烦躁，神思昏塞，经久不愈。

黑奴丸

【来源】《圣济总录》卷二十九。

【组成】麻黄（去根节）一两半 黄芩（去黑心） 甘草（炙，锉） 灶突墨 芒消各一两 豉一合（炒）

【用法】上为末，炼蜜为丸，如弹子大。每服一丸，新汲水研下，不拘时候。

【主治】伤寒坏病，头与骨肉俱痛，狂言妄语，医所不疗者。

麝香丸

【来源】《圣济总录》卷二十九。

【组成】麝香（研） 猪苓（去黑皮） 朴消（研） 荛花（炒） 芫花（醋炒）各一分 大黄（锉，炒） 商陆 甘遂（炮）各半两

【用法】上为粗末，炼蜜为丸，如绿豆大。每服十丸，食前温汤送下。良久必利，未利再服。

【主治】伤寒坏病，冷热相搏，心下结，胸满气急，大便不利，体变黄青黑如桃枝色，四肢逆冷，热结在内，不可服汤饮者。

当归汤

【来源】《圣济总录》卷三十二。

【组成】当归（切，炒） 升麻 知母 葳蕤 黄芩（去黑心） 麦门冬（去心，焙）各半两 桂（去粗皮） 芍药 干姜（炮） 石膏 白茯苓（去黑皮） 甘草（炙，锉） 白术各一两 麻黄

（去根节）一两

【用法】上为粗末。每服三钱匕，水一盏，煎至六分，去滓，食后温服，每日三次。

【主治】伤寒后，咽喉闭塞，疼痛六七日，其人大下后，脉沉迟，手足厥逆，下部脉不至，咽喉痛不利，唾脓血，泄利不止。

回生丸

【来源】《幼幼新书》卷十三引《保生信效方》。

【组成】麻黄（去根节，称）桑根白皮一斤（锉，须土下者，自采为佳）续随子四两 白药子三两（为粗末。上四味，用河水五石先浸一宿，于大釜器中旋旋添浸药，慢火熬，以麻黄心黑、水只有二三斗为度；取出滓，用来生绢袋滤过，再入银、石器或砂器内熬成膏）没药（研）透明乳香（水中坐乳钵研之）桔梗 白芷 钟乳（研五日，极细入内）当归（去芦头，汤急洗过，切，焙干，称）各二两 人参 木香各半两 白茯苓（去皮）二两 沉香一两 苦参六两

【用法】上为细末，用麻黄膏为丸，如弹子大，须腊月合。每服一丸，百沸汤半盏化下，觉怔忪肉瞤汗出是效。小儿量与，常以零陵香、白芷为末养此药。

【主治】伤寒八九日，汗不出，及日数多，沉重，精神不与人相当，汗欲出不出危殆者；伤寒坏病，手足筋挛，筋受寒邪而厥冷，及高年人虚劳烦喘；妇人经水不匀，气血虚劣；破伤风，痰嗽，肺痿，盗汗，寒热，身痛，小儿郁督，昏迷瘛疭。

归地养荣汤

【来源】《简明医彀》卷二。

【别名】归地养营汤（《伤寒广要》）。

【组成】当归 生地（怀庆，极大）鳖甲（醋炙，研细）麦冬各五分 芍药 青蒿 阿胶各三钱 五味子一钱五分 枇杷叶五片（去毛，蜜炙）灯心二十支

【用法】上煎成，烊化阿胶服，一日二三剂。

【主治】伤寒坏证，身热口渴，舌苔及舌如煨熟猪腰子。

【加减】甚者，人中黄、人中白（研细）各一钱调服；加知母、地骨皮、苦参亦可；虚人，加人参、黄耆、炙甘草。

夺魂汤

【来源】《辨证录》卷一。

【组成】人参 生枣仁 白芍各一两 茯神五钱 附子一分

【用法】水煎服。

【主治】冬月伤寒，误吐、误汗、误下，而身热未退，死症俱现。

追魂丹

【来源】《辨证录》卷一。

【组成】人参一两 茯神五钱 山药一两 附子一分 甘草一钱 生枣仁一两

【用法】水煎服。

【主治】冬月伤寒，误吐、误汗、误下，而身热未退，死症俱现者。

第二章
少阳病

一、少阳病

伤寒少阳病，是指外邪侵袭少阳经脉，致使少阳经所属脏腑、经络生理功能紊乱的病情。《伤寒论》："少阳之为病，口苦、咽干、目眩也"。本病成因为邪郁半表半里，少阳枢机不利。临床以寒热往来，胸胁苦满，口苦、咽干、目眩为主要特征。治以和解少阳为根本。

小柴胡汤

【**来源**】《伤寒论》。

【**别名**】柴胡汤（《金匮要略》卷中）、黄龙汤（《备急千金要方》卷十）、三禁汤（《此事难知》）、人参汤（《世医得效方》卷十一）、和解散（《伤寒六书》卷一）。

【**组成**】柴胡半斤　黄芩三两　人参三两　半夏半升（洗）　甘草（炙）　生姜各三两（切）　大枣二十个（擘）

【**用法**】以水一斗二升，煮取六升，去滓，再煎取三升，温服一升，一日三次。

【**功用**】《伤寒明理论》：和解表里。

【**主治**】伤寒少阳病，寒热往来，胸胁苦满，不思饮食，心烦喜呕，口苦咽干，目眩头痛，舌苔薄白，脉弦数，或妇人伤寒，热入血室。以及疟疾、黄疸等杂病见少阳证者。

【**方论**】

1.《伤寒明理论》：柴胡味苦平微寒，黄芩味苦寒。《内经》曰：热淫于内，以苦发之。邪在半表半里，则半成热矣。热气内传，攻之不可，则迎而夺之，必先散热，是以苦寒为主，故以柴胡为君，黄芩为臣，以成撤热发表之剂。人参味甘平，甘草味甘缓，邪气传里，则里气不治，甘以缓之，是以甘物为之助，故用人参、甘草为佐，以扶正气而复之也。半夏味辛微温，邪初入里，则里气逆，辛以散之，是以辛物为之助，故用半夏为佐，以顺逆气而散邪也。里气平正，则邪气不得深入，是以三味佐柴胡以和里。生姜味辛温，大枣味甘温。《内经》曰：辛甘发散为阳。表邪未已，迤逦内传，既未作实，宜当两解。其在外者，必以辛甘之物发散，故生姜、大枣为使，辅柴胡以和表。七物相合，两解之剂当矣。

2.《金匮方论衍义》：论曰：按《伤寒论》尝出太阳证中，又出厥阴证。小柴胡汤，本少阳半表半里药也，何为太阳、厥阴亦治之？盖太阳传里，而未尽入里；厥阴受传而未尽受，所以二者俱在半表半里之间，故呕而发热。病同则其方亦同。自此而言，病之半表半里者，独伤寒而有哉？呕而杂病亦必有之，故更集要略于此耶。

3.《金镜内台方议》：病在表者宜汗，病在里者宜下，病在半表半里之间者宜和解。此小柴胡汤，乃和解表里之剂也。柴胡味苦性寒，能入胆经，能退表里之热，祛三阳不退之邪热，用之为君；黄芩味苦性寒，能泄火气，退三阳之热，清心降火，用之为臣；人参、甘草、大枣三者性平，能和缓其中，辅正除邪，甘以缓之也；半夏、生姜之辛，能利能汗，通行表里之中，辛以散之也，故用之为佐为使。各有所能，且此七味之功能，至为感应。能解表里之邪，能退阳经之热，上通天庭，下彻地户。此非智谋之士，其孰能变化而通机乎！

4.《医方考》：柴胡性辛温，辛者金之味，故用之以平木，温者春之气，故就之以入少阳；黄芩质枯而味苦，枯则能浮，苦则能降，君以柴胡，则入少阳矣；然邪之伤人，常乘其虚，用人参、甘草者，欲中气不虚，邪不得复传入里耳！是以中气不虚之人，虽有柴胡证俱，而人参可去也；邪初入里，里气逆而烦呕，故用半夏之辛以除呕逆；邪半在表，则荣卫争，故用姜、枣之辛甘以和荣卫。

5.《伤寒论条辨》：柴胡，少阳之君药也；半夏辛温，主柴胡而消胸胁满；黄芩苦寒，佐柴胡而主寒热往来；人参、甘、枣之甘温者，调中益胃，止烦呕之不时也。此小柴胡之一汤，所以为少阳之和剂欤。

6.《金匮要略论注》：旭忠可：产妇郁冒，虚多而邪少，故其脉微弱，中气虚也……大便坚，非热多，乃虚燥也。呕非寒，乃胆气逆也。不能食，非实邪，乃胃有虚热，则不能食也。故以柴胡、参、甘、芩、半夏、枣和之。

7.《古今名医方论》：引程郊倩：方中柴胡以疏木，使半表之邪得以外宣；黄芩清火，使半里之邪得从内彻；半夏能开结痰，豁浊气以还清；人参能补久虚，滋肺金以融木；甘草和之；而更加姜、枣助少阳生发之气，使邪无内向也。总之，邪在少阳，是表寒里热两郁不得升之故。小柴胡之治，所谓升降浮沉则顺之也。

8.《医方集解》：此足少阳药也，胆为清净之腑，无出无入，其经在半表半里，不可汗吐下，法宜和解。邪入本经，乃由表而将至里，当彻热发表，迎而夺之，勿令传太阴。柴胡味苦微寒，

少阳主药，以升阳达表为君。黄芩苦寒，以养阴退热为臣。半夏辛温，能健脾和胃以散逆气而止呕；人参、甘草，以补正气而和中，使邪不得复传入里为佐。邪在半表半里，则营卫争，故用姜、枣之辛甘以和营卫，为使也。

9.《伤寒论三注》：柴胡少阳经药，升也，苦寒散表，气味俱轻，邪至少阳，则半主表半主里，因胆无出路，故禁汗、吐、下，惟有升散一法，仲景用之为君。以半夏为使，生姜止呕，黄芩除热，甘草和中，使主表者得柴胡而自散，主里者得黄芩而复除。然往来寒热，邪正胜复也。柴、芩有除热之功，而不能祛争胜之气，遂用人参出阴入阳之药介于其间，使之辅正即有以祛邪，非圣人莫能用也。

10.《绛雪园古方选注》：柴胡汤，不从表里立方者，仲景曰：少阳病汗之则谵语，吐下则悸而惊，故不治表里，而以升降法和之。盖遵《经》言，少阳行身之则，左升主乎肝，右降主乎肺。柴胡升足少阳清气，黄芩降手太阴热邪，招其所胜之气也。柴、芩解足少阳之邪，即用参、甘实足太阴之气，截其所不胜之处也。仍用姜、枣和营卫者，助半夏和胃而通阴阳，俾阴阳无争，则寒热自解。《经》曰：交阴阳者，必和其中也。去渣再煎，恐刚柔不相济，有碍于和也。七味主治在中，不及下焦，故称之曰小。

11.《医宗金鉴》：邪传太阳、阳明，曰汗、曰吐、曰下，邪传少阳惟宜和解，汗、吐、下三法皆在所禁，以其邪在半表半里，而角于躯壳之内界。在半表者，是客邪为病也；在半里者，是主气受病也。邪正在两界之间，各无进退而相持，故立和解一法，既以柴胡解少阳在经之表寒，黄芩解少阳在腑之里热，犹恐在里之太阴正气一虚，在经之少阳邪气乘之，故以姜、枣、人参和中而预壮里气，使里不受邪而和，还表以作解也。

12.《血证论》：此方乃达表和里、升清降浊之活剂。人身之表，腠理实营卫之枢机；人身之里，三焦实脏腑之总管。惟少阳内主三焦，外主腠理。论少阳之体，则为相火之气，根于胆腑；论少阳之用，则为清阳之气，寄在胃中。方取参、枣、甘草以培养其胃；而用黄芩、半夏降其浊火；柴胡、生姜升其清阳。是以其气和畅，

而腠理三焦罔不调治。其有太阳之气，陷于胸前而不出者，亦用此方，以能清里和中，升达其气，则气不结而外解矣。有肺经郁火，大小便不利，亦用此者，以其宣通上焦，则津液不枯，自能下行。肝经郁火，而亦用此，以能引肝气使之上达，则木不郁，且其中兼有清降之品，故余火自除矣。其治热入血室诸病，则尤有深义，人身之血，乃中焦受气，取汁变化而赤，即随阳明所属冲、任两脉，以下藏于肝，此方非肝胆脏腑中之药，乃从胃中清达肝胆之气者也。胃为生血之主，治胃中是治血海之上源，血为肝之所司，肝气既得清达，则血分之郁自解。是正治法，即是隔治法，其灵妙有如此者。

13.《医学衷中参西录》：小柴胡汤证，原忌发汗，其去滓重煎者，原所以减柴胡发表之力，欲其但上升而不外达也。

14.《伤寒论类方》：此汤除大枣共二十八两，较今秤亦五两三钱零，虽分三服已为重剂。盖少阳介于两阳之间，须兼顾三经，故药不宜轻。去渣再煎者，此方乃和解之剂，再煎则药性和合，能使经气相融，不复往来出入，古圣不但用药之妙，其煎法俱有精义。

15.《谦斋医学讲稿》：和解，是和其里而解其表。和其里不使邪再内犯，解其表仍使邪从外出，含有安内攘外的意义，目的还在祛邪。所以小柴胡汤用柴胡、黄芩清热透邪，又用人参、甘草和中，佐以半夏、姜、枣止呕而和营卫。这方法不仅用于外感发热，内伤杂证出现不规则的寒热往来，也能用来加减。

16.《金匮要略方义》：本方为和解少阳之主方。少阳胆经之脉循胸布胁，位于太阳、阳明表里之间，而称为半表半里。邪入少阳，与正气相搏，邪气胜则恶寒，正气胜则发热，邪正分争，故往来寒热。邪入少阳，经枢不利。气机不畅，故胸胁苦满，邪气由表入里，驱于热化，热郁则烦。胆气不泄，胃气失和，则不欲饮食而喜呕。治宜和解少阳。以其病不在太阳之表，故不可汗之；邪亦不在阳明之里，故亦不可下之。惟有和之一法，方属惬当。方中以柴胡为君，取其入少阳而解邪热。但柴胡之性偏于外散，故臣以适量之黄芩，在柴胡作用下，则入少阳，而偏于清里热，柴、芩相伍，直达少阳，和解退热。邪

入少阳，正气已虚，故佐以人参扶正益气，一者取其益气以御邪内传；一者取其扶正以祛邪外出。于是则邪无内入之机，故服汤后，间有蒸蒸而振，却复汗出而解者。又佐以半夏、生姜之降逆和胃，配合人参之益气，使清气得升，浊气得降；更加大枣之益脾和胃，甘草之力调和，俾邪气即去，表里得和，清升浊降，气机调畅，故有上焦得通，津液得下，胃气因和，身濈然汗出而解之效。方中柴胡能疏肝，黄芩能清热，人参益气，半夏降逆，故对肝胆郁热而病呕而发热者，或诸黄，腹满而呕者，用本方又可疏利肝胆，解郁清热。对于热入血室之寒热如疟，以及产妇郁冒，大便坚，呕不能食者，又取其疏肝泄热，理气和中而并治之。从之，本方确有和解少阳，疏利肝胆，理气和胃之功。故不仅外邪入于少阳者宜之，杂证之肝胆郁热，气机不畅，或因之胃气失和者，亦均可用之。

17.《金匮方歌括》：产妇脉微弱者，血虚也。血虚而阴不维阳，则为孤阳。阳独行于上，则头汗出而冒，阳不及于下，则下厥。阳郁阴伤，无以养肠胃，故大便坚。阴阳不和，扰动于中，故作呕而不能食。盖血虚无以作汗，故郁冒不得从汗而解也。治之者，当审其病情，以冒家欲解，即不从头汗而泄，必得大汗而解者，以小柴胡汤发之，使阳从汗泄，则郁开而阴阳和矣。此损阳就阴法也。

18.《方剂学》：本方为和解少阳之主方。少阳位于半表半里，邪犯少阳，邪正相争，故见往来寒热；少阳经脉起于目锐眦，其支者，会缺盆，下胸中，贯膈循胁，络肝属胆，邪在少阳，经气不利，少阳胆火循经上炎，故见口苦，咽干，目眩，胸胁苦满；胆热犯胃，胃失和降，故见心烦喜呕，默默不欲食；至于舌苔薄白，脉弦者，皆为邪在少阳之证。治疗大法，邪在表者，当以汗解；邪入阳明之里，则当清或下；今邪既不在表，亦不在里，而在表里之间，故不宜发汗或清、下，而以和解法治疗。方中柴胡轻清升散，透达与清解少阳之邪，并疏畅气机之郁滞，使半表之邪得以外宣，故为君药。黄芩苦寒，助柴胡以清少阳之蕴热，使半里之邪得从内彻，故为臣药，二药合用，外散内清，使其达到和解清热的目的。胆胃不和，胃气上逆，故用半夏、生

姜和胃降逆；人参、甘草、大枣益气扶正健脾，一者取其扶正以祛邪外出，使病邪直从外解，一者取其益气以御邪内传，使正盛而邪无向里之机，均为佐药。诸药合用，共成和解少阳，补中扶正，和胃降逆之功。

【实验】

1. 促进被损害肝细胞的修复 《药学杂志》（1980，6：602）：小柴胡汤可使大鼠肾上腺重量增加，大鼠体内甾体类化合物的含量亦增高，从而促进被损害的肝细胞的修复。

2. 对大鼠酒精性肝损伤模型的组化和生化影响 《北京中医药大学学报》（1997，1：45）：河氏等观察了本方对大鼠酒精性肝损伤模型的组化和生化影响。结果发现：本方能促进肝细胞内糖、蛋白质的合成，增强肝细胞对有害因子的抵抗能力。认为本方防治酒精性肝损伤的机理是：保护肝细胞膜系统，提高其稳定性；促进肝细胞核大而圆，核仁明显，胞质丰富，密度增加，可见大量平行排列的粗面内质网和多聚核蛋白体。

3. 抗炎、解热、护肝等作用 《中成药研究》（1992，6：26）：小柴胡汤口服液有显著抑制角叉菜胶诱发的大鼠踝关节水肿（$P<0.05$），保护四氯化碳所致的大鼠急性肝功能损害，有极显著降低血清SGPT及LDH的作用（$P<0.01$）。对家兔发热反应也有较好的抑制作用。此外，小柴胡汤口服液对小鼠免疫反应也有一定的增强作用，可促进小鼠碳粒廓清速率，提高血清溶血素水平及增强鸡红细胞所致的迟发性过敏反应。

4. 对丘脑-垂体-肾上腺皮质系统的影响 《日本内分泌学会杂志》（1993，4：312）：探讨了本方对连日投与类固醇引起促肾上腺皮质激素（ACTH）分泌抑制的影响。结果表明：在类固醇减量的过程中并用本方，可缓和因连续投与类固醇引起的ACTH分泌抑制。

5. 对大鼠实验性碱性反流性胃炎的作用 《中国中西医结合杂志》（1993，7：420）：小柴胡汤水煎液5g/kg、20g/kg灌胃或十二指肠给药能显著抑制大鼠胃内灌注酸化的牛磺胆酸钠（TC）和碱性上部小肠液（UIC）所造成的急性胃黏膜损伤，减少胃黏膜出血点和水肿。小柴胡汤经口给药能降低大鼠幽门扩张和十二指肠反流入胃4周及8周后所造成的慢性胃炎的发生率，同时降低胃内胆酸含量；经十二指肠给药，能显著抑制胃液、胃酸分泌和胃蛋白酶的活性。提示：小柴胡汤有较好的抗胃炎作用，其作用同降低胃内胆酸含量、抑制胃酸分泌和胃蛋白酶的活性等机制有关。

6. 对实验性大鼠胃黏膜的保护作用 《北京中医药大学学报》（1994，5：57）：洪氏等观察了本方对实验性大鼠胃黏膜的保护作用。结果发现：经十二指肠给药均能显著抑制正常大鼠的胃液分泌量、总酸排出量及胃蛋白酶活性，并增加胃壁结合黏液量。提示本方对胃黏膜具有一定的保护作用。

7. 慢性肝炎治疗过程中出现间质性肺炎与小柴胡汤的关系 《日本东洋医学杂志》（1994，5：171）：实验发现，本方单独投与组肺部中性白细胞过氧化物酶（MPO）活性没有变化，干扰素（IFN）投与组肺部MPO活性升高，并用本方MPO活性升高更明显（$P<0.05$）。已知间质性肺炎的发病与白细胞在肺部的慢性聚积有关，中性白细胞的弹性蛋白酶和胶原酶会损伤肺组织，从而导致间质性肺炎。实验结果表明，本方单独投与时对中性白细胞在肺部的聚积没有影响，而本方与IFN并用时使肺部聚积的中性白细胞数明显增加。由此认为，在IFN治疗慢性肝炎的过程中并用本方，可能是引起间质性肺炎的原因之一。

8. 对肿瘤坏死因子的诱导作用 《汉方医学》（1995，3：12）：探讨了本方对肿瘤坏死因子的诱导作用，结果表明：本方能剂量依赖性地诱导外周血单核细胞产生肿瘤坏死因子，本方的类方大柴胡汤和柴胡桂枝汤也有同样的作用。而对照药小青龙汤则变化轻微，否定了本方的体外作用为非特异性的结论。认为本方预防致癌作用的重要因素，是其具有诱导肿瘤坏死因子的作用。

9. 小柴胡汤证与低血钾症的相关性 《上海中医药杂志》（1997，10：13）：临床发现小柴胡汤证与低血钾关系密切。外感发热使钾消耗增加，再加上外感影响食欲，使钾摄入不足，致血钾降低。低血钾得不到及时纠正，就会出现胸胁苦满、口苦、咽干、目眩、心烦喜呕、默默不欲饮食等症状，若无低血钾就不会出现上述症状。上述症状可用补钾方法来治疗，故认为低血钾亦是小柴胡汤证的病理基础之一。

10. 抗菌作用 《中国中西医结合杂志》（1997，10：599）：顾氏等观察了本方对尿道致病性大肠杆菌（UEC）增殖作用和它对人类尿道上皮细胞黏附效应的影响。结果发现：本方对大肠杆菌的增殖及UEC尿道上皮的黏附效应均有抑制作用。认为本方可能有抗泌尿系统感染的效应。

【验案】

1. 伤寒少阳证 《普济本事方》：有人患伤寒五六日，头汗出，自颈以下无汗，手足冷，心下痞闷，大便秘结，或者见四肢冷，又汗出满闷，以为阴证。予诊其脉沉而紧，予曰：此症诚可疑，然大便结，非虚结也，安得为阴？脉早沉紧，为少阴证，多是自利，未有秘结者。予谓此正半在里半在表。投以小柴胡汤得愈。

2. 左胁痛（渗出性胸膜炎） 《江苏中医》（1961，2：26）：吴某，男，36岁。形寒发热3天，咳嗽气促，左胁牵痛，胸闷欲吐，遍身酸楚，胃呆，口渴不欲饮，舌苔薄白，脉弦数。体温40℃，叩诊左下背部呈浊音，听诊呼吸音消失。胸部X线透视诊为左下渗出性胸膜炎。即用小柴胡汤加葶苈子6g，服药仅2剂，热退净，咳嗽胸胁痛大减。

3. 支气管哮喘 《日本东洋医学杂志》（1994，5：83）：以按日本变态反应学会支气管哮喘指导方针治疗的10例第二期哮喘病人为研究对象，投与本方6g/d，分3次服，连服6个月，观察用药前后外周血中嗜酸粒细胞数的变化。本方用药期间，停用其他各种药物，同时对其中3例施行BAL（支气管肺泡灌洗），观察所收集细胞中的嗜酸粒细胞数。结果，外周血嗜酸粒细胞数本方投予前为（513.0±413.9）L，用药6个月后为（263.0±211.2）L（$P<0.05$），明显减少。用药前后IgE值及经BAL回收的细胞中嗜酸粒细胞数均未出现明显变化。

4. 结膜炎 《新中医》（1994，10：18）：用本方去半夏，加葛根，治疗春季结膜炎60例（116只眼），并设对照组用消炎痛治疗56例，结果总有效率分别为91.4%和78.1%，两组相比有显著差异（$P<0.01$）；复发率治疗组也明显低于对照组（$P<0.05$）。

5. 病毒性肝炎 《中国中西医结合杂志》（1994，11：590）：郭氏等观察了小柴胡汤治疗病毒性肝炎的疗效。共治疗病例50例，分为治疗组30例，药用小柴胡汤，每日1剂，2周为1疗程；对照组用肝炎合剂（茵陈、山栀、黄柏、泽泻、郁金）。结果：治疗组消化道症状的改善、黄疸消退程度时间、ALT恢复情况均优于对照组。

6. 颈性眩晕 《河南中医》（1995，3：145）：关氏以小柴胡汤加味治疗颈性眩晕66例，加减法：兼肾精不足者，加菟丝子、山茱萸、枸杞子、杜仲；兼气血不足者，加黄芪、当归；兼脾虚不运者，加黄芪、薏苡仁、白术、升麻；颈项不舒者，加葛根；湿郁化热者，加黄连、佩兰。常规煎服，对进食不足及呕吐者适当补液。结果：临床治愈40例；好转22例；无效4例。

7. 变应性鼻炎 《河南中医》（1995，5：275）：匡氏等以小柴胡汤加减：柴胡、黄芩、人参、炙甘草、生姜、大枣治疗变应性鼻炎65例。常规煎服。连服4周。加减法：鼻痒，喷嚏严重者，加辛夷花、菊花；流清涕较多者，加苍术、升麻；鼻甲肿胀明显者，加白芷、薄荷；鼻腔充血，炎症反应严重者，加黄连、川芎；有鼻甲息肉样变者，加桃仁、葛根；伴有副鼻窦炎症者，加丹参、黄连；伴头痛者，加川芎、藁本；伴有眼痒、流泪及春季卡他性结膜炎者，加黄芪、菊花、防风；伴支气管哮喘者，加桑白皮、桔梗；伴耳鸣、耳闷、耳聋者，加当归、泽泻、菖蒲。对照组：口服扑尔敏，每日3次。同时，两组病人用苯麻液滴鼻，不用其他全身性药物。结果：治疗组显效34例，有效25例，无效6例，总有效率为90.8%；随访2年（59例），复发7例（11.9%）。对照组显效29例，有效21例，无效15例，总有效率为76.9%；随访2年（50例），复发16例（32.0%）。两组疗效比较有显著性差异（$P<0.05$），两组复发率比较亦有非常显著性差异（$P<0.05$），小柴胡汤疗效明显优于扑尔敏。此外还提示：小柴胡汤具有抗变态反应，抗炎和调整病人免疫功能，减轻鼻腔炎症反应的作用。

8. 丙型病毒性肝炎 《实用中西医结合杂志》（1997，9：860）：胡氏等用本方加味治疗丙型病毒性肝炎50例。身目黄染加茵陈、栀子；腹胀加厚朴；纳差加焦三仙。3个月为1个疗程。并设对照组50例，药用：维生素C、维生素E、肌苷、茵陈等。结果：治疗组基本治愈36例，显效9例，有效3例，总有效率为96.0%。对照组分别为33例，7例，1例，总有效率为82%。HCV-RNA阳性34例无阴转。随访半年，治疗组50例，复发5例，出现肝功能异常，对照组50例复发27例。

9．胆汁反流性胃炎 《江西中医药》（1998，6：23）：以本方加减，治疗胆汁反流性胃炎42例，结果：治愈19例，好转20例，总有效率为92%。

10．慢性肾功能不全 《山东中医杂志》（1998，7：359）：王氏用本方加减并配合西药治疗慢性肾功能不全50例。药用：小柴胡原方加甘草、焦大黄、丹参、益母草、车前草、茯苓，气阴两虚，湿毒壅盛者加太子参、生地黄、枸杞子；脾肾虚败，水湿不化者加炒白术、附子。并设对照组（单用西药）30例。结果：观察组显效12例，有效24例，稳定14例。总有效率为73.33%。对照组显效4例，有效5例，稳定10例，总有效率为55.57%。两组比较差异显著（$P < 0.05$）。

11．感冒后咳嗽不愈 《山西中医》（2004，5：15）：以本方随证加减，每日1剂，水煎服，治疗感冒后咳嗽不愈46例。结果：治愈（一周内咳嗽消失，短期内未复发者）35例，有效（服药后咳嗽减轻）7例，无效（咳嗽未减而改用他药治疗者）4例，总有效率为91.3%。

12．甲状腺炎 《山东中医药大学学报》（2005，6：451）：以本方治疗甲状腺炎50例。结果：治愈16例，占32%；显效17例，占34%；好转8例，占16%；无效9例，占18%；总有效率为84%。

小柴胡去黄芩加茯苓汤

【来源】方出《伤寒论》，名见《圣济总录》卷二十六。

【组成】小柴胡汤去黄芩 加茯苓四两

【主治】伤寒五六日，中风，往来寒热，胸胁苦满，嘿嘿不欲饮食，心烦喜呕，心下悸，小便不利。

小柴胡去参枣生姜加五味子干姜汤

【来源】方出《伤寒论》，名见《伤寒图歌活人指掌》卷四。

【组成】小柴胡汤去人参、大枣、生姜，加五味子半升，干姜二两

【主治】伤寒五六日中风，往来寒热，胸胁苦满，嘿嘿不欲饮食，心烦喜呕而咳者。

加减小柴胡汤

【来源】方出《伤寒论》，名见《玉机微义》卷三十二。

【组成】小柴胡汤去黄芩，加芍药。

【主治】小柴胡汤证见腹中痛者。

柴胡桂枝汤

【来源】《伤寒论》。

【别名】柴胡加桂汤（《三因极一病证方论》卷四）、柴胡加桂枝汤（《医学纲目》卷三十）、桂枝柴胡各半汤（《疟疾论疏》）。

【组成】桂枝（去皮）一两半 黄芩一两半 人参一两半 甘草一两（炙） 半夏二合半（洗） 芍药一两半 大枣六枚（擘） 生姜一两半（切） 柴胡四两

【用法】以水七升，煮取三升，去滓，温服一升。

【主治】

1.《伤寒论》：伤寒六七日，发热，微恶寒，支节烦疼，微呕，心下支结，外证未去者。

2.《外台秘要》：寒疝腹中痛。

3.《类证活人书》：伤寒发汗多，亡阳谵语者。

4.《医垒元戎》：伤寒脉浮大。

5.《伤寒指掌图》：风湿汗后，风热病而心下妨闷动气。

6.《玉机微义》：伤寒发热，潮热脉弦，自汗，或渴或利。

7.《校注妇人良方》：伤风发热，自汗，鼻鸣干呕。

8.《医学入门》：少阳病，头额痛，项强，胁痛胸满，发热恶寒，乍往乍来。

9.《证治准绳·幼科》：疟，身热多汗。

10.《证治宝鉴》：行痹走注，历节。

11.《张氏医通》：太阳少阳并病、合病。

【方论】

1.《伤寒来苏集》：桂、芍、甘草，得桂枝之半；柴、参、芩、夏，得柴胡之半；姜、枣得二方之半，是二方合并非各半也。取桂枝之半，以解太阳未尽之邪；取柴胡之半，以解少阳之微结；凡口不渴，身有微热者，当去人参，此以六七日来邪虽不解，而正气已虚，故用人参以和之也。外证虽在，而病机已见于里，故方以柴胡冠桂枝之前，为双解两阳之轻剂。

2.《绛雪园古方选注》：以柴胡冠于桂枝之上，即可开少阳微结，不必另用开结之方；佐以桂枝，即可解太阳未尽之邪；仍用人参、白芍、甘草，以奠安营气，即为轻剂开结之法。

3.《医门棒喝》：此小柴胡与桂枝汤合为一方也。桂枝汤疏通营卫，为太阳主方，小柴胡和解表里，为少阳主方。因其发热微恶寒，肢节烦疼之太阳证未罢，而微呕，心下支结之少阳证已现，故即以柴胡为君，使少阳之邪开达，得以仍从太阳而解也。少阳证必呕，而心下支结，逼近胃口，故小柴胡用人参、姜、半，通胃阳以助气，防其邪之入府也。然则虽曰和解，亦为开达驱邪之法，故可仍从汗解。世俗反畏人参之补而去之，乃失其功用，而中虚之人，邪不能外出，必致内陷而致危，是皆不明表里证治故也。

4.《金镜内台方议》：伤寒六七日，邪当传里，微呕，心下支结者，为里证见也，属小柴胡汤。又兼发热微呕，恶寒，肢节烦疼，外证未去。故加桂枝汤和而用之，以解表里之邪正见者也。

【实验】

1.抗炎作用 《日本东洋医学会志》（1972，3：28）：本方对大鼠巴豆油性肉芽囊的渗出和棉球肉芽肿增生均有显著抑制作用，以对前者为强；而大、小柴胡汤的抗炎作用则以对晚期炎症为强，本方抗炎作用的上述特点与其适用于治太阳少阳合病而有表证未去者，即多用于急性炎症性疾病相符。

2.抗癫痫及镇静作用 《Planta medical》（1978，3：294）：对柴胡桂枝汤加芍药进行神经药理研究，结果表明，其2%的溶液对戊四氮所致日本蜗牛食管下神经节的D神经细胞放电有显著的抑制作用，这一放电效应与注射戊四氮和用其他方法引起哺乳动物大脑皮层细胞放电的类型极为相似，故作为抗癫痫药的筛选模型。《生药学杂志》（1978，4：273）：实验表明，本方溶液能使蛙离体坐骨神经纤维的复合活动电位消失，其强度约为0.5%的普鲁卡因之0.3倍，表明本方具有一定的局部麻醉作用。这种局麻作用也可能与本方抗癫痫效果有关。

3.抗溃疡作用及对肠平滑肌的影响 《诊断与治疗》（1987，11：176）：实验表明，本方能抑制半胱胺所致大鼠胃溃疡的形成，胃液检测发现本方可抑制胃酸分泌，尤其是能明显抑制胃蛋白酶的分泌，血清胃泌素测定表明本方还可抑制胃泌素分泌和防止半胱胺所致胰泌素的下降，可见本方抗胃溃疡的作用是从增强机体对胃溃疡形成的防御因子和对抗攻击因子两方面而获效的。

4.促进大鼠胆汁分泌 《医学と药学》（1993，2：293）：经时测定大鼠胆汁分泌量，研究本方对大鼠胆汁分泌量的影响。结果显示：胆汁酸低浓度时，本方引起的分泌增加只使曲线上移；胆汁酸高浓度时，本方的存在使曲线变得陡直。

5.对大鼠胰腺细胞的影响 《临床と研究》（1994，1：258）：既往研究认为本方有预防胰腺炎的效果。为了阐明其作用机制，本次将1%本方提取剂混入饲料，长期（4周）投予Wistar系雄性大鼠（体重300～500g）；对照组投予不含本方的相同饲料，以胶原酶消化法得游离胰腺腺泡，通过perifusion法，体外实验探讨了胆囊收缩素（CCK）刺激时的淀粉酶分泌反应，并进行了病理形态学检查。结果提示本方对胰腺腺泡细胞的稳定性有影响。根据上述结果以及前次探讨之本方减轻蛙皮缩胆囊肽胰腺炎的效果，认为其作用机制是对胰腺细胞有稳定作用。因此为了预防胰腺炎复发以及慢性胰腺炎急性加重，在今后的临床中可作为试用的治疗方法。

6.提高免疫作用 《中国中西医结合杂志》（1997，11：553）：李氏等观察了本方对反复呼吸道感染（RRTI）患儿免疫球蛋白及IgG亚类的影响。结果发现：RRTI患儿IgG、IgA、IgM浓度均显著低于正常对照组，IgG亚类缺陷率50.9%。治疗后临床总有效率95.5%，血清IgG深度浓度较治疗前明显升高，IgG亚类缺陷纠正率71.4%。

7.抗流感病毒作用 《辽宁中医药大学学

报》（2004，3：230）:实验显示:柴胡桂枝汤提高FM1流感病毒感染小鼠的生存质量，降低肺指数及死亡率，柴胡桂枝汤对肺指数有抑制作用。

【验案】

1.腹痛 《丛桂草堂医案》：王善余次子，年十六岁，陡患腹痛呕吐，恶寒发热，痛甚则出汗，舌苔薄腻，脉缓滑。与柴胡桂枝汤去人参，加蔻仁、木香，一剂痛呕俱止，寒热亦退，接服一剂痊愈。

2.感冒引发胃痛 《伤寒论方运用法》：病人男性，32岁。患十二指肠球部溃疡已两年，每因感冒或饮食不节，胃痛即发。周前又发作，服药无效。胸骨下时觉疼痛，5天来每餐只能饮稀粥少许。询知其此次胃痛系感冒之后转剧，现仍微有寒热（37.5℃），头晕，口苦，肢倦，不思饮食，深呼吸时觉胸部不舒，微咳，时欲呕，大便3天未行，舌苔薄白，脉浮数。予柴胡桂枝汤5剂愈。

3.太阳少阳合病 《辽宁中医杂志》（1981，10：39）：病人某某，女，65岁。外感风邪，头痛发热，肢节酸痛，皮肤苍白，胸胁苦满，默默不欲食，口苦咽干，舌苔白，脉象浮数。经服柴胡桂枝汤，每日一剂，2天即愈。

4.癫痫 《中成药研究》（1982，12：20）：用本方制成桂芍镇痫片，治疗36例不同类型的难治型癫痫病人，经过6～12个月的临床治疗，结果：显效者11例，有效者5例，总有效率达44.44%。

5.失眠 《浙江中医杂志》（1983，5：223）：虞某某，女，24岁。2月来夜寐不安，多梦易醒，甚至彻夜难眠，精神不振，周身不适，不可名状。脉浮软，苔薄白，舌淡红。予柴胡桂枝汤加当归，4剂获愈。

6.流行性出血热 《辽宁中医杂志》（1984，8：17）：沈阳市传染病院用柴胡桂枝汤为主治疗流行性出血热112例，仅死亡1例，疗效优于对照组，经统计学处理，两组差异非常显著。

7.反复感冒 《国外医学·中医中药分册》（1992，3：104）：应用本方提取剂0.1～0.25g/（kg·d），长期服用，治疗易感冒儿童18例，年龄11.5月至12岁2个月；男11例，女7例。结果：显效4例，有效12例，不变2例，无恶化者。疗程最

短4个月，最长30个月。

8.急性胃黏膜病变 《国外医学·中医中药分册》（1992，1：39）：应用本方提取剂2.5g，每日3次，治疗高龄病人急性胃黏膜病变7例，男3例，女4例；平均年龄76岁。全部病例均在基础疾病的同时复加精神刺激而发病。疗效标准：各种自觉症状，特别是情绪波动的改善，胃镜观察，以累积治愈率作为指标，若出血消失为80%，糜烂、溃疡消失为100%，则判定为治愈。结果：1个月后，累积治愈率为35%～75%，2个月后为70%～100%，3个月后为100%。

9.慢性胰腺炎 《国外医学·中医中药分册》（1992，1：40）：应用本方提取剂，每日7.5g，服用8周以上，治疗慢性胰腺炎21例，男10例，女11例；年龄15～84岁。结果：有效8例，稍有效7例，无效6例，总有效率为71%。

柴胡桂枝干姜汤

【来源】《伤寒论》。

【别名】柴胡桂姜汤（《金匮要略》卷上附方引《外台秘要》）、小柴胡汤、小柴胡桂姜汤《外台秘要》（卷一）、姜桂汤（《全生指迷方》卷二）、桂姜汤（《三因极一病证方论》卷六）、姜桂饮子（《普济方》卷一九七）、柴胡姜桂汤（《玉机微义》卷九）、柴胡桂枝汤（《伤寒全生集》卷三）、柴桂干姜汤（《医原》卷下）。

【组成】柴胡半斤 桂枝三两（去皮） 干姜二两 栝楼根四两 黄芩三两 牡蛎二两（熬） 甘草二两（炙）

【用法】以水一斗二升，煮取六升，去滓，再煎取三升，温服一升，每日三次。初服微烦，复服汗出便愈。

【功用】《经方研究》：和解少阳，兼化痰饮。

【主治】

1.《伤寒论》：伤寒五六日，已发汗而复下之，胸胁满微结，小便不利，渴而不呕，但头汗出，往来寒热，心烦者。

2.《外台秘要》：伤寒四五日，身热恶风颈项强，胁下满，手足温而渴者。

3.《金匮要略》附方引《外台秘要》：疟寒多微有热，或但寒不热。

4.《三因极一病证方论》：牡疟。

5.《普济方》：劳疟，及疟久不愈者。

6.《家塾方与方极》：小柴胡汤证而不呕、不痞，上冲而渴，腹中有动者。

【宜忌】《外台秘要》引《伤寒论》：忌生葱、海藻、菘菜。

【方论】

1.《伤寒明理论》：《内经》曰：热淫于内，以苦发之。柴胡、黄芩之苦，以解传里之邪；辛甘发散为阳，桂枝、甘草之辛甘，以散在表之邪；咸以软之，牡蛎之咸，以消胸胁之满；辛以润之，干姜之辛，以固阳虚之汗；津液不足而为渴，苦以坚之，栝楼之苦以生津液。

2.《绛雪园古方选注》：以桂枝行太阳未罢之邪，重用柴胡、黄芩转少阳之枢；佐以干姜、甘草，开阳明之结；使以花粉，佐牡蛎深入少阴，引液上升，救三阳之热。不必治厥阴，而三阳结邪，一一皆从本经而解矣。用柴胡和少阳之阳，即用黄芩和里；用桂枝和太阳之阳，即用牡蛎和里；用干姜和阳明之阳，即用天花粉和里；使以甘草，调和阴阳，其分两阳分独重柴胡者，以正疟不离手少阳也；阴药独重于花粉者，阴亏之疟，以救液为急务也。

3.《医宗金鉴》：少阳表里未解，故以柴胡桂枝合剂而主之，即小柴胡汤之变法也。去人参者，因其正气不虚；减半夏者，以其不呕，恐助燥也。加栝楼根，以其能止渴兼生津液也；倍柴胡加桂枝，以主少阳之表；加牡蛎，以软少阳之结。干姜佐桂枝，以散往来之寒；黄芩佐柴胡，以除往来之热，且可制干姜不益心烦也。诸药寒温不一，必需甘草以和之。初服微烦，药力未及；复服汗出即愈者，可知此证非汗出不解也。

4.《寒温条辨》：柴胡除少阳之寒热，桂枝解太阳之余邪，花粉彻阳明之渴热，干姜去胸胁之烦满，甘草调汗下之误伤，此少阳阳明两解之治法也。

5.《金匮玉函经二注》：用柴胡为君，发其郁伏之阳；佐以桂枝、干姜，散其肌表之痹；栝楼根、牡蛎为臣，除留热、消瘀血；佐以黄芩助柴胡，治半表半里；甘草以和诸药、调阴阳也。得汗则痹邪散，血热行而病愈耳。

6.《中国医学大辞典》：柴胡、桂枝、黄芩，并转少阳之枢，而达太阳之气；牡蛎则启厥阴之气，以解胸胁之结；栝楼根引水液上升，而止烦渴；汗下后，中气必虚，故用甘草理中。

7.《伤寒来苏集·伤寒附翼》：伤寒五六日，发汗不解，尚在太阳界，反下之，胸胁满微结，是系在少阳矣。此微结与阳微结不同，阳微结对纯阴结言，是指结实在胃；此微结对大结胸言，是指胸胁痞硬；小便不利者，因下后下焦津液不足也；头为三阳之会，阳气不得降，故但头汗出；半表半里之寒邪未解，上下二焦之邪热已甚，故往来寒热已烦耳。此方全从柴胡加减；心烦不呕不渴，故去半夏之辛温，加栝楼根以生津；胸胁满而微结，故减大枣之甘满，加牡蛎之咸以软之，小便不利而心下不悸，是无水可利，故不去黄芩，不加茯苓；虽渴而太阳之余邪不解，故不用参而加桂，生姜之辛易干姜之温苦，所以散胸胁之满结也。初服烦即微者，黄芩、瓜蒌之效；续服汗出周身，内外全愈者，姜、桂之功。小柴胡加减之妙，若无定法，而实有定局矣。更其名曰柴胡桂枝干姜，以柴胡证具而太阳之表犹未解，里已微结，须此桂枝解表，干姜解结，以佐柴胡之不及耳。

8.《医门棒喝·伤寒论本旨》：此方柴胡用八两，实为少阳主治之方，佐以调和肝胃，而桂枝仅用二两，取以通中焦之营气也。其胸中满，往来寒热，心烦皆少阳病。三焦气窒，故小便不利。以干姜、甘草、花粉、牡蛎，调肝胃之阴阳，肝胃调和，少阳枢转，则外邪自解。三焦气化，小便亦通，故不用茯苓之利水也。

【实验】

1.抗癫痫作用 《生药学杂志》（1978，4：273）：本方加芍药的溶液对软体动物（蜗牛）的神经节细胞有抑制作用，实验表明有抗戊四氮（PTZ）作用，方中芍药、生姜、桂枝有与本方加芍药相同的抗PTZ作用。对小鼠听源性惊厥呈有意义的抑制，证实了在临床上抗癫痫的疗效。

2．对内分泌腺的影响 《药学杂志》（1980，6：602～607）：实验研究证实，本方及单味柴胡可使肾上腺与胸腺等脏器发生重量变化，特别是柴胡的有效成分柴胡皂苷可使肾上腺肥大，造成胸腺萎缩，柴胡苷贰的作用最显著。

【验案】

1.郁冒 《成绩录》：一农夫，年三十余，去年起，郁冒时发，有时稍吐血，盗汗，往来寒热，微渴而脐旁动悸，予本方治之而愈。

2.月经不调 《古方便览》：一妇人，平素月经不调，其气上冲，两胁急缩，腰痛不可忍，经行之时，脐下疼痛，下如豆汁，一日或半日即止，已十余年。诊之，胸胁苦满，脐上动悸甚，予本方，服之数月，前症得愈。

3.肝炎 《刘渡舟医案》：刘某某，男，54岁。患肝炎而腹胀作泻，不欲饮食，胁痛及背。服药无数，效果不显。某君请余为治。脉弦而缓，舌淡苔白，此乃肝病及脾，脾阳先衰之象。为疏柴胡桂枝干姜汤：柴胡12g，黄芩4.5g，炙甘草9g，干姜9g，花粉12g，牡蛎12g。凡4服而腹胀与泻俱止，饮食较前为多，精神亦有好转。后以肝脾共调，佐以健脾利湿之品，肝功化验日趋正常而愈。

4.乳腺囊性增生症 《新医药学杂志》（1979，1：33）：王某，女，39岁。左乳房外上方有一肿块，如核桃大，肿块近处，有黄豆大数粒小肿块，右乳房中上方稍偏外侧，有一肿块如大枣状，触之有痛感，质坚硬，推之可移，边界不清，而两腋下淋巴结不肿大，诊断为乳癖（乳腺囊性增生症），给以本方，服20剂后，两侧乳房肿块全消，自觉症状消失而痊愈。3年后随访，未见复发。

5.窦性心动过速 《北京中医》（1988，3：19）：康某，男，20岁。半年来胸闷心悸不止，形瘦颧红，左乳下其动应衣，每入夜则身冷寒战，至后半夜身热汗出而解，昼日无寒热，脘痞纳呆，口干唇燥，舌质红，舌体略胖，苔薄白，脉弦细疾数。心电图示：窦性心动过速，心率110次/分。予柴胡桂枝干姜汤加龙骨30g，五味子10g。服药3剂后心悸大减，寒热止，纳增，脉转和缓（90次/分）。上方剂量减半，再予3剂而愈。

6.冠心病心动过缓 《北京中医》（1988，3：19）：赵某，女，60岁。3年前确诊为冠心病，现心中空虚怔忡，不能下地行走，已1月有余，曾服消心痛、活心丹等中西药不效。心电图：心率50次/分，ST段Ⅲ、V_5下移0.05mv。伴头昏身热，微恶寒，时自汗出，口干苦不欲饮，纳

食尚好，神情郁闷，大便时溏时结。体丰，舌略红略胖，苔薄白微黄，脉迟缓。投柴胡桂姜汤加五味子6g，3剂，水煎服。药尽诸症均减，已下地活动，脉和缓（60～70次/分）。上方去五味子，加川贝10g，炒麦芽15g，继服3剂，追访至今未再发。

7.支气管哮喘 《日本东洋医学杂志》（1995，5：134）：胜野达郎氏的观察对象为9例（男性3例，女性6例）哮喘频发病人。因发作时咳痰，咽喉间常有辣味，腹诊可见心下悸动，将上述症状称为痰饮重症，治疗从给予柴胡桂枝干姜汤加茯苓开始，观察1年以上，比较给药前后哮喘发作次数、重症度的变化。以哮喘基本消失为显效，低于50%为有效，50%～125%为不变，高于125%为恶化。结果，显效2例（22%），有效4例（44%），不变2例（22%），1例未完成治疗（11%），无恶化者。显效例服药1～2个月，哮喘发作次数明显减少，重症度也明显减轻，半年内哮喘基本消失。全部病例包含血液检查、胸部X线片检查，均未发现不良反应。以上经验表明，对支气管哮喘病人应用柴胡桂枝干姜汤加茯苓治疗可获得良好的效果。

小前胡汤

【来源】《外台秘要》卷一引《崔氏方》。
【组成】前胡八两 半夏半升（洗） 生姜五两 黄芩 人参 甘草（炙）各三两 干枣十二枚（擘）
【用法】上切。以水一斗，煮取三升，分四服。
【主治】伤寒六七日不解，寒热往来，胸胁苦满，默默不欲饮食，心烦喜呕。寒疝腹痛。
【宜忌】忌羊肉、饧、海藻、菘菜。

麻黄汤

【来源】《幼幼新书》卷十四引《婴孺》。
【组成】麻黄（去节） 牡蛎 雷丸各十分 干姜 桂心 枳壳 厚朴（炙）各四分 白敛四分 大黄六分 蜀椒（汗）一合
【用法】上取猪脂一斤，细切，合药杵熟，入绢袋中炙微热，摩儿腹背手足令遍，如袋汁尽绞令汗

出，摩讫粉之，厚衣抱汗出。

【主治】小儿伤寒，寒热往来。

【宜忌】宜春、夏用之，秋冬不可用。

小柴胡汤

【来源】《太平圣惠方》卷九。

【组成】柴胡二两（去苗） 黄芩一两 赤芍药一两 半夏半两（汤洗七遍去滑） 枳实半两（麸炒微黄） 人参一两（去芦头） 甘草半两（炙微赤，锉）

【用法】上为散。每服四钱，以水一中盏，加生姜半分，煎至六分，去滓温服，不拘时候。

【主治】伤寒病六日，其病深结在脏，三阴三阳俱受病。

半夏散

【来源】《太平圣惠方》卷九。

【组成】半夏二两（汤洗七遍去滑） 葛根一两（锉） 白术一两 人参一两（去芦头） 柴胡二两（去苗） 陈橘皮一两（汤浸，去白瓤，焙） 厚朴一两（去粗皮，涂生姜汁炙令香熟） 黄芩一两 甘草一两（炙微赤，锉）

【用法】上为粗散。每服四钱，以水一中盏，加大枣三个，生姜半分，煎至六分，去滓温服，不拘时候。

【主治】伤寒九日不解，往来寒热，状如温疟，胸膈满闷，时有痰逆不止。

枇杷叶散

【来源】《太平圣惠方》卷十一。

【组成】枇杷叶三两（拭去毛，炙微黄） 前胡二两半（去芦头） 赤茯苓二两 桂心三分 犀角屑一两 槟榔一两 桑根白皮三分（锉） 赤芍药一两半 芦根三分（锉）

【用法】上为散。每服四钱，以水一中盏，加生姜半分，煎至六分，去滓温服，不拘时候。

【主治】伤寒往来寒热，胸胁气满，干呕。

柴胡汤

【来源】《太平圣惠方》卷十三。

【别名】柴胡散（《伤寒广要》卷八）。

【组成】柴胡（去苗） 枳实（麸炒微黄） 赤芍药 半夏（汤洗七遍去滑） 黄芩各三分 甘草半两（炙微赤，锉） 桔梗一两（去芦头）

【用法】上为粗散。每服五钱，以水一中盏，加生姜半分，大枣三枚，煎至六分，去滓温服，不拘时候。

【主治】伤寒十余日，热气结于胸中，往来寒热不定。

半夏散

【来源】《太平圣惠方》卷十四。

【组成】半夏二两（汤洗七遍去滑） 人参一两（去芦头） 柴胡二两（去苗） 黄芩一两 甘草一两（炙微赤，锉） 栝楼根二两

【用法】上为散，每服四钱，以水一中盏，加生姜半分，大枣三个，煎至六分，去滓温服，不拘时候。

【主治】伤寒十余日不解，往来寒热，发如疟，胸膈满闷。

柴胡散

【来源】《太平圣惠方》卷八十四。

【组成】柴胡半两（去苗） 石膏一两 川大黄一分（锉碎，微炒） 麻黄一分（去根节） 秦艽一分（去苗） 常山一分

【用法】上为粗散。每服一钱，以水一小盏，煎至五分，去滓温服，一日三次。

【主治】小儿寒热往来，面色萎黄。

柴胡散

【来源】《太平圣惠方》卷八十四。

【组成】柴胡一两（去苗） 人参半两（去芦头） 赤芍药半两 桔梗半两（去芦头） 鳖甲一两（涂醋炙令黄，去裙襕） 诃黎勒皮半两 地骨皮半两 杏仁半两（汤浸，去皮尖双仁，麸炒微

黄） 前胡半两（去芦头） 陈橘皮半两（汤浸，去白瓤，焙） 甘草半两（炙微赤，锉）

【用法】上为散。每服一钱，以水一小盏，煎至五分，去滓温服，不拘时候。

【主治】小儿寒热往来，乳食不下，四肢无力，心腹胀满，上焦疼，渐渐羸瘦。

加味柴胡汤

【来源】《证治汇补》卷六引《良方》。

【组成】柴胡 黄芩各二钱 牡蛎 半夏 枳实 甘草各一钱

【用法】加生姜、大枣，水煎服。

【主治】伤寒少阳证，胁痛。

柴胡散

【来源】《医方类聚》卷五十三引《神巧万全方》。

【组成】柴胡二两 枳壳半两（麸炒） 黄芩一两 赤芍药一两 半夏一两（洗去滑） 人参一两

【用法】上为末。每服四钱，以水一中盏，加生姜半分，大枣三枚，煎至五分，去滓热服，不拘时候。

【主治】阳明病，外证身热汗出而不恶寒，但恶热，脉迟，发热头眩，小便难，欲作谷疸，胁下坚满，大便秘而呕，口燥；中风，其脉浮大，短气心痛，鼻干，嗜卧，不得汗，一身悉黄，有潮热而哕，身前后肿，刺之虽小愈，外若不解；伤寒三日，少阳受病，口苦干燥，目眩，若已吐下，发汗，谵语；少阳中风，两耳无所闻，目赤，胸中满而烦，不可吐下，吐下则悸而惊；少阴病，胁下坚满，干呕不能饮食，往来寒热，若未吐下，其脉沉紧，恶寒而蜷，时时自烦，不欲厚衣，利清水，色青者，心下必痛，口干燥；伤寒六日，阳脉涩，阴脉弦，当腹中急痛，胸满烦惊，小便不利，谵语，一身不可转侧。

柴胡汤

【来源】《圣济总录》卷二十一。

【组成】柴胡（去苗）二两 桂（去粗皮） 黄芩（去黑心）各一两 牡蛎（生用） 甘草（炙）各半两 栝楼根一两半 木通（锉）一两

【用法】上为粗末。每服五钱匕，水一盏半，加生姜半分（拍碎），葱白五寸，同煎至七分，去滓，食后温服。

【主治】伤寒发汗下之后，过经不解，胸胁满结，渴而不呕，但头汗出，往来寒热，小便不通。

加减小柴胡汤

【来源】《圣济总录》卷二十四。

【组成】柴胡（去苗）二两 黄芩（去黑心） 半夏（汤洗去滑） 甘草（炙）各三分 五味子（炒）一合 干姜（炮）半两

【用法】上锉，如麻豆。每服五钱匕，水一盏半，加生姜四片，煎至八分，去滓温服。

【主治】伤寒五六日，往来寒热，或微热咳嗽。

人参柴胡散

【来源】《幼幼新书》卷十七引张涣方。

【组成】人参 前胡 柴胡各一两 桔梗 地骨皮 甘草（炙） 半夏（洗七次，焙）各半两

【用法】上为细末，每用一大钱，水一盏，加生姜二片，煎半盏，温服。

【主治】寒热往来。

柴胡芍药汤

【来源】《鸡峰普济方》卷五。

【别名】柴胡去芩加芍汤（《医级》卷七）。

【组成】柴胡二两 赤芍药 人参 甘草各二分 半夏六钱

【用法】上为粗末。每服三钱，水一盏半，加生姜五片，大枣三个，煎至八分，温服，不拘时候。

【主治】

1.《鸡峰普济方》：伤寒温疫，身体壮热，头痛项强，腰背四肢烦疼，胁下牢满，干呕哕逆，不能饮食；及妇人经水方来适断，热入血室，寒热如疟，谵言妄语。

2.《医级》：少阳寒热腹痛。

人参前胡散

【来源】《小儿卫生总微论方》卷十六。

【组成】人参（去芦）　柴胡（去苗）各一两　前胡（去芦）一两　桔梗（去芦）　半夏（汤洗七次，焙干）　地骨皮（去骨）　甘草（炙）各半两

【用法】上为细末。每服一钱，水一盏，加生姜二片，煎至半盏，去滓服，不拘时候。

【主治】寒热往来。

加减小柴胡汤

【来源】《医方类聚》卷五十六引《管见大全良方》。

【组成】人参（去芦）　北柴胡（去芦）四两　黄芩（去心）　甘草（炙）各一两　半夏（泡七次，切）一两一分

【用法】上锉。每服五钱匕，水一盏半，加生姜四片，大枣三枚，煮取八分，去滓温服，不拘时候。

【主治】伤寒三四日，传少阳胆经，胸胁痛，耳聋，口苦，舌干，往来寒热而呕者。

【加减】咳嗽者，去人参、大枣、生姜，加北五味子二两，干姜半两；若胁下满痛者，去枣，每服加煅过牡蛎半钱；若腹痛者，去黄芩，加芍药一两半；妇人经脉适行，或适断，寒热如疟，昼日明了，暮则谵语，如见鬼状，此为热入血室，每服加生干地黄一两；若心下悸，小便不利者，去黄芩加赤茯苓二两；若不渴，外有微热者，去人参，加桂枝一两半；若胸中烦而不呕者，去半夏、人参，加栝楼实一枚，用四分之一；若渴者，去半夏，更加人参三分，栝楼根二两。

和解汤

【来源】《普济方》卷一三六。

【组成】前胡　芍药　厚朴　桔梗　枳实（炙）甘草　黄芩　半夏　生姜各三两　葱白四茎

【用法】上以水一斗二升，只煮取六升，去滓，再煮取三升，温服一升，日三服。

【主治】少阳病，头痛面赤，身体烦疼，胸中满，胁下痞，腹中痛。

【加减】咳者，加五味子二两。

防风汤

【来源】《普济方》卷一四二。

【组成】防风　甘草各一两（炙）　天南星　生姜二两（炙）

　　　　方中天南星用量原缺。

【用法】以水四升，煮取二升，去滓，每次温服七合，一日三次。

【主治】少阳病，筋牵急而疼痛，发作有时，此为痹也。

解肌汤

【来源】《普济方》卷一四二。

【组成】恒山二两　柴胡四两　知母　甘草　青蒿子　桃枝各一两　桂　生姜二两　乌梅十二枚　葱白　薤白各三寸　柳枝一握　鳖甲（醋炙，去裙襕）二两

　　　　方中桂用量原缺。

【用法】上以水一斗二升，煮取六升，去滓，再煮取三升，温服一升，寒热前后各一服。

【主治】伤寒往来寒热，有时肢节烦疼者；久疟。

【加减】不用葱、薤亦良。

柴胡双解饮

【来源】《伤寒六书》卷三。

【别名】柴胡双解散（《赤水玄珠全集》卷十八）。

【组成】柴胡　黄芩　半夏　甘草　人参　陈皮　芍药

【用法】水二钟，加生姜一片，大枣二枚，加生艾汁三匙，煎之，温服。

【主治】足少阳胆经受证，耳聋胁痛，寒热呕而口苦，脉来弦数。

【加减】小便不利，加茯苓；呕，入姜汁、竹茹；胁痛，加青皮；痰多，加瓜蒌仁、贝母；寒热似疟，加桂枝；渴，加天花粉、知母；齿燥无津液，加石膏；嗽，加五味、金沸草；心下饱闷，未经下者，非结胸，乃表邪传至胸中未入于腑，加枳、桔；虚烦类伤寒证，加竹叶、炒粳米；与阳明合病，加葛根、芍药；妇人热入血室，加当归、红花；男子热入血室，加生地黄；妇人伤寒无表症，

其热胜，加大黄，甚者加芒消。

柴苓汤

【来源】《丹溪心法附余》卷一。

【组成】柴胡一钱六分 半夏（汤泡七次）七分 黄芩 人参 甘草各六分 白术 猪苓 茯苓各七分半 泽泻一钱二分半 桂五分

【用法】水二盏，生姜三片，煎至一盏，温服。

【功用】《古今医鉴》：分利阴阳，和解表里。

【主治】温热病发热泄泻里虚者，及邪传半表半里，内伤发热，杂病发热。

柴胡加桂汤

【来源】《医学入门》卷四。

【组成】柴胡三钱 黄芩 桂枝各二钱 半夏一钱 甘草四分

【用法】加生姜三片，大枣二枚，水煎，温服。

【主治】

1.《医学入门》：半表里证，盗汗，身热不欲去衣；及不满不硬，但心下妨闷，谓之支结。

2.《东医宝鉴·杂病篇》：少阳疟往来寒热。

柴胡散

【来源】《云岐子保命集》卷中。

【组成】柴胡根一两 半夏五钱（洗）

【用法】加生姜，水煎服。

【主治】伤寒，往来寒热而呕。

【加减】心下痞，加枳实一钱；有里证，加大黄，初一服一钱，次二钱，又三钱，邪尽则止。

一柴胡饮

【来源】《景岳全书》卷五十一。

【别名】柴胡饮（《会约医镜》卷十）。

【组成】柴胡二三钱 黄芩一钱半 芍药二钱 生地一钱半 陈皮一钱半 甘草八分

【用法】水一钟半，煎至七八分，温服。

【主治】

1.《景岳全书》：凡感四时不正之气，或为发热，或为寒热，或因劳因怒，或妇人热入血室，或产后、经后因冒风寒，以致寒热如疟等证，但外有邪而内兼火者。

2.《医级》：时感后阴虚未复，余邪潮热。

3.《会约医镜》：四时不正之气，内外俱有火证而疟邪不散。

4.《笔花医镜》：肝燥胃渴。

【加减】如内热甚者，加连翘一二钱；如外邪甚者，加防风一钱；如邪在胸而痞满者，去生地，加枳实一二钱；如热在阳明而兼渴者，加天花粉或葛根一二钱；热甚者，加知母、石膏。

【方论】

1.《退思集类方歌注》：此大柴胡变局也。去半夏、枳实、姜、枣，加陈皮、甘草调气，生地凉营分之热。如邪结胸而痞满者，仍宜去生地加枳实为妙。

2.《中医方剂通释》：方中柴胡清解少阳之邪，疏畅气机之滞；黄芩味苦性寒，清解少阳之郁热；二药相伍，达到和解清热之目的。更配生地加强清热之力；白芍敛阴和营；陈皮理气和胃；甘草护胃和中，与芍药相伍，缓急止痛，且可调和药性。诸药合用，共奏和解清热之功。

柴胡汤

【来源】《症因脉治》卷一。

【组成】柴胡 防风 荆芥

【主治】病在少阳，风寒发热，脉弦而数。

【加减】伤寒，加羌活、独活；伤风，加防风。

柴胡清胆汤

【来源】《症因脉治》卷二。

【组成】柴胡 黄芩 半夏 陈皮 甘草 竹茹

【主治】少阳外感，呕吐苦水。

栀子柴胡汤

【来源】《症因脉治》卷三。

【组成】栀子 柴胡 黄芩 竹茹 知母 甘草

【主治】少阳余热未尽而致的不得卧。睡中盗汗，小便色黄，夜多烦躁，口苦舌干，不得安睡，脉左关数者。

桂枝柴胡汤

【来源】《症因脉治》卷四。

【组成】桂枝　柴胡

【主治】寒伤少阳，寒多热少之疟。

七肾汤

【来源】《辨证录》卷一。

【组成】白芍　白术各五钱　甘草一钱　肉桂三分　柴胡一钱　丹皮三钱　天花粉二钱

【用法】水煎服。

【主治】冬月伤，肝气邪郁不散，凡邪在半表半里之间，发厥，面青手冷，两足又热。

加减柴胡汤

【来源】《辨证录》卷一。

【组成】柴胡一钱　白芍五钱　茯神二钱　甘草一钱　栀子二钱　陈皮一钱　当归三钱　枳壳五分　大黄五分

【用法】水煎服。

【主治】冬月伤寒，身热三日，腹满自利，病在少阳者。

和攻散

【来源】《辨证录》卷一。

【组成】柴胡　栀子　丹皮各二钱　白芍五钱　茯苓三钱　甘草　陈皮　大黄各一钱

【用法】水煎服。

【主治】冬月伤寒，邪在少阳，身热三日，腹满自利。

济生汤

【来源】《辨证录》卷一。

【组成】熟地五钱　玄参五钱　麦冬三钱　山茱萸一钱　山药三钱　茯苓二钱　白芍三钱　柴胡五分　神曲三分　竹茹一丸

【用法】水煎服。先用小柴胡汤，再用此方。

【主治】冬月伤寒，至五六日往来寒热，胸胁苦满，或呕吐，或渴或不渴，或烦或不烦。

柴芩双解汤

【来源】《重订通俗伤寒论》。

【组成】柴胡一钱半　生葛根一钱　羌活八分　知母二钱　炙草六分　青子芩一钱半　生石膏四钱（研）　防风一钱　猪苓一钱半　白蔻末六分（冲）

【功用】和解表里，调剂阴阳。

【主治】少阳相火，郁于腠理而不达，表邪未罢，里邪已盛，寒热，身疼无汗，口渴，恶热。

【方论】少阳相火，郁于腠理而不达，则作寒热，非柴胡不能达，亦非黄芩不能清，与少阳经气适然相应，故以为君；若表邪未罢，而兼寒水之气者，则发寒愈重，证必身疼无汗，故必臣以葛根、羌、防之辛甘气猛，助柴胡以升散阳气，使邪离于阴，而寒自已；里邪已盛，而兼燥金之气者，则发热亦甚，证必口渴恶热，亦必臣以知母、石膏之苦甘性寒，助黄芩引阴气下降，使邪离于阳，而热自已；佐以猪苓之淡渗，分离阴阳，不得交并；使以白蔻之开达气机，甘草之缓和诸药。而为和解表里之重剂，亦为调剂阴阳，善止寒热之良方也。

柴芩清膈煎

【来源】《重订通俗伤寒论》。

【组成】川柴胡八分　生锦纹（酒浸）一钱半　生枳壳一钱半　焦山栀三钱　青子芩一钱半　苏薄荷一钱半　苦桔梗一钱　青连翘二钱　生甘草六分　鲜淡竹叶三十六片

【功用】攻里清膈。

【主治】少阳表邪，内结膈中，膈上如焚，寒热如疟，心烦懊憹，大便不通。

【方论】君以凉膈散法，生军领栀、芩之苦降，荡胃实以泄里热；佐以枳、桔，引荷、翘、甘、竹之辛凉，宣膈热以解表邪；妙在柴胡合黄芩分解寒热。此为少阳、阳明攻里清膈之良方。

柴胡枳桔汤

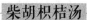

【来源】《重订通俗伤寒论》。

【组成】川柴胡一钱至一钱半　枳壳一钱半　姜半夏一钱半　鲜生姜一钱　青子芩一钱至一钱半　桔梗一钱　新会皮一钱半　雨前茶一钱

【功用】和解表里。

【方论】柴胡疏达腠理，黄芩清泄相火，为和解少阳之主药，专治寒热往来，故以之为君；凡外感之邪，初传少阳三焦，势必逆于胸胁，痞满不通，而或痛或呕或哕，故必臣以宣气药，如枳、桔、橘、半之类，开达其上中二焦之壅塞；佐以生姜，以助柴胡之疏达；使以绿茶，以助黄芩之清泄。

蒿芩清胆汤

【来源】《重订通俗伤寒论》。

【组成】青蒿脑一钱半至二钱　淡竹茹三钱　仙半夏一钱半　赤茯苓三钱　青子芩一钱半至三钱　生枳壳一钱半　陈广皮一钱半　碧玉散（包）三钱

【功用】和解胆经。

【主治】足少阳胆与手少阳三焦湿遏热郁，三焦气机不畅，胆中相火炽，致胸闷作呕，寒热如疟。

【方论】

1.《重订通俗伤寒论》　足少阳胆与手少阳三焦合为一经，其气化一寄于胆中以化水谷，一发于三焦以行腠理。若受湿遏热郁，则三焦之气机不畅，胆中之相火乃炽，故以蒿、芩、竹茹为君，以清泄胆火；胆火炽，必犯胃而液郁为痰，故臣以枳壳、二陈，和胃化痰；然必下焦之气机通畅，斯胆中之相火清和，故又佐以碧玉，引相火下泄；使以赤苓，俾湿热下出，均从膀胱而去。此为和解胆经之良方，凡胸痞作呕，寒热如疟者，投无不效。

2.《吉林中医药》（1988，2：42）　《方剂学》将本方列入和解剂中，谓其作用是以清泄胆腑邪热为主，兼以降逆和胃化痰利湿。所列临床症状，也皆系因胆火炽盛与枢机不利而致者。但通过临床运用及对该方的药物组成进行分析，对上述看法，不敢苟同。我认为，与其说本方是和解胆经之良方，毋宁说是泄化三焦湿浊兼清胆

火之方。其作用不在于和解，而在于分消走泄；其所主之证不重在火，而重在湿；其病位不重在足少阳胆，而重在手少阳三焦。《温病学》将本方证列入伏暑之邪在少阳，其证有火有湿，以湿为主。盖伏暑（或其他湿热病）之少阳病与伤寒之少阳证不同，其证乃由湿热之邪留恋三焦不解，兼及足少阳胆而成。其证湿热夹杂，有湿有火。究此证之源，乃先由手少阳三焦累及于足少阳胆，并不是胆病及于三焦。是由湿郁气滞而导致火炽，并非由火盛而生湿。可见本证以三焦为病之本，胆为病之标；湿为病之本，而火为病之标。蒿芩清胆汤对于此证所以有效，正由于其方的功用是以泄化三焦湿浊为主，又兼能清宣胆经之火。本方由温胆汤、碧玉散，再加青蒿、黄芩而成。温胆之功用在于理气和中、燥湿化痰，其功虽以调理中焦脾胃为主，但兼及上下，上能宣展肺气，下能通利小便，故叶天士以之为分消走泄的代表方，而章虚谷亦谓其能利升降而转气机。碧玉散能清利三焦湿热而尤善清下焦而利小便，故二方总的作用在于宣畅三焦气机而泄化痰湿，是为蒿芩清胆汤之主体。又加青蒿之芳香辛凉，有舒发升散之功，能宣疏肝胆之郁火；黄芩之苦寒，能直清胆经之火，对于此证之由于胆火疏泄不畅而炽盛者（郁火），一清一宣，正合其宜。

3.《汤头歌诀详解》　方中青蒿性味苦寒，专去肝、胆伏热，领邪外出，配合黄芩、竹茹，尤善清泄湿热，解除热重寒轻之症；半夏、陈皮、枳壳不但能化痰浊、消痞闷，配合黄芩、竹茹，更能止呕逆、除心烦；赤苓、碧玉利小便、清湿热，协同青蒿、黄芩可治黄疸。本方配伍周到，是和解胆经，清利湿热，从而解除寒热如疟和湿热发黄的一张良方。

4.《医方发挥》　少阳胆经热盛，兼有湿热痰浊中阻之证，治宜清胆利湿，和胃化痰。方中青蒿苦微辛，性寒，擅长清透肝胆湿热，伍以黄芩苦寒燥湿清热，共为主药而清胆胃之湿热，调达少阳胆木生气，领邪从少阳胆经而出；竹茹、橘皮、半夏、枳壳为辅药。竹茹甘凉，善清胆胃之热而止呕，化痰涎；橘皮理气和胃，燥湿化痰，半夏降逆止呕而燥痰湿，清胃降逆而化痰，枳壳苦辛，行气宽胸消痰，而除胸膈痞闷胀痛，

青蒿、橘、夏、枳壳共成辛开苦降之用，而清热除湿化痰，调理气机，使中焦气机通畅；合赤茯苓、碧玉散为佐使药，既可导胆热下行，又能利湿和中，甘草又能调和诸药。诸药合用，清热利胆除湿化痰。使少阳胆热得清，中焦痰湿得化，则诸症自愈。

5.《历代名医良方注释》 本方治少阳热重兼有痰湿内阻之证，足少阳胆经与手少阳三焦合为一经，其气化一寄于胆中以化水谷，一发于三焦以行腠理，若湿遏热郁，则三焦气机不畅，胆中相火乃炽。胆经热郁，故见胸胁苦满，寒热如疟。胆病影响脾胃，化生湿热痰浊，升降失常则呕逆，或吐出酸苦黄涎等物。治宜清胆利湿，和胃化痰。方中青蒿、黄芩为君，清少阳胆热；陈皮、半夏、枳壳、竹茹为臣，降逆化痰；赤茯苓为佐，清利湿热；碧玉散为使，导热下行。诸药合用，少阳胆热一清，脾胃痰湿得化，则诸症自愈。

6.《中医大辞典·方剂分册》 方中青蒿、黄芩为君，清少阳胆热；配伍竹茹、陈皮、半夏、枳壳为臣，清胃降逆而化痰；合用赤茯苓、碧玉散为佐使者，既可导胆热下行，又能利湿和中调药。诸药合用，使少阳胆热可清，脾胃痰湿得化，则诸症自愈。

【实验】

1. 解热抗炎作用 《中华中医药学刊》（2005，3：454）：实验显示:蒿芩清胆汤能显著抑制大鼠啤酒酵母与2,4-二硝基苯酚所致的体温升高，并能抑制小鼠二甲苯性耳肿胀。表明蒿芩清胆汤具有较好的解热抗炎作用。

2. 抗流感病毒作用 《中医研究》（2005，5：16）：实验采用鸡胚培养法测定蒿芩清胆汤对3种流感病毒的抑制作用。结果显示:蒿芩清胆汤在浓度为2g/ml（指含生药量）时对鸡胚无毒副作用；药物浓度在1：8时，对不同的流感病毒均有较强的抑制作用；药物浓度在1：32时，可抑制甲3型流感病毒繁殖；药物浓度在1：16时，对甲、乙型流感病毒有一定的抑制作用。表明蒿芩清胆汤对甲、乙型流感病毒均有抑制作用。

【验案】

1. 高热 《江苏中医杂志》（1987，6：6）：应用本方加减：青蒿6～30g，竹茹12g，制半夏8g，茯苓10g，黄芩6～10g，枳壳5～10g，陈皮5～10g，碧玉散（滑石12g，青黛6g，甘草3g）。水煎服，每日1剂。治疗高热34例，病程最长2.5个月，最短8天，平均在半月个以上；发热均在38.5～41℃波动。结果：服药1～3剂即可退热。

2. 胆汁反流性胃炎 《天津中医》（1994，6：22）：用本方加减，青蒿、淡竹茹、姜半夏、茯苓、陈皮、枳壳、黄芩、炒术、柴胡、甘草、炒谷麦芽，治疗胆汁反流性胃炎80例；另与40例用胃复安等抗炎健胃药对照。结果：治疗组痊愈60例，好转19例，总有效率为98.75%；对照组痊愈26例，好转9例，总有效率为87.5%；两组比较差异显著（$P<0.05$）。

3. 发热不退 《天津中医》（1995，5：20）：用本方随证加味，治疗发热不退21例。结果：1～3日热退者4例，4～7日热退者11例，1周以上热退者5例，1例体温下降但未至正常。

4. 急性阑尾炎 《陕西中医》（1995，11：474）：用本方加减，寒热往来明显者加柴胡；大便秘结或不爽者加大黄；痞满胀痛者加厚朴、郁金；腹痛较剧者加元胡索、川芎；治疗急性阑尾炎42例。结果：临床治愈27例，显效12例，总有效率为92.7%。

5. 功能性低热 《四川中医》（1997，5：28）：用蒿芩清胆汤加减：青蒿、云苓、黄芩、柴胡、清半夏、枳实、陈皮、竹茹、青黛、滑石、甘草为基本方，热重者，加栀子；气郁者，加木香、郁金；湿重者，加苍术、白蔻；失眠者，加远志、合欢花；气虚者，加太子参；治疗功能性低热56例。结果：痊愈（低热反复观察1年内未复发，症状消失者）47例；好转（低热时间缩短，体温基本恢复正常，症状有所改善）7例；无效（2个疗程后体温及症状无改善）2例。

6. 亚急性甲状腺炎高热 《中医文献杂志》（2001，4：45）：用本方治疗亚急性甲状腺炎高热16例，其中女性13例，男性3例；年龄18～50岁。结果：3天内体温降至正常者13例，另3例都在第5天体温降至正常，各项检查逐渐恢复，血沉一般在第5天开始下降，半个月左右降至正常。

新加木贼煎

【来源】《重订通俗伤寒论》。

【组成】木贼草一钱半　淡香豉三钱　冬桑叶二钱　制香附二钱　鲜葱白三枚　焦山栀三钱　粉丹皮二钱　夏枯草三钱　清炙草五分　鲜荷梗五寸

【功用】和解偏重清泄。

【主治】伤寒少阳证，热重寒轻。

【方论】何秀山：木贼草味淡性温，气清质轻，色青中空，节节灵通，与柴胡之轻清疏达，不甚相远，连节用之，本有截疟之功，故张景岳代柴胡以平寒热，俞氏加减其间，君以木贼，领葱、豉之辛通，从腠理而达皮毛，以轻解少阳之表寒；臣以焦栀，领桑、丹之清泄，从三焦而走胆络，以凉降少阳之里热；佐以制香附，疏通三焦之气机，夏枯草轻清胆府之相火；使以甘草和之，荷梗透之。合而为和解少阳，热重寒轻之良方。

小柴胡汤

【来源】《伤寒大白》卷二。

【组成】柴胡　黄芩　广皮　甘草　川芎　天麻　半夏

【主治】少阳眩晕症，寒热，呕而口苦，头眩，脉弦数。

【加减】若恶寒，加羌活，防风；有火，加栀子、黄连。

柴胡防风汤

【来源】《伤寒大白》卷二。

【组成】柴胡　防风　荆芥　甘草

【主治】少阳身痒。

小陷胸汤

【来源】《伤寒大白》卷三。

【组成】瓜蒌　熟半夏　川连　甘草

【主治】少阳表里热邪，兼有痰结者。

柴胡防风汤

【来源】《伤寒大白》卷三。

【组成】柴胡　防风　荆芥　前胡

【主治】少阳自汗，表症多。

苍防柴胡汤

【来源】《伤寒大白》卷四。

【组成】苍术　柴胡　黄芩　半夏　广皮　甘草　防风

【主治】风湿伤于少阳，寒热往来，呕而口苦，下利。

【加减】若见太阳表证，加羌活；见阳明表证，加干葛。

柴苓汤

【来源】《伤寒大白》卷四。

【组成】柴胡　黄芩　广皮　半夏　甘草　茯苓　猪苓

　　　《家秘》有干葛、木通。

【主治】寒湿伤于少阳，下利，时寒时热，六脉弦大。

加减柴胡汤

【来源】《医略六书》卷二十三。

【组成】柴胡八分　黄芩钱半　枳壳钱半（炒）　牡蛎三钱　半夏一钱半（制）　甘草五分　生姜三片　大枣三枚

【用法】水煎，去滓温服。

【主治】伤寒少阳证，胁痛痞硬，脉弦数者。

【方论】柴胡疏少阳之邪，黄芩清在里之热，枳壳破滞气以消痞，牡蛎涤邪热以软坚，半夏醒脾却饮，甘草和胃缓中，生姜、大枣调和营卫以退寒热也。水煎温服，使外邪解散，则里热自化，而经府清和，安有寒热胁痛痞硬之患乎？此分解之剂，为少阳伤寒胁痛之专方。

柴桔汤

【来源】《杂病源流犀烛》卷二十七。

【组成】柴胡二钱 黄芩 枳壳 半夏 桔梗各一钱 人参七分 甘草五分 生姜 大枣
【主治】支结症，即伤寒未曾下，而心下妨闷，不满不硬，非痞亦非结胸者。

加味小柴胡汤

【来源】《会约医镜》卷十。
【组成】小柴胡汤加竹茹二钱 生姜重用三钱
【用法】水煎服。
【主治】少阳证，耳聋胁痛，干呕，潮热。

小柴胡汤

【来源】《喉科紫珍集》卷上。
【组成】柴胡八分 甘草五分 元参一钱五分 黄芩 制半夏 桔梗各一钱
【用法】水煎服。
【主治】少阳受病，头角、两耳前后结肿，耳鸣筋

痛，寒热呕吐，烦躁。

小柴胡汤

【来源】《笔花医镜》卷一。
【组成】柴胡二钱 赤芍一钱五分 甘草 半夏各一钱 黄芩一钱五分 人参五分 生姜二片 大枣二个
【主治】寒热往来，少阳疟疾，口苦耳聋，胸满胁痛。

小柴胡加花粉芍药汤

【来源】《医钞类编》卷十五。
【组成】柴胡三钱 黄芩二钱 半夏一钱半（制）甘草一钱 生姜二钱 芍药二钱 天花粉二钱
【用法】流水煎大半杯，热服。覆衣取微汗。
【主治】少阳伤寒，目眩耳聋，口苦咽干，胸痛。

二、干 呕

伤寒干呕，是指伤寒病程中呕而无物吐出的病情。《伤寒论·辨少阳病脉证并治》："本太阳病不解，转入少阳者，胁下硬满，干呕不能食，往来寒热，尚未吐下，脉沉紧者，与小柴胡汤"。《圣济总录》"论曰伤寒干呕者，呕而无所出也。此因邪热在胃，或发汗解后，胃中不和……故令干呕，且诸邪气在胃，胃气上逆，皆发为呕"。本病成因多为伤寒病邪热在胃，壅滞气机，升降失常而发干呕，或少阳胆热内郁，木横克土，胃失和降，上逆而呕。治疗时根据具体证候，胃热壅盛则清泻胃热，邪在少阳则和解少阳。

干姜丸

【来源】方出《肘后备急方》卷二，名见《外台秘要》卷二引《深师方》。

【组成】干姜六分 附子四分
【用法】上为末，苦酒为丸，如梧桐子大。每服三丸，一日三次。
【主治】伤寒哕不止。
【宜忌】《外台秘要》：忌猪肉。

茅根橘皮汤

【来源】《外台秘要》卷二引《小品方》。
【组成】白茅根（切）一升 橘皮三两 桂心二两（切）（一方有葛根二两）
【用法】上切。以水六升，煮取三升，去滓，分温三服，数数服之，尽，复合之，哕止乃停。取微汗。
【主治】春、夏天行伤寒，胃冷变哕。
【宜忌】忌生葱。
【加减】有热，减桂心一两。

栝楼汤

【来源】《备急千金要方》卷十。

【别名】栝楼实汤（《外台秘要》卷二）、瓜蒌汤（《普济方》卷一三一）。

【组成】栝楼实一枚　黄芩　甘草各三两　生姜四两　大枣十二枚　柴胡半斤

【用法】上锉，以水一斗二升，煮取五升，绞去滓，适寒温服一升，每日三次。

【主治】伤寒、中风五六日以上，但胸中烦，干呕。

【方论】《千金方衍义》：于小柴胡方中除去半夏、人参，加入栝楼，治少阳干呕烦渴。

生芦根饮

【来源】方出《备急千金要方》卷十六，名见《外台秘要》卷二。

【组成】生芦根（切）一升　青竹茹一升　粳米三合　生姜一两

【用法】上锉。以水五升，煮取二升，分三服。不止，服三剂。

【主治】伤寒后哕，干呕不下食。

大橘皮汤

【来源】《外台秘要》卷二引《深师方》。

【别名】人参汤（《圣济总录》卷二十五）。

【组成】橘皮一两　甘草一两（炙）　生姜四两　人参二两

【用法】上切。以水六升，煮取二升，去滓，分三服。

【主治】

　　1.《外台秘要》引《深师方》：伤寒呕哕，胸满虚烦不安。

　　2.《伤寒标本》：伤寒汗下后胃虚者。

【宜忌】忌海藻、菘菜。

陈橘皮散

【来源】《太平圣惠方》卷十一。

【组成】陈橘皮一两（汤浸，去白瓤，焙）　草豆蔻半两（去皮）　甘草一两（炙微赤，锉）　干姜半两（炮裂）　厚朴一两（去粗皮，涂生姜汁，炙令香熟）

【用法】上为散。每服三钱，以水一中盏，加生姜半分，煎至六分，去滓，稍热频服，不拘时候。

【主治】伤寒后胃虚气逆，呕哕不止。

枇杷叶散

【来源】《太平圣惠方》卷十一。

【别名】枇杷叶汤（《圣济总录》卷二十五）。

【组成】枇杷叶三分（拭去毛，炙微黄）　麦门冬三分（去心）　葛根三分（锉）　人参三分（去芦头）　赤茯苓半两　甘草一分（炙微赤，锉）

　　方中赤茯苓，《圣济总录》作"白茯苓"。

【用法】上为散。每服三钱，以水一中盏，加生姜半分，煎至五分，去滓温服，不拘时候。

【主治】伤寒干呕，烦渴不止。

人参煮散

【来源】《博济方》卷一。

【组成】人参一两　白术三分　陈橘皮（去白）　干姜（炮）杏仁（去皮尖）　甘草（炙）　枳壳各半两　芍药三分　蛮姜一分

【用法】上为末。每服二钱，加生姜五片，大枣二个，水一盏，煎至七分，热服。再以稀粥助之，汗出愈。

【主治】

　　1.《博济方》：内伤寒冷，外伤寒气，呕吐烦热，头痛身不痛，及气虚伤寒。

　　2.《圣济总录》：伤寒胃气虚冷，干呕不止。

人参丸

【来源】《圣济总录》卷二十五。

【组成】人参　茯苓（去黑皮）　茯神（去木）　丁香　半夏（汤洗去滑，焙）　白扁豆各等分

【用法】上为细末，滴水为丸，如梧桐子大。每服二十丸，生姜汤送下。

【主治】伤寒风邪在胃，干呕不止，饮食不下。

竹茹汤

【来源】《圣济总录》卷二十五。

【组成】淡竹茹半两　人参一两　前胡（去芦头）三分　甘草半两（炙）　芦根一两　葛根三分　半夏半两（汤洗七遍，切，焙干）

【用法】上锉，如麻豆大。每服五钱匕，水一盏半，加生姜一分（拍碎），同煎至八分，去滓温服，不拘时候。

【主治】伤寒胃气虚热，干呕不止。

陈橘皮汤

【来源】《圣济总录》卷二十五。

【组成】陈橘皮（去白，焙）一两半　甘草（炙，锉）半两　枇杷叶（拭去毛姜汁炙）一两半　粟米三合

【用法】上为粗末。每服五钱匕，水一盏半，加生姜半分（拍碎），同煎至一盏，去滓温服，不拘时候。

【主治】伤寒后胃气虚热，干呕不止，烦渴。

茯苓汤

【来源】《圣济总录》卷二十五。

【组成】白茯苓（去黑皮）一两　人参一两　半夏（汤洗七遍，切，炒干）　麦门冬（去心，焙）各二两　粳米二合　甘草半两（炙，锉）

【用法】上为粗末。每服五钱匕，用水一盏半，加生姜一分（拍碎），大枣三个（劈破），竹叶三七片，同煎至八分，去滓温服，一日二次。

【主治】伤寒，脾胃有热，干呕烦满。

茯苓汤

【来源】《圣济总录》卷二十五。

【组成】白茯苓（去黑皮）一两　陈橘皮（汤浸，去白，炒）　枳实（去瓤，麸炒）各半两　人参　白术　五味子各三分　半夏（汤洗七遍）一分

【用法】上为粗末。每服五钱匕，水一盏半，加生姜半分（拍碎），大枣三个（擘破），煎至一盏，去滓温服。

【主治】伤寒后胸膈气满，呕哕不纳饮食。

芦参汤

【来源】《圣济总录》卷二十六。

【组成】芦根（锉）二两　人参　麦门冬（去心，焙）　赤茯苓（去黑皮）各一两　枇杷叶（拭去毛，炙）一分

【用法】上为粗末。每服五钱匕，水一盏半，加薤白三寸，煎至一盏，去滓温服，一日三次。

【主治】伤寒后霍乱，心烦干呕。

愈哕汤

【来源】《普济方》卷一三八。

【组成】香附子三两（炒）　橘皮　生姜（切）各一两

【用法】上以水二升，煮取一升，温服五合。

【主治】伤寒下后哕者。

三、少阳阳明合病

伤寒少阳阳明合病，是指少阳、阳明经同时发病。《伤寒论》："少阳阳明者，发汗，利小便已，胃中燥烦实，大便难是也"。病发多因少阳病误用发汗、吐下、利小便等法，耗伤津液，以致邪归阳明，化燥成实，而大便坚涩难解者，谓之大便难。治宜润肠通便，增水行舟。

大柴胡汤

【来源】《伤寒论》。

【组成】柴胡半斤　黄芩三两　芍药三两　半夏半升（洗）　生姜五两（切）　枳实四枚（炙）　大枣十二枚（擘）

《金匮要略》有大黄二两。

【用法】以水一斗二升，煮取六升，去滓再煎，温服一升，一日三次。

【功用】

1.《医方论》：发表攻里。

2.《伤寒论讲义》：和解少阳，通下里实。

【主治】

1.《伤寒论》：太阳病，过经十余日，反二三下之，后四五日，柴胡证仍在者，先与小柴胡汤，呕不止，心下急，郁郁微烦者；伤寒十余日，热结在里，复往来寒热者；伤寒发热，汗出不解，心中痞硬，呕吐而下利者。

2.《金匮要略》：按之心下满痛者。

3.《肘后备急方》：若有热实，得汗不解，腹满痛烦躁，欲谬语者。

4.《普济方》引《旅舍备要方》：疟，寒热呕逆，脉弦小紧，间日频日，发作无时；及伤寒热在里，腹满谵语，烦渴，大小便涩。

5.《太平惠民和剂局方》：伤寒十余日，邪气结在里，寒热往来，大便秘涩，腹满胀痛，语言谵妄，心中痞硬，饮食不下；或不大便五六日，绕脐刺痛，时发烦躁，及汗后如疟，日晚发热，兼脏腑实，脉有力者，可服。

【宜忌】《外台秘要》：忌海藻、菘菜、羊肉、饧。

【方论】

1.《伤寒明理论》：大柴胡为下剂之缓也。柴胡味苦平微寒，伤寒至于可下，则为热气有余，应火而归心。苦先入心，折热之剂，必以苦为主，故以柴胡为君；黄芩味苦寒，王冰曰，大热之气，寒以取之。推除邪热，必以寒为助，故以黄芩为臣；芍药味酸苦微寒，枳实味苦寒，《内经》曰：酸苦涌泄为阴。泄实折热，必以酸苦，故以枳实、芍药为佐；半夏味辛温，生姜味辛温，大枣味甘温，辛者，散也，散逆气者，必以甘，故以半夏、生姜、大枣为之使也。一方加大黄，以大黄有将军之号，而功专于荡涤，不加大黄，恐难攻下，必应以大黄为使也。

2.《金镜内台方议》：柴胡性凉，能解表攻里，折热降火，用之为君。黄芩能荡热凉心，用之为臣。枳实、芍药二者合用，而能除坚破积，助大黄之功，而下内热而去坚者；生姜、半夏辛以散之；大枣之甘，缓中扶土，五者共为其佐。

独用大黄为使，其能斩关夺门，破坚除热，宣行号令，而引众药共攻下者也。

3.《医方考》：表证未除者，寒热往来，胁痛口苦尚在也；里证又急者，大便难而燥实也。表证未除，故用柴胡、黄芩以解表；里证燥实，故用大黄、枳实以攻里。芍药能和少阳，半夏能治呕逆，大枣、生姜，又所以调中和荣卫也。

4.《医方集解》：此足少阳、阳明药也。表证未除，故用柴胡以解表；里证燥实，故用大黄、枳实以攻里。芍药安脾敛阴，黄芩退热解渴，半夏和胃止呕，姜辛散而枣甘缓，以调营卫而行津液。此表里交治，下剂之缓者也。

5.《金匮玉函经二注》：心下者，胸也。满且痛，不属有形乎？故曰实。实则当去，然何取于大柴胡汤？柴胡，表药也，非有外邪，无取两解。乃必出于此者，正以实则必满，按则必痛，以至内发热，津液耗而元气下陷，势所必致也。故仲景以柴胡升清阳为主治。而散满者，去热者，收阴者，下结者，各有分治。且兼姜、枣以益脾液，取意岂浅鲜哉！

6.《重订通俗伤寒论》：少阳证本不可下，而此于和解中兼以缓下者，以邪从少阳而来，渐结于阳明。而少阳证未罢，或往来寒热，或胸痛而呕，不得不借柴胡、生姜以解表，半夏、黄芩以和里。但里证已急，或腹满而痛，或面赤燥渴，或便秘溺赤，故加赤芍以破里急，枳实、生姜以缓下阳明将结之热；佐以大枣，以缓柴胡、大黄发表攻里之烈性，而为和解少阳阳明、表里缓治之良方。但比小柴胡专于可解少阳一经者，力量较大，故称大。

7.《绛雪园古方选注》：热邪从少阳而来，结于阳明，而少阳未罢，不得不借柴胡汤以下阳明无形之热，故于小柴胡汤去人参、甘草实脾之药，倍加生姜，佐柴胡解表，加赤芍破里结，则枳实、大黄下之不碍表邪矣。柴胡治中，大黄导下，二焦并治，故称大。

8.《此事难知》：大柴胡汤治有表复有里。有表者，脉浮，或恶风，或恶寒，头痛，四症中或有一二尚在者乃是。十三日过经不解是也。有里者，谵言妄语，掷手扬视，此皆里之急者也。欲汗之则里已急，欲下之则表证仍在。故以小柴胡调和三阳，是不犯诸阳之禁。以芍药下安太阴，使邪气不纳；以大黄去地道不通；以枳实去心痞下闷，或湿热自利。若里证已急者，通宜大柴胡汤，小柴胡减人参、甘草，加芍药、枳实、大黄是也。欲缓下之，全用小柴胡加枳实、大黄亦可。

9.《伤寒论辨证广注》：大柴胡汤即小柴胡汤加减。何为乎不留人参也？余答云：小柴胡汤中用人参者，乃辅正气以除邪气也；大柴胡证，为邪实而正未虚，故去人参而加大黄、枳实。并甘草亦恐其满中而不用。其留大枣者，和诸药之性也。其加芍药者，非酸以涌泻之意，取其和营而助阴也。况病热之人，止虞阴虚，勿虑阳损。

10.《医方概要》：寒热往来，胸下硬满，呕吐不止，甚至心烦便秘，是胃家热结已重，少阳证少，阳明证多。故宜去小柴胡之参、草，以免壅滞，而以柴胡、黄芩疏少阳来路之邪以清热，芍药助柴胡泄犯胃之肝邪以止呕，半夏和胃气之滞，枳实、大黄攻其满而清其热，生姜、大枣以回复胃气之疲，则证可解。故大柴胡汤为胃凝已重，少阳未尽之主方。

11.《汉方简义》：发热汗出，谓发热、自汗出也。系伤寒已传阳明之候，再见呕吐，则更入少阳，其与阳明并病也。阳明之腑属胃，夫惟邪入胃腑而化热，故犯胃中则呕吐，犯上则痞硬，犯下则泄利，无非邪热入胃所致，故宜攻下。然不用调胃承气而独任大柴胡，盖由呕吐一症，止见于太、少二阳，今即伤寒，又曰汗出，则知伤寒非太阳之伤寒，而呕吐为少阳之呕吐矣。故用姜、半扶胃阳以平呕，芩、芍抑邪热以止利，枳以消痞，枣以生津，然后使轻芳之柴胡策外，沉雄之大黄靖内，一切姜、半、芩、芍、枳、枣为佐辅以成功。其邪之在阳明、少阳者，均得而解散矣。方名大柴胡者，即由柴胡加芍药、枳实、大黄而扩之使大云。

12.《历代名医良方注释》：冉雪峰：查此方药之量数均重，所谓大其制也，故名大柴胡。芍药中多液质，功能通便，故仲景谓病人旧微溏，设当行大黄、芍药者则减之。本方大黄、芍药并用，通便之力更大。原本无大黄，而王叔和云：设无大黄，恐不为大柴胡，不知柴胡中空，像三焦膜网。本经明言通心腹肠结气，推陈致新，此非通大便，而何况又盖之以多液之芍药，攻破之

枳实，以促助其滑利散结之作用，大便安得不通，是用大黄方为大柴胡，犹是中人以下知识，但里证已急，而表已渐解，本方加大黄则可。要谓本方有大黄或必用大黄，则牵制本方外枢之力，其如柴胡证仍在，为未欲解何。此中分际，学者所当深思体会。小柴胡用参草，扶正托邪外枢；此方用芍药、枳实，破滞散结内枢，一主三焦表层，一主三焦里层；一补一攻，一内一外，即一大一小之区分，有须加大黄者，有无须加大黄者，故大黄可加，大黄不定必加，又何事拘以大黄分方之大小耶。

【实验】

1.利胆和降低括约肌张力的作用 《上海中医药杂志》（1981，1：44）：以实验狗经十二指肠导管灌注复方大柴胡汤，观察药物对胆胰功能的影响。结果表明：本方具有明显的利胆和降低括约肌张力的作用，而且不抑制括约肌的运动机能，这对解除胆汁和胰液的瘀滞有积极意义。

2.降低胆石形成率的作用 《国外医学·中医中药分册》（1981，4：48）：日人通过对具有胆固醇结石的动物模型进行实验，结果表明：本方可明显降低胆石形成率，也有效地降低血清中性脂肪量，从而可防治胆固醇结石症。

3.防止动脉硬化的作用 《国外医学·中医中药分册》（1987，5：49）：长期服用本方可抑制钙在动脉沉积，并发现本方可抑制胶原量的增加，因胶原量的增加可伴随动脉硬化的进展发生质的变化，所以推测本方具有防止动脉硬化的作用。

4.抑制甾体类激素的不良反应 《国外医学·中医中药分册》（1988，3：22）：本方与糖皮质激素（甾体类激素）同用，能抑制其副作用的产生。实验表明：本方能抑制倍他米松等药物所致的血液黏度上升，抑制凝固功能的亢进及血清皮质酮浓度下降等不良反应。

5.对四氯化碳所致肝损害的自由基产生和清除的影响 《和汉医药学会志》（1993，1：86）：实验结果表明：对四氯化碳引起的实验性肝损害，本方可促进肝细胞中过氧化物歧化酶活性，从而清除自由基，抑制由脂质过氧化引起的肝细胞损害。

6.降血脂作用 《山东中医杂志》（1995，

1：12）：用大柴胡汤原方连续服用12周，对有合并症者，酌情配用冠脉扩张剂或降糖药物，观察本方的降血脂作用。结果：中度（总胆固醇降至5.22～5.17mmol/l）和轻度（总胆固醇降至5.22～5.73mmol/l）改善者占51%。

7.保护胃黏膜　《中华中医药学刊》（2006，6：1056）：实验观察模型大鼠胃黏膜病损情况和溃疡指数的变化，检测模型大鼠血清胃泌素（GAS）和促甲状腺激素（TSH）含量的变化。结果显示：大柴胡汤能明显降低模型大鼠胃黏膜病损程度及溃疡指数，降低模型大鼠血清GAS、TSH含量，提示大柴胡汤对大鼠应激性胃溃疡有明显防治作用。

【验案】

1.急慢性阑尾炎　《辽宁中医杂志》（1978，1：38）：应用本方加减：柴胡25g，枳实10g，大黄10g，黄芩7.5g，半夏15g，白芍15g，牡蛎25g，川楝子25g，姜3片，红枣5枚，治疗急慢性阑尾炎56例。结果：痊愈56例，其中4例随访有复发，2例手术治疗，另2例又服本方痊愈。

2.肝炎　《浙江中医杂志》（1981，5：207）：用本方加减，年老体弱，兼脾虚者酌减苦寒药；阴黄去黄芩加附片；血瘀者加水蛭粉吞服；治疗毛细胆管型肝炎20例，其中7例属阴黄。结果：症状全部消除，其中8例肝肿大恢复正常；肝功能除3例锌浊度偏高外，余均恢复正常。

3.急性胰腺炎　《辽宁中医杂志》（1986，2：21）：以本方随证加减，水煎服，治疗急性胰腺炎132例。结果：痊愈129例（急性水肿型），死亡3例（急性坏死型）。腹痛平均4.2天缓解，尿淀粉酶平均3.9天恢复正常。

4.胆绞痛　《中医杂志》（1986，4：48）：应用本方加减：柴胡、黄芩、芍药、半夏、枳实、大黄、大枣、生姜，水煎服。服药至临床症状消失，胆区无叩击痛后停药。治疗胆绞痛病人324例，结果：本组病例单服中药解除疼痛者306例，占94.5%；中西医并用解除疼痛者13例，占4%；经保守治疗无效，转外科手术者5例，占1.5%。

5.急性胆囊炎、胆石症　《广州中医学院学报》（1989，3：130）：应用本方加减：柴胡10～15g，黄芩10～15g，白芍10～15g，大黄10～40g，甘草6g，半夏10～15g，枳壳10～15g，生姜15g，大枣5枚，气滞加延胡索10～15g，郁金10～20g；湿热加金钱草30～50g，虎杖15～30g；实火加黄连3～10g，黄柏10g，茵陈30g。水煎服，1日1剂。分2次服。治疗急性胆囊炎、胆石症53例，单用中药疼痛缓解者50例，中西药结合止痛者2例，经保守无效而转手术者1例。随着疼痛平息间排出结石者15例，疼痛消失后继续服中药而排出结石者6例。

6.急性扁桃体炎　《云南中医杂志》（1992，1：15）：以本方加金银花、连翘为基本方，头痛重者加白芷，咽痛甚者加板蓝根、射干，咳嗽甚者加浙贝母，治疗急性扁桃体炎36例。结果：全部治愈。

7.血清脂质代谢　《日本东洋医学杂志》（1994，5：151）：对象为经体检发现高脂血症而无症状病人7例。经相应的饮食指导后，给予本方提取剂7.5g/d。分别于服药前、服药4周、8周时，在空腹条件下，测定TC（总胆固醇）、TRG（甘油三酯）、HDLC（高密度脂蛋白胆固醇）、Apo（脱辅基脂蛋白）A–I，ApoB，ApoE，LDLC（低密度脂蛋白胆固醇）及脂蛋白α等血清脂质的变化。结果：TC于服药4周、8周时明显降低（$P<0.05$），同时TRG也明显降低（$P<0.05$）。HDLC，LDLC未见明显变化。脂蛋白α服药前为（50.00 ± 36.57）mg%/dl，而服药4周时为（35.00 ± 17.68）mg%/dl，明显降低（$P<0.05$），服药8周时为（32.00 ± 14.64）mg%/dl，无明显的变化。结果表明：本方对脂蛋白α的作用与其他的高脂蛋白α血症的治疗药相同，即对脂蛋白α呈高值者有明显的降低作用，对脂蛋白α呈低值者则没有影响。

8.胆道蛔虫症　《云南中医杂志》（1995，2：7）：以本方加减，治疗胆道蛔虫症32例，结果：治愈29例，有效1例，无效2例，总有效率为93.75%。治愈者平均服药天数15天，无效2例，因总胆管梗阻严重转外科手术治疗。

9.高血压病　《日本东洋医学杂志》（1995，5：190）：方宇寿楠氏对有头痛、肩凝、便秘等症状的门诊高血压病人中，收缩压在150mmHg或舒张压在90mmHg以上的12例病人，给予大柴胡汤颗粒剂，其中单用大柴胡汤者9例，并用降压剂者3例。对给药前后的胸部X线、临床检查、血压、自觉症状进行评价。结果：全部病人均在给药后4周以内，自觉症状改善或消失，血压在稍晚些时间以缓慢的速度下降，但有统计学意义（平均血压下降10.3mmHg）。用一般降压剂大多是先出现降压效果，然后自觉症状改善，而大柴胡汤却相反，最初是自觉症状改善，症状改善期间，收缩压和舒张压均缓慢下降。

10.脂肪肝 《福建中医药》（1995，6：43）：以本方加减，治疗脂肪肝14例，结果：治愈5例，显效8例，无效1例，总有效率为94.4%。

11.梅尼埃病 《陕西中医》（1995，9：401）：周氏等用本方合涤痰汤加减：柴胡、黄芩、竹茹、茯苓、枳实、清半夏、天麻、胆星、制大黄、葛根、丹参治疗梅尼埃病30例，随证略作加减。并与西药安定、利眠宁17例对照。结果：治疗组显效15例，好转12例，总有效率90%；对照组显效7例，好转7例，总有效率73%。两组比较差异显著（P<0.05）。

12.痛风性关节炎 《中国现代应用药学杂志》（2002，4：159）：用本方加减治疗痛风性关节炎36例，结果：总有效率91.7%。

13.粘连性肠梗阻 《时珍国医国药》（2006，2：255）：用本方治疗粘连性肠梗阻40例，结果：痊愈32例，好转7例，无效1例，总有效率97.5%。

柴胡加大黄芒硝桑螵蛸汤

【来源】《千金翼方》卷九。
【组成】柴胡二两十六铢 黄芩 人参 甘草（炙）生姜各一两（切） 半夏一合（洗） 大枣四枚（擘） 芒消二两
【用法】前七味，以水七升，下芒消三合，大黄四分，桑螵蛸五枚，煮取一升半，去滓，温服五合，微下即愈。
【主治】伤寒不解，胸胁满而呕，日晡所发潮热而微利，服柴胡加芒硝汤不解者。
【方论】《绛雪园古方选注》：用柴胡汤，其邪必从少阳而来，热及于阳明者，加芒硝；热实于阳明者，加大黄。其邪入阳明，而后可议下。然里虚之应下者，加芒硝当佐人参以安中，若加大黄，

当佐桑螵蛸固阴续绝以安下，此少阳而有阳明症者，下之之方也。

大柴胡汤

【来源】《易简方论》。
【组成】柴胡二两 半夏 黄芩 甘草各三分 枳实半两 大黄一两
【用法】上锉。每服五钱，水一盏半，加生姜七片，大枣一个，煎六分，去滓，食前服。
【主治】伤寒十余日，热结在里，往来寒热；或心下急，郁郁微烦；或口生白苔，大便不通；或发热汗出；或腹中满痛；或日晡发热如疟；或六七日目中不了了，睛不和，无表里证，大便难，身微热者。
【宜忌】热除，不宜遽服补药，仍忌羊肉、腰子、酒，并难化之物。避房室。

小柴胡加牡丹皮汤

【来源】《云岐子保命集》卷下。
【组成】柴胡二两 黄芩七钱半 人参二两 半夏六钱 大枣三枚 甘草七钱 生姜七钱半 牡丹皮二两
【用法】上锉细。每服一两，加生姜，同煎服。
【主治】妇人伤寒，身热脉长而弦，属阳明、少阳，往来寒热，夜躁昼宁，如见鬼状，经水适断，热入血室，不满实者。

升麻汤合小柴胡汤

【来源】《扶寿精方》。
【组成】升麻二钱 干葛一钱五分 甘草三分 白芍药（炒）一钱 柴胡二钱 人参八分 黄芩二钱 半夏一钱
【用法】上锉，水二钟，加生姜三片，煎至八分，不拘时服，既服煎药无大汗，仍厚盖，大汗遍身即解。
【主治】伤寒三四五日，阳明与少阳合病，脉息洪弦而数，其症头疼发热，作渴，面赤，口干，耳聋，胁痛，干呕，口苦，寒热往来。

生金滋水饮

【来源】《医家心法》。

【组成】生地　丹皮　当归　白芍　人参　麦冬　白术（生用）甘草

【用法】加大枣、生姜为引。

【主治】伤寒热退后，或汗后，烦躁未除，口渴微热，大便艰涩，小便短赤。

【加减】少阳阳明证，火燥生风，风淫末疾，手足肿痛，不必俟其汗后，当即以此方加柴、芩与之。

八公和阳汤

【来源】《辨证录》卷一。

【组成】石膏一钱　柴胡二钱　茯苓三钱　白术二钱　甘草一钱　炒栀子一钱　青皮三分　天花粉一钱

【用法】水煎服。

【主治】冬月伤寒，邪在阳明、少阳，身热二日即有如疟之状者。

破邪汤

【来源】《辨证录》卷一。

【组成】石膏三钱　柴胡一钱　半夏一钱　茯苓三钱　甘草一钱　麦冬一两　玄参三钱　陈皮一钱

【用法】水煎服。

【主治】其人少阳之间原有寒邪，冬月伤寒，阳明火邪不散，身热二日即有如疟之状。

【方论】此方用石膏、玄参以治阳明之火，用麦冬以滋肺中之燥。盖肺燥即不能制肝胆之过旺也。且肺燥必取给于胃，则胃土益加干枯，其火愈炽矣。今多用麦冬，使肺金得润，不必有借于胃土，则肺气得养，自能制肝胆之木，而少阳之邪，何敢附和胃火以作祟乎！况柴胡原以舒少阳之气，而茯苓、甘草、半夏、陈皮之类，更能调和于阳明、少阳之间，邪无党援，安得不破哉！

大柴胡汤

【来源】《伤寒大白》卷二。

【组成】柴胡　黄芩　广皮　甘草　半夏　大黄

【功用】双解表里。

【主治】少阳表症未解，里症又急，潮热，大便秘，有下症者。

【加减】口燥渴，去半夏；腹中胀，加枳壳；小便涩，加木通。

柴胡防风汤

【来源】《伤寒大白》卷二。

【组成】柴胡　防风　干葛　甘草

【主治】少阳、阳明表邪。

【加减】恶寒身痛，加羌活；饱闷，加枳壳、厚朴；呕吐，加半夏、厚朴。

第三章

阳明病

一、阳明病

伤寒阳明病，是指外邪侵袭阳明经脉，阳气亢盛，致使阳明经所属脏腑、经络生理功能紊乱，为邪从热化最盛的里实热病情。阳明主胃及大肠，阳明病则以胃家实为焦点。临床以身热，汗自出，不恶寒反恶热，脉大等为特征。《伤寒论》："阳明之为病，胃家实是也"。阳明病又分经证和腑证二类；阳明经证是邪在胃中的病变；阳明腑证是邪在大肠的病变。阳明病的发生，有外邪直中阳明者，亦有从太阳、少阳传变转化者。《伤寒论》："问曰：病有太阳阳明，有正阳阳明，有少阳阳明，何谓也？答曰：太阳阳明者，脾约是也；正阳阳明者，胃家实是也；少阳阳明者，发汗、利小便已，胃中燥、烦、实，大便难是也"。无论病在经在腑，病之成为直中或传变者，均是外感热病，邪不压正激烈交争之际，治疗总以泻热通腑为根本。

竹叶石膏汤

【来源】《伤寒论》。

【别名】人参竹叶汤（《三因极一病证方论》卷五）、石膏竹叶汤（《易简》），竹叶汤（《外台秘要》卷三引《张文仲方》）。

【组成】竹叶二把　石膏一升　半夏半斤

（洗）　麦门冬一升（去心）　人参二两　甘草二两（炙）　粳米半升

《类证活人书》有生姜，《医学入门》有生姜汁。

【用法】以水一斗，煮取六升，去滓，纳粳米，煮米熟，汤成去米，温服，每服一升，一日三次。

【功用】

1.《绛雪园古方选注》：补胃泻肺。

2.《伤寒论类方》：滋养肺胃之阴气，以复津液。

3.《伤寒论章句》：滋养肺胃，清火降逆。

4.《古本伤寒心解》：滋阴养液，补虚清热。

5.《成方便读》：清热，养阴，益气。

【主治】

1.《伤寒论》：伤寒解后，虚羸少气，气逆欲吐。

2.《外台秘要》引《张文仲方》：天行表里虚烦。

3.《太平惠民和济局方》：伤寒时气，表里俱虚，遍身发热，心胸烦满；诸虚烦热，与伤寒相似，但不恶寒，身不疼痛，头亦不痛，脉不紧数。

4.《仁斋直指方论》：伏暑内外热炽，烦躁大渴。

5.《普济方》：中暑，渴烦吐逆，脉数者。

6.《奇效良方》：小儿虚羸少气，气逆欲吐，四体烦热。

7.《古今医统大全》：阳明汗多而渴，衄而渴欲饮水，水入即吐，病愈后渴。

8.《医方集解》：肺胃虚热；伤暑发渴脉虚。

【宜忌】《外台秘要》引《张文仲方》：忌海藻、羊肉、菘菜、饧。

【加减】本方加生姜，名"竹叶加生姜汤"（《圣济总录》卷二十五）。

【方论】

1.《注解伤寒论》：辛甘发散而除热，竹叶、石膏、甘草之甘辛以发散余热；甘缓脾而益气，麦门冬、人参、粳米之甘以补不足；辛者，散也，气逆者，欲其散，半夏之辛，以散逆气。

2.《金镜内台方议》：议曰：伤寒解后，虚热不尽，则多逆气与吐也。故用竹叶为君，石膏为臣，以解虚邪内客也。以半夏为佐，以治逆气欲吐者。以人参、粳米、甘草、门冬四者之甘，以补不足而缓其中也。

3.《医方考》：伤寒由汗、吐、下而瘥，必虚羸少气，虚则气热而浮，故逆而欲吐。竹叶、石膏、门冬之寒，所以清余热；人参、甘草之甘，所以补不足；半夏之辛，所以散逆气；用粳米者，恐石膏过寒损胃，用之以和中气也。

4.《伤寒缵论》：此汤即人参白虎去知母而益半夏、麦冬、竹叶也。病后虚烦少气，为余热未尽，故加麦冬、竹叶于人参、甘草之温中益气药中，以清热生津；加半夏者，痰饮上逆欲呕故也。病后余热与伏气发温不同，故不用知母以伐少阴也。

5.《医方集解》：此手太阴、足阳明药也。竹叶、石膏之辛寒，以散余热；人参、甘草、麦冬、粳米之甘平，以益肺安胃，补虚生津；半夏之辛温，以豁痰止呕。故去热而不损其真，导逆而能益其气也。

6.《伤寒溯源集》：竹叶性寒而止烦热，石膏入阳明而清胃热，半夏蠲饮而止呕吐，人参补病后之虚，同麦冬而大添胃中之津液，又恐寒凉损胃，故用甘草和之，而又以粳米助其胃气也。

7.《绛雪园古方选注》：竹叶石膏汤分走手足二经，而不悖于理者，以胃居中焦，分行津液

于各脏，补胃泻肺，有补母泻子之义也。竹叶、石膏、麦冬泻肺之热，人参、半夏、炙草平胃之逆，复以粳米缓于中，使诸药得成清化之功，是亦白虎、越婢、麦冬三汤变方也。

8.《医略六书》：妊娠热郁心胃不得外泄，故心中烦热不宁，所谓烦出于心，谓之子烦。竹叶疗膈上之热，石膏清胃中之火，人参扶元气以生津，麦冬凉心肺以润燥，半夏醒脾以涤伏留之湿，生姜开胃以豁凝结之痰。若胸无痰湿，二味均在当去之例。生甘草缓中泻火以除烦也。水煎温服，使热郁解而心胃清，则津液上敷下达，而经腑清和，安有子烦不退乎？

9.《医宗金鉴》：是方也，即白虎汤去知母，加人参、麦冬、半夏、竹叶也。以大寒之剂，易为清补之方，此仲景白虎变方也。《经》曰：形不足者，温之以气；精不足者，补之以味。故用人参、粳米，补形气也；佐竹叶、石膏、清胃热也；加麦冬生津，半夏降逆，更逐痰饮，甘草补中，且以调和诸药也。

10.《伤寒贯珠集》：大邪虽解，元气未复，余邪未尽，气不足则因而生痰，热不除则因而上逆，是以虚羸少食，而气逆欲吐也。竹叶石膏汤乃白虎汤之变法，以其少气，故加参、麦之甘以益气；以其气逆有饮，故用半夏之辛，以下气蠲饮，且去知母之咸寒，加竹叶之甘凉，尤于胃虚有热者，为有当耳。

11.《成方便读》：方中以竹叶、石膏清肺胃之热，然热则生痰，恐留恋于中，痰不去热终不除，故以半夏辛温体滑之品，化痰逐湿，而通阴阳，且其性善散逆气，故又为止呕之圣药，况生姜之辛散，以助半夏之不及，一散一清，邪自不能留恋。人参、甘草、粳米以养胃，麦冬以保肺，此方虽云清热，而却不用苦寒，虽养阴又仍能益气，不伤中和之意耳。

12.《医学衷中参西录》：竹叶石膏汤，原寒温大热退后，涤余热、复真阴之方。故其方不列于六经，而附载于六经之后。其所以能退余热者，不恃能用石膏，而恃石膏与参并用。盖寒温余热，在大热铄涸之余，其中必兼有虚热。石膏得人参，能使寒温后之真阴顿复，而余热自消，此仲景制方之妙也。又麦冬甘寒粘滞，虽能为滋阴之佐使，实能留邪不散，致成劳嗽；而惟与石

膏、半夏并用则无忌，诚以石膏能散邪，半夏能化滞也。

13.《汉方简义》：方用竹叶清手足厥阴之火，石膏清手足太阴之热，以为君。更用半夏降胃，以平逆止呕，参、甘补其真气，粳、麦滋其真阴，得真阴生而宗气有根，真气足而津液周布也。此即白虎加人参汤去知母，加竹叶、半夏、麦冬。夫白虎加参，为清胃滋肺之剂，则此汤之意更可知也。

14.《伤寒论方解》：竹叶性寒而止烦热，石膏入阳明而清胃去热，半夏蠲饮而止呕吐，人参补病后之虚，同麦冬而添胃中之津液，又恐寒凉损胃，故用甘草和之，而又以粳米助其胃气也。

【验案】

1. 麻疹并发肺炎 《辽宁中医杂志》（1980，3：22）：应用本方加减：人参更太子参，咳重加黄芩、枇杷叶、杏仁；午后发热加银柴胡、青蒿、丹皮、白薇；咽喉痛加元参、赤芍；气虚自汗加生地、牡蛎等，治疗麻疹并发肺炎15例。结果：服药最短2天退热，最长7天退热；啰音平均6.8天消失，住院平均10天，15例全部治愈。

2. 流行性出血热 《河南中医》（1983，3：33）：应用本方为基本方，发热期去党参重用石膏；有卫分者加银花、连翘；口渴加天花粉、生地、石斛；低血压期多属热伤其阴，气血欲脱，重用党参或人参加五味子；若出现肌肤斑疹，舌红绛，脉弦数者加丹皮、赤芍、水牛角；少尿期属邪热深入营血，津伤液竭，重用生石膏，加白茅根、元参、水牛角等；若出现神昏谵语、烦躁等逆转心包证候，可加清心开窍之品；多尿期属气阴两伤，肾气不固，统摄无权，制约失职，可加生山药、五味子、益智仁、覆盆子、菟丝子、桑螵蛸；若伴有肾阳虚者加肉桂、黑附片等；恢复期属邪退正虚之候，气虚加黄芪，血虚加当归、熟地等；无论气虚、血虚都可选用玉竹、黄精、生山药等，又如丹皮、丹参等凉血、活血化瘀药的早期应用，对于缩短病程，促使病情向痊愈发展有积极作用。治疗流行性出血热32例。结果：32例全部治愈，总有效率为100％，在3个月至1年内，对18例随访，未见复发。

3. 口疮 《湖北中医杂志》（1985，3：

20）：应用本方为基础，属心脾积热型者去人参加北沙参9g，大黄1.5g为基本方，兼风热者加双花、板蓝根各9g，连翘6g；挟湿热者加滑石、石斛、生地各9g；津液伤者加玄参、知母各6g，石斛9g。阴虚火旺型者以本方人参更为党参加生大黄1.5g，肉桂2g，细辛0.5g，牛膝3g。溃烂面以五倍青矾散（五倍子、青黛、猪胆矾各等份，研极细贮并备用）外搽；治疗小儿口疮120例。结果：3日获愈者55例，4～7日获愈者46例，8～15日获愈者12例，15日以上获愈者6例，无效1例，总有效率为99.17％。

4. 术后发热 《云南中医杂志》（1985，4：20）：应用本方水煎服，每日1剂，服3～5次，治疗术后发热47例。结果：服1～6剂后，40例体温降至37℃，逐步恢复正常。部分病人1月后才降至正常体温，有7例体温虽退，但有反复。

5. 肝癌介入化疗后呕吐 《浙江中医杂志》（1995，5：200）：用本方加减：竹叶、制半夏、麦冬、生石膏、党参、炙甘草、粳米为基本方，呕吐频繁如射者加竹茹、代赭石、枇杷叶；火热太甚者去党参、甘草，加黄连、知母；舌苔少，脉细，津伤较重者加芦根、乌梅。治疗肝癌介入化疗后呕吐57例。结果：基本控制42例，显效13例，总有效率为95％。

6. 暑温高热 《福建中医药》（1996，3：36）以本方原方，治疗暑温高热65例。结果：60例服药1剂体温即有不同程度下降，恢复正常时间为：24小时21例，48小时35例，72小时4例。5例服药2剂后高热不退，腹胀大便不通，改用调胃承气汤而愈。3例检查确诊为伤寒，改用西药。

7. 癌性发热 《湖南中医杂志》（1997，6：25）：以本方加减，治疗癌性发热32例。结果：显效7例，有效19例，无效6例，总有效率为81.25％。

8. 儿童头痛 《实用中西医结合杂志》（1998，1：55）：用本方加味：竹叶、石膏、半夏、麦冬、龙胆草、粳米，治疗儿童头痛120例。另与120例用西药青霉素、甲硝唑等进行对照。结果：治疗组治愈110例，治愈率为95.6％；其中服药最短6剂，最长18剂。对照组治愈50例，治愈率为41.6％。两组比较差异显著（$P<0.001$）。

吴茱萸汤

【来源】《伤寒论》。

【别名】茱萸汤（《金匮要略》卷中）、茱萸人参汤（《三因极一病证方论》卷十一）、三味参萸汤（《医学入门》卷四）、参萸汤（《医学入门》卷七）、四神煎（《仙拈集》卷一）、吴萸汤（《方症会要》卷三）。

【组成】吴茱萸一升（洗） 人参三两 生姜六两（切） 大枣十二枚（擘）

【用法】以水七升，煮取二升，去滓，温服七合，一日三次。

【功用】

1.《普济方》：温里助阳散寒。

2.《中医方剂学讲义》：温中补虚，降逆散寒。

【主治】

1.《伤寒论》：阳明病，食谷欲呕者。少阴病，吐利，手足逆冷，烦躁欲死者。厥阴病，干呕，吐涎沫，头痛者。

2.《金匮要略》：呕而胸满者。

3.《肘后备急方》：食毕噫醋及醋心。

4.《张氏医通》：胃气虚寒。

【方论】

1.《金匮要略论注》：胸乃阳位，呕为阴邪，使胸中之阳气足以御之，则未必呕，呕亦胸中无恙也。乃呕而胸满，是中有邪乘虚袭胸，不但胃不和矣。虚邪属阴，故以吴茱萸之苦温善驱浊阴者为君，人参补虚为佐，而以姜、枣宣发上焦之正气也。

2.《伤寒附翼》：少阴吐利，手足厥冷，烦躁欲死者，此方主之。按少阴病，吐利，烦躁四逆者死，此何复出治方。要知欲死是不死之机，四逆是兼胫臂言，手足只指手掌言，稍甚微甚之别矣。少阴之生气注于肝，阴盛水寒，则肝气不舒而木郁，故烦躁；肝血不荣于四末，故厥冷；水欲出地而不得出，则中土不宁，故吐利耳。病本在肾，而病机在肝，不得相生之机，故欲死。势必温补少阴之少火，以开厥阴之出路，生死关头，非用气味之雄猛者，不足以当绝处逢生之任也。吴茱萸辛苦大热，禀东方之气色，入通于肝，肝温则木得遂其生矣。苦以温肾，则水不

寒，辛以散邪，则土不扰，佐人参固元气而安神明，助姜枣调营卫以补四末，此拨乱反正之剂。与麻黄附子之拔帜先登，附子真武之固守社稷者，鼎足而立也。若命门火衰，不能熟腐水谷，故食谷欲呕。若干呕、吐涎沫而头痛，是脾肾虚寒，阴寒上乘阳位也，用此方鼓动先天之少火，而后天之土自生，培植下焦之真阳，而上焦之寒自散，开少阴之关，而三阴得位者，此方是钦。

3.《古今名医方论》：仲景救阳诸法，于少阴四逆汤，必用姜、附；通脉四逆汤，加干姜分两，其附子生用；附子汤，又加生附至二枚。所以然者，或壮微阳使外达，或招飞阳使内返，或如断鳌之极，以镇元阳之根柢，此在少阴真阳命蒂，故以回阳为亟也。至其治厥阴，则易以吴茱萸，而并去前汤诸药，独用人参、姜、枣有故。盖人身厥阴肝木，虽为两阴交尽，而九地一阳之真气，实起其中，此谓生阳。此之真气大虚，则三阴浊气直逼中上，不惟本经诸症悉具，将阳明之健运失职，以至少阴之真阳浮露，且吐利厥逆，烦躁欲死，食谷欲呕，种种丛生矣。吴茱萸得东方震气，辛苦大热，能达木郁，又燥气入肝，为能直入厥阴，招其垂绝不升之生阳以达上焦，故必用以为君；而又虑无真元气以为之合，则一阳不徒升也。于是去药之燥渗酸泻与偏阳亢气者，择人参之清和而大任之，以固元和阳为之辅，取姜、枣和胃而行四末。独用人参，当着眼。斯则震、坤合德，木、火、土同气以成一阳之妙用，而足三阴之间，皆成生生之气矣。诸症有不退者乎？盖仲景之法，于少阴重固元阳，于厥阴则重护生气。学者当深思而得之矣。

4.《医方集解》：此足厥阴少阴阳明药也。治阳明食谷欲呕者，吴茱萸、生姜之辛以温胃散寒下气；人参、大枣之甘以缓脾益气和中；若少阴证吐利厥逆，甚至于烦躁欲死、胃中阴气上逆，将成危候，故用吴茱萸散寒下逆，人参、姜、枣助阳补土，使阴寒不得上干，温经而兼温中也，吴茱萸为厥阴本药，故又治肝气上逆，呕涎头痛。

5.《绛雪园古方选注》：吴茱萸汤，厥阴阳明药也。厥阴为两阴交尽，而一阳生气实寓于中，故仲景治厥阴以护生气为重，生气一亏，则浊阴上于阳明，吐涎沫、食谷欲呕、烦躁欲死，少阴

之阳并露矣，故以吴茱萸直入厥阴，招其垂绝之阳，与人参震坤合德，以保生气，仍用姜、枣调其营卫，则参、萸因之以承宣中下二焦，不治心肺，而涎沫得摄，呕止烦宁。

6.《医门棒喝》：吴茱萸苦辛而热，气臊入肝，故其平肝气，泄胃浊之功最速。因其厥阴中相火为寒邪所激，直冲犯胃，呕吐涎沫，故又头痛，以厥阴之脉上巅顶也。故以吴茱萸散寒平肝为君。若桂枝等汤，生姜用三两，配大枣十二枚，以调营卫；此生姜用六两，以散逆之呕，使胃浊随吴茱萸而下泄，大枣仍用十二枚，配参以助气和中，取生姜升清降浊，与彼之用姜、枣调营卫不同。若元阳之气根于肾，由肝胆而升，行于三焦，乃名相火，是故护生阳之气，必以参、附为先。若吴茱萸之热，其苦降辛散重用为君，反致耗散阳和，所以全赖参、枣之甘温固中，则吴茱萸得建平肝泄浊之功，而呕吐烦躁等症皆可愈。

7.《医学衷中参西录》：吴茱萸汤之实用，乃肝胃同治之剂也。至于此证烦躁欲死，非必因肝邪盛极，实因寒邪阻塞而心肾不交也。盖人心肾之气，果分毫不交，其人即危不旋踵。至于烦躁欲死，其心肾几分毫不交矣。夫心肾之所以相交者，实赖脾胃之气上下通行，是以少阴他方中皆用干姜，而吴茱萸汤中则重用生姜至六两，取其温通之性，能升能降，以开脾胃凝滞之寒邪，使脾胃之气上下通行，则心肾自能随脾胃气化之升降而息息相通矣。

8.《伤寒论辨证广注》：吴茱萸汤之义，其略已见于阳明病食谷欲呕，及少阴病吐利手足厥冷二条之中矣。然两条之证系借用，不若此条厥阴病干呕吐涎沫头痛，为正治之方也。吴茱萸色绿，得震、坤之气，性辛烈而味苦厚，入足厥阴木之脏，善治痰涎上攻头痛，兼能温中，下逆冷气，止呕吐，故用之为君，以散泄寒气；人参甘温，能补五脏诸虚不足者也，故用之为臣，以补中气，敛涎沫；生姜辛温，为呕家圣药，故用之为佐使；以大枣能和萸之毒，合人参之甘，配以生姜之辛，而能发散寒邪，补益中州，奠安胃气。盖头痛虽由厥阴经寒之气上攻，实系胃中虚寒之极所致，得温得补，则寒气散而呕吐止，头痛亦除矣。

9.《伤寒论三注》：吴萸气味俱厚，为阳中之阴；气辛，故性好上；味厚，故又善降；其臭臊，故专入肝，而脾胃则旁及者也。寇氏言其下逆气最速；东垣云浊阴不降，厥气上逆胀满，非吴茱萸不为功。然则仲景立吴茱萸汤，本为治厥阴病，乃于阳明之食呕而用之何哉？盖脾胃既虚，则阳退而阴寒独盛，与辛热之气相宜，况土虚则木必乘，乘则不下泄，必上逆，自然之理也。然后知未得谷前已具上逆之势，况谷入而望其安胃耶？此非味厚能降者不能治之也。故以人参补胃而姜、枣益脾散滞，不与奠土者有殊功欤。故左金丸兼川连去肝家之火，用之神效，绝不以辛热为嫌。黄连炒吴茱萸，治寒利色白者，亦随手而验，更不以下滞为虑。彼取其降，此取其辛，故有器使之道，学者不可以不知也。

【实验】

1.止呕制酸作用 《中药药理与临床》（1988，3：9）：实验证明本方对硫酸铜引起的家鸽呕吐，有明显镇吐效果，减少呕吐次数，延长形成呕吐所需时间，显著抑制胃液，尤其是胃酸分泌。使胃液量下降，胃液酸度降低，呈明显的制酸效果。应用正交设计进行分析研究，结果表明止呕效果最强，配伍生姜时，其作用增强，而与人参、大枣配伍，可降低原方的毒性。

2.解除胃痉挛的作用 《中药药理与临床》（1988，3：9）：实验显示，本方对离体胃条运动和胃排空均有抑制作用。单味吴茱萸和本方能明显缓解胃条的痉挛性收缩，对氯化乙酰胆碱、氯化钡引起的痉挛收缩能明显对抗，而对肾上腺素引起的胃运动抑制则无拮抗作用。

3.对急性胃黏膜损伤的保护作用 《中药药理与临床》（1988，3：9）：实验显示本方对大鼠急性应激性胃黏膜损伤及幽门结扎性胃溃疡都具有保护、治疗作用。

4.对脾虚证的治疗作用 《辽宁中医杂志》（1990，10：43）：用制吴茱萸、党参各9g，生姜18g，大枣6g。常法煎煮2次，合并煎液过滤，水浴浓缩成生药含量为1g/ml药液供实验用。昆明种小白鼠每天喂饲甘兰，每2天加喂1次猪油，自由摄食，共喂饲9天。造型9天成功后用普通饲料，并随机分为2组，给药组按0.2ml/10g体重给吴茱萸汤，对照组以等量生理盐水灌胃，每天给药1次，连续6天。观察体重变化，并颈椎脱臼处死小鼠，取脾脏、胸腺称重，测有关指标。结果表明：吴茱萸汤能改善脾虚症状，给药组胸腺/体重比值高于对照组（$P<0.05$），K值和α值明显升高（$P<0.01$），游泳时间较对照组延长（$P<0.05$），但对其脾重、体重及耐寒力的影响不明显。说明该方能增加免疫器官胸腺重量，促进脾虚动物单核巨噬细胞系统功能的恢复，增强机体的体力。

5.回阳固脱作用　《中药药理与临床》（1991，2：1）：吴茱萸汤注射液的实验结果表明：吴茱萸汤水煎醇沉法制成的注射液，能显著加强离体蟾蜍心和在体兔心的心肌收缩力，增加蟾蜍心输出量，升高麻醉狗和大鼠血压，对麻醉兔球结膜微动脉先短暂收缩，后持久扩张，迅速增快微血流流速，改善流态，离散聚集的红细胞，增加毛细血管网交点数；能显著提高晚期失血性休克兔的生存率，升高血压，增加尿量。这些结果提示吴茱萸汤注射液对失血失液后的气虚阳脱型厥脱证（包括休克）有一定的回阳固脱功效。

【验案】

1.头痛　《皇汉医学》：一人初患头痛，次日腹痛而呕，手足厥冷，大汗如流，正气昏冒，时或上攻，气急息迫，不能语言，予吴茱萸汤，诸症顿除。

2.厌食　《伤寒解惑论》：一男性，壮年，每日只能勉强进食一二两，不知饥饱，予健脾消导药不效，胸闷，脉弦迟，舌质正常，舌苔薄白黏腻。当是胃寒挟浊。予吴茱萸汤加神曲试治，重用吴茱萸15g。次日食欲大振。

3.呕吐　《浙江医学》（1960，6：261）：一男性，30岁，起病3年余，呈规律性呕吐涎沫，先后曾用多种药物治疗无效，经胃肠造影诊断为瀑布状胃。方用吴茱萸24g，党参30g，生姜30g，红枣5个，半夏12g。服1剂呕止，原方再服20余剂，观察2月余未见再发。

4.呃逆　《伤寒论方古今临床》：姚某，男，43岁。呃逆每发于食后，吐物皆为积食痰涎，历2月余，面色苍黄，精神萎靡，形体消瘦，食不甘味，脉来细迟，舌苔白润，舌质淡胖，治宜温中化饮，降逆止呕，用吴茱萸9g，党参15g，生姜15g，大枣5个，半夏6g，茯苓9g。服3剂呃逆

渐平，再服4剂获愈。

5.神经官能症　《上海中医药杂志》（1982，4：18）：用本方随证加减，治疗神经官能症32例，其症多伴有干呕、吐涎沫、手足逆冷、胸满烦躁等肝胃虚寒之证者。结果：痊愈28例，无效4例。一般服药3剂后，始见效果。

6.眩晕　《中医杂志》（1983，9：43）：一女，67岁，患梅尼埃病2年，近加重，头晕目眩，旋转不定，如立舟中，耳如蝉鸣，呕吐清涎，畏寒肢冷，舌质淡，苔白厚腻，脉弦细。证属肝寒犯胃，浊阴上扰。治宜温肝暖胃，升清降浊。方用吴茱萸24g，人参9g，生姜30g，大枣3个，煎服1剂，呕吐，呻吟渐止，安然入睡，原方再进1剂后，能坐起进食。以上方加减，用吴茱萸9g，党参12g，半夏9g，白术12g，陈皮6g，砂仁6g，生姜12g，大枣3个，续服5剂，诸症悉除。观察12年，未见复发。

7.痢疾　《中医杂志》（1983，9：45）：一男，32岁，患细菌性痢疾反复发作2年，缠绵不愈。近来发作10余天，下痢稀薄，红白相兼，日行5～10余次不等，少腹隐痛，喜温喜按，食少神疲，手足欠温，舌质淡，苔白腻，脉细弱。病属脾胃虚寒，寒湿内蕴。治拟温中散寒，燥湿健脾，佐以涩肠固脱。方用人参12g，吴茱萸9g，炮姜9g，赤石脂24g，艾叶炭12g，苍、白术各15g，罂粟壳9g，大枣5个，水煎服，2剂后痢止，5剂痊愈。改服参苓白术散以善后，随访3年未发。

8.上消化道癌　《陕西中医》（1997，1：9）：用本方：吴茱萸、红参各10g，生姜30g，大枣12枚，每日1剂，水煎服，5剂为1疗程，治疗上消化道癌并发泛吐清涎证157例。结果：痊愈115例，显效21例，有效17例，总有效率为91.7%。

9.神经性呕吐　《湖南中医杂志》（1998，2：42）：以本方加减，湿盛者加藿香、佩兰；胸胁胀者加沉香、青皮；舌红心烦热者加黄连、竹茹；吐伤胃阴口干者加沙参、麦冬；治疗神经性呕吐68例。结果：显效53例，有效15例，总有效率为100%；对照组20例用维生素、地西泮等治疗，显效4例，有效6例，无效10例，总有效率为50%。

调胃承气汤

【来源】《伤寒论》。

【别名】小承气汤（《医方类聚》卷五十三引《神巧万全方》）、调胃承气散（《医方大成》卷一）、承气汤（《外科发挥》卷六）。

【组成】大黄四两（去皮，清酒洗）　甘草（炙）二两　芒消半斤

【用法】上切。以水三升，煮取一升，去滓，纳芒消，更上火微煮令沸，少少温服之。

本方改为丸剂，名"调胃丸"（《玉机微义》卷三十引引《医垒元戎》）、"调胃承气丸"（《中药成方配本》苏州方）。

【功用】

1.《内经拾遗方论》：推陈致新以和中。

2.《医方集解》：除热荡实，润燥软坚，甘平和缓。

【主治】

1.《伤寒论》：伤寒脉浮，自汗出，小便数，心烦，微恶寒，脚挛急，反与桂枝误攻其表，胃气不和，谵语者；发汗后，不恶寒，但热，属实者；太阳病未解，但阴脉微者；伤寒十三日，过经谵语，自下利，脉和，内实者；太阳病，过经十余日，心下温温欲吐，而胸中痛，大便反溏，腹微满，郁郁微烦，先此时自极吐下者；阳明病，不吐不下，心烦者；太阳病三日，发汗不解，蒸蒸发热者；伤寒吐后，腹胀满者。

2.《口齿类要》：中热，大便不通，咽喉肿痛，或口舌生疮。

3.《医方集解》：渴证中消，善食而瘦。

4.《温病条辨》卷二：热结旁流。阳明温病，纯利稀水，无粪者。

【方论】

1.《金镜内台方议》：汗吐下后，病不解，心烦谵语，及心烦不得寐者，此非大实大满之证。乃虚结不散，而凝于中，故属此方也。以大黄为君，而通中结，以芒硝为臣，而润其燥，以甘草为佐为使，缓调其中，而辅二药，经曰：热淫于内，治以咸寒，佐以甘苦是也。

2.《医方考》：大黄苦寒，可以荡实；芒硝咸寒，可以润燥；甘草甘平，可以和中，此药行，则胃中调而里气承顺，故曰调胃承气。

3.《伤寒来苏集》：此治太阳、阳明并病之和剂也。因其人平素胃气有余，故太阳病三日，其经未尽，即欲再作太阳经。发汗而外热未解，此外之不解，由于里之不通，故太阳之头项强痛虽未除，而阳明之发热不恶寒已外见。此不得执太阳禁下之一说，坐视津液之枯燥也；少与此剂以调之，但得胃气一和，必自汗而解，是与针足阳明同义，而用法则有在经在腑之别矣。不用气药而亦名承气者，调胃即所以承气也。经曰：平人胃满则肠虚，肠满则胃虚，更虚更实，故气得上下。今气之不承，由胃家之热致实，必用硝、黄以濡胃家之糟粕，而气得以下；用甘草以生胃之津液，而气得以上，推陈之中，便寓新之义。一攻一补，调胃之法备矣。胃调则诸气皆顺，故亦得以承气名之。前辈见条中无燥屎字，使云未坚硬者可用，不知此方专为燥屎而设，故芒硝分两多于大承气，因病不在气分，故不用气药耳。古人用药分两有轻重，煎服有法度，粗工不审其立意，故有三一承气之说。岂知此方全在服法之妙，少少服之，是不取其势之锐，而欲其味之留中，以濡润胃腑而存津液也。所云太阳病未罢者不可下，又云若欲下之，宜调胃承气汤，合观之，治两阳并病之义始明矣。白虎加人参，是于清火中益气；调胃用甘草，是于攻实中虑虚。

4.《医方集解》：此足太阳、阳明药也。东垣曰：正阳明药。大黄苦寒，除热荡实；芒硝咸寒，润燥软坚；二物下行甚速，故用甘草甘平以缓之，不致伤胃，故曰调胃承气。去枳、朴者，不欲其犯上焦气分也。

5.《绛雪园古方选注》：调胃承气者，以甘草缓大黄、芒硝留中泄热，故曰调胃，非恶硝、黄伤胃而用甘草也。泄尽胃中无形结热，而阴气亦得上承，故亦曰承气。其义亦用制胜，甘草制芒硝，甘胜咸也，芒硝制大黄，咸胜苦也。去枳实、厚朴者，热邪结胃劫津，恐辛燥重劫胃津也。

6.《成方便读》：治阳明病不恶寒反恶热，口渴便秘，满腹拒按，中、下焦燥实之证。故但以大黄除热荡实，芒硝润下软坚。加炙甘草者，缓其急而和其中。不用枳、朴者，恐伤上焦气分。大黄用酒浸者，欲减其苦寒速下之性而微下之，令胃和则愈耳！

【验案】蛔厥（蛔虫性肠梗阻）《上海中医药》（1966，2：62）：王某，女，73岁。先患泄泻2天，日下数10次，经治泻止，继而腹胀，二便不通，腹痛，痛极汗出，烦躁不安，呕吐黄色稀水，先后吐出蛔虫4条，诊为蛔虫性肠梗阻，其时口唇干燥，腹胀如鼓，脉象沉细，舌苔黄厚，证属蛔厥。但正气不足，未宜猛下，以调胃承气汤和之。生大黄9g，玄明粉9g，生甘草3g。药后当天大便4次，粪色先黑后黄，中夹蛔虫7条，呕吐止，腹胀消，当晚进牛奶少许，次日即进流质饮食。

石膏汤

【来源】《备急千金要方》卷八。

【组成】石膏（鸡子大）三枚　麻黄三两　杏仁四十枚　鸡子二枚　甘草一尺

【用法】上锉。以水三升，破鸡子，纳水中烊令相得，入药煮取一升服之。覆取汗，汗不出，烧石熨取汗出。

【功用】逐风毒。

【宜忌】《普济方》忌海藻、菘菜。

【方论】《千金方衍义》：麻黄、杏仁得石膏清解之力，则风毒外散；石膏、甘草得鸡子润燥之功，则热毒内化。乃知麻杏甘石汤不独分解邪热，又添化毒之用也。

柴胡散

【来源】《太平圣惠方》卷八十四。

【组成】柴胡半两（去苗）　赤芍药一分　麻黄半两（去根节）　黄芩一分　石膏一两　葛根一分（锉）　甘草一分（炙微赤，锉）

【用法】上为粗散。每服一钱，以水一小盏，加生姜少许，葱白三寸，豉二十粒，煎至五分，去滓温服，不拘时候。以汗为效。

【主治】

1.《太平圣惠方》：小儿伤寒，壮热头痛，口干烦渴。

2.《婴童百问》：小儿表里俱热，面黄颊赤，身体痛，唇燥口干，小便赤涩，大便焦黄，无汗，夹惊腮肿。

3.《幼科金针》：小儿囟填，有表热证者。

大柴胡汤

【来源】《医方类聚》卷五十四引《通真子伤寒括要》。

【组成】柴胡二两（去苗）　枳壳半两（麸炒微黄）　黄芩二两　赤芍药一两　半夏一两（汤洗七次）

【用法】上为粗末。每服四钱，水一盏，加生姜五片，大枣二枚，煎至六分，去滓，不拘时候热服。

【主治】阳明病，外证身热汗出，不恶寒，但恶热；阳明病，脉迟，发热头眩，小便难，欲作谷疸；阳明病，胁下坚满，大便秘而呕，口燥者；阳明病中风，其脉浮大，短气心痛，鼻干，嗜卧，不得汗，一身悉黄，小便难，有潮热而哕，耳前后肿，刺之虽小愈，外未解者；少阳病，口苦干燥，目眩者；少阳中风，两耳无所闻，目赤，胸中满而烦者；少阴病，汗则谵语者；少阴病，恶寒而踡，时时自烦，不欲厚衣者；少阴病，下利清水，色青，心下痛，口干燥者；厥阴病，阳脉涩，阴脉弦，当腹中急痛，先与小建中汤，不瘥者；厥阴下之，胸满烦惊，小便不利，谵语，一身不可转侧者。

【方论】此方比大柴胡汤，无大黄、枳实，用枳壳；比小柴胡汤，无甘草、人参，多枳壳、芍药。详之治十一证，皆治大柴胡汤之轻证，小柴胡汤之重证。又治阴病可下证中，度量自得其宜。

桂枝麻黄汤

【来源】《医方类聚》卷五十四引《通真子伤寒括要》。

【组成】桂枝一两　麻黄一两（去根节）　赤芍药一两　杏仁一两（去皮尖，麸炒黄）

【用法】上为粗末。每服四钱，水一盏，加生姜五片，大枣二枚，煎至六分，去滓热服，不拘时候。

【主治】阳明中风，头痛口苦，腹满微喘，发热恶寒，脉浮而紧，下之即小便难者；阳明病，五六日至七八日，如疟，热多寒少，一日再发，其脉微缓，为欲愈者；厥阴脉微而恶寒者，为阴阳俱虚，不可吐下者；厥阴发汗，面色赤，有热者，此欲解者。

黄芩汤

【来源】《医方类聚》卷五十三引《神巧万全方》。

【别名】黄芩芍药汤（《伤寒总病论》卷三）、芍药黄芩汤（《证治准绳·类方》卷六引东垣方）、黄芩甘草汤（《世医得效方》卷十一）。

【组成】黄芩一两　赤芍药一两　甘草半两（炙）

【用法】上为末。每服四钱，水一盏，煎至七分，去滓温服。

【主治】

1.《医方类聚》引《神巧万全方》：阳明病，口干但漱水不欲咽者，必衄也；阳明脉浮，发热，口鼻中燥，能食者，亦衄。

2.《景岳全书》引钱氏方：挟热下痢，头痛胸满，大渴；或寒热胁痛，脉洪大而实者。

3.《世医得效方》：挟热作疹疮不出，烦躁不得眠。

调胃承气加橘皮汤

【来源】《圣济总录》卷二十一。

【组成】陈橘皮（汤浸去白，焙）半两　大黄（锉，醋炒）一两　甘草（炙）半两

【用法】上药细锉。每服四钱匕，水一盏半，煎至一盏，去滓，入芒消一钱匕，搅令匀，更煎三两沸，温服。

【主治】伤寒发汗不解，蒸蒸发热者。

薄荷汤

【来源】《此事难知》。

【组成】薄荷一两　葛根　炙甘草　防风各半两　人参七钱半

【用法】上为末，水煎服。

【主治】伤寒邪入阳明。

知母汤

【来源】《普济方》卷一三二。

【组成】知母　葛根　白术　甘草各一两（炙）

【用法】上锉。以水三升，煮取一升五合，去滓，温服五合。

【主治】阳明病，身冷而内烦者。

黄耆建中汤

【来源】《证治要诀类方》卷一。

【组成】黄耆　白芍各二钱　肉桂七分　人参一钱　甘草五分

【用法】水一盏半，煎七分，加生姜三片，大枣一枚，煎八分，稍热服，不拘时候。

【主治】

1.《证治要诀类方》：阳明病汗多或反无汗，如虫行皮中状者。

2.《痘科类编》：痘疮遍身起发，惟四肢不起者；痘疮发热腹痛，大便自利者。

干葛半夏生姜汤

【来源】《伤寒全生集》卷二。

【组成】干葛　半夏　生姜

【用法】加陈皮、茯苓。水煎，入姜汁温服。

【主治】阳明壮热，目痛鼻干，呕吐；及太阳阳明合病，下利呕吐；又治得汤反剧，属上焦呕吐者。

干葛解肌汤

【来源】《伤寒六书》卷四。

【别名】葛根汤。

【组成】柴胡　干葛　甘草　黄芩　芍药　羌活　白芷　桔梗

【主治】伤寒足阳明胃经受证，目痛鼻干，不眠，微头痛，眼眶痛，脉来微洪。

玉泉散

【来源】《景岳全书》卷五十一。

【别名】一六甘露散（原书同卷）、六一甘露散（《会约医镜》卷十二）、玉泉煎、一六甘露饮（《医部全录》卷二三七）。

【组成】石膏六两（生用）　粉甘草一两　加朱砂三钱亦妙

【用法】上为极细末。每服一二三钱，新汲水或热汤、或人参汤调下。

【主治】阳明内热烦渴，头痛，二便秘结，温疫斑黄及热痰喘嗽。

干葛续命汤

【来源】《症因脉治》卷一。

【组成】小续命汤加干葛 桂枝 黄芩各一倍

【主治】风中阳明表证，身热不恶风，无汗，脉缓长。

干葛石膏汤

【来源】《症因脉治》卷三。

【别名】葛根石膏汤。

【组成】干葛 石膏 知母

【主治】阳明多火，肺受熏蒸，肺热身肿，则喘咳烦满，不得仰卧，喘息倚肩，身首皆肿，小便赤涩，关脉实大。

发越汤

【来源】《辨证录》卷一。

【组成】葛根二钱 茯苓五钱 甘草五分 麦冬三钱 玄参一两 生地三钱 柴胡五分

【用法】水煎服。

【主治】冬月伤寒，热在阳明，欲出而未出，至八日而潮热未已者。

解胃汤

【来源】《辨证录》卷一。

【组成】青蒿五钱 茯苓二钱 甘草五分 麦冬五钱 玄参三钱 竹叶五十片

【用法】水煎服。一剂而胃热清，再剂而潮热退，不必三剂。

【功用】息阳明之焰，解少阳之氛。

【主治】冬月伤寒，邪在阳明，欲出而未出，至八日而潮热未已。

白虎承气汤

【来源】《重订通俗伤寒论》。

【组成】生石膏八钱（细研） 生锦纹三钱 生甘草八分 白知母四钱 元明粉二钱 陈仓米三钱（荷叶包）

【功用】清下胃腑结热。

【主治】邪火壅闭，堵其神明出入之窍，昏不识人，谵语发狂，大热大烦，大渴大汗，大便燥结，小便赤涩。

【方论】是方白虎合调胃承气，一清胃经之燥热；一泻胃腑之实火。此为胃火炽盛，液燥便闭之良方。

干葛石膏汤

【来源】《伤寒大白》卷一。

【组成】干葛 柴胡 黄芩 石膏 广皮 甘草

【主治】阳明伤寒，中暑烦渴，自汗、盗汗，面赤，脉洪长者；及阳明温疫。

干葛解肌汤

【来源】《伤寒大白》卷一。

【组成】干葛 升麻 防风 荆芥

【功用】散阳明表邪，发阳明伏斑。

【加减】恶寒身痛，加羌活；时寒时热，加柴胡；腰痛足冷，加羌活。

防葛石膏汤

【来源】《伤寒大白》卷一。

【组成】防风 葛根 石膏 知母 广皮 甘草

【功用】和解。

【主治】阳明证口渴消水，表里俱见。

调脉葛根汤

【来源】《伤寒大白》卷一。

【组成】葛根 前胡 防风 甘草

【主治】阳明表邪项强之症。

【加减】若太阳见症，加羌活；少阳见症，加柴胡；里有积热，唇焦口渴加知母、石膏。

葛根解肌汤

【来源】《伤寒大白》卷一。

【组成】葛根　白芷　防风　苍术　葱白

【主治】伤寒，阳明无汗恶风寒。

【加减】胸前饱闷，加枳、朴；呕吐，加半夏；口渴，去苍术，加栝楼根。

干葛清胃汤

【来源】《伤寒大白》卷二。

【组成】干葛　石膏　熟半夏　厚朴　广皮　甘草

【主治】阳明外有表邪，内有积热，呕吐，目痛鼻干，先渴后呕，无汗，脉浮大。

【方论】干葛解表，石膏清里，加半夏、厚朴、广皮化痰涎，和胃止呕。

干葛黄芩黄连汤

【来源】《伤寒大白》卷二。

【组成】干葛　黄芩　黄连

【主治】桂枝汤证，仅用承气误下，表未解，喘而汗出，协热下利不止，病在阳明、下焦，脉促。

黄芩芍药汤

【来源】《伤寒大白》卷二。

【组成】黄芩　白芍药　川连　甘草

【主治】阳明表热而衄；湿热伤于少阳，下利，寒热口苦。

防风石膏汤

【来源】《伤寒大白》卷三。

【组成】干葛石膏汤加防风

【主治】阳明风热面赤色。

六一木通汤

【来源】《伤寒大白》卷四。

【组成】木通　六一散

【用法】以木通煎汤，调下六一散

【功用】分利阳明。

【主治】阳明热结，小便不利。

调胃承气汤

【来源】《伤寒大白》卷四。

【组成】大黄　枳壳　厚朴　甘草

【主治】伤寒阴厥。用温复阳太过，不耐辛温，胃热谵语。

猪苓木通汤

【来源】《伤寒大白》卷四。

【组成】猪苓　白茯苓　泽泻　木通

【用法】水煎服。

【主治】阳明热结。

葛根汤

【来源】《医学心悟》卷二。

【别名】葛根升麻汤（《不知医必要》卷一）。

【组成】葛根二钱　升麻　秦艽　荆芥　赤芍各一钱　苏叶　白芷各八分　甘草五分　生姜二片

【用法】水煎服。

【功用】解肌。

【主治】阳明经病，目痛，鼻干，唇焦，漱水不欲咽，脉长。

【加减】若无汗而口渴者，加知母；自汗而口渴者，加石膏、人参；自汗而口不渴者，乃阳明经中风，去苏叶，加桂枝，若春、夏之交，唯恐夹杂湿暑之邪，不便用桂枝，加白术一钱五分。

柴胡白虎汤

【来源】《幼幼集成》卷二。

【组成】官拣参一钱　熟石膏二钱　净知母一钱　北柴胡一钱　炙甘草一钱

【用法】合一剂，用早粳米一撮为引，水煎，热服。

【主治】表里皆热，大热大渴，自汗。

葛根白虎汤

【来源】《医级》卷七。

【别名】防葛石膏汤。

【组成】葛根　石膏　知母　防风　甘草　粳米

【主治】阳明自汗恶热，外犹恶风寒，而内已烦渴者。

葛根黄芩汤

【来源】《医级》卷七。

【组成】葛根　防风　黄芩　广皮　甘草

【主治】伤寒，阳明受邪经热，如渴不引饮者；或因风洞泄。

葛根葱白汤

【来源】《医级》卷七。

【别名】葛根解肌汤。

【组成】葛根　防风　白芷　葱白　生姜

【主治】伤寒。阳明感邪，额颅痛，微恶寒而无汗。

【加减】兼烦渴，加石膏、黄芩。

清泉汤

【来源】《会约医镜》卷四。

【组成】生石膏三钱（研）　知母一钱半　陈皮（去白）　厚朴（姜炒）　枳壳各一钱半　大腹皮二钱（洗净）　黄芩一钱半

【用法】水煎服。

【主治】伤寒阳证实热，脉洪腹满。

【加减】如便结，加大黄二钱以攻之。

仙露汤

【来源】《医学衷中参西录》上册。

【组成】生石膏（捣细）三两　玄参一两　连翘三钱　粳米五钱

【用法】上药用水五钟，煎至米熟，其汤即成，约可得清汁三钟，先温服一钟。若服完一剂，病犹在者，可仍煎一剂，服之如前。使药力昼夜相继，以病愈为度，然每次临服药，必详细问询病人。若腹中微觉凉，或欲大便者，即停药勿服。候两三点钟，若仍发热未大便者，可少少与服之。若已大便，即非溏泻而热犹在者，亦可少少与服。

【主治】寒温阳明证，表里俱热，心中热，嗜凉水，而不至燥渴，脉象洪滑，而不至甚实，舌苔白厚，或白而微黄，或有时背微恶寒者。

白虎加人参以山药代粳米汤

【来源】《医学衷中参西录》上册。

【组成】生石膏（捣细）三两　知母一两　人参六钱　生山药六钱　粉甘草三钱

【用法】用水五钟，煎取清汁三钟，先温服一钟，病愈者，停后服；若未全愈者，过两小时，再服一钟。

【主治】寒温实热已入阳明之府，燥渴嗜饮凉水，脉象细数者。

【方论】愚自临证以来，遇阳明热炽，而其人素有内伤，或元气素弱，其脉或虚数，或细微者，皆投以白虎加人参汤。实验既久，知以生山药代粳米，则其方愈稳妥、见效亦愈速。盖粳米不过调和胃气，而山药兼能固摄下焦元气，使元气素虚者，不至因服石膏、知母而作滑泻。且山药多含有蛋白之汁，最善滋阴，白虎汤得此，既祛实火又清虚热，内伤外感，须臾同愈。

【验案】伤寒　一叟，年近六旬，素羸弱劳嗽，得伤寒证三日，昏愦不知人，诊其脉甚虚数，而肌肤烙手，确有实热。知其脉虚证实，邪火横恣，元气又不能支持。故传经犹未深入，而即昏愦若斯也。踌躇再四，乃放胆投以此汤。将药煎成，乘热徐徐灌之。一次只灌下两茶匙。阅三点钟，灌药两钟，豁然顿醒。再尽其余，而病愈矣。

二、阳明经证

伤寒阳明经证，是指外邪入里化热，热与燥相合于胃中，无形之热充斥全身，以致津液耗损，出现身热、汗出、口渴引饮、脉洪大等症为临床特征。治宜清热散邪，益气生津。

白虎汤

【来源】《伤寒论》。

【组成】知母六两　石膏一斤（碎）甘草二两（炙）粳米六合

【用法】以水一斗，煮米熟，汤成去滓，温服一升，一日三次。

【功用】

1.《阎氏小儿方论》：解暑毒。

2.《注解伤寒论》：解内外之热。

3.《麻科活人全书》：清肺金，泻胃火实热。

【主治】

1.《伤寒论》：伤寒，脉浮滑，此以表有热，里有寒；三阳合病，腹满身重，难以转侧，口不仁面垢，谵语遗尿，发汗则谵语，下之则额上生汗，手足逆冷，若自汗出者；伤寒，脉滑而厥者，里有热。

2.《太平惠民和济局方》：伤寒大汗出后，表证已解，心中大烦，渴欲饮水，及吐或下后七八日，邪毒不解，热结在里，表里俱热，时时恶风，大渴，舌上干燥而烦，欲饮水数升者；夏月中暑毒，汗出恶寒，身热而渴。

3.《医学入门》：一切时气，瘟疫杂病，胃热咳嗽、发斑，小儿疮疱隐疹伏热。

4.《痧证汇要》：温病身热，自汗口干，脉来洪大，霍乱，伤暑发痧。

【宜忌】

1.《伤寒论》：伤寒脉浮，发热无汗，其表不解者，不可与。

2.《温病条辨》：脉浮弦而细者，不可与也；脉沉者，不可与也；不渴者，不可与也；汗不出者，不可与也。

【方论】

1.《伤寒明理论》：白虎，西方金神也，应秋而归肺；夏热秋凉，暑热之气，得秋而止。秋之令曰处暑，是汤以白虎名之，谓能止热也。知母味苦寒，《内经》曰：热淫所胜，佐以苦甘。又曰：热淫于内，以苦发之。欲彻表寒，必以苦为主，故以知母为君。石膏味甘微寒，热则伤气，寒以胜之，甘以缓之，欲除其热，必以甘寒为助，是以石膏甘寒为臣。甘草味甘平，粳米味甘平，脾欲缓，急食甘以缓之，热气内蕴，消灼津液，则脾气燥，必以甘平之物缓其中，故以甘草、粳米为之使。

2.《金镜内台方议》：汗出不恶寒，反恶热，若脉沉实，大便秘者，为阳明热甚，属大承气汤下之。今此脉洪大，烦渴能饮水者，为肺热甚也，属白虎凉之。经曰：热淫所胜，佐以甘苦，以知母之苦为君，大治肺热；以石膏之寒，佐之为臣；甘能散热，甘草，粳米之甘，为佐为使，以救其热之气，而缓其中者也。且此四味之剂，论之为白虎者，以其为金神秋令肃杀之意，大治伤寒大热汗出，烦渴饮水者，为神禁之方也。

3.《医方考》：石膏大寒，用之以清胃；知母味厚，用之以生津；大寒之性行，恐伤胃气，故用甘草、粳米以养胃。是方也，惟伤寒内有实热者可用之。若血虚身热，证象白虎，误服白虎者死无救，又东垣之所以垂戒矣。

4.《伤寒来苏集》：石膏大寒，寒能胜热，味甘归脾，质刚而主降，备中土生金之体；色白通肺，质重而含脂，具金能生水之用，故以为君。知母气寒主降，苦以泄肺火，辛以润肺燥，内肥白而外皮毛，肺金之象，生水之源也，故以为臣。甘草皮赤中黄，能土中泻火，为中宫舟楫，寒药得之缓其寒，用此为佐，沉降之性，亦得留连于脾胃之间矣。粳米稼穑作甘，气味温和，禀容平之德，为后天养命之资，得此为佐，阴寒之物，则无伤损脾胃之虑也。煮汤入胃，输脾归肺，水精四布，大烦大渴可除矣。

5.《医方集解》：烦出于肺，躁出于肾，石膏清肺而泻胃火，知母清肺而泻肾火，甘草和中而泻心脾之火，或泻其子，或泻其母，不专治阳明气分热也。

6.《古今名医方论》：邪入阳明，故反恶热，热越故汗出，因邪热铄其津液，故渴欲饮水，邪盛而实，故脉洪大，半犹在经，故兼浮滑。然火炎土燥，终非苦寒之味所能治。经曰：甘先入脾。又曰：以甘泻之。以是知甘寒之品，乃泻胃火，生津液之上剂也。石膏甘寒，寒胜热，甘入脾，又质刚而主降，备中土生金之体，色白通肺，质重而含脂，具金能生水之用，故以为君；知母气寒主降，苦以泄肺火，辛以润肾燥，故为臣；甘草为中宫舟楫，能土中泻火，寒药得之缓其寒，使沉降之性皆得流连于胃；粳米气味温和，禀容平之德，作甘稼穑，得二味为佐，阴寒之物，庶无伤损脾胃之虑也。煮汤入胃，输脾归肺，水精四布，大烦大渴可除矣。白虎为西方金神，取以名汤，秋金得令而炎暑自解矣。更加人参，以补中益气而生津，协和甘草、粳米之补，承制石膏、知母之寒，泻火而土不伤，乃操万全之术者。

7.《绛雪园古方选注》：白虎汤治阳明经表里俱热，与调胃承气汤为对峙。调胃承气导阳明腑中热邪，白虎泻阳明经中热邪。石膏泄阳，知母滋阴，粳米缓阳明之阳，甘草缓阳明之阴。因石膏性重，知母性滑，恐其疾趋于下，另设煎法，以米熟汤成，俾辛寒重滑之性得粳米，甘草载之于上，逗留阳明，成清化之功。名曰白虎者，虎为金兽，以明石膏，知母之辛寒，肃清肺金，则阳明之热自解，实则泻子之理也。

8.《伤寒贯珠集》：阳明者，两阳之交，而津液之府也。邪气入之，足以增热气而耗津液，是以大烦渴不解。方用石膏辛甘大寒，直清胃热为君，而以知母之咸寒佐之；人参、甘草、粳米之甘，则以之救津液之虚，抑以制石膏之悍也。曰白虎者，盖取金气彻热之义云耳。

9.《温热经纬》：白虎者西方之金神，司秋之阴兽。虎啸谷风冷，凉风酷暑消，神于解热，莫如白虎。石膏、知母，辛甘而寒，辛者金之味，寒者金之性，辛甘体寒，得白虎之体焉。甘草、粳米，甘平而温，甘取其缓，温取其和，缓而且和，得伏虎之用焉。饮四物之成汤，来白虎嗥啸，阳气者以天地之疾风名也。风行而虎啸者，同气相求也，虎啸而风生者，同声相应也，风生而热解者，物理必至也。

10.《医学衷中参西录》：方中重用石膏为主药，取其辛凉之性，质重气轻，不但长于清热，且善排挤内蕴之热息息自毛孔达出也；用知母者，取其凉润滋阴之性，既可佐石膏以退热，更可防阳明热久者之耗真阴也；用甘草者，取其甘缓之性，能逗留石膏之寒凉不致下趋也；用粳米者，取其汁浆浓郁，能调石膏金石之药，使之与胃相宜也。药止四味，而若此相助为理，俾猛悍之剂，归欲和平，任人放胆用之，以挽回人命于垂危之际，真无尚之良方也。

11.《成方便读》：热淫于内，治以甘寒，凡暑热炎蒸之气，无不有伤于肺，肺伤必求救图胃，于是胃汁被耗，均燎原之火，不戢自焚，故见如上等症。方中用石膏以清胃，知母以清肺，且二味互为其功，既可退热，又可存阴。更恐知母之苦降，石膏之寒重，有伤于中，特加甘草、粳米，养胃安脾，使热除正气无伤耳。

【实验】抗乙脑作用 《中华医学杂志》（1964，7：456）：用本方煎剂于实验性小白鼠流行性乙型脑炎病毒感染的治疗中，与大青叶提取物、竹叶石膏汤、安宫牛黄散等对照组相比较，本方能提高小白鼠存活率，经统计学处理，有显著性差异。

【验案】

1. 中暑 《生生堂治验》：某儿，八岁，中暑，身灼热烦渴，四肢懈惰，一医与白虎汤，二旬余日，犹不效，先生曰：某医之治，非不当，然其所不效者，以剂轻故也，即倍前药与之，须臾发汗如流，至明日善食，不日复故。

2. 温热 《岳美中医案集》：汪某某，男，54岁。患感冒发热，入某医院，在治疗中身热逐步上升，曾屡进西药退热剂，旋退旋起，8天后仍持续发热达38.8℃，口渴，汗出，咽微痛，脉象浮大，舌苔薄黄。此为温热已入阳明，内外虽俱大热，但尚在气分，以白虎汤加味以治，处方：生石膏60g，知母12g，粳米12g，炙甘草9g，鲜茅根30g（后下），鲜芦根30g，连翘12g。水煎，米熟汤成，温服。下午及夜间连进2剂，热势下降，体温38℃，次日原方续进2剂，热即下降到37.4℃，后将石膏量减至45g，2剂后体温已正常。

3. 热厥证 《中医杂志》（1964，11：22）：史某某，女性，38岁，农民。急诊时病人已陷入昏迷3小时。发热已2日，急性热性病容，体质营养良好，全身多汗，皮肤湿润，体温40.5℃，手足微冷，心跳急速，口腔干燥，白色薄苔，脉滑而有力，腹诊腹壁紧张度良好，无抵抗，压痛。来院后静脉注射25%葡萄糖100ml，为处白虎汤原方。6小时后病人诉口渴，给饮凉开水少量，次日神志清楚，诉头痛乏力，体温38.5℃，续服前方，病情续有好转，第3日恢复常温，又5日痊愈。

4. 三阳合病　《天津医药》（1979，8：357）：某男，70余岁。秋患伤寒证，不治，久而化热，便难溲赤，头常晕，渐加剧，不能起坐，坐则房屋旋转。发热间或恶寒，继则昏瞀，发则口木舌强不能言，手足亦不能动，耳聋，呼之如无所闻，目灼灼直视，约需1小时始复常态，时谵语。曾数就医，均以老年体虚，治当滋补，服药无效，病反日进。其中有认为病有热象，当用清凉者，投之小效。迁延至春不愈，后来我处诊治。脉六部洪滑，舌苔黄厚，口渴引饮。与三阳合病相近，治当用白虎汤。处方：鲜茅根120g，生石膏60g，知母、花粉各15g，粳米9g，甘草6g。服药后病人顿觉清爽，眩晕大减，是日昏瞀仅发2次，但脉之洪滑不减，知其蕴热尚炽，原方加量，先煎茅根，取汤去滓，再入余药，煎取清汤3碗，每小时1碗，日尽1剂。2天后身即不重，耳不聋，转侧自如，昏瞀已不发。又服6～7剂，口亦不渴，舌苔渐薄，大便亦通，更进5剂，头晕始去。

5. 烧伤　《广西中医药》（2006，5：24）：将Ⅱ度烧伤病人79例分为2组，2组均对创面给予清创，外涂湿润烧伤膏。治疗组40例加用：生石膏30g（包煎），知母、粳米各18g，炙甘草6g，水煎，温服，每日2次；对照组39例。结果：治疗组创面渗液消失时间为（22.6±5.3）小时，对照组为（37.1±7.8）小时，两组创面渗液消失时间比较有非常显著性差异；治疗组创面愈合时间为（15.89±2.63）天，对照组为（19.60±3.32）天，两组愈合时间比较有显著性差异。

白虎加人参汤

【来源】《伤寒论》。

【别名】白虎人参汤（《金匮要略》卷上）、人参石膏汤（《袖珍方》卷三引《太平圣惠方》）、人参白虎汤（《玉机微义》卷九引《太平惠民和济局方》）、白虎化斑汤（《小儿卫生总微论方》卷八）、化斑汤（《丹溪心法》卷二）、人参化斑汤（《万病回春》卷三）。

【组成】知母六两　石膏一斤（碎，绵裹）　甘草（炙）二两　粳米六合　人参三两

【用法】以水一斗，煮米熟，汤成去滓，温服一升，每日三次。

【功用】

1.《注解伤寒论》：生津止渴，和表散热。

2.《医宗金鉴》：清热生津。

3.《伤寒论方解》：清热生津，兼益气阴。

【主治】

1.《伤寒论》：服桂枝汤，大汗出后，大烦渴不解，脉洪大者；伤寒若吐若下后，七八日不解，热结在里，表里俱热，时时恶风，大渴，舌上干燥而烦，欲饮水数升者；伤寒无大热，口燥渴、心烦，背微恶寒者；渴欲饮水，无表证者。

2.《金匮要略》：太阳中热者，暍是也；汗出恶寒，身热而渴。

3.《袖珍方》引《太平圣惠方》：膈消，上焦燥渴，不欲多食。

4.《小儿卫生总微论方》：小儿疮疹赤黑，出不快，毒盛烦躁者。

5.《世医得效方》：太阳中暍，其脉弦细芤迟，小便已，洒然毛耸，口开，前板齿燥者。

6.《丹溪心法》：伤寒汗吐下后，斑发脉虚。

7.《万病回春》：斑已出，如脉洪数，热甚烦渴者。

8.《景岳全书》：暑热脉虚者。

9.《温病条辨》：太阴温病，脉浮大而芤，汗大出，微喘，甚至鼻孔扇者。

【宜忌】

1.《伤寒论》：此方立夏后立秋前乃可服。立秋后不可服；正月、二月、三月尚凛冷，亦不可与服之，与之则呕利而腹痛；诸亡血虚家，亦不可与，得之则腹痛而利。

2.《外台秘要》引《千金翼方》：忌海藻、菘菜。

【方论】

1.《金匮方衍义》：《内经》曰：心移热于肺，传为膈消。膈消则渴也，皆相火伤肺之所

致，此可知其要在救肺也。石膏虽能除三焦火热，然仲景名白虎者，为石膏功独多于清肺，退肺中之火，是用为君；知母亦就肺中泻心火，滋水之源，人参生津，益所伤之气而为臣；粳米、甘草补土，以资金为佐也。

2.《伤寒溯源集》：暍乃暑热之邪，其气本热，不待入里，故中人即渴也；暍证为夏至以后之病，阳极阴生之后，阴气已长，当暑热大汗之时，腠理开张，卫阳空疏，表气已虚，不能胜受外气，故汗出恶寒也；暑邪得入，是热邪乘腠理之虚而为暍证也，即用石膏以治时令暑热之邪，又加人参以补汗出之表虚，添津液而治燥渴也。

3.《金匮要略心典》：中热亦即中暑，暍即暑之气也。恶寒者，热气入则皮肤缓，腠理开，开则洒然寒，与伤寒恶寒者不同。发热汗出而渴，表里热炽，胃阴待涸，求救于水，故与白虎加人参以清热生阴，为中暑而无湿者之法也。

4.《伤寒贯珠集》：阳明者，两阳之交，而津液之府也。邪气入之，足以增热气而耗津液，是以大烦渴不解。方用石膏辛甘大寒，一直清胃热为君；而以知母之咸寒佐之；人参、甘草、粳米之甘，则以之救津液之虚，抑以制石膏之悍也。

5.《绛雪园古方选注》：阳明热病化燥，用白虎加人参者，何也？石膏辛寒，仅能散表热；知母甘苦仅能降里热；甘草、粳米仅能载药留于中焦。若胃经热久伤气，气虚不能生津者，必须人参养正回津，而后白虎汤乃能清化除燥。

6.《医学衷中参西录》：白虎汤中加人参，不但能生津液，且能补助气分以助津液上潮，是以能立见其功。白虎加人参汤所主之证，或渴，或烦，或舌干，固由内陷之热邪所伤，实亦由其人真阴亏损也。人参补气之药非滋阴之药，而加于白虎汤中，实能于邪火炽盛之时立复其阴，此中盖有化合之妙也。凡遇其人脉数或弦硬，或年过五旬，或在劳心劳力之余，或其人身形素羸弱，即非在汗吐下后，渴而心烦者，当用白虎汤时，皆宜加人参，此立脚于不败之地，战则必胜之师也。

7.《金匮要略方义》：本方即白虎汤原方加人参三两而成，具有清气分大热，益气生津之功。今以其治暑热，盖暑为阳邪，暑热伤人，腠理开泄，热蒸肌肤则身热汗出，复因暑热伤人，气泄亦令汗出。汗出多者表气虚，故洒渐恶寒，此种恶寒与表证恶寒不同。太阳中风虽有恶寒、发热、汗出，但其口不渴，且汗出不多；此则汗出多而口渴喜冷饮。风热初起亦常自汗出，口微渴，彼则先起于发热恶寒，而口渴不甚，其脉浮数；此则先起于发热汗出，因汗出多而恶寒，而口渴甚，其脉洪大。尤以发病急，初起即身大热，大汗出，口大渴为特征。证属气分热盛，气津两伤。方中重用生石膏为君药，以其善清气分大热，解肌热，祛暑气，止渴除烦。臣以知母清热生津，既能助石膏清气分之热，又长于救治热邪所伤之阴。更配以人参，一则补益热伤之元气，一则配知母以益气生津。佐以粳米养胃和中，使以甘草调和诸药，且可延缓石膏清肃沉降之性，使药气留连；又可益胃气而防膏、知寒凉伤中。综观全方，大有清热益气生津之效。凡气分热盛，耗气伤津者，用之咸宜。其辨证要点，应以白虎汤证之身大热、汗大出、口大渴、脉洪大为主，用时兼见气津两伤者，诸如或汗或吐或下之后，邪热内陷，里热炽盛，出现白虎汤证者；白虎汤证而见口干舌燥，欲饮水数升者，或背微恶寒者，或时时恶风者，或脉浮大而芤甚等。

【验案】

1.伤寒发热 《伤寒九十论》：从军王武经病，始呕吐，俄为医者下之，已八九日，而内外发热。予诊之曰：当行白虎加人参汤。或云：既吐复下，是里虚矣，白虎可行乎？予曰仲景云：若下后七八日不解，热结在里，表里俱热者，白虎加人参汤。证相当也。盖吐者为其热在胃脘，而脉致令虚大，三投而愈。

2.消渴 《生生堂治验》：草庐先生年七旬，病消渴引饮无度，小便白浊，周殚百治，而瘁疲日加焉。举家以为不愈，病者亦嘱后事，会先生诊之，脉浮滑，舌燥裂，心下硬。曰：可治矣。乃与白虎加人参汤，百余贴痊愈。

3.风温 《医学衷中参西录》：赵印龙，年近三旬，于孟秋得风温病。胃热气逆，服药多呕吐，因此屡次延医服药，旬余无效。及愚诊视，见其周身壮热，心中亦甚觉热，五六日间饮食分毫不进，大便数日未行。问何不少进饮食？自言有时亦思饮食，然一切食物闻之皆臭恶异常。强食之即呕吐，所以不能食也。诊其脉弦长有力，右部微有洪象，一息五至。症脉相参，知其阳明腑热已实，又挟冲气上冲，所以不能进食，服药亦多呕也。欲治此证当以清胃之药为主，而以降冲之药辅之，则冲气不上冲，胃气亦必随之下降，而呕吐能止，即可以受药进食矣。生石膏9g（捣细），生赭石3g（轧细），知母24g，潞党参12g，粳米9g，甘草6g，共煎汤1大碗，分3次温服；将药3次服完，呕吐即止，次日减去赭石，又服1剂，大便通下，热退强半。至第3日减去石膏3g，加玄参18g，服1剂，脉静身凉。

4. 咽喉干燥症 《国外医学·中医中药分册》（1992，2：106）：应用本方制剂7.5g，连服4周以上，治疗口腔咽喉干燥症14例，头颈部癌放疗后引起的口腔、咽喉干燥症7例，干燥综合征2例，慢性咽炎或咽喉异常感5例。结果：因头颈部癌放疗后使唾液分泌功能极度低下所致的7例治疗较困难，但其中的3例口腔干燥感的自觉症状得到了改善，另外2例的黏膜发红、干燥、白苔状态有所减轻，2例干燥综合征的自他觉症状也稍有改善；慢性咽炎或咽喉异常感所致的干燥症也有自觉症状的改善。

5. 口渴 《日本东洋医学杂志》（1994，5：119）：以精神科服用抗抑郁药而致口渴的30例为研究对象。全部病人服用本方，6g/d，分3次服。疗效评价：根据汉米尔顿抑郁量表对精神症状进行评价，并根据口内干燥、味觉异常等6项评价口渴。结果：极有效7例，有效6例，稍有效11例，稍有效以上者占80%，无效6例。服药期间未出现副作用，无中途停药者。由此认为，本方治疗抗抑郁药所致口渴有效。

6. 特应性皮炎 《日本东洋医学杂志》（1995，5：199）：关太辅氏以成人特应性皮炎病人（在本试验开始前至少一个月以上症状无明显改善）20例为治疗对象（年龄11～25岁），使用白虎加人参汤，每日3次饭前服药，给药2周以上。可继续使用原来药剂。颜面以外部位可外用类固醇药物，必要时可相应给予抗过敏药物和抗组胺药口服，但不可口服类固醇药和免疫抑制剂。对其颜面发热和口渴进行调查，并记录其变

化。结果。在完成本试验的16例病人中，全部都有发热的感觉，其中11例面部发热，14例口渴。对于颜面发热和口渴，改善率分别为62.5%、51.7%，且皮肤症状也得到了改善。

白虎汤

【来源】《万病回春》卷二。

【组成】石膏五钱 知母二钱 粳米一勺 甘草七分 人参一钱 五味子十粒 麦门冬（去心） 山栀各一钱

【用法】上锉一剂。水煎，温服。

【主治】阳明经汗后脉洪大而渴，或身热有汗不解。

【宜忌】无汗脉浮，表未解而阴气盛，虽渴不可用白虎汤；里有热者方可用。

【加减】秋感热之疫疠，或阳明下后，大便不固，热不退者，或湿温证热不退而大便溏者，依本方加苍术；若伤寒汗下后，自汗虚热不退，加苍术、人参。

干葛汤

【来源】《症因脉治》卷一。

【别名】葛根汤。

【组成】干葛 桂枝 麻黄 白芍药 甘草

【主治】伤寒阳明经表证，目痛，鼻干，不眠，脉弦长。

【加减】里有热，加石膏；时寒时热，加柴胡；恶寒身热，加羌活；头痛，加川芎。

干葛石膏汤

【来源】《症因脉治》卷一。

【组成】干葛 知母 石膏 甘草

【主治】伤寒阳明经半表半里证。口渴消水，昼夜皆热，六脉洪数而长；湿热腹胀，烦渴口淡。

【加减】心烦躁，加麦冬、竹叶；呕而多痰，加半夏；烦渴痰多，加花粉；小便涩，加木通、灯心；腹皮热，加地骨皮、川黄连。

知母石膏汤

【来源】《症因脉治》卷四。

【组成】知母　石膏　竹叶　麦冬

【主治】阳明燥热，运气小便不利，右脉数大。

二白干葛汤

【来源】《伤寒大白》卷一。

【组成】葱白　白芷　干葛　升麻

【主治】阳明表邪头痛，额前痛连眼眶，脉洪而长，发热无汗者。

【加减】症兼太阳者，加羌活、防风、川芎；症兼少阳者，加柴胡、川芎；呕恶，合二陈平胃散；有火者，加栀、连。

大葛根汤

【来源】《伤寒大白》卷一。

【组成】干葛　石膏　枳壳　大黄　广皮　甘草　知母

【主治】

　　1.《伤寒大白》：阳明表邪未尽，大便秘结，积热上冲，头痛。

　　2.《医级》：阳明经表未解，里热内结，口渴便秘。

【宜忌】若带恶寒表热，症兼太阳者，即不可用。

白虎葛根汤

【来源】《伤寒大白》卷一。

【组成】知母　石膏　葛根　白芷

【主治】阳明里热头痛，有汗发热，脉洪而数，烦渴引水。

【加减】若带太阳表邪，加羌活、防风、川芎；症兼少阳者，加柴胡、川芎；小便黄赤，加木通、滑石；大便不通，有下症者，加酒煮大黄。

知母石膏汤

【来源】《伤寒大白》卷三。

【组成】知母　石膏　门冬　竹叶　粳米

【主治】阳明里热面赤，汗多不恶寒，渴而饮水，六脉沉数。

知母石膏汤

【来源】《伤寒大白》卷四。

【组成】知母　石膏　粳米　甘草　麦门冬

【主治】阳明胃热。

镇逆白虎汤

【来源】《医学衷中参西录》上册。

【组成】生石膏三两（捣细）　知母一两半　清半夏八钱　竹茹粉六钱

【用法】上用水五盅，煎汁三盅。先温服一盅，病愈者，停后服；未愈者，过二时，再温服一盅。

【主治】伤寒温病，邪传胃腑，燥渴身热，白虎汤证俱，其人胃气上逆，心下满闷者。

三、阳明腑证

　　伤寒阳明腑证，亦称阳明腑实证，是指外邪入于阳明，病邪化热生燥，燥热伤津，与有形之宿食积滞搏结于肠，出现腹满硬痛，大便干结不解，甚或潮热谵语等症为临床特征。治宜泻下通腑。

大承气汤

【来源】《伤寒论》。

【别名】小承气汤（《理伤续断方》）。

【组成】大黄四两（酒炒）　厚朴半抓（炙，去皮）　枳实五枚（炙）　芒消三合

【用法】用水一斗，先煮二物，取五升，去滓；纳大黄，更煮取二升，去滓；纳芒消，更上微火一二沸，分温再服。得下，余勿服。

【功用】

1.《医方集解》：急下救阴。

2.《温病条辨》：通胃结，救胃阴。

3.《金匮要略浅注》：泻阳明之燥气而救其津液，清少阴之热气而复其元阴。

4.《医方论》：荡涤三焦之坚实。

5.《中医方剂学讲义》：峻泻热结。

【主治】

1.《伤寒论》：阳明病，脉迟、虽汗出不恶寒者，其身必重，短气、腹满而喘，有潮热，手足濈然汗出者；阳明病，潮热，大便微硬者；伤寒若吐、若下后不解，不大便五六日，上至十余日，日晡所发潮热，不恶寒，独语如见鬼状；阳明病，谵语有潮热，反不能食者；二阳并病，太阳证罢，但发潮热，手足漐漐汗出，大便难而谵语者；阳明病，下之，心中懊憹而烦，胃中有燥屎者；病人烦热，汗出则解，又如疟状，日晡所发热，属阳明，脉实者；大下后，六七日不大便，烦不解，腹满痛者；病人小便不利，大便乍难乍易，时有微热，喘冒不能卧，有燥屎；伤寒六七日，目中不了了，睛不和，无表里证，大便难，身微热者；阳明病，发热汗多者；发汗不解，腹满痛者；腹满不减，减不足言；脉滑而数，有宿食；少阴病，得之二三日，口燥咽干者；少阴病，自利清水，色纯青，心下必痛，口干燥者；少阴病，六七日，腹胀不大便者。

2.《金匮要略》：痉为病，胸满口噤，卧不得席，脚挛急，必齘齿；下利不欲食者，有宿食。

3.《理伤续断方》：男子伤重，瘀血不散，腹肚膨胀，大小便不通，上攻心腹，闷乱至死者。

4.《瘟疫论》：温疫伏邪传胃，烦躁发热，通舌变黑生刺，鼻如烟煤，此邪最重，复瘀到胃。

5.《温病条辨》：阳明温病，面目俱赤，肢厥，甚者通体皆厥，不瘈疭，但神昏，不大便，七八日以外，小便赤，脉沉伏，或并脉亦厥，胸腹满坚，甚则拒按，喜凉饮者。

【宜忌】

1.《伤寒论》：伤寒呕多，虽有阳明证，不可攻之；阳明病，心下硬满者，不可攻之；阳明病，面合色赤，不可攻之；阳明病，脉迟，若汗多，发热恶寒者，外未解也，其热不潮，未可与承气汤；阳明病，潮热，大便不硬者，不可与之。

2.《伤寒论今释》：肠窒扶斯（肠伤寒）将出血穿孔时，亦腹痛拒按；腹膜炎附子粳米汤证，痛至手不可近，皆禁下。

3.《古方临床之运用》：病初起即便溏而体力衰弱者，则不得妄用本方。

4.《医方发挥》：孕妇禁用。

【方论】

1.《伤寒明理论》成无己：承，顺也。伤寒邪气入胃者，谓之入腑，腑之为言聚也。胃为水谷之海，荣卫之源，水谷会聚于胃，变化而为荣卫。邪气入于胃，胃中气郁滞，糟粕秘结，壅而为实，是正气不得舒顺也。《本草》曰：通可去滞，泄可去邪。塞而不利，闭而不通，以汤荡涤，使塞者利而闭者通，正气得以舒顺，是以承气名之。王冰曰：宜下必以苦，宜补必以酸，言酸收而苦泄也。枳实苦寒，溃坚破结，则以苦寒为之主，是以枳实为君。厚朴微苦温，《内经》曰：燥淫于内，治以苦温，泄满除燥，则以苦温为辅，是以厚朴为臣。芒硝味咸寒，《内经》曰：热淫于内，治以咸寒，人伤于寒，则为病热，热气聚于胃，则谓之实，咸寒之物，以除消热实，故芒硝为佐。大黄味苦寒，《内经》曰：燥淫所胜，以苦下之。热气内胜，则津液消而肠胃燥，苦寒之物，以荡涤燥热，故以大黄为使，是以大黄有将军之号也。承气汤，下药也，用之尤宜审焉。审知大满大实，坚有燥屎，乃可投之也。如非大满，则犹生寒热，而病不除。况无满实者，而结胸痞气之属，由是而生矣，是以《脉经》有曰：寒气有承气之戒，古人亦特谨之。

2.《医方考》：伤寒阳邪入里，痞、满、燥、实、坚全俱者，急以此方主之。调胃承气汤不用枳、朴者，以其不作痞满，用之恐伤上焦无氤氲之气也；小承气汤不用芒硝者，以其实而未坚，用之恐伤下焦血分之真阴，谓不伐其根也；此则上中下三焦皆病，痞、满、燥、实、坚皆全，故主此方以治之。厚朴苦温以去痞，枳实苦寒以泄满，芒硝咸寒以润燥软坚，大黄苦寒以泄实去热。

3.《伤寒论条辨》：承气者，承上以逮下，推陈以致新之谓也。曰大者，大实大满，非此不效也。枳实，泄满也；厚朴，导滞也；芒硝，软坚也；大黄，荡热也，陈之推新之所以致也。

4.《瘟疫论》：三承气汤功用仿佛，热邪传里，但上焦痞满者，宜小承气汤；中有坚结者，加芒硝软坚而润燥，热病久失下，虽无结粪，然多黏腻极臭恶物，得芒硝则大黄有荡涤之能；设无痞满，惟存宿结而有瘀热者，调胃承气汤宜之。三承气功效俱在大黄，余皆治标之品也。不耐汤药也，或呕或畏，当为细末，蜜丸汤下。

5.《伤寒来苏集》：夫诸病皆因于气，秽物不去，由于气之不顺，故攻积之剂必用行气之药以主之。亢则害，承乃制，此承气之所由；又病去而元气不伤，此承气之义也。夫方分大小，有二义焉，厚朴倍大黄，是气药为君，名大承气；大黄倍厚朴，是气药为臣，名小承气。味多性猛，制大其服，欲令泄下也，因名曰大；味少性缓，制小其服，以微和胃气也，故名曰小。二方煎法不同，更有妙义。大承气用水一斗，先煮枳、朴，煮取五升内大黄，煮取三升内硝者，以药之为性，生者气锐而先行，熟者气钝而和缓，仲景欲使芒硝先化燥屎，大黄继通地道，而后枳、朴除其痞满。缓于制剂者，正以急于攻下也。若小承气则三物同煎，不分次第，而服只四合，此求地道之通，故不用芒硝之峻，且远于大黄之锐矣，故称为微和之剂。

6.《医方集解》：此正阳明药也。热淫于内，治以咸寒，气坚者以咸软之，热盛者以寒消之，故用芒硝之咸寒，以润燥软坚。大黄之苦寒，以泻热去瘀，下燥结，泄胃强。枳实、厚朴之苦降，泻痞满实满，经所谓土郁夺之也。然非大实大满不可轻投，恐有寒扎、结胸、痞气之变。

7.《伤寒溯源集》：热邪归胃，邪气依附于宿食粑滓而郁蒸煎迫，致胃中之津液枯竭，故发潮热而大便硬也，若不以大承气汤下之，必致热邪败胃，谵语狂乱，循衣摸床等变而至不救。故必咸寒苦泄之药，逐使下出，则热邪随宿垢而泄，犹釜底抽薪，薪去则火亦随薪而出矣。然非必宿垢满实而泄之也，胃中之热邪盛者，亦在所必用。古人所谓用之以逐热邪，非下糟粕也。其制以苦寒下泄之大黄为君，咸寒软坚下走之芒硝为臣，又以辛温下气之厚朴为佐，破气泄满之枳实为使，而后可以攻坚泻热也。若脉弱气馁，热邪不甚者，未可轻用也。

8.《医宗金鉴》：诸积热结于里而成痞、满、躁、实者，均以大承气汤下之也。满者，胸胁满急胀，故用厚朴以消气壅；痞者，心下痞塞硬坚，故用枳实以破气结；燥者，肠中燥屎干结，故用芒硝润燥软坚；实者，腹痛大便不通，故用大黄攻积泻热。然必审四证之轻重，四药之多少，适其宜，始可与之，若邪重剂轻，则邪气不服；邪轻剂重，则正气转伤，不可不慎也。

9.《医宗金鉴》：诸病皆因于气，秽物之不去，由气之不顺也，故攻积之剂，必用气分之药，故以承气名；汤分大小，有二义焉。厚朴倍大黄，是气药为君，味多性猛，制大其服，欲令大泄下也；大黄倍厚朴，是气药为臣，味少性缓，制小其服，欲微和胃气也。煎法更有妙义，大承气汤之先后作三次煎者，何哉？盖生者气锐而先行，熟者气钝而和缓，欲使芒硝先化燥屎，大黄继通地道，而后枳朴除其痞满也。

10.《本经疏证》：柯韵伯云：厚朴倍大黄为大承气，大黄倍厚朴为小承气，是承气者在枳、朴，应不在大黄矣。曰：此说亦颇有理。但调胃承气不用枳、朴，亦名承气，则不可通耳！三承气汤中有用枳、朴者，有不用枳、朴者；有用芒硝者，有不用芒硝者；有用甘草者，有不用甘草者，惟大黄则无不用，是承气之名，固当属之大黄。况厚朴三物汤，即小承气汤，厚朴分数且倍于大黄，而命名反不加承气安，犹不可见承气不在枳朴乎！

11.《冉注伤寒论》：此方以大黄四两为主药，但佐药厚朴为半斤，较大黄倍之，又异之以枳实。方名承气，而立方用药之内容，即侧重气药，意义甚显。且用下义蕴，系着重无形之气化，而非徒重有形之实质，亦可窥见。腹满燥实坚痛，为用下之要证。长乐陈修园谓阳明三急下证及少阴三急下证，所重并不在此，颇有见地。惟是用下法，则病已深沉，急转直下，为出死入生之关键。用之得当，有赫赫之功。失当，则变证亦速，不易救药。故昔贤谓既有下之重伤其阴之大戒，复有下之急救其阴之活法，而仲景伤寒，对本方本证，反复推勘，不下二十条，其叮咛示人之意，至深切矣。学者其不可潜心体会乎。

【实验】

1. 大黄煎法 《哈尔滨中医》（1964，6：27）：大黄在不同煎煮条件下，所含的蒽醌苷成分有所变化；生药在加热水煮过程中，其结合状态的延长，逐渐减低其含量。大承气汤的大黄是后下法，所测得的大黄蒽醌苷总量较高，尤以结合状态成份保留的多，而鞣质的煎出率较低。调胃承气汤测定的蒽醌苷含量较低，而鞣质的煎出率稍高。由于大黄的蒽醌苷是泻下成分，鞣质是收敛成分，两者关系至为密切，直接影响临床疗效。先煎法要比后下法的泻下程度缓和些，轻些，可能是这方面的原因之一。

2. 泻下作用 《天津中医药杂志》（1965，10：790）：根据动物实验结果，大承气汤经口投药后，有明显增加消化道推进运动的作用，在投药后10分钟，作用就很明显。此外，还有明显增加肠容积的作用。实验表明，大承气汤的泻下作用，是通过肠壁的纵肌和环肌的收缩增强和肠腔容积增加来完成的。在肠内注入大承气汤后，原来安静的肠管，立即开始收缩和蠕动，同时肠容积急骤的增加，使肠腔处于充盈状态，由于运动和肠腔容积的增加，推进肠管运动不断前进，故使套叠的肠管得以迅速还纳。实验还表明，本方对肠管的作用，以局部作用为主，静脉注射或切断迷走神经，既不能使肠套叠加速还纳，亦不能干扰其对肠管的局部作用。

3. 剂型研究 《中药通报》（1984，3：27）：将本方制成"肠通冲剂"。方法：枳实、厚朴各900g加水煎煮，过滤，并浓缩至稠膏状，加醇滤过，滤液合并生大黄1200g醇渗漉液，回收乙醇，浓缩至稠膏状，和入芒硝750g，加白糊精、白淀粉制粒，干燥，分装100袋。经214例肠梗阻临床观察验证，本方改成冲剂后，既能保证汤剂的优点，又能确保药物疗效，较适用于急诊病人。

4. 对消化功能的恢复 《中国中西医结合杂志》（1994，9：522）：作者采用放免方法和肠鸣音分析技术观察了腹部术后胃肠激素改变和肠运动的关系及大承气汤对其的影响。结果显示：腹部术后肠道运动功能低下，肠管张力减低，运动不协调，与胃动素（MOT）水平降低有关。大承气汤可促进肠管运动，增强肠管张力，血管活性肠肽、P物质、MOT释放增加，使消化道处于新的动态平衡，有利于术后消化功能的恢复。

5. 对家兔胃运动的影响 《河北中医》（1995，5：25）：岳氏等观察了本方水煎剂对家兔胃运动的影响。结果发现：本方能加强胃尾区平滑肌的收缩力，使胃内压升高，并能增加单位时间内胃的收缩频率，其对胃运动的影响表现为先抑制后兴奋的特点。

6. 对肝、肺、肾损害的保护作用 《天津中医》（1998，1：34）：田氏等观察了本方对肠源性内毒素血症模型鼠肝、肺、肾损害的保护作用。结果表明：模型组大鼠肺间质充血，肺泡隔明显增厚，肺小血管腔内中性粒细胞聚集，肺间质及肺泡出血、水肿，伴中性粒细胞浸润，微血栓形成。肝脏显示肝窦扩张，窦内枯否氏细胞肿胀、数量增多，并可见中性粒细胞；肝细胞呈小灶性或灶性坏死。肾脏显示间质及肾小球充血，肾小管上皮细胞变性，少数脱落；个别动物肾小球缺血，肾球囊腔明显增大；肾小管内可见多量管型。而治疗组肝、肺、肾病理改变则明显减轻。

7. 保肝与抗炎作用 《中国中西医结合杂志》（1998，7：453）：赵氏等观察了32例多器官功能障碍综合征（MODS）病人及模型大鼠外周血急性期蛋白（APP）水平及通里攻下治疗对其的影响。同时观察体外经大肠杆菌内毒素活化的大鼠肝细胞分泌APP水平及大承气汤对大鼠肝细胞合成分泌APP的影响。结果：MODS病人血清APP水平较对照组显著升高，经大承气通里攻下治疗3日后血清APP水平显著降低；急性感染性腹膜炎及肠系膜动脉缺血再灌注所致MODS大鼠血清APP水平均显著高于对照组，予大承气汤灌胃3日后血清APP水平降低；体外培养大鼠肝细胞经LPS刺激活化后分泌APP水平升高，经与不同浓度含大承气汤有效吸收成分兔血清共育后，APP的分泌水平下降，各APP均呈剂量相关抑制作用。认为通里攻下法能降低致损因子对肝脏的刺激作用，抑制过度炎症反应对组织脏器的损害。

8. 抗肺肾损害作用　《实用中西医结合杂志》（1998，11：994）：黄氏等观察了急性胰腺炎（AP）病人用大承气汤为主治疗前后血浆内毒素（ET）和腹水ET的变化及其与肺肾损害的关系。结果提示：AP时有肠道ET吸收，以重症AP最为明显，并且与肺肾损害呈正相关。腹水ET比血浆ET明显增高。该中药通过减少肠道ET吸收，阻断了始动病因（内毒素血症），从而抑制或减少了发病后的链锁反应，减轻了全身炎症反应综合征和多器官功能障碍综合征，起到了防治AP的作用。

9. 对内毒素休克模型家兔血清溶菌酶活性的影响　《中国中西医结合外科杂志》（1999，2：81）：实验结果表明，大承气汤能通过其消炎、抗菌、抑制内毒素吸收及稳定细胞膜等作用使溶菌酶活性恢复正常。

10. 保护线粒体的实验研究　《中药药理与临床》（1999，4：7）：实验表明：大承气汤能够拮抗内毒素所诱导的脂质过氧化损伤，保护肝线粒体，减轻内毒素对机体的损害。

11. 对促进胆道术后肠功能恢复　《中国中西医结合外科杂志》（1999，12：360）：对60例择期胆道手术病人，于术后早期分别采用大承气汤肛滴，结果表明：大承气汤肛滴对促进术后肠功能恢复具有良好作用，其作用机理与胃动素有关。

12. 对大鼠结肠手术后肠蠕动的恢复　《江苏中医药》（2004，5：53）：研究表明大承气汤能促进结肠手术后大鼠的肠蠕动，表现为在肠蠕动功能恢复后能进一步加速其运动，其作用机制可能并不是通过促进胃动素的释放增加。

13. 对多器官功能障碍综合征（MODS）时肠道细菌微生态学的影响　《中国微生态学杂志》（2007，2：133）：MODS时大鼠肠道细菌微生态出现明显变化，发生肠源性内毒素血症和细菌易位。大承气汤可以调整肠道菌群，恢复肠道微生态平衡，增加机体定植抗力，防治细菌易位和内毒素血症。

14. 对胃肠激素的分泌及其促胃肠运动　《河南中医学院学报》（2008，5：19）：里实热证大鼠胃肠组织中血浆胃动素（MTL），碱性肠肽（VIP）含量改变可能与其胃肠运动减弱有关，大承气汤能调节正常大鼠和里实热证模型大鼠胃肠激素的分泌，与其促进胃肠运动有一定关系。

【验案】

1. 阳明热实　《经方实验录》：江阴街吴姓妇人，病起已6～7日，壮热，头汗出，脉大，便闭7日未行，满头剧痛，不言语，眼胀，瞳神不能瞬，人过其前，亦不能辨，证颇危重。余曰：目中不了了，睛不如，燥热不冲，此阳明三急下之第一证也。不速治，病不可为矣。于是遂书大承气汤方与之：大黄12g，枳实9g，川朴3g，芒硝9g。并嘱其家人速煎服之，竟1剂而愈。

2. 急性胰腺炎　《辽宁中医杂志》（1985，2：24）：应用大承气汤加味（大黄、厚朴、枳实、芒硝、黄芩、黄柏、柴胡），肠胃实热型热重加金银花、连翘；湿热蕴结型有黄疸者加茵陈、栀子；合并胆道蛔虫者加苦楝皮、槟榔、细辛。1日2剂，每6小时1次，每次500ml，大便已通者去硝、黄，改为每日1剂。治疗急性胰腺炎48例，48例均有典型的上腹部及局部压痛和反跳痛；39例伴有恶心、呕吐，巩膜黄染8例，发热30例；尿淀粉酶测定在128U（温氏涂片法）以上；白细胞总数超过1万以上38例；发病到就诊时间最短4小时，最长34小时；其中有6例伴胆道蛔虫症，8例伴胆囊炎；辨证分型为肝郁气滞型（轻度水肿型）、胃肠实热型（重症水肿型）、湿热蕴结型（合并胆道蛔虫症）。结果：本组48例全部治愈，其中大部分病例经治1～2天，临床症状和体征迅速缓解，尿淀粉酶恢复正常最快1天，最迟10天。

3. 肠梗阻　《中西医结合杂志》（1989，9（5）：282）：应用本方加减：大黄30g（后下），枳实15g，厚朴15g，芒硝30g（后下），莱菔子15g，黄芩15g，加水1000ml，煎至300ml，灌肠前将芒硝放入药液中溶解，置于输液瓶中经肛管滴入，每分钟80～100滴，1日1次，连续治疗3天，无效转手术治疗，治疗肠梗阻78例，对照组口服大承气汤，共92例，疗效标准：有效者为腹痛、腹胀消失，排气，排出水样便，X线腹部透视液平消失；无效者为灌肠后肛门仅排出药液，腹胀未缓解，X线腹部透视液平面存在，须中转手术。灌肠组1剂有效者50例，2剂有效者22例；

有效率为92.3%；无效而中转手术者6例。平均住院为6天。口服对照组92例中，1剂有效者46例，2剂有效者24例；有效率为76.1%；无效而中转手术者22例。平均住院时间为12天。两组对比$P<0.005$。

4. 严重创伤呼吸窘迫综合征 《中国中西医结合杂志》（1992，9：541）：应用本方，先将厚朴、枳实各20g，煮沸15分钟，再下大黄15g煮沸15分钟，最后下芒硝9g，待完全溶解后，滤液去渣，1剂药液为150～200ml，口服或鼻饲每次50ml左右，2小时内服完，均坚持服用1周左右，治疗严重创伤呼吸窘迫综合征12例。结果：存活10例，死亡2例（占16.6%），其中1例死于脓毒败血症，另1例死于肌红蛋白尿引起的肾阻塞。

5. 胃术后吻合口排空障碍 《中国中西医结合杂志》（1994，10：594）：用大承气汤（大黄12g，厚朴15g，枳实9g，芒硝5g），每日1剂，浓煎至400ml，每次将200ml自胃管注入胃内，夹闭胃管2小时，早晚各1次，治疗胃术后吻合口排空障碍12例，并设对照组11例。结果：治疗组全部治愈，其中1次（4小时内）治愈5例，给药2～3次（12～30小时）治愈5例，给药4次（47小时内）治愈1例。对照组治愈3例。

6. 急性湿疹 《山东中医杂志》（1995，5：251）：用本方加味：大承气汤原方加蝉蜕、赤芍、金银花、桃仁、麻黄为基本方，瘙痒甚者加白鲜皮、苦参；便溏者去芒硝，加山药；丘疱破裂糜烂渗出较重，有感染倾向者加蒲公英、苍术；体温升高者加地龙；治疗急性湿疹34例。结果：1个疗程治愈19例，2个疗程治愈13例，好转2例，总有效率为100%。

7. 脑出血 《中医杂志》（1996，1：28）：以本方治疗急性脑出血43例，观察病人巨噬细胞吞噬功能和T淋巴细胞亚群的变化规律。结果显示：病人组巨噬细胞吞噬率和吞噬指数普遍降低，与对照组比较差异显著（$P<0.01$），CD_4和CD_8明显增高（$P<0.05$），CD_4/CD_8明显降低（$P<0.05$）。提示大承气汤对脑出血病人有明显的免疫调节功能。

8. 出血热急性肾衰竭 《山东中医药大学学报》（1997，3：203）：用本方加味：大黄20g（后下），芒硝15g（冲），厚朴9g，枳实9g，紫草30g，药量随证加减；治疗出血热急性肾衰17例。结果：显效（服药1剂后1小时有便意，当天大便5次左右，尿量800ml左右，临床症状好转）11例，有效5例，总有效率为94.12%。

9. 结石肾绞痛 《湖南中医杂志》（1997，1：25）：以本方加番泻叶，治疗结石肾绞痛63例，结果：显效48例，有效11例，无效4例，总有效率93.65%。

10. 糖尿病性胃潴留 《中国中西医结合杂志》（1997，10：525）：用本方加味：大黄、芒硝、枳实、厚朴、黄连、槟榔、牵牛子、莪术，治疗糖尿病性胃潴留20例。结果：治疗组治疗后胃电活动以及临床症状与对照组（药用胃复安）相比有明显改善。

11. 急性胆源性胰腺炎 《陕西中医》（2003，1：39）：用本方治疗急性胆源性胰腺炎72例，结果：痊愈53例，好转14例，无效5例，总有效率为93.1%。

12. 顽固性便秘 《实用中医内科杂志》（2008，3：53）：用本方保留灌肠，治疗顽固性便秘76例，结果：治愈率78.96%；好转率为19.73%；总有效率为98.67%。

13. 急性有机磷农药中毒 《河北中医药学报》（2006，4：5）：对86例口服急性有机磷农药中毒病人应用大承气汤或硫酸钠导泻的酶学变化进行分析。结果：46例应用大承气汤导泻的急性有机磷农药中毒病人，比40例应用硫酸钠导泻的急性有机磷农药中毒病人的胆碱酯酶（CHE）在72小时升高，而肌酸激酶（CK）、谷丙转氨酶（ALT）、乳酸脱氢酶（LDH）在72小时均有降低。结论：口服急性有机磷农药中毒病人应用大承气汤导泻可降低各脏器损害，促进恢复。

小承气汤

【来源】《伤寒论》。
【组成】大黄四两（酒洗）厚朴二两（炙，去皮）枳实三枚（大者，炙）
【用法】水四升，煮取一升二合，去滓，分温二服。初服汤当更衣，不尔者，尽饮之；更衣者，勿服之。

【功用】

1.《伤寒论》：微和胃气。

2.《古今医统大全》：泻上焦之痞热。

3.《重订通俗伤寒论》何秀山按：直下小肠结热。

4.《新急腹症学》：通里清热，宽中行气。

【主治】

1.《伤寒论》：阳明病，其人多汗，以津液外出，胃中燥，大便必硬，硬则谵语；阳明病，腹大满不通者；阳明病，潮热，不大便六七日；阳明病，谵语，发潮热，脉滑而疾者；太阳病，若吐、若下、若发汗后，微烦，小便数，大便因硬者；得病二三日，脉弱，无太阳柴胡证，烦躁心下硬，至四五日，虽能食者；厥阴病，下利谵语，有燥屎。

2.《千金翼方》：霍乱，大便不通，哕数口，谵语。

3.《世医得效方》：下利赤黄，但烦饮冷，小便不利，得热则极，心烦躁，喜渴。

4.《麻疹全书》：杂病上焦痞满不通。

5.《卫生宝鉴·补遗》：心胸连脐腹大闷，腹中疼，坐卧不安，胃闷喘急，或腹中微满，不大便。

6.《医学入门》：里症已见三四，脐腹胀满而不甚坚硬，或胸满潮热不恶寒，狂言而喘，病属小热小实小满者。

7.《仁术便览》：痢疾初发，积气盛，腹痛难忍，或作胀闷，里急后重，数至圊而不能便，窘迫之甚。

8.《景岳全书》：麻疹已出，便秘甚者。

9.《丹台玉案》：伤寒传里，有痞满实，而无燥坚者。

10.《医宗必读》：失下呃逆，大便实者。

11.《广瘟疫论》：渴，痛在脐上及当脐，关脉滑大，邪已传胃，舌多黄苔，腹满而不痛；自利，按其心下至少腹无硬痛处。

12.《医学心悟》：邪传少阴，口燥咽干而渴，或下利肠垢，目不明。

13.《杂病源流犀烛》：恶寒发热，腹满背恶寒，邪入里；背恶寒，又潮热，腹满，胃中实热。

14.《温病条辨》：阳明温病，诸证（面目俱赤，语声重浊，呼吸俱粗，大便闭，小便涩，舌苔老黄，但恶热，不恶寒，日晡益甚）悉有而微数，脉不浮者；阳明温病，汗多谵语，舌苔老黄而干者；阳明温病，下利谵语，阳明脉实，或滑疾者；阳明暑温，湿气已化，热结独存，口燥咽干，渴欲饮水，面目俱赤，舌燥黄，脉沉实者。

15.《医醇剩义》：小结胸，发热，谵语，便硬，胸痞拒按，舌焦黄，脉实有力。

【方论】

1.《金镜内台方议》：证属阳明者，此为可下也。若大满、大实者，属大承气汤。今此大热，大便硬，未至于大实，只属小承气汤也。以大黄为君，而荡除邪热；以枳实为臣，而破坚实；以厚朴为佐使，而调中除结燥也。

2.《医方考》：邪在上焦则作满，邪在中焦则作胀，胃中实则作潮热，阳乘于心则狂，热干胃口则喘。枳、朴去上焦之痞满，大黄荡胃中之实热。此其里证虽成，病未危急，痞、满、燥、实、坚犹未全俱，以是方主之，则气亦顺矣，故曰小承气。

3.《伤寒附翼》：夫诸病皆因于气，秽物之不去，由于气之不顺，故攻积之剂，必用行气之药以主之。亢则害，承乃制，此承气之所由。又病去而元气不伤，此承气之义也。大黄倍厚朴，是气药为臣，名小承气。味少，性缓，制小，其服欲微和胃气也，故名曰小。三物同煎，不分次第，而服只四合，此求地道之通，故不用芒硝之峻，且远于大黄之锐矣，故称为微和之剂。

4.《医方集解》：此少阳、阳明药也。邪在上焦则满，在中焦则胀，胃实则潮热，犹潮水之潮，其来有时，阳明燥金旺主于申酉，故曰晡潮热。伤寒潮热为胃实，无虚证，阳邪乘心则狂，故谵语，胃热于肺则喘。故以枳、朴去上焦之痞满，以大黄去胃中之实热，此痞满燥实坚未全者，故除芒硝，欲其无伤下焦真阴也。

5.《重订通俗伤寒论》：小肠火地腑，非苦不通，故君以生军之苦寒，以涤小肠；臣以枳实之苦降，直达幽门；但苦辛不通，故佐以厚朴之苦辛，助将军一战成功也。此为阳明实热，蕴结小肠之良方。

6.《金匮要略心典》：谵语者，胃实之征，为有燥屎也，与心下坚，脉滑者大同。然前大承气者，以因实而致利，去之惟恐不速也；此用小承气者，以病成而适实，攻之恐伤及其正也。

7.《绛雪园古方选注》：承气者，以下承上也，取法乎地，盖地以受制为资生之道，故胃以酸苦为涌泄之机，若阳明腑实，燥屎不行，地道失矣，乃用制法以去其实。大黄制厚朴，苦胜辛也，厚朴制枳实，辛胜酸也，酸以胜胃气之实，苦以化小肠之糟粕，辛以开大肠之秘结，燥屎去，地道通，阴气承，故曰承气。独治胃实，故曰小。

8.《医方论》：此治邪在中、上两焦之正法也。注中但有谵语潮热、喘满等症，而无腹胀坚满之象，故减去芒硝，不使伐无病之地以劫阴。略一加减，必有精义，规矩方圆之至也。

9.《金匮要略方义》：本方乃攻里泻热之轻剂，为阳明病里热结实，大便燥结之轻证而设。其治下利谵语者，亦属肠胃热实，积滞内蓄之类，故曰有燥屎也。燥屎不去，热结不消，小肠之泌别、大肠之传导，均失其常，故症有大便不通者，亦有下利黏秽者，治当攻下燥屎。方中以大黄为君，荡涤实热积滞。臣以枳实、厚朴行气导滞，既能消痞除满，又能助大黄泻热攻积。三药同煮，且无芒硝之配合，其攻下之力则较为轻缓，故《伤寒论》称此为微和胃气之剂。然总属攻下之品，内无实热积滞者，切莫妄投。

10.《历代名医良方注释》：查此方主药大黄，仍用四两，而与前方有大小之分者。盖前方厚朴，视大黄加倍；本方厚朴，视大黄减倍，安得不小。故前大承气汤，为适量之大下药；而本方小承气为微量之缓下药。若本方朴、枳气药加重，金匮名厚朴三物汤。方之量数变，则方之名称变，方之主治亦变。然则大承气，朴、枳亦系重用。厚朴三物汤之朴、枳与大承气汤之朴、枳，量数正同。何以主攻下去实，而不主化气行滞，曰大承气硝、黄同用，朴、枳因助硝、黄之涤荡，后方只用黄不用硝，而气药又加重，是下药为单味，而气药为复味，大黄反助朴、枳之消导矣。古人用药之精义，于此不难窥见斑云。

【实验】对血管通透性的影响《中成药研究》（1983，10：28）：实验结果表明，小承气汤能降低小鼠腹部血管通透性，抑制异物从血循环渗出，而对血管吸收过程，本方起降低作用。

【验案】

1.伤寒阳明腑实证 《普济本事方》：一人病伤寒，大便不利，日晡潮热，手循衣缝，两手撮空，直视喘急。许曰：此诚恶候，得之者十中九死，仲景虽有证而无治法，但云脉弦者生，涩者死。此已经吐下，难于用药，漫且救之，若大便得通而脉弦者，庶可治也。与小承气汤1服，而大便利，诸疾渐退，脉且微弦，半月愈。

2.伤寒协热利 《医宗必读》：王某，伤寒至5日，下利不止，诸药不效，有以山药、茯苓与之，虑其泻脱。诊之，六脉沉数，按其脐则痛，此协热自利，中有结粪。与小承气倍大黄服之，得结粪数枚，诸症悉安。

3.热结旁流 《蒲辅周医案》：梁某，男，28岁，患流行性乙型脑炎已6日，曾连服中药清热解毒、养阴之剂，病势有增无减。诊时，体温40.3℃，脉沉数有力，腹满微硬，哕声连续，目赤不闭，无汗，手足妄动，烦躁不宁，有欲狂之势，神昏谵语，四肢微厥，昨日下行纯青黑水，此虽病邪羁踞阳明，热结旁流之象，但未至大实满，而且舌苔秽腻，色不老黄，未可与大承气汤，乃用小承气汤微和之。药后诸证豁然，再以养阴和胃之剂调理而愈。

4.胃脘痛 《经方实验录》：史某，阙上痛，胃中气机不顺，前医投平胃散不应，当必有停滞之宿食，纳谷日减，殆以此也。拟小承气汤以和之（生川军9g后下，川朴6g，枳实12g），服后应手。

5.呃逆 《伤寒名案选新注》：张意田治董友七旬之母，病已8日，脉亦软缓而迟滞，发热日晡益甚，舌苔黄厚，大便不行，畏寒呃逆。阅诸方咸以老年正气虚，用丁香柿蒂散与补阴之剂，此乃表邪未解，而陷里之热急，致气机逆塞而发呃，法当下之，毋以高年为虑也。与小承气汤，服后大便转矢气，兼有心烦不宁之象，与1剂，临晚下黑屎数枚，二更战栗壮热，四更大汗，天明又便黑屎，然后呃止神清而睡。

6.小儿胆道蛔虫症 《湖北中医杂志》（1981，6：45）：用小承气汤为主，治疗小儿胆道蛔虫症9例，一般服药12剂均获痊愈。例：方某某，男，10岁。右上腹阵发性绞痛拒按，痛甚则唇紫肢冷，呕吐黄苦水，舌稍红，苔花白而薄，脉细沉迟，胆道造影示：总胆管内有一长条状阴影，诊为胆道蛔虫病。处方：大黄、川朴、白芍各12g，枳实、槟榔各10g。服1剂后大便3次，呈褐黑色泡沫状，排蛔虫数条，腹痛止，胆道造影阴性。

7. 病毒性肝炎　《云南医药》（1982，2：102）：应用小承气汤加甘草（炙大黄10g，枳实15g，厚朴15g，甘草3g，小儿药量酌减），湿重病人加苍术15g，厚朴和枳实炒用。消化道症状如厌食等消化不良症状严重时，加焦山楂15g，鸡内金10g。黄疸指数较高，症状严重者给10%葡萄糖500～1000ml静脉滴注，一般3～5天。治疗病毒性肝炎40例，其中急性病毒性肝炎（黄疸型）20例，急性病毒性肝炎（无黄疸型）18例，急性乙型肝炎2例。治疗15天为1疗程，1疗程后进行1次全面复查，共治疗2个疗程。总疗效以2个疗程评定。对治疗病例进行随访，3个月复查1次，随访期1年。对40例随访中，1年后39例痊愈病人无1例复发，1例乙型肝炎病人HBsAg持续（＋），谷丙转氨酶呈波动状态。

8. 小儿急性胃肠炎　《国医论坛》（1990，1：19）：应用小承气汤加味（生大黄10g，川朴5g，枳实10g，焦山楂10g，焦曲10g），若腹痛者，加木香；发热者，加连翘、薄荷；呕吐频繁者，加砂仁、川连、半夏。诸药加水同煎2次，煎成200～300ml药液，每日1剂。治疗小儿急性胃肠炎91例。服药后1天以内临床症状消失，粪检无异常者为痊愈；2天以内临床症状消失，粪检无异常者为显效；3天以内临床症状消失，粪检无异常者为有效；24小时呕吐及腹泻次数不减少者为无效。结果：速效16例，显效42例，有效26例，无效7例；总有效率为92.3%。

9. 腹部手术后胃肠功能紊乱　《中西医结合杂志》（1991，4：241）：应用大黄、厚朴、枳实各15g，随症加减，血瘀型加大血藤20g，乌药10g，木香10g，川楝子10g；气滞寒痛型加木香10g，青皮15g，肉桂10g，乌药10g，小茴香10g，干姜15g；气结型加木香10g，陈皮15g，青皮15g，砂仁10g，香附10g。治疗腹部手术后胃肠功能紊乱病人48例，疗效判定标准：皆以肛门排气，腹部胀痛消失为指标。结果：术后肛门排气时间，治疗组明显早于对照组。

10. 改善术后肠功能　《中国中西医结合杂志》（1995，7：435）：用小承气汤加减：党参10g，白术12g，茯苓12g，厚朴15g，枳壳12g，木香15g，大黄9g（后下），水煎，每日1剂，观察恢复术后肠功能104例，并设对照组100例不用药。结果：治疗组术后肛门排气时间明显早于对照组。两组比较差异显著（$P<0.01$）。

芒消散

【来源】《太平圣惠方》卷九。
【组成】川芒消二两　前胡一两（去芦头）　枇杷叶半两（拭去毛，炙微黄）　葛根一两（锉）　川大黄二两（锉碎，微炒）　半夏一两（汤洗七遍去滑）
【用法】上为粗散。每服四钱，以水一中盏，加生姜半分，大枣三个，煎至六分，去滓温服，不拘时候，以利为度。
【主治】伤寒失下，九日不解，致令内实，胸胁逆满，日晚即潮热者。

大黄散

【来源】《太平圣惠方》卷八十四。
【组成】川大黄一两（锉，微炒）　甘草半两（炙微赤，锉）　麦门冬半两（去心，焙）　细辛半两　黄芩半两
【用法】上为粗散。每服一钱，以水一小盏，煎至五分，去滓温服，不拘时候。
【主治】小儿四五岁伤寒，壮热挟实，心腹胀闷。

三一承气汤

【来源】《宣明论方》卷六。
【别名】三乙承气汤（《世医得效方》卷四）。
【组成】大黄半两（去皮）　芒消半两　厚朴半两（去皮）　枳实半两　甘草一两
【用法】上锉，如麻豆大。水一盏半，加生姜三片，煎至七分，纳消，煎二沸，去滓服。
【功用】《血证论》：攻下火结。
【主治】《宣明论方》：伤寒、杂病，内外所伤，日数远近，烦渴谵妄，心下按之硬痛，小便赤涩，

大便结滞；或湿热内甚而为滑泄，热甚喘咳，闷乱惊悸，狂癫目疼，口疮舌肿，喉痹痈疡，阳明胃热发斑，脉沉可下者；小儿热极，风惊抽搐，气喘昏塞，并斑疹黑陷，小便不通，腹满欲死；或斑疹后热不退，久不作痂；或作斑纹疮癣，久不已者；佛热内成疹癣；坚积黄瘦，卒暴心痛，风痰酒隔，肠垢积滞，久壅风热，暴伤酒食，烦心闷乱，脉数沉实；或肾水阴虚，阳热独甚，而僵仆卒中，一切暴喑不语，蓄热内甚，阳厥极深，脉反沉细欲绝。

【方论】

1.《医方类聚》引《修月鲁般经》：此方河间先生所制，缓下急下，善开发而解郁结，可通用三一承气，最为妙也。盖大黄苦寒，而通九窍二便，除五脏六腑积热；芒硝咸寒，破痰散热，润肠胃；枳实苦寒，为佐使，散滞气，消痞满，除腹胀；厚朴辛温，和脾胃，宽中通气；四味虽下剂，有泄有补，加甘草以和其中。然以甘草之甘，能缓其急结，湿能润燥，而又善以和合诸药而成功，是三承气而合成一也。善能随证消息，但用此方，则不须用大、小承气并调胃等方也。

2.《成方切用》：谓合三承气为一方也。成无己曰：若大承气证，反用小承气，则邪不服；若小承气证，反用大承气，则过伤元气，而腹满不能食。仲景所以分而治之，后人以三方合而为一，云通治三方之证，及伤寒、杂病，内外一切所伤。与仲景之方，甚相违戾，失轩岐缓急之旨，使病人暗受其害，将谁咎哉？

3.《历代名医良方注释》：查此方系合三承气，即大承气、小承气、调胃承气，为一方。刘氏原本目次，系列于大小调胃三承气之后。若此方可补三承气未尽之义也者，窃三承气方，各有各方的组织，各有各方的意义，界畔不容紊乱，轻重不容倒置。本方内药味稍有出入，方制即变，此项义蕴，已详前总论中。大承气厚朴原为八两，倍于大黄，刘本则均为半两。调胃承气汤芒硝原为八两，倍于大黄，刘本亦均为半两，似于经方组织意义，尚少体查。方名三一，并不能包涵三方的理性功用，合而为一，不过改原本的大承气，加甘草一两，混合为一而已。刘氏对气运哲理，研稽极深，且与病理证象治法合勘，不落空元，是其境谊超越处。如本方阳明篇，病理

不恶寒，惟发热，而此则举出火极似水，如蓄热内甚，阳厥极深，脉反沉细欲绝。正气与邪热并之于里，里热亢极，反为寒战，脉微而绝，实为透过一层。此等长处，学者所当体察。若此等方，昔贤或誉为攻补兼施，得仲景之秘，吾斯之未能信也。

【验案】少阴伏暑《全国名医验案类编·续编》引朱镜洲案：病者女，年18岁。嫁未弥月，贪凉过食，患伏暑症，恶寒发热，投发散风寒，佐以芳香透达，寒热将罢，下利纯清，脉象长洪，舌苔厚腻，色带糙黄，系少阴热症。仲景有急下之法，盖暑虽属于三焦，膜原出入于阳明、太阳之间，然肠胃有宿食，少阴有伏气，燥屎不下，热结旁流，所下非血也，若不急下，必致内陷亡阴，用三一承气汤下之。大黄、芒硝、枳实、厚朴、甘草。大便解后，黄苔即退，脉形洪大，转为柔软，病即愈。

柴胡大黄汤

【来源】《圣济总录》卷二十一。

【别名】柴胡汤（原书卷二十八）。

【组成】柴胡（去苗） 大黄（湿纸裹，煨） 朴硝 枳壳（去瓤，麸炒）各一两 甘草（炙，锉）半两

【用法】上为粗末。每服五钱匕，水一盏半，煎至一盏，去滓温服，每日二次。不可过多，若大小肠通，则汗自出。

【主治】伤寒日数过多，热结在里，心中气闷，或发疼痛，狂言不定，烦躁欲走，不得眠，大小便不通。

六一顺气汤

【来源】《伤寒六书》卷三。

【组成】大黄 枳实 黄芩 厚朴 甘草 柴胡 芒消 芍药

【用法】上先将水二钟，滚三沸后入药，煎至八分，临服时入铁锈水三匙调服。

【主治】

1.《伤寒六书》：伤寒热邪传里，大便结实，口燥咽干，怕热谵语，揭衣狂妄，扬手掷足，斑

黄阳厥，潮热自汗，胸腹硬满，绕脐痛。

2.《寿世保元》：伤寒阳明内实，失下而作呃逆者。

3.《诚书》：痢疾，表里有实热，赤白相兼，腹痛，里急后重，壮热口渴。

【加减】结胸证，心下硬痛，手不可近，燥渴谵语，大便实者，去甘草，加甘遂、桔梗；凡伤寒过经，及老弱并血气两虚之人，或妇人产后有下证，或有下后不解，或有表证尚未除，而里证又急，不得不下者，去芒消。

调胃承气汤

【来源】《伤寒全生集》卷二。

【组成】大黄　芒消　枳实　厚朴　黄芩

【用法】加甘草，水煎服。以利为度。

【主治】阳明经胃实，潮热谵语，燥渴，大便不通，手足濈濈自汗，或面赤谵语，脉洪数，或揭去衣被，恶热，饮水不止者。

调胃承气加麦冬元参汤

【来源】《医学摘粹》。

【组成】大黄三钱　芒消三钱　甘草二钱　麦冬五钱　元参三钱　白蜜一杯

【用法】流水煎大半杯，入白蜜热服。

【主治】阳明腑证，潮热汗出，谵语腹满，便秘者。

加味大承气汤

【来源】《医学探骊集》卷三。

【组成】川大黄六钱　厚朴四钱　枳实四钱　芒消四钱　黄芩四钱　滑石三钱　栀子三钱　黄柏三钱

【用法】水煎，温服。

【主治】伤寒热毒传里，觉内热过盛，中宫痞塞不通，其外形并不恶寒，惟见目赤舌苔，脉洪盛有力，素无中寒，身体强壮者。

【方论】此方以大黄为君，芒消为佐，枳、朴又佐之，能行气分，惟大黄可多加，芒消自宜少用，加滑石清六腑之热，黄芩清血中之热，栀子清上焦之热，黄柏清下焦之热，使其上中下积滞之热，皆随大黄推荡而去。

镇逆承气汤

【来源】《医学衷中参西录》上册。

【组成】芒消六钱　赭石二两（研细）　生石膏二两（捣碎）　潞党参五钱

【用法】上用水四盅，先煎后三味，汤将成加芒消，煎一二沸，取清汁二盅。先温服一盅，过三小时，若腹中不觉转动，欲大便者，再温服余一盅。

【主治】寒温阳明腑实，大便燥结，当用承气汤下之，而呕吐不能受药者。

四、呃　逆

伤寒呃逆，也称哕，是指伤寒病程中出现的以气逆上冲，出于喉间，呃呃连声，声短而频，不能自止为主要表现的病情。《黄帝内经灵枢经·口问》："谷入于胃……寒气与新谷气俱还入胃，新故相乱，真邪相攻，气并相逆，复出于胃，故为哕"。《伤寒论》："阳明病，不能食，攻其热必哕。所以然者，胃中虚冷故也。以其人本虚，攻其热必哕"。病有寒热之分。呃声沉缓，遇寒愈甚，得热则减者常为寒呃，多因脾胃阳虚，胃中虚冷，浊阴之气上逆而致。呃声洪亮，口臭烦渴者为热呃，多因胃热雍盛，失于和降而致。治宜清火降逆，和胃止呃。

甘草汤

【来源】方出《肘后备急方》卷二，名见《外台秘要》卷二引《深师方》。

【组成】甘草三两　橘皮一升

【用法】水五升，煮取三升，分服，日三，取瘥。

【主治】伤寒呃不止。

荜澄茄汤

【来源】方出《本草图经》（见《证类本草》卷九），名见《圣济总录》卷二十五。

【别名】荜良汤（《小儿卫生总微论方》卷七）、荜澄茄散（《类编朱氏集验方》卷三）。

【组成】荜澄茄三分　高良姜三分

【用法】上为散。每服二钱，水六分，煎十余沸，入少许醋搅匀，和滓如茶热呷。

【主治】

1.《证类本草》引《本草图经》：伤寒咳噫，日夜不定。

2.《圣济总录》：伤寒呕哕，日夜不定。

肉豆蔻汤

【来源】《伤寒总病论》卷三。

【组成】肉豆蔻一个　石莲肉（炒）茴香各一分　丁香半分　生姜　人参各二分　枇杷叶五片（拭去毛，炙）

【用法】上锉。水三升，煎至一升半。分四服，空心暖饮之。

【主治】伤寒后咳噫。

橘皮干姜汤

【来源】《伤寒图歌活人指掌》卷五。

【组成】陈皮　通草　干姜　人参

【用法】每服水二盏，煎至八分，去滓，分二次服。

【主治】

1.《伤寒图歌活人指掌》：咳逆哕恶。

2.《医学入门》：伤寒初病，但恶寒，不发

热，口中和，脉微细而呃逆者。

丁附理中汤

【来源】《伤寒全生集》卷三。

【组成】丁香　附子　干姜　人参　白术　甘草

【用法】加生姜，水煎，磨木香、姜汁，温服。

【主治】伤寒胃寒呃逆；及服寒凉药过多，伤胃呃忒。

【加减】胃寒甚者，加良姜；冷气逆上者，加沉香。

丁香柿蒂散

【来源】《伤寒全生集》卷三。

【组成】丁香　柿蒂各一钱五分　茴香　干姜　良姜　陈皮各一钱

【用法】上药各为细末。用热姜汤调下。末宜再服。

【主治】伤寒阴证呃逆；及胸中虚寒，呃逆不止者。

黄荆散

【来源】《古今医鉴》卷五。

【组成】黄荆子不拘多少（炒）

【用法】水煎服。

【主治】伤寒发热而咳逆者。

小柴胡汤

【来源】《万病回春》卷三。

【组成】柴胡　黄芩　山栀　柿蒂　陈皮　砂仁　半夏（姜汁炒）竹茹各一钱　藿香八分　沉香　木香各三分　茴香五分　甘草三分

【用法】上锉一剂。加生姜一片，乌梅一个，水煎，磨沉、木香，温服。

【主治】身热，烦渴，发呃。

五、便　秘

伤寒便秘，是指伤寒病过程中排便困难，涩滞不通的病情。《伤寒论》："病人不大便五六日，绕脐痛，烦躁，发作有时，此有燥屎，故使不大便也"。《圣济总录》："论曰伤寒大便不通者，胃腑实也，盖因太阳病，若发汗若下若利小便，亡其津液，胃中干燥，因转属阳明，不更衣，内实，大便难。此阳明证也，当下之"。本病成因为太阳病汗不得法，或误用吐、下，或妄利小便，致津液损伤，邪入阳明化燥，致使大便秘结；或外邪直犯阳明，化热成燥，因燥成实而致便秘；或宿食化燥，燥结成实而致大便难。治当润肠通便或泻热通便，甚则峻下热实，荡涤燥结。

蜜　煎

【来源】《伤寒论》。

【组成】食蜜七合

【用法】于铜器内，微火煎，当须凝如饴状，搅之勿令焦著，欲可丸，并手捻作挺，令头锐如指大，长二寸许，当热时急作，冷则硬。以纳谷道中，以手急抱，欲大便时乃去之。

【主治】阳明病，自汗出，若发汗，小便自利者，此为津液内竭，虽硬不可攻之。

【验案】伤寒阳明便秘证 《伤寒九十论》：庚戌仲春，艾道先染伤寒近旬日，热而自汗，大便不通，小便如常，神昏多睡。诊其脉，长大而虚。用蜜煎导之三次，先下燥粪，次泄溏，已而汗解。

承气丸

【来源】《肘后备急方》卷二。

【别名】调气丸（《太平圣惠方》卷十六）。

【组成】大黄　杏仁各二两　枳实一两　芒消一合

【用法】炼蜜为丸，如弹丸大。和汤六七合服之，未通便服。

【主治】伤寒、时气、温病，十余日不大便者。

升麻散

【来源】《太平圣惠方》卷九。

【组成】川升麻一两　黄连一两（去须）　川大黄二两（锉碎，微炒）　地骨皮一两　黄芩一两　大青一两

【用法】上为粗散。每服四钱，以水一中盏，加生姜半分，淡竹叶三七片，煎至六分，去滓，不拘时候温服。

【主治】伤寒五日，阳气攻胃，大肠结涩，但通体热，面如桃花，皮肤干燥，无润泽，口干渴。

大黄散

【来源】《太平圣惠方》卷十。

【组成】川大黄一两半（锉碎，微炒）　柴胡三分（去苗）　赤芍药三分　鳖甲一两（涂醋，炙令黄，去裙襴）　黄芩三分　犀角屑三分　川升麻三分　赤茯苓三分　知母三分　槟榔三分　杏仁三分（汤浸，去皮尖双仁，麸炒微黄）　木通一两（锉）

【用法】上为粗末。每服四钱，以水一中盏，煎至六分，去滓温服，不拘时候。如人行十里再服，以通利为度。

【主治】伤寒虽得汗后，热不除，心腹烦满，大小便秘涩。

栝楼根散

【来源】《太平圣惠方》卷十。

【组成】栝楼根一两　黄芩一两　人参半两（去芦头）　桂心半两　川大黄一两（锉碎，微炒）　栀子仁半两　川芒消一两　甘草半两（炙微赤，锉）

【用法】上为粗散。每服五钱，以水一大盏，煎至五分，去滓温服，不拘时候，如人行十里再服。以利为度。

【主治】伤寒，大肠秘涩。

大黄丸

【来源】《太平圣惠方》卷十三。

【组成】川大黄三两（锉碎，微炒） 枳壳（麸炒微黄，去瓤） 陈橘皮（汤浸，去白瓤） 麻仁 槟榔 木通（锉）各二两

【用法】上为末，炼蜜为丸，如梧桐子大。每服三十丸，以温水送下，不拘时候。

【主治】伤寒大便秘涩，内有积热，其脉两手寸口悉洪大而数。

大黄散

【来源】《太平圣惠方》卷十三。

【组成】川大黄二两（锉碎，微炒） 枳实二两（麸炒微黄） 川芒硝二两 甘草一两（炙微赤，锉） 厚朴二两（去粗皮，涂生姜汁，炙令香熟）

【用法】上为粗末。每服四钱，以水一中盏，煎至六分，去滓温服，不拘时候，以得利为度。

【主治】伤寒未解，烦热口干，腹中有结燥不通。

大腹皮散

【来源】《太平圣惠方》卷十三。

【组成】大腹皮半两（锉碎） 枳壳一分（麸炒令微黄，去瓤） 赤茯苓三分 赤芍药三分 桑根白皮三分（锉） 百合一两 牵牛子一两（微炒） 甘草一分（炙微赤，锉） 郁李仁一两（汤浸，去皮尖，微炒）

【用法】上为散。每服五钱，以水一大盏，加生姜半分，煎至五分，去滓温服，不拘时候。以得利为度。

【主治】伤寒六七日，大肠壅结不通，腹胁胀满，不下饮食。

川大黄散

【来源】《太平圣惠方》卷十三。

【组成】川大黄（锉碎，微炒） 川芒消 赤芍药 桑根白皮（锉） 大麻仁 枳壳（麸炒微黄，去瓤） 防葵 陈橘皮（汤浸，去白瓤，焙）各一两

【用法】上为散。每服五钱，以水一大盏，煎至五分，去滓温服，不拘时候。如人行十里当利；如赤利，再服。

【主治】伤寒大便不通，心腹满闷，烦热喘促。

桑白皮散

【来源】《太平圣惠方》卷十三。

【组成】桑根白皮一两（锉） 大腹皮半两（锉） 枳壳二两（麸炒微黄，去瓤） 川大黄三两（锉碎，微炒） 川芒消一两 甘草半两（炙微赤，锉）

【用法】上为散。每服五钱，以水一大盏，入生姜半分，煎至五分，去滓，温服，不拘时候。以利为度。

【主治】伤寒五六日，大便不通，气喘。

黄芩散

【来源】《太平圣惠方》卷十三。

【组成】黄芩一两 川大黄二两（锉碎，微炒） 枳壳半两（麸炒微黄，去瓤） 大腹皮一两（锉） 郁李仁一两（汤浸去皮尖） 羚羊角屑一两

【用法】上为散。每服五钱，以水一大盏，煎至五分，去滓温服，不拘时候，以得利为度。

【主治】伤寒八九日，大便不通，心神闷乱。

大黄散

【来源】《医方类聚》卷五十四引《神巧万全方》。

【组成】川大黄三两 牛蒡子一两（炮） 枳壳一两（麸炒）

【用法】上为粗散。每服四钱，以水一中盏，煎至六分，去滓温服，以利为度。

【主治】伤寒五六日，热结在内，大便不通。

小黄芩汤

【来源】《圣济总录》卷二十一。

【组成】黄芩（去黑心）一两 大黄（锉，炒）二两 枳壳（去瓤，麸炒） 大腹（锉，醋炒）各

一两

【用法】上为粗末。每服三钱匕,水一盏,煎至七分,去滓温服,不拘时候。如人行三五里未通,再服,以通为度。

【主治】伤寒八九日,大便不通,心神闷乱。

承气丸

【来源】《圣济总录》卷二十一。

【组成】大黄(锉,炒)三分 郁李仁(汤浸去皮,研) 枳实(去瓤,麸炒) 朴消(研)各一两

【用法】上为末,炼蜜为丸,如梧桐子大。每服二十丸,生姜汤送下;未利再服,不拘时候。

【主治】伤寒、时气、温热病,大便不通。

黄芩汤

【来源】《圣济总录》卷二十一。

【组成】黄芩(去黑心) 山栀子仁 大黄(锉,醋炒)各一两 陈橘皮(汤浸,去白,焙)一分

【用法】上为粗末。每服五钱匕,水一盏半,煎至一盏,去滓温服。

【主治】伤寒五日,口干,头痛,大便涩。

人参柴胡汤

【来源】《圣济总录》卷二十三。

【组成】人参三分 柴胡(去苗)一两 芍药 知母 黄芩(去黑心) 大黄(锉,微炒) 葳蕤 半夏(汤洗七遍,焙) 甘草(炙)各半两

【用法】上为粗末。每服五钱匕,水一盏半,加生姜一分(拍碎),同煎至七分,去滓温服。

【主治】伤寒六七日不解,默默烦心,腹中干燥,大肠结涩,谵言妄语。

郁李仁散

【来源】《圣济总录》卷二十六。

【组成】郁李仁(去皮尖,炒,研) 桃仁(去皮尖双仁,炒,研) 大黄(锉,炒) 槟榔(锉)各二两 荛藭一两半 木香半两

【用法】上四味为细散,入二味研者和匀。每服三钱匕,食前温汤调下。以通为度。

【主治】伤寒大便不通。

牵牛丸

【来源】《圣济总录》卷二十六。

【组成】牵牛子二两(一半生,一半炒) 半夏(汤洗七遍,炒干) 木通(锉)各一两 桑根白皮(锉)三分 青橘皮(去白,锉,炒)半两

【用法】上为末,炼蜜为丸,如梧桐子大。每服二十丸,空心生姜汤送下,临卧再服。

【主治】伤寒后风气壅滞,胸膈聚痰,大便不通。

厚朴汤

【来源】《圣济总录》卷二十六。

【组成】厚朴(去粗皮,姜汁炙)一两 柴胡(去苗) 大黄(锉,炒)各一两半 朴消二两 枳实(去瓤,麸炒)三分

【用法】上为粗末。每服五钱匕,水一盏,加生姜一枣大(拍碎),煎至七分,去滓,空心温服,良久再服,以通为度,未通再服。

【主治】伤寒五六日,大便不通,壮热头疼,谵语,肠中有结燥。

厚朴半夏汤

【来源】《圣济总录》卷二十六。

【组成】厚朴(去粗皮,生姜汁炙,锉) 半夏(汤洗七遍,焙)各一两 枳壳(去瓤,麸炒)半两 大黄(锉)二两

【用法】上为粗末。每服五钱匕,水一盏半,加生姜一枣大(拍碎),煎至八分,去滓,空心温服,如人行五里再服。

【主治】伤寒大便不通,呕吐。

柴胡黄芩汤

【来源】《圣济总录》卷二十六。

【组成】柴胡(去苗) 黄芩(去黑心) 土瓜根 白鲜皮各一两 木香 茵陈蒿各一两一

分 山栀子仁三分 大黄（细锉，醋炒）一两半

【用法】上为粗末。每服三钱匕，水一盏，煎至六分，去滓，下朴消末半钱匕，空心温服，如人行五里再服；未通，以葱豉粥投之。

【主治】寒热气未解，恶寒头痛，壮热，四五日大便不通。

桑白皮汤

【来源】《圣济总录》卷二十六。

【组成】桑根白皮（锉）一两 大腹皮（锉）半两 枳实（去瓤，麸炒） 大黄（锉，炒）各二两

【用法】上为粗末。每服三钱匕，水一盏，入生姜一枣大（拍碎），煎至六分，去滓。下朴消末半钱匕，空心温服。未通再服，以通为度。

【主治】伤寒五六日，大便不通，气喘。

麻仁汤

【来源】《圣济总录》卷二十六。

【组成】麻子仁 黄芩（去黑心） 甘草（炙，锉） 栀子仁各半两 大黄（锉，炒）一两

【用法】上为粗末。每服五钱匕，以水一盏半，煎至八分，去滓，下朴消末半钱匕，温服，如人行五里再服。

【主治】伤寒大便五六日不通。

蜜胆导方

【来源】《圣济总录》卷二十六。

【组成】白蜜三合 猪胆一枚 腻粉半分

【用法】先炼蜜一二十沸，次下猪胆汁，慢火煎成膏，入腻粉相和为丸，如枣核大。以薄绵裹，纳下部中，未通再用。

【主治】伤寒后，大便秘涩，服药不通。

犀角散

【来源】《幼幼新书》卷十五引张涣方。

【组成】犀角末 川大黄（炮） 柴胡（去苗）各一两 人参半两（去芦头） 朴消 甘草（炙）各一分

【用法】上为细末。每服一钱，以水八分一盏，加生姜二片，大枣一枚，煎至五分，去滓温服。

【主治】小儿伤寒六七日，大便不通，热甚者。

小承气汤

【来源】《宣明论方》卷六。

【组成】大黄半两 厚朴三钱 枳实三钱

《瘟疫论》：大黄五钱、厚朴一钱、枳实一钱，水、姜煎服。

【用法】上锉，如麻豆大，分作二服。水一盏，加生姜三片，煎至半盏，绞汁服，未利再服。

【主治】

1.《宣明论方》：伤寒，若腹大满不通；或阳明多汗，津液外出，肠胃躁热，大便必硬而谵语，脉滑；吐下微烦，小便数，大便结；或下利谵语；自得病二三日，脉弱，无太阳证、柴胡证，烦心，心下结，至四五日，虽能食少者。

2.《瘟疫论》：瘟疫，热邪传里，但上焦痞满。

3.《医宗金鉴》：小儿伤食心胃痛，食入即痛，喜饮凉水，恶食腹满，吐酸便秘。

神圣自利膏

【来源】《普济方》卷一四三引《德生堂方》。

【组成】黄连二两（碾末） 巴豆半两（带壳与黄连和匀）

【用法】上为细末。作三次用，葱白自然涎汁调成膏，敷贴脐上，高半寸厚。不时大便自利。如不通，再上，行即止。

【主治】伤寒及诸证大便闭，结连不通，腹肚胀满疼痛；及病者体虚，不欲服药通利者。

胃约汤

【来源】《普济方》卷一四三。

【组成】枳壳一两 紫苏一两 橘皮一两 甘草 生姜各五钱

【用法】上以水三升，煮取一升半，去滓。温服五合。

【主治】伤寒腹满而喘，不大便，下重，其人

虚者。

柴胡解毒汤

【来源】《扶寿精方》。

【组成】柴胡二钱 黄芩一钱五分 半夏一钱 人参八分 甘草三分 黄连一钱五分 栀子一钱 黄柏八分

【用法】上锉。水二钟，加生姜三片，煎一钟，不拘时候服。

【主治】伤寒八九日，热不退，脉弦数，口干烦躁，大便不通。

百顺丸

【来源】《景岳全书》卷五十一，宣化丸（《春脚集》）。

【组成】川大黄（锦纹者）一斤 牙皂角（炒微黄）一两六钱

【用法】上为末，用汤浸蒸饼为丸，如绿豆大。每服五分，或一钱，或二三钱，酌宜用引送下。或炼蜜为丸亦可。

【主治】一切阳邪积滞，气积、血积、虫积、食积、伤寒实热秘结等症。

【宜忌】《全国中药成药处方集》（武汉方）：孕服忌服。

犀连承气汤

【来源】《重订通俗伤寒论》。

【组成】犀角一钱 川水连一钱 生锦纹三钱 小枳实一钱半 元明粉二钱 真川朴五分

【功用】清心通便开闭。

【主治】伤寒实热而闭，身热口渴，烦躁而动，揭去衣被，扬手掷足，循衣摸床，便闭尿赤，舌质红绛，苔焦黄或黑糙，脉沉实而数。

通秘煎

【来源】《仙拈集》卷一。

【组成】枳实五钱 大黄七钱 瓜蒌四钱

【用法】水煎服。

【主治】伤寒热结不解。

清热汤

【来源】《会约医镜》卷四。

【组成】扁豆（炒，研）三钱 麦冬一钱半 石膏（生用）三钱 生地二钱 车前子一钱半 知母一钱 黄柏一钱 威参八钱 牛膝二钱

【用法】水煎，空心服。

【主治】伤寒二便热结。

【加减】或加酒蒸大黄。

六、壮　热

　　伤寒壮热，是指伤寒病过程中热势壮盛的病情。《诸病源候论》："伤寒，是寒气客于皮肤，搏于血气，腠理闭密，气不宣泄，蕴积生热，故头痛、体疼而壮热"。病有热实、冷实二种。热实者，粪黄而臭；冷实者，食不消，粪白而酸气。虽然内有冷热之殊，而在外皮肤皆见壮热。治宜泻热散邪。

解肌干葛五物饮

【来源】《外台秘要》卷三引许仁则方。

【组成】葛根（切）五合 葱白（切）一升 生姜（切）一合 豉心一升（绵裹） 粳米二合（研碎）

【用法】上药切。以水五升，煮取豉心，以上四味，取三升半汁，去滓，纳粳米屑，煮令米烂，带热顿啜。候尽，微覆取汗。

　　原书治上症，宜先合煮桃柳三物汤浴之，后服本方。

【主治】阴阳伤寒，病经一二日，身体壮热头痛，骨肉酸楚，背脊强，口鼻干，手足微冷，小便黄赤者。

芦根汤

【来源】《幼幼新书》卷十五引《婴孺》。

【组成】生芦根（切）五合 知母十二分 淡竹青皮五分

【用法】用水三升，煮一升，为三服。一岁儿方，大小增减用。更用冬瓜汁一升，却减水一升煮妙。

【主治】小儿伤寒壮热、呕吐。

走马散

【来源】《太平圣惠方》卷七。

【组成】草乌头半两（烧灰） 桂心半两 硫黄半分（细研）

【用法】上为细散。每服一钱，以水一中盏，加生姜半分，煎至六分，和滓稍热频服，不拘时候。盖出汗愈。

【主治】伤寒二日，头痛壮热。

正阳丸

【来源】《太平圣惠方》卷九。

【别名】正阳丹。

【组成】太阴玄精二两 消石二两 硫黄二两 硇砂一两

【用法】上为细末，入瓷瓶子中，固济，以火半斤，于瓶子周一寸熁之。约近半日，候药青紫色，住火，待冷即出。用腊月雪水，拌令匀湿，入瓷罐中，堂屋后北阴下阴干。又入地埋二七日，取出细研，以面糊为丸，如鸡头子大。先用热水浴后，以艾汤研下一丸。以衣盖，汗出为度。

【主治】伤寒三日，头痛壮热，四肢不利。

石膏散

【来源】《太平圣惠方》卷九。

【组成】石膏一两 莽草一两 葛根一两（锉） 黄芩二分 麻黄三分（去根节） 甘草半两（炙微赤，锉）

【用法】上为散。每服五钱，以水一大盏，煎至六分，去滓，不拘时候温服。

【主治】伤寒三日，虽发汗后，头痛壮热未得全解，毒气犹盛。

石膏饮子

【来源】《太平圣惠方》卷九。

【组成】石膏二两（捣碎） 柴胡半两（去苗） 豉一合（微炒） 麻黄一两（去根节） 葱白二茎 薄荷一分

【用法】上锉细。以水二大盏，煎至一盏二分，去滓；分三次，不拘时候稍热服，如人行三二里相继服。尽厚盖取汗。

【主治】伤寒一日，头痛壮热，心神烦闷。

发表附子散

【来源】《太平圣惠方》卷九。

【别名】附子汤（《普济方》）。

【组成】附子一两（炮裂，去皮脐） 桂心一两 麻黄一两（去根节） 白术一两 吴茱萸半两（汤浸七遍，焙干，微炒）

【用法】上为散。每服二钱，以水一中盏，加生姜半分，大枣三枚，煎至六分，去滓热服，不拘时候，宜频服，令有汗出，即瘥。

【主治】伤寒二日，头疼壮热。

附子汤

【来源】《太平圣惠方》卷九。

【组成】附子一两（炮裂，去皮脐） 赤茯苓半两 赤芍药半两 人参半两（去芦头） 白术半两 桂心半两

【用法】上为散。每服五钱，以水一大盏，加生姜半分，大枣三枚，煎至五分，去滓温服，不拘时候。

【主治】

    1.《太平圣惠方》：伤寒一日，壮热头痛，其背恶寒者。

    2.《圣济总录》：伤寒因下后，脾胃虚冷，腹胁胀满。

细辛散

【来源】《太平圣惠方》卷九。

【组成】细辛一两　赤芍药一两　桂心三分　干姜半两（炮裂，锉）　附子半两（炮裂，去皮脐）　甘草半两（炙微赤，锉）

【用法】上为散。每服四钱，以水一中盏，加生姜半分，大枣三枚，煎至六分，去滓热服，不拘时候。良久吃葱粥投之，衣盖出汗。

【主治】伤寒初得一日，壮热，头目四肢疼痛。

栀子散

【来源】《太平圣惠方》卷九。

【组成】栀子仁三分　黄连三分（去须）　黄柏三分（锉）　川大黄二分（锉碎，微炒）　芦根一两（锉）　葛根一两（锉）

【用法】上为粗散。每服四钱，以水一中盏，入豉半合，葱白二茎，煎至六分，去滓温服，不拘时候。

【主治】伤寒五日，头痛壮热，四肢烦疼，不能饮食，呕逆不定。

通关散

【来源】《太平圣惠方》卷九。

【组成】吴茱萸（汤浸七遍，焙干，微炒）　羌活　附子（炮裂，去皮肤）　芎䓖　五加皮　桂心　防风（去芦头）　麻黄（去根节）　旋覆花　甘草（炙微赤，锉）各半两

【用法】上为粗散。每服三钱，以水一中盏，加生姜半分、薄荷七叶，煎至六分，去滓稍热服，不拘时候，汗出为度。

【主治】伤寒，遍身壮热，头痛腰疼，肢节不利。

通神散

【来源】《太平圣惠方》卷九。

【组成】麻黄一两（去根节）　厚朴一两（去粗皮，涂生姜汁，炙令香熟）　川大黄一两（锉碎，微炒）　附子一两（炮裂，去皮脐）　甘草半两（炙微赤，锉）　白术半两　人参半两（去芦头）　五

味子半两　桂心半两

【用法】上为细散，每服三钱，以新汲水调下，不拘时候。良久以热水漱口三五度后，吃热姜茶一盏，衣盖出汗。

【主治】伤寒，头痛壮热，心胸躁闷，不得汗者。

麻黄散

【来源】《太平圣惠方》卷九。

【组成】麻黄三分（去根节）　葛根三分（锉）　柴胡一两（去苗）　知母三分　赤芍药一两　栀子仁三分　石膏一两半　陈橘皮半两（汤浸，去白瓤，焙）　生干地黄一两

【用法】上为散。每服四钱，以水一中盏，加生姜半分，煎至六分，去滓温服，不拘时候。

【主治】伤寒四日吐后，或壮热头痛，身体酸疼，口苦心烦。

蒴藋汤

【来源】《太平圣惠方》卷九。

【组成】蒴藋五两　槐枝三两　柳枝四两　桃枝三两　枸叶四两　豉一升　葱白十茎

【用法】上细锉。以水三斗，煎取二斗，去滓，于无风处看冷暖淋背。淋背讫，便吃葱豉粥了，以衣盖取汗。

【功用】发汗。

【主治】伤寒一日，壮热头痛。

解肌汤

【来源】《太平圣惠方》卷九。

【组成】干姜一两（炮裂，锉）　麻黄一两（去根节）　赤芍药三分　黄芩三分　石膏一两

【用法】上为散。每服五钱，以水一大盏，入葱白二茎，豉半合，煎至五分，去滓，不拘时候，稍热服，如人行三五里再服。汗出愈。

【主治】伤寒二日，头痛壮热，骨节烦疼。

鳖甲散

【来源】《太平圣惠方》卷九。

【组成】鳖甲一两（涂醋，炙令黄，去裙襕） 细辛一两 吴茱萸三分（汤浸七遍，焙干，微炒） 白鲜皮一两 附子三分（炮裂，去皮脐） 枳壳一两（麸炒微黄，去瓤） 茵陈一两 川大黄一两（锉碎，微炒） 桂心三分

【用法】上为散。每服三钱，以水一中盏，加生姜半分，煎至六分，去滓温服，不拘时候。微利为度。

【主治】伤寒八日，热势深重，大便结涩，心腹痞满，食饮不下，精神恍惚，谵言妄语。

麻黄散

【来源】《太平圣惠方》卷十。

【组成】麻黄（去根节） 葛根（锉） 知母 柴胡（去苗） 栀子仁 陈橘皮（汤浸，去白瓤，焙） 甘草（炙微赤，锉）各半两 石膏一两

【用法】上为粗散。每服五钱，以水一中盏，加生姜半分，煎至五分，去滓温服，不拘时候。

【主治】伤寒壮热，烦渴头痛。

石膏散

【来源】《太平圣惠方》卷十一。

【组成】石膏半两 麻黄三分（去根节） 桂心半两 细辛半两 白术半两 赤芍药三分 桔梗半两（去芦头） 干姜半两（炮裂，锉） 甘草一两（炙微赤，锉） 附子三分（炮裂，去皮脐） 薄荷半两

【用法】上为粗散。每服四钱，以水一中盏，加生姜半分，葱白七寸，豉五十粒，煎至六分，去滓，不拘时候，稍热频服。

【主治】伤寒头痛壮热。

厚朴散

【来源】《太平圣惠方》卷十一。

【组成】厚朴一两（去粗皮，涂生姜汁，炙令香熟） 吴茱萸半两（汤浸七遍，焙干，微炒） 甘草一两（炙微赤，锉） 附子一两（炮裂，去皮脐） 陈橘皮一两（汤浸，去白瓤，焙） 麻黄一两（去根节） 干姜半两（炮裂，锉） 前胡（去芦头） 川大黄一两（锉碎，微炒）

【用法】上为细散。每服三钱，以水一中盏，加生姜半分，煎至六分，去生姜，和滓稍热服，不拘时候。以衣覆取汗，未汗再服。

【主治】伤寒壮热头痛，烦躁无汗。

鳖甲散

【来源】《太平圣惠方》卷十一。

【组成】鳖甲一两半（去裙襕，生用） 恒山三分（锉） 甘草半两（炙微赤，锉） 川大黄半两（锉碎，微炒） 地骨皮一两 石膏二两半 麦门冬一两（去心） 知母半两

【用法】上为散。每服三钱，以水一中盏，入小麦五十粒，煎至六分，去滓温服，不拘时候。

【主治】伤寒发歇潮热，头痛烦渴，四肢无力，胸膈痰滞，不思饮食。

白术散

【来源】《太平圣惠方》卷十二。

【组成】白术 甘菊花 赤茯苓 人参（去芦头） 前胡（去芦头） 大腹皮半两（锉） 旋覆花各三分 半夏（汤洗七遍去滑） 石膏一两 附子半两（炮裂，去皮脐） 甘草半两（炙微赤，锉）

【用法】上为散。每服三钱，以水一中盏，加生姜半分，大枣三个，煎至六分，去滓温服，不拘时候。

【主治】伤寒，痰滞在胸膈间不散，身体壮热，头目昏沉，胃气不和，少思饮食。

石膏散

【来源】《太平圣惠方》卷十三。

【组成】石膏一两 赤芍药三分 川大黄二两（锉，微炒） 川升麻三分 甘草一分（炙微赤，锉） 柴胡一两（去苗） 木通一两（锉） 黄芩三分 川朴消二两

【用法】上为散。每服五钱，以水一大盏，煎至五分，去滓，不拘时候温服，以得利为度。

【主治】伤寒五六日，壮热头痛，大便不通，小便血色。

大青散

【来源】《太平圣惠方》卷八十四。

【组成】大青半两　知母半两　柴胡半两（去苗）葛根半两（锉）　甘草半两（炙微赤，锉）　川升麻半两　石膏一两　黄芩半两　川芒消一分　赤芍药半两　栀子仁半两

【用法】上为粗散。每服一钱，以水一小盏，煎至五分，去滓温服，不拘时候。

【主治】小儿伤寒，头痛壮热，烦渴。

大黄散

【来源】《太平圣惠方》卷八十四。

【组成】川大黄一两（锉碎，微炒）　栀子仁一分　黄芩一分　赤芍药一分　甘草一分（炙微赤，锉）

【用法】上为粗散。每服一钱，以水一中盏，煎至五分，量儿大小，分减温服。以利为效。

【主治】小儿伤寒，壮热，心躁，头痛，口干，小便赤，大便难。

赤芍药散

【来源】《太平圣惠方》卷八十四。

【组成】赤芍药一分　知母一分　子芩一分　人参一分（去芦头）　枳壳一分（麸炒微黄，去瓤）　甘草一分（炙微赤，锉）　石膏三分　川升麻一分　柴胡半两（去苗）

【用法】上为粗散。每服一钱，以水一小盏，加青竹叶七片，煎至五分，去滓温服，不拘时候。

【主治】小儿伤寒挟实，壮热，憎寒头痛。

柴胡散

【来源】《太平圣惠方》卷八十四。

【组成】柴胡三分（去苗）　当归一分　赤茯苓半两　川大黄半两（锉碎，微炒）　甘草一分（炙微赤，锉）　赤芍药一分

【用法】上为粗散。每服一钱，以水一小盏，煎至五分，去滓温服，不拘时候。

【主治】小儿伤寒挟实，壮热心烦。

犀角散

【来源】《太平圣惠方》卷八十四。

【组成】犀角屑一分　柴胡半两（去苗）　黄芩一分　川大黄一分（锉碎，微炒）　赤芍药一分　麻黄一分（去根节）　石膏半两（细研）　栝楼瓤一分

【用法】上为粗散。每服一钱，以水一小盏，煎至五分，去滓温服。

【主治】小儿伤寒，头痛壮热。

犀角散

【来源】《太平圣惠方》卷八十四。

【组成】犀角屑一两　龙胆一分（去芦头）　川大黄半两（锉碎，微炒）　川朴消一分　甘草一分（炙微赤，锉）　枳壳一分（麸炒微黄，去瓤）

【用法】上为粗散。每服一钱，以水一小盏，煎至五分，去滓温服，不拘时候。

【主治】小儿百日以来，伤寒挟实，壮热，多惊心躁。

葱豉茶

【来源】《太平圣惠方》卷九十七。

【组成】葱白三茎（去须）　豉半两　荆芥一分　薄荷三十叶　栀子仁五枚　石膏三两（捣碎）　茶末三钱（紫笋茶上）

【用法】上以水二大盏，煎取一大盏，去滓，下茶末，更煎四五沸，分二度服。

【主治】伤寒头痛壮热。

天麻散

【来源】《普济方》卷一四四引《博济方》。

【组成】天麻三两　乌头一两半　天南星二两　防风　白附子一两　雄黄半两　麝香少许

【用法】上为细末。每服一匙，温酒调下，并吃两三服。汗出立愈。

【主治】伤寒浑身壮热，百节疼痛，头昏重，面赤气粗，脉息洪大。

龙胆草散

【来源】《医方类聚》卷五十四引《神巧万全方》。

【组成】龙胆草一两 大青一两 柴胡一两 枳实一两（麸炒令黄） 栝楼一两 黄芩一两 栀子仁一两 茵陈一两 川大黄一两（微炒） 甘草半两（微炒）

【用法】上为散。每服五钱，以水一大盏，煎至五分，去滓，不拘时候温服。

【主治】伤寒壮热，骨节烦疼，连心两肋气胀急硬痛，不能食，变为黄。

葱白散

【来源】《太平惠民和济局方》卷二（吴直阁增诸家名方）。

【组成】川芎 苍术（米泔浸） 白术各二两 甘草（燘） 石膏（煅） 干葛（焙）各一两 麻黄（去根节）三两

【用法】上为细末。每服二钱，以水一盏，加生姜三片，葱白二寸，煎至七分，稍热服，不拘时候。

【主治】四时伤寒，头痛壮热，项背拘急，骨节烦疼，憎寒恶风，肢体困倦，大便不调，小便赤涩，呕逆烦渴，不思饮食，又伤风感寒，头痛体热，鼻塞声重，咳嗽痰涎，及山岚瘴气，时行疫疠。

红绵散

【来源】《幼幼新书》卷十四引《灵苑方》。

【组成】麻黄半两 干蝎七个 天麻 甘草各一分（并干焙）

【用法】上为末。每服一钱，红绵一片，掺药于绵上，加生姜一片，大枣半个，同煎至半盏，去绵、姜、枣，冷服。

【功用】解表。

【主治】小儿伤寒壮热。

人参汤

【来源】《圣济总录》（人卫本）卷二十一。

【组成】人参一两 白术 甘草（炙）各半两 麻黄（去根节） 桂（去粗皮）各三两

方中麻、桂用量，文瑞楼本作各三分。

【用法】上为粗末。每服三钱匕，水一盏，加生姜三片，煎至七分，去滓，连并温服，不拘时候，衣覆出汗。

【主治】伤寒一日至三日，头痛壮热，烦闷，其脉洪数。

三物汤

【来源】《圣济总录》卷二十一。

【组成】薄荷一握（锉） 人参半两（锉） 生姜（切）一分

【用法】用水一大盏，煎至半盏，去滓，空心温服，晚再服。

【主治】伤寒三四日，服撩膈汤吐后，头痛，壮热未退者。

石膏人参解肌汤

【来源】《圣济总录》卷二十一。

【组成】石膏（碎） 麻黄（去根节）各一两 柴胡（去苗） 人参各半两 桂（去粗皮） 甘草（炙）各一分 葛根（锉）二两

【用法】上为粗末。每服三钱匕，水一盏，加葱、豉、生姜，煎至七分，去滓热服，不拘时候。

【主治】伤寒初得一二日，头痛壮热，恶寒，脉浮紧者。

白术汤

【来源】《圣济总录》卷二十一。

【别名】立胜散（《普济方》）。

【组成】白术 五味子 甘草 石膏各四两 干姜三两

【用法】上为末。每服三钱匕，水一盏，加盐一捻，煎至八分，去滓，连并热服。

【主治】伤寒三日，头疼壮热，骨节酸痛，有汗或无汗。

【加减】如伤寒挟冷腹痛，加生姜三片，大枣二个，同煎

附子汤

【来源】《圣济总录》卷二十一。

【组成】附子（炮裂，去皮脐）半两　白茯苓（去黑皮）　人参　细辛（去苗叶）　柴胡（去苗）　陈橘皮（去白，焙）各一两　甘草（炙，锉）　厚朴（去粗皮，生姜汁炙）　莎草根（去须）　黄耆（炙，锉）　赤芍药各半两

【用法】上锉，如麻豆大。每服二钱匕，水一盏，加生姜五片，大枣二枚（擘），同煎至六分，去滓温服，不拘时候。

【主治】伤寒憎寒壮热，头痛膈闷，四肢疼倦。

葛根汤

【来源】《圣济总录》卷二十一。

【组成】葛根（锉）　白术　芍药　干姜（炮）各半两　麻黄（去根节）　桂（去粗皮）各三分　甘草（炙）一分半

【用法】上为粗末。每服五钱匕，以水一盏半，煎至八分，去滓温服。

【主治】伤寒一二日，头疼壮热，遍身疼痛，其脉洪数。

【加减】如脉微，加附子半两。

大安汤

【来源】《圣济总录》卷二十二。

【组成】麻黄（去根节，煎，掠去沫）　恶实（炒）各三两　甘草（炙，锉）二两　人参　赤茯苓（去黑皮）各半两　天门冬（去心，焙）　麦门冬（去心，焙）各一两

【用法】上为粗末。每服三钱匕，水一盏，加生姜三片，大枣二枚，同煎至七分，去滓温服。并三服，取汗愈。

【主治】四时伤寒，头疼，遍身壮热，口苦舌干。

石膏芍药汤

【来源】《圣济总录》卷二十二。

【组成】石膏（碎）　芍药　前胡（去芦头）　葛根　柴胡（去苗）各一两　升麻半两　桑根白皮

（锉）　荆芥穗　黄芩各三分

【用法】上为粗末。每服三钱匕，水一盏半，煎至八分，去滓，稍热服。

【主治】中风伤寒，壮热，肢节疼痛，头目昏眩，咳嗽喘粗。

荆芥汤

【来源】《圣济总录》卷二十二。

【组成】荆芥穗　木通各四两　羌活　芎藭　甘草（炙）　麻黄（去根节，煎，掠去沫）　独活各一两

【用法】上为粗末。每服三钱，水煎，温服。

【主治】中风伤寒，头目昏眩，憎寒壮热，四肢烦倦。

前胡汤

【来源】《圣济总录》卷二十二。

【组成】前胡（去芦头）　蔓荆实（去白皮）　芎藭　麻黄（去根节，煎，掠去沫，焙）　甘菊花　防风（去叉）　羌活（去芦头）　白茯苓（去黑皮）　石膏（碎）　甘草（炙，锉）各三两　枳壳（去瓤，麸炒）四两　黄芩一两半

【用法】上为粗末。每服三钱匕，以水一大盏，入生姜二片，煎至七分，去滓温服。

【主治】中风伤寒，头目昏眩，壮热，肩背拘急疼痛。

解表汤

【来源】《圣济总录》卷二十二。

【组成】甘草（炙，锉）二两　生姜二两半　黑豆二合

【用法】上锉。每服五钱匕，水一盏半，煎至八分，去滓顿服。厚衣盖复出汗。

【主治】初得伤寒时气，壮热头痛。

不灰木散

【来源】《圣济总录》卷二十三。

【组成】不灰木二两　滑石（研）　凝水石（煅，

研）板兰根　甘草（生用）各一两

【用法】上为散。每服三钱匕，用生米泔化乳糖一枣大调下。

【主治】伤寒大热，烦躁闷乱。

圣白散

【来源】《圣济总录》卷二十四。

【组成】附子一枚（大者，炮裂，去皮脐）　白附子（生）　天南星（炮）　半夏（洗去滑，为末，生姜汁和作饼，焙干）　麻黄（去根节）各半两　石膏（碎研）一两　麝香（研）半钱　白芷一分

【用法】上为末，入石膏、麝香末，同研令匀。每服半钱匕，热葱茶调下，甚者连进三服。

【功用】化痰发汗。

【主治】伤寒头疼壮热。

杏仁汤

【来源】《圣济总录》卷二十四。

【组成】杏仁（汤浸，去皮尖双仁，炒）　麻黄（去根节，汤煮，掠去沫，焙）　贝母（去心）　射干　紫苏叶　柴胡（去苗）　紫菀（去苗土）　桔梗（炒）各一分　羌活（去芦头）半两　防风（去叉）一分

【用法】上为粗末。每服三钱匕，水一盏半，加生姜两片，同煎至八分，去滓，食后、临卧热服。

【主治】伤寒壮热，头及身痛，胸膈不利，咳嗽多痰。

柴胡散

【来源】《圣济总录》卷二十六。

【组成】柴胡（去苗）　黄芩（去黑心）　栝楼根　山栀子仁各一两　大黄（锉，醋炒）　芒硝各一两半　木香　白鲜皮　茵陈蒿半两

【用法】上为细散。每服二钱匕，食前以新汲水调下。

【主治】伤寒壮热，肢节疼痛，大小便涩。

石膏汤

【来源】《圣济总录》卷二十八。

【组成】石膏（碎）二两　柴胡（去苗）　虎杖各一两　知母（焙）半两　芍药一两　山栀子仁三分

【用法】上为粗末。每服五钱匕，水一盏半，煎至八分，去滓温服。

【主治】伤寒天行，壮热头痛，发疮如豌豆。

钩藤汤

【来源】《圣济总录》卷二十九。

【别名】钩藤散（《普济方》）。

【组成】钩藤　桑根白皮（锉）　马牙消各一两　栀子仁　甘草（炙）各三分　大黄（锉，炒）　黄芩（去黑心）各一两半

【用法】上为粗末。每服三钱匕，水一盏，加竹叶三七片，煎至六分，去滓，下生地黄汁一合，搅匀，食后温服。

【主治】伤寒头痛壮热，鼻衄不止。

红龙散

【来源】《幼幼新书》卷八引《谭氏殊圣》。

【组成】龙脑少许　朱砂半钱　龙齿二钱　天南星五钱（先须水浸七日，逐日换水，日满取出，切片，晒干，为末）　铅白霜三钱

【用法】上为极细末。每服一字，葱白、金银煎汤送下。连吃三两服，候惊汗出为妙。

【主治】小儿急慢惊风及四时伤寒，浑身壮热，唇口焦干，两目翻露，手足搐搦。

【宜忌】忌一切毒物。

解交饮

【来源】《幼幼新书》（古籍本）卷十四引《谭氏殊圣》。

【别名】解交饮子（《幼幼新书》（人卫本）卷十四）。

【组成】元明粉一钱

【用法】上加红粉散二钱，分作四服，茶调下。次

服救生丸及真珠散。

【主治】小儿初得伤寒两日，发时壮热，四肢寒，朝轻暮剧。

顺气人参散

【来源】《鸡峰普济方》卷五。

【组成】人参 桔梗 干葛 白芷 白术各一两 干姜 甘草各半两

【用法】上为粗末。每服二钱，以水一盏，加生姜三片，葱白二寸，煎至六分，去滓温服。

【功用】温和表里，祛逐风寒。

【主治】壮热，头痛项强，腰疼，心胸气痞，咳嗽痰多，发热恶寒，咽隔不利。

甘露散

【来源】《小儿卫生总微论方》卷七。

【组成】好滑石二两（研细，桂府白色者妙） 甘草末半两（一方更有防风半两，为末）

【用法】二者拌匀。每服一钱，以浓煎萝卜汤调下。

【功用】解表发汗。

【主治】伤寒壮热，头疼体痛。

加减香苏饮

【来源】《普济方》卷一五一引《卫生家宝》。

【组成】香附子一两（炒，去毛） 陈皮半两（浸，去瓤） 甘草三分（炙） 紫苏一两（去梗） 麻黄一两（去节） 苍术半两（清水泔浸三宿，去皮） 桔梗一分（去芦头）

【用法】上为粗末。每服四钱，水一盏，煎至七分，去滓温服，不拘时候。

【主治】时气瘟疫，四时伤寒，头痛壮热，恶风无汗。

不卧散

【来源】《伤寒标本》卷下。

【别名】神仙不卧散（《普济方》卷一四七引《德生堂方》）。

【组成】川芎一两半 石膏七钱半 藜芦半两 甘草 人参 细辛各二钱半（一方无人参、细辛）

【用法】上为末。口噙水搐鼻，少时饮白汤半碗，汗出而解。

【功用】《医方类聚》引《神效名方》：解利伤寒。

【主治】伤寒壮热，头疼。

双解散

【来源】《普济方》卷一四七引《经验良方》。

【组成】升麻 干葛 甘草 荆芥 蔓荆子 薄荷 天麻 僵蚕 知母 贝母各半两

【用法】上为细末。每服四钱，水一大盏，加生姜三片，葱白一茎，煎至五分，去滓温服。小儿分作三服。

【主治】伤寒浑身壮热，气粗，烦渴多汗。

解肌汤

【来源】《世医得效方》卷一。

【组成】葛根一两 黄芩 芍药各半两 甘草（炙）一分

【用法】上为散。每服五钱，水一盏半，枣子一枚，煎八分，日三服。三四日不解，脉浮者，宜重服发汗。

【主治】伤寒、温病、天行，头痛壮热。

人参顺气散

【来源】《普济方》卷一三一引鲍氏方。

【组成】麻黄三两 干姜一两 干葛 白术 白芷 桔梗各六两 川芎 茯苓 陈皮各四两 甘草三两 人参二两

【用法】上为末。每服二钱，加生姜三片，葱白三寸，薄荷三叶，不拘时候。

【主治】伤寒壮热，肢节疼痛，手足冷麻，半身不遂。

【宜忌】有汗人勿服。

白术散

【来源】《普济方》卷一三九。

【组成】白术 甘菊花 赤茯苓 人参 前胡（去芦头） 半夏（汤浸七次去滑） 旋覆花各三分 石膏一两 附子（炮裂，去皮脐） 大腹皮（锉） 甘草（炙微赤，锉）各半两

【用法】上为散。每服三钱，水一中盏，加生姜半分，大枣三个，煎六分，去滓温服，不拘时候。

【主治】伤寒痰滞在胸膈间不散，身体壮热，头目昏沉，胃气不和，少思饮食。

大人参散

【来源】《普济方》卷三六八。

【组成】人参 白茯苓 羌活 川芎 天麻 防风 白术 陈皮（去白） 甘草 藁本 厚朴（姜制） 干葛 白芷 桑白皮（炙） 白芍药各等分

【用法】上为粗末。一岁儿每服二钱，水半盏，加生姜二片，枣子一个，煎至二分，去滓温服。

【主治】小儿四时伤寒，温壮头痛，喘粗鼻鸣；及夹食夹惊，烦渴惊悸，呕哕不进乳食。

解肌散

【来源】《普济方》卷三六八。

【组成】地骨皮 槟榔 芍药 当归各半两 甘草（炙） 石膏各一分 麻黄（去节，用汤浸洗）一钱

【用法】上为末。每服半钱，水一盏，煎至六分，温服。

【主治】小儿伤寒壮热。

麦冬黄连汤

【来源】《嵩崖尊生全书》卷六。

【组成】赤茯苓 枣仁 麦冬 黄连 胡麻各一钱 远志五分 枳壳 木通各八分 甘草三分

【用法】宜数服。

【主治】伤寒热甚，舌青黑有刺。

双解通圣汤

【来源】《医宗金鉴》卷五十三。

【组成】麻黄 朴消 大黄 当归 赤芍 川芎 白术（土炒） 石膏 滑石 桔梗 栀子 连翘（去心） 黄芩 薄荷 甘草（生） 荆芥 防风

【用法】生姜、葱白为引，水煎服。

【功用】表里两解。

【主治】小儿伤寒热盛，感冒夹热，以及小儿温病等。

七、潮 热

伤寒潮热，是指伤寒病过程中按时发热或按时热势加重有如潮汐之来者。《伤寒论》："阳明病，潮热，大便微硬者"，"阳明病，谵语，发潮热，脉滑而疾者"。"伤寒若吐若下，不大便五六日，上至十余日，日晡所发潮热，不恶寒，独语如见鬼状"。《伤寒明理论》："伤寒潮热，何以明之？若潮水之潮，其来不失其时也。一日一发，指时而发者，谓之潮热"。本病成因多为胃肠燥实互结，阳明经气旺于申时，故每至此时正邪斗争剧烈而发潮热。治宜泻胃热，通燥结。

人参散

【来源】《太平圣惠方》卷十一。

【组成】人参一两（去芦头） 半夏半两（汤洗七遍去滑） 芦根一两（锉） 麦门冬半两（去心） 枳实半两 白术半两 赤茯苓半两 甘草半两（炙微赤，锉）

【用法】上为散。每服五钱，以水一中盏，加生姜半分，大枣三枚，粳米五十粒煎至五分，去滓，不拘时候温服。

【主治】伤寒潮热不退，每发口干渴逆，饮食全少，四肢无力。

龙胆丸

【来源】《太平圣惠方》卷十一。

【组成】龙胆一两（去芦头）　前胡三分（去芦头）　白鲜皮一两　黄连三分（去须）　子芩半两　栀子仁三分　川大黄一两半（锉，微炒）　川升麻三分　大麻仁一两半（别研如膏）　鳖甲一两（去裙襕，涂醋，炙令微黄）　川芒消一两

【用法】上为末，加麻仁，同研令匀，炼蜜为丸，如梧桐子大。每服三十丸，不拘时候，以温浆水送下。

【主治】伤寒，潮热不退，四肢沉重，不欲饮食，胸中隘塞，小便赤涩。

秦艽散

【来源】《太平圣惠方》卷十一。

【别名】秦艽汤（《圣济总录》卷二十三）。

【组成】秦艽一两（去苗）　鳖甲一两（去裙襕，涂醋炙令黄）　甘草半两（炙微赤，锉）

【用法】上为散。每服五钱，以水一大盏，加生姜半分，豉半合，葱白二茎，煎至五分，去滓温服，不拘时候。

【主治】伤寒潮热不退，发歇无时。

黄芩散

【来源】《太平圣惠方》卷十一。

【组成】黄芩三分　柴胡三分（去苗）　人参三分（去芦头）　半夏三分（汤洗七遍去滑）　甘草半两（炙微赤，锉）　麦门冬一两（去心）

【用法】上为散。每服五钱，以水一大盏，加生姜半分，大枣三枚，煎至五分，去滓温服，不拘时候。

【主治】伤寒。潮热烦闷，体痛呕逆。

葛根散

【来源】《太平圣惠方》卷十一。

【组成】葛根一两（锉）　黄芩一两　甘草半两（炙微赤，锉）　石膏一两　柴胡一两（去苗）　知母一两

【用法】上为散。每服五钱，以水一中盏，煎至五分，去滓温服，不拘时候。

【主治】伤寒。潮热，口干头痛，四肢烦疼。

宣毒散

【来源】《圣济总录》卷二十一。

【组成】大黄（锉，炒）　甘草（炙，锉）各半两　朴消（研）一分　牵牛子一两（半生半炒）

【用法】上为散。每服二钱匕，用龙脑、腻粉、蜜水调下。一方炼蜜为丸，如梧桐子大。每服十五丸，用龙脑、腻粉水下。

【主治】伤寒脉大，潮躁伏热。

秦艽柴胡汤

【来源】《圣济总录》卷二十三。

【组成】秦艽（去土）　柴胡（去苗）　知母（焙）　青蒿各一两　大黄（锉，炒）　鳖甲（醋炙，去裙襕）　鬼臼　常山各半两

【用法】上为粗末。每服三钱匕，水一盏，煎至半盏，去滓温服，不拘时候。

【主治】伤寒余毒，潮热不解。

柴胡人参汤

【来源】《圣济总录》卷二十三。

【组成】柴胡（去苗）　人参　知母（焙）　石膏（碎）　葛根（锉）　赤茯苓（去黑皮）各一两　甘草（炙）半两

【用法】上为粗末。每服五钱匕，水一盏半，加生姜半分（拍碎），煎至七分，去滓温服，不拘时候。

【主治】伤寒汗下后，潮热不退，口干烦躁。

柴胡厚朴汤

【来源】《圣济总录》卷二十三。

【组成】柴胡（去苗）　厚朴（去粗皮，姜汁炙）　朴硝（研）各一两　大黄（锉，炒）一两半　枳壳

（去瓤，麸炒）三分

【用法】上为粗末。每服五钱匕，水一盏半，煎至七分，去滓温服。以利为度。

【主治】伤寒后，腹中有结燥，潮热不退，或时头痛目眩。

常山汤

【来源】《圣济总录》卷二十三。

【组成】常山（锉）三分 乌梅肉（炒） 鳖甲（去裙襕，醋炙） 黄耆（锉）各一两 大黄（锉，炒） 甘草（炙）各半两 柴胡（去苗）二两

【用法】上为粗末。每服三钱匕，水一盏半，入小麦一匙，生姜三片，煎至七分，去滓热服，不拘时候，一日三次。

【主治】伤寒，潮热不退。

人参散

【来源】《幼幼新书》卷十四引《吉氏家传》。

【组成】人参 茯苓 羌活 当归 前胡 甘草各一钱 麻黄（去节）三钱

【用法】上为末。每服半钱，水半盏，加生姜一片，煎三分，温服。

【主治】小儿伤寒潮热，鼻塞头痛。并治清涕壮热。

麻黄汤

【来源】《世医得效方》卷十五。

【组成】前胡 柴胡（各去毛） 石膏 苍术（锉，炒） 藁本 赤芍药 白芷 土芎 干葛 升麻各五钱 麻黄三钱

【用法】上锉散。每服四钱，加生姜三片，连须葱二根，水煎服，不拘时候。

【功用】发散四时伤寒。

【主治】四时伤寒，潮热头痛，及时疫。

【加减】春加黄芩，夏用正方，秋加麻黄，冬加豆豉。

小柴胡加茯苓汤

【来源】《伤寒图歌活人指掌》卷四。

【组成】柴胡一两六钱二字半 黄芩 人参 甘草 半夏各八钱二字 生姜一两 生枣十二个 茯苓一两

【主治】伤寒小便难，潮热腹满。

三乙承气汤

【来源】《伤寒大白》卷二。

【组成】枳实 厚朴 大黄 芒消 甘草

【主治】潮热，腹胀满作痛，欲大便不得，手足漐漐多汗。

小柴胡汤

【来源】《伤寒大白》卷二。

【组成】柴胡 黄芩 广皮 甘草 半夏 人参

【功用】和解少阳。

【主治】少阳潮热，发于寅卯二时，先有微寒而热，有汗，脉弦。

【加减】若见恶寒身痛，加羌活、防风；口渴，去半夏，加天花粉；饱闷，去人参，加枳壳，厚朴；小便不利，加木通。

芒消汤

【来源】《伤寒大白》卷三。

【组成】芒消 枳壳 厚朴

【主治】伤寒十三日不解，胸胁满而呕，日晡所发潮热，已而微利。

八、谵　语

伤寒谵语，是指伤寒病过程中邪热炽盛，热扰心神而致谵语的病情。《伤寒论》："三阳合病，腹满身重，难以转侧，口不仁面垢，谵语遗尿。……若自汗者，白虎汤主之"。

大柴胡汤

【来源】《外台秘要》卷一引《范汪方》。

【组成】柴胡　半夏（汤洗）各八两　生姜四两　知母　芍药　大黄　葳蕤各二两　甘草（炙）　人参三两

方中甘草用量原缺。《外台秘要》引《集验方》无人参。

【用法】上切。以水一斗，煮取三升，去滓，温服一升，每日三次。

【主治】伤寒七八日不解，默默烦闷，腹中有干粪，谵语。

【宜忌】忌海藻、菘菜、羊肉、饧。

大柴胡加葳蕤知母汤

【来源】《备急千金要方》卷九。

【组成】柴胡半斤　黄芩　芍药各三两　半夏半升　生姜五两　大黄　甘草各一两　人参三两　葳蕤　知母各二两

【用法】上锉。以水一斗，煮取三升，去滓，服一升，一日三次。取下为效。

【主治】伤寒七八日不解，默默心烦，腹中有干粪，谵语。

赤茯苓汤

【来源】《太平圣惠方》卷九。

【别名】茯苓汤（《普济方》卷一三一）。

【组成】赤茯苓二两　柴胡二两（去苗）　黄芩一两　龙骨二两　川大黄三两（锉碎，微炒）　人参一两（去芦头）　牡蛎一两（焙为粉）　桂心一两　陈橘皮一两（汤浸，去白瓤，焙）　半夏一两（汤浸七遍去滑）　甘草一两（炙微赤，锉）

【用法】上为粗散。每服四钱，以水一大盏，加生姜半分，大枣三个，煎至六分，去滓温服，不拘时候。

【主治】伤寒九日，下之后，胸膈烦满，小便不利，谵语，一身不可转。

大青散

【来源】《太平圣惠方》卷十。

【组成】大青三分　远志三分（去心）　川升麻一两半　柴胡一两（去苗）　黄芩一两　犀角屑三分　人参三分（去芦头）　甘草半两（炙微赤，锉）　芦根半两（锉）

【用法】上为粗末。每服四钱，以水一中盏，煎至五分，去滓温服，不拘时候。

【主治】伤寒邪热在胃，谵言妄语，身体壮热。

生干地黄散

【来源】《太平圣惠方》卷十。

【别名】生地黄散（《普济方》卷一三三）。

【组成】生干地黄二两　玄参一两半　赤茯苓一两　麦门冬一两（去心）　川升麻一两　甘草半两（炙微赤，锉）

【用法】上为散。每服五钱，以水一大盏，煎至五分，去滓温服，不拘时候。

【主治】伤寒，心膈热毒，烦闷，谵语失度。

汉防己散

【来源】《太平圣惠方》卷十。

【组成】汉防己半两　桂心三分　防风三分（去芦头）　甘草半两（炙微赤，锉）　生地黄二斤（研，绞取汁）

【用法】上为末。入地黄汁中，更入水一大盏，调令匀，入银器中盛，于甑中蒸半日取出；每服三合，以温水下之，不拘时候。

【主治】伤寒热毒逼心，谵语见鬼神不安。

朱砂散

【来源】《太平圣惠方》卷十。

【组成】朱砂半两（细研）　太阴玄精半两（细锉）　犀角屑一两　铅霜半两（细研）　紫石英三分（细研，水飞过）　人参一两（去芦头）　赤茯苓一两　防风一两（去芦头）　诃黎勒皮三分

【用法】上为细散，入上件四味，同研令匀。每服二钱，以葱白汤调下，不拘时候。

【主治】伤寒伏热在心脾，谵语，其状如痴人。

赤茯苓散

【来源】《太平圣惠方》卷十。

【组成】赤茯苓一两半　牡蛎一两（烧为粉）　龙骨一两半　黄芩一两

【用法】上为散。先以水二大盏，加羊心一枚，煮令熟，去羊心，次入药五钱，生姜半分，同煎至七分，去滓，分二次温服，不拘时候。

【主治】伤寒，心脏虚热，谵语，恍惚不定。

柴胡散

【来源】《太平圣惠方》卷十。

【组成】柴胡（去苗）　赤芍药　知母　栀子仁各二两　川升麻　黄芩　大青　杏仁（汤浸，去皮尖双仁，麸炒微黄）　甘草（炙微赤，锉）各三分　石膏四两　川大黄三分（锉碎，微炒）

【用法】上为粗散。每服四钱，以水一中盏，加豉五十粒，煎至六分，去滓温服，不拘时候。

【主治】伤寒谵语，头痛壮热，百骨节疼痛。

葛根散

【来源】《太平圣惠方》卷十。

【组成】葛根一两（锉）　黄芩一两　川大黄一两（锉碎，微炒）　柴胡一两（去苗）　甘草半两（炙微赤，锉）　犀角屑一两

【用法】上为散。每服四钱，以水一中盏，煎至六分，去滓，不拘时候温服。以通利为度。

【主治】伤寒。热毒在里，谵言妄语，体热心躁。

犀角散

【来源】《太平圣惠方》卷十。

【别名】犀角汤（《圣济总录》卷二十七）。

【组成】犀角屑一两　人参三分（去芦头）　赤茯苓半两　茵陈半两　细辛半两　陈橘皮半两（汤浸，去白瓤）　麻黄半两（去根节）　甘草半两（炙微赤，锉）

【用法】上为粗散。每服五钱，以水一大盏，加生姜半分，煎至五分，去滓温服，不拘时候。

【主治】伤寒。身体大热，小便黄赤，烦渴不止，心中闷绝，言语错乱，睡多惊恐。

犀角散

【来源】《太平圣惠方》卷十。

【组成】犀角屑　川升麻　柴胡（去苗）　葛根（锉）　川芒消各一两　甘草半两（炙微赤，锉）　蓝叶半两

【用法】上为粗散。每服四钱，以水一中盏，煎至六分，去滓温服，不拘时候。

【主治】伤寒。邪热在胃，谵语错乱。

丹砂散

【来源】《伤寒微旨论》卷下。

【组成】丹砂一粒　腻粉一钱（气弱年老人减半）

【用法】上为末，用桃、柳心共一把许，细切研烂，绞取自然汁，加砂糖一块如枣大，更入新汲水通前成半盏，化前药下之，如经一昼夜不利动，再作服之。如冬月无桃枝、柳条，用生地黄一两锉碎，水一升，煎取半升，化药服。

【主治】病人用承气汤下之后，至四五日两手脉沉数有力，或潮热，或谵语者。

黄芩散

【来源】《圣济总录》卷二十三。

【组成】黄芩（去黑心）　甘遂（麸炒黄）　龙胆（去芦头）各一两

【用法】上为散。每服一钱匕，以冷水调下，更令病人饮水三两盏，腹满则吐。

【功用】疗积热。

【主治】伤寒。烦热不解，谵言妄语，欲发狂走。

犀角汤

【来源】《圣济总录》卷二十三。

【组成】犀角（镑）大青 人参各三分 远志（去心）一分 升麻一两半 柴胡（去苗）黄芩（去黑心）各一两 甘草（炙，锉）半两

【用法】上为粗末。每服五钱匕，水一盏半，加生姜半分（拍碎），芦根、茅根各五寸，同煎至半盏，去滓温服。

【主治】伤寒邪热在胃，谵言妄语，身体壮热。

白虎加栀子汤

【来源】《此事难知》。

【组成】白虎汤加栀子一钱半

【用法】上为粗散。每服五钱匕，水一盏半，煎至八分，米熟为度，去滓温服。

【主治】老、幼、虚人伤寒五六日，昏冒谵语，小便或淋或涩，或烦而不得眠。

双解散加解毒汤

【来源】《伤寒金镜录》。

【组成】防风 川芎 当归 芍药 大黄 麻黄 连翘 芒消各半两 石膏 黄芩 桔梗各一两 滑石三两 甘草二两 荆芥半两 白术 山栀各半两

【用法】上锉。每服一两，水一钟半，加生姜三片，煎八分服，不拘时候。

【主治】伤寒失汗，表邪入里，谵语，舌见微黄者。

【方论】《重订敖氏伤寒金镜录》史介生按：双解散，即防风通圣散去消、黄是也，今此方有消、黄而无薄荷，名之曰双解散加解毒汤者，谅系双解表里热毒之意也。吴鹤皋曰：解表有防风、麻黄、薄荷、荆芥、川芎，解里有石膏、滑石、黄芩、栀子、连翘，复有当归、芍药以和血，桔梗、白术、甘草以调气。营卫皆和，表里俱畅，故曰双解。

人参柴胡汤

【来源】《普济方》卷一三三。

【组成】人参二两 柴胡 麦门冬（去心）各二两

【用法】上锉。分作三服，水一大碗，煎至七分，去滓冷服，热亦可，滓再煎服。

【主治】伤寒不分阳阴，汗下太早，为红靥，发大热，并谵语，不得安宁。

升阳散火汤

【来源】《伤寒六书》卷三。

【组成】人参 当归 芍药各八分 黄芩 麦冬 白术 柴胡各一钱 陈皮 茯神各八分 甘草三分

【用法】水二钟，加生姜三片、大枣一枚，入金首饰煎之，热服。

【主治】伤寒汗热乘于肺金，元气虚不能自主持所致的撮空证。症见叉手冒胸，寻衣摸床，谵语昏沉，不醒人事。

【加减】有痰者，加姜汁炒半夏；大便燥实，谵语发渴，加大黄；泄漏者，加升麻、炒白术。

【验案】感冒内伤 《伤寒广要》引《伤寒述微》：康熙三年孟秋，余至渝州。一老人谢彦一，年五十余，因感冒内伤，一医以清暑益气汤，漫加诸热药发汗。一剂而双目俱瞽，昏沉不醒。复用滚痰丸，并水下之，其人周身不热，自下利清黑色，溏粪数十行，水谷不化，昏迷仰睡，手扯衣被，寻衣摸床，且郑声喃喃不字语。请余视之，六脉微缓，非死脉也，胃气尚存。此乃盛暑之日，而老年内伤，汗下非宜，中气已虚，邪热乘于肺经，必变神昏不语。余用升阳散火汤，内有小柴胡汤散表里内外之寒邪，又有五味异功散，麦冬当归甘芍，补中益气和脾肺。一剂安睡，再剂苏坐，三日连进四剂，而诸症悉愈。

升阳汤

【来源】《伤寒全生集》卷四。

【组成】人参 当归 麦冬 五味子 白术 甘草

【用法】加生姜，入金首饰，水煎服。

【主治】伤寒因汗下致虚，大便自利，逆冷，谵

语，撮空，循衣摸床，脉小者。

【加减】泻不止，加猪苓、木通、肉果；身不热，口不渴，泻利，脉沉，足冷者，加姜、附、白术、升麻少许；若身有热，口燥渴者，加柴、芩、知母。

泻心导赤饮

【来源】《古今医鉴》卷三。

【别名】泻心导赤汤（《寿世保元》卷二）。

【组成】山栀子 黄芩 麦门冬 滑石 人参 犀角 知母 茯神 黄连（姜汁炒）甘草

　　《寿世保元》本方用黄连八分，黄芩一钱五分，甘草八分，犀角五分，麦门冬三钱，滑石三钱，山栀三钱，茯神三钱，知母二钱，人参二钱。

【用法】上锉一剂。加生姜一片，大枣二枚，灯心二十茎煎。临服入生地黄汁三匙。

【主治】越经证。伤寒心下不疼，腹中不满，大便如常，身无寒热，渐变神昏不语，或睡中独语，目赤唇焦，将水与之则咽，不与则不思，形如醉人。

柴胡连翘汤

【来源】《古今医鉴》卷三。

【组成】柴胡 黄芩 枳壳 赤芍药 桔梗 连翘 山栀 瓜蒌仁 黄连 黄柏 甘草

【用法】上锉。加生姜三片，水煎，温服。

【主治】伤寒大热，谵语呻吟，睡卧不得。

人参大黄汤

【来源】《辨证录》卷一。

【组成】人参一两 大黄一钱

【用法】水煎服。

【主治】冬月伤寒，谵语发潮热，以承气汤下之不应，脉反微涩者。

争先汤

【来源】《辨证录》卷一。

【组成】桂枝五分 麻黄五分 石膏一钱 麦冬五钱 茯苓五钱 半夏八分

【用法】水煎服。

【主治】冬月伤寒身热，一日即发谵语。

表里兼顾汤

【来源】《辨证录》卷一。

【组成】大黄二钱 人参五钱 柴胡三分 甘草一钱 丹皮二钱

【用法】水煎服。

【主治】冬月伤寒，谵语，发潮热，以承气汤下之，不应，脉反微涩者，里虚表邪盛之证。

凉解汤

【来源】《辨证录》卷一。

【组成】茯神三钱 麦冬五钱 玄参一两 柴胡一钱 甘草三分 炒枣仁二钱

【用法】水煎服。

【主治】心虚之人，冬月伤寒，身热五六日不解，谵语口渴，小便自利，欲卧。

救枯丹

【来源】《辨证录》卷一。

【组成】玄参三两 甘菊花一两 熟地一两 麦冬二两 芡实五钱

【用法】水煎服。

【主治】冬月伤寒，发热口渴，谵语，时而发厥。

【方论】用玄参以散其脾胃浮游之火，甘菊以消其胃中之邪，麦冬以滋其肺中之液，助熟地以生肾水，庶几滂沱大雨，自天而降，而大地焦枯，立时优渥，何旱魃之作祟乎？又恐过于汪洋，加入芡实以健其土气，而仍是肾经之药，则脾肾相宜，但得其灌溉之功，而绝无侵凌之患。

清热散

【来源】《辨证录》卷一。

【组成】茯苓五钱 麦冬一两 丹皮二钱 柴胡一钱 甘草五分

【用法】水煎服。

【主治】冬月伤寒，心虚而神不守舍，身热五六日不解，谵语口渴，小便自利，欲卧。

【方论】用麦冬以补心，用茯苓以分消火热，用柴胡、丹皮、甘草以和解其邪气。心气足而邪不能侵，邪尽从小肠以泄出，而心中宁静，津液自生，故渴除而肾气上交于心，而精自长，亦不思卧矣。

妙香丸

【来源】《重订通俗伤寒论》。

【组成】辰砂三钱 巴霜一钱 冰麝 西黄 腻粉各三分

【用法】金箔五小张，另研极细，入黄腊三钱，白蜜一匙，同炼匀，和药为丸，每一两作三十丸。弱者服二三丸，壮者四五丸，用复脉汤调下。大便通即止。

【功用】开窍清心。

【主治】邪盛正虚，神明被迫，瞀乱，精神衰弱，应下失下，邪热未除，静则郑声重语，喃喃不休，躁则惊惕不安，心神昏乱，妄笑妄哭，如见神灵，大便不通，溺赤涓滴，舌苔黄刺干涩，脉两寸陷下，关尺细坚而结。

三黄巨胜汤

【来源】《伤寒大白》卷二。

【组成】黄芩 黄连 大黄 山栀 石膏

【主治】伤寒谵语。

【方论】此因三阳经皆热，故以三黄汤兼清三阳，加石膏、栀子，则功力巨大。

三黄巨胜汤

【来源】《伤寒大白》卷二。

【别名】三黄石膏汤（《古今医彻》卷一）。

【组成】黄芩 黄连 大黄 石膏

【主治】

　　1.《伤寒大白》：伤寒，中有积热，身热多汗，二便赤闭，目赤唇焦，谵妄，口渴欲饮。

　　2.《古今医彻》：斑毒。

黄芩芍药汤

【来源】《幼科直言》卷五。

【组成】柴胡 黄芩 赤芍 陈皮 甘草 花粉 桃仁 山楂肉 归尾

【用法】白水煎，兼服牛黄锭子。

【主治】小儿伤寒传里为热，发热作渴，谵言乱语，血分生热，小便赤黄，兼得微汗，传入少阴者。

紫雪

【来源】《类证活人方》卷一。

【组成】石膏四两 玄明粉二两 硼砂一两 薄荷一两 朱砂五钱 甘草五钱

【用法】上为细末。每服三钱，白滚汤化下。

【功用】清解肠胃热邪。

【主治】伤寒热邪传里，火毒攻心，狂躁谵语，神昏自汗，二便秘结，舌苔芒刺。

钩藤大黄汤

【来源】《伤寒广要》卷十二。

【组成】钩藤皮 当归 甘草（炙） 芍药各半两 大黄三分

【用法】上为粗末。每服三钱，以水一盏，煎六分，温服。以利为度。

【主治】小儿伤寒，里不解，发惊妄语，狂躁潮热。

九、发汗不解

伤寒发汗不解，是指伤寒病过程中用发汗的方法治疗后病症未能解除的病情。《伤寒论》："发汗不解，腹满痛者，急下之，宜大承气汤"，"太阳病三日，发汗不解，蒸蒸发热者，属胃也，调胃承气汤主之"。

大青汤

【来源】方出《肘后备急方》卷二，名见《外台秘要》卷二引《深师方》。

【别名】大青四物汤（《类证活人书》卷十八）、阿胶汤（《圣济总录》卷二十七）、阿胶大青汤（《古今医彻》卷一）。

【组成】大青四两　甘草　胶各二两　豉八合

【用法】以水一斗，煮二物，取三升半，去滓；纳豉煮三沸，去滓，乃纳胶。分作四服。尽又合。

【功用】

1.《外台秘要》引《深师方》：止下痢。

2.《备急千金要方》：除热，止吐泻。

【主治】

1.《肘后备急方》：伤寒、时疫、温病得至七八日，发汗不解，及吐下大热。

2.《外台秘要》引《深师方》：伤寒劳复。

3.《备急千金要方》：下利不止，斑出。

4.《普济方》：伤寒一二日及十余日，发黄疸，斑出，烦躁不得卧。

【宜忌】《外台秘要》引《深师方》：忌菘菜、海藻。

【方论】《千金方衍义》：大青乃蓝之一种，善解陷伏至阴之邪；豆豉专搜少阴不正之气；阿胶滋血润燥；甘草解毒和中。不特为阳毒发斑之专药，一切时行温热汗吐不解，下利不止，并得用之，取其解散阴经热毒也。

牡蛎散

【来源】《太平圣惠方》卷九。

【组成】牡蛎一两（烧为粉）　甘草一两（炙微赤，锉）　干姜一两（炮裂，锉）　柴胡二两（去苗）　木通一两（锉）　桂心一两　黄芩一两　栝楼根一两　厚朴二两（去粗皮，涂生姜汁，炙令香熟）

【用法】上为散。每服三钱，以水一中盏，煎至五分，去滓温服，不拘时候。

【主治】伤寒六日，其人已发汗而不解，胸胁满，小便不多利，渴而不呕，但头汗出，往来寒热而烦。

牡蛎散

【来源】《太平圣惠方》卷十二。

【组成】牡蛎一两（烧为粉）　甘草半两（炙微赤，锉）　熟干地黄一两　白术一两　白芍药半两　龙骨一两　黄耆二两（锉）　人参一两（去芦头）　麦门冬半两（去心）

【用法】上为散。每服四钱，以水一中盏，加生姜半分，大枣二个，煎至六分，去滓温服，不拘时候。

【主治】伤寒，汗出不解。

升麻葛根汤

【来源】《扶寿精方》。

【组成】升麻　葛根　赤芍　甘草　川芎　白芷　麻黄

【用法】加生姜三片，葱七根，水煎温服。发遍身大汗。

【主治】伤寒用十神汤身大汗而不解者。

第四章

太阴病

一、太阴病

伤寒太阴病,是指外邪侵袭太阴经脉,致使太阴经所属脏腑、经络生理功能紊乱的病情。《伤寒论》:"太阴之为病,腹满而吐,食不下,自利益甚,时腹自痛。若下之,必胸下结硬"。本病成因,多为中阳不足,寒湿内盛,气机不畅。治宜温中散寒,健脾燥湿。

桂枝加芍药汤

【来源】《伤寒论》。

【组成】桂枝三两(去皮) 芍药六两 甘草二两(炙) 大枣十二枚(擘) 生姜三两(切)

【用法】以水七升,煮取三升,去滓,分三次温服。

【功用】

1.《医宗金鉴》:外解太阳之表,内调太阴之里虚。

2.《伤寒论方医案选编》:调和营卫,兼缓急止痛。

【主治】

1.《伤寒论》:本太阳病,医反下之,因尔腹满时痛者,属太阴也。

2.《方机》:烦,脉浮数,无硬满状者;腹满寒下,脉浮,或恶寒,或腹时痛者。

【方论】

1.《伤寒贯珠集》:桂枝所以越外入之邪,芍药所以安伤下之阴也。按《金匮要略》云:伤寒阳脉涩、阴脉弦,法当腹中急痛者,与小建中汤;不瘥者,与小柴胡汤。此亦邪陷阴中之故。而桂枝加芍药,亦小建中之意,不用胶饴者,以其腹满,不欲更以甘味增满耳。

2.《绛雪园古方选注》:桂枝加芍药汤,此用阴和阳法也,其妙即以太阳之方,求治太阴之病。腹满时痛,阴道虚也,将芍药一味倍加三两,佐以甘草,酸甘相辅,恰合太阴之主药;且倍加芍药,又能监桂枝深入阴分,升举其阳,辟太阳陷入太阴之邪。复有姜、枣为之调和,则太阳之阳邪,不留滞于太阴矣。

3.《金镜内台方议》:表邪未罢,因而下之。邪气乘虚传于太阴脾经,里气不和,故腹满时痛,此乃虚邪也。与桂枝汤以解之,加白芍药以和里,且白芍药性平,而能益脾安中止虚痛也。

4.《医方考》:表证未罢,而医下之,邪乘里虚,当作结胸,今不作结胸,而作腹满时痛,是属于太阴。里气不和,故腹满时痛耳。时痛者,有时而痛,非大实之痛也,故但与桂枝汤以解表，加芍药以和里。

【验案】

1.下痢　《山东中医学院学报》（1977，1：27）：王某某，男，46岁患菌痢，当时经治已减，后又复发，缠绵不愈，变成慢性菌痢，每日少则三四次，多则五六次，排便甚急，不及入厕，则污衣裤，然登厕后又排便不爽，下重难通，大便状不成形，有红白黏液；急不可耐，伴有腹痛，肠鸣等症。脉沉弦而滑，舌红苔白，观其所服之方，寒必芩、连，热必姜、附，补以参、术，涩如梅、诃，尝之殆遍，讫无所效。此仍脾胃阴阳不和，肝气郁而乘之之证。治法：调和脾胃阴阳，并于土中平木。方药：桂枝三钱、白芍六钱，炙甘草三钱、生姜三钱、大枣十二枚。服二剂，下痢减至一二次，照方又服二剂而痊愈。

2.坐骨神经痛　《实用中医内科杂志》（1991，4：180）：桂枝15g，白芍30～60g，秦艽10g，牛膝15g，当归10g，熟附子6g，苍术20g，片姜黄10g，防风18g，甘草6g。水煎服，每日1剂。治疗坐骨神经痛23例，病程半年至14年。结果：痊愈（疼痛消失，无任何自觉症状）16例，显效（疼痛消失，活动自如，仍感患肢麻木）5例，有效（活动量增加，时或有疼痛和麻木感）2例。

和气治中汤

【来源】《太平圣惠方》卷九。

【组成】人参半两（去芦头）　藿香半两　白术三分　甘草一分（炙微赤，锉）　干姜一分（炮裂，锉）　白茯苓一分　陈橘皮三分（汤浸，去白瓤，焙）

【用法】上为细散。每服二钱，以水一中盏，入生姜半分，煎至五分，即去生姜，和滓，不拘时候温服。

【主治】伤寒四日，太阴初受病，服恒山散吐后者。

吴茱萸汤

【来源】《太平圣惠方》卷十二。

【组成】吴茱萸一分（汤浸七遍，焙干微炒）　大枣五个　甘草一分（炙微赤，锉）　生姜半两　人参半两（去芦头）　厚朴半两（去粗皮，涂生姜汁，炙令香熟）

【用法】上锉细。以水二大盏半，煎至一盏半，去滓，分三次温服，不拘时候。

【主治】伤寒吐利，手足逆冷，心烦闷绝。

恒山散

【来源】《太平圣惠方》卷九。

【别名】常山汤（《圣济总录》卷二十一）。

【组成】恒山三分　甘草三分（生用）　鳖甲三分（涂醋炙令黄，去裙襕）　石膏三分　柴胡三分（去苗）　知母三分

【用法】上为散。每服三钱，以水一中盏，入淡竹叶十片，煎至六分，去滓，温服之，不拘时候。当吐顽涎，后即服和气治中汤。

【主治】伤寒四日，太阴初受病。

橘皮汤

【来源】《普济方》卷一四七引《太平圣惠方》。

【组成】陈橘皮一两（汤浸，去白瓤，焙）　生姜一两

【用法】上锉细，和匀，分为四服。每服以水一中盏，煎至六分，去滓温服，不拘时候。

【主治】太阴病不解，虽暴烦下利日十余行而自止。

增减理中丸

【来源】《古今医统大全》卷十四。

【组成】人参　白术各二两　甘草　干姜各一两半　黄芩五钱　枳壳二十片

【用法】上为细末，炼蜜为丸，如弹子大。沸汤化下。

【主治】太阴病下之，胸满而硬者。

【加减】有汗，加牡蛎。

加味理中汤

【来源】《寿世保元》卷二。

【组成】人参三钱　白术一钱五分　干姜一钱（炮）甘草八分　肉桂八分　陈皮一钱五分

【用法】上锉。加生姜三片，水煎，临服加木香（磨）一匙，姜汁少许同服。

【主治】伤寒，直中阴经，腹痛，怕寒厥冷，或下利呕吐不渴，脉沉迟无力。

加味参术附姜汤

【来源】《辨证录》卷一。

【组成】人参五钱　白术五钱　肉豆蔻一枚　附子三分　干姜一钱

【用法】水煎服。

【主治】冬月伤寒，至十日，太阴脾土受邪，恶寒呕吐。

茯苓参甘厚朴汤

【来源】《四圣悬枢》卷三。

【别名】苓桂参甘厚朴汤（《医学摘粹》卷一）。

【组成】人参一钱　甘草一钱　干姜一钱　茯苓三钱　桂枝一钱　厚朴一钱

【用法】流水煎半杯，温服。

【主治】伤寒太阴腹满者。

加味平胃散

【来源】《会约医镜》卷三。

【组成】苍术一钱半　厚朴（姜炒）一钱　陈皮八分　甘草（炙）八分　扁豆（炒，研）二钱　白芍一钱半　半夏一钱半　大腹皮（去黑皮及粗，洗净）一钱　砂仁一钱（炒，研）　生姜一钱三

分　大枣三枚（去核）

【用法】水煎服。

【主治】伤寒，太阴脾经病，腹满而吐，食不下，嗌干，手足自温，或自利，腹痛，不渴，脉沉而细。

【加减】如泄，加肉豆蔻八分，白术一钱半，或再加煨木香三分；如腹痛拒按者，去生姜，加葛根一钱半；如嗌干，加元参、桔梗。

黄连泻心汤

【来源】《医方简义》卷二。

【组成】黄连（姜汁炒）一钱　姜半夏一钱五分　酒炒黄芩一钱　干姜八分　人参一钱　炙甘草五分

【用法】加大枣二枚，水煎服。

【主治】伤寒吐利并作，邪在上者。

桂枝大黄汤

【来源】《镐京直指医方》。

【组成】生军　桂枝　槟榔　厚朴　白芍　炙甘草　老姜　大枣

【主治】太阴腹满，便闭足温，脉沉数有力。

加减神术散

【来源】《经验医库》。

【组成】苍术　藁本　防风　甘草　白术　川芎　陈皮　半夏　细辛　白芷　茯苓　生姜

【用法】水煎服。

【主治】太阴风湿头痛，腹满不饮食，口渴咽干不饮水，或呕吐痰涎，体重节痛，面色暗黄无泽，脉浮缓。

二、浮　肿

伤寒浮肿，是指伤寒病程中出现以浮肿为主症的病情。病发多为脾肾阳虚，寒痰水饮，留而不化，泛溢肌肤而致。治宜温阳利湿。

五香麻黄汤

【来源】《备急千金要方》卷九。

【别名】五香汤（《圣济总录》卷三十）。

【组成】麝香半两 熏陆香 鸡舌香各一两 沉香 青木香 麻黄 防风 独活 秦艽 萎蕤 甘草各二两 白薇 枳实各二两

【用法】上锉。以水九升，煮取三升，分三次服。覆取汗后，外摩防己膏。

【主治】伤寒忽发肿，或著四肢，或在胸背，虚肿浮如吹状，亦着头面唇口颈项，剧者偏著脚胫，外如轴大，而不痛不赤；著四肢者，乃欲不遂。

【方论】《医方考》：上件诸肿，乃是余邪未去，营卫之行，不相顺接，逆于肉理，而为肿尔！是方也，用五香以开气窍；而麻黄、防风、独活、秦艽、萎蕤、白薇，皆辛散之，一以解其余邪，一以流其着气；甘草之补，所以致新；枳实之悍，所以推陈。

桂枝石膏汤

【来源】方出《备急千金要方》卷九，名见《类证活人书》卷十七。

【组成】桂枝 黄芩 甘草各二两 升麻 葛根 生姜各三两 芍药六两 石膏八两 栀子二七枚

【用法】上锉。以水九升，煮取二升七合，分二次服，相去十里久。若前两服讫，即得汗后，服即停；不得汗，更进一服，得汗即止。不得汗者，明日去栀子，加麻黄二两，足水二升，再依方服。

【主治】伤寒忽发肿，或著四肢，或在胸背，虚肿浮如吹状，亦著头面唇口颈项，剧者偏著脚胫外如轴大而不痛不赤，著四肢者乃硬不遂，与五香麻黄汤不愈，阳气犹在经络，未入脏腑，脉势仍数者。

【方论】《千金方衍义》：伤寒身发浮肿，服五香麻黄，脉数不除，阳邪犹在经络，故于桂枝汤中除去大枣之滞膈，加升麻、葛根以透表，石膏、栀子以化热，黄芩专散在表之标热也。倘服之不应，

更进一服，仍不得汗，恐升、葛、桂枝力绵，不能胜芩、栀、石膏之过凉，于中裁去栀子，易入麻黄，便合大料桂枝二越婢一汤之法，以服前药，身肿尚未全愈，故大枣终非所宜，升、葛尚不可缺也。

防己丸

【来源】《圣济总录》卷三十一。

【组成】防己半两 桑根白皮（锉）三分 葶苈子（炒） 郁李仁（炒）各半两 木通（锉）三分 赤茯苓（去黑皮） 百合各半两 泽漆（炒）一分

【用法】上为末，炼蜜为丸，如梧桐子大。每服二十丸，空心煎桑根白皮汤送下。

【主治】伤寒后，毒气攻四肢虚肿，及喘息促急。

木香丸

【来源】《圣济总录》卷三十二。

【组成】木香 肉豆蔻（去壳） 青橘皮（汤浸，去白，焙） 槟榔（微炒，锉）各一两

【用法】上为末，炼蜜为丸，如小豆大。每服二十丸，空心温酒送下，渐加至三十丸。

【主治】伤寒病后，遍身浮肿。

黄耆汤

【来源】《圣济总录》卷三十二。

【组成】黄耆一两 枳壳（去瓤，麸炒微黄）三分 防己半两 桂（去粗皮）半两 细辛（去苗叶）半两 白术三分 赤茯苓（去黑皮）三分 赤芍药三分 当归（切，焙）半两

【用法】上为粗末。每服三钱匕，水一盏，加生姜半分（切），煎至六分，去滓温服，不拘时候。

【主治】伤寒后身体肿满，心胸壅闷，喘促气满。

三、食 毒

伤寒食毒，亦称伤寒夹食，是指脾胃素虚之人感受风寒之邪，出现发热恶寒兼有宿食不化的病情。《太平圣惠方》："夫伤寒食毒者，由其人脾胃气虚，宿食不化，因外伤风冷，四肢不利，身体虽不大热，心胸恒多壅闷，吐逆上气，心腹胀满，小便赤色，下利频仍。诊其脉紧数，三部俱有此候，乃为证也"。《普济方》："伤寒兼食毒者，此世所谓夹食伤寒也"。治宜温阳祛寒，调和脾胃。

人参散

【来源】《太平圣惠方》卷十。

【组成】人参一两（去芦头） 赤茯苓三分 高良姜半两（锉） 草豆蔻半两（去皮） 附子半两（炮裂，去皮脐） 陈橘皮半两（汤浸，去白瓤，焙） 细辛一分 甘草半分（炙微赤，锉） 子芩三分 诃黎勒皮半两 厚朴半两（去粗皮，涂生姜汁，炙令香熟）

【用法】上为粗散。每服二钱，以水一中盏，加生姜半分，煎至五分，去生姜，不拘时候，和滓稍热服。

【主治】食毒伤寒，初得病，身体不大热，心闷，吐逆上气，小便赤色，下利不止，水谷不化。

大腹皮散

【来源】《太平圣惠方》卷十一。

【组成】大腹皮一两（锉） 川大黄一两（锉碎，微炒） 木香半两 桂心半两 白术三分 川芒消一两 厚朴三分（去粗皮，涂生姜汁，炙令香熟）

【用法】上为散。每服四钱，以水一中盏，加生姜半分，煎至六分，去滓温服，不拘时候。

【主治】食毒伤寒，心腹胀满，时复呕吐，憎寒，不下饮食，大小便秘涩。

【加减】加生姜，名"大腹汤"（《普济方》卷一三六）。

木香丸

【来源】《太平圣惠方》卷十一。

【组成】木香一两 桂心一两 川升麻一两 白术半两 川大黄一两（锉碎，微炒） 厚朴一两（去粗皮，涂生姜汁，炙令香熟） 知母半两 槟榔一两 川朴消一两

【用法】上为末，炼蜜为丸，如梧桐子大。每服三十丸，以生姜汤送下，不拘时候。

【主治】食毒伤寒，心腹胀满，头面遍身俱黄，或时憎寒壮热，吐逆，不下饮食，大便秘涩，小便如血。

木香散

【来源】《太平圣惠方》卷十一。

【组成】木香半两 草豆蔻半两（去皮） 桂心半两 陈橘皮半两（汤浸，去白瓤，焙） 神曲一分（微炒黄色） 白术半两 荜茇半两 人参三分（去芦头） 甘草半两（炙微赤，锉） 柴胡半两（去苗） 桃仁三分（汤浸，去皮尖双仁，麸炒微黄） 厚朴三分（去粗皮，涂生姜汁，炙令香熟）

【用法】上为散。每服三钱，以水一中盏，加生姜半分，煎至六分，去滓，不拘时候稍热服。

【主治】伤寒食毒，脾胃虚乏，四肢少力，不思饮食，心腹气胀，或时下利，向晚憎寒。

白术散

【来源】《太平圣惠方》卷十一。

【组成】白术三分 附子三分（炮裂，去皮脐） 干姜半两（炮裂，锉） 桂心三分 甘草半两（炙微赤，锉） 川大黄三分（锉碎，微炒） 木香半两 枳壳半两（麸炒微黄，去瓤）

【用法】上为细散。每服二钱，以水一中盏，加生姜半分，大枣二个，煎至五分，去姜、枣，温服，不拘时候。

【主治】伤寒食毒，壮热头痛，腹胀憎寒，四肢酸痛，口苦。

赤茯苓散

【来源】《太平圣惠方》卷十一。

【组成】赤茯苓　陈橘皮（汤浸，去白瓤，焙）　人参（去芦头）　白术　五味子　木香　桔梗（去芦头）　厚朴（去粗皮，涂生姜汁，炙令香熟）各一两

【用法】上为细散。每服二钱，以水一中盏，加生姜半分，煎至五分，去生姜，和滓温服，不拘时候。

【主治】伤寒食毒，腹胀虚鸣，不能食。

白姜散

【来源】《医方类聚》卷五十四引《神巧万全方》。

【组成】白姜半两（炮）　附子三分（炮）　甘草半两（炙）　陈橘皮半两　诃黎勒皮一两　厚朴三分（姜汁炙）

【用法】上为末。每服二钱，水一中盏，同煎五分，温服。

【主治】食毒伤寒，头痛，身不大热，心间痓闷，大便不利。

干姜汤

【来源】《圣济总录》卷二十七。

【组成】干姜（炮）　甘草（炙，锉）各半两　附子（炮裂，去皮脐）　陈橘皮（去白，炒）　厚朴（去粗皮，生姜汁炙）各三分

【用法】上药锉如麻豆大。每服三钱匕，水一盏，煎至七分，去滓，食前温服。

【主治】伤寒食毒，头痛恶寒，心腹虚胀，大便泄利。

大黄汤

【来源】《圣济总录》卷二十七。

【组成】大黄（锉，炒）　白术　厚朴（去粗皮，生姜汁炙，锉）　大腹皮（锉）各一两　木香　桂（去粗皮）　朴消（研）　牵牛子（炒）各半两

【用法】上为粗末。每服二钱匕，水一盏，加生姜三片，煎至六分，去滓温服，不拘时候。

【主治】伤寒食毒，心腹胀满，时复呕吐，憎寒，不下食，大小便秘涩。

大腹皮汤

【来源】《圣济总录》卷二十七。

【组成】大腹皮（锉）　大黄（锉，醋炒）各一两　朴消　木香　桂（去粗皮）各半两　白术　厚朴（去粗皮，生姜汁炙）各三分

【用法】上为粗末。每服五钱匕，水一盏半，煎至一盏，去滓，食前温服。以利为度。

【主治】伤寒食毒，心腹胀满，时复呕吐，不下饮食，大便秘涩。

木香汤

【来源】《圣济总录》卷二十七。

【组成】木香　草豆蔻（去皮）　陈橘皮（汤浸，去白，炒）　陈曲（炒）　白术　荜茇　桂（去粗皮）　厚朴（去粗皮，生姜汁炙，锉）　人参　柴胡（去苗）　甘草（炙，锉）各半两　桃仁（去皮尖双仁，炒研）三分

【用法】上为粗末。每服三钱匕，水一盏，加生姜三片，煎至六分，去滓，食前温服。

【主治】伤寒食毒，脾胃虚乏，四肢少力，不思饮食，心腹气胀，或时下利，向晚憎寒。

朴消汤

【来源】《圣济总录》卷二十七。

【组成】朴消　大黄（锉，炒）　芍药各一两　当归（切，焙）　木香各半两

【用法】上为粗末。每服五钱匕，水一盏半，加生姜三片，煎至八分，去滓，空心温服。

【主治】伤寒食毒，腹胀气急，大小便不通。

芍药汤

【来源】《圣济总录》卷二十七。

【组成】芍药　白术　厚朴（去粗皮，姜汁炙）各一两　白豆蔻（去皮）　桂（去粗皮）　干姜（炮）　甘草（炙，锉）各半两　木香三分

【用法】上为粗末。每服三钱匕，水一盏，加生姜三片，煎至六分，去滓，食前温服。

【主治】伤寒食毒，心腹胀满，或时泄利。

曲桂汤

【来源】《圣济总录》卷二十七。

【组成】陈曲（锉，炒）　桂（去粗皮）　百合　麻黄（去根节）　黄连（去须）　枳壳（去瓤，麸炒）　白石脂各一两半　桑根白皮（锉，焙）　地骨皮　附子（炮裂，去皮脐）各二两　款冬花　羚羊角屑　旋覆花（微炒）各一两　杏仁（汤浸，去皮尖双仁，炒）十枚　黄芩（去黑心）半两

【用法】上为粗末。每服五钱匕，水一盏半，加生姜三片，同煎至八分，去滓温服。

【主治】伤寒食毒咳嗽。

荜澄茄丸

【来源】《圣济总录》卷二十七。

【组成】荜澄茄一两　干姜（炮）三分　陈橘皮（汤浸，去白，焙）一两　厚朴（去粗皮，生姜汁炙）一两　桂（去粗皮）三分　阿魏半两　肉豆蔻（去皮）三枚　缩砂（去皮）半两　草豆蔻（去皮）三枚　甘草（炙）三分　附子（炮裂，去皮脐）一两　荜茇一分　白术半两

【用法】上为末，炼蜜为丸，如梧桐子大。每日空心服十九至二十丸，酒送下。以知为度。

【主治】伤寒食毒，心胸痞闷，泄痢频并。

茯苓汤

【来源】《圣济总录》卷二十七。

【组成】赤茯苓（去黑皮）　陈橘皮（去白，炒）　人参　白术　厚朴（去粗皮，生姜汁炙，锉）　木香（炮）　五味子各一两　干姜（炮）半两

【用法】上为粗末。每服三钱匕，水一盏，加生姜三片，煎至六分，去滓，空心温服。

【主治】伤寒食毒，腹胀虚鸣，不能食。

续命丸

【来源】《圣济总录》卷二十七。

【组成】大黄（锉，醋炒）　黄芩（去黑心）　麻黄（去根节）　黄连（去须）各半两　豉半合（炒）　甘遂半分（炮）　栀子仁　朴消（研）　杏仁（去皮尖双仁，炒，研）各一分　巴豆一分（去皮心膜，研，以纸压去油）

【用法】上为末，与三味研者拌匀，炼蜜为丸，如大麻子大。每服三丸，空心温熟水送下。以利为度，未利加一二丸。

【主治】伤寒食毒，水癖不消及痰实。

疏气丸

【来源】《圣济总录》卷二十七。

【组成】京三棱（煨，锉）　牵牛子（炒）各一两　干姜（炮）半两　陈橘皮（去白，炒）一两

【用法】上为末，炼蜜为丸，如梧桐子大。每服二十丸，生姜汤送下，不拘时候。取利为度，未利再服。

【主治】伤寒后食毒所伤，心腹胀满，水谷不化，大便不利。

橘皮丸

【来源】《圣济总录》卷二十七。

【组成】陈橘皮（去白，炒）　草豆蔻（去皮）　桂（去粗皮）　枳壳（去瓤，麸炒）　木香各一两　大黄（锉，炒）二两　鳖甲（去裙襕）一两半（用硇砂一分，研醋五合浸炙）

【用法】上为末，炼蜜为丸，如梧桐子大。每服二十丸，空心生姜汤送下。

【主治】伤寒食毒。恶寒，腹胁急胀，呕吐不下食，手足厥冷。

芎藭汤

【来源】《圣济总录》卷二十九。

【组成】芎藭　附子（炮裂，去皮脐）　大黄（锉，炒）　桂（去粗皮）各三分　干姜（炮）　甘草（炙，锉）　木香各半两

【用法】上锉，如麻豆大。每服三钱匕，水一盏，加生姜三片，大枣一个（擘破），煎至六分，去滓，空心温服。

【主治】伤寒食毒，壮热头痛，时复憎寒，四肢痠痛，口苦。

人参散

【来源】《幼幼新书》卷十四引汉东王先生方。

【组成】人参 莲肉 茯苓各一分 黄耆（蜜炙）半两 甘草（炙）二钱

【用法】上为末。婴孩一字，二三岁半钱，水半盏，加大枣半个，煎十数沸服。

【功用】
1.《幼幼新书》：补虚调胃，进食，止吐泻。
2.《普济方》：解热补虚。

【主治】
1.《小儿卫生总微论方》：小儿夹食伤寒取后。
2.脾胃不和，吐泻不进乳食。

水精丹

【来源】《幼幼新书》卷十四引《家宝》。

【别名】水晶丹（《小儿卫生总微论方》卷十三）。

【组成】天南星一钱 滑石（各生为末）二钱 水银粉半钱 芜荑（取仁）一百片 巴豆五十粒（去壳，不去油）

【用法】先研巴豆令极细，次下芜荑仁复研，方入众药，研令极细，以烂饭为丸，如粟米大。每服三五丸，随岁数加减，米汤泡生葱空心送下，近夜临卧服尤佳。膈上有食势须吐出，膈下有食方得转泻。

【主治】
1.《幼幼新书》引《家宝》：婴孩小儿夹食伤寒，及虫积、食积、胎积、惊积、恶物、食伤。
2.《小儿卫生总微论方》：一切积癖及百物所伤。

【宜忌】忌生硬果肉。

薄荷散

【来源】《幼幼新书》卷十四引《家宝》。

【别名】薄荷汤（《婴童百问》卷四）。

【组成】杜薄荷半两（去粗梗，取嫩者） 羌活 全蝎（炒） 麻黄（去节） 僵蚕（直者，去丝，炒） 天竺黄各一分 甘草半分（炙） 白附子半钱

【用法】上为末。每服婴孩一字，二三岁半钱，四五岁一钱，以水一药注或半银盏，煎十数沸服。

【主治】婴孩小儿夹食伤寒，又治夹惊伤寒，温壮等。

千金丸

【来源】《小儿卫生总微论方》卷七。

【组成】朱砂（末）一钱 全蝎七个（末） 白丁香七个（末） 腻粉一钱 麝香半钱

【用法】上为末，研匀，白饭为丸，如萝卜子大。一岁儿三丸，薄荷汤送下，不拘时候。取微利，量大小加减。

【主治】伤寒夹风、夹惊、夹食。

香葛散

【来源】《永类钤方》卷二十一。

【别名】香葛饮（《赤水玄珠全集》卷二十六）。

【组成】香附子（净） 陈紫苏叶各二两 陈皮一两 甘草（炙）半两 粉葛一两

【用法】上为粗末。每服三钱，水半盏，加生姜、葱白煎，半温热服。

【主治】
1.《永类钤方》：小儿伤寒，夹食夹惊，及四时瘟疫。
2.《育婴家秘》：夹食伤寒，不吐利者。

加味调中饮

【来源】《鲁府禁方》卷一。

【组成】陈皮 枳实 青皮 厚朴 干姜 白术 砂仁 苍术 草果 甘草 生姜 炒萝卜子一撮

【用法】水煎，温服。

【主治】伤寒夹食停滞，头痛身热，不恶寒，气口脉紧盛。

解肌调中饮

【来源】《明医指掌》卷十。

【组成】羌活 防风 柴胡 干葛 苏叶 黄芩 枳实 厚朴 神曲 山楂 陈皮 半夏

【用法】加砂仁五分，生姜三片煎服。

【主治】夹食伤寒。

【加减】冬月去黄芩，加麻黄；夏月加石膏；渴，加天花粉，去半夏；有汗，去苏叶，加芍药；胸中满闷，加枳壳、桔梗；喘，加杏仁；嗽，加金沸草、前胡；表邪退而便秘者，去羌活、防风、苏叶、干葛，加大黄。

加味治中汤

【来源】《丹台玉案》卷二。

【组成】陈皮 枳实 青皮 厚朴各一钱 白术八分 甘草五分 苍术一钱五分 干姜五分 草果 砂仁各一钱二分

【主治】挟食伤寒，头痛身亦痛。

【加减】热甚，去白术，加柴胡；呕吐，加姜汁炒半夏；胸中饱闷，去甘草、白术，加枳实；腹痛甚者，加芍药、大黄，去干姜、白术。

家秘保和散

【来源】《伤寒大白》卷四。

【组成】半夏 厚朴 枳壳 香附 楂肉 莱菔子 麦芽 川连 豆蔻 石菖蒲

【用法】上为细末。白汤泡服；或煎汤服。有燥热者，冲竹沥、萝卜汁。

【主治】夹食伤寒，痰涎食重，胶固胃中，胸满寒热。

厚朴汤

【来源】《古今医彻》卷一。

【组成】厚朴（姜制） 枳壳（麸炒） 广皮各一钱 山楂二钱 卜子一钱（焙，研） 甘草三分（炙） 柴胡七分 葛根一钱

【用法】加熟砂仁末七分，生姜一片，水煎服。

【主治】伤寒夹食。

第五章

少阴病

一、少阴病

伤寒少阴病，是指外邪侵袭少阴经脉，致使少阴经所属脏腑、经络生理功能紊乱的疾病。以脉微细但欲寐为主要临床表现。《伤寒论》："少阴之为病，脉微细，但欲寐也"。本病成因为心肾阴阳虚衰，阴寒内盛。治当回阳救逆。

甘草汤

【来源】《伤寒论》。

【别名】温液汤（《千金翼方》卷十五）、甘草散（《医方类聚》卷五十四引《神巧万全方》）。

【组成】甘草二两

【用法】以水三升，煮取一升半，去滓，温服七合，一日二次。

《外台秘要》本方用生甘草四两，切。以水五升，煮去折半，去滓，令顿服之。当大吐，药亦与病俱去，便愈矣。夫散家患心腹痛，服诸药不愈者，服此诸膈即通，大便亦利，甚验。

【功用】

1.《仁斋直指小儿方论》：涌吐痰涎。

2.《金匮要略论注》：清少阴客热。

【主治】

1.《伤寒论》：少阴病二三日，咽痛。

2.《玉函经》：小儿撮口发噤。

3.《备急千金要方》：肺痿涎唾多，心中温温液液者。

4.《外台秘要》：羸劣老弱，体性少热，因服石散，而寒气盛，药伏胸膈，冷热不调，烦闷短气欲死，药既不行，又不能大便。

5.《太平圣惠方》：中蛊欲死。

6.《圣济总录》：热毒肿，身生瘭浆；舌卒肿起，满口塞喉，气息不通，顷刻杀人。

7.《伤寒总病论》：豌豆疮欲出。

8.《仁斋直指方论》：诸痈疽，大便秘。

【方论】

1.《医门法律》：本方用甘草一味，乃从长桑君以后相传之神方也。历代内府御院莫不珍之。盖和其偏，缓其急，化其毒，卓然奉之为先务，然后以他药匡辅其不逮。

2.《金匮要略论注》：甘草一味单行，最能和阴而清冲任之热。每见生便痈者，骤煎四两顿服立愈，则其能清少阴客热可知，所以为咽痛专方也。

3.《伤寒论集注》：本论汤方，甘草俱炙，炙则助脾土而守中。惟此生用，生则和经脉而流通，学者不可以其近而忽之也。

【验案】

1.少阴咽痛 《岳美中医话集》：昔在山

东时，曾治一病人，咽喉痛如刀刺，曾用西药未效，细察咽喉，局部不红不肿，诊断为少阴咽痛，病由少阴经气不能舒展所致。予服《伤寒论》甘草汤，生炙甘草并用，以舒其痉挛。饮后二日，其痛若失。

2．毒蕈中毒　《新中医》（1978，1：36）：苏某某，男，42岁。炒食山上采取野蕈约250g，5小时后出现腹痛，恶心头晕，出冷汗，全身无力，呕吐，于发病后两小时就诊。取甘草1500g，浓煎服。第一次药后10分钟呕吐一次；30分钟后服第二次药，2小时后腹痛、恶心逐渐减轻；再服第二煎药液100ml，2小时后，腹痛消失，但仍感全身乏力，头晕。4小时后腹泻一次，为黄褐色烂便，再服余下的药液100ml，6小时后诸症消失而痊愈。

3．小儿腹痛　《日本东洋医学杂志》（1994，5：195）：对门诊120余例小儿腹痛病人投药观察，由于服药后症状迅速改善，所以考虑药物在消化道吸收前，即口含也有效。将口服与口含的疗效进行比较的结果，口服本方或芍药甘草汤约1分30秒，半数患儿的腹痛消失；口含在2分钟内有半数以上见效，时间相差约30秒。在4分钟左右，80％以上的患儿腹痛消失，仅口含芍药甘草汤者，腹痛消失的时间略长一点。无效者6例。全部病例半数为3～6岁，其余为6～10岁。另外，甘草汤对持续3个月的绞痛也有显著疗效。在口腔涂布苯佐卡因阻断神经反射，使神经知觉暂时麻痹时，3例患儿腹痛亦同样消失。由此受到一定的启发，但对于本方和芍药甘草汤二方止痛途径与机制的阐明尚需进一步研究。

四逆汤

【来源】《伤寒论》。
【组成】甘草二两（炙）　干姜一两半　附子一枚（生用，去皮，破八片）
【用法】以水三升，煮取一升二合，去滓，分温再服。强人可大附子一枚，干姜三两。
【功用】
1．《伤寒明理论》：发阳气，散阴寒，温经暖肌。
2．《伤寒溯源集》：散下焦寒邪，助清阳升发。
3．《医宗金鉴》：逐阴回阳。
【主治】
1．《伤寒论》：伤寒脉浮，自汗出，小便数，心烦，微恶寒，脚挛急，反与桂枝欲攻其表，此误也，得之得厥，若重发汗，复加烧针者；伤寒医下之，续得下利清谷不止，身疼痛者；太阳病，发热头痛，脉反沉，若不差，身体疼痛；阳明病，脉浮而迟，表热里寒，下利清谷；少阴病，脉沉者；少阴病，饮食入口则吐，心中温温欲吐，复不能吐，始得之，手足寒，脉弦迟，若膈上有寒饮，干呕者；厥阴病，大汗出，热不去，内拘急，四肢疼，下利，厥逆而恶寒者；霍乱病，既吐且利，小便复利，而大汗出，下利清谷，内寒外热，脉微欲绝。
2．《金匮要略》：呕而脉弱，小便复利，身有微热，见厥者。
3．《肘后备急方》：霍乱心腹胀痛，烦满短气，未得吐下。
4．《太平圣惠方》：两感伤寒，阴阳二毒交并，身体手足厥逆，心中热闷，强语，三部脉微细。
5．《济生方》：五脏中寒，口噤，四肢强直，失音不语，或卒然晕闷，手足厥冷。
6．《此事难知》：肝疟，令人色苍苍然，太息，其状若死者。
7．《世医得效方》：冷证呕吐，胃中虚，四肢厥冷，食即呕吐，或因冷食伤胃，或累经汗下致虚胃气，但脉弱，小便多得利，身有微热见厥者。
8．《卫生宝鉴》：伤寒自利不渴，呕哕不止，或吐利俱发，小便或涩或利，或汗出过多，脉微欲绝，腹痛胀满，手足逆冷及一切虚寒逆冷。
9．《医林集要》：伤寒阴证，唇青面黑，身背强痛，四肢厥冷及诸虚伤寒。
10．《万病回春》：伤寒太阴病自利不渴，及三阴证脉微欲绝，手足厥冷；阴证，身静而重，语言无声，气少难以喘息，目睛不了了，口鼻气冷，水浆不下，大小便不禁，面上恶寒有如刀刮者。
11．《伤寒大白》：阴证呃逆，四肢厥冷。
12．《杂病源流犀烛》：湿病浊邪。

13.《会约医镜》：瘟疫，胃寒呃逆。

【宜忌】《中药方剂近代研究及临床应用》：血虚寒滞之厥逆非本方所宜，热厥禁用。

【方论】

1.《金镜内台方议》：今此四逆汤，乃治病在于里之阴者用也。且下利清谷，脉沉无热，四肢厥逆，脉微，阳气内虚，恶寒脉弱，大吐大下，元气内脱。若此诸症，但是脉息沉迟微涩，虚脱不饮水者，皆属于阴也。必以附子为君，以温经济阳。以干姜为臣，辅甘草为佐为使，以调二药而散其寒也。《内经》曰：寒淫于内，治以甘热。又曰：寒淫所胜，平以辛热。乃附子之热，干姜之辛，甘草之甘是也。

2.《医方考》：论曰：自利不渴属太阴。太阴主水谷，病故自利，内有真寒，故不渴。阴证者，举三阴而言，则又非独太阴矣。病在里，故脉沉。寒则血脉凝涩，故身痛。四肢受气于里，里寒则阳气不能宣布于手足，故四肢厥逆而冷。下利亦是里寒脉不至者，寒极而脉藏伏也。经曰：寒淫于内，治以甘热。故用甘草、姜、附大热之剂，申发阳气，祛散阴寒，能温经暖肌而回四逆，因以名汤焉。然必凉服者，经曰：治寒以热，凉而行之是也。否则戴阳者，反增上燥，耳目口鼻皆血者有矣，药之难用也有如此。

3.《伤寒来苏集》：按理中、四逆二方，在白术、附子之别。白术为中宫培木益气之品，附子为坎宫扶阳生气之剂。故理中只理中州脾胃之虚寒，四逆能佐理三焦阴阳之厥逆也，后加入附子于理中，名曰附子理中汤，不知理中不须附子，而附子之功不专在理中矣。盖脾为后天，肾为先天，少阴之火所以生太阴之土，脾为五脏之母，少阴更太阴之母，与四逆之为剂，重于理中也。不知其义者，谓生附配干姜补中有发，附子得生姜而能发散，附子非干姜则不热，得甘草则性缓，是只知以药性上论寒热攻补，而不知于病机上分上下浅深也。

4.《伤寒溯源集》：此以真阳虚衰，阴邪肆逆，阳气不充于四肢，阴阳不相顺接，故手足厥冷而为厥逆，咽中干也。若重发其汗，更加烧针取汗，则孤阳将绝矣。仲景急以温经复阳为治，故立四逆汤。其以甘草为君者，以甘草甘而和性缓，可缓阴气之上逆，干姜温中，可以救胃阳而

温脾土。即所谓四肢皆禀气于胃而不得至经，必因于脾，乃得禀焉，此所以脾主四肢也。附子辛热，直走下焦，大补命门之真阳。故能治下焦逆上之寒邪，助清阳之升发而腾达于四肢。则阳回气暖而四肢无厥逆之患矣，是以名之曰四逆汤也。

5.《医宗金鉴》：方名四逆者，主治少阴中外皆寒，四肢厥逆也。君以炙草之甘温，温养阳气；臣以姜附之辛温，助阳胜寒；甘草得姜、附，鼓肾阳，温中寒，有水中暖土之功；姜、附得甘草，通关节，走四肢，有逐阴回阳之力。肾阳鼓，寒阴消，则阳气外达而脉升，手足温矣。

6.《寒温条辨》：此方通治三阴脉沉，恶寒，手足厥逆之证，故用附子之生者，上行头顶，外彻肌表，以温经散寒；干姜亦用生者，以内温脏腑；甘草独用炙者，以外温荣卫，内补中焦也。

7.《医方论》：四逆汤，为四肢厥逆而设。仲景立此方，以治伤寒之少阴证。若太阴之腹痛下利，完谷不化，厥阴之恶寒不汗，四肢厥冷者亦宜之。盖阴惨之气深入于里，真阳几几欲绝，非此纯阳之品不足以破阴气而发阳光。又恐姜附之性过于燥烈，反伤上焦，故倍用甘草以缓之。立方之法尽善尽美。

8.《成方便读》：此治直中寒邪之证也。理中汤因中焦阳虚，寒凝湿聚，其来也渐，其治亦可从缓，且其见证虚象居多，故用药亦纯归温补。此为寒邪直中，其来也骤，所见之证，自表至里，皆寒邪充彻之象，此时无暇固本，不得不用急则治标之法，盛则逼阳于外，而见假热等证。故以生附子之大辛大热，解散表里之寒邪，不留纤芥，仍以干姜之守而协济之；用甘草者，一则恐姜附之僭，一则寓补正安中之意耳。煎成冷服者，寒盛于中，逼阳于上，热饮则格拒不纳，所谓热因寒用，治寒以热，凉而行之也。

9.《医学衷中参西录》：干姜为温暖脾胃之主药，伍以甘草，能化其猛烈之性使之和平，更能留其温暖之力使之常久也。然脾胃之温暖，恒赖相火之壮旺，附子色黑入肾，其非常之热力，实能补助肾中之相火，以厚脾胃温暖之本源也。方名四逆者，诚以脾主四肢，脾胃虚寒者，其四肢常觉逆冷，服此药后，而四肢之厥逆可回也。

10.《伤寒论集注》：张志聪：夫元气发原

于下，从中上而达于四肢。脉沉乃生气不能从下而中，故用下焦之附子配中焦之炙草、干姜；若中焦为病而生原无恙者，止用理中丸而不必附子矣。后人有附子无干姜则不热，得甘草则性缓之说。此撰不经之语而贻误后昆者也。如当急用附子而先以桂试之者，亦误事匪浅。

【实验】

1. 药量研究　《上海中医药杂志》（1958，3：35）及《中成药研究》（1987，12：11）：采用微生物试验方法，测定了本方中各单味药所含尼克酸量，并相加求出本方中总尼克酸的含量。结果表明：如本方的量（甘草2g、干姜1.5g、附子2g）固定，则所含总尼克酸为96.4μg，尼克酰胺23.86μg，尼克酸72.54μg。应用薄层层析方法，以单味药材或已知化学成分作为对照，对本方成药中乌头碱、甘草次酸、甘草酸单钾盐以及干姜挥发油等成分分别进行了鉴别。结果表明：该方法对控制成药质量有一定的意义。

2. 抗休克作用　《新医药学杂志》（1974，3：21）：经观察，四逆汤注射液肌肉或静脉注射，当心源性休克收缩压在80～60mmHg时，经注射后1～20分钟，血压即上升至90～110/60～90mmHg，其特点是作用温和，当血压恢复正常后就不再上升；严重休克血压降至零，可先用西药升压，继以四逆汤维持之；对四肢厥冷，唇部及皮肤灰白或青紫的病人，药后先是四肢转暖，预示可能系内脏血流灌注在质量上和动力学上得到改善。心率一般不减少，但力量加强，心音有力，脉搏有力；四逆汤注射液实践证明有此作用，强心效应明显，可预防休克发生。《中医杂志》（1982，11：73）：在具有原发性小肠缺血损伤的肠系膜上动脉闭塞性休克和具有继发性小肠缺血损伤的晚期失血性休克的家兔模型上，肠道灌注四逆汤煎剂，证明有保护休克小肠的作用。实验结束后解剖动物，肉眼所见给药组动物小肠病变明显减轻，色泽红润，出血点少，无一只兔有大片坏死；而对照组小肠黏膜色泽发暗，弥漫出血，常有多发性溃疡及大片坏死。推测休克时，四逆汤主要作用于肠道，保护休克动物，阻断致死性休克不可逆发展的肠道因素的形成。此外，四逆汤可能有改善肠微循环的作用。《中成药研究》（1985，9：24）：本方对动物失血性休克、纯缺氧性休克、橄榄油引起的栓塞性休克、冠状动脉结扎所造成的心源性休克，皆有显著的对抗作用。并还有显著的强心作用，能增加冠脉流量，对缺氧所致的异常心电图有一定的改善作用。还能兴奋垂体-肾上腺皮质功能，又有中枢性镇痛、镇静作用，并且该方毒性不大。

3. 对离体兔心冠脉流量的影响　《山西医药杂志》（1983，1：4）：应用炙甘草9g、炙附子9g，干姜6g，水煎醇沉，制成每1ml含有1g生药的水剂，存冰箱备用。通过对离体兔心冠脉流量、心肌收缩振幅及心率影响的观察，结果发现本方可使冠脉流量显著增加（$P<0.01$），心肌收缩振幅显著增大（$P<0.01$），心率增快不明显（$P>0.05$），其作用均维持在5分钟以上。说明四逆汤对心脏具有兴奋作用。又在观察四逆汤及异丙肾上腺素对离体兔心冠脉流量、心肌收缩振幅及心率的作用后，再注入β-受体阻断剂普萘洛尔，待β-受体阻断后再分别注入四逆汤及异丙肾上腺素，观察心脏变化。发现冠状流量均减少（$P<0.05$），心肌收缩振幅均降低（$P<0.01$），心率均减慢（$P<0.05$）。说明四逆汤有兴奋心脏及冠状血管β-受体的作用。

4. 抗自由基损伤　《中国中西医结合杂志》（1994，9：549）：实验结果表明：四逆汤可降低小鼠垂体后叶素性缺血心肌的氧自由基浓度和丙二醛含量，增加营养血流量和超氧化物歧化酶活性。提示四逆汤保护缺血心肌是通过改善缺血心肌的灌流，减轻自由基损伤反应，加强自由基防御能力等多种机制实现的。

5. 对缺血心肌能量代谢的影响　《中国中医基础医学杂志》（1996，2：26）：吴氏等观察了本方对缺血心肌能量代谢的影响。结果发现：本方能显著增加缺血心肌ATP的含量，并减少其糖原的消耗；同时本方还能降低缺血心肌丙二醛和乳酸的浓度。认为本方可显著改善缺血心肌的能量代谢，其效应与清除缺血心肌自由基和阻止脂质过氧化作用有关。

6. 对缺血心肌的影响　《第一军医大学学报》（1999，2：120～121）：实验提示，四逆汤方药中的君臣药物的组配对小鼠心肌超氧化物歧化酶（SOD）的活性、丙二醛（MDA）含量变化有不同的影响。四逆汤不同配伍对冠脉流量有明显的影响，而不同比例对冠脉流量无明显的影响，单味药与君臣配伍对小鼠心肌组织SOD、MDA的作用有明显差异，提示中药配伍运用对机体的作用优于单味药物。

7. 对免疫功能的影响 《中山医科大学学报》（1988，1：30）及《中医杂志》（1988，10：59）：实验结果提示，氢化考的松使血清IgG水平下降，四逆汤不仅能对抗其作用，而且可使IgG水平高于对照组。拆方研究表明，附子、干姜和甘草三药分别都能显著提高大剂量氢化考的松造成的IgG水平下降，附子甚至可提高至正常水平以上。由此看来，四逆汤初步具备防治激素治疗弊端的可能。

【验案】

1. 少阴病 《伤寒论汇要分析》：苏某妻，30余岁。月经期间不慎冲水，夜间或发寒战，继即沉沉而睡，人事不省，脉微细欲绝，手足厥逆。当即刺人中、十宣出血，一度苏醒，但不久仍呼呼入睡。此乃阴寒太盛，阳气大衰，气血凝滞之故，拟大剂四逆汤：炮附子25g，北干姜12g，炙甘草12g，水煎，分4次温服，每半小时灌服1次。此为重药缓服办法，如1剂顿服，恐有脉暴击之变。服全剂未完，四肢转温，脉回，清醒如初。

2. 虚寒下利 《全国名医验案类编》（续编）：强陆氏，年20余岁，因夏秋伏阴在内，复纳凉食冷，致寒热伤脾而致腹痛下利，经旬不愈，有时痛欲汗出，恶寒拘急，四肢厥冷，脉微弦而迟，此寒伤三阴，宜遵仲师温脏散寒法，以四逆汤加味。淡附子3g，炮姜2g，清炒甘草2g，桂枝2g，一服即效，二服痊愈。对症发药，虽仅数味，功效立见，用药如用兵，贵精不贵多，信然。《浙江中医》（1964，8：14）：徐某某，男，7个月。1963年8月7日初诊。因母乳不足，每日喂米糊3次，两月前喂米糊过饱，腹胀吐泻，发高烧。西医治疗后，热退，腹泻昼夜达10多次，继续服用西药6天无效，改中医治疗8天，腹泻减至每日4～5次，因小儿服药不便而停药。两天前因受凉腹泻加重，每日7～8次，粪稀薄如蛋花汤，精神萎靡，夜间啼哭不宁，来门诊治疗。当时舌苔白而少津，四肢逆冷。断为脾肾虚寒，邪热留连胃肠。予以本方煎剂（先将制附子1.5g，干姜、甘

草各9g，加水350ml，微火煎至150ml，再加入黄连9g，仍用微火煎至80ml，过滤后，加入砂糖适量，煮沸后备用），每次8ml，4小时1次。次日复诊：精神好转，大便次数减至4～5次，四肢已温，续服3天而愈。最近患儿感冒来所治疗，据家长告知：前次腹泻愈后，迄今未患过泄泻。

3. 心肌梗死 《伤寒论汤证论治》：赵某某，男，58岁，农民。胸闷气短年余，服冠心苏合丸可缓解。突然心痛难忍，心神不安，冷汗出，四肢冰冷，神昏欲睡，面色赤，唇紫甲青，四肢逆冷，冷汗不止，下利，臭味不浓，舌质淡，脉微欲绝。西医诊为急性心肌梗死伴休克，中医诊为少阴病，当即针人中、内关，神渐有爽。急以回阳救逆：制附子18g，干姜10g，炙甘草25g，肉桂3g，急煎，冷服。良久，四肢渐温，冷汗消，面色已复常态，口语已利，脉复渐有神。

4. 休克 《中医资料选编》（四川省军区后勤部）：李某某，女，69岁。因患肺心病、肺炎、中毒性休克、脱水而住院。神志清，颜面苍白，肺部有湿性啰音，心率92次/分，血压80/50mmHg。经静脉注射四逆注射液2ml，2分钟后血压上升至90/60mmHg。20分钟后血压上升至100/60mmHg。6小时后血压仍维持在90/50mmHg，并持续2～3小时。在升压同时心跳强有力。

5. 便秘 《上海中医药杂志》（1964，6：41）：郝某，男，35岁。患便闭10个月多，初因头目眩晕，曾多次服用黄连、川军等泻火药，眩晕未愈，渐至食少便难，形衰体羸，每隔十数日大便1次，燥矢停滞，便时十分困难，便后气促神疲，辗转疼痛，半日始安。又经多种通便治疗，愈通愈涩。用四逆汤3剂，感觉大便稍松，服至10剂，食多神健，眩晕亦愈。后以金匮肾气丸善后。

6. 高血压 《广西中医药》（1980，1：30）：刘某，女，55岁，高血压病10余年，服滋潜清降药反剧。精神萎靡，步态蹒跚，面赤颧红，彻夜难寐，口干不渴，身着棉衣，四肢逆冷，大汗淋漓，舌质淡，苔薄白，脉沉细欲绝。血压150/110mmHg。证属阴盛格阳。拟四逆汤加味：熟附子9g，干姜6g，炙甘草6g，党参12g，龙骨12g。1剂后手足转温，仍心烦难寐。上方加黄连3g，服3剂，诸症悉除，渐能入睡，血压

140/90mmHg。

7. 急性心肌梗死合并心源性休克 《中国中西医结合杂志》（1995，11：555）：用四逆汤加人参和三七粉（红参15g，附子15g，干姜10g，甘草10g，水煎服；三七粉10g另吞），抢救急性心肌梗死合并心源性休克15例（同时用西药）。结果：中西医组15例死亡7例，对照组（不用中药）14例死亡13例；两组比较差异显著（P<0.01）。

8. 慢性浅表性胃炎 《贵阳中医学院学报》（1998，3：28）：用本方随证加味合刺五加静滴，治疗慢性浅表性胃炎63例。结果：显效19例，有效36例，总有效率为84%。

9. 冠心病 《中国中西医结合杂志》（1998，11：571）：苏氏等观察了四逆汤对经皮冠状动脉成形术（PTCA）冠心病病人生活质量的影响。结果发现：PTCA术后躯体症状、健康愉快感、抑郁水平、生活满意指数、劳动量5个方面评分比术前明显改善，但PTCA术服用四逆汤者，其躯体症状、健康愉快感、抑郁水平3个方面的改善比单纯PTCA术更为显著，且心悸和气促两个症状评分均显著低于单纯PTCA术者。

10. 肠易激综合征 《陕西中医》（2006，8：996）：以本方：炙甘草、柴胡、枳实、白芍各10g，每日1剂，水煎服，15天为1疗程，治疗肠易激综合征60例。结果：显效（服药第2周末起，大便次数减少2/3）32例，有效（大便次数减少1/3）26例，无效（治疗前后大便次数无变化）2例，有效率96.70%。

四逆散

【来源】《伤寒论》。

【组成】甘草（炙） 枳实（破，水渍，炙干） 柴胡 芍药各十分

【用法】上为末。每服方寸匕，白饮和服，一日三次。

【功用】

1.《注解伤寒论》：散传阴之热。

2.《伤寒大白》：疏通肝胆血脉，调和胃家中气，清热。

3.《伤寒贯珠集》：辅正逐邪，和解表里。

4.《谦斋医学讲稿》：疏肝理脾，调气去滞。

【主治】

1.《伤寒论》：少阴病，四逆，其人或咳、或悸、或小便不利、或腹中痛、或泄利下重。

2.《玉机微义》：寒邪变热传里，小便不利，腹中痛或泄利。

3.《明医指掌》：阳邪传里腹痛。阳厥轻者。

4.《景岳全书》：阳气亢极，四肢厥逆，在臂、胫之下。

5.《证治汇补》：热郁腹痛。

6.《类聚方广义》：痢疾累日，下利不止，胸胁苦满，心下痞塞，腹中结实而痛，里急后重者。

【宜忌】

1.《景岳全书》：阴证厥逆上过于肘，下过于膝，乃不当用。

2.《福建中医药》（1983，4：15）：如属寒厥的四肢不温不宜用，肝阴虚或中气虚寒者亦不宜用。

【加减】悸者，加桂枝五分；腹中痛者，加附子一枚（炮令坼）；泄利下重者，先以水五升，煮薤白三升，煮取三升，去滓，以散三方寸匕，纳汤中，煮取一升半，分温再服。

【方论】

1.《注解伤寒论》：四逆散以散传阴之热也。《内经》曰：热淫于内，佐以甘苦，以酸收之，以苦发之。枳实、甘草之甘苦，以泄里热；芍药之酸，以收阴气；柴胡之苦，以发表热。

2.《金镜内台方议》：四逆为传经之邪，自阳热已退，邪气不散，将若传阴而未入也。此只属阳，故与凉剂以治之。用甘草为君，以和其中，而行其四末；以枳实为臣，而行结滞；以芍药为佐，而行荣气；以柴胡为使，而通散表里之邪也。

3.《医学入门》：以邪渐入深，则手足渐冷，是以枳实之苦，佐甘草以泻里热；芍药之酸，以收阴气；柴胡之苦，以发表热。经曰：热淫之内，以酸收之，以苦发之是也。如咳者，肺寒气逆，下痢者，肺与大肠为表里，加五味子以收逆气，干姜以散肺寒；悸者，气虚而不能通行，心下筑筑然悸动，加桂枝以通阳气；小便不利，加茯苓以淡渗之；里虚腹痛，加附子以补虚；泄利后重，下焦气滞也，加薤白以泄气滞。

4.《医方考》：此阳邪传至少阴，里有结热，则阳气不能交接于四末，故四逆而不温。用枳实，所以破结气而除里热；用柴胡，所以升发真阳而回四逆；甘草和其不调之气；芍药收其失位之阴。

5.《伤寒缵论》：四肢为诸阳之本，阳邪传至少阴，陷入于里而不能交通阳分，乃至四逆下利，其中土之阳气亦伤。所以亟用柴胡升陷内之阳邪，枳实破内滞之结热，甘草助脾胃之阳运，芍药收失位之阴津。允为和解少阴阴阳否膈之定法，慎不可以其阳热内结而用下法也。

6.《伤寒来苏集》：少阴病四逆，泄利下重，其人或咳，或悸，或小便不利，或腹中痛者，此方主之。少阴为水火同处之脏，水火不和则阴阳不相顺接。四肢为阴阳之会，故厥冷四逆有寒热之分。胃阳不敷于四肢为寒厥，阳邪内扰于阴分为热厥。然四肢不温，故厥者必利，先审泻利之寒热，而四逆之寒热判矣。下利清谷为寒，当用姜、附壮元阳之本；泄泻下重为热，故用白芍、枳实酸苦涌泄之品以清之。不用芩、连者以病于阴而热在下焦也。更用柴胡之苦平者以升散之，令阴火得以四达；佐甘草之甘凉以缓其下重。合而为散，散其实热也。用白饮和服，中气和而四肢之阴阳自接，三焦之热自平矣。此症以泄利下重，知少阴之阳邪内扰于阴，四逆即非寒证矣。四逆皆少阴枢机无主，升降不利所致，只宜治下重，不须兼治诸症也。仲景因有四逆证，欲以别于四逆汤，故以四逆散名之。

7.《伤寒直解》：凡少阴病四逆，俱属阳气虚寒。然亦有阳气内郁不得外达而四逆者，又宜四逆散主之。枳实形圆臭香，胃家之宣品也，所以宣通胃络；芍药疏泄经络之血脉；甘草调中；柴胡启达阳气于外行，阳气通而四肢温矣。

8.《伤寒大白》：本是阳证，因热邪内传阴经而厥冷，故以柴胡、白芍药疏通肝胆，伸阳外达，则肝主四末而四肢自暖。又以枳实、甘草疏通阳明里气，伸胃阳外布，则胃主手足而手足自温。

9.《伤寒贯珠集》：夫邪在外者，可引而散之；在内者，可下而去之；其在外内之间者，则和解而分消之。分消者，半从外半从内之谓也。故用柴胡之辛扬之，使从外出；枳实之苦抑之，

使其内消。而其所以能内能外者，则枢机之用为多。故必以芍药之酸益其阴，甘草之甘养其阳。曰四逆者，因其所治之病而命之名耳。而制方之大意，亦以小柴胡相似。四逆之柴胡，枳实，犹小柴胡之柴胡、黄芩也；四逆之芍药、甘草，犹小柴胡之人参、甘草也。且枳实兼擅涤饮之长，甘、芍亦备营卫两和之任。特以为病有阴阳之异，故用药亦分气血之殊。而其辅正逐邪、和解表里，则两方如一方也。

10.《医门棒喝》：《素问》云：伤寒五日，少阴受之。言邪由阳经入阴者，邪入日深，则阳郁日甚，不能循环四肢，则阴阳经脉不相交接而厥逆矣。四肢禀气于脾胃者也，故以柴胡升少阳之清，枳实降阳明之浊，芍药、甘草调和肝脾。升降既顺，阳气即伸，邪亦透发，自当再清其邪。此方乃先治其厥也，是故方后有加减法。

11.《血证论》：四肢厥冷，谓之四逆。仲景四逆汤，皆用温药，乃以热治寒之正法。至四逆散，则纯用清疏平和之品，亦能治四肢厥冷，何也？盖虚寒固有四逆，亦有热遏于内，不得四达，而亦四逆者。实热内伏，热深厥亦深，非连、大黄不克；虚热内扰，非玉烛散、玉女煎不退；若是腠理不和，遏其阳气，则但用四逆散。枳壳、甘草解土中之郁，而白芍以调其内，柴胡以达于外，斯气畅而四肢通，自不冷厥矣。此方于小柴胡转输外达相似，又疏平肝气，和降胃气之通剂，借用处尤多。

12.《成方便读》：以柴胡自阴而达阳，邪自表而里者，仍自里而出表，使无形之邪，以此解散。然邪既自表而里，未免有形之痰食留恋。其邪结不开，邪终不能尽彻。故以枳实破结除痰，与柴胡一表一里，各得其宜。而以芍药、甘草，护阴和中，相需相济，自然邪散厥回耳。

13.《退思集类方歌括》：小柴胡汤，少阳枢机之剂也；四逆散，少阴枢机之剂也。少阴为三阴之枢，犹少阳为三阳之枢也。此四逆散与小柴胡制方之义略同，特以枢有阴阳之异，故用药亦分气血之殊，而其辅正逐邪，和解表里，则两方如一方也。盖彼用黄芩泻肺热，恐金胜木也；此用枳实泄脾实，恐土胜水也。彼用人参补脾气，恐少阳之邪传入于太阴也；此用芍药益肝阴，恐少阴之邪传入于厥阴也。而枢机为病，必以和

解，故柴胡、甘草在所不易矣。

14.《谦斋医学讲稿》：本方主治传经热邪，阳气内郁的四肢厥逆证，故取四逆为名。由于柴胡与枳实同用，能升清降浊；白芍与枳实同用，能流畅气滞；白芍与甘草同用，又能缓急止痛。总的功能，疏肝理脾，调气去滞，故亦常用于肝病。后来柴胡疏肝散等均从此化出。我认为一般肝病，欲其用小柴胡汤，不如用四逆散；既能针对疏肝，又无壅滞的流弊。

【实验】

1. 对麻醉猫心功能的影响　《中药药理与临床》（1985，1：18）：实验结果发现，本方能加强心脏射血功能，有类似去甲肾上腺素的作用，且作用持续时间延长。

2. 对微循环的影响　《中药药理与临床》（1991，2：6）：实验结果表明：本方能使人甲襞毛细血管襻数增加，球结膜动、静脉扩张，舌毛细血管网饱满，乳头下静脉丛排数增加。同时还能扩张小白鼠耳郭血管。表明它能改善微循环，尤其是舌部位的微循环。因为舌微循环状况表明了内脏微循环的功能，所以它的这一作用对抗休克是有意义的。

3. 抗实验性心律失常　《中药药理与临床》（1992，4：37）：将本方煎煮3次，经过滤、浓缩、醇提，制成100%醇提液，进行大白鼠实验。结果表明，本方具有抗氯化钙和氯仿-肾上腺素诱发的实验性心律失常的作用。

4. 抗病毒和诱生干扰素作用　《中药药理与临床》（1992，6：10）：将本方浓缩制成100%煎剂。通过本方抗病毒及诱生干扰素作用的观察，结果表明：本方在细胞培养内具有一定的抗病毒作用。还显示出在小鼠体内具有对鸭瘟病毒（DPV）诱生干扰素的促进作用和直接诱生干扰素的作用。为本方临床治疗病毒性疾病提供了实验依据。

【验案】

1. 乳痛　《广西中医药》（1978，4：34）：本方加味：柴胡9g，枳实9g，青皮9g，白芍9g，炙甘草6g，治疗乳痛15例。结果：全部获愈。其中1天治愈者4例，两天治愈者10例，3天治愈者1例。

2. 热厥腹痛　《广西中医药》（1984，4：33）：梁某，女，22岁。1965年6月20日初诊：腹痛急暴，喜按，面色青，手足欠温，怕冷，脘腹胀满，嗳气、矢气则痛减，肠鸣，便溏，小便清利，舌苔薄白，脉沉细略弦。此为肝气不疏，气滞则血凝，气血不行，故面青肢冷；气机不畅，则脘腹胀满，暴痛；因无食滞痞块，故喜按。治宜疏肝理气。处方：柴胡4.5g，白芍12g，枳实9g，炙甘草4.5g，木香（后下）3g，砂仁4.5g。连服2剂，腹痛消除。

3. 慢性胆囊炎　《山东中医杂志》（1985，4：19）：栾某，女，50岁。反复发作性右胁下疼痛1年余，某医院诊断为慢性胆囊炎。两天前因恼怒而引发，右胁胀痛，寒热往来，嗳气泛恶，咽干口苦，痛处拒按，舌质红，苔薄黄，脉弦数，证属肝胃不和，治宜疏肝理气，和胃止痛。处方：柴胡9g，白芍9g，枳实6g，黄芩6g，半夏9g，生甘草6g。3剂后胁痛减轻，寒热消失。原方去黄芩继服3剂，疼痛缓解，饮食正常。

4. 胃溃疡　《和汉医药学会志》（1986，3：344）：用四逆散提取剂治疗胃溃疡28例。8周后显效9例（32%），有效11例（39%），有效率为71%。其中17例活动期胃溃疡呈瘢痕化，疼痛的改善度为93%，100%自觉症状减轻。此外发现，转氨酶呈有意义的降低，嗜酸性粒细胞增加。

5. 阳痿　《湖北中医杂志》（1986，3：21）：本方加味：柴胡9~12g，枳实6~9g，白芍15~30g，炙甘草9~12g，蜈蚣3条；两胁胀痛加川楝子12g；口苦咽干加栀子9g，丹皮12g；失眠多梦加炒枣仁12g，熟地黄15g，远志9g，夜交藤12g；四肢厥冷，少腹冷痛，腰膝酸软加枸杞20g，益智仁30g，紫河车粉10g（冲服），巴戟天12g；胸闷烦躁易怒加瓜蒌15g，生枣仁30g；头晕胀痛加白菊花、天麻各9g；治疗阳痿25例。结果：痊愈18例，显效4例，无效3例。

6. 消化性溃疡　《浙江中医学院学报》（1997，2：53）：用本方加味（厚朴、石斛、麦冬），痛甚者加佛手、延胡索；热郁甚者加黄连、焦山栀、蒲公英等；治疗消化性溃疡70例。结果：痊愈63例，有效2例，总有效率为93%。并发现本方对气滞型、热郁型、血瘀型疗效满意，能显著改善胃脘痛、泛酸、恶心、嘈杂、嗳气、乏力、便溏等临床症状。

7. 浅表性胃炎　《实用中西医结合杂志》

（1998，7：634）：用本方加玫瑰花为基本方，脾胃虚寒者加吴茱萸、高良姜；湿热者加黄连、茯苓；瘀血者加元胡、丹参；治疗浅表性胃炎30例。结果：显效26例，有效3例，无效1例，总有效率为96.7%。

8. 胆汁反流性胃炎　《浙江中医学院学报》（1998，5：20）：用本方加味（制香附、陈皮、川芎、半夏等）治疗胆汁反流性胃炎57例，并随证加减；对照组47例，用胃复安、硫糖铝片，两组均以1个月为1疗程。结果：治疗组痊愈28例，好转23例，总有效率为89.5%；对照组痊愈5例，好转21例，总有效率为55.3%。两组疗效经统计学处理有显著性差异（$P<0.01$）。

9. 肝硬化腹水　《山西中医》（1999，2：33）：应用四逆散加味结合西药治疗肝硬化腹水32例，并设单纯西药治疗33例作对照。结果:治疗组治愈9例，显效19例，无效4例，总有效率为87.5%；对照组治愈5例，显效15例，无效13例，总有效率为60.6%。两组疗效比较有显著差异（$P<0.05$）。

四逆加茯苓散

【来源】方出《伤寒论》，名见《圣济总录》卷二十六。

【组成】甘草（炙）　枳实（去瓤，麸炒）　柴胡（去苗）　芍药各一两　赤茯苓（去黑皮）半两

【用法】上为细散。每服二钱匕，米饮调下，一日三次。

【主治】伤寒少阴证，小便不利。

四逆散加五味子干姜汤

【来源】方出《伤寒论》，名见《伤寒图歌活人指掌》卷四。

【别名】四逆散加五味干姜汤（《古今医统大全》卷十四）。

【组成】甘草（炙）　枳实（破，水渍，炙干）　柴胡　芍药各十分　五味子　干姜各五分

【主治】少阴病，四逆，咳或下利。

白通汤

【来源】《伤寒论》。

【组成】葱白四茎　干姜一两　附子一枚（生，去皮，破八片）

【用法】以水三升，煮取一升，去滓，分温再服。

【功用】
1.《注解伤寒论》：温里散寒。
2.《成方切用》：复阳通脉。

【主治】少阴病，下利脉微者。

【方论】
1.《医方考》：少阴属肾，水脏也，得天地闭藏之令，主禁固二便，寒邪居之，则病而失体矣，故下利。葱白，所以通阳气也；姜、附，所以散阴寒也。是方也，能散阴而通阳，故即葱白而名曰白通。

2.《绛雪园古方选注》：白通者，姜、附性燥，肾之所苦，须藉葱白之润，以通于肾，故名。若夫《金匮要略》云，面赤者加葱白，则是葱白通上焦之阳，下交于肾；附子启下焦之阳，上承于心；干姜温中土之阳，以通上下。上下交，水火济，利自止矣。按脉之生，原下起于肾，由肾而中归于胃，由胃而上于心，由心而大会于肺，外出于经脉，三者能变通于上下，亦由是也。

3.《医宗金鉴》：少阴病，但欲寐，脉微细，已属阳为阴困矣。更加以下利，恐阴降极，阳下脱也。故君以葱白大通其阳而上升，佐以姜、附急胜其阴而缓降，则未脱之阳可复矣。

4.《中医方剂通论》：本方为四逆汤去甘草、加葱白而组成。方中附子大辛大热，为温肾回阳之要药；干姜亦为辛热之品，长于温中祛寒，二药协同，温阳祛寒之力甚强；葱白辛滑行气，可以通行阳气，解散寒邪，阳通则阴消而脉沉复。三药合用，纯阳无阴，相得益彰，共收破阴回阳，宣通内外之效。

【验案】寒厥　《哈尔滨中医》（1960，2：22）：赵某，男，30岁。病人于1951年在成都读书时，突感双脚冰冷，至1955年更见厉害，冬天不能离火，热天也一点不能沾凉风，既往有遗精史，从1949年起常患腹泻便溏，至今仍时发时止。西医诊断为雷诺氏病，经治年余未效。于1956年11月6日来我院医治，院内医师诊断为严重的寒厥证。给服白通汤，并加重其剂量，共服13剂基本改善，后又继服14剂，病即痊愈。

白通加猪胆汁汤

【来源】《伤寒论》。

【别名】白通加人尿猪胆汁汤（《医方考》卷一）。

【组成】葱白四茎　干姜一两　附子一枚（生、去皮、破）八片　人尿五合　猪胆汁一合

【用法】以水三升，煮取一升，去滓，纳胆汁、人尿，和令相得，分二次温服。若无胆亦可用。

【主治】

1.《伤寒论》：少阴病，下利不止，厥逆无脉，干呕烦者。

2.《医方考》：久坐湿地伤肾，肾伤则短气腰痛，厥逆下冷，阴脉微者。

3.《医学心悟》：少阴中寒，阴盛格阳，热药相拒不入。

【方论】

1.《注解伤寒论》：《内经》曰，若调寒热之逆，令热必行，则热物冷服，下嗌之后，冷体既消，热性便发，由是病气随愈，呕、烦皆除，情且不违，而致大益。此和人尿、猪胆汁咸苦寒物于白通汤热剂中，要其气相从，则可以去格拒之寒也。

2.《医方考》：干姜、附子，热物也，可以回阳燥湿。师曰：太阳中天，则寒者温，湿者燥。故姜、附可以治寒湿；葱白辛温，可使通肾气；人尿，猪胆，性寒而质阴，用之者，一可以制姜、附之热而不使其燥烈于上焦无病之分，一可以同寒湿之性而引姜、附直达下焦受病之区。此佐以所利，和以所宜，乃兵家之向导也。

3.《绛雪园古方选注》：白通汤，阳药也。少阴下利，寒气太甚，内为格拒，阳气逆乱，当用监制之法。人尿之咸，胜猪胆之苦，猪胆之苦，胜姜葱附之辛，辛受制于咸苦，则咸苦为之向导，便能下入少阴，俾冷性消，而热性发，其功乃成，此又为外护法也。

4.《医方集解》：此足少阴药也。葱白之辛以通阳气，姜、附之热以散阴寒。此白通汤也。服而不应者，乃阴盛格拒阳药，不能达于少阴，故加人尿、猪胆汁为引，取其与阴同类，苦入心而通脉，寒补肝而和阴。下咽之后，冷体既消，热性便发，性且不违，而致大益。《经》曰：逆而从之，从而逆之，正者正治，反者反治，此之谓也。

半夏汤

【来源】《伤寒论》。

【别名】半夏桂枝甘草汤（《类证活人书》卷十七），半夏桂甘汤（《仁斋直指方论》卷二十一）。

【组成】半夏（洗）　桂枝（去皮）　甘草（炙）各等分

【用法】以水一升，煎七沸，纳散两方寸匕，更煮三沸，下火令小冷，少少咽之。

【功用】《伤寒论讲义》：散寒通阳，涤痰开结。

【主治】

1.《伤寒论》：少阴病，咽中痛。

2.《类证活人书》：伏气之病，谓非时有暴寒中人，伏气于少阴经，始不觉病，旬日乃发，脉微弱，法先咽痛，似伤寒，非喉痹之病，次必下利者。

3.《伤寒来苏集》：少阴病，咽中痛，恶寒呕逆。

4.《伤寒经注》：少阴病，为寒邪所客，痰涎壅塞，其人但咽痛而无燥渴、心烦、咽疮、不眠诸热证。

【方论选录】

1.《金镜内台方议》：甘草汤治少阴客热也，桔梗汤治少阴寒热相搏也，半夏散及汤，治少阴客寒也。三者皆主咽痛，各分所用也，此以半夏为君，桂枝为臣，辛以散之也，甘草为佐使，甘以缓之也。

2.《绛雪园古方选注》：少阴之邪，逆于经脉，不得由枢而出，用半夏入阴散郁热，桂枝、甘草达肌表，则少阴之邪，由经脉而出肌表，悉从太阳开发，半夏治咽痛，可无劫液之虞。

3.《伤寒经注》：方中半夏辛温涤痰，桂枝辛热散寒，甘草甘平缓痛。

【验案】咽痛　《广东中医》（1962，7：36）：郑某某，女。身体素弱，有痰嗽宿疾，因娶媳期届，心力俱劳，引起恶寒、发热、头痛等证，咽喉疼痛尤剧，卧床不起，吞咽困难，脉象两寸浮缓，咽部颜色不变。治以《伤寒论》半夏汤原方，嘱徐徐咽下，服二剂；寒热、痰嗽、咽痛等顿消，

谓也。

继以扶正而愈。

半夏散

【来源】《伤寒论》。

【组成】半夏（洗）　桂枝（去皮）　甘草（炙）各等分

【用法】上三味，各别捣筛已，合治之。每服方寸匕，白饮调下，一日三次。

【主治】少阴病，咽中痛。

【方论】《伤寒集注》：方有执曰，此以风邪热甚，痰上壅而痹痛者言也。故主之以桂枝祛风也，佐之以半夏消痰也，和之以甘草除热也。

附子汤

【来源】《伤寒论》。

【组成】附子二枚（炮，去皮，破八片）　茯苓三两　人参二两　白术四两　芍药三两

【用法】上以水八升，煮取三升，去滓，温服一升，一日三次。服药前先灸之。

【功用】

1.《注解伤寒论》：温经散寒。

2.《方剂学》：温肾助阳，祛寒化湿。

【主治】

1.《伤寒论》：少阴病，得之一二日，口中和，其背恶寒者；少阴病，身体痛，手足寒，骨节痛，脉沉者。

2.《金匮要略》：妇人怀娠六七月，脉弦发热，其胎愈胀，腹痛恶寒者，少腹如扇，所以然者，子脏开故也。

【方论】

1.《注解伤寒论》：辛以散之，附子之辛以散寒；甘以缓之，茯苓、人参、白术之甘以补阳；酸以收之，芍药之酸以扶阴。所以然者，偏阴偏阳则为病，火欲实，水当平之，不欲偏胜也。

2.《金镜内台方议》：以附子为君，温经散寒；茯苓为臣，而泄水寒之气；以白术、芍药为佐，而益燥其中；以人参为使，而补其阳，以益其元气而散其阴邪也。

3.《医方考》：伤寒以阳为主，上皆阴盛，几无阳矣。辛甘皆阳也，故用附、术、参、苓以养

阳；辛温之药过多，则恐有偏阳之弊，故又用芍药以扶阴。经曰：火欲实，水当平之。此用芍药之意也。

4.《医方集解》：肾主骨，寒淫则痛，此一身骨节尽痛，乃阳虚阴盛而生内寒所致，非外寒也。若以外感之痛治之，则杀人矣。故用参、附助阳而胜肾寒，加芍药敛阴以为阳之附也。

5.《绛雪园古方选注》：附子汤，少阴固本御邪之剂，功在倍用生附，力肩少阴之重任，故以名方。其佐以太、厥之药者，扶少阴之阳，而不调太、厥之开阖，则少阴之枢终不得和，故用白术以培太阴之开，白芍以收厥阴之阖，茯苓以利少阴之枢纽。独是少阴之邪，其出者从阴内注于骨，苟非生附，焉能直入少阴，注于骨间，散寒救阳？尤必人参佐生附，方能下鼓水中之元阳，上资君火之热化，全赖元阳一起，而少阴之病霍然矣。

6.《医宗金鉴》：少阴为寒水之脏，故寒伤之重者，多入少阴，所以少阴一经最多死证。方中君以附子二枚者，取其力之锐，且以重其任也；生用者，一以壮少火之阳，一以散中外之寒，则身痛自止，恶寒自除，手足自温矣。以人参为臣者，所以固生气之原，令五脏六腑有本，十二经脉有根，脉自不沉，骨节可和矣。更佐白术以培土，芍药以平木，茯苓以伐水，水伐火自旺，旺则阴翳消，木平土益安，安则水有制，制则生化，此诚万全之术也。

7.《伤寒来苏集》：此大温大补之方，乃正治伤寒之药，为少阴固本御邪之剂也。方中用生附二枚，取其力之锐，且以重其任也。盖少火之阳，鼓肾间动气，以御外侵之阴翳，则守邪之神有权，而呼吸之门有锁钥，身体骨节之痛自除，手足自温，恶寒自罢矣。以人参固生气之原，令五脏六腑之有本，十二经脉之有根，肾脉不独沉矣。三阴以少阴为枢，设使扶阳而不益阴，阴虚而阳无所附，非治法之善也，故用白术以培太阴之土，芍药以滋厥阴之木，茯苓以利少阴之水，水利则精自藏，土安则水有所制，木润则火有所生矣。扶阳以救寒，益阴以固本，此万全之术，其畏而不敢用，束手待毙者，无可胜数耶！此与麻黄附子汤皆治少阴表证而大不相同，彼因病从外来，表有热而里无热，故当温而兼散；此因病

自内出，表里俱寒而上虚，故大温大补，然彼发热而用附子，此不热而用芍药，是又阴阳互根之理欤。此与真武汤似同而实异，此倍术、附去姜而用参，全是温补以壮元阳；彼用姜而不用参，尚是温散以逐水气。补散之分歧，只在一味之旋转欤。

8.《伤寒贯珠集》：气虚者，补之必以甘；气寒者，温之必以辛，甘辛合用，足以助正气而散阴邪，人参、白术、茯苓、附子是也。而病属阴经，故又须芍药以和阴气，且引附子入阴散寒，所谓向导之兵也。

9.《医门棒喝》：此方与真武汤相类而有表里之分。此以人参佐生附以助元阳，祛寒出表；彼用熟附合白术、芍药，固脾胃之阴阳，以生姜辛温通胃阳，佐茯苓泄水气，是崇土制水之法，故名真武。此助阳以祛少阴之寒，故重用生附以名汤也。

10.《血证论》：此仲景温肾之主剂，附子色黑大温，能补肾中之阳。肾阳者，水中之阳，泄水之阳者木也，故用白芍以平之；封水之阳者土也，故用白术以填之。水中之阳，恐水邪泛滥则阳越，茯苓利水，俾阳不因水而泛，阳斯秘矣。水中之阳，若无水津之以养之，则阳不得其宅，故用人参以生水津，使养阳气，阳得所养，阳斯冲矣。六味、左归，补肾阳以生气、化气之法。

【实验】对心血管系统的作用 《山东中医学院学报》（1992，5：33）：实验结果表明：附子汤原方具有明显对抗心肌缺血、缺氧的能力，并能显著增加心肌营养血流量，降低红细胞膜的脂区微黏度，提高心肌细胞内环核苷酸的水平，其提高cAMP的作用大于对cFMP的作用。该方还通过降低血栓素B_2的水平使6-酮-前列腺素F_{12}/血栓素B_2的值明显升高，反映了抑制血小板聚集的作用。

通脉四逆汤

【来源】《伤寒论》。

【别名】通脉加减四逆汤（《圣济总录》卷二十一）、姜附汤（《普济方》卷二〇一引《十便良方》）、通脉四逆加减汤（《医门法律》卷二）。

【组成】甘草二两（炙） 附子（大者）一枚（生，去皮，破八片） 干姜三两（强人可四两）

【用法】上以水三升，煮取一升二合，去滓，分温再服。其脉即出者愈。

【功用】

1.《注解伤寒论》：散阴通阳。

2.《重订通俗伤寒论》：回阳通脉。

3.《医宗金鉴》：回阳胜寒。

【主治】

1.《伤寒论》：少阴病，下利清谷，里寒外热，手足厥逆，脉微欲绝，身反不恶寒，其人面色赤，或腹痛，或干呕，或咽痛，或利止脉不出者。下利清谷，里寒外热，汗出而厥者。

2.《备急千金要方》：霍乱，吐利已断，汗出而厥，四肢拘急不解，脉微欲绝。

3.《永类钤方》：霍乱，腹痛，呕吐泄泻，发热恶寒，小便自利属少阴者。

4.《卫生宝鉴·补遗》：四肢冷，身不热，恶心，蜷足卧，或引衣被自覆，不渴，或下利，或大便如常，脉沉微不数，或虽沉实按之则迟弱，此名冷厥。男子阳易，头重不欲举，眼中生花，腰踝内连腹痛，身重少气，阴肿入里，腹内绞痛。

【宜忌】《普济方》引《十便良方》：忌海藻、菘菜、猪肉。

【加减】面色赤者，加葱九茎；腹中痛者，去葱，加芍药二两；呕者，加生姜二两；咽痛者，去芍药，加桔梗一两；利止脉不出者，去桔梗，加人参二两。

【方论】

1.《古今名医方论》：通脉四逆是于水中温土。里寒外热，浑是肾中阴寒逼阳于外，故君以干姜，树帜中宫；臣以国老，主持中外；更以附子，大壮元阳，共招外热返之于内。盖此时生气已离，存亡俄顷，若以柔缓之甘草为君，何能疾呼外阳？故易以干姜，然必加甘草与干姜等分者，恐丧亡之余，姜、附之猛，不能安养夫元气，所谓有制之师也。其加减法内，面色赤者加葱，后人遂以葱白为通脉四逆，不知阳亡于外，更用葱以助其散，则气从汗出，而阳无由内返也，岂不误耶？盖白通立名，因下利脉微，用葱白以通上下之阳；此里寒外热，用通脉以通内外之阳，故主方不用葱也。宜详辨之。

2.《绛雪园古方选注》：通脉四逆，少阴格阳，面赤阳越欲亡，急用干姜、生附夺门而入，驱散阴霾，甘草监制姜附烈性，留顿中宫，扶持太和元气，藉葱白入营通脉，庶可迎阳内返。推仲景之心，只取其脉通阳返，了无余义矣。

3.《金匮要略直解》：厥甚者，脉必厥，附子辛热，用以复脉回阳。下利清谷者，胃必寒，干姜辛温，用以温胃止利。甘草甘平，用以佐姜、附之热而回厥逆。

4.《金匮要略心典》：挟热下利者，久则必伤脾阴。中寒清谷者，甚则并伤肾阳。里寒外热，汗出而厥，有阴内盛而阳外亡之象。通脉四逆汤加干姜一倍，所谓进而求阳，以收散亡之气也。

5.《金匮要略方义》：本方即四逆汤倍干姜而成，是为阴盛于内，格阳于外之证而设。方中干姜之用量略大，取其在附子助元阳的配伍下，首入肺脾，散寒助阳，以肺朝百脉，脾主四肢，使肺脾阳旺，阴霾消散，则四肢得温，脉气自通，故以"通脉"名之。其见症除四逆汤证外，必有里寒外热，汗出而厥，或反不恶寒，以及脉微欲绝等。

【验案】霍乱 《冉雪峰医案》：田某儿媳患霍乱寒多，渴不欲饮，饮亦喜热，舌苔白，吐泻多清水，不太臭，惟耽搁时间过久，救治较迟，肢厥筋挛，皮瘪目陷，六脉全无，病已造极，拟大剂温肾以启下焦生气、温脾以扶中宫颓阳，作最后挽救，拟通脉四逆汤加重其剂，方用：甘草二钱，干姜六钱，乌附八钱。隔三时复诊，吐泻未止，厥逆未回，嘱照原方再进一剂；隔二时又再复诊，吐泻虽缓，厥逆仍未回，俨似正气与邪气同归于尽状，细审细察，探其手心，微有温意。曰：生机在此。盖正气过伤，迟迟其复，兆端已见，稍候即当厥回向愈，嘱其续将三煎药服完，另用前方，姜、附各减为三钱，并加党参四钱，夜间作二次缓服。翌晨复诊，厥回脉出，已能起坐，特精力匮乏，为拟理中加知母、栝楼根善后。

黄连阿胶汤

【来源】《伤寒论》。

【别名】黄连鸡子汤（《伤寒指掌图》卷四）。

【组成】黄连四两 黄芩二两 芍药二两 鸡子黄二枚 阿胶三两（一云三挺）

【用法】上五味，以水六升，先煮三物，取二升，去滓，纳胶烊尽，小冷，纳鸡子黄，搅令相得。温服七合，每日三次。

【功用】

1.《注解伤寒论》：扶阴散热。

2.《伤寒附翼》：降火引元。

【主治】

1.《伤寒论》：少阴病，得之二三日以上，心中烦，不得卧。

2.《伤寒指掌图》：少阴下利脓血。

3.《张氏医通》：热伤阴血便红。

4.《医学金针》：少阴中风。

【方论】

1.《注解伤寒论》：阳有余，以苦除之，黄连、黄芩之苦以除热；阴不足，以甘补之，鸡子黄、阿胶之甘以补血；酸，收也，泄也，芍药之酸，收阴气而泄邪热也。

2.《金镜内台方议》：少阴三日以上，心中烦不得卧者，乃寒极热变也。热烦于内而然，故用黄连为君，黄芩为臣，以除内热而阳有余，以阿胶、鸡子黄之甘，以补阴不足为佐，芍药之酸，以敛阴气而泄热为使也。

3.《医方考》：寒邪径中三阴者，名曰阴证，始终只是一经，不复再传。今自三阳经传来，虽至三阴，犹曰阳证。所以有传、有不传者，以阴静阳动也。少阴病者，有舌干口燥、欲寐而不得寐，故曰心烦不得卧也。少阴者，水藏，水为热灼，不足以济火，故心烦。阳有余者，泻之以苦，故用黄芩、黄连之苦；阴不足者，补之以甘，故用鸡黄、阿胶之甘；阴气耗者敛之以酸，故复佐以芍药之酸。

4.《伤寒论三注》：里热当祛之，内燥须滋之，然滋之而即得其润，祛之而适涤其热，惟圣人合宜也。心烦故主黄连，佐以黄芩，则肺胃之邪俱清。然热甚已消少阴之水，水源既燥，津液有不匮乏者乎？鸡子黄、阿胶，深益血分之味，以滋其阴，以熄其风，连、芩得此，功莫大矣，况加芍药，以敛消烁之心气，兼以入肝，遂使烦者不烦，不卧者卧矣。

5.《伤寒附翼》：此少阴之泻心汤也。凡泻心必藉芩、连，而导引有阴阳之别。病在三阳，胃中不和而心下痞者，虚则加参、甘补之，实则加大黄下之；病在少阴而心中烦，不得卧者，既不得用参、甘以助阳，亦不得用大黄以伤胃矣。用芩、连以直折心火，佐芍药以收敛神明，所以扶阴而益阳也。鸡子黄禀南方之火色，入通于心，可以补离宫之火，用生者搅和，取其流动之义也；黑驴皮禀北方之水色，且咸先入肾，可以补坎宫之精，内合于心而性急趋下，则阿井有水精凝聚之要也，与之相溶而成胶；用以配鸡子之黄，合芩、连、芍药，是降火引元之剂矣。《经》曰：火位之下，阴精承之；阴平阳秘，精神乃治。斯方之谓欤。

6.《古今名医方论》：此少阴之泻心汤也。凡泻心必藉连、芩，而导引用阴阳之别。病在三阳，胃中不和而心下痞硬者，虚则加参、甘补之，实则加大黄下之。病在少阴，而心中烦，不得卧者，既不得用参、甘以助阳，亦不得用大黄以伤胃矣。用连、芩以直折心火，佐芍药以收敛神明，所以持阴而抑阳也。然以但欲寐之病情，而至不得卧，以微细之病脉，而反见心烦，非得气血之属以交合心肾，甘平之品以滋阴和阳，不能使水升而火降。若苦从火化，而阴火不归其部，手少阴之热不除。鸡子黄禀离宫之火色，入通于心，可以补心中之血，用生者搅和，取润下之义也。驴皮禀北方之水色，入通于肾，可以补坎宫之精；济水内合于心，而性急趋下，与之相溶而成胶，是降火归原之妙剂也。经曰：火位之下，阴精承之。阴平阳秘，精神乃治。斯方之谓与！

7.《伤寒溯源集》：黄连苦寒，泻心家之烦热，而又以黄芩佐之；芍药收阴敛气；鸡子黄，气味俱厚，阴中之阴，故能补阴除热；阿井为济水之伏流，乃天下十二经水之阴水也；乌驴皮黑而属水，能制热而走阴血，合而成胶，为滋养阴气之上品。协四味而成剂，半以杀风邪之热，半以滋阴水之源，而为补救少阴之法也。

8.《绛雪园古方选注》：芩、连，泻心也；阿胶、鸡子黄，养阴也；各举一味以名其汤者，当相须为用也。少阴病烦，是君火热化为阴烦，非阳烦也，芩、连之所不能治，当与阿胶、鸡子黄交合心肾，以除少阴之热。鸡子黄色赤，入通于心，补离中之气；阿胶色黑，入通于肾，补坎中之精。第四者沉阴滑利，恐不能留恋中焦，故

再佐芍药之酸涩，从中收阴，而后清热止烦之功得建。

9.《医略六书》：芩、连以直折心火，佐芍药以收敛神明，非得气血之属交合心肾，苦寒之味安能使水火升降？阴火终不归，则少阴之热不除。鸡子黄入通于心，滋离宫之火；黑驴皮入通于肾，益坎宫之精，与阿井水相融成胶，配合作煎。是降火归原之剂，为心虚火不降之专方。

10.《温病条辨》：以黄芩从黄连，外泻壮火而内坚真阴；以芍药从阿胶，内护真阴而外捍元阳。名黄连阿胶汤者，取一刚以御外侮，一柔以护内主之义也。

11.《医门棒喝》：心烦不得卧者，是阴亏而水不济火也，与前各条不同。故以芩、连泻火，芍药、阿胶滋阴，妙在用鸡子黄不但奠安中宫，而使旋转阴阳，水火既注，自得安卧矣。此冬不藏精之虚证，故以滋阴泻火为主治也。

12.《成方便读》：治少阴病，得之二三日，心中烦，不得卧者。此病发于阴，热为在里，夫少阴属肾，肾藏精，主闭藏，今为阳邪内扰，则阴精不能闭藏，何以上交于心主？故心烦不寐，所由来也。此方以阿胶色黑入肾者，填补阴精；鸡子黄之色赤入心者，奠安君主，且驴皮黑而居外，鸡子黄赤而居内，得阴阳交互之理，更加芍药以护阴而和阳。然后以芩、连从阴中直泄其阳邪，庶不复伤其阴耳。

13.《医学衷中参西录》：黄连味苦入心，性凉解热，故重用之以解心中发烦，辅以黄芩，恐心中之热扰及肺也，又肺为肾之上源，清肺亦所以清肾也。芍药味兼苦酸，其苦也善降，其酸也善收，能收降浮越之阳，使之下归其宅，而性凉又能滋阴，兼能利便，故善滋补肾阴，更能引肾中外感之热自小便出也。阿胶其性善滋阴，又善潜伏，能直入肾中以生肾水。鸡子黄中含有副肾髓质之分泌素，推以同气相求之理，更能直入肾中以益肾水，肾水充足，自能胜热逐邪以上镇心火之妄动，而心中发烦自愈矣。

14.《伤寒论辨证广注》：上注乃治少阴肾水不足，手少阴心火有余。火有余者，阳热内盛也。阳热盛，必以苦泄之，以寒胜之，故用黄连为君，黄芩佐之；水不足者，阴血下虚也，阴血虚，必以甘温补之，酸平收之，故以阿胶、鸡子

黄为君，白芍药为使也。且也，白芍药能敛阴益血，成注反云其泄邪热，殊非善解。

15.《伤寒分经》：此汤本治少阴湿热之证，所以始病之际，即用芩、连大寒之药，兼芍药、阿胶、鸡子黄以滋养阴血也。然伤寒六七日，热传少阴，伤其阴血者，亦可取用之，与阳明腑实用承气汤法，虽虚实补泻悬殊，而祛热救阴之意则一耳。

16.《退思集类方歌注》：此少阴传经之热邪，扰动少阴之阴气，故心烦不得卧。以芩、连直折少阴之热，阿胶、鸡子黄滋少阴之阴，交合心肾，第四者沉阴滑利，恐不能留恋中宫，故再佐芍药之酸敛，从中收阴，而后清热止烦之功得建。此酸甘咸苦，收摄欲亡之阴，与四逆汤收摄亡阳，一水一火为不同矣。

【实验】

1. 镇静作用　《经方研究》：给小白鼠腹腔注射100%的黄连阿胶汤煎剂0.5ml，30分钟后发现其自由活动明显减少，出现安静、嗜睡现象。表明本方有较明显的镇静作用。

2. 治疗血证的动物实验研究　《陕西中医》（1999，7：331～333）：采用大肠杆菌内毒素相隔24小时腹腔注射法造成大鼠DIC模型，并分别采用黄连阿胶汤及肝素进行治疗。结果表明，黄连阿胶汤可改善实验动物的临床症状，凝血指标及血液成分的变化，疗效优于肝素，具有养阴清热，活血止血之功，从实验角度证实黄连阿胶汤是治疗血证安全有效的方剂。

【验案】

1. 冬温　《中国医药汇海·医案部》：郑墨林室素有便红，怀妊7月，正肺气养胎时，而患冬温，咳嗽，咽痛如刺，下血如崩，脉较平时反觉小弱而数，此热伤手太阴血分也。与黄连阿胶汤二剂，血止后，去黄连，加萎蕤、桔梗、人中黄，四剂而安。

2. 舌苔剥落不生　《继志堂医案》：舌乃心之苗，舌上之苔剥落不生者久矣，是心阴不足，心阴有余也。黄连阿胶汤去芩，加大生地。

3. 下利　《徐渡渔先生医案》：伏暑酿痢，冬令而发，由冬及春至夏半载余矣，脉细数，舌光红，痢伤阴也。拟仲圣法：黄连阿胶汤加建神曲、南楂炭、广橘白。

4. 焦虑症　《黑龙江中医药》（1984，4：41）：用黄连阿胶汤略作加减，治疗焦虑症42例。结果：痊愈10例，显效23例，好转8例，无效1例；服药1周内见效21例（50%），2周内见效16例（38%），3周内见效5例（12%）。

5. 顽固性失眠　《江西中医药》（1984，6：17）：用黄连阿胶汤加生地，治疗顽固性失眠18例，均获得近期治愈。表现在口渴、烦躁感迅速消失，在停用一切西药情况下，每晚能安睡6小时以上，服药最少3剂，最多12剂，一般在3～6剂之间。

6. 产后发热　《上海中医药杂志》（1986，7：29）：应某某，女，28岁，会计。素有贫血史，半月前分娩时大量流血，产后发热不退（37.9～38.8℃），曾用西药，热仍不退。证属阴虚火旺，治宜滋阴降火，予黄连阿胶汤加肉桂。3剂后热渐退尽。

7. 产后失眠　《上海中医药杂志》（1986，7：29）：陈某某，女，39岁，工人。大龄初产，出血甚多。产后20天，失眠渐重，甚则彻夜不寐。证属阴血不足，心火上亢，治当滋阴养血，清心降火，拟与黄连阿胶汤，7剂而寐安。

8. 神经衰弱　《河北中医》（1994，5：22）：用本方加减：药用黄连、鸡子黄、枸杞子、阿胶、党参、白术、茯苓、黄芪、菊花、生熟地、炙甘草，治疗神经衰弱35例。结果：5日内症状消失10例，9日内消失22例，12日内消失4例，全部治愈。

9. 顽固性失音　《浙江中医杂志》（1994，12：541）：用本方加减：黄连、桔梗、黄芩、阿胶、石斛、赤芍、白芍、玄参、天冬、麦冬、生地、沙参、鸡子黄，阴虚火旺者加知母、黄柏；咽部紧迫感者加山豆根、马勃；咽部异物感者加射干、山慈菇；咽干甚者加花粉；痰不易咳者加海浮石、栝楼皮；动则气喘者加黄芪、太子参、百合，治疗顽固性失音50例。结果：治愈25例，好转20例，平均疗程32天。

猪苓汤

【来源】《伤寒论》。
【别名】猪苓散（《太平圣惠方》卷十六）。

【组成】猪苓（去皮）　茯苓　泽泻　阿胶　滑石（碎）各一两

【用法】上五味，以水四升，先煮四味取二升，去滓，纳阿胶烊消，温服七合，每日三次。

【功用】

1.《医方集解》：利湿泻热。

2.《血证论》：滋阴利水，祛痰。

【主治】阳明病脉浮发热，渴欲饮水，小便不利者。少阴病下利六七日，咳而呕渴，心烦不得眠者。

猪肤汤

【来源】《伤寒论》。

【组成】猪肤一斤

【用法】上以水一斗，煮取五升，去滓，加白蜜一升，白粉五合，熬香，和令相得。分六次温服。

【功用】

1.《兰台轨范》：引少阴之虚火下达。

2.《医原》：甘咸润纳。

【主治】

1.《伤寒论》：少阴病，下利咽痛，胸满心烦。

2.《天津中医》：失音。

【方论】

1.《注解伤寒论》：猪，水畜也，其气先入肾。少阴客热，是以猪肤解之；加白蜜润燥除烦，白粉以益气断利。

2.《绛雪园古方选注》：肾应彘，而肺主肤，肾液下泄，不能上蒸于肺，致络燥而为咽痛者，又非甘草所能治矣，当以猪肤润肺肾之燥，解虚烦之热。白粉、白蜜缓于中，俾猪肤比类而致津液从肾上入肺，循喉咙，复从肺出，络心注胸中，而上中下燥邪解矣。

3.《伤寒来苏集》：猪为水畜，而津液在肤，君其肤以除上浮之虚火；佐白蜜、白粉之甘，泻心润肺而和脾，滋化源，培母气。水升火降，上热自除而下利止矣。

4.《中国医学大辞典》：猪为水畜，属肾，而肤主肺，取其遍达周身，从内而外；蜜乃稼穑之味，粉为五谷之精，合之猪肤之润，皆足以交媾阴阳，调和荣卫；熬香者，取香气助中土之

义也。

【验案】

1. 咽痛　《续名医类案》：张路玉治徐君玉，素禀阴虚多火，且有脾约便血症，十月间患冬温发热咽痛，里医用麻、杏、橘、半、枳实之属，遂喘逆，倚息不得卧，声飒如哑，头面赤热，手足逆冷，右手寸关虚大微数，此热伤手太阴气分也。与葳蕤、甘草等药不应，为制猪肤汤一瓯，命隔汤炖热，不时挑服，三日声清，终剂病如失。

2. 失音　《天津中医》（1986，5：40）：病人，男，12岁。1978年秋季觉咽部干燥不适，有时疼痛干咳，以后逐渐声音低沉，甚至嘶哑，诊断为"慢性喉炎"，经中西药物屡治无效，声音嘶哑由间歇性转为持续性，乃于1979年10月来我院门诊。形体消瘦，五心烦热，咽干口燥，舌红无苔，脉来细数，失音已达4月，拟猪肤汤长服：猪肤半斤（刮净肥肉），白蜜半斤，米粉四两，先将鲜肉皮置锅中，加水适量，文火煮沸，使肉皮完全溶化为度，然后再加入白蜜煮沸，最后调入米粉，煮成糊状，收贮于瓷罐中。一日三次，每次一匙，开水冲服。逾半年而愈。

麻黄附子甘草汤

【来源】《伤寒论》。

【别名】麻黄甘草附子汤（《古今医统大全》卷十四）、附子麻黄汤（《赤水玄珠全集》卷五）。

【组成】麻黄（去节）二两　甘草（炙）二两　附子一枚（炮，去皮，破八片）

【用法】上以水七升，先煮麻黄一两沸，去上沫，纳诸药，煮取三升，去滓，每日三次。

【功用】《伤寒论讲义》：温经解表。

【主治】

1.《伤寒论》：少阴病，得之二三日，无里证。

2.《卫生宝鉴补遗》：病人寒热而厥，面色不泽，冒昧，两手忽无脉，或一手无脉。

3.《景岳全书》：风湿通身浮肿。

4.《医方集解》：气水，脉沉虚胀。

5.《张氏医通》：少阴病脉沉发热，及水肿喘咳。

【方论】

1.《金镜内台方议》：初得少阴病，二三日内，脉沉细，倦而卧者，别无吐利厥逆等症者。故用附子为君，以温其经，以麻黄、甘草为臣佐，微取其汗，以散其寒邪，其病则已也。

2.《证治准绳》：麻黄、甘草之甘以散表寒，附子之辛以温寒气。

3.《沈注金匮要略》：麻黄附子汤中以附子固护表里之阳，且助麻黄、甘草通阳散邪。俾邪出而真阳不出，即开鬼门之变法也。麻黄、附子一散一补，固本通阳，则病去而不伤阳气。

4.《绛雪园古方选注》：以熟附固肾，不使麻黄深入肾经劫液为汗，更妙在甘草缓麻黄，于中焦取水谷之津为汗，则内不伤阴，邪从表散，必无过汗亡阳之虑矣。

5.《医宗金鉴》：此少阴脉而表反热，便于表剂中加附子以预固其阳，是表热阳衰也。夫发热无汗太阳之表，脉沉但欲寐少阴之里，设用麻黄开腠理，细辛散浮热，而无附子以固元阳，则太阳之微阳外亡。惟附子与麻黄并用，则寒邪散而阳不亡，此里病及表，脉沉而当发汗者，与病在表脉浮而发汗者径庭也。若表微热则受寒亦轻，故以甘草易细辛，而微发其汗，甘以缓之与辛以散之者，又少间矣。

【验案】伤寒少阴病《经方实验录》：余尝治上海电报局高君之公子，年5岁，身无热，亦不恶寒，二便如常，强呼之醒，与之食，食已，又呼呼睡去。按其脉，微细无力。余曰：此仲景先圣所谓少阴之为病，脉微细，但欲寐也。顾余知治之之方，尚不敢必治之之验，请另乞诊于高明。高君自明西医理，能注强心针，顾又知强心针仅能取效于一时，非根本之图，强请立方。余不获已，书：熟附片2.4g，净麻黄3g，炙甘草3g，与之，又恐其食而不化，略加六神曲、炒麦芽等消食健脾之品。次日复诊，脉略起，睡时略减。当与原方加减。

麻黄细辛附子汤

【来源】《伤寒论》。

【别名】麻黄附子细辛汤（《注解伤寒论》卷六）、附子细辛汤（《三因极一病证方论》卷四）。

【组成】麻黄二两（去节） 细辛二两 附子一枚（炮去皮，破八片）

【用法】上以水一斗，先煮麻黄，减二升，去上沫，纳诸药，煮取三升，去滓，温服一升，每日三次

【功用】

1.《伤寒论讲义》：温经解表。

2.《方剂学》：助阳解表。

【主治】

1.《伤寒论》：少阴病，始得之，反发热，脉沉者。

2.《三因极一病证方论》：少阴伤寒，口中和，而背恶寒，反发热倦怠，自汗而渴，其脉尽寸俱沉而紧者。

3.《内科摘要》：肾脏发咳，咳则腰背相引而痛，甚则咳涎。又治寒邪犯齿致脑齿痛。

4.《东医宝鉴·杂病篇》：少阴病但欲寐，发热脉沉。

5.《景岳全书》：寒气厥逆头痛，脉沉细者。

6.《张氏医通》：水肿喘咳。大寒犯肾，暴哑不能出，咽痛异常，卒然而起，或欲咳而不能咳，或无痰，或清痰上溢，脉弦紧，或数疾无伦。

【方论】

1.《注解伤寒论》：麻黄之甘以解少阴之寒，细辛、附子之辛以温少阴之经。

2.《金镜内台方议》：少阴病，当无热，今反发热者，邪在表也。虽脉沉，以始得病，则邪气未深，故当温剂微取汗以散之。故用附子为君，以温经散寒；细辛之辛，以散少阴之寒邪为臣；麻黄能发汗，用之为佐使。以此三味之剂发汗，非少阴则不敢用也。

3.《医方考》：病发于阴者，当无热。今少阴病始得之，何以反发热也？此乃太阳经表里相传之证故耳！盖太阳膀胱经与少阴肾经相为表里，肾经虚，则太阳之邪由络直入肾藏。余邪未尽入里，故表有发热；真寒入肾，故里有脉沉。有太阳之表热，故用麻黄以发汗；有少阴之里寒，故用辛、附以温中。

4.《伤寒来苏集》：少阴主里，应无表证，病发于阴，应无发热，今始受风寒便发热，似乎太阳而属之少阴者，以头不痛而但欲寐也。《内

经》曰：逆冬气而少阴不藏，肾气独沉，故少阴之发热而脉沉者，必于表剂中加附子，以预固其里。盖肾为坎象，二阴不藏，则一阳无蔽，阴邪因得以内侵，孤阳无附而外散耳。夫太阳为少阴之表，发热无汗，太阳之表不得不开；沉为在里，少阴之本不得不固。设用麻黄开腠理，细辛散浮热，而无附子以固元气，则少阴之津液越出，太阳之微阳外亡，去生远矣。惟附子与麻黄并用，内外咸调，则风寒散而阳自归，精得藏而阴不扰。此里病及表，脉沉而当发汗者，与表病及里，脉浮而可发汗者径庭矣。若得之二三日，表热尚未去里证亦未见，麻黄未可去当以甘草之和中，易细辛之辛散，佐使之任不同，则麻黄之势亦减，取微汗而瘥，是又少阴发表之轻剂矣。二方皆少阴中风托里解外法。

5.《伤寒溯源集》：察其发热则寒邪在表，诊其脉沉则阴寒在里。表者，足太阳膀胱也；里者，足少阴肾也。肾与膀胱一表一里为一合，表里兼治，故以麻黄大发太阳之汗，以解其在表之寒邪；以附子温少阴之里，以补其命门之真阳；又以细辛之气温味辛专走少阴者，以助其辛温发散。三者合用，补散兼施，虽微发汗，无损于阳气矣。故为温经散寒之神剂云。

6.《绛雪园古方选注》：用麻黄发太阳之表汗，细辛散少阴之浮热，相须为用。欲其引麻黄入于少阴，以出太阳陷入之邪，尤借熟附合表里以温经，外护太阳之刚气，内固少阴之肾根，则津液内守，而微阳不致外亡，此从里达表，由阴出阳之剂也。

7.《医宗金鉴》：夫发热无汗，太阳之表不得不开。沉为在里，少阴之枢，又不得不固。设用麻黄开腠理，细辛散浮热，而无附子以固元阳，则少阴之津液越出，太阳之微阳外亡，去生便远。惟附子与麻黄并用，则寒邪虽散而阳不亡。

8.《伤寒论本旨》：仲景用麻黄先煎一二沸去上沫者，取其发表迅速也。先煮减水二升者，杀其轻扬之性，欲其徐缓与诸药和合同行也。此方细辛、附子皆少阴里药，欲使麻黄和合，由里祛邪出表，故麻黄先煮减水二升，则与前之葛根汤先煮麻、葛同一义也。

9.《医方论》：此症机窍，全在反发热，脉沉五字。盖太阳之邪，初传少阴，故脉症如此。

方中用细辛、附子温肾，以捍卫本经，格外来之邪不使深入；用麻黄以散太阳之邪，使之仍从原路而出。只此三味，而治法之妙如此，非仲景其孰能之？

10.《医学衷中参西录》：用附子以解里寒，用麻黄以解外寒，而复佐以辛温香窜之细辛，既能助附子以解里寒，更能助麻黄以解外寒，俾其自太阳透入之寒，仍由太阳作汗而解，此麻黄附子细辛汤之妙用也。

11.《成方便读》：治少阴阳虚，寒邪外至，始得之，身发热而脉沉者。夫太阳与少阴为表里，少阴之阳虚，则里不固，里不固则表益虚，故寒邪由太阳之经，不传于腑，竟入于脏。然虽入脏，而邪仍未离乎经，故仍发热；若全入于脏，则但恶寒而不发热矣。但虽发热，不得为太阳之表证，以太阳之表，必有头项强痛、脉浮等症；此不但不头项强痛，脉亦不浮而反沉，则便知太阳之邪离经入脏之枢纽。急乘此时用附子以助少阴之阳，细辛以散少阴之邪，麻黄以达太阳之表，邪自表而及里者，仍由里而还表，此亦表里相通之一理耳。

12.《医学衷中参西录》：此外感之寒凉，由太阳直透少阴，乃太阳与少阴合病也。为少阴与太阳合病，是以少阴已为寒凉所伤，而外表纵有发热之时，然此非外表之壮热，乃恶寒中之发热耳。是以其脉不浮而沉，盖少阴之脉微细，微细原近于沉也。故用附子以解里寒，用麻黄以解外寒，而复佐以辛温香窜之细辛，既能助附子以解里寒，更能助麻黄以解外寒，俾其自太阳透入之寒，仍由太阳作汗而解，此麻黄附子细辛汤之妙用也。

13.《伤寒论辨证广注》：以炮附子之辛热，用以温少阴之里；细辛之辛热，专以走少阴之经；麻黄之辛甘热，大能发表。三者相合，使里温而阳气不脱，表透而寒邪得散。

14.《退思集类方歌注》：少阴主里，应无表证，今始受风寒，即便发热，则邪犹连太阳，未尽入阴，犹可引之外达，故用细辛引麻黄入于少阴，以提始入之邪，仍从太阳而解。然恐肾中真阳随汗外亡，必用熟附温经固肾，庶无过汗亡阳之虑。此少阴表病无里证者发汗之法也。

15.《方剂学》：心肾阳虚之体，易感外寒，邪正抗争,病位在表,故恶寒较重,并见发热,无汗。脉沉为阳虚寒证之象。对于此类病证,从外感风寒表证分析,理宜发汗解表;但阳虚不能鼓邪外出,单纯发汗解表,往往汗之不汗,若以辛温重剂强发其汗,相反会出现阳从外脱的亡阳之变。因此,只宜解表散寒与温经助阳结合治疗,方能符合病情。方中麻黄辛温发汗,解表散寒;熟附子温经助阳,散寒止痛,共为君药。二味配合,可以振奋阳气,开泄皮毛,鼓邪外出,而无汗出伤阳之虞。佐以细辛,通彻表里,既能协麻黄以发汗解表,又能助附子以温经散寒。张山雷说:细辛芳香最烈,内之宣络脉而疏通百节,外之行孔窍而直透肌肤。三味合用,使外感之寒邪得以表散,里虚之阳得以补助,共成助阳解表之功。

【实验】对大鼠肥大细胞组胺游离的抑制作用 《日本耳鼻喉科学会会报》(1994,3:531):通过实验研究探讨了麻黄附子细辛汤对 DNP-As 和化合物 48/80 刺激所引起的大鼠肥大细胞中组胺游离的作用。结果表明,麻黄附子细辛汤可抑制大鼠肥大细胞中组胺的游离,其中麻黄是起主要作用的药物。

【验案】

1.肾咳 《江苏中医杂志》(1982,2:37):黄某某,女,40岁,农民。病人发热畏寒,身痛咳嗽,曾经中西医治疗,缠绵不愈,已历数月。阅前所服方药,多以参苏饮、止嗽散等方治疗,终难收效。余诊时,病人自述周身畏寒,喜厚衣,咳嗽则腰背相引而痛,咳甚则吐涎,口不渴,二便无异常。诊其脉沉细而迟,舌质淡而苔薄润,面色淡暗无华。证属少阴阳虚,复受寒邪,肺气不宣所致,乃投麻黄附子细辛加五味子治之。麻黄6g,附子3g,细辛4g,五味子3g,水煎服。病人服药至2剂时,畏寒已除,咳嗽已减其大半,继服原方3剂而安。

2.暴暗 《江苏中医杂志》(1982,2:37):邹某某,男,30岁,全南人。常易感冒,本次患伤风鼻塞流涕,咳嗽音哑已有20余天,经中西药治疗,病情未见改善。余诊之,其脉沉细无力,舌质淡而胖嫩,苔薄白。视其面色惨淡忧郁,身穿厚衣,头戴风雪帽,声音嘶哑。细询之,常易感冒,微热则自汗畏风,四肢不温,喜

蒙被而卧,脉症合参,诊为少阴伤寒,寒客会厌。拟助阳解表,宣肺散寒,仿麻黄附子细辛汤加味。麻黄4g,附子6g,细辛4g,桔梗6g,水煎服。病人服上方1剂,觉声嘶减轻,2剂而畏风除,声音已恢复正常。

3.无汗症 《上海中医杂志》(1982,8:35):黄某,女,68岁。1980年6月10日初诊,13年前曾患风湿性心脏病,经治疗症状控制。但此后,一年四季从未小汗,天寒睡眠不佳,天热则睡眠良好,但神疲怕风,纳少无味,前后延医十余年,未收效验。时值仲夏,天气炎热,无汗出,周身不舒,欲求汗出则快。病人面色无华,扪之体肤无汗,舌质淡红,舌苔白滑,脉沉缓。又因病人早年患风湿病,故辨证为寒湿入侵,内舍于脏,久之肾阳折损,不能温煦肌腠,无力鼓汗达表,终年不得汗泄。拟助阳透表,投麻黄附子细辛汤治之。炙麻黄10g,炮附片12g,细辛4g。服3剂后,即有小汗出,周身颇感舒适。7剂后,汗出如平人,肢体舒达,不料10年痼疾,竟获效于1周,原方续进7剂,以为巩固。

4.风湿性关节炎 《重庆中医药杂志》(1988,4:7):应用本方加减:麻黄10g,附片12g(先煎1小时),细辛6g,羌活10g,独活10g,威灵仙15g,乳香6g,没药6g,桂枝10g,甘草3g。儿童用量酌减,行痹者加防风10g,白芷10g,秦艽10g,海风藤20g;痛痹者加干姜6g,肉桂6g;着痹者加薏苡仁15g,苍术12g,豨莶草20g,络石藤20g,千年健15g;热痹者加金银花15g,连翘15g,黄柏15g,桑枝15g;久痹兼虚者加桑寄生10g,杜仲15g,续断15g,淮山药12g;顽痹者加地龙15g,全蝎10g,穿山甲15g(炮),白花蛇1条,乌梢蛇15g。水煎服,每日1剂,治疗风湿性关节炎85例,其中相当于中医的行痹者17例,痛痹者28例,着痹者28例,热痹者4例,顽痹者8例。结果:痊愈(临床症状消失,辅助检查正常,2年内未复发)62例,占73%;显效(临床症状消失,辅助检查大致正常,1年内未复发)10例,占11.7%;好转(临床症状明显改善,辅助检查大致正常,半年内未复发)11例,占12.9%;无效(临床症状及辅助检查无明显改善)2例,占2.4%;总有效率97.6%。

5.病态窦房结综合征 《实用中西医结合杂

志》（1991，5：280）：应用本方加减：炙黄芪24g，桂枝12g，制附子12g（先煎），肉桂6g，炙麻黄9g，生地20g，麦冬15g，五味子10g，川芎12g，当归12g，甘草9g。服用期间，一律停用对心率有影响的西药。治疗病态窦房结综合征50例，其中冠心病28例，高血压病、心肌炎各5例，心肌病7例，病因不明5例。结果：显效（症状消失，平卧心率增加10次/分以上）14例；有效（症状减轻，平卧心率增加2～9次/分）27例；无效（症状未改善，平卧心率增加<2次/分）9例；恶化（上述指标有恶化倾向）无；总有效率82%。

6. 胸痹 《国医论坛》（1993，1：18）：应用本方加减：麻黄、桂枝各10g，附片（先煎）、瓜蒌、薤白、半夏各15g，细辛5g，炙甘草6g。治疗胸痹81例，显效：胸部闷痛诸症消失，心电图等检查正常；有效：诸症明显减轻，心电图等检查情况好转；无效：症状及心电图等情况无变化。结果：显效36例，有效38例，无效7例。曾对61例显效及有效病人随访半年，疗效巩固。

7. 太少两感证 《广西中医药》（1996，3：8）：以本方加减，治疗本虚复感外邪的太少两感证38例，结果：治愈33例，其中9例服药4剂，16例服药6剂，8例服药10剂，5例中断治疗。

8. 戒毒 《中成药》（1998，2：22）：运用本方加减，治疗吸毒者9例，并与对照组6例以美沙酮治疗相比较。结果：①治疗组近期疗效100%（$P<0.01$）；②远期疗效77.78%（$P<0.05$）；③改善全身瘀血状况，即舌质紫黯状况改善较为显著（$P<0.05$）。说明运用本方加减进行戒毒治疗，其疗效显著，戒断反应消除快，疗程短，不易产生药物依赖性，复吸率低，整个治疗过程无毒副反应。

9. 腰腿痛 《陕西中医》（1998，11：495）：用本方加味，炙麻黄10g，炮附子5～15g，细辛3g，川芎、寄生、白芍各12g，独活、炙甘草各10g，治疗腰腿痛55例。结果：临床治愈49例，好转7例。

承气汤

【来源】《备急千金要方》卷九。

【组成】枳实五枚 大黄四两 芒消半升 甘草二两

【用法】上锉。以水五升，煮取三升，适寒温分三服，如人行五里一服。取下利为度，若不得利尽服之。

【主治】

1.《备急千金要方》：少阴病得之二三日，口燥咽干者。少阴病得之六七日，腹满不大便者。

2.《普济方》引《备急千金要方》：下血。

【方论】《千金方衍义》：变大承气为调胃承气，专取甘草通调之力以缓消、黄之急也。更加枳实于调胃承气方中，较大承气中厚朴，虽辛温、辛苦不同，而泄满之功则一。

增损四顺汤

【来源】《外台秘要》卷一引崔氏方。

【组成】甘草二两（炙） 人参二两 龙骨二两 黄连 干姜各二两 附子（中型者，炮，去黑皮）一枚

【用法】上切。以水六升，煮取二升，分二服，不愈复作。

【主治】少阴病，寒多，表无热，但苦烦愦，默默而极，不欲见光，有时腹痛，其脉沉细而不喜渴，已十余日而下利不止，手足微冷，及无热候者。

【宜忌】忌海藻、菘菜、猪肉、冷水。

【加减】下而腹痛，加当归二两；呕者，加橘皮一两。

小岩蜜汤

【来源】《外台秘要》卷十四引《深师方》。

【组成】大黄二两 雄黄一两 青羊脂 干姜 桂心 芍药 甘草（炙） 细辛 干地黄各四分 吴茱萸三两 当归四两

【用法】上切。以水二斗，煮取六升，分六服。重者加药，用水三斗，煮取九升，分十服。

【主治】恶风，角弓反张；飞尸入腹，绞痛闷绝，往来有时，筋急；少阴伤寒，口噤不利。

【宜忌】忌海藻、菘菜、生葱、生菜。

和气白术散

【来源】《太平圣惠方》卷九。

【别名】白术散（《普济方》）。

【组成】白术半两　人参半两（去芦头）　枳壳半两（麸炒微黄，去瓤）　白茯苓半两　厚朴半两（去粗皮，涂生姜汁，炙令香熟）　白芷半两　陈橘皮半两（汤浸，去白瓤，焙）　桂心半两　白芍药半两　高良姜半两（锉）　甘草半两（炙微赤，锉）

【用法】上为粗散。每服三钱，以水一中盏，入葱白一茎，煎至六分，去滓温服，不计时候。

【主治】少阴病，服槟榔散下后者。

益智汤

【来源】《圣济总录》卷二十一。

【组成】益智（去皮）　乌头（炮裂，去皮脐）各一两　青橘皮（汤浸，去白，焙）各三分　麻黄（去根节）　干姜（炮）各半两

【用法】上锉，如麻豆大。每服三钱匕，水一盏，加生姜三片，盐半钱，煎至六分，去滓，稍热服，不拘时候。

【主治】伤寒四肢厥冷，其脉沉细。

吴茱萸汤

【来源】《圣济总录》卷二十三。

【组成】吴茱萸（汤淘三遍，焙干炒）　当归（切，焙）　芍药各一两　甘草（炙）三分　干姜（炮裂）半两　桂（去粗皮）一两　细辛（去苗叶）三分

【用法】上为粗末。每服五钱匕，水一盏，酒半盏，大枣三个（劈破），同煎至八分，去滓温服。

【主治】伤寒手足厥冷，脉细欲绝者。

加减真武汤

【来源】《圣济总录》卷二十四。

【组成】白茯苓（去黑皮）　芍药　白术　五味子（炒）各三分　附子一枚（炮裂，去皮脐）　细辛（去苗、叶）　干姜（炮）各一分。

【用法】上锉，如麻豆大。每服五钱匕，水一盏半，加生姜四片，煎至八分，去滓温服。

【主治】伤寒少阴证。二三日不已，至四五日，腹痛，小便不利，四肢沉重，自下利者，此为有水气，或呕或咳。

四逆汤加生姜方

【来源】《圣济总录》卷二十五。

【组成】甘草（炙，锉）一两　干姜（炮）三分　附子（炮裂，去皮脐）半枚　生姜（切，焙）一两半

【用法】上为粗末。每服五钱匕，水一盏半，煎至八分，去滓，温服。

【主治】伤寒少阴证呕哕者。

桂附汤

【来源】《三因极一病证方论》卷四。

【组成】附子（生，去皮脐）　桂心　干姜（炮）　芍药　甘草（炙）　茯苓　桃仁（去皮尖，面炒）各一两

【用法】上锉。每服四钱，水三盏，煎七分，去滓，食前服。

【主治】少阴伤风，胸满，心烦，咽喉痛，自汗，腰疼连胻骨痠痛，呕吐涎沫，头痛，其脉沉弦者。

【加减】咽喉痛，加桔梗半两。

一物黄连泻心汤

【来源】《此事难知》。

【组成】黄连

【用法】水煎服。

用干姜、附子，先煎令熟，使热不僭也。后另煎黄连，与姜、附同用。

【主治】少阴证，口燥舌干而渴，火热而脉反细小。

【加减】烦者，加栀子；燥者，加香豉；呕者，加半夏；满者，加甘草；腹痛，加芍药，脉迟者，加附子；下焦寒者，加干姜；大便硬，加酒浸大黄。

桂枝芍药汤

【来源】《云岐子脉诀》。

【组成】桂一两　芍药　炙甘草各半两

【用法】上锉。每服一两，加生姜、大枣煎服。

【主治】太阴伤寒，主脉沉，客脉紧，沉紧相合，绕脐痛者。

通脉四逆加芍药汤

【来源】《伤寒活人指掌》卷五。

【组成】甘草六钱二字半　附子（大者）一枚　干姜一两　芍药六钱二字半

【用法】水三大盏，煎取一盏半，去滓，分二服。

【主治】少阴腹痛，或泄利下重。

黄连龙骨汤

【来源】《伤寒图歌活人指掌》卷四。

【组成】黄连一两　黄芩　芍药各一分　龙骨半两

【用法】分三服。每服水一盏半，煎至八分，去滓服。

【主治】少阴脉沉，腹痛，咽痛，苦烦，体犹有热。

濡肠丸

【来源】《普济方》卷一四三。

【组成】威灵仙　黑牵牛各等分

【用法】上药治下筛，炼蜜为丸，如梧桐子大。每服三十丸，白饮送下。

【主治】少阴病，无热寒强，大便累日不通者。

回阳救急汤

【来源】《伤寒六书》卷三。

【别名】回阳急救汤（《寿世保元》卷二）、回阳返本汤（《镐京直指医方》）。

【组成】熟附子　干姜　人参各五分　甘草　白术各一钱　肉桂　陈皮　五味子　茯苓　半夏

方中肉桂、陈皮、五味子、茯苓、半夏用量原缺。《寿世保元》本方用大附子（制）八分，干姜八分，人参二钱，肉桂五分，半夏二钱，五味子四分，白茯苓三钱，甘草（炙）八分，陈皮钱半。方中白术，《寿世保元》作白米（炒）一撮。

【用法】水二钟，加生姜三片，煎后，临卧入麝香三厘调服。中病以手足温和即止，不得多服，多服则加别病。如止后，可用加味理中饮加减治之。

【主治】寒邪直中阴经真寒证。初病起无身热，无头疼，只恶寒，四肢冷厥，战栗腹疼，吐泻不渴，引衣自盖，蜷卧沉重；或手指甲唇青；或口吐涎沫；或至无脉；或脉来沉迟无力。

【加减】呕吐涎沫，或小腹痛，加盐炒吴萸；无脉者，加猪胆汁一匙；泄泻不止，加升麻、黄耆；呕吐不止，加姜汁。

【方论】

1.《医方集解》：此足三阴药也。寒中三阴，阴盛则阳微，故以附子、姜、桂辛热之药祛其阴寒，而以六君子温补之药助其阳气；五味合人参可以生脉；加麝香者，通其窍也。

2.《重订通俗伤寒论》何秀山按：少阴病下利脉微，甚则利不止，脉厥无脉，干呕心烦者，经方用白通加猪胆汁汤主之。然不及此方面面顾到。故俞氏每用之奏功。揣其方论，虽仍以四逆汤加桂温补回阳为君；而以《备急千金要方》生脉散为臣者，以参能益气生脉，麦冬能续胃络脉绝，五味能引阳归根也；佐以白术、二陈健脾和胃，上止干呕，下止泻痢；妙在使以些许麝香，斩关直入，助参、术、附、桂、麦、味等温补收敛药用，但显其助气之功，而无散气之弊矣。此为回阳固脱，益气生脉之第一良方。廉勘：此节庵老名医得心应手之方。凡治少阴中寒及夹阴伤寒，阳气津液并亏，及温热病凉泻太过，克伐之阳，而阳虚神散者多效。妙在参、术、附、桂与麝香同用。世俗皆知麝香为散气通窍之药，而不知麝食各种香药，含莫咀华，酝酿香精而藏于丹田之间。配合于温补回阳之中，殊有卓识。吴鞠通辄诋其谬，亦未免所见不广，信口雌黄者矣。以余所验，服此方后，脉渐渐缓出者生，不出者死，暴出者亦死，手足不温者亦死。若舌卷囊缩，额汗如珠不流，两目直视者速死。

3.《绛雪园古方选注》：节庵变易仲景之白通汤，而为回阳补虚之剂。葱白、干姜、附子藉以通阳温经，人参、麦冬、五味藉以收阴生脉，然阴阳格拒，病深在脏，又非温经生脉所能通也，而节庵更有生心化裁之妙，佐以广皮芳香利气，土浆镇静中宫，线通气道，使以腊茶芳香苦降，为之向导，大破格拒之阴，其飞越之阳，有不翕然返本宁谧者耶？

4.《医方论》：此方治中寒之缓症则可。若云救急，则姜附中又合六君、五味子，反令姜、附之性多所牵制，不如四逆汤，为能斩关夺门也。

5.《医方概要》：此方从白通汤变出较为轻缓。参以肉桂之入肝走血分，五味之敛和肺肾阴阳，六君之调中益气，加麝香、胆汁，取其宣通关窍，而热因寒用之义也。若素体阳气虚者，此方更合。

导赤各半汤

【来源】《伤寒六书》卷三。

【别名】导赤泻心汤（《张氏医通》卷十三）、导赤泻心各半汤（《寒温条辨》卷五）。

【组成】黄连 黄芩 甘草 犀角 麦冬 滑石 山栀 茯神 知母 人参

【用法】水二钟，加生姜、大枣煎之，加灯心一握，煎沸热服。

【主治】伤寒经证，心下不硬，腹中不满，大小便如常，身无寒热，热传手少阴心，心火上而逼肺，渐变神昏不语，或睡中独语一二句，目唇赤焦，舌干不饮水，稀粥与之则咽，不与则不思，形如醉人。

【方论】

1.《医方集解》：此手少阴、太阴、太阳药也。陈来章曰：热入心经，凉之以黄连、犀角、栀子；心移热于小肠，泄之以滑石、甘草、灯心；心热上逼于肺，清之以黄芩、栀子、麦冬。然邪之越经而传于心者，以心神本不足也，故又加人参、茯神以辅之。

2.《张氏医通》：取《金匮要略》泻心汤为主，以其热在上而不在下，病在气而不在血，故于本方裁去大黄，易入山栀以清心包之热，知母、犀角以解肺胃之烦，人参、麦冬、甘草、茯神以安君主之神，滑石为导赤之向导，姜、枣为散火之间使；用犀角者，即导赤散中之地黄；

用滑石者，即导赤散中之木通，虽无导赤散中药味，而导赤散之功效备其中矣。

桂枝大黄汤

【来源】《伤寒六书》卷三。

【组成】桂枝 赤芍药 甘草 大黄 枳实 柴胡
　　　《寿世保元》本方用桂枝一钱、大黄二钱、芍药二钱、甘草八分、枳实二钱、柴胡八分。

【用法】上锉一剂。水二钟，加生姜一片、大枣二枚，煎之；临服入槟榔磨水二匙，热服。

【主治】邪热从阳经传入足太阴脾经，腹满而痛，咽干而渴，手足温，脉来沉而有力。

【加减】腹满不恶寒而喘者，加大腹皮，去甘草。

加味理中汤

【来源】《伤寒六书》卷四。

【别名】加味理中饮（《赤水玄珠全集》卷十八）。

【组成】干姜 肉桂各四分 白术一钱 人参 陈皮 茯苓各八分 甘草三分

【用法】水二钟，加生姜一片，大枣二枚，水煎，临服捶法入炒陈壁土一匙调服。

【主治】足太阴脾经受证，脏寒，自利不渴，手足温，身无热，脉来沉而无力。

【加减】厥阴消渴，气上冲心，饥不欲食，食即吐蛔，腹痛大便实者，加大黄、蜜少许利之；腹濡满时减者，去甘草；呕吐，入半夏、姜汁；倦卧沉重，利不止，少加附子；利后身体痛者，急温之，加附子；自利腹痛，入木香（磨）、姜汁，调和服之。

四顺丸

【来源】《医方类聚》卷五十七引《伤寒指掌图》。

【别名】四顺汤（《证治要诀类方》）。

【组成】理中丸加甘草一倍

【主治】

1.《医方类聚》引《伤寒指掌图》：少阴十余日，下利不止，手足微冷。

2.《医学入门》：伤寒身无热，脉沉苦烦，默默不欲见光，腹痛下痢，或无脉可诊。

附子温经汤

【来源】《医学集成》卷二。

【组成】黄耆　焦术　半夏　砂仁　炮姜　故纸　益智

【主治】少阴寒证，背寒踡卧，咽痛腹痛，肢冷下利，脉沉细。

荡寒汤

【来源】《医学集成》卷二。

【组成】焦术二两　人参五钱　附子四钱　良姜三钱

【主治】寒中少阴，手足青黑。

通脉四逆汤

【来源】《古今医统大全》卷十四。

【组成】四逆汤加甘草一倍

【主治】厥逆，下利，脉不至。

辛黄三白汤

【来源】《医学入门》卷四。

【组成】人参　白术　白芍各一钱　白茯苓　当归五分　细辛　麻黄各二分　姜三片　枣一枚
　　方中白茯苓用量原缺。

【用法】水煎，温服。

【主治】阴证伤寒在表轻者。

【加减】脉沉发热口和，加附子。

回阳急救汤

【来源】《丹台玉案》卷二。

【组成】附子　干姜　人参　甘草　肉桂　陈皮

【用法】水一钟半，加大枣二个，生姜自然汁半盏煎，临服入泥浆水澄清。每次温服一匙。

【主治】直中阴经，无热，恶寒，面惨，手足厥冷，唇紫舌卷，爪甲青黑，身重难以转侧，不渴，卧多踡足，大便泄利，小便清白，脉沉细微。

【加减】腹痛甚，加芍药、木香、老姜汁；利不止，加陈壁土炒升麻少许；口吐涎沫，加吴茱萸

（盐炒）；无脉，加五味子、猪胆汁；战慄，加附子、麻黄；小腹绞痛，加青皮、吴茱萸。

麻附细辛汤

【来源】《丹台玉案》卷二。

【组成】麻黄二钱　附子三钱　细辛一钱五分　甘草五分　人参二钱　黄连一钱　芍药一钱五分

【主治】少阴伤寒，身发热，四肢冷，指甲青，腹痛脉沉。

逐寒回阳汤

【来源】《石室秘录》卷一。

【组成】人参五钱　白术九钱　附子一钱　肉桂一钱　干姜五分

【用法】水煎服。

【主治】寒邪直中肾经。

【方论】此方妙用人参、白术。盖寒邪直中人，宜只用附、桂以逐之，何必用参、术？而且多加之也。不知寒邪直犯肾宫，元阳遁出于脾胃之间，只此一线之微气在焉，若不用人参以救之，何能唤回于无何有之处，不多加白术，何能利其腰脐而回其元气，故又加附子、肉桂以祛散其寒邪也。

止逆奠安汤

【来源】《石室秘录》卷六。

【组成】人参二两　白术二两　肉桂二钱　丁香二钱

【用法】水煎服。

【主治】伤寒少阴证，吐利兼作，又加心烦，手足四逆。

【方论】人参救元阳之绝，原有奇功；白术救脾胃之崩，实有至效；丁香止呕；肉桂温中，又能止泻。救中土之危亡，奠上下之变乱，转生机于顷刻，杜死祸于须臾，舍此方又何有别方哉。

生生汤

【来源】《石室秘录》卷六。

【组成】人参三两　附子三钱　枣仁五钱

【用法】水煎服。

【主治】伤寒少阴证，四逆恶寒，身蜷，脉不至，不烦而躁。

【方论】此方得人参以回其阴阳，得附子以祛其寒逆，加枣仁以安心，则心定而躁可去，躁可定而脉自出矣。死中求生，其在斯方乎！

转阳援绝汤

【来源】《石室秘录》卷六。

【组成】人参一两　白术一两（炒）　枣仁一两　茯神五钱　肉桂二钱

【用法】水煎服。

【主治】伤寒少阴病，脉微沉细，但欲卧，汗出，不烦，自欲呕吐，至五六日自利，复烦躁，不能卧寐，明是奔越者。

【方论】此方用人参以救绝，用白术、茯神以分消水湿而止下利，又用肉桂以温中而去寒，加枣仁以安心而解躁，用之得宜，自然奏功如响。

逐寒返魂汤

【来源】《石室秘录》卷六。

【组成】人参一两　良姜三钱　附子五钱　茯苓五钱　白术三两　丁香一钱

【用法】水煎服。

【功用】逐邪，返元阳。

【主治】阴寒直中肾经，心痛欲死，呕吐不纳食，下利清水。

【验案】阴寒直中肾经　《齐氏医案》：曾治王尚贤，患阴寒直中肾经，心痛欲死，呕吐不欲食，下利清水，其兄求治。予曰：乃弟病犯不治，寒邪犯心，脾胃立绝，此时药缓不济事，速以针刺一下心窝穴，出紫血少许，然后用逐寒返魂汤救之，或可得生否。予以黄耆一两，良姜三钱，附子五钱，茯苓五钱，白术三两，丁香一钱，煎二服，苏。

荡寒汤

【来源】《石室秘录》卷六。

【组成】白术三两　肉桂三钱　丁香一钱　吴茱萸一钱

【用法】水煎服。一剂而阴消阳回。

【主治】伤寒直中少阴肾经，畏寒，腹痛作呕，手足厥逆，有手足俱青，甚则筋青囊缩。

【方论】此方妙在独用白术三两，则腰脐之气大利；又得肉桂，以温热其命门之火；丁香、吴茱萸止呕逆而反厥逆，则阴寒之邪，何处潜藏，故一剂而回春也。

救逆止利汤

【来源】《石室秘录》卷六。

【组成】人参二两　附子二钱　甘草二钱　干姜二钱　白术一两　茯苓五钱

【用法】水煎服。

【主治】伤寒少阴证，恶寒身蜷而下利，手足逆冷。

【方论】此方用人参、附子回元阳于顷刻，以追其散失，祛其阴寒之气；用白术、茯苓以分消水湿，而仍固其元阳；用甘草、干姜调和腹中而使之内热，则外寒不去而自散，又何有余邪之伏莽哉。自然寒者不寒，蜷者不蜷，逆者不逆，而利者不利也。

加味人地汤

【来源】《辨证录》卷一。

【组成】熟地二两　人参一两　白术一两　附子一钱

【用法】水煎，人生姜汁一合调服。

【主治】冬月伤寒，身热十一日，而热反更甚，发厥不宁，一日而三四见，此邪在少阴，未入厥阴，厥似热而非热也。乃内寒之甚，逼阳外见而发厥。

延息汤

【来源】《辨证录》卷一。

【组成】人参　熟地各一两　山茱萸五钱　牛膝　破故纸各三钱　胡桃一个　陈皮三分　炮姜一钱　百合一两

【用法】水煎服。

【主治】冬月伤寒六七日，经传少阴而息高，气息缓慢而细小。

朝宗汤

【来源】《辨证录》卷一。

【组成】人参三两　麦冬二两　熟地三两　山茱萸一两　山药一两　破故纸一钱　胡桃一个

【用法】水煎服。

【功用】补气填精。

【主治】冬月伤寒，六七日经传少阴，少阴肾宫大虚，肾气不能下藏于气海之中，奔而欲散，息高，气息缓慢而细少。

加味四逆散

【来源】《重订通俗伤寒论》。

【组成】川柴胡八分　炒枳实一钱　生白芍一钱　清炙草八分　干姜五分（拌捣北五味三分）　桂枝尖五分　浙茯苓四钱　干薤白五枚（烧酒洗，捣）　淡附片五分

【用法】用水两碗，煎成一碗，去滓温服。

【功用】达郁通阳。

【主治】伤寒邪传少阴，火为水遏，阳气内郁，不得外达，水气上冲而下注，致四肢厥逆，干咳心悸，便泄溺涩，腹痛下重，舌苔白而底绛，脉左沉弦而滑，右弦急。

阿胶黄连汤

【来源】《重订通俗伤寒论》。

【组成】陈阿胶一钱半（烊冲）　生白芍二钱　小川连六分（蜜炙）　鲜生地六钱　青子芩一钱　鸡子黄一枚（先煎代水）

【功用】滋阴清火。

【方论】手少阴心主血，中含热气，故《内经》云：少阴之上，热气治之。凡外邪挟火而动者，总属血热。其症心烦不寐，肌肤枯燥，神气衰弱，咽干尿短。故君以阿胶、生地，滋肾水而凉心血（阿胶必须真陈，庶不碍胃，生地用鲜，庶不碍阴）。但少阴只有热气，能温血而不致灼血，若挟肝胆之相火，激动心热，轻则咽干心烦，欲寐而不能寐，重则上攻咽喉而为咽痛，下奔小肠而便

脓血，故臣以白芍配芩、连，酸苦泻肝以泻火，而心热乃平。白芍合生地，酸甘化阴以滋血，而心阴可复。妙在佐鸡子黄，色赤入心，正中有孔，能通心气以滋阴。此为润泽血枯、分解血热之良方。

参草姜枣汤

【来源】《重订通俗伤寒论》。

【组成】别直参三钱　炙粉草一钱　鲜生姜五分　大红枣四枚

【功用】培元养正。

【主治】邪实正虚，应下失下。气虚甚而邪实者，气短息促，四末微冷，大便至十余日不通，矢气频转，腹满不舒，躁则惕而不安，手足瘛疭，静则独语如见鬼。循衣摸床，舌淡红，苔前中截娇嫩而薄，后根灰腻而腐，脉寸虽微，两尺沉部反坚。

通脉四逆汤

【来源】《伤寒大白》卷三。

【组成】附子　干姜　广皮　甘草　葱白头

【主治】真阳欲脱，腹痛，下利厥冷，脉伏。

平喘祛寒散

【来源】《叶氏女科证治》卷三。

【组成】人参　麦冬（去心）　肉桂　白术（蜜炙）　吴茱萸（炮）

【用法】水煎，微冷顿服。

【主治】少阴证三四日至六七日，忽然手足倦卧，息高气喘，恶心腹痛者。

紫玉丹

【来源】《四圣悬枢》卷一。

【组成】浮萍三钱　生地四钱　知母三钱　甘草二钱　天冬三钱　生姜三钱　玄参三钱

【用法】流水煎大半杯，热服。覆衣。

【主治】少阴经证，干燥发渴。

茴香四逆汤

【来源】《医醇賸义》卷一。

【组成】小茴香二钱　附子三钱　干姜一钱　破故纸二钱　杜仲五钱　茯苓二钱　甘草五分　大枣三个

【用法】水二钟，煎一钟，温服。

【主治】直中少阴，肾气厥逆，腹痛下利，手足厥冷，小便清利。

真武丸

【来源】《饲鹤亭集方》。

【组成】附子一两　冬术四两　白芍四两　茯苓四两

【用法】上为末，姜汁为丸。每服三钱，开水送下。

【主治】少阴腹痛，四肢沉重，呕咳下利，小便不利，痰饮水气。并治伤寒汗多亡阳，筋惕肉瞤，气虚恶寒。

加味四逆汤

【来源】《医学探骊集》卷三。

【组成】附子四钱　杭白芍二钱　焦白术四钱　炮姜三钱　官桂三钱　人参五钱　甘草四钱

【用法】水煎，温服。

【主治】年老伤寒，恶寒无热，身重倦卧，手足厥逆者。

【方论】此方以附子、官桂、炮姜温中，焦术扶脾，白芍敛阴，人参通行元气，甘草和药调中，正气复则手足自温矣。

半夏甘桂汤

【来源】《喉科家训》卷二。

【组成】桂枝　半夏　茯苓　桔梗　米仁　骨脂　干姜　泽泻

【用法】水煎服。

【主治】少阴伤寒，咽痛，下痢，脉沉细，舌白不渴。

二、发　斑

伤寒发斑，是指伤寒病程中见到发斑的病情。《圣济总录》："论曰伤寒发斑，阳盛故也。其病在表，或未经发汗，或已发汗未解，或吐下后，邪热不除，热毒内盛，因表虚，热毒乘虚出于皮肤，发为斑疹如锦纹"。《伤寒括要》："伤寒发斑，因当汗不汗，当下不下，或未当下而早下，则热蕴于胃而发斑也"。《重订通俗伤寒论》："凡斑既出，脉洪滑有力，手足温而神识清爽者，病势顺而多吉；脉沉弱无神，四肢厥而神识昏沉者，病势逆而多凶"。本病成因为伤寒当汗未汗，当下未下，或发汗吐下后病未解，邪热内蕴，发于肌表而为斑。治宜清热凉血，解毒消斑。

猪胆汤

【来源】《备急千金要方》卷十。

【别名】猪胆鸡子汤（《类证活人书》卷十七）。

【组成】猪胆　苦酒各三合　鸡子一枚

【用法】上合煎三沸，强人尽服之；羸人须煎六七沸，分二次服。汗出即愈。

【主治】伤寒五六日斑出。

【方论】《千金方衍义》：发斑而用猪胆、苦酒、鸡子，必阳毒陷于阴分而见咽痛之故；若邪在阳分，正当助其焮发，必无酸收之理。方中猪胆泻肝火，苦酒收阴气，鸡子润咽痛，服之使呕，鼓毒发于阳分，汗出则愈，乃长沙少阴例中苦酒汤之变法，以补长沙之未逮。

大青散

【来源】《太平圣惠方》卷十。

【组成】大青一两半　川升麻二两　甘草二两（炙微赤，锉）

【用法】上为散。每服五钱，以水一大盏，加豉小半合，煎至五分，去滓温服，不拘时候。

【主治】伤寒身面发斑。

黄芩汤

【来源】方出《太平圣惠方》卷十。名见《普济方》卷一三三。

【组成】黄芩　大青　川升麻　石膏各一两　栀子仁半两　川朴消二两

【用法】上为散。每服五钱，以水一大盏半，加豆豉五十粒，葱白二茎，生姜半分，煎至五分，去滓温服，不拘时候。稍利为度。

【主治】伤寒脏腑壅毒，不得宣疏，肌肤发斑。

犀角散

【来源】《太平圣惠方》卷十。

【组成】犀角屑　麻黄（去根节）　栀子仁　黄连（去须）　地骨皮　甘草（炙微赤，锉）　马牙消　郁金各一两　石膏二两

【用法】上为粗散。每服五钱，以水一大盏，煎至五分，去滓温服，不拘时候。以愈为度。

【主治】伤寒。赤斑出不止。

解毒升麻散

【来源】《太平圣惠方》卷十。

【别名】升麻散（《普济方》）。

【组成】川升麻　栀子仁　大青　黄芩　甘草（炙微赤，锉）各一两　石膏二两

【用法】上为粗散。每服五钱，以水一中盏，入生地黄汁半合，煎至六分，去滓，不拘时候温服。

【主治】伤寒热毒不解，欲变成斑。

红 雪

【来源】《太平圣惠方》卷九十五。

【别名】通中散（原书同卷）、红雪通中散（《太平惠民和济局方》卷六）、红雪煎（《圣济总录》卷一一九）。

【组成】川朴消十斤　羚羊角屑三两　川升麻三

两　黄芩三两　枳壳二两（麸炒微黄，去瓤）　赤芍药二两　人参二两（去芦头）　淡竹叶二两　甘草二两（生用）　木香二两　槟榔二两　葛根一两半　大青一两半　桑根白皮一两半　蓝叶一两半　木通一两半　栀子一两半　朱砂一两（细研）　苏枋三两（捶碎）　麝香半两（细研）

【用法】上药除朱砂、麝香外，并锉细，以水二斗五升，煎至九升，去滓，更以绵滤过，再以缓火煎令微沸，下朴消，以柳木篦搅，勿住手，候凝，即下朱砂、麝香等末，搅令匀，倾于新瓷盆中，经宿即成，细研。每服一钱至二钱，以新汲水调下，临时量老少加减服之。

【功用】解酒毒，消宿食，开三焦，利五脏，爽精神，除毒热，破积滞，去脑闷。

【主治】

1.《太平圣惠方》：烦热黄疸，脚气温瘴，眼昏头痛，鼻塞口疮，重舌，喉闭，肠痈。

2.《太平惠民和济局方》：伤寒狂躁，胃烂发斑。

青黛散

【来源】方出《本草纲目》卷十六引《太平圣惠方》，名见《圣济总录》卷一六九。

【别名】青黛一物汤（《伤寒图歌活人指掌》卷五）、青金散（《普济方》卷一八八）。

【组成】青黛二钱

【用法】新汲水下。

【主治】

1.《本草纲目》引《太平圣惠方》：内热吐血。

2.《伤寒图歌活人指掌》：伤寒发赤斑。

山栀散

【来源】《证治准绳·伤寒》卷六引《孙兆方》。

【组成】牡丹皮　山栀仁　黄芩　大黄　麻黄各二钱半　木香五分

【用法】水二钟，煎至一钟，去滓温服。

【主治】热毒炎盛，遍身发斑，甚者发疮如豌豆。

黄芩麻黄汤

【来源】《伤寒总病论》卷四。

【组成】葛根 橘皮 杏仁（生） 麻黄 知母 黄芩 甘草各半两

【用法】上锉。水二升，煮八合，去滓，温温分减服之。呕吐先定，便宜消息。

【主治】冬温未至发病，至春被积寒所折不得发，至夏得热，其春寒解，冬温毒始发于肌中，斑烂隐疹如锦纹，咳闷呕吐清水。

【加减】不呕者，去橘皮。

山栀子汤

【来源】《圣济总录》卷二十七。

【组成】山栀子仁三分 大青 升麻各一两 阿胶（炒令燥）半两

【用法】上为粗末。每服五钱匕，用水一盏半，入豉百粒，同煎至一盏，去滓温服。

【主治】伤寒发斑，心躁烦乱。

石膏汤

【来源】《圣济总录》卷二十七。

【组成】石膏一两半 麻黄一两（去根节） 桂（去粗皮）半两 葛根一两 黄连（去须）三分 故鞋一只（去土，细锉） 蜀椒（去目并闭口，炒出汗）一分

【用法】上为粗末。每服五钱匕，水一盏半，煎至一盏，去滓温服。衣覆取汗。

【主治】伤寒发黑斑。

黄芩汤

【来源】《圣济总录》卷二十七。

【组成】黄芩（去黑心）一两 山栀子仁一两 甘草（炙）一两 马牙消半两

【用法】上为粗末。每服三钱匕，水一盏，煎至七分，去滓温服，不拘时候。

【功用】除胃内瘀热。

【主治】伤寒发斑，烦躁。

黄连散

【来源】《圣济总录》卷二十七。

【组成】黄连（去须）一两 槟榔（锉） 甘草（炙）各半两

【用法】上为散。每服二钱匕，入蜜少许如汤点，放温服，不拘时候。

【主治】伤寒发斑。

麻黄葛根汤

【来源】《圣济总录》卷二十七。

【组成】麻黄（去根节） 葛根（锉） 知母（焙） 陈橘皮（汤浸，去白，焙） 黄芩（去黑心）各一两 杏仁（汤浸，去皮尖双仁，炒） 甘草（炙）各半两

【用法】上为粗末。每服五钱匕，以水一盏半，煎至一盏，去滓温服。

【主治】伤寒发斑，状如锦纹，呕逆烦闷。

犀角汤

【来源】《圣济总录》卷二十七。

【组成】犀角（镑） 麻黄（去根节） 石膏各一两 山栀子仁一两半 黄连（去须）三分

【用法】上为粗末。每服五钱匕，水一盏半，煎至一盏，去滓温服。

【主治】伤寒热毒内盛，身发赤斑。

紫 方

【来源】《圣济总录》卷二十八。

【别名】紫草汤（《普济方》）。

【组成】紫草 荆芥穗 恶实各等分

【用法】上为粗末。每服三钱匕，水一盏，煎至七分，去滓温服。

【主治】伤寒发斑疹豆疮。

化斑汤

【来源】方出《伤寒标本》卷下，名见《丹溪心法》卷二。

【组成】白虎汤加人参　白术

【用法】《丹溪心法》：上锉，水煎服。

【主治】

1.《伤寒标本》：未曾下，胃热发斑。

2.《丹溪心法》：伤寒汗吐下后，发斑脉虚。

加减三黄石膏汤

【来源】《伤寒全生集》卷三。

【组成】黄芩　黄连　黄柏　山栀　石膏　知母　升麻　白芍　玄参　甘草　粳米二撮

【主治】热证发斑紫赤，烦渴，脉洪数者。

【加减】甚者，加犀角；斑毒盛，加大青。

栀子杏仁汤

【来源】《伤寒全生集》卷三。

【组成】山栀　升麻　黄芩　芍药　石膏　知母　杏仁　柴胡　甘草

【用法】加豆豉，水煎服。

【主治】伤寒，壮热疼痛，内外皆热，发斑，谵语发狂。

犀角元参汤

【来源】《伤寒全生集》卷三。

【组成】犀角　升麻　香附　黄芩　人参　元参　甘草

《证治准绳·伤寒》有射干，无香附。

【用法】水煎，加大青服。

【主治】发斑毒盛，心烦狂乱，咽痛。

荆防败毒散

【来源】《医学正传》卷八。

【别名】消风败毒散（《医学六要·治法汇》卷五）。

【组成】柴胡　甘草　人参　桔梗　川芎　茯苓　枳壳　前胡　羌活　独活　荆芥穗　防风各四分

《医学六要·治法汇》有生姜三片。

【用法】上细切，作一服。用水一盏，煎至七分，温服；或加薄荷五叶。

【功用】

1.《景岳全书》：发散痘疹。

2.《医宗金鉴》：疏解寒热。

【主治】

1.《医学正传》：伤寒温毒发斑重者。

2.《外科理例·附方》：一切疮疡时毒，肿痛发热，左手脉浮数者。

3.《景岳全书》：痘疹，及时气风毒邪热。

4.《医门法律》：风水、皮水，凡在表宜从汗解者。

5.《医方集解》：肠风下血清鲜者。

6.《医宗金鉴》：脑疽、甘疽、赤白游风、疥疮初起有表证，虚者。

【验案】耳目赤肿　《证治准绳·疡医》：一人耳面赤肿作痛，咽干发热，脉浮数。先以荆防败毒散二剂，势退大半，又以葛根牛蒡子汤四剂而痊。

犀角大青汤

【来源】《证治准绳·伤寒》卷六。

【组成】犀角屑　大青　元参　甘草　升麻　黄连　黄芩　黄柏　山栀子

【用法】用水煎服。

【主治】斑出已盛，心烦大热，错语呻吟不得眠，或咽痛不利者。

犀角玄参汤

【来源】《证治准绳·伤寒》卷六。

【组成】犀角屑　升麻　射干　黄芩　人参　黑玄参　甘草

【用法】用水二钟，煎至一钟，去滓温服。

【主治】发斑毒盛，心烦狂言，或咽痛者。

加减四物汤

【来源】《济阴纲目》卷九。

【组成】当归　白芍药　生地黄　黄芩各等分

【用法】上锉。每服八钱，水煎服。

【主治】妊妇伤寒，热极发斑，状如锦纹者。

滂沱汤

【来源】《石室秘录》卷二。

【组成】元参九钱　升麻二钱　黄芩四钱　麦冬七钱　防风三钱　天花粉三钱　苏叶一钱　青黛三钱　生甘草三钱　生地九钱　桑白皮五钱

【用法】水煎服。

【主治】伤寒发斑，身热，心内如火，口渴呼水，气喘舌燥，扬手出身；或中暑热之气，大渴饮水，数桶不止，汗如雨下，大喊狂呼，日重夜轻，此皆阳火。

参附三白汤

【来源】《重订通俗伤寒论》。

【组成】老东参　生白术　白茯苓　灼白芍各一钱半　黑附块一钱　清炙草八分　生姜两片　大红枣二个

【主治】阴证发斑。内伤脾阳，阳为阴逼者，斑点隐隐而稀，色多淡红，或夹淡灰，或夹光白，多则六七点，少则三五点，形如蚊迹，只见于手足，或略见于腹部，似斑而实为细疹，四肢厥冷，神倦嗜卧，喜向里睡，神识似寐非寐，乍清乍昧，声低息短，少气懒言，大便多溏，溺色清白或淡黄，舌苔白而嫩滑，或胖嫩而黑润。

消毒犀角饮

【来源】《伤寒大白》卷四。

【组成】桔梗　荆芥　连翘　防风　黄芩　犀角　生

大力子

【主治】斑疹已出，身热不减。

化斑汤

【来源】《幼科直言》卷五。

【组成】黄芩　生地　柴胡　红花　连翘　归尾　陈皮　甘草

【用法】水煎服。

【主治】伤寒失表，传里证而发斑者。

加味升葛汤

【来源】《会约医镜》卷四。

【组成】升麻一钱半　葛根　白芍　甘草　黄芩　栀子各一钱

【用法】水煎服。加犀角汁更妙。

【主治】伤寒阳毒发斑。

【加减】如咽痛，加元参一钱半。

干葛厚朴汤

【来源】《古今医彻》卷一。

【组成】葛根　厚朴（姜制）　枳壳（麸炒）　陈皮　桔梗各一钱　山楂一钱半　甘草三分

【用法】水煎服。

【主治】伤寒发斑，胃实胸膈胀满，身发红点，脉大有力。

【加减】烦躁，加豆豉；实满，加莱菔子、姜。

三、狐　惑

伤寒狐惑，是指以咽喉、前后二阴溃疡以及不欲饮食、恶闻食臭等为主要表现的疾情。《金匮要略》："狐惑之为病，状如伤寒，默默欲眠，目不得闭，卧起不安，蚀于喉为惑，蚀于阴为狐，不欲饮食，恶闻食臭，其面目乍赤、乍黑、乍白。蚀于上部则声喝（一作嗄），甘草泻心汤主之"。本病成因为湿热化生虫毒所致。治宜驱邪解毒为主。

甘草泻心汤

【来源】《伤寒论》。

【组成】甘草四两（炙） 黄芩三两 干姜三两 半夏半升（洗） 大枣十二枚（擘） 黄连一两

《金匮要略》有人参三两。

【用法】以水一升，煮取六升，去滓，再煎取三升。温服一升，一日三次。

【功用】《方剂学》：益气和胃，消痞止呕。

【主治】

1.《伤寒论》：伤寒中风，医反下之，其人下利日数十行，谷不化，腹中雷鸣。心下痞硬而满，干呕心烦不得安。医见心下痞，谓病不尽，复下之，其痞益甚。此非结热，但以胃中虚，客气上逆，故使硬也。

2.《金匮要略》：狐惑之为病，状如伤寒，默默欲眠，目不得闭，卧起不安。蚀于喉为惑，蚀于阴为狐；不欲饮食，恶闻食臭，其面目乍赤、乍黑、乍白，蚀于上部则声嗄。

3.《方函口诀》：产后口糜，泻。

【验案】狐惑 《赵锡武医疗经验》：郭某某，女，36岁，口腔及外阴溃疡半年，在某医院确诊为口、眼、生殖器综合征，曾用激素治疗，效果不好。据其脉症，诊为狐惑病，采用甘草泻心汤加味：生甘草30g，党参18g，生姜6g，干姜3g，半夏12g，黄连6g，黄芩9g，大枣7枚，生地30g，水煎服12剂。另用生甘草12g，苦参12g，4剂煎水，外洗阴部。复诊时口腔及外阴溃疡已基本愈合。仍按前方再服14剂，外洗方4剂，病人未再复诊。

赤小豆当归散

【来源】《金匮要略》卷上。

【别名】赤小豆散（《医心方》卷十二引《小品方》）、当归赤小豆散（《三因极一病证方论》卷九）、赤小豆汤（《嵩崖尊生全书》卷八）、赤豆当归汤（《中国医学大辞典》）、赤豆当归散（《玉机微义》）。

【组成】赤小豆三升（浸令芽出，晒干） 当归三两

方中当归用量原缺，据《备急千金要方》补。

【用法】上为散。每服方寸匕，浆水下，一日三次。

【功用】《金匮要略心典》：排脓血，除湿热。

【主治】

1.《金匮要略》：伤寒狐惑，脉数，无热微烦，默默但欲卧，汗出，初得之三四日，目赤如鸠眼，七八日目四眦黄黑，能食，脓已成；下血，先血后便，此近血也。

2.《张氏医通》：小肠热毒，流于大肠，先便后血，及狐惑蓄血，肠痈便脓。

【方论】

1.《金匮玉函经二注》：凡脉数则发热而烦。此热在血，不在荣卫，故不发热，但微烦尔。汗出者，以血病不与卫和，血病则恶烦，故欲默，卫不和则阳陷，故欲卧；腠理因开而津液泄也。三四日目赤如鸠眼者，热血循脉炎上，注见于目也；七八日目四眦黑者，其血凝蓄，则色变成黑也。若能食脓已成者，湿热之邪散漫，则毒血流，伤其中和之气不清，故不能食；若能食，可知其毒血已结成脓，胃气无扰，故能食也。用赤豆、当归治者，其赤小豆能消热毒，散恶血，除烦排脓，补血脉，用之为君；当归补血、生新去陈为佐；浆水味酸，解热疗烦，入血为辅使也。

2.《沈注金匮要略》：用赤小豆去湿清热，而解毒排脓；当归活血养正，以驱血中之风；浆水属阴，引归、豆入阴，驱邪为使。斯治风湿流于肠胃而设，非狐惑之方也。

3.《千金方衍义》：方以赤小豆清热利水，且浸令芽出，以发越蕴积之毒，佐当归司经血之权，使不致于散漫也。至于先便后血亦主，此方以清小肠流入大肠热毒之源，见证虽异，而主治则同也。

4.《金匮要略直解》：当归主恶疮，赤小豆主排脓，浆水能调理脏腑，三味为治痈脓已成之剂。此方蚀于肛门者当用之。案先血后便此近血也，亦用此汤，以大肠肛门本是一源，病虽不同，其解脏毒则一也。

5.《金匮要略浅注补正》：近血者，即今之脏毒、痔疮，常常脓血者是也。何以知之，观仲景用赤小豆当归散而知之矣。狐惑有脓者，赤豆当归散主之。赤豆发芽是排其脓，则知先血后便亦是脏毒有脓。其用当归亦以排脓，即所以行血也。

【验案】

1.近血 《中国肛肠病杂志》（1987，7：43）：用赤小豆当归散治疗因内痔、肛裂、息肉而便后出血32例，有效率为96%。

2.尿路感染 《山东中医杂志》（1995，10：451）：李氏用本方加味治疗尿路感染44例。药用：赤小豆、当归、连翘、枳壳、川断、石韦、甘草，每日1剂，水煎服，肉眼血尿或镜检红细胞多者加白茅根、大蓟、小蓟；镜检白细胞多者加金银花、鱼腥草；脓球多者加败酱草、蒲公英；有寒热表证者加荆芥、柴胡；尿混浊者加萆薢、车前草；腰痛甚者加狗脊、怀山药。结果：痊愈37例，好转5例，总有效率97.73%。

苦参汤

【来源】《金匮要略》卷上。

【组成】苦参

【用法】《兰台规范》：用苦参一升，水一斗，煎取七升，去滓，熏洗，一日三次。

【主治】

1.《金匮要略》：狐惑病，蚀于下部，咽干。

2.《金匮要略方义》：阴肿、阴痒、疥癞。

【方论】

1.《金匮要略论注》：下部毒盛，所伤在血而咽干，喉属阳，咽属阴也，药用苦参熏洗，以祛风热而杀虫也。

2.《金匮要略释义》：用苦参汤熏洗前阴病处，除湿热以治其本，则咽干自愈。

雄黄熏方

【来源】《金匮要略》卷上。

【组成】雄黄

【用法】上为末，筒瓦二枚合之烧，向肛门熏之。

【主治】狐惑蚀于肛者。

桃仁苦酒汤

【来源】方出《肘后备急方》卷二，名见《外台秘要》卷二。

【组成】桃仁十五枚　苦酒二升　盐一合

【用法】煮取六合，服之。

【主治】伤寒䘌疮。齿无色，舌上白，喜睡眠，惯惯不知痛痒处，或下痢。

熏草黄连汤

【来源】《外台秘要》卷二引《小品方》。

【别名】熏草汤（《圣济总录》卷二十九）。

【组成】黄连四两（去皮）　熏草四两

【用法】上切。以白浆一斗，渍之一宿，煮取二升，去滓，分为二服。

【主治】狐惑。

【宜忌】忌猪肉、冷水。

狐惑汤

【来源】《备急千金要方》卷十。

【组成】黄连　熏草各四两

【用法】上锉。白酢浆一斗渍之一宿，煮取二升，分为三服。

【主治】狐惑病，其气如伤寒，嘿嘿欲眠，目不得闭，起卧不安，并恶食饮，不欲食，闻食臭其面目翕赤、翕白、翕黑，毒食于上者则声喝（一作嗄）也，毒食下部者则咽干也。

【方论】《千金方衍义》：黄连，即泻心汤中专主；佐以熏草，专辟恶气，即泻心汤中干姜之意；煮用酢浆，专收湿化之虫。味少力专，其功不在泻心之下耳。

镇心省睡益智方

【来源】《千金翼方》卷十六。

【组成】远志五十两（去心）　益智子　菖蒲各八两

【用法】上为末，每服方寸匕，醇酒送服。一百日有效。

【主治】

1.《千金翼方》：心风。

2.《医钞类编》：风湿多眠，狐惑多眠。

黄连犀角汤

【来源】《外台秘要》卷二引《深师方》。

【别名】黄连解毒汤（《治痘全书》卷十四）、黄连犀角散（《张氏医通》卷十四）、清热黄连犀角汤（《麻疹阐注》）。

【组成】黄连一两（去毛） 乌梅十四枚（擘） 犀角三两 青木香半两

【用法】上切。以水五升，煮取一升半，分二次服。

【主治】

　　1.《外台秘要》引《深师方》：伤寒及诸病之后，内有疮出下部烦者。

　　2.《医学入门》：狐惑，咽干唇焦，口燥热盛。

　　3.《医略六书》：肛门生虫下脱，脉数者。

　　4.《寒温条辨》：狐惑病，咽干声嗄。

【宜忌】忌猪肉、冷水。

【方论】《医略六书》：犀角清心胃之火以及肠，黄连清心脾之火以及肛，木香调气醒脾胃，乌梅杀虫收脱肛。为散连滓，以诱入虫口也，使蓄热顿化，则肠胃肃清而虫自不生，亦无不化，肛门焉有下脱之虞？此清热杀虫之剂，为虫蚀脱肛之专方。

木通散

【来源】《太平圣惠方》卷十三。

【别名】木通汤（《圣济总录》卷二十九）。

【组成】木通一两（锉） 吴茱萸半两（汤浸七遍，焙干，微炒） 桂心一两 细辛半两 甘草三分（炙微赤，锉）

【用法】上为散。每服五钱，以水一大盏，加大枣三枚，葱白二茎，煎至五分，去滓，不拘时候，温温频服。

【主治】

　　1.《太平圣惠方》：伤寒，服冷药过多，寒气在脏，手足厥冷，爪甲稍青，踟蹰之间，变成狐惑。

　　2.《圣济总录》：伤寒，阴阳不和，变成狐惑，目如鸠赤，面色斑纹如绵。

半夏散

【来源】《太平圣惠方》卷十三。

【组成】半夏一两（汤洗七遍去滑） 黄芩三分 人参三分（去芦头） 干姜三分（炮裂，锉） 黄连三分（去须，微炒） 甘草半两（炙微赤，锉）

【用法】上为散。每服五钱，以水一中盏，加生姜半分，煎至六分，去滓温服，不拘时候。

【主治】伤寒不经发汗后成狐惑，下利，腹中幅坚，干呕肠鸣。

赤芍药散

【来源】《太平圣惠方》卷十三。

【组成】赤芍药一两 枳实三分（麸炒微黄） 半夏（汤洗七遍去滑） 黄芩半两 前胡一两（去芦头） 甘草半两（炙微赤，锉）

【用法】上为散。每服五钱，以水一大盏，加生姜半分，大枣三个，煎至五分，去滓温服，不拘时候。

【主治】伤寒不经发汗，后成狐惑，默默欲睡，坐起不安，咽中干，心腹满，身体痛，内外似有热，烦呕不止。

阿胶散

【来源】《太平圣惠方》卷十三。

【组成】阿胶三分（捣碎，炒令黄燥） 黄柏半两（微炙，锉） 当归半两（微炒） 槟榔半两 木香三两 龙骨半两 槐子一两（微炒）

【用法】上为细散。每服二钱，食前以黄耆汤调下。

【主治】伤寒下唇内生疮，虫蚀下部，疼痛，或时泄痢。

知母散

【来源】《太平圣惠方》卷十三。

【别名】知母汤（《圣济总录》卷二十九）。

【组成】知母一两 石膏二两 甘草三分（炙微赤，锉） 黄芩三分

【用法】上为散。每服五钱，以水一大盏，入糯米一百粒，煎至五分，去滓温服，不拘时候。

【主治】伤寒狐惑病，咽喉干痛，唇口破裂，或唾脓血者。

茯神散

【来源】《太平圣惠方》卷十三。

【组成】茯神一两 半夏三分（汤洗七遍去滑） 黄芩一两 人参一两（去芦头） 麦门冬一两（去心，焙） 黄连一两（去须） 甘草三分（炙微赤，锉） 知母三分

【用法】上为粗散。每服五钱，以水一大盏，加生姜半分，大枣三个，青竹茹半斤，煎至六分，去滓温服，不拘时候。

【主治】伤寒狐惑，病脉数者，不可灸，或因火为邪，即加烦热，故血妄行于脉中，火气内盛，即心神烦闷，干呕。

前胡散

【来源】《太平圣惠方》卷十三。

【组成】前胡三两（去芦头） 半夏一两（汤洗七遍去滑） 黄芩三分 人参一两（去芦头） 甘草三分（炙微赤，锉） 当归一两（锉，微炒）

【用法】上为散。每服五钱，以水一大盏，入生姜半分，大枣三枚，煎至五分，去滓温服，不拘时候。

【主治】伤寒不经发汗，变成狐惑，六七日不解，寒热来去，胸胁满痛，默默欲睡，卧不得，不欲饮食，心烦呕逆。

桃仁散

【来源】《太平圣惠方》卷十三。

【组成】桃仁二两（汤浸，去皮尖双仁，麸炒微黄） 槐子一两（微炒） 熟艾二两（微炒） 黄连一两（去须，微炒）

【用法】上为散。每服三钱，以水一中盏，煎至五分，去滓，食前温服。

【主治】伤寒，蜃虫蚀下部，躁闷痒痛不已。

黄连散

【来源】《太平圣惠方》卷十三。

【组成】黄连半两（去须） 木通半两（锉） 犀角屑三分 川升麻二分 黄芩半两 大青半两 茯神半两 甘草半两（炙微赤，锉） 百合三分

【用法】上为散。每服五钱，以水一大盏，加生姜半分，竹叶二七片，煎至五分，去滓温服，不拘时候。

【主治】伤寒毒气未散，欲变入狐惑证，目赤，面色斑斑如锦纹。

羚羊角散

【来源】《太平圣惠方》卷十三。

【组成】羚羊角屑半两 木通一两（锉） 桑根白皮一两（锉） 大腹皮半两（锉） 柴胡半两（去苗） 石膏一两 川朴消半两

【用法】上为散。每服五钱，以水一大盏，煎至五分，去滓温服，不拘时候。

【主治】伤寒不经发汗十日以上，变成狐惑，腹胀面赤，恶闻食气。

楝根皮丸

【来源】《太平圣惠方》卷十三。

【组成】东引苦楝根白皮一两（锉） 狼牙一两 白矾灰一两 猪胆三枚（取汁，用酒三合相和，重汤煮如膏）

【用法】上为末，用猪胆膏和丸，如梧桐子大。每服二十丸，食前以桃枝汤送下。

【主治】伤寒蜃蚀下部，腹中绞痛。

槐子丸

【别名】槐子仁丸（《普济方》卷一四三）。

【来源】《太平圣惠方》卷十三。

【组成】槐子仁一两（微炒） 苦参一两（锉） 熊胆半两 干漆三分（捣碎，炒令烟出） 木香一两 槟榔一两 桃仁二两（汤浸，去皮尖双仁，麸炒微黄）

【用法】上为末，炼蜜为丸，如梧桐子大。每服

二十丸，食前以荆芥汤送下。

【主治】伤寒下部蠹疮，痛痒不止。

藜芦丸

【来源】《太平圣惠方》卷十三。

【组成】藜芦半两（去藜头） 桂心一两 巴豆一分（去皮心，研，纸裹，压去油） 附子一两（炮裂，去皮脐）

【用法】上为末，入巴豆研令匀，炼蜜为丸，如梧桐子大。每服一丸，食前以粥饮送下。

【主治】伤寒下部生蠹疮，时久不愈。

鳖甲散

【来源】《太平圣惠方》卷十三。

【组成】鳖甲三分（涂醋，炙令黄，去裙襕） 川升麻半两 葳蕤 黄连（去须） 当归（锉，微炒） 赤芍药 桂心 犀角屑 贝齿 茯神 秦艽（去苗） 甘草（炙微赤，锉）各一斤 柴胡半两（去苗） 麻黄半两（去根节） 人参半两（去芦头）

【用法】上为细散。每服二钱，以粥饮调下，不拘时候。

【主治】伤寒不解，变成狐惑，默默欲睡，卧则不安，咽喉干痛，口内生疮，恶闻食气，时时下痢。

木通桂枝汤

【来源】《伤寒总病论》卷五。

【组成】木通 桂各一两 吴茱萸 细辛各一分 甘草半两 葱白六茎 大枣九个

【用法】上锉，水二升半，煎一升二合，去滓，分四次温服。

【主治】伤寒将理失节，服冷药太多，伏热在脏，手足厥逆，爪甲稍青，恐阳气渐衰，成阴毒气，踟蹰之间，变入狐惑，面色斑斑如锦纹。

四皮汤

【来源】《圣济总录》卷二十九。

【组成】槐白皮 柳白皮 桑白皮 桃白皮各等分

【用法】上细锉。每用四两，以浆水一斗，煎至七升，去滓。熏洗下部。

【主治】伤寒狐惑，毒攻下部，肛内生疮。

半夏汤

【来源】《圣济总录》卷二十九。

【组成】半夏（汤洗七遍，炒干） 木通（锉） 桃仁（汤浸，去皮尖双仁，炒） 附子（炮裂，去皮脐） 桂（去粗皮） 葛根 枳壳（去瓤，麸炒） 黄芩（去黑心）各半两 羚羊角（镑）一分 升麻一分半 麻黄（去根节）三分

【用法】上锉，如麻豆大。每服五钱匕，水一盏半，加生姜一枣大（拍碎），煎至八分，去滓温服。

【主治】伤寒发汗不解，变成狐惑，寒热无常，心中燥闷，不欲饮食。

地榆汤

【来源】《圣济总录》卷二十九。

【组成】地榆 黄连（去须） 木香各半两 白术一分半 甘草（炙，锉） 阿胶（炙燥）各一分

【用法】上为粗末。每服五钱匕，水一盏半，加生姜一枣大（拍碎），煎至八分，去滓，食前温服。

【主治】伤寒不发汗，变成狐惑，毒气上攻，咽喉疼痛，下痢不止。

皂荚丸

【来源】《圣济总录》卷二十九。

【组成】皂荚二挺（去皮子，慢火炙黑） 大黄半两（生用） 槟榔（锉） 木香各一分

【用法】上为末，炼蜜为丸，如梧桐子大。每服二十丸，一日二次，生姜茶清送下，不拘时候。

【主治】伤寒，发汗下利不解，心中躁闷，复发壮热，大肠不通，咽中干痛，变成狐惑。

前胡汤

【来源】《圣济总录》卷二十九。

【组成】前胡（去芦头）一两 半夏一两半（汤洗

七遍，炒干） 黄芩（去黑心） 甘草（炙，锉）各三分 人参一两

【用法】上为粗末。每服五钱匕，水一盏半，加生姜一枣大（拍碎），大枣三枚（擘破），煎至八分，去滓，空心温服。

【主治】伤寒不发汗成狐惑，六七日不解，寒热未去，胸胁满痛，默默欲睡卧，不欲食，心烦善呕，腹痛。

桃仁汤

【来源】《圣济总录》卷二十九。

【别名】治惑桃仁汤（《东医宝鉴·杂病篇》卷三）。

【组成】桃仁（去皮尖双仁，炒） 槐子 艾各一两

【用法】上锉，如麻豆大。每服五钱匕，水一盏半，加大枣三枚（擘破），煎至八分，去滓温服。

【主治】伤寒狐惑䘌病。

柴胡散

【来源】《圣济总录》卷二十九。

【组成】柴胡（去苗） 大黄（锉，炒） 赤芍药 槟榔（锉） 枳实（麸炒，去瓤）各一两 半夏半两（姜汁浸令透，焙）

【用法】上为散。每服二钱匕，浓煎苦楝根汤调下；米饮亦得。

【主治】伤寒狐惑，神思昏闷，大便难，肌肤热。

黄芩汤

【来源】《圣济总录》卷二十九。

【组成】黄芩（去黑心） 射干各一两 黄连（去须，炒）三分 甘草（炙，锉） 前胡（去芦头） 青竹茹 知母（焙）各半两

【用法】上为粗末。每服五钱匕，水一盏半，煎至八分，去滓，食后温服。

【主治】伤寒不发汗，后变成狐惑，脉数，无热微烦，目赤，但欲眠睡，咽干不能食。

羚羊角汤

【来源】《圣济总录》卷二十九。

【组成】羚羊角（镑） 大腹（并皮子用，锉） 柴胡（去苗） 朴消各半两 葳蕤三分 石膏（碎） 桑根白皮（锉）各一两

【用法】上为粗末。每服五钱匕，以水一盏半，煎至八分，去滓温服，不拘时候。

【主治】伤寒不发汗十日以上，成狐惑病，腹胀面赤，恶闻食臭。

雄黄丸

【来源】《圣济总录》卷二十九。

【组成】雄黄（研） 当归（锉，炒）各三分 芦荟（研） 麝香（研）各一分 槟榔（锉）半两

【用法】上为细末，煮面糊和丸，如梧桐子大。每服十五丸至二十丸，食前温粥饮送下，一日三次。

【主治】伤寒狐惑。微烦，默默欲卧，毒气上攻，咽干声嘎，下蚀湿䘌，或便脓血。

犀角汤

【来源】《圣济总录》卷二十九。

【组成】犀角（镑）三分 黄连（去须，炒） 芍药 木通（锉） 木香 枳实（去瓤，麸炒） 射干 人参 半夏（汤洗七遍，炒干）各半两

【用法】上为粗末。每服五钱匕，水一盏半，加生姜一枣大（拍碎），煎至八分，去滓，食前温服。

【主治】伤寒发汗后变成狐惑，毒气发盛，恶闻饮食，咽中干痛，胸胁满闷。

撩膈汤

【来源】《圣济总录》卷二十九。

【组成】苦参一两 甘草半两（生用）

【用法】上锉细。用浆水一盏半，煎至八分，去滓，五更初服。良久即吐。

【主治】伤寒狐惑，病在上焦。

桃皮汤

【来源】《圣济总录》卷三十三。

【组成】桃皮（锉）　槐子　榧实各一两　石榴根皮（锉）半两

【用法】上为粗末。每服五钱匕，水一盏半，加大枣三枚（擘破），同煎至八分，去滓，食后温服。

【主治】伤寒后䘌虫蚀下部。

羚羊角散

【来源】《圣济总录》卷三十三。

【组成】羚羊角（镑）三分　龙胆半两　黄耆（锉）三分　升麻半两　玄参　柴胡（去苗）各三分

【用法】上为散。每服二钱匕，空心、食前煎槐子汤调下，每日三次。

【主治】伤寒后，心中烦躁，唇口生疮，虫食下部。

治䘌桃仁汤

【来源】《仁斋直指方论》卷八。

【组成】桃仁（浸，去皮，焙）　槐子　艾叶各一两　大枣十五枚

【用法】上药用水三盏，煎至一盏半，分三次服。

【主治】狐惑，虫食其脏，上唇疮，其声哑。

黄连犀角汤

【来源】《医学纲目》卷三十二。

【组成】黄连半两　犀角一两　乌梅七个　没药一分

【用法】水二大盏半，煎至一盏半，分三服。

【主治】伤寒及诸病之后，内有䘌出下部者。

生肌散

【来源】《痈疽验方》。

【别名】神效生肌散（《梅氏验方新编》卷六）。

【组成】木香二钱　黄丹　枯矾各五钱　轻粉二钱

【用法】上药各为细末。用猪胆汁拌匀，晒干，再研细，掺患处。

【功用】解毒，去腐，搜脓。

【主治】

1.《痈疽验方》：疮口不合。

2.《杂病源流犀烛》：伤寒狐惑，上唇生疮或下唇生疮；内痔疮脓出者。

化䘌丸

【来源】《痘疹心法》卷二十三。

【组成】黄连半两　蜀椒（去闭目者，用开口者，炒去汗）二钱　苦楝根白皮（阴干）二钱

【用法】上为末，用乌梅肥者七个，艾汤浸，去核，捣烂为丸。艾汤送下。

【主治】痘后狐惑，其人好睡，默默不欲食。上唇有疮，虫蚀其肝；下唇有疮，虫食其脏；其声哑嗄，上下不定。

黄连除䘌丸

【来源】《片玉痘疹》卷十二。

【别名】除䘌丸（《种痘新书》卷九）、黄连化䘌丸（《麻疹阐注》卷二）。

【组成】黄连二钱　芦荟一钱二分　白芜荑一钱五分　使君子（炒）二钱五分　干蝉（炒）一钱二分　川楝子肉二钱　夜明砂一钱二分

【用法】上为末，将乌梅肉洗去墨水，杵膏和丸。米饮送下。

【主治】痘后狐惑，唇口生疮破烂，其人好睡，默默不欲食，其声哑嗄。

黄连犀角汤

【来源】《万病回春》卷二。

【组成】黄连　犀角　乌梅　木香　桃仁

【用法】上锉一剂。水煎服。

【主治】伤寒狐惑。唇口生疮，声哑，四肢沉重，恶闻食气，默默欲卧，目闭，舌白，面目间黑色，变易无常。虫蚀下部为狐，而唇下有疮，其咽干；虫蚀其脏为惑，上唇有疮，声哑。

牛黄散

【来源】《痘疹仁端录》卷七。

【组成】牛黄一分　雄黄　轻粉　飞丹　枯矾　川椒　乳香　没药　冰片　龙骨　贝母　五倍　白

芷 白及 苦参 赤石脂各一钱

【用法】上为细末。以苦参浸油调涂。

【主治】狐惑口疮。

犀角黄连汤

【来源】《医林绳墨大全》卷一。

【组成】犀角三钱（磨） 黄连二钱 乌梅四个 木香三分

【用法】水煎，入犀角、木香汁匀服。

【主治】
1.《医林绳墨大全》：狐惑。
2.《治痘全书》：痘后牙疳。

黄连除蛋汤

【来源】《种痘新书》卷十二。

【组成】黄连二钱 使君子肉二钱五分 芜荑一钱五分 蝉蜕（烧存性）二分 川楝子（去核）一钱 芦荟一钱二分

【用法】上为细末，以乌梅（洗净，去核）捣膏和匀为丸。以米饮送下。

【主治】狐惑疮。

化蛋丸

【来源】《外科集腋》卷二。

【组成】鹤虱 使君子 槟榔 芜荑 苦楝 白矾

【用法】上为末，打糊为丸服。

【主治】狐惑疮。因大肠湿热生虫，蚀透肛内，见久嗽不已，饥则胸中大痛，上唇生白点，肠头作痒。

湿热壅遏汤

【来源】《古今名方》引《老中医经验选编》。

【组成】甘草梢 生地各15克 桔梗 柴胡各6克 连翘 赤芍 桃仁各9克 当归12克 红花3克 土茯苓30克

【用法】水煎服。

【功用】清热解毒、活血利湿。

【主治】狐惑病（口、眼、生殖器综合征）。眼红赤疼痛，口腔舌侧溃疡，生殖器或阴部亦有溃烂。

【加减】若眼赤不退，加木贼草、刺蒺藜各9克，车前子6克；目赤已退，适逢经至，去土茯苓、连翘，加川芎、益母草；阴部外用牛黄青黛散（人工牛黄、冰片各1.5克，青黛6克，橄榄核30克，煅存性，煅西月石9克，共研细末）外擦溃疡处。

加味甘草泻心汤

【来源】方出《赵锡武医疗经验》，名见《古今名方》卷二。

【组成】生甘草30克 党参18克 生姜6克 干姜3克 半夏12克 黄连6克 黄芩9克 大枣7枚

【用法】水煎服。另配生甘草12克，苦参12克，四剂煎水，外洗阴部。

【主治】狐惑病（口、眼、生殖器综合征）。

白背地锦汤

【来源】《山东中医杂志》（1992，5：22）。

【组成】白背叶15g 地锦草30g 虎杖12g 生地20g 栀子10g 黄芩10g 黄柏10g 当归10g 木通15g

【用法】水煎服，每日1剂，连服10剂为1个疗程，休息2天，再服第2个疗程，共服30剂。

【主治】白塞病。

【加减】如口腔、舌溃烂严重者，加人参或党参、青黛；有眼部症状者，加密蒙花、夏枯草、菊花；生殖器损害明显者加赤小豆、苦参。

【验案】白塞病 《山东中医杂志》（1992，5：22）：所治白塞氏病30例中，男11例，女19例；病程1年以内7例，1～3年16例，3年以上7例。结果：治愈（口腔、眼、生殖器及皮肤症状全部消失）24例；显效（口腔、眼、生殖器及皮肤症状有一部分消失）3例；无效（口腔、眼、生殖器及皮肤症状无明显好转者）3例。

白塞减消汤

【来源】《首批国家级名老中医效验秘方精

选·续集》。

【组成】黄连5克　生苡仁15克　飞滑石15克　滁菊花12克　芦根20克　赤芍12克　生地15克　红花6克　土茯苓12克　细木通10克　炒黄柏10克

【用法】每日1剂，水煎2次，分早晚2次温服。

【功用】清热利湿，解毒化瘀。

【主治】白塞病。

【加减】清肝明目可加用谷精草、木则草；益气养阴可用太子参；低热加青蒿退虚热，小便热烫加淡竹叶淡渗清泄火腑；纳差，乏力、腹痛不适，欲作呕恶等症状，提示中焦脾胃亏虚，在苦寒清利湿热的同时，配用半夏、陈皮、干姜、茯苓等健脾和胃之品，复中焦运化之职，又防苦寒败胃伤阳之弊。

【验案】张姓病人，女，46岁。自诉7年前患腹股沟淋巴结核，经服中药告愈。之后不久，又患白塞病，时常口腔破溃，前阴溃疡，发低热。去年11月发现右眼视力下降，西药诊断为中心性视网膜炎。现症见咽喉肿痛，舌体有溃破点疼痛，发热倦怠，腹胀不适，大便尚调，月经先期，量少色红，舌质偏红，苔薄黄微腻，脉沉细略数。检查：体温38.2℃，咽部充血发红，扁桃体双侧均Ⅱ度肿大，口腔颊部及舌上有小溃烂点如米粒大。辨证为湿热蕴毒，阴液亏虚，治拟清热利湿解毒、益气滋养阴液；细生地12克，生甘草8克，黄连4克，黄芩10克，法半夏10克，干姜2克，太子参10克，生苡仁15克，飞滑石（包）15克，滁菊花12克，桑叶10克，芦根20克，14剂。二诊：咽喉疼痛及口腔破溃已经瘥可，白带减少，但前阴轻度溃疡稍痛，右眼视力下降，巩膜发红，舌质转淡，边缘齿痕较深，苔薄黄微腻，脉象沉细。仍仿上方去苡仁、滑石、干姜、芦根，加炒赤芍10克，炒白芍10克，红花6克，黄柏12克，谷精草10克,14剂。

三诊：晚间低热减轻，右眼视力正常，但左眼视物模糊。近感小便有热烫感，舌质略淡、苔薄黄微腻，脉濡数。湿热未清，仍宜清化，上方去桑叶、茯苓、青蒿、太子参，加细木通4克，淡竹叶10克，芦根30克，7剂。四诊：低热消失，口腔破溃已愈，小便热烫感蠲除，视力已趋正常，惟乏力，纳差、腹胀不适，舌淡苔白薄，脉象沉弱。正气亏虚，湿热余邪未尽，治拟益气养阴，健脾利湿。处方：太子参10克，生甘草5克，法半夏10克，黄连3克，炒苡仁9克。守方连进10剂后，诸症悉除，已正常上班。

新加黄芩黄连汤

【来源】《首批国家级名老中医效验秘方精选·续集》。

【组成】黄芩10克　黄连10克　生石膏50克　知母10克　金雀根10克　徐长卿10克　赤芍10克　银花10克　鲜生地20克　苦参50克　升麻6克　甘草5克　赤小豆50克　木通10克

【用法】每日一剂，水煎二次，早晚分服。重者可1日3次。

【功用】清热解毒，凉血活血。

【主治】白塞病。证属热毒内蕴，上攻于肺系，下注于外阴而发为口腔、咽喉、外阴部溃疡。

【验案】王某某，女，37岁。病经多年，咽喉红肿，心烦面赤，二便不利，下部溃烂，痛痒交作，坐卧不宁，脉滑数，舌苔黄，湿热蕴毒侵蚀而致。先拟清热化湿，凉血解毒。新加芩连汤内服。外用：苦参、蛇床子煎汤熏洗下部，珠黄散、锡类散吹口。经治后诸症已减，二目仍红肿，胸前红斑累累，湿毒已有外泄之机，再宗旧制服加清营泄毒之品。二调后，病情渐趋稳定，局部溃疡痒痛减轻。除邪务尽，改汤剂为丸方，常服以求巩固。

四、阴阳毒

阴阳毒，是指伤寒病程中出现以面部发斑、咽喉疼痛为主症的一种病情，与感染疫毒有关，虽有阳毒和阴毒之分，但治疗上均以清热解毒，行血散瘀为主法。

走马散

【来源】《幼幼新书》卷十四引《仙人水鉴》。

【组成】大黄一两（水醋煮） 干地龙一粒 马牙消一分

【用法】上为末，阴干再研。姜汁调灌，量之。

【主治】小儿三岁以下，忽患伤寒阴阳二毒。

黑龙丹

【来源】《证类本草》卷四引《博济方》。

【组成】舶上硫黄一两（以柳木捶研二三日） 巴豆一两（和壳记个数）

【用法】用二升铫子一口，先安硫黄铺铫底，次安巴豆，又以硫黄盖之，醋半升以来浇之，铫子盖合令紧密，更以湿纸周回固济，缝勿令透气，缝纸干，更以醋纸湿之，文武火熬，常着人守之，候里面巴豆作声，数以半为度，急将铫子离火，便入臼中，急捣令细，再以米醋些子，并蒸饼些小，再捣令冷，可丸，如鸡头子大。若是阴毒，用椒四十九粒，葱白二茎，水一盏，煎至六分，服一丸；阳毒，用豆豉四十九粒，葱白二茎，水一盏同煎，吞一丸，不得嚼破。

【主治】阴阳二毒伤寒。

夺命丹

【来源】《博济方》卷一。

【组成】朱砂二两 金箔八十片 腻粉半两 黄蜡三两 巴豆八十个（纸裹出油）

【用法】上为末，炼蜡为丸，如鸡头子大。每服以腻粉一钱，米饮一盏调下。如人行一里，药性动，下恶物。如药在其中，取出，掘一地坑埋三伏时取出，除却上面黑物，以麝香裹养之，如更用时，擘为两处重为丸，一粒可疗五至七人。

【主治】伤寒阴阳二毒冲心。

丹砂丸

【来源】《类证活人书》卷十六。

【组成】舶上硫黄 水银 太阴石 太阳石 玄精石各一两（研） 消石半两

【用法】上为末，先用无油铫子，以文武火炒，下诸药末，令匀，如灰色，研如粉面，生姜自然汁浸，蒸饼为丸，如绿豆大。每服五丸，龙脑、牛黄、生姜蜜水送下，压躁也；若阳毒，枣汤送下；阴毒，茬汤送下。

【主治】伤寒阴阳二毒相伏，危恶形证。

归魂散

【来源】《圣济总录》卷二十七。

【组成】石膏八两 寒水石四两 阳起石三两（以上三味捣细，研为末，和入新罐内火煅一复时取出，纸铺地上出火毒，入后药） 附子（炮裂，去皮脐）三两 干姜（炮） 麻黄（去节）各一两 杏仁二至七枚（去皮尖双仁，炒，研）

【用法】上为细末，瓷盒盛。每服二钱匕，冷水调下。

【主治】阴阳二毒，不省人事。

附子丸

【来源】《圣济总录》卷二十七。

【组成】附子（炮裂，去皮脐）半两 五味子一两

【用法】上为末，研饭为丸，如梧桐子大。每服三十丸，茶清送下。良久，或吐或汗即愈。

【主治】伤寒阴毒或阳毒，头痛壮热。

陈橘皮汤

【来源】《圣济总录》卷四十五。

【组成】陈橘皮（汤浸，去白，麸炒） 桂（去粗皮） 甘草（炙，锉） 干姜（炮） 枳壳（去瓤，麸炒） 白术 人参 白茯苓（去黑皮） 厚朴（去粗皮，生姜汁涂炙） 半夏（汤浸七遍去滑，麸炒）各一两 诃黎勒五枚（煨，去核） 槟榔二枚（锉） 草豆蔻二枚（去皮） 附子（炮裂，去皮脐） 沉香（锉） 木香各一两

【用法】上锉，如麻豆大。每服三钱匕，水一盏，加生姜三片，大枣三枚（擘），同煎至六分，去滓热服。伤寒并二服。

【主治】脾脏虚冷，邪正气相击搏，腹内虚鸣。兼治阴阳二毒伤寒。

来苏散

【来源】《魏氏家藏方》卷一。

【组成】苍术八钱（米泔浸一宿，去皮炒）香附子四钱（去毛）甘草一钱（炙）陈皮（去白）紫苏叶各二钱

【用法】上为细末。每服二钱，水一盏半，加生姜三片，煎至一盏，如微觉伤风感冷及头晕等，用腊茶汤调下，不拘时候。

【主治】伤风及阴阳二毒伤寒。

紫蟾锭

【来源】《徐评外科正宗·附录》。

【组成】山慈姑二钱（去毛皮，焙）川文蛤二钱（去蛀，末，炒）千金霜一钱（去油净）红

芽大戟一钱五分（去芦根，洗净，焙，惟须杭州紫大为佳，北方绵大戟性裂不堪用）原麝香一钱（拣净皮毛）明朱砂二钱（漂净）雄黄一钱（拣鲜红者）寒水石三钱（煅）铜绿一钱胆矾一钱明乳香一钱（去油净）没药一钱（去油净）蜈蚣二钱（去头足，炒）全蝎一钱（酒炒）川山甲一钱（炙）僵蚕一钱（洗去丝，炒）蟾酥二钱（酒化）血竭一钱梅花冰片五分枯矾一钱六分藤黄四钱（酒化）轻粉五分红砒三钱皂角刺一钱（炒）

【用法】上药各为末，每味若干称准，净末合和一处，再研极细，先用蜗牛二十一个，微捣去壳，再用蟾酥、藤黄和研稠黏，方入各药，共捣极匀，做成小锭，放石灰坛中收燥，另以瓷瓶装盛听用。

【主治】阴阳二毒。

五、阴毒伤寒

阴毒伤寒，是指伤寒病程中阴气独盛，阳气暴衰，内外皆阴的病情。其主要症状为唇青面黑，四肢逆冷，脐腹筑痛，呕吐下利，脉沉细等。《金匮要略》："阴毒之为病，面目青，身痛如被杖，咽喉痛"。《圣济总录》："论曰阴气独盛，阳气暴衰，阳为阴所胜，内外皆阴，故成阴毒，伤寒有初得病便成阴毒者，有服汤药经五六日以上不瘥，变成阴毒者，以病本属阴，因服寒药过多，或腑脏内外受寒"。治当回阳救逆，温散阴寒。

升麻鳖甲汤

【来源】《金匮要略》卷上。

【别名】阴毒升麻鳖甲汤（《医垒元戎》）、阴毒升麻汤（《证治准绳·幼科》卷六）。

【组成】升麻二两 当归一两 蜀椒（炒去汗）一两 甘草二两 鳖甲（手指大）一片（炙）雄黄半两（研）

【用法】以水四升，煮取一升，顿服之。老小再服取汗。

【主治】

1.《金匮要略》：阴毒为病，面赤斑斑如锦纹，咽喉痛，吐脓血。

2.《证治宝鉴》：烂喉疮。

【加减】阴毒，面目青，身痛如被杖，去雄黄、蜀椒。

【方论】

1.《绛雪园古方选注》：升麻入阳明、太阴二经，升清逐秽，辟百邪，解百毒，统治温疠阴阳二病。但仅走二经气分，故必佐以当归通络中之血，甘草解络中之毒，微加鳖甲守护营神，俾椒、黄猛烈之品，攻毒透表，不乱其神明。阴毒去椒、黄者，太阴主内，不能透表，恐反助疠毒也。

2.《证治宝鉴》：以升麻透疠毒，鳖甲泄热守神，当归和调营血，甘草泻火解毒。

【验案】

1.慢性肝炎 《实用中医内科杂志》（1991，1:31）：应用本方加减：升麻10～15g，鳖甲20～30g，当归10～30g，甘草10～15g，蛰虫6～10g，生地12～20g，水煎服，每日1剂。治疗本

病120例，病人均符合1984年南宁会议修订的《病毒性肝炎防治方案》中规定的诊断标准。其中男性99例，女性21例。疗效标准为：ＳＧＰＴ恢复正常，HBsAg或HBeAg有一项转阴为有效；肝功能无变化者，或ＳＧＰＴ虽有降低，但未至正常值均判为无效。结果：96例有效，占80%。

2.寻常型银屑病 《浙江中医》（1995，2：57）：王氏等用本方治疗寻常型银屑病54例。药用：升麻、鳖甲、当归、甘草、川椒、雄黄，瘙痒明显者加地龙、乌梢蛇；皮疹鲜红，加赤芍、丹皮；皮疹紫黯者加三棱、莪术；鳞屑肥厚者加牡蛎、桃仁。结果：痊愈35例，好转9例。

升麻鳖甲汤去雄黄蜀椒方

【来源】《金匮要略》卷上。

【组成】升麻二两 当归一两 甘草二两 鳖甲（手指大一片，炙）

【用法】以水四升，煮取一升，顿服之，老小再服。取汗。

【主治】阴毒之为病，面目青，身痛如被杖，咽喉痛。

甘草汤

【来源】方出《肘后备急方》卷二，名见《备急千金要方》卷九。

【别名】阴毒汤（《备急千金要方》卷九）、当归汤（《圣济总录》卷二十七）、阴毒甘草汤（《普济方》卷一三五）。

【组成】甘草 升麻各二分 当归 椒各一分 鳖甲一两

【用法】以水五升，煮取二升半，分三服，温覆取汗；汗不出，汤煮更作也。

【主治】阴毒，身重背强，蛰蛰如被打，腹中痛，心下强，短气呕逆，唇青面黑，四肢冷，脉沉细而紧数。

人参散

【来源】《太平圣惠方》卷十一。

【组成】人参（去芦头） 木香 附子（炮裂，去皮脐） 桂心 干姜（炮裂，锉） 当归（锉，微炒） 吴茱萸（汤浸七遍，焙干微炒） 槟榔各一两

【用法】上为粗散。每服四钱，以水一中盏，加大枣三枚，煎至六分，去滓，不拘时候，稍热频服。

【主治】阴毒伤寒，手足逆冷，心下烦满。

天雄散

【来源】《太平圣惠方》卷十一。

【组成】天雄一两（炮裂，去皮脐） 麻黄半两（去根节） 当归半两（锉，微炒） 白术半两 半夏半两（汤洗七遍去滑） 肉桂一两（去粗皮） 川椒一分（去目及闭口者，微炒去汗） 干姜三分（炮裂，锉） 厚朴一两（去粗皮，涂生姜汁，炙令香熟） 陈橘皮三分（汤浸，去白瓤，焙）

【用法】上为粗散。每服三钱，以水一大盏，加生姜半分，大枣三个，煎至五分，去滓，不拘时候，稍热服。如人行十里未汗，再服。

【主治】阴毒伤寒，身重背强，腹中绞痛，咽喉不利，毒气攻心；心下坚强，短气呕逆，唇青面黑，四肢厥冷，其脉沉细。

乌头散

【来源】《太平圣惠方》卷十一。

【组成】川乌头一两（炮裂，去皮脐） 白术三分 赤芍药三分 麻黄（去根节） 桂心 枳壳（麸炒微黄，去瓤） 当归（锉，微炒） 川椒（去目及闭口者，微炒去汗） 干姜（炮裂，锉）各半两

【用法】上为粗散。每服五钱，以水一大盏，入生姜半分，煎至五分，去滓，不拘时候热服。衣覆取汗，如人行十里未有汗，再服。

【主治】阴毒伤寒，四肢厥冷，脉候沉细，心腹胀满，腹中绞痛，咽喉不利，遍身疼痛。

正阳散

【来源】《太平圣惠方》卷十一。

【组成】附子一两（炮裂，去皮脐） 皂荚一挺（去皮，涂酥炙令黄色，去子） 干姜一分（炮

裂，锉） 甘草一分（炙微赤，锉） 麝香一钱
（细研入）

【用法】上为细散。每服二钱，以水一中盏，煎至
五分，不拘时候，和滓热服。

【主治】

1.《太平圣惠方》：阴毒伤寒，面青，张口出
气，心下硬，身不热，只额上有汗，烦渴不止，
舌黑多睡，四肢俱冷。

2.《何氏济生论》：肾冷，阴痿缩。

四逆汤

【来源】《太平圣惠方》卷十一。

【组成】干姜（炮裂，锉） 附子（炮裂，去皮脐） 桂
心 甘草（炙微赤，锉） 白术 当归（锉，微
炒）各半两

【用法】上为粗散。每服三钱，以水一中盏，煎至
六分，去滓，稍热频服之，不拘时候。

【主治】阴毒伤寒，脉候沉细，四肢逆冷，烦躁
头痛。

白术散

【来源】《太平圣惠方》卷十一。

【组成】白术一两 前胡一两（去芦头） 桂心三
分 甘草半两（炙微赤，锉） 附子一两（炮
裂，去皮脐） 五味子半两 干姜半两（炮裂，细
碎） 诃黎勒皮一两 厚朴一两（去粗皮，涂生姜
汁，炙令香熟）

【用法】上为粗散。每服四钱，以水一中盏，煎至
六分，去滓稍热服，不拘时候。如人行十里再服。

【主治】阴毒伤寒，心胸满闷，喘促，四肢厥逆。

回阳丹

【来源】《太平圣惠方》卷十一。

【组成】硫黄半两（细研入） 木香半两 荜澄茄
半两 附子半两（炮裂，去皮脐） 干姜一分（炮
裂，锉） 桂心半两 干蝎半两 吴茱萸半两（汤
浸七遍，焙干，微炒）

【用法】上为末，炼蜜面糊为丸，如梧桐子大。每
服三十丸，以生姜汤送下，不拘时候，频服。以

热酒一盏投之，以衣覆取汗。

【主治】阴毒伤寒，面青，手足逆冷，心腹气胀，
脉候沉细。

回阳散

【来源】《太平圣惠方》卷十一。

【组成】川乌头半两（炮裂，去皮脐） 益智子半
两 青橘皮半两（汤浸，去白瓤，焙） 桂心半
两 麻黄一两（去根节） 干姜半两（炮裂，锉）

【用法】上为散。每服三钱，以水一中盏，加生姜
半分，煎至六分，去滓，稍热服，不拘时候。衣
覆取汗，如人行十里未有汗，再服。

【主治】阴毒伤寒。

来苏丹

【来源】《太平圣惠方》卷十一。

【别名】正阳丸（《圣济总录》卷二十三）、正阳丹
（《圣济总录》卷二十七）。

【组成】硫黄 消石 太阴玄精石各一两

【用法】上为细末，于瓷瓶中盛，以瓦子盖瓶口，
用黄泥固济，阴干，以炭火半斤，养令火尽，即
出之，更研如粉，用汤浸蒸饼为丸，如梧桐子大。
每服三丸至五丸，热酒送下，不拘时候，衣盖
取汗。

【主治】

1.《太平圣惠方》：阴毒伤寒。

2.《圣济总录》：伤寒手足厥冷，脉沉细。

吴茱萸散

【来源】《太平圣惠方》卷十一。

【组成】吴茱萸一两（汤浸七遍，焙干，微炒） 厚
朴二两（去粗皮，涂生姜汁，炙令香熟） 半夏三
分（汤洗七遍去滑） 麻黄一两（去根节） 肉桂
一两（去粗皮） 干姜三分（炮裂，锉） 白术半
两 附子三分（炮裂，去皮脐） 细辛半两 天南
星半两（炮裂） 木香半两

【用法】上为散。每服五钱，以水一中盏，加生姜
半分，煎至五分，去滓热服，不拘时候。衣覆取
汗，如人行十里未汗，即再服之。

【功用】《普济方》：回阳。
【主治】阴毒伤寒。

返阴丹

【来源】《太平圣惠方》卷十一。
【别名】破阴丹（《杂病源流犀烛》卷十九）。
【组成】硫黄　太阴玄精石　消石　附子（炮裂，去皮脐）　干姜（炮裂，锉）　桂心各半两
【用法】上药取前三味同研，于瓷瓶内慢火熔成汁后放冷，重研令细；后三味捣罗为末，与前药同研令匀，用软饭和丸，如梧桐子大。每服五丸，煎艾汤送下，不拘时候，频服。汗出为度。

　　《三因极一病证方论》本方用法：上用铁铫，先铺玄精，次下消末各一半，中间铺硫黄末，又将二石余末盖上，以小盏合着，熟炭火三斤，烧令得所，勿令烟出，急取瓦盆合着地上，四面灰盖，勿令烟出，候冷取出研细，入后药为末，同研匀，米糊为丸，如梧桐子大。每服二三十丸，煎艾汤送下，顿服，汗出为度。未退，乃大着艾炷，炙脐下丹田，气海；更不退，则以葱馅熨之。

【主治】
　　1.《太平圣惠方》：阴毒伤寒，心神烦躁，头痛、四肢冷。
　　2.《世医得效方》：阴毒伤寒，心神烦躁、头痛，四肢逆冷，面青腹胀，脉沉伏者；或气虚阳脱，体冷无脉，气息欲绝，不省人事，及伤寒阴厥，百药不效。

附子散

【来源】《太平圣惠方》卷十一。
【别名】桂附散（《普济方》卷一三五）。
【组成】附子三分（炮裂，去皮脐）　桂心半两　当归半两（锉，微炒）　半夏一分（汤浸七遍去滑）　干姜一分（炮裂，锉）　白术半两　天南星一分（炮裂）　木香一分
【用法】上为散。每服三钱，以水一中盏，加生姜半分，煎至六分，去滓热服，不拘时候。衣覆取汗；如人行十里未有汗，再服。

【主治】
　　1.《太平圣惠方》：阴毒伤寒，唇青面黑，身重背强，四肢逆冷。
　　2.《普济方》：因服冷药过度，心腹胀满，昏沉不知人。

茴香丸

【来源】《太平圣惠方》卷十一。
【组成】茴香子（微炒）　附子（炮裂，去皮脐）　天南星（炮裂）　硫黄（细研）　丁香　木香　吴茱萸（汤浸七遍，焙干，微炒）　预知子　桂心各一两
【用法】上为末，入研了药令匀，以醋煮面糊为丸，如弹子大。每服一丸，研碎，以炒生姜热酒调下，良久煎葱白艾汤投之，不拘时候频服之。
【主治】阴毒伤寒，四肢逆冷，心下痛硬，气欲绝者。

前胡散

【来源】《太平圣惠方》卷十一。
【组成】前胡三分（去芦头）　桔梗三分（去芦头）　槟榔半两　桂心半两　诃黎勒皮一两　木香半两　当归半两（锉，微炒）　青橘皮半两（汤浸，去白瓤，焙）　厚朴一两（去粗皮，涂生姜汁，炙令香熟）
【用法】上为散。每服四钱，以水一中盏，入生姜半分，煎至六分，去滓，稍热频服，不拘时候。
【主治】阴毒伤寒，四肢厥逆，头痛心躁，胸中结实，两胁妨闷。

桂心散

【来源】《太平圣惠方》卷十一。
【组成】桂心二两　麻黄二两（去根节）　附子二两（炮裂，去皮脐）　甘草半两（炙微赤，锉）　赤芍药半两　干姜半两（炮裂）　枳壳半两（麸炒微黄，去瓤）　柴胡一两（去苗）　杏仁半两（汤浸，去皮尖双仁，麸炒微黄）
【用法】上为粗散。每服四钱，以水一中盏，加生姜半分，煎至六分，去滓，稍热频服，不拘时候。

汗出为度。

【主治】阴毒伤寒，项直脚冷，百节疼痛。

麻黄散

【来源】《太平圣惠方》卷十一。

【组成】麻黄一两（去根节） 防风一两（去芦头） 干姜半两（炮裂，锉） 桂心半两 川乌头半两（炮裂，去皮脐）

【用法】上为细散。每服二钱，以热酒调下，不拘时候，衣覆取汗。如人行十里未有汗，再服。

【主治】阴毒伤寒，二三日不得汗，烦躁。

黑圣散

【来源】《太平圣惠方》卷十一。

【组成】川乌头三两（每个劈作四片） 吴茱萸六两（汤浸七遍，焙干）

【用法】先掘地作一坑子，筑令净洁，以大火烧赤，净扫去灰，先下吴茱萸，次下乌头，安在上面，用好醋一大碗，旋旋浇入坑子内，以尽为度，后以瓦盆盖之，待冷取出，捣细罗为散。每服一钱，以生姜热酒下。汗出则愈。

【功用】发汗。

【主治】阴毒伤寒。

退阴散

【来源】《博济方》卷一。

【别名】退阴汤（《圣济总录》卷二十一）。

【组成】川乌头（炮） 干姜各半两

【用法】上为粗散，炒令转色，放冷，再捣细末。每服一钱，水一盏，盐一捻，煎半盏，去滓，温服，连吃三服。若小小伤冷，每服一匙，入正元散，盐一捻；若阴毒伤寒咳逆，煎一服，细细热呷，立止。

【主治】阴毒伤寒，手足逆冷，脉息沉细，头痛腰重。

外接回生神膏

【来源】《医钞类编》卷六引《良方》。

【组成】牡蛎（煅） 干姜（炮）各一钱

【用法】上为细末，男病用女唾调，手内擦热，紧掩二卵上，汗出愈；女病用男唾调，手内擦热，紧掩二乳上。

【主治】阴毒伤寒，及诸阴寒之证。

乌姜散

【来源】方出《证类本草》卷十引《孙兆口诀》，名见《仙拈集》卷一。

【组成】川乌头 干姜各等分

【用法】上为粗散，炒令转色，放冷，再捣为细散。每服一钱，水一盏，盐一撮，煎取半盏，温服。

【主治】阴毒伤寒，手足逆冷，脉息沉细，头疼腰重；兼治阴毒咳逆。

甘草汤

【来源】《伤寒总病论》卷三。

【别名】阴毒甘草汤（《类证活人书》卷十六）。

【组成】甘草 鳖甲 升麻 当归 桂枝各二分 蜀椒一分 雄黄一分

【用法】上锉。水三升，煎取一升，去滓，温温每饮一盏，食顷再服。温覆。中毒当汗吐之，汗吐则愈，不吐再服之。

【主治】阴毒证。其病身重背强，腹中绞痛，咽喉不利，毒气攻心，心下坚强，短气不得息，呕逆，唇青面黑，四肢厥冷，其脉沉细而紧。

附子饮子

【来源】《伤寒总病论》卷三。

【组成】附子一枚（半两以上者，炮，去皮尖，四破）

【用法】以水九升，煮至三升，去附子，入瓶，油单紧封，沉井底，候极冷，取饮之。

【主治】阴毒，脉沉微欲绝，四肢逆冷，大躁而渴不止。

硫黄丸

【来源】《伤寒总病论》卷三。

【组成】硫黄二两　水银一两

【用法】上药同研，入铫内，洒少许醋，慢火炒，欲似烟出，再出火洒醋，如此三四遍，地上放冷研之，蒸饼为丸，如梧桐子大。每服二三十丸，食前艾汤吞下，一日三次。

【主治】阴毒。

白术散

【来源】《类证活人书》卷十六。

【组成】白术一两　细辛一两　附子一两（炮，去皮脐用）　桔梗一两（去芦头）　干姜半两（炮裂，锉）　川乌头一两（炮裂，去皮脐）

【用法】上为细末。每服二钱，以水一中盏，煎至六分，稍热和滓顿服，不拘时候。

【主治】阴毒伤寒，心间烦躁，四肢厥冷。

肉桂散

【来源】《类证活人书》卷十六。

【组成】肉桂三分（去皱皮）　赤芍一两　陈皮一两　前胡一两（去芦头）　附子一两（炮，去皮脐）　当归一两　白术三分　高良姜三分（锉）　人参一两（去芦头）　吴茱萸五钱（汤浸）　厚朴三分（去皮，姜汁炙令香熟）　木香三分

【用法】捣为粗末。每服四钱，以水一中盏，入枣子三枚，煎至六分，去滓，不拘时候，稍热频服。

【主治】伤寒服冷药过度，心腹胀满，四肢逆冷，昏沉不识人，变为阴毒。

附子散

【来源】《类证活人书》卷十六。

【别名】附子汤（《圣济总录》卷二十七）、大附子当归散（《医方类聚》卷一五七引《施圆端效方》）。

【组成】附子三分（炮裂，去皮）　桂心半两　当归半两（锉，微炒）　干姜一分（炮裂，锉）　半夏一分（汤洗七次去滑）　白术半两

【用法】上为细散。每服三钱，以水一中盏，加生姜半分，煎至六分，去滓热服，不拘时候。衣覆

取汗；如人行十里未汗，再服。

【主治】

1.《类证活人书》：阴毒伤寒，唇青面黑，身背强，四肢冷。

2.《三因极一病证方论》：因服冷药过度，心腹胀满，昏沉不知人。

3.《普济方》：阴毒伤寒为病，手足冷，腰背强，头疼腹痛，或烦渴，精神恍惚，额与手背时出冷汗，声郑重，爪甲唇面色青黑。妇人血室癖冷沉寒，赤白崩漏，脐腹绞痛，一切阴盛阳虚。

4.《简明医彀》：中寒阴证，诸沉寒痼冷。

附子饮

【来源】《圣济总录》卷二十一。

【组成】附子（炮裂，去皮脐）　白术各半两　桔梗　细辛（去苗叶）各一两

【用法】上锉，如麻豆大。每服五钱匕，用水一盏半，煎至七分，去滓，空心温服。衣盖取汗，或得吐即愈。如未吐、汗，再服。

【主治】伤寒头疼壮热，恐成阴毒。

太阳丸

【来源】《圣济总录》卷二十七。

【组成】硫黄（研）　附子（炮裂，去脐皮）各一两

【用法】上为末，酒煮面糊为丸，如梧桐子大。每服十九至十五丸，煎艾、盐汤送下，不拘时候。

【主治】伤寒阴毒，四肢厥逆，脉息微细。

正阳汤

【来源】《圣济总录》卷二十七。

【组成】附子（炮裂，去皮脐）一两　桂（去粗皮）三分　干姜（炮）半两

【用法】上锉，如麻豆大。每服五钱匕，水一盏，煎至半盏，去滓，食前温服。

【主治】阴毒伤寒，上气喘促。

四逆散

【来源】《圣济总录》卷二十七。

【组成】太阴玄精石三分（末） 硫黄一两 不灰木 盆消各一分（一方去不灰木加附子）

【用法】上为细末，入在铫子内，以盏子盖，周回用湿纸闭缝，安火上，纸干为度，取出细研，入龙脑半钱，干姜末半两，拌匀。每服半钱匕，冷艾汤调下。肌体暖是验。

【主治】阴毒伤寒，手足厥，身冷，脉细。

白术饮

【来源】《圣济总录》卷二十七。

【组成】白术 乌头（炮裂，去皮脐） 桔梗（锉，炒） 附子（炮裂，去皮脐） 细辛（去苗叶）各一两 干姜半两（炮）

【用法】上锉，如麻豆大。每服二钱匕，以水一盏，煎至六分，去滓热服，不拘时候。

【主治】阴毒伤寒，心神烦躁，四肢厥冷。

回阳散

【来源】《圣济总录》卷二十七。

【组成】硫黄一两 寒水石三分 消石半两

【用法】上药入砂瓶子内盛，以瓦盖瓶口，黄泥固济，阴干，用炭火五斤，煅令火尽，研为末。每服一钱匕，温水调下。

【主治】阴毒伤寒。

回阳煮散

【来源】《圣济总录》卷二十七。

【组成】天南星二两（酒浸七日，取出，锉，炒令黄） 附子（炮裂，去皮脐）一两

【用法】上为散。每服二钱匕，酒一盏半，慢火同煎至六分，温服，不拘时候。

【主治】阴毒伤寒，四肢厥冷，脉候微细，心胸痞闷。

回阳发表汤

【来源】《圣济总录》卷二十七。

【组成】附子（炮裂，去皮脐） 桂（去粗皮） 人参 泽泻各半两 半夏（汤浸七遍，炒令干） 干姜（炮） 天南星（炮） 甘草（炙）各一分

【用法】上锉，如麻豆大。每服三钱匕，水一盏，加生姜半分（拍碎），大枣二个（擘破），同煎至七分，去滓，食前温服。

【主治】阴毒伤寒。

还阳汤

【来源】《圣济总录》卷二十七。

【组成】不灰木一两 延胡索半两 太阴玄精石一分

【用法】上为粗末。每服二钱匕，水一盏，加葱白一寸，同煎至六分，去滓温服，不拘时候。

【主治】伤寒阴毒，四肢厥冷，时有汗。

来苏丹

【来源】《圣济总录》卷二十七。

【组成】太阴玄精石 硫黄 消石 白矾 水银各一分

【用法】上药同研令水银不见星，入瓷盒子内，烧通赤，粟米饭为丸，如小豆大。每服三丸，温水送下。

【主治】阴毒伤寒，面青手足冷，身如被击。

附子汤

【来源】《圣济总录》卷二十七。

【组成】附子（炮裂，去皮脐）二枚 桂（去粗皮）半两 当归（切，焙）半两 干姜（炮裂）一分 麻黄（去节，先煎，掠去沫，焙干）半两

【用法】上为粗末。每服五钱匕，以水一盏半，煎至七分，去滓，空心顿服，以衣履；如人行五里，再一服；少顷，以生姜煮热稀粥投之，身体四肢自然汗出，须臾头轻目明。

【主治】阴毒伤寒，头痛眼疼，心中闷乱，身体沉重，四肢俱冷，精神恍惚，脉候沉细，欲得冷水，饮之必危。

【加减】妇人病，加赤芍药半两。

附子回阳散

【来源】《圣济总录》卷二十七。

【别名】济生回阳散（《本草纲目》卷十七）。

【组成】附子二枚（炮裂，去皮脐）

【用法】上为细散。每服三钱匕，取生姜自然汁半盏，冷酒搅匀，共一盏调服，更以冷清酒一盏送下，相次更进一服。良久脐下如火，遍身和暖为度。

【主治】阴毒伤寒，面青四逆，及脐腹绞痛，身体如冰；并疗一切卒暴冷气。

夜光丹

【来源】《圣济总录》卷二十七。

【组成】硫黄（研） 太阴玄精石（研） 消石（研）各一两 附子（炮裂，去皮脐者）一两（生，去皮者）半两

【用法】上四味，先将玄精、消石二味于铁铫中慢火熬，候匀热，以匙于中心隐作坑子，纳硫黄，候熔，搅匀，放冷研细，别捣罗生熟附子为细末，入研着药，合研匀，以软烂粳米饭为丸，如梧桐子大。每服五丸，冷艾汤送下。

【主治】伤寒阴毒，四肢逆冷，面青，胸膈不利，呕哕虚烦。

定命丸

【来源】《圣济总录》卷二十七。

【组成】硫黄（研） 吴茱萸（汤浸，焙干，炒，捣为末） 消石（研）各一分 巴豆（去皮心膜）半分

【用法】上为末，软饭为丸，如弹子大。每用一丸，先以椒煎汤浸手良久，男左女右执手中。汗出即愈。

【主治】阴毒伤寒。

定命汤

【来源】《圣济总录》卷二十七。

【组成】附子（炮裂，去脐皮）二两 高良姜 白术 干姜（炮）各一两

【用法】上锉，如麻豆大。每服三钱匕，用水一盏，煎至五分，去滓，不拘时候温服。未服药前，先饮酒使熏熏，后服药。如思食，即与酒粥吃，不得妄食他物。若小便出血，是阴毒去矣。

【主治】阴毒伤寒，目赤唇焦，头疼烦渴，面色赫赤，身恶寒。

桂附汤

【来源】《圣济总录》卷二十七。

【组成】桂（去粗皮）一分 附子（去皮脐，生用）半两 丁香 吴茱萸（汤淘三遍，焙干，炒）各半分

【用法】上锉，如麻豆大。每服二钱匕，水一盏，加生姜半分（拍碎），同煎至七分，去滓温服。

【主治】阴毒伤寒。

葱薤汤

【来源】《圣济总录》卷二十七。

【组成】葱白 薤白 荆芥穗 竹茹各一握 豉（去皮）半升 生姜一分 蜀椒（去目并闭口，炒出汗）四十九粒

【用法】上锉，如麻豆大。每服五钱匕，酒二盏，煎十数沸，去滓；又别取此药二十钱匕，以沸汤一升沃之，候通手淋背上了，即服前药酒，盖覆出汗；仍煮葱薤粥投之，汗出即愈。

【主治】阴毒伤寒。

黑神散

【来源】《圣济总录》卷二十七。

【组成】附子三两（去脐皮，烧令烟尽） 麻黄（去节）一两 桂（去粗皮）半两

【用法】上为细散。每服二钱匕，蜜汤调下。

【主治】阴毒伤寒。

黑锡丸

【来源】《普济本事方》卷二。

【组成】黑铅 硫黄各三两（谓如硫黄与黑铅各用三两，即以黑铅约八两，铫内熔化，去滓直净，

尽倾净地上，再于铫内熔，以皮纸五重，撮四角如箱模样，倾黑铅在内，揉取细者于绢上罗过，大抵即损绢，须连纸放地上，令稍温，纸焦易之，下者居上，将粗铅再熔、再揉再罗，取细者尽为度，称重三两，即以好硫黄三两，研细拌铅砂令匀，于铫内用铁匙不住搅，须文武火不紧不慢，俟相乳入，倾在净砖上）葫芦巴（微炒）破故纸（炒香）川楝肉（去核，微炒）肉豆蔻各一两 巴戟（去心）木香 沉香各半两

【用法】上将砂子研细，余药末研匀入碾，自朝至暮，以黑光色为度，酒糊为丸，如梧桐子大，阴干，布袋内伴令光莹。急用枣汤吞一二百丸，但是一切冷疾，盐酒、盐汤空心吞下三四十丸；妇人艾醋汤下。

【功用】调治荣卫，升降阴阳，安和五脏，洒陈六腑，补损益虚，回阳返阴。

【主治】丈夫元脏虚冷，真阳不固，三焦不和，上热下冷，夜梦交合，觉来盗汗，面无精光，肌体燥涩，耳内虚鸣，腰背疼痛，心气虚乏，精神不宁，饮食无味，日渐瘦悴，膀胱久冷，夜多小便；妇人月事愆期，血海久冷，恶露不止，赤白带下；及阴毒伤寒，面青舌卷，阴缩难言，四肢厥冷，不省人事。

【方论】《本事方释义》：黑铅气味甘寒入足少阴，硫黄气味辛热入右肾命门，舶上茴香气味辛温入肝肾，附子气味辛咸大热入心肾，葫芦巴气味辛温入肾，破故纸气味辛温入脾肾，川楝子性味苦微寒入手足厥阴，肉豆蔻气味辛温入脾，巴戟气味甘温入肝肾，木香气味辛温入手足太阴，沉香气味辛温入肾。此方主治元阳虚脱，痰逆厥冷，非重镇之药，佐以辛热之剂不能直达下焦，挽回真阳于无何有之乡，乃水火既济神妙之方也。

还阳散

【来源】《普济本事方》卷九。

【组成】硫黄

【用法】上为末。新汲水调下二钱，良久，或寒一起，或热一起，更看紧慢再服，汗出愈。

【主治】伤寒阴毒，面色青，四肢逆冷，心躁腹痛。

【方论】《本事方释义》：硫黄气味辛大热，入命门，

新汲水调下，欲药性之速也。此阴毒为病，面色青，四肢逆冷，心躁腹痛，非大辛大热之药不能挽回阳气于无何有之乡也。

草神丹

【来源】《扁鹊心书·神方》。

【组成】川附子（制）五两 吴茱萸（泡）二两 肉桂二两 琥珀五钱（用柏子煮过另研）辰砂五钱（另研）麝香二钱（另研）

【用法】先将前三味为细末，后入琥珀、辰砂、麝香三味，共研极匀，蒸饼为丸，如梧桐子大。每服五十丸，米饮送下。小儿每服十丸。

【功用】大补脾肾。

【主治】阴毒伤寒，阴疽痔漏，水肿臌胀，中风半身不遂，脾泄暴注久痢，黄黑疸，虚劳发热，咳嗽咯血，两胁连心痛，胸膈痞闷，胁中如流水声；童子骨蒸，小儿急慢惊风，痘疹变黑缩陷；气厥卒仆；双目内障；吞酸逆气，痞积血块，大小便不禁；奔豚疝气；附骨疽，两足少力，虚汗不止；男子遗精、梦泄，砂石淋，溺血；妇人血崩血淋；暑月伤食、腹痛，呕吐痰涎。

元阳丹

【来源】《阴证略例》。

【组成】乌头 干姜各等分（并生用）

【用法】酒面糊为丸，如梧桐子大。每服十丸，食前生姜汤送下。

【功用】还阳退阴，补益和气。

【主治】阴毒伤寒始得，头痛腰重，眼睛疼，身体倦怠而甚垫，四肢厥逆冷，额上及手背冷汗不止，或多烦渴，精神恍惚，如有所失，六脉沉细而疾，尺部短小，寸口或大。并治气痛。

回生神膏

【来源】《阴证略例》。

【组成】牡蛎 炼粉 干姜（炮裂）各一钱

【用法】上为细末，男病用女唾调，手内擦热，紧掩二卵上，得汗出愈；女病用男唾调，手内擦热，紧掩二乳上，得汗出愈。卵与乳，男女之根蒂，

坎离之分也。阴证大小便不通，及诸杂病阴候，大小不通者，并宜此外治法。

【主治】男女阴毒伤寒，大小便不通，及诸杂病阴候大小便不通者。

【宜忌】数日不通为急，非急勿用。

手阳丹

【来源】《卫生宝鉴》卷十五。

【别名】正阳丹（《医学纲目》卷三十一）、正阳散（《证治准绳·伤寒》卷四）。

【组成】憨葱五枝（捣如泥） 陈蜂窝四五个（烧存性，为末）

【用法】上为丸，如弹子大。手心内握定，用手帕紧扎定。须臾汗出，以棉被覆盖。如手心热甚，休解开。如服药时，先服升麻汤五钱，出子葱连须三枝，生姜五片、水二大盏，煎至一盏，去滓温服，以被覆之，汗出而愈。

【主治】阴毒伤寒，手足逆冷，指甲青色，体冷，脉沉细而微。

回阳丹

【来源】《卫生宝鉴》卷十五。

【组成】川乌（炮） 牡蛎（烧） 不灰木（烧） 良姜（炒） 白芍药各二钱 麝香少许

【用法】上为末。每用一钱，男病女津唾调，涂外肾上，女病男津唾调，涂乳上。

【主治】阴毒伤寒，手足厥冷。

大白术散

【来源】《世医得效方》卷一。

【组成】白术 附子（炮裂，去皮脐） 川乌头（制同上） 桔梗（去芦头） 细辛各一两 干姜半两（炮裂，锉）

【用法】上为末。每服二钱，水一中盏，煎至六分，不拘时候，稍热温。

【主治】阴毒伤寒，心间烦躁，四肢逆冷。

正阳茴香丸

【来源】《普济方》卷一三五。

【组成】茴香子（微炒） 附子（炮裂，去皮脐） 天南星（炮裂） 硫黄（细研） 丁香 木香 吴茱萸（汤洗七遍，焙干微炒） 预知子 桂心各一两

【用法】上为末，和研了药令匀，醋煮面糊为丸，如弹子大。每服一丸，研碎，炒生姜热酒送下，良久煎葱白艾汤投之，不拘时候频服。

【主治】阴毒伤寒，四肢逆冷，心下痛硬，气欲绝者。

加味四逆汤

【来源】《伤寒全生集》卷四。

【组成】附子 干姜 人参 甘草 吴茱萸

【主治】伤寒阴毒证。

【加减】烦躁呕逆，加姜汁、半夏；渴者，去半夏，用水浸冷服之；面赤，加葱白。

吴萸熨

【来源】《仙拈集》卷一。

【别名】吴茱萸熨（《绛囊撮要》）。

【组成】吴萸一升。

【用法】酒拌湿，绢袋二个包，蒸极热，互熨心胸足心。候气透，痛即止。

【主治】阴毒伤寒，四肢逆冷。

散阴膏

【来源】《理瀹骈文》。

【组成】生附子五两 白附子四两 生南星 生半夏 生川乌 生草乌 生麻黄（去节） 生大黄 羌活 苍术各三两 川芎 当归 姜黄 细辛 防风 甘遂 延胡 灵仙 乌药各二两 独活 灵脂 黑丑头 荆穗 三棱 莪术 藁本 赤芍 白芍 紫苏 香附子 白芷 青皮 陈皮 天麻 秦艽 枳实 厚朴 槟榔 远志肉 益智仁 杜仲 牛膝 川续断 紫荆皮 桂皮 五加皮 宣木瓜 吴茱萸 蛇床子 补骨脂 大茴 巴戟天 胡芦巴 巴豆仁 杏仁 桃仁 苏木 红花 草果 良姜 皂角 骨碎补 自然铜 刘寄奴 马鞭草 红牙大戟 商陆 芫花 防己 甘草 木鳖仁 蓖

麻仁　生山甲　蜂房　全蝎　蛇蜕　荜茇　甘松　山奈　黄连　黄柏各一两　发团二两　炒蚕砂二两四钱　干地龙十条　生姜　葱白各二斤　韭白　大蒜头　桑枝　苍耳草（全）各一斤　凤仙草（全株）约二三斤　槐枝　柳枝　桃枝各八两　干姜　艾　侧柏叶各四两　炮姜　菖蒲　胡椒　川椒　白芥子各二两

【用法】上用油三十五斤，将两组药分熬，丹收；再入提净松香八两，金陀僧四两，陈壁土、赤石脂（煅）各二两，雄黄、明矾、木香、丁香、降香、制乳香、制没药、官桂、樟脑、真轻粉各一两，牛胶四两（酒蒸化），俟丹收后，搅至温温，以一滴试之，不爆方下，再搅千余遍令匀，愈多愈妙；再加苏合油一两搅匀。临用掺麝末，外贴。内伤生冷，外感风寒，头疼身热，项背拘急，肚腹胀痛，似中寒而势稍缓者，膏贴背心、脐上，用五积散发表温里，炒熨并缚脐；由房事后受凉食冷而致腹绞痛者，膏贴背心、脐上、对脐及两膝盖，或掺肉桂、丁香、吴萸、附子、胡椒、麝香贴，更用吴萸、葱白、麦麸、食盐炒热熨脐并缚；黄疸色黯身冷自汗者，膏掺附子、干姜、茵陈末贴脐上，再用一料炒熨并缚；水肿尿涩，喘急脉沉，股冷，或大便滑泄者，膏贴脐上并对脐，或用平胃散合五苓散炒熨；腹满濡时减，吐利厥冷，属脾胃虚寒者，膏内掺干姜、制厚朴、官桂末贴脐上；气虚，暴泻，冷汗，脉微，用炮姜、附子、益智仁、丁香末掺膏贴脐，并对脐加艾缚之，更用艾一斤坐身下，并包膝盖至足心；若脾肾虚寒久泻者，膏亦如上掺贴，或用木香、大茴香、肉蔻仁、吴茱萸、破故纸、五味子炒熨；下痢纯白色日久有冷积者，用巴仁灵脂方，或巴仁黄蜡方，掺膏贴脐并对脐，或用冷积泄痢方：木香、丁香、杏霜、巴霜、百草霜、肉蔻霜、炮姜炭、木鳖仁灰掺贴；日久纯属虚寒者，用灵仙、草果、巴霜、官桂、吴萸、白胡椒、丁香末掺膏贴肺俞，再用姜敷两膝盖；心下硬痛无热证者，膏贴痛处，再用苍术、厚朴、陈皮、干姜、附子、枳壳、皂角炒熨，如手不可近，研末以姜汁和醋敷，重者，膏上掺肉桂、巴霜、蟾酥、轻粉、麝香贴；胁肋脐腹胀痛，膏贴患处，再加掺敷炒熨煎抹之药，如气用青皮、木香、乌药，血用三棱、莪术、干漆，食用厚朴、枳实、槟榔、巴豆，痰用南星、半夏、礞石、瓦楞子，虫用花椒、乌梅、雷丸、黑丑之类，或用治诸积不行八仙丹掺贴；腰脊冷痛，膏贴痛处，再用熨脊摩腰等法助之；风寒湿痹等证，膏皆贴痛处，先用生姜擦，后贴；少腹牵引肾丸作痛者，膏贴脐下，再用川楝子、青皮、乌药、木香、茴香、吴萸、良姜、胡芦巴、川芎同食盐炒熨，重加川乌、附子；寒湿脚气，膏贴三里穴，或并贴脚背脚心，再用川椒、陈艾装布袋踏脚下，或用姜、葱、椒、茴同麦麸和醋炒熨，并摊卧褥上熏取汗；白带清冷稠粘，膏贴脐上并对脐，或兼两腰，再用苍术、半夏、附子、干姜、官桂、灶心土、陈壁土、贯仲、鸡冠花炒熨，并缚脐；子宫冷，膏贴脐下，或用蛇床子煎汤洗后贴；小儿慢脾风，膏贴脐上，对脐。

【主治】伤寒阴症，寒中三阴，三阴病深变为阴毒；杂中寒，男女房劳阴症，阴疽，阴水；寒胀，寒泻，寒痢，三阴疟，寒实结胸；久寒胁肋脐胀腹痛，或成气痞、血块、食积、痰癖、虫蛊之类，他药所不能推荡者；阳衰，脊背腰膝冷痛，风寒湿痹，一切漏肩、鹤膝、走注、历节，左瘫右痪，麻木疼痛，日久不能愈者；寒疝，少腹牵引肾丸而痛，囊冷如冰者，甚则入腹冲心连腰亦痛；寒湿脚气，妇人白带久不止，清冷稠粘，或多悲不乐，腰痛，脐下痛，或脐下冷属寒湿者；子宫冷，小儿慢脾风，及外症阴疽、寒痰核、冻疮、跌打闪挫等，一切下焦寒湿、表里俱寒属三阴证者。

【宜忌】本方为热药，多伤肺涸阴，心是火位，不可轻贴，即寒中心包者，亦当斟酌。阴虚疼痛证勿用。此膏力量甚大，非重症不可轻用大张，并不可轻加重药（姜葱可加），局中常用单膏，膏黐不过二三分，加药所以助膏之不及，如可不加，不必妄加，太过则反为害。

【加减】阴寒重症，加制硫磺。

六、阳毒伤寒

阳毒伤寒，是指伤寒病程中阳气独盛，阴气暴衰，内外皆阳的病情。《金匮要略》："阳毒之为病，面赤斑斑如锦纹，咽喉痛，唾脓血"。《圣济总录》："论曰阳气独盛，阴气暴衰，阴为阳所胜，内外皆阳，故为阳毒伤寒。有初得病便成阳毒者，有服汤药经五六日以上不瘥，变成阳毒者。以病本属阳，或以火劫发其汗，或因灸阳气转盛，阴气内消所致。其候面赤发躁，狂走妄言，发斑如锦纹，咽喉疼痛，涕唾脓血，或下利黄赤，其脉洪实滑促是也"。治当清热泻火，养阴凉血。

升麻汤

【来源】方出《肘后备急方》卷二，名见《备急千金要方》卷九。

【别名】阳毒汤（《备急千金要方》卷九）。

【组成】雄黄 甘草 升麻 当归 椒 桂各一分

【用法】水五升，煮取二升半，分三次服。温覆取汗。服后不汗，更作一剂。

【主治】初得伤寒，便身重腰背痛，烦闷不已，脉浮，面赤斑斑如锦文，喉咽痛，或下痢，或狂言欲走，名中阳毒。

葛根汤

【来源】《外台秘要》卷一引《小品方》。

【别名】葛根龙胆汤（《备急千金要方》卷九）。

【组成】葛根八两 生姜三两 龙胆 大青各半两 桂心 甘草（炙） 麻黄（去节）各二两 萎蕤一两 芍药 黄芩各二两 石膏（碎） 升麻各一两

【用法】上切，以水一斗，先煮葛根、麻黄取八升，掠去沫后，纳余药，煮取三升，分三服，日二夜一。

【主治】

1.《外台秘要》引《小品方》：伤寒三四日不愈，身体热毒。

2.《圣济总录》：阳毒伤寒，头痛壮热未解，身体疼痛。

【宜忌】忌海藻、菘菜、生葱。

升麻汤

【来源】《外台秘要》卷一引《古今录验》。

【组成】升麻二分 当归二分 蜀椒（汗）一分 雄黄（研） 栀子 桂心各一分 甘草二分（炙） 鳖甲大如手一片（炙）

【用法】上切。以水五升，煮取二升半，分三次服。如人行五里久，再服。温覆手足，毒出则汗，汗出则解，不解重作服。亦取得吐佳。

【主治】伤寒一二日便成阳毒，或服药吐下之后，变成阳毒，身重腰背痛，烦闷不安，狂言，或走，或见神鬼，或吐血下利，其脉浮大数，面赤斑斑如锦纹，喉咽痛唾脓血。

【宜忌】忌海藻、菘菜、生葱、苋菜。

【加减】阴毒，去雄黄。

人参饮子

【来源】方出《太平圣惠方》卷十一，名见《泻疫新论》卷下。

【组成】柴胡（去苗） 黄芩 人参（去芦头） 甘草（炙微赤，锉） 麦门冬（去心，焙）各一两 半夏半两（汤洗七遍去滑）

【用法】上为粗散。每服四钱，水一中盏，加竹叶二七片，生姜半分，煎至六分，去滓，不拘时候温服。

【主治】阳毒伤寒，四肢壮热，心膈烦躁，呕吐不止。

【加减】《泻疫新论》：此方邪犹盛，呕渴不止者宜之，方中人参宜去之。

大黄散

【来源】《太平圣惠方》卷十一。

【别名】大黄汤（《圣济总录》卷二十七）。

【组成】川大黄一两（锉碎，微炒） 桂心三

分 甘草一两（炙微赤，锉） 川芒消二两 木通一两（锉） 大腹皮一两（锉） 桃仁二十枚（汤浸，去皮尖双仁，麸炒微黄）

【用法】上件药，每服四钱，以水一中盏，煎至六分，去滓温服，不拘时候。以通利为度。

【主治】阳毒伤寒未解，热在内，恍惚如狂者。

牛黄丸

【来源】《太平圣惠方》卷十一。

【组成】牛黄半两（细研） 龙脑一分（细研） 天竺黄半两（细研） 犀角屑 羚羊角屑 朱砂（细研，水飞过） 黄芩 川升麻各一两 甘草一分（炙微赤，锉） 防风半两（去芦头） 麝香一钱（细研） 珍珠半两（细研）

【用法】上为末，入前研了药，更研令匀，以炼蜜为丸，如梧桐子大。每服十五丸，以温水嚼下，不拘时候。

【主治】阳毒伤寒，心躁烦闷，恍惚如狂，结热不散。

升麻散

【来源】《太平圣惠方》卷十一。

【组成】川升麻一两 当归半两（锉，微炒） 黄芩三分 犀角屑半两 射干一两 黄连三分（去须） 地骨皮三分 甘草半两（炙微赤，锉）

【用法】上为散。每服四钱，以水一中盏，煎至六分，去滓，不拘时候温服。

【主治】伤寒一日，便成阳毒；或服药发汗吐下之后，毒气不解，身重背强烦闷，狂言，或走或见鬼神，面赤斑斑，状如锦文，咽喉痛，及下脓血。

甘草散

【来源】《太平圣惠方》卷十一。

【组成】甘草（炙微赤，锉） 桂心 茯神 人参（去芦头） 阿胶（捣碎，炒令黄燥） 麦门冬（去心）各一两 生干地黄二两 麻黄二两（去根节）

【用法】上为散。每服四钱，以水一中盏，加生姜半分。煎至六分，去滓温服，不拘时候。

【主治】阳毒伤寒，脉洪大，心中悸状。

石膏散

【来源】《太平圣惠方》卷十一。

【组成】石膏一两 知母 柴胡（去苗） 麻黄（去根节） 甘草（炙微赤，锉） 黄芩 赤芍药 防风（去芦头） 赤茯苓 川升麻 甘菊花各半两

【用法】上为散。每服四钱，以水一中盏，加生姜半分，葱白七寸，豆豉一百粒，煎至六分，去滓，不拘时候温服。

【主治】阳毒伤寒，壮热头痛，肢体烦重，口干心躁。

地骨皮散

【来源】《太平圣惠方》卷十一。

【组成】柴胡一两（去苗） 地骨皮 木香 麻黄（去根节） 甘草（炙微赤，锉） 川升麻 栝楼根 人参（去芦头） 赤茯苓 木通（锉）各半两

【用法】上为粗散。每服四钱，以水一中盏，煎至六分，去滓温服，不拘时候。

【主治】阳毒伤寒，头昏身重，咽喉唇干，腮赤，狂言欲走，心胸胀满，呕逆不下饮食，面色斑斑如锦纹。

麦门冬散

【来源】《太平圣惠方》卷十一。

【组成】麦门冬一两（去心，焙） 子芩三分 葛根一两（锉） 川升麻半两 柴胡一两（去苗） 玄参三分 犀角屑半两 赤芍药一两 甘草三分（炙微赤，锉） 知母一两 马牙消一两

【用法】上为粗散。每服四钱，以水一中盏，煎至六分，去滓温服，不拘时候。

【主治】阳毒伤寒，身体疼痛，头面如火，胸心烦热而渴，小便赤黄，不得睡卧。

桂枝麻黄散

【来源】《太平圣惠方》卷十一。

【组成】桂枝 麻黄（去根节） 甘草（炙微赤，锉） 赤芍药 葛根（锉） 杏仁（汤浸，去皮尖双仁，炒微黄）各一两

【用法】上为散。每服四钱，以水一中盏，加生姜半分，煎至六分，去滓热服，不拘时候。衣覆取汗，如人行十里未有汗，再良久以葱豉粥投之。

【主治】阳毒伤寒，项背汗出，急强恶风者。

栝楼散

【来源】《太平圣惠方》卷十一。

【别名】瓜蒌散（《普济方》卷一三五）。

【组成】栝楼 柴胡（去苗） 知母 黄芩 甘草（炙微赤，锉）各一两半

【用法】上为散。每服四钱，以水一中盏，加生姜半分，煎至六分，去滓温服，不拘时候。

【主治】阳毒伤寒五六日以上，但胸中烦热，干呕。

黄芩散

【来源】《太平圣惠方》卷十一。

【组成】黄芩一两 川升麻一两 赤芍药半两 麦门冬半两（去心） 石膏二两 柴胡一两（去苗） 甘草半两（炙微赤，锉）

【用法】上为散。每服四钱，以水一中盏，煎至六分，去滓温服，不拘时候。

【主治】阳毒伤寒。气盛，昏昏如醉，热躁烦渴，口苦舌干。

犀角散

【来源】《太平圣惠方》卷十一。

【组成】犀角屑半两 射干三分 柴胡一两（去苗） 川大黄三分（锉碎，微炒） 川升麻一两 甘草半两（炙微赤，锉） 黄芩三分 川芒消一两 麦门冬一两（去心，焙）

【用法】上为粗散。每服四钱，以水一中盏，加淡竹叶三七片，小麦五十粒，煎至六分，去滓温服，不拘时候。

【主治】阳毒伤寒。狂言乱走，面赤斑斑，咽喉干痛，心胸烦满，四肢拘急，小便赤黄。

大青汤

【来源】《圣济总录》卷二十七。

【组成】大青二两 秦艽（去苗土）一两 犀角（镑） 山栀子仁 甘草（炙，锉） 黄连（去须）各半两

【用法】上为粗末。每服五钱匕，水一盏半，加豉一百粒，薤白七寸，煎至八分，去滓，食前温服。

【主治】阳毒伤寒，烦躁不解，或下利危困。

泻心汤

【来源】《圣济总录》卷二十七。

【组成】石膏一两 芍药 葛根（锉） 黄芩（去黑心）各半两 大黄 黄连（去须）各三分

【用法】上为粗散。每服五钱匕，以一盏半，生姜一枣大（拍碎），煎至八分，去滓温服，一日二次，不拘时候。

【主治】阳毒伤寒，头痛壮热，狂言妄语，似见鬼神。

秦艽汤

【来源】《圣济总录》卷二十七。

【组成】秦艽（去苗土） 黄芩（去黑心） 甘草（炙，锉） 木通 枳壳（去瓤，麸炒） 玄参各半两 芍药 桔梗（炒） 吴蓝 山栀子仁各一两 枇杷叶三分（拭去毛，姜汁炙）

【用法】上为粗末，每服五钱匕，水一盏半，煎至八分，去滓温服，不拘时候。

【主治】阳毒伤寒，心躁闷乱，烦热狂语，口干不止。

夺命丹

【来源】《博济方》卷一。

【组成】朱砂二两 金箔八十片 腻粉半两 黄蜡三两 巴豆八十个（纸裹出油）

【用法】上为末，炼蜡为丸，如鸡头子大。每服以腻粉一钱，米饮一盏调下。如人行一里，药性动，下恶物。如药在其中，取出，掘一地坑埋三伏时取出，除却上面黑物，以麝香裹养之，如更用时，

擘为两处重为丸，一粒可疗五七人。

【主治】伤寒阴阳二毒冲心。

黑龙丹

【来源】《证类本草》卷四引《博济方》。

【组成】舶上硫黄一两（以柳木捶研二三日） 巴豆一两（和壳记个数）

【用法】用二升铛子一口，先安硫黄铺铛底，次安巴豆，又以硫黄盖之，醋半升以来浇之，盏子盖合令紧密，更以湿纸周回固济，缝勿令透气，缝纸干，更以醋纸湿之，文武火熬，常着人守之，候里面巴豆作声，数以半为度，急将铛子离火，便入臼中，急捣令细，再以米醋些子，并蒸饼些小，再捣令冷，可丸，如鸡头子大。若是阴毒，用椒四十九粒，葱白二茎，水一盏，煎至六分，服一丸；阳毒，用豆豉四十九粒，葱白二茎，水一盏同煎，吞一丸，不得嚼破。

【主治】阴阳二毒伤寒。

丹砂丸

【来源】《类证活人书》卷十六。

【组成】舶上硫黄 水银 太阴石 太阳石 玄精石各一两（研） 消石半两

【用法】上为末，先用无油铫子，以文武火炒，下诸药末，令匀，如灰色，研如粉面，生姜自然汁浸，蒸饼为丸，如绿豆大。每服五丸，龙脑、牛黄、生姜蜜水送下，压躁也；若阳毒，枣汤送下；阴毒，茬汤送下。

【主治】伤寒阴阳二毒相伏，危恶形证。

阳毒升麻汤

【来源】《类证活人书》卷十六。

【别名】升麻汤（《圣济总录》卷二十七）、升麻散（《普济方》卷一三五）。

【组成】升麻二分 犀角屑一分 射干一分 黄芩一分 人参一分 甘草一分

【用法】上锉，如麻豆大。以水三升，煎取一升半，去滓，饮一汤盏，食顷再服，温覆。手足出汗，汗出则解，不解重作。

【主治】

　　1.《类证活人书》：伤寒一二日，或服药吐下之后变成阳毒，腰背痛，烦闷不安，面赤狂言，或走，或见鬼，或下利，脉浮大数，面赤斑斑如锦纹，喉咽痛，下脓血。

　　2.《景岳全书》：阳毒吐脓血。

【方论】《医方考》：吐下后中气必虚，故用人参、甘草以补中；升麻、犀角寒而不滞，故为散斑之要药；佐以麝香，利气窍也；佐以黄芩，清阳毒也。

栀子仁汤

【来源】《类证活人书》卷十六。

【别名】柴胡散（《普济方》卷一三五）、阳毒栀子汤（《证治准绳·伤寒》卷三）。

【组成】栀子仁一两 柴胡一两半（去苗） 川升麻二两 黄芩二两 赤芍药一两 大青一两 石膏二两 知母一两 甘草半两（炙赤，锉） 杏仁二两（汤浸，去皮尖双仁者，麸炒微黄）

【用法】上为粗末。每服四钱，以水一中盏，加生姜半分，豉一百粒，煎至六分，去滓温服，不拘时候。

【主治】阳毒伤寒，壮热，百节疼痛。

芦根汤

【来源】《圣济总录》卷二十三。

【组成】芦根一两 知母（焙） 栝楼根 柴胡（去苗） 黄芩（去黑心） 甘草（炙，锉）各一两半

【用法】上为粗末。每服二钱匕，水一盏，加生姜三片，煎至七分，去滓温服，不拘时候。

【主治】阳毒，伤寒五六日以上，但胸中烦热，干呕躁闷。

五解汤

【来源】《圣济总录》卷二十七。

【组成】山栀子仁 黄芩（去黑心） 甘草（炙，锉） 大黄（锉，醋炒）各一分 朴消二钱

【用法】上为粗末。每服五钱匕，水一盏半，煎至

八分，去滓，空心温服。

【主治】阳毒伤寒，发热烦躁。

升麻汤

【来源】《圣济总录》卷二十七。

【组成】升麻 雄黄（醋煮，研）各半两 当归（切，焙） 桂（去粗皮）各一分 甘草（炙，锉）三分 鳖甲（醋炙，去裙襕）一两

【用法】上为粗末。每服五钱匕，水一盏半，煎至八分，去滓温服，一日二次，不拘时候。

【主治】阳毒伤寒，腰背疼痛，烦闷。面赤狂言妄走，下利无常，赤斑如锦纹，喉咽痛，唾脓血。

归魂散

【来源】《圣济总录》卷二十七。

【组成】石膏八两 寒水石四两 阳起石三两（以上三味捣细，研为末，和入新罐内火煨一复时取出，纸铺地上出火毒，入后药） 附子（炮裂，去皮脐）三两 干姜（炮） 麻黄（去节）各一两 杏仁二七枚（去皮尖双仁，炒，研）

【用法】上为细末，瓷盒盛。每服二钱匕，冷水调下。

【主治】阴阳二毒，不省人事。

附子丸

【来源】《圣济总录》卷二十七。

【组成】附子（炮裂，去皮脐）半两 五味子一两

【用法】上为末，研饭为丸，如梧桐子大。每服三十丸，茶清送下。良久，或吐或汗即愈。

【主治】伤寒阴毒或阳毒，头痛壮热。

妙应汤

【来源】《圣济总录》卷二十七。

【组成】甘草（炙，锉） 人参 赤茯苓（去黑皮）各一两 大黄（煨，锉） 山栀子（去皮） 麻黄（去根节）各半两 陈橘皮（去白，炒） 木香各一分

【用法】上为粗末。每服三钱匕，水一盏，入蜜

一匙，生姜汁少许，煎至八分，去滓冷服，不拘时候。

【主治】阳毒伤寒，遍身壮热，大喘，上气躁闷。

铁粉散

【来源】《圣济总录》卷二十七。

【组成】铁粉 朴硝各一两 天竺黄半两 龙脑一分

【用法】上为细末。每服二钱匕，鸡子清和水调下，不拘时候。

【主治】阳毒伤寒，发狂妄走。

清凉散

【来源】《圣济总录》卷二十七。

【组成】葛根（锉）二两 大黄（锉，炒） 黄芩（去黑心） 朴消 麻黄（去根节） 甘草（炙，锉）各一两 桂（去粗皮）三分

【用法】上为散。每服二钱匕，新汲水调下。

【功用】发汗。

【主治】阳毒伤寒，口干烦躁，大渴。

琥珀丸

【来源】《圣济总录》卷二十七。

【组成】琥珀（研）一分 黄连（去须） 黄柏（去粗皮） 大黄（煨，锉）各半两 巴豆（去皮心膜，出油取霜）二钱

【用法】上为细末，与巴豆霜拌匀，煮薄面糊为丸，如绿豆大。每服十丸，柳枝汤送下，不拘时候。

【主治】阳毒伤寒。六七日间，服热药过度，致使阳气内伏，身体微热，眼目爪甲尽黄，心下硬痛，语涩舌干，昏躁。

葛根散

【来源】《圣济总录》卷二十七。

【别名】葛根汤（《东医宝鉴·杂病篇》卷二）。

【组成】葛根（锉）三分 山栀子仁 黄芩（去黑心） 大黄（锉，醋炒） 甘草（炙，锉）各半

两 朴消一两

【用法】上为散。每服二钱匕，不拘时候温热水调下。

【主治】阳毒伤寒，身热如火，头痛燥渴，咽喉干痛。

解毒汤

【来源】《圣济总录》卷二十七。

【别名】解阳汤（《普济方》卷一三五）。

【组成】麻黄（去根节） 人参 赤茯苓（去黑皮） 桂（去粗皮）各半两 麦门冬（去心，焙） 葛根（锉）各三分 杏仁（汤浸，去皮尖双仁，炒） 甘草（炙，锉）各一分

【用法】上为粗末。每服五钱匕，水一盏半，加生姜一枣大（拍碎），煎至八分，去滓温服，不拘时候。

【主治】阳毒伤寒，口舌干燥。

陈橘皮汤

【来源】《圣济总录》卷四十五。

【组成】陈橘皮（汤浸，去白，麸炒） 桂（去粗皮） 甘草（炙，锉） 干姜（炮） 枳壳（去瓤，麸炒） 白术 人参 白茯苓（去黑皮） 厚朴（去粗皮，生姜汁涂炙） 半夏（汤浸七遍去滑，麸炒）各一两 诃黎勒五枚（煨，去核） 槟榔二枚（锉） 草豆蔻二枚（去皮） 附子（炮裂，去皮脐） 沉香（锉） 木香各一两

【用法】上锉，如麻豆大。每服三钱匕，水一盏，加生姜三片，大枣三枚（擘），同煎至六分，去滓热服。伤寒并二服。

【主治】脾脏虚冷，邪正气相击搏，腹内虚鸣。兼治阴阳二毒伤寒。

白虎汤

【来源】《普济方》卷一三五引《三因极一病证方论》。

【组成】知母 甘草（炙微赤，锉）各一两 麻黄二两（捣碎） 粳米一合

【用法】上锉细，以水二大盏，煮米熟为度，去滓，分温三服，不拘时候。

【主治】阳毒伤寒，服桂枝汤，大汗出后，大渴，烦躁不解，脉洪大者。

来苏散

【来源】《魏氏家藏方》卷一。

【组成】苍术八钱（米泔浸一宿，去皮炒） 香附子四钱（去毛） 甘草一钱（炙） 陈皮（去白） 紫苏叶各二钱

【用法】上为细末。每服二钱，水一盏半，加生姜三片，煎至一盏，如微觉伤风感冷及头晕等，用腊茶汤调下，不拘时候。

【主治】伤风及阴阳二毒伤寒。

地骨皮散

【来源】《云岐子脉诀》。

【组成】地骨皮 茯苓各半两 柴胡 黄芩 生地黄 知母各一两 石膏二两

【用法】上锉。加生姜，水煎服。

【主治】阳毒浑身壮热，自汗。

【加减】如自汗已，多加知母。

阳毒升麻汤

【来源】《伤寒图歌活人指掌》卷四。

【组成】升麻一分 犀角屑 射干 人参 甘草各一分

【用法】水一盏半，葱白三茎，煎至八分，去滓温服。

【主治】阳毒，赤斑，狂言，吐脓血。

三黄巨胜汤

【来源】《伤寒六书》卷一。

【组成】石膏 黄芩 黄连 黄柏各七钱 山栀仁三十斤 芒消 大黄（一方有枳实）

方中大黄、芒消用量原缺。

【用法】水二钟，加生姜一片，大枣二枚，煎之，临服入泥浆清水二匙，调服即安。

【主治】伤寒阳毒发斑，狂乱妄言，大渴叫喊，目赤脉数，大便燥实不通，上气喘急。

夺命丹

【来源】《伤寒全生集》卷三。

【组成】釜底墨一两 灶突墨一两 梁上倒挂尘一两 牛黄一钱五分 黄芩一两 麻黄一两 小麻奴一两 辰砂二钱 黄连一两五钱 雄黄三钱 真珠一钱 寒水石一两

【用法】上药各为细末，炼蜜为丸，如弹子大。以新汲水一盏，研一丸于水中，令化尽服之。若病人渴欲饮水者，与之多饮为妙。不欲饮水者，亦宜强与之，须臾，当发汗出乃解。若服下一时许不作汗，宜再服一钟，以汗出为止。

【主治】伤寒热结胸中，口噤不能言，阳毒狂言，不得汗，得温热时行病不得汗。

栀子升麻汤

【来源】《伤寒全生集》卷三。

【组成】升麻 柴胡 栀子 生地

【用法】水煎服。

【功用】探吐。

【主治】阳毒发斑、发狂；温热病发狂。

犀角元参汤

【来源】《伤寒全生集》卷四。

【组成】犀角 玄参 甘草 桔梗 升麻 黄芩 黄连 石膏 连翘 黄柏 山栀 薄荷 麝香

【用法】水煎服。

【主治】阳毒咽痛。

【加减】大便闭，加大黄，芒消；若斑出，加大青，以青黛代之亦可。

活龙散

【来源】《医学入门》卷四。

【组成】活地龙四条（洗净，研烂，入姜汁少许，蜜一匙，薄荷汁少许）

【用法】新汲水调和，徐徐灌尽，渐次凉快，未效再服。自然汗出而解。

【主治】阳毒，累经药下不通，结胸硬痛；或稍通而复再结，喘促热燥狂乱。

【加减】若热炽者，加片脑少许。

地龙水

【来源】《古今医鉴》卷三。

【组成】大白颈地龙四条

【用法】上洗净研烂，加生姜汁一匙，白蜜一匙，薄荷汁一匙，再加片脑半分，研匀，徐徐灌令尽。良久渐快，稳睡少顷，即揉心下片时，再令睡，当有汗则愈。若不应，再投一服。

【主治】阳毒伤寒，药下虽通，结胸硬痛，或发狂乱。

地骨皮散

【来源】《丹溪心法》卷一。

【组成】地骨皮 茯苓各半两 柴胡 黄芩 生地黄 知母各一两 石膏二两 羌活 麻黄各七钱半

【用法】上锉。每服一两，加生姜，水煎服。

【主治】阳毒火炽发渴，浑身壮热，无汗，脉长而滑。

紫蟾锭

【来源】《徐评外科正宗·附录》。

【组成】山慈姑二钱（去毛皮，焙） 川文蛤二钱（去蛙，末，炒） 千金霜一钱（去油净） 红芽大戟一钱五分（去芦根，洗净，焙，惟须杭州紫大为佳，北方绵大戟性裂不堪用） 原麝香一钱（拣净皮毛） 明朱砂二钱（漂净） 雄黄一钱（拣鲜红者） 寒水石三钱（煅） 铜绿一钱 胆矾一钱 明乳香一钱（去油净） 没药一钱（去油净） 蜈蚣二钱（去头足，炒） 全蝎一钱（酒炒） 川山甲一钱（炙） 僵蚕一钱（洗去丝，炒） 蟾酥二钱（酒化） 血竭一钱 梅花冰片五分 枯矾一钱六分 藤黄四钱（酒化） 轻粉五分 红砒三钱 皂角刺一钱（炒）

【用法】上药各为末，每味若干称准，净末合和一处，再研极细，先用蜗牛二十一个，微捣去壳，再用蟾酥、藤黄和研稠粘，方入各药，共捣极匀，做成小锭，放石灰坛中收燥，另以瓷瓶装盛听用。

【主治】阴阳二毒。

第六章

厥阴病

一、厥阴病

伤寒厥阴病,是指外邪侵袭厥阴经脉,引起厥阴经所属脏腑经络生理功能紊乱的疾病。《伤寒论》:"厥阴之为病,消渴,气上撞心,心中疼热,饥而不欲食,食则吐蛔,下之利不止"。厥阴病是六经病的最后阶段,病入厥阴,肝失条达,气机不利,易致阴阳失调,又因厥阴具有阴尽阳生,极而复返的特点,故厥阴病常以上热下寒、寒热错杂为主。厥阴病的治法,寒者宜温,热者宜清,寒热错杂者,则兼而治之。

当归四逆汤

【来源】《伤寒论》。

【组成】当归三两 桂枝三两(去皮) 芍药三两 细辛三两 甘草二两(炙) 通草二两 大枣二十五个(擘,一法十二个)

【用法】以水八升,煮取三升,去滓,温服一升,一日三次。

【功用】

1.《成方便读》:发表温中。

2.《中医方剂学讲义》:温经散寒,养血通脉。

【主治】

1.《伤寒论》:伤寒厥阴病,手足厥寒,脉细欲绝者。

2.《伤寒论今释》引清川玄道:冻疮。

3.《汉方处方解说》:雷诺病。

【宜忌】《医方发挥》:本方只适用于血虚寒凝之四肢逆冷,其他原因之肢厥不宜使用。

【方论】

1.《金镜内台方议》:阴血内虚,则不能荣于脉,阳气外虚,则不能温于四末,故手足厥寒,脉细欲绝也。故用当归为君,以补血,以芍药为臣,辅之而养营气;以桂枝、细辛之苦,以散寒湿气为佐;以大枣、甘草之甘为使,而益其中,补其不足;以通草之淡而通行其脉道与厥也。

2.《医方考》:阳气外虚,故用桂枝、细辛以温其表;阴血内弱,故用当归、芍药以调其里,通草通其阴阳,大枣、甘草和其营卫。是证也,自表入里,虽曰传至厥阴,始终只是阳证,与寒邪直中三阴不同,故不用吴萸、姜、附辈,而用桂枝汤加当归、细辛、通草耳!明者自得之。

3.《伤寒论条辨》:当归、芍药,养血而收阴;通草、细辛,行脉而通闭;桂枝辛甘,助阳而固表;甘草、大枣,健脾以补胃。夫心主血,当归补其心,而芍药以收之;肝纳血,甘草缓其肝,而细辛以润之;脾统血,大枣益其脾,而甘草以和之。然血随气行,桂枝卫阳,气固则血和也。

4.《伤寒来苏集》：凡伤寒初起，内无寒证，而外寒极盛者，但当温散其表，勿遽温补其表。此方用桂枝汤以解外，而以当归为君者，因厥阴主肝，为血室也。肝苦急，甘以缓之，故倍加大枣，犹小建中加饴糖法。肝欲散，当以辛散之细辛，其辛能通三阴之气血，外达于毫端，比麻黄更猛，可以散在表之严寒。不用生姜，不取其横散也。通草即木通，能通九窍而通关节，用以开厥阴之阖，而行气于肝。夫阴寒如此，而仍用芍药者，须防相火之为患也。是方桂枝得归、芍，生血于营；细辛同通草，行气于卫；甘草得枣，气血以和。且缓中以调肝，则营气得至手太阴而脉自不绝；温表以逐邪，则卫气行四末而手足自温。不须参、术之补，不用姜、桂之燥，此厥阴之四逆与太、少不同治，而仍不失辛甘发散为阳之理也。

5.《伤寒论三注》：圣人立四逆汤，全从回阳起见；四逆散，全从解表里之邪起见；当归四逆，全在养血通脉起见。不欲入一辛热之味，恐其劫阴也。

6.《伤寒溯源集》：此条之手足厥寒，即四逆也，故当用四逆汤。而脉细欲绝，乃阳衰而血脉伏也，故加当归，是以名之曰当归四逆汤也。不谓方名虽曰四逆，而方中并无姜、附，不知何以挽回阳气？即有桂枝，亦不过解散卫邪之药耳。李东垣所谓气薄则发泄，桂枝上行而发表，岂能如干姜之温中散寒耶？细辛虽能温少阴之经，亦岂能如附子之补真阳而入命门乎？且芍药不过敛阴，通草无非渗利，有焉能治手足厥寒、脉细欲绝哉？

7.《绛雪园古方选注》：当归四逆不用姜、附者，阴血虚微，恐重劫其阴也，且四逆虽寒，而不至于冷，亦惟有调和厥阴，温经复营而已，故用酸甘以缓中，辛甘以温表，寓治肝四法，桂枝之辛以温肝阳，细辛之辛以通肝阴，当归之辛以补肝，甘、枣之甘以缓肝，白芍之酸以泻肝，复以通草利阴阳之气，开厥阴之络。

8.《成方切用》：因风寒中血脉而逆，故以当归辛温血中之气药为君子；通脉散逆，必先去血中之邪，故以桂枝散太阳血中之风，细辛散少阴血分之寒为辅；未有营卫不和而脉能通者，故以

芍药、甘草、大枣调和营卫，通草利九窍，通血脉关节，诸药藉之以破阳滞，而厥寒散矣。

9.《谦斋医学讲稿》：本方主治厥阴伤寒，手足逆冷，脉细欲绝，系温肝祛寒，养血通脉之剂。如有久寒者，可加吴萸、生姜，名为当归四逆加吴茱萸生姜汤。一般对肝脏受寒或体虚俱用，惯常用此加减，成为温肝的主方。肝病中用温法，不论逐寒和回阳，不用附子、干姜，而用桂枝、细辛、吴萸、川椒，尤其虚证多用肉桂，因其入肝走血分，能助长生气。

10.《岳美中医案集》：当归四逆汤系仲景为厥阴病手足厥寒，脉细欲绝而设。冻僵与厥阴似无关系，但手足厥寒，脉细或无，究其机理，则同为寒邪所干，机能减退或消失，故可异病同治。本方以当归、细辛、木通入桂枝汤中，内能温通血脉，外可解肌散寒，投之于冻伤而寒邪尚未化热之前，既可促进机体自我恢复，又能直驱寒邪从表而出，药证相合。如因迁延时日，或治不如法，转为冻疮，仍可用本方调治。

【验案】

1.早期雷诺病 《江苏中医》（1963，6：15）：用本方治疗早期雷诺病2例，1例用原方加艾叶、红花，服30余剂痊愈；1例服18剂痊愈。均经随访未见复发。

2.血栓闭塞性脉管炎 《上海中医药杂志》（1965，8：19）：以本方合芪附汤、四妙勇安汤，治疗血栓闭塞性脉管炎10例，症见下肢厥冷，剧烈疼痛，脉细涩，病程分别为2个月～3年。结果：9例痊愈，1例好转。

3.冻伤 《岳美中医案集》：赵某，男，30余岁。风雪交加，冻仆于地，爬行数里，僵卧于地而待毙，邻人发现后抬回，手足厥逆，卧难转侧。此冻伤，投本方，以厥回肢温为度。4剂后身起紫泡如核桃，转为冻疮。数日后即能转动，月余而愈。

4.血痹 《新中医》（1979，2：45）：病人周某，女，25岁。夜睡醒来，两手发麻，似蚁走感，手指活动不利，持针不便，但握力尚存。手微冷，触觉痛觉无异变，脉沉细而稍弦紧，舌淡苔白。此寒邪凝滞，经脉受阻，血行不运，肢端络脉失养之候，治以本方加川芎、黄芪、麻黄。两剂后症状减轻，再服3剂而愈。

5. 女性寒湿凝滞闭经　《湖北中医杂志》（1995，1：47）：应用当归四逆汤加味：当归、桂枝、白芍各12g，细辛3g，炙甘草10g，木通6g，大枣7枚，水煎内服，每日1剂；根据病情轻重不同，酌情加重当归、桂枝用量；寒甚者，加制附子、干姜；湿重带下量多者，加苍术、茯苓；瘀血明显者，加莪术、红花、炮山甲；气滞者，加香附、青皮；腹痛者，加生蒲黄、延胡索；腰痛者，加川续断、杜仲；治疗寒湿凝滞闭经77例。结果：痊愈（服药后主要症状及体征消失，周期、经量、颜色皆正常）42例；好转（服药后主要症状及体征消失或减轻，月经愆期，色黑量少）27例；无效（服药后主要症状及体征无变化）8例。

6. 手术后肠粘连　《浙江中医杂志》（1995，3：107）：用本方加大黄口服，治疗手术后肠粘连108例。结果：完全控制63例，基本控制41例，总有效率达96.2%。

7. 产后肢体酸痛　《河北中医》（1995，4：15）：用本方加减：当归、桂枝、细辛、通草、炒白芍、大枣、甘草、黄芪、桑枝为基本方；腰背酸痛加桑寄生、续断；颈项强痛加葛根；头痛甚者加芥穗、防风；足跟痛加杜仲，每日1剂，水煎服，20剂为1疗程；治疗产后肢体酸痛52例。结果：痊愈27例，有效24例。

8. 慢性盆腔炎　《陕西中医》（1995，12：532）：用本方加味（萆薢、蒲公英、二花）治疗慢性盆腔炎75例。结果：治愈52例，好转20例，总有效率为96%。疗效最短10天，最长30天。

9. 坐骨神经痛　《四川中医》（1997，7：31）：以本方加减：当归、桂枝、白芍、细辛、木通、炙甘草、大枣为基本方；寒盛，加制草乌、制川乌；湿盛，加羌活、独活、苍术；每日1剂，水煎服；配合针灸疗法，治疗坐骨神经痛48例。结果：痊愈（临床症状及体征消失，功能恢复正常，能参加正常工作。3～5年后随访无复发者）31例；显效（临床症状消失，体征大部分消失，基本能参加工作）11例；好转（症状、体征均有好转，行走有轻微的疼痛，对正常工作有一定的影响）4例；无效2例。

10. 肩周炎　《湖南中医杂志》（1998，1：

16）：以本方加减，治疗肩周炎51例。结果：痊愈38例，显效8例，好转5例，总有效率为100%；对照组30例用风湿液治疗，痊愈12例，显效7例，好转11例，总有效率为100%。但远期治愈率治疗组为82.5%，对照组为63.3%，两组间有明显差异，$P < 0.01$。

11. 前列腺肥大　《云南中医杂志》（1998，4：15）：以本方加味，治疗前列腺肥大42例。结果：痊愈20例，有效19例，无效3例，总有效率为92.86%。

12. 骨折　《北京中医药大学学报》（1998，4：39）：用本方加味：当归、桂枝、芍药、细辛、通草、炙甘草、大枣为基本方；年老体弱、肿胀，加黄芪、丹参、泽兰；上肢肿加姜黄、桑枝；下肢肿，加牛膝、独活；肿胀严重并伴有发热者，加黄柏、苍术、防风；每日1剂，9天为1疗程；治疗骨折后期肢端肿胀45例。结果：痊愈（肿胀疼痛消失）30例，有效10例。

13. 类风湿性关节炎　《山西中医学院学报》（2005，1：44）：以当归四逆汤治疗类风湿性关节炎37例，15天为1个疗程。结果：1个疗程后，临床治愈（关节疼痛、肿胀消失，活动功能正常，实验室检查正常）3例，好转（关节疼痛，肿胀减轻，活动功能好转，实验室检查有改善）3例，2个疗程后临床治愈11例，好转5例；3个疗程后临床治愈6例，好转8例，无效（关节疼痛、肿胀及实验室检查无变化）1例。

吴茱萸汤

【来源】《伤寒论》。

【组成】吴茱萸一升（洗）　人参三两　生姜六两（切）　大枣十二枚（擘）

【功用】

1.《普济方》：温里助阳散寒。

2.《中医方剂学讲义》：温中补虚，降逆散寒。

【主治】《伤寒论》：阳明病，食谷欲呕者。少阴病，吐利，手足逆冷，烦躁欲死者。厥阴病，干呕，吐涎沫，头痛者。

麻黄升麻汤

【来源】《伤寒论》。

【组成】麻黄二两半（去节） 升麻一两一分 当归一两一分 知母十八铢 黄芩十八铢 葳蕤十八铢（一作菖蒲） 芍药六铢 天门冬六铢（去心） 桂枝六铢（去皮） 茯苓六铢 甘草六铢（炙） 石膏六铢（碎，绵裹） 白术六铢 干姜六铢

【用法】以水一斗，先煮麻黄一两沸，去上沫，纳诸药，煮取三升，去滓，分三次温服，相去如炊三斗米顷令尽。汗出愈。

【功用】《伤寒论讲义》：发越郁阳，清上温下。

【主治】

1.《伤寒论》：伤寒六七日，大下后，寸脉沉而迟，手足厥逆，下部脉不至，咽喉不利，吐脓血，泄利不止。

2.《张氏医通》：冬温误行汗下，阳热陷于厥阴，经脉为邪气所遏，下部脉不至，咽喉不利，唾脓血。

【方论】

1.《金镜内台方议》：伤寒六七日，大下之后，寸脉沉而迟，手足厥逆，下部脉不至者，乃大下则伤血，下焦之阳气已虚竭而然也。又兼泄利不止者，为重虚也，咽喉不利，吐脓血者，乃重亡津液而成肺痿，得此之症。实为难治，故与升麻为君，麻黄为臣，以散浮热之气，如《玉函经》云：其热之气，以汗泄之。当归、桂、姜之辛，以散其寒；知母、黄芩之苦，以凉心去热；苍术之甘，缓脾生津，白赤芍之酸，以敛逆气，葳蕤、门冬、石膏、甘草之甘，润肺除热，共为佐使。以济其症之坏，而治其厥阴之损伤者也。

2.《张氏医通》：邪遏经脉，非兼麻黄、桂枝之制不能开发肌表以泄外热，非取白虎、越婢之法不能清润肺胃以化里热，更以芍药、甘草、参、黄芩汤寒因寒用，谓之应敌。甘草、干姜合肾著汤，热因热用，谓之向导。以病气庞杂，不得不以逆顺兼治也。

3.《绛雪园古方选注》：方中升散、寒润、收敛、渗泄诸法具备，推其所重，在阴中升阳，故以麻黄升麻名其汤。膏、芩、知母苦辛，清降上焦之津；芍药、天冬酸苦，收引下焦之液；苓、草甘淡，以生胃津液；归、术、葳蕤缓脾，以致津液。独是十味之药，虽有调和之致，不能提出阴分热邪，故以麻黄、升麻、桂枝、干姜开入阴分，与寒凉药从化其热，庶几在上之燥气降，在下之阴气坚，而厥阴错杂之邪可解。

【验案】慢性肠炎 《陕西中医》（1986，10：462）：高某，男，38岁，农民。病人素有脾虚便溏（慢性肠炎），去年10月曾因潮热盗汗，经拍片诊为肠结核。今感冒10日，初发热恶寒，头痛无汗，后渐有胸闷咳嗽，痰多色黄。现症：发热恶寒，头痛无汗，胸闷咳喘，痰稠黄带血丝，口渴不欲多饮，咽痛烦躁，肠鸣腹痛，大便溏薄，舌苔薄白，舌尖稍红，脉寸浮滑关尺迟缓，证属表里同病，宜表里同治，用麻黄升麻汤外可解太阳寒邪，内可清阳明之热，下可温太阴之寒，又配有养肺阴之品，实为恰当。麻黄、桂枝、白术、茯苓各8g，知母、黄芩、干姜、天冬、葳蕤、白芍、炙甘草各6g，升麻、当归各3g，生石膏20g，水煎服，1剂后，全身汗出，2剂后表证尽解，共服3剂后，诸症悉平。再以金水六君子汤善其后。

麻黄散

【来源】《太平圣惠方》卷九。

【组成】麻黄二两（去根节） 当归一两（锉，微炒） 川升麻一两 知母一两 赤芍药一两 天门冬一两（去心） 桂心一两 赤茯苓一两 甘草一两（炙微赤，锉） 石膏二两 白术一两 干姜一两（炮裂，锉）

【用法】上为粗散。每服五钱，以水一大盏，加生姜半分、大枣三枚，煎至五分，去滓温服，不拘时候。

【主治】

1.《太平圣惠方》：伤寒七日大下后，脉沉迟，手足厥逆，喉咽不利，胸膈烦躁。

2.《普济方》：唾脓血，泄利不止。

吴茱萸生姜汤

【来源】《卫生宝鉴》补遗。

【组成】吴茱萸二两 生姜半斤（切） 人参
方中人参用量原缺。

【用法】水煎服，不拘时候。

【主治】厥阴经受病，烦满囊缩。

代灸涂脐膏

【来源】《卫生宝鉴·补遗》。
【别名】代灸明脐膏（《普济方》卷一三五）。
【组成】附子 马蔺子 蛇床子 木香 肉桂 吴茱萸各等分
【用法】上为细末，用面一匙，药一匙，或各半匙，生姜汁和煨成膏。摊纸上，圆三寸许，贴脐下关元、气海，自晓至晚，其火力可代灸百壮，脐痛亦可贴之。
【主治】厥阴经证，烦满囊缩。

人参汤

【来源】《普济方》卷一三三。
【组成】人参 茯苓各二两 甘草 菖蒲 当归 紫石英 熟地黄各一两
【用法】以水五升，煮取二升，去滓，温服七合。
【主治】厥阴病，亡阳谵语，惊狂。

化毒散

【来源】《普济方》卷一四三。
【组成】槐花 贯众各等分
【用法】上为末每服方寸匕，取艾一分，糯米七合，水一升，煮取五合调下。大便频，色变为度。
【功用】消毒。
【主治】厥阴病，大便脓血赤黄者。

茱萸四逆汤

【来源】《伤寒全生集》卷二。
【别名】四逆加吴茱萸汤（《中国医学大辞典》）。
【组成】茱萸（汤泡） 附子（泡） 干姜各二钱 炙甘草一钱半
【用法】水煎，入姜汁温服。
【主治】
　　1.《伤寒全生集》：厥阴伤寒，呕吐涎沫及吐利逆冷，烦躁脉沉。
　　2.《古今医统大全》：厥阴中寒，小腹痛甚。

【加减】胃虚寒，加丁香、人参、白术、陈皮。

桂附汤

【来源】《丹台玉案》卷二。
【组成】桂枝一两 附子三钱 青皮 甘草 柴胡各四钱
【用法】每服加生姜三片，作三次服。
【主治】厥阴证，口吐涎沫，小腹痛，不渴者。

龙胆清肝饮

【来源】《顾松园医镜》卷六。
【组成】龙胆草 黄芩 黄连各一二钱 瓜蒌一枚 麦冬五钱至一两 玄参二三钱 知母三五钱 芍药三钱 羚羊角三五钱
【主治】热邪传入厥阴，烦满囊缩，消渴，气上冲气，心中痛热，饥不欲食，食则吐蛔者。
【加减】吐蛔，加乌梅；如误下，利不止者，去瓜、麦、玄参、知母，倍芍药。

桂枝汤

【来源】《幼科直言》卷五。
【组成】桂枝 厚朴（炒） 陈皮 甘草 桔梗 红花 柴胡 麦芽 神曲 木香
【用法】生姜一片，红枣二枚为引。
【主治】厥阴伤寒，腹痛作泻，或成结胸者。

桃仁石膏汤

【来源】《幼科直言》卷五。
【组成】桃仁 石膏（煅） 陈皮 枳壳 大黄 归尾 黄芩 甘草
【用法】水煎服。
【主治】小儿伤寒至八九十日之间，传入足厥阴肝经，大便结塞，小便赤色，腹痛，昏迷作渴者。

吴茱四逆汤

【来源】《医略六书》卷十八。
【组成】吴茱萸一钱半（醋泡） 人参一钱半 干

姜一钱半（炒） 甘草一钱半（炙） 附子一钱半（炮）

【用法】 水煎，去滓温服。

【功用】 温中逐寒，补火崇土。

【主治】 寒中厥阴，吐利厥冷，舌卷囊缩，脉迟微者。

【加减】 腹痛，加白术；转筋，加木瓜。

【方论】 寒中厥阴，中土受病，而生阳不振，筋络不舒，故舌卷囊缩，吐利厥冷焉。吴茱萸温厥阴之寒，散逆气，以除厥冷；人参补太阴之气，除中虚，以托寒邪；附子补火御寒，干姜温中逐冷，甘草崇土御邪，使木不跋土，则吐利自止，而厥阴气顺，无不厥愈阳回，舌卷囊缩自舒矣。

二、厥　逆

伤寒厥逆，是指伤寒过程中出现以手足不温甚至冰凉为主要表现的病情。《伤寒论》："问曰：证象阳旦，按法治之而增剧，厥逆，咽中干，两胫拘急而谵语。师曰：言夜半手足当温，两脚当伸，后如师言。何以知此？答曰：寸口脉浮而大，浮则为风，大则为虚，风则生微热，虚则两胫挛。病证象桂枝，因加附子参其间，增桂令汗出，附子温经，亡阳故也。厥逆咽中干，烦躁，阳明内结，谵语，烦乱，更饮甘草干姜汤。夜半阳气还，两足当热，胫尚微拘急，重与芍药甘草汤，尔乃胫伸，以承气汤微溏，则止其谵语，故知病可愈"，"太阳中风，脉浮紧，发热恶寒，身疼痛，不汗出而烦躁者，大青龙汤主之。若脉微弱，汗出恶风者，不可服。服之则厥逆，筋惕肉瞤，此为逆也"。此皆为过汗亡阳，治以回阳救逆。"少阴病，下利脉微者，与白通汤；利不止，厥逆无脉，干呕烦者，白通加猪胆汁汤主之。服汤，脉暴出者死，微续者生。"此为阳脱阴竭，寒热格拒。治当破阴回阳，宣通上下。"伤寒发热，下利，厥逆，躁不得卧者，死。"此为阴寒内盛，格阳于外之机。"大汗出，热不去，内拘急，四肢疼，又下利，厥逆而恶寒者，四逆汤主之。"此为过汗亡阳，以致阴寒内盛，阳气无以温养四末，故而厥逆。伤寒病厥逆证虽然见于多经，但总不外阳气不达四肢，四肢失却阳气温煦所致。治则以回阳救逆为要。

四逆汤

【来源】《伤寒论》。

【组成】 甘草二两（炙） 干姜一两半 附子一枚（生用，去皮，破八片）

【用法】 以水三升，煮取一升二合，去滓，分温再服。强人可大附子一枚，干姜三两。

【功用】

1.《伤寒明理论》：发阳气，散阴寒，温经暖肌。

2.《伤寒溯源集》：散下焦寒邪，助清阳升发。

3.《医宗金鉴》：逐阴回阳。

【主治】

1.《伤寒论》：伤寒脉浮，自汗出，小便数，心烦，微恶寒，脚挛急，反与桂枝欲攻其表，此误也，得之便厥，若重发汗，复加烧针者；伤寒医下之，续得下利清谷不止，身疼痛者；太阳病，发热头痛，脉反沉，若不差，身体疼痛，阳明病，脉浮而迟，表热里寒，下利清谷；少阴病，脉沉者；少阴病，饮食入口则吐，心中温温欲吐，复不能吐，始得之，手足寒，脉弦迟，若膈上有寒饮，干呕者；厥阴病，大汗出，热不去，内拘急，四肢疼，下利，厥逆而恶寒者；霍乱病，既吐且利，小便复利，而大汗出，下利清谷，内寒外热，脉微欲绝。

2.《金匮要略》：呕而脉弱，小便复利，身有微热，见厥者。

【宜忌】《中药方剂近代研究及临床应用》：血虚寒滞之厥逆非本方所宜，热厥禁用。

【验案】 休克 《中医资料选编》（四川省军区后勤部）：李某某，女，69岁。因患肺心病、肺炎、中毒性休克、脱水而住院。神志清，颜面苍白，肺部有湿性啰音，心率92次/分，血压80/50mmHg。经静脉注射四逆注射液2ml，2分钟后血压上升至90/60mmHg。20分钟后血压上升至100/60mmHg。6小时后血压仍维持在90/50mmHg，并持续2～3小时。在升压同时心跳强有力。

当归四逆汤

【来源】《伤寒论》。

【组成】当归三两　桂枝三两（去皮）芍药三两　细辛三两　甘草二两（炙）通草二两　大枣二十五个（擘，一法十二个）

【用法】以水八升，煮取三升，去滓，温服一升，一日三次。

【功用】

1.《成方便读》：发表温中。

2.《中医方剂学讲义》：温经散寒，养血通脉。

【主治】

1.《伤寒论》：伤寒厥阴病，手足厥寒，脉细欲绝者。

2.《伤寒论今释》引清川玄道：冻疮。

3.《汉方处方解说》：雷诺病。

【宜忌】《医方发挥》：本方只适用于血虚寒凝之四肢逆冷，其他原因之肢厥不宜使用。

当归四逆加吴茱萸生姜汤

【来源】《伤寒论》。

【别名】四逆汤（《备急千金要方》卷二十）、吴茱萸散（《太平圣惠方》卷四十七）、四逆茱萸汤、吴茱萸汤（《圣济总录》卷三十八）、四逆加吴茱萸生姜汤（《注解伤寒论》卷十）、四逆萸姜汤（《杏苑生春》卷七）。

【组成】当归三两　芍药三两　甘草二两（炙）通草二两　桂枝三两（去皮）细辛三两　生姜半斤（切）吴茱萸二升　大枣二十五枚（劈）

【用法】以水六升，清酒六升和，煮取五升，去滓，温分五服。一方酒、水各四升。

【功用】《伤寒方苑荟萃》：散寒涤饮，降逆温中，养血通脉。

【主治】

1.《伤寒论》：手足厥寒，脉细欲绝，内有久寒者。

2.《伤寒方苑荟萃》：血栓闭塞性脉管炎、雷诺病、慢性荨麻疹、冻疮等；亦可用于慢性消化道疾病而疼痛呕吐较剧者、头痛、溃疡病、慢性风湿性关节炎、风湿性肌炎、痛经、闭经等。

【方论】

1.《千金方衍义》：阳邪传入厥阴而厥寒，脉沉细欲绝，与直中阴寒之治截然两途。直中阴寒，用姜附四逆以回阳。惟恐药之不力而变虚阳发露陷阴之邪，用当归四逆以通阳，仍须桂枝汤但去生姜加当归助芍药以和营，细辛、通草助桂枝提出阳分，使阳邪仍以阳解。其去生姜者，恐其性暴，不待气味入阴，便从太阳开发也。在霍乱则不然，专取生姜、吴茱萸速破逆上之厥气，则阳通脉复。盖回阳用干姜、通阳用生姜，一定不易之法。

2.《绛雪园古方选注》：厥阴四逆，证有属络虚不能贯于四末而为厥者，当用归、芍以和营血。若久有内寒者，无阳化阴，不用姜、附者，恐燥劫阴气，变出涸津亡液之证，只加吴茱萸从上达下，生姜从内发表，再以清酒和之，何患阴阳不和，四肢不温也耶？

3.《伤寒贯珠集》：手足厥寒，脉微欲绝者，阳之虚也，宜四逆辈。脉细欲绝者，血虚不能温于四末，并不能荣于脉中也。夫脉为血之府，而阳为阴之先，故欲续其脉，必益其血，欲益其血，必温其经。方用当归、芍药之润以滋之；甘草、大枣之甘以养之；桂枝、细辛之温以行之；而尤藉通草之入经通脉，以续其绝而止其厥。若其人内有久寒者，必加吴茱萸、生姜之辛以散之，而尤藉清酒之濡经浃脉，以散其久伏之寒也。

4.《伤寒方论》：手足厥寒，脉细欲绝，是经络无所不寒，气血俱虚之至，故当归四逆允为合剂也。更察内有久寒，是一阳不足以为开泰之本，而经络之虚，乃相因以至，故以吴茱萸、细辛通逆而润燥，通草为引，复以桂枝全汤而君当归，血由气生，寒从阳化也；并可通于杂证之血虚极寒者矣。

【验案】

1. 痛经 《新医药学杂志》（1978，3：7）：万某某，女，22岁，学生。病人经来腹痛已有5年之久，曾服温经汤及调经诸药，收效甚微。自述平时身冷，恶寒，四肢酸软无力，小腹常觉不温，月经愆期，白带多而清稀，每逢经期，小腹剧痛，痛时手足冰冷，口不渴，时吐清涎，小便量多。查其舌质淡黯，苔薄，脉沉迟细弱，证属虚寒痛经，拟用当归四逆加吴茱萸生姜汤治之。当归15g，桂枝12g，白芍（酒炒）15g，细辛6g，大枣18g，木通9g，炙甘草6g，官桂6g，台乌6g，艾叶（炒）6g，吴茱萸9g，生姜9g，加白酒1杯同煎。嘱在经前服本方3剂，下月经期前再服3剂。后6剂而愈。

2. 血虚寒厥证 《天津医药》（1978，5：215）：吴某某，男，38岁。1970年冬季，外出检查线路，下班后自觉四肢寒冷，并有麻木疼痛，以后每逢外出，两手及面部出现青紫，尤以手指鼻尖耳郭最明显，回室内温暖后，青紫逐渐消失。诊其两手逆冷至腕，手足均呈青紫，脉沉细，舌质胖嫩，舌苔白。属阳气虚弱，不能温养四肢，寒邪外袭，致血脉凝涩，经脉不通。治拟温经通络，活血祛寒。当归、白芍各9g，桂枝、吴茱萸各6g，细辛、甘草、通草各3g，生姜3片，大枣5枚。药后病情好转，续诊2次而愈。

3. 缩阴证 《治验回忆录》：刘妇，年四旬余，邮亭，北村人。体素虚弱，某日农作过劳，傍晚归途遇雨，衣履尽湿，归仅更衣，不甚介意。晚间又经房事，而风雨之夜，寒气砭骨，夜半时起入厕，未久，睡感寒甚，数被不温，少腹拘急绞痛，次第加剧，待至天将明时，阴户遽现紧缩，自觉向腹中牵引，冷汗阵出，手足厥冷，头晕神困，不能起立，服药鲜效。脉象微细，舌润不温，其夫且曰："内子阴户收缩，成一杯大空洞形，时流清液，令人见而生畏"。此乃阴寒证也，与当归四逆加吴茱萸生姜汤，嘱一日服完两大剂，并用艾灸气海、关元十余炷，又锡壶盛开水时熨脐下。次日即笑逐颜开，操作厨下，惟身觉略倦而已。

4. 子宫下垂 《新中医》（1983，2：33）：戴某某，女，49岁。农民，自诉近3年来劳动增强，缺乏休养和调补，身体渐差。夜睡不宁，有时醒来烦热汗出，头痛，小腹挛痛，小便频数，或夜间遗尿。休息几天即好转，如仍持续劳动则觉小便有物垂出，疼痛不安。月经二三月一来，量少，色鲜红。每年此时恒发疟疾。其脉沉细难触，手足较常人为冷。舌质淡润无苔，面色萎黄。断为当归四逆加吴茱萸生姜汤证。处方：当归12g，木通、细辛、桂枝、吴茱萸、枳壳、白芍、炙甘草各9g，生姜18g，红枣25枚，赤豆脂30g（一半包煎，一半研末，分2次冲服），水煎，加白酒半两，冲服。二诊：药后睡安，汗止，少腹不痛，尿不频数，下身下垂刺痛好转。手足依然冰冷。照原方续服3剂，各症均愈，惟手足仍冷。第2个月中旬来月经，又服3剂。以后每月服3剂。至年底病人来告，谓此后未复发，月经亦未再行。

5. 产后胃冷如冰 《中医杂志》（1984，8：25）：青年女工傅某某，1981年夏初难产，入产房两天两夜，胎儿未能娩出，周身大汗淋漓，神疲力竭。当时产床置于电风扇下，凉风直吹，及至胎儿娩出后，始觉凉意。因腹中饥饿，急食冷鸡汤2碗，即感胃脘痞塞不畅，胃中发冷，犹如冰块阻塞一般，且全身关节酸痛，曾服温胃散寒之方药，诸如香砂六君子汤、附子理中汤等，未获缓解，半年后来诊。其时病人面色㿠白，唇甲少华，两手欠温。自述周身关节在气候突变时发酸发痛。胃冷如冰逐渐加重，并时感胸闷恶心。诊见舌淡苔白，脉象沉细。乃胃有久寒，阴血虚亏所致。其分娩时正当血脉空虚，加之外受寒邪之袭，内伤鸡汤之冷，胃阳大伤，安得不病之理。处方：全当归10g，川桂枝10g，杭白芍10g，北细辛5g，炙甘草3g，小木通6g，肥大枣4枚，淡吴萸12g，鲜生姜12g。酒水各半，煎后温服。每日1剂，未及半月，胃中已无冷感，诸恙尽失。

6. 乳房窜痛 《新中医》（1984，12：41）：潘某某，女，29岁，医务人员。病人近年来右侧乳房周围窜痛。呈阶段性、阵发性、伴憋胀感，用手扪之，右侧乳房外上象限内有桃核大区域皮肤温度明显低于周围，但未扪及肿块或囊状物。自贴伤湿止痛膏无效，又曾经用理气通络止痛之剂亦无效。别无所苦，月经正常。乳头属肝经，乳房属胃经，局部冷痛，总属脉络凝滞。试投当归四逆加吴茱萸生姜汤以暖肝温胃，通络止痛。处方：当归、白芍各12g，桂枝、吴茱萸、通草各6g，细辛、甘草各3g，生姜3片，大枣3枚。水煎，连服2剂后，乳房窜痛发冷消失，随访1年，未见复发。

7.更年期综合征 《日本东洋医学杂志》（1993，5：50）：以本方7.5g/d，用药8周，治疗更年期综合征20例，并与20例用激素治疗相对照。结果表明：激素补充疗法的效果是有限的，同时还表明本方不仅对冷证、头痛有效，而且对更年期障碍的全面改善也有效，这提示冷证的存在是更年期综合征的重要原因之一。

8.少腹痛 《日本东洋医学杂志》（1994，5：115）：以主诉为少腹痛，而且既无器质性疾病，也没有炎症的38例女性病人为研究对象。给予本方，每日7.5g，分3次服。疗效判定均在服药2～4周后，根据病人自身的判定进行。结果：显效4例（10.5％），有效23例（60.6％），稍有效7例（18.4％），无效4例（10.5％），有效率（显效＋有效）为71.1％。

白术汤

【来源】方出《太平圣惠方》卷十二，名见《圣济总录》卷二十三。

【组成】白术一两 人参三分（去芦头） 桂心半两 干姜半两（炮裂，锉） 附子一两（炮裂，去皮脐） 甘草一分（炙微赤，锉）

【用法】上为散。每服五钱，以水一大盏，煎至五分，去滓稍热服，不拘时候。

【主治】
1.《太平圣惠方》：伤寒四逆，内有久寒。
2.《圣济总录》：汗出脉微。

附子汤

【来源】方出《太平圣惠方》卷十二，名见《普济方》卷一四〇。

【组成】甘草一两（炙微赤，锉） 附子半两（炮裂，去皮脐） 干姜一两（炮裂，锉） 赤芍药一两

【用法】上为散。每服五钱，以水一中盏，煎至五分，去滓，稍热服，不拘时候。

【主治】伤寒大热，汗出热不去，腹内拘急，四肢厥冷，并下利。

附子散

【来源】《太平圣惠方》卷十二。

【组成】附子一两（炮裂，去皮脐） 桂心三分 白术一两 高良姜三分（锉） 甘草二分（炙微赤，锉） 厚朴一两半（去粗皮，涂生姜汁，炙令香熟）

【用法】上为散。每服四钱，以水一中盏，煎至六分，去滓，稍热服，不拘时候。

【主治】伤寒，手足厥冷，脉细欲绝。

益智子散

【来源】《太平圣惠方》卷十二。

【组成】益智子 川乌头（炮裂，去皮脐） 肉桂（去皱皮） 当归（锉，微炒） 干姜（炮裂，锉） 细辛 高良姜（锉） 甘草（炙微赤，锉）各半两 前胡一两（去芦头） 厚朴一两（去粗皮，涂生姜汁，炙令香熟）

【用法】上为散。每服三钱，以水一中盏，加大枣三个，煎至六分，去滓，稍热服，不拘时候。

【主治】伤寒，曾经发汗吐下，寒气未退，脾胃气虚，胸膈烦满，手足逆冷。

通脉散

【来源】《太平圣惠方》卷十二。

【组成】麻黄一两半（去根节） 肉桂一两（去皱皮） 甘草半两（炙微赤，锉） 附子一两（炮裂，去皮脐）

【用法】上为散。每服四钱，以水一中盏，入生姜半分，枣三枚，煎至六分，去滓，不拘时候稍热服。

【主治】伤寒病极，脉沉，厥逆。

返阴丹

【来源】《博济方》卷一。

【组成】太阴玄精石一两 硫黄一两 消石一两

（各为末） 腻粉半两

【用法】上四味，依次第布在干熨斗内，用纸盖覆，慢火煨久，候药上有黄芽生起便止，倾乳钵内，闭气，细研五百至七百下，用蒸饼为丸，如皂子大。若伤寒脉候微细，四肢冷逆者，及曾经转泻者，煎艾汤约一盏，先热吃艾汤一半，细嚼一丸，以汤下之。须臾汗出便愈，重者二丸必愈。

【主治】伤寒厥逆。

白术汤

【来源】《伤寒微旨论》卷下。

【组成】白术 半夏 当归 厚朴 生姜屑各半两 舶上丁香皮三分

方中生姜屑，《阴证略例》作"干姜"。

【用法】上为末。每服二钱，水一盏，入生姜一块如枣大（擘破），同煎至七分，去滓热服。清明以后至芒种以前，宜服本方。

【主治】胸膈痛，身体拘急疼痛，手足逆冷，脉沉细无力。

【加减】如三五服后，脉未有力及寸脉力尚小，加细辛半两，葱白三寸，同煎服。

白术饮

【来源】《圣济总录》卷二十一。

【别名】白术散（《普济方》卷一三一）。

【组成】白术（炒） 附子（炮裂，去皮脐） 高良姜（炮） 桂（去粗皮） 人参 干姜（炮）各一两 藿香（去梗）一分

【用法】上锉，如麻豆大。每服三钱匕，水一盏，同煎至七分，不拘时候，去滓温服。

【主治】伤寒伏阴气，胸膈妨闷，吐逆不定，手足厥冷。

回阳汤

【来源】《圣济总录》卷二十一。

【组成】延胡索（炒） 半夏（切，生姜汁炒黄） 甘遂（醋炒干）各一两 陈橘皮（汤浸去白，焙） 附子（炮裂，去皮脐） 桂（去粗皮） 麻黄（去根节，汤煮去沫，焙）各半两 槟榔一

枚 天南星一枚（炮）

【用法】上锉，如麻豆大。每服二钱匕，酒八分，煎至七分，去滓温服。服后炊顷，患人头面浑身觉热时，便与衣服盖覆，令汗出。

【主治】伤寒阴盛，手足厥冷，体寒脉微。

吴茱萸散

【来源】《圣济总录》卷二十一。

【组成】吴茱萸（汤洗，焙，炒） 硫黄（研） 桂（去粗皮） 附子（炮裂，去皮脐） 芎䓖各一分

【用法】上为散。每服三钱匕，煎艾叶汤调下。阴盛者，兼灸气海数十壮。

【主治】伤寒，手足厥冷，面青，唇口无色，心中寒慄。

返阴散

【来源】《圣济总录》卷二十一。

【组成】阳起石 石膏 寒水石（三味同烧令赤，出火毒，细研入诸药） 附子（炮裂，去皮脐） 干姜（炮） 甘草（炙、锉）各一两 硫黄（研）半两

【用法】上为散。每服二钱匕，生姜汁温水调下。

【主治】伤寒四肢厥冷，脉微自汗、心胸痞满，及阴毒。

温白丸

【来源】《圣济总录》卷二十一。

【组成】半夏（汤浸去滑，切，焙） 白附子（炮） 硫黄（研）各一两

【用法】上为末，用粳米饭和丸，如梧桐子大。每服二十丸，温酒送下；吐逆，炒生姜盐酒送下，或艾醋汤送下，不拘时候，阴毒并吃三五服。

【主治】伤寒面青，心下坚硬，开口出气，身体不热，头面多汗，四肢厥冷。

人参汤

【来源】《圣济总录》卷二十三。

【组成】人参 白术各一两 细辛（去苗叶） 干

姜（炮裂）各三分　甘草（炙）半两

【用法】上为粗末。每服五钱匕，以水一盏半，煎至一盏，去滓，食前温服。

【主治】伤寒，里寒外热，手足多厥。

阳起石丸

【来源】《圣济总录》卷二十三。

【组成】阳起石　太阴玄精石　消石　附子（炮裂，去皮脐）各等分

【用法】上为细末，汤浸蒸饼为丸，如梧桐子大。每服五丸至十丸，新汲水送下。汗出解。

【主治】伤寒四逆。

退阴丸

【来源】《圣济总录》卷二十七。

【组成】硫黄半斤（生）　太阴玄精石（煅）三两

【用法】上研为细末，水浸炊饼为丸，如梧桐子大。每服五十丸，热艾汤送下，每日三次。

【主治】伤寒伏阴气，手足厥冷，肌肤不热。

来复丹

【来源】《扁鹊心书·神方》。

【组成】陈皮（去白）　青皮　大川附（制）　五灵脂各六两　消石　硫黄各三两

【用法】上为末，蒸饼为丸，如梧桐子大。每服五十丸，白汤送下。

【主治】饮食伤脾，心腹作痛，胸膈饱闷，四肢厥冷，又治伤寒阴证，女人血气刺痛，或攻心腹，或儿枕作痛，及诸郁结之气。

乌仙散

【来源】《小儿卫生总微论方》卷七。

【组成】川乌不拘多少

【用法】上药用童便浸，不计日数，直至浸脱皮时，用水净洗，切碎，晒至八分干，便以纸袋盛，吊于当风处，用时旋取为末。腊茶调下半钱。

【主治】阴证伤寒，四肢厥逆者。

老君神白散

【来源】《普济方》卷一三五引《余居士选奇方》。

【组成】白术　附子各二两　桔梗　细辛　甘草各一两

【用法】上为细末。白汤点服。

【主治】伤寒阴证。

己寒丸

【来源】《医垒元戎》。

【组成】肉桂　茯苓各五钱　良姜　乌头（炮）各七钱　附子（炮）　干姜（炮）　芍药　茴香（炒）各一两

【用法】上为细末，面糊为丸，如梧桐子大。每服五七十丸，空腹食前温酒送下；八九十丸亦得。酒醋为糊俱可。

【主治】阴证服四逆辈，胸中发躁而渴者，或数日大便秘。

人参三白汤

【来源】《卫生宝鉴·补遗》。

【别名】人参三白散（《伤寒广要》卷七引《伤寒蕴要》）。

【组成】白术　白芍药　白茯苓各一两　人参二两

【用法】上锉。每服五钱，水二盏，加生姜三片，煎八分，去滓温服。

原书治上证，用本方加竹茹一两。

【主治】

1.《卫生宝鉴·补遗》：伤寒阴证，手足冷或身微热，脉皆沉细微弱而烦躁者。

2.《伤寒广要》引《伤寒蕴要》：伤寒发汗后，脉虚人弱者。

3.《证治准绳·伤寒》：伤寒阴斑。

【加减】手足冷或身微热，脉皆沉细微弱而烦躁者，用人参三白汤加竹茹。如病后无他证，独见呃逆者，治用人参三白汤加当归。

【验案】伤寒黑斑　《证治准绳·伤寒》：曾治一人，伤寒七八日，因服凉药太过，遂变身凉，手足厥冷，通身黑斑，惟心头温暖，乃伏火也。诊其六脉沉细，昏沉不知人事，亦不能语言，状似尸厥，

遂用人参三白汤加附子半枚，干姜二钱，水二钟，煎一钟与之服下，待一时许斑色渐红，手足渐暖而苏醒。

蒸熨方

【来源】《普济方》卷一三一。

【组成】吴茱萸（汤洗，焙干）三升

【用法】上以温酒浸令通湿，以生绢袋二个盛，蒸令极热。取茱萸袋子更换烙熨四肢、前后心及手足心，候气通彻即止。

【主治】伤寒，四肢厥冷。

干姜附子汤

【来源】《伤寒全生集》卷二。

【组成】干姜　附子　人参　白术　甘草

【用法】加生姜，水煎服。

【主治】阴证发躁，及发汗或下之后，昼日不眠，夜安静，脉来沉细。

八桂汤

【来源】《伤寒全生集》卷三。

【组成】人参　白术　茯苓　附子　干姜　甘草　肉果　诃子

【用法】加灯心，水煎服。

【主治】伤寒阴证，腹痛下利。

【加减】下利甚不止，加升麻、蜜炒粟壳。

沈家五积散

【来源】《医方类聚》卷五十八引《澹寮》。

【组成】生料五积散二钱　顺元散一钱

【用法】上和匀。加生姜三片、大枣一枚，水一盏煎，大啜两三杯。令手足温，微汗出方效。

【主治】内外感寒，手足厥冷，毛发恂溧；或脉迟沉伏。

黄连解毒汤

【来源】《万病回春》卷二。

【组成】黄连　黄芩　黄柏　栀子各二钱　柴胡　连翘各二钱

【用法】上锉一剂。水煎，温服。

【主治】
　　1.《万病回春》：伤寒大热不止，烦躁干呕，口渴喘满，阳厥极深，蓄热内甚，及汗吐下后，寒凉不能退其热者。

　　2.《医学正印》：嗜酒不育，脉六部洪大，重按则觉微细无力者。

回阳返本汤

【来源】《鲁府禁方》卷一。

【组成】附子　干姜　人参　肉桂　麦门冬　五味　茯苓　甘草　童便

【用法】加生姜、大枣，水煎，临服入蜜二匙，顿服之。服热而燥不止者，宜再服，燥自定矣。

【主治】阴极发燥，微渴面赤，欲于泥水井中坐卧者，脉沉迟无力或脉伏。

【宜忌】不可服凉药。若误认为热证，而用凉药，死不可复生矣。

【加减】无脉者，加猪胆汁一匙；面赤者，加葱七茎；呕者，加姜汁炒半夏。

子母两快汤

【来源】《辨证录》卷一。

【组成】熟地五钱　麦冬五钱　当归二钱　山茱萸三钱　茯苓二钱　芡实二钱　山药二钱　玄参五钱

【用法】水煎服。

【主治】冬月伤寒，身热五日，肾水干燥，不能润肝，人即发厥。

【方论】此方纯用补肾之味，惟当归滋肝之血也。治肾而治肝在其中，何必再用白芍以平肝气耶！且此症又不可用白芍也，以白芍虽平肝气，可以定热厥于须臾，然而白芍定厥，未免过于酸收。与补水之药，同用于无邪之日，易于生精；与补水之药，同用于有邪之顷，亦易于遏火。不若单用补肾之味，使水足以制火，而又无火留之害，为更胜也。故子母两快汤所以不用芍药而单用当归者，以当归之性动，不比芍药之酸收耳。且当归善助熟地、山萸以生水，生水以滋肝，即补肾以制肝也。

回生至神汤

【来源】《辨证录》卷一。

【组成】人参三两　肉桂三钱　白术二两　生姜汁一合　葱十条（捣汁）

【用法】水煎服。一剂而厥定，再剂而身热解矣。

【主治】冬月伤寒，身热十一日，而热反更盛，发厥不宁，一日而三四见，是邪不能传肝，此厥乃似热而非热，内寒之甚，逼阳外见而发厥。

【方论】此虽在用参、术之多，第不佐之姜、葱二汁，则不能宣发于外，而邪伏于肾中而不得出也，惟参、术得姜、葱之助，导之外出，不必走肝，而厥反安矣，此治法之巧者。

转气救吐汤

【来源】《辨证录》卷一。

【组成】人参一两　旋覆花一钱　赭石末一钱　茯神五钱

【用法】水煎服。

【主治】冬月伤寒汗下后，又加大吐气逆，呕吐饱闷，胸中痞满，时时发厥，昏晕欲死，谵语如见神鬼，且知生人出入者。

荡阴救命汤

【来源】《辨证录》卷一。

【组成】人参一两　白术三两　熟地三两　肉桂一钱　附子三钱　山萸萸三钱　茯神三钱

【用法】水煎服。

【主治】阴寒中脏。严寒之时，忽感阴寒，唇青身冷，手足筋脉挛急，上吐下泻，心痛腹疼，囊缩甲青，腰不能俯仰。

【方论】方中以参、术为君，似乎止救心、脾二经；虽附子、肉桂与熟地、山萸同用，肾也在所救之中，而肝、肺竟置之度外。何以能斩关直入，回阳于顷刻耶？不知五脏为寒邪所犯，大约犯肾之后，即便犯脾，而后犯心也，犯肝、肺者无多也。故专顾心肾与脾经，而肝肺之药，无非收敛

之剂，欲祛邪而使之出，不可留邪而使之入，倘用收敛之味以补肝肺，反掣人参、附子之手，不能迅于荡阴矣。此用药之不杂，实有秘义也。且肾中水火原不相离，用桂、附火热之药以回阳，未免肾中干燥，与其回阳之后，又补肾水以济阳，何如于用补火之时，而先为防微之为得哉。吾所以少用熟地、山萸于桂、附之中，以制火之横，且火得水而归源，水招火而入宅，故能奏既济之勋，而无亢炎之失也。

祛厥汤

【来源】《辨证录》卷一。

【组成】人参五钱　白术一两　甘草二钱　当归五钱　柴胡一钱　附子一分

【用法】水煎服。

【功用】大补正气。

【主治】冬月伤寒，发热而厥，厥后复热，厥多热少，寒多热少，正不胜邪者。

【方论】人参、归、术以助其正气，非助其邪热也，正旺则敢与邪战而作热，一战而胜，故寒与厥尽除也。方中加入附子者尤有妙义，参、术之类，未免过于慈神，倘不用附子将军之药，则仁而不勇，难成迅扫之功，加入一分，以助柴胡之力，则无经不达，寒邪闻风而尽散。

救败散

【来源】《辨证录》卷一。

【组成】当归　麦冬　人参各五钱　白芍五钱　柴胡　甘草各五分　北五味十粒　神曲三分

【用法】水煎服。

【主治】冬月伤寒五六日，吐泻后又加大汗，气喘不得卧，发厥者。

救心神丹

【来源】《辨证录》卷一。

【组成】人参一两　黄连三钱　菖蒲二钱　茯苓五钱　白芍一两　半夏三钱　附子一分

【用法】水煎一碗，以笔管通于病人喉中，另使亲人含药送下。

【功用】助包络之气，祛邪，返死回生。

【主治】冬月伤寒，至十二日之后，忽然厥发，发则如死人一样，但心中火热，其四肢如冰，有延至三四日而身体不腐者。

【方论】此方用人参以固其生气，以黄连清其心中包络之火邪，加附子一分为先锋，加菖蒲为向导，引人参、黄连突围而共入于心中；又得白芍、茯苓、半夏平肝而不助火，利湿而共消痰，则声援势盛，攻邪尤易也。或疑用黄连以清热是矣，何必助之以人参，而用人参亦不必如此之多。孰知六经传遍以攻心，则脏腑自虚，多用黄连，而不君之人参，则有勇无谋，必至斩杀过甚，反伤元气，又有主弱臣强之虞矣，虽救君于顷刻，而不能卫君于崇朝，不几虚用奇兵哉。

救汗回生汤

【来源】《辨证录》卷一。

【组成】人参三两　当归二两　柴胡二钱　白芍一两　陈皮五分　甘草一钱　麦冬五钱

【用法】水煎服。

【主治】冬月伤寒五六日，吐泻后又加发汗，气喘不得卧，发厥者。

【加减】二剂后减去柴胡，将此方减去十分之六，渐渐调理。

【方论】此救坏病之一法也。人见人参之多用，未必不惊用药之太峻，殊不知阳已尽亡，非多用人参，何以回阳于无何有之乡？尚恐人参回阳而不能回阴，故又佐以当归之多，助人参以奏功。至于白芍、麦冬之多用，又虑参、归过于勇猛，使之调和于肺、肝之中，使二经不相战克，而阳回于阴之中，阴摄于阳之内，听柴胡之解纷，实有水乳之合也，何必以多用参、归为虑哉。

清土散

【来源】《辨证录》卷一。

【组成】石膏一两　麦冬一两　生地一两　甘草一钱　金银花五钱　白术三钱

【用法】水煎服。

【主治】冬月伤寒，发热口渴，谵语，时而发厥。

援下回生丹

【来源】《辨证录》卷一。

【组成】人参三钱　白术一两　茯苓五钱　柴胡五分　甘草一钱　赤石脂末一钱

【用法】水煎调服。

【主治】冬月伤寒，汗吐后，又加大、下，而身热犹然如火，发厥，气息奄奄。

增减逍遥散

【来源】《辨证录》卷一。

【组成】白芍　白术各三钱　当归　人参　炒黑荆芥　白芥子各二钱　柴胡一钱　甘草五分　陈皮　神曲各三分

【用法】水煎服。

【主治】冬月伤寒。身热十二日而仍不退，不见发厥，此为伤寒虚极，欲厥而不得。

当归四逆汤

【来源】《重订通俗伤寒论》。

【组成】全当归三钱　桂枝尖五分　北细辛三分（蜜炙）　鲜葱白一个（切寸）　生白芍三钱　清炙草五分　绛通草一钱　陈绍酒一瓢（冲）

【功用】滋阴通脉。

【主治】手足厥寒，脉细欲绝。

【加减】如宿病寒疝，小腹痛甚，口吐白沫者，则加吴茱萸以止疝痛，生姜汁以止吐沫。

【方论】方中归、芍荣养血络为君；臣以桂、辛，辛通经脉，使经气通畅，络气自能四布，尤必佐以绛通、葱、酒者，一取其速通经隧，一取其畅达络脉；使以炙草，辛得甘助而发力愈速也。此为养血滋阴，活络通脉之良方。

参附再造汤

【来源】《重订通俗伤寒论》。

【组成】高丽参一钱至一钱半　淡附片五分　川桂枝一钱　羌活八分　绵耆皮一钱半（酒洗）　北细辛三分　清炙草八分　防风八分

【功用】助阳发汗

【主治】伤寒夹阴、阳虚不能作汗，尺脉迟弱者。

【方论】阳虚者阴必盛，故君以附、桂破阴；阴盛者气必弱，故臣以参、耆扶气；佐羌、防、细辛，以温散阴寒；使以甘草，以缓辛、附、羌、防之性。

太阳汤

【来源】《会约医镜》卷三。

【组成】白术三钱　干姜（炒）一二钱　当归钱半　山药（炒）二钱　熟附子二三钱（湿纸包，煨，热用）　甘草（炙）一钱　白芍（煨）钱半　生姜一钱　红枣三枚

【用法】水煎服。假热，拒格不纳者，冰冷服。

华佗救阳法：治寒中三阴，阳脱无脉，昏倒强直等症。用葱白一二斤捣碎，炒热，绢绸包熨脐下，以二包更替熨之。脉渐出，手足温者生。

【主治】伤寒寒中三阴，战慄厥逆，呕吐昏迷，唇青囊缩者。

【加减】如泄泻者，去当归；势危者，去熟附子，用生附子（湿纸包，煨热用）；如冬月寒伤太阳经，有表证者，加麻黄八分；头痛，加北细辛二三分；如肉振汗多者，加制黄耆二三钱；如泄泻者，加乌梅二个，去当归；如肝脉紧而郁滞者，加肉桂二钱；如小腹痛而喜按者，加吴茱萸七分（汤泡一次用），又须兼用华佗救阳法外治，乃妙。

四逆茱萸汤

【来源】《会约医镜》卷四。

【组成】甘草（炙）二钱　干姜（炮）三钱　附子三钱（或生用）　吴茱萸二钱（开水泡，一次用）　生姜一钱半　大枣四枚

【用法】水煎，冷服。

【主治】阴证厥逆，脉弱囊缩者。

【加减】加人参更妙；如腹痛，加白芍二钱。

正阳散

【来源】《理瀹骈文》。

【组成】麻黄（去节）　附子（炮）　干姜　半夏　吴萸　大黄

【用法】炒熨并缚脐。

【主治】阴证面唇指甲青黑，心下结硬，脐腹筑痛，身如被杖，甚或昏不知人者。

【方论】此方麻黄、大黄同用，汗下并行，其法甚捷。

健阳丹

【来源】《理瀹骈文》。

【别名】回春丹。

【组成】胡椒　枯矾　火消　黄丹各一钱　丁香五分

【用法】醋为团，握掌心，被盖取汗。

【主治】伤寒阴证。

三、真寒假热证

伤寒真寒假热证，是指阴寒过盛浮阳于外的假热病情。《伤寒论》："下利，脉沉而迟，其人面少赤，身有微热，必郁冒汗出而解，病人必微厥。所以然者，其面戴阳，下虚故也"。《普济方》："伤寒阴盛格阳者，病人身冷，脉细沉疾，烦躁而不饮水者是也"。本病成因为阴阳虚，不相协调。治宜以四逆汤类方剂急回其阳。

霹雳散

【来源】《证类本草》卷十引《孙兆口诀》。

【组成】附子一枚（烧为灰存性）

【用法】上为末，蜜水调下，为一服而愈。此逼散寒气，然后热气上行而汗出乃愈。

【主治】阴盛格阳伤寒，其人必躁热而不欲饮水者。

霹雳散

【来源】《类证活人书》卷十六。

【别名】黑龙散（《圣济总录》卷二十一）、烧附散（《小儿卫生总微论方》卷七）、黑散子（《普济方》卷一三五）、霹雳煎（《证治准绳·类方》卷五）。

【组成】附子一枚（及半两者，炮熟，用冷灰焙之，去皮脐，为粗末） 真腊茶一大钱（细研）

【用法】上同和，分作二服。每服用水一盏，煎六分，临熟入蜜半匙，放温冷服之。须臾躁止，得睡，汗出即愈。

【主治】

1.《类证活人书》：阴盛格阳，烦躁不欲饮水。

2.《玉机微义》：腹痛，脉欲绝。

3.《古今医统大全》：身冷，脉沉。

4.《医学入门》：身冷反躁，欲投井中，肢体沉重，唇青面黑，渴欲水复吐，大便自利黑水，六脉沉细而疾或无。

5.《赤水玄珠全集》：五脏寒。

复元汤

【来源】《鲁府禁方》卷一。

【组成】熟附 黄连 甘草 人参 五味子 麦门冬 知母 芍药 童便

【用法】上加生姜、大枣，水煎服。临服加葱白二茎捣汁调之，温服。

【主治】伤寒汗、下太过，下元虚弱，无根虚火泛上，无头痛、无恶寒，身微热，面赤微渴，目无精光，语无伦次，脉数无力，名曰戴阳证。

返火汤

【来源】《辨证录》卷一。

【组成】熟地三两 山萸肉一两 肉桂三钱

【用法】水煎服。

【主治】冬月伤寒，大汗气喘不能息，面如珠红，口不能言，呼水自救，却仅能一口而不欲多饮，为上热下寒之戴阳证者。

人参八味汤

【来源】《杂症会心录》卷上。

【组成】熟地三钱 山药三钱（炒） 茯苓一钱五分 人参一钱五分 丹皮一钱 山萸肉一钱 川附子一钱 肉桂一钱 泽泻五分

【功用】敛虚阳，复真元。

【主治】

1.《杂症会心录》：阴盛格阳，内真寒而外现假热。症见壮热不退，口渴不饮，烦躁不宁，大便不解，舌黑如墨，小便如血，两脉虚数或沉细而数。

2.《证因方论集要》：痢症体虚，余邪不下，虚阳不敛。

四、下　利

伤寒下利，是指伤寒病程中出现大便利下为主症的病情，包括泄泻和痢疾。《伤寒论》："太阳与阳明合病者，必自下利，葛根汤主之"，"伤寒汗出，解之后，胃中不和，心下痞硬，干噫，食臭，胁下有水气，腹中雷鸣下利者，生姜泻心汤主之"，"脉浮而迟，表热里寒，下利清谷者，四逆汤主之"，"少阴病，下利便脓血者，桃花汤主之"。下利可见于邪在不同经脉，治宜调和胃肠，利湿止利。

赤石脂禹余粮汤

【来源】《伤寒论》。

【组成】赤石脂一斤（碎） 太乙禹余粮一斤（碎）

【用法】以水六升，煮取二升，去滓，分三次温服。

【功用】《普济方》引《仁斋直指方论》: 固其下焦。
【主治】
　　1.《伤寒论》: 伤寒, 服汤药, 下利不止, 心下痞硬。服泻心汤已, 复以他药下之, 利不止。医以理中与之, 利益甚, 此利在下焦。
　　2.《证治准绳·类方》: 大肠腑发咳, 咳而遗失。
【方论】
　　1.《金镜内台方议》: 理中汤乃治中焦之泄也。今此下利, 由气下而中虚, 下焦滑也, 故用之不应。必与赤石脂之涩为君, 以固其滑, 涩可去脱也。以禹粮之重镇, 固下焦, 为臣佐使, 重可去怯也。以此二味配合为方者, 乃取其固涩以治滑泄也。凡下利以固涩之不止, 乃下焦清浊之气不分, 固当利小便以分其气也。
　　2.《寓意草》: 禹余粮甘平, 消痞硬, 而镇定其脏腑; 赤石脂甘温, 固肠虚而收其滑脱也。
　　3.《伤寒来苏集》: 利在下焦, 水气为患也。惟土能制水, 石者, 土之刚也。石脂、禹粮, 皆土之精气所结; 石脂色赤, 入丙, 助火以生土; 余粮色黄, 入戊, 实胃而涩肠, 虽理下焦, 实中宫之剂也, 且二味皆甘, 甘先入脾, 能坚固堤防而平水气之亢, 故功胜于甘、术耳。
　　4.《绛雪园古方选注》: 仲景治下焦利, 重用固涩者, 是殆以阳明不阖, 太阴独开, 下焦关闸尽撤耳。若以理中与之, 从甲已化土, 复用开法, 非理也。当用石脂酸温敛气, 余粮固涩胜湿, 取其性皆重坠, 直走下焦, 从戊己化土阖法治之。故开太阳以利小便, 亦非治法。惟从手阳明拦截谷道, 修其关闸, 斯为直捷痛快之治。
　　5.《医方考》: 下之利不止者, 下之虚其里, 邪热乘其虚, 故利; 虚而不能禁固, 故不止; 更无中焦之证, 故曰病在下焦。涩可固脱, 故用赤石脂; 重可以镇固, 故用禹余粮。然惟病在下焦可以用之。

桂枝人参汤

【来源】《伤寒论》。
【别名】桂枝加人参汤 (《云岐子保命集》卷上)。
【组成】桂枝四两 (别切) 甘草四两 (炙) 白术三两　人参三两　干姜三两

【用法】以水九升, 先煮四味, 取五升, 纳桂, 更煮取三升, 去滓, 温服一升, 日再服, 夜服一次。
【功用】
　　1.《金镜内台方议》: 和解表里。
　　2.《医宗金鉴》: 温补中两解表里。
【主治】太阳病, 外证未除, 而数下之, 遂协热下利, 利下不止, 心下痞硬, 表里不解者。
【方论】
　　1.《金镜内台方议》: 桂枝以解表, 人参、白术以安中止泻, 加干姜以攻痞而温经, 甘草以和缓其中, 此未应下而下之以虚其中者主之也。
　　2.《伤寒论条辨》: 误下则致里虚, 外热乘里虚而入里, 里虚遂协同外热变而为利, 利即俗谓泄泻是也。不止, 里虚不守也。痞硬者, 正虚邪实, 中成滞碍, 否塞而不通也。以表未除也, 故用桂枝以解之; 以里下虚也, 故用理中以和之; 干姜兼能散痞硬之功, 甘草亦有和协热之用。是故方则从理中, 加桂枝而易名, 取义则表里, 期两解之必效。
　　3.《尚论篇》: 以表未除, 故用桂枝以解之; 以里适虚, 故用理中以和之。此方即理中加桂枝而易其名, 亦治虚痞下利之圣法也。
　　4.《伤寒来苏集》: 此之谓有表里证, 然病根在心下, 非辛热何能化痞而软硬, 非甘温无以止利而解表。故用桂枝、甘草为君, 佐以干姜、参、术, 先煎四物, 后纳桂枝, 使和中之力饶, 而解肌之气锐, 于以奏双解表里之功, 又一新加法也。
　　5.《医方集解》: 欲解表里之邪, 全藉中气为敷布, 故用理中以和里, 而加桂枝以解表。不名理中, 而名桂枝者, 到底先表之意也。
　　6.《绛雪园古方选注》: 理中加人参, 桂枝去芍药, 不曰理中, 而曰桂枝人参者, 言桂枝与理中表里分头建功也。故桂枝加一两, 甘草加二两。其治外协热而里虚寒, 则所重仍在理中, 故先煮四味, 而后纳桂枝, 非但人参不佐桂枝实表, 并不与桂枝相忤, 宜乎直书人参而不讳也。
　　7.《伤寒悬解》: 桂枝人参汤, 桂枝通经而解表热, 参、术、姜、甘温补中气, 以转升降之机也。太阴之胸下结硬, 即痞证也。自利益甚, 即下利不止也。中气伤败, 痞与下利兼见, 人参汤助中气之推迁, 降阳中之浊阴则痞消, 升阴中之清阳则利止，是痞证之正法。诸泻心，则因其下寒上热，从此而变通也。

8.《长沙方歌括》：太阳外证未除而数下之，未有不致虚者，里虚则外热内陷，故为协热利不止。协，合也，同也。言但热不虚，但虚不热，皆不足以致此也。太阳之气，出入于心胸，今太阳主阳之气，因误下而陷于下，则寒水之阴气，反居于阳位，故为心下痞硬，可与甘草泻心汤条"非热结，但以胃中虚，客气上逆，故使硬"句互参。方用人参汤以治里虚，桂枝以解表邪，而煮法桂枝后纳者，欲其于治里药中越出于表以解邪也。

【验案】

1.胃痛 《老中医经验选》：谭某某，男，36岁。病人素患胃痛，反复发作，经胃肠钡餐检查，诊为十二指肠球部溃疡，近月来胃脘隐隐作痛，有时发作，而以饭后2～3小时及夜间尤痛。右上腹部有明显压痛及痞闷感，口淡无味，时泛清水，胃纳欠佳，神疲乏力，大便正常，小便较多，脉迟弱，舌质淡白，苔薄白。此为胃虚气寒，治按温中散寒，用桂枝人参汤：党参15g，白术15g，干姜9g，炙甘草9g，桂枝12g（后下），3剂，每天1剂。2诊：服上药后，胃痛减轻，纳食稍增，时觉脘闷欲吐，脉舌如前，照上方加法半夏9g以温胃止吐，3剂，每天1剂。3诊：服上药后，胃痛已止，饮食如常；但停药后胃痛又复发，痞闷喜按，小便较多，脉迟细，舌淡、苔薄白。仍照上法治之，拟第1方减桂枝3钱，服药3剂后止痛。以后按上方继续治疗，服至胃痛消失，不再复发。

2.麻疹后期腹泻 《广东中医》（1963，3：40）：一女孩，3岁许，疹子已收，身热不退，体温39℃，下利日10余次，俱为黄色粪水，脉数无歇止，舌质尚正常。诊断为麻后热毒不净作痢，与葛根芩连汤加石榴皮。服后体温反升至39.5℃，仍下利不止，嗅其粪味并无恶臭气。沉思再三，观病孩颇倦容，乃毅改用桂枝人参汤，仍加石榴皮。1服热利俱减，再服热退利止。

黄连丸

【来源】方出《肘后备急方》卷二，名见《外台秘要》卷二引《崔氏方》。

【别名】黄连当归丸（《伤寒总病论》卷三）、赤石脂丸（《类证活人书》卷十八）。

【组成】黄连 当归各二两 干姜一两 赤石脂二两

【用法】炼蜜为丸，如梧桐子大。每服二十丸，每日三次，夜二次。

【主治】

1.《肘后备急方》：阴毒伤，鼻口冷。

2.《外台秘要》引《崔氏方》：伤寒热利。

【宜忌】《外台秘要》引《崔氏方》：忌猪肉、冷水。

通草汤

【来源】《外台秘要》卷二引《范汪方》。

【组成】通草一两 干姜一两 枳实四两（炙）人参一两 附子一枚（炮令裂破）

【用法】上切。以水六升，煮取二升，适寒温，每饮五合，一日三次。不愈，稍加至七合。

【主治】伤寒下利，脉微，足厥冷。

【宜忌】忌猪肉。

阿胶散

【来源】《太平圣惠方》卷十三。

【组成】阿胶一两（捣碎，炒令微燥） 黄连三分（去须，微炒） 葛根一两（锉） 黄芩三分

【用法】上为粗散。每服三钱，以水一中盏，煎至六分，去滓温服，不拘时候。

【主治】伤寒，壮热头痛，四肢烦疼，未经发汗，下之太早，遂令汗出，下痢不止。

赤石脂散

【来源】《医方类聚》卷五十三引《神巧万全方》。

【组成】赤石脂二两 禹余粮二两（醋焠）

【用法】上为末。每服三钱，粥饮下。

【主治】伤寒服汤药，下利不止，心下痞硬，服泻心汤已，复以他药下之，利不止，此利在下焦。

桂心散

【来源】《医方类聚》卷五十三引《神巧万全方》。

【组成】桂心一两　甘草一两　白术三分　人参三分　干姜三分（炮）

【用法】上为末。每服四钱，以水一盏，煎六分，去滓温服。

【主治】伤寒表热未除，数下之，遂夹热而利，利不止，腹痞满，表里不解者。

芍药汤

【来源】《圣济总录》卷二十三。

【组成】芍药一两　附子（炮裂，去皮脐）三分　人参　甘草（炙）各半两

【用法】上锉，如麻豆大。每服五钱匕，水一盏半，加生姜半分（拍碎），同煎至八分，去滓温服，晚再服。

【主治】伤寒下利清谷，里寒外热，汗出而厥，腹痛兼呕。

人参汤

【来源】《圣济总录》卷二十七。

【组成】人参一两　赤茯苓（去黑皮）　黄芩（去黑心）各三分　诃黎勒（炮，去核）　高良姜（锉，炒）　厚朴（去粗皮，生姜汁炙，锉）　陈橘皮（去白，炒）　甘草（炙，锉）　草豆蔻（去皮）　附子（炮裂，去皮脐）各半两　干姜（炮）　细辛（去苗叶）各一分

【用法】上锉，如麻豆大。每服三钱匕，水一盏，加生姜三片，煎至七分，去滓温服。以粥饮投，取汗。

【主治】伤寒兼食毒。初得病，身体不大热，心胸痞闷，不思饮食，吐逆不定，上气筑心，下利不止，水谷不化。

三黄熟艾汤

【来源】《伤寒全生集》卷三。

【组成】黄芩　黄柏　黄连　熟艾　猪苓　泽泻　芍药　苍术

《重订通俗伤寒论》无苍术，方中用条芩一钱，川连六分，川柏四分，熟艾二分，猪苓、泽泻、生白芍各一钱半，乌梅肉二分，灯心二

小帚。

【用法】加灯心、乌梅，水煎服。

【主治】

1.《伤寒全生集》：伤寒，协热下利不止。

2.《重订通俗伤寒论》：漏底伤寒，协热自利。

金银汤

【来源】《证治宝鉴》卷八。

【组成】白姜　黄连对半

【用法】水煎服。

【主治】伤寒协热自利。

合阴汤

【来源】《辨证录》卷一。

【组成】柴胡八分　茯苓五钱　甘草五分　天花粉一钱　枳壳三分　神曲五分　白芍三钱

【用法】水煎服。

【主治】冬月伤寒至九日而泻利不已。

渐生汤

【来源】《辨证录》卷一。

【组成】人参三钱　白术五钱　茯苓一两　山药一两　芡实一两　黄耆五钱　白芍五钱　甘草一钱　砂仁三粒

【用法】水煎服。

【功用】扶胃气以回阳，助胃气以生阴。

【主治】冬月伤寒，误汗误下，身重，目不见人，自利不止者。

【方论】此方妙在缓调胃气，胃气生而五脏六腑俱有生气。此症虽坏而犹有生气，是阴阳在欲绝未绝之候，故用参、苓、耆、术之品，得以回春也。

加味四逆汤

【来源】《会约医镜》卷四。

【组成】附子二三钱　甘草（炙）一钱半　干姜（炒）一钱半　木香三四分（煨用）　白术二三钱　乌梅二个　肉豆蔻（面煨）一钱半

【用法】水煎服。如上焦热格者，冰冷服之。

【主治】伤寒阴寒自利，外热而不恶热，口渴而不喜冷，四肢厥冷，脉虽数而无力，此阳脱凶候。

加味黄芩汤

【来源】《医学探骊集》卷三。

【组成】黄芩四钱　厚朴二钱　吴茱萸四钱　毛苍术四钱　杭白芍三钱　升麻三钱　车前子四钱（炒）　木通三钱　大枣六枚　甘草二钱

【用法】水煎，温服。

【主治】漏底伤寒。伤寒日久，不能忌口，饮冷食凉，触动脾胃，致令脾气虚衰，脾湿下陷，腹痛泄泻。亦治痢疾。

【加减】赤痢，去车前子，加大黄四钱，服一剂，再加地榆炭三钱，粟壳四钱，服二剂；白痢，去大枣、车前子，加槟榔三钱、炮姜二钱、地榆炭二钱、粟壳四钱。

【方论】此方用黄芩清热；白芍敛阴；厚朴温中；甘草、大枣和胃；苍术燥湿；吴萸止其腹痛；升麻提升清气；车前分其清浊；木通引热下行。

第七章
伤寒后诸症

一、伤寒后热不退

伤寒后热不退，是指伤寒病后余热留扰的病情。《圣济总录》："论曰伤寒病后，余热不解者，盖阴阳未和，邪气未尽，流传经络，蕴而生热，潮作如疟，鼻衄烦躁"。本病成因为伤寒病后，邪气未尽，留扰体内，蕴而生热；或为伤寒病后气血阴阳亏虚而发热。治宜散邪解热。

除热粉散

【来源】《幼幼新书》卷十五引《婴孺方》。

【组成】雷丸三两 牡蛎 桂心各一两

【用法】为粉。粉儿身。

【主治】伤寒，余热不退。

人参散

【来源】《太平圣惠方》卷十。

【组成】人参（去芦头）犀角屑 麦门冬（去心）柴胡（去苗）黄芩 川升麻 玄参 赤茯苓 地骨皮 葛根（锉）栀子仁 甘草（炙微赤，锉）各一两

【用法】上为粗末。每服四钱，以水一中盏，煎至六分，去滓，不拘时候温服。

【主治】伤寒汗后，热不除，进退发歇，身体温，心神烦闷，口干舌涩，不思饮食。

秦艽散

【来源】《太平圣惠方》卷十。

【组成】秦艽一两（去苗）柴胡一两（去苗）枳壳三分（麸炒微黄，去瓤）桑根白皮三分（锉）麦门冬一两（去心）葛根三分（锉）

【用法】上为粗散。每服四钱，以水一中盏，入生姜半分，芦根五寸，煎至六分，去滓，温频服，不拘时候。

【主治】伤寒汗后，余热不除，四肢拘急，胸膈不利，呕逆，不思饮食。

黄芩散

【来源】《太平圣惠方》卷十。

【组成】黄芩 人参（去芦头）柴胡（去苗）葛根（锉）各一两 栀子仁半两 甘草半两（炙微赤，锉）

【用法】上为粗散。每服四钱，以水一中盏，加生姜半分，煎至六分，去滓温服，不拘时候。

【主治】伤寒。七八日，汗后余热不除。

黄耆散

【来源】《太平圣惠方》卷十。

【组成】黄耆（锉）　鳖甲（涂醋，炙令黄，去裙襕）　人参（去芦头）　柴胡（去苗）　赤茯苓　桑根白皮（锉）　木通（锉）　羚羊角屑　知母　麦门冬（去心）　地骨皮　甘草（炙微赤，锉）各三分　赤芍药　白术　枳壳（麸炒微黄，去瓤）各一两

【用法】上为散。每服四钱，以水一中盏，煎至六分，去滓温服，不拘时候。

【主治】伤寒得汗后，热不除，发歇身热，肢节烦疼。

犀角散

【来源】《太平圣惠方》卷十。

【组成】犀角屑半两　麝香半两（细研）　牛黄（细研）　人参（去芦头）　茯神　麦门冬（去心，焙）　天竺黄（细研）　朱砂（细研）　黄芩　栀子仁　甘草（炙微赤，锉）各一分

【用法】上为细散，入研了药令匀。每服二钱，以竹叶煎汤调下，不拘时候。

【主治】伤寒汗后，心肺热不除。

解肌散

【来源】《太平圣惠方》卷十。

【组成】知母　川升麻　天门冬（去心）　黄芩　葛根（锉）　柴胡（去苗）各一两　石膏一两半

【用法】上为粗散。每服五钱，以水一大盏，煎至五分，去滓，不拘时候温服。

【主治】伤寒汗后，余热不除。

人参散

【来源】《太平圣惠方》卷十一。

【组成】人参（去芦头）　赤芍药　附子（炮裂，去皮脐）　白术各一两　甘草半两（炙微赤，锉）　赤茯苓一两

【用法】上为散。每服四钱，以水一中盏，加生姜半分，煎至六分，去滓，不拘时候温服。

【主治】伤寒，发汗热不解，心下悸，头眩，身瞤振。

人参散

【来源】《太平圣惠方》卷十二。

【组成】人参一两（去芦头）　陈橘皮半两（汤浸，去白瓤，焙）　麦门冬半两（去心）　栀子仁半两　茯神半两

【用法】上为散。每服四钱，以水一中盏，加生姜半分，煎至六分，去滓，不拘时候温服。

【主治】伤寒，发汗大下之后，余热不去，心中多烦。

黄芩丸

【来源】《太平圣惠方》卷十二。

【组成】黄芩　栀子仁　川大黄（锉碎，微炒）　铁粉各一两　甘草半两（炙微赤，锉）

【用法】上为末，炼蜜为丸，如梧桐子大。每服二十丸，以温水送下，不拘时候。

【主治】伤寒后余热不退，口干烦躁。

葳蕤散

【来源】《太平圣惠方》卷十二。

【别名】萎蕤散（《普济方》）。

【组成】葳蕤一两　柴胡一两（去苗）　羚羊角屑三分　石膏三两　川朴消三分　甘草半两（炙微赤，锉）　桑根白皮一两（锉）　肉桂半两（去皱皮）　厚朴三分（去粗皮，涂生姜汁，炙令香熟）

【用法】上为散。每服四钱，以水一中盏，入生姜半分，煎至六分，去滓温服，不拘时候。

【主治】伤寒十日以上，余热不解，时发憎寒。

麦门冬散

【来源】《太平圣惠方》卷八十四。

【别名】麦冬散（《诚书》卷十三）。

【组成】麦门冬半两（去心，焙）　子芩一分　葛根一分（锉）　川升麻半两　前胡半两（去

芦） 玄参一分 犀角屑一分 赤芍药一分 柴胡半两（去苗） 甘草一分（炙微赤，锉）

【用法】上为粗散。每服一钱，以水一小盏，加生姜少许，煎至五分，去滓温服，不拘时候。

【主治】小儿伤寒，汗利以后，余热不解，身体疼痛，心神虚烦，不思乳食。

茯神丸

【来源】《太平圣惠方》卷八十四。

【组成】茯神半两 麦门冬半两（去心，焙） 犀角屑一分 栀子仁一分 白鲜皮一分 川升麻一分 玄参一分 车前子一分 铁粉半两（细研） 朱砂半两（细研）

【用法】上为末，与铁粉、朱砂同研令匀，炼蜜为丸，如绿豆大。每服五丸，以温水送下，不拘时候。

【功用】《普济方》：安镇心神。

【主治】

　　1.《太平圣惠方》：小儿伤寒后，余热不除，心神不安。

　　2.《普济方》：小儿风热潮作，肌体烦倦，不思饮食。

葳蕤散

【来源】《太平圣惠方》卷八十四。

【组成】葳蕤半两 川大黄半两（锉，微炒） 川升麻半两 甘草半两（炙微赤，锉） 黄芩半两 大青半两

【用法】上为粗散。每服一钱，以水一小盏，煎至五分，去滓温服，不拘时候。

【功用】逐毒气。

【主治】小儿伤寒二三日，已服药得汗后，余热未除。

玄参散

【来源】《普济方》卷一四〇引《博济方》。

【组成】川大黄 玄参 朴消 白药子各半两 甘草二分

【用法】上为末。每服一钱，水一盏，煎至八分，

放冷服。再服愈。

【主治】伤寒汗后，余热未解。

干地黄汤

【来源】《类证活人书》卷十九。

【组成】干地黄 大黄 黄连 黄芩各一两 柴胡（去芦） 白芍药 甘草（炙）各一两

【用法】上为粗末。每服抄四钱匕，以水一盏半，煎至七分，去滓温服。取溏利汗出解。

【主治】妇人伤寒愈后，犹有余热不去。

前胡汤

【来源】《圣济总录》卷二十三。

【组成】前胡（去芦头） 百合 葛根（锉）各一两 麦门冬（去心，焙）半两 石膏（碎） 麻黄（去根节）各三分

【用法】上为粗末。每服五钱匕，水一盏半，煎至八分，去滓温服。

【主治】伤寒愈后，已经十余日，潮热不退，身体沉重，昏昏如醉。

人参汤

【来源】《圣济总录》卷三十一。

【组成】人参一两 知母一分 甘草（炙，锉） 石膏（碎） 黄芩（去黑心）各半两

【用法】上为粗末。每服三钱匕，水一盏，加竹叶、粳米各少许，同煎至七分，去滓，不拘时候温服。

【主治】伤寒后，余热不退。

茯苓汤

【来源】《圣济总录》卷三十一。

【组成】赤茯苓（去黑皮）一两半 人参一分 甘草（炙，锉）半两

【用法】上为粗末。每服三钱匕，用水一盏，煎至七分，去滓温服，不拘时候。

【主治】伤寒汗后，余热不退，心神烦躁。

茯苓汤

【来源】《圣济总录》卷三十一。

【组成】赤茯苓（去黑皮） 柴胡（去苗） 枳壳（去瓤，麸炒） 桑根白皮（锉） 麦门冬（去心，焙）各半两 葛根（锉）三分 甘草（炙，锉）半两 桂（去粗皮） 人参各一分

【用法】上为粗末。每服三钱匕，用水一盏，加生姜三片，大枣二个（擘），煎至七分，去滓温服。

【主治】伤寒汗后，余热不除，及四肢拘急痛，胸膈不利，呕逆不思饮食。

萎蕤汤

【来源】《圣济总录》卷三十一。

【组成】萎蕤 柴胡（去苗） 羚羊角（镑）各一两 石膏（碎）半两

【用法】上为粗末。每服五钱匕，水一盏半，煎至八分，去滓温服，不拘时候。

【主治】伤寒数日，余热不解，时发寒热。

麻黄汤

【来源】《圣济总录》卷三十一。

【组成】麻黄（去根节，煎，掠去沫，焙） 芍药 甘草（炙令微赤，锉）各一两 桂（去粗皮） 细辛（去苗叶）各半两

【用法】上为粗末。每服五钱匕，以水一盏半，煎取八分，去滓温服，每日三次。

【主治】伤寒后余热，脉浮者。

葛根汤

【来源】《圣济总录》卷三十一。

【组成】葛根（锉） 柴胡（去苗）各一两 麻黄（去根节，煎掠去沫，焙）三分 芍药 黄芩（去黑心） 甘草（炙，锉） 桂（去粗皮）各半两

【用法】上为粗末。每服五钱匕，以水一盏半，入枣二枚（擘），煎至六分，去滓，不拘时候温服。

【主治】伤寒及天行后，头痛，余热不解。

葛根汤

【来源】《圣济总录》卷三十一。

【组成】葛根 芍药 白茯苓（去黑皮） 黄芩（去黑心） 乌头（炮裂，去皮脐） 芎藭各一两 栀子仁半两

【用法】上锉，如麻豆大。每服五钱匕，以水一盏半，入豉三七粒，煎至七分，去滓温服。

【主治】伤寒后，余热不除，及寒热头重，体痛，表证尚未罢者。

百合饮

【来源】《圣济总录》卷三十二。

【组成】百合一分 人参一分半 豉（熬） 粳米（淘）各半合 陈橘皮（汤浸，去白，焙）半两 薤白（切）五茎 生姜（切）半两

【用法】上锉，如麻豆大。以水五盏，煎至二盏半，去滓，食后温服，每日三次。

【主治】伤寒后脾胃有余热，气满不能食。

牛蒡根汁

【来源】《小儿卫生总微论方》卷七。

【组成】牛蒡根

【用法】杵烂，绞取汁服。看大小多少与之。

【主治】伤寒汗后，余热不退，烦躁发渴，四肢无力，不能食。

参胡芍药汤

【来源】《医学入门》卷四。

【组成】人参 柴胡 芍药 黄芩 知母 麦门冬各一钱 生地一钱半 枳壳八分 甘草三分

【用法】加生姜三片，水煎，温服。

【主治】伤寒十四日外，余热未除，脉息未缓，大便不快，小便黄赤，或渴或烦，不能安睡，不思饮食。

【加减】胸满腹胀便硬，去参，加厚朴、倍枳壳；小便频数，加茯苓、泽泻；呕，加竹茹；血弱，加当归；虚烦，加竹叶、粳米；二便自利，胸腹不饱，形羸，脉弱，去枳壳，倍人参；不睡，加

炒酸枣仁、茯神；宿粪未净，腹满或疼，便硬不通，量加大黄。

黄耆散

【来源】《诚书》卷十三。

【组成】黄耆 知母 赤茯苓 甘草（炙） 黄芩各一分 麦冬五钱

【用法】水煎服。

【主治】伤寒余热不退。

益阴清热汤

【来源】《会约医镜》卷三。

【组成】当归一钱 白芍 生地 麦冬各一钱半 黄芩二钱 甘草一钱 玄参一钱 泽泻八分 木通八分 栀仁（炒黑）八分 陈皮八分 石膏（生用）二钱 黄柏（炒焦）一钱 扁豆（炒，研）二钱

【用法】水煎服。

【主治】伤寒余热，口渴便赤，烦躁便实，脉洪。

【加减】舌苔黄，加黄连一钱；目赤，加胆草八分；大便燥，加酒炒大黄一钱半；妇人血热，加青蒿二钱；胁痛，加青皮八分；口渴，加花粉一钱。

二、伤寒后脾胃不和

伤寒后脾胃不和，是指以伤寒病后脾胃功能失调，食欲减退，食后腹胀为主要表现的病情。本病成因为伤寒病误吐误下后，或病后气血亏虚，加之忧思过度，而使脾胃升清降浊、受纳运化、燥湿相济的关系遭到破坏而功能失调。常见食后饱胀、嗳气、恶心、呃逆、呕吐、嘈杂、食欲减退、大便干结、泄泻、脱肛、倦怠乏力，舌淡胖或舌边有齿痕、苔少或无苔，脉细弱而数等症。治疗以健脾和胃为主。

木香散

【来源】《太平圣惠方》卷十三。

【组成】木香三分 人参半两（去芦头） 赤茯苓三分 白术一两 陈橘皮一两（汤浸，去白瓤，焙） 桂心半两 槟榔半两 草豆蔻半两（去皮） 丁香一分 厚朴一两（去粗皮，涂生姜汁，炙令香熟） 半夏半两（汤洗七遍，去滑） 诃黎勒皮三分 甘草半两（麸炒微黄） 附子半两（炮裂，去皮脐） 枳实半两（麸炒微黄）

【用法】上为粗散。每服五钱，以水一中盏，加生姜半分，大枣二枚，煎至六分，去滓，不拘时候稍热服。

【主治】伤寒后脾胃不和，腹胁气滞，痰逆，不纳饮食，四肢乏力。

白术散

【来源】《太平圣惠方》卷十三。

【组成】白术一两 陈橘皮半两（汤浸，去白瓤，焙） 芎藭半两 当归半两（锉碎，微炒） 桂心一两 附子半两（炮裂，去皮脐） 厚朴半两（去粗皮，涂生姜汁，炙令香熟） 槟榔半两 大腹皮半两（锉） 草豆蔻一分（去皮） 川大黄一分（锉碎，微炒） 高良姜一分（锉）

【用法】上为粗末。每服五钱，以水一大盏，加生姜半分，大枣三个，煎至五分，去滓温服，不拘时候。

【主治】伤寒后，脾胃气不和，吃食全少，四肢乏力。

白豆蔻散

【来源】《太平圣惠方》卷十三。

【组成】白豆蔻三分（去皮） 白术三分 甘草半两（炙微赤，锉） 厚朴半两（去粗皮，涂生

姜汁，炙令香熟） 枳壳半两（麸炒微黄，去瓤） 桂心半两 陈橘皮三分（汤浸，去白瓤，焙） 高良姜半两（锉） 白茯苓三分 半夏半两（汤浸七遍去滑） 诃黎勒皮三分 人参三分（去芦头）

【用法】上为散。每服五钱，以水一中盏，加生姜半分，大枣三个，煎至六分，去滓稍热服，不拘时候。

【主治】伤寒后，脾胃不和，吃食减少，四肢乏力。

半夏散

【来源】《太平圣惠方》卷十三。

【组成】半夏半两（汤洗七遍去滑） 陈橘皮三分（汤浸，去白瓤，焙） 枳壳半两（麸炒微黄，去瓤） 白术三分 甘草半两（炙微赤，锉） 高良姜半两（锉） 桂心半两 人参三分（去芦头）

【用法】上为粗散。每服三钱，以水一中盏，加生姜半分，大枣二个，煎至六分，去滓，稍热服，不拘时候。

【主治】伤寒后脾胃不和，不思食饮，心膈痰逆。

诃黎勒丸

【来源】《圣济总录》卷二十四。

【组成】诃黎勒（炮，去核） 半夏（汤洗七遍，焙干，炒） 白术各一两 槟榔（锉） 枳壳（去瓤，麸炒）各半两 人参 芍药 桂（去粗皮）各

三分

【用法】上为末，炼蜜为丸，如梧桐子大。每服二十丸，食后以生姜汤送下，一日二次。

【主治】伤寒后脾胃气不和，食饮无味，上气壅闷。

平胃丸

【来源】《圣济总录》卷三十二。

【组成】白豆蔻（去皮） 枳壳（去瓤，麸炒） 白术 人参 大麦（炒黄）各一两 干姜（炮）三分 甘草（炙）半两

【用法】上为末，炼蜜为丸，如梧桐子大。每服二十丸，空心煎生姜、大枣汤送下，一日二次。

【主治】伤寒后胃气不和，不能食，纵食不消。

补中汤

【来源】《普济方》卷一四六引《保生回车轮》。

【组成】厚朴二两（姜制） 陈皮二两（去瓤） 白术二两 半夏一两（浸洗七次，切片，焙） 藿香叶半两 肉豆蔻二枚（去壳） 桂半两（刮去皮） 甘草（炙焦黄）半两

【用法】上为粗散。每服四钱，水一盏半，加生姜三片，大枣二枚，同煎至七分，去滓温服，一日三次，不拘时候。

【主治】伤寒后脾胃气不和。

三、伤寒后脾胃虚弱

伤寒后脾胃虚弱，是指伤寒病后邪气虽除，但脾胃之气虚弱的病情。《伤寒论》："病人脉已解，而日暮微烦，以病新差，人强与谷，脾胃气尚弱，不能消谷，故令微烦，损谷则愈"。治宜健脾益胃。

麦门冬散

【来源】《太平圣惠方》卷十二。

【组成】麦门冬三分（去心） 白术一两 酸枣仁半两 甘草半两（炙微赤，锉） 黄耆三分（锉） 人参二分（去芦头） 白茯苓一两 芎䓖半两 桂心半两 半夏半两（汤洗七遍去滑） 陈

橘皮三分（汤浸，去白瓤，焙）

【用法】上为散。每服四钱，以水一中盏，加生姜半分，竹叶二七片，大枣三枚，煎至六分，去滓温服，不拘时候。

【主治】伤寒后，胃气虚乏，不思饮食，四肢少力，心神烦闷，不得睡卧。

木香丸

【来源】《太平圣惠方》卷十三。

【组成】木香　人参（去芦头）青橘皮（汤浸，去白瓤，焙）槟榔各一两　吴茱萸半两（汤浸七遍，焙干，微炒）诃黎勒皮一两　草豆蔻一两（去皮）桂心一两　郁李仁一两（汤浸，去皮尖，微炒）

【用法】上为末，炼蜜为丸，如梧桐子大。每服三十丸，以生姜汤送下，不拘时候。

【主治】伤寒后，脾胃冷气，攻心腹痛，四肢不和，食不消化。

白术散

【来源】《太平圣惠方》卷十三。

【组成】白术一两　半夏一两（汤洗七遍去滑）人参一两（去芦头）白茯苓一两　陈橘皮二两（汤浸，去白瓤，焙）桂心半两　旋覆花半两　五味子半两　大腹皮半两　前胡一两（去芦头）厚朴一两（去粗皮，涂生姜汁，炙令香熟）

【用法】上为散。每服三钱，以水一中盏，加生姜半分，煎至六分，去滓稍热服，不拘时候。

【主治】伤寒后，脾胃气虚，食不消化，头目昏重，心神虚烦。

厚朴丸

【来源】《太平圣惠方》卷十三。

【组成】厚朴一两（去粗皮，涂生姜汁，炙令香熟）丁香三分　肉豆蔻三分（去壳）人参三分（去芦头）干姜三分（炮裂，锉）诃黎勒一两（煨，用皮）木香三分　陈橘皮三分（汤浸，去白瓤，焙）神曲三分（炒令微黄）白术三分　枳壳半两（麸炒微黄，去瓤）麦蘖半两（炒

令微黄）

【用法】上为末，炼蜜为丸，如梧桐子大。每服三十丸，食前以粥饮送下。

【主治】伤寒后，脾胃气冷，宿食不消，腹中绞痛，肠滑，日渐羸瘦。

橘皮汤

【来源】《太平圣惠方》卷十三。

【别名】橘皮散（《医方类聚》卷八九）。

【组成】陈橘皮一两半（汤浸，去白瓤，焙）槟榔二两　麦蘖一两（炒令微黄）厚朴一两（去粗皮，涂生姜汁，炙令香熟）木香三分　草豆蔻一两（去皮）甘草三分（炙微赤，锉）人参半两（去芦头）

【用法】上为细散。每服二钱，以生姜汤调下，不拘时候。

【主治】伤寒后，脾胃虚弱，饮食不消，胸膈气滞。

紫苏散

【来源】《太平圣惠方》卷十四。

【组成】紫苏茎叶一两　赤茯苓三分　麦门冬半两（去心）木香半两　人参一两（去芦头）陈橘皮三分（汤浸，去白瓤，焙）紫菀半两（洗去苗土）柴胡三分（去苗）桂心三分　当归三分（锉，微炒）半夏三分（汤洗七遍去滑）白术半两　知母半两　桑根白皮半两（锉）犀角屑三分　黄芩半两　槟榔半两　枳壳三分（麸炒微黄，去瓤）

【用法】上为散。每服五钱，以水一大盏，加生姜半分，煎至五分，去滓温服，不拘时候。

【主治】伤寒后夹劳，脾胃气虚，心腹烦闷，骨热憎寒，饮食不多，咳嗽痰涎，头旋脑闷，小便黄赤。

木香丸

【来源】《圣济总录》卷三十二。

【组成】木香　人参　白茯苓（去黑皮）槟榔（锉）白术　干姜（炮）陈橘皮（汤浸，去白，

焙）诃黎勒（炮，去核） 桂（去粗皮） 郁李仁（微炒，去皮）各一两 甘草（炙）三分 吴茱萸（汤洗三遍，炒干）半两

【用法】上为末，炼蜜为丸，如梧桐子大。每服二十丸，空心米饮送下。

【功用】和五脏，消宿食。

【主治】伤寒后脾胃虚冷，胸膈气滞。

白术汤

【来源】《圣济总录》卷三十二。

【组成】白术 陈橘皮（汤浸，去白，焙）各三分 甘草（炙）一分 白豆蔻（去皮） 高良姜各半两 茯神（去木）一两

【用法】上为末。每服五钱匕，水一盏半，加生姜半分（拍碎），大枣二个（擘破），同煎至七分，去滓、食前温服。

【主治】伤寒愈后，胃虚不思食。

白术饮

【来源】《圣济总录》卷三十二。

【组成】白术 人参 生姜（切）各半两 甘草（炙）一分

【用法】上锉，如麻豆大。以水三盏，煎至一盏半，去滓，食前分温二服。

【主治】伤寒后胃虚，不思饮食。

陈曲丸

【来源】《圣济总录》卷三十二。

【组成】陈曲（捣，炒黄）一两 干姜（炮） 白术 人参各一两半 甘草（炙） 枳壳（去瓤，麸炒） 大麦蘖（炒黄） 厚朴（去粗皮，生姜汁炙） 杏仁（汤浸，去皮尖双仁，炒黄，别研）各一两 桂（去粗皮）三分

【用法】上除杏仁外，为末，加杏仁同研匀，炼蜜为丸，如梧桐子大。每服二十丸，空心温酒送下，一日二次。

【主治】伤寒后肠胃虚冷，食不能化。

茯苓煮散

【来源】《圣济总录》卷三十二。

【组成】白茯苓（去黑皮） 柴胡（去苗） 陈橘皮（汤浸，去白，焙） 诃黎勒（去核，炮） 桔梗（炒） 人参各一两 甘草（炙） 半夏（汤洗去滑七遍，焙）各半两 枇杷叶（去毛，姜汁炙）二两 枳壳（去瓤，麸炒）三分

【用法】上为散。每服五钱匕，水一盏半，加生姜一分（拍碎），同煎至七分，去滓，食前温服。

【主治】伤寒后脾胃气虚，四肢乏力，骨节烦疼，口苦舌干，不思饮食。

豆蔻粥

【来源】《圣济总录》卷一八八。

【组成】肉豆蔻一枚（去壳，别作末） 粳米（净洗）二合

【用法】上二味，先将粳米如常煮作稀粥，熟后下肉豆蔻末，搅匀顿服。

【主治】伤寒后，脾胃虚冷，呕逆不下食。

四、伤寒后惊悸

伤寒后惊悸，是指伤寒病后心或心下悸动不安的病情。《圣济总录》："论曰伤寒病后，心气不足，风邪乘之，则令精神不宁，恍惚惊悸，此由忧愁思虑，致心气虚，邪气内乘，故神气不得泰定而生惊悸也"。治宜宁心安神。

人参散

【来源】《太平圣惠方》卷十四。

【组成】人参一两（去芦头） 茯神一两 陈橘皮三分（汤浸，去白瓤，焙） 杏仁一分（汤浸，去皮尖双仁，麸炒微黄）

【用法】上为散。每服三钱，以水一中盏，加生姜半分，大枣三枚，煎至六分，去滓，不拘时候温服。

【主治】伤寒后，心虚惊悸，恍惚不安。

龙齿丸

【来源】《太平圣惠方》卷十四。

【组成】龙齿一两　人参一两（去芦头）　远志半两（去心）　铁粉半两（细研）　防风三分（去芦头）　茯神一两　生干地黄一两　麦门冬一两半（去心，焙）　黄连二分（去须）　马牙消三分（细研）　麝香半分（细研）

【用法】上为末，都研令匀，炼蜜为丸，如梧桐子大。每服二十丸，不拘时候，以竹叶、金银汤送下。

【主治】伤寒后，伏热在心，心虚惊悸。

龙齿丸

【来源】《太平圣惠方》卷十四。

【组成】龙齿一两　人参一两（去芦头）　虎睛一对（酒浸一宿，微炙）　茯神一两　犀角屑一两　龙胆一两（去芦头）　鬼臼三分（去毛）　桂心一两　防风半两（去芦头）　远志三分（去心）　甘草一分（炙微赤，锉）　麝香一钱（细研）

【用法】上为末，入麝香研令匀，炼蜜为丸，如梧桐子大。每服二十丸，不拘时候，以金银汤送下。

【主治】伤寒后，心虚惊悸，神气不定。

龙齿散

【来源】《太平圣惠方》卷十四。

【组成】龙齿一两　子芩三分　防风三分（去芦头）　茯苓三分　川升麻半两　大青半两　人参三分（去芦头）　石膏一两

【用法】上为散。每服三钱，以水一中盏，煎至六分，去滓，加竹沥半合，搅匀，不拘时候温服。

【主治】伤寒后心虚惊悸，烦热口干，头项时疼。

白茯苓散

【来源】《太平圣惠方》卷十四。

【组成】白茯苓一两　远志三分（去心）　半夏半两（汤洗七遍去滑）　石膏一两　黄芩半两　人参一两（去芦头）　桂心半两　熟干地黄一两　麦门冬半两（去心）

【用法】上为散。每服四钱，以水一中盏，加生姜半分，大枣二个，煎至六分，去滓，下饴糖一分，搅令匀，不拘时候温服。

【主治】伤寒后，心虚惊悸，或时妄语，四肢烦热，肢体羸瘦。

防风丸

【来源】《太平圣惠方》卷十四。

【组成】防风一两半（去芦头）　茯神一两半　人参一两半（去芦头）　天门冬一两半（去心，焙）　黄连半两（去须）　豉一合　白术二两

【用法】上为末，炼蜜为丸，如梧桐子大。每服二十丸，以粥饮送下，不拘时候。

【主治】伤寒后心虚惊悸，精神昏乱，烦闷，四肢沉重，不能饮食。

远志散

【来源】《太平圣惠方》卷十四。

【组成】远志（去心）　人参（去芦头）　龙齿　茯神　紫石英（细研）　赤石脂　当归（锉，微炒）　桂心　甘草（炙微赤，锉）　白术　白芍药　紫菀（洗去苗土）　防风（去芦头）各一两　麦门冬一两半（去心，焙）

【用法】上为粗散，入石英相和令匀。每服五钱，以水一大盏，加大枣三枚，煎至五分，去滓温服，不拘时候。

【主治】伤寒后心虚惊悸，恍惚多忘，或梦惊魇，及诸不足。

补虚定志丸

【来源】《太平圣惠方》卷十四，定志丸（《普济方》卷一四五）。

【组成】茯神一两　远志半两（去心）　麦门冬一两半（去心，焙）　人参三分（去芦头）　熟干地黄一两　甘草半两（炙微赤，锉）　黄耆三分

（锉） 桂心半两 牛膝半两（去苗） 泽泻半两

【用法】上为散，炼蜜为丸，如梧桐子大。每服三十丸，以粥饮送下，不拘时候。

【主治】伤寒后，或用心力劳倦，四肢烦弱心虚惊悸，翕翕短气。

黄耆丸

【来源】《太平圣惠方》卷十四。

【组成】黄耆半两（锉） 人参半两（去芦头） 龙齿一两 茯神三分 铁粉一两（细研） 金银箔各五十片（细研） 防风半两（去芦头） 远志半两（去心） 熟干地黄三分

【用法】上为散，入铁粉，金银箔，都研令匀，炼蜜为丸，如梧桐子大。每服二十丸，以粥饮送下，不拘时候。

【主治】伤寒后，心虚惊悸，恍惚不定。

羚羊角丸

【来源】《太平圣惠方》卷十四。

【组成】羚羊角屑三分 川升麻一两 栀子仁一两 玄参三分 麦门冬一两半（去心，焙） 龙齿一两半 金银箔各五十片（与马牙消同研令细） 茯神一两半 知母一两 防风一两（去芦头） 子芩一两 赤芍药一两 大麻仁一两半（别研如膏） 马牙消二两（细研）

【用法】上为末，入金银箔、马牙消、麻仁，同研令匀，炼蜜为丸，如梧桐子大。每服三十丸，以竹叶汤送下，不拘时候。

【主治】伤寒后心肺壅热，背膊烦闷，心虚惊悸，眼涩口干。

紫石英散

【来源】《太平圣惠方》卷十四。

【别名】紫石英汤（《圣济总录》卷三十一）。

【组成】紫石英一两（细研） 桂心一两 紫菀一两（洗去苗土） 白茯苓二两 麦门冬一两半（去心，焙） 人参一两（去芦头） 甘草半两（炙微赤，锉） 黄耆一两（锉） 熟干地黄二两

【用法】上为散，入石英和匀。每服五钱，以水一

大盏，加生姜半分，大枣三枚，煎至五分，去滓温服，不拘时候。

【主治】伤寒后，心虚惊悸，烦闷，及咽喉不利，面目忽赤忽黄，虚羸少力。

人参汤

【来源】《圣济总录》卷三十一。

【组成】人参三分 犀角屑 甘草（炙） 黄芩（去黑心） 玄参（坚者） 秦艽（去苗土） 地骨皮各半两

【用法】上为粗末。每服三钱匕，水一盏，煎至五分，去滓，下竹沥一合，搅匀，食后温服。

【主治】伤寒病后壅热，心忪惊悸。

人参茯神汤

【来源】《圣济总录》卷三十一。

【组成】人参 茯神（去木）各一两 陈橘皮（汤浸，去白，焙）二分 杏仁（汤浸，去皮尖双仁，炒）一分

【用法】上为粗末。每服三钱匕，水一盏，加生姜半分（拍碎），同煎至半盏，去滓温服。

【主治】伤寒后，心虚惊悸，恍惚不宁。

龙骨汤

【来源】《圣济总录》卷三十一。

【组成】龙骨（研） 人参 茯神（去木） 紫石英（研） 赤石脂 当归（切，焙） 干姜（炮） 桂（去粗皮） 甘草（炙） 白术 芍药 紫菀（去苗土） 防风（去叉）各一两 远志（去心，焙）半两

【用法】上为粗末。每服五钱匕，水一盏半，加大枣三枚（擘破），同煎至七分，去滓，食前温服。

【主治】伤寒后心气虚悸，恍惚多忘，或梦寐惊厌。

麦门冬汤

【来源】《圣济总录》卷三十一。

【组成】麦门冬（去心，焙） 茯神（去木） 菊

415

花　人参各一两　甘草（炙）半两

【用法】上为粗末。每服三钱匕，水一盏，煎至半盏，去滓温服。

【主治】伤寒后心虚忪悸。

麦门冬饮

【来源】《圣济总录》卷三十一。

【组成】麦门冬（去心，焙）一两　龙齿三分　山栀子仁　玄参（坚者）各半两　芍药三分　木通（锉）一两　人参　茅根各三分

【用法】上为粗末。每服五钱匕，水一盏半，加生姜半分（拍碎），同煎至七分，去滓，下生藕、生地黄汁各一合，搅匀，食后分二次温服。

【主治】伤寒后心忪惊悸，烦热口干。

茯神丸

【来源】《圣济总录》卷三十一。

【别名】茯苓丸（《此事难知》卷九）。

【组成】茯神（去木）　麦门冬（去心，焙）　熟干地黄（焙）各一两　牡丹皮　人参　黄耆（锉）各三分　桂（去粗皮）　甘草（炙）　牛膝（去苗）　泽泻各半两

【用法】上为末，炼蜜为丸，如梧桐子大。每服

二十丸，食前温酒送下。

【功用】补虚。

【主治】伤寒后，或用心力劳倦，四肢羸弱，心忪惊悸，吸吸短气。

茯神汤

【来源】《圣济总录》卷三十一。

【组成】茯神（去木）三分　犀角屑　龙齿一两　升麻半两　麦门冬（去心，焙）一两　玄参（坚者）半两　竹茹一两　芍药三分　马牙消一两半

【用法】上为粗末。每服三钱匕，水一盏，煎至五分，去滓，下地黄汁一合，搅匀，食后温服。

【主治】伤寒后，心热烦闷，睡多惊悸。

前胡汤

【来源】《圣济总录》卷三十一。

【组成】前胡（去芦头）　茯神（去木）　人参各一两　远志（去心）一两半　甘草（炙）一分

【用法】上为粗末。每服二钱匕，水一盏，同煎至七分，去滓温服，不拘时候。

【主治】伤寒后，惊悸不定。

五、伤寒后盗汗

伤寒后盗汗，是指伤寒病后睡中出汗，醒后即止的病情。《圣济总录》："论曰汗者心之液，伤寒瘥后，眠寝有汗者，由心气偏虚，营卫不足，腠疏表弱，因寝寐之间汗出，故名盗汗"。治宜养阴清热。

扑身止汗散

【来源】方出《备急千金要方》卷十，名见《太平圣惠方》卷十四。

【组成】麻黄根　牡蛎　雷丸各三两　干姜　甘草

各一两　米粉二升

【用法】上药治下筛。随汗处粉之。

【功用】止汗。

【主治】《太平圣惠方》：伤寒后虚羸，盗汗不止。

人参汤

【来源】《圣济总录》卷三十一。

【组成】人参一两　远志（去心）一分　甘草（炙，锉）　白茯苓（去黑皮，锉）　麦门冬（去心，焙）　竹茹　黄耆（锉）　柴胡（去苗）　桔梗

（锉，炒）　龙骨（烧）各半两

【用法】 上为粗末。每服五钱匕，水一盏半，加生姜三片，大枣一枚（擘破），煎至八分，去滓温服，不拘时候。

【主治】 伤寒后，盗汗不止，心多烦躁，惊悸。

龙胆汤

【来源】《杨氏家藏方》卷三。

【组成】 龙胆不以多少（焙干）

【用法】 上为细末。每服一大钱，加猪胆汁三两，空心、临卧，点入温酒少许调服。

【主治】 伤寒汗后盗汗不止，或妇人、小儿一切盗汗。

六、伤寒后脚气

伤寒后脚气，是指伤寒病后湿热流注而发为脚气的病情。《太平圣惠方》："夫伤寒后脚气者，此走风毒湿气，滞于肾经。缘肾主腰膝，今肾既湿，故脚弱而满，即成脚气，有风毒候也"。《圣济总录》："伤寒后脚气者，缘其人肾经本虚，风湿毒气，乘虚客搏，肾主腰脚，故邪气沉滞，则脚弱而痛，虽伤寒已瘥，邪热未尽，风湿毒气，与热相搏，上冲于心肺，其状令人心胸烦满，上气息急，甚者致死，诊其脉左手尺脉洪而数者，脚气也"。本病成因为伤寒病后，湿热蕴积，加之素体肾虚，湿热流注腿脚而致病。治宜宣壅逐湿为主，兼以补肾健脾，行气调血。

赤茯苓散

【来源】《太平圣惠方》卷十四。

【组成】 赤茯苓一两　赤芍药一两　枳壳三分（麸炒微黄，去瓤）　大腹子三分　桑根白皮一两半（锉）　紫苏茎叶三分　百合三分　川大黄三分（锉碎，微炒）　甘草半两（炙微赤，锉）　郁李仁三分（汤浸，去皮尖，微炒）　羚羊角屑三分　汉防己三分

【用法】 上为散。每服五钱，以水一大盏，加生姜半分，煎至五分，去滓温服，不拘时候。

【主治】 伤寒后脚气上攻，烦满，及脚膝疼肿。

紫苏散

【来源】《太平圣惠方》卷十四。

【组成】 紫苏茎叶一两　木香三分　赤茯苓三分　沉香一两　吴茱萸一分（汤浸七遍，焙干，微炒）　赤芍药一两　陈橘皮三分（汤浸，去白瓤，焙）　木通一两（锉）　槟榔三分

【用法】 上为粗散。每服三钱，以水一中盏，加生姜半分，煎至六分，去滓温服，不拘时候。

【主治】 伤寒后脚气冲心，心神烦乱，呕逆恶食，脚膝瘦疼。

犀角散

【来源】《太平圣惠方》卷十四。

【别名】 犀角汤（《圣济总录》卷八十三）。

【组成】 犀角屑三分　防风一两（去芦头）　羌活一两　秦艽一两（去苗）　桂心三分　陈橘皮三两（汤浸，去白瓤，焙）　大腹皮三分　牛膝一两半（去苗）

【用法】 上为散。每服五钱，以水一中盏，加生姜半分，煎至五分，去滓温服，不拘时候。

【主治】 伤寒后风毒脚气。心膈壅闷，头旋目眩。

鳖甲散

【来源】《太平圣惠方》卷十四。

【组成】 鳖甲三分（涂醋，炙微黄，去裙襕）　木通三分（锉）　郁李仁一两（汤浸，去皮尖，微炒）　赤茯苓一两　羚羊角屑三分　槟榔三分

【用法】 上为粗散。每服四钱，以水一中盏，煎至六分，去滓温服，不拘时候。

【主治】伤寒后脚气攻心闷乱，腹满如石，大小便涩。

半夏汤

【来源】《圣济总录》卷三十三。

【组成】半夏（汤洗七遍，焙干）　枳壳（去瓤，麸炒）　茯苓（去黑皮）　前胡（去芦头）　木通（锉）各三分

【用法】上为粗末。每服三钱匕，水一盏，加生姜一分（拍碎），同煎至半盏，去滓，食前温服。

【主治】伤寒后脚气，心烦满闷，不下饮食，呕逆多痰。

赤小豆汤

【来源】《圣济总录》卷三十三。

【组成】赤小豆半合　桑根白皮半两　紫苏茎叶一两　槟榔半两

【用法】上锉三味，如麻豆大，同小豆用水五盏，加生姜一分（拍碎），煎至二盏半，去滓，分二次食前温服。

【主治】伤寒后脚膝肿满气急，大便秘涩。

陈橘皮散

【来源】《圣济总录》卷三十三。

【组成】陈橘皮（汤浸，去白，焙）三分　槟榔（锉）一两　桂（去粗皮）三分　牵牛子（微炒）一两

【用法】上为细散。每服一钱半匕，食前温酒调下，一日二次。

【主治】伤寒后脚气，胸中满闷，喘息促急。

紫苏木香汤

【来源】《圣济总录》卷三十三。

【组成】紫苏茎叶一两　木香　赤茯苓（去黑皮）各半两　沉香　芍药　木通（锉）各一两　吴茱萸（汤洗三遍，焙干，炒）　槟榔（锉）　陈橘皮（汤浸，去白，焙）各一分

【用法】上为粗末。用水一盏，加生姜半分（拍碎），同煎至七分，去滓。每服三钱匕，食前温服。

【主治】伤寒后，脚气冲心，心神烦乱，呕逆减食，脚膝疼疼。

犀角散

【来源】《圣济总录》卷三十三。

【组成】犀角（镑）一两　槟榔（锉）半两　陈橘皮（汤浸，去白，焙）三分　细辛（去苗叶）半两　吴茱萸（汤洗三遍，焙干，炒）一分

【用法】上为细散。每服一钱半匕，食前生姜热酒调下，一日二次。

【主治】伤寒后脚气，两胫肿满，心中烦闷。

七、伤寒后骨节烦痛

伤寒后骨节烦痛，是指伤寒病后出现以骨骼关节疼痛不舒为主要表现的病情。《圣济总录》："伤寒后骨节烦疼者，由津液不足，血脉皆虚，余毒客于经络，营卫涩滞于骨节之间"。治当滋养阴液为主。

大腹皮散

【来源】《太平圣惠方》卷十四。

【组成】大腹皮一两（锉）　桂心一两　槟榔半两　赤芍药一两　泽泻一两　木通三分（锉）　木香半两　川朴消三分

【用法】上为粗散。每服四钱，以水一中盏，加生姜半分，煎至六分，去滓，食前温服。

【主治】伤寒后，肝肾风虚，毒气壅滞，大小肠秘涩，气攻腰脚，疼痛妨闷。

防风汤

【来源】《圣济总录》卷三十一。

【组成】防风（去叉） 白术 附子（炮裂，去皮脐） 白鲜皮 黄耆 桂（去粗皮） 薏苡仁各一两

【用法】上锉，如麻豆大。每服三钱匕，水一盏，加生姜半分（拍碎），同煎至半盏，去滓温服，一日三次。

【主治】伤寒后，遍身骨节疼痛，脚膝无力。

补气黄耆汤

【来源】《圣济总录》卷三十一。

【组成】黄耆（锉） 芍药 桂（去粗皮） 麦门冬（去心，焙） 五味子 前胡（去芦头） 白茯苓（去黑皮） 当归（切，焙） 人参各半两 甘草（炙）一分

【用法】上为粗末。每服五钱匕，水一盏半，加生姜半分（拍碎），大枣三枚（擘破），同煎至七分，去滓温服，一日三次。

【主治】伤寒后骨节烦疼，不欲食，食即气胀、汗出。

茯苓汤

【来源】《圣济总录》卷三十一。

【组成】白茯苓（去黑皮） 柴胡（去苗） 桔梗（炒） 细辛（去苗叶） 芍药 大腹皮各半两 枳壳（去瓤，麸炒） 陈橘皮（汤浸，去白，焙）各一两 杏仁（汤浸，去皮尖双仁，炒）三分 甘草（炙）一分

【用法】上为粗末。每服五钱匕，水一盏半，加生姜半分（拍碎），同煎至八分，去滓，食后温服，一日二次。

【主治】伤寒后，骨节烦疼，乍起眼暗，气冲胸背，上气满急。

黄耆汤

【来源】《普济方》卷一四四。

【组成】黄耆（锉） 芍药 桂（去粗皮） 麦门冬（去心，焙） 五味子 前胡（去芦头） 白茯苓（去黑皮） 当归（切，焙） 人参各半两 甘草（炙）一分

【用法】上为粗末。每服五钱，水一盏半，加生姜半分（拍碎），大枣三枚（擘破），同煎至七分，去滓温服，日三次。

【功用】补气。

【主治】伤寒后，骨节烦疼，不欲饮食，及气胀汗出。

八、伤寒后手足肿痛

伤寒手足肿痛，是指伤寒病后，毒气攻逐，注于四肢，以致出现以手足疼痛为主症的病情。《圣济总录》："论曰伤寒毒攻手足者，热胜则肿也，热毒之气，客于腑脏，邪结在里，循经而出，注于四肢，故令人手足烦热赤肿疼痛也"。治宜清热解毒，消肿止痛。

连翘散

【来源】《太平圣惠方》卷十二。

【组成】连翘一两 川大黄半两（锉碎，微炒） 当归一两 木香半两 麦门冬一两（去心） 防风半两（去芦头） 羌活半两 黄芩一两 犀角屑一两 麝香一钱（细研） 枳壳半两（麸炒微黄，去瓤） 牛蒡子半两（微炒）

【用法】上为散。每服四钱，以水一中盏，煎至六分，去滓，不拘时候温服。

【主治】伤寒，毒气攻手足，肿满疼痛，心神烦闷。

连翘汤

【来源】《圣济总录》卷三十。

【组成】连翘一两　大黄半两（锉，炒）　当归（切，焙）一两　木香半两　麦门冬（去心）一两（焙）　防风（去叉）　羌活（去芦头）各半两　黄芩（去黑心）　犀角屑各一两　麝香（研）一钱　枳壳（锉，麸炒，去瓤）　恶实（炒）各半两

【用法】上为粗末。每服五钱匕，用水一盏半，煎至八分，去滓，食前温服。

【主治】伤寒后毒气攻手足，肿满疼痛，心神烦闷。

虎杖汤

【来源】《圣济总录》卷三十。

【别名】虎杖散（《御药院方》卷八）。

【组成】虎杖（细锉）四两

【用法】上以水一斗，煎至五升，去滓，看冷热以渍手足，即愈。于避风处用。

【主治】伤寒毒气攻手足，虚肿疼痛甚者。

九、伤寒后阴阳易

伤寒后阴阳易，是指伤寒热病初愈，余邪未尽，更犯房事之禁，邪毒传与对方的病情。有病之男传无病之女者，称为阳易；有病之女传无病之男者，称为阴易。《伤寒论》："伤寒，阴阳易之为病，其人身体重，少气，少腹里急，或引阴中拘挛，热上冲胸，头重不欲举，眼中生花，膝胫拘急"。治宜解散邪气，调和阴阳。

烧裈散

【来源】《伤寒论》。

【组成】妇人中裈近隐处（烧作灰）

【用法】上一味，每服方寸匕，水调下，一日三次。小便即利，阴头微肿，此为愈也。妇人病，取男子裈烧服。

【主治】伤寒，阴阳易，其人身体重，少气，少腹里急，或引阴中拘挛，热上冲胸，头重不欲举，眼中生花，膝胫拘急。

【方论】

1.《医方考》：裈裆味咸而腐秽，故能入少阴；烧之则温，故足以化气；灰之则浊，故足以溺膀胱。《经》曰：浊阴归六府，是也。药物虽陋，而用意至微，不因其陋而忽之，则升仲景之阶矣。

2.《绛雪园古方选注》：裈裆穿之日久者良。

阴阳易本无客邪，惟病人愈后，蕴蓄之热，乘虚袭人，逆三焦，仍取秽浊之物，导归阴窍，亦求之于其所属也。烧以洁其污，灰取其色黑下行。

3.《医宗金鉴》引方有执：裈裆近阴处，阴阳二气之所聚也。男女易用，物各归本也。

【验案】阴阳易　《陕西中医学院学报》（1983，1：36）：病人张某，女，28岁。面色苍白，恶寒汗出，盖被后又加盖皮大衣仍抖动不止，每间隔2～3分钟即发出恐惧凄惨的尖叫声。询言阴中拘引，有一股热气直冲心下，自感欲死而发叫，两腿酸困，项软头重不欲举，气短不续，双目紧闭，睁目则眩晕，小便三日未解，阴中流出霉腐样黏液。舌质淡，苔薄白，脉弦细稍数。因病情怪异，复询其夫，乃实告曰：三日前患感冒初愈，同房后即感身体不适，至天明病重不起，急送医院。经查体温、血压、血象未见异常，用西药对症治疗三日无效。此疾与阴阳易之病相合，令其夫如法烧服烧裈散，药后约三十分钟，阴中拘引感消失，心神渐安而入睡。三小时后，于病室畅尿一次，病症若失，惟感身体疲乏。病人执意去室外雪地排便，返回后病症复发如前。因忆烧裈散服法有小便利即效，予五苓散加木通，岂知服药后病情加剧。急令再调烧裈散后病症又消失。坚持服药三天，未再复发。以归脾汤、桂附地黄丸调理康复。

杜仲散

【来源】方出《肘后备急方》卷二，名见《医方类聚》卷五十四引《神巧万全方》。

【组成】杜仲 牡蛎各等分

【用法】每服五匕，暮卧水调下，不止更作。

【主治】

1.《肘后备急方》：大病愈后，多虚汗及眼中流汗。

2.《太平圣惠方》：伤寒湿温，汗出遍体如水。

3.《圣济总录》：伤寒后未平复合，阴阳相易，力劣汗出，及鼻衄头疼。

丹米汤

【来源】《外台秘要》卷二引《范汪方》。

【组成】丹米三两

【用法】上为末。以薄酒和尽饮之。温覆汗出便愈。亦随人大小，不必三两，自以意消息之。

【主治】伤寒病已后，男子阴易。

栝楼汤

【来源】《外台秘要》卷二引《范汪方》。

【组成】栝楼根（肉黄脉少者）三两

【用法】上切。以水五升，煮取一升，分二服。先以青淡竹沥一升，合水二升，煮好银二两，减半去银，先与病人饮之讫，须臾后，乃服栝楼汤。其银汁须冷服。

【主治】伤寒烦渴；阴阳易。

猳鼠粪汤

【来源】《外台秘要》卷二引《范汪方》。

【别名】立效汤（《普济方》卷一四六）。

【组成】薤一大把 猳鼠粪十四枚

【用法】以水五升，煮取二升，尽饮之。温卧汗出便愈，亦理劳复。

【主治】伤寒病后，男子阴易。

附子散

【来源】《普济方》卷一四六引《备急千金要方》。

【组成】附子一两（炮裂，去皮脐） 细辛三分 干姜（炮裂，锉） 白术 甘草（炙微赤，锉） 茴香子各半两

【用法】上为散。每服五钱，以水一大盏，加生姜半分，煎至五分，去滓温服，不拘时候。

【主治】伤寒后阴阳易，小腹急痛，阴肿，四肢乏力。

葱白七味饮

【来源】《外台秘要》卷三引《许仁则方》。

【别名】葛根散（《太平圣惠方》卷十四）、七味葱白汤（《类证活人书》卷十八）

【组成】葱白（连须，切）一升 干葛（切）六合 新豉一合（绵裹） 生姜（切）二合 生麦门冬（去心）六合 干地黄六合 劳水八升（此水以杓扬之一千过）

【用法】上用劳水煎之，三分减二，去滓，分三次温服，相去行八九里。如觉欲汗，渐渐覆之。

【主治】

1.《外台秘要》引《许仁则方》：天行愈后劳复，状一如伤寒初有。

2.《太平圣惠方》：伤寒病愈后，阴阳易，劳复如初。

【宜忌】忌芜荑。

生干地黄散

【来源】《太平圣惠方》卷十四。

【别名】生地黄散（《普济方》卷一四六）。

【组成】生干地黄二两 地骨皮半两 甘草三分（炙微赤，锉） 伏龙肝一两 川朴消半两

【用法】上为粗散。每服五钱，以水一中盏，煎至六分，去滓温服，不拘时候。

【主治】伤寒后阴阳易，壮热心躁，鼻衄不止。

白薇丸

【来源】《太平圣惠方》卷十四。

【组成】白薇一两　知母一两　地骨皮一两　生干地黄一两　麦门冬一两半（去心，焙）　甘草半两（炙微赤，锉）　蜀漆半两　葳蕤　陈橘皮各一两（汤浸，去白瓤，焙）

【用法】上为末，炼蜜为丸，如梧桐子大。每服二十丸，食前以粥饮送下。

【主治】伤寒后阴阳易，四肢或寒或热。

地骨皮散

【来源】《太平圣惠方》卷十四。

【组成】地骨皮半两　知母三分　麦门冬三分（去心）　淡竹沥半合　白蜜半两

【用法】上锉细。用水两大盏半，煎至一盏半，去滓，加蜜、竹沥，搅令匀，分作五服，不拘时候温服。

【主治】伤寒后阴阳易病，乍寒乍热，发作有时。

当归散

【来源】《太平圣惠方》卷十四。

【组成】当归一两（锉，微炒）　栀子仁一两　木香半两　犀角屑半两　豉一合　黄耆三分（锉）　枳壳半两（麸炒微黄，去瓤）

【用法】上为散。每服五钱，以水一大盏，加生姜半分，葱白三茎，煎至五分，去滓温服，不拘时候。

【主治】伤寒后未平复，合阴阳为易病，小腹里急绞痛，溺血，气力乏劣。

竹茹散

【来源】《太平圣惠方》卷十四。

【组成】竹茹一两　犀角屑三分　生干地黄二两　甘草半两（炙微赤，锉）　伏龙肝一两　川朴消一两

【用法】上为散。每服三钱，以水一中盏，煎至六分，去滓温温频服，不拘时候。以愈为度。

【主治】伤寒后阴阳易，头痛，鼻衄不止。

荆芥散

【来源】《太平圣惠方》卷十四。

【别名】荆芥汤（《圣济总录》卷二十九）。

【组成】荆芥三分　鸡肶胵　桑螵蛸二七个（微炒）　葱白二七茎　鼠一只（烧为灰，别细研）　薤白二七茎

【用法】上为细末，和匀。分为五服，以水一大盏，煎至五分，去滓，入鼠灰末半钱，搅令匀，温服，不拘时候。

【主治】伤寒后未平，复合阴阳，为易病，气欲绝者。

韭根散

【来源】《太平圣惠方》卷十四。

【别名】丰本汤（《圣济总录》卷二十九）。

【组成】韭根二两　栝楼根二两　青竹茹半两　干姜半两（炮裂）

【用法】上锉细和匀，分作八服。每服以水一大盏，煎至五分，去滓，入鼠粪末一字，搅令匀，温服，不拘时候。

【主治】伤寒后，阴阳易，头重，百节解痛，翕翕气劣，着床不能起动，甚者手足拳，卵肿疼痛。

柴胡散

【来源】《太平圣惠方》卷十四。

【组成】柴胡三分（去苗）　木香半两　当归半两（微炒）　木通三分（锉）　紫苏茎叶半两　竹茹半两　黄耆三分（锉）

【用法】上为散。每服五钱，用水一大盏，煎至五分，去滓温服，不拘时候。

【主治】伤寒后阴阳易，小腹急胀，卵缩，小便不通。

葳蕤散

【来源】《太平圣惠方》卷十四。

【别名】葳蕤汤（《圣济总录》卷二十九），葳蕤散（《普济方》卷一四六）。

【组成】葳蕤一两　桂心半两　木香三分　雄鼠粪二十七枚　荆芥半两

【用法】上为细末，分为五服。以水一大盏，煎至五分，去滓温服，不拘时候。

【主治】伤寒后气血未平，复合阴阳，成阴阳易病者，即小腹拘急，阴肿，身体热，毒气冲心胸，头重不能举。

附子散

【来源】《太平圣惠方》卷十四。

【组成】附子一两（炮裂，去皮脐）干姜半两（炮裂，锉）吴茱萸半两（汤浸七遍，焙干，微炒）桂心 白术 细辛 木香各三分 甘草半两（炙微赤，锉）

【用法】上为散。每服五钱，以水一中盏，煎至六分，去滓温服，不拘时候。

【主治】伤寒后，百日内未平复，合阴阳，遂成阴阳易病，四肢厥冷，心痛烦闷，手足拘拳。

犀角散

【来源】《太平圣惠方》卷十四。

【别名】犀角汤（《圣济总录》卷二十九）。

【组成】犀角屑一两 石膏三两 竹茹一两 葛根一两 丹参一两

【用法】上为散。每服五钱，以水一大盏，煎至五分，去滓温服，不拘时候。

【主治】伤寒后未平复，交合成阴阳易，壮热头疼，或鼻中出血。

薤根散

【来源】《医方类聚》卷五十引《太平圣惠方》。

【组成】薤根二两 栝楼根二两 青竹茹半两 干姜半两（炮裂）

【用法】上锉细，和匀，分作八服。每服以水一大盏，煎至五分，去滓，入鼠粪末一字，搅令匀，温服，不拘时候。

【主治】伤寒后阴阳易，头重，百节解痛，翕翕气劣，着床不能起动，甚者手足拳，卵肿疼痛。

鼠屎汤

【来源】《伤寒总病论》卷三。

【别名】薤根犏鼠矢汤（《保命歌括》卷二）。

【组成】薤根一升 犏鼠屎二十一个（为末。矢头尖硬者是，即牡鼠也）

【用法】上用水三升，煮薤根至一升半，去滓，下鼠屎末，再煎三沸，温饮一盏，相次三服。衣覆必有粘汗为效，未汗再作一剂。

【主治】男子劳房成复病及阴阳易。

续添干姜汤

【来源】《类证活人书》卷十七。

【组成】干姜一分（炮）

【用法】上锉，如麻豆大。水二盏，煎六分，温服。汗出得解，止；手足伸遂，愈。

【主治】阴阳易。

木香丸

【来源】《圣济总录》卷二十九。

【组成】木香一两 犀角（镑屑）生干地黄（焙）萎蕤各三分 杜仲（去粗皮，炙，锉）半两 沉香（锉）白术各三分 石膏（研碎）当归（切，焙）各一两 芎䓖（锉）知母（焙）各三分 柴胡（去苗）肉苁蓉（酒浸，去皱皮，焙）各一两 槟榔（锉）茴香子（炒）人参（锉）白茯苓（去黑皮）各半两 附子（炮裂，去皮脐）一两

【用法】上为细末，炼蜜为丸，如梧桐子大。每服三十丸，空心温酒送下。

【主治】伤寒后未平，复合阴阳，毒气感动身体，热气冲胸，头重不能举，四肢拘急，小腹绞痛，或筋脉舒缓，气力疲乏，眠卧着床，不能摇动，甚者手足拳，即死。

石膏汤

【来源】《圣济总录》卷二十九。

【组成】石膏二两（研）荆芥穗一两 青竹茹半两

【用法】上为粗末。每服三钱匕，水一盏，煎至七分，去滓，食后温服。

【主治】伤寒后阴阳易，头痛壮热。

枳实汤

【来源】《圣济总录》卷二十九。

【组成】枳实（去瓤，麸炒）栀子仁各一分 豉二合（绵裹）雄鼠粪十七个（微炒）

【用法】上为粗末。用淘米泔二盏，先煎取一盏半，后下药，再煎取八分，去滓，分作二服，食前温服，未效再服。

【主治】伤寒大病愈后，劳复阴阳易。

逍遥散

【来源】《伤寒六书》卷三。

【组成】人参 知母 竹青 黄连 甘草 滑石 生地黄 韭根 柴胡 犀角

《伤寒六书纂要辨疑》本方用量：人参、知母、地黄、柴胡各一钱，甘草、韭根各三分，黄连五分，活石一钱五分；犀角、竹青用量原缺。

【用法】水二钟，加大枣二枚、生姜三片，水煎服；捶法临服入烧裈裆末一钱半调服。有粘汗出为效；不粘汗出再服，以小水利、阴头肿即愈。

【主治】伤寒愈后劳复，阴阳易。

【加减】卵缩腹痛，倍加黄连。

瓜蒌竹茹汤

【来源】《伤寒全生集》卷四。

【组成】瓜蒌根 青竹茹

【用法】用水煎，调烧裈散在内服。

【主治】阴阳易。热气上冲，胸中烦闷，手足挛拳，搐搦如风状。

竹皮逍遥散

【来源】《医学入门》卷四。

组成

【组成】青竹皮（卵缩腹痛倍之）人参 知母 黄连 甘草 滑石 生地黄 韭白 柴胡 犀角

《东医宝鉴·杂病篇》引本方用量为各一钱。

【用法】加生姜三片，大枣二个，水煎，临服入烧裈裆末一钱半调服。微汗，未汗再服，得小便利，阴头肿即愈。

【主治】劳复及易病。

逍遥汤

【来源】《寿世保元》卷二。

【组成】人参三钱 知母二钱 竹青三钱 滑石三钱 生地黄四钱 柴胡八分 犀角五分

【用法】上锉。加生姜、大枣，水煎，临服入烧裈裆末一钱半调服。有汗出为效；汗不出再服，以小水利、阴头肿即愈。

【主治】男女劳复阴阳易，伤寒愈后发大热，昏沉错语失神，小腹绞痛，头不能举，足不能移，眼中生花，百节解散，热气冲胸，男子则阴肿入腹刺痛，妇人则里急腰胯重，引腹内痛。

【加减】卵缩腹痛，加黄连一钱、甘草一钱。

赤衣散

【来源】《重订通俗伤寒论》。

【组成】室女月经布（近阴处）一方块

【用法】烧灰，调药服下。虚弱脉微者，人参三白汤调赤衣散服之；少腹里急，脉沉逆冷，当归四逆加附子、吴萸送赤衣散。

【主治】女劳复并阴阳易。

十、伤寒后虚劳

伤寒后虚劳，是指伤寒病后出现的以五脏虚证为主症的病情。《金匮要略》："虚劳里急，

悸，衄，腹中痛，梦失精，四肢酸痛，咽干口燥，小建中汤主之"，"虚劳腰痛，少腹拘急，小

便不利者，八味肾气丸主之"，"虚劳诸不足，风气百疾，薯蓣丸主之"。《圣济总录》："伤寒之病，多因发汗吐下乃解，病虽瘥，然腑脏俱伤，营卫皆耗，谷气未复，津液不足，无以充养，故形体虚羸，内经所谓必养必和待其来复者此也，若其人本自虚弱，又因大病之后，羸劣不复者，则易生劳伤诸疾，当先以气味养和，后以药石疗治，故曰气味和而服之，以补精益气"。治疗应根据具体的脏腑和气血阴阳虚弱的不同，"损其肾者益其精"，"损其脾者调其饮食，适其寒温"，"损其肺者益其气"，"损其肝者缓其中"，"损其心者调其营卫"。

人参散

【来源】《太平圣惠方》卷十四。

【组成】人参一两（去芦头）　白茯苓一两　黄耆一两半（锉）　熟干地黄一两半　肉苁蓉二两（酒浸一宿，刮去皱皮，炙干）　五味子一两　附子一两（炮裂，去皮脐）　陈橘皮三分（汤浸，去白瓤，焙）　半夏三分（汤浸七遍去滑）　柴胡一两（去苗）　桂心一两

【用法】上为散。每服五钱，以水一中盏，加生姜半分，大枣五枚，煎至五分，去滓，不拘时候，稍热服。

【主治】伤寒重病后，四肢沉困，肢体酸疼，翕翕少气；或两胁拘急，腰背强直，面少颜色，不能饮食，渐至虚羸。

人参散

【来源】《太平圣惠方》卷十四。

【组成】人参半两（去芦头）　桂心半两　干姜半两（炮裂，锉）　半夏半两（汤洗七遍去滑）　黄耆一两（锉）　白芍药半两　甘草一分（炙微赤，锉）　五味子半两　熟干地黄一两

【用法】上为散。每服五钱，以水一大盏，加生姜半分，大枣三枚，煎至五分，去滓，食前稍热服。

【主治】伤寒后，虚羸不足，五脏气乏。

天雄丸

【来源】《太平圣惠方》卷十四。

【组成】天雄一两（炮裂，去皮脐）　人参一两（去芦头）　防风一两（去芦头）　鹿茸一两（去毛，涂酥，炙微黄）　远志一两（去心）　牡蛎二两（烧为粉）　薯蓣一两　泽泻一两　牛膝一两（去苗）　黄芩一两（锉）　五味子三分　山茱萸三分　肉苁蓉一两（酒浸一宿，锉，去皱皮，炙干）　桃仁一两（汤浸，去皮尖双仁，麸炒微黄）　熟干地黄一两

方中黄芩，《普济方》引作"黄耆"。

【用法】上为末，炼蜜为丸，如梧桐子大。每服三十丸，食前以姜、橘汤送下。

【主治】伤寒夹劳，羸瘦，或时憎寒，卧即汗出，手足时颤，颊赤面黄。

木香丸

【来源】《太平圣惠方》卷十四。

【组成】木香半两　鳖甲一两（涂醋，炙令黄，去裙襕）　白茯苓三分　柴胡一两（去苗）　半夏半两（汤洗七遍，去滑）　桔梗三分（去芦头）　枳壳三分（麸炒微黄，去瓤）　五味子半两　陈橘皮三分（汤浸，去白瓤，焙）　黄耆半两（锉）　桃仁一两（汤浸，去皮尖双仁，麸炒微黄）　白芍药一两

【用法】上为末，炼蜜为丸，如梧桐子大。每服三十丸，以粥饮送下，不拘时候。

【主治】伤寒后夹劳，四肢无力，脾胃气弱，饮食无味，肩背疼痛。

龙骨散

【来源】《太平圣惠方》卷十四。

【组成】龙骨　白薇　牡蛎（烧为粉）　白芍药各一两　甘草半两（炙微赤，锉）　附子三分（炮裂，去皮脐）

【用法】上为粗散。每服五钱，以水一大盏，加生姜半分，大枣三枚，煎至五分，去滓，食前温服。

【主治】伤寒后虚损，夜梦失精，头目眩疼，四肢羸劣。

白术散

【来源】《太平圣惠方》卷十四。

【组成】白术一两　黄耆一两（锉）　麦门冬一两（去心）　人参一两（去芦头）　桂心半两　陈橘皮三分（汤浸，去白瓤，焙）

【用法】上为散。每服三钱，以水一中盏，加生姜半分，大枣三个，煎至六分，去滓稍热服，不拘时候。

【主治】伤寒后虚羸少力，不思饮食。

朱砂丸

【来源】《太平圣惠方》卷十四。

【组成】朱砂（细研，水飞过）　羚羊角屑　人参（去芦头）　白茯苓各一两　甘草半两（炙微赤，锉）

【用法】上为末，入朱砂同研令匀，炼蜜为丸，如梧桐子大。每服二十丸，食前以温酒送下。

【主治】伤寒后虚损，心气不安，梦寐失精。

杜仲散

【来源】《太平圣惠方》卷十四。

【组成】杜仲一两（去粗皮，炙微黄，锉）　牡蛎一两半（烧为粉）　麻黄根一两半　白术三分　白茯苓三分　黄耆一两（锉）　白芍药一两　甘草半两（炙微赤，锉）　人参三分（去芦头）　肉苁蓉一两（酒浸一宿，刮去皱皮，炙干）

【用法】上为散。每服五钱，以水一大盏，煎至五分，去滓，不拘时候温服。

【主治】伤寒后虚羸，夜多盗汗，口干心躁。

牡蛎散

【来源】《太平圣惠方》卷十四。

【组成】牡蛎（烧为粉）　桂心　白芍药　鹿茸（涂酥微炙去毛）　龙骨各一两　甘草半两（炙微赤，锉）

【用法】上为散。每服五钱，以水一大盏，加生姜半分，大枣三个，煎至五分，去滓，食前温服。

【主治】伤寒后虚损，心多忪悸，夜梦泄精。

沉香丸

【来源】《太平圣惠方》卷十四。

【组成】沉香一两　荜茇一两　茯神一两　人参一两（去芦头）　桂心三分　当归一两（锉，微炒）　枳壳半两（麸炒微黄，去瓤）　白术一两　甘草半两（炙微赤，锉）　五味子三分　诃黎勒一两半（用皮）　木香一两

【用法】上为末，炼蜜为丸，如梧桐子大。每服三十丸，食前以姜、枣汤送下。

【主治】伤寒后虚气上冲，心胸满闷，恶风食少，渐加羸虚。

附子散

【来源】《太平圣惠方》卷十四。

【别名】沉香散（《普济方》卷一四四）。

【组成】附子一两（炮裂，去皮脐）　熟干地黄一两半　荜茇三分　桂心三分　人参三分（去芦头）　白茯苓一两　桑螵蛸一两（微炒）　当归三分（锉，微炒）　沉香一两　牛膝一两（去苗）　磁石二两（捣碎，淘去赤汁）　石斛一两（去根）　肉苁蓉一两（酒浸一宿，刮去皱皮，炙干）

【用法】上为散。每服五钱，以水一大盏，加生姜半分、大枣三枚，煎至五分，去滓，食前稍热服。

【主治】伤寒后，肾脏虚羸，耳无所闻，脚膝乏力。

茯神散

【来源】《太平圣惠方》卷十四。

【组成】茯神一两　白芍药半两　黄耆一两（锉）　人参半两（去芦头）　远志三分（去心）　菖蒲一两

【用法】上为散。每服三钱，以水一中盏，加大枣三个，煎至六分，去滓温服，不拘时候。

【主治】伤寒后虚羸，心气乏弱，惊悸，多忘。

前胡散

【来源】《太平圣惠方》卷十四。

【组成】前胡一两（去芦头）　半夏二两（汤洗七

遍去滑） 白鲜皮三分 柴胡三分（去苗） 桑根白皮三分（锉） 黄耆三分（锉） 大腹皮三分（锉） 诃黎勒皮三分 白术三分 青橘皮三分（汤浸去白瓤，焙） 甘草半两（炙微赤，锉）

【用法】上为散。每服五钱，以水一大盏，入生姜半分，大枣三枚，煎至五分，去滓温服，不拘时候。

【主治】伤寒后夹劳，寒热时作，咳嗽盗汗，四肢疼痛，颊赤面黄，心胸不利。

桂心散

【来源】《太平圣惠方》卷十四。

【组成】桂心一两 人参一两（去芦头） 黄耆一两（锉） 甘草半两（炙微赤，锉） 白茯苓三分 肉苁蓉一两（酒浸一宿，刮去皱皮，炙干）

【用法】上为散。每服五钱，以水一大盏，加生姜半分、大枣二枚，煎至五分，去滓，食前稍热服。

【主治】伤寒后，虚羸黄瘦，五脏气乏。

黄耆丸

【来源】《太平圣惠方》卷十四。

【组成】黄耆一两（锉） 槟榔三分 桔梗半两（去芦头） 枳壳半两（麸炒微黄，去瓤） 桂心三分 当归半两（锉，微炒） 陈橘皮三分（汤浸，去白瓤，焙） 厚朴三分（去粗皮，涂生姜汁，炙令香熟） 牡蛎一两（烧为粉） 附子一两（炮裂，去皮脐） 人参三分（去芦头） 茯神三分 甘草半两（炙微赤，锉） 龙骨三分 木香半两 薯蓣三分 白术三分 干姜半两（炮裂，锉）

【用法】上为末，炼蜜为丸，如梧桐子大。每服三十丸，食前以粥饮送下。

【主治】伤寒后，风虚气满，背膊烦疼，不能饮食，四肢无力，时复盗汗，日渐虚羸。

黄耆散

【来源】《太平圣惠方》卷十四。

【组成】黄耆一两（锉） 白芍药三分 桂心三分 人参半两（去芦头） 甘草半两（炙微赤，锉） 五味子三分 白术半两 当归三分（锉，微炒） 牛膝一两（去苗）

【用法】上为散。每服五钱，以水一大盏，加生姜半分，大枣三枚，煎至五分，去滓，食前稍热服。

【主治】伤寒后，虚羸乏力，肢体疼痛，少思饮食。

黄耆散

【来源】《太平圣惠方》卷十四。

【组成】黄耆一两（锉） 牛膝一两（去苗） 附子一两（炮裂，去皮脐） 甘草半两（炙微赤，锉） 人参一两（去芦头） 白茯苓三分 五味子三分 木香半两 白芍药三分 熟干地黄一两 桂心三分 柴胡一两（去苗） 当归半两（锉，微炒） 半夏三分（汤浸七遍去滑） 陈橘皮三分（汤浸，去白瓤，焙）

【用法】上为散。每服五钱，以水一大盏，加生姜半分，大枣三枚，煎至五分，去滓，食前稍热服。

【主治】伤寒后，体气虚羸，四肢黄瘦，不思饮食。

旋覆花散

【来源】《太平圣惠方》卷十四。

【组成】旋覆花一两 半夏三分（汤洗七遍去滑） 麦门冬半两（去心） 知母半两 甘草半两（炙微赤，锉） 赤芍药半两 柴胡三分（去苗） 人参半两（去芦头） 陈橘皮半两（汤浸，去白瓤，焙） 百部半两 赤茯苓三分 前胡一两（去芦头）

【用法】上为散。每服五钱，以水一大盏，入生姜半分，煎至五分，去滓温服，不拘时候。

【主治】伤寒后夹劳，胸膈痰壅，不思饮食，气攻背膊，腰脊酸疼。

鹿茸丸

【来源】《太平圣惠方》卷十四。

【组成】鹿茸一两（涂酥微炙，去毛） 菟丝子二两（酒浸三日，晒干，别杵为末） 韭子一两半（微炒） 泽泻一两 白茯苓一两 牛膝一两（去苗） 石龙芮一两半 龙骨一两半 巴戟一两

（去苗）

《普济方》引本方有桂心。

【用法】上为末，炼蜜为丸，如梧桐子大。每服三十丸，空心及晚食前以温酒送下。

【主治】伤寒后虚损，小便如泔，及有余沥，夜梦精泄。

獭肝丸

【来源】《太平圣惠方》卷十四。

【组成】獭肝一两（微炒）　生干地黄一两　知母三分　前胡一两（去芦头）　虎头骨三分（微炒）　地骨皮一两　子芩三分　川升麻三分　白术三分　枳壳三分（麸炒微黄，去瓤）　玄参三分　柏脂三分（细研）

【用法】上为末，入柏脂和匀，炼蜜为丸，如梧桐子大。每服三十丸，以温豉汤送下，不拘时候。

【主治】伤寒后夹劳。烦热，口干心躁，四肢疼痛，不欲饮食，渐加羸瘦。

鳖甲散

【来源】《太平圣惠方》卷十四。

【组成】鳖甲一两半（涂醋，炙令黄，去裙襕）　柴胡一两半（去苗）　秦艽半两（去苗）　紫菀半两（洗去苗土）　桔梗三分（去芦头）　麻黄三分（去根节）　桃仁一两（汤浸，去皮尖双仁，麸炒微黄）　知母三分　半夏半两（汤洗七遍，去滑）　桂心半两　陈橘皮半两（汤浸，去白瓤，焙）　黄耆三分（锉）

【用法】上为散。每服五钱，以水一大盏，加生姜半分，煎至五分，去滓，不拘时候温服。

【主治】伤寒后夹劳。四肢烦热，骨节疼痛，不思饮食，时时咳嗽，心胸痰壅。

鳖甲散

【来源】《太平圣惠方》卷十四。

【组成】鳖甲三分（涂醋，炙微黄，去裙襕）　苍术一两（微炒）　附子三分（炮裂，去皮脐）　甘草三分（炙微赤，锉）　人参三分（去芦头）　黄耆三分（锉）　肉苁蓉三分（酒浸一宿，刮去皱皮，炙干）　桃仁三分（汤浸，去皮尖双仁，麸炒微黄）　熟干地黄三分　牛膝三分（去苗）　柴胡三分（去苗）　五味子三分　牡蛎一两（烧为粉）　枳壳三分（麸炒微黄，去瓤）　杜仲三分（去粗皮，炙微黄，锉）

【用法】上为散。每服五钱，以水一大盏，加生姜半分，大枣二个，煎至五分，去滓温服，不拘时候。

【主治】伤寒后虚羸，盗汗不止，四肢无力，向晚憎寒。

人参汤

【来源】《圣济总录》卷三十一。

【组成】人参一两　酸枣仁（微炒）三两　当归（切，焙）　芎䓖（锉）　桂（去粗皮）　甘草（炙，锉）　柴胡（去苗）　白茯苓（去黑皮）　石膏（碎）各一两

【用法】上为粗末。每服五钱匕，水一盏半，加生姜三片，煎至一盏，去滓，食前温服。

【主治】伤寒后，虚劳不得眠，烦闷，四肢乏力。

人参汤

【来源】《圣济总录》卷三十一。

【组成】人参　半夏（汤洗去滑，生姜汁制）　黄耆（锉）　麻黄根各一两　牡蛎（烧）二两　防风（去叉）三分

【用法】上为粗末。每服五钱匕，水一盏半，加生姜三片，煎至八分，去滓，不拘时候温服。

【主治】伤寒后，体虚，夜卧汗出不止，头旋恶心，不思饮食。

人参鳖甲汤

【来源】《圣济总录》卷三十一。

【组成】人参　鳖甲（去裙襕，醋浸炙）　附子（炮裂，去皮脐）　柴胡（去苗）各一两　桃仁（去皮尖双仁，炒）　芍药　知母（焙）　桂（去粗皮）　乌梅（去核，炒）　陈橘皮（汤浸，去白，炒）　当归（切，焙）　秦艽（去苗土）　羌活（去芦头）　五味子各半两

【用法】上锉，如麻豆大。每服三钱匕，水一盏，加生姜三片，煎至七分，去滓，早、晚食前温服。

【主治】伤寒后夹劳，寒热往来，进退不时，头痛体痛，口苦咽干，不思饮食。

白术黄耆汤

【来源】《圣济总录》卷三十一。

【组成】白术　黄耆（锉）各一两　山茱萸　五味子　人参　茯神（去木）各三分　半夏（汤洗七遍，炒）　前胡（去芦头）　山芋　桔梗（炒）各半两

【用法】上为粗末。每服五钱匕，水一盏半，加生姜一枣大（拍碎），同煎至八分，去滓，空心温服。

【主治】伤寒后胃气虚乏，不思饮食，日渐羸瘦。

当归汤

【来源】《圣济总录》卷三十一。

【组成】当归（切，焙）　代赭（研）　黄连（去须）各三分　桑根白皮（锉，焙）　桂（去粗皮）　附子（炮裂，去皮脐）　陈橘皮（汤浸，去白，焙）　黄芩（去黑心）各半两　白术　厚朴（去粗皮，生姜汁炙）　木通（微炙，锉）　地榆各一两　桃仁（汤浸，去皮尖双仁，麸炒）二十个

【用法】上锉，如麻豆大。每服五钱匕，水一盏半，煎至八分，去滓温服。

【主治】伤寒后夹劳，羸瘦盗汗，寒热不常，喘咳痰唾，饮食减少。

杜仲汤

【来源】《圣济总录》卷三十一。

【组成】杜仲（去粗皮，炙，锉）二两　牡蛎（烧）　麻黄根各一两半　黄耆（锉）　白术（锉）　肉苁蓉（切，焙）　白茯苓（去黑皮，锉）　芍药各一两　甘草（炙，锉）半两　人参三分

【用法】上为粗末。每服五钱匕，水一盏半，煎至八分，去滓温服，不拘时候。

【主治】伤寒后虚羸，夜多盗汗。

牡蛎散

【来源】《圣济总录》卷三十一。

【组成】牡蛎（烧）一两　白茯苓（去黑皮，锉）　人参　白术　芍药　龙骨（烧）　熟干地黄（焙）各半两

【用法】上为散。每服二钱匕，米饮调下，不拘时服。

【主治】伤寒后羸劣，虚汗不止。

羌活散

【来源】《圣济总录》卷三十一。

【组成】羌活（去芦头）　白术　黄耆（锉）　青橘皮（汤浸，去白，炒）　桔梗（炒）　甘草（炙）　附子（炮裂，去皮脐）　五加皮（用茱萸半两，水一碗，煎水尽，焙干，去茱萸）各一两　桂（去粗皮）　干姜（炮）各半两

【用法】上为散。每服二钱匕，温酒调下；用水一盏，加生姜三片，大枣一枚（擘），同煎至七分，温服亦得，不拘时候。

【主治】伤寒后夹劳，肢体烦疼，早晚虚热，口苦嗌干，夜卧多汗，脚手麻痹，及风劳。

附子汤

【来源】《圣济总录》卷三十一。

【组成】附子（炮裂，去皮脐）　萆薢　熟干地黄（焙）　人参各一两　芎䓖　半夏（汤洗七遍，炒）各半两　白茯苓（去黑皮）　桂（去粗皮）　当归（切，焙）　芍药　五味子　黄耆（锉）各三分。

【用法】上锉，如麻豆大。每服五钱匕，水一盏半，加生姜一枣大（拍碎），大枣三枚（擘破），同煎至八分，去滓，空心温服。

【功用】补益元脏。

【主治】伤寒后虚羸少力。

虎骨汤

【来源】《圣济总录》卷三十一。

【组成】虎头骨（涂酥，炙）　知母（焙）各半两　甘

草（炙）　鳖甲（去裙襕，醋浸，炙）人参　黄耆（锉）各一两

【用法】上为粗末。每服三钱匕，水一盏，加童便三分，生姜三片，葱白三寸，煎至七分，去滓温服，不拘时候。

【主治】伤寒后夹劳，寒热，乍进乍退。

知母汤

【来源】《圣济总录》卷三十一。

【组成】知母（焙）半两　犀角屑　地骨皮　前胡（去芦头）　白鲜皮　柴胡（去苗）　赤茯苓（去黑皮）　人参　黄耆（锉）各一两

【用法】上为粗末。每服三钱匕，水一盏，加生姜三片，煎至七分，去滓，食后温服。

【主治】伤寒后劳气，四肢烦痛，日渐虚羸，唇红颊赤。

前胡汤

【来源】《圣济总录》卷三十一。

【组成】前胡（去芦头）　桔梗各一两　龙胆　甘草（炙）各半两　柴胡（去苗）二两　乌梅（去核，炒）一两

【用法】上为粗末。每服三钱匕，水一盏，加生姜二片，同煎至七分，去滓温服，不拘时候。

【主治】伤寒后，百节疼痛，变为劳气，发热盗汗。

桂心汤

【来源】《圣济总录》卷三十一。

【组成】桂（去粗皮）　人参　黄耆（锉）牛膝（酒浸，切，焙）各一分　甘草（炙，锉）二分　白茯苓（去黑皮）三分

【用法】上为粗末。每服三钱匕，水一盏，加生姜三片、大枣二枚（擘破），同煎至六分，去滓，空心温服。

【主治】伤寒后虚劳，羸瘦乏力。

柴胡汤

【来源】《圣济总录》卷三十一。

【组成】柴胡（去苗）半两　酸枣仁（微炒）二两　远志（去心）一分　当归（切，焙）　防风（去叉）　甘草（炙，锉）　茯神（去木）　猪苓（去黑皮）　桂（去粗皮）　黄耆（锉）　人参　生干地黄　芎䓖　麦门冬（去心，焙）各半两

【用法】上为粗末。每服三钱匕，水一大盏，加生姜三片，煎至七分，去滓，空心温服，一日二次。

【主治】伤寒后虚劳烦热，惊悸，不得眠睡。

柴胡知母汤

【来源】《圣济总录》卷三十一。

【组成】柴胡　知母　桔梗（炒）　厚朴（去粗皮，生姜汁炙）　熟干地黄（焙）　白茯苓（去黑皮）　山芋　黄耆（锉）　紫菀（去苗土）　地骨皮各一两　黄芩（去黑心）半两　甘草（炙，锉）　桂（去粗皮）　半夏（汤洗七遍，炒）各三分

【用法】上为粗末。每服五钱匕，水一盏半，加生姜一枣大（拍碎），大枣三枚（擘破），同煎至八分，去滓，空心温服，一日二次。

【主治】伤寒后体虚成劳，遍身盗汗，四肢无力，口苦憎寒，又多咳嗽。

黄耆甘草汤

【来源】《圣济总录》卷三十一。

【组成】黄耆二两（锉）　甘草（炙）　白茯苓（去黑皮）　芍药　白术各半两　桑螵蛸（炙）　桂（去粗皮）各三分

【用法】上锉，如麻豆大。每服四钱匕，水一盏半，入生姜一枣大（拍碎），大枣三枚（擘破），同煎至八分，去滓，空心温服。

【主治】伤寒后，虚劳短气，小肠急痛，羸劣。

黄耆芍药汤

【来源】《圣济总录》卷三十一。

【组成】黄耆（锉）　人参各一两　芍药　桂（去

粗皮）　五味子各三分　白术半两　甘草（炙，
锉）一分

【用法】上为粗末。每服三钱匕，水一盏，入生姜
三片，大枣二枚（去核），同煎至六分，去滓，空
心食前温服。

【主治】伤寒后，气血不复，虚羸。

黄耆薤白汤

【来源】《圣济总录》卷三十一。

【组成】黄耆　人参各半两　白茯苓（去黑皮）　五
味子　白术各一分　薤白七茎　葱白三茎　粳米
半合　芍药　生姜各半分　羊肾一只（去脂膜）

【用法】上锉细，分作三服。每服用水二盏，煎至
一盏，去滓，食前温服，一日服尽。

【主治】伤寒后五脏俱虚，羸劣不足。

黄耆鳖甲汤

【来源】《圣济总录》卷三十一。

【组成】黄耆（锉）　鳖甲（去裙襴，醋浸，炙）
各一两　知母（焙）　桑根白皮各半两　甘草
（炙，锉）　陈橘皮（汤浸，去白，炒）　白术各
三分

【用法】上为粗末。每服五钱匕，水一盏半，加葱
白三寸，生姜三片，煎至一盏，去滓，食后温服。

【主治】伤寒温病，愈后夹劳，形体羸瘠，或寒或
热，如疟状，四肢烦疼。

六神汤

【来源】《圣济总录》卷三十二。

【组成】人参　白术　黄耆　茯苓　枳实　甘草
（锉）各一两。

【用法】上为粗末。每服五钱匕，水一盏半，加生
姜半分（拍碎），大枣三个（劈破），粳米少许，
同煎至七分，去滓，食前温服。

【主治】伤寒后虚羸，不思饮食。

牛膝粥

【来源】《圣济总录》卷一八八。

【组成】牛膝苗叶　龙葵叶　生地黄（切，焙）各
一两　粳米（净洗）二合

【用法】上用水二升，先煎牛膝、龙葵、地黄，取
一升，去滓，下米煮粥。空心食之。

【主治】伤寒后虚劳，四肢烦疼，口干壮热。

枸杞粥

【来源】《圣济总录》卷一八八。

【组成】枸杞苗四两（切）　葱白七茎（切）　薤白
十四茎（切）　豉（炒）一合　粳米（净洗）三合

【用法】上用水三升，先煎枸杞、葱，薤，豉等，
取一升半，去滓，下米煮作粥，空心食之。

【主治】伤寒后，虚羸劳热，背膊烦疼。

加减补中益气汤

【来源】《丹台玉案》卷二。

【组成】人参　黄耆　当归　生地　川芎　柴
胡　陈皮　甘草　细辛　羌活　防风　白术

【用法】加生姜、大枣、葱，水煎，温服。

【主治】劳力伤寒，头痛发热恶寒，但微渴自汗，
身腿酸软无力，此内伤气血，外感风寒故也。

【加减】如元气不足，加升麻少许；咳嗽，加杏
仁；汗不止，去细辛，加芍药；胸中烦热，加山
栀、竹茹；干呕，加姜汁炒半夏；胸中饱闷，去
生地、甘草、黄耆、白术，加枳壳、桔梗；痰盛，
去防风、细辛、加瓜蒌仁、贝母；腹痛，去耆、
术，加芍药、干姜。

脾肾至资汤

【来源】《石室秘录》卷三。

【组成】熟地一两　麦冬三钱　五味子五分　白芍
三钱　肉桂三分　白术三钱　薏仁三钱　白芥子
一钱

【用法】水煎服。

【功用】补肾脾二经。

【主治】伤寒邪已尽退，正气自虚。

十一、伤寒后劳复

伤寒后劳复，是指伤寒病初愈，正气尚弱，余热未清的情况下妄动作劳而导致其病复发的病情。《伤寒论》："大病瘥后，劳复者"。《三因极一病证方论》："伤寒新瘥后，不能将摄，因忧愁思虑，劳神而复，或梳沐洗浴，作劳而复，并谓之劳复"。治宜疏散余邪，扶助正气。

枳实栀子豉汤

【来源】《伤寒论》。

【别名】枳实栀子汤（《备急千金要方》卷十）、栀豉枳实汤（《医学入门》卷四）。

【组成】枳实三个（炙）　栀子十四个（擘）　豉一升（绵裹）

【用法】上以清浆水七升，空煮取四升，纳枳实、栀子，煮取二升，下豉，更煮五六沸，去滓，分二次温服。复令微似汗。

【主治】大病愈后劳复者。

【方论】

1.《伤寒贯珠集》：大病新愈，血气未复，余热未尽，而强力作劳，余热之气，因劳而外浮。故以枳实、栀子以下热，豆豉以散热。盖亦表里之剂，而气味轻薄，适宜于病后复发之体耳。

2.《绛雪园古方选注》：枳实栀子豉汤，微汗、微下方也。大都瘥复怕虚实相兼，故汗之不欲其大汗，下之不欲其大下。栀豉，上焦药也，复以枳实宣通中焦，再用清浆水空煮，减三升，则水性熟而沉，栀、豉轻而清，不吐不下，必发于表，故覆之必有微汗。若欲微下，加大黄围棋子大，佐枳实下泄，助熟水下沉，则栀豉从上泻下，三焦通畅，营卫得和，而劳复愈，故云微下。

麻子汤

【来源】《外台秘要》卷四注文引《肘后方》。

【组成】麻子一升　豉一升　牡鼠屎十一枚

【用法】上以水五升，煮取二升半，分三次温服。立愈。

【主治】热病复。

大黄豉汤

【来源】《外台秘要》卷二引《范汪方》。

【组成】豉五合　甘草二两（炙）　桂心二两　大黄四两　芒消半斤

【用法】上锉。以水六升，煮得二升，去滓，食前适寒温饮一升，每日二次。

【主治】伤寒已愈，食饮多劳复。

【宜忌】忌海藻、菘菜、生葱等物。

栀子汤

【来源】《外台秘要》卷二引《范汪方》。

【组成】栀子十四个　豉一升　桂心二两　麻黄二两　大黄二两

【用法】上锉。以水七升，先煮麻黄掠去沫，纳余药，更煮取二升，去滓温服一升，一日二次。当小汗及下利。

【主治】伤寒愈以后，饮食劳复。

【宜忌】忌生葱。

鼠屎汤

【来源】《外台秘要》卷二引《古今录验》。

【组成】鼠屎二十一枚　豉一升（绵裹）　栀子七枚（擘）　大黄三两（切）

【用法】上以水五升，煎取二升七合，分三次服。微取汗，应小鸭溏下。

【主治】伤寒劳复。

鼠屎栀子豉汤

【来源】《外台秘要》卷二引《古今录验》。

【组成】豉二升（绵裹）　鼠屎二十一枚　栀子七枚（擘）　麻黄三两（去节）

【用法】上以水五升，煮取二升，每服七合，一日三服，汗微出。

【主治】伤寒食不消，劳复脉实者。

麦冬汤

【来源】《伤寒全生集》卷四引《备急千金要方》。

【组成】麦冬 甘草 竹叶 粳米 人参 黄耆 当归 柴胡 知母

【用法】加生姜、大枣，水煎服。

【主治】伤寒愈后劳复，虚热不止。

麦门冬汤

【来源】《备急千金要方》卷十。

【别名】麦冬汤（《疫疹一得》卷下）。

【组成】麦门冬一两 京枣二十枚 竹叶（切）一升 甘草二两

【用法】上锉。以水七升，煮粳米一升令熟，去米纳药，煎取三升，分三次服。不能服者，绵滴汤口中。

【主治】

1.《备急千金要方》：劳复，气欲绝。

2.《医学入门》：劳复发热。

【方论】《千金方衍义》：劳复气欲绝，胃虚火乘肺也，方用麦冬滋肺，竹叶清心，甘草和中，京枣以培脾气之耗也。

栀子石膏汤

【来源】方出《备急千金要方》卷十，名见《外台秘要》卷二。

【组成】栀子仁三七个 石膏五两 鼠屎（尖头大者）二十个 香豉一升

【用法】上锉。以水七升，煮取三升，分三次服。

【主治】伤寒温病后或食或饮或动作劳复。

栀子汤

【来源】《外台秘要》卷二引《广济方》。

【组成】栀子十四个（擘） 香豉一升（绵裹） 葱白一握（切） 粟米三合 雄鼠屎二七个（烧令烟绝，末）

【用法】上以水八升，煮取二升三合，去滓，纳鼠屎，分三次服。服别相去如人行六七里。

【主治】伤寒因食劳复，头痛壮热。

【宜忌】忌面、炙肉、蒜。

【加减】须利，纳芒消五分。

葵子汤

【来源】《外台秘要》卷二引《深师方》。

【组成】葵子二升 粱米一升

【用法】上合煮作薄粥饮之，多多为佳。取汗立愈。

【主治】伤寒愈后劳复。

鼠屎汤

【来源】《外台秘要》卷二引崔氏方。

【组成】栀子二十七枚（擘） 豉五合 鼠屎（两头尖者）二十七枚

【用法】上以浆水二升，煮取一升，去滓顿服。

【主治】伤寒劳复。

大青散

【来源】《太平圣惠方》卷十四。

【组成】大青二两 甘草一两（炙微赤，锉） 阿胶一两（杵碎，炒令黄燥） 豉三两 白术一两 陈橘皮一两（汤浸，去白瓤，焙）

【用法】上为粗散。每服五钱，以水一大盏，煎至五分，去滓温服，不拘时候。

【主治】伤寒后，劳复壮热，肢节不利。

麦门冬散

【来源】《太平圣惠方》卷十四。

【组成】麦门冬（去心） 麻黄（去根节） 川大黄（锉碎，微炒） 桔梗（去芦头）各一两 豉三合 甘草半两（炙微赤，锉）

【用法】上为散。每服五钱，以水一大盏，煎至五分，去滓温服，不拘时候。

【主治】伤寒后饮食多，劳复如初，壮热心烦。

枳壳散

【来源】《太平圣惠方》卷十四。

【组成】枳壳三分（麸炒微黄，去瓤）　人参三分（去芦头）　栀子仁半两　黄耆三分（锉）　白术三分　甘草一分（炙微赤，锉）

【用法】上为粗散。每服五钱，以水一大盏，煎至五分，去滓温服，不拘时候。

【主治】伤寒已愈，气未平复，劳动起早而复发。

枳实散

【来源】《太平圣惠方》卷十四。

【组成】枳实（麸炒微黄）　栀子仁　麻黄（去根节）　柴胡（去苗）桂心各一两　豉二合

【用法】上细锉，和匀。每服半两，以水一大盏，煎至五分，去滓热服，未汗再服，不拘时候。

【主治】伤寒大病已解，劳复如初。

栀子散

【来源】《太平圣惠方》卷十四。

【组成】栀子仁　桂心　麻黄（去根节）　川大黄（锉碎，微炒）　甘草（炙微赤，锉）各一两　豉二两

【用法】上为散。每服五钱，以水一大盏，煎至五分，去滓温服，不拘时候。

【主治】伤寒新愈后，因食早起动多而劳复。

栀子石膏散

【来源】方出《太平圣惠方》卷十四，名见《普济方》卷一四六。

【组成】栀子仁一两　石膏三两　雄鼠粪三七个　豉二两　川大黄二两（锉碎，微炒）　枳壳一两（麸炒微黄，去瓤）

【用法】上为粗散。每服三钱，以水一中盏，煎至六分，去滓温服，不拘时候。

【主治】伤寒新愈后，起早，饮食过度劳复。

秦艽散

【来源】《太平圣惠方》卷十四。

【组成】秦艽一两（去苗）　人参三分（去芦头）　鳖甲一两（涂醋炙令黄，去裙襴）　白术一两　半夏半两（汤洗七遍去滑）　五味子半两　甘草半两（炙微赤，锉）　柴胡一两（去苗）　黄芩半两　桔梗半两（去芦头）　麦门冬半两（去心）　黄耆一两（锉）

【用法】上为散。每服五钱，以水一大盏，加生姜半分，煎至五分，去滓温服，不拘时候。

【主治】伤寒后夹劳，黄瘦体热，四肢烦疼，不欲饮食。

桂心散

【来源】《太平圣惠方》卷十四。

【组成】桂心　甘草（炙微赤，锉）　人参（去芦头）　赤茯苓　赤芍药　麻黄（去根节）　川芎　厚朴（去粗皮，涂生姜汁，炙令香熟）各一两

【用法】上为粗散。每服三钱，以水一大盏，加生姜半分，煎至五分，去滓温服，不拘时候。

【主治】伤寒愈后劳复，头痛壮热，肢节烦疼。

柴胡散

【来源】《太平圣惠方》卷十四。

【组成】柴胡一两（去苗）　贝母一两（煨令微黄）　知母一两　人参一两（去芦头）　赤芍药一两　石膏一两　黄芩三分　白术半两　杏仁一两（汤浸，去皮尖双仁，麸炒微黄）　栀子仁半两　鳖甲一两（涂醋炙微黄，去裙襴）

【用法】上为散。每服五钱，以水一大盏，加生姜半分，煎至五分，去滓温服，不拘时候。

【主治】伤寒后夹劳，骨节烦疼，时有寒热，咳嗽，头目疼痛。

柴胡散

【来源】《太平圣惠方》卷十四。

【组成】柴胡一两（去苗）　鳖甲一两（涂醋炙令黄，去裙襴）　白术三分　人参三分（去芦头）　天门冬一两（去心）　桑根白皮半两（锉）　枳壳半两（麸炒微黄，去瓤）　桂心半

两 当归半两（锉，微炒） 百合三分 紫菀三分
（洗，去苗土） 桔梗半两（去芦头） 款冬花半
两 麦门冬半两（去心） 陈橘皮半两（汤浸，去
白瓤，焙） 黄芩半两 枇杷叶三分（拭去毛，炙
令黄） 甘草半两（炙微赤，锉）

【用法】上为散。每服五钱，以水一大盏，加生姜
半分，煎至五分，去滓温服，不拘时候。

【主治】伤寒后夹劳，体瘦少力，四肢疼痛，心膈
痰壅，时有咳嗽，不思饮食。

柴胡散

【来源】《太平圣惠方》卷十四。

【组成】柴胡三分（去苗） 木香半两 茯神半两 赤
芍药半两 犀角屑半两 石膏一两 葛根半两
（锉） 麻黄三分（去根节） 甘草半两（炙微赤，
锉） 生干地黄半两 黄芩半两

【用法】上为散。每服四钱，以水一中盏，加生
姜半分，大枣三枚，煎至六分，去滓温服，不拘
时候。

【功用】解肌退热。

【主治】伤寒后劳复，体热，鼻衄。

犀角散

【来源】《太平圣惠方》卷十四。

【组成】犀角屑三分 赤茯苓三分 枳壳三分（麸
炒微黄，去瓤） 柴胡一两半（去苗） 白术三
两 鳖甲一两半（涂醋，炙令黄，去裙襕） 知母
半两 赤芍药三分 甘草半两（炙微赤，锉）

【用法】上为散。每服五钱，以水一大盏，加生姜
半分，煎至六分，去滓温服，不拘时候。

【主治】伤寒后夹劳。烦热，四肢疼痛，不欲
饮食。

槟榔散

【来源】《太平圣惠方》卷十四。

【组成】槟榔 麦蘖（炒令微黄） 白术 人参（去
芦头）各一两 曲二两（炒令微黄） 桔梗半两
（去芦头）

【用法】上为粗散。每服三钱，以水一中盏，加生

姜半分，大枣三枚，煎至五分，去滓温服，不拘
时候。

【主治】伤寒愈后，食早伤脾胃，劳复。

熟干地黄散

【来源】《太平圣惠方》卷十四。

【组成】熟干地黄一两 黄芩三分 白芍药一两 五
味子三分 桂心半两 甘草半两（炙微赤，
锉） 当归半两（锉，微炒） 半夏半两（汤洗七
遍去滑） 人参半两（去芦头）

【用法】上为散。每服五钱，以水一大盏，加生姜
半分，煎至五分，去滓温服，不拘时候。

【主治】伤寒后夹劳，百节疼痛，不能饮食，四肢
少力。

鳖甲饮子

【来源】《太平圣惠方》卷十八。

【组成】鳖甲半两（涂醋，炙令微黄，去裙襕） 柴
胡一两（去苗） 人参一分（去芦头） 甘草半分
（炙微赤，锉） 豉一合 白术一分 雄鼠粪一个
（微炒，别研）

【用法】上细锉，分为二服。每服以水二大盏，加
生姜二分，葱白三茎，煎至一盏，去滓，入研了
鼠粪搅匀，分二次温服，不拘时候。

【主治】热病后体气尚虚，用力太早，遂生寒热，
四肢乏力。

丹砂丸

【来源】《伤寒微旨论》卷下。

【组成】丹砂（水飞过） 马牙消各半两 砂石一
两 麦门冬（去心） 犀角各三钱 金箔方寸许
三十片 牛黄一钱

【用法】上为末，用湿纸裹烂粳米饭，于煻火内
烧，纸干为度，和前药末为丸，如弹子大。每服
一丸，砂糖水化下；如黄甚者，煎茅根汤放冷，
入砂糖一块如枣大，同化下；如黄未退，来日再
服之。

【主治】病人劳复三四日以后，两手脉沉数大有
力，或发热烦躁，咽干而渴，或面尘齿垢，或目

中及遍身皆发黄者。

瓜蒌汤

【来源】《伤寒总病论》卷三。

【别名】青竹茹汤（《类证活人书》卷十七引《百问方》）、瓜竹汤（《医学入门》卷四）。

【组成】瓜蒌根四两（无黄脉者） 淡竹茹半斤

【用法】水三升，煮一升三合，去滓一日二三服，温与之。

【主治】

1.《伤寒总病论》：病未平复后劳动，致热气攻胸，手足拘急，搐搦如中风状。

2.《医学入门》：瘥后劳复，阴阳易病，卵肿疼痛，手足不能动。

附子黄耆汤

【来源】《伤寒总病论》卷三。

【组成】白术 当归 桂枝 附子 甘草 芍药 人参各半两 黄耆三分 生姜一两半

【用法】上锉。水四升，煮至一升半，去滓，通口服一盏，食久再服。温覆取小汗。

【主治】妇人病未平复，因夫所动，小腹阴中急痛，腰胯疼，四肢不任举动，无热证者。

栀子石膏香豉汤

【来源】《伤寒总病论》卷三。

【组成】栀子十六个 石膏四两 香豉一两（绵裹）

【用法】上用水三升，先煮二味至二升半，下豉，煮取一升半，去滓，温饮一盏；一法，汤成入雄鼠矢二七枚（末）。

【主治】伤寒劳复如初，自汗出者，脉浮滑，烦躁甚者。

桂枝栀子汤

【来源】《伤寒总病论》卷三。

【组成】栀子十二个 豉半升 桂枝 麻黄各一两

【用法】上锉。水三升，煎至二升，下豉，取一升

半，去滓，温饮一盏。温覆取小汗愈。

【主治】伤寒已愈，劳复如初，脉浮无汗者。

【加减】自汗者，去麻黄。

鼠屎汤

【来源】《伤寒总病论》卷三。

【别名】薤根猵鼠矢汤（《保命歌括》卷二）。

【组成】薤根一升 猵鼠屎二十一个（为末，矢头尖硬者是，即牡鼠也）

【用法】上用水三升，煮薤根至一升半，去滓，下鼠屎末，再煎三沸，温饮一盏，相次三服。衣覆必有粘汗为效，未汗再作一剂。

【主治】男子劳房成复病及阴阳易。

雄鼠屎汤

【来源】《类证活人书》卷十八。

【组成】栀子十四枚（劈） 枳壳三枚（炒） 雄鼠屎二七枚（即两头尖）

【用法】上为粗末。每服四钱，水一盏半，入葱白二寸，香豉三十粒，同煎一盏，分作二服。勿令病人知鼠屎。

【主治】劳复。

人参丸

【来源】《圣济总录》卷三十一。

【组成】人参 前胡（去芦头）各一两 干姜（炮）半两 鳖甲（去裙襕，醋浸，炙） 桔梗（锉，炒） 甘草（炙）各三分

【用法】上为末，炼蜜为丸，如梧桐子大。每服二十丸，生姜、大枣汤送下，不拘时候。

【主治】伤寒瘥后夹劳气，四肢无力，骨节烦疼，不思饮食。

人参汤

【来源】《圣济总录》卷三十一。

【组成】人参 桔梗（炒） 白术 芍药 白茯苓（去黑皮） 紫菀（去苗土） 茴香子（炒）各一两 秦艽（去苗土）三分 甘草（炙）一

两半 柴胡（去苗） 陈橘皮（汤浸，去白，
焙） 苍术（米泔浸洗，切，炒） 羌活（去芦头）
各二两

【用法】上为粗末。每服三钱匕，水一盏，加生姜
三片，大枣一枚（擘），同煎七分，去滓温服，不
拘时候。

【主治】伤寒后夹劳，骨节疼痛，浑身壮热，气力
虚乏。

三物汤

【来源】《圣济总录》卷三十一。

【组成】山栀子仁三七枚 鳖甲（去裙，醋炙） 生
干地黄（焙）各一两

【用法】上锉，如麻豆大。每服五钱匕，水一盏
半，加豉一百粒，同煎至八分，去滓，食后温服，
一日二次。

【主治】伤寒温病愈后，或食肉，或沐浴，或嗔怒
动作，劳复。

六神汤

【来源】《圣济总录》卷三十一。

【组成】鳖甲（去裙襕，醋炙） 柴胡（去苗） 人
参 知母（焙） 黄连（去须，炒）各一两 乌梅
肉（炒）半两

【用法】上为粗末。每服五钱匕，水一盏半，加生
姜半分（拍碎），同煎至八分，去滓，食后温服。

【主治】伤寒愈后劳复，壮热头痛。

石膏黄芩散

【来源】《圣济总录》卷三十一。

【组成】石膏（碎）一两 黄芩（去黑心） 山栀
子仁 葛根（锉，焙） 知母（焙） 人参 黄连
（去须，炒）各半两

【用法】上为细散。每服二钱匕，空心、食前浓煎
葱白竹叶汤调下，一日二次。以愈为度。

【主治】伤寒后，食肉劳复如初，壮热头痛，心烦
欲吐，小便赤黄。

曲糵汤

【来源】《圣济总录》卷三十一。

【组成】陈曲（捣碎，炒）一两 大麦糵（炒）半
两 寒食干饭半合 雄鼠粪三七粒（炒令烟尽，
为末）

【用法】上药除鼠粪外，略捣过，拌令匀，分作二
服。每服用水一盏半，入葱白五寸，薤白五寸，
豉一百粒，同煎至八分，去滓，入鼠粪末一半，
搅匀空心温服。

【主治】伤寒后，伤食，食劳困绝。

异功汤

【来源】《圣济总录》卷三十一。

【组成】雄鼠粪（炒令烟出）二七粒 山栀子仁五
枚 枳壳（去瓤，麸炒）一分

【用法】上锉细。用水一盏半，煎至八分，去滓，
食后温服。

【主治】伤寒天行病愈后，食劳加热。

知母汤

【来源】《圣济总录》卷三十一。

【组成】知母（焙） 鳖甲（去裙襕，醋炙） 柴胡
（去苗）各一两半 麻黄（去根节） 葛根（锉，
焙）各三分 雄鼠粪（炒令焦）三七枚

【用法】上为粗末。每服五钱匕，水一盏半，入葱
白五寸，豉一百粒，同煎至八分，去滓，食后温
服。服后吃少葱粥取汗。

【主治】伤寒新愈后，劳动用力，或饮食过伤，致
劳复。

知母汤

【来源】《圣济总录》卷三十一。

【组成】知母（焙） 柴胡（去苗） 麦门冬（去
心，焙） 甘草（炙）各半分 葱白三茎

【用法】上锉，如麻豆大。以水一盏，浸一宿，次
日煎，令水欲尽，下童便二盏，豉半合，煎五六
沸，下地黄汁三合，更煎微沸，去滓，空腹顿服。
微利即愈。

【主治】伤寒后劳复，小腹硬，卵缩，疗痛欲死。

【主治】伤寒温病愈后，起早及饮食多致劳复。

柴胡汤

【来源】《圣济总录》卷三十一。

【组成】柴胡（去苗） 黄耆（锉） 赤茯苓（去黑皮）各一两 秦艽（去苗土） 地骨皮 黄芩（去黑心） 葛根（锉） 枳壳（去瓤，麸炒）各半两 人参 甘草（炙）各三分 鳖甲（去裙襕，醋浸，炙）一两

【用法】上为粗末。每服三钱匕，水一盏，加生姜三片，煎至七分，去滓温服，不拘时候。

【主治】伤寒后夹劳，五心烦热，背膊疼痛，手足无力，不能饮食。

柴胡知母汤

【来源】《圣济总录》卷三十一。

【组成】柴胡（去苗）一两 知母（焙）三分 鳖甲（去裙襕，醋炙）一两 石膏（捣碎）一两半 雄鼠粪（炒）三七粒 秦艽（去苗土）半两

【用法】上为粗末。每服五钱匕，水一盏半，入豉一百粒，同煎至八分，去滓，食后温服。

【主治】伤寒愈后，因食劳复如初，壮热头疼。

麻黄栀子汤

【来源】《圣济总录》卷三十一。

【组成】麻黄（去节）一两 山栀子仁半两 鳖甲（去裙襕，醋炙）一两 雄鼠粪（炒）三七粒

【用法】上为粗末。每服五钱匕，以水一盏半，加葱白五寸，豉一百粒，同煎至八分，去滓，食后温服。良久，吃葱豉粥，衣被盖覆取汗。

【主治】伤寒愈后，因饮食动作致劳复如初。

紫苏饮

【来源】《圣济总录》卷三十一。

【组成】紫苏茎叶（锉）一两 生姜（切）半两 豉二合

【用法】上用水二盏半，煎至一大盏，去滓，食前分温二服。

枳壳栀子汤

【来源】《伤寒图歌活人指掌》卷四。

【组成】枳壳一个 肥栀子三个 豉一两

【用法】清浆水二盏半，空煮退八分，纳二药，煎取九分，下豉煎，去滓服。覆令汗出。

【主治】伤寒劳复，发热者。

柴胡百合汤

【来源】《伤寒六书》卷三。

【组成】柴胡 人参 黄芩 甘草 知母 百合 生地黄 陈皮

【用法】水二钟，加大枣一枚，生姜三片，槌法醋煮鳖甲煎之，温服如圣饮。

【主治】伤寒愈后，昏沉发热，渴而错语失神，及百合劳复。

【加减】渴，加天花粉；胸中烦躁，加山栀；有微头痛，加羌活、川芎；呕吐，入姜汁炒半夏；胸中饱闷，加枳壳、桔梗；食复者，加枳实、黄连；甚重大，大便实，加大黄；胸中虚烦，加竹茹、竹叶；愈后干呕，错语失神，呻吟，睡不安，加黄连、犀角；咳喘，加杏仁、百合、麻、连；心中惊惕为血少，加当归、茯苓、远志；虚汗，加黄耆；脾倦，加白术；腹如雷鸣，加煨生姜；劳复时热不除，加葶苈、乌梅、生艾叶。

逍遥散

【来源】《伤寒六书》卷三。

【组成】人参 知母 竹青 黄连 甘草 滑石 生地黄 韭根 柴胡 犀角

《伤寒六书纂要辨疑》本方用量：人参、知母、地黄、柴胡各一钱，甘草、韭根各三分，黄连五分，活石一钱五分；犀角、竹青用量原缺。

【用法】水二钟，加大枣二枚、生姜三片，水煎服；槌法临服入烧裈裆末一钱半调服。有粘汗出为效；不粘汗出再服，以小水利、阴头肿即愈。

【主治】伤寒愈后劳复，阴阳易。

【加减】卵缩腹痛，倍加黄连。

柴胡六君子汤

【来源】《扶寿精方》。

【组成】柴胡二钱　黄芩一钱五分　半夏一钱　茯苓一钱　甘草三分　人参八分　白术一钱　陈皮一钱半　枳壳（炒）一钱

【用法】上锉。水二钟，加生姜三片，煎一钟，食后服。

【主治】伤寒热解，平复后，或劳碌过食，复作大热。

【加减】头痛，加川芎一钱；口渴，加干葛一钱。

人参逍遥散

【来源】《医学入门》卷四。

【组成】人参　当归各二钱　柴胡一钱半　白术　白芍　白茯苓各一钱

【用法】水煎，温服。

【主治】伤寒女劳复，虚弱者。

【加减】心烦口干，加麦门冬、五味子；阴虚火动精泄，加知母、黄柏、牡蛎；心下痞满，加黄连、枳实；不眠，加竹茹。

竹皮逍遥散

【来源】《医学入门》卷四。

【组成】青竹皮（卵缩腹痛倍之）　人参　知母　黄连　甘草　滑石　生地黄　韭白　柴胡　犀角

　　　《东医宝鉴·杂病篇》引本方用量为各一钱。

【用法】加生姜三片，大枣二个，水煎，临服入烧裈裆末一钱半调服。微汗，未汗再服，得小便利，阴头肿即愈。

【主治】劳复及易病。

益气养神汤

【来源】《万病回春》卷二。

【组成】人参　当归　白芍（酒炒）　知母（去毛）麦门冬（去心）　栀子（炒）各一钱　陈皮五分　生甘草　升麻各三分　前胡　白茯神（去皮）各七分

【用法】上锉剂。加大枣一个，水煎，食远温服。

【主治】伤寒新愈，方起劳动应事，或多言劳神而微复动热者，曰劳复。

柴胡百合汤

【来源】《鲁府禁方》卷一。

【组成】柴胡　人参　黄芩　百合　知母　茯苓　芍药　鳖甲　甘草

【用法】加生姜、大枣，水煎，临服入生地捣汁一匙，温服。

【主治】伤寒愈后，昏沉发热，渴而谵语，失神，及百合、劳复、食复。

小柴胡六君子汤

【来源】《济众新编》卷一引《医林撮要》。

【组成】柴胡二钱　黄芩　陈皮各一钱五分　半夏　茯苓　白术　枳壳各一钱　人参八分　甘草三分　姜三片

【用法】水煎，食后服。

【主治】伤寒发热已解，平复后劳役食复作大热。

【加减】头痛，加川芎；口渴，加干葛一钱。

补中益气汤

【来源】《杏苑生春》卷三。

【组成】黄耆四钱　甘草（炙）五分　白术一钱　人参三钱　升麻二分　柴胡五分　陈皮八分　黄柏六分　当归一钱　生姜三片

【用法】上锉。用水煎熟，食前温服。

【主治】伤寒、时疫愈后，劳役复热，自汗倦怠。

逍遥汤

【来源】《寿世保元》卷二。

【组成】人参三钱　知母二钱　竹青三钱　滑石三钱　生地黄四钱　柴胡八分　犀角五分

【用法】上锉。加生姜、大枣，水煎，临服入烧裈裆末一钱半调服。有汗出为效；汗不出再服，以小水利、阴头肿即愈。

【主治】男女劳复阴阳易，伤寒愈后发大热，昏沉错语失神，小腹绞痛，头不能举，足不能移，眼中生花，百节解散，热气冲胸，男子则阴肿入腹刺痛，妇人则里急腰胯重，引腹内痛。

【加减】卵缩腹痛，加黄连一钱、甘草一钱。

鳖甲饮

【来源】《丹台玉案》卷三。

【组成】当归　秦艽　柴胡各一钱　鳖甲三钱（羊酥炙）　地骨皮　枳实　知母　乌药各八分

【用法】加灯心三茎，水煎七分，空心服。

【主治】病后劳复，邪热未除，房劳虚损，一切骨蒸。

生地黄饮子

【来源】《西塘感证》卷中引海藏方。

【组成】生地　熟地　枸杞　地骨皮　黄耆　白芍　天冬　黄芩　甘草　枳壳　防风

【主治】感证劳复，微挟风寒与食。

人参三白汤

【来源】《医学心悟》卷二。

【组成】人参二钱　白术　白芍　白茯苓各一钱五分　甘草（炙）五分　附子（炒）一钱　枣二枚

【用法】水煎服。

【主治】女劳复。其症头重不举，目中生花，腰背疼痛，小腹里急绞痛。

柴胡加豉汤

【来源】《医级》卷七。

【组成】小柴胡汤加淡豆豉

【主治】愈后，劳感复病。

加减大青龙汤

【来源】《医学探骊集》卷三。

【组成】麻黄三钱　桂枝三钱　荆芥穗三钱　山甲片二钱（炙）　煅石膏四钱　淡豆豉四钱　葛根六钱　皂刺三钱　黄芩四钱　木通三钱　甘草二钱　连翘三钱　厚朴五钱。

【用法】水煎服。

【主治】伤寒劳复，发热恶寒，脉象洪数有力者。

服蛮煎加竹叶石膏汤

【来源】《清代名医医案大全》卷三。

【组成】生地　橘白　木通　半夏　知母　丹皮麦冬　泽泻　茯苓　石膏　蔗皮　荸荠　竹叶

【主治】病后复劳感邪，虚邪袭人，阴虚夹痰，蕴恋于络。始发寒热，今则寒去而热蒸蒸，蕴于脾肺两经，舌苔白厚，有汗而热不清，溺赤似痛，脉数而濡，腠理空疏，是以多汗。

十二、伤寒食复

伤寒后食复，是指伤寒病愈后因饮食失节而致复发的病情。《普济方》："病瘥后，食肉再病曰食复"。《伤寒论注》："伤寒新愈，起居作劳，因而复病，谓之劳复。强食谷食，因而复病，谓之食复"。《证治准绳》："食复则胃有宿积"。治宜和胃通腑。

竹叶汤

【来源】《外台秘要》卷三引《深师方》。

【组成】竹叶一把　小麦一升　甘草一两（炙）　石膏二两（碎）　茯苓二两　半夏一升（洗去滑）　前胡二两　知母二两　黄芩二两　人参二两　生姜四两　大枣二十个（擘）

【用法】上切。以水一斗二升，煮竹叶、小麦减四升，去滓，纳药，煮取三升，分三服。

【主治】天行后虚热牵劳食复，四肢沉重，或一卧一起，气力吸吸羸弱。

【宜忌】忌海藻、菘菜、醋物、羊肉、饧等物。

栀子仁粥

【来源】《太平圣惠方》卷十四。

【组成】栀子仁一两 豉一分 人参半两（去芦头） 柴胡半两（去苗） 雄鼠粪二七个

【用法】上以水二大盏，煎取一大盏，去滓，纳粟米半合，煮作稀粥，温服，不拘时候。

【主治】伤寒已愈，因食过多，骨瘦头痛，壮热。

香豉散

【来源】《太平圣惠方》卷十四。

【组成】豉二合 甘草半两（炙微赤，锉） 白术一两 槟榔一两 川大黄一两（锉碎，微炒） 川芒消半两

【用法】上为散。每服半两，以水一大盏，煎至五分，去滓温服，不拘时候。以疏利为度。

【主治】伤寒已愈后，食饮过多复发。

豉心散

【来源】《太平圣惠方》卷十六。

【组成】豉心二合 雄鼠粪三枚 白术一两 川大黄二两（锉碎，微炒） 木通一两（锉） 栀子仁一两

【用法】上为粗散。每服五钱，以水一中盏，加生姜半分，煎至六分，去滓温服，不拘时候。

【主治】时气后，饮食过多，脉候实数，复发如初。

柴胡知母汤

【来源】《圣济总录》卷三十一。

【组成】柴胡（去苗）一两 知母（焙）三分 鳖甲（去裙襕，醋炙）一两 石膏（捣碎）一两半 雄鼠粪（炒）三七粒 秦艽（去苗土）半两

【用法】上为粗末。每服五钱匕，水一盏半，入豉

一百粒，同煎至八分，去滓，食后温服。

【主治】伤寒愈后，因食劳复如初，壮热头疼。

枳壳栀子大黄汤

【来源】《伤寒图歌活人指掌》卷四。

【组成】枳壳一个 肥栀子三个 豉一两 大黄（如薄棋子大）五六个

【用法】水煎服。

【主治】伤寒食复发热。

黄连解毒汤

【来源】《证治要诀类方》卷一。

【组成】黄连 黄柏 栀子各一钱半 木香三分 犀角一钱（无，以升麻代之）

【用法】水一盏半，煎七分服。

【主治】伤寒，因饮食复剧，烦闷干呕，口噪呻吟，错语不得眠。

柴胡栀子豉汤

【来源】《扶寿精方》。

【组成】柴胡三钱 半夏一钱五分 黄芩二钱 人参八分 甘草三分 栀子一钱半 豆豉一大合

【用法】上锉。水二钟，加生姜三片，煎一钟服，不拘时候。

【主治】伤寒热退身凉，因过食复发热，烦躁口干，胸膈满闷，夜卧不宁。

栀豉枳黄汤

【来源】《医学入门》卷四。

【组成】山栀 枳壳 柴胡各一钱 香豉五钱 大黄三钱（人壮积坚者五钱）

【用法】水煎，温服。

【主治】食复发热。

【加减】如内热，加黄芩；腹胀，加厚朴；伤肉，加山楂；伤面饭，加神曲。

柴胡百合汤

【来源】《鲁府禁方》卷一。

【组成】柴胡　人参　黄芩　百合　知母　茯苓　芍药　鳖甲　甘草

【用法】加生姜、大枣，水煎，临服入生地捣汁一匙，温服。

【主治】伤寒愈后，昏沉发热，渴而谵语，失神，及百合、劳复、食复。

枳缩二陈汤

【来源】《杏苑生春》卷二。

【组成】枳壳一钱　缩砂仁七个　半夏　茯苓各一钱五分　橘皮一钱　甘草五分

【用法】上锉。用水煎熟，食远温服。食消，身热未退，再以小柴胡汤加白术、陈皮。

【主治】病瘥后，食伤复热。

加减香砂六君子汤

【来源】《医学探骊集》卷三。

【组成】焦白术三钱　人参三钱　葛根四钱　淡豆豉三钱　广缩砂二钱　陈皮三钱　姜厚朴二钱　木香二钱　甘草二钱

【用法】水煎，温服。

【主治】伤寒食复。

【方论】此方以焦术、人参、甘草健脾胃；以广砂、木香、陈皮开脾胃；以厚朴温中宫；以豆豉、葛根解肌表，使食积去，脾胃复，肌表解，寒热退。

第八章

温　病

一、温　病

温病，是指感受温邪而引起的以发热、头痛、呕吐为主症，具有热像偏重，易化燥伤阴等特点的一类急性外感热病。《素问·六元正纪大论》："初之气，地气迁，气乃大温，草乃早荣，民乃厉，温病乃作，身热、头痛、呕吐、肌腠疮疡"。《灵枢经》："尺肤热甚，脉盛躁者，病温也"。由于季节特点，温热病又可区分为风温、春温、暑温、秋温、冬温、秋燥、温毒、伏气温病、温疟等。温热病发展过程中多呈现明显的阶段特征，故温病学家创立了卫气营血和三焦的辨证体系，分别治以解表、疏卫、清气、凉营、凉血、和解、育阴生津、通下、开窍、熄风、回阳固脱、通下等法。

苦参汤

【来源】方出《肘后备急方》卷二，名见《备急千金要方》卷十。

【组成】苦参二两　黄芩二两　生地黄半斤

【用法】水八升，煮取一升，分再服，或吐下毒则愈。

【主治】伤寒时气温病五六日以上者。

【宜忌】《外台秘要》：忌芜荑。

【方论】《千金方衍义》：伤寒、温病截然两途，凡医但见壮热、头疼，概行发散，信手杀人，曷知温病是久伏少阴之邪，得春时温暖之气蕴化，湿从内发外，故用苦参搜逐肾家久伏之邪，取其苦燥湿寒除热，若五六日后，热交营分，彻外壮热，即加生地以清血脉之邪，黄芩以泄肌肤之热，较之初发，浅深不同，又非一味苦参可治也。

麻黄解肌汤

【来源】《肘后备急方》卷二。

【组成】麻黄　甘草　升麻　芍药　石膏各一两　杏仁二十枚　贝齿三枚

【用法】上为末，以水三升，煮取一升，顿服。覆取汗出。后食豉粥补虚。

【功用】解肌。

【主治】

1.《肘后备急方》：伤寒、时气、温病一二日。

2.《圣济总录》：时行疫疠一二日，头痛壮热烦躁。

葛根解肌汤

【来源】《肘后备急方》卷二。

【组成】葛根四两　芍药二两　麻黄　大青　甘草　黄芩　石膏　桂各一两　大枣四枚

【用法】上以水五升，煮取二升半，去滓，分为三服。微取汗。

【主治】伤寒、时气、温病一二日者。

【宜忌】《外台秘要》：忌海藻、菘菜、生葱、炙肉等。

茅根汤

【来源】《外台秘要》卷四引《小品方》。

【别名】茅根葛根汤（《伤寒总病论》卷五）、茅葛汤（《杂病源流犀烛》卷十七）。

【组成】茅根　葛根（各切）各半升

【用法】以水四升，煮取二升，稍温饮之。哕止则停。

【主治】温病有热，饮水暴冷哕者。

丹砂膏

【来源】《刘涓子鬼遗方》卷五。

【组成】丹砂五两　芎藭三两　大黄二两　蜀椒二两（去目，出汗）　白芷二两　麝香三两　升麻二两　冶葛皮二两　麻黄五两（去节）　丹参五两　巴豆二升（去皮心）　桂心二两　附子十二枚　皂荚二两（去皮子）

【用法】上药春、夏共用，以猪脂六升，微火煎三上下，膏成，绞去滓用之，一日三次。治百病、伤寒、温毒热疾，每服如枣核大一枚；鼻塞，取半核大，纳鼻中，缩气令人聪里；若耳聋，取如两枣核大，烊之如水，纳其耳中，三五年聋可愈；或寒癖腹满坚胀，及飞尸、恶毒、楚痛，温酒服；霍乱当成未成，已吐未痢，白汤服枣核大，若已痢一两行，而腹烦痛，更服之；眼中风膜，膜或痛，常下泪，取如粟大，注眼中，自当下，止，或半日痛便愈；又胸背喉颈痛，摩足，口中亦稍稍令常闻有膏气。老小增减。

【主治】百病，伤寒，温毒热疾，鼻塞，耳聋，寒癖腹满坚胀，及飞尸恶毒楚痛，霍乱当成未成，已吐未痢，或已痢一两行，而腹烦痛，眼中风膜，膜或痛，常下泪，胸背喉颈痛。

【宜忌】当服取利为度，若不利，如人行十五里可与热饮发，当预作白薄粥令冷，若过利要止者，多进冷粥，便住，若能忍，待药势尽，自止更佳。

丹砂膏

【来源】《刘涓子鬼遗方》卷五。

【组成】丹砂三两　芎藭三两　大黄二两　蜀椒（去目，汗）二两　麝香六两　术二两　附子十二枚　干姜五分　冶葛二两　丹参六两　细辛二两　巴豆三升（去皮心）

【用法】上药秋，冬共用，各为末，巴豆细切，以苦酒渍一宿，量不足须覆之；明旦以猪脂六升，铛中微火煎三上下膏成，绞去滓用之，一日三次。治百病、伤寒、温毒热疾，服如枣核大一枚；鼻塞，取半核大，纳鼻中，缩气令人聪里；若耳聋，取如两枣核大，烊之如水，纳其耳中，三五年聋可愈；或寒癖腹满坚胀，及飞尸、恶毒、楚痛，温酒服；霍乱当成未成，已吐未痢，白汤服枣核大，若已痢一两行，而腹烦痛，更服之；眼中风膜，膜或痛，常下泪，取如粟大，注眼中，自当下，止，或半日痛便愈；又胸背喉颈痛，摩足，口中亦稍稍令常闻有膏气。老小增减。

【主治】百病，伤寒，温毒热疾，鼻塞，耳聋，寒癖腹满坚胀，及飞尸恶毒楚痛，霍乱当成未成，已吐未痢，或已痢一两行，而腹烦痛，眼中风膜，膜或痛，常下泪，胸背喉颈痛。

【宜忌】当服取利为度。若不利，如人行十五里可与热饮发。当预作白薄粥令冷，若过利要止者，多进冷粥，便住。若能忍，待药势尽，自止更佳。

八毒大黄丸

【来源】《外台秘要》卷三引《古今录验》。

【组成】藜芦二分（炙）　大黄三分　朱砂五分　蜀椒四分　雄黄四分（研）　巴豆四分（去皮，熬）　桂心四分

【用法】上为末，炼蜜为丸，如麻子大。饮服三丸。当下。不愈更服。

【主治】天行病三四日，身热目赤，四肢不举；产乳后生伤寒，舌黄白，狂言妄语；温病以后，飞尸遁尸，心腹痛隔，上下不通，癖饮积聚，痈肿苦痛。

【宜忌】忌生葱、野猪肉、芦笋、狸肉、生血物。

枇杷叶饮子

【来源】《外台秘要》卷四引《古今录验》。

【别名】枇杷茅根汤（《伤寒总病论》卷五）、枇杷茅根煎（《松峰说疫》卷二）。

【组成】枇杷叶（拭去毛） 茅根各半升

【用法】上切。以水四升，煮取二升，稍稍饮之，呃止则停。

【主治】温病有热，饮水暴冷呃。

知母解肌汤

【来源】《外台秘要》卷四引《古今录验》。

【组成】麻黄二两（去节） 知母三两 葛根三两 石膏三两 甘草二两（炙）

【用法】上切。以水七升，煮取三升，分为三服。

【主治】温热病，头痛、骨肉烦疼，口燥心闷者；或是夏月天行毒，外寒内热者；或已下之，余热未尽者；或热病自得痢，有虚热烦渴者。

【加减】若已下及自得下，虚热未歇者，除麻黄，加知母、葛根；病热未除，因梦泄者，可除麻黄，加白薇、人参各二两，即止。

解肌汤

【来源】《备急千金要方》卷九。

【组成】葛根四两 麻黄一两 黄芩 芍药 甘草各二两 大枣十二枚

【用法】上锉。水一斗，煮取三升，饮一升，日三服。三四日不解，脉浮者，宜重服发汗。

【功用】发汗。

【主治】伤寒、温病。

麻黄散

【来源】《外台秘要》卷四引《深师方》。

【组成】麻黄十分（去节） 大黄十五分（炙） 附子一分（炮） 厚朴二分（炙） 苦参六分 石膏六分（碎，绵裹） 乌头六分（炮）

【用法】上药治下筛。以酒或米汁和服方寸匕，日

三次，夜二次。

【主治】温病瘥愈，食复病。

雌黄丸

【来源】《医心方》卷二十六引《灵奇方》。

【组成】雌黄 白礜石 黑石脂各等分

【用法】上以白松脂丸如小豆大。每次吞五丸。

【功用】避热，夏可重衣。

避热术

【来源】《医心方》卷二十六引《灵奇方》。

【组成】矾石 白石脂 丹砂 磁石 桂各四两

【用法】和以松脂，如小豆，暮吞四丸。

【功用】避热，夏可重衣。

苦参散

【来源】《太平圣惠方》卷十七。

【别名】苦参饮（《圣济总录》文瑞楼本卷二十八）。

【组成】苦参一两（锉） 黄芩二两 甘草半两（炙微赤，锉）

【用法】上为粗散。每服五钱，以水一大盏，煎至六分，去滓，入生地黄汁一合，搅令匀，分温二服，不拘时候。

【功用】解毒气。

【主治】
1.《太平圣惠方》：热病三日。
2.《圣济总录》：伤寒欲发狂。

葛豉粥

【来源】《太平圣惠方》卷十七。

【组成】葛根二两（锉） 葱白五茎（并须白） 豉一合 生姜一两（切）

【用法】上以水三大盏，煎至一盏半，去滓；下粳米二合，煮作粥，乘热顿服。衣盖取汗。

【主治】热病一日，身体壮热，头痛，骨肉疼楚，背脊强，口鼻手足微冷，小便赤黄。

碧雪煎

【来源】《太平圣惠方》卷九十五。

【组成】大青三两 吴蓝叶二两 竹茹三两 麦门冬二两（去心） 子芩二两 甘草三两（生用） 枳壳三两（去瓤） 地骨皮三两 龙胆三两（去芦头） 犀角屑二两 玄参三两 赤茯苓二两 川升麻二两 羚羊角犀二两（上细锉，以水二斗，煮至一斗，去滓澄清） 龙齿二两（细研） 牛黄二两（细研） 麝香一两（细研） 青黛五两（细研） 朴消十斤（炼过者）

【用法】将煎药汁入于锅内，下朴硝，以慢火煎，不住手搅，令稀稠得所，下龙齿、牛黄、麝香、青黛等，搅令匀，入瓷器中收。每有病人，以冷水调下半匙。

【主治】心神烦热，时行温病，癫痫，热毒，头痛，赤眼口疮，酒黄，大人小儿一切热病。

人参羌活散

【来源】《太平惠民和济局方》卷十。

【别名】羌活散（《幼幼新书》卷十九引《孔氏家传》）、惺惺散（《普济方》卷四〇三）、人参羌活汤（《婴童百问》卷二）。

【组成】柴胡（去苗） 独活（去芦） 羌活（去苗）各二两 人参（去芦） 芎藭 枳壳（去瓤，麸炒） 茯苓（去皮） 甘草（炙）各一两 桔梗 前胡 天麻（酒浸，炙）各一两 地骨皮（去土）各两

【用法】上为散。每服一钱，水七分盏，入薄荷少许，煎至五分，去滓温服，不拘时候。

【功用】《普济方》：散风邪，除风热。

【主治】

1.《太平惠民和济局方》：小儿寒邪温病，时疫疮疹，头痛体痛，壮热多睡，及潮热烦渴，痰实咳嗽。

2.《普济方》：初作急惊；小儿疹痘，因服热药，多发而不透，身体头面两目皆肿，连日风搐，奋身硬直。

石膏杏仁汤

【来源】《伤寒总病论》卷五。

【组成】石膏四两 杏仁 前胡各二两 甘草一两 栀子仁 麻黄 紫菀 桂枝 大青 玄参 葛根各一两半

【用法】上锉。水九升，煎四升，每次温饮一盏，一日三四次。

【主治】肺腑脏温病，阴阳毒气，若腑虚则阴邪所伤，乍寒乍热，损伤肺气，暴嗽呕逆。

石膏葱白汤

【来源】《伤寒总病论》卷五。

【组成】豉半升 葱白（连须）二两 石膏 生姜各四两 栀子仁 升麻 大青 芒消各一两半

【用法】上锉。水八升，煎三升半，去滓，下芒消烊化匀，每次温饮一盏，一日三四次。

【主治】肺腑脏温病，阴阳毒气，若脏实为阳毒所损，体热生斑，气喘引饮。

苦参石膏汤

【来源】《伤寒总病论》卷五。

【组成】苦参 生葛各二两 石膏 湿地黄各四两 栀子仁 茵陈 芒消各一两半 香豉 葱白各半斤

【用法】上锉。以水八升，煎至三升半，去滓，下芒消烊化匀，温饮一盏，一日三四次。

【主治】黑骨温证。

梓皮饮子

【来源】《伤寒总病论》卷五。

【别名】梓皮饮（《松峰说疫》卷五）。

【组成】梓皮

【用法】单煮梓皮汁，稍稍饮之佳。

【主治】

1.《伤寒总病论》：温病热未除，重被暴寒，寒毒入胃，蕴结不散变哕。

2.《松峰说疫》：时气温病，头痛壮热，初得一二日者。

茅根汤

【来源】《普济方》卷三八四引《医方妙选》。

【组成】茅根一两　人参（去芦头）　生干地黄各一两　麦门冬半两　甘草半两（炙）

【用法】上锉。每服一钱，水一小盏，入薄荷三叶，煎至五分，去滓热服。

【主治】小儿热病。

粉香散

【来源】《小儿卫生总微论方》卷三。

【组成】蚌粉不拘多少（研极细，水飞过）　麝香少许（研）

【用法】上为末。用绵裹，朴粉儿身。

【主治】婴小身热，受蒸不解，及挟时行温病。

防风散

【来源】《杨氏家藏方》卷二。

【组成】防风（去芦头）　川芎　香白芷　甘菊花　甘草各等分

【用法】上为细末。每服二钱，食后荆芥汤调下。

【功用】常服祛风明目。

【主治】

1.《杨氏家藏方》：头目不清，神志不爽。

2.《普济方》：时疫温病，嗽喘烦渴，头痛体疼，目涩多睡，肌肉蠕动，痰逆怔忡。

小柴胡加五味子汤

【来源】《伤寒图歌活人指掌》卷四。

【组成】柴胡一两六钱二字半　黄芩　人参　甘草　半夏各八钱二字　生姜一两　生枣十二枚　五味子半两

【主治】温病发热而渴，不恶寒，嗽者。

参苓散

【来源】《普济方》卷三六九。

【组成】人参　茯苓　甘草（炙）　白术各一分　黄芩　干葛各半两

【用法】上为细末。每服一钱，水五分，加生姜一片，大枣半个，煎至四分。通口服之。

【主治】小儿风吹着，浑身壮热，头疼面赤多渴。

理中去术加附子藿香升麻橘皮汤

【来源】《温热暑疫全书》卷一。

【组成】人参　甘草（炙）　干姜　附子（炮）　藿香　升麻　陈皮各等分

【用法】水煎，温服，不拘时候。

【主治】温病。

败毒加黄芩汤

【来源】《医方集解》。

【组成】人参败毒散除人参　加黄芩

【主治】瘟病，不恶风寒而渴。

柴葛解肌汤

【来源】《医学心悟》卷二。

【组成】柴胡一钱二分　葛根一钱五分　赤芍一钱　甘草五分　黄芩一钱五分　知母一钱　贝母一钱　生地二钱　丹皮一钱五分

【用法】水煎服。

【主治】春温夏热之病，其症发热头痛，与正伤寒同，但不恶寒而口渴。

【加减】心烦，加淡竹叶十片；谵语，加石膏三钱。

【实验】解热作用　《中西医结合杂志》（1985，6：378）：实验表明，本方有显著的解热效果，对于内毒素所致家兔发热，给药后4小时，对照组家兔仍处明显发热状态，体温无下降趋势，但给予柴葛解肌汤的家兔，体温下降0.9℃。

元霜丹

【来源】《四圣悬枢》卷一。

【组成】浮萍三钱　麦冬三钱　甘草二钱（炙）　元参三钱　丹皮三钱　芍药三钱　生姜三钱　大枣一枚

【用法】流水五杯，煎大半杯，热服。

【主治】太阳温病，头项痛，腰脊强，发热作渴。

加味六一顺气汤

【来源】《寒温条辨》卷四。

【别名】六一顺气汤（《医方简义》卷二）。

【组成】白僵蚕（酒炒）三钱　蝉蜕十个　大黄（酒浸）四钱　芒消二钱五分　柴胡二钱　黄连　黄芩　白芍　甘草（生）各一钱　厚朴一钱五分　枳实二钱

【用法】水煎去滓，冲芒消，入蜜酒和匀，冷服。

【主治】

1.《寒温条辨》：少阴、厥阴病，口燥咽干，怕热消渴，谵语神昏，大便燥实，胸腹满硬，或热结旁流，绕脐疼痛，厥逆脉沉者。

2.《医方简义》：温病发痉者。

地龙汤

【来源】《伤寒温疫条辨》卷一。

【组成】蚯蚓（捣烂）

【用法】入新汲水，搅净浮油，饮清汁。

【主治】温病大热诸证。

大清凉散

【来源】《伤寒温疫条辨》卷四。

【组成】白僵蚕（酒炒）三钱　蝉蜕（全）十二个　全蝎（去毒）三个　当归　生地（酒洗）　金银花　泽兰各二钱　泽泻　木通　车前子（炒，研）　黄连（姜汁炒）　黄芩　栀子（炒黑）　五味子　麦冬（去心）　龙胆草（酒炒）　丹皮　知母各一钱　甘草（生）五分

《血证论》有天门冬。

【用法】水煎，去滓，加蜂蜜三匙，冷米酒半小杯，童便半小杯，和匀冷服。

【功用】

1.《伤寒温疫条辨》：通泻三焦之热。

2.《血证论》：清热利水。

【主治】温病表里三焦大热，胸满胁痛，耳聋目赤，口鼻出血，唇干舌燥，口苦自汗，咽喉肿痛，谵语狂乱者。

【方论】《血证论》：诸药清热利水，使瘟毒伏热，从小便去；妙在三虫引药及酒达于外，使外邪俱

豁然而解，是彻内彻外之方。

清化汤

【来源】《伤寒温疫条辨》卷四。

【组成】白僵蚕（酒炒）三钱　蝉蜕十个　金银花二钱　泽兰叶二钱　广皮八分　黄芩二钱　黄连　炒栀子　连翘（去心）　龙胆草（酒炒）　元参　桔梗各一钱　白附子（泡）　甘草各五分

【用法】水煎，去渣，入蜜酒冷服。

【主治】温病壮热憎寒，体重，舌燥口干，上气喘吸，咽喉不利，头面猝肿，目不能开者。

【加减】大便实，加大黄四钱；咽痛，加牛蒡子（炒，研）一钱；头面不肿，去白附子。

【方论】此方名清化者，以清邪中于上焦，而能化之，以散其毒也。芩、连、栀、翘清心肺之火；元参、橘、甘清气分之火；胆草清肝胆之火，而且沉阴下行，以泻下焦之湿热；僵蚕、蝉蜕散肿消毒，定喘出音，能使清阳上升；银花清热解毒；泽兰行气消毒；白附散头面风毒；桔梗清咽利膈，为药之舟楫；蜜润脏腑；酒性大热而散，能引诸凉药至热处，以行内外上下，亦火就燥之意也。其中君明臣良，佐使同心，引导协力，自使诸症悉平矣。

【验案】面瘫　《北京中医》（2006，8：487）：用本方治疗风痰热毒型面瘫78例，连服5天为1个疗程，结果：经治1个疗程后，全部病人开始恢复功能，痊愈20例，占26%；2个疗程痊愈50例，占64%；4～6个疗程痊愈8例，占10%；总有效率100%。

加味太极丸

【来源】《寒温条辨》卷三。

【组成】白僵蚕一钱（酒炒）　全蝉蜕（去土）一钱　广姜黄三分　川大黄四钱　天竺黄一钱　胆星一钱　冰片一分

【用法】上为细末，糯米浓汤为丸，如芡实大。每服一丸，冷黄酒和蜜泡化，冷服。薄荷熬酒亦可。

【主治】小儿温病。

小清凉散

【来源】《寒温条辨》卷四。

【组成】白僵蚕（炒）三钱　蝉蜕十个　银花　泽兰　当归　生地各二钱　石膏三钱　黄连　黄芩　栀子（酒炒）　牡丹皮　紫草各一钱

【用法】水煎，去滓，入蜜、酒、童便，冷服。

【主治】温病，壮热烦躁，头沉面赤，咽喉不利，或唇口颊腮肿者。

神解散

【来源】《寒温条辨》卷四。

【组成】白僵蚕（酒炒）一钱　蝉蜕五个　神曲三钱　金银花二钱　生地二钱　木通　车前子（炒，研）　黄芩（酒炒）　黄连　黄柏（盐水炒）　桔梗各一钱

【用法】水煎，去滓，入冷黄酒半小杯，蜜三匙，和匀，冷服。

【功用】《古今名方》：清热透邪，解毒泻火。

【主治】温病，初觉憎寒体重，壮热头痛，四肢无力，遍身酸痛，口苦咽干，胸腹满闷者。

【验案】高热　《北京中医》（2000，5：27）：用神解散治疗温病内热外感型高热100例，结果：4小时完全退热80例，占80%；8小时完全退热91例，占91%；12小时完全退热96例，占96%；8小时有效退热已达100%。

三合汤

【来源】《寒温条辨》卷五。

【组成】当归八钱（酒洗）　川芎三钱　桃仁（不用皮尖，炒、研）一钱　红花一钱（酒洗）　益母草（去老梗）五钱　软柴胡四钱　黄芩三钱　栀子三钱　粉丹皮三钱　白僵蚕（酒炒）三钱　蝉蜕（全）十二个　金银花二钱　泽兰叶三钱　生甘草一钱

【用法】水煎，去滓，入蜜、酒、童便，和匀服。

【主治】产后温病，大热神昏，四肢厥逆，谵语或不语。

【加减】发狂、燥结，加大黄、芒消。

芳香饮

【来源】《温证指归》卷三。

【组成】玄参一两　白茯苓五钱　石膏五钱　蝉蜕（全）十二个　白僵蚕（炒）三钱　荆芥三钱　天花粉三钱　神曲（炒）三钱　苦参三钱　黄芩二钱　陈皮一钱　甘草一钱

【用法】水煎，去滓，入蜜、酒，冷服。

【主治】温病多头痛、身痛、心痛、胁痛，呕吐黄痰，口流浊水，涎如红汁，腹如圆箕，手足撮搦，身发斑疹，头痛，舌烂，咽喉痹塞，气血损伤。

竹叶石膏汤

【来源】《痧证汇要》卷四。

【组成】石膏五钱（煨熟）　知母三钱　甘草一钱　粳米一撮

【用法】加竹叶，水煎服。

【主治】温病身热，自汗口干，脉来洪大，及霍乱伤暑发痧。

甘露饮

【来源】《医方简义》卷二。

【组成】大生地五钱　鲜生地六钱　天冬　麦冬（去心）各三钱　鲜石斛四钱　黄芩（炒）一钱　银花三钱　川贝母一钱　生炙甘草各五分

【用法】加竹茹一团，姜汁炒。

【功用】存阴清邪，以复胃中津液。

【主治】温热病。

芩芍解毒汤

【来源】《医方简义》卷二。

【组成】黄芩（酒炒）二钱　白芍二钱　川连八分　焦栀子三钱　炒川柏一钱五分　银花三钱　生甘草八分　生姜二片

【主治】温热初起之症。

防风解温汤

【来源】《医学摘粹》。

【组成】防风三钱　桔梗三钱　桑叶三钱　连翘三钱　杏仁三钱　芍药三钱　丹皮三钱　甘草二钱

【用法】流水三杯，煎至八分，温服。覆衣，饮热粥，取微汗。

【主治】温证，太阳经头项痛，腰脊强，发热作渴者。

【加减】如入阳明经，身热，目痛，鼻干，不卧，胸燥，口渴者，去防风、桑叶、桔梗、杏仁，加葛根，热加元参，再热加石膏，呕加半夏；如入少阳经，胸胁疼痛，耳聋，口苦咽干作渴者，去防风、桑叶、桔梗、杏仁，加柴胡、黄芩、半夏，热加元参；如入太阴经，腹满咽干，发热作渴者，去连翘、桔梗、杏仁，加生地；如入少阴经，口燥舌干，发热作渴者，去连翘、桔梗、杏仁、芍药，加生地、天冬、元参；如入厥阴经，烦满囊缩，发热作渴者，去连翘、桔梗、杏仁，加生地、当归。

发表清里汤

【来源】《镐京直指医方》卷二。

【组成】连翘三钱　银花三钱　鲜生地六钱　鲜石斛四钱　粘子三钱　蝉蜕一钱五　广郁金三钱　薄荷一钱五　天花粉三钱　川连一钱　水芦根五钱

【主治】温邪传里，发热口渴，舌黄或红，脉浮洪数，溲短而赤。

石膏粳米汤

【来源】《医学衷中参西录》上册。

【组成】生石膏二两（轧细）生粳米二两半

【用法】用水三大碗，煎至米烂熟，约可得清汁两大碗。乘热尽量饮之，使周身皆汗出。病无不愈者。若阳明腑热已实，不必乘热顿饮之，徐徐温饮下，以消其热可也。

【主治】温病初得，其脉浮而有力，身体壮热。并治一切感冒初得，身不恶寒而心中发热者。

【方论】此方妙在将石膏同粳米煎汤，乘热饮之，俾石膏寒凉之性，随热汤发散之力，化为汗液，尽达于外也。且与粳米同煮，其冲和上气，能助胃气之发达，则发汗自易。其稠润之汁，又能逗留石膏，不使其由胃下趋，致寒凉有碍下焦。此方粳米多至二两半，汤成之后，必然汁浆甚稠，饮至胃中，又善留蓄热力，以为作汗之助也。

犹龙汤

【来源】《医学衷中参西录》上册。

【组成】连翘一两　生石膏六钱（捣细）蝉退二钱（去足土）牛蒡子二钱（炒捣）

【主治】胸中素蕴实热，又受外感，内热为外感所束，不能发泄而致温病，时觉烦躁，或喘，或胸胁疼，其脉洪滑而长。

【加减】喘，倍牛蒡子；胸中疼，加丹参、没药各三钱；胁下疼，加柴胡、川楝子各三钱。

【验案】

1. 表寒内热证　一妇，年三十余，胸疼连胁，心中发热，服开胸、理气、清火之药不效。后愚诊视，其脉浮洪而长。知其上焦先有郁热，又为风寒所束，则风寒与郁热相搏而作疼也。治以此汤，加没药、川楝子各四钱，一剂得汗而愈。

2. 喘咳　一叟，年过七旬。素有劳病，因冬令伤寒，劳病复发，喘而且咳，而三日间，痰涎壅盛，上焦烦热。诊其脉，洪长浮数。投以此汤，加玄参、潞参各四钱，一剂汗出而愈。

和解汤

【来源】《医学衷中参西录》上册。

【组成】连翘五钱　蝉退二钱（去足土）生石膏六钱（捣细）生杭芍五钱　甘草一钱

【主治】温病表里俱热，时有汗出，舌苔白，脉浮滑者。

【加减】若脉浮滑而兼有洪象者，生石膏当用一两。

凉解汤

【来源】《医学衷中参西录》上册。

【组成】薄荷叶三钱　蝉退（去足土）二钱　生石膏（捣细）一两　甘草一钱五分

【功用】凉散。

【主治】温病表里俱觉发热，脉洪而兼浮者。

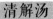

清解汤

【来源】《医学衷中参西录》上册。

【组成】薄荷叶四钱 蝉退（去足土）三钱 生石膏六钱（捣细） 甘草一钱五分

【用法】水煎服。

【主治】温病初得，头疼，周身关节酸疼，肌肤壮热，背微恶寒，无汗，脉浮滑者。

滋阴清胃汤

【来源】《医学衷中参西录》上册。

【组成】玄参一两半 当归三钱 生杭芍四钱 甘草一钱半 茅根二钱

【用法】煎汤两盅，分二次温服，一次即愈者，停后服。

【主治】产后温病，阳明腑实，表里俱热者。

寒解汤

【来源】《医学衷中参西录》上册。

【组成】生石膏（捣细）一两 知母八钱 连翘一钱五分 蝉退（去足土）一钱五分

【主治】周身壮热，心中热而且渴，舌上苔白欲黄，其脉洪滑，或头犹觉疼，周身犹有拘束之意者。

【验案】温病 一人，年四十余。为风寒所束不得汗，胸中烦热，又兼喘促。医者治以苏子降气汤，兼散风清火之品，数剂病益进。诊其脉，洪滑而浮，投以寒解汤，须臾上半身即出汗，又须臾，觉药力下行，至下焦及腿亦皆出汗，病若失。

普济解疫丹

【来源】《丁甘仁家传珍方集》。

【组成】鲜生地一两八钱（捣汁） 淡豆豉八钱 板兰根一两 天花粉四钱 金银花一两六钱 红紫草四钱 粪清（即金汁）一两 京玄参七钱 连翘一两犀角二钱

【用法】诸药生晒为末，切忌火炒，研细，以犀角、地黄汁、粪清，和捣泛丸，切勿加蜜。每服三钱，开水送服，日二服，或用茶代。

【主治】温邪、温热、暑温、湿温，时疫，邪在气分，发热倦怠，胸闷腹胀，肢痠咽肿，斑疹身黄，颐肿口渴，溺赤便闭，吐泻疟痢，淋浊疮疡舌苔淡白，或厚腻，或干黄。

银花竹叶汤

【来源】《温热经解》。

【组成】银花三钱 竹叶二钱 豆豉三钱 薄荷一钱 杏泥三钱 桔梗一钱半 甘草八分 苇根三钱

【主治】伏气温病，身温无汗，口微渴，心不烦，舌上苔薄者。

柴胡饮子

【来源】《温热经解》。

【组成】柴胡一钱半 酒芩一钱 防风八分 甘草八分 白芍一钱半 黑荆芥六分

【主治】产后温病。

攻温固脉煎

【来源】《温病坏证》。

【组成】熟地一两 当归一两 洋参三钱 紫草三钱 泽兰三钱 大黄（酒浸）三钱 芒消三钱 白僵蚕（酒炒）三钱 全蝉脱十二个 白蜜 黄酒各一两 黄连 黄芩 栀子各三钱

【用法】煎二三沸，倾出，调蜜酒匀冷服。服后不时饮雪梨汁，调新汲水一钟，滋其化源，使不致燥。

【主治】温病脉浮洪而散，或沉微而涩，属其脏脏久虚，痰火久郁，正不胜邪，水不胜火，危在一二日者。

【加减】痰盛，加枳实、姜黄。

桑菊葱豉饮

【来源】《集成良方三百种》卷中。

【组成】冬桑叶三钱 菊花三钱 淡豆豉一钱半 葱白三寸

【用法】水煎服。

【主治】温症初起。

清宫丹

【来源】《全国中药成药处方集》(吉林方)。

【组成】柴胡三钱 蒲黄五钱 枳壳 生石膏各三钱 寸冬五钱 黄芩 郁金 酒杭芍 薄荷 清夏 桔梗各三钱 云黄连二钱 山栀三钱 朱砂二钱 胆草 川羌活 独活各三钱 犀角三钱 粉草 胆星各二钱

【用法】上将朱砂另研,余为细面,一处调匀,炼蜜为丸,大丸一钱四分重,小丸七分重,大赤金为衣,棉纸包裹,蜡皮封。大人每服一大丸,五岁至十岁小儿每服一小丸,二岁以上小儿每服二分之一小丸,周岁以内小儿每服三分之一小丸,用桑叶、菊花、薄荷、鲜姜煎汤为引。

【功用】退热解毒,透汗解表。

【主治】温病,麻疹,大头瘟毒,瘟毒发斑,感冒。

【宜忌】孕妇忌服;忌腥辣厚味。

四味土木香散

【来源】《中国药典》。

【组成】土木香 200g 苦参(去粗皮)200g 珍珠杆(去粗皮、心)100g 山奈 50g

【用法】上药制成散剂,每袋装 20g。水煎服,每次 2.5～3.6g,1 日 2～3 次。

【功用】清瘟解表。

【主治】瘟病初期,发冷发热,头痛咳嗽,咽喉肿痛,胸胁作痛。

银翘白虎增液汤

【来源】《首批国家级名老中医效验秘方精选》。

【组成】知母 14～28 克 生甘草 10.5 克 生地 35 克 粳米 17.5 克 银花 17.5 克 连翘 19.5～35 克 玄参 35 克 麦冬 28 克 鲜白茅根 140 克 生石膏 28～70 克

【用法】每剂加水 800 毫升,先煎白茅根去渣,再入诸药,大火煮沸,慢火煎煮 30 分钟,过滤出 300 毫升,煎二次共 600 毫升,每服 200 毫升,一日分三次温服,每日 1 剂,若病不减,可继服 1～2 剂,或一日服二剂,病势即减。

【功用】大清气热,养阴解毒,壮水制火,预防出血。

【主治】秋温时疫,伏暑证(钩端螺旋体病)。

【加减】若舌质深红,暮热更甚,烦躁不安者,加焦栀 14 克,黄芩 10.5 克,丹皮 17.5 克,杭白芍 17.5 克,以凉血解毒,清营透气,一般连服 1～2 剂,病势即退;若热结胃肠,腹痛胀满,大便二三日不下,或谵语者,加芒硝、生大黄各 10.5 克,以增液通下,热随便解,但以大便通利为度;若舌苔黄厚,腹痛胀满不减,大便燥结,谵语、烦躁更甚者,配服清热镇痉之紫雪丹,可根据病情轻重,酌加芒硝、生大黄适量,再加枳实 17.5 克,厚朴 14 克。

治感佳片

【来源】《部颁标准》。

【组成】山芝麻 1080g 穿心莲 750g 葫芦茶 580g 三叉苦 580g 板蓝根 500g 羌活 500g 薄荷脑 2.5g 对乙酰氨基酚 50g 盐酸吗啉双瓶 12.5g 马来酸氯苯那敏 0.666g

【用法】制成糖衣片,每片含对乙酰氨基酚 50mg,密封。口服,每次 4 片,1 日 3 次,小儿酌减。

本方制成胶囊,名"治感佳胶囊"。

【功用】清热,解毒,解表。

【主治】温病初起,感冒发热头痛。

【宜忌】孕妇慎服;服药期间不宜驾驶车辆、车床操作及高空作业等。

珍黄安宫片

【来源】《部颁标准》。

【组成】牛黄 20g 珍珠 5g 冰片 10g 竹沥 20g 朱砂 50g 大黄 60g 郁金 100g 青黛 30g 石菖蒲 100g 胆南星 40g 天竺黄 10g 水牛角片 1000g 珍珠层粉 50g 黄芩提取物 13.5g 小檗根提取物 7.5g

【用法】制成糖衣片,每片 0.24g,密封。口服,每次 4～6 片,1 日 3 次。

【功用】镇静安神,清热解毒。

【主治】高热，烦躁不安，失眠多梦，神昏谵语，惊风抽搐，癫狂痫证，头痛，眩晕。

【宜忌】孕妇忌服；虚寒、脾胃虚弱者慎服；忌食辛辣食物。

南板蓝根冲剂

【来源】《部颁标准》。

【组成】南板蓝根 600g　大青叶 900g

【用法】制成冲剂，每袋（块）重 15g（相当于原药材 15g），密封。冲服，每次 15g，1 日 3 次；预防流感、乙脑，1 日 15g，连服 5 日。

【功用】清热解毒，凉血。

【主治】温病发热，热毒发斑，风热感冒，咽喉肿烂，流行性乙型脑炎，肝炎，腮腺炎。

复方板蓝根颗粒

【来源】《部颁标准》。

【组成】板蓝根 600g　大青叶 900g

【用法】制成颗粒剂，每袋装 15g（相当于原药材 15g），密封，防潮。口服，每次 15g，1 日 3 次，小儿酌减。预防流感、乙脑，1 日 15g，连服 5 日。

【功用】清热解毒，凉血。

【主治】温病发热，出斑，风热感冒，咽喉肿烂，流行性乙型脑炎，肝炎，腮腺炎。

清开灵口服液

【来源】《新药转正标准》。

【组成】胆酸　水牛角粉　黄芩提取物　珍珠层粉等

【用法】制成口服液。口服，每次 10 ～ 20ml，1 日 2 ～ 3 次，儿童酌减或遵医嘱。

　　本方制成注射液，名"清开灵注射液"。

【功用】清热解毒，镇静安神。

【主治】对于湿热病引起的高热不退，烦躁不安，

咽喉肿痛，舌红或绛，苔黄，脉数者适宜，多用于湿热型肝炎和上呼吸道感染病。

【宜忌】本品多用于湿热型。久病体虚病人出现腹泻的慎用。

【验案】小儿外感高热 《中成药》（1996，7：51）：应用清开灵注射注保留灌肠，治疗小儿外感高热 43 例。结果：经 1 ～ 2 次治疗后，痊愈 18 例，占 41.8%；显效 19 例，占 44.2%；好转 6 例，占 14%。总有效率 100%。

小儿热速清口服液

【来源】《新药转正标准》

【组成】柴胡　黄芩　板兰根　葛根　金银花　水牛角　连翘　大黄

【用法】制成口服液，每支 10ml。口服，1 岁以内，每次 2.5 ～ 5ml，1 ～ 3 岁 5 ～ 10ml，3 ～ 7 岁 10 ～ 15ml，7 ～ 12 岁 15 ～ 20ml，1 日 3 ～ 4 次。

【功用】清热解毒，泻火利咽。

【主治】小儿外感高热，头痛，咽喉肿痛，鼻塞流涕，咳嗽，大便干结。

【宜忌】如病情较重或服药 24 小时后疗效不明显者，可酌情增加剂量。

消食退热糖浆

【来源】《新药转正标准》

【组成】柴胡　黄芩　知母　青蒿　槟榔　厚朴　水牛角浓缩粉　牡丹皮　荆芥穗　大黄等

【用法】上药制成糖浆剂。口服，1 岁以内每次 5ml，1 ～ 3 岁每次 10ml，4 ～ 6 岁每次 15ml，7 ～ 10 岁每次 20ml，10 岁以上每次 25ml，1 日 2 ～ 3 次。

【功用】清热解毒，消食通便。

【主治】小儿瘟疫时毒，高热不退，内兼食滞，大便不畅；小儿呼吸道、消化道急性感染。

【宜忌】脾虚腹泻者忌服。

二、温病便秘

温病便秘，是指温病过程中出现粪便在肠内滞留过久，秘结不通，排便周期延长；或周期不长但粪质干结，排出艰难；或粪质不硬，虽有便意，但便而不畅的病情。《温病条辨》指出："温病之不大便，不出热结，液干二者之外"。其治疗，属热结肠腑者，治宜软坚攻下泄热；热结液亏者，宜攻下腑实，增液滋阴；湿阻肠道，传导失司者，治宜宣清导浊。同时根据兼夹不同配合相应治法。

承气丸

【来源】《肘后备急方》卷二。

【别名】调气丸（《太平圣惠方》卷十六）。

【组成】大黄 杏仁各二两 枳实一两 芒消一合

【用法】炼蜜为丸，如弹丸大。和汤六七合服之，未通便服。

【主治】伤寒、时气、温病，十余日不大便者。

大黄丸

【来源】《外台秘要》卷四引《古今录验》。

【组成】大黄一两（蒸之二斗米下） 巴豆五十枚（去心皮，熬） 消石三分（熬，无者以芒消代之） 桂心二分 干姜二分（炮）

【用法】上药别捣巴豆令如泥，余药研末，合和，以蜜为丸，如梧桐子大。每服一丸，以汤送下。但热在膈上当吐，在膈下当利，预作粥，如服他吐下丸法。服药两食顷不吐下，以热饮助之；若不得吐下，可更服一丸半，耐药壮人可二丸。此药优于他下药丸，故宜大小。下多，冷粥解之。若有疮，绵挺如指，蜜和一丸涂挺头，且纳疮中，嗢出之，不愈更作；温病不得大便，服之得下佳，宿食不消亦服之；飞尸遁尸，浆服半丸，每日一次，应须臾止；心腹胀满痛，服一丸；疟者依发日先宿勿食，清晨服一丸，丁壮人服二丸，得吐下，忍饥过发时乃食；妇人产后血结，中奔走起上下，或绝产无子，或月经不调，面目青黄，服半丸；小儿淋沥寒热，胪胀大腹，不欲食，食不

生肌，三四岁者如麻子服一丸，每日一次；六七岁儿服二丸，比三十日心腹诸病愈；儿小半之愈。

【主治】温病不得大便，或宿食不消，飞尸遁尸，心腹胀满痛，疟疾；妇人产后血结，或绝产无子，或月经不调，面目青黄；小儿淋沥寒热，胪胀大腹，不欲食，食不生肌。

【宜忌】忌野猪肉、芦笋、生葱。

承气丸

【来源】《圣济总录》卷二十一。

【组成】大黄（锉，炒）三分 郁李仁（汤浸去皮，研） 枳实（去瓤，麸炒） 朴消（研）各一两

【用法】上为末，炼蜜为丸，如梧桐子大。每服二十丸，生姜汤送下；未利再服，不拘时候。

【主治】伤寒、时气、温热病，大便不通。

干葛汤

【来源】《症因脉治》卷四。

【组成】干葛 知母 石膏 大黄 枳壳

【主治】温热便结，发热自汗，汗出热仍不减，不恶寒而渴，或壮热唇焦，口渴引饮，谵语神昏，大便不通，脉尺寸洪数，为正阳阳明症者。

枳实导滞汤

【来源】《重订通俗伤寒论》。

【组成】小枳实二钱 生锦纹一钱半（酒洗） 净楂肉三钱 尖槟榔一钱半 薄川朴一钱半 小川连六分 六和曲三钱 青连翘一钱半 老紫草三钱 细木通八分 生甘草五分

【功用】下滞通便。

【主治】温病热证，里有积滞。

【方论】凡治温病热证，往往急于清火，而忽于里滞。不知胃主肌肉，胃不宣化，肌肉无自而松，即极力凉解，反成冰伏。此方用小承气合连、槟为君，苦降辛通，善导里滞；臣以楂、曲疏中，

翘、紫宣上，木通导下；佐以甘草和药，开者开，降者降，不透发而自透发。每见大便下后，而疹癍齐发者以此，此为消积下滞，三焦并治之良方也。

增损大柴胡汤

【来源】《寒温条辨》卷四。

【组成】柴胡四钱　薄荷二钱　陈皮一钱　黄芩二钱　黄连一钱　黄柏一钱　栀子一钱　白芍一钱　枳实一钱　大黄二钱　广姜黄七分　白僵蚕（酒炒）三钱　金蝉蜕十个

【用法】水煎去滓，入冷黄酒一两，蜜五钱，和匀冷服。

【主治】温病热郁腠理，以辛凉解散，不致还里，而成可攻之证。

【加减】呕，加生姜二钱。

增液承气汤

【来源】《镐京直指医方》。

【组成】鲜生地一两　鲜石斛五钱　元参六钱　麦冬四钱　知母四钱　连翘三钱　粘子二钱　生锦纹六钱　人中黄一钱　元明粉二钱　枳实三钱

【用法】水煎，去滓。温服。

【主治】温邪乘胃，咳哕便闭，唇焦鼻煤，舌黑黄燥，谵语口渴。

三、温病热入心包

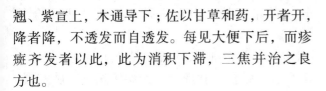

温病热入心包，是指温热病内陷营血阶段的证型之一，临床以高热不退，神昏谵语，甚则昏迷不醒，四肢厥逆，或见抽搐等为特征。《温热经纬》："温邪上受，首先犯肺，逆传心包。肺主气，属卫；心主血，属营。辨营卫气血，虽与伤寒同，若论治法，则与伤寒大异也"。《重订通俗伤寒论》："热陷心包及心，血分灼热之候：谵语发狂，或沉昏嗜睡，或烦躁不寐，四肢厥逆，指甲红紫，大便溏黑极臭，小便赤涩或痛，舌绛无苔，或舌上略有粘苔"。治宜清心开窍。

葳蕤散

【来源】《太平圣惠方》卷四。

【别名】萎蕤散（《普济方》卷九十）。

【组成】葳蕤一两　薏苡仁一两　白鲜皮三分　麦门冬一两（去心）　茯神三分　犀角屑三分　石膏一两　防风三分（去芦头）　远志三分（去心）　甘草半两（炙微赤，锉）

【用法】上为散。每服四钱，以水一中盏，煎至五分，去滓，入竹沥半合，更煎一两沸，不拘时候温服。

【主治】心脏中风，精神昏昧，烦热多汗，口干面赤，惊悸头痛。

牛黄清心丸

【来源】《痘疹心法》卷二十二。

【别名】万氏牛黄清心丸（《景岳全书》卷六十二）、万氏牛黄丸（《医方简义》卷三）、牛黄丸（《证治宝鉴》卷五）。

【组成】黄连（生）五钱　黄芩　山栀仁各三钱　郁金二钱　辰砂一钱半　牛黄二分半

【用法】上为细末，腊雪调面糊为丸，如黍米大。每服七八丸，灯心汤送下。

【功用】《中医方剂学讲义》：清热解毒，开窍安神。

【主治】

1.《痘疹心法》：痘疹心热神昏。

2.《痘科类编》：惊搐、口眼喎斜，手足搐逆，随作随止者。

3.《成方便读》：温邪内陷，热入心包，痰涎壅塞，神昏谵语，发厥发晕，牙关紧闭。

【方论】

1.《绛雪园古方选注》：温热入于心胞络，邪在里矣，草木之香仅能达表，不能透里，必借牛黄幽香物性，乃能内透胞络，与神明相合，然尤在佐使之品配合咸宜。万氏用芩、连、山栀以泻心火，郁金以通心气，辰砂以镇心神，合之牛黄相使之妙。是丸调入犀角、羚羊角、金汁、甘草或人中黄、连翘、薄荷等汤剂中，定建奇功。

2.《成方便读》：牛黄芳香，气清之品，轻灵之物，直入心胞，辟邪而解秽。然温邪内陷之证，必有粘腻秽浊之气，留恋于膈间，故以郁金芳香辛苦，散气行血，直达病所，为之先声；而后芩、连苦寒性燥者，祛逐上焦之湿热；黑栀清上而导下，以除不尽之邪；辰砂色赤气寒，内含真汞，清心热，护心阴，安神明，镇君主，辟邪解毒，两者兼优。丸以蒸饼者，取其化滞耳。

3.《中国医学百科全书·方剂学》：方中牛黄清心解毒、豁痰开窍为君；以黄连、黄芩、山栀清热泻火为臣，助牛黄清心解毒；郁金芳香开闭，朱砂寒凉重镇，用以开窍安神，共为佐使。

五汁一枝煎

【来源】《重订通俗伤寒论》。
【组成】鲜生地汁四大瓢　鲜茅根汁两大瓢　鲜生藕汁两大瓢　鲜淡竹沥两大瓢　鲜生姜汁两滴　紫苏旁枝二钱（切寸）
【用法】先将紫苏旁枝煎十余沸，取清汤盛盖碗中，和入五汁，重汤炖，温服。
【功用】清润心包，濡血增液。
【主治】心包邪热，开透肃清后，血虚生烦，愦愦无奈，心中不舒，间吐粘涎，呻吟错语。
【方论】方中鲜地、茅根、藕汁三味，清润心包血液为君；臣以姜、沥二汁，辛润流利，以涤络痰；妙在佐紫苏旁枝，轻清宣络，以复其旁通四本之常。

安宫牛黄丸

【来源】《温病条辨》卷一。
【别名】新定牛黄清心丸（《重订通俗伤寒论》）、安宫丸〔《全国中药成药处方集》（吉林方）〕。
【组成】牛黄一两　郁金一两　犀角一两　黄连一两　朱砂一两　梅片二钱五分　麝香二钱五分　真珠五钱　山栀一两　雄黄一两　金箔衣　黄芩一两
【用法】上为极细末，炼老蜜为丸，每丸一钱，金箔为衣，蜡护。脉虚者，人参汤送下；脉实者，银花、薄荷汤送下。每服一丸，大人病重体实者，每日二次，甚至每日三次，小儿服半丸，不知，再服半丸。
本方改为散剂，名"安宫牛黄散"（《全国中药成药处方集》北京方）。
【功用】
1.《温病条辨》：芳香化浊而利诸窍，咸寒保肾水而安心体，苦寒通火腑而泻心。
2.《全国中药成药处方集》（北京方）：解热去毒，通窍镇静。
【主治】
1.《温病条辨》：太阴温病。发汗而汗出过多，神昏谵语；飞尸猝厥，五痫中恶，大人小儿痉厥因于热者；手厥阴暑温，身热不恶寒，精神不了了，时时谵语；邪入心包，舌謇肢厥；阳明温病，斑疹、温痘、温疮、温毒，发黄，神昏谵语，脉不实。
2.《全国中药成药处方集》（北京方）：瘟毒热盛，神昏谵语，狂躁不安，浊痰内闭，痉厥抽动，不省人事，瘟毒斑疹，口渴目赤，言语不清。
【宜忌】《全国中药成药处方集》（北京方）：孕妇忌服。
【方论】
1.《重订通俗伤寒论》：此方芳香化秽浊而利诸窍，咸寒保肾水而安心体，苦寒通火腑而泻心用，专治热陷包络，神昏谵语，兼治飞尸猝厥，五痫中恶，及大人、小人痉厥之因于热者，多效。
2.《温病条辨》：牛黄得日月之精，通心主之神；犀角主治百毒、邪鬼、瘴气；真珠得太阴之精，而通神明，合犀角补水救火；郁金草之香，梅片木之香，雄黄石之香，麝香乃精血之香，合四香以为用，使闭固之邪热温毒深在厥阴之分者，一齐从内透出，而邪秽自消，神明可复也；黄连泻心火，栀子泻心与三焦之火，黄芩泻胆、肺之火，使邪火随诸香一齐俱散也；朱砂补心体，泻心用，合金箔坠痰而镇固，再合真珠、犀角为督战之主帅也。

3.《医方概要》：安宫者，比万氏增进一层，较《太平惠民和剂局方》虽多羚羊角，而少珠粉、梅片。此方可兼治痰蒙，化秽利窍，保肾安心；治温暑、时邪挟痰浊内闭，口噤神昏，飞尸猝厥，五痫中恶，及痉厥之因于热者。黄芩、黄连、黑栀苦降肝热，清理三焦。犀角、雄黄、郁金、梅片清解热毒，开郁结，珍珠豁痰蒙，加辰砂、金箔安神魂，牛黄、麝香芳香开窍，温病热邪锢结一齐从内达外，邪秽自消，神明可复。

4.《温热经纬》：纯绛鲜色者，包络受病也，宜犀角、鲜生地、连翘、郁金、石菖蒲等。延之数日，或平素心虚有痰，外热一陷，里络就闭，非菖蒲、郁金等所能开，须用牛黄丸、至宝丹之类以开其闭，恐其昏厥为痉也。

5.《古今名方发微》：根据安宫牛黄丸证的病因、病机，本方除牛黄、蜂蜜外，大抵由三方面药物组成：清热解毒药——黄芩、黄连、黑栀、犀角。开窍化痰药——麝香、雄黄、郁金、冰片。镇心安神药——珍珠、辰砂、金箔。诸药合用，有清热解毒、豁痰开窍、镇心安神之效。用于温热病，热邪内陷心包，痰热壅闭心窍者，颇为适宜。

【实验】

1. 剂型改革 《新医药学杂志》（1975，8：12）：作者通过对原方分析，将其药物分为清热解毒，镇静安神和芳香化浊，辟秽开窍两类。在清热镇静类药物中，去药源稀少的牛黄，代之以牛黄有效成份牛胆酸和猪胆酸；去价格昂贵的犀角、珍珠，代之以有效成分基本相同的水牛角、珍珠母；去抑菌作用因受氨基酸拮抗而削弱的黄连，另加板蓝根以增强清热解毒功用，并去氧化合物朱砂和基本无药效金箔，依法配制成复方针剂，定名为清开灵（Ⅰ）注射液。在芳香开窍类药物中，以价兼的麝香皮代替麝香，去辛温有毒的雄黄，加行气化湿，芳香开郁的藿香，配制成复方醑剂，定名为清开灵（Ⅱ）滴鼻液。分别供肌肉注射和滴鼻用。经临床验证，效果良好。

2. 对中枢神经系统的影响 《中成药研究》（1982，5：23）：实验结果表明：本方50%的水煎浓缩液小鼠尾静脉注射可减少自发活动，增加硫喷妥钠的催眠时间。丸剂灌胃亦能延长小鼠戊巴比妥钠睡眠时间。腹腔给药对小鼠苯丙胺所致兴奋有对抗作用，对三联菌苗引起的家兔发热有明显的解热作用，一次给药解热作用可维持5～6小时。丸剂灌胃或浓缩煎剂皮下给药均能对抗小鼠士的宁惊厥及显著延长戊四氮性阵挛发作，并降低惊厥死亡率。《中成药研究》（1987，6：33）：实验结果提示，安宫牛黄丸对脑组织细胞的保护作用，可能是其开窍醒神作用的原理之一。

3. 对脑水肿家兔心肺肾病变的影响 《南京中医学院学报》（1993，3：34）：应用百日咳菌体注入家兔颈内动脉制造脑水肿模型。灌入安宫牛黄丸混悬液。选型后6小时用空气栓塞法处死，检查脑水肿各项指标，动物迅速打开胸腹腔，取出心、肺、肾等脏器，固定、染色、切片。对照组用生理盐水。结果表明：造型组在发生脑水肿的同时，心肺肾组织均出现血管扩张充血，组织细胞变性，上皮细胞脱落等改变，肺肾小血管和毛细血管内形成广泛微血栓。用药组则心、肺、肾病变较轻，肺内微血栓体积较小且数量少，与造型组有显著差异。提示：安宫牛黄丸对百日咳杆菌产生的毒性有缓解作用。

4. 对中枢神经元的活化作用 《中国中医基础医学杂志》（1998，3：30）：高氏等用C-fos原癌基因表达产物免疫组化标记方法，观察了本方对中枢神经元的活化作用。结果显示：该药能活化包括脑干、丘脑及皮层的神经元，证实了前人关于本方可能通过激活脑干网状上行激活系统而达到促进清醒作用的推测；发现在下丘脑内有相当数量的神经原被标记，提示本方可能通过激活神经内分泌系统及与情绪、意识等有关的下丘脑等中枢起作用；杏仁核、膈核、终纹床核等部位大量神经元被活化，说明本方可能通过激活边缘系统而发挥作用；广泛的大脑皮层神经原被活化，提示本方对皮层神经原可能还有直接的作用。而在对照组大鼠脑内仅见稀疏散在C-fos免疫阳性神元分布。

5. 对大鼠脑出血损伤的影响 《北京中医药大学学报》（2007，9：611）：实验发现：安宫牛黄丸全方及简方能明显改善脑出血大鼠的神经功能障碍，降低脑系数和脑血肿周围脑组织的含水量，提高红细胞变形能力，提示安宫牛黄丸全方及简方对大鼠脑出血损伤有保护作用。

6. 对阻塞性睡眠呼吸暂停低通气综合征的影响 《中国中西医结合急救杂志》（2008，6：353）：研究表明：安宫牛黄丸能够降低轻、中度阻塞性睡眠呼吸暂停低通气综合征（OSAHS）病人血食欲素A、瘦素的水平，从而改善OSAHS病人的预后。

7. 对兔心肌缺血及再灌注损伤保护的作用 《现代医院》（2008，7：25）：安宫牛黄丸及类方醒脑静预处理对兔心缺血再灌注损伤有明显的保护作用，其机制之一与安宫牛黄丸及类方醒脑静抑制炎症介质及促进纤溶作用有关。

【验案】

1. 流行性乙型脑炎 《福建中医药》（1957，2：5）：治疗乙脑83例，死亡13例。死亡率为15.66%，有后遗症者2例。作者认为，对于完全昏迷的病人，需持续应用足量的安宫牛黄丸为主，至3～4日之久。再加针刺十宣、曲池、合谷、涌泉等才能收效。

2. 急性脑出血昏迷 《中华内科杂志》（1959，1：11）：用针刺配合本方治疗急性脑出血昏迷16例，9例生命获得挽救，其中3例完全恢复健康，有效率为56.3%，死亡率降低至43.7%。方法：用轻而短的手法针刺人中等穴的同时，内服本方（不能吞咽者鼻饲），每日1～4丸，随证增减。

3. 急性肝昏迷 《江西中医药》（1960，12：31）：钟某某，男，5岁。前2天脸上略现黄色，四肢软弱，精神困倦，略有冷热，当时检查指纹色紫，舌苔黄腻，全身黄色，面无表情，体温38.5℃，小便红赤。曾用茵陈等清热利湿退黄中药及青霉素、肝精注射2天无效，反而进入昏迷状态。病人欲转县人民医院治疗，行至中途，牙关紧闭，手足抽搐，认为绝望，转来治疗。经会诊采用安宫牛黄丸1颗，分2次化服。次日复诊，诸症大减，续用此丸半颗，另用中药清热利湿退黄，并注射肝精、葡萄糖，每日1次，连治3天痊愈。

4. 副鼻窦炎 《浙江中医杂志》（1985，8：376）：治疗副鼻窦炎24例，均有头痛头晕、鼻塞或流浊涕，嗅觉减退，口干红，舌质粗红，苔黄，脉滑数等症状，急性发作时头痛剧烈，痛处

灼热拒按，怯寒发热。选用安宫牛黄丸内服，并用纱布或药棉外裹少许塞入患侧鼻孔，5～7天为1疗程，一般用1～2个疗程。治后18例症状消失，随访半年以上未复发；6例症状明显减少，或症状消失但半年内又有轻度发作。

5. 急性脑血管病昏迷 《实用中西医结合杂志》（1996，2：109）：朱氏等在吸氧、吸痰、降血压、脱水等西医常规治疗基础上，用本方口服或鼻饲，每次半粒～1粒，每日2次，连用3～7天为1疗程。治疗急性脑血管病昏迷105例。并与不用本方的104例对照。结果：治疗组显效58例，有效36例，总有效率为89.52%；对照组显效45例，有效33例，总有效率为75%。两组比较差异显著（$P < 0.01$）。

6. 重型颅脑损伤 《中国中西医结合杂志》（1997，11：575）：应氏等用本方配合西药治疗重型颅脑损伤77例。另设对照组55例，单用西药治疗。结果：治疗组总有效率为94.5%，对照组为74.5%。观察到治疗组疗效优于对照组主要表现以下3个方面，即缩短疗程；提高治愈率，减少后遗症；降低并发症及病死率。

7. 重型脑外伤 《贵阳中医学院学报》（1998，1：32）：黄氏等在常规西医药（脱水、止血等）治疗的基础上，并用安宫牛黄丸治疗重型脑外伤45例。并与单纯用西医药方法治疗者45例对照。结果表明并用安宫牛黄丸组疗效明显优于单纯西医药组。

8. 新生儿缺氧缺血性脑病 《实用中西医结合杂志》（1998，5：465）：张氏等在纠正低氧血症、低血压，抗惊厥，控制脑水肿及促进脑细胞恢复的药物治疗基础上，用该药每日1/5丸，分两次鼻饲，连服10天。治疗新生儿缺氧缺血性脑病30例。并与28例不用安宫牛黄丸者对照。结果：观察组在抽搐停止、意识障碍消失、原始反射恢复等时间上均明显优于对照组。

9. 大面积脑梗死继发高热 《广西中医药》（2005，6：46）：将安宫牛黄丸1丸（3g）研碎，以水冲泡插胃管鼻饲注入胃内，极重病和体形强壮者每次2粒，每日1次，连用4～5日，治疗大面积脑梗死继发高热病人18例，均未采取低温冬眠措施。同时使用脱水剂、抗生素、脑细胞代谢药，保持呼吸道通畅等。结果：降温显效

13例，有效3例，无效2例，总有效率88.9%。意识恢复：1周内清醒14例，有效2例，死亡2例，有效率88.9%。

犀地清络饮

【来源】《重订通俗伤寒论》。

【组成】犀角汁四匙（冲） 粉丹皮二钱 青连翘二钱半（带心） 淡竹沥二瓢（和匀） 鲜生地八钱 生赤芍一钱半 原桃仁九粒（去皮） 生姜汁二滴（同冲）

【用法】用鲜茅根一两，灯心五分，煎汤代水，鲜石菖蒲汁二匙冲。

【功用】轻清透络，通瘀泄热。

【主治】热陷包络神昏。

【方论】热陷包络神昏，非痰迷心窍，即瘀塞心孔，必用轻清灵通之品，始能开窍而透络。故以千金犀角地黄汤，凉通络瘀为君；臣以带心连翘透包络以清心，桃仁行心经以活血；但络瘀者必有粘涎，故又佐姜、沥、菖蒲三汁，辛润以涤痰涎，而石菖蒲更有开心孔之功；妙在使茅根交春透发，善能凉血以清热；灯心质轻味淡，更能清心以降火。此为轻清透络，通瘀泄热之良方。

玳瑁郁金汤

【来源】《重订通俗伤寒论》。

【组成】生玳瑁一钱（研碎） 生山栀三钱 细木通一钱 淡竹沥二瓢（冲） 广郁金二钱（生打） 青连翘二钱（带心） 粉丹皮二钱 生姜汁二滴（冲） 鲜石菖蒲汁二小匙（冲） 紫金片三分（开水烊冲）

【用法】先用野菰根二两，鲜卷心竹叶四十支，灯芯二小帚（五六分），用水六碗，煎成四碗，取清汤分作二次煎药。

【功用】开窍透络，涤痰清火。

【主治】热陷包络，蒸液为痰，迷漫心孔，其人妄言妄见，疑鬼疑神，神志昏蒙，咳痰不爽。

【方论】何秀山：本方以介类通灵之玳瑁，幽香通窍之郁金为君，一则泄热解毒之功，同於犀角，一则达郁凉心之力，灵於黄连。臣以带心连翘之辛凉，直达包络以通窍；丹皮之辛窜善清络热以散火；引以山栀、木通，使上焦之郁火，屈曲下行，以下焦小便而泄。佐以姜、沥、石菖蒲汁，辛润流利，善涤络痰。使以紫金片芳香开窍，助全方诸药透灵；妙在野菰根功同芦笋，而凉利之功，捷於芦根；配入竹叶、灯心轻清透络，使内陷包络之邪热及迷漫心孔之痰火，一举而肃清之。此为开窍透络，涤痰清火之良方。

犀连承气汤

【来源】《重订通俗伤寒论》。

【组成】犀角汁两瓢（冲） 小川连八分 小枳实一钱半 鲜地汁六瓢（冲） 生锦纹三钱 真金汁一两（冲）

【功用】泻心通肠，清火逐毒。

【主治】热结在腑，上蒸心包，神昏谵语，甚则不语如尸，世俗所谓蒙闭证也。

【方论】此方君以大黄、黄连极苦泄热，凉泻心、小肠之火；臣以犀、地二汁通心神而救心阴；佐以枳实直达小肠幽门，俾心与小肠之火，作速通降也。然火盛者必有毒，又必使以金汁润肠解毒。此为泻心通肠，清火逐毒之良方。

清宫汤去莲心麦冬加银花赤小豆皮方

【来源】《温病条辨》卷一。

【组成】犀角一钱 连翘心三钱 元参心二钱 竹叶心二钱 银花二钱 赤小豆皮三钱

【用法】煎汤送服至宝丹或紫雪丹。

【主治】湿温邪入心包，神昏肢逆。

【方论】湿温着于经络，多身痛身热之候。以清宫汤清包中之热邪，加银花、赤豆以清湿中之热，而又能直入手厥阴也。至宝丹去秽浊复神明，若无，以紫雪代之。

犀羚镇痉汤

【来源】方出《冷庐医话》卷三，名见《湿温时疫治疗法》。

【组成】犀角 羚羊角 连翘 金银花 玄参 生地 人中黄 生甘草

【用法】水煎服。

【主治】大人、小儿感证，热入心包，神昏谵语。

加减清宫汤

【来源】《镐京直指医方》。

【组成】黑犀角二钱（磨冲） 连翘二钱 石菖蒲一钱 元参三钱 银花三钱 竹叶心二钱 莲子心五分 金汁四钱（冲）

【主治】温邪传心包，神昏耳聋，身热脉数，口渴舌红，言謇。

加味清营汤

【来源】《镐京直指医方》卷二。

【组成】鲜生地六钱 鲜石斛五钱 元参心五钱 原麦冬四钱 连翘三钱 银花三钱 天花粉三钱 鲜竹叶一钱 生石膏五钱 川黄连一钱 丹参三钱

【主治】温邪乘胃，热蒸心包，舌红而燥，口渴唇焦，脉数，或神昏谵语。

牛黄清宫丸

【来源】《天津市固有成方统一配本》。

【组成】玄参一两四钱 连翘二两 栀子三两四钱 麦门冬三两四钱 广郁金二两 甘草三两四钱 花粉三两四钱 地黄二两 大黄三两四钱 犀角三两四钱 麝香三分四厘 冰片七钱 牛黄三分四厘 明雄黄三两七钱 朱砂二两七钱

【用法】先将明雄黄研为细末，犀角锉研为细末，朱砂研为极细末，麝香、牛黄、冰片分别研为细末，再将玄参等十二味轧为细末，炼蜜为丸。每服一丸，日服二至三次，温开水送下。小儿酌减。

【功用】清热解毒，止渴生津。

【主治】热入心包，身热神昏、头痛眩晕，口舌干燥，谵语狂妄及小儿热惊风。

【宜忌】孕妇忌服。

导泻解毒汤

【来源】《陕西中医》（1993，11：494）。

【组成】大黄 槐米 赤芍 牡蛎各30g

【用法】水煎200ml行保留灌肠，1天1次，病情危重者1天2次，保留时间30～60分钟，因本病属危急重症，中药导泻灌肠的同时，其他对症处理仍需继续使用。

【主治】流行性出血热少尿期。

【加减】热毒炽盛者加连翘30g，血瘀明显者加丹参30g，气虚明显者加生黄芪30g。

【验案】流行性出血热少尿期《陕西中医》（1993，11：494）：治疗流行性出血热少尿期33例，男26例，女7例；年龄17～61岁；24小时尿量150～250ml者16例，100～150ml者13例，50ml以下者4例；少尿期持续时间：24小时者26例，48小时者5例，36小时者2例。结果：32例顺利度过少尿期，1例死于少尿期，总有效率96.7%。

清热脑醒灵片

【来源】《部颁标准》。

【组成】水牛角58g 郁金58g 胆膏粉9g 冰片17g 雄黄58g 黄芩58g 黄连58g 栀子58g 蛤壳17g 赭石58g 辛夷17g 薄荷脑6g 石膏58g

【用法】制成糖衣片，密封。口服，每次4片，1日2～3次。

本方制成丸剂，名"清热脑醒灵丸"。

【功用】清热解毒，开窍醒脑，熄风安神。

【主治】脑炎，高血压及高烧。

【宜忌】孕妇慎服，虚寒病症勿服，偶有服后发生腹泻者，停药可自愈。

四、温病神昏谵语

温病神昏谵语，简称昏谵，是指温热病程中出现神志不清，意识丧失，语无论次或胡言乱语等为主要表现的病情。《温病条辨》："温病谵语，有因燥屎，有因邪陷心包，一则温多兼秽，二则自上焦心肺而来，学者常须察识，不可歧路亡羊也"。如见心烦不安，时有谵语，而身热夜甚，或斑疹隐隐，舌绛无苔者，为营热扰心所致；如见昏谵似狂，身灼热，斑疹显露，吐血、便血者，则为血热扰心所致；如见神昏而体热肢厥，舌謇语涩，舌纯绛鲜泽者，为热陷心包，扰乱神明所致。其治疗，当视热邪所在，分别论治。

紫 雪

【来源】《外台秘要》卷十八引《苏恭方》。

【别名】紫雪丹（《成方便读》卷三）、紫雪散（《全国中药成药处方集》天津方）。

【组成】黄金百两　寒水石三升　石膏三斤　磁石三斤　滑石三斤　玄参一斤　羚羊角五两（屑）　犀角五两（屑）　升麻一升　沉香五两　丁子香一两　青木香五两　甘草八两（炙）

【用法】上药以水一斛，先煮五种金石药，得四斗，去滓后纳八物，煮取一斗五升，去滓，取消石四升，芒消亦可，用朴消精者十斤投汁中，微火上煮，柳木篦搅，勿住手，有七升，投在木盆中，半日欲凝，纳研朱砂三两，细研麝香五分，纳中搅调，寒之二日成霜雪紫色。病人强壮者一服二分，当利热毒；老弱人或热毒微者，一服一分。脚气病经服石药发热毒闷者，水和四分服，胜三黄汤十剂，以后依旧方用麝香丸。

【功用】

1.《重订通俗伤寒论》：辟秽开窍，泻火散结。

2.《北京市中药成方选集》：镇惊安神，清心开窍。

【主治】

1.《外台秘要》引《苏恭方》：脚气毒遍内外，烦热，口中生疮，狂易叫走；诸石草热药毒发，邪热卒黄；瘴疫毒疠，卒死温疟，五尸五注，心腹诸疾，绞刺切痛，蛊毒鬼魅，野道热毒，小儿惊痫。

2.《全国中药成药处方集》（北京方）：温热不解，神昏谵语，口中生疮，狂躁不安，大便干，小便赤。

【宜忌】

1.《外台秘要》引苏恭方：忌海藻、菘菜、生血。

2.《全国中药成药处方集》（北京方）：禁食油面厚味，孕妇忌服。

【方论】

1.《医方集解》：此手足少阴、足厥阴、阳明药也。寒水石、石膏、滑石、硝石以泻诸经之火，而兼利水为君；磁石、玄参以滋肾水，而兼补阴为臣；犀角、羚角以清心宁肝，升麻、甘草以升阳解毒，沉香、木香、丁香以温胃调气，麝香以透骨通窍，丹砂、黄金以镇惊安魂，泻心肝之热为佐使。诸药用气，硝独用质者，以其水卤结成，性峻而易消，以泻火而散结也。

2.《重订通俗伤寒论》：此方辟秽开窍，泻火散结。徐洄溪云：邪火毒火，穿经入脏，无药可治，此能消解，其效如神。

3.《医略六书》：毒侵经腑，热闭神明，故狂越躁乱，心腹疼痛焉。此方驱降毒瘴，护心宁神，专治一切实火闭结证。即《备急千金要方》元霜，《太平惠民和剂局方》于紫雪方中参入甘草、丁香、朱砂三味，仍用紫雪之名，一方而兼两方之制，但此专主石药毒火。方中丁香一味，用方者审之。黄金本无气味，必辅中叶子曾经煅炼煮过，方有气味可用，此乃坠热、通关之剂，为火壅猝厥之专方。

4.《温病条辨》：诸石利水火而通下窍，磁石、元参补肝肾之阴而上济君火，犀角、羚羊泻心、胆之火，甘草和诸药而败毒，且缓肝急，诸药皆降，独用一味升麻，盖欲降先升也。诸香化秽浊，或开上窍，或开下窍，使神明不至于坐困于浊邪，而终不克复其明也。丹砂色赤，补心而通心火，内含汞而补心体，为坐镇之用。

5.《时病论》：是方药力峻猛，体非强壮，证非实火，不宜浪用。尝见今之医者，一遇神昏谵语，不分虚实，遂谓邪火心包，随手用之，毫无忌惮。倘郑声喃喃，由心神不足而致者，一妄用之，祸必旋踵。临证之际，当分虚实而施，庶无差误。

6.《阎氏小儿方论笺正》：此方清火降气，盖与至宝丹相近，而重用二硝，则地道通，泄热下行，尤为釜底抽薪要诀。凡气火甚盛，有升无降诸证，尤为相宜。故温热昏狂，尤以此方为必需之品。但犀、羚并用，在今日已是价值奇昂，而益之以黄金煎熬，贵而无裨实用。此乃方士之陋，《太平惠民和剂局方》本用百两，阎氏只用其十之一，已有见于此而减之。近人有以金箔代之者，亦是无谓。若欲镇定火升，则龙、牡、磁石、石决之类。何不可用？况二硝为主，导之下行，则决去壅塞，已得其要，又何必依赖重药？惟升麻、丁香二物最不可解，即欲其降，何又杂之以升提？本欲其清，忽复济之以温燥，不可不知改革。

7.《医方概要》：黄金、寒水石、磁石、石膏、滑石，皆寒凉镇坠之品，犀、羚清心肝肺之火而解毒，合木香、丁香、沉香宣发三焦气分，升麻、元参、甘草解毒救阴，二硝开结，麝香透窍，朱砂入心，萃气血三焦，通彻表里上下之药，而解穿经入络之邪火，其效如神，乃治瘟毒邪火奇怪之症。

8.《潘澄濂医论集》：本方中石膏、寒水石、滑石甘寒清热，犀角、元参、升麻凉血解毒，羚羊、磁石平肝熄风，木香、沉香、丁香调气畅中，朴硝、牙硝软坚通便，麝香开窍，朱砂安神。综观其作用，是以清气营之热，并导之而下行，以抑制炎上之火，为全方之要键。盖毒解而热清，火降而风熄，此为因高热而引起痉厥昏迷的基本治则。但热毒上炎，心包被扰，开窍安神，亦为当务之急。且本方之妙，尤有滑石的通调水道，朴硝的软坚导结，其与现代医学之脱水疗法，似出一辙，值得重视。

9.《方剂学》：本方又名紫雪丹，为温热病发展过程中，邪热炽盛，内陷心包及热盛动风之证而设。热邪内陷，扰乱心神，故见神昏谵语，烦躁不安；温邪热毒充斥内外，以致高热，尿赤便闭；热极生风，故见痉厥；热盛伤津，故口渴引饮，唇焦齿燥。治宜寒凉清热与芳香开窍为主，配合镇痉安神。方中犀角善清心热，凉血解毒；羚羊角长于凉肝熄风止痉，犀、羚并用，为热传心肝二经之良剂，麝香辛温香窜，开窍醒神，三味同用，则清心凉肝，开窍熄风，针对高热、神昏、痉厥等主症，共为君药。生石膏、寒水石、滑石大寒清热；玄参、升麻清热解毒，其中玄参并能养阴生津，升麻清热透邪，俱为臣药。这里清热药选用甘寒为主，而不用苦寒清热之品，以避免苦燥伤津，对热盛津伤之证，寓有深意。佐以青木香、丁香、沉香行气通窍，与麝香配伍，可增强开窍醒神之功；朱砂、磁石重镇安神，朱砂并能清心解毒，磁石又能潜镇肝阳，可加强除烦镇痉之效；更以芒硝、硝石泄热散结，釜底抽薪，使邪热从肠腑下行，故张山雷说：凡气火甚盛，有升无降诸证，尤为相宜（《小儿药证直诀笺正》）。炙甘草益气安中，调和诸药为使，以防寒凉碍胃之弊。诸药合用，共奏清热解毒，开窍醒神，熄风镇痉，安神除烦之效。

10.《新医学》（1976，7：444）：本方针对高热、神昏、狂躁、惊厥等四大热闭症状而设，立旨于清热开窍。方中以石膏、寒水石、滑石泻火退热而又甘寒生津，佐以玄参、升麻、炙甘草养阴透阳解毒；羚羊角退热熄风，佐以硝石、芒硝泄散热邪；又以麝香开窍，佐以丁香、沉香等行气宣通。总的来看，全方药物性类似乎繁杂，但主次仍属分明，以生津助泻火（针对热盛伤津）、升散泄热助解毒（针对热毒郁结）、重镇安神助熄风（针对狂躁谵语）、宣通行气助开窍（针对神志昏迷），结构仍属严谨，各药作用的目的最终是一致的。

【实验】解热、抗惊厥作用 《安徽中医学院学报》（1992，4：50）：研究表明：紫雪口服液和紫雪对二硝基酚致家兔发热、啤酒酵母致大鼠的发热均有解热作用，能明显拮抗士的宁所致的惊厥，延长小鼠的惊厥发生时间和死亡时间，对惊厥发生率和死亡率亦有一定的降低作用。

【验案】小儿发热 《中国中药杂志》（1990，3：187）：应用本方，凡≥10周岁者每次1瓶，每日2次；<10周岁者，每次半瓶，每日2次，治疗小儿外感发热112例；分为A组（高热初起1天

内，表证明显者）62 例，B 组（高热 2～3 天，出现不同程度里热证候者）50 例。凡高热服辛凉解表汤剂及配用紫雪散后体温在 1～1.5 天内降至 37℃以下者为显效；体温在 1～1.5 天内降至 37～38℃为有效；体温持续 38℃以上 1～1.5 天内不退热者为无效。结果：A 组 3 例显效，14 例有效；B 组 42 例显效，5 例有效。表明紫雪散在热入营血证候出现后应用较好，过早应用对病儿康复不利。

三汁宁络饮

【来源】《重订通俗伤寒论》。

【组成】白颈活地龙四条（水洗净，入砂盆内研如水泥，滤取清汁） 龙脑 西黄辰砂各一分（研匀） 生姜汁半小匙 鲜薄荷汁二小匙

如嫌西黄价昂，用九制胆星八分代之，亦验。

【用法】用井水半杯，调三汁及脑、黄、辰砂三味。

【主治】开窍透络，兼解火毒。

炙甘草汤

【来源】《杂病源流犀烛》卷十七。

【组成】炙草 阿胶 生地 麦冬 人参 麻仁

方中人参，《医门补要》作"西洋参"。

【主治】

1.《杂病源流犀烛》：热劫燥病。

2.《医门补要》：时邪昏陷。

小复苏饮

【来源】《寒温条辨》卷四。

【组成】白僵蚕三钱 蝉蜕十个 神曲三钱 生地三钱 木通 车前子（炒）各二钱 黄芩 黄柏 栀子（炒黑） 黄连 知母 桔梗 牡丹皮各一钱

【用法】水煎去滓，入蜜三匙、黄酒半小杯，小便半小杯，和匀冷服。

【主治】温病大热，或误服发汗解肌药，以致谵语发狂，昏迷不省，燥热便秘，或饱食而复者。

增损三黄石膏汤

【来源】《寒温条辨》卷四。

【组成】石膏八钱 白僵蚕（酒炒）三钱 蝉蜕十个 薄荷二钱 豆豉三钱 黄连 黄柏（盐水微炒） 黄芩 栀子 知母各二钱

【用法】水煎去滓，入米酒、蜜调，冷服。

【功用】《古今名方》：清热解毒，生津止渴。

【主治】温病三焦大热，五心烦热，两目如火，鼻干面赤，苔黄唇焦，身如涂朱，烦渴引饮，神昏谵语。

【加减】如腹胀痛，大便燥结，加大黄。

【方论】寒能制热，故用白虎汤；苦能下热，故用解毒汤。佐以荷、豉、蚕、蝉之辛散升浮者，以温病热毒至深，表里俱实，扬之则越，降之则郁，郁则邪火犹存，兼之以发扬，则炎炎之势皆烬也。此内外分消之法，犹兵之分击者矣。

解毒承气汤

【来源】《寒温条辨》卷五。

【组成】白僵蚕（酒炒）三钱 蝉蜕（全）十个 黄连一钱 黄芩一钱 黄柏一钱 栀子一钱 枳实（麸炒）二钱五分 厚朴（姜汁炒）五钱 大黄（酒洗）五钱 芒消三钱（另入）

【主治】温病三焦大热，痞满燥实，谵语狂乱，不识人，热结旁流，循衣摸床，舌卷囊缩，及瓜瓤疫瘟温，上为痈脓，下血如豚肝，厥逆，脉沉伏者。

【加减】痞满燥实坚结非常者，大黄加至两余，芒消加至五钱；虚极，加人参二钱五分，如无参，用熟地黄一两，归身七钱，山药五钱，煎汤入前药煎服。

人参泻心汤

【来源】《温病条辨》卷二。

【组成】人参二钱 干姜二钱 黄连一钱五分 黄芩一钱五分 枳实一钱 生白芍二钱

【用法】水五杯，煮取二杯，分二次服。滓再煮一杯服。

【主治】上焦温热未消，里虚内陷，神识如蒙，舌

滑,脉缓。

【方论】本方为苦辛寒兼甘法。里虚,故用人参以护里阳,白芍以护真阴;湿陷于里,故用干姜、枳实之辛通;湿中兼热,故用黄芩、黄连之苦降。此邪已内陷,其势不能还表,法用通降,从里治之。

至宝丹

【来源】《温病条辨》卷一。

【组成】犀角(镑)一两　朱砂(飞)　琥珀(研)一两　玳瑁(镑)一两　牛黄五钱　麝香五钱

【用法】以安息重汤炖化,和诸药为丸一百丸,蜡护。

【主治】太阴温病,发汗过多,神昏谵语者。

【方论】此方荟萃各种灵异,皆能补心体,通心用,除邪秽,解热结,共成拨乱反正之功。大抵安宫牛黄丸最凉,紫雪次之,至宝又次之,主治略同,而各有所长,临用对证斟酌可也。

救逆汤

【来源】《温病条辨》卷三。

【组成】于加减复脉汤内去麻仁,加生龙骨四钱　生牡蛎八钱

【用法】煎如复脉法。

【主治】温病误表,津液被劫,或在少阴,或在厥阴,心中震震,舌强神昏,中无所主者。

【加减】脉虚大欲散,加人参二钱。

大复苏饮

【来源】《温证指归》卷三。

【组成】白僵硬三钱　蝉蜕十个　当归三钱　生地二钱　人参　茯苓　麦冬　天麻　犀角(磨汁,入汤和服)　丹皮　栀子(炒黑)　黄连(酒炒)　黄芩(酒炒)　知母　甘草(生)各一钱　滑石二钱

【用法】水煎去滓,入冷黄酒、蜜、犀角汁,和匀服。

【主治】温病,表里大热,或误服温补、和解药,

以致神昏不语,形如呆人,或哭笑无常,或手舞足蹈,或谵语骂人,不省人事,目不能闭者,名越经证;及误服表药而大汗不止者,名亡阳证。

祛湿清宫汤

【来源】《镐京直指医方》卷二。

【组成】连翘三钱(连心)　蝉蜕一钱五分　粘子三钱　薄荷一钱五分　秦艽一钱五分　银花三钱　广郁金三钱　石菖蒲一钱五分　僵蚕三钱　钩藤三钱(后下)　至宝丹一颗(或用紫雪丹、牛黄丸)

【用法】水煎服。

【功用】芳香开窍,透达白。

【主治】湿邪蒙蔽,神识不清,耳聋言謇,午后益甚,白瘖。

回苏散

【来源】《温病刍言》。

【组成】犀角粉　羚羊角粉各1g　麝香0.3g　牛黄0.3g　冰片0.3g　龙涎香0.3g　珍珠粉0.3g　琥珀3g　朱砂3g　薄荷冰0.15g

【用法】先将冰片、薄荷冰研成水样,再将其他粉剂和入研匀。成年人每服1.3～2g,小儿每服0.6～1.3g,日夜服4次。

【功用】醒脑开窍,安神。

【主治】温邪内陷心包,高烧惊厥,重度昏迷。

【方论】犀角入血分以清神智,且能解毒;羚羊角入气分以熄肝风,兼能安神。二者清热退烧之力胜于白虎,凡温病之高烧不退者,非此不除。牛黄入心、肝二经,功能泄热利痰,通窍镇惊;麝香、冰片、薄荷冰芳香通窍,以清神明,且薄荷冰发挥迅速,轻扬上行,为解暑热清头目之良品,服下少许,立觉头目凉爽,醒脑清神。龙涎香芳香透窍之力虽稍逊麝香,而兼有化痰之力;珍珠粉入心养阴,泄热潜阳,安神定惊;朱砂、琥珀入心、肝二经,安神定惊,兼有镇痛解毒之效,且朱砂能清镇少阴君火,使火不妄炎,则肝风自熄,而神明自安。

五、温病风动

温病风动，临床以高热不退，头痛头胀，烦渴，烦闷躁扰，甚则狂乱、神昏，手足抽搐或见颈项强直、角弓反张，舌干红绛，脉弦数等为特征。其成因多为邪热亢盛内陷、深入足厥阴肝经或是火热耗损津液，经脉失却濡养所致。治疗宜以清热凉肝、养液舒筋、熄风止痉为基本。

人参固本汤

【来源】《寒温条辨》卷五。

【组成】人参二钱　熟地三钱　生地二钱　当归二钱　杭菊一钱五分　天冬（去心）　麦冬（去心）　五味　陈皮　知母　甘草（炙）各一钱

【用法】水煎，温冷服之。服后虚回，止后服。

【功用】《血证论》：滋养肺胃，兼输肾水。

【主治】

1.《寒温条辨》：温病虚极热极，循衣撮空，不下必死者；下后神思稍苏，续得肢体振寒，怔忡惊悸，如人将捕之状，四肢厥逆，眩晕郁冒，项背强直，此大虚之兆，将危之候也，宜此救之。

2.《血证论》：虚热清蒸，咳喘回食。

【方论】

1.《寒温条辨》：温病乃火邪燥证，人参固为补元气之神丹，但恐偏于益阳，恣意投之，有助火固邪之弊，不可不知也。

2.《血证论》：此方名曰固本，谓胃为肺之本，肺为肾之本，而肾又为生气之本，三脏互相灌溉，则根本固。

二甲复脉汤

【来源】《温病条辨》卷三。

【组成】加减复脉汤加生牡蛎五钱　生鳖甲八钱

【主治】热邪深入下焦，脉沉数，舌干齿黑，手指但觉蠕动。

【方论】

1. 温病七八日以后，热深不解，口中津液干涸，但觉手指挈动，即当防其痉厥，故以复脉

育阴，加入介属潜阳，使阴阳交纽，庶厥不可作也。

2. 本方由加减复脉汤加牡蛎、鳖甲而成。方中炙甘草益气补虚，健脾养心；生地、麦冬、阿胶、白芍滋阴养血，润燥清热；火麻仁体润多脂，味甘性平，润燥补虚，与生地、麦冬、阿胶、白芍同用，养阴之力益增；牡蛎、鳖甲滋阴潜阳，清解虚热。合方滋阴养血，益气复脉，敛阴柔肝，潜阳入阴，共奏育阴潜阳之功。

【验案】

1. 虚劳　《吴鞠通医案》：陈某，十九岁，脉虚数，头目眩冒，暮有微热，饮食少减，面似桃花，身如柳叶，与二甲复脉法。熟地六钱，生鳖甲八钱，白芍（生）六钱，麦冬（不去心）五钱，生牡蛎五钱，麻仁二钱，阿胶三钱，炙甘草六钱。煮三杯，分三次服。服二十贴，红退晕止，食进，后用专翕大生膏四斤收功。

2. 高脂血症（脂蛋白、Lp（α）增高）　《山东中医杂志》（2005，1：15）：将Lp（α）增高的高脂血病人随机分为二甲复脉汤治疗组51例，烟酸干预组36例，对照组47例，4周为1个疗程，连用3个疗程。结果：治疗组疗效明显优于烟酸干预组（$P<0.05$）及对照组（$P<0.01$）。提示二甲复脉汤可有效降低Lp（α），且效果优于烟酸。

三甲复脉汤

【来源】《温病条辨》卷三。

【组成】炙甘草六钱　干生地六钱　生白芍六钱　麦冬五钱（不去心）　阿胶三钱　麻仁三钱　生牡蛎五钱　生鳖甲八钱　生龟版一两

【用法】水八杯，煮取三杯，分三次服。

【功用】《医方发挥》：滋阴清热，潜阳熄风。

【主治】

1.《温病条辨》：下焦温病，热深厥甚，脉细促，心中憺憺大动，甚则心中痛者。

2.《医方发挥》：温病后期，热烁肝肾之阴，虚风内动之手指蠕动，心中大动，舌干齿黑，唇裂，脉沉细数。

【方论】二甲复脉，防痉厥之渐，即痉厥已作，亦可以二甲复脉止厥。兹又加龟版名之三甲者，以心中大动，甚则痛而然也。心中动者，火以水为体，肝风鸱张，立刻有吸尽西江之势，肾水本虚，不能济肝而后发痉，既痉而水难猝补，心之本体欲失，故憺憺然大动也。甚则痛者，阴维为病主心痛，此证热久伤阴，八脉丽于肝肾，肝肾虚而累及阴维，故心痛，非如寒气客于心胸之痛可用温通，故以镇肾气、补任脉、通阴维之龟版止心痛，合入肝搜邪之二甲，相济成功也。

【加减】剧者，加甘草一两，地黄、白芍各八钱，麦冬七钱，日三夜一服。

【验案】

1. 小儿多动症 《陕西中医》（1990，6：271）：应用本方加减：生地、麦冬、鳖甲、龟版各10g，白芍、太子参各12g，阿胶（烊化）、炙甘草、郁金、远志、川芎各6g，生牡蛎20g，菖蒲、地龙各9g，每日1剂，水煎服，连服1月为1疗程，治疗小儿多动症68例。结果：症状消失61例，好转3例，无效4例。

2. 小儿迁延性肺炎 《实用中西医结合杂志》（1998，1：51）：用本方加减，咳重者加桔梗、杏仁、远志；痰多者加胆星、天竺黄、莱菔子；自汗者加龙骨、浮小麦；心悸者加茯神；神疲乏力者加黄芪、白术；治疗小儿迁延性肺炎15例。结果：治愈11例，好转3例，总有效率达93.3%。服药最少者4剂，最多者10剂。

3. 肝硬化腹水 《陕西中医》（1998，3：105）：用本方合猪苓汤加减：鳖甲、龟版、白芍、阿胶、麦冬、生地、滑石、生牡蛎、猪苓、茯苓、泽泻、甘草为基础，腹水量大加白茅根、大腹皮、车前子；合并气虚加黄芪、白术；每日1剂，水煎服，治疗肝硬化腹水30例。结果：显效10例，好转16例，总有效率86.7%。

大定风珠

【来源】《温病条辨》卷三。

【组成】生白芍六钱 阿胶三钱 生龟版四钱 干地黄六钱 麻仁二钱 五味子二钱 生牡蛎四钱 麦冬（连心）六钱 炙甘草四钱 鸡子黄（生）二枚 鳖甲（生）四钱

【用法】水八杯，煮取三杯，去滓，再入鸡子黄，搅令相得，分三次服。

【功用】

1.《中医方剂学讲义》：滋液熄风。

2.《温病条辨白话解》：滋阴潜阳。

【主治】

1.《温病条辨》：热邪久羁，吸烁真阴，或因误表，或因妄攻，神倦瘛疭，脉气虚弱，舌绛苔少，时时欲脱者。

2.《谦斋医学讲稿》：肝肾阴血极虚，内风煽动不息，眩晕不能张目，耳鸣，筋惕肉瞤，心慌泛漾。

【宜忌】《中医方剂学讲义》：如阴液虽虚，而邪气犹盛者，非本方所宜。

【方论】

1.《温病条辨》：此邪气已去八九，真阴仅存一二之治也。观脉虚苔少可知，故以大队浓浊填阴塞隙，介属潜阳镇定。以鸡子黄一味，从足太阴下安足三阴，上济手三阴，使上下交合，阴得安其位，斯阳可立根基，俾阴阳有眷一家之义，庶可不致绝脱欤!

2.《医方概要》：方中阿胶补肺阴，五味子收肺气，白芍和脾，鳖甲育肝阴，龟板潜肾阴，牡蛎敛阳和阴，麦冬、熟地养金壮水，麻仁润肠，甘草立中，鸡子黄取其混元之意。酸甘化阴，咸降其火，庶几水火有既济之效，心神宁而得安寐也。若转虚喘汗，则加人参以补气，龙骨扶阳和卫，小麦敛阴止汗。

3.《谦斋医学讲稿》：本方主治温热之邪消烁真阴，神倦瘛疭，脉弱舌绛，时有虚脱的现象，故用大队滋阴药，佐以介类潜阳镇定。在肝病中遇到肝肾阴血极虚，内风煽动不息，如眩晕不能张目，耳鸣，筋惕肉瞤，心慌泛漾，亦常用此加减。凡风阳上扰，肝阴多虚，且有水不涵木现象，故常用白芍、生地治本，结合熄风潜阳。但肝阳宜于凉镇，肝风必须填补，将本方和羚羊角钩藤汤对比，可以看到用药的深浅程度。

4.《中医方剂学讲义》：本方从加减复脉汤（炙甘草、干地黄、生白芍、麦冬、阿胶、麻仁）加减而成。方用加减复脉汤甘润存阴，加龟板、鳖甲、牡蛎育阴潜阳；五味子与甘草合用，取其酸甘化阴；鸡子黄为血肉有情之品，可以滋阴液、熄风阳。合用以奏酸甘化阴，滋液熄风之效。

5.《历代名医良方注释》：本方证是因温邪久羁，热灼真阴，或因误汗，或因妄攻，重伤真阴所致。真阴大亏，故见舌绛苔少，神倦脉虚；虚风内动，故手足瘈疭；此时邪去八九分，真阴只存一二分，所以重用味厚滋补之品滋阴养液，以填补欲竭之真阴，潜摄未尽之浮阳，平熄内动之虚风。方中用鸡子黄、阿胶滋阴养液以熄内风，芍药、甘草、五味子酸甘化阴，滋阴柔肝，地黄、麦冬、麻仁养血润燥，龟板、鳖甲、牡蛎育阴潜阳，平肝熄风。各药合用，具有滋液填阴，柔肝熄风的功效，以挽救垂危的病势，为治疗虚风内动的方剂。

6.《方剂学》：本方证是因温病迁延日久，邪热灼伤真阴，或因误汗、妄攻，重伤阴液所致。真阴大亏，故见神倦乏力，脉气虚弱，舌绛少苔，有时时欲脱之势；阴虚不能养肝，以致虚风内动，而见手足瘈疭。此时邪气已去八九，真阴仅存一二，故治宜味厚滋补的药物以滋阴养液，填补欲竭之真阴，平熄内动之虚风。方中以鸡子黄，阿胶为君，滋养阴液以熄内风。吴塘说：鸡子黄一味，从足太阴下安足三阴，上济手三阴，使上下交合，阴得安其位，斯阳可立根基，俾阴阳有眷属一家之义（《温病条辨》）。重用白芍、地黄、麦冬滋阴柔肝；龟板、鳖甲滋阴潜阳，均为臣药。麻仁质润多脂，养阴润燥；牡蛎咸寒，平肝潜阳；五味子与炙甘草相配，酸甘化阴，上述诸药以加强滋阴熄风之效，共为佐药。

7.《医方发挥》：本方用鸡子黄味甘入脾，镇定中焦，上通心气，下达肾气，阿胶为血肉有情之品，补血滋阴力强，为治血虚之要药，二药合用滋阴以熄风，为主药；白芍苦酸微寒，甘草甘平，五味子酸温，三药合用酸甘化阴，滋阴柔肝，生地黄养阴生津，麦门冬养阴润肺，火麻仁质润多脂滋养补虚，上六药皆能加强鸡子黄、阿胶滋阴养液之效，共为辅药；复用龟板、鳖甲、牡蛎等介类药育阴潜阳，为佐药；其中甘草又可调和诸药，为使。各药合用，使阴液增，浮阳潜，虚风熄，共奏滋阴熄风之效。为治疗虚风内动的有效方剂。

【加减】喘，加人参；自汗者，加龙骨、人参、小麦；悸者，加茯神、人参、小麦。

【验案】

1.肝厥 《吴鞠通医案》：额氏，二十二岁。除夕亥时，先是受寒痹痛，医用桂、附等极燥之品，服之大效；医见其效也，以为此人非此不可，用之一年有余，不知温燥与温养不同，可以治病，不可以养身，以致少阴津液被劫无余，厥阴头痛，单巅顶一点痛不可忍，至于窗间有豆大微光即大叫，必室漆黑而后稍安，一日厥去四五次，脉弦细数，按之无力，危急已极。勉与定风珠潜阳育阴，以熄肝风。大生地24g，麻仁12g，生白芍12g，生龟版18g，麦冬（不去心）12g，生阿胶12g，生鳖甲18g，海参2条，生牡蛎18g，鸡子黄（去渣后，化入搅匀）2枚，甘草（炙）15g，煮成8杯，去渣，上火煎成4杯，不时频服。服后见小效，加鲍鱼片30g，煮成10杯，去渣，煎至5杯，服如前。至第5日，仍照定风珠原方分量，服至第8日而愈。

2.产后郁冒自汗 《吴鞠通医案》：王氏，郁冒，自汗出，大便难，产后三大症俱备。因血虚极而身热发厥，六脉散大。俗云产后惊风，不知皆内症也。断断不可误认外感症，议禽摄真阴法：大生地18g，麦冬（不去心）9g，白芍6g（炒），生龟版15g，阿胶9g，五味子（制）3g，生牡蛎9g，鲍鱼9g，炙甘草3g，鸡子黄2枚（去滓后搅入，上火二三沸），海参2条，煮3杯，分3次服。

3.流行性乙型脑炎后遗症 《中医杂志》（1956，5：239）：病人赵某，4周岁，患流行性乙型脑炎，后遗失语、意识不清、痴呆、乱跑不安静、吃石头瓦块纸屑、咬人、晚上睡眠惊悸、有时发热、颜面潮红等症。拟用育阴镇静剂，遂仿定风珠方加减。生杭芍6g，阿胶3g，生龟版6g，生地2.5g，生牡蛎3g，麦冬3g，条沙参3g，生石决明6g，菖蒲1.5g，鸡子黄1枚。将药煎成过滤，待温，和鸡子黄顿服。服至3剂，除失语外，其他症状逐渐消失，意识较前清醒。服至第6剂，语言完全恢复。

4.高血压 《中医杂志》（1983，6：33）：谭某，男，65岁。素嗜饮酒，且禀性刚强，因劳累过度，5天前突然眩仆，前医从虚论治，屡进温补，病情加重。症见面赤颧红，唇干口燥，舌质红，苔薄黄，脉象细数。治用滋阴潜阳法，拟大定风珠加味：阿胶10g（烊冲），鸡子黄2枚（冲），白芍15g，干地黄15g，麻仁10g，五味子5g，生牡蛎30g，麦冬10g，炙草5g，鳖甲10g，龟版10g，乌梅10g，蔗汁100ml（兑服）。上方连服4剂，头目眩晕减半，再服12剂，诸症悉除，随访1年未见复发。

5. 放疗后舌萎缩 《浙江中医杂志》（1985，6：275）：施某，女，50岁，1982年8月18日诊。因患鼻咽癌，曾在医院做放射治疗，治后病情稳定，但出现舌僵硬、左歪、萎缩，感觉基本消失，言语不清，吞咽障碍，不能饮食，脉象弦细，按之无力，舌薄红少苔。此属热伤阴分，津液被劫，舌体失荣，予大定风珠。5剂后舌较柔和，言语略清，能进稀粥，连服17剂，言语基本清楚，能进粥及软饭。

6. 骨质疏松症 《中医药导报》（2006，1：32）：用三甲复脉汤治疗骨质疏松症68例，对照组用葡萄糖酸钙口服液治疗64例。结果：治疗组显效38例，好转22例，无效8例，总有效率88.24%；对照组显效15例，好转26例，无效23例，总有效率64.06%

7. 顽固性荨麻疹 《中国民间疗法》（2000，8：30）：用大定风珠治疗顽固性荨麻疹31例，结果：服药10天治愈8例；服药14天治愈23例，随访2年仅1例因饮酒、嗜辛辣较重而复发。

8. 肝纤维化 《中医杂志》（2002，7：520）：将慢性乙型肝炎纤维化56例，随机分为大定风珠组30例和秋水仙碱对照组26例。结果提示：本方能降低血清肝纤维化指标，具有抗肝纤维化作用。

小定风珠

【来源】《温病条辨》卷三。

【组成】鸡子黄一枚（生用） 真阿胶二钱 生龟版六钱 童便一杯 淡菜三钱

【用法】水五杯，先煎龟版、淡菜，得二杯，去滓，入阿胶，上火烊化，纳鸡子黄，搅食相得，再冲童便，顿服之。

【主治】下焦温病，既厥且哕（俗名呃忒），脉细而劲。

【宜忌】《时病论》：小定风珠似乎腻滞，非脉证审

确，不可轻用。

【方论】温邪久踞下焦，烁肝液为厥，扰冲脉为哕，脉阴阳俱减则细，肝木横强则劲。故以鸡子黄实土而定内风；龟版补任而镇冲脉；阿胶沉降，补液而熄肝风；淡菜生于咸水之中而能淡，外偶内奇，有坎卦之象，能补阴中之真阳，其形翕阖，故又能潜真阳之上动；童便以浊液仍归浊道，用以为使也。名定风珠者，以鸡子黄宛如珠形，得巽木之精，而能熄肝风，肝为巽木，巽为风也。

竹叶玉女煎

【来源】《温病条辨》卷三。

【组成】生石膏六钱 干地黄四钱 麦冬四钱 知母二钱 牛膝二钱 竹叶三钱

【用法】用水八杯，先煮石膏、地黄得五杯，再入余四味，煮成二杯，先服一杯，候六时复之，病解停后服，不解再服。

【功用】两清表里之热。

【主治】妇女温病，经水适来，脉数耳聋，干呕烦渴，甚至十数日不解，邪陷发痉者。

阿胶鳖甲汤

【来源】《温热经解》。

【组成】生鳖甲五钱 阿胶一钱 白芍一钱 炙草一钱 小草八分 淡菜二枚 西洋参一钱

【主治】血虚不足养肝，致动肝风者。

羚羊镇痉汤

【来源】《温病刍言》。

【组成】羚羊角粉1克（冲） 生石决明 生石膏各30克 龙胆草 僵蚕各10克 全蝎3克 钩藤12克

【主治】高热不退，热极风动，而致颈项强直，四肢痉挛抽搐。

【方论】方中羚羊、石决明、胆草凉肝熄风；僵蚕、全蝎、钩藤熄风定痉；生石膏体重气轻而镇静解痉，且专清气分之热，热退则风自熄。

【加减】若出现神志昏迷，可加安宫牛黄丸一粒。

六、热入营血

热入营血，是指温病邪热亢盛，正不敌邪，温邪深入营血的病情。临床以身热夜甚，口干，反不欲饮，心烦不寐，时有谵语，斑疹隐隐，舌质红绛，脉细数；或身热灼手，躁扰不安，甚则神昏谵狂，吐血、衄血、便血、尿血、斑疹密布，舌质深绛为特征。其治疗宜用清营凉血，透营转气，凉血散血等为法。

羚角清营汤

【来源】《重订通俗伤寒论》。

【组成】羚羊片一钱 鲜生地六钱 焦山栀 银花 青连翘 血见愁各三钱 生蒲黄一钱半 童便一杯（冲）

【功用】清营分之邪热。

【主治】春、夏、秋感温热暑邪，热扰营血，迫血妄行而失血，伴身热心烦不卧，病轻者。

清营汤

【来源】《温病条辨》卷一。

【组成】犀角三钱 生地五钱 元参三钱 竹叶心一钱 麦冬三钱 丹参二钱 黄连一钱五分 银花三钱 连翘二钱（连心用）

【用法】上以水八杯，煮取三杯，每日三服。

【功用】《方剂学》：清营解毒，透热养阴。

【主治】

1.《温病条辨》：暑温，邪入手厥阴，脉虚，夜寐不安，烦渴舌赤，时有谵语，目常开不闭，或喜闭不开及阳明温病，邪在血分，舌黄燥，肉色绛，不渴者。

2.《方剂学》：邪热初入营分，身热夜甚，口渴或不渴，时有谵语，心烦不眠，或斑疹隐隐，舌绛而干，脉象细数。

【方论】

1.《温病条辨》：阳明温病，舌黄燥，肉色绛，不渴者，邪在血分，清营汤主之。若滑者，不可与也，当于湿温求之。温病传里，理当渴甚，今反不渴者，以邪气深入血分，格阴于外，

上潮于口，故反不渴也。曾过气分，故苔黄而燥，邪居血分，故舌之肉色绛也。若舌苔白滑、灰滑、淡黄而滑，不渴者，乃湿气蒸腾之象，不得用清营柔以济柔矣。

2.《成方便读》：方中犀角、黄连，皆入心而清火，犀角有轻灵之性，能解夫疫毒，黄连具苦降之质，可燥乎湿邪，二味为治温之正药；热犯心包，营阴受灼，故以生地、元参滋肾水，麦冬养肺金，而以丹参领之入心，皆得遂其增液救焚之助；连翘、银花、竹叶三味，皆能内彻于心，外通于表，辛凉轻解，自可神安热退，邪不自留耳。

3.《中医治法与方剂》：本方犀角清营凉血，合黄连泄热解毒；生地、玄参、麦冬、丹参，养阴增液，使热去而津液得以补充；银花、连翘、竹叶以清气分热见长，配入方中，不仅协同奏清热解毒功效，并有透热转气的意思，使营热因开达作用转出气分而解。诸药合用，共奏清营解毒，泄热救阴之效。

4.《方剂学》：本方是治疗温病邪初入营的代表方。方中犀角咸寒清解营分之热毒，为君药。热甚伤阴，故以玄参、生地、麦冬甘寒清热与养阴兼顾，共为臣药。温邪初入营分，根据叶天士《外感温热篇》入营犹可透热转气的理论，以连翘、银花清热解毒，并透热于外，使热邪转出气分而解；黄连清心解毒；丹参清热凉血，并能活血散瘀，以防血与热结，均为佐药。竹叶心引诸药入心，为使药。诸药合用，共奏清营解毒，透热养阴之效。

【实验】

1.对内毒素性家兔营分证的影响 《成都中医学院学报》（1993，4：38）：用水牛角20g，生地15g，玄参10g，竹叶5g，麦冬10g，丹参10g，黄连5g，银花10g，连翘5g。制成1g生药/ml药液。选取体重1.7～2.5kg的健康白色家兔，雌（未孕）雄兼用30只，随机分为正常组、对照组、清营汤组，每组各10只。后2组每只家兔由耳静脉注入内毒素（卫生部长春生物研究所提供，用生理盐水配成40μg/ml溶液，4℃冰箱保存备用）1ml/

（kg·次），正常组注入等量无菌生理盐水。分别于注射内毒素前2小时及注射内毒素后，清营组每只家兔经腹腔注入清营汤5ml/kg。实验前24小时内测肛温3次，取平均值为基础体温。注入内毒后素后每30只分钟各测肛温1次，共测7次。结果：清营汤组动物与生理水对照组和正常组相比，上述两项指标之差均有统计学意义（$P<0.01$），提示清营汤对营分证实验动物有良好的退热作用。

2. 抗氧化作用 《中药药理与临床》（2003，6：3）：实验表明：清营汤及其拆方组营热阴伤证模型家兔的脑脊液肌磷酸激酶（CK）活性、过氧化脂质（MDA）含量明显下降，血浆超氧化物歧化酶（SOD）活性明增加。提示本方具有提高机体抗过氧化能力，抵御自由基对组织的损伤。

3. 改善血液流变性 《中药药理与临床》（2003，6：3）：实验表明：清营汤及其拆方均能增加模型家兔血小板数量，抑制血小板聚集率；能延长凝血酶原时间（PT），增加纤维蛋白原（Fg）的含量，抑制纤溶酶原激活物（t-PA）的减少，抑制纤溶酶原激活抑制物（PAI）的增加，能明显抑制模型家兔全血黏度和血浆黏度的升高，抑制血栓的形成。

4. 对糖尿病早期肾脏病变的干预作用 《中药药理与临床》（2007，2：2）：实验表明：清营汤组中血清、肾组织中丙二醛（MDA）明显下降，清营汤组基底膜的增厚与系膜的增生不明显。表明清营汤对糖尿病大鼠早期肾脏病变有干预作用，可延缓糖尿病的发生与发展。

5. 对心肌损害的改善作用 《中华中医药学刊》（2007，9：1838）：实验表明：清营汤中、高剂量组具有较明显的改善热盛阴虚证心力衰竭大鼠心肌组织病理变化以及降低大鼠心肌组织中肿瘤坏死因子信使核糖核酸（TNF-α mRNA）、白细胞介素-1β信使核糖核酸（IL-1β mRNA）含量的作用，表明清营汤对热盛阴虚型心力衰竭有较明显的治疗作用。

6. 对糖尿病周围神经病变大鼠神经的修复作用 《中国中医基础医学杂志》（2009，11：836）：实验表明：清营汤对大鼠糖尿病模型的坐骨神经传导速度、胰岛素样生长因子-1（IGF-1）表达有提高，神经病理形态有恢复。可保护受损神经结构和功能的完整性，增加组织IGF-1的表达，对大鼠糖尿病神经病变具有修复作用。

【验案】

1. 暑温 《吴鞠通医案》：温邪入心包络，神昏痉厥，极重之症。连翘9g，生石膏18g，麦冬（连心）15g，银花15g，细生地15g，知母6g，丹皮9g，生甘草4.5g，竹叶6g。夜服2帖，明早1帖，再服紫雪丹12g。

2. 新生儿出血症 《中医杂志》（1997，4：235）：根据病史和临床表现，辨证为胎热炽盛，热入营血，治宜清热凉血止血。方以清营汤为主加减：水牛角粉8g，玄参5g，生地5g，麦冬5g，竹叶3g，银花5g，连翘4g，黄连3g，赤芍5g，丹皮5g为基本方；以脐部出血为主者，加黄芩5g，茜草5g，当归5g；以胃肠道出血为主者，加地榆5g，槐花5g；以皮肤及皮下组织出血为主者，加紫草5g，白茅根5g；兼气虚者，加白参；以5天为1疗程，治疗新生儿出血症5例。结果：1疗程治愈者4例，2疗程治愈者1例。2个月后随访3例患儿，均身体健康。

护心丹

【来源】《青囊秘传》。

【组成】绿豆粉一两 乳香五钱 没药五钱 辰砂一钱 甘草一钱

【用法】上为末。每服二钱，白滚汤调下，早、晚各一次。

【主治】阳毒内攻，口干烦躁，恶心呕吐。

解毒养阴汤

【来源】《赵炳南临床经验集》。

【组成】西洋参一至三钱（另煎，兑服） 南北沙参五钱至一两 耳环石斛五钱至一两 黑元参五钱至一两 佛手参五钱至一两 生黄耆三至五钱 干生地五钱至一两 紫丹参三至五钱 双花五钱至一两 公英五钱至一两 二冬三至六钱 玉竹三至五钱

【功用】益气养阴，清热解毒。

【主治】皮、外科感染性疾病，毒热伤气伤阴，正气已伤而毒热未尽阶段，相当于败血症的后期。

【方论】方中以西洋参、南北沙参、石斛、元参、

佛手参、二冬、玉竹大剂养阴清热为主，生者、丹参补气血又能活血，金银花、公英解余毒。热病后期气阴大伤，正气不能鼓邪外出，虽见毒邪未尽，若再过用苦寒清解之剂中伤脾胃，正气则更衰，致使毒邪滞留膏盲，不能逆转，所以以益气养阴为主，重点在于扶正佐以清热，使之正复邪去，扶正以祛邪。

解毒凉血汤

【来源】《赵炳南临床经验集》。

【组成】犀角（镑）二至四分　生地炭五钱至一两　双花炭五钱至一两　莲子心三至五钱　白茅根五钱至一两　花粉五钱至一两　紫花地丁三至五钱　生栀仁二至四钱　蚤休五钱至一两　生甘草二钱　川黄连三钱　生石膏二至四两

【用法】先用石膏煮水后，去滓，煮群药服。

【功用】清营，凉血，解毒。

【主治】外科感染性疾病，毒热入于营血，相当于败血症阶段。

【方论】方中犀角清热凉血，解毒定惊，生地炭、双花炭能入血分清血分之毒热，又能养阴护心，两药同伍可有犀角之功能；地丁、蚤休清热解毒；花粉、白茅根、莲子心养阴凉血清心；栀子、黄连清三焦毒热而重点在于清心热；生甘草解毒调和诸药。

七、温病发斑

温病发斑，是指温病肌肤表面出现斑疹，甚至点大成片的病情。《医方考》："无热不斑，无湿不疹，此二言者，斑疹之大观也"。《重订广湿热论》："温病发斑候：或已发汗吐下，而表证未罢，毒气不散，故发斑；温毒发出于肌肤，斑烂隐疹如锦纹也"。《重订通俗伤寒论》："温病发斑，赤斑者五死一生，黑斑者十死一生，大疫难救"。病发多为火热炽盛，深入营血，迫血妄行，血从肌肉外溃而成。治宜清营凉血散瘀。

黄连解毒汤

【来源】方出《肘后备急方》卷二，名见《外台秘要》卷一引《崔氏方》。

【别名】解毒汤（《云岐子保命集》卷中）、火剂汤（《脉因证治》卷上）、黄连黄柏汤（《伤寒总病论》卷三）、既济解毒汤（《医方类聚》卷五十六引《修月鲁般经》）、三黄解毒汤（《外科十法》）、三黄汤（《不居集·下集》卷四）。

【组成】黄连三两　黄柏　黄芩各二两　栀子十四枚。

【用法】水六升，煎取二升，分二次服。

【主治】

1.《肘后备急方》：烦呕不得眠。

2.《外台秘要》引《崔氏方》：大热盛，苦烦闷，干呕，口燥，呻吟，错语不得卧。

3.《外科发挥》：流注、积热疮疡，焮肿作痛，烦躁饮冷，脉洪数或口舌生疮，或疫毒发狂。

4.《古今医统大全》：一切火热毒，狂躁烦心，口燥舌干，热势之甚者，及吐下后，热不解而脉洪，喘急，郑声目赤，睛痛。

5.《医方考》：阳毒，上窍出血，里热壅盛者。

6.《幼幼集成》：吐血，并便前下血；麻疹出后，仍发热烦躁，麻未出尽。

7.《医林纂要探源》：丹毒有热甚速甚者，初发头角或脑后，不一时流走耳前后，又不一时流及肩膊，若流入腹内，则不可救。

8.《痘麻绀珠》：痘疮夹疹夹癍。

9.《疡科遗编》：疳疮初起，阳物痛痒、坚硬、色紫腐烂，血水淋漓。

【宜忌】《外台秘要》引《崔氏方》：忌猪肉、冷水。

【方论】

1.《医方考》：用黄连泻心火，黄芩泻肺肝之火，黄柏泻肾火，栀子泻上下之火。

2.《医方集解》：此手足阳明、手少阳药也。三焦积热，邪火妄行，故用黄芩泻肺火于上焦，黄连泻脾火于中焦，黄柏泻肾火于下焦，栀子泻三焦之火从膀胱出。盖阳盛则阴衰，火盛则水衰，故用大苦大寒之药，抑阳而扶阴，泻其亢甚之火，而救其欲绝之水也，然非实热不可轻投。

3.《医方论》：此治实邪实火，表里俱盛之剂。故用黄芩泻肺火，黄连泻心火，黄柏泻肾火，又用栀子令上焦之热邪委婉而下，三焦通治，药力颇峻。若表里俱热，胸痞便秘谵语者，便当去黄芩，加大黄以通之，使滞去而热亦退，须细辨之。

4.《删补名医方论》：君以黄连直解心经火毒也，黄芩泻肺经火毒，黄柏泻肾经火毒，栀子通泻下焦火毒，使诸火毒从膀胱出。

5.《临床应用汉方处方解说》：黄连苦寒，清湿热、泻火，入肝、心、脾；黄芩苦寒，泻火除湿，入肺与大肠；黄柏苦寒，清热去湿，入肾与膀胱；山栀苦寒，泻上、中、下三焦之郁火，入心包、三焦。

【实验】

1.抗病原微生物作用　《中医杂志》（1958，10：704）：黄连解毒汤具有显著的抗菌作用，且难于形成耐药性。对单味黄连产生耐药性的细菌，可在原抑菌浓度的32倍环境中生长，但对黄连解毒汤耐药者，仅能于4倍抑菌浓度生长。《中成药研究》（1986，12：39）：黄连解毒汤对金黄色葡萄球菌所致小鼠腹腔感染也有保护作用，能降低死亡率。试验表明：以本方煎剂25g/kg灌服，对照组死亡率为90%，本方死亡率仅30%。

2.抗炎作用及对免疫功能的影响　《四川医学院学报》（1959，1：55）：黄连解毒汤有显著抗炎效果，脓毒败血症病人服药后，可见其白细胞吞噬作用加强。黄连解毒汤还能增强小鼠及兔网状内皮系统的吞噬活性，其增强吞噬效果与黄连及黄连解毒汤对细菌毒素形成及抗毒作用密切有关。

3.止血作用　《汉方医学》（1982，3：13）：本方对热盛之出血有良效，对Ⅷ因子、Ⅸ因子等内凝因子有活性，家兔凝血酶原时间测定表明对外凝系统无影响。对于双香豆素（华法林）所致小鼠出血死亡，黄连解毒汤可明显延缓死亡时间。本方有一定促凝止血效果。

4.解热作用　《中药通报》（1986，1：51）：黄连解毒汤具有显著的解热效果，对内毒素所致家兔发热，黄连解毒汤的解热作用起效较慢，但持续时间长，给药后6小时发热兔体温仍继续下降。

5.降低血压作用　《汉方医学》（1986，8：17）：对实验性轻中度高血压大鼠，每日给予本方1g/kg，可见明显的降压效果，作用迅速，给药翌日即可见血压下降，5～7日即能使血压恢复正常。本方的特点是仅使过高的血压降至正常，而不会使其降至正常水平以下，这与许多降压西药不同，此外，本方可使脑卒中易发性大鼠的脑卒中发作减少。

6.解毒、耐缺氧作用　《中成药研究》（1993，8：30）：实验以本方水煎制成100%水煎液，用灌胃给药方法给药，进行了解毒、抗氧化、耐缺氧等动物试验。结果表明：黄连解毒汤灌胃给药，对大鼠皮下注射15%啤酒酵母混悬液引起的体温升高有显著的降温作用；可显著抑制发热所致大鼠心、肝、脑组织的脂质过氧化；对小鼠低氧性脑障碍有显著保护作用，对东莨菪碱所致小鼠记忆获得障碍有显著改善作用。

7.对药物诱发性应激负荷的效果　《和汉医药学杂志》（1994，3：264）：为了明确黄连解毒汤对应激负荷的作用，以与利血平具有相同作用机制的丁苯那嗪（TBZ）作为诱发物质，探讨了黄连解毒汤对TBZ负荷后自主运动量的影响。TBZ诱发应激负荷后，本方1g/kg组60分钟、70分钟后以及本方2g/kg10～50分钟自主运动量较对照组明显增加，并随剂量增加自主运动量增加的时间出现早，而且作用明显。认为自主运动量的增加可能与本方对应激负荷引起的中枢神经系统功能变化影响有关。本方（0.5g/kg、1g/kg、2g/kg）对正常小鼠的自主运动量没有影响，这一点与渡边等的实验结果相同。TBZ诱发应激负荷后，本方1g/kg、2g/kg组较未投予组自主运动量明显增加，并且与正常小鼠间无显著差异。根据上述结果认为，本方对正常小鼠的自主运动量无影响，而对于TBZ应激负荷小鼠有增加自主运动量的作用，表明有恢复疲劳的效果。

8.降血糖作用 《河南中医学院学报》（2004，2：36）：实验观察黄连解毒汤对正常动物和模型动物血糖的影响，结果显示：黄连解毒汤能拮抗四氧嘧啶诱导的小鼠高血糖，明显降低正常小鼠、四氧嘧啶糖尿病鼠的空腹血糖（FBG），提示黄连解毒汤有较好的降糖作用。

【验案】

1.反胃 《生生堂治验》：间街五条比大坂屋德兵卫之妻，年二十六，月事不常，朝食辄吐之暮，暮食则吐之朝，每吐上气烦热，头痛、眩晕，时医或以为翻胃治之，曾无寸效，其面色焰焰，而脉沉实，心下至小腹拘挛，而所按尽痛。先生曰，有一方可以治矣，乃与黄连解毒汤3贴，前症颇愈，后数日，卒然腹痛，泻下如块，月事寻顺也，三旬复旧。

2.胆道感染 《浙江中医药》（1977，2：33）：郑某某，男，35岁，农民，1974年5月3日初诊。诉右上腹持续疼痛，痛连右肩，发热、干呕，目微黄腻，脉象弦数。既往曾患胆囊炎，证属肝胆湿热。治以清热利胆，方用黄连解毒汤加枳壳、广木香、大黄（后下）、茵陈。3剂后腹痛减轻，大便日解2次，原方去大黄，继服3剂，诸症缓解。

3.肠热脱肛 《浙江中医药》（1977，2：33）：徐某某，男，4岁，1975年3月1日初诊。脱肛已年许，每次便后肛门脱出，曾服补中益气汤无效，症属脾胃积热，下注大肠，治拟黄连解毒汤加地榆、枳壳，服药7剂后，脱肛已愈，诸症消失。

4.幼儿湿疹 《浙江中医药》（1977，2：34）：某某，男，产下月余。额头湿水浸淫，面部脓痂成片，耳颈皮肤红赤，烦躁多啼，尿赤。内服黄连解毒汤，每日1剂；外用黄柏、滑石、煅石膏、青黛，研细末敷患处，服药4剂而愈。

5.脓疱疮 《浙江中医药》（1977，2：34）：徐某某，男，6岁，1974年4月26日初诊。皮肤丘疹抓痒，感染成疮，脓疱疮臀部较多，四肢也发，脉数。治拟清热解毒，黄连解毒汤加银花、连翘，5剂愈。

6.脑血管障碍后遗症 《新药と临床》（1992，9：176）：以本方治疗脑血管障碍后遗症14例，其中脑卒中后遗症11例，脑动脉硬化1例，脑挫伤1例，脑血管性痴呆1例。结果：自觉症状（如头痛、肩凝、焦躁等）改善10例（71.4%）。他觉症状无明显改善，只有2例改善（14.3%）。但3例病人眼睑下垂明显改善，表明本方可改善椎动脉，尤其是中脑的脑血流。

7.脑损伤恢复期 《辽宁中医杂志》（1994，8：368）：以本方治疗脑损伤恢复期14例。结果：在服用1个疗程后，10例其自觉症状（头痛、失眠、烦躁）明显改善，有效率为71.5%；第2个疗程后，8例精神症状消失，4例自觉症状消失，2例无效改用其他药物治疗，1例肢体功能有部分恢复；第3个疗程后，4例自觉症状消失，1例肢体功能完全恢复，1例肢体功能有改善，视神经损伤1例无明显改善。

8.脑血管意外 《陕西中医》（1995，9：377）：用本方加味：大便秘结者加生地、生大黄；神昏者加安宫牛黄丸；上消化道出血者加三七粉；并配合脱水、降压等，治疗脑血管意外45例。结果：基本治愈12例，显著进步17例，进步8例，总有效率为82.2%。

9.毒血症 《中国中西医结合杂志》（1998，12：754）：在用西药常规治疗同时，加服黄连解毒汤加味（黄连、黄芩、黄柏、山栀、金银花、连翘、大黄），治疗烧伤回吸期毒血症21例，并与单纯西药治疗组对照。结果：两组病人体温下降所需时间、治疗5天后主要症状改善情况比较，治疗组均优于对照组。

黑奴丸

【来源】《肘后备急方》卷二。

【别名】水解丸。

【组成】麻黄二两 大黄二两 黄芩一两 芒消一两 釜底墨一两 灶突墨二两 梁上尘二两

【用法】上为末，炼蜜为丸，如弹子大。每服一丸，新汲水五合送下，顿服之。若渴，但与水，须臾寒了汗出便解；日移五赤不觉，更服一丸。

【主治】

1.《肘后备急方》：五六日胸中大热，口噤，坏病不可医治。

2.《外台秘要》引《备急》：温毒发斑，赤斑者五死一生，黑斑者十死一生，大疫难救。

芍药地黄汤

【来源】《外台秘要》卷二引《小品方》。

【别名】犀角地黄汤（《备急千金要方》卷十二）、地黄汤（《伤寒总病论》卷三）、解毒汤（《小儿卫生总微论方》卷八）、解毒散（《杨氏家藏方》卷十九）。

【组成】芍药三分　地黄半斤　丹皮一两　犀角屑一两

【用法】上切。以水一斗，煮取四升，去滓，温服一升，一日二三次。

【功用】

1.《外台秘要》引《小品方》：消化瘀血。

2.《方剂学》：清热解毒，凉血散瘀。

【主治】

1.《外台秘要》引《小品方》：伤寒及温病，应发汗而不发之，内瘀有蓄血，其人脉大来迟，腹不满，自言满者；及鼻衄吐血不尽，内余瘀血，面黄，大便黑者。

2.《景岳全书》引《太平惠民和济局方》：劳心动火，热入血室，吐血衄血，发狂发黄，小儿疮痘血热。

3.《小儿卫生总微论方》：小儿脏腑蕴热，积毒发泻，斑疮稠密，脓血大盛，狂躁发渴，咽嗌不利，遍身溃烂，苦无全肤，不能转侧，疼痛不任。

4.《杨氏家藏方》：小儿疮疱出足，壅盛喘急，浸淫成片。

5.《类编朱氏集验方》：小肠淋沥出血，疼痛难忍，心血妄行，衄血。

6.《此事难知》：蓄血

【宜忌】

1.《普济方》：体衰弱不宜用。

2.《医贯》：若阴虚火动吐血与咳咯者，可以借用成功；若阴虚劳力及脾胃虚者，俱不宜。

【加减】有热如狂者，加黄芩二两。

【方论】

1.《医方考》：心主血，生地黄所以凉心血；肝纳血，白芍药所以和肝血；火能载血，牡丹皮所以去血中伏火；热能行血，生犀角所以解诸经之热。

2.《医方集解》：此足阳明、太阴药也。血属阴，本静，因诸经火逼，遂不安其位而妄行。犀角大寒，解胃热而清心火；芍药酸寒，和阴血而泻肝火；丹皮苦寒，泻血中之伏火；生地大寒，凉血而滋水，以共平诸经之僭逆也。

3.《千金方衍义》：血得辛温则散，得苦寒则凝。此方另开寒冷散血之门，特创清热解毒之法，全是犀角通利阳明，以解地黄之滞；犹赖赤芍、牡丹下气散血，允为犀角、地黄之良佐。

4.《医宗金鉴》：吐血之因有三：曰劳伤，曰努伤，曰热伤。劳伤以理损为主，努伤以去瘀为主，热伤以清热为主。热伤阳络则吐衄，热伤阴络则下血。是汤治热伤也，故用犀角清心去火之本，生地凉血以生新血，白芍敛血止血妄行，丹皮破血以逐瘀。此方虽曰清火，而实滋阴；虽曰止血，而实去瘀。瘀去新生，阴滋火熄，可为探本穷源之法也。

【实验】对实验性温病血分证的作用　《现代中医》（1989，3：33）：应用犀角地黄汤（水牛角30g，生地黄30g，赤芍12g，牡丹皮9g）、黄连解毒汤（黄连9g，黄芩、黄柏各6g，栀子9g）及其合用方（即为两方组成药物合并），3方各用水煎3次，过滤，滤液合并，水浴浓缩50%浓度。将家兔分为犀角地黄汤组（按45ml/kg给药）、黄连解毒汤组（按17ml/kg给药）、合用方组（按60ml/kg给药）、生理盐水对照组（按0.5ml/kg给药），进行菌液注射出现血分证后用药，然后观察动态96小时后血流变学指标和细菌培养和死亡数及剖检。结果：3方对兔实验性温病血分证均有一定作用，但合用方作用尤佳。

【验案】

1.胃出血　《中医杂志》（1958，5：339）：谢某某，男，36岁。素有胃痛史，忽然大痛，吐紫血块，大便亦下血块，头汗淋漓，心慌头晕，吐下不止，脉洪大。诊为胃出血。投犀角地黄汤，4剂愈。方用：乌犀角（水牛角代）3g，生地黄15g，丹皮9g，杭白芍9g。水牛角别研极细末，分4次兑服。

2.咯血　《中医杂志》（1958，5：339）：胡某某，男，42岁。咳痰带血1月余，右胸痛连后背，口中腥臭，继之吐血，脉细数，头晕眼花，心烦气短，咳嗽胸痛，诊为肺出血。投犀角地黄汤，加阿胶、枇杷叶。3服后止血。后用千金苇茎汤3剂愈。

3.崩漏 《中医杂志》（1958，5：339）：冯某某，女，31岁。突然血崩，时下时止，缠绵3月余，消瘦，贫血，头晕气喘，手足心午后发热，脉细数。投犀角地黄汤，1剂崩止，3剂愈。

4.血小板减少性紫癜 《中医杂志》（1963，11：12）：以犀角地黄汤为主，热盛者，配合紫雪丹或羚羊角；出血较多，加参三七粉、云南白药及十灰散等；后期出血减少，出现舌红少苔，脉细数无力等阴虚内热症状者，酌加龟甲、阿胶、旱莲草、女贞子、麦冬等；治疗原发性血小板减少性紫癜11例。结果：服用此汤后，多见出血症状首先停止，出血时间缩短，血小板数上升，血块收缩随之改善。

5.荨麻疹 《广西中医药》（1990，4：6）：应用本方加味：犀角3g（现用水牛角30g代，锉粉冲服），生地、赤芍、牡丹皮各10g，白僵蚕6g，紫草6g，紫花地丁10g，水煎内服，治疗荨麻疹30例。结果：服药3剂痊愈者27例，服药9剂，显效2例，无效1例，总有效率为96.67%。

6.玻璃体内出血 《中西医结合眼科》（1991，2：101）：以本方加减：水牛角30g，赤芍12g，生地30g，丹皮10g，丹参10g，麦冬6g，茜草10g，元参12g，石决明20g，茅根30g，旱莲草30g，治疗玻璃体内积血36例。其中12例由高血压视网膜动脉硬化性出血并发，6例由视网膜静脉周围炎引起，8例由糖尿病视网膜病变引起，10例由外伤引起。结果：经1～2个月用药，2例无进步，其余出血皆退，治愈率为94.4%。

7.红斑性肢痛症 《南京中医药大学学报》（1995，4：36）：用本方加减：水牛角、生地、丹参、赤芍、玄参、石斛为基本方；热毒炽盛加黄连解毒汤；下焦湿热重加导赤散；大便秘结加大承气汤；肺胃热盛加白虎汤；另配合外敷青黛散、针灸等；治疗红斑性肢痛症30例。结果：全部获得临床痊愈，见效最快4天，最长7天，平均疗程14.5天。

8.过敏性紫癜 《中国医药学报》（1998，3：77）：以本方加味，治疗过敏性紫癜57例，

并设对照组43例，治疗用一般钙剂、镇静剂和维生素静脉输入。结果：治疗组治愈52例，占91.22%，好转4例，占7.02%，无效1例，占1.76%；对照组治愈28例，占65.12%，好转12例，占27.9%，无效3例，占3.98%。两组有明显差异，$P<0.05$。

黄连橘皮汤

【来源】《外台秘要》卷四引《古今录验》。

【组成】黄连四两（去毛） 橘皮二两 杏仁二两（去尖皮） 枳实一两（炙） 麻黄二两（去节） 葛根二两 厚朴一两（炙） 甘草一两（炙）

【用法】上切。以水八升，煮取三升，分三服令尽，且消息下当先止。

【主治】

1.《外台秘要》引《古今录验》：冬温未即病，至春被积寒所折，不得发，至夏得热，其春寒解，冬温毒始发出肌中，斑烂隐疹如锦文，咳而心闷，呕吐清汁，眼赤口疮，下部亦生疮，已自得下痢。

2.《婴童百问》：温毒发斑，麻证，泄泻并去血。

香豉汤

【来源】《外台秘要》卷四引《删繁方》。

【组成】香豉一升（绵裹） 葱须（切）四两 石膏八两 栀子仁三两 生姜八两 大青二两 升麻三两 芒消三两

【用法】上切。以水六升，煮七味，取二升五合，去滓，然后下芒消，分三次服。

【主治】肺腑脏热，暴气斑点。

青木香一物汤

【来源】方出《外台秘要》卷三，名见《伤寒图歌活人指掌》卷五。

【别名】青木香煎（《松峰说疫》卷二）。

【组成】青木香二两

【用法】水三升，煮取一升，顿服。

【主治】天行发斑，疮色赤黑，发如疥大。

天竺黄丸

【来源】《医心方》卷二十五。

【组成】天竺黄一小分　朱砂一小分　巴豆一粒（去皮心膜，麸炒，压出油）　麝香少许　乌头一颗（生，去脐尖）

【用法】上为细末，以蟾酥为丸，如黄米大。一岁儿一丸，空心温米饮送下；如吃奶，奶汁下。

【主治】小儿紫疷，面膜黑色，身上或生青斑紫斑，鼻内生疮，脑陷，手背、脚背虚肿。

【宜忌】忌热面、毒鱼及一切热物，不忌冷物。

黄连散

【来源】《太平圣惠方》卷十。

【组成】黄连一两（去须）　犀角屑半两　石膏二两　栀子仁一两　甘草半两（炙微赤，锉）

【用法】上为散。每服四钱，以水一中盏，煎至六分，去滓温服，不拘时候。

【主治】伤寒斑毒不解。

漏芦散

【来源】《太平圣惠方》卷十。

【组成】漏芦　陈橘皮（汤浸，去白瓤，焙）　前胡（去芦头）　麻黄（去根节）　黄芩　杏仁（汤浸，去皮尖双仁，麸炒微黄）各一两

【用法】上为散。每服四钱，以水一中盏，煎至六分，去滓温服，不拘时候。

【主治】伤寒斑出，隐疹如锦纹，咳嗽，心神烦闷，呕吐不止。

白芷膏

【来源】《太平圣惠方》卷十四。

【组成】白芷一两　当归一两　鸡屎白五两

【用法】上药用猪脂七两，麻油三两，以慢火煎白芷色黄，去滓，纳鸡屎白，搅和，煎如膏。入瓷器内盛，每日涂摩疮瘢上。

【功用】灭瘢。

【主治】伤寒豌豆疮愈后。

羚羊角散

【来源】《太平圣惠方》卷十五。

【组成】羚羊角屑　栀子仁　麦门冬（去心）　川升麻　川大黄（锉碎，微炒）　玄参　黄耆（锉）　甘草（炙微赤，锉）　赤芍药各一两

【用法】上为散。每服五钱，以水一大盏，煎至五分，去滓温服，不拘时候。

【主治】时气壅毒不退，发斑，遍身烦热，大小便不利。

大青散

【来源】《太平圣惠方》卷十八。

【组成】大青二两　阿胶半两（捣碎，炒令香燥）　豉一合

【用法】以水一大盏半，煎至一盏，去滓，纳胶令消，不拘时候，分温两服。

【主治】热病热毒斑出，头面遍身。

牛黄散

【来源】《太平圣惠方》卷十八。

【组成】牛黄半两（细研）　人参一两（去芦头）　栀子仁三分　川升麻半两　甘草三分（生用）　川大黄一两（锉碎，微炒）　槟榔半两　木香一分　犀角屑一分　羚羊角屑一分

【用法】上为细散。每服二钱，煎竹叶汤调下，不拘时候。

【功用】解毒。

【主治】热毒发斑。

升麻散

【来源】《太平圣惠方》卷十八。

【组成】川升麻一两　川大黄一两（锉碎，微炒）　甘草半两（生用）　犀角屑一两　玄参一两　人参一两（去芦头）

【用法】上为细散。每服二钱，以新汲水调下，日四五服。

【主治】热病发赤斑。心神烦躁。

茵陈散

【来源】《太平圣惠方》卷十八。

【组成】茵陈二两 川大黄一两（锉碎，微炒） 玄参一两 栀子仁一分 甘草半两（生用）

【用法】上为散。每服四钱，以水一中盏，煎至六分，去滓温服，不拘时候。

【主治】热病发斑。

解毒犀角散

【来源】《太平圣惠方》卷十八。

【组成】犀角屑一两 黄芩一两 栀子仁半两 大青二两 牛黄半两（细研） 马牙消一两 天竹黄半两（细研） 赤茯苓半两 麦门冬一两半（去心，焙） 黄连半两（去须） 麝香一钱（细研） 甘草半两（生用）

【用法】上为细散。每服二钱，不拘时候煎竹叶汤调下。

【主治】热病，毒气外攻，皮肤斑出，狂乱躁热。

解毒香豉饮子

【来源】《太平圣惠方》卷十八。

【组成】香豉二两 石膏三两 栀子仁一两 大青一两 川升麻一两 川芒消一两 甘草半两（生用） 川大黄一两（锉碎，微炒）

【用法】上细锉，拌合令匀。每服半两，用水一大盏，入生姜半分，葱白七寸，煎至五分，去滓，不拘时候温服。

【主治】心肺脏热，毒攻于皮肤，遍生赤斑，重者其色紫黑。

大青散

【来源】《太平圣惠方》卷八十四。

【组成】大青半两 玄参半两 川升麻半两 栀子仁半两 川大黄半两（锉碎，微炒） 甘草半两（炙微赤，锉）

【用法】上为散。每服一钱，以水一小盏，煎至五分，去滓温服，不拘时候。

【主治】小儿热毒，发斑不止，心神烦闷。

犀角散

【来源】《太平圣惠方》卷八十四。

【组成】犀角屑半两 川升麻半两 白鲜皮半两 栀子仁半两 寒水石一两 川大黄半两（锉碎，微炒） 漏芦半两 赤芍药半两 甘草（炙微赤，锉）

【用法】上为散。每服一钱，以水一小盏，煎至五分，去滓温服，不拘时候。

【主治】小儿阳毒壅盛，发斑心躁，皮肤焮痛。

人参败毒散

【来源】《太平惠民和剂局方》卷二。

【组成】柴胡（去苗） 甘草（炒） 桔梗 人参（去芦） 川芎 茯苓（去皮） 枳壳（去瓤，麸炒） 前胡（去苗，洗） 羌活（去苗） 独活（去苗）各三十两

【用法】上为粗末。每服二钱，水一盏，加生姜、薄荷少许，同煎七分，去滓，不拘时服。寒多则热服，热多则温服。

【功用】

1.《医方集解》：扶正匡邪，疏导经络，表散邪滞。

2.《中医方剂学讲义》：益气发汗，散风祛湿。

【主治】

1.《太平惠民和剂局方》：伤寒时气，头痛项强，壮热恶寒，身体烦疼。及寒壅咳嗽，鼻塞声重；风痰头痛，呕哕寒热。

2.《保婴撮要》：斑疹发热，恶寒咳嗽等症。

【宜忌】《温病条辨》叶霖按：非夹表证不可用。

【验案】小儿斑疹 《云南中医杂志》（1981，6：20）：王某，男，1岁。患儿发热3天，全身出现猩红热样皮疹，颌下、颈部及腹股沟淋巴结肿大，肝肋下2指，血常规：白细胞$2.6×10^9$/L，分类淋巴51%，有异常淋巴细胞，诊为：传染性单核细胞增多症。面色萎黄，六脉细浮数，舌尖红，苔薄津少。用人参败毒散（人参改党参）加丹皮、紫草、赤芍、板蓝根，连服3剂，病情较减，后隔日1剂，加减服药2旬而愈。

神仙紫雪

【来源】《斑疹备急》。

【组成】黄金一百两　寒水石　石膏各三斤　犀角（屑）　羚羊角各十两（屑）　玄参一斤　沉香（镑）　木香　丁香各五两　甘草八两　升麻六两

【用法】上以水五斗，煮金至三斗，去金不用，入诸药再煎至一斗，滤去滓，投上好芒消二斤半，微火煎，以柳木篦搅勿停手，候欲凝，入盆中，更下研朱砂、真麝香各三两，急搅匀，候冷，贮于密器中，勿令见风。每服一钱，温水化下；小儿半钱一字；咽喉危急病，撚少许干咽之。

【功用】

1.《斑疹备急》：消痘疱麸疹。

2.《鸡峰普济方》：解一切热毒。

【主治】

1.《斑疹备急》：大人小儿一切热毒，胃热发斑，痘疱麸疹，伤寒热入于胃发斑，小儿惊痫涎厥，走马急疳，热疳，疳黄，疳瘦，喉痹肿痛，及疮疹毒攻咽喉，水浆不下。

2.《鸡峰普济方》：脚气毒攻内外，烦热，狂易叫走。

香豉石膏汤

【来源】《伤寒总病论》卷四。

【组成】香豉二合　葱须一两　石膏二两　栀子三分　生姜二两　大青　升麻　芒消各三分

【用法】上锉。以水三升，煮取一升三合，去滓，下芒消，温服。

【主治】肺腑脏热，暴发气斑。

化斑汤

【来源】《类证活人书》卷十八。

【组成】人参半两　石膏半两　萎蕤　知母　甘草各一分

【用法】上锉，如麻豆大。每服五钱匕，水一盏半，加糯米一合，煎至八分，取米熟为度，去滓温服。

【主治】斑毒。

玄参升麻汤

【来源】《类证活人书》卷十八。

【别名】阳毒玄参升麻汤（《医垒元戎》）、玄参汤（《幼科类萃》卷十一）、玄参甘草汤（《杏苑生春》卷三）。

【组成】玄参　升麻　甘草（炙）各半两

【用法】上锉，如麻豆大。每服五钱匕，以水一盏半，煎至七分，去滓服。

【功用】《医方集解》：清咽散斑。

【主治】

1.《类证活人书》：伤寒发汗吐下后，毒气不散，表虚里实，热发于外，身斑如锦纹，甚则烦躁谵语。喉闭肿痛。

2.《证治准绳·幼科》：痘疹后，余毒咽喉肿痛。

3.《杏苑生春》：冬时瘟疫应寒而大温抑之，身热，头疼，咽痛。

4.《简明医彀》：温毒发斑。

【方论】

1.《医方考》：升麻能散斑，甘草、玄参能清咽。散斑者，取其辛温，谓辛能散而温不滞也；清咽者，取其甘苦，谓甘能缓而苦能降也。

2.《医方集解》：此足阳明少阴药也。发斑者，阳明胃热也；咽痛者，少阴相火也。升麻能入阳明，升阳而解毒；玄参能入少阴，壮水以制火；甘草甘平，能散能和。故上可以利咽，而内可以散斑也。

3.《医方论》：玄参清上焦浮游之火，升麻升阳而解毒，甘草清热而解毒。药只三味，简而能到。

栀子大青汤

【来源】《类证活人书》卷十九。

【组成】升麻　栀子仁各二两　大青　杏仁（去皮尖）　黄芩各一两半

【用法】上锉，如麻豆大。每服五钱匕，以水一盏半，细切葱白三寸，煎至一盏，去滓温服。

【主治】

1.《类证活人书》：妊妇发斑，变为黑色。

2.《普济方》：妊娠妇人七月，伤寒壮热，赤

斑变为黑斑,溺血。

通圣散

【来源】《类证活人书》卷二十一。

【别名】煎柿散(《小儿卫生总微论方》卷八)、豆皮饮子(《三因极一病证方论》卷十六)、豆皮饮(《仁斋直指小儿方论》卷五)、白菊花散(《卫生宝鉴》卷十九)、通神散(《保婴撮要》卷十八)。

【组成】白菊花(如无,用甘菊花代) 绿豆皮 谷精草各一两

【用法】上为散。每服一钱匕,用干柿一枚,生粟米泔一盏,与药同煎,水尽为度,只服干柿,一日可服三枚。病轻者五七日便效,重者半月余效。

【主治】斑疹、痘疮入眼及生翳。

知母汤

【来源】《圣济总录》卷二十七。

【组成】知母(焙) 牵牛子(炒) 山栀子仁 大黄(锉,炒) 黄芩(去黑心) 牡丹(去心) 麻黄(去根节)各一两 荆芥穗 滑石 虎杖 射干 羌活(去芦头) 杏仁各一分 连翘半两 半夏二钱(以生姜二钱同捣,捏饼子,晒干)

【用法】上为粗末。每服五钱匕,水一盏半,煎至一盏,去滓温服。

【主治】伤寒毒气滋盛,蒸于肌肤,发为赤斑,通身大热,头重疼痛,精神昏乱。

紫草汤

【来源】《圣济总录》卷六十一。

【组成】紫草(去苗) 吴蓝各一两 木香 黄连(去须)各半两

【用法】上为粗末。每服五钱匕,水一盏半,煎至七分,去滓,食后温服。宜烙脚心、背心、手心、百会、下廉。

【主治】病人先体热身赤,后却凉,遍身有赤点起。

紫草散

【来源】《小儿药证直诀》卷下。

【组成】钩藤钩子 紫草茸各等分

【用法】上为细末。每服一字,或五分、一钱,温酒调下,不拘时候。

【主治】斑疹。

【方论】《小儿药证直诀释义》:此方钩藤开泄散风,紫草清血解毒,以酒调服,是助其透泄,故为助正达邪之方。

再生散

【来源】《杨氏家藏方》卷十九。

【组成】人齿五枚(烧灰) 蝎蜥尾五条(烧灰)

【用法】上为末。每服半钱,温酒或煎葱白汤调下,不拘时候。

【主治】小儿疮疱正出,忽变紫色,或作黑陷,喘急神昏。

调中汤

【来源】《阴证略例》。

【组成】白术 干姜 白茯苓 甘草各等分

【用法】上锉,如麻豆大。每服五钱,水一盏半煎。

【主治】内伤寒。寒热间作,腕后有斑三五点,鼻中微血出,两手脉沉涩,胸膈四肢,按之殊无大热。

【验案】内伤寒,完颜小将军病寒热间作,腕后有斑三五点,鼻中微血出,两手脉沉涩,胸膈四肢,按之殊无大热,此内伤寒也。问之,因暑卧殿角伤风,又渴饮冰酪水,此外感者轻,内伤者重,外从内病,俱为阴也,故先斑后衄,显内阴症,寒热间作,脾亦有之,非少阳之寒热也,与调中汤数服而愈。

葛根麦门冬散

【来源】《小儿痘疹方论》。

【别名】葛根麦门冬汤(《保婴撮要》卷十八)、干葛麦冬汤(《痘疹会通》卷四)。

【组成】葛根三钱　麦门冬（去心）四钱　人参二钱　石膏半两　川升麻　甘草　茯苓各二钱　赤芍药一钱

《证治准绳·幼科》有淡竹叶七片。

【用法】上为粗散。每服三钱，水一大盏，煎至六分，去滓，徐徐温服，不拘时候。

【功用】外除表邪，内清胃火，兼补元气。

【主治】小儿热毒斑疹，头痛壮热，心神烦闷。

贝母膏

【来源】《仁斋直指方论》卷二十四。

【组成】贝母三钱半　半夏（生）　南星　五倍子　白芷　厚黄柏　苦参各二钱半　虢丹（煅）一钱半　雄黄一钱

【用法】上为细末。初用蜜水调敷，两三次后，只干掺。先以蜂房、白芷、苦参、大腹皮、荆芥煎汤熏洗，拭干即用药，或间有留滞不愈，以好膏药贴之。

【主治】
1.《仁斋直指方论》：诸恶疮，顽癣烘热，及妇人血风，遍身红斑圆点，斑肿渐发疹痱，开烂成疱痒痛。
2.《奇效良方》：头秃疮。

大快斑丸

【来源】《医方类聚》卷二六五引《施圆端效方》。

【组成】辰砂一钱　紫草茸半两　川升麻　钩藤钩　赤小豆各半两　甘草（炒）一钱　川地龙（去土，焙）三钱

【用法】上为细末，炼蜜为丸，如樱桃大，朱砂为衣。每服一丸，石榴汤化下；或用温水与乳汁送下。

【主治】斑疹倒黡，黑陷恶候。

救生散

【来源】《医方类聚》卷二六五引《施圆端效方》。

【组成】真蒲黄

【用法】于五月上旬丙丁日采，以银器内，慢火炒

令深紫色，细研，每药一两，入真麝香一字，研匀。每服一字至半钱，入薄荷汁五点，温酒调下。

【主治】小儿斑疹出不快，倒陷昏愦，喘满欲死者。

当归丸

【来源】《癍论萃英》引张元素方。

【组成】当归半两　甘草一钱　黄连　大黄各二钱半

【用法】先将当归熬膏子，入药末三味为丸。渐加服之，以利为度。

《医学正传》本方用法：上先以当归熬成膏子，以下三味研为细末，以膏和为丸，如胡椒大。三岁以下儿十丸，七八岁儿二十丸，食前清米饮送下。渐加至以利为度。

【主治】
1.《癍论萃英》：癍疹大便实秘，能饮食而内实。
2.《医学纲目》：小儿痘疮大便秘。
3.《玉机微义》：伤寒癍见，无大热，脉虚，秘闷。
4.《医学入门》：疥疮血热便秘，及痘疹已出，声哑喘急，便秘等证。

镇肝丸

【来源】《癍论萃英》。

【组成】泻青丸去栀子，大黄。

【主治】肝虚。

甘草桔梗升麻汤

【来源】《云岐子保命集》卷下。

【组成】甘草半两　桔梗一两　升麻半两

【用法】上锉细。每服二钱，水煎。

【主治】小儿斑出欲透，皮肤身热，咽喉不利。

紫草升麻汤

【来源】《云岐子保命集》卷下。

【组成】紫草（嫩者）　升麻　甘草（炙）各半两

【用法】上锉细。每服三钱，加粳米五十粒，水煎服。

【主治】小儿斑出不快者，或未出者。

生地黄散

【来源】《田氏保婴集》。

【组成】生地黄 当归 地骨皮 人参 甘草（炙）赤芍药各等分

【用法】上锉。水煎，不拘时服。

【主治】斑疹后寒热往来，嗜卧，烦躁闷乱。

紫草回斑散

【来源】《田氏保婴集》。

【组成】紫草茸 黄耆 桑白皮 木通 枳壳 白术各等分

【用法】上为粗末。每服三钱，水、酒各半盏，加麝香少许，同煎服。

【主治】小儿斑疹出不快，或倒靥，毒气入腹。

调中汤

【来源】《丹溪心法》卷二。

【别名】调中疏邪汤（《医学入门》卷七）。

【组成】苍术一钱半 陈皮一钱 砂仁 藿香 芍药（炒） 甘草（炙） 桔梗 半夏 白芷 羌活 枳壳各一钱 川芎半钱 麻黄 桂枝各半钱

【用法】上锉。加生姜三片，水煎服。

【主治】

1.《丹溪心法》：内伤外感而发阴斑。

2.《伤寒绪论》：食积挟外感发热。

【方论】《医方考》：内伤则里热，外感则表热，两热而无泄，故令斑烂。内伤者，调其中，苍、陈、砂、藿、半、芍、枳、桔，皆调中药也；外感者，疏其表，麻、桂、羌、芎、芷、草，皆疏表药也。表里治而斑自愈矣。

通圣散

【来源】《丹溪心法》卷二。

【组成】川芎 当归 麻黄 薄荷 连翘 白芍

黄芩 石膏 桔梗一两 滑石三两 荆芥 栀子 白术二钱半 甘草

方中川芎、当归、麻黄、薄荷、连翘、白芍、黄芩、石膏、荆芥、栀子、甘草用量原缺。

【用法】上为细末。每服三钱，加生姜三片，煎汤服之。

【主治】斑疹属风热挟痰而作，自里而发于外，宜微汗者。

【加减】身疼痛，加苍术、羌活；痰嗽，加半夏。

消毒汤

【来源】《脉因证治》卷下。

【组成】升麻根 羌活 藁本 细辛 柴胡 葛根 黄芩（酒炒） 生地黄 黄连 黄柏 连翘 红花 当归 苏木 白术 苍术 陈皮 吴茱萸 防风 甘草

【主治】丹疹。

地骨皮鼠粘子汤

【来源】《玉机微义》卷五十。

【组成】鼠粘子汤加地骨皮

【主治】瘾疹出太多。

连翘防风汤

【来源】《玉机微义》卷五十。

【组成】连翘 防风 甘草梢

【用法】上为末。水煎服。

【主治】小儿斑疹，少阳出不快。

清心汤

【来源】《杂病源流犀浊》卷二。

【组成】黄连 连翘 生地各一钱半 山栀二钱 黄芩一钱 归尾三钱 黄柏 丹皮 甘草各五分 赤芍八分 甘菊七分 灯心三分 川芎六分

【用法】水煎，温服。

【主治】斑疹。疹出痕如朱点，或赤或紫，烦躁不宁者。

解毒散

【来源】《医学纲目》卷三十七。

【组成】寒水石　滑石　石膏各等分　辰砂少许

【用法】上三石为末，入辰砂。量儿大小，灯心汤调下。

【主治】小儿黑斑红斑，疮痒瘾疹。

解毒散

【来源】《医学纲目》卷三十七。

【组成】赤小豆　木鳖子　橡箔子　南星　大黄　朴消

【用法】上为末。用慈姑、薄荷、靛青和蜜水调，涂患处，外用雄黄围之，却服荆芥、解毒二散。

【主治】小儿黑斑红斑，疮痒瘾痒。

调胃承气汤

【来源】《普济方》卷四〇四。

【组成】大黄　芒消　甘草各等分　生姜三片

【用法】上用水一盏半，先煎大黄、甘草、姜，煎至六分，后入消，水煎去滓，温服。

【主治】

1.《普济方》：热留胃中发斑，及服热药过多而发斑。

2.《医宗金鉴》：小儿肥甘过度，必生内热，以致发热蒸蒸，小便赤涩，面赤唇焦，舌燥而渴，脉实有力者。

加味羌活散

【来源】《伤寒全生集》卷三。

【组成】羌活（上）　独活（中）　柴胡（上）　前胡（中）　枳壳（中）　桔梗（中）　人参（中）　茯苓（中）　川芎（中）　升麻（中）　芍药（中）　甘草（下）

【用法】加生姜，水煎服。

【主治】斑疹初出，憎寒壮热，头疼体痛，胸满不利。

【加减】斑盛，加黄连。

加味小柴胡汤

【来源】《伤寒全生集》卷三。

【组成】柴胡　人参　黄芩　半夏　甘草　黄连　升麻　芍药　元参

【用法】加生姜，水煎服。

【主治】发斑，往来寒热，或潮热，口苦咽干而渴，耳聋胁痛，胸满心烦而呕，喘嗽等。

【加减】口干，去半夏，加天花粉；咽痛，加桔梗、荆芥；若呕，加陈皮、干姜，去甘草；斑毒，加犀角、大青；胸中满闷不利，加瓜蒌、枳壳；痰火上喘，加知母、瓜蒌、桑皮；喘渴脉数大，加石膏；胸胁满痛，加枳壳、桔梗；心下痞硬，加枳实、黄连。

苦酒鸡子汤

【来源】《伤寒全生集》卷三。

【组成】猪胆半酒盏　米醋一盏　鸡子黄一个

【用法】上同煎至八分，作四次服。汗出乃愈。

【主治】热毒发斑，咽痛，声音不出，心烦不眠。

栀子升麻汤

【来源】《伤寒全生集》卷三。

【组成】升麻　柴胡　栀子　生地

【用法】水煎服。

【功用】探吐。

【主治】阳毒发斑、发狂；温热病发狂。

通脉四逆汤

【来源】《伤寒全生集》卷三。

【组成】干姜　附子　人参　炙甘草

【用法】加生姜，水煎，入童便、猪胆汁；如烦躁，冷服。

【主治】阴证发斑，身冷无脉，斑黑昏沉者。

犀角连翘饮

【来源】《陈素庵妇科补解》卷一。

【组成】犀角　连翘　丹皮　生地　枳壳　荆芥　秦艽　白

芷　前胡　花粉　赤芍　葛根　薄荷　红花

【用法】水煎服。

【主治】经行发癍。

化斑汤

【来源】《丹溪心法附余》卷一。

【组成】人参　石膏各半两　玄参　知母　甘草各一两

【用法】上锉。每服五钱，水一钟半，加糯米一合，水煎，温服。

【主治】

　　1.《丹溪心法附余》：斑毒。

　　2.《外科证治全书》：痘后发斑，但红不肿不痛者。

犀角消毒散

【来源】《保婴撮要》卷十八。

【组成】牛蒡子　甘草　荆芥　防风各五分　犀角（镑）二分　金银花三分

【用法】水煎熟，入犀角，倾出服。

【主治】癍疹、丹毒，发热痛痒及疮疹。

升麻汤

【来源】《古今医统大全》卷十四。

【组成】升麻　苍术　麦门冬　麻黄各一钱　黄芩　大青各七分　石膏一钱　淡竹叶十片

【用法】水二盏，煎一盏，温服。

【主治】

　　1.《古今医统大全》：无汗而喘，小便不利而烦渴，

　　2.《景岳全书》：发斑。

消毒犀角饮子

【来源】《古今医统大全》卷八十一。

【组成】犀角（磨水）　防风　荆芥各一钱半　牛蒡子二钱　甘草五分

【用法】水一盏半，煎七分，入犀角水，徐徐服。

【主治】斑或隐疹，瘙痒作痛及风热疮毒。

化斑汤

【来源】《古今医统大全》卷九十一。

【组成】石膏（煅令透）　知母各一两　人参三分　甘草五分

【用法】上为极细末。每服半钱，熟水调下；或调涂唇上。

【主治】

　　1.《古今医统大全》：小儿斑疹。

　　2.《医方考》：胃热发癍，脉虚者。

【方论】《医方考》：胃热者，口燥烦渴也。胃主肌肉，故胃热则肌肉斑烂；脉虚者，壮火食气，而脉无力以充实也。惟其胃热，故用石膏之寒；惟其脉虚，故用人参之补；知母养其营，甘草养其卫。

消毒饮

【来源】《医便》卷四。

【组成】荆芥（去根）一钱　连翘三钱　牛蒡子（炒，研）三钱　防风（去芦）　甘草（生）各五分　犀角二分（另磨入）

【用法】上作一服。水煎，热服。

【主治】斑疹热甚紫黑者；或痘未出时。

消斑青黛饮

【来源】《片玉心书》卷五。

【组成】黄连　甘草　石膏　知母　柴胡　山栀仁　玄参　升麻　生地　黄芩　人参　青黛

　　方中黄芩，《幼科指南》作"黄耆"。

【用法】加生姜三片、豆豉二十粒为引，水煎服。

【主治】阳毒发斑。或发于面部，或发于背部，或发于四肢，极其稠蜜，状如绵纹。

凉惊丸

【来源】《幼科指南》卷上。

【组成】川黄连五钱　黄芩五钱　山栀五钱　黄柏二钱　郁金三钱　大黄二钱　胆草三钱　雄黄二钱　辰砂二钱

【用法】上为细末，米糊为丸，如黍米大。用竹

叶、灯心汤送下；惊风，薄荷灯心汤送下；丹毒、麻疹，升麻汤送下；衄血，茅花汤送下；口疮，竹叶薄荷汤送下。

【功用】退五脏热，泻肝火，解胎毒。

【主治】小儿急惊，胎热，丹毒，斑疹，衄血，口疮，小便黄，大便秘。

枣变百祥丸

【来源】《云岐子保命集》卷下。

【别名】百祥丸（《张氏医通》卷十五）、金枣仙方（《串雅外编》卷三）。

【组成】大戟（去骨）一两　枣三个（去核）

【用法】用水一碗，煎至水尽为度，去大戟不用，将枣焙干，和剂旋丸。每服从少至多，以利为度。

【主治】

1. 《云岐子保命集》：斑疹大便秘结。
2. 《张氏医通》：痘疮黑陷，喘胀便秘。

【方论】《东医宝鉴·杂病篇》：大戟性峻，以枣变者，缓其性也。

加味升麻葛根汤

【来源】《痘疹金镜录》卷一。

【组成】升麻　葛根　芍药　甘草　防风　桔梗　紫苏　苍术　陈皮　枳壳　柴胡

【用法】加生姜，大枣，水煎服。

【主治】斑疹水痘，内有风热者。

【加减】见疹热不退，加黄芩；呕吐，加藿香；泻甚者，去苍术、枳壳；咳嗽有痰，加杏仁、半夏、桑皮；鼻衄，加茅花、生地；谵语，加黄芩。

消斑解毒汤

【来源】《痘疹金镜赋》卷六。

【组成】金银花　木通　防风　荆芥　连翘　牛蒡　甘草　黄芩　知母　归身　紫草　山栀

【主治】热极发斑，色赤如火，或发紫大斑。

消毒青黛饮

【来源】《赤水玄珠》卷十八。

【组成】黄连　甘草　石膏　知母　柴胡　玄参　生地　山栀　犀角　青黛　人参

【用法】水二钟，加生姜一片，大枣二枚煎，临服入苦酒一匙。

【主治】热邪传里，里实表虚，血热不散，热气乘于皮肤而为斑，轻则如疹子，重则如锦纹，重甚则斑烂皮肤。

【加减】大便实者，去人参，加大黄。

消斑青黛饮

【来源】《万病回春》卷二。

【组成】柴胡　玄参　黄连　知母　石膏　青黛　生地黄　山栀　犀角　人参　甘草

【用法】上锉一剂。加生姜一片，大枣一个，水煎，临服入醋一匙同服。

【主治】热传里，里实表虚，血热不散，热气乘虚出于皮肤而为斑，轻如疹子，重则如锦纹，重甚则斑烂皮肤。

【方论】《医方集解》：发斑虽出胃热，亦诸经之火有以助之。青黛、黄连以清肝火，栀子以清心肺之火，玄参、知母、生地以清肾火，犀角、石膏以清胃火。此皆大寒而能解郁热之毒者；引以柴胡，使达肌表，使以姜、枣，以和营卫，其用人参、甘草者，以和胃也。胃虚故热毒乘虚入里，而发于肌肉也。加苦酒者，其酸收之义乎！

麦门冬汤

【来源】《证治准绳·幼科》卷五。

【组成】麦门冬　人参　甘菊　赤芍药　赤茯苓　升麻各一钱　甘草五分　石膏三钱

【用法】水煎服。

【主治】小儿癍疹，烦渴吐泻，及痂后余热。

人参化斑汤

【来源】《寿世保元》卷四。

【组成】人参三钱　石膏一两　知母二钱五分　当归　紫草茸　白茯苓（去皮）甘草各三钱

【用法】上锉一剂。水煎服。

【功用】清热降火，凉血气。

【主治】斑疹，因内热发出皮肤，如蚊虫之啮，热甚烦渴，脉洪数者。

当归散

【来源】《寿世保元》卷四。

【组成】当归三钱　赤芍二钱　生地黄三钱　黄连六分　红花八分　石膏二钱

【用法】上锉一剂。水煎服。

【主治】血分有热发斑者。

柴胡汤

【来源】《寿世保元》卷四。

【组成】柴胡三钱　黄芩二钱　半夏（姜炒）二钱　人参一钱　紫草二钱　黄连二钱　茯苓二钱　甘草二钱

【用法】上锉一剂。加生姜，水煎服。

【主治】气分有热发斑。

解毒化斑汤

【来源】《寿世保元》卷四。

【组成】牡丹皮　生地黄　木通　归尾　远志（甘草汤泡，去心）　犀角（以乳汁磨下）一二钱　紫草茸　知母　牛蒡子　茜根　甘草（生，带梢者）　川山甲（炒成珠，研末）一钱

【用法】上用水煎药，调下山甲末并犀角汁同服。

【主治】斑疹。

养阴复液汤

【来源】《杂证要法》卷一。

【组成】大生地　生鳖甲（打碎）各五钱　生龟版（打碎）五钱　黑玄参　麦冬　北沙参各三钱　杭白芍二钱　生甘草一钱

【用法】水煎服。

【主治】斑疹，壮热渐退，大伤真阴者。

石膏汤

【来源】《痘科类编》卷三。

【组成】石膏一两　栀子　大青　升麻　芒消各一钱五分　豆豉一合　葱白五根　生姜五钱

【用法】水一钟半，煎七分，去滓，入芒消，候温，徐徐服之。

【主治】阳明胃实，或下，或下之太早，胃烂发斑及时气发斑者。

黄连橘皮汤

【来源】《痘科类编》卷三。

【组成】黄连四钱　橘皮　杏仁（去皮尖）　枳实　麻黄（去节，汤泡）　葛根各二钱

【用法】水二钟，煎七分，温服。

【主治】湿毒发斑。

调胃散

【来源】《痘科类编》卷四。

【组成】苍术（米泔浸去粗皮）八钱　厚朴（姜汁炒）　陈皮各五钱　茯苓　丁香　甘草　白术各二钱

【用法】上为粗末。加生姜、大枣水煎，温服；或研细，沸汤入盐点服二三钱。

【主治】胃热助手少阳火入于手太阴肺，故红点如斑，出于皮毛间者。

搽药方

【来源】《丹台玉案》卷二。

【组成】川椒一两五钱（炒黑）　枯矾一两五钱　水银三钱　松香一两　蛇床子一两五钱　大枫子肉一两　苦参一两五钱　硫黄一两　防风三钱

【用法】上为细末。菜油调搽。

【主治】遍身发斑。

玄参升麻汤

【来源】《丹台玉案》卷三。

【组成】玄参　升麻　甘草各二钱　石膏　知母各二钱五分

【用法】水煎服。

【主治】热毒发癍，咽痛，烦躁谵语者。

消毒化斑汤

【来源】《审视瑶函》卷四。

【组成】白芷　黑栀仁（炒）各八分　防风　黄芩（炒）　陈皮　白芍药各一钱　羌活七分　甘草三分　犀角（锉细末）一钱

【用法】上为一剂。白水二钟，煎至七分，去滓净，再煎滚，先将犀角生末，入在碗内，后入滚药于角末内，搅匀温服。

【主治】小儿斑疹。

升麻玄参汤

【来源】《痘疹仁端录》卷十一。

【组成】升麻二钱　玄参三钱　甘草一钱　石膏　方中石膏用量原缺。

【用法】水煎服。

【主治】蕴毒发斑咽痛。

解热化毒汤

【来源】《痘疹仁端录》卷十一。

【组成】前胡　桔梗　山楂　木通　丹参　荷鼻　紫草　苏木　连翘　金银花

【用法】水煎服。

【主治】血热发癍。

荆花化斑汤

【来源】《痘疹仁端录》卷十三。

【组成】紫荆花一两　茅草根一两

【用法】上为末。每服一钱，甘草汤送下。

【主治】痧痘发斑。

恒田退斑汤

【来源】《痘疹仁端录》卷十三。

【组成】石膏五钱　青黛五钱　红花五钱

【用法】上为末。紫草汤送下。

【主治】痘后发斑。

羽液膏

【来源】《外科大成》卷四。

【组成】白矾五两　童便一升　黄酒三合

【用法】上药合煎如稀糊。以棉帛蘸药擦之。

【主治】癍疹，风痒不止。

人参三白合四逆汤

【来源】《温热暑疫全书》卷二。

【组成】人参二钱五分　白术（蒸，炒）　白茯苓　白芍药各一钱五分　生姜三片　大枣三枚（去核）　干姜　附子（炙）　甘草各一钱（炙）

【用法】水煎，冷服。并急用葱饼于脐上熨之。

【主治】阴毒发斑。身重眼睛疼，额冷汗出，呕哕呃逆，或爪甲青，或腹绞痛，或面赤足冷厥逆，躁渴不欲饮，身发青黑色斑，目鼻灰色，舌黑而卷，茎与囊俱缩，脉沉细而迟，或伏而不出，或疾至七八至而不可数者。

举斑汤

【来源】《温热暑疫全书》卷四。

【组成】白芍药一钱　当归一钱　升麻五分　柴胡七分　白芷七分　穿山甲二钱　水姜一片

【用法】水煎，温服。

【功用】托里举斑。

【主治】

1.《温热暑疫全书》：疫气留血分，里气壅闭，不下则斑不出，出则毒邪从外解矣。如下后斑渐出，更不可下，设有下证，宜少与承气缓服。倘大下则元气不振，斑毒内陷则危，宜此方。

2.《医碥》：斑出不透而热不退。

【加减】如下后斑毒隐伏，反见循衣撮空，脉微者，加人参三钱，得补发出者不死。

黄连解毒合犀角地黄汤

【来源】《温热暑疫全书》卷一。

【组成】黄连（酒洗）　黄芩（酒洗）　黄柏（酒洗）　栀子各一钱半　犀角（磨水更佳，镑屑亦可）　生地

黄（酒浸，捣） 牡丹皮 芍药各二钱

【用法】上先以七味水煎去滓，入地黄再煎数沸，滤清，加藕节汁、侧柏汁，并磨好墨少许，搅令黑，服之。

【主治】温毒发斑，斑色紫者。

消斑神效汤

【来源】《石室秘录》卷六。

【组成】玄参一两 麦冬一两 升麻三钱 白芷一钱 白芥子三钱 沙参三钱 丹皮五钱

【用法】水煎服，连服三剂。

【主治】一时身热，即便身冷，满体生斑如疹者。

【方论】此证乃火从外泄而不得，尽泄于皮肤，故郁而生斑。本方之妙，在用玄参、麦冬以消斑。尤妙在升麻多用，引玄参、麦冬以入于皮肤，使群药易于奏功，而斑无不消也。

升麻玄参汤

【来源】《证治汇补》卷三。

【组成】升麻 玄参 干葛 甘草等分

【用法】水煎服。

【主治】外感热甚发斑，隐隐未透。

化云汤

【来源】《辨证录》卷六。

【组成】黄连三钱 当归一两 玄参二两 升麻二钱

【用法】水煎服。

【主治】邪热内蕴，郁而不发，热极生斑，身中如红云一片者。

风水散斑汤

【来源】《辨证录》卷六。

【组成】玄参二两 当归二两 荆芥三钱 升麻一钱 生地一两

【用法】水煎服。

【功用】补水散火。

【主治】热郁于内，热极生斑，身中如红云一片。

【方论】此方玄参补阴以解其浮游之火，当归、生地以补其心胃之血，多用荆芥、升麻风药，以解散郁热，则火得水而相制，亦火得风而易扬，全无泻火之品，而已获泻火之效，实有深义耳。

苏叶解斑汤

【来源】《辨证录》卷十。

【组成】苏叶三钱 生地三钱 麦冬五钱 甘草一钱 桔梗二钱 升麻一钱 贝母二钱 当归五钱

【用法】水煎服。二剂愈。

【主治】肺火之郁，满身发斑，非大块之红赤，不过细小之斑，密密排列，斑上皮肤时而作痒，时而作痛。

除湿逐丹汤

【来源】《辨证录》卷十。

【组成】防风三分 苍术三钱 赤茯苓五钱 陈皮五分 厚朴一钱 猪苓一钱 山栀子三钱 甘草三分 白术三钱 薄桂三分

【用法】水煎服。

【主治】肺脾湿热，满身发斑，色皆黄白，斑上有水流出，时而作疼，久之皮烂。

消红汤

【来源】《辨证录》卷十。

【组成】干葛二钱 玄参一两 当归一两 芍药五钱 升麻一钱 生地一两 麦冬一两 甘草一钱 天花粉二钱

【用法】水煎服。

【功用】补阴以制火，凉血以化斑。

【主治】胃火郁极，身不发热，胸胁之间，发出红斑，不啻如绛云一片。

散云汤

【来源】《辨证录》卷十。

【组成】葛根三钱 青蒿五钱 生地一两 玄参一两 升麻一钱 贝母三钱 麦冬五钱

【用法】水煎服。二剂愈。

【功用】补阴制火，凉血化斑，宣郁。

【主治】胃火郁极，风寒外束，身不发热，胸胁之间发出红斑。

散斑饮

【来源】《辨证录》卷十。

【组成】玄参五钱 升麻二钱 白芷一钱 荆芥二钱 甘草一钱 麦冬五钱 生地一两 黄连一钱 天花粉三钱

【用法】水煎服。一剂斑消，二剂全消。

【功用】解表泻火。

【主治】肺火内郁，满身细小之斑密密排列，斑上皮肤时而作痒，时而作痛。

消斑化疹汤

【来源】《辨证录》卷十四。

【组成】玄参五钱 归尾三钱 石膏三钱 白芍五钱 地骨皮三钱 丹皮三钱 荆芥二钱 木通一钱 青蒿三钱 升麻一钱 麦冬三钱 甘草一钱

【用法】水煎服。

【主治】小儿发热二三日，肌肤之间隐隐发出红点，如物影之摇动，时有时无者。

全真一气汤

【来源】《冯氏锦囊·药按》卷二十。

【别名】全真益气汤（《时方歌括》）。

【组成】熟地八钱（如大便不实，焙干用；如阴虚甚者，加倍用） 制麦门冬（去心，恐寒胃气，拌炒米炒黄色，去米用）三钱（肺虚脾弱者少减之） 鸡腿白术（炒深黄色，置地上一宿，出火气，不用土炒。如阴虚而脾不甚虚者，人乳拌透，晒干，炒黄）三钱（如脾虚甚者，用至四五钱） 牛膝（去芦）由二钱加至三钱 五味子由八分至一钱五分 制附子由一钱加至二钱余

【用法】水煎，冲参汤服。人参由二三钱加至四五钱，虚极者一二两，随症任用，另煎冲入前药。如肺脉洪大，元气未虚，竟用前药，不必冲参。

【功用】滋阴救火。

【主治】

1.《冯氏锦囊秘录》：阴分焦燥，上实下虚，上热下寒，阴竭于内，阳越于外，斑疹热极烦躁，上喘下泻。中风大病阴虚发热，吐血喘咳，一切虚劳重症。

2.《会约医镜》：麻疹头面不起，壮热不食，喘促昏沉。

3.《时方歌括》：痘科之逆症。

【宜忌】

1.《冯氏锦囊秘录》：以上六味必先煎好，另煎人参浓汁冲服，则参药虽和，而参力自倍，方能驾驭药力，克成大功。若入剂内同煎，则渗入群药，反增他药之长，而减人参自己之力。

2.《中医杂志》（1963，4：40）：腹痛不大便，即使见高热、神气困倦、唇舌焦燥，亦不宜本方。脾气衰虚，熟地、麦冬少用或不用。治疗麻疹，一般用于麻疹收没期，或麻疹早回者。

【方论】

1.《冯氏锦囊秘录》：或疑五味子酸敛，有碍麻疹，是尚泥于麻疹为有迹之毒，而未达乎气血无形之所化也；况有附子之大力通经达络，何虑五味子酸收小技哉？若不借此少敛，则五脏浮散之残阳，何因藏纳而为发生之根本乎？况附用阴药为君，则唯有回阴制火之力，尚何存辛热强阳之性哉？此方阴阳具备，燥润合宜，驱邪扶正，达络通经，药虽七味，五脏均滋，滋阴而不滞，补脾而不燥，清肺而不寒，壮火而不热，火降而心宁，荣养而肝润。或疑其地黄多而泥膈，殊不知重可坠下，浊可补阴，正取其重浊濡润下趋；况兼白术，其剂则燥者不能为燥，滞者不能为滞矣。或嫌其杂，奈小病、暴病，或在一经；大病、久病，必兼五脏，五脏既已互虚，若不合众脏所欲以调之，难免又增偏胜、偏害之祸；况土金水，一气化源，独不观古方中五脏兼调者乎？或嫌其白术多用而滞，殊不知犹参力多则宣通，少则壅滞，岂不闻塞因塞用，而有白术膏者乎？或嫌其热而燥，殊不知附子随引异功，可阴可阳，可散可补，用补气药可追失散之元阳，同养血药可扶不足之真阴，有发散药则逐在表之风邪，引温暖药则祛在里之寒湿，况独不念附子理中汤，更为纯阳之剂耶？故用此以便火降水土健运如常，精气一复，百邪外御，俾火生土，土

生金，一气化源，全此一点真阴真阳，镇纳丹田，以为保生之计而已，即名之曰全真一气汤。熟地、白术，专补脾肾，乃先天、后天，首以重之。但一润一燥，何能逐坠？水土忌克，难成一家，用炒麦冬和之，俾土生金，金生水，水生沫化，源有自，既相克所以相成，复相生所以相继，再入牛膝、五味，则更得纳气藏源，澄清降浊，但诸药和缓，大功难建，虽调营卫，经络难通，更入乌附，既助药力，复可行经，且使真阳能复交于下，真阴自布于上，既济之象一得，燥涸偏枯之势自和，复入人参以驾驭药力，补助真元，火与元气，势不两立，元气生而火自息矣。

2.《时方歌括》：方以熟地滋肾水之干；麦冬、五味润肺金之燥；人参、白术补中宫土气，俾上能散津于肺，下能输精于肾；附子性温以补火，牛膝引火气下行，不为食气之壮火，而为生气之少火，从桂附地黄丸套来，与景岳镇阴煎同意。

【加减】燥涸，则熟地倍之；肺热，则麦冬多用；脾虚，则白术重投；阳虚，则附子多加；元气大虚，则人参大进；气浮气散，则牛膝、五味略多；倘有假阳在上者，去参用之。

【验案】

1.麻疹 余治洪姓郎，未及一周，时当暑月，壮热多日，神气困倦，唇舌焦燥，饮乳作呕，五心身热如烙，脉洪数而弦。问其前服之药，乃发散消导数剂，复疑麻疹，更为托表。余曰：久热伤阴，阴已竭矣，复加托表，阳外越矣，若不急为敛纳，何以续阴阳于垂绝哉？乃用熟地四钱，炒麦冬一钱五分，牛膝一钱二分，五味子二分，制附子四分，煎服，一剂而热退，次日更加炒黄白术一钱六分，另煎人参冲服而愈。

2.小儿手足瘫 软齐化门外张宅令郎未及一周，卧于低炕，睡中坠下，幸炕低而毫无伤损，嘻笑如故，似无痛苦也。但自后右手足瘫软不举，手不能握，足不能立，脉则洪大，久按无力，乃知先天不足，复为睡中惊触，气血不周行之故也。乃以熟地四钱，炒麦冬一钱五分，炒白术二钱四分，牛膝二钱，五味子四分，制附子五分，煎小半钟；另用人参二钱煎浓汁二三分冲药，每早空心服之。六剂而手足轻强，精神更倍。

3.慢性阻塞性肺气肿 《江西中医药》（2005，7：27）：用本方治疗慢性阻塞性肺气肿42例，对照组36例发作期予抗感染、化痰、止咳、平喘等对症治疗。结果：临床控制14例，显效20例，有效6例，无效2例，总有效率95.2%；对照组临床控制10例，显效17例，有效6例，无效3例，总有效率91.7%。

解毒和中汤

【来源】《嵩崖尊生全书》卷十五。
【组成】防风 荆芥 泽泻 猪苓 陈皮各五分 连翘 黄芩 茯苓 前胡 贝母各七分 甘草二分
【主治】斑疹泄泻。

活络透毒饮

【来源】《重订通俗伤寒论》卷八。
【组成】荆芥穗 小青皮 净蝉衣各一钱 青连翘 蜜银花各一钱半 炒牛蒡 紫花地丁各二钱 杜红花五分
【用法】先用活水芦荀一两，大青叶四钱，煎汤代水煎药服。
【功用】活络，解毒，透斑。
【主治】痧因斑隐者。

升麻清胃汤

【来源】《伤寒大白》卷二。
【组成】升麻 川连 生地 丹皮 甘草 木通
【功用】清阳明血分之热。
【主治】热在阳明血分，口渴、衄血、发斑，但渴不消水；及膏粱积热，口臭唇焦，牙龈腐烂。

石膏化癍汤

【来源】《伤寒大白》卷四。
【组成】石膏 知母 人参 甘草 葛根
【主治】热病发癍，目赤狂言，咽痛烦闷，癍如纹锦，不恶寒反恶热，身热不退，脉沉而数。

当归大黄汤

【来源】《伤寒大白》卷四。

【组成】当归　生大黄　川黄连　甘草

【主治】发斑。热重便硬,有下症者。

【方论】此方凉大肠血热。以斑症属血,故加当归;斑症不宜大下,故加甘草。

解毒化斑汤

【来源】《伤寒大白》卷四。

【组成】大力子　荆芥　防风　川连　桔梗　蝉蜕　生甘草

【功用】清热化瘢。

【主治】瘢疹发出,里有热者。

解毒化斑汤

【来源】《痧痘集解》卷六。

【组成】荆芥　黄芩　山楂　木通　丹参　连翘　荷鼻　黄连　芦根　知母　紫草　山栀　银花　桔梗　苏木

【主治】血热发斑。

解毒化斑汤

【来源】《痧痘集解》卷六。

【组成】元参　黄芩　柴胡　芦根　知母　山栀　连翘　荷鼻　丹皮　丹参　生地　山楂　通草　荆芥

【主治】血热发斑。

栀子大青汤

【来源】《医略六书》卷二十八。

【组成】生地五钱　升麻八分　栀子一钱半　黄芩一钱半　大青三钱　葱白三个

【用法】水煎,去滓温服。

【主治】妊娠伤寒,火郁不解,营阴受伤而挟湿热,故斑发青紫,胎动不安,脉数弦大者。

【方论】栀子清利三焦以降火热,大青解利郁热以泄斑狂,生地滋热伤之阴,条芩安热迫之胎,升麻升阳散热,葱白通阳安胎也。水煎温服,使郁热顿解,则营阴暗复,而血气融和,斑无不化,胎无不安矣。

升麻葛根汤合消毒犀角饮

【来源】《医宗金鉴》卷五十三。

【组成】升麻　葛根　芍药　甘草(生)　牛蒡子　荆芥　防风　犀角

【用法】用芫荽为引,水煎服。

【主治】斑出未透,表热轻者。

搽药方

【来源】《幼幼集成》卷四。

【组成】生铁锈　生大黄各等分

【用法】上为末。用芸苔菜捣烂取汁调涂之。

【主治】小儿斑疹隐疹。

凉膈散

【来源】《活人方》卷一。

【组成】连翘四两　生大黄二两　玄明粉二两　生山栀一两　薄荷一两　荆芥穗一两　甘草五钱　桔梗五钱

【用法】上为细末。每服二三钱,午后以白滚汤调下。

【功用】清散上焦有余之火。

【主治】心火刑金,或胃火壅逆,或表里郁滞之风热,头目不清,痰气不利,口舌生疮,牙疼目赤,周身斑疹,二便不调。

补中滋荣汤

【来源】《方症会要》卷一。

【组成】人参　川芎各七分　陈皮　柴胡　神曲　白术　茯苓　归身各五分　砂仁　升麻各四分

【主治】阴毒发斑。

鲇鱼头骨灰散

【来源】《治疫全书》卷五。

【组成】鲇鱼头骨（烧灰存性）

【用法】上研细。热黄酒调服二三分。

【主治】伤寒、瘟疫癗疹不能发，服此即发。

化斑汤

【来源】《医级》卷七。

【组成】荆芥 防风 桔梗 甘草 牛蒡子 蝉蜕 黄连 石膏 黄芩 连翘 葛根 知母

【主治】斑疹已现，身热不减，色赤热渴。

疏邪饮

【来源】《医级》卷七。

【组成】柴胡 葛根 荆芥 苏叶 黄芩 连翘 芍药 甘草

【用法】水煎服。

【主治】温暑时邪肤疼，身热或寒热烦呕化斑化疹之疾。

化斑汤

【来源】《幼科七种大全·热辨》。

【组成】元参 升麻 丹皮 赤芍 炒栀子 生地 贯众 木通 甘草

【用法】水煎服。

【主治】发斑。

【加减】衄血，加犀角；烦渴，加石膏。

紫草化斑汤

【来源】《痘疹会通》卷四。

【组成】升麻 紫草 甘草 陈皮 枳壳 黄芩 黄连 木通

【用法】糯米、石膏为引。

【主治】热不清，发斑。

斑黄双解散

【来源】《松峰说疫》卷二。

【组成】茵陈 猪苓 茯苓 泽泻（盐水洗，焙） 炒栀 生地 甘草 白芍 当归（酒洗）

【主治】伤寒、瘟疫，斑、黄并发。

【验案】斑、黄并发 从兄秉钦病发黄，旋即发斑。余往诊视，甚觉骇异。以其素虚，随用托里举斑汤、茵陈五苓散二方中采择加减服之，斑、黄并治，冀可奏效。服一剂，次早战汗后，斑、黄并退，其病豁然。随名其方曰"斑黄双解散"。

三黄解毒汤

【来源】《医学实在易》卷七。

【组成】黄柏 黄芩 黄连 栀子各二钱 甘草一钱

【用法】水煎服。

【主治】大热谵语，发斑发黄，吐衄下血。

升麻白虎汤

【来源】《麻疹阐注》卷一。

【组成】石膏 知母 甘草 升麻

【主治】温热发斑。

生地升麻汤

【来源】《医钞类编》卷十七。

【组成】栀子 升麻 生地 青黛 石膏 黄芩 葱白

【用法】水煎服。

【主治】妊娠发斑，小便如血，胎欲堕。

【宜忌】忌热物。

清解蕴热汤

【来源】《证因方论集要》卷三引叶天士方。

【组成】羚羊角 犀角 连翘心 元参心 鲜生地 金银花 天花粉 石菖蒲

【主治】伏气热蕴三焦，发热烦渴，遍体赤斑，夜躁不寐。

【方论】烦渴属胃，夜躁属心，风温内扰，营分不静，用犀角、生地以凉血，连翘、羚羊以清心，花粉、银花以养胃，元参心泻浮游之火，石菖蒲通膻中之阳。

抽薪汤

【来源】《治疹全书》卷上。

【组成】石膏三钱　知母　连翘　山楂　栀子（炒黑）　黄连各一钱　牛蒡二钱　杏仁一钱五分

【用法】加笋尖三个、樱桃核三十粒，水煎，温服。

【功用】宣通疏利。

【主治】心火盛而毒内攻，疹不出发斑者。

【方论】此宣通疏利之剂，名为火里抽薪，使内热一解，则疹自出，纵不出亦无害。

加味逍遥散

【来源】《治疹全书》卷下。

【组成】柴胡　黄芩　薄荷　连翘　白芍　当归　茯苓　甘草　丹皮　生地

【用法】上为散服。

【功用】清热养血。

【主治】先经后疹。妇人月事后五六日，发热见疹，血室空虚，热邪乘虚入内，重则妄见妄闻，如见鬼祟，昼时了了，夜时谵语，轻则常发夜热，变成疹怯。

防风解毒汤

【来源】《麻症集成》卷三。

【组成】防风　连翘　薄荷　前胡　木通　荆芥　力子　江枳壳　甘草

【主治】时温初期，斑疹未明发者。

消斑饮

【来源】《麻症集成》卷四。

【组成】川连　犀角　石膏　知母　尖生　栀炭　玄参　甘草

【主治】热邪传里，里实表虚，阳毒发斑，血热不散，蒸于皮肤。

消斑青黛饮

【来源】《麻疹集成》卷四。

【组成】青黛　川连　知母　尖生　栀炭　玄参　甘草

【主治】热邪传里，里实表虚发斑。

葛根加牛子汤

【来源】《不知医必要》卷四。

【组成】升麻一钱　葛根二钱　秦艽　荆芥　苏叶　白芷　赤芍各一钱　牛子一钱五分　甘草一钱

【用法】服此方后，次服犀角地黄汤，或服大青汤、三黄解毒汤，甚则服白虎汤。

【功用】凉散。

【主治】斑疹初起。

育阴化疬汤

【来源】《马培之医案》。

【组成】南沙参三钱　当归一钱半　甘草五分　大胡麻三钱　赤芍一钱　甘菊一钱半　白蒺藜三钱　米仁四钱　荆芥一钱　浮萍一钱半　川石斛三钱　马齿苋三钱

【用法】水煎服。

【主治】阴虚，湿热毒疬蒸于阳明，斑红肿，脉虚数，不胜攻表者。

加味清毒化斑汤

【来源】《医学摘粹》。

【组成】犀角三钱（研细末冲）　薄荷二钱　石膏四钱（生）　知母三钱　大青叶三钱　甘草二钱（生）　生地三钱　丹皮三钱　金银花三钱　连翘三钱　粳米三钱

【用法】水煎大半杯，温服。小儿减半。

【主治】温斑发重，色紫神气不清，毒火太盛者。

防风松肌败毒汤

【来源】《医学摘粹》。

【组成】防风三钱　薄荷二钱　蝉蜕二钱（去头足）　杏仁三钱　白芍三钱　丹皮三钱　连翘二钱　桔梗二钱　甘草一钱（生）

【用法】加鲜芦根一两，水煎大半杯，温服。服三四剂，疹回尽，自身凉而安。

【主治】温病斑疹初出者。

【加减】如身热渐退，疹毒渐回，即去防风、薄荷、蝉蜕、杏仁，加生地三钱。

荆防透疹汤

【来源】《医学摘粹》。

【组成】芥穗三钱 防风三钱 当归三钱 白芍三钱 川芎三钱 杏仁三钱 甘草二钱

【主治】温疫斑疹初出，应温散者。

清营解毒汤

【来源】《医学摘粹》。

【组成】羚羊角三钱 生地五钱 冬桑叶三钱 薄荷二钱 丹皮三钱 白芍三钱 桔梗二钱 连翘三钱 金银花三钱 元参三钱 竹叶一钱 防风三钱

【用法】水煎大半杯，温服。

【主治】斑疹。如或温病出疹，忽然周身涌出，红紫成片，鼻扇气促，壮热思凉，狂言乱语。

【加减】服此壮热不减，仍神急狂叫，再加犀角末一钱冲入，再用金汁三四两，代茶饮。如壮热退，神清，疹渐回，去犀角、羚羊、薄荷，加麦冬，服数剂可愈。

化斑汤

【来源】《镐京直指医方》卷二。

【组成】黑犀角一钱 元参六钱 鲜生地一两 大青叶三钱 石膏六钱 知母三钱 银花三钱 人中黄一钱 黄连一钱

【用法】水煎服。

【主治】斑疹已出至足，目赤神浊，口渴舌燥，余毒未净。

青盂汤

【来源】《医学衷中参西录》上册。

【组成】荷叶一个（用周遭边浮水者良，鲜者尤

佳） 生石膏（捣细）一两 真羚羊角二钱（另煎，兑服） 知母六钱 蝉蜕（去足土）三钱 僵蚕二钱 金线重楼（切片）二钱 粉甘草一钱半

【用法】水煎，温服。

【主治】温疫表里俱热，头面肿疼，其肿或连项及胸；亦治阳毒发斑疹。

祛风换肌丸

【来源】《鲍翁录验方》。

【组成】马齿苋一斤 浮萍草一斤 熟军八两 防风八两 蔓荆子四两 黄芩四两 连翘六两 荆芥八两 苦参一斤 白蒺藜一斤 大胡麻一斤 黄柏八两 牛膝四两 白鲜皮八两 丹皮四两 白芷三两

【用法】上为末，水泛为丸。每服三钱，开水送下。

【主治】风湿发为遍体红斑，按之热者。

回春丹

【来源】《谢利恒家用良方》。

【别名】小儿万病回春丹（《丸散膏丹集成》）、万病回春丹（《全国中药成药处方集》福州方）、小儿回春丹（《上海市中药成药制剂规范》）。

【组成】川贝母一两 制白附子三钱 雄黄三钱 天竺黄一两 防风三钱 羌活三钱 天麻三钱 陈胆星二两 制僵蚕三钱 全蝎三钱（酒洗） 蛇含石八钱（煅） 朱砂三钱 冰片 麝香各一钱五分 西牛黄一钱

【用法】上为细末，以甘草一两，钩藤二两，煎浓汤，炼蜜为丸，如花椒大，外用蜡壳封固，每匣五粒。小儿一岁一粒，二岁二粒，三四岁三粒，打碎，钩藤麦芽汤化下；乳汁及开水亦可。或研碎搽乳头令儿吮之，腹痛者，打碎一粒，贴脐中。

【主治】小儿急惊、慢惊，发搐瘛疭，内外天钓，伤寒邪热，斑疹烦躁，痰喘气急，五痫痰厥，大便不通，小便溺血，及一切昏闷之症。

百效丸

【来源】《经验奇效良方》。

【组成】贝母二钱 川厚朴二钱 血竭一钱五分 柴胡二钱 上肉桂一钱五分 巴豆（去油）二钱 玄参二钱 肉豆蔻一钱五分 知母二钱 真麝香一分 冰片一分 神金十张 辰砂二钱

【用法】上为细末，炼蜜为丸，如梧桐子大，以辰砂为衣，宜盛瓷瓶，不可泄气。未满周岁每服三丸，周岁以上每服五丸，用葱白一寸，灯心七根，煎汤将丸溶化，加白糖少许，温服。

【功用】《全国中药成药处方集》（天津方）：消积理滞，镇惊化痰。

【主治】

1.《经验奇效良方》：小儿急慢惊风，痰喘气促，寒火结胸，大小便闭塞，一切食积痰疟及发斑出疹，热毒内陷等证。

2.《全国中药成药处方集》（天津方）：小儿寒热凝结，停食宿水，腹疼腹胀，红白痢疾。

急救丸

【来源】《全国中药成药处方集》（沈阳方）。

【别名】霍乱急救丸（原书抚顺方）。

【组成】人中黄三两（一方用甘草一两） 天竺黄二两 麝香一钱 白僵蚕 防风 全蝎 荆芥各一两

【用法】上为极细末，水为小丸，朱砂为衣。每服五分，小儿减半，姜汤送下。

【功用】解热镇痛，消暑镇痉。

【主治】夏日中暑，头痛身热，恶寒发热，上吐下泻，四肢厥冷，腹中绞痛，周身抽搐，瘟疫发斑，小儿痘疹，红白痢疾，惊风。

【宜忌】忌食生冷、油腻之物；孕妇忌服。

暹逻清解散

【来源】《全国中药成药处方集》（沈阳方）。

【组成】暹逻角三钱 藏红花三钱 黄连二钱 金银花三钱 连翘二钱 牛蒡子二钱 荆芥穗二钱 防风二钱 赤芍二钱 生白芍二钱 薄荷五分 元芩二钱 山楂二钱 甘草二钱 冰片六分 牛黄二分 珍珠三分 片砂三钱

【用法】共研极细面。每服半分至三分，白开水送下。

【功用】清火解毒，消炎退热。

【主治】内热咳嗽，面红目赤，身热神昏，斑疹瘾疹，诸种疮毒。

加味凉血退斑汤

【来源】方出《赵炳南临床经验集》，名见《千家妙方》卷下。

【组成】鲜生地一两 鲜芦根一两 大青叶一两 板兰根三钱 金银花五钱 连翘四钱 桑叶三钱 白鲜皮五钱 赤芍三钱 黄芩三钱 生栀仁二钱 滑石三钱 甘草一钱

【功用】清热凉血，解毒利湿。

【主治】温热结毒，约煎营血，冲于皮肤所引起的中毒性红斑。

凉血五花汤

【来源】《赵炳南临床经验集》。

【组成】红花三至五钱 鸡冠花三至五钱 凌霄花三至五钱 玫瑰花三至五钱 野菊花三至五钱

【功用】凉血活血，疏风解毒。

【主治】血热发斑，热毒阻络所致盘状红斑性狼疮初期，玫瑰糠疹（风癣）、多形性红斑（血风疮）及一切红斑性皮肤病初期，偏于上半身或全身散在分布者。

【方论】方中凌霄花凉血活血泻热为主，玫瑰花、红花理气活血化瘀，鸡冠花疏风活血，野菊花清热解毒。因为药味取花，花性轻扬，所以本方以治疗病变在上半身或全身散发者为宜。

凉血五根汤

【来源】《赵炳南临床经验集》。

【组成】白茅根一两至二两 瓜蒌根五钱至一两 茜草根三至五钱 紫草根三至五钱 板蓝根三至五钱

【功用】凉血活血，解毒化斑。

【主治】血热发斑，热毒阻络所引起的多形性红斑（血风疮）、丹毒初起，紫癜、结节性红斑（瓜藤缠）及一切红斑类皮肤病的初期偏于下肢者。

【方论】本方以紫草根、茜草根、白茅根凉血活血为主，佐以瓜蒌根养阴生津，板蓝根清热解毒。因为根性下沉，所以本方以治疗病变在下肢者为宜。

清血散

【来源】《赵炳南临床经验集》。

【组成】生石膏二两　滑石二两　木香二两　升麻二两　元参二两

【用法】上熬汁，取皮消一斤，合拌阴干。每服一钱至二钱，每日二次，温开水送服。

【功用】清热凉血。

消毒止血散

【来源】《慈禧光绪医方选议》。

【组成】京牛黄五分　珍珠五分　血竭五分　云连一钱　旱三七五分　乳香七分　没药七分　冰片二分

【用法】上为极细末。

【功用】清热解毒，散结止血。

【主治】痈疡流注。

【方论】方中用牛黄、珍珠清心镇惊，解毒护心，黄连清热解毒，乳香、没药、血竭活血通络，三七止血。盖瘟邪容易经血脉走窜入心，故方中用众多血药，引牛黄、云连入于血分以解毒，施于疮疡斑疹，急毒攻心有效。

牛黄八宝丸

【来源】《部颁标准》。

【组成】牛黄20g　羚羊角30g　水牛角浓缩粉60g　珍珠4g　冰片20g　朱砂4g　玄参30g　浙贝母30g　黄连30g　羌活30g　雄黄50g　乳香（醋炒）30g　没药（醋炒）30g　青黛20g　紫花地丁200g　金银花200g　菊花200g　甘草50g　紫草50g

【用法】制成大蜜丸，每丸重1.5g，密封。口服，1～2岁每次1/2丸，1日1次；成人每次2丸，1日2～3次。

【功用】清热解毒，凉血活血。

【主治】热毒内闭，烦躁不宁，瘟病发斑，疹后余毒疮疡。

【宜忌】忌食辛辣刺激食物。

浓缩水牛角片

【来源】《部颁标准》。

【组成】蔗糖50g　水牛角浓缩粉300g

【用法】制成糖衣片，每片含水牛角浓缩粉0.3g，密封。口服，每次5～10片，1日2次。

【功用】清热解毒，凉血，定惊。

【主治】温病高热，神昏谵语，发斑发疹，吐血，衄血，惊风，癫狂。

八、温病伤阴

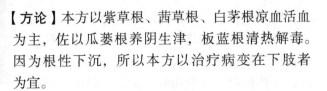

温病伤阴，是指温邪久羁，耗伤津液或温热病后期真阴亏损，元气大伤，出现下焦温病阴伤的病情。《温病条辨》："夫春温、夏热、秋燥，所伤皆阴液也，学者苟能时时预护，处处堤防，岂复有精竭人亡之虑。"治宜滋阴清热。

二冬二母散

【来源】《重订通俗伤寒论》。

【组成】淡天冬　提麦冬　知母各一钱　川贝母　南北沙参各三钱

【用法】上药用水煎去滓，加梨汁、竹沥各二瓢，姜汁三滴，和匀服。

【功用】养阴化痰。

【主治】温燥热退而津气两伤，液郁化痰者。

加味知柏地黄汤

【来源】《重订通俗伤寒论》。

【组成】知母三钱　川柏五分　萸肉一钱　山药　浙苓各三钱　丹皮　泽泻各一钱半　犀角汁　童便各一杯（冲）

【用法】先用熟地八钱，切丝泡汤，代水煎药。

【功用】泻火存阴。

【主治】阴分伏热，热入精室，欲火与伏火交蒸，发为夹阴温病。

清燥汤

【来源】《温病条辨》卷二。

【组成】麦冬五钱　知母二钱　人中黄一钱五分　细生地五钱　元参三钱

【用法】上以水八杯，煮取三杯，分三次服。

【主治】温病下后无汗，脉下浮而数者。

【加减】咳嗽胶痰，加沙参三钱，桑叶一钱五分，梨汁半酒杯，牡蛎三钱，牛蒡子三钱。

一甲复脉汤

【来源】《温病条辨》卷三。

【组成】加减复脉汤去麻仁，加牡蛎一两。

【主治】下焦温病，但大便溏者。

【方论】温病深入下焦劫阴，必以救阴为急务。然救阴之药多润滑，但见大便溏，不必待日三四行，即以一甲复脉法，复阴之中。预防泄阴之弊。

青蒿鳖甲汤

【来源】《温病条辨》卷三。

【别名】青蒿鳖甲煎（《湿温时疫治疗法》）。

【组成】青蒿二钱　鳖甲五钱　细生地四钱　知母二钱　丹皮三钱

【用法】水五杯，煮取二杯，每日服二次。

【主治】夜热早凉，热退无汗，热自阴来者。

【方论】《温病条辨》：青蒿鳖甲汤，用小柴胡法而小变之，却不用小柴胡之药者，小柴胡原为伤寒立方，疟缘于暑湿，其受邪之源，本自不同，故必变通其药味，以同在少阳一经，故不能离其

法。青蒿鳖甲汤，以青蒿领邪，青蒿较柴胡力软，且芳香逐秽开络之功，则较柴胡有独胜。寒邪伤阳，柴胡汤中之人参、甘草、生姜皆护阳者也，胃热伤阴，故改用鳖甲护阴，鳖甲乃蠕动之物，且能入阴络搜邪。柴胡汤以胁痛、干呕为饮所致，故以姜、半通阳降阴而清饮邪。青蒿鳖甲汤以邪热伤阴，则用知母、花粉以清热邪而止渴，丹皮清少阳血分，桑叶清少阳络中气分。宗古法而变古方者，以邪之偏寒偏热不同也，此叶氏之读古书，善用古方，岂他人之死于句下者，所可同日语哉。

【验案】

1. 肺癌发热　《湖南中医杂志》（1997，5：27）：以本方加减，治疗肺癌发热20例，不用其他任何退热剂。结果：显效12例，有效6例，无效2例，总有效率90%。

2. 中晚期癌性发热　《天津中医》（1997，5：210）：用本方加黄芪、水蛭，并随证加减，治疗中晚期癌性发热24例，并与24例用消炎痛者进行对照。结果：治疗组显效5例，有效13例，总有效率为75%；对照组显效2例，有效9例，总有效率为45.8%；两组比较差异显著（$P<0.05$）。

3. 虚热证　《山东中医杂志》（2005，3：154）：以青蒿鳖甲汤为基本方，随症加减，每日1剂，水煎服，治疗虚热证96例。结果：治愈（体温正常，症状完全消失）75例，显效（体温正常，症状明显减轻）19例，无效（治疗7～12天体温不稳定，症状无改变）2例，总有效率97.9%。

银甲散

【来源】《温证指归》卷三。

【组成】银柴胡二钱　鳖甲三钱

【主治】温证潮热，身体枯瘦，皮肤甲错，消索而不润泽者。

参麦茯神汤

【来源】方出《温热经纬·薛生白湿热病篇》，名见《湿温时疫治疗法》。

【组成】人参　麦冬　石斛　木瓜　生甘草　生谷

芽　莲子

《湿温时疫治疗法》人参改用西洋参；加辰茯神。

【主治】湿热证，曾开泄下夺，恶候皆平，独神思不清，倦语不思食，溺数，唇齿干，胃气不输，肺气不布，元神大亏。

石斛露

【来源】《中国医学大辞典》。

【组成】石斛

【用法】蒸，取露。用以代饮。

【功用】养胃阴，平胃逆，除虚热，安神志。

【主治】温热痧痘之后，津液伤残，虚火内炽，及真阴素亏，胃热不清者。

九、温病少阳证

温病少阳证，是指春温之气分郁热证，临床以身热，口苦而渴，干呕心烦，小便短赤，胸胁不舒，舌红苔黄，脉象弦数等为特征。本证属温热病邪侵犯人体后可直接犯于气分，多表现为邪热郁于少阳胆腑，即叶天士提出春温的发病特点为"伏于少阴，发于少阳"。伤寒邪在少阳证，病属少阳经证，邪在半表半里，故以寒热往来，胸胁苦满为主证，与本证见身热，口渴，小便短赤，舌红苔黄，脉弦数等少阳胆腑郁热伤津者不同。本证治宜苦寒清热，宣郁透邪。

柴胡羌活汤

【来源】《医方集解》。

【组成】小柴胡汤加羌活　防风

【主治】瘟疫少阳证。

红雨丹

【来源】《四圣悬枢》卷一。

【组成】柴胡四钱　黄芩　石膏　甘草　丹皮　生

姜　元参　芍药各三钱

【用法】水煎，热服。覆衣，饮热稀粥，取微汗。

【主治】三日少阳温病，胸胁疼痛，耳聋，舌苦，咽干作渴者。

小柴胡去人参加芍药瓜蒌根汤

【来源】《医学摘粹》。

【组成】小柴胡汤去人参　加芍药　瓜蒌根

【主治】温疫传入少阳，咽干口苦欲饮，耳聋目眩，胸痛，寒热往来。

桑柴饮

【来源】《温病刍言》。

【组成】桑叶　黄芩　法半夏各10克　柴胡　薄荷各5克　忍冬藤　连翘各12克

【用法】水煎服。

【功用】辛凉解表，和解少阳。

【主治】温热之邪入于半表半里，而仍偏表，寒热往来一日数作者。

十、温病阳明证

温病阳明证，是指温热病出现高热大汗或热结便秘为主症的病情，以面目俱赤，语声重浊，

呼吸俱粗，大便闭，小便涩，舌苔老黄，甚则黑有芒刺，但恶热，不恶寒，日晡益甚为特征。治

疗当分辨阳明经证和阳明腑证，施以清热生津，通腑行滞之法。

柴胡白虎煎

【来源】《景岳全书》卷五十一。

【组成】柴胡二钱　石膏三钱　黄芩二钱　麦冬二钱　细甘草七分

【用法】加竹叶二十片，水一钟半，煎服。

【主治】阳明温热，表邪不解。

【方论】《证因方论集要》：柴胡疏达流通，散邪外出；黄芩清肺胃火，使里热内彻；麦冬清润止渴；甘草泻热和中；竹叶之加，又仿竹叶石膏汤之制，外托表邪，内清里热。

竹叶石膏汤

【来源】《丹台玉案》卷二。

【组成】石膏五分　人参二钱　甘草七分　麦门冬一钱半　淡竹叶十四片　糯米一撮

【用法】水煎，加姜汁二匙服。

【主治】温病表证已解，邪毒未除，热结在内，心胸烦满，渴甚饮水无度。

干葛石膏汤

【来源】《伤寒大白》卷四。

【组成】升麻　干葛　知母　石膏　甘草

【功用】和解阳明表里。

【主治】阳明温病，寒热。

【加减】带太阳证，加羌活。

白英丹

【来源】《四圣悬枢》卷一。

【组成】大黄五钱　芒消三钱　甘草一钱（炙）　枳实二钱（炒）　厚朴三钱（炒）　玄参三钱　麦冬八钱　丹皮三钱　芍药三钱　生地三钱

【用法】流水煎大半杯，热服。

【功用】滋其脏阴，泄其腑热，勿令阳亢而阴亡。

【主治】

1.《四圣悬枢》：温病肺脾津液、肝肾精血为相火煎熬，燥热烦蒸，脏阴枯竭。

2.《治疫全书》：阳明腑病，谵语腹满，潮热作渴。

白虎加元麦汤

【来源】《四圣悬枢》卷二。

【别名】白虎加元参汤（《治疫全书》卷五）。

【组成】石膏三钱　知母三钱　甘草二钱　粳米一杯　元参三钱　麦冬五钱

【用法】流水煎至米熟，取大半杯热服。

【主治】寒疫，太阳经罢，烦躁发渴者。

紫苏葛根升麻汤

【来源】《四圣悬枢》卷二。

【组成】苏叶二钱　葛根三钱　桂枝三钱　白芍三钱　甘草二钱　升麻二钱

【用法】流水煎大半杯，温服。

【主治】寒疫，阳明经泄利者。

紫苏葛根半夏汤

【来源】《四圣悬枢》卷二。

【组成】苏叶三钱　葛根三钱　桂枝三钱　芍药三钱　半夏三钱　生姜三钱　甘草二钱

【用法】流水煎大半杯，热服。

【主治】寒疫，阳明经呕吐者。

素雪丹

【来源】《治疫全书》卷五。

【组成】浮萍三钱　石膏三钱（研）　麦冬二钱（去心）　元参二钱　葛根二钱　丹皮二钱（酒洗）　白芍一钱　生姜三钱　甘草一钱

【用法】流水三杯，加粳米一撮，煎大半杯，去滓热服。覆衣取少汗。

【主治】阳明身热，目痛鼻干，不卧，胸烦口渴。

【加减】呕者，加制半夏二钱。

小承气加芍药地黄汤

【来源】《松峰说疫》卷二。

【组成】大黄二钱　厚朴钱半（炒）　枳实一钱（炒）　芍药二钱　生地六钱

【用法】流水煎一杯，温服。

【主治】温疫，阳明腑证，潮热汗出，谵语，腹痛便秘。

牛黄承气汤

【来源】《温病条辨》卷二。

【组成】安宫牛黄丸二丸　生大黄（末）三钱

【用法】用安宫牛黄丸化开，调生大黄末，先服一半，不知再服。

【主治】阳明温病，邪闭心包，神昏舌短，内窍不通，饮不解渴者。

冬地三黄汤

【来源】《温病条辨》卷二。

【组成】麦冬八钱　黄连一钱　苇根汁半酒杯（冲）元参四钱　黄柏一钱　银花露半酒杯（冲）　细生地四钱　黄芩一钱　生甘草三钱

【用法】水八杯，煮取三杯，分三次服。以小便得利为度。

【主治】阳明温病，无汗，实证未剧，不可下，小便不利者。

导赤承气汤

【来源】《温病条辨》卷二。

【组成】赤芍三钱　细生地五钱　生大黄三钱　黄连二钱　黄柏二钱　芒消一钱

【用法】水五杯，煮取二杯，先服一杯；不下再服。

【主治】阳明温病，下之不通，左尺牢坚，小便赤痛，时烦渴甚。

护胃承气汤

【来源】《温病条辨》卷二。

【组成】生大黄三钱　元参三钱　细生地三钱　丹皮二钱　知母二钱　麦冬（连心）三钱

【用法】水五杯，煮取二杯，先服一杯，得结粪，止后服；不便，再服。

【主治】温病下后数日，热不退，或退不尽，口燥咽干，舌苔干黑，或金黄色，脉沉而有力者。

附子理中汤去甘草加厚朴广皮汤

【来源】《温病条辨》卷二。

【组成】生茅术三钱　人参一钱五分　炮干姜一钱五分　厚朴二钱　广皮一钱五分　生附片一钱五分（炮黑）

【用法】用水五杯，煮取八分二杯，分二次服。

【主治】阳明寒湿，舌白腐，肛坠痛，便不爽，不喜食。

【方论】九窍不和，皆属胃病。胃受寒湿所伤，故肛门坠痛而便不爽；阳明失阖，故不喜食。理中之人参补阳明之正，苍术补太阴而渗湿，姜、附运坤阳以劫寒，盖脾阳转而后湿行，湿行而后胃阳复。去甘草，畏其满中也；加厚朴、广皮，取其行气。合而言之，辛甘为阳，辛苦能通之义也。

承气合小陷胸汤

【来源】《温病条辨》卷二。

【组成】生大黄五钱　厚朴二钱　枳实二钱　半夏三钱　栝楼三钱　黄连二钱

【用法】水八杯，煮取三杯，先服一杯，不下，再服一杯，得快利，止后服，不便再服。

【主治】温病三焦俱急，大热大渴，舌燥，脉不浮而躁甚，舌色金黄，痰涎壅甚，不可单行承气者。

栀子豉加姜汁方

【来源】《温病条辨》卷二。

【组成】栀子豉汤加姜汁五匙

【主治】阳明温病，下后虚烦不得眠，心中懊憹，甚至反复颠倒，呕吐者。

宣白承气汤

【来源】《温病条辨》卷二。

【组成】生石膏五钱　生大黄三钱　杏仁粉二钱　栝楼皮一钱五分

【用法】水五杯，煮取二杯，先服一杯。不知再服。

【主治】阳明温病，喘促不宁，痰涎壅滞，右寸实大，肺气不降者。

【验案】

1. 小儿麻疹并发肺炎 《陕西中医》（1983，6：3）：患儿于1969年3月患麻疹，第5日夜间皮疹突然隐没，伴喘咳，呼吸困难。体温40.5℃，脉搏168次/分。面色苍白，双目紧闭，喘咳，呼吸表浅而急促，鼻翼煽动，口唇舌质呈青紫色。口腔可见麻疹黏膜斑，胸腹、头面四肢均可见紫暗色隐没的小疹点。对光反射、睫反射迟钝。胸腹灼热而胀满，四肢膝肘以下厥冷，并时有抽搐。指纹青紫色，直透三关射甲。听诊：两肺布满中等大小的湿性啰音，诊为"麻疹合并肺炎"。治以宣白承气汤加味：大黄、杏仁、石膏、连翘、银花各10克，麻黄3克，赤芍、僵蚕、蝉蜕、党参各6克，水煎服一剂。服药后约半小时开始腹泻，至夜半共10余次，四肢发热，腹色转红，紫绀解除，呼吸平稳，心率116次/分，体温37.8℃，转危为安。次日服沙参麦冬汤加连翘、银花、杏仁，2剂而愈。

2. 慢性支气管炎急性发作：《长春中医药大学学报》（2007，4：48）：用宣白承气汤治疗慢性支气管炎急性发作30例，结果：痊愈16例，显效12例，无效2例，总有效率为93.3%。

益胃汤

【来源】《温病条辨》卷二。

【组成】沙参三钱　麦冬五钱　冰糖一钱　细生地五钱　玉竹（炒香）一钱五分

【用法】水五杯，煮取二杯，分二次服，滓再煮一杯服。

【主治】阳明温病，下后汗出，胃阴受伤。

黄连黄芩汤

【来源】《温病条辨》卷二。

【组成】黄连二钱　黄芩二钱　郁金一钱五分　香豆豉二钱

【用法】水五杯，煮取二杯，分二次服。

【主治】阳明温病，干呕，口苦而渴，尚未可下者。

银翘汤

【来源】《温病条辨》卷二。

【组成】银花五钱　连翘三钱　竹叶二钱　生甘草一钱　麦冬四钱　细生地四钱

【用法】水煎服。

【功用】《方剂学》：滋阴透表。

【主治】阳明温病，下后无汗脉浮者。

【宜忌】下后脉浮而洪，或不浮而数者，忌用。

【方论】《方剂学》：银翘汤为透表清热之轻剂。因下之后，积秽去，腑气通，余邪还表，但以气阴俱伤，未得外透，症见无汗脉浮，故仿银翘散意，仍以银花、连翘解毒而轻宣表气；配伍竹叶清上焦之热，生甘草益气清火，增入麦冬、细生地滋阴清热，使还表之邪，得汗而解。若下后虽无汗，但脉浮而洪，或不浮而数者，不可用此方。

减味竹叶石膏汤

【来源】《温病条辨》卷二。

【组成】竹叶五钱　石膏八钱　麦冬六钱　甘草三钱

【用法】上以水八杯，煮取三杯，一时服一杯，约三时令尽。

【主治】阳明温病，脉浮而促者。

新加黄龙汤

【来源】《温病条辨》卷二。

【组成】细生地五钱　生甘草二钱　人参一钱五分（另煎）　生大黄三钱　芒消一钱　元参五钱　麦冬五钱（连心）　当归一钱五分　海参二条（洗）　姜汁六匙

【用法】水八杯，煮取三杯，先用一杯，冲参汁五分，姜汁二匙，顿服之。如腹中有响声，或转矢气者，为欲便也，候一二小时不便，再如前法服一杯，候二十四刻不便，再服第三杯。如服一杯即得便，止后服。酌服益胃汤一剂，余参或可加入。

【主治】阳明温病，应下失下，正虚邪实。

【方论】此处方于无可处之地，勉尽人力，不肯稍有遗憾之法也。旧方用大承气加参、地、当归，须知正气久耗，而大便不下者，阴阳俱惫，尤重阴液消亡，不得再用枳、朴伤气而耗液。故改用调胃承气，取甘草之缓急，合人参补正；微点姜汁，宣通胃气，代枳、朴之用，合人参最宣胃气；加冬、地、元参，保津液之难保，而又去血结之积聚；姜汁为宣气分之用，当归为宣血中气分之用；再加海参者，海参咸能化坚，甘能补正，其液数倍于其身，其能补液可知，且蠕动之物，能走络中血分，病久者必入络，故以之为使也。

新制橘皮竹茹汤

【来源】《温病条辨》卷二。

【组成】橘皮三钱　竹茹三钱　柿蒂七枚　姜汁三茶匙（冲）

【用法】水五杯，煮取二杯，分二次温服，不知再作服。

【主治】阳明湿温，气壅为哕者。

【加减】有痰火者，加竹沥、栝蒌霜；有瘀血者，加桃仁。

【方论】《金匮要略》橘皮竹茹汤，乃胃虚受邪之治，今治湿热壅遏胃气致哕，不宜用参、甘峻补，故改用柿蒂。柿成于秋，得阴明燥金之主气，且其形多方，他果未之有也，故治肺胃之病有独胜；柿蒂乃柿之归束处，凡花皆散，凡子皆降，凡降先收，从生而散而收而降，皆一蒂为之也，治呃逆之能事毕矣。

增液承气汤

【来源】《温病条辨》卷二。

【组成】增液汤加大黄三钱　芒消一钱五分

【用法】上以水八杯，煮取三杯，先服一杯，不知再服。

【主治】阳明温病，津液不足，无水舟停，下之不通，间服增液仍不下者。

【验案】产后尿闭　《辽宁中医杂志》（1992，（1）：30）：应用本方加减：玄参30g、生地、麦冬各20g，大黄、芒硝各6g，车前子30g，桔梗10g。

治疗产后尿闭。有感染发热者加黄柏10g，蒲公英50g。本组34例中，年龄最小19岁，最大43岁，19～30岁25例，31～40岁8例，43岁1例；其中初产妇27例，二产妇6例，三产妇1例。结果：34例全部治愈，1剂治愈13例，2剂治愈19例，3剂治愈2例。

加减复脉汤

【来源】《温病条辨》卷三。

【别名】复脉汤。

【组成】炙甘草六钱　干地黄六钱　生白芍六钱　麦冬五钱（不去心）　阿胶三钱　麻仁三钱

【用法】水八杯，煮取三杯，分三次服。剧者，加甘草至一两，地黄、白芍八钱，麦冬七钱。日三夜一服。

【主治】温病邪在阳明久羁，或已下，或未下，身热面赤，口干舌燥，甚则齿黑唇烈，脉虚大，手足心热甚于手足背者；或温病已汗而不得汗，已下而热不退，六七日以外，脉尚躁盛者；或温病误用升散，脉结代，甚者脉两至者；或汗下后，口燥咽干，神倦欲眠，舌赤苔老者。

【方论】在仲景当日，立炙甘草汤（即复脉汤）治伤于寒者之结代，自有取于参、桂、姜、枣，复脉中之阳。今治伤于温者之阳亢阴竭，不得再补其阳也。乃于该方去参、桂、姜、枣之补阳，加白芍收三阴之阴，故云加减复脉汤。此用古法而不拘于古方，医者之化裁也。

清胃化滞汤

【来源】《慈航集》卷下。

【组成】广藿香三钱　炒枳壳二钱（炒）　当归五钱　赤芍二钱　青蒿三钱　花粉二钱　赤苓二钱　草蔻仁二钱（研）

【功用】清胃化滞。

【主治】瘟疫。无头痛身痛，不恶寒，单发热，自汗口渴，此无表邪之症，滞积尽在阳明，其脉濡不数。

【加减】如大便溏泄，加鲜首乌五钱，车前子三钱；如大便秘结，加制军三钱，炙甘草三分，通即去之，调理养阴和中为主。

大承气加味汤

【来源】《医学摘粹》。

【组成】大黄五钱（生）芒消三钱 枳实二钱（炒）厚朴二钱（炒）芍药三钱 生地三钱

【用法】流水煎大半杯，热服。

【主治】温病已入阳明之腑，肠胃燥结者。

大承气加芍药地黄汤

【来源】《医学摘粹》。

【组成】大黄八钱（生）芒消三钱 厚朴四钱 枳实四钱 芍药三钱 生地八钱

【用法】流水煎一杯，去滓，入芒消，火化温服。不下再服。

【主治】温疫，阳明腑证，潮热汗出，谵语，腹痛便秘者。

大承气加麦冬玄参汤

【来源】《医学摘粹》。

【组成】大黄三钱 芒消三钱 枳实三钱 厚朴三钱 玄参三钱 麦冬五钱 白蜜一杯

【用法】流水煎大半杯，入白蜜热服。

【主治】寒疫，阳明腑证，潮热汗出，谵语，腹满便秘者。

小承气加麦冬元参汤

【来源】《医学摘粹》。

【组成】大黄四钱 厚朴三钱 枳实三钱（炒）麦冬三钱 元参三钱 白蜜一杯

【用法】流水煎大半杯，入白蜜，热服。

【主治】寒疫阳明腑证，潮热汗出，谵语腹满便秘者。

十一、温病太阴证

温病太阴证，是指湿热病邪蕴阻中焦、困遏脾胃的病情，其与《伤寒论》"六经"辨证中之太阴病属脾胃虚寒者有所不同。温病太阴证属于湿重于热的一种类型，其传变一般表现为随着湿热的化热、化燥，证候由湿重于热，而逐步转化成热重于湿。湿困太阴病位虽以中焦为主，但在病证发展过程中中焦湿热之邪亦可产生上蒙下蕴、外郁内聚等演变。治宜清热化湿为主。

黄酥丹

【来源】《四圣悬枢》卷一。

【组成】浮萍三钱 生地四钱 甘草二钱（炙）丹皮三钱 芍药三钱 生姜三钱

【用法】流水煎大半杯，热服。覆衣。

【主治】四日太阴温病，腹满嗌干，发作渴者。

五汁饮

【来源】《温病条辨》卷一。

【组成】梨汁 荸荠汁 鲜苇根汁 麦冬汁 藕汁（或用蔗浆）

【用法】临时斟酌多少，和匀凉服；不甚喜凉者，重汤炖温服。

【功用】甘寒救液。

【主治】太阴温病，口渴，吐白沫粘滞不快者。瘅疟，阴气先伤，阳气独发，但热不寒或微寒多热，舌干口渴。

【加减】欲清表热，则加竹叶、连翘；欲泻阳明独胜之热，而保肺之化源，则加知母；欲救阴血，则加生地、元参；欲宣肺气，则加杏仁；欲行三焦开邪出路，则加滑石。

【方论】《成方便读》：方中五物，皆用鲜汁，取其甘凉退热，而其力较干者煎汤为尤甚。且五物之中，虽皆属甘寒，而各自为用。如梨之清肺，芦之清胃，二味皆能流利大肠；温邪虽属无形，恐内有痰滞，荸荠可以消导之；热伤阴血，则血热相瘀，藕汁可以行散之；甘蔗甘平，和中养胃，一如方中用甘草之意，此亦善于立方者耳。

【验案】

1. 不食 《吴鞠通医案》：庆室女，16岁。不食十余日，诸医不效，面赤，脉洪。与五汁饮降胃阴法，兼服牛乳，三日而大食矣。

2. 低热 《吴鞠通医案》：邱，18岁。温热愈后，午后微热不除，脉弦数，面赤。与五汁饮三日，热退进食，七日全愈。

千金苇茎汤加滑石杏仁汤

【来源】《温病条辨》卷一。

【组成】苇茎五钱 薏苡仁五钱 桃仁二钱 冬瓜仁二钱 滑石三钱 杏仁三钱

【用法】水八杯，煮取三杯，分三次服。

【主治】太阴湿温喘促者。

化斑汤

【来源】《温病条辨》卷一。

【组成】石膏一两 知母四钱 生甘草三钱 元参三钱 犀角二钱 白粳米一合

【用法】水八杯，煮取三杯，日三服；滓再煮一钟，夜一服。

【主治】太阴温病，不可发汗，发汗而汗不出，反发斑疹者。

【方论】

1.《温病条辨》：此热淫于内，治以咸寒，佐以苦甘法也，前人悉用白虎汤。作化斑汤者，以其为阳明证也，阳明主肌肉，斑家遍体皆赤，自内而外，故以石膏清肺胃之热，知母清金保肺，而治阳明独胜之热；甘草清热解毒和中，粳米清胃热而保胃液，白粳米阳明燥金之岁谷也。本论独加元参、犀角者，以斑色正赤，木火太过，其变最速。但用白虎燥金之品，清肃上焦，恐不胜任，故加元参启肾经之气，上交于肺，庶水天一气，上下循环，不致泉源暴绝也。犀角咸寒，禀水木火相生之气，为灵异之兽，具阳刚之体，主治血毒蛊注，邪鬼瘴气，取其咸寒，救肾水以济心火，托斑外出，而又败毒辟瘟也。再病至发斑，不独在气分矣，故加二味凉血之品。

2.《中医方剂通释》：本方是治温病气血两燔，热毒炽盛致发斑的主要方剂。方中石膏、知母泄气分之实热为主药；犀角，元参凉血解毒为辅药；甘草，粳米调护胃气，不致因大寒之药而使胃气受到戕害，为佐药。各药合用，两清气营，解除热毒，诸症自愈，为气血两清之剂。

玉女煎去牛膝熟地加细生地玄参方

【来源】《温病条辨》卷一。

【别名】加减玉女煎（《温病学释义》）。

【组成】生石膏一两 知母四钱 玄参四钱 细生地六钱 麦冬六钱

【用法】水八杯，煮取三杯，分二次服，滓再煮一钟服。

【功用】《温病学释义》：两清气分、血分之热。

【主治】

1.《温病条辨》：太阴温病，气血两燔者。

2.《温病学释义》：春温、秋燥，壮热口渴，烦躁不宁，苔黄舌绛，或肌肤发斑，甚或吐血衄血，属气血两燔者。

【方论】《温病学释义》：本方系从景岳玉女煎加减而成。方用石膏、知母清气分之热；玄参、生地、麦冬凉营养阴；共奏气血两清之效。

银翘散去豆豉加细生地丹皮大青叶倍玄参方

【来源】《温病条辨》卷一。

【组成】银翘散内去豉，加细生地四钱 大青叶三钱 丹皮三钱 玄参加至一两

【主治】太阴温病，发疹者；阳明温病，下后疹续出者。

【方论】银翘散内加四物，取其清血热；去豆豉，畏其温也。

清宫汤

【来源】《温病条辨》卷一。

【组成】元参心三钱 莲子心五分 竹叶卷心二钱 连翘心二钱 犀角尖二钱（磨冲） 连心麦冬三钱

【用法】水煎服。

【主治】太阴温病，神昏谵语者。

【加减】热痰盛，加竹沥、梨汁各五匙；咳痰不

清，加瓜蒌皮一钱五分；热毒盛，加金汁人中黄；渐欲神昏，加银花三钱、荷叶二钱、石菖蒲一钱。

半苓汤

【来源】《温病条辨》卷二。
【组成】半夏五钱　茯苓块五钱　川连一钱　厚朴三钱　通草八钱（煎汤煮前药）
【用法】水十二杯，煮通草成八杯，再入余药煮成三杯，分三次服。
【主治】足太阴寒湿，痞结胸满，不饥不食。
【方论】半夏、茯苓培阳土，以吸阴土之湿；厚朴苦温以泻湿满；黄连苦以渗湿；重用通草以利水道，使邪有出路也。

椒附白通汤

【来源】《温病条辨》卷二。
【组成】生附子（炒黑）三钱　川椒（炒黑）二钱　淡干姜二钱　葱白三茎　猪胆汁半烧酒杯（去渣后调入）
【用法】上水五杯，煮成二杯，分二次凉服。
【功用】齐通三焦之阳，急驱浊阴。
【主治】足太阴寒湿，舌白滑，甚则灰，脉迟，不食，不寐，大便窒塞，浊阴凝聚，阳伤腹痛，痛甚则肢逆。
【方论】此苦辛热法复方也。苦与辛合，能降能通，非热不足以胜重寒而回阳。附子益太阳之标阳，补命门之真火，助少阳之火热。盖人之命门，与太阳之阳，少阳之阳旺，行水自速。三焦通利，湿不得停，焉能聚而为痛，故用附子以为君，火旺则土强。干姜温中逐湿痹，太阴经之本药，川

椒燥湿除胀消食，治心腹冷痛，故以二物为臣。葱白由内而达外，中空通阳最速，亦主腹痛，故以之为使。浊阴凝聚不散，有格阳之势，故反佐以猪胆汁，猪水畜，属肾，以阴求阴也；胆乃甲木，从少阳，少阳主开泄，生发之机最速。此用仲景白通汤，与许学士椒附汤，合而裁制者也。

滋阴宣解汤

【来源】《医学衷中参西录》上册。
【组成】山药一两　滑石一两　甘草三钱　连翘三钱　蝉退（去足土）三钱　生杭芍四钱
【主治】温病，太阴未解，渐入阳明。其人胃阴素亏，阳明腑证未实，已燥渴多饮。饮水过多，不能运化，遂成滑泻，而燥渴益甚，或喘，或自汗，或小便秘；及温疹兼此证者。
【加减】若滑泻者，甘草须加倍。
【方论】此乃胃腑与膀胱同热，又兼虚热之证。滑石性近石膏，能清胃腑之热，淡渗利窍，能清膀胱之热，同甘草生天一之水，又能清阴虚之热，一药而三善备，故以之为君；而重用山药之大滋真阴，大固元气者，以为之佐、使。且山药生用，则汁浆稠粘，同甘草之甘缓者，能逗留滑石于胃中，使之由胃输脾，由脾达肺，水精四布，循三焦而下通膀胱，则烦热除，小便利，而滑泻止矣。又兼用连翘、蝉退之善达表者，以解未罢之太阴，使膀胱蓄热，不为外感所束，则热更易于消散。且蝉之性，饮而不食，有小便无大便，故其蝉又能利小便而止大便也。
【验案】温疹　一室女，感冒风热，遍身瘾疹，烦渴滑泻，又兼喘促。其脉浮数无力。投以滋阴宣解汤，两剂诸病皆愈。

十二、温病泄泻

温病泄泻，是指温热疾病出现以泄泻为主的病情。本病成因，多为外感暑湿之邪，热邪耗阴，湿困中焦，气化不利，是以发热懒食，小便不利而大便泄泻。治宜清热滋阴，健脾利湿。

一甲煎

【来源】《温病条辨》卷三。
【组成】生牡蛎二两（碾细）

【用法】水八杯，煮取三杯，分温三服。

【主治】

1.《温病条辨》：温病下后，大便溏甚，一昼夜三四次，脉仍数者。

2.《中医杂志》（1965，12：19）：伤寒肠出血。

【方论】下法后，当数日不大便，今反溏而频数，非其人真阳素虚，即下之不得其道，有亡阴之虑。若以复脉滑润，是以存阴之品，反为泻阴之用。故以牡蛎一味，单用则力大，既能存阴，又涩大便，且清在里之余热，一物而三用之。

【验案】伤寒肠出血 《中医杂志》（1965，12：19）：靖某，病已十六日，经服中西药无效，近两日病情加剧。脉虚大，体温39.5℃，头晕耳聋，口干舌燥，渴而不欲饮，手足心热，甚于手足背，大便稀黑如柏油样。辨证为温病瘀血（伤寒肠出血），拟以一甲煎治疗。一剂诸症悉减，连服四剂基本痊愈。继服一甲复脉汤数剂，巩固疗效。

桃花粥

【来源】《温病条辨》卷三。

【组成】人参三钱　炙甘草三钱　赤石脂六钱（细末）　白粳米二合

【用法】水十杯，先煮参、草，得六杯，去渣，再入粳米，煮得三杯，纳石脂末三钱，顿服之。利不止，再服第二杯，如上法，利止，停后服。

【主治】温病七八日以后，脉虚数，舌绛苔少，下利日数十行，完谷不化，身虽热者。

【加减】或先因过用寒凉，脉不数，身不热者，加干姜三钱。

滋阴固下汤

【来源】《医学衷中参西录》上册。

【组成】生山药一两半　怀熟地一两半　野台参八钱　滑石五钱　生杭芍五钱　甘草二钱　酸石榴一个（连皮捣烂，若无，可用牡蛎煅研一两代之）

【用法】上药用水五钟，先煎酸石榴十余沸，去滓再入诸药，煎汤两钟，分二次温饮下。

【主治】温病外感之火已消，渴与泻仍未全愈，或因服开破之药伤其气分，致滑泻不止，其人或兼喘逆，或兼咳嗽，或自汗，或心中怔忡者。

【加减】汗多者，加山萸肉（去净核）六钱。

十三、温病下后虚脱

温病下后虚脱，是指温热病应用下法后突然出现恶心，头晕，面色苍白，呼吸表浅，全身出冷汗，肌肉松弛，周身无力的虚脱病情。治宜救阴固脱。

济阴孕阳封汗煎

【来源】《寒温条辨》。

【组成】当归三钱　熟地八钱　人参二钱（桂圆肉合人乳蒸，取汁入药）　赤石脂三钱（盐水炒）　代赭三钱（火煅，盐水淬，蜜合饴糖煎共一杯）

【用法】水三升，先煎诸药浓，后入蜜糖调匀，温服。

【主治】温病下后，症见额上汗出而喘，及头汗出而小便自利，甚或额头汗出如贯珠。

通脉回厥煎

【来源】《寒温条辨》。

【组成】熟地一两　当归一两　洋参五钱　大黄（酒浸，蒸）三钱　芒消三钱　僵蚕三钱（酒炒）　蝉蜕十二个　火麻仁三钱（炒）　滑石三钱　肉苁蓉（米泔洗净，盐）三钱　姜黄一钱　寸冬三钱（去心）　白蜜一杯　饴糖一钟

【用法】用水五升，先煎当归、熟地、洋参极浓，后入诸药煎三四沸，倾调蜜糖匀，冷服。

【主治】温病体厥、脉厥，数下之而厥不回、脉不

出者。

【加减】小便赤，加茯苓、泽泻以利之；痰甚，加枳实以祛之。

【方论】方中熟地、当归滋真阴以润燥，洋参固天清以下降，大黄、芒硝扫热毒以下出，僵蚕、蝉蜕解温气以潜消，火麻仁、滑石、肉苁蓉润肠胃以散结，姜黄、寸冬开胸结以润燥。

十四、温病劳复

温病劳复，劳复证之一。《诸病源候论》："谓病新瘥，津液未复，血气尚虚，因劳动早，更生于热，热气还入经络，复成病也"。轻者静养自愈，重者察其虚实。虚则调其营卫，和其脏腑，待其表里融和方愈。实则治宜解表邪而清里热。

葛根饮

【来源】《外台秘要》卷三引《延年秘录》。

【别名】葛根汤。

【组成】葛根一两　葱白一握　豉半升　米一合

【用法】上先切葛根，以水九升，煮取七升；纳葱白，更煮取四升；去葛及葱滓，纳豉及少许米，

救逆汤

【来源】《温病条辨》卷三。

【组成】于加减复脉汤内去麻仁，加生龙骨四钱　生牡蛎八钱

【用法】煎如复脉汤。

【主治】温病误表，津液被劫，或在少阴，或在厥阴，心中震震，舌强神昏，中无所主者。

【加减】脉虚大欲散，加人参二钱。

煮之沸，并滤去米等滓，分四服。当有汗出即愈，明旦又更作服。

【主治】热病劳复，身体痛；天行，壮热烦闷。

【宜忌】忌猪肉、蒜等。

枳实汤

【来源】《外台秘要》卷三引《广济方》。

【组成】枳实三个（炙）　栀子十四个（擘）　葱白（切）一升　香豉半升　鼠屎二十七个

【用法】上以水一斗，煎取二升五合，分三次温服，服后相去如人行六七里，进一服。

【功用】内消不利。

【主治】天行温热愈后数日，劳而复发者。

十五、风　温

风温，是指感受风热病邪所引起的急性外感热病，初起以发热，微恶风寒，咳嗽，口微渴等肺卫症状为其特征，继则出现邪热壅肺等气分证候，后期多表现为肺胃阴伤。《伤寒论》："若发汗已，身灼热者，名曰风温"。但其所指系热病误汗后的坏证。朱肱在《类证活人书》中指出风温的病因是·"其人素伤于风，因复伤于热，风热相薄，即发风温"，其症状为"脉尺寸俱浮，头疼

身热，常自汗出，体重，其息必喘，四肢不收，默默但欲眠"，其治法则为"治在少阴、厥阴"、"不可发汗"。清代叶天士则明确指出："风温者，春月受风，其气已温。《经》谓：'春气病在头'，治在上焦。肺位最高，邪必先伤。此手太阴气分先病，失治则入手厥阴心包络，血分亦伤"。本病多发于春秋两季，其发于冬季者又称为"冬温"。

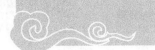

本病成因可有内外两方面。外因感受春季或冬季风热病邪，内因其人素禀不足，或起居不慎，腠理失密，从而导致风热病邪从肺卫侵袭人体而发病。

本病治疗，初起邪在肺卫，宜辛凉宣解以驱邪外出，但忌辛温发汗；邪传气分，则宜辛寒清气或苦寒攻下；若内陷心包则宜清心开窍；至本病后期，邪热已退而肺胃津伤未复者，则宜甘寒清养肺胃之阴。本病只要治疗及时、正确，大多经过顺利，预后良好。若有误治、失治，邪热内陷，发生逆传心包，则病情严重，需及时抢救。

丹砂膏

【来源】《刘涓子鬼遗方》卷五。

【组成】蜀椒三升（去目，汗） 丹砂 细辛 桂心各二两 附子三十枚 前胡 白芷各（切）一升 芎䓖（切） 白术 吴茱萸各一升 当归一两

【用法】上锉，诸药唯椒、茱萸不捣，以苦酒渍一夜，令淹，以猪脂不中水者十斤，切细，令诸药于铜器内，煎三上下，白芷黄成膏，以绵布绞去滓。如患风温肿不消，服如弹丸大一枚；若鼻塞不通，以膏著鼻中；若青盲风目烂眦痒痛，茫茫不见细物，以绵絮裹箸头，注膏中，以敷两眦，至卧时再敷之；齿痛亦如耳聋，亦准之；金疮、牛领、马鞍疮，亦可敷之。治下赤，腹中有痛，并瘰疾在外，即摩之，在内即服之，如弹丸大一枚，一日三次。

【主治】瘑疥癣，诸恶疮；风温肿不消，鼻塞不通；青盲风目烂眦痒痛，茫茫不见细物；齿痛，耳聋，金疮，牛领、马鞍疮，腹中有痛，瘰疾。

柴胡散

【来源】《太平圣惠方》卷十七。

【别名】柴芩汤（《医林绳墨大全》卷二）。

【组成】柴胡一两（去苗） 人参一两（去芦头） 甘草一两（炙微赤，锉） 黄芩一两 赤茯苓一两 半夏半两（汤洗七遍去滑）

【用法】上为粗散。每服三钱，以水一中盏，加葱白五寸，生姜半分，煎至六分，去滓温服，不拘

时候。令自有汗即解。

【主治】

1.《太平圣惠方》：热病二日，头痛口苦，虽经发汗未解。

2.《医林绳墨大全》：风温温热，小便微热，腹满。

知母石膏汤

【来源】《伤寒总病论》卷五。

【组成】知母一两 石膏一两半 葛根 葳蕤各三分 甘草 黄芩 升麻 人参 杏仁 羌活 防风各半两

【用法】上锉。水三升，煎一升半，去滓，温饮一盏，通口与之取汗。

【主治】风温，因发汗后，身热不恶寒，而反恶热，无下证者。

知母干葛汤

【来源】《类证活人书》卷十七。

【组成】知母三钱 干葛八钱 石膏六钱 甘草（炙）二钱 黄芩二钱 木香二钱 升麻二钱 葳蕤五钱 天南星（生）二钱 人参二钱 防风二钱 麻黄（去节，汤泡，焙）四钱 杏仁（炒）二钱 川芎二钱 羌活二钱

【用法】上锉，如麻豆大。每服五钱，水一盏半，煎至一盏，去滓服；未知再服之。

【主治】风湿身体灼热甚者。

栝楼根汤

【来源】《类证活人书》卷十七。

【组成】栝楼根三分 石膏二两 人参半两 防风半两 甘草半两（炙） 葛根一两半（生用，干者只三钱）

方中葛根，《景岳全书》作“干姜”。

【用法】上锉，如麻豆大。每服五钱匕，用水一盏半，煎至一中盏，去滓温服。

【主治】风温渴甚。

万参散

【来源】《鸡峰普济方》卷五。

【组成】萎蕤 干葛 人参 甘草 芎各等分

【用法】上为细末。每服二钱，水一盏，煎至七分，去滓，食后热服。

【主治】风温，时疫，疮疹。

百解散

【来源】《鸡峰普济方》卷五。

【组成】前胡 柴胡 人参 白术 茯苓 羌活 桔梗 川芎各一两 甘草 陈皮各二分

【用法】上为细末。每服二钱，水一盏，加生姜三片，同煎至六分，去滓，食后温服。

【主治】风温疫气，头昏壮热，肢节烦疼。

阴湿汤

【来源】《普济方》卷八十八引《余居士选奇方》。

【组成】白术 白茯苓 苍术（米泔浸） 藿香叶（去土） 甘草（炙） 橘红 厚朴（制） 半夏各一两 附子六钱（炮） 生姜二两

【用法】上以厚朴、半夏、生姜一处捣作饼子，焙干，同众药为粗末。每服三钱，水二盏，加生姜十片，煎至一盏，不拘时候。

【主治】一切中风自汗，渐渐恶风，翕翕发热，呼吸少气，风湿风温，表实里虚，或表虚里实，腠理开疏，气道壅塞，虚汗盗汗，目黄身肿，小便不利，胸膈痞满，腰疼体痛，呕吐涎沫。

双解散

【来源】《类编朱氏集验方》卷二。

【组成】人参 白术 茯苓 升麻各一两 干葛 白芍药 甘草各一两半 陈皮（不去白）二两 香附子（炒去毛）三两 紫苏叶二两半

【用法】上锉。每服三钱，水一盏，加生姜五片，大枣二个，煎七分，通口服。如要出汗，加葱白三寸，淡豉十四粒，连投二三服，略以被覆汗出，不拘时候。

【主治】四时伤寒，疫疠，风温，湿温，不问阴阳

二证，表里未辨，发热恶寒，头疼项强，腰背拘急，肢节疼重，呕吐喘嗽，鼻塞声重，目睛眩疼，烦躁引饮，往来寒热，已经汗下，病势愈甚，用药错误，坏证恶候及不服水土，山岚瘴疟，妇人血虚发热。

【加减】春、夏，加藁本、白芷各一两。

【方论】此方乃四君子汤、升麻汤、香苏散合而为一。四君子汤主气；升麻汤解肌发散，退热解表；香苏散助二药之表里。此药性稍凉，有热者宜服之。居南方瘴地或冬多愆阳，当并服取效。若体性有寒及坏证已虚者，恐亦难用。大抵有虚寒人，只服人参，多亦能助寒；有实热人，只服白术，多亦能增热。此药内有干葛、升麻、香附子之类，性寒为多，自当审之。

荆芥散

【来源】《云岐子保命集》卷下。

【组成】陈皮（去白） 麻黄（去节） 香附子 甘草各一两 荆芥穗 厚朴各二两 草果仁三个 白芷 桂心各半两

【用法】上为粗末。每服四钱，加生姜三片，大枣二个，水煎服。

【主治】时气风温，寒热瘴疟，往来潮热。

知母葛根汤

【来源】《伤寒图歌活人指掌》卷四。

【组成】知母一钱半 干葛四钱 石膏三钱 甘草 木香 升麻 黄芩 南星 人参 防风 杏仁 川芎 羌活各一钱 葳蕤二钱半 麻黄二钱

【用法】每服七钱，水二盏，煎至八分，去滓服。

【主治】风温，身灼热。

防己汤

【来源】《医学纲目》卷三十三。

【组成】防己四钱 甘草 黄耆各一两 生姜二两 白术三两 人参一两

【用法】上锉。每服五钱，水一盏半，煮取一中盏，去滓，饮讫，仍坐被中，汗出如虫行，或被卧取汗出。

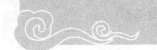

【主治】风温，脉浮，身重，汗出。

【主治】风热口干舌裂。

防己汤

【来源】《伤寒全生集》卷四。
【组成】黄耆　白术　防己　防风　甘草　大青
【用法】加生姜，水煎服。
【主治】风温，身重汗出。

竹叶酒

【来源】《本草纲目》卷二十五。
【组成】淡竹叶
【用法】煎汁，如常酿酒饮。
【功用】清心畅意。
【主治】诸风热病。

苍朴二陈汤

【来源】《医林绳墨大全》卷一。
【组成】苍术　厚朴　陈皮　半夏　甘草　白茯　姜三片
【用法】水煎服。
【主治】风温、湿温、温疟、温疫，俱是有汗之症，欲解表，不宜大汗者。

栝楼葛根汤

【来源】《张氏医通》卷十六。
【组成】石膏　甘草　人参　栝楼根　葛根　防风
【主治】风温，无大热而渴。
【方论】缘风温之热邪内蕴，故借白虎加人参汤裁去知母、粳米，加栝楼根以清热解渴，葛根以布胃行津，防风以开表散邪，人参、甘草佐石膏、栝楼以化热，性虽甘温，当无助长伏邪之虞。

花粉散

【来源】《嵩崖尊生全书》卷六。
【组成】花粉　胡连　黄芩各八分　僵蚕　鲜皮各五分　大黄五分　牛黄　滑石各二分五厘
【用法】上为末。每服二钱，竹叶汤下。

柴胡化滞汤

【来源】《医学传灯》卷上。
【组成】柴胡　黄芩　半夏　甘草　枳实　厚朴　山楂　杏仁　赤芍　陈皮
【主治】风温。喘渴多睡，四肢不收。
【加减】便闭，加大黄。

加味冰硼散

【来源】《重订通俗伤寒论》。
【组成】冰片一分　硼砂一钱　风化消　山豆根　青黛　胆矾　牛黄各二分
【用法】上为细末。吹喉。
【主治】风温伤寒，风寒搏束内热，喉痛者。

加减葳蕤汤

【来源】《重订通俗伤寒论》。
【组成】生葳蕤二钱至三钱　生葱白二枚至三枚　桔梗一钱至一钱半　东白薇五分至一钱　淡豆豉三钱至四钱　苏薄荷一钱至一钱半　炙草五分　红枣两枚
【功用】滋阴发汗。
【主治】阴虚之体，感冒风温，及冬温咳嗽，咽喉痰结者。
【方论】何秀山按：方以生玉竹滋阴润燥为君；臣以葱、豉、薄、桔疏风散热；佐以白薇苦咸降泄；使以甘草、红枣甘润增液，以助玉竹之滋阴润燥。为阴虚之体感冒风温，及冬温咳嗽，咽干痰结之良剂。

葱豉桔梗汤

【来源】《重订通俗伤寒论》卷二。
【组成】鲜葱白三枚至五枚　苦桔梗一钱至一钱半　焦山栀二钱至三钱　淡豆豉三钱至五钱　苏薄荷一钱至一钱半　青连翘一钱半至二钱　生甘草六分至八分　鲜淡竹叶三十片
【功用】辛凉发汗。

【主治】风温、风热初起。

【加减】咽阻喉痛，加紫金锭二粒（磨冲）、大青叶三钱；胸痞，原方去甘草，加生枳壳二钱，白蔻末八分（冲）；发疹，加蝉衣十二只，皂角刺五分，大力子三钱；咳甚痰多，加苦杏仁三钱，广橘红一钱半；鼻衄，加生侧柏叶四钱、鲜茅根五十支（去衣）；热盛化火，加条芩二钱，绿豆二两煎药；火旺就燥，加生石膏八钱，知母四钱。

【方论】《肘后备急方》葱豉汤，本为发汗之通剂，配合刘河间桔梗汤，君以荷、翘、桔、竹之辛凉，佐以栀、草之苦甘，合成轻扬清散之良方。

防风石膏汤

【来源】《伤寒大白》卷一。

【组成】防风　石膏　干葛　白芷

【主治】风温项强，病在阳明。

【加减】症兼太阳，加羌活；兼少阳，加柴胡。

防风葛根汤

【来源】《不居集》下集卷二。

【组成】防风　葛根　白芷　花粉　薄荷　贝母　玉竹　知母　甘草　石膏

【主治】太阳兼阳明风热上壅。

桂枝合白虎汤

【来源】《医宗金鉴》卷五十三。

【组成】桂枝　芍药　石膏（煅）　知母（生）　甘草（生）　粳米

【用法】引用生姜、大枣，水煎服。

【主治】风温，壮热多汗，身重睡鼾。

夏枯草汤

【来源】方出《临证指南医案》卷八，名见《杂病源流犀烛》卷二十二。

【组成】桑叶　夏枯草　连翘　草决明　赤芍

【主治】风温上郁，目赤，脉左弦。

瓜蒌根汤

【来源】《治疫全书》卷四。

【组成】瓜蒌根　葛根　石膏各二钱　人参　香附各一钱

【用法】水煎，温服。

【主治】风温。喘渴多睡，痰气喘促等。

金沸草散

【来源】《治疫全书》卷四。

【组成】旋覆花　前胡　细辛　荆芥　赤苓　甘草　杏霜

【用法】生姜、大枣为引，水煎服。

【主治】风温，咳嗽多痰，上气喘促。

桑菊饮

【来源】《温病条辨》卷一。

【别名】桑菊散（见《全国中药成药处方集》重庆方）。

【组成】杏仁二钱　连翘一钱五分　薄荷八分　桑叶二钱五分　菊花一钱　苦梗二钱　甘草八分（生）　苇根二钱

【用法】上用水二杯，煮取一杯。一日二服。

【功用】《方剂学》：疏风清热，宣肺止咳。

【主治】太阴风温，但咳，身不甚热，微渴者。

【加减】二三日不解，气粗似喘，燥在气分者，加石膏、知母；舌绛，暮热甚，燥邪初入营，加元参二钱、犀角一钱；在血分者，去薄荷、苇根，加麦冬、细生地、玉竹、丹皮各二钱；肺热甚，加黄芩；渴者，加花粉。

【方论】

1.《温病条辨》：此辛甘化风、辛温微苦之方也。盖肺为清虚之脏，微苦则降，辛凉则平，立此方所以避辛温也。今世用杏苏散通治四时咳嗽，不知杏苏散辛温，只宜风寒，不宜风温，且有不分表里之弊。此方独取桑叶、菊花者，桑得箕星之精，箕好风，风气通于肝，故桑叶善平肝风；春乃肝令而主风，木旺金衰之候，故抑其有余；桑叶芳香有细毛，横纹最多，故亦走肺络而宣肺气；菊花晚成芳香味甘，能补金水二脏，故用之以补其不足。风温咳嗽，虽系小病，常见误用辛温重剂，销烁肺液，致久嗽成劳者，不一而足。圣人不忽于细，必谨于微，医者于此等处，尤当加意也。

2.《医方概要》：此方比银翘散更轻。桑叶、菊花泄风宣肺热，杏仁泄肺降气，连翘清热润燥，薄荷泄风利肺，甘、桔解毒利咽喉，能开肺泄肺，芦根清肺胃之热，合辛凉轻解之法，以泄化上焦肺胃之风温。

3.《中国医药汇海·方剂部》：桑菊饮亦辛凉解表之通用方也。虽较银翘散之力轻微，然有桑叶、菊花之微辛轻散，又益以薄荷之辛以透上解表，凉以宽畅胸膈，得连翘以清心，桔、杏以宣肺，苇茎、甘草并成其清热宣透、畅行肺气之功能。则凡病之属于风温、风热，症之见有身微热、咳嗽、汗不畅、口微渴者，投之亦有宣肺清热、凉肺透表之功。不过不能冀其如时雨之降，得大汗而解也。此可与银翘散斟酌用之。

4.《中医方剂临床手册》：由于本方的解表药用得较少，未用荆芥、豆豉，而仅用桑叶、薄荷，故只能疏散较轻的风热之邪，发汗透表作用较银翘散为差。在清热药中，也仅用连翘而未用银花，其清热作用也较弱。但在宣肺药中，以桔梗、生甘草与杏仁相配伍，其宣肺的作用就较银翘散为佳。因此，本方是辛凉解表的轻剂，多用于外感风热初起，恶寒发热等表证较轻，而咳嗽、鼻塞等肺气不宣证候较明显的病人。

【验案】

1.小儿咳嗽 《实用中医药杂志》（1999，7：16）：用本方加麻黄、干姜为基本方，肺热重者加石膏、黄芩；口渴重者加葛根、天花粉；咳重者加百部、紫菀；喘重者加白果、地龙；寒甚者加细辛、制附片；痰多者加川贝母、瓜蒌皮；咽喉红肿者加射干、牛蒡子，治疗小儿咳嗽80例。结果：痊愈（临床症状、体征消失）75例，无效（临床症状、体征无改变）5例，总有效率为94%。

2.喉源性咳嗽 《陕西中医》（2006，12：1473）：将喉源性咳嗽57例随机分成治疗组30例，对照组27例。治疗组口服桑菊饮，对照组口服利君沙。结果：治疗组显效（咽痒咳嗽主症及兼症消失，停药后1周内无复发）19例，有效（咽痒咳嗽主症及兼症减轻，遇冷热烟尘刺激，又偶尔轻微咳嗽，续用本法治疗，咽痒咳嗽等症又减轻）9例，无效（咽痒咳嗽主症及兼症无改善）2例，总有效率93%；对照组显效10例，有效11例，无效6例，总有效率77.8%，治疗组明显优于对照组。

银翘散

【来源】《温病条辨》卷一。

【别名】银翘解毒散（《全国中药成药处方集》西安方）、银翘解毒丸（《北京市中药成方选集》）、银翘解毒片（《中国药典》）、银翘解毒膏（《全国中药成药处方集》天津方）。

【组成】连翘一两 银花一两 苦桔梗六钱 薄荷六钱 竹叶四钱 生甘草五钱 芥穗四钱 淡豆豉五钱 牛蒡子六钱

【用法】上为散。每服六钱，鲜苇根汤煎，香气大出，即取服，勿过煮。肺药取轻清，过煎则味厚而入中焦矣。病重者，约二时一服，日三服，夜一服；轻者三时一服，日二服，夜一服；病不解者，作再服。

【功用】

1.《温病条辨》：辛凉平剂。

2.《方剂学》：辛凉透表，清热解表。

【主治】

1.《温病条辨》：太阴风温、温热，温疫、冬温，初起但热不恶寒而渴者。

2.《福建中医药》（1964，5：16）：温病范围的各种疾病，如急性支气管炎、肺炎、流感、百日咳、腮腺炎、麻疹、水痘、急性喉头炎等属外感温邪，有肺卫症者。

【加减】若胸膈闷者，加藿香三钱，郁金三钱，护膻中；渴甚者，加花粉；项肿咽痛者，加马勃、玄参；衄者，去芥穗、豆豉，加白茅根三钱，侧柏炭三钱，栀子炭三钱；咳者，加杏仁利肺气；二三日病犹在肺，热渐入里，加细生地、麦冬保津液；再不解，或小便短者，加知母、黄芩、栀子之苦寒，与麦、地之甘寒，合化阴气，而治热淫所胜。

【方论】

1.《温病条辨》：本方谨遵《内经》"风淫

于内，治以辛凉，佐以苦甘；热淫于内，治以咸寒，佐以甘苦"之剂。又宗喻嘉言芳香逐秽之说，用东垣清心凉膈散，辛凉苦甘，病初起，且去入里之黄芩，勿犯中焦；加银花辛凉，芥穗芳香，散热解毒，牛蒡子辛平润肺，解热散结，除风利咽，皆手太阴药也。此方之妙，预护其虚，纯然清肃上焦，不犯中下，无开门揖盗之弊，有轻以去实之能，用之得法，自然奏效。

2.《成方便读》：银翘散，治风温温热，一切四时温邪。病从外来，初起身热而渴，不恶寒，邪全在表者。故以辛凉之剂，轻解上焦。银花、连翘、薄荷、荆芥，皆辛凉之品，轻扬解散，清利上焦者也；豆豉宣胸化腐，牛蒡利膈清咽，竹叶、芦根清肺胃之热而下达，桔梗、甘草解胸膈之结而上行，此淮阴吴氏特开客气温邪之一端，实前人所未发耳。

3.《医方概要》：治温邪初起。以牛蒡宣利肺气而滑利窍；豆豉发越少阴陈伏之邪，为君；以银花、连翘甘凉轻清，宣泄上焦心肺之邪为臣；荆芥散血中之风；薄荷辛凉，宣肺胃之热而泄风；竹叶清心肺；甘、桔解毒开肺，载诸药上浮；芦根清胃热，合辛凉轻剂而治肺胃上焦风湿，但热无寒；咳嗽不爽，加杏仁、象贝；口燥加花粉；热重加山栀、黄芩；脉洪口渴，石膏亦可加。吴氏以银翘散为主，治津气内虚之人。

4.《实用方剂学》：银花、连翘为治温病之主药；薄荷、荆芥以散风；竹叶、甘草以清热（此四味为佐）；用桔梗为使，轻扬以开其上；加苇根为引，甘淡以泄于下；而以牛蒡、淡豉为臣，通玄府以逐邪，俾为汗解，此亦辛凉苦甘之旨，诚为外感风温，初起在表、无汗之主方。本方根据河间凉膈散而加减复方之制也。

5.《中国医药汇海·方剂部》：银翘散为近世治温热病辛凉解表之通方。方用薄荷、牛蒡、竹叶、豆豉之辛凉宣散，又君以银花、连翘之清解心热，俾心热清则肺得清肃，而又金风送爽，飒飒生凉，肺气宣散，皮毛之壅热自开矣。况有桔梗、芦根以直接宣清肺热，更何患口渴之不清，身热之不解耶？

6.《谦斋医学讲稿》：一般用银翘散，多把银花、连翘写在前面。我认为在温病上采用银翘散，当然可将银、翘领先，但银、翘是否是君药，值得考虑。如果银、翘是君，那么臣药又是什么呢？我的意见，银翘散的主病是风温，风温是一个外感病，外邪初期都应解表，所以银翘散的根据是风淫于内，治以辛凉，佐以苦甘，称为辛凉解表法。这样，它的组成就应该以豆豉、荆芥、薄荷的疏风解表为君；因系温邪，用银、翘、竹叶为臣；又因邪在于肺，再用牛蒡、桔梗开宣上焦；最后加生甘草清热解毒，以鲜芦根清热止渴煎汤。处方时依次排列，似乎比较恰当。既然以解表为主，为什么用清热药作方名，这是为了纠正当时用辛温发汗法治疗温病的错误，不等于风温病只要清热不要解表。

【实验】

1. 解热作用 《中医杂志》（1986，3：29）：对2、4二硝基酚所致的大鼠发热，本方有强而迅速的解热作用。注射发热剂后，对照鼠体温于30分钟内上升1℃以上，2小时才逐渐恢复正常，而灌服银翘散袋泡剂10g/kg后，可完全抑制大鼠的发热反应，整个实验期间大鼠体温均保持于正常状态。银翘解毒片在倍量时也有一定解热效果。《中药药理与临床》（1992，5：6）：实验结果显示：银翘散能够解除致热原对温度敏感神经元的作用，从而证明该药为中枢性解热药，且其作用原理不同于解热镇痛类药物。

2. 对免疫功能的影响 《中医杂志》（1986，3：29）：小鼠实验表明，本方不能增强网状内皮系统对血流中惰性炭粒的吞噬廓清，对肝、脾、胸腺重量也无明显影响，但对腹腔巨噬细胞对鸡红血球的吞噬能力及细胞内消化能力则有显著的促进作用，表明本方能增强非特异性吞噬功能。对以2、4二硝基氟苯所致小鼠皮肤迟发型超敏反应，本方无论是煎剂、片剂及袋泡剂均有显著的抑制作用。此外，对于天花粉所致小鼠及大鼠之皮肤被动过敏反应以及天花粉所致小鼠速发型超敏反应，均有不同程度的抑制作用，表明本方具有显著的抗过敏作用。

【验案】

1. 风热感冒 《广东中医》（1962，5：25）：用银翘散粗末治疗风热感冒1150例，凡感受风温湿热、温疫、冬温等邪气所引起的疾病，症见微恶风寒，发热，自汗，头痛，口渴或不渴而咳，脉浮数，舌苔白，属风热型者，均可用本方治疗，一般1剂后热度降低，2～4天可痊愈，平均2.7天。

2. 小儿肺炎 《湖北中医杂志》（1982，1：55）：用本方加减，治疗小儿肺炎25例，均于3～5天内痊愈。其中2天内退热者17例，4天内退热者8例；湿啰音于3天内消失者9例，5天内消失者16例；X线胸透者12例，病灶均在5天内消失。

3. 呼吸道感染 《中成药研究》（1986，4：21）：应用本方制成袋泡剂，放于杯中加鲜开水50～100ml，3～5分钟后服用。每次2袋，每日3～4次，重者每次4袋，每日4次，小儿酌减，治疗呼吸道感染50例。结果：有效（药后3天内退热，随后体征好转）占88%，无效（药后3天以上发热不退或加重，局部体征无好转）占12%。

4. 风疹 《中医杂志》（1987，4：273）：应用本方加减：银花、连翘各10g，荆芥穗、薄荷、牛蒡子、桔梗各6g，淡竹叶、豆豉、甘草各4g，芦根15g；此为1岁左右小儿剂量，余者按年龄大小增减；伴高热者加石膏20g，知母9g；疹色较红者加丹皮、赤芍各10g；疹色淡者加滑石10g，通草6g；颈旁及耳后等处淋巴结肿大者加夏枯草、昆布各10g；胸闷易烦者加焦山栀10g；鼻衄者加茅根10g，黄芩9g；治疗暴发性剧烈风疹400例，伴有咳嗽者250例，鼻衄者40例，非血小板减少性紫癜15例。结果：多数病例能在1剂药后临床症状明显减轻，2剂药后大部分临床症状消失，其中约120例服3剂，有45例服4～5剂，主要针对颈旁等淋巴结肿大未消失者。本组中除有5例患儿因并发腮腺炎、牙周炎、脑膜炎、心肌炎等疗效不明显而改用了其他方法治疗外，余全部治愈，未留后遗症。

5. 风疹 《内蒙古中医药》（1995，1：5）：以本方为基本方，咳重者加杏仁；热重者加僵蚕、丹皮；皮肤瘙痒加蝉衣；大便干结加瓜蒌、焦军；口渴加芦根、沙参；咽痛加玄参，治疗风疹196例，结果：痊愈101例，有效93例，无效2例，总有效率98.9%。

6. 水痘 《北京中医药大学学报》（1998，6：65）：用本方加减：金银花、连翘、桔梗、荆芥穗、淡竹叶、薄荷、板蓝根、蝉蜕、薏苡仁、车前子、生甘草为基本方；发热、口渴加生石膏、知母；咳嗽加桑叶、杏仁；大便干结加大黄；舌红少津加生地、麦冬；治疗水痘42例。结果：治愈40例，好转2例，治愈率为95.23%。

7. 疱疹性咽峡炎 《湖南中医杂志》（1996，2：36）：以本方去豆豉为基本方，随证加减，治疗小儿疱疹性咽峡炎70例。结果：显效47例，有效19例，无效4例，总有效率94.2%；对照组70例用吗啉胍治疗，结果：显效10例，有效29例，无效31例，总有效率55.7%。

8. 病毒性心肌炎 《湖南中医杂志》（1997，4：29）：以本方加减，治疗病毒性心肌炎52例。结果：痊愈38例，好转10例，无效4例，总有效率92.2%。

9. 肾性咽喉病 《陕西中医》（1999，6：247）：采用银翘散（银花、连翘、桔梗、薄荷、豆豉、牛蒡子等）治疗肾性咽喉病54例，有效率92.6%。提示本方法对该病具有辛凉解表、清热解毒、利咽之作用。

10. 非典型麻疹 《山西中医》（2006，4：36）：将非典型麻疹140例随机分为治疗组72例，对照组68例，2组均施以补液、抗病毒、抗感染、纠正水电解质及酸碱平衡紊乱等治疗。对照组以病毒唑、氯唑西林钠、林格氏液静滴治疗；治疗组以银翘散治疗。结果：治疗组基本治愈36例，显效28例，有效7例，无效1例，总有效率98.6%；对照组基本治愈22例，显效29例，有效13例，无效4例，总有效率94.1%。

清金汤

【来源】《证因方论集要》卷一。

【组成】甘草 桔梗 玉竹 川贝 黑豆衣 桑叶 地骨皮 甜梨 白粳米

【功用】苦降甘润。

【主治】风温不宜辛散者。

【方论】此足阳明手太阴药也，养胃即以清肺。甘草、粳米缓中；玉竹、贝母甘润以治温热；桑叶、地骨辛凉以平木火；盖风必生燥，温必伤津，甜梨甘寒以清燥生津；黑豆衣祛风；桔梗载诸药上行也。

风温汤

【来源】方出《临证指南医案》卷五，名见《证因方论集要》卷三。

【组成】薄荷　连翘　杏仁　牛蒡子　桔梗　桑白皮　生甘草　黑山栀

【主治】风温发痧。

【方论】此手太阴、足阳明两经药也。风温之邪治以辛凉，薄荷、桔梗以祛风，杏仁、桑皮以宣肺，连翘、牛蒡以散热，栀子解火郁，甘草养胃阴。

风热凉散方

【来源】《不谢方》。

【组成】防风　荆芥　苏薄荷　霜桑叶　淡竹叶　连翘　生山栀　广橘红　枳壳　桔梗　炙草　莲须　葱白头

【主治】风温之轻者。

【宜忌】独不得用桂枝。

【加减】凡羌、独、柴、前、芎、芷、升、葛，随证可加。

加减银翘散

【来源】《镐京直指医方》。

【组成】连翘三钱　粘子三钱　蝉蜕一钱五分　荆芥二钱　防风一钱五分　前胡一钱五分　薄荷一钱五分　象贝二钱　桔梗一钱　广郁金二钱

【功用】畅肺，导痰，透发。

【主治】冬温、春温、风温、麻瘄，初时恶寒发热，咳嗽胁痛。

【加减】麻瘄，加葛根二钱，炒菔子三钱（杵包）。

宣解汤

【来源】《医学衷中参西录》卷上。

【组成】滑石一两　甘草二钱　连翘三钱　蝉退三钱（去足土）　生杭芍四钱

【主治】感冒久在太阳，致热蓄膀胱，小便赤涩；或因小便秘，而大便滑泻；兼治湿温初得，憎寒壮热，舌苔灰色滑腻者。

【加减】若滑泻者，甘草须加倍。

【验案】风温　一叟，年六十五，得风温证。六七日间，周身悉肿，肾囊肿大似西瓜，屡次服药无效。旬日之外，求为诊视。脉洪滑微浮，心中热渴，小便涩热，痰涎上泛，微兼喘息，舌苔白厚。投以此汤，加生石膏一两，周身微汗，小便通利，肿消其半，犹觉热渴。遂将方中生石膏加倍，服后又得微汗，肿遂尽消，诸病皆愈。

息焚救液汤

【来源】《喉科家训》卷二。

【组成】犀角　羚羊　生地　玄参　银花　紫草　菖蒲　丹皮　连翘　薄荷　石斛　麦冬　金汁

【用法】水煎服。

【主治】湿温、温热、风温，咽喉肿腐，壮热烦渴，脉洪数，舌焦红，斑疹隐于肌肤，肉陷不达，胸痞自利，神昏痉厥，热邪流注表里三焦。

解毒提瘟汤

【来源】《喉科家训》卷二。

【组成】犀角　连翘　葛根　元参　赤芍　丹皮　麦冬　紫草　川贝　人中黄

【用法】水煎服。

【主治】风温温毒、时行热邪深入阳明荣分，口渴咽痛，目赤唇肿，气粗烦躁，舌绛齿燥，痰咳，甚至神昏谵语，下利黄水者。

葛根葱白石膏汤

【来源】《热病学》。

【组成】葛根一钱半　黄芩一钱　黄连三分　石膏三钱　炙草六分　葱白二个

【主治】风温热化，轹喉痛，喉间红肿，喉头见白腐，初起白点在两侧扁桃，继而延及悬雍垂，唇干舌绛，口燥而苦，面赤目赤，多汗骨楚，或壮热，或热有起伏。

菖蒲郁金汤

【来源】《温病全书》。

【组成】石菖蒲三钱　炒栀子三钱　鲜竹叶三

钱　牡丹皮三钱　郁金二钱　连翘二钱　灯心二钱　木通一钱半　淡竹沥（冲）五钱　紫金片（冲）五分

【用法】水煎服。

【功用】清营透热。

【主治】伏邪风温，辛凉发汗后，表邪虽解，暂时热退身凉，而胸腹之热不除，继则灼热自汗，烦躁不寐，神识时昏时清，夜多谵语，脉数舌绛，四肢厥而脉陷，症情较轻者。

加味葱豉汤

【来源】《顾氏医径》卷四。

【组成】淡豆豉　葱白　荆芥　薄荷　牛蒡子　象

贝母　橘红　连翘

【主治】产后风温。新产风邪犯肺，鼻塞声重，气逆，咳痰。

化疹汤

【来源】《温热经解》。

【组成】大青叶三钱　元参四钱　薄荷钱半　牛蒡子钱半　苇根三钱　细生地四钱　银花三钱　甘草八分　苦桔梗钱半　牡丹皮二钱　连翘二钱　竹叶钱半　荆芥穗八分

【主治】秋令风温，暑热内蕴，身热汗多，欲发红疹者。

十六、春　温

　　春温，是指由温热病邪内伏而发，以起病即见里热证候为特征的急性热病。初起多以高热、心烦、口渴、舌红苔黄等里热证候为主要表现，严重者可以出现神昏痉厥等症。临床表现多见发病急、病情重、变化快，部分病人在抢救脱险后，可能会留有后遗症。本病多发生在春季或冬春之交，也有发生在春夏之际者。由于本病初起即见里热证候，故历代医家将其视为伏气温病。《素问·阴阳应象大论》指出："冬伤于寒，春必病温"。晋代王叔和在《伤寒例》中指出："冬时严寒……中而即病者，名曰伤寒，不即病者，寒毒藏于肌肤，至春变为温病"。宋代郭雍提出了"春温"的病名，在《仲景伤寒补亡论·温病六条》记载："然春温之病，古无专治之法，温疫之法兼之也"，又说："此春温之病，乃谓非伤寒成温者"。并进而分析谓："冬伤于寒，至春发者，谓之温病。冬不伤寒，而春自感风寒温气而病者，亦谓之温。及春有非常之气，中人为疫者，亦谓之温。三者之温，自不同也"。

　　本病成因分内外两方面。外因是温热病邪，内因是阴精先亏，正气不足。由于正虚邪袭，病邪入里，故起病即见里热炽盛诸证。亦有兼见表证者，但为时甚短。根据本病初起临床表现的不

同，可把其发病类型分为两种：一是初起即呈里热炽盛之证的，称为"伏邪自发"；二是兼有恶寒、头痛等卫表证的，称为"新感引发"。

　　由于本病初起多表现为里热炽盛，呈现高热烦渴之象，故其治疗当以清泄里热、顾护阴液为主，并须注意透邪外出。若热在气分则予苦寒清泄里热；若热在营分则予清营解毒，透热外出；若兼表邪则同时佐以疏表透邪。邪热在里，很快会出现发斑、神昏、抽搐的严重证候。如为热盛动血，迫血妄行，见斑疹或出血者，治宜清热解毒、凉血散瘀；如为热盛动风而抽搐者，则宜凉肝熄风；一旦邪陷正衰，热毒内陷、气阴耗竭，导致亡阳虚脱，此时急当扶正固脱。在后期肝肾之阴损伤者则宜滋养肝肾阴精。总的来说，春温属里热伤阴的急性热病，治疗多以清泄里热、顾护阴液为主。在不同阶段，可分别选用清宣气热、直清里热、清泄营热、清透伏热、清解血热、清热养阴等不同方法。

正气汤

【来源】《辨证录》卷五。

【组成】玄参一两　麦冬五钱　荆芥三钱　升麻

八分　甘草　黄芩各一钱　天花粉三钱　蔓荆子
五分

【用法】水煎服。

【主治】春温，头痛身热，口渴呼饮，四肢发斑，似狂非狂，似躁非躁，沿门合室彼此传染。

加味甘桔汤

【来源】《辨证录》卷五。

【组成】桔梗　川芎　天花粉　麦冬各三钱　甘草　黄芩各一钱

【用法】水煎服。

【主治】春温。春月伤风，头痛鼻塞，身亦发热。

加味逍遥散

【来源】《辨证录》卷五。

【组成】柴胡二钱　当归二钱　白术一钱　甘草一钱　茯苓三钱　陈皮一钱　白芍三钱　炒栀子一钱　羌活五分

【用法】水煎服。

【主治】春温。春月伤风四五日，身热恶风，头项强，胁下满，手足温，口渴。

加味逍遥散

【来源】《辨证录》卷五。

【组成】柴胡二钱　白芍五钱　当归三钱　白术五分　甘草一钱　茯神三钱　陈皮五分　肉桂一钱

【用法】水煎服。

【主治】春月伤风，手足逆冷，心下满而烦。饥不能食，脉紧。

【方论】逍遥散原是和解肝经之神药，得肉桂则直入肝中，以扫荡其寒风。阳和既回，而大地皆阳春矣，何郁滞之气上阻心而下克脾胃哉！脾胃有升腾之气，草木更为敷荣，断不致有遏抑摧残之势矣。

加减柴胡汤

【来源】《辨证录》卷五。

【组成】柴胡　黄芩　知母　炙甘草各一钱　茯苓

五钱　枳壳　神曲各五分　萝卜子三钱

【用法】水煎服。

【主治】伤风发潮热，大便溏，小便利，胸膈满，为春温之热留于阳明者。

扫胃汤

【来源】《辨证录》卷五。

【组成】石膏　甘菊花各二钱　青蒿五钱　茯苓三钱　甘草一钱　陈皮三分　柴胡五分　厚朴一钱　槟榔八分

【用法】水煎服。

【主治】春温。热留阳明，伤风发潮热，大便溏，小便利，胸膈满。

安胆汤

【来源】《辨证录》卷五。

【组成】柴胡　天花粉　炒栀子各二钱　甘草一钱　白芍　丹皮各三钱

【用法】水煎服。

【主治】少阳春温，由春月伤风所致，见发寒发热，口苦，两胁胀满，或吞酸吐酸。

远邪汤

【来源】《辨证录》卷五。

【组成】人参一钱　苍术三钱　茯苓三钱　柴胡一钱　苏叶五分　生甘草一钱　玄参一两　荆芥三钱　黄芩一钱　白菊五钱　天花粉二钱

【用法】水煎服。一剂头痛止，二剂身热解，三剂斑散，狂躁皆安，四剂痊愈。

【功用】补正退邪。

【主治】春温，头痛身热，口渴呼饮，四肢发斑，似狂非狂，似躁非躁，沿门合室，彼此传染。

助气走邪散

【来源】《辨证录》卷五。

【组成】柴胡二钱　当归三钱　黄耆五钱　人参一钱　枳壳五分　天花粉三钱　白术五钱　厚朴一钱　黄芩一钱　麦冬五钱　山楂十个

【用法】水煎服。

【主治】春温，伤风邪留阳分，日间发热，口干舌燥，至夜身凉，神思安闲，似疟非疟。

【方论】此方乃补正以祛邪也。参、耆、归、术以补阳气，于补阳之中，而（复）用攻邪之药，则阳气有余，邪自退舍矣。

补夜丹

【来源】《辨证录》卷五。

【组成】熟地一两　白芍五钱　鳖甲　当归　生何首乌　丹皮　地骨皮各三钱　茯苓　麦冬各五钱　贝母三钱　柴胡一钱

【用法】水煎服。

【主治】春温之证，满身疼痛，夜间发热，日间则冷。

补阴散邪汤

【来源】《辨证录》卷五。

【组成】熟地一两　何首乌　当归各五钱　地骨皮　丹皮各三钱　天花粉　神曲各二钱　人参　柴胡各一钱　砂仁一粒

【用法】水煎服。

【主治】春温之证，肾肝阴虚，满身疼痛，夜间发热，日间则冷。

知柏茯苓汤

【来源】《辨证录》卷五。

【组成】知母　黄柏各一钱　茯苓五钱

【用法】水煎服。一剂而渴解，二剂愈。

【功用】利膀胱。

【主治】春温证，火邪入膀胱，伤风出汗，胃干燥，渴欲饮水。

栀子清肝饮

【来源】《辨证录》卷五。

【组成】白芍一两　炒栀子　茯苓各三钱　半夏二钱　甘草一钱

【用法】水煎服。

【主治】春温过热，致春月伤风，日晡发潮热，不恶寒，独语如见鬼状者。

破疟散

【来源】《辨证录》卷五。

【组成】白术　黄耆各五钱　半夏　防风　羌活　陈皮　甘草各一钱

【用法】水煎服。

【主治】春温之证，伤风而邪留于阳分，日间发热，口干舌燥，至夜身凉，神思安闲，似疟非疟。

消痰平胃汤

【来源】《辨证录》卷五。

【组成】玄参　青蒿各一两　半夏　茯神　麦冬　车前子各三钱

【用法】水煎服。

【主治】春温。春月伤风，谵语潮热，脉滑。

【方论】此方主青蒿者，以青蒿能散阴热，尤能解胃中之火；得玄参、麦冬更能清上焦之炎，火热去而痰无党援；又得半夏、茯苓、车前以利其水，则湿去而痰涎更消。痰消而火热更减，欲作郁蒸潮热，迷我心君，胡可得哉！

通脑散

【来源】《辨证录》卷五。

【组成】川芎　当归　茯苓各三钱　桔梗二钱　蔓荆子　白芷各五分　人参　半夏各一钱

【用法】水煎服。二剂愈。

【主治】春温，伤风头痛，发热盗汗，畏风。

麻石抒阳汤

【来源】《辨证录》卷五。

【组成】柴胡　石膏各二钱　白芍五钱　麻黄　陈皮各三分　半夏一钱　茯苓三钱

【用法】水煎服。

【主治】春温。春月伤风四五日，身热恶风，头项强，胁下满，手足温，口渴。

清胃散

【来源】《辨证录》卷五。

【组成】石膏 半夏各二钱 茯苓三钱 桂枝三分 麦冬三钱 陈皮 葛根各一钱

【用法】水煎服。

【主治】春温。春月伤风，发寒发热，口苦，两胁胀满，或吞酸吐酸。

清火养肺汤

【来源】《辨证录》卷五。

【组成】荆芥二钱 麦冬五钱 玄参一两 天花粉三钱 甘草一钱 苏叶一钱 茯神三钱 黄芩二钱

【用法】水煎服。一剂潮热止，三剂痊愈。

【主治】春温。日晡发潮热，不恶寒，独语如见鬼状。

散结至神汤

【来源】《辨证录》卷五。

【组成】厚朴一钱 白芍五钱 甘草一钱 当归三钱 枳壳五分 柴胡一钱 炒栀子三钱 桂枝三分

【用法】水煎服。

【主治】春月伤风，身热十余日，热结在里，往来寒热。

舒肺汤

【来源】《辨证录》卷五。

【组成】桔梗三钱 甘草一钱 苏叶五分 天花粉一钱 茯苓三钱 桂枝三分

【用法】水煎服。一剂而身热解，二剂而头痛鼻塞尽全愈。

【功用】散肺金之风，杜其趋入膀胱之路。

【主治】春月伤风，头痛鼻塞，身亦发热。

犀地元参汤

【来源】《重订通俗伤寒论》。

【组成】犀角 鲜生地 元参 连翘 桑叶 丹皮 竹叶心 石菖蒲

【功用】透营泄热。

【主治】春温，病邪乍入营分，神烦少寐，脉数舌红。

凉膈散

【来源】《杂病源流犀烛》卷十九。

【组成】连翘 山栀 白芍 黄芩 大黄 芒消各二钱 葱白一茎 炙草五分 大枣一枚

【主治】春温，里热已甚，阳邪怫郁，作战而不能汗出，虽下，症未全除；恶热烦渴，腹满，舌黄燥或黑干，五六日不大便。

葳蕤汤

【来源】《医级》卷七引柴北溟方。

【组成】葳蕤 甘草 荆芥 防风 桔梗 枳壳 柴胡 薄荷 黄芩 连翘

【主治】春温时感，头痛，身热酸疼，少气。

玉女煎去牛膝熟地加细生地玄参方

【来源】《温病条辨》卷一。

【别名】加减玉女煎（《温病学释义》）。

【组成】生石膏一两 知母四钱 玄参四钱 细生地六钱 麦冬六钱

【用法】水八杯，煮取三杯，分二次服，滓再煮一钟服。

【功用】《温病学释义》：两清气分、血分之热。

【主治】

1.《温病条辨》：太阴温病，气血两燔者。

2.《温病学释义》：春温、秋燥，壮热口渴，烦躁不宁，苔黄舌绛，或肌肤发斑，甚或吐血衄血，属气血两燔者。

【方论】《温病学释义》：本方系从景岳玉女煎加减而成。方用石膏、知母清气分之热；玄参、生地、麦冬凉营养阴；共奏气血两清之效。

加减黄连阿胶汤

【来源】《温病条辨》卷二。

【组成】黄连三钱　阿胶三钱　黄芩二钱　炒生地四钱　生白芍五钱　炙甘草一钱五分

【用法】水八杯，煮取三杯，分三次温服。

【主治】春温内陷下痢，易致厥脱者。

肾温汤

【来源】《证因方论集要》卷三引黄锦芳方。

【组成】熟地　山药　丹皮　龟版　阿胶　防风　桂枝

【主治】春温，一身灼热，口渴饮冷，因暑热动其内气而致者。

【方论】经曰：冬不藏精，春必病温。所以温病两感止在太阳少阴之内，热邪在肾作扰。熟地、龟版入肾以救真阴，丹皮、阿胶以清血分之热，防风、桂枝以撤太阳之标而温邪解矣。

黄芩白芍汤

【来源】《医方简义》卷二。

【组成】黄芩一钱五分（酒炒）　酒炒白芍一钱五分

【用法】水煎服。

【主治】春温。

【加减】咳嗽，加杏仁（光）三钱，川贝一钱，桑叶一钱；气急痰多，加苏梗、桔梗、橘红各一钱。

黄芩桔梗汤

【来源】《医方简义》卷二。

【组成】黄芩一钱（炒）　桔梗一钱　白芍八

分　川贝母　知母（炒）各一钱　薄荷五分　神曲三钱

【用法】加生姜三片，竹叶二十片。

【主治】春温初起，头胀身热，恶热，微汗，舌红，脉大者。

加味桂枝汤

【来源】《镐京直指医方》。

【组成】桂枝四钱　白芍二钱　荆芥二钱　防风一钱五分　生甘草一钱　生姜三片　大枣二枚

【用法】服药后，微汗至足而解。

【主治】春温初起，恶寒发热，右脉浮缓于左，口渴，苔滑。

加减银翘散

【来源】《镐京直指医方》。

【组成】连翘三钱　粘子三钱　蝉蜕一钱五分　荆芥二钱　防风一钱五分　前胡一钱五分　薄荷一钱五分　象贝二钱　桔梗一钱　广郁金二钱

【功用】畅肺，导痰，透发。

【主治】冬温、春温、风温、麻瘄，初时恶寒发热，咳嗽胁痛。

【加减】麻瘄，加葛根二钱，炒菔子三钱（杵包）。

银翘散

【来源】《镐京直指医方》卷二。

【组成】连翘三钱　银花三钱　粘子三钱　荆芥二钱　蝉蜕钱半　薄荷一钱五分　生甘草五分　桔梗一钱　广郁金二钱　淡豆豉二钱

【用法】上为末服。

【主治】春温。发热头痛，口渴，右脉浮数过左。

十七、湿温

　　湿温，是指湿热病邪所引起以脾胃为病变中心的急性外感热病。《难经》："伤寒有五，有中风，有伤寒，有湿温，有热病，有温病，其所苦各不同"，"湿温之脉，阳濡而弱，阴小而急"。

《难经》所说的湿温是指广义伤寒中的一种热病。晋代王叔和在《难经》的认识基础上，首先论述了湿温的病因和证治，如《脉经》称："伤寒有湿温，其人常伤于湿，因而中暍，湿热相搏，则发湿温。病苦两胫逆冷，腹满叉胸，头目苦痛，妄言，治在足太阴，不可发汗"。王叔和所论的湿温属暑邪挟湿为病。吴鞠通《温病条辨·湿温》："湿热上焦未清，里虚内陷，神识如蒙，舌滑脉缓，人参泻心汤加白芍主之。湿热受自口鼻，由募原直走中道，不饥不食，机窍不灵，三香汤主之。阳明湿温，气壅为哕者，新制桔皮竹茹汤主之。"详细阐述了本病三焦分证论治的规律，至此，湿温始作为一种独立的疾病而被确定。其初起以恶寒少汗，身热不扬，身重肢倦，胸闷脘痞，苔腻脉缓为主要临床表现。病机演变虽有卫气营血浅深层次变化，但主要稽留于气分，以脾胃为主要病变部位。

湿热病邪既含有亢盛炎上的热邪性质，又有粘腻郁滞之湿邪性质，虽然四季皆可产生，而夏末秋初雨湿较多，气候炎热，湿热交蒸，暑热亦盛，人处气交中，湿热病邪较易形成并易侵袭人体而致病。薛生白《湿热病篇》认为："湿热之邪，由表伤者十之一二，由口鼻入者，十之八九"。指出湿热外因之一端。太阴脾土内伤，如饱食脾困、过逸脾滞、久饥脾馁、劳倦脾乏等因素则为温热入侵发病的内在病理基础。薛生白《湿热病篇》指出："太阴内伤，湿饮停聚，客邪再至，内外相引，故病湿热，此皆先有内伤，再感客邪，或有先因于湿，再因饥劳而病者，亦属内伤挟湿，标本同病"。在湿热偏盛的季节，脾胃运化功能呆滞，容易导致内湿留困。一旦脾胃失调，内湿留滞，外来之湿热病邪即与脾胃内湿"同类相召"而侵入人体，发为湿温。

本病治疗以分解湿热、使湿去热孤为原则。吴鞠通认为："徒清热则湿不退，徒祛湿则热愈炽"。首先是针对湿邪而化湿，如湿郁上焦者，以宣肺化湿为主；湿阻中焦者，以苦温燥湿为主；湿留下焦者，以淡渗利湿为主；如热在上焦者，轻清气热为主；热在中焦者，苦泄热邪为主；热在下焦者，苦寒通导为主，并根据湿热偏重决定化湿与清热之主次。另外，还应针对湿热在卫、在气、在营、在血病变阶段及证候性质之不同，

拟定相应的治法，湿郁卫表者，当宣化透邪；湿热在气者，可清化湿热；湿热化燥入营者，应清营凉血；热入营血，损伤肠络而致大便下血，治宜凉血止血；如因下血过多而导致气随血脱，又当急予补气固脱之品，及至脱回血止，再按病机所在辨证施治。本病恢复阶段，余邪未净，气机未畅者，可酌用清泄余邪，宣畅气机之品；若病邪已解而脾运不健或胃气不和者，则可投醒脾健胃之品。

牡蛎散

【来源】《太平圣惠方》卷八十四。

【组成】 牡蛎一两（烧为粉） 附子半两（炮裂，去皮脐） 麻黄半两（去根节） 人参半两（去芦头） 甘草半两（炙微赤，锉）

【用法】 上为粗散。每服一钱，以水一小盏，煎至五分。去滓温服，不拘时候。

【主治】 小儿湿温伤寒，四肢或时壮热，或时厥冷，汗多自出（如珠子者生，如油者死），头额热疼，面色赤黑，声多干叫，寸口脉浮洪大，关尺脉沉实，息数不匀。

白虎加苍术汤

【来源】《类证活人书》卷十八。

【别名】 苍术白虎汤（《宣明论方》卷六）、白虎苍术汤（《保婴撮要》卷十八）、白虎加苍汤（《医学入门》卷四）。

【组成】 知母六两 甘草（炙）二两 石膏一斤 苍术三两 粳米三两

【用法】 上锉，如麻豆大。每服五钱，水一盏半，煎至八九分，去滓，取六分清汁温服。

【功用】《成方便读》：清温燥湿。

【主治】

1.《类证活人书》：湿温，两胫逆冷，胸腹满，多汗，头目痛，苦妄言，其脉阳濡而弱，阴小而急。

2.《宣明论方》：伤寒发汗不解，脉浮者。

3.《医方考》：湿温憎寒壮热，口渴，一身尽痛，脉沉细者。

4.《温热经纬》：湿热证，壮热口渴，自汗身

重，胸痞，脉洪大而长者。

5.《治疹全书》：疹毒烦热渴泻者。

【方论】

1.《医方考》：温毒藏于肌肤，更遇于湿，名曰湿温。湿为阴邪，故憎寒；温为阳邪，故壮热；温热入里，故口渴；湿流百节，故一身尽痛；湿为阴，故脉沉细。石膏、知母、甘草、粳米、白虎汤也，所以解温热；加苍术者，取其辛燥能治湿也。

2.《本事方释义》：知母气味苦寒，入足阳明；甘草气味甘平，入足太阴；石膏气味辛寒，入手太阴、足阳明；苍术气味苦辛温，入足太阴；白粳米气味甘平，入手足太阴。此治暑湿相搏而为湿温病者。以苦寒、辛寒之药清其暑，以辛温雄烈之药燥其湿，而以甘平之药缓其中，则贼邪、正邪皆却，病自安矣。

【验案】湿温 《普济本事方》：癸丑年，故人王彦龙作毗陵仓官，季夏得疾，胸项多汗，两足逆冷，谵语。医者不晓，杂进药已经旬日。予诊之，其脉关前濡，关后数。予曰：当作湿温治。盖先受暑后受湿，暑湿相搏，是名湿温。先以白虎加人参汤，次以白虎加苍术汤，头痛渐退，足渐温，汗渐止，三日愈。

安息香丸

【来源】《圣济总录》卷二十二。

【组成】安息香一分 五灵脂二两半 麻黄（去根节）半两 附子尖七个 巴豆（去皮，醋煮）半两

【用法】上五味，捣罗四味为末，研巴豆为膏，入众药为丸，如弹子大。每服一丸，麸炭上烧存性，以生姜汤化下。

【主治】湿温伤寒四五日后，汗出，肢体冷。

温风丸

【来源】《圣济总录》卷二十二。

【组成】白附子 阳起石 滑石各一两 寒水石四两（烧）

【用法】上为末，用糯米粥饮和丸，如梧桐子大。

每服二十丸，用荆芥木香汤送下。

【主治】湿温伤寒，身凉脉短，日渐有汗，下虚上攻，头目昏痛者。

双解散

【来源】《类编朱氏集验方》卷二。

【组成】人参 白术 茯苓 升麻各一两 干葛 白芍药 甘草各一两半 陈皮（不去白）二两 香附子（炒去毛）三两 紫苏叶二两半

【用法】上锉。每服三钱，水一盏，加生姜五片，大枣二个，煎七分，通口服。如要出汗，加葱白三寸，淡豉十四粒，连投二三服，略以被覆汗出，不拘时候。

【主治】四时伤寒，疫疠，风温，湿温，不问阴阳二证，表里未辨，发热恶寒，头疼项强，腰背拘急，肢节疼重，呕吐喘嗽，鼻塞声重，目睛眩疼，烦躁引饮，往来寒热，已经汗下，病势愈甚，用药错误，坏证恶候及不服水土，山岚瘴疟，妇人血虚发热。

【加减】春、夏，加藁本、白芷各一两。

【方论】此方乃四君子汤、升麻汤、香苏散合而为一。四君子汤主气；升麻汤解肌发散，退热解表；香苏散助二药之表里。此药性稍凉，有热者宜服之。居南方瘴地或冬多愆阳，当并服取效。若体性有寒及坏证已虚者，恐亦难用。大抵有虚寒人，只服人参，多亦能助寒；有实热人，只服白术，多亦能增热。此药内有干葛、升麻、香附子之类，性寒为多，自当审之。

苓术汤

【来源】《三因极一病证方论》卷二。

【组成】附子（炮，去皮脐） 茯苓 白术 干姜（炮） 泽泻 桂心各等分

【用法】上为散。每服四钱，水一盏半，煎至七分，去滓，食前服。

【主治】冒暑遭雨，暑湿郁发，四肢不仁，半身不遂，骨节离解，缓弱不收，或入浴晕倒，口眼㖞斜，手足瘫曳，皆湿温类也。

茯苓白术汤

【来源】《三因极一病证方论》卷五。

【组成】茯苓 干姜（炮） 甘草（炙） 白术 桂心各一两

【用法】上为末，每服四钱，水一盏，煎至七分，去滓，食前服。

【主治】

1.《三因极一病证方论》：冒暑毒，加以着湿，或汗未干即浴，皆成暑湿。

2.《医学入门》：湿温寒热，头目疼痛，胸满妄言，多汗，两胫逆冷者。

术附汤

【来源】《活幼口议》卷十九。

【组成】附子半个（炮了者） 白术一分 干姜二钱（炮） 甘草一钱（炙）

【用法】上锉。每服一钱，水一小盏，煎至半盏，去滓与服。手足暖止之。

【主治】

1.《活幼口议》：小儿脏腑虚寒，泄泻洞痢，手足厥冷。

2.《古今医统大全》：湿温，小便不利。

霍香半夏丸

【来源】《普济方》卷二十四。

【组成】霍香一钱 半夏二钱 红豆一钱 干生姜半钱 诃子皮二钱 乌梅肉二钱 干姜一钱

【用法】上为极细末。荷叶裹烧饭为丸，如梧桐子大。每服三五十丸，温水送下。

【主治】长夏湿热胃困。长夏五六月，湿热蒸炊，人多困倦，胸满短气，支节疼痛，气高而喘，烦热，大便或泄而黄，或如白泔，或渴或不渴，膨闷不欲食，或气短不能言，小便多而黄。

苍术石膏汤

【来源】《云岐子保命集》卷中。

【组成】苍术半两 石膏五钱 知母（锉）一钱

半 甘草一钱

【用法】上药同和匀，都作一服，水两盏，煎至一盏，温服。

【主治】湿温，身多微凉，微微自汗，四肢沉重。

【方论】《绛雪园古方选注》：苍术、石膏刚剂燥之，又得石膏、知母辛咸降之，以甘草佐苍术，知母佐石膏，刚柔相配，不伤脏腑之正气，可谓详审精密矣。虽与白虎汤相似，其义各有微妙。

人参羌活散

【来源】《穷乡便方》。

【组成】人参三分 羌活 猪苓 泽泻 防风各七分 甘草二分 柴胡 枳壳各八分 半夏 木通 赤芍药各一钱

【用法】加生姜，水煎服。初用芎苏五苓饮，二用人参羌活散。

【主治】湿温，有头痛潮热，身体沉困，或汗或泄。

芎苏五苓饮

【来源】《穷乡便方》。

【组成】抚芎 防风 泽泻各八分 香附米 木通 苏叶 猪苓 赤茯苓各一钱 羌活七分 甘草二分 生姜三片

【用法】水煎，不拘时候服。

【主治】湿温。春末夏初风湿时感湿病，头痛潮热，身体沉困，或汗或泄。

辟温丹

【来源】《穷乡便方》。

【别名】辟瘟丹（《松峰说疫》卷五）、避瘟丹（《齐氏医案》卷六）。

【组成】红枣一斤（核研末，肉杵膏） 苍术一斤（不必制）

【用法】苍术为细末，以枣膏杵为丸，如弹子大。每置炉中烧一丸。

【主治】湿温。

茵陈清湿汤

【来源】《丹台玉案》卷三。

【组成】茯苓（去皮） 茵陈各一钱 麦芽 山栀（炒黑） 苍术（炒） 白术各二钱（土炒） 黄芩（酒炒） 黄连（酒炒） 枳实（炒） 猪苓 陈皮 防己各八分

【用法】加灯心三十茎，水煎，食前服。

【主治】湿热伤脾，四肢困倦，身体麻木，饮食不化，小便不利。

羌活防风汤

【来源】《症因脉治》卷三。

【组成】羌活 防风 甘草 陈皮

【主治】湿温酸软，头痛项强，骨节烦疼，两胫逆冷，为太阳表证者。

神术汤

【来源】《症因脉治》卷三。

【组成】苍术 石膏

【用法】与羌活防风汤同服。

【主治】湿温酸软症。头痛项强，骨节烦疼，两胫逆冷，遍身酸软，有汗者，脉左浮数。

苍朴二陈汤

【来源】《医林绳墨大全》卷一。

【组成】苍术 厚朴 陈皮 半夏 甘草 白茯姜三片

【用法】水煎服。

【主治】风温、湿温、温疟、温疫，俱是有汗之症，欲解表，不宜大汗者。

柴胡清中汤

【来源】《医学传灯》卷上。

【组成】柴胡 黄芩 半夏 甘草 枳实 杏仁石菖蒲 黄连 赤芍

【主治】湿温，胸满妄言，两胫逆冷。

【加减】脉来洪数，或上盛下虚，加大黄以下之。

大橘皮汤

【来源】《重订通俗伤寒论》。

【组成】广陈皮三钱 赤苓三钱 飞滑石四钱 槟榔四匙（冲） 杜苍术一钱 猪苓二钱 泽泻一钱半 官桂三分

【功用】温化湿热。

【主治】湿温初起，湿重热轻，或湿遏热伏。

【方论】湿温初起，如湿重热轻，或湿遏热伏，必先用辛淡温化，始能湿开热透，故以橘术温中燥湿为君；臣以二苓、滑、泽，化气利溺；佐以槟榔导下；官桂为诸药通使。合而为温运中气、导湿下行之良方。

苏羌达表汤

【来源】《重订通俗伤寒论》。

【组成】苏叶一钱半至三钱 防风一钱至一钱半 光杏仁二钱至三钱 羌活一钱至一钱半 白芷一钱至一钱半 广橘红八分至一钱（极重一钱半） 鲜生姜八分至一钱 浙苓皮二钱至三钱

【功用】辛温发汗。

【主治】伤寒挟湿。

【加减】如风重于寒者，通称伤风，咳嗽痰多，去羌活、生姜，加仙半夏三钱，前胡二钱，苦桔梗一钱半。

【方论】浙绍卑湿，凡伤寒恒多挟湿，故予于辛温中佐以淡渗者，防其停湿也；湖南高燥，凡伤寒最易化燥，仲景于辛温中佐以甘润者，防其化燥也，辛温发汗法虽同，而佐使之法则异。方以苏叶为君，专为辛散经络之风寒而设；臣以羌活辛散筋骨之风寒，防风、白芷辛散肌肉之风寒；佐以杏、橘轻苦微辛，引领筋骨肌肉之风寒，俾其从皮毛而出；使以姜、苓辛淡发散为阳，深恐其发汗不彻，停水为患也。立法周到，故列为发汗之首剂。

柴胡达原饮

【来源】《重订通俗伤寒论》。

【组成】柴胡一钱半 生枳壳一钱半 川朴一钱半 青皮一钱半 炙草七分 黄芩一钱半 苦桔

梗一钱　草果六分　槟榔二钱　荷叶梗五寸

【功用】和解三焦。

【主治】湿重于热，阻滞膜原。

【宜忌】若湿已开，热已透，相火炽盛，再投此剂，反助相火愈炽，适劫胆汁而烁肝阴，酿成火旺生风，痉厥兼臻之变矣。用此方者宜慎之。

【方论】俞氏以柴、芩为君者，以柴胡疏达膜原之气机，黄芩苦泄膜原之郁火也；臣以枳、桔开上，朴、果疏中，青、槟达下，以开达三焦之气机，使膜原伏邪，从三焦而外达肌腠也；佐以荷梗透之；使以甘草和之。虽云达原，实为和解三焦之良方。

清芳透邪汤

【来源】《重订通俗伤寒论》。

【组成】鲜石菖蒲一钱半　泽兰叶二钱　薄荷叶八分　青蒿脑一钱半　鲜茅根四十支　活水芦根一两　紫金片五分

【功用】清凉透热，芳烈宣窍。

【主治】湿热郁蒸过极，迷蒙清窍，热势稍重者。

石膏神术汤

【来源】《伤寒大白》卷一。

【组成】石膏　熟苍术　甘草

【主治】湿温身痛。

【加减】上部痛，加防风、荆芥、白芷、川芎；下部痛，加防己、秦艽、黄柏。

神术汤

【来源】《伤寒大白》卷一。

【组成】苍术　石膏　防风　干葛

【主治】湿温见风项强。

【加减】症兼太阳少阳，加羌活、柴胡。

黄芩芍药汤

【来源】《伤寒大白》卷二。

【组成】黄芩　白芍药　川连　甘草

【主治】阳明表热而衄；湿热伤于少阳，下利，寒热口苦。

干葛神术汤

【来源】《伤寒大白》卷三。

【组成】干葛　苍术　防风　石膏

【功用】宣发胃气。

【主治】阳明湿热，闭郁中焦，胃阳不能敷布，但头汗，周身无汗。

神术汤

【来源】《伤寒大白》卷四。

【组成】防风　熟苍术　石膏　甘草

【主治】疫病湿热在表。

桂苓甘露汤

【来源】《杂病源流犀烛》卷十九。

【组成】生地　熟地　天冬　麦冬　石斛　茵陈　黄芩　枳壳　甘草　肉桂　茯苓　枇杷叶

【主治】湿温。

三仁汤

【来源】《温病条辨》卷一。

【组成】杏仁五钱　飞滑石六钱　白通草二钱　白蔻仁二钱　竹叶二钱　厚朴二钱　生薏仁六钱　半夏五钱

【用法】甘澜水八碗，煮取三碗，每服一碗，一日三次。

　　本方改为合剂，名三仁合剂（《中药制剂汇编》）。

【功用】

　　1.《中医方剂学》：宣化畅中，清热利湿。

　　2.《蒲辅周医疗经验》：芳香化浊，通阳利湿。

【主治】

　　1.《温病条辨》：头痛恶寒，身重疼痛，舌白不渴，脉弦细而濡，面色淡黄，胸闷不饥，午后身热，状若阴虚，病难速已，名曰湿温。

　　2.《谦斋医学讲稿》：湿温邪在中焦，亦照顾

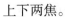

上下两焦。

3.《实用中医学》：湿温初起，湿热互结，而湿重于热者。

4.《历代名医良方注释》：湿温初起，邪留气分，未曾化燥，湿胜热微，及暑温挟湿。

【宜忌】《古今名方》：若湿已化燥者，不宜使用。

【方论】

1.《温病条辨》：湿为阴邪，自长夏而来，其来有渐，且其性氤氲粘腻，非若寒邪之一汗而解，温热之一凉则退，故难速已。世医不知其为湿温，见其头痛恶寒身重疼痛也，以为伤寒而汗之，汗伤心阳，湿随辛温发表之药蒸腾上逆，内蒙心窍则神昏，上蒙清窍则耳聋目瞑不言。见其中满不饥，以为停滞而大下之，误下伤阴，而重抑脾阳之升，脾气转陷，湿邪乘势内渍，故洞泄。见其午后身热，以为阴虚而用柔药润之，湿为胶滞阴邪，再加柔润阴药，二阴相合，同气相求，遂有锢结而不可解之势。惟以三仁汤轻开上焦肺气，盖肺气一身之气，气化则湿亦化也。

2.《中医热病论》：本方用杏仁宣肺利气以化湿，蔻仁、厚朴、半夏芳化理气以燥湿，通草、苡仁、滑石淡渗利湿，竹叶以透热于外，合而共奏宣畅气机，清热利湿之效。

3.《医方概要》：杏仁、蔻仁、厚朴、半夏之苦辛，开泄上、中焦之湿热而除满开痞；滑石、通草、薏仁、淡竹之味甘淡，分渗以宣利下焦，使湿热从下便而化。甘澜水，以活水置器内，杓扬数百遍，取甘淡轻扬不助肾邪，速于下降耳。此乃苦辛淡宣利三焦湿热之留痹者也。

4.《谦斋医学讲稿》：三仁汤为湿温证的通用方。它的配合，用杏仁辛宣肺气，以开其上；蔻仁、厚朴、半夏苦辛温通，以降其中；苡仁、通草、滑石淡渗湿热，以利其下。虽然三焦兼顾，其实偏重中焦。

5.《医方发挥》：本方治证属湿温初起，卫气同病，湿气流连三焦，湿重于热者。对此证之治法……惟宜芳香苦辛，轻宣淡渗之法，宣畅气机，渗利湿热。薛生白曰：湿滞阳明，宜用辛开，湿滞下焦，以分利为治。陈光松说：以肺主一身之气，气化则湿亦化也。方中杏仁苦平，清开上焦肺气。盖肺主一身之气，气化则湿亦化；白蔻仁芳香苦辛，行气化湿，以健运中焦，薏苡

仁甘淡，渗利湿热，以疏导下焦，共为主药。再以半夏、厚朴，辛散苦降入中焦，行气散满，除湿消痞；滑石、通草、竹叶，淡渗湿热，以辅佐主药。诸药合用，宣上畅中渗下，使湿热从三焦分消，则诸症自解。

【验案】

1.肾盂肾炎 《中医杂志》（1966，5：41）：用本方加减，治疗肾盂肾炎15例，其中急性9例，慢性而急性发作6例。症状多有腰痛、尿频、尿急、尿道热痛，口干不欲饮，胸闷不饥，或恶寒发热，身重疼痛，舌苔白腻或黄腻，脉象濡数或濡缓。尿常规均有不同程度的蛋白、脓细胞及红细胞，尿培养致病菌均为阳性。结果：治愈5例，临床治愈7例，好转3例，症状消失时间平均为6.4天，尿菌转阴时间平均为26.6天。

2.伤寒、副伤寒 《新中医》（1982，7：23）：以三仁汤加减治疗伤寒31例，副伤寒6例。其中初期13例，极期22例，缓解期1例，并发肠穿孔中转手术者1例。证属湿重于热者，选加藿香、法半夏；热重于湿者，选加生石膏、知母、黄连；湿热并重者，选加柴胡、黄芩、连翘。大部分病例于服药后2~3天体温下降，5天体温正常，消化道症状也相应改善。

3.湿温 《中原医刊》（1983，5：23）：张某某，男，35岁，工人，身热，午后尤甚，时有汗出，胸闷纳呆，心烦少寐，口渴不欲饮，舌红台黄腻，脉滑数，此乃湿热交阻，治以芳香化温，佐以清热，投三仁汤加减：杏仁12g，白蔻仁10g，生薏仁15g，滑石30g，半夏12g，竹叶15g，香薷10g，银柴胡12g，连翘20g，车前草20g，陈皮12g。6剂而愈。

4.急性黄疸型肝炎 《浙江中医杂志》（1985，9：397）：以本方加味，治疗急性黄疸型肝炎72例，疗程17~49天，平均24.2天。结果：痊愈（症状消失，肝功能正常）64例，显效（症状消失，谷丙转氨酶或黄疸指数一项正常）7例，无效1例。

5.急性高山反应 中医杂志（1988，3：211）：应用本方为主（杏仁10g，飞滑石20g，白蔻仁6g，白通草6g，生苡仁20g，淡竹叶6g，厚朴6g，半夏10g），脉濡数者加北沙参；先感冒而后进入拉萨者加柴胡、防风各10g；通宵不寐、心动

悸不安者加五味子6g，丹参10g，夜交藤20g；衄血严重者去半夏，加白茅根、旱莲草；咳甚者加葶苈子、川贝母；胸闷甚者加瓜蒌。水煎服。治疗50例乘飞机急速进入拉萨而致急性高山反应病人，其中男性31人，女性19人；年龄最大57岁，最小4岁，其中20～50岁42人，占全部病例的84%。疗效标准：痊愈：病人服药2剂后（48小时内）主要症状基本消失者；显效：服药2剂后（48小时内），主要症状大部分消失，服药4剂后（96小时内）主要症状基本消失者；有效：服药4剂后，自觉症状减轻，但主要症状仍存在者；无效：服药4剂后，主要症状未得到缓解或加重者。结果痊愈39例，显效6例，有效2例，无效者3例，痊愈率为78%；总有效率为94%。

6. 胆囊炎 《四川中医》（1988，9：27）：以本方为主方，畏寒口苦者加柴胡、黄芩；胁痛者加延胡索、郁金；腹胀呕吐者加藿香、佩兰；黄疸者加茵陈；厌油腻者加山楂、麦芽、神曲；大便难者加枳实。水煎服。治疗胆囊炎38例，其中急性胆囊炎18例，慢性胆囊炎急性发作20例；合并胆管结石7例，合并胆道蛔虫5例。中医辨证属于湿热中阻，三焦不利者。结果：痊愈15例，好转23例。

7. 急性卡他性中耳炎 《浙江中医杂志》（1991，6：255）：应用本方为主（杏仁、竹叶、半夏各10g，白蔻仁、厚朴、通草各6g，滑石、薏苡仁各20g），伴鼻塞者，加麻黄、菖蒲；中耳腔积液较多者，加泽泻、车前子、葶苈子。水煎服。治疗急性卡他性中耳炎110例，其中发病年龄最小5岁，最大67岁，以青壮年为多；病程最短3天，最长不超过3个月。结果：痊愈66例，显效17例，有效19例，无效8例。本组病例服药最少4剂，最多21剂。

8. 水痘 《江西中医药》（1994，5：37）：以本方随证加减，治疗水痘50例。结果：全部治愈，用药平均4天。

9. 慢性肺心病 《山东中医杂志》（1997；11：504）：李氏等用本方加味治疗慢性肺心病32例。药用：杏仁、白豆蔻、薏苡仁、厚朴、通草、半夏、竹叶、滑石、藿香、芦根、枳实、黄芪，水煎服，每日1剂，12剂为1个疗程。结果：痊愈21例，显效7例，好转4例。

10. 婴幼儿腹泻 《河南中医》（1998，2：51）：以三仁汤加味：北杏仁、滑石、通草、白蔻仁、竹叶、厚朴、生薏苡仁、法半夏、茯苓、天香炉为基本方；热盛，加黄芩；湿盛，加苍术；积滞，加布渣叶；口渴，加花粉；随年龄增减药量。每日2剂，水煎服。失水严重者给予口服或静脉液体疗法。治疗婴幼儿腹泻30例。并设西药对照组相对照，每日选用丁胺卡那霉素15mg/kg静脉滴注或分2次肌注，或病毒唑15mg/kg静脉滴注，氨苄青霉素每日100mg/kg，分4次口服，并予液体疗法和对症处理。结果：治疗组和对照组病例全部治愈。治疗组治愈时间为2～5天，平均为3.1天；对照组治愈时间为2～6天，平均为3.8天，经统计学处理有显著意义（$P < 0.05$）。

宣痹汤

【来源】《温病条辨》卷一。

【组成】枇杷叶二钱　郁金一钱五分　射干一钱　白通草一钱　香豆豉一钱五分

【用法】水五杯，煮取二杯，分二次服。

【功用】苦辛通阳，轻宣肺痹。

【主治】太阴湿温，气分痹郁而哕者。

【验案】

1. 呃逆 《成都中医学院学报》（1982，4：57）：陈某某，女，成年，售货员。呃逆频作，治疗3月余未效。症见呃逆连声，偶有嗳气，食欲不振，郁郁寡欢，苔薄白，脉缓。治以炙枇杷叶12克，郁金10克，射干10克，香豉6克，炙旋覆花12克，柿蒂10克，香附子10克，通花5克，进2剂，呃逆大减，续服而愈。

2. 胸痛 《成都中医学院学报》（1982，4：57）：刘某某，女，30岁，工人。患右胸膜炎经西药治愈，唯胸膜增厚，胸部憋闷不适，疼痛经久不愈，服中西药罔效。凡负重或咳嗽，胸痛加剧，精神抑郁，食量减少，舌淡苔薄，脉弦。治以炙枇杷叶10克，郁金10克，射干10克，降香10克，橘络5克，路路通10克，炙旋覆花10克，丝瓜络15克，瓜蒌壳15克，青皮8克，通花5克，连进3帖，疼痛减轻，服至10余帖，诸症悉愈。

3. 喉痹 《成都中医学院学报》（1982，4：57）：冯某某，女，35岁，工人。3月以来咽中不爽，常有异物梗阻感，饮食吞咽无异常不适，胃纳减少，形体偏瘦，心怀恐惧，神志不乐，舌红苔少，脉濡细数。治以炙枇杷叶12克，射干10克，郁金10克，瓜蒌壳15克，北沙参15克，麦冬12克，重楼10克，大青叶10克，降香10克，通花5克。守方出入10余帖而愈。

一加减正气散

【来源】《温病条辨》卷二。
【组成】藿香梗二钱 厚朴二钱 杏仁二钱 茯苓皮二钱 广皮一钱 神曲一钱五分 麦芽一钱五分 绵茵陈二钱 大腹皮一钱
【用法】水五杯，煮二杯，再服。
【主治】三焦湿郁，升降失司，脘连腹胀，大便不爽。
【方论】正气散本苦辛温兼甘法，今加减之，乃苦辛微寒法也。去原方之紫苏、白芷，无须发表也；去甘、桔，此证以中焦为扼要，不必提上焦也；只以藿香化浊，厚朴、广皮、茯苓、大腹泻湿满；加杏仁利肺与大肠之气，神曲、麦芽升降脾胃之气，茵陈宣湿郁而动生发之气，藿香但用梗，取其走中道不走外也；茯苓但用皮，以诸皮皆凉，泻湿热独胜也。

二加减正气散

【来源】《温病条辨》卷二。
【组成】藿香梗三钱 广皮二钱 厚朴二钱 茯苓皮三钱 木防己三钱 大豆黄卷二钱 川通草一钱五分 薏苡仁三钱
【用法】水八杯，煮取三杯，三次服。
【主治】湿温。湿郁三焦，脘闷便溏，身痛舌白，脉象模糊。

三香汤

【来源】《温病条辨》卷二。
【组成】瓜蒌皮三钱 桔梗三钱 黑山栀二钱 枳壳二钱 郁金二钱 香豉二钱 降香末三钱
【用法】水五杯，煮取二杯，分二次温服。
【主治】湿热受自口鼻，由募原直走中道，不饥不

食，机窍不灵。
【方论】此证由上焦而来，其机尚浅，故用瓜蒌皮、桔梗、枳壳微苦微辛开上；山栀轻浮微苦清热；香豉、郁金、降香化中上之秽浊而开郁。
【验案】右胁胸痛 《浙江中医杂志》（1982，6：257）：周甘，男，28岁。负重右侧胸胁被撞，自觉疼痛，影响呼吸。平日嗜酒，兼咳嗽有痰，有时不易咳出，口渴，尿黄，大便燥结，食纳较差，舌尖稍红，苔薄黄，脉数而略弦滑。服三香汤加减，二剂告愈。

三加减正气散

【来源】《温病条辨》卷二。
【组成】藿香三钱（连梗叶） 茯苓皮三钱 厚朴二钱 广皮一钱五分 杏仁三钱 滑石五钱
【用法】水五杯，煮取二杯，再服。
【主治】秽湿着里，舌黄脘闷，气机不宣，久则酿热。
【方论】《温病学讲义》：舌黄脘痞，为湿阻中焦而微有化热之象，故以藿梗、厚朴、陈皮疏理中焦，滑石、茯苓皮渗湿泄热，因湿渐化热，所以用藿香叶以透热向外，杏仁宣利肺气，气化则湿热俱化。

杏仁薏苡汤

【来源】《温病条辨》卷二。
【组成】杏仁三钱 薏苡仁三钱 桂枝五分 生姜七分 厚朴一钱 半夏一钱五分 防己一钱五分 白蒺藜二钱
【用法】水五杯，煮三杯，滓再煮一杯，分三次温服。
【主治】风暑寒湿，杂感混淆，气不主宣，咳嗽头胀，不饥，舌白，肢体若废。

苓姜术桂汤

【来源】《温病条辨》卷二。
【组成】茯苓块五钱 生姜三钱麸 炒白术三钱 桂枝三钱
【用法】水五杯，煮取四杯，分温再服。

【功用】运脾胃，宣通阳气。

【主治】寒湿伤脾胃两阳，寒热，不饥，吞酸，形寒，或脘中痞闷，或酒客湿聚。

茯苓皮汤

【来源】《温病条辨》卷二。

【组成】茯苓皮五钱　生薏仁五钱　猪苓三钱　大腹皮三钱　白通草三钱　淡竹叶二钱

【用法】水八杯，煮取三杯，分三次服。先服安宫牛黄丸，继用茯苓皮汤。

【主治】吸受秽湿，三焦分布，热蒸头胀，身痛呕逆，小便不通，神识昏迷，舌白，渴不多饮。

黄芩滑石汤

【来源】《温病条辨》卷二。

【组成】黄芩三钱　滑石三钱　茯苓皮三钱　大腹皮二钱　白蔻仁一钱　通草一钱　猪苓三钱

【用法】水六杯，煮取二杯，滓再煮一杯，分三次温服。

【主治】脉缓身痛，舌淡黄而滑，渴不多饮，或竟不渴，汗出热解，继而复热，内不能运水谷之湿，外复感时令之湿。

【方论】湿热两伤，不可偏治，故以黄芩、滑石、茯苓皮清湿中之热，蔻仁、猪苓宣湿邪之正，再加腹皮、通草，共成宣气利小便之功。气化则湿化，小便利则火腑通而热自清矣。

香附旋覆花汤

【来源】《温病条辨》卷三。

【组成】生香附三钱　旋覆花三钱（绢包）苏子霜三钱　广皮二钱　半夏五钱　茯苓块三钱　薏仁五钱

【用法】上以水八杯，煮取三杯，分三次温服。

【主治】伏暑、湿温胁痛，或咳或不咳，无寒，但潮热，或竟寒热如疟状。

【加减】腹满者，加厚朴；痛甚者，加降香末。

宣清导浊汤

【来源】《温病条辨》卷三。

【组成】猪苓五钱　茯苓五钱　寒水石六钱　晚蚕沙四钱　皂荚子（去皮）三钱

【用法】水五杯，煮成两杯，分二次服。以大便通快为度。

【主治】湿温久羁，三焦弥漫，神昏窍阻，少腹硬满，大便不下。

【方论】此湿久郁结于下焦气分，闭塞不通之象，故用能升、能降、苦泄滞、淡渗湿之猪苓，合甘少淡多之茯苓，以渗湿利气；寒水石色白性寒，由肺直达肛门，宣湿清热，盖膀胱主气化，肺开气化之源，肺藏魄，肛门曰魄门，肺与大肠相表里之义也；晚蚕沙化浊中清气，大凡肉体未有死而不腐者，蚕则僵而不腐，得清气之纯粹者也，故其粪不臭不变色，得蚕之纯清，虽走浊道而清气独全，既能下走少腹之浊部，又能化浊湿而使之归清，以己之正，正人之不正也，用晚者，本年再生之蚕，取其生化最速也；皂荚辛咸性燥，入肺与大肠，金能退暑，燥能除湿，辛能通上下关窍，子更直达下焦，通大便之虚闭，合之前药，俾郁结之湿邪，由大便而一齐解散矣。二苓、寒石化无形之气，蚕沙、皂子逐有形之湿也。

太乙紫金丹

【来源】《重庆堂随笔》卷上引薛生白。

【组成】山慈姑　川文蛤各二两　红芽大戟　白檀香　安息香　苏合油各一两五钱　千金霜一两　雄黄（飞净）　琥珀各五钱　冰片　当门子各五钱

【用法】上各为极细末，再合研匀，浓糯米饮为丸，如绿豆大，外以飞净辰砂为衣。每服一钱许，滚开水送下。

【主治】暑湿温疫之邪，弥漫熏蒸，神明昏乱，及霍乱吐泻，痧胀腹痛，水土不服，岚障中恶。

【方论】本方比苏合香丸而无热，较至宝丹而不凉，兼太乙丹之解毒，备二方之开闭，洵为济生之仙品。

甘露消毒丹

【来源】《医效秘传》卷一。

【别名】普济解疫丹（《温热经纬》卷五）、普济解毒饮（《续名医类案》卷五）、甘露消毒丸（《中药制剂手册》）。

【组成】飞滑石十五两　淡芩十两　茵陈十一两　藿香四两　连翘四两　石菖蒲六两　白蔻四两　薄荷四两　木通五两　射干四两　川贝母五两

【用法】神曲糊为丸。

《温热经纬》本方用法：生晒研末。每服三钱，开水调下；或神曲糊丸，如弹子大，开水化服。

【功用】《方剂学》：利湿化浊，清热解毒。

【主治】

1.《医效秘传》：时毒疠气，病从湿化，发热目黄，胸满，丹疹，泄泻，其舌或淡白，或舌心干焦，湿邪犹在气分者。

2.《温热经纬》：湿温疫疠，发热倦怠，胸闷腹胀，肢酸咽肿，斑疹身黄，颐肿口渴，溺赤便秘，吐泻疟痢，淋浊疮疡。并治水土不服诸病。

【方论】《方剂学》：本方主治乃湿温、时疫之邪留恋气分，湿热并重之证。湿热交蒸，故身热倦怠，肢体酸楚；湿蔽清阳，阻滞气机，故胸闷腹胀，甚或上吐下泻；热毒上壅，则咽颐肿痛；热为湿遏，郁阻于内，不得发越，故郁而发黄；小便短赤，舌苔黄腻，皆为湿热内蕴之象。治宜利湿化浊，清热解毒。故方中重用滑石、茵陈蒿、黄芩三药，其中滑石清利湿热而解暑；茵陈清热利湿而退黄；黄芩清热解毒而燥湿；余以石菖蒲、白豆蔻、藿香、薄荷芳香化浊，行气悦脾；射干、贝母降肺气，利咽喉；木通助滑石、茵陈清利湿热；连翘协黄芩清热解毒。诸药相伍，重在清解渗利，兼芳香行气，理肺利咽。如此则湿邪得利，毒热得清，悦脾泄肺，行气化浊，用治湿温时疫，湿热并重者，最为相宜。凡湿温、暑温挟湿、时疫及现代医学之肠伤寒、黄疸型传染性肝炎、胆囊炎、急性胃肠炎等属湿热并重者，皆可以本方加减治之。

【验案】

1. 小儿急性传染性肝炎　《上海中医杂志》（1965，9：27）：用本方治疗小儿急性传染性肝炎26例。主要症状为黄疸、食欲不振、肝脾肿大等，结合肝功能试验，确诊为本病。用甘露消毒丹原生药粗末煎服，并口服葡萄糖、维生素B$_1$、维生素C适量。服药后，黄疸指数1周内降至6U以下者5例，2周内降至正常者15例；谷丙转氨酶2周内降至正常者15例，3周内降至正常者9例，5周内降至正常者2例；肝肿大消退，于治疗3周后检查，平均缩小1.4cm。26例无1例死亡，均痊愈出院。

2. 水肿　《福建中医药》（1986，1：20）：郭某，男，5岁。两周前患猩红热，近一周来复见肌热，浮肿尿少，血尿明显，如洗肉水样，时见呕吐，头晕，大便稀溏，食欲减退。脸色苍白，呈急性病容，下肢Ⅱ°浮肿，按之不凹陷；心脏听诊，1～2级收缩期杂音，心率：140次/分，窦性心律，肝，剑突下一横指半，无压痛，质软，脾（－），血压130/90mmHg，尿常规：蛋白（±），红细胞10～15个/mm^3，颗粒管型3～4个/mm^3，口唇红，舌质红，苔黄腻垢，脉弦滑数。证属湿热毒邪交阻困脾，脾失健运，肺失宣肺，肾气开阖失司，湿浊上逆，形成水肿。治以清热解毒，宣肺利水，芳香化湿，并佐以凉血。方用甘露消毒丹加白茅根、夏枯草各10g。2剂后，尿量增加，头晕、呕吐好转，体温降至38℃。再2剂，24小时内排尿量达2000～2500ml，诸症全消，继以原方加减治愈出院。半年后随访，未发。

3. 时疫感冒　《湖南中医杂志》（1995，2：28）：以本方加减，治疗小儿时疫感冒120例。结果：治愈105例，好转15例，总有效例100%。

4. 湿热咳喘　《江苏中医》（1995，11：477）：用本方加减：滑石、茵陈、黄芩、石菖蒲、川贝母、射干、连翘、藿香、白蔻仁、木通、薄荷为基本方；咳喘甚者，加麻黄、杏仁；痰黄明显者，加银花、蒲公英；头痛者，加白芷、川芎；口渴不欲饮者，加芦根；大便秘者，加生地、大黄；唇绀舌紫黯有瘀斑者，加丹参；治疗湿热咳喘68例。结果：临床治愈42例，有效24例，总有效率为97.1%。

5. 脑炎　《江苏中医》（1997，7：12）：用本方加减：藿香、茵陈、炒黄芩、石菖蒲、细木通、飞滑石、射干、连翘、薄荷、白蔻仁，治疗散发性脑炎15例。结果：治愈3例，好转3例。

6. 小儿咳嗽　《实用中西医结合杂志》（1998，2：148）：用本方加味：滑石、茵陈、藿香、黄芩、连翘、石菖蒲、川贝母、木通、射干、薄荷、白豆蔻、白术，治疗小儿咳嗽47例。结果：32例服药3剂后咳嗽停止而痊愈，11例服药5剂痊愈，4例服药9剂痊愈。

萎蕤汤

【来源】《证因方论集要》卷二。

【组成】萎蕤一两　茯苓三钱

【主治】湿温伤人，久久不已，发热身痛。

【方论】萎蕤甘平，不寒不燥，可代人参，但性缓耳。去风热湿温，退蒸解热，佐以茯苓，发热身痛俱得痊矣。

五叶芦根汤

【来源】方出《温热经纬》卷四引《薛生白湿热病篇》，名见《湿温时疫治疗法》。

【别名】五叶汤（《中医内科临床治疗学》）。

【组成】藿香叶　薄荷叶　鲜荷叶　枇杷叶　佩兰叶　芦根　冬瓜仁

【用法】《湿温时疫治疗法》用藿香叶、佩兰叶、薄荷叶、鲜荷叶各一钱。先用去毛枇杷叶一两，鲜冬瓜皮、活水芦根各二两，煎汤代水。

【功用】《通俗伤寒论》：轻扬发表。

【主治】

1.《温热经纬》引《薛生白湿热病篇》：湿热症数日后，湿热已解，余邪蒙蔽清阳，胃气不舒，脘中微闷，知饥不食者。

2.《重订通俗伤寒论》：伤寒温热病，阳郁外闭。

救阴平肝汤

【来源】方出《温热经纬》卷四，名见《喉科家训》。

【组成】犀角　连翘　鲜菖蒲　鲜生地　玄参　羚羊角　钩藤　银花露　至宝丹（另化服）

【用法】水煎服。

【主治】湿热证，壮热口渴，舌黄或焦红，发痉，神昏谵语，或邪灼心包，营血已耗者。

藿朴胃苓汤

【来源】方出《医原》卷下，名见《湿温时疫治疗法》。

【别名】藿朴夏苓汤（《感证辑要》引《医原》）。

【组成】杏仁　蔻仁　半夏　厚朴　藿梗　苡仁　通草　茯苓　猪苓　泽泻

方中通草，《感证辑要》作"淡豆豉"。

【用法】《湿温时疫治疗法》：杜藿香一钱半至二钱，真川朴八分至一钱，姜半夏二钱至三钱，光杏仁二钱至三钱，白蔻仁八分（冲），生米仁四钱至六钱，带皮苓三钱至四钱，猪苓一钱半至二钱，建泽泻一钱半至二钱；先用丝通草三钱或五钱煎汤代水，煎上药服。

【功用】

1.《医原》：启上闸，开支河，导湿下行。

2.《医方发挥》：宣化畅中，芳香化湿。

【主治】湿气内蕴，氤氲浊腻，证见面色混浊如油腻，口气浊腻不知味，或生甜水，舌苔白腻；膜原邪重则舌苔满布，厚如积粉，板贴不松，脉息模糊不清，或沉细似伏，断续不匀，神多沉困、嗜睡。

【加减】兼风者，汗出恶风；兼寒者，恶寒无汗，前法酌加苏梗、桔梗、豆豉、葱白、生姜之类；邪在经络，一身掣痛，酌加桂枝、水炒防己、秦艽之类，以开毛窍经络之壅；兼暑者，面赤，口渴，心烦，前法去蔻仁，酌加扁豆花、鲜荷叶清香辟秽，连翘、山栀、滑石轻清微苦淡渗，以解暑湿热之结。

【方论】《中医方剂与治法》：方用香豉、藿香芳化宣透，以疏表湿，使阳不内郁，则身热自解；藿香、白蔻、厚朴芳香化湿；厚朴、半夏燥湿运脾，使脾能运化水湿，不为湿邪所困，则胸闷肢倦，苔滑口腻等证即愈；再用杏仁开泄肺气于上，使肺气宣降，则水道自调；茯苓、猪苓、泽泻、苡仁淡渗利湿于下，使水道畅通，则湿有去路，共奏开源洁流之功。全方用药照顾到上中下三焦，以燥湿芳化为主，开宣肺气，淡渗利湿为辅，与三仁汤结构略同。此方宣肺达表于上，淡渗利湿于下，体现上下分消之法。

【验案】

1.感冒　《陕西中医》（1992，10：458）

以本方加减：藿香、半夏、蔻仁、厚朴各6g，茯苓、泽泻、杏仁、淡豆豉各10g，薏苡仁10g。风寒偏重加羌活、桂枝、防风；风热偏重加牛蒡子、柴胡、薄荷；暑湿型加香薷、银花；头痛甚加荆芥穗、川芎、白芷；咳嗽加桔梗、紫菀、款冬花。每日1剂，水煎服，治疗感冒80例，结果：治愈78例，2例在治疗中出现合并症后收住院，治愈率97.5%。

2. 小儿夏季热 《湖北中医杂志》（1995，5：5）：应用藿朴夏苓汤加减：藿香、川朴、法夏、茯苓、六一散、苡米、竹叶各12g，蔻仁、通草各6g，冬瓜仁30g，淡豆豉、杏仁各10g，每日一剂，不可久煎，频频饮服。若体温在39℃以上者，可日服两剂。忌食油腻及不消化食物，治疗小儿夏季热200例。结果：以热退时间为主要疗效判断标准，药后10小时退热者27例，药后24小时退热者89例，药后48小时退热者84例。

苓甘栀子茵陈汤

【来源】《医学金针》卷二。
【组成】茵陈蒿 茯苓各三钱 栀子 甘草各二钱
【用法】水煎，热服。
【主治】湿证，便涩，腹中胀满。
【加减】若湿热在脾，当加大黄、芒消；如湿热但在肝家，而兼脾肾寒湿，当加干姜、附子；若膀胱无热，但用猪苓，利其小便可也。

银翘马勃散

【来源】《温病条辨》卷一。
【别名】银翘马勃射干牛蒡汤（《温热经解》）。
【组成】连翘一两 牛蒡子六钱 银花五钱 射干三钱 马勃二钱
【用法】上为散。每服六钱，鲜苇根汤煎，香气大出，即取服，勿过煮。病重者，约二时一服，日三服，夜一服；轻者三时一服，日二服，夜一服；病不解者，作再服。
【主治】湿温，喉阻咽痛。
【加减】喉不痛，但阻甚者，加滑石六钱，桔梗五钱，苇根五钱。

苍苓白虎汤

【来源】《时病论》卷六。
【组成】苍术 茯苓 石膏 知母 生甘草
【用法】加粳米，水煎服。
【主治】湿温身重，胸满头疼，妄言多汗，两胫逆冷。
【方论】原书云，三仁汤治湿温之轻者，苍苓白虎汤治湿温之重者，当别见证而分治之。

三白汤

【来源】《医门补要》卷中。
【组成】杏仁 苡仁 通草 滑石 郁金 厚朴 半夏 豆豉
【主治】湿温。头如裹痛，四肢沉困，身重极痛胸痞，舌不干燥。

开肺解毒汤

【来源】《医方简义》卷二。
【组成】桔梗 牛蒡子 黄芩（酒炒）各一钱五分 连翘 银花各二钱 赤小豆 生甘草各一钱 马勃五分 青果二枚 竹叶二十片
【主治】湿温咽痛、衄血。

三仁汤

【来源】《医学摘粹》。
【组成】杏仁三钱 白蔻仁二钱 生薏仁三钱 滑石三钱 竹叶一钱 桑叶三钱 白通草二钱 半夏二钱
【用法】甘澜水煎大半杯，温服。
【主治】湿温头痛恶寒，身重疼痛，舌白或渴，午后身热，脉浮虚者。
【方论】方中仍有温药者，以湿属阴邪，非温行则湿不去也。

渗湿汤

【来源】《镐京直指医方》卷二。
【组成】银胡一钱五分 薄荷一钱 制厚朴一

钱　杏仁泥二钱　淡豆豉二钱　赤苓三钱　秦艽一钱五分　广郁金二钱　白蔻仁八分（冲）丝通草一钱五分

【主治】湿邪在表，中脘不舒，溲便黄赤，午后蒸热，舌白而滑，或灰滑微黄，邪留膜原，脉浮而滞，或弦滞而数。

秦艽黄芩汤

【来源】《镐京直指医方》卷二。

【组成】秦艽二钱　黄芩一钱半　连翘三钱　银花三钱　通草一钱半　赤苓三钱　大豆卷二钱　广郁金二钱　飞滑石六钱（包煎）泽泻三钱

【主治】湿热内蒸，午后身热，脘闷溲赤。

宣解汤

【来源】《医学衷中参西录》卷上。

【组成】滑石一两　甘草二钱　连翘三钱　蝉退三钱（去足土）生杭芍四钱

【主治】感冒久在太阳，致热蓄膀胱，小便赤涩；或因小便秘，而大便滑泻；兼治湿温初得，憎寒壮热，舌苔灰色滑腻者。

【加减】若滑泻者，甘草须加倍。

【验案】

1. 风温　一叟，年六十五，得风温证。六七日间，周身悉肿，肾囊肿大似西瓜，屡次服药无效。旬日之外，求为诊视。脉洪滑微浮，心中热渴，小便涩热，痰涎上泛，微兼喘息，舌苔白厚。投以此汤，加生石膏一两，周身微汗，小便通利，肿消其半，犹觉热渴。遂将方中生石膏加倍，服后又得微汗，肿遂尽消，诸病皆愈。

2. 小儿急性腹泻　《浙江中医学院学报》（1998，5：22）：用本方加味：蝉蜕、连翘、白芍、滑石、甘草、扁豆衣、山楂、木香、凤尾草。发热加薄荷、豆豉；咳嗽加佛耳草、杏仁、川贝母；大便带粘液或赤白者加水蓼；治疗小儿急性腹泻100例。结果：治愈85例，好转8例，总有效率93%。

开郁通络饮

【来源】《湿温时疫治疗法》卷下引《医赘》。

【组成】香圆皮钱半　广郁金三钱　延胡（炒）钱半　远志肉八分　真新绛钱半　陈木瓜钱半　蜣螂虫二钱　丝通草一钱　佛手片五分

【用法】先用丝瓜络一枚、路路通十个、生苡仁八钱，煎汤代水。

【主治】湿温化肿胀，湿滞在络，按之则坚，腹胀不减，服消导药不效，久病入络者。

飞马金丹

【来源】《湿温时疫治疗法》。

【组成】巴豆霜　广木香　赖橘红各三钱　五灵脂　广郁金（生打）上雄黄　制锦纹各一两　飞辰砂五钱　明乳香　净没药　山慈菇　百草霜各二钱

【用法】上药各为末，称足分量，再合研一时许，米醋为丸，金箔为衣，如绿豆大，隔纸晒干，紧贮瓷器，置干燥处。二十岁以上者，每服十二丸；禀强者加三丸，老幼随减；三两岁者，九丸或五丸；七八岁至十岁者，九丸，温开水送下。半日或一二时许，非吐必泻。孕妇遇急症，七丸为度。

【主治】湿温。

枳桔栀豉汤

【来源】《湿温时疫治疗法》。

【组成】生枳壳一钱至一钱半　焦山栀二钱至三钱　苏薄荷八分至一钱　苦桔梗一钱至一钱半　淡豆豉二钱至三钱　青连翘二钱至三钱　青子芩一钱至一钱半　生甘草四分至六分　西茵陈二钱至三钱　贯众二钱至三钱　鲜竹叶三十片

【主治】湿温时疫，热重于湿，兼受风邪而发者。

泄热通络饮

【来源】《喉科家训》卷二。

【组成】犀角　羚羊　尖贝　青蒿　连翘　知母　麦冬　双钩　菖蒲

【用法】加至宝丹一粒，开水化，先服。再以煎服之药继用。

【主治】湿温时毒，内陷化火，灼烁津液，肺胃荣分被扰，逆传心包，热极动风，手足瘲，口渴痰咳，身热昏愦，状若惊痫，不语，如尸厥，脉弦数，舌苔焦燥，咽痛碎腐者。

息焚救液汤

【来源】《喉科家训》卷二。

【组成】犀角　羚羊　生地　玄参　银花　紫草　菖蒲　丹皮　连翘　薄荷　石斛　麦冬　金汁

【用法】水煎服。

【主治】湿温、温热、风温，咽喉肿腐，壮热烦渴，脉洪数，舌焦红，斑疹隐于肌肤，肉陷不达，胸痞自利，神昏痉厥，热邪流注表里三焦。

普济解疫丹

【来源】《丁甘仁家传珍方集》。

【组成】鲜生地一两八钱（捣汁）　淡豆豉八钱　板蓝根一两　天花粉四钱　金银花一两六钱　红紫草四钱　粪清（即金汁）一两　京玄参七钱　连翘一两　犀角二钱

【用法】诸药生晒为末，切忌火炒，研细，以犀角、地黄汁、粪清，和捣泛丸，切勿加蜜。每服三钱，开水送服，日二服，或用茶代。

【主治】温邪、温热、暑温、湿温，时疫，邪在气分，发热倦怠，胸闷腹胀，肢痠咽肿，斑疹身黄，颐肿口渴，溺赤便闭，吐泻疟痢，淋浊疮疡，舌苔淡白，或厚腻，或干黄。

加减苇茎汤

【来源】《顾氏医径》卷四。

【组成】水芦根　冬瓜仁　杏仁　佩兰　连翘　银花　橘白

【主治】妊娠湿温之候，恶寒蕴热，头目昏重，肢节酸痛，胸膈痞闷，湿在阳明，已化热者。

加味清热渗湿汤

【来源】《顾氏医径》卷四。

【组成】苍术　白术　黄柏　黄芩　黄连　竹叶　赤茯苓　甘草　砂仁　泽泻

【主治】妊娠湿温，湿在太阴，已化热者，症见恶寒蕴热，头目昏重，肢节痠痛，胸膈痞闷。

加减藿朴夏苓汤

【来源】《顾氏医径》卷四。

【组成】藿香　川朴花　半夏　茯苓　杏仁　米仁　大豆卷　泽泻　红花

【主治】产后湿温，因胎前湿伏中焦，致产后缠绵不已，状若阴虚发热者。

【加减】热重，去豆卷，加葛根、黄芩。

防疫丹

【来源】《全国中药成药处方集》（沙市方）。

【组成】法夏六两　广陈皮二两　佩兰叶二两　粉甘草三两　苏叶一两五钱　苍术二两　白芷三两　广藿香四两　厚朴二两　神曲四两　香附四两　槟榔二两　砂仁二两　茯苓六两　薄荷冰四钱

【用法】上为极细末。每服一钱，温开水下。轻者日服一次，重者日服二次。小儿、老人酌减。

【主治】夏季暑湿蕴结，颐痛，恶寒发热，腹鸣呕吐、水泻。

【宜忌】水分不足，无寒湿蕴结者忌服。

氤氲汤

【来源】《谦斋医学讲稿》。

【组成】豆卷　藿香　佩兰　焦栀皮　连翘　滑石　通草　郁金　菖蒲

【功用】清化透泄。

【主治】湿温气分证而见白㾦。

【加减】与红疹同见，加丹皮、赤芍、紫草根。

清温解营汤

【来源】《李聪甫医案》。

【组成】生石膏12克　鲜竹茹10克　瓜蒌仁10克　瓜蒌根10克　连翘心10克　润玄参10克　鲜芦根10克　生知母10克　苦杏仁7克　淡黄芩10

克　川贝母7克　牛蒡子7克　香青蒿7克　广郁金7克　炒山栀10克　益元散（鲜荷叶包刺孔）10克

【功用】导化湿浊，散解郁热，顾护津液。

【主治】湿温。壮热无汗，胸高气喘，鼻翼煽动，面颊红赤，大渴引饮，谵妄不识人，病势急剧，舌上有白点满布如珍珠状，脉浮洪数疾。

加减清热除湿膏

【来源】《慈禧光绪医方选议》。

【组成】连翘六钱　胆草四钱　焦三仙一两　赤苓六钱　防风五钱　桑皮四钱（生）　赤小豆五钱　菊花五钱　茵陈六钱　条芩四钱　僵蚕四钱（炒）　甘草二钱（生）

【用法】上共以水煎透，去滓，加炼蜜为膏。每服二钱，白开水冲服。

【功用】清肝热，化脾湿。

加减理脾清热除湿膏

【来源】《慈禧光绪医方选议》。

【组成】党参二钱　于术三钱（炒）　茯苓三钱　砂仁一钱　陈皮一钱五分　建曲三钱（炒）　石斛三钱　扁豆三钱　白芍一钱五分（炒）　灶心土三钱　薏苡仁三钱（炒）　益元散二钱

【用法】上以水煮透，去滓，再熬浓汁，少加老蜜成膏。每服二钱，白开水冲服。

【功用】补气健脾，淡渗利湿。

清热化湿饮

【来源】《慈禧光绪医方选议》。

【组成】甘菊一钱五分　霜桑叶三钱　广皮一钱五分　云茯苓四钱　泽泻一钱五分　酒连炭八分（研）　甘草一钱　焦枳壳一钱五分

【用法】引用灯心一子。

【功用】清热化湿。

【主治】上焦湿热。

【方论】本方选用甘寒淡渗之药，既有清热除湿之力，又无伤阴劫津之弊，于阴虚夹湿之证，颇为恰当。且桑菊为主药，黄连用酒炒炭成性，说明为治上焦湿热而设，故而药味多轻清如羽。

清热化湿代茶饮

【来源】《慈禧光绪医方选议》。

【组成】甘菊三钱　桑皮叶各一钱　酒芩一钱五分　云茯苓三钱　羚羊五分　炒建曲二钱　泽泻一钱五分　炒枳壳一钱五分

【用法】水煎，温服。

【功用】清热化湿。

清热化湿代茶饮

【来源】《慈禧光绪医方选议》。

【组成】甘菊三钱　霜桑叶三钱　酒芩一钱五分　云茯苓四钱　羚羊四分　炒建曲三钱　广皮一钱五分　鲜芦根二枝（切碎）

【用法】水煎，温服。

【功用】清热化湿。

清热理气代茶饮

【来源】《慈禧光绪医方选议》。

【组成】甘菊三钱　霜桑叶三钱　羚羊五分　带心麦冬三钱　云苓四钱　炒枳壳一钱五分　泽泻一钱五分　炒谷芽三钱

【用法】水煎，温服。

【功用】清热理气，清心利湿。

宣湿化热汤

【来源】《古今名方》李聪甫方。

【组成】香青蒿　淡黄芩　佩兰梗　炒山栀各6克　南杏仁　栝楼仁各9克　大豆卷　赤茯苓　鲜竹茹　炒神曲　鲜芦根各10克　广郁金5克　益元散（鲜荷叶包，刺孔）12克

【功用】宣湿化热，清胃降浊。

【主治】湿温病。证属湿遏热郁，邪在肺胃者。症见舌苔灰白而腻，脉象弦滑，胸膈痞闷，咳嗽胸痛，痰粘气促，口苦泛恶，身热不退，小溲短涩等。

【加减】若热重,则重用青蒿、黄芩;舌绛、口干唇焦者,加鲜地黄、鲜石斛、麦门冬;小便短赤,重用鲜芦根、益元散。

滋液养胃汤

【来源】《古今名方》引李聪甫方。
【组成】西党参 鲜石斛 麦门冬各9克 杭白芍 当归身 枇杷叶 生谷芽各10克 川贝母 广陈皮 粉甘草各5克
【功用】滋阴生津,养胃润肺。
【主治】湿温病长期发热出汗、津液耗伤之证。
【宜忌】湿温证除用甘平滋养胃阴方剂外,饮食以清淡调理为宜。食欲初旺时,仍须注意节制饮食,以使胃气渐复。

达原柴胡饮

【来源】《首批国家级名老中医效验秘方精选》。
【组成】柴胡15克 槟榔15克 厚朴10克 草果10克 知母12克 赤芍15克 黄芩15克 甘草5克
【用法】每日1剂,水煎服。儿童病人,当根据其年龄、病情而变化剂量。
【功用】和解表里,开达膜原,辟秽化浊,清热燥湿。
【主治】因湿热秽浊内蕴膜原,表气不通,里气不和,气机不畅所致的湿遏热伏夹秽浊内阻之证。症见寒热似疟,甚或憎寒壮热,胸痞呕恶,苔白厚腻如积粉,舌红或舌质正常等。
【加减】高热无汗加苇根;高热有汗重用石膏、知母;喘重加苏子、射干;痰多加葶苈子、莱菔子、冬瓜子;咳重加百部、枇杷叶;结核性胸膜炎加白芥子、百部、夏枯草;胸胁痛甚加桃仁、元胡;

咳嗽胸满、气急加葶苈、桑白皮;潮热加青蒿、白薇、地骨皮;传染性单核细胞增多症加大青叶、草河车、薏苡仁;淋巴结肿大加僵蚕、夏枯草、连翘;咽喉炎加僵蚕、蝉衣、桔梗、牛蒡;胆囊炎、胆石症加大黄、桃仁、郁金、金钱草、茵陈、虎杖;热毒重加板蓝根、草河车、银花;呕吐加半夏、竹茹;痛甚加元胡。
【方论】方中柴胡、黄芩和解表里,清解邪热;槟榔、草果辟秽化浊,达原截疟;知母养阴清热;赤芍凉血活血,厚朴宽中理气;甘草调和诸药。诸药合用,共奏双解表里,达原透邪之功。
【验案】葛某,男,40岁。发热20余天,西医确诊为"传染性单核细胞增多症",治疗无效,寒热如疟,倦怠乏力,头身重痛,上午体温38℃左右,午后39℃以上,咽部充血,颈淋巴结肿大,口淡,舌苔白厚腻,舌质红,脉濡缓,证属湿热秽浊,内蕴膜原。予达原柴胡饮加大青叶、草河车、薏苡仁、僵蚕,2剂热退,诸症减。仍步前法,再服3剂而愈。

神犀丹

【来源】《部颁标准》。
【组成】石菖蒲30g 黄芩30g 地黄80g 忍冬藤90g 连翘50g 板蓝根45g 淡豆豉40g 玄参35g 天花粉20g 紫草20g 水牛角300g
【用法】以上11味,水牛角劈碎,加水煎煮7～10小时,加入忍冬藤继续煎煮2小时,滤过,药汁备用;其余石菖蒲等9味,粉碎成细粉,过筛,混匀,用上述药汁泛成小丸,干燥,即得。口服,1次12g,1日2次;小儿酌减。
【功用】凉血解毒,清心开窍。
【主治】湿温暑疫,高热不退,痉厥昏狂,谵语发斑。

十八、伤湿

伤湿,又名湿阻、冒湿。是以头身困重、酸楚、纳呆、脘痞等为主要表现的外感疾病。《时病论·秋伤于湿大法》:"冒湿之病,得之于早晨雾露,云瘴山岚,或天阴淫雨,晴后湿蒸。"本病初起在肌表，若表证不去，湿邪可从热化而为湿热入里之证。本病治疗，常以祛湿解表、清化湿浊、健脾渗湿为基本。

麻黄加术汤

【来源】《金匮要略》卷上。

【别名】麻黄白术汤（《三因极一病证方论》卷五）、麻黄白术散（《袖珍方》卷一）。

【组成】麻黄三两（去节） 桂枝二两（去皮） 甘草一两（炙） 杏仁七十个（去皮尖） 白术四两

【用法】上以水九升，先煮麻黄，减二升，去上沫，纳诸药，煮取二升半，去滓，温服八合。覆取微似汗。

【功用】发汗。

【主治】

1.《金匮要略》：湿家身烦疼。

2.《三因极一病证方论》：寒湿相并，身体烦疼，无汗，恶寒发热，脉浮缓细。

3.《张氏医通》：湿家身体烦疼，日晡潮热。

4.《古方新用》：寒湿性荨麻疹，风疹块为鲜红色或苍白色风团，大小不一，发的快，消的也快，并伴有痒感，遇寒即发，上背冷，欲盖被烤火者。

【方论】

1.《金匮方论衍义》：此为寒湿之邪。盖邪者，湿与寒合，故令人身疼。大法：表寒成热，则可发汗；无热，是阳气尚微，汗之恐虚其表。今是证虽不云发热，而烦已生，烦由热也，所以服药不敢大发其汗，且湿亦非暴汗可散。故用麻黄汤治寒，加术去湿，使其微汗耳。然湿邪在表者，惟可汗之，不可火攻，火攻则增其热，必有发热之变。所以戒人慎之。

2.《张氏医通》：用麻黄汤开发肌表，不得白术健运脾气，则湿热虽以汗泄，而水谷之气依然复为痰湿，流薄中外矣。然术必生用，若经炒焙，但有健脾之能而无祛湿之力矣。

3.《古今名医方论》：程扶生曰：此汤为湿家表散法也。身疼为湿，身烦为热，加白术于麻黄汤中，一以助其祛湿，一以恐其过散，此治湿之正法也。发散方中加白术，又为洁古、海藏开鬼门法。

4.《成方便读》：方中用麻黄汤祛风以发表，即以白术除湿而固里，且麻黄汤内有白术，则虽发汗而不至多汗，而术得麻黄并可以行表里之湿，即两味足以治病。况又有桂枝和营达卫，助麻黄以发表；杏仁疏肺降气，导白术以宣中；更加甘草协和表里，使行者行，守者守，并行不悖。

5.《古方新用》：方中以麻黄开汗孔以发汗，杏仁利气，甘草和中，桂枝从肌以达表。又恐大汗伤阴，寒去而湿不去，故加白术健脾生液以助除湿气，在发汗中又有缓汗之法。

6.《金匮要略方论本义》：湿家身烦疼，外感寒湿也。其内有湿，不必论其何因，惟以先治其表之寒湿为急也。仲景所以云可用麻黄加术汤发其汗为宜也。麻黄散太阳表湿，杏仁降泄逆气，甘、术燥补中土，更以取微汗，为治表之金针，此固以之治表邪也。而内因之湿为寒为热，俱兼理而无妨碍矣。故治湿病之里，以利小水为第一义，而治湿之表，以取微汗为第一义也。

7.《金匮方歌括》：身烦痛者，寒湿之邪著于肤表也。肤表实故无汗，无汗则邪无从出矣。方用麻黄汤发肤表之汗，以散表寒。又恐大汗伤阴，寒去而湿反不去，加白术补土生液而除湿气，此发汗中寓缓汗之法也。又白术补脾驱湿之功甚大，且能助脾之转输而利水。

8.《金匮要略义》：此方即麻黄汤加白术而成。麻黄汤乃发汗解表，治疗外感风寒，表实无汗证之主方，今又加白术四两以除湿，故适用于风寒湿邪痹阻肌腠、筋骨之证，喻嘉言谓麻黄得术，则虽发汗不致多汗，而术得麻黄，并可行表里之湿。二者配合，相得益彰，既能发汗祛湿，又不致过汗。正符合仲景所说若治风湿者，发其汗，但微微似欲汗出者，风湿俱去的治疗原则。综观此方，发汗祛风胜湿之功较著，宜于痹证初起，表证较重而无汗者。

麻黄杏仁薏苡甘草汤

【来源】《金匮要略》卷上。

【别名】薏苡麻黄汤（《外台秘要》卷十九引《古今录验》）、杏仁薏苡汤（《伤寒总病论》卷三）、薏苡仁汤（《全生指迷方》卷二）、麻黄杏仁薏苡仁汤（《普济方》卷一一八）、麻黄杏仁甘草薏苡汤（《保命歌括》）、麻杏薏苡甘草汤（《证治宝鉴》卷十二）、麻黄杏子薏苡甘草汤（《医钞类编》卷三）、麻杏苡甘汤（《金匮要略释义》）。

【组成】麻黄（去节）半两（汤泡） 甘草一两（炙） 薏苡仁半两 杏仁十个（去皮尖，炒）

【用法】上锉，如麻豆大。每服四钱，以水一盏半，煎至八分，去滓温服。有微汗避风。

【功用】《方剂学》：发汗解表，祛风利湿。

【主治】

1.《金匮要略》：汗出当风或久伤取冷所致风湿，一身尽疼，发热，日晡所剧者。

2.《古方新用》：风湿性荨麻疹，症见日晡所加剧者。

【宜忌】《外台秘要》卷十九引《古今录验》：忌海藻、菘菜、桃李、雀肉等。

【验案】风湿性感冒 《云南中医学院学报》（1978，3：14）：李某，男，36岁，工人，1975年因汗出风吹，以致汗郁皮下成湿，湿郁化热，今发热已十余日不解，每日下午热势增重，全身痛重。伴有咽痛而红肿，咳嗽痰白而粘稠，无汗，自用辛凉解表药，更增恶寒，舌苔白腻，脉濡缓略浮，遂议为风湿性感冒病，因风湿郁闭，湿阻气机，气机不畅而出现各症，劝其试服麻杏薏甘汤。麻黄、杏仁各10克，薏苡仁30克，甘草7克，更加秦艽10克，草豆蔻7克，仅服一剂，果然热退身安，咽已不痛，咳嗽亦舒，劝其更服二剂，以巩固疗效。

平胃散

【来源】《医方类聚》卷十引《简要济众方》。

【别名】天下受拜平胃散（《岭南卫生方》卷中）、受拜平胃散（《杂类名方》）、神效平胃散（《保命歌括》卷十九）。

【组成】苍术四两（去黑皮，捣为粗末，炒黄色） 厚朴三两（去粗皮，涂生姜汁，炙令香熟） 陈橘皮二两（洗令净，焙干） 甘草一两（炙黄）

【用法】上为散。每服二钱，水一中盏，加生姜二片，大枣二枚，同煎至六分，去滓，食前温服。

【功用】

1.《简要济众方》：调气进食。

2.《太平惠民和济局方》：暖胃，化宿食，消痰饮，辟风寒冷湿四时不正之气。

3.《岭南卫生方》：温养脾元，平和胃气，辟岚瘴冷湿。

4.《丹台玉案》：和胃健脾，祛湿消食。

5.《医方论》：化痞，消胀，和中。

【主治】

1.《简要济众方》：胃气不和。

2.《太平惠民和济局方》：脾胃不和，不思饮食，心腹胁肋胀满刺痛，口苦无味，胸满短气，呕哕恶心，噫气吞酸，面色萎黄，肌体瘦弱，怠惰嗜卧，体重节重，常多自利，或发霍乱，及五噎八痞，膈气反胃。

3.《仁斋直指方论》：伤湿泄泻。

【宜忌】《医方考》：惟湿土太过者能用之，脾土不足及老弱、阴虚之人，皆非所宜也。

术附汤

【来源】《普济方》卷一一八引《指南方》。

【组成】白术四两 芍药一两 附子一两半（炮，去皮脐） 甘草二两（炙）

【用法】上为粗末。每服五钱，水二盏，加生姜三片，大枣一枚，煎一盏，去滓温服。

【主治】寒湿之证。

渗湿汤

【来源】《太平惠民和济局方》卷二（吴直阁增诸家名方）。

【别名】七味渗湿汤（《景岳全书》卷五十四）。

【组成】苍术 白术 甘草（炙）各一两 茯苓（去皮） 干姜（燻）各二两 橘红 丁香各一分 《丹台玉案》无干姜，有姜黄。

【用法】上锉。每服四钱，以水一盏半，加生姜三片，大枣一枚，煎七分，食前温服。

【主治】因坐卧湿处，或因雨露所袭，或因汗出衣衾冷湿，久久得之，寒湿所伤，身重腰冷，如坐水中，小便或涩或利，大便溏泄；或腰下重疼，两脚疼痛，腰膝或肿或不肿，小便利，反不渴者。

除湿汤

【来源】《是斋百一选方》卷三。

【组成】白术　白茯苓　苍术（米泔浸）　藿香叶（去土）　甘草　橘红　厚朴　半夏各一两　附子六钱（炮）　生姜二两

【用法】厚朴、半夏、生姜一处捣作饼子，焙干，同众药为粗末。每服三钱，水二大盏，加生姜十片，煎至一盏，不拘时候。

【主治】

1.《是斋百一选方》：一切中湿，自汗，淅淅恶风，翕翕发热，阳虚自汗，呼吸少气，风湿，风温，表实里虚，表虚里实，腠理开疏，气道壅塞，虚汗，盗汗，目黄身肿，小便不利，胸膈溢满，腰疼体痛，呕吐涎沫。

2.《证治准绳·类方》：寒湿所伤，身体重著，腰脚酸疼，大便溏泄，小便或涩或利，中湿，伤湿，疟。

苏橘大丸

【来源】《魏氏家藏方》卷五。

【别名】苏橘丸（《普济方》卷二十三）。

【组成】紫苏叶　陈皮（去瓤）　干生姜　人参（去芦）各一两半　白茯苓（去皮）　缩砂仁各一两　甘草半两（炒）（一方有白豆仁半两）

【用法】上为细末，炼蜜为丸，如弹子大。每服一丸，早晨温汤嚼下。

【主治】夏月多食生冷，湿气在内。

赤丸子

【来源】《魏氏家藏方》卷七。

【组成】天雄一对（慢火煨，取出洗净，切作骰子块，姜汁制，银铫内炒黄色）　川乌头（制法同前）　附子各三枚（重一两者，依前法制度）　干姜四两（切片，炒）

【用法】上为细末，入钟乳粉一两，神曲打糊为丸，如梧桐子大，用生朱砂为衣，阴干却晒。每服五十丸，空心、食前温酒送下。

【主治】脾湿虚寒。

羌活胜湿汤

【来源】《内外伤辨惑论》卷中。

【别名】通气防风汤（《医学发明》卷五）、通气防风散（《普济方》卷九十七）、胜湿汤（《医级》卷七）。

【组成】羌活　独活各一钱　藁本　防风　甘草（炙）　川芎各五分　蔓荆子三分

【用法】上锉，都作一服。水二盏，煎至一盏，空心食前去滓大温服。

【主治】

1.《内外伤辨惑论》：手太阳气郁而不行，肩背痛，不可回顾者；足太阳经不通行，脊痛项强，腰似折，项似拔。

2.《医方考》：外伤于湿，一身尽痛者。

3.《医宗必读》：邪在少阳、厥阴，卧而多惊。

4.《金匮翼》：风湿在表，脉浮身重，不能转侧，自汗或额上多汗。

【加减】如经中有寒湿，身重腰沉沉然，加酒洗汉防己五分，轻者附子五分，重者川乌五分。

【方论】

1.《医方考》：《经》曰：风胜湿。故用羌、防、藁、独、芎、蔓诸风药以治之，以风药而治湿，如卑湿之地，风行其上，不终日而湿去矣；又曰无窍不入，惟风为能。故凡关节之病，非风药不可。用甘草者，以风药悍燥，用以调之，此之谓有制之兵也。

2.《医方集解》：此足太阳药也。《经》曰：风能胜湿。如物之湿，风吹则干。羌、独、防、藁、芎、蔓皆风药也，湿气在表，六者辛温升散，又皆解表之药，使湿从汗出，则诸邪散矣。藁本专治太阳寒湿；荆、防善散太阳风湿；二活祛风胜湿，兼通关节；川芎能升厥阴清气，上治头痛；甘草助诸药辛甘发散为阳，气味甘平，发中有补也。

3.《张氏医通》：此治头项之湿，故用羌、防、芎、藁一派风药，以祛上盛之邪。然热虽上浮，湿本下著，所以复用独活透达少阴之经。其妙用尤在缓取微似之汗，故剂中加甘草，以缓诸药辛散之性，则湿著之邪，亦得从之缓去，无藉大开汗孔，急驱风邪之法，使肌腠馁弱无力，湿邪因之内缩，但风去而湿不去也。

4.《中国医药汇海·方剂部》：此为治在表之湿，故独用风药，关节利则湿除矣。且属外来之浅患，本不在健脾分消之例。但汪昂按中谓此汤虽名胜湿，实伤风头痛通用之方。后人不知汪氏之误，再误其意，每治伤风，投以此汤，而偾事者甚多。盖省风头痛有寒化、热化、湿化之别。头痛重晕，鼻塞舌白者，湿化也，当以此方为主。若头痛如劈，口干舌燥，身热自汗者，热化也，投此方反如火上加油，徒增病变。寒化者，必兼身重，腰中沉着，方乃有本方加酒洗防己、附子之例，此不可不注意也。故谓此方为治伤风头痛通用之方，未免太嫌浮泛，应改本方为治伤风头痛之湿化者，始不失古人立方之意，而始拍合胜湿之名称也。

5.《汤头歌诀详解》：羌活、独活、防风、藁本都是疏肌表、祛风湿之品，具有发汗镇痛的作用。川芎既能活血搜风，又可配合清利头目的蔓荆子制止头痛。上药配合起来，本来发汗的作用较强，但有了一味甘草缓和其辛散之性，便能使湿着之邪得微汗而解。凡是风湿在表，恶寒无汗，一身疼痛者，用之最为适合。如果身重而尤以腰部沉重较甚者，是寒湿较重的征象，可加防己二钱、附子八分（重者加制川乌五分）。

6.《医方发挥》：本方是风湿在表的常用方。风湿在表，法当祛风胜湿发汗解表。方中羌活辛温，散表寒，祛风湿，利关节，为治上焦风湿、太阳经主药；《医学启源》曰："羌活，治肢节疼痛，手足太阳本经风药也"。《雷公炮制药性解》曰："羌活气清属阳善行气分，舒而不敛，升而能沉，雄而善散，可发表邪，故入手太阳小肠，足太阳膀胱以理游风"。独活辛苦微温，祛风胜湿止痛，长于治下焦风湿痹证。《本草汇言》曰："独活，善行血分，祛风行湿散寒之药也"。《本草正》曰："独活，理下焦风湿，两足痛痹，湿痒拘挛"。二药合用，能散周身风湿，舒利关节而宣痹为主药；防风性味辛甘温，质柔润，祛风而不燥，既能祛风，又能祛湿镇痛。《本草汇言》曰："防风，散风寒湿痹之药也"。李东垣："防风，治一身尽痛，随所引而至，乃风药中润剂也"。藁本辛温，散风寒湿邪。张元素曰："藁本，乃太阳经风药，其气雄壮，寒气郁于本经头痛，必用之

药，巅顶痛，非此不能治"，二药辅羌独祛风胜湿更捷。川芎活血祛风止痛，蔓荆子专主头面风湿之邪而止头痛共为佐药。使以炙甘草调和诸药，辛甘发散为阳，气味甘平，发中有补。诸药配合，即能祛风除湿，又不伤正，为治风湿在表之良剂也。

7.《古今名方发微》：本方是治疗风湿在表，头身疼痛的常用方剂。盖湿邪为病，有内外之分。其外湿之证，每因人体正气不足，或淋雨涉水，或居住卑湿，正不胜邪，湿从外中所致。《素问·至真要大论》说："其在皮者，汗而发之"。是以风湿之邪搏于肌表经络之证，治疗必以汗解。但湿为阴邪，重浊有质，其性黏滞而难骤除。如大发其汗，则风去而湿仍留，病必不除。只有微发其汗，方可使风湿之邪得以并去。张仲景说："治风湿者，发其汗，但微微似欲汗出者，风湿俱去也"。本方即遵此旨而制。方中羌活、独活、防风、藁本、川芎、蔓荆子皆辛散之风药，以之组方是取"风能胜湿"之义。且川芎又为行气活血之佳品，盖风湿之邪袭表，阻滞经脉，必致气血运行不畅，行气活血则可促进病邪之祛除。古人云："治风先治血，血行风自灭"，盖即指此而言。尤妙在大队风药中，配伍一味甘草，取其甘缓之性，以制诸风药之辛散，使发汗而不致过汗。本方诸药合用，共奏发汗祛湿止痛之功。用治风湿在表之证，甚是合拍。故张路玉说："治湿在上在外者当微汗，羌活胜湿汤"。

【验案】功能性水肿 《浙江中医杂志》（1997，5：205）：用本方（羌活、独活、藁本、防风、川芎、蔓荆子、炙甘草）加味治疗功能性水肿25例。气虚加党参、炒白术；尿少加茯苓皮、泽泻、车前子、木通；食积加谷芽、麦芽、炒莱菔子、山楂；肾阳虚加巴戟天、仙灵脾。每日1剂。

一枝春

【来源】《增补内经拾遗》卷三引《经验良方》。

【组成】桂枝　薄荷　白芷　威灵仙各四钱

【用法】水一钟，酒一钟，煎八分，温服。

【主治】伤湿一身尽痛。

【方论】桂枝温能解表，故曰一枝春。

麻黄复煎散

【来源】《兰室秘藏》卷中。

【别名】麻黄复煎汤（《证治准绳·伤寒》卷二）。

【组成】白术 人参 生地黄 柴胡 防风各五分 羌活 黄柏各一钱 麻黄（去节，微捣，不令作末，水五大盏煎令沸，去沫，煎至二盏，入下项药再煎） 黄耆各二钱 甘草三钱 杏仁三个（去皮）

【用法】上锉，都作一服。入麻黄汤煎至一盏，临卧服之。勿令食饱，取渐次有汗则效。

【功用】发汗升阳。

【主治】风湿相博，下焦伏火而不得伸，阴室中汗出，懒语，四肢困倦无力，走注疼痛，躁热，一身尽痛。

红豆散

【来源】《兰室秘藏》卷下。

【组成】麻黄根（炒）五钱 苦丁香五分 羌活（炒） 连翘（炒）各三分 红豆十个

【用法】上为细末。搐鼻。

【主治】湿气在头，头重如山。

渗湿汤

【来源】《济生方》卷三。

【别名】胜湿汤（《东医宝鉴·杂病篇》卷三）。

【组成】白术二两 人参半两 干姜（炮） 白芍药 附子（炮，去皮脐） 白茯苓（去皮） 桂枝（不见火） 甘草（炙）各半两

【用法】上锉。每服四钱，以水一盏半，加生姜五片，大枣一枚，煎至八分，去滓温服，不拘时候。

【主治】坐卧湿地，或为雨露所袭，身重脚弱，关节重疼，发热恶寒，或多汗恶风，或腿膝浮肿，或小便不利，大便溏泄。

加剂除湿汤

【来源】《仁斋直指方论》卷三。

【组成】苍术（炒） 白术 甘草（炙）各一两 干姜（炮） 茯苓各二两 橘红 辣桂 厚朴（制）

各半两

【用法】上锉。每服三钱，加生姜、大枣，水煎服。

【主治】气虚伤湿，身重腰疼，四肢微冷，或呕逆，或溏泄。

对金饮子

【来源】《玉机微义》卷十二。

【组成】平胃散一两 桑白皮（炒）一两

【用法】上为末。每服二三钱，加生姜，水煎服。

【主治】脾胃受湿，腹胀，米谷不化，饮食不进，身体沉重，肢节酸疼，皮肤微肿。

除湿汤

【来源】《普济方》卷一一八。

【组成】平胃散加半夏曲（炒） 藿香 白茯苓 白术各等分 （一方去白术，用赤茯苓）

【用法】用水二盏，加生姜、大枣，水煎服。

【主治】

1.《普济方》：寒湿所伤，身体重着，腰脚酸痛，大便溏泄，小便涩闭。

2.《增补内经拾遗》：大病后，及疟痢疮疥后，脾土虚弱，一身之间，惟面与双足浮肿，早起则面甚，晚来则足甚。

3.《张氏医通》：湿热痞满不食。

4.《医略六书》：脾虚停湿，腰脚肿重，泄泻溺涩，脉缓者。

5.《金匮翼》：坐卧卑湿，或冒雨露，或著湿衣而伤湿，发热恶寒，身重自汗，骨节疼痛，腰脚痹冷。

6.《中国医学大辞典》：伤食兼湿。

【方论】《医略六书》：湿滞伤脾不能健运，而湿流关节，气闭不行，故腰脚肿重，泄泻溺涩焉，苍术燥湿强脾，厚朴散滞消肿，陈皮理气和中，藿香温中快胃，白术燥脾湿以健中，半夏理脾湿以醒胃，茯苓渗脾湿，甘草缓中州，生姜以温散寒湿也，使湿散脾强，则肿退泻除，而小便亦利矣。此除湿健中之剂，为湿滞伤脾肿泻之专方。

圣散子

【来源】《普济方》卷二〇九。

【组成】御米壳五两（捣碎，醋炙黄色） 甘草（炙黄） 赤石脂 乌鱼骨（去皮） 肉豆蔻（面包煨去面） 拣丁香 诃子皮 干姜（炮）各二两

【用法】上为末。每服先用水一盏，入乳香少许，煎七分，调药末二钱，食前和滓热服。

【功用】固养脾胃，温中止腹痛。

【主治】男妇脾胃受湿，中脘停寒，吃物频伤，心胸满闷，胁肋膨胀，肠鸣虚痞，小腹坚痛，脐下强急；或大便不调，水谷迟化，里急后重，下痢脓血，或五色，或便如鱼脑，或如豆汁，或有鲜血，或如烂肉，日夜无度，久不愈，嗜卧怠惰，虚瘦，肢体沉重，寒热时作。

导滞通经汤

【来源】《外科发挥》卷三。

【组成】五苓散去猪苓、官桂，加木香、陈皮

【用法】每服三钱，滚汤调下。

【主治】脾经湿热，壅遏不通，面目手足作痛。

苍术膏

【来源】《活人心统》。

【组成】鲜白苍术二十斤（浸，去粗皮，洗净，晒干，锉碎，用米泔浸一宿，洗净）

【用法】用溪水一担，大锅入药，以慢火煎半干，去滓，再入石楠叶三片，用靴刷刷出红衣，用楮实子一斤，川当归半斤，甘草四两，切，研，同煎黄色，用麻布滤去滓，再煎如稀粥，方入好白蜜三斤，同煎成膏。每服三五钱，用好酒空心、食远调下。不饮酒，用米汤；有肿气，用白汤；呕吐，用姜汤。

【主治】脾经湿气，少食，湿肿，四肢无力，伤食，酒色过度，劳逸有伤，骨热。

除湿汤

【来源】《古今医统大全》卷八十八。

【组成】人参 白术 苍术 茯苓 半夏 厚朴（姜炒） 陈皮 藿香 大腹皮（洗） 甘草（炙）各等分

【用法】上锉。水煎服，不拘时候。

【功用】《冯氏锦囊秘录》：助脾祛湿。

【主治】小儿寒湿所伤，手足软弱，不能抬举疼痛，吐泻。

加味胃苓半夏汤

【来源】《医便》卷二。

【组成】陈皮八分 白术 半夏 茯苓各一钱 酒芩 羌活各八分 苍术一钱 甘草四分

【用法】加生姜三片，水煎服。

【主治】诸湿。

【加减】湿在上，倍苍术；湿在下，加升麻八分；内湿，加猪苓、泽泻各一钱，桂少许；中焦湿与痛，有实热者，加黄连、木通各一钱；肥白人因湿沉困怠惰，是气虚，加人参、黄耆各一钱，倍白术；黑瘦人沉困怠惰，是湿热，加黄芩、酒炒白芍药各一钱。

五苓散加附子苍术木瓜汤

【来源】《保命歌括》卷四。

【组成】五苓散 附子 苍术 木瓜

【主治】寒湿，小便自利，大便泄泻，身重自汗。

加味二陈汤

【来源】《仁术便览》卷一。

【组成】陈皮 半夏 茯苓 甘草 酒芩 羌活 苍术

【用法】用水二钟，加生姜三片，水煎服。

【主治】诸湿。

【加减】湿在上部，加苍术；在下，加升麻；内湿，加猪苓、泽泻；中焦湿与痛热，加黄连，有实者亦用之；肥白人因湿沉困倦怠是气虚，加苍术、白术；黑瘦人沉困倦怠是湿热，加黄芩、白术、芍药。

湿郁汤

【来源】《证治准绳·类方》卷二。

【组成】苍术三钱 白术 香附 橘红 厚朴（姜汁炒） 半夏（制） 白茯苓 抚芎 羌活 独活各一钱 甘草五分

【用法】上加生姜五片，水煎服。

【主治】因雨露所袭，或岚气所侵，或坐卧湿地，或汗出衣衫，皆为湿郁，其状身重而痛，倦怠嗜卧，遇阴寒则发，脉沉而细缓者。

赤苍饮

【来源】《证治准绳·幼科》卷七。

【别名】赤苍散（《中国医学大辞典》）。

【组成】赤茯苓（去皮） 苍术（去粗皮，米泔水浸一宿，滤干，锉片，炒微黄）各一两半 枳壳（制）一两 藿香（和根） 半夏（汤煮透，锉，焙干） 净香附 紫苏叶（和梗） 厚朴（去粗皮，姜汁炙香熟） 陈皮（去白）各七钱半 甘草（炙）一两二钱

【用法】上锉。每服二钱，水一盏，加生姜二片，煎七分，不拘时候温服。

【主治】脾胃因虚受湿，面貌浮黄或遍身作肿，饮食减少，气不升降，小便赤色，肚膨胀，咳嗽有痰及肿。

羌活胜湿汤

【来源】《寿世保元》卷二。

【组成】羌活 独活各一钱 藁本 防风各五分 蔓荆子二分 川芎二分 甘草五分 白术一钱 防己一钱 黄耆一钱

【用法】上锉一剂。加生姜、水煎服。

【主治】脾胃受湿，身重倦怠好卧，背脊痛，项强似折，顶似拔，上冲头痛，及足太阳经不行。

【加减】如经中有湿热而见身重，腰沉沉然，加黄柏一钱，大附子五分，苍术二钱。

调脾汤

【来源】《丹台玉案》卷三。

【组成】白术 陈皮 苍术 木通各一钱 黄芩 砂仁 人参 川芎各一钱二分 黄柏 甘草各八分

【用法】水煎，食前服。

【主治】湿伤，面黄倦甚，足痿口苦，脉散而大者。

羌活胜湿汤

【来源】《症因脉治》卷三。

【组成】羌活 苍术 防风 白术 泽泻 白茯苓 广皮 甘草

【主治】寒湿伤于太阳，筋挛，左脉浮紧者。

天麻汤

【来源】《证治宝鉴》卷十一。

【组成】天麻 黄耆 甘草 人参 茯苓 桂 续断 萆薢 升麻 羌活 巴戟 牛膝 苍术

【主治】经络中有湿，身重，脉沉，挟虚，遇阴天或久坐湿地而发者。

发机汤

【来源】《石室秘录》卷一。

【组成】人参一钱 黄耆三钱 当归一钱 白芍三钱 茯苓三钱 薏仁五钱 白术五钱 半夏一钱 陈皮五分 肉桂三分

【用法】水煎服。

【主治】湿气浸之，双脚麻木，不能履地，两手不能持物者。

引水散

【来源】《石室秘录》卷三。

【组成】白术三钱 泽泻三钱 猪苓三钱 肉桂五分 茯苓五钱 车前子一钱 半夏一钱

【用法】水煎服。

【主治】伤湿初起之时，恶湿身重，足肿，小便短赤。

平胃散

【来源】《嵩崖尊生全书》卷八。
【组成】苍术 厚朴 陈皮 甘草 白术 防风
【主治】湿盛体重，或泻，多寐。

五苓散

【来源】《嵩崖尊生全书》卷十一。
【组成】泽泻 猪苓 苍术 茯苓 肉桂 防风 升麻 陈皮
【主治】伤湿小水赤，大便泻。

加味柴胡汤

【来源】《医学传灯》卷上。
【组成】柴胡 黄芩 甘草 花粉 白芍 麦冬 山栀 大黄
【主治】伤于湿，湿热上壅，阳气不能下通于阴，身热足寒，时头热面赤。

藿香正气汤

【来源】《重订通俗伤寒论》。
【组成】杜藿梗三钱 薄川朴一钱半 新会皮二钱 白芷二钱 嫩苏梗一钱半 姜半夏三钱 浙苓皮四钱 春砂仁八分（分冲）
【功用】温中化浊。
【主治】湿滞挟秽。
【方论】秀按：吾绍地居卑湿，时值夏秋，湿证居十之七八，地多秽浊，人多恣食生冷油腻，故上吸秽气，中停食滞者甚多。方以藿、朴、二陈温中为君；臣以白芷、砂仁芳香辟秽；佐以苏梗、苓皮辛淡化湿。合而为温化芳淡，湿滞挟秽之良方。惟温热暑燥，不挟寒湿者，不可妄用。

防风葛根石膏汤

【来源】《伤寒大白》卷二。
【组成】防风 干葛 知母 石膏 甘草
【主治】阳明风湿身重。

羌活神术汤

【来源】《伤寒大白》卷二。
【组成】羌活 苍术 石膏 防风 天麻
【主治】太阳风湿，发热眩晕。
【加减】兼阳明，加干葛、白芷；兼少阳，加柴胡、川芎；兼饱闷恶心，加半夏、神曲。

调中益气汤

【来源】《医略六书》卷二十。
【组成】人参一钱半 黄芪（蜜炙）三钱 白术（炒）一钱半 苍术（炒）一钱 当归二钱 白芷一钱 升麻五分 柴胡五分 陈皮一钱半 甘草五分
【用法】水煎去滓，温服。
【主治】中虚湿伏，抑遏清阳，恶寒终日不罢，脉缓弱者。
【方论】劳伤中气，湿遏清阳，营气不能分布，故恶寒终日不罢。人参、黄芪扶元，补中气；苍术、白术燥湿健脾阳；甘草缓中和胃；当归养血益营；升麻、柴胡升九天之阳；陈皮、白芷调中气以疏湿郁。俾气壮脾强，则清气上升，而营运有权，湿邪自化，恶寒无不自止。此调中升阳之剂，为湿伏阳陷恶寒之专方。

升湿汤

【来源】《脉症正宗》卷一。
【组成】羌活八分 独活一钱 防风八分 荆芥八分 苍术一钱 木瓜一钱 防己八分 猪苓八分
【主治】外湿。

澄清散

【来源】《类证活人方》卷四。
【组成】瓜蒂二钱 母丁香二钱 黍米三钱 赤小豆三钱 醋炒大黄一两
【用法】上为极细末。每夜以一分，吹两鼻孔内，复睡，当时以涕泪横泗，次日以二便顺利，则湿热自消。不效再吹。
【主治】外感、内伤有余之湿热为病，上则头重鼻塞，时流浊涕，下则二便短涩，黄赤不利。

木防己汤

【来源】《扫叶庄医案》卷三。

【组成】木防己　桂枝木　大豆黄卷　茯皮　天花粉　菖蒲汁

【主治】新沐湿聚经脉，病在气分，状似风温，寒战大热，头痛鼻塞，胁肋痛不可转侧，自利稀水，热渴欲饮水，目黄上视，手肢发痉，舌苔白，齿板燥，胸中隐隐痛。

胜湿汤

【来源】《杂病源流犀烛》卷七。

【组成】苍术　厚朴　半夏各钱半　藿香　陈皮各七分半　甘草五分　生姜七片　大枣二枚

【主治】

1.《杂病源流犀烛》：湿邪。胃家湿滞多唾。

2.《类证治裁》：湿邪搏阳，汗出头额。

四加减正气散

【来源】《温病条辨》卷二。

【组成】藿香梗三钱　厚朴二钱　茯苓三钱　广皮一钱五分　草果一钱　楂肉（炒）五钱　神曲二钱

【用法】水五杯，煮取二杯，渣再煮一杯，三次服。

【主治】秽湿着里，邪阻气分，舌白滑，脉右缓。

四苓加木瓜厚朴草果汤

【来源】《温病条辨》卷二。

【组成】生于白术三钱　猪苓一钱五分　泽泻一钱五分　赤苓块五钱　木瓜一钱　厚朴一钱　草果八分　半夏三钱

【用法】水八杯，煮取八分三杯，分三次服。

【主治】足太阴寒湿，四肢乍冷，自利，目黄，舌白滑，甚则灰，神倦不语，邪阻脾窍，舌謇语重。

【加减】阳素虚者，加附子二钱。

【方论】湿以下行为顺，故以四苓散驱湿下行；加

木瓜以平木，治其所不胜也；厚朴以温中行滞；草果温太阴独胜之寒，芳香而达窍，补火以生土，驱浊以生清也。

安肾汤

【来源】《温病条辨》卷三。

【组成】鹿茸三钱　葫芦巴三钱　补骨脂三钱　韭子一钱　大茴香二钱　附子二钱　茅术二钱　茯苓三钱　菟丝子三钱

【用法】水八杯，煮取三杯，分三次服。久病恶汤者，可用二十分作丸。

　　本方改为丸剂，名"安肾丸"（原书同卷）。

【主治】湿久脾阳消乏，肾阳亦惫者。

【加减】大便溏者，加赤石脂。

【方论】凡肾阳惫者，必补督脉，故以鹿茸为君，附子、韭子等补肾中真阳；但以苓术二味，渗湿而补脾阳，釜底增薪法也。其曰安肾者，肾以阳为体，体立而用安矣。

调理益气汤

【来源】《古方汇精》卷一。

【组成】黄耆（蜜水炙）党参各一钱五分（焙）炒苍术一钱　橘红五分　木香（煨）柴胡　升麻各四分　白蔻肉　炙甘草各三分

【用法】引加姜皮一分，小红枣三个，空心服。

【主治】湿热所伤，体重烦闷，口失滋味，或痰嗽稠粘，寒热不调，体倦少食，脾虚泄泻；兼治虚人疟痢。

加味神术汤

【来源】《医醇賸义》卷一。

【组成】白术一钱　茅术一钱　当归一钱五分　茯苓二钱　苡仁四钱　厚朴一钱　砂仁一钱　半夏曲三钱（炒）佩兰叶一钱　川牛膝一钱五分　荷叶一角　生姜二片

【主治】伤湿，四肢倦怠，食少胸痞。

除湿膏

【来源】《理瀹骈文》。

【组成】羌活 草乌 苍术 防风 黄柏 灵仙 甘遂 大戟 葶苈 半夏 川芎 厚朴 槟榔 泽泻 白芥子 赤苓各二两 黑丑（煅） 白术 蓖麻仁 赤芍 乳香 没药 黄芩 陈皮 皂角 栀子 生姜各一两 或加大黄 黄连

【用法】油熬，黄丹收，滑石四两，松香六两，搅。内症贴脐，外症贴患处。

【主治】通治湿热。

元滑苓甘散

【来源】《医学金针》卷二。

【组成】元明粉 滑石 茯苓 甘草各等分

【用法】上为末。大麦粥汁和服一汤匙，一日三次。

【主治】湿邪壅遏，便涩烦躁。

茯苓橘皮杏仁汤

【来源】《医学摘粹》。

【组成】茯苓三钱 半夏三钱 杏仁三钱 百合三钱 橘皮三钱 生姜三钱

【用法】水煎半杯，热服。

【主治】湿旺气郁，声音不亮者。

藁本苍耳散

【来源】《镐京直指医方》。

【组成】藁本一钱五分 苍耳子二钱 白蒺藜三钱 秦艽一钱五分 川芎一钱 蝉蜕一钱 羌活一钱五分 防风一钱五分 石菖蒲一钱 香白芷一钱

【功用】宣窍清湿。

【主治】湿淫上蒸，首如裹，头重，耳目如蒙。

调中清热化湿膏

【来源】《慈禧光绪医方选议》。

【组成】云茯苓六钱（研） 广皮三钱 焦茅术三钱 藿梗三钱 紫厚朴二钱（炙） 腹皮三钱 酒连炭二钱（研） 条芩三钱（酒炒） 白蔻仁三钱（研） 香附四钱（炙） 生杭芍12克 泽泻12克

【用法】共以水煎透，去滓，再熬浓汁，少兑炼蜜为膏。每服一匙，白开水冲服。

【功用】调中清热化湿。

【主治】湿滞脾胃兼有里热之证。

十九、暑 温

暑温，是夏季感受暑热病邪引起，初起以阳明胃热证候为主的急性外感热病。暑温发病急骤，初起即见壮热、汗多、烦渴、面赤、脉洪大等阳明气分热盛证候。本病传变迅速，病情较重，临床上易出现闭窍动风和津气欲脱等重证。《素问·热论》曰："凡病伤寒而成温者，先夏至日者为病温，后夏至日者为病暑。"《素问·生气通天论》曰："因于暑，汗，烦则喘喝，静则多言，体若燔炭，汗出而散"。《金匮要略·痉湿暍病脉证治》曰："太阳中热者，暍是也。汗出恶寒，身热而渴者，白虎加人参汤主之"，实是暑病证治的最早记载。明代张景岳则以受寒受热分阴暑和阳暑，《景岳全书》："阴暑者，因暑而受寒者也"，"阳暑者，乃因暑而受热者也"。叶天士在《幼科要略》中更明确指出"夏暑发自阳明"及"暑必兼湿"的见解，突出了暑病的病理特点。吴鞠通认为热与湿搏而为暑，且将暑病之偏热者另立名为"暑温。"《温病条辨》曰："暑温者，正夏之时，暑病之偏于热者也"。并描述暑温的临床症状"形似伤寒，但右脉洪大而数，左脉反小于右，口渴甚，面赤，汗大出者名曰暑温。"至此，确立了暑温的病名。

本病成因，多为人体正气不足，感受暑热病邪而致病。夏令天气炎热，人若汗泄过多，津气耗伤或因劳倦过度，正气亏乏，机体抗御外邪能力低下，暑热病邪乘虚侵入人体而发病。正如王安道所说："暑热者，夏之令也，大行于天地之间，人或劳倦，或饥饿，元气亏乏，不足以御天令之亢热，于是受伤而为病"。

暑为火热之邪，故清暑泄热为本病的基本治法。根据病机变化及证候表现，初起暑入阳明气分，治宜辛寒清气，涤暑泄热；如暑热损伤津气，则宜甘寒之剂以清热生津；如暑热已解而津气大伤，又当用甘酸之品以益气生津，酸苦之品以泄热生津。叶天士引张凤逵所说："暑病首用辛凉，继用甘寒，再用酸泄酸敛"，概括了暑温邪在气分阶段不同证型的治疗大法。若暑热化火，生痰生风，内传营血，闭阻心包，引动肝风，则须根据病情分别采用清营凉血，化痰开窍，凉肝熄风等法。后期余邪未净，气阴未复，治以益气养阴，清泄余热。至于王伦《明医杂著》中说："治暑之法，清心利小便最好"，乃针对暑邪的性质和病理特点而确定的治疗原则，其目的就是清心涤暑，并引导心火下行，使暑热有外出之径。

辟暑丹

【来源】《太平圣惠方》卷九十四。

【组成】雄黄　白石脂　曲滩中石　磁石　丹砂各等分

《遵生八笺》有人乳，无曲滩中石。

【用法】各研细末，水飞过，候干，同研令匀，以炼成白松脂和丸，如梧桐子大。每服五丸，每日空心以温水送下。服六十日后，夏月可以衣裳。

【功用】避暑。

半夏解毒汤

【来源】《校注妇人良方》卷七。

【组成】黄柏（炒）　黄芩（炒）　山栀子（炒）　半夏各等分

【用法】每服五钱，水煎服。

【主治】一切暑热毒，五心烦躁，口舌咽干。

加味五苓汤

【来源】《摄生众妙方》卷五。

【组成】猪苓七分　泽泻七分　白术五分　赤茯苓一钱　天花粉二钱　干葛一钱　香薷　黄连　甘草各等分

【用法】用水一钟半，加生姜三片，煎至七分，温服。

【主治】暑热伤中，口渴身热。

【加减】泄极，加升麻、黄芩、石膏；如热极，加石膏、知母；痛，加炒芍药五钱、桂三分；寒痛，亦如此。

薷藿汤

【来源】《医学入门》卷八。

【组成】香薷散合藿香正气散

【用法】《医部全录》：上锉，加生姜、大枣，水煎服。

【主治】夏月感冒暑邪。

三黄石膏汤

【来源】《证治准绳·类方》卷一。

【组成】黄连二钱　黄柏　山栀　玄参各一钱　黄芩　知母各一钱五分　石膏三钱　甘草七分

【用法】水煎服。

【主治】《证治准绳·杂病》：暑毒深入，结热在里，谵语烦渴，不欲近衣，大便秘结，小便赤涩。

归葛饮

【来源】《景岳全书》卷五十一。

【别名】归葛煎（《医级》卷七）。

【组成】当归三五钱　干葛二三钱

【用法】水二钟，煎一钟，以冷水浸凉，徐徐服之。得汗即解。

【主治】阳明温暑时证，大热大渴，津液枯涸，阴虚不能作汗。

小半夏加茯苓汤再加厚朴杏仁方

【来源】《温病条辨》卷一。

【组成】半夏八钱　茯苓块六钱　厚朴三钱　生姜五钱　杏仁三钱

【用法】甘澜水八杯，煮取三杯，温服，一日三次。

【主治】两太阴暑温，咳嗽，声重浊，痰多不甚渴，渴不多饮者。

【方论】此暑温而兼水饮者也。故以小半夏加茯苓汤，蠲饮和中；再加厚朴、杏仁，利肺泻湿，预夺其喘满之路；水用甘澜，取其走而不守也。

清络饮

【来源】《温病条辨》卷一。

【组成】鲜荷叶边二钱　鲜银花二钱　西瓜翠衣二钱　鲜扁豆花一枝　丝瓜皮二钱　鲜竹叶心二钱

【用法】上以水二杯，煮取一杯，每日二次。

【主治】手太阴暑温，发汗后，暑证悉减，但头微胀，目不了了，余邪不解者。

清营汤

【来源】《温病条辨》卷一。

【组成】犀角三钱　生地五钱　元参三钱　竹叶心一钱　麦冬三钱　丹参二钱　黄连一钱五分　银花三钱　连翘二钱（连心用）

【用法】上以水八杯，煮取三杯，每日三服。

【功用】《方剂学》：清营解毒，透热养阴。

【主治】

　　1.《温病条辨》：暑温，邪入手厥阴，脉虚，夜寐不安，烦渴舌赤，时有谵语，目常开不闭，或喜闭不开及阳明温病，邪在血分，舌黄燥，肉色绛，不渴者。

　　2.《方剂学》：邪热初入营分，身热夜甚，口渴或不渴，时有谵语，心烦不眠，或斑疹隐隐，舌绛而干，脉象细数。

【验案】暑温　《吴鞠通医案》：温邪入心包络，神昏痉厥，极重之症。连翘9g，生石膏18g，麦冬（连心）15g，银花15g，细生地15g，知母6g，丹皮9g，生甘草4.5g，竹叶6g。夜服2帖，明早1帖，再服紫雪丹12g。

清络饮加甘桔甜杏仁麦冬汤
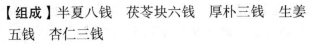

【来源】《温病条辨》卷一。

【组成】清络饮　甘草一钱　桔梗二钱　甜杏仁二钱　麦冬三钱

【主治】手太阴暑温，但咳无痰，咳声清高者。

【方论】咳而无痰，偏于火而兼湿，用清络饮清肺络中无形之热，加甘、桔开提，甜杏仁利肺而不伤气，麦冬、知母保肺阴而制火也。

新加香薷饮

【来源】《温病条辨》卷一。

【组成】香薷二钱　银花三钱　鲜扁豆花三钱　厚朴二钱　连翘二钱

【用法】上以水五杯，煮取二杯，先服一杯，得汗止后服，不汗再服，服尽不汗，再作服。

【主治】手太阴暑温，形如伤寒，右脉洪大，左手反小，面赤口渴，但汗不出者。

三石汤

【来源】《温病条辨》卷二。

【组成】飞滑石三钱　生石膏五钱　寒水石三钱　杏仁三钱　竹茹（炒）二钱　银花三钱（花露更妙）　金汁一酒杯（冲）　白通草二钱

【用法】水五杯，煮成二杯，分二次温服。

【功用】

　　1.《温病条辨》：辛凉清热，芳香败毒化浊。

　　2.《温病学》：清热利湿，宣通三焦。

【主治】

　　1.《温病条辨》：暑温蔓延三焦，舌滑微黄，邪在气分者。

　　2.《温病学》：身热，面赤耳聋，胸闷脘痞，下利稀水，小便短赤，咳痰带血，不甚渴饮，舌红赤。

【方论】

　　1.《温病条辨》：三石，紫雪丹中之君药，取其清热退暑利窍，兼走肺胃者也；杏仁、通草为宣气分之用，且通草直达膀胱，杏仁直达大肠；竹茹以通脉络；金汁、银花败暑中之热毒。

　　2.《温病学》：本证属暑湿弥漫三焦，故予三石汤清宣上中下三焦暑湿之邪。方中以杏仁宣开上焦肺气，气化则暑湿易化；石膏、竹茹清泄中焦邪热；滑石、寒水石、通草清利下焦湿热；另用银花、金汁涤暑解毒。全方重在清暑泄热，兼以利湿。

小陷胸加枳实汤

【来源】《温病条辨》卷二。

【组成】黄连二钱　栝楼三钱　枳实二钱　半夏五钱

【用法】急流水五杯，煮取二杯，分二次服。

【主治】阳明暑温，水结在胸，脉洪滑，面赤身热头晕，不恶寒，但恶热，舌上黄滑苔，渴欲凉饮，饮不解渴，得水则呕，按之胸下痛，小便短，大便闭。

【方论】暑兼湿热，热甚则渴，引水求救，湿郁中焦，水不下行，反而上逆则呕；胃气不降，则大便闭。故以黄连、栝楼，清在里之热痰，半夏除水痰而强胃；加枳实者，取其苦辛通降，开幽门而引水下行也。

半夏泻心汤去干姜甘草加枳实杏仁方

【来源】《温病条辨》卷二。

【组成】半夏一两　黄连二钱　黄芩三钱　枳实二钱　杏仁三钱

【用法】水八杯，煮取三杯，分三次服。

【主治】阳明暑温，脉滑数，不食不饥不便，浊痰凝聚，心下痞者。

【方论】半夏、枳实开气分之湿结；黄连、黄芩开气分之热结；杏仁开肺与大肠之气痹。暑中热甚，故去干姜。非伤寒误下之虚痞，故去人参、甘草、大枣，且畏其助湿作满也。

加味清宫汤

【来源】《温病条辨》卷二。

【组成】清宫汤加知母三钱　银花二钱

【用法】竹沥五茶匙冲入服。

【主治】暑温漫延三焦，邪气久留，舌绛苔少，热搏血分者。

【方论】此苦辛寒法也。知母泻阳明独胜之热，而保肺清金；银花败毒而清络；竹沥除胸中大热，止烦闷消渴；合清宫汤为暑延三焦血分之治也。

杏仁滑石汤

【来源】《温病条辨》卷二。

【组成】杏仁三钱　滑石三钱　黄芩二钱　橘红一钱五分　黄连一钱　郁金二钱　通草一钱　厚朴二钱　半夏三钱

【用法】水八杯，煮取三杯，分三次服。

【主治】暑温伏暑，三焦均受，舌灰白，胸痞闷，潮热，呕恶，烦渴，自利，汗出溺短者。

【方论】热处湿中，湿蕴生热，湿热交混，非偏寒偏热可治，故以杏仁、滑石、通草先宣肺气，由肺而达膀胱以利湿；厚朴苦温而泻湿满；芩、连清里而止湿热之利；郁金芳香走窍而开闭结；橘、半强胃而宣湿化痰，以止呕恶，俾三焦湿处之邪，各得分解矣。

三才汤

【来源】《温病条辨》卷三。

【组成】人参三钱　天冬二钱　干地黄五钱

【用法】水五杯，浓煎两杯，分二次温服。

【主治】暑邪久热，寝不安，食不甘，神识不清，阴液元气两伤者。

【方论】凡热病久入下焦，消烁真阴，必以复阴为主。其或元气亦伤，又必兼护其阳。三才汤两复阴阳，而偏于复阴为多者也。

【加减】欲复阴者，加麦冬、五味子；欲复阳者，加茯苓、炙甘草。

正气太平丸

【来源】《慈航集》卷上。

【组成】当归三十两（酒炒）　白芍三十两（酒炒）　枳实二十两（麸炒）　薄荷十五两（微焙）　广藿香三十两（酒炒）　青皮二十两（炒）　紫苏二十两（微炒）　甘草五两（生炒）　厚朴二十两（姜汁炒）　山楂三十两（炒）　麦芽三十两（炒）　槟榔二十两（炒）　草

蔻仁三十两（炒） 制半夏二十两（姜汁炒） 神曲三十两（炒） 柴胡十二两（炒） 莱菔子三十两（炒） 山栀二十两（姜汁炒） 黄芩十二两（酒炒） 制军十二两（酒炒） 车前子二十两（盐水炒） 木通十五两（炒）

【用法】以上药如法炮制，各研净细末分两，炼蜜为丸，每颗重四钱。大人一丸，小儿半丸，照后汤头煎汤送服。感冒伤风，头痛恶寒发烧，遍身骨节疼痛，用煨姜三钱，葱头三枚煎汤化服一丸，盖暖出汗即愈；霍乱吐泻，用煨姜三钱，灶心土三钱，煎汤化服一丸；疟疾，用煨姜三钱，大枣三枚，煎汤化服一丸，在疟未来之前早一时服；红痢，用金银花三钱，炒地榆炭二钱，腹痛加广木香一钱五分，煎汤化服一丸；白痢，用大枣三枚，煨姜二钱，红砂糖三钱，煎汤化服一丸；瘟疫，用薄荷八分，赤饭豆五钱，炒柴胡五分，煎汤化服一丸；斑疹，用玄参五钱，知母二钱，炒升麻一钱，煎汤化服一丸；孕妇，用当归五钱，炒黄芩八分，砂仁一钱五分，煎汤化服一丸；产后，用当归八钱，炮姜八钱，益母草三钱，煎汤化服一丸。

【主治】夏秋感受寒暑，伤风头痛，恶寒发烧，遍身骨节疼痛，霍乱吐泻，瘟疫疟痢，时毒斑疹，四时不正之气。

三解汤

【来源】《医醇剩义》卷一。

【组成】黄连五分 黄芩一钱 大黄四钱 栀子一钱五分 花粉二钱 连翘一钱五分 半夏一钱 茯苓二钱 木通一钱 泽泻一钱五分 青荷梗一尺

【功用】急下存阴，三焦通治。

【主治】暑湿气合，郁为大热，五心烦躁，坐卧不安，渴饮胸痞。

加味白虎汤

【来源】《医醇剩义》卷一。

【组成】石膏五钱 知母一钱 人参一钱 茯苓二钱 山药三钱 麦冬二钱 石斛三钱 甘草四分 粳米一合（煎汤代水）

【主治】伤暑，汗多体倦，渴而引饮，心烦脉虚。

清暑益气汤

【来源】方出《温热经纬》卷四，名见《中医方剂学讲义》。

【组成】西洋参 石斛 麦冬 黄连 竹叶 荷秆 知母 甘草 粳米 西瓜翠衣

【功用】清暑热，益元气。

【主治】

1.《温热经纬》：湿热证，湿热伤气，四肢困倦，精神减少，身热气高，心烦溺黄，口渴自汗，脉虚者。

2.《方剂学讲义》：暑热伤气，汗多烦渴，脉大而虚。

【方论】

1.《中医方剂学讲义》：方中黄连、竹叶、荷梗、西瓜翠衣清热解暑，西洋参、麦冬、石斛、知母、粳米、甘草益气生津，合而用之，具有清暑热、益元气之功，方名清暑益气汤，即本于此。

2.《新编中医方剂学》张洁古说：肺主气，夏日火热灼金，则肺受伤而气虚。可见暑热是最易伤气的。实热蕴于气分，则见白虎汤证；暑热伤气，则见汗多烦渴，脉大而虚。此与白虎证类似，所不同者，白虎证系邪热蕴于气分；此证系暑热蕴于气分。暑气通心，故用黄连泻心经之热以治其本而为主。西瓜翠衣、荷梗清热祛暑以为辅。暑易耗气伤阴，方中西洋参、粳米、甘草益气；麦冬、石斛、知母养阴，共为兼治。竹叶清热利水，使暑热自小便而去，可为引和。

3.《历代名医良方注释》：暑为阳邪，当升当散，热蒸外越，则腠理开而多汗；汗泄过多，耗气伤津，则见口渴心烦，体倦少气，脉虚数等症。治疗上应清暑退热，益气生津并进。故方中西瓜翠衣、荷梗、黄连、知母、竹叶清暑退热；西洋参、石斛、麦冬、粳米、甘草益气生津。方名清暑益气汤，其意在此。以治疗暑热病气津两伤者为宜，若温而挟湿，呕恶吐泻者忌用。

4.《医方发挥》：本方所治乃暑热耗气伤津之证。张元素说：肺主气，夏热火盛灼金，则肺受伤而气虚。所以，治疗暑热伤气者，不仅要清其暑热，而且还须益气生津。故本方药大略可分为两部分，一组清热涤暑，一组益气生津。方中以西瓜翠衣、知母、荷梗、淡竹叶、黄连清热涤暑；以西洋参、麦门冬、石斛、甘草、粳米益气生津；西瓜翠衣甘凉，清透暑热，止渴又利小便，西洋参甘微苦凉，益气生津止渴，性凉而补，共为主药；荷梗清热解暑，通气行水，泻火清心，石斛甘淡，清热养阴，益气除热，麦门冬甘寒，养阴润肺，益胃生津，三药共奏清热解暑，养阴生津之功，为辅药；黄连苦寒，其功专于泻火，以助清热祛暑之力，知母苦寒质润，滋阴泻火，竹叶甘淡寒，清热除烦，三药合用专于清热除烦，为佐药；甘草、粳米益胃和中，为使药；诸药合用，具有清暑益气，养阴生津之功。

加减香薷饮

【来源】《医学探骊集》卷三。

【组成】香薷四钱　姜厚朴三钱　毛苍术五钱　陈皮四钱　广缩砂三钱　云茯苓四钱　人参二钱　生姜六钱（切片）　甘草二钱

【用法】水煎，温服。若呕吐，并宜用锋针刺尺泽紫脉出血。

【主治】伤暑脉象虚大，身热自汗，困倦懒言者。

【加减】若身热太甚，加葛根八钱；若呕吐，加伏龙肝六钱；若泄泻，加木通三钱，车前子四钱（炒）。

救阴逐暑饮

【来源】《秋疟指南》卷二。

【组成】大黄三钱　麦冬三钱半　淡竹叶一钱半　生山栀二钱　条芩四钱　云连八分　滑石三钱　杏仁一钱半　花粉二钱　青蒿四分　连翘一钱半　元参三钱　玄明粉一钱

【用法】用水二碗，煎至一碗服之。

【主治】暑湿，浑身壮热，头痛口渴，舌苔焦黄，大便秘结，溲溺赤涩，或兼腰痛，或腹中饱滞而欲呕，甚则神昏谵语，舌苔焦黑，昼夜不已。

普济解疫丹

【来源】《丁甘仁家传珍方集》。

【组成】鲜生地一两八钱（捣汁）　淡豆豉八钱　板兰根一两　天花粉四钱　金银花一两六钱　红紫草四钱　粪清（即金汁）一两　京玄参七钱　连翘一两　犀角二钱

【用法】诸药生晒为末，切忌火炒，研细，以犀角、地黄汁、粪清，和捣泛丸，切勿加蜜。每服三钱，开水送服，日二服，或用茶代。

【主治】温邪、温热、暑温、湿温，时疫，邪在气分，发热倦怠，胸闷腹胀，肢疲咽肿，斑疹身黄，颐肿口渴，溺赤便闭，吐泻疟痢，淋浊疮疡舌苔淡白，或厚腻，或干黄。

金银花露

【来源】《中药成方配本》。

【别名】忍冬花露（《全国中药成药处方集》武汉方）

【组成】山银花一斤

【用法】用蒸气蒸馏法，每斤干银花吊成露四斤。每服二两，隔水炖温服，一日三次。

【功用】清热解毒。

【主治】暑温，疮疖，热毒。

太乙紫金丹

【来源】《重庆堂随笔》卷上引薛生白。

【组成】山慈菇　川文蛤各二两　红芽大戟　白檀香　安息香　苏合油各一两五钱　千金霜一两　雄黄（飞净）　琥珀各五钱　冰片　当门子各五钱

【用法】上各为极细末，再合研匀，浓糯米饮为丸，如绿豆大，外以飞净辰砂为衣。每服一钱许，滚开水送下。

【主治】暑湿温疫之邪，弥漫熏蒸，神明昏乱，及霍乱吐泻，痧胀腹痛，水土不服，岚障中恶。

【方论】本方比苏合香丸而无热，较至宝丹而不凉，兼太乙丹之解毒，备二方之开闭，洵为济生之仙品。

二十、伤 暑

伤暑，指因暑热或暑湿侵袭人体而引起，以骤起发热、汗出、口渴、疲乏等为主要表现的时行热病。《难经·四十九难》："何谓五邪？然：有中风，有伤暑，有饮食劳倦，有伤寒，有中湿。此之谓五邪"。《医学心悟》："伤暑者，感之轻者也，其症烦热口渴；中暑者，感之重者也，其症汗大泄，昏闷不醒，或烦心、喘喝、妄言也"。治宜散邪解暑。

醍醐汤

【来源】《东医宝鉴·杂病》卷三引《太平惠民和济局方》。

【组成】乌梅肉（另为末）一斤　草果一两　缩砂　白檀香各五钱　炼蜜五斤

　　《医方类聚》引《必用全书》有麝香，无草果。

【用法】上为细末，入蜜，微沸，搅匀，瓷器盛。冷水调服。

【功用】解暑热，止烦渴。

橘红散

【来源】《养老奉亲书》。

【组成】陈橘皮一斤半（汤浸，洗五七度，用净巾拭干，后用生姜五两取自然汁，拌橘皮令匀，淹一宿，焙干，称一斤）　肉豆蔻半两　甘草五两

【用法】先将甘草寸截，用白盐五两，一处同炒，候盐红色、甘草赤色为度，一处为末。如茶点之。

【功用】老人夏月消食和气。

槟榔饼

【来源】《圣济总录》卷三十四。

【组成】槟榔（锉）　瞿麦穗　茴香子（炒）　荆芥穗　麦蓝子　大黄（煨，锉）各一分

【用法】上为末，用面三钱　和作六饼，慢火烧熟。每日空心烂嚼一饼，温酒送下。

【主治】暑气。每到夏月即发，四肢无力，不思饮食。

橘姜饮

【来源】《普济方》卷一三六引《是斋百一选方》。

【组成】陈皮（水洗，不去白）二两　生姜（捶碎，不去皮）四两

【用法】以水四碗，煎至一碗半，取一盏，通口并服。

【主治】身热，头昏重，未辨阴阳，挟湿伤寒暑等疾。

玉露散

【来源】《儒门事亲》卷十二。

【组成】寒水石　滑石　石膏　瓜蒌根各四两　甘草二两

【用法】上为细末。每服五钱，新水调下。

【主治】暑病，饥困伤暑，食饮不进，时时呕吐，口中常流痰水，腹肋作痛；霍乱吐泻不止；妇人产后一二日潮热口干。

加减十味香薷汤

【来源】《普济方》卷一一七引《经验良方》。

【组成】香薷穗四两　白扁豆（炒）　厚朴（姜制）　茯神（去皮木）　紫苏叶　甘草　陈皮（去白）各二两　檀香一两　干木瓜二两　丁香半两

【用法】上为细末。百沸汤调服。

【功用】夏月常服清头目，祛暑湿，顺气清神，理脾。

草果熟水

【来源】《医方类聚》卷一九九引《吴氏集验方》。

【组成】乌梅三两　草果一两　干葛一两　白茯苓一两　甘草一两（炙）　干姜一两半　缩砂仁半两

【用法】上锉。每服半两，水二碗，煎一碗，去滓，冷、热任意服。

【功用】消暑止渴。

香苓汤

【来源】《岭南卫生方》卷中。

【组成】香薷一斤半　茯苓（去皮）　陈皮　干姜（炮）各二两　甘草五两　厚朴一两（姜制）

【用法】上为细末，入盐少许，沸汤调服，不拘时候。

【主治】伤暑。

银白散

【来源】《普济方》卷三六八。

【组成】石膏三钱（水飞）　腻白滑石一两　甘草（炙，锉）七分

【用法】上为细末。每服三钱，煎薄荷汤送下，白汤亦得，不拘时候。

【主治】小儿伤寒，伤暑，伏热泄泻，自利烦渴，口燥咽干，中暑发渴，疮疹等。

家传异功丸

【来源】《普济方》卷三六九。

【组成】泽泻一两二钱　猪苓（汤浸，去皮）三分　官桂半两（减半）　茯苓三分　白术半两　人参半两（去芦）　辰砂半两（另研）

【用法】上为末，炼蜜为丸，如芡实大。若夏月行路，轿里含化，免吃水；若小儿夏月心热，烦渴引饮，煎灯草、竹叶汤化下，遇渴投之。

【功用】消暑生津。

【主治】暑热口渴。

薷苓汤

【来源】《痘疹传心录》卷十七。

【组成】二陈汤合香薷饮加麦芽　车前子

【用法】水煎服。

【主治】小儿夏月伤暑吐者。

养夏汤

【来源】《石室秘录》卷四。

【组成】麦冬三钱　元参三钱　五味子一钱　白术五钱　甘草一钱　香薷八分　六曲三分　茯苓三钱　陈皮五分

【用法】水煎服。

【功用】健脾润肺，清凉祛暑。

薷杏汤

【来源】《重订通俗伤寒论》引叶氏方。

【组成】西香薷七分　光杏仁　飞滑石　丝瓜叶各三钱　丝通草一钱半　白蔻末五分（冲）

【用法】初用益元散加葱豉、薄荷，令其微汗以解外束之新寒，继用本方。

【功用】轻宣凉淡以清利。

【主治】夏月伤暑。若其人阴虚多火，暑邪寓于火之中，纵为风寒，亦为客寒生火之证。

人马平安散

【来源】《奇方类编》卷下。

【组成】上好雄黄二两（为末）　火消（飞成朱，拣白者）一两

【用法】上为细末，收贮瓷瓶听用。伤暑、霍乱吐泻转筋、水泻、痢疾、心腹疼痛、疟疾、翻胃、腰痛、时眼、俱用骨簪点大眼角内；头疼鼻瘟，吹鼻内；咽喉肿痛，吹入喉内；牙疼，夹于酱瓜内，咬在痛处；一切虫蚊蝎蜇、疮毒痒痒，水和涂之。

【主治】伤暑，霍乱吐泻转筋，水泻，痢疾，心腹疼痛，疟疾，翻胃，腰痛，时眼，头疼，鼻瘟，咽喉肿痛，牙疼，一切虫蚊蝎蜇，疮毒痒痒。

人参平肺汤

【来源】《不居集》下集卷四。

【组成】人参　青皮　茯苓　知母　桑白皮　麦冬　天麻　甘草　粳米　五味子　地骨皮　滑石粉

【用法】水煎服。

【主治】伤暑咳嗽。

却暑丹

【来源】《幼幼集成》卷二。

【组成】漂白术　白茯苓　洁猪苓　宣泽泻各五钱　青化桂二钱　片黄芩五钱　正川连三钱　镜辰砂二钱　炙甘草五钱

【用法】上为细末，炼蜜为丸，如芡实大。每服二三丸，麦冬汤化下。或十中取一，煎服亦可。

【主治】小儿伤暑，误用风药，致心神昏闷，烦躁不安，甚则搐搦。

茯苓汤

【来源】方出《临证指南医案》卷八，名见《杂病源流犀烛》卷二十二。

【组成】冬桑叶　谷精草　望月砂　苡仁　通草　绿豆皮　茯苓

【用法】水煎服。

【主治】热蒸湿郁，暑入气阻，目病。

香薷四苓散

【来源】《家庭治病新书》引《集验良方》。

【组成】香薷　厚朴　茅术　木通各一钱　白扁豆二钱　滑石　茯苓各三钱

【用法】水煎服。

【主治】暑湿，发热烦渴，小便不利者。

清暑益气汤

【来源】《集验良方》卷三。

【组成】人参五分　当归一钱　白芍（酒炒）一钱　熟地一钱　白茯苓一钱　麦冬一钱　五味子十粒　陈皮七分　黄柏（酒炒）七分　知母（酒炒）七分　生甘草三分

【用法】上加乌梅一个，炒米一撮，大枣二枚，水煎服。

【主治】夏月暑病，四肢困倦，精神短少，脉虚之症。

生脉散

【来源】《医门补要》卷中。

【组成】西洋参　生地　麦冬　五味子

【主治】暑伤气弱。

观音救急丹

【来源】《经验各种秘方辑要》。

【别名】感应救急丹（《全国中药成药处方集》上海方）。

【组成】真朱砂六两　雄精六两　荜茇二钱　大梅片二钱五分　真佛金二百张　当门子二钱五分　明矾一两　月石二两　牙消四两（后下）

　　《全国中药成药处方集》（上海方）无真佛金。

【用法】上为末，用瓷瓶每装一分，黄蜡封口。遇有急痧等症，先点两眼角，再取半分入脐内，膏药贴之；如遇重症，再将余丹放舌上，阴阳水送服，小儿减半。

　　《全国中药成药处方集》（上海方）诸药各取净粉，共研极细粉。每次服二分，温开水化服。

【主治】

　　1.《经验各种秘方辑要》：急痧，阴阳反错，寒热交争，四时不正之气，郁闷成痧，绞肠腹痛，吐泻不止；小儿惊风闭急。

　　2.《全国中药成药处方集》（上海方）：伤暑泄泻。

【宜忌】孕妇忌服。

鲜藿香露

【来源】《中药成方配本》。

【组成】鲜藿香一斤

【用法】用蒸气蒸溜法，每斤吊成露二斤。每用四两，隔水温服。

【功用】芳香宣浊。

【主治】暑湿气滞，胸闷呕恶。

嚼化上清丸

【来源】《北京市中药成方选集》。

【组成】薄荷六十四两　甘草二十四两　天花粉十六两　儿茶十六两　硼砂十六两　柿霜十六

两　麦冬八两　百药煎八两　檀香八两　豆蔻仁二两　葛根十六两　砂仁一两二钱　甘松八钱　丁香四两　白糖六百四十两

【用法】上药共研细粉过罗，用热开水泛为小丸，每两做三十粒。每服一粒，口内噙化。

【功用】祛暑解热，清咽利膈。

【主治】感受暑邪，里热烦渴，口燥咽干，失音声哑，津液不生。

冰霜梅苏丸

【来源】《全国中药成药处方集》（呼和浩特方）。

【组成】花粉　葛根　苏叶各一两　柿霜　薄荷　山楂各二两　乌梅肉五两

【用法】上为细末，冰糖淬起母子，滚此药面，如黄豆大，再包白糖打如钮扣。

【主治】暑湿。

红避瘟散

【来源】《全国中药成药处方集》（天津方）。

【组成】香排草三斤　零陵香　甘松各四两八钱　白芷　公丁香　玫瑰花各十一两二钱　广木香九两六钱　檀香二斤九两六钱　色姜黄四两八钱

【用法】上为细末，兑入麝香三钱六分八厘，冰片二斤四两八钱，薄荷冰二斤四两八钱，甘油四斤九两六钱，朱砂面十一斤零六钱四分，研匀，收贮勿令泄气，装瓶备用。每服一分，白开水送下。

【功用】清暑散风，通窍止痛。

【主治】四时不正，呕吐恶心；夏令受暑，头目眩昏；伤风头痛；晕车晕船。

【宜忌】孕妇忌服。

清暑生津汤

【来源】《首批国家级名老中医效验秘方精选》。

【组成】生石膏20克　知母4.5克　竹叶4.5克　甘草4.5克　西洋参3克　鲜石斛6克（干品减半）　鲜芦根20克　鲜生地12克（干品减半）　黄芩3克　粳米15克

【用法】每日1剂，水煎服，热重时一日可服2剂，可连续服用数周。

【功用】益气清热，养阴生津。

【主治】小儿暑热症，又名夏季热，与中医学中的"疰夏"、"消渴"、"暑温"等证类似。其病机由于暑气蕴遏肺胃，薰灼皮毛、腠理闭塞，耗气伤津而致，婴幼儿为多见。临床上以夏季长期发热不退、口渴多饮、多尿、汗闭为主要症状。似与某些小儿对高热气候适应不良有关，尤以出生后过第一个夏季的婴儿最为多见。一次发生后，常可连续发生数年。

【加减】若热重不退者，可加银花9克，连翘6克；口渴多饮、多尿者，可加蚕茧3枚，天花粉4.5克；舌红口干、烦躁不安者，可加西瓜翠衣6克，莲肉6克，玄参4.5克；纳呆大便不实者，可加生山楂9克，白术6克，白扁豆9克，而去知母、石斛、生地；高热已退而有低热缠绵者，可加银柴胡6克，地骨皮9克，去石膏、知母；乏力倦怠，精神不振者，可加孩儿参10克，黄芪10克。

【方论】本方从白虎加人参汤化裁而来，在原方清热、益气、生津的基础上，以西洋参替代人参，使其在益气的同时加强清热养阴之功；石膏、知母、竹叶、黄芩清肺胃之热；生地、石斛、芦根可凉血滋阴，在清热之中更增生津益液之功；粳米、甘草和胃以保护胃气。因此本方对暑伤肺胃的病人最为有效。

【验案】周某，男孩，1岁，1989年夏初诊。平素体弱，入夏后发热不退，发热将近1个月，已用抗菌素和解热药无效，来诊时患儿面色苍白少华，略显疲乏，测得体温为39.5℃，皮肤及手足心灼热，口渴频饮而少汗，纳呆大便干结，尿多而频，舌红苔黄腻，脉数，指纹紫红。证属暑热郁阻，肺胃受损，久则气阴不足。拟以益气养阴，清肺胃郁热治之，给清暑生津汤4剂。二诊：服药后热降，仍有余热徘徊在38℃上下，口渴、多饮、多尿已有改善，皮肤、手足心已不感灼热，舌红、苔薄黄，指纹显紫。拟前方去石膏、黄芩，加西瓜翠衣9克、银柴胡6克、地骨皮9克，再予4剂。三诊：患儿一般情况良好，面色转红润，舌淡红苔薄白，指纹显紫，上午无热而下午偶有低热，以二诊方加孩儿参10克、陈皮3克，复予4剂。四诊时已无热数天，患儿精神食欲良好。停药而仅给六一散每日9克，泡茶饮服。后未来诊，经访问已愈而未再发热。

二十一、伏 暑

伏暑，是由暑热病邪或暑湿病邪郁伏发于秋冬季节的急性热病，临床以发病急骤、病情深重，病势缠绵为特征。鉴于本病发病季节有秋冬迟早之不同，加之初起即有明显的里热证，因而又有"晚发"、"伏暑晚发"、"伏暑秋发"、"冬月伏暑"等名称。《素问·生气通天论》："夏伤于暑，秋为痎疟"，是暑邪伏而为病的最早记载。明代·王肯堂《证治准绳》："暑邪久伏而发者，名曰伏暑"，明确了伏暑之病名。伏气温病因感邪不同，其病非止一端。如薛瘦吟《瘦吟医赘》所言："伏气有二：伤寒伏气，即春温、夏热病也；伤暑伏气，即秋温、冬温也"。伏暑病初起表现，大致可分为两种类型：一为发于气分，发病之初有暑湿内郁之征；一为发于营分，发病之初有邪热在营的表现。但不论发于气分、营分，均为新凉引发，初起必兼有表证。故气分伏暑，实为卫气同病；营分伏暑，实为卫营同病。

本病成因为暑邪，即包括了暑热病邪和暑湿病邪两类。夏月感受暑邪，郁伏于体内，未即时发病，至深秋或冬月，由当令时邪触动诱发而成伏暑。

伏暑初起多为表里同病，早期虽有当令时邪触发而见表证，也应清泄里热为主，兼以透表，不能与新感温病初起的治法相混。暑湿郁伏而初发于气分者，当清暑化湿兼以透表；暑热郁伏而发于营分者，当清营凉血、化瘀解毒兼以透表。如表邪已解，而暑湿之邪郁于少阳，则治宜和解宣透；如湿热挟滞郁于肠腑，则宜通降导滞，以疏泄其郁热湿浊之邪。若暑湿之邪完全化燥传入营血，出现热盛动血、热闭心包或肝风内动，其治法与其他温病邪入营血者相同。

神圣香茸散

【来源】《苏沈良方》卷四引《五脏论》。

【组成】香薷穗（经霜者）一两半 新厚朴（取心）二两 川黄连二两 白扁豆一两（焙）

【用法】先用姜汁四两，一处杵黄连、厚朴二味，令细，炒成黑色，入香薷、扁豆二味，都为末。

每服五钱，水一盏，酒一盏，共煎至一盏，入瓷瓶内，蜡纸封，沉入井底，候极冷，一并服二服。

【功用】《医方集解》：散暑和脾。

【主治】

1.《苏沈良方》引《五脏论》：霍乱吐泻、转筋腹痛。

2.《卫生宝鉴·补遗》：伏暑引饮，口燥咽干，或吐或泻；及脏腑冷热不调，饮食不节，或食腥荤生冷过度，或起居不节，露卧湿地，当风取凉、风冷之气归于三焦，传于脾胃，脾胃得冷，不能消化水谷，致真邪相干，肠胃虚弱，吐利，心腹疼痛，霍乱气逆，发热头痛体疼，虚烦，或转筋拘急疼痛，四肢逆冷，脉欲绝，或烦闷昏塞而欲死者。

小抱龙丸

【来源】《圣济总录》卷三十四。

【组成】半夏（醋浸一宿，银石器中煮醋尽，焙）甘草（炙，锉）各等分

【用法】上为细末，生姜自然汁煮稀面糊为丸，如梧桐子大，阴干。每服十丸，食后、临卧新汲水送下。

【主治】伏暑头痛，心胸烦闷，眩晕恶心，不思饮食。

小香薷汤

【来源】《圣济总录》卷三十四。

【组成】香薷二两 人参一两 白扁豆半两

【用法】上为粗末。每服三钱匕，水一盏，煎至六分，去滓温服，不拘时候。

【主治】伏暑吐逆。

香朴饮子

【来源】《永类钤方》卷二十一引《幼幼方》。

【组成】人参 茯苓 甘草 紫苏叶 木瓜 泽泻 香薷 半夏曲 陈皮（净） 扁豆（炒） 乌

梅肉　制厚朴各一钱

【用法】上为末。每服一钱，加生姜、大枣，水煎服。

【主治】小儿伏暑吐泻，虚烦闷乱，如发惊状。

至圣来复丹

【来源】《幼幼新书》卷九引《养生必用》。

【别名】来复丹、正一丹（《太平惠民和济局方》卷五吴直阁增诸家名方引铁瓮城八角杜先生方）、养正丹、黑锡丹（《医宗必读》卷六）、二和丹（《杂病源流犀烛》卷四）、来复丸（《饲鹤亭集方》）。

【组成】灵脂　青皮　硫黄　消石（于瓷器内，文武火消，令匀，勿令太过，研细，慢火炒黄色）　陈皮（不去白）各二两　太阴玄精石一两

【用法】上为末，水煮面糊为丸，如梧桐子大；小儿如麻子，看大小加减服之。每服二十粒，病甚者三十粒，轻者十五粒；童稚十粒，婴儿三五粒，新生一二粒，化破，早晨粥饮送下。

《太平惠民和济局方》（吴直阁增诸家名方）：上用五灵脂、二橘皮为细末，次入玄精石末及前二气末拌匀，以好滴醋打糊为丸，如碗豆大。每服三十粒，空心粥饮吞下。甚者五十粒，小儿三五粒，新生婴儿一粒。小儿慢惊风或吐利不止变成虚风搐搦者，非风也，胃气欲绝故也。用五粒研碎，米饮送下。老人伏暑迷闷，紫苏汤送下。妇人产后血逆上抢闷绝，并恶露不止，及赤白带下，并用醋汤送下。应诸疾不辨阴阳证者，并宜服之。

【功用】《太平惠民和济局方》（吴直阁增诸家名方）：补损扶虚，救阴助阳，常服和阴阳，益精神，散腰肾阴湿，止腹胁冷疼。

【主治】

1.《幼幼新书》引《养生必用》：阴阳不调，冷热相制，荣卫差错，心肾不升降，水火不交养，凡丈夫、女人、老寿、稚婴危急证候，胃气尚在者。如邪热炎上烦躁；冷气攻注疼痛；膈痞寒热不可忍；肾邪攻胁注痛，不可转动；诸霍乱吐泻，水谷汤药不住；大段吐逆，手足逆冷，脚转筋；着热烦躁，昏塞旋倒，不省人事；泻痢不问赤白冷热；非时吐逆气痞，食饮不下；小儿因惊成痫，发渴多日，变成虚风，作慢惊者。

2.《太平惠民和济局方》（吴直阁增诸家名方）：荣卫不交养，心肾不升降，上实下虚，气闭痰厥，心腹冷痛、脏腑虚滑，不问男女老幼危急之证，但有胃气者。

3.《饲鹤亭集方》：上盛下虚，里寒外热，伏暑霍乱泄泻，中脘痞结，腹痛疝气及小儿惊风。

清膈饮子

【来源】《幼幼新书》卷十四引张涣方。

【组成】香薷　淡竹叶（去枝梗，剪叶，焙干）各一两　白茯苓　人参（去芦头）　半夏（汤洗七次，焙干）　檀香　甘草（炙）各半两　白粳米一合

【用法】上为粗末。每服一钱，以水一大盏，煎至七分，去滓放温，时时令儿服之。

【主治】小儿伏暑呕吐。

牛黄丸

【来源】《鸡峰普济方》卷五。

【组成】牛黄（好者）　白不灰木（好者）各一两　黑牵牛一两半（一半炒，一半生）　粉霜（光明者）一分（有黄石者不用）　朴消一两一分（青白成块子佳，黄色不用）

【用法】上除粉霜别研外，余为末，入粉霜同拌匀，炼蜜为丸，如梧桐子大。随证服之，每服三五丸，食后以生姜汤送下，热多者可服。

【主治】伏暑气，不问新久，卧床危困，及伤寒余毒，并四时山岚之气。

柴胡散

【来源】《普济本事方》卷四。

【组成】柴胡四两（洗，去苗）　甘草一两（炙）

【用法】上为细末。每服二钱，水一盏，同煎至八分，食后热服。

【功用】推陈致新，冬月润心肺，止咳嗽，除壅热；春、夏御伤寒时气，解暑毒。

【主治】伤寒时疾，中暍伏暑，邪入经络，体瘦肌热，发热不解，有类伤寒，欲作劳瘵。

【方论】《本事方释义》：柴胡气味辛甘平，入足少阳；甘草气味甘平，入足太阴，能行十二经络，缓诸药之性。此药虽辛散为君，而以甘缓佐之，则伏邪之入经络、体瘦肌消、发热不解、有类伤寒、欲作劳瘵者，自能和解也。

灯苍丸

【来源】《小儿卫生总微论方》卷十。

【组成】半夏二两（姜制） 硫黄一两 白善土一两

【用法】上为末，滴水为丸，如大豆大。每用一二丸，儿小者服一丸，以针穿于灯上燎过，吐逆者，盐艾汤送下；烦躁者，生姜汤送下；四肢冷者，热酒送下；头痛者，腊茶送下。

【主治】伏暑吐逆，头目痛，四肢厥冷，烦躁不解。

白术茯苓干姜汤

【来源】《三因极一病证方论》卷五。

【组成】白术 干姜 茯苓 细辛 桂心 干葛 甘草（炙） 陈皮 乌梅 豆豉各等分

【用法】上为细末。每服二钱，白汤点下。

【主治】伏暑中风湿，烦渴引饮，心腹疼躁闷，口干面垢，洒洒恶寒，渐渐恶风，微汗，饥不能食。

防己汤

【来源】《杨氏家藏方》卷三。

【组成】防己一两 香白芷二两

【用法】上为细末。每服一钱，新汲水调下，不拘时候。

【主治】伏暑吐泻，阴阳不分。

涤烦丸

【来源】《杨氏家藏方》卷三。

【组成】茴香一两（炒） 槟榔一枚 大黄一两（湿纸裹煨）

【用法】上为细末，用白面与药末各等分，滴水为丸，如梧桐子大。每服五丸，临卧烂嚼，温酒送下。

【主治】积年伏暑，遇夏头昏，肢体倦怠，不进饮食，烦渴多困。

清暑散

【来源】《杨氏家藏方》卷三。

【组成】硫黄二两 蛤粉四两

【用法】上为末。每服一钱，新汲水调下，不拘时候。

【主治】伏暑伤热，躁渴冒闷，呕哕恶心，或发霍乱。

车前子散

【来源】《杨氏家藏方》卷十八。

【组成】白茯苓（去皮） 木猪苓（去皮） 车前子 人参（去芦头） 香薷叶各等分

【用法】上为细末。每服一钱，煎灯心汤调下，不拘时候。

【主治】小儿伏暑吐泻，烦渴引饮，小便不通。

橘皮半夏汤

【来源】《普济方》卷一一七引《卫生家宝》。

【组成】陈橘皮六两（去瓤） 白术三两（去芦头） 白茯苓三两 人参一两 枳壳一两（去瓤，麸炒） 当归一两（去芦头） 半夏三两（汤洗七次，锉如米） 甘草三分（炙）

【用法】上除半夏外，锉，同拌匀。每服三大钱，加生姜六片，大枣二枚，水一盏，煎至七分，去滓温服，不拘时候。

【主治】中暑、伏暑及痰在胸膈。

十味香薷饮

【来源】《是斋百一选方》卷七。

【别名】十味香薷散（《杏苑生春》卷三）。

【组成】香薷叶一两 人参（去芦） 白术 陈皮（温汤浸少时，去皮） 白茯苓 黄耆（去芦） 厚朴（去粗皮，锉碎，生姜自然汁拌和，炒至黑色） 干木瓜 白扁豆（炒，去壳） 甘草

（炙）各半两

【用法】上为粗末。每服三钱，水一盏，加大枣一个，同煮至七分，去滓，不拘时服。

【功用】

1.《是斋百一选方》：消暑，健脾进饮食。

2.《济阳纲目》：养阴避暑，调理阴阳。

3.《明医指掌》：益气和中，安胎保孕。

【主治】

1.《是斋百一选方》：脾胃不和，乘冒暑气，心腹膨闷，饮食无味，呕哕恶心，五心潮热，力乏体倦。

2.《玉机微义》：伏暑，身体倦怠，神昏头重，吐利。

3.《诚书》：暑疟。

【方论】

1.《医方考》：暑能伤气，故身体倦怠，神思昏沉；暑为阳邪，故并于上而头重；暑邪干胃，故既吐且利。火热横流，肺气受病，人参、黄耆，益肺气也；肺为子，脾为母，肺虚者宜补其母，白术、茯苓、扁豆、甘草，皆补母也；火为母，土为子，火实者宜泻其子，厚朴、陈皮，平其敦阜，即泻子也；香薷之香，散暑邪而破湿热；木瓜之酸，收阴气而消脾湿。脾气调则吐利自息，肺气复则倦怠自除。

2.《成方切用》：喻嘉言曰：伤寒夹阴，误用阳旦汤，得之便厥。伤暑夹阴，误用香薷饮，入喉便喑。后贤于香薷饮中，加人参黄芪白术陈皮木瓜，兼治内伤，诚有见也。

3.《中医方剂通释》：本方为治夏令外感暑湿，脾胃不和的要方。方中香薷辛温发汗，化湿和中；陈皮、厚朴、木瓜、扁豆祛湿和胃；人参、白术、黄芪、甘草能益气健脾。诸药配伍，有祛暑和中，益气健脾作用。

快脾饮

【来源】《魏氏家藏方》卷一。

【组成】香茸 紫苏 草果（去皮） 厚朴（去粗皮，姜汁炒） 青皮（去瓤） 陈皮（去白） 甘草（炙） 半夏（汤泡七次） 麦蘖（炒） 乌梅（去核）各等分

【用法】上为粗末。每服二钱，水一盏半，加生姜三片，大枣二枚，煎至七分，去滓，温服。

【主治】伏暑伤脾，寒热往来。

【加减】秋间，去香茸，加干姜半两同煎。

香薷汤

【来源】《魏氏家藏方》卷一。

【组成】香薷叶（洗净） 甘草（炙） 干姜一两半（炮，洗） 橘红半两 赤茯苓（去皮） 檀香（不见火） 缩砂各一两 川厚朴三两（去皮，姜汁制）

【用法】上为细末。沸汤加盐点服。不肯服五苓散，恶其滑精者，乃以此代之。

【主治】伏暑。

四味茯苓汤

【来源】《魏氏家藏方》卷七。

【组成】宣黄连五两 藿香叶二两 阿胶（粉炒）一两 白茯苓一两半（去皮）

【用法】上为饮子。每服四钱，水一盏半，煎七分，去滓，早、晚食前温服。

【主治】伏暑泻痢，不进饮食，赤痢腹痛。

加味香薷饮

【来源】《济生方》卷一。

【组成】香薷半斤 扁豆四两 厚朴（姜制炒）六两 槟榔二两 川黄连（去须）三两

【用法】上锉。每服四钱，水一盏，用酒半盏，煎至八分，去滓，沉冷服，不拘时候。

【主治】伏暑伤冷，霍乱转筋，烦渴，心腹撮痛，吐利交作，四肢厥冷；及伏暑成疟，烦闷多渴，微微振寒，寒罢大热，小便黄赤，背寒面垢。

二气丹

【来源】《济生方》卷三。

【别名】二至丹（《医略六书》卷二十四）。

【组成】消石 硫黄各等分

【用法】上为末，于银石器内，文武火上炒令鹅黄色，再研细，用糯米糊为丸，如梧桐子大。每服

四十丸，新汲水送下，不拘时候。

【主治】

1.《济生方》：伏暑伤冷，阴阳交错，中脘痞闷或头痛恶心。

2.《医学集解》：或呕，或泄，霍乱厥逆。

3.《证治宝鉴》：尸厥。亦由脏气相刑，或与外邪相忤，故气郁不行，闭于经络，诸脉伏逆，昏不知人。因吊丧问病，入庙登冢，卒然手足逆冷，肌肤粟起，腹中雷鸣。

【方论】

1.《医学入门》：消石气寒为阴，硫黄气热为阳，以二气理二气也。

2.《医略六书》：阴阳交错，痞膈于中，二气不相接续统运，故吐泻不止，手足厥逆焉。消石飞升，能升阳气以消溶逆气；硫黄发育，能壮真火以统运真阳。煅过，丸服，使阳气运而阴翳消，则二气调顺，而阴阳无交错之虞，何患厥逆吐泻不瘳哉？此拯阳奠阴之剂，为阴阳二气不相统接之专方。

加味五苓散

【来源】《济生方》卷五。

【别名】加味五苓汤（《医方类聚》卷一四三）。

【组成】赤茯苓（去皮）　泽泻　木猪苓（去皮）　肉桂（不见火）　白术各一两　车前子半两

【用法】上锉。每服四钱，水一盏半，加生姜五片，煎至八分，去滓温服，不拘时候。

【主治】伏暑热气，及胃湿泄泻注下，或烦或渴，或小便不利。

加减五苓散

【来源】《医方大成》卷六引《济生方》。

【别名】加减五苓汤（《普济方》卷一九五）、五苓散（《丹溪心法》卷三）。

【组成】赤茯苓（去皮）　猪苓（去皮）　泽泻　白术　茵陈各等分

【用法】上锉。每服四钱，水一盏，煎至八分，去滓温服，不拘时候。

【主治】饮酒、伏暑，郁发为疸，烦渴引饮，小便不利。

双和散

【来源】《卫生宝鉴》卷五。

【组成】柴胡四两　甘草一两

【用法】上为末。每服二钱，水一盏，煎至八分，食后热服。

【功用】冬月可以润肺止咳嗽，除壅热；春、夏可以御伤寒时气，解暑毒。

【主治】邪入经络，体瘦肌热；伤寒，时疾，中暍，伏暑。

四苓散

【来源】《丹溪心法》卷二。

【别名】四苓汤（《医宗金鉴》卷五十二）。

【组成】白术　猪苓　茯苓各一两半　泽泻二两半

【主治】《笔花医镜》：伏暑小便不通。

二黄丸

【来源】《普济方》卷一一七引《经效济世方》。

【组成】黄连（去须）　黄柏（去粗皮）各二两　肉豆蔻二个　干姜一分（炮）

【用法】上为细末，水面糊为丸，如梧桐子大，再晒干。每服三十丸，温热水送下；患痢，甘草汤送下；水泻，米饮送下。

【主治】伏暑狂燥，及下血痢、泄泻等。

异功敌暑丸

【来源】《普济方》卷一一七引《仁存方》。

【组成】黄连一斤（净）　陈仓米二升（水一碗拌湿）

【用法】上于锅内如罨饭法，米熟为度，晒干为末，水为丸，如梧桐子大。每服三五十丸，饭汤送下，不拘时候。

【主治】伏暑或吐或泻。

半夏散

【来源】《普济方》卷三九四。

【组成】半夏五钱（酥煮）　赤茯苓（去皮）　甘草

（生）各二钱　陈粳米五十粒

【用法】上锉，焙。加生姜，水煎服。不止，调姜茹服。

【主治】暑伏热生痰，呕吐中痞。

玉真散

【来源】《袖珍小儿方》卷四。

【组成】寒水石　石膏各二两（水飞）甘草三钱　滑石五钱

【用法】上为末。先服香茹饮，又服此方，生姜汁和白汤调下。

【功用】凉心经，解诸热。

【主治】小儿秋夏伏暑，多有热，吐黄涎，头温，五心热，小便赤少，或干呕无物。

玉华丹

【来源】《袖珍小儿方》卷六。

【组成】矾（净瓦盆合定，用火煅过）八两

【用法】上为极细末，煮醋面糊为丸，如黍米大。食前用木瓜煎汤送服。

【主治】伏暑泄泻惊搐。

桂苓甘露饮

【来源】《医学正传》卷二引河间方。

【组成】桂心　人参　黄耆　茯苓　白术　甘草　葛根　泽泻　石膏　寒水石各一两　滑石二两（火煅，另研）木香一钱

【用法】上为细末，每服三钱，白汤调下。

【主治】

1.《医学正传》引河间方：伏暑发渴、脉虚。

2.《保命歌括》：湿热下痢，小便涩少，口渴脉洪大者。

伏暑汤

【来源】《古今医统大全》卷七十二引《集成》。

【组成】人参　白术　赤茯苓　香薷　泽泻　猪苓　莲肉（去心）麦门冬（去心）各等分

【用法】上锉。每服半两，水煎服。

【主治】心经伏暑，小便赤浊。

六和汤

【来源】《医方考》卷一。

【组成】砂仁　半夏　杏仁　人参　甘草各一两　白术　藿香　木瓜　厚朴　扁豆　赤茯苓各二两

【主治】夏月病人霍乱转筋，呕吐泄泻，寒热交作，倦怠嗜卧；伏暑烦闷，小便赤涩，或利或渴；中酒；胎产。

【方论】

1.《医方考》：六和者，和六府也。脾胃者，六府之总司，故凡六府不和之病，先于脾胃而调之。此知务之医也。香能开胃窍，故用藿、砂；辛能散逆气，故用半、杏；淡能利湿热，故用茯、瓜；甘能调脾胃，故用扁、术；补可以去弱，故用参、草；苦可以下气，故用厚朴。夫开胃散逆则呕吐除，利湿调脾则二便治，补虚去弱则胃气复而诸疾平。盖脾胃一治，则水精四布，五经并行，虽百骸九窍皆太平矣，况于六府乎？

2.《历代名医良方注释》：此方不过和中醒气，除湿理脾，安胃扶正，故前贤谓只以理气健脾为主，脾胃即强，则诸邪自不能干矣。是此方与藿香正气、金不换正气、纯阳正气为一类之方，而谓统治六淫，实为通套活法中之活法矣。方中用药平淡，湿热郁滞，脾困不醒，未始不可借用。细察方剂，其燥烈较平胃、越鞠、正气诸方，均减一等。盖必有以见其偏执，而思所以矫正之者。

黄连香薷散

【来源】《杏苑生春》卷三。

【别名】黄连香薷饮（《症因脉治》卷四）。

【组成】香薷三钱　厚朴七分　甘草（生用）五分　白扁豆六分　黄连（姜汁拌炒）五分

【用法】上锉。水煎，露一宿。不拘时候服。

【主治】

1.《杏苑生春》：中暑久而不解，遂成伏暑，内外俱热，烦躁大渴喜冷。

2.《症因脉治》：外感中暑泻之症，时值夏秋

之令，忽然腹痛，烦闷口渴，板齿干焦，暴泻粪水，肠鸣飧泄，痛泻交作，此暑热之症，脉洪滑热重者。

人参香薷散

【来源】《杏苑生春》卷七。

【组成】人参 白术 赤茯苓 香薷各一钱 泽泻 猪苓 连心 麦门冬各八分

【用法】上锉。水煎，食前温服。

【主治】伏暑心经，小便赤浊。

加味四苓散

【来源】《寿世保元》卷五。

【组成】人参减半 白术（去芦） 赤茯苓（去皮） 猪苓 泽泻 香薷 石莲肉 麦冬（去心）各等分

【用法】上锉，水煎，空心温服。

【主治】心经伏暑，小便赤浊而有热。

四苓散

【来源】《痘疹活幼至宝》卷终。

【组成】赤茯苓（去皮） 猪苓 泽泻各一钱二分 白术八分 木通 车前子（炒）各五分

【用法】水煎候温，调益元散二三匙服。

【主治】小儿伏暑吐泻。

竹叶石膏汤

【来源】《伤暑全书》卷下。

【组成】石膏（研）一两六钱 法半夏二钱五分 人参二钱 甘草（炙）二钱 麦门冬（去心）五钱五分 淡豆豉二钱 糯米一合

【用法】上锉。每服五钱，用水一钟，加青竹叶、生姜各五片，煎服。

【主治】伏暑，内外发热，烦躁大渴。

加减五苓散

【来源】《济阳纲目》卷五十六。

【组成】人参 白术 赤茯苓 香薷 泽泻 猪苓 莲肉 麦冬（去心）各等分

【用法】上锉。每服四钱，水煎服。

【主治】心经伏暑，小便赤浊。

桂苓甘露饮

【来源】《丹台玉案》卷二。

【组成】泽泻 猪苓各一钱二分 寒水石二钱 桂枝八分 苍术 滑石 甘草各一钱

【用法】水煎，温服。

【主治】伏暑，饮水过多，肚腹膨胀，霍乱吐泻。

清暑十全汤

【来源】《丹台玉案》卷二。

【组成】香薷 木瓜 苏叶 厚朴各一钱二分 人参 甘草 白茯苓 白术 白扁豆 半夏 白芍各一钱

【用法】上以水二钟，煎至七分，不拘时服。

【主治】伤暑。头目昏重，潮热烦闷，多渴呕吐，身体倦怠，并一切伏暑、暑疟。

黄连消暑丸

【来源】《医方集解》。

【组成】消暑丸（半夏、茯苓、甘草）一两 黄连二钱

【主治】伏暑烦渴而多热痰。

香薷六君子汤

【来源】《医学传灯》卷上。

【组成】人参 白术 白茯苓 甘草 陈皮 半夏 香薷 山栀 黄连 赤芍

【主治】伏暑留于少阳胸胁部分，以致微寒微热，恶心自汗，小便短少，脉来沉弦细数。

【方论】此方用六君子以祛痰益脾肺，使正气旺则客邪易逐矣；时当炎暑，热蒸于外，湿蕴于中，故用栀、连以清里，薷、芍以解表和荣。

七鲜育阴汤

【来源】《重订通俗伤寒论》。

【组成】鲜生地五钱　鲜石斛四钱　鲜茅根五钱　鲜稻穗二支　鲜雅梨汁　鲜蔗汁各二瓢（冲）　鲜枇杷叶（去毛，炒香）三钱

【功用】滋养阴液。

【主治】伏暑伤寒，郁热转出阳分而解后阴液重亏者。

加减复脉汤

【来源】《重订通俗伤寒论》引叶氏方。

【组成】北沙参　龙牙燕　陈阿胶　吉林参　麦冬　大生地　生白芍　清炙草　白毛石斛　鲜茅根

【主治】伏暑伤寒，在阴分精室，余热未清者。

加减生脉散

【来源】《温病条辨》卷一。

【组成】沙参三钱　麦冬三钱　五味子一钱　丹皮二钱　细生地三钱

【用法】水五杯，煮二杯，分温再服。

【主治】太阴伏暑，舌赤口渴汗多。

银翘散加生地丹皮赤芍麦冬方

【来源】《温病条辨》卷一。

【组成】银翘散内加生地六钱　丹皮四钱　赤芍四钱　麦冬六钱

【用法】上为散。每服六钱，鲜苇根汤煎，香气大出，即取服，勿过煎，病不解，作再服。

【主治】太阴伏暑，舌赤口渴，无汗者。

银翘散去牛蒡子玄参加杏仁滑石方

【来源】《温病条辨》卷一。

【组成】银翘散内去牛蒡子、玄参，加杏仁六钱、飞滑石一两

【用法】上为散。每服六钱，鲜苇根汤煎，香气大出，即取服，勿过煎，病不解，作再服。

【主治】太阴伏暑，舌白口渴，无汗者。

【加减】胸闷，加郁金四钱，香豉四钱；呕而痰多，加半夏六钱，茯苓六钱；小便短，加薏苡仁八钱，白通草四钱。

银翘散去牛蒡子玄参芥穗加杏仁石膏黄芩方

【来源】《温病条辨》卷一。

【组成】银翘散内去牛蒡子　玄参　芥穗，加杏仁六钱　生石膏一两　黄芩五钱

【用法】上为散。每服六钱，鲜苇根汤煎，香气大出，即取服，勿过煮，病不解，作再服。

【主治】太阴伏暑，舌白口渴，有汗或大汗不止者。

香附旋覆花汤

【来源】《温病条辨》卷三。

【组成】生香附三钱　旋覆花三钱（绢包）　苏子霜三钱　广皮二钱　半夏五钱　茯苓块三钱　薏苡仁五钱

【用法】上以水八杯，煮取三杯，分三次温服。

【主治】伏暑、湿温胁痛，或咳或不咳，无寒，但潮热，或竟寒热如疟状。

【加减】腹满者，加厚朴；痛甚者，加降香末。

青蒿芩芍汤

【来源】《医方简义》卷二。

【组成】青蒿一钱　白芍　黄芩各一钱半　知母　贝母各一钱　生地三钱　杏仁（光）三钱　樗豆皮一钱五分　神曲二钱　竹叶二十片

【用法】水煎服。

【主治】伏暑。

太乙救苦丹

【来源】《饲鹤亭集方》。

【组成】丹参　箭羽　饭豆各三两　藿香　大黄　升麻　桔梗　广皮　银花各一两五钱　毛姑　倍子　香附各一两五钱　茅术　麻黄　豆根　半夏　木香各七钱五分　苏叶七钱三分　滑石七

钱 大戟 千金霜 细辛 川乌 雌黄 雄黄各六钱 朱砂五钱 麝香一钱五分

【用法】生晒为末，糯米粉七两为丸。开水送服。

【主治】瘟疫时症，心闷神昏，伤寒狂语，胸膈壅滞，伏暑寒热，霍乱吐泻，风瘴痧气，小儿诸惊疳痢。

【宜忌】孕妇忌之。

正气散

【来源】《温热经解》。

【组成】藿香一钱半 川朴一钱半 陈皮一钱半 茯苓三钱

【主治】秋令伏暑内蕴，泄泻者。

【加减】腹痛者，加建曲、麦芽、山楂、鸡内金、木香；呕吐者，加左金丸、六一散、竹茹；舌苔白腻者，加蔻仁、砂仁、草果、苍术、建曲；舌苔黄腻者，加酒芩、滑石、竹叶、猪苓、白通草；口渴者，加竹叶心、荷叶边、青蒿、莲子心、连翘。

银查汤

【来源】《温热经解》。

【组成】银花炭三钱 南楂炭三钱 青蒿一钱半 滑石一钱半 赤砂糖一钱半

【主治】秋令伏暑下痢，赤多白少者。

【加减】后重者，加木香、槟榔；身热者，倍青蒿；腹痛者，加大黄；久痢毒甚者，加苦参子。

二十二、中 暑

中暑，是指感受暑热病邪昏厥不醒人事的病情。《黄帝内经·素问·生气通天论》："因于暑，汗，烦则喘喝，静则多言，体若燔炭，汗出而散"。《仁斋直指方论·中暑论》："其或六脉沉伏，冷汗自出，闷绝而昏不知人，此则中暑，证候又加重耳"。《儒医心镜》："中暑者，夏月天气炎热，元虚而中倒也。动而得之为中喝，静而得之为中暑。中暑、中喝，皆是热也，乃夏火之气也。中暑，中于心脾二经，烦渴自汗，面垢脉虚，或吐泻腹痛，或呕哕燥闷，重则热极而昏，不醒人事"。病发是为暑热侵入，正气不支所致。治宜解暑散邪，益气回阳。

白虎汤

【来源】《伤寒论》。

【组成】知母六两 石膏一斤（碎） 甘草二两（炙） 粳米六合

【用法】以水一斗，煮米熟，汤成去滓，温服一升，一日三次。

【功用】

1.《阎氏小儿方论》：解暑毒。

2.《注解伤寒论》：解内外之热。

3.《麻科活人全书》：清肺金，泻胃火实热。

【主治】

1.《伤寒论》：伤寒，脉浮滑，此以表有热，里有寒；三阳合病，腹满身重，难以转侧，口不仁面垢，谵语遗尿，发汗则谵语，下之则额上生汗，手足逆冷，若自汗出者；伤寒，脉滑而厥者，里有热。

2.《太平惠民和济局方》：伤寒大汗出后，表证已解，心中大烦，渴欲饮水，及吐或下后七八日，邪毒不解，热结在里，表里俱热，时时恶风，大渴，舌上干燥而烦，欲饮水数升者；夏月中暑毒，汗出恶寒，身热而渴。

【宜忌】

1.《伤寒论》：伤寒脉浮，发热无汗，其表不解者，不可与。

2.《温病条辨》：脉浮弦而细者，不可与也；脉沉者，不可与也；不渴者，不可与也；汗不出者不可与也。

【验案】中暑 《生生堂治验》：某儿，八岁，中暑，身灼热烦渴，四肢懈惰，一医与白虎汤，二旬余日，犹不效，先生曰：某医之治，非不当，然其所不效者，以剂轻故也，即倍前药与之（贴重十钱），须臾发汗如流，至明日善食，不日复故。

白虎加人参汤

【来源】《伤寒论》。

【别名】白虎人参汤（《金匮要略》卷上）、人参石膏汤（《袖珍方》卷三引《太平圣惠方》）、人参白虎汤（《玉机微义》卷九引《太平惠民和济局方》）、白虎化斑汤（《小儿卫生总微论方》卷八）、化斑汤（《丹溪心法》卷二）、人参化斑汤（《万病回春》卷三）。

【组成】知母六两　石膏一斤（碎，绵裹）　甘草（炙）二两　粳米六合　人参三两

【用法】以水一斗，煮米熟，汤成去滓，温服一升，每日三次。

【功用】
1.《注解伤寒论》：生津止渴，和表散热。
2.《医宗金鉴》：清热生津。
3.《伤寒论方解》：清热生津，兼益气阴。

【主治】
1.《伤寒论》：服桂枝汤，大汗出后，大烦渴不解，脉洪大者；伤寒若吐若下后，七八日不解，热结在里，表里俱热，时时恶风，大渴，舌上干燥而烦，欲饮水数升者；伤寒无大热，口燥渴、心烦，背微恶寒者；渴欲饮水，无表证者。
2.《金匮要略》：太阳中热者，暍是也；汗出恶寒，身热而渴。
3.《景岳全书》：暑热脉虚者。

【宜忌】
1.《伤寒论》：此方立夏后立秋前乃可服。立秋后不可服；正月、二月、三月尚凛冷，亦不可与服之，与之则呕利而腹痛；诸亡血虚家，亦不可与，得之则腹痛而利。
2.《外台秘要》引《千金翼方》：忌海藻、菘菜。

一物瓜蒂汤

【来源】《金匮要略》卷上。

【别名】瓜蒂汤（原书卷中）、一物瓜蒂散（《医略十三篇》）。

【组成】瓜蒂二七个（一本云二十个）

【用法】上锉。以水一升，煮取五合，去滓顿服。

【主治】
1.《金匮要略》：太阳中暍，身热疼重，而脉微弱。此以夏月伤冷水，水行皮中所致。
2.《医宗金鉴》：身面四肢浮肿。

【方论】
1.《张氏医通》：此方之妙，全在探吐，以发越郁遏之阳气，则周身汗出表和，而在内之烦热得苦寒涌泄，亦荡涤无余。
2.《金匮要略心要》：瓜蒂苦寒，能吐能下，去身面四肢水气，水去而暑无所依，将不治而自解矣。此治中暑兼湿者之法也。
3.《医宗金鉴》：瓜蒂治身面浮肿，散皮中水气，苦以泄之耳。
4.《温病条辨》：此热少湿多，阳郁致病之方法也。瓜蒂涌吐其邪，暑湿俱解，而清阳复辟矣。

【验案】
1.太阳中暍 《伤寒九十论》：毗陵一时官得病，身疼痛，发热，体重，其脉虚弱。人多作风湿，或作热病，则又疑其脉虚弱不敢汗也，已数日矣。予诊视之，曰中暍证也。仲景云：太阳中暍者，身热体疼而脉微弱。此以夏月伤冷水，水行皮中所致也。予以瓜蒂散治之，一呷而愈。
2.身重呕吐 《伤寒发微》：予治新北门永兴隆板箱店顾五朗，时甲子六月也。予甫临病者卧榻，病者默默不语，身重不能自转侧，诊其脉则微弱，证情略同太阳中暍，独多一呕吐。考其病因，始则饮高粱大醉，醉后口渴，继以井水浸香瓜五六枚。卒然晕倒。因念酒性外发，遏以凉水浸瓜，凉气内薄，湿乃并入肌腠。此与伤冷水，水行皮中正复相似。予乃使店友向市中取香瓜蒂四十余枚，煎汤进之，入口不吐。须臾尽一瓯，再索再进，病者即沉沉睡，遍身微汗，迨醒而诸恙悉愈矣。

救生散

【来源】《普济方》卷一一七引《肘后备急方》。
【组成】新胡麻一升（炒令黑色，摊冷）
【用法】上为末。每服三钱，新汲水调下。或丸如弹子大，新水化下。
【主治】暑毒。

茯菟散

【来源】《元和纪用经》。
【组成】茯菟一两半　桂四两　僚草半两
【用法】上为末。每服方寸匕，新水调下。
【功用】利小水，分阴阳清浊。
【主治】中暍，伤冷。

桂　浆

【来源】《本草图经》引《续传信方》（见《证类本草》卷十二）。
【组成】桂末二大两　白蜜一升
【用法】以水二斗，先煎取一斗，待冷，入新瓷瓶中，后下二物，搅二三百转令匀，先以油单一重覆上，加纸七重，以绳封之，每日去纸一重，七日开之，药成，气香味美，格韵绝高。夏月饮之。
【功用】
　　1.《本草图经》引《续传信方》：解烦渴，益气，消痰。
　　2.《遵生八笺》：祛暑，去热生凉，百病不作。
【宜忌】《医学入门》：上燥下寒者乃宜。

甘露丸

【来源】《太平圣惠方》卷三十六。
【组成】寒水石二斤（烧令通赤，摊于地上出毒一宿）　铅霜三分（细研）　马牙消三两（细研）　龙脑三分（细研）　甘草三分（炙微赤，锉）
【用法】上为末。再入乳钵内，研令极细，用糯米饭为丸，如弹子大。每服半丸，食后以新汲水磨下。

【功用】解壅毒，退风热。
【主治】
　　1.《太平圣惠方》：口舌干燥。
　　2.《太平惠民和济局方》：风壅痰热，心膈烦燥，夜卧不安，谵语狂妄，目赤鼻衄，口燥咽干；中暑。

硫黄丸

【来源】方出《太平圣惠方》卷四十，名见《普济方》卷四十四。
【别名】如神丸。
【组成】硫黄一两　消石一两
【用法】上药同研，入铫子内，熔作汁，候冷取出，更入石膏末一两，同研令细，用软粳米饭为丸，如梧桐子大。每服五丸，以温水送下。频服之愈。
【主治】
　　1.《太平圣惠方》：偏头痛。
　　2.《普济方》：中暑。

龙须散

【来源】《袖珍方》卷一引《太平圣惠方》。
【别名】濯热散（《是斋百一选方》卷七）、甘草散（《普济方》卷一一七）。
【组成】白矾（生）一两　五倍子（生，一作五味子）　乌梅（捶，去仁）各二两　甘草一两半（炙，一方生用）　飞罗面二两（一方用清明日曲尤佳）
【用法】上为末，入飞罗面拌匀。每服二钱，新水调下。
【主治】
　　1.《袖珍方》引《太平圣惠方》：中暑，迷闷不省人事，泄泻、霍乱作渴。
　　2.《普济方》：冒暑伏热，心膈躁闷，饮水过度，不知人事，衄血吐血，小便下血，头旋目晕。
【加减】加诃子肉，滴水为丸，如弹子大，细嚼，水送下，名龙涎丸。

柴胡石膏汤

【来源】《袖珍方》卷四引《太平圣惠方》。

【组成】柴胡四两　甘草二两　石膏八两

【用法】上锉。每服八钱，水一盏半，加生姜五片，煎八分，去滓温服，不拘时候。

【主治】

1.《袖珍方》引《太平圣惠方》：妊妇伤暑，头痛恶寒，身热躁闷，四肢疼痛，项背拘急，口干燥。

2.《景岳全书》：少阳阳明，外感挟火，头痛口干，身热恶寒拘急。

【加减】气虚体冷，加人参四两。

大顺散

【来源】《太平惠民和济局方》卷二。

【别名】二宜汤（原书卷十）。

【组成】甘草（锉寸长）三十斤　干姜　杏仁（去皮尖，炒）　肉桂（去粗皮，炙）各四斤

【用法】上先将甘草用白沙炒及八分黄熟，次入干姜同炒，令姜裂，再入杏仁又同炒，候杏仁不作声为度，用筛隔净，后入桂，一处捣罗为散。每服二钱，水一中盏，煎至七分，去滓温服。如烦躁，井花水调下，不拘时候；以沸汤点服亦得。

本方改为丸剂，名"杏仁丸"（《普济方》卷三九五）。

【功用】《医方集解》：温中散暑。

【主治】

1.《太平惠民和济局方》：冒暑伏热，引饮过多，脾胃受湿，水谷不分，清浊相干，阴阳气逆，霍乱呕吐；脏腑冷热不调，泄泻多渴，心腹烦闷，痢下赤白，腹痛后重。

2.《会约医镜》：中阴暑，食少体倦，发热作渴，腹痛吐泻，脉沉微者。

【加减】本方加附子，即名"附子大顺散"（《景岳全书》卷五十八）。

【方论】

1.《医方集解》：脾胃者，喜燥而恶湿，喜温而恶寒，干姜、肉桂散寒燥湿，杏仁、甘草利气调脾，皆辛甘发散之药，升伏阳于阴中，亦从治之法也。如伤暑无寒证者，不可执泥。

2.《绛雪园古方选注》：《太平惠民和济局方》祖仲景大青龙汤，以肉桂易桂枝，而变为里法。病由暑湿伤脾也，故先将甘草、干姜同炒，辛甘化阳以快脾欲；再入杏仁同炒，利肺气以安吐逆；白沙，本草主治绞肠痧痛，用之拌炒，以燥脾湿；复以肉桂为散，俾芳香入阴，升发阳气以交中焦，去脾之湿。湿去而阳气得升，三焦之气皆顺，故曰大顺。

六和汤

【来源】《太平惠民和济局方》卷二（续添诸局经验秘方）。

【别名】六合汤（《普济方》卷一一七）。

【组成】缩砂仁　半夏（汤泡七次）　杏仁（去皮尖）　人参　甘草（炙）各一两　赤茯苓（去皮）　藿香叶（拂去尘）　白扁豆（姜汁略炒）　木瓜各二两　香薷　厚朴（姜汁制）各四两

【用法】上锉。每服四钱，水一盏半，加生姜三片，枣子一个，煎至八分，去滓，不拘时候服。

【主治】

1.《太平惠民和济局方》：心脾不调，气不升降，霍乱转筋，呕吐泄泻，寒热交作，痰喘咳嗽，胸膈痞满，头目昏痛，肢体浮肿，嗜卧倦怠，小便赤涩，伤寒阴阳不分，冒暑伏热烦闷，或成痢疾；中酒烦渴畏食。

2.《杏苑生春》：伤食噫酸臭气，或因暑热，渴饮冷水冷物，致心腹疼痛，或冒暑背寒自汗，四肢厥冷。

辰砂五苓散

【来源】《太平惠民和济局方》卷二（宝庆新增方）。

【别名】苓砂散（《小儿卫生总微论方》卷七）、朱砂五苓散（《永类钤方》卷二十）。

【组成】辰砂（研）　白术（去芦）　木猪苓（去黑皮）　泽泻（洗，锉）　赤茯苓（去皮）各十二两　肉桂（去粗皮）八两

【用法】上为细末。每服二钱，沸汤点下，不拘时候。如中暑发渴，小便赤涩，用新汲水调下；小儿五心烦热，焦躁多哭，咬牙上窜，欲为惊状，每服半钱，温熟水调下。

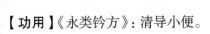

【功用】《永类钤方》：清导小便。

【主治】

1.《太平惠民和济局方》：伤寒表里未解，头痛发热，心胸郁闷，唇口干焦，神思昏沉，狂言谵语，如见鬼神，及瘅疟烦闷未省者；中暑发渴，小便赤涩，五心烦热，焦躁多哭，咬牙上窜，欲为惊状。

2.《永类钤方》：小儿邪热在心之夜啼证。

枇杷叶散

【来源】《太平惠民和济局方》卷二。

【别名】枇杷散（《兰台轨范》卷四）。

【组成】枇杷叶（去毛，炙） 陈皮（汤浸，去瓤，焙） 丁香各半两 厚朴（去皮，涂姜汁炙）四两 白茅根 麦门冬（去心，焙） 干木瓜 甘草（炙）各一两 香薷三分

【用法】上为末。每服二钱，水一盏，加生姜二片，煎至七分，去滓温服；温水调下亦得。如烦躁，用新汲水调下，不拘时候。小儿三岁以下，可服半钱。

【主治】

1.《太平惠民和济局方》：冒暑伏热，引饮过多，脾胃伤冷，饮食不化，胸膈痞闷，呕哕恶心，头目昏眩，口干烦渴，肢体困倦，全不思食，或阴阳不和，致成霍乱，吐利转筋，烦躁引饮。

2.《校注妇人良方》：暑毒攻心，呕吐鲜血。

香薷丸

【来源】《太平惠民和济局方》卷二。

【组成】香薷（去土） 紫苏（茎叶，去粗梗） 干木瓜各一两 丁香 茯神（去木） 檀香（锉） 藿香叶 甘草（炙）各五钱

【用法】上为细末，炼蜜为丸，每两作三十丸。每服一丸至二丸，细嚼，温汤送下，或新汲水化下亦得；小儿服半丸，不拘时候。

【功用】《北京市中药成方选集》：清暑祛湿。

【主治】

1.《太平惠民和济局方》：大人、小儿伤暑伏热，燥渴瞀闷，头目昏眩，胸膈烦满，呕哕恶心，口苦舌干，肢体困倦，不思饮食，或发霍乱，吐利转筋。

2.《北京市中药成方选集》：伤暑伤湿，发热头痛，呕吐恶心，腹痛泄泻。

【方论】《慈禧光绪医方选议》：此方芳香除秽，酸甘养阴，略佐淡渗去湿，而重用香薷辛温解表散寒，兼能祛暑化湿。

香薷汤

【来源】《太平惠民和济局方》卷二（续添诸局经验秘方）。

【别名】香薷饮（《内科摘要》卷下）。

【组成】白扁豆（炒） 茯神 厚朴（去粗皮，锉，姜汁炒）各一两 香薷（去土）二两 甘草（炙）半两

【用法】上为细末。每服二钱，沸汤点服，入盐点亦得，不拘时候。

【功用】宽中和气，调营卫。常服益脾温胃，散宿痰停饮，能进食，辟风、寒、暑、湿、雾露之气。

【主治】

1.《太平惠民和济局方》：饮食不节，饥饱失时，或冷物过多，或硬物壅驻，或食毕便睡，或惊忧恚怒，或劳役动气，便欲饮食，致令脾胃不和，三脘痞滞；内感风冷，外受寒邪，憎寒壮热，遍体疼痛，胸膈满闷，霍乱呕吐，脾疼翻胃；中酒不醒；四时伤寒头痛。

2.《东医宝鉴·杂病篇》：暑病吐泻。

解暑三白散

【来源】《太平惠民和济局方》卷二（宝庆新增方）。

【别名】三白散（《本草纲目》卷十九）、解暑三白饮（《丹溪心法附余》卷二）。

【组成】泽泻 白术 白茯苓各等分

【用法】上锉。每服半两，水一盏，加生姜五片，灯心十茎，煎八分，去滓，不拘时候服。

【主治】冒暑伏热，引饮过多，阴阳气逆，霍乱呕吐，小便不利，脏腑不调，恶心头晕。

龙脑饮子

【来源】《太平惠民和济局方》卷六。

【别名】龙脑饮（《中国医学大辞典》）。

【组成】缩砂仁　瓜蒌根各三两　藿香叶二两四钱　石膏四两　甘草（蜜炒）十六两　大栀子仁（微炒）十二两

【用法】上为末。每服一钱至二钱，用新水入蜜调下。又治伤寒余毒，潮热虚汗，用药二钱，水一盏，加竹叶五六片，煎至七分，食后温服。

【主治】大人、小儿蕴积邪热，咽喉肿痛，赤眼口疮，心烦鼻衄，咽干多渴，睡卧不宁，及痰热咳嗽，中暑烦躁，一切风壅。或伤寒余毒，潮热虚汗。

抱龙丸

【来源】《太平惠民和济局方》卷六。

【组成】雄黄（研，飞）四两　白石英（研，飞）生犀角　麝香（研）　朱砂（研，飞）各一两　藿香叶二两　天南星（牛胆制）十六两　牛黄（研）半两　阿胶（碎，炒如珠）三两　金箔（研）银箔（研）各五十片

【用法】上为细末，入研者药令匀，用温汤为丸，如鸡头子大。每服一丸，用新汲水化破，入盐少许，食后服。

【主治】风痰壅实，头目昏眩，胸膈烦闷，心神不宁，恍惚惊悸，痰涎壅塞；及治中暑烦渴，阳毒狂躁。

鹤顶丹

【来源】《太平惠民和济局方》卷十。

【组成】麝香（研）二两半　朱砂（研，飞）一百两　牙消（枯研）一百二十五两　寒水石粉一百一十两　甘草（炒，为末）三十五两

【用法】上为末，炼蜜为丸，每一两二钱作十丸。大人每服一丸，以温生姜水化下。如治中暑，加生龙脑少许，同研细，以新水化下；小儿一丸分四次服，更量大小加减。小儿脏腑积热，心神不宁，夜卧狂叫，口舌生疮者，食后用薄荷自然汁化下。

【主治】风壅痰实，咽膈不利，口干烦渴，睡卧不安；中暑头痛，躁渴不解。

干荔枝汤

【来源】《寿亲养老新书》卷三。

【组成】蔗糖一斤（糖球亦好）　大乌梅（润者）二两（汤浸，时复换水，澄去酸汁，不去核，焙干）　桂（去皮，为末）　生姜二两（薄切作片，焙干）

方中桂用量原缺。

【用法】上先将乌梅、生姜为细末，入在砂糖内，与桂末拌和匀，再取粗隔过，如茶点吃。欲作膏子吃，乌梅用去核，修事如上法，不焙，桂作小片为末，姜切片不焙，用水三碗，煎至二碗，汤调服；暑热心烦，井水调服。

【主治】暑热。

黄芩栀子汤

【来源】《伤寒总病论》卷三。

【组成】黄芩　栀子各一两半　石膏　干葛各二两　豉半两　葱白（寸切）半斤

【用法】上锉。水四升，煮取一升半，分三四次温服。

【主治】头痛壮热，心中烦；夏月伤暑毒。

橘皮汤

【来源】《类证活人书》卷十七。

【别名】橘参散（《普济方》卷一五七引《如宜方》）、橘参饮（《古今医鉴》卷五）。

【组成】橘皮（去白）二两　人参一分　甘草（炙）半两

【用法】上为散。每服五钱，水一盏半，加竹茹一小块，生姜五片，大枣二枚，煎至七分，去滓温服，不拘时候。

【主治】

1.《类证活人书》：伤暑，痰逆恶寒。

2.《济生方》：吐利后，胃中虚，膈上热，咳逆者。

3.《三因极一病证方论》：动气在下，不可

发汗，发之，反无汗，心中大烦，骨节疼痛，目瞤，恶寒，食则反呕，谷不得入。

万金散

【来源】《圣济总录》卷三十四。

【组成】硫黄（研） 蛤粉各一两

【用法】上为细末。每服一钱匕，新汲水调下。

【主治】中暑毒，闷乱不省人事。

玉珠散

【来源】《圣济总录》卷三十四。

【组成】硫黄（舶上者） 滑石（色白者） 凝水石（烧）各一两

【用法】上为散。每服二钱匕，艾汤调下。

【主治】中暍，冒闷吐逆，头痛出冷汗。

甘露丸

【来源】《圣济总录》卷三十四。

【组成】寒水石（煅，候冷，夹绢袋盛，井底浸七日，取出令干，研）四两 天竺黄半两 马牙消（研）二两 甘草（锉）一两 龙脑半钱

【用法】上为末，糯米粥为丸，如鸡头子大。每服一丸，生姜蜜水磨下。

【主治】暑毒燥闷。

甘露散

【来源】《圣济总录》卷三十四。

【组成】黄连（去须，锉）一两 吴茱萸半两

【用法】上二味同炒，以茱萸黑色为度，放地上出火毒；不用茱萸，将黄连为细散。每服半钱匕，食后茶清或新水调下。

【主治】暑气。

竹茹汤

【来源】《圣济总录》卷三十四。

【组成】竹茹一合（新竹者） 甘草一分（锉） 乌梅二枚（椎破）

【用法】用水一盏半，煎取八分，去滓，放温，时时细呷。

【主治】伤暑烦渴不止。

冰壶散

【来源】《圣济总录》卷三十四。

【组成】不灰木（烧） 玄精石（生研） 金星石 银星石 马牙消（生）各半两 甘草（炙，锉）一两 消石一分

【用法】上各为散，先将甘草铺在铫内，次入诸药，炒良久，移放地上，以铫冷为度，重研过。每服一钱匕，新汲水调下，或生姜汁水调下。

【功用】解暑毒。

【主治】中暍烦躁。

陈橘皮汤

【来源】《圣济总录》卷三十四。

【组成】陈橘皮（汤浸，去白，焙） 干姜（炮） 甘草（炙）各等分

【用法】上为粗末。每服三钱匕，以水一盏，煎五七沸，去滓，稍稍令咽。勿顿与之，以苏为度。

【主治】中热暍垂死。

抱龙丸

【来源】《圣济总录》卷三十四。

【组成】黄芩（去黑心） 大黄（锉，炒） 黄药子 生干地黄（焙） 兰根 甘草（炙，锉）各一两 雄黄（研）半两 龙脑（研） 麝香（研）各一钱

【用法】上为细末，牛胆汁为丸，如弹子大。每服一丸，冷盐汤嚼下。

【主治】暑毒。

备急救生丸

【来源】《圣济总录》卷三十四。

【组成】干姜（炮） 甘草（炙） 黄药子 板兰根各四两 犀角（镑）一两

【用法】上为细末，炼蜜为丸，如弹子大。每服一

丸，热汤化服。

【主治】中暍垂死。

香薷散

【来源】《圣济总录》卷三十四。

【组成】香薷二两

【用法】上为散。每服二钱匕，水一盏，煎取七分，不去滓，温服，不拘时候。

【主治】中暑烦躁。

消暑散

【来源】《圣济总录》卷三十四。

【组成】人参（捣末） 白面各等分

【用法】上和匀。每服二钱匕，新水调下，不拘时候。

【主治】中暑烦躁，多困乏力。

黄连散

【来源】《圣济总录》卷三十四。

【组成】黄连（鸡爪者，不拘多少，去须）

【用法】上为散。每服二钱匕，浓煎灯心汤调下，得溲则愈。

【主治】心中热则精神冒闷。

【方论】心恶热，苦入心，热传小肠则气下通，故得溲则愈，灯心通利小便故也。

解毒丸

【来源】《圣济总录》卷三十四。

【组成】半夏（醋浸一宿，漉出晒干） 甘草（炙，锉）各一斤 赤茯苓（去黑皮）二两

【用法】上为细末，生姜自然汁和丸，如梧桐子大。每服四丸，加至八丸，新汲水送下；如昏闷不省者，生姜自然汁送下。

【主治】伤暑中暍。

解毒散

【来源】《圣济总录》卷三十四。

【组成】商陆根（切开如血色者，阴干）

【用法】上为散。每服一钱匕，新汲水调下。牛、马、驴、骡喘急热发倒仆，调三钱灌之。立止。

【主治】伤暑，胸膈躁闷，昏晕倒仆欲死。牛、马、驴、骡喘急热发倒仆。

凝水石丸

【来源】《圣济总录》卷三十四。

【组成】凝水石（瓶子内烧过如粉） 干姜（烧灰）各一两 甘草（炙）三钱 甜消半两

【用法】上为末，炼蜜为丸，如弹子大。每服一丸，生姜汤化下。

【主治】中暑暍毒，闷乱昏沉。

姜汁饮

【来源】《圣济总录》卷八十二。

【组成】生姜四两

【用法】上和皮捣取自然汁，早晨取半合，以温汤半合和服之，每如人行十里一服，一日三次。

【功用】开胃口，令人能食。

【主治】

1.《圣济总录》：脚气，上气闷绝者。

2.《仙拈集》：中暑。

生姜竹茹汤

【来源】《全生指迷方》卷二。

【组成】竹茹（鸡子大） 人参半两 葛根半两 生姜一钱（切）

【用法】上为散。水三盏，煎二盏，去滓，分二服，不拘时候。

【主治】中暑，不即治之，变生热证，身大热，背微恶寒，心中烦闷，时时欲呕，渴不能饮，头昏重痛，恶见日光，遇凉稍清，起居如故。

清中汤

【来源】《中藏经·附录》卷七。

【组成】陈皮二两 甘草一两（蜜炙焦黄脆可折） 干姜半两（湿纸裹煨）

【用法】上为末。每服二钱，以水一盏，煎至八

分，温冷服。汤点、水调皆可。

【主治】暑气中暍。

九似丸

【来源】《鸡峰普济方》卷五。

【组成】舶上硫黄 玄精石 滑石 寒水石（煅过，江水浸一宿） 甘草 白矾 盆消各半两 寒食面一两

【用法】上为末，滴水为丸，如弹子大。每服一丸，同芝麻、生姜各少许，细嚼，唾津咽下，食后、临卧；非时服亦可。

【主治】中暑伏渴，变生诸疾，时发寒热似疟疾，头痛壮热似伤寒，翻胃吐食似膈气，饮水不止似消渴，小便不利似淋沥，大便有血似脏毒，困倦无力似虚劳，通身黄肿似食黄，眼睛黄赤似酒疸。

三顺散

【来源】《鸡峰普济方》卷五。

【组成】干姜 陈橘皮 甘草各半两

【用法】上为粗末。每服二钱，水一盏，煎至六分，去滓温服，不拘时候。

【主治】暑气。

水葫芦丸

【来源】《鸡峰普济方》卷五。

【组成】百药煎三两 甘草一两 乌梅肉 白梅肉各半两 人参 干葛 麦门冬各一两半 紫苏叶半两

　　《古今医鉴》无"紫苏叶"。

【用法】上为细末，炼蜜为丸，如樱桃大。含化一丸，不拘时候。如无百药煎，以余甘子代尤妙。

【功用】《古今医鉴》：解烦渴，生津液。

【主治】冒暑伏热，欲渴引饮，口干无味。

消毒黄龙丸

【来源】《鸡峰普济方》卷五。

【别名】消暑丸（《太平惠民和济局方》卷二绍兴续添方）、消毒丸（《三因极一病证方论》卷五）、

黄龙丸（《永类钤方》卷二十一引《全婴方》）、消暑丹（《医垒元戎》卷二）。

【组成】半夏半斤 茯苓 甘草（生）各二两

【用法】上为细末，生姜汁作糊为丸，如绿豆大。每服二十丸，生姜汤送下；烦躁，新汲水送下，不拘时候。

【主治】中暍烦躁，汗出身热，头疼，痰逆恶心，口燥多渴，胸膈不利，饮食减，昏困嗜卧；又暑毒热气内伏，久久不已，变成痎疟、黄疸，减食，日渐羸瘦。

【方论】《医方集解》：此方不治其暑，而治其湿。用半夏、茯苓行水之药，少佐甘草以和其中。半夏用醋煮者，醋能开胃散水，敛热解毒也。使暑气湿气俱从小便下降，则脾胃和而烦渴自止矣。

调中汤

【来源】《鸡峰普济方》卷五。

【组成】陈粟米三两（炒） 缩砂 香茸 零陵香 藿香 香附子 甘草 白扁豆各一两

【用法】上为粗末。每服二钱，生姜煎服，不拘时候。

【主治】暑气。

硫黄丸

【来源】《鸡峰普济方》卷五。

【组成】硫黄 焰消 滑石 白矾各二两 半夏三两 白面四两（临时和入）

【用法】上为细末，姜汁为丸，如梧桐子大。每服二三十丸，熟水送下，小儿三五丸。

【主治】中暑，吐逆不止。

紫苏丁香丸

【来源】《鸡峰普济方》卷五。

【组成】真紫苏叶 好人参 桂 陈皮（不去白） 丁香各一两

【用法】上为细末，炼蜜为丸，如梧桐子大。每服十五丸至二十丸，温熟水嚼下，不拘时候。

【功用】消暑益胃，调阴阳，止烦渴，宽中，进饮食，消痰定逆。

橘皮甘草汤

【来源】《鸡峰普济方》卷十三。

【组成】橘皮三两　生姜二两　甘草一两

【用法】上锉。水三升，煎至一半，去滓，分三次服，不拘时候。

【主治】中暑。身大热，背微恶寒，心中烦闷，时时欲呕，渴不能饮，头目昏痛，恶见日光，遇凉稍清，起居如故，其脉虚大而数。

小枇杷叶散

【来源】《鸡峰普济方》卷十四。

【组成】枇杷叶　丁香　陈橘皮各半两　香薷三分　麦门冬　干木瓜　白茅根　甘草各一两

【用法】上为细末。每服二钱，水一盏，加生姜二片，煎至七分，去滓温服。如烦躁，新汲水调服，不拘时候。小儿三岁以上，可服半钱；更量大小加减。

【主治】冒暑伏热，引饮过多，脾胃伤冷，饮食不化，胸膈痞闷，呕哕恶心，头目昏眩，口干烦渴，肢体困倦，全不思食；或阴阳不和，致成霍乱，吐痢转筋，烦躁引饮。

四顺散

【来源】《扁鹊心书·神方》。

【组成】川黄连（酒炒）　当归　芍药各二钱　御米壳（去隔膜，醋炒）二钱

【用法】加生姜七片，水煎，食前热服。

【主治】中暑，冷热不调，大便下赤白脓。

乌烬散

【来源】《小儿卫生总微论方》卷十。

【组成】谷精草不拘多少

【用法】烧存性，用器覆之，放冷，研为细末。每服半钱或一钱，冷米饮下，不拘时候。

【主治】小儿中暑发渴，烦躁闷乱，吐泻。

白术膏

【来源】《小儿卫生总微论方》卷十。

【组成】白术半两　白茯苓　人参（去芦）　滑石各一分　泽泻半两

【用法】上为末，炼蜜和膏。每用一皂子大，米饮化下，不拘时候。

【主治】小儿暑月中热，或伤暑伏热，头目昏痛，霍乱吐泻，腹满气痞，烦躁作渴，小便不利；并治小儿脾胃不和，腹胀气痞，不美乳食。

香石散

【来源】《小儿卫生总微论方》卷十。

【组成】丁香　滑石　舶上硫黄　白芍药　甘草各等分。

【用法】上为末。每服一钱，米饮调下。

【主治】小儿伏热中暑，烦躁发渴，泄泻，小便不利，及吐泻无时。

乌金散

【来源】《洪氏集验方》卷三。

【组成】不蛀皂角（刮去皮，猛火炙令成麸炭，仍须存性，不可使成白灰也）三两　甘草一两（炙）

【用法】上为细末。服三大钱，以新汲水或温熟水调下。立愈。

【主治】冒暑闷乱，不省人事，欲死；及发躁引饮无度，咽中痰涎不下。

桂苓甘露散

【来源】《宣明论方》卷六。

【别名】桂苓白术散（原书同卷）、桂苓甘露饮（《伤寒直格》卷下）。

【组成】茯苓一两（去皮）　甘草二两（炙）　白术半两　泽泻一两　桂半两（去皮）　石膏二两　寒水石二两　滑石四两　猪苓半两（一方不用猪苓）

【用法】上为末。每服三钱，温汤调下，新水亦得，生姜汤尤良。小儿每服一钱。

【主治】

1.《宣明论方》：伤寒中暑，湿热内甚，头痛，口干烦渴，小便赤涩，大便急痛，霍乱吐下，腹满痛闷，及小儿吐泻、惊风。

2.《证治宝鉴》：伤暑吐血；痢疾。

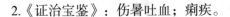

益元散

【来源】《宣明论方》卷十。

【别名】太白散（《伤寒直格》卷下）、天水散（《伤寒标本》卷下）、六一散（《伤寒标本》卷下）、神白散（《儒门事亲》卷十三）、双解散（《摄生众妙方》卷四）。

【组成】桂府腻白滑石六两　甘草一两（炙）

【用法】上为细末。每服三钱，加蜜少许，温水调下，不用蜜亦得，一日三次；欲饮冷者，新汲水调下；解利伤寒，发汗，煎葱白、豆豉汤调下；难产，紫苏汤调下。

【功用】利小便，宣积气，通九窍六腑，生津液，去留结，消蓄水，止渴宽中，补益五脏，大养脾肾之气，安魂定魄，明耳目，壮筋骨，通经脉，和血气，消水谷，保元，下乳催生；久服强志轻身，驻颜延寿。

【主治】身热，吐利泄泻，肠澼，下痢赤白，癃闭淋痛，石淋，肠胃中积聚寒热，心躁，腹胀痛闷；内伤阴痿，五劳七伤，一切虚损，痫痉，惊悸，健忘，烦满短气，脏伤咳嗽，饮食不下，肌肉疼痛；并口疮牙齿疳蚀，百药酒食邪毒，中外诸邪所伤，中暑、伤寒、疫疠，饥饱劳损，忧愁思虑，恚怒惊恐传染，并汗后遗热劳复诸疾；产后血衰，阴虚热甚，一切热证，兼吹奶乳痈。

【宜忌】孕妇不宜服。

【加减】加黄丹，名红玉散；加青黛，名碧玉散、若玉散；加薄荷叶（末）一分，名鸡苏散。

【方论】

1.《医方考》：滑石性寒，故能清六腑之热，甘草性平，故能缓诸火之势。

2.《古今名医方论》：元气虚而不支者死，邪气盛而无制者亦死。今热伤元气，无气以动，斯时用参、芪以补气，则邪愈甚；用芩、连以清热，则气更伤。惟善攻热者，不使丧人元气，善补虚者，不使助人邪气，必得气味纯粹之品以主之。滑石禀土中冲和之气，行西方清肃之令，秉秋金坚重之形，寒能胜热，甘不伤脾，含天乙之精，而具流走之性，异于石膏之凝滞，能上清水源，下通水道，荡涤六腑之邪热，从小便而泄

矣。甘草禀草中冲和之性，调和内外，止渴生津，用以为佐，保元气而泻虚火，则五脏自和矣。然心为五脏主，暑热扰中，神明不安，必得朱砂以镇之，则神气可以遽复，凉水以滋之，则邪热可以急除，此补心之阳，寒亦通行也。至于热利初起，里急后重者宜之，以滑可去著也。催生下乳，积聚、蓄水等症，同乎此义，故兼治之。是方也，益气而不助邪，逐邪而不伤气，不负益气之名矣。宜与白虎、生脉三方，鼎足可也。

3.《绛雪园古方选注》：渗泄之剂，不损元气，故名益气。分两六一取天一生水，地六成之，故又名天水。滑石味淡性利，色白入气，复以甘草载引上行，使金令清肃降，故暑湿之邪伤上焦者，效甚速。其下清水道，荡热渗湿之功，亦非他药可及。时珍曰：热散则三焦宁而表里和，湿去则阑门通而阴阳利。完素以之治七十余证，赞之为凡间仙药，不可阙之。

4.《成方切用》：滑石重能清降，寒能泄热，滑能通窍，淡能行水，使肺气降而下通膀胱，故能祛暑住泻，止烦渴而利小便也。加甘草者，和其中气，又以缓滑石之滑降也，其数六一者，取天一生水，地六成之之义也。

5.《医方发挥》：元气为暑热所伤，既不能用参芪以补气，致邪愈甚。亦不能用芩、连以清热，致气更伤。惟滑石禀土中冲和之气，寒能胜热，甘不伤脾。含天乙之精，而具流走之性，能上清水源，下通水道，荡涤六腑之邪，俾暑热从小便而泄。甘草禀草中冲和之性，调和内外、止渴生津，用以为佐，保元汤而泻虚火。则五脏自如矣。然心为五脏主，暑热扰中，神明不安，必得朱砂以镇之。则神气方遽复。

6.《成方便读》：此解肌行水而为却暑之剂也。滑石气清能解肌，质重能清降，寒能胜热，滑能通窍，淡能利水。加甘草者，和其中，以缓滑石之寒滑，庶滑石之功得以彻表彻里，使邪去而正不伤，故能治如上诸证耳。本方加辰砂少许，名益元散，以镇心神而泻丙丁之邪热。盖暑为君火之气，物从其类也。河间曰：此方统治上下表里三焦湿热。然必暑而挟湿者，用之为宜。若津液亏而无湿者，又当以生脉散之类参用之。

【验案】

1. 膀胱炎 《福建中医药》（1965，6：20）：林某某，男，69岁。突感尿意急迫，排尿频繁，量少，滴沥难下，小腹部灼痛，诊断为急性膀胱炎。唇口红甚，舌苔黄浊，脉数有力，给六一散60g，冲开水600ml，澄清，分3次服，每日1剂，连服4天痊愈。

2. 晕厥 《山西中医》（1987，2：29）：张某某，男，48岁，厨师。1977年5月14日初诊。病人1年前用鳍刺刺伤右手食指，翌日全身不适，低热，右肢剧痛，纳呆、恶心、晕厥，经强心输液复苏。此后常无规律晕厥。病人面容憔悴，神情恐慌，右背及右腿外侧均见大小不等之绀斑10余块，大者如掌，小者似卵，质硬压痛，舌红有瘀点，诊为破伤中毒，毒瘀血分。遂予六一散200g，每次用绿豆水冲服10g，1日2次，10日后诸症缓解，又10日诸症痊愈。

3. 疱疹 《山西中医》（1987，2：30）：雷姓女婴，8个月，因腹泻服西药后全身泛发疱疹，小豆样，疹周红润，伴咳嗽，低烧，舌红，指纹淡红浮现，小便淋沥不畅。遂予六一散30g，冲调徐徐凉饮，晚7时许服药，夜畅尿数次，翌晨疱疹全消，一切恢复正常。

大黄龙丸

【来源】《三因极一病证方论》卷二。

【别名】黄龙丸（《丹溪心法》卷一）、清暑丸（《普济方》卷一一七）。

【组成】硫黄 消石各一两 雄黄（通明者） 滑石 白矾各半两 寒食面四两

【用法】上为末，滴水为丸，如梧桐子大。每服五丸至七丸，渐加至二十丸，新汲水送下。昏塞不知人，则以水化开灌之。

【功用】祛暑毒，分利阴阳。

【主治】中暑眩晕，昏不知人；或身热恶寒，头痛，状如伤寒；或往来寒热，烦躁渴甚，呕吐泄泻。

【方论】中暑忌得冷，此药却以冷水下之，乃热因寒用，疑者释之。

白术散

【来源】《三因极一病证方论》卷四。

【组成】白芷 甘草（炒） 青皮 陈皮 白茯苓 桔梗 山药 香附（去毛）各三两 干姜半两 白术一两

【用法】上为末。每服二钱匕，水一盏，加生姜三片，大枣一个，木瓜干一片，紫苏两三叶，煎七分，食前服。若吐泻，入白梅煎；喘，入桑白皮、杏仁煎；伤寒劳复，入薄荷；膈气，入木通三寸、麝香少许；中暑呕逆，入香薷；产前产后，血气不和，入荆芥煎；霍乱，入藿香煎；气厥，入盐汤调下。

【主治】伤寒，气脉不和，憎寒壮热，鼻塞脑闷，涕唾稠粘，痰嗽壅滞；或冒涉风湿，憎寒发热，骨节烦疼；或中暑呕吐，眩晕；及大病后，将理失宜，食复、劳复，病证如初；又治五劳七伤，气虚头眩，精神恍惚，睡卧不宁，肢体倦急，潮热盗汗，脾胃虚损，面色萎黄，饮食不美，呕吐酸水，脏腑滑泄，腹内虚鸣，反胃吐逆，心腹绞痛，久疟久利；及膈气咽塞，上气喘促，坐卧不安；或饮食所伤，胸膈痞闷，腹胁真胀；妇人产前产后，血气不和，霍乱吐泻，气厥不省人事；辟四时不正之气及山岚瘴疫。

却暑散

【来源】《三因极一病证方论》卷五。

【别名】冰黄散（《太平惠民和济局方》卷二吴直阁增诸家名方）。

【组成】赤茯苓 甘草（生）各四两 寒食面 生姜各一斤（搜面令匀）

【用法】上为末。每服二钱，新汲水调下，或汤点服，不拘时候。

【主治】冒暑伏热，头目眩晕，呕吐泄利，烦渴，背寒，面垢。

桂苓丸

【来源】《三因极一病证方论》卷五。

【组成】桂心 白术各二两 赤茯苓三两 乌梅肉一两半 干生姜一两 甘草（炙）半两

【用法】上为末，炼蜜为丸，如弹子大。每服一丸至二丸，嚼细，熟水送下。

【功用】消痰饮，宽胸膈。

【主治】伤暑烦渴。

广顺散

【来源】《杨氏家藏方》卷三。

【组成】甘草三两半（炙） 肉桂（去粗皮）一两 干姜（炮）一两 乌梅肉一两半（焙干） 紫苏叶半两

【用法】上为细末。每服二钱，冷水调下；沸汤调服亦得。

【主治】中暑烦渴。

冷香饮子

【来源】《杨氏家藏方》卷三。

【组成】草果子仁二两 甘草一两（炙） 陈橘皮（去白）半两 附子（炮，去皮脐）一分

【用法】上锉。每服半两，水三碗，煎至二碗，去滓沉冷，旋旋服之，不拘时候。

【主治】

1.《杨氏家藏方》：伏暑烦躁，引饮无度。

2.《医方考》：夏月饮食，杂以水果、寒冷之物食之，胸腹大痛，霍乱者。

3.《张氏医通》：中暑，内夹生冷饮食，泻利。

4.《杂病源流犀烛》：内伤夹暑者，暑月房劳，兼膏粱水果杂进，至周身阳气不伸，四肢厥逆拘急，呕吐。

【方论】

1.《医方考》：草果辛温，善消肉食；附子辛热，能散沉寒；橘红之辛，可调中气；甘草之温，堪以健脾。而必冷服者，假其冷以从治，《内经》所谓"必伏其所主，而先其所因"也。

2.《绛雪园古方选注》：草果、陈皮，温脾祛湿定呕；炙草、生姜，奠安脾经阴阳；以炮附子通行经络，交接上下。用饮子者，轻清留中也；冷服者，缓而行之也。

【验案】太阴伤寒 《清代名医医案大全·叶天士医案》：脉沉微，腹痛吐利汗出，太阴伤寒，拟冷

香饮子：泡淡附子，草果仁，新会皮，甘草，煎好候冷服。

青金散

【来源】《杨氏家藏方》卷三。

【组成】生硫黄 寒水石（火煅） 玄精石 焰消 青黛各等分

【用法】上为细末。每服一钱，新汲水调下，不拘时候。

【主治】中暑烦躁，大渴，吐泻不止。

茅根散

【来源】《杨氏家藏方》卷三。

【组成】白茅根 人参（去芦头）各一分 厚朴（去粗皮，姜制）半两 香薷一两（去土）

【用法】上为细末。每服二钱，水一盏，加酒半盏，同煎至一盏，水中沉冷服，不拘时候。

【主治】伏热伤冷，心神烦躁，大渴不止，肠鸣腹痛，不思饮食。

泼火散

【来源】《杨氏家藏方》卷三。

【别名】地榆散（《是斋百一选方》卷七）、四味地榆散（《景岳全书》卷五十七）。

【组成】青橘皮（去白） 赤芍药 黄连（去须） 地榆各等分

【用法】上为细末。每服一钱，浆水调下；热泻用冷水调下，不拘时候。

【主治】

1.《杨氏家藏方》：中暑，烦躁发渴，口苦舌干，头痛恶心，不思饮食；血痢；妇人热崩。

2.《是斋百一选方》：中暑昏迷，不省人事欲死者。

【加减】蓄热，血妄行，加甘草等分。

降气丹

【来源】《杨氏家藏方》卷三。

【组成】消石 硫黄 太阴玄精石各等分

【用法】上为细末，于银石器内文武火上炒令褐黄色，煮糯米糊为丸，如梧桐子大。每服三十丸，新汲水送下，不拘时候。

【主治】伏暑伤冷，阴阳交错，中脘痞塞，头痛恶心。

秦艽散

【来源】《传信适用方》卷上。

【组成】秦艽（去土） 当归（去芦） 桔梗 黄连（去须） 乌梅（去核） 甘草（炙） 青皮（去瓤） 柴胡（去芦） 干姜（炮） 芍药各等分

【用法】上为细末。分为二服，解暑，浓煎灯心汤下；心痛，煎菖蒲汤下；泻痢，米饮下，常服熟米下；骨热，地骨皮汤下。

【功用】解暑。

【主治】中暑，心痛，泻痢，骨热。

黑散子

【来源】《传信适用方》卷一。

【组成】不蛀皂角（不拘多少，烧烟绝）四两 甘草一两（炙）

【用法】上为末。新汲水调下一钱，甚者加一钱。

【功用】解暑毒。

御爱姜苏丸

【来源】《传信适用方》卷一。

【组成】紫苏叶（拣净）五两 乌梅肉（切，炒）二两 甘草（生）三分 真官桂（去粗皮）半两 香薷叶（拣净）半两 生姜（洗，切，焙干）一分 木瓜二两（干者。如生，去皮瓤，切，焙） 檀香半两（锉屑）

【用法】上为末，炼蜜为丸，如樱桃大。每服一丸，细嚼，熟水送下，不拘时候。

【功用】生津止渴。

【主治】中暑恶心，头疼烦躁。

清中汤

【来源】《传信适用方》卷四。

【组成】大菖蒲（刮去皮，称）一斤（切片子，入盐四两，和匀，入生姜） 人参一两（去芦） 生姜（不去皮，细切）（以上同淹，夏一宿，冬三宿，取出，晒干黄） 桔梗四两（去芦） 甘草二两（微炙）

【用法】上为末，热汤送服。

【功用】祛暑毒疫气。

水瓢丸

【来源】《普济方》卷一一七引《卫生家宝》。

【组成】丁香枝杖一两 甘草半斤（炙） 白梅肉三两（为末） 乌梅肉一斤 紫苏叶（去土）三两 檀香半两 麝香一字

【用法】上为细末，蒸熟药木瓜两枚，同蜜拌和为丸，如弹子大。每服一丸，温熟水嚼下，不拘时候。

【功用】消暑毒。

玉壶丸

【来源】《普济方》卷一一七引《卫生家宝》。

【组成】硫黄一分 寒水石 石膏（煅） 盆消 甘草 绿豆粉各一两半 太阴玄精石一两

【用法】上为细末，蒸饼为丸，如弹子大。与生姜同嚼，新水下。

【主治】暑气。

饮灵丸

【来源】《普济方》卷一一七引《卫生家宝》。

【组成】牛胆制天南星（无，以法制半夏代） 人参 茯苓 桔梗 干葛 麦门冬（不去心） 桂（去皮） 紫苏叶（极香者） 甘草（炒）各一两 乌梅肉 余甘子（去核）各一两半（无余甘，以百药煎代）

【用法】上为末，以夹绢筛过，炼蜜为丸，如樱桃大，生朱砂为衣。常用一丸含化，舌下灵液溅溅涌出；若燥渴，嚼二三丸，以麦门冬水送下。

【主治】中暑；老人虚热。

金露解毒丸

【来源】《普济方》卷一一七引《卫生家宝》。

【组成】舶上明净硫黄 蛤粉各一斤

【用法】上为末，用连皮生姜作片子，取自然汁为丸，如弹子大，阴干。每服一丸，生姜薄荷研细，入蜜一小匙，新水调下。

【主治】暑毒。

橘皮半夏汤

【来源】《普济方》卷一一七引《卫生家宝》。

【组成】陈橘皮六两（去瓤） 白术三两（去芦头） 白茯苓三两 人参一两 枳壳一两（去瓤，麸炒） 当归一两（去芦头） 半夏三两（汤洗七次，锉如米） 甘草三分（炙）

【用法】上除半夏外，上锉，同拌匀。每服三大钱，加生姜六片，大枣二枚，水一盏，煎至七分，去滓温服，不拘时候。

【主治】中暑、伏暑及痰在胸膈。

桂苓白术散

【来源】《医学启源》卷中。

【别名】桂苓甘露散（《儒门事亲》卷十二）、桂苓甘露饮（《卫生宝鉴》卷十六）、桂枝白术汤（《嵩崖尊生全书》卷九）、桂苓白术汤（《风劳臌膈四大证治》）。

【组成】木香 桂枝 藿香 人参 茯苓（去皮）各半两 甘草（炙） 白术 葛根 泽泻 寒水石各一两 滑石二两 石膏一两

方中滑石、石膏用量原缺，据《儒门事亲》补。

【用法】上为末。每服三钱，白汤调下，新水或生姜汤亦得。

【主治】冒暑、饮食所伤转甚，湿热内甚，霍乱吐泻，转筋急痛，腹满痛闷；小儿吐泻、惊风。

生脉散

【来源】《医学启源》卷下。

【别名】生脉汤（《丹溪心法》卷一）、参麦散（《遵生八笺》卷四）、生脉饮（《兰台轨范》引《医录》）、人参生脉散（《症因脉治》卷二）、定肺汤（《医林绳墨大全》卷二）、参麦五味饮（《胎产心法》卷下）。

【组成】麦冬 人参 五味子

【用法】《观聚方要补》引《内外伤辨惑论》：人参、麦冬各三钱，五味子十五粒。水煎服。

【功用】

1.《医学启源》：补肺中元气不足。

2.《医便》：止渴生津。

3.《万病回春》：清心润肺。

4.《景岳全书》：止渴消烦，定咳嗽喘促。

5.《嵩崖尊生全书》：清暑益气，生脉补虚。

【主治】

1.《丹溪心法》：痒夏属阴虚，元气不足，夏初春末，头痛脚软，食少体热。

2.《正体类要》：金疮、杖疮，发热体倦，气短，或汗多作渴，或溃后睡卧不宁，阳气下陷，发热烦躁。

3.《内科摘要》：热伤元气，肢体倦怠，短气懒言，口干作渴，汗出不止。

4.《外科枢要》：胃气亏损，阴火上冲，口干喘促，或肢体倦怠，肌肉消瘦，面色萎黄，汲汲短气，汗出不止，食少作渴；或脓水出多，气血俱虚，烦躁不安，睡卧不宁。

5.《医方考》：气极者，正气少，邪气多，多喘少言。

6.《赤水玄珠全集》：肺气大虚，气促上喘，汗出而息不续，命在须臾。

7.《万病回春》：中暑，暑伤于气，脉虚弦细芤迟，属元气虚脱者。

【方论】

1.《内外伤辨惑论》：圣人立法，夏月宜补者，补天真元气，非补热火也，夏食寒者是也。故以人参之甘补气；麦门冬苦寒泻热，补水之源；五味子之酸，清肃燥金，名曰生脉散。孙真人云：五月常服五味子，以补五脏之气，亦此意也。

2.《医方考》：肺主气，正气少故少言，邪气多故多喘。此小人道长，君子道消之象。人参补肺气，麦冬清肺气，五味子敛肺气，一补一清一敛，养气之道毕矣。名曰生脉者，以脉得气则充，失气则弱，故名之。东垣云：夏月服生脉散，加黄芪、甘草，令人气力涌出。若东垣者，可以医气极矣。

3.《古今名医方论》引柯韵伯：麦冬甘寒，清权衡治节之司；人参甘温，补后天营卫之本；五味酸温，收先天天癸之原。三气通而三才立，水升火降，而合既济之理矣。

4.《医方集解》：人参甘温，大补肺气为君；麦冬止汗，润肺滋水，清心泻热为臣；五味酸温，敛肺生津，收耗散之气为佐。盖心主脉，肺朝百脉，补肺清心，则元气充而脉复，故曰生脉也。夏月炎暑，火旺克金，当以保肺为主，清晨服此，能益气而祛暑也。

5.《成方便读》：方中但以人参保肺气，麦冬保肺阴，五味以敛其耗散。不治暑而单治其正，以暑为无形之邪，若暑中无湿，则不致留恋之患，毕竟又无大热，则清之亦无可清，故保肺一法，即所以祛暑耳。此又治邪少虚多，热伤元气之一法也。在夏月肺虚者，可服之。

6.《温病条辨》：汗多而脉散大，其为阳气发泄太甚，内虚不可留恋可知。生脉散酸甘化阴，守阴所以留阳，阳留，汗自止也。以人参为君，所以补肺中元气也。

7.《冯氏锦囊秘录》：人参补气为君，所谓损其肺者，益其气也；五味子酸敛，能收肺家耗散之金；麦门冬甘寒，濡肺经燥枯之液。三者皆扶其不胜，使火邪不能为害也。司天属火之年，时令燥热之际，尤为要药。

8.《绛雪园古方选注》：凡曰散者，留药于胃，徐行其性也。脉者，主于心，而发源于肺。然脉中之气，所赖以生者，尤必资藉于肾阴。故《内经》言君火之下，阴精承之也。麦冬清肺经治节之司，五味收先天癸水之源，人参引领麦冬、五味都气于三焦，归于肺而朝百脉，犹天之云雾清，白露降，故曰生脉。

9.《医略六书》：肺虚气耗，不能摄火，而热浮于外，故发热口干，自汗不止焉。人参大补，能回元气于无有，五味酸收，能敛元津之耗散，麦冬润肺清心。名之曰生脉，乃补虚润燥，以生血脉也。俾血脉内充，则元津完固而魄汗自敛，血脉无不生，虚热无不敛藏矣。此扶元敛液之剂，为气耗发热多汗之专方。

10.《温热经纬》徐洄溪云：此伤暑之后，存其津液之方也。观方下治证，无一字治暑邪者。庸医以之治暑病，误之甚矣。其命名之意，即于复脉汤内取用参、麦二味，因止汗故加五味子。近人不论何病，每用此方收住邪气，杀人无算。用此方者，须详审其邪之有无，不可徇俗而视为治暑之剂也。

【实验】

1.抑制豚鼠心肌细胞膜三磷酸腺苷酶活性 《新医药学杂志》（1973，10：27）：生脉散可抑制豚鼠心肌细胞膜三磷酸腺苷酶的活性，抑制强度与剂量呈正比。其中人参、五味子单味药亦有抑制作用，而麦冬则无抑制作用。认为生脉散由于抑制心肌细胞三磷酸腺苷酶的活性，是改善心脏生理功能的途径之一。

2.提高耐缺氧能力 《新医药学杂志》（1974，3：21）：生脉散可增加小白鼠对低压缺氧的耐受能力，给药组存活率为63.3%，对照组存活率为37.7%，两组差别显著（$P<0.05$）。说明本方能提高心肌对缺氧的耐受性，节约心肌对氧的消耗。

3.抗冠心病作用 《北京医学院学报》（1975，2：118）：家兔经结扎冠状动脉前降支，造成实验性心源性休克，生脉散注射液具有一定的治疗作用，但升压作用缓慢，给药组与对照组疗效有明显差异。《中医杂志》（1981，6：24）：观察54例有心气虚表现冠心病心绞痛病人的心肌收缩时相（STT）及心尖搏动图，表明该病心气虚的实质与不同程度心功能不全有关。应用生脉散注射液后，可以改善左心室功能。其正性肌力作用与毛花苷丙对心脏作用相类似。

4.抗微循环障碍作用 《辽宁中医杂志》（1984，12：36）：生脉散注射液对大分子右旋糖酐所致微循环障碍和弥漫性血管内凝血（DIC）的病理变化，有一定的对抗和保护作用。不仅可以改善微循环障碍，还可以阻止血管内DIC产生。

5.对胃癌化疗后免疫功能的影响 《中国中西医结合杂志》（1995，7：451）林氏等观察了参麦注射液对胃癌化疗后免疫功能的影响。结果提示：化疗结合参麦注射液组T淋巴细胞计数上升，血清可溶性白细胞介素-2受体水平下降。表明参麦注射液可改善病人免疫功能，有助于化疗施行。

6.对家兔膈肌功能的影响 《中国中西医结合杂志》（1995，12：732）：关氏等观察了生脉散对家兔膈肌功能的影响。结果表明：生脉散能提高正常家兔膈肌肌电的高、低频比值，中心频率及膈肌诱发电位幅度；复制家兔膈肌疲劳后，静脉注射生脉散有治疗作用，提前注射，对电刺激致伤家兔膈肌有保护作用。

7.急性病毒性心肌炎 《中国中西医结合杂志》（1995，3：142）：赵氏等观察了生脉散对急性病毒性心肌炎病人血清脂质过氧化物的影响。结果发现：病毒性心肌炎病人心肌损伤与脂质过氧化反应有密切关系。生脉散具有抗氧自由基和抗脂质过氧化作用，能防治心肌损伤，是对病毒性心肌炎的有效治疗措施之一。

8.对心绞痛病人运动耐量、心电图和血液黏度的影响 《华西药学杂志》（1999，2：138）：观察了28例冠心病心绞痛病人采用生脉注射液治疗前后血液流变学、运动耐量及其心电图的变化。结果提示：生脉注射液可通过降低血液黏度等作用提高心绞痛病人心脏功能，并减轻运动负荷下心肌缺血程度。

【验案】

1.中暑 《续名医类案》：陆祖愚治陈元甫，7月间因构讼事，忍饥，食冷粥数碗，少顷即吐出。自此茶饮皆吐，头痛身热，咽喉不利，昏冒，口中常流痰液。医知为中暑，用冷香薷饮投之，随吐；又以井水调益元散投之，亦吐，昏沉益甚。脉之，阳部洪数无伦，阴部沉微无力。此邪在上焦，在上者因而越之，此宜涌吐者也。盖饥饿之时，胃中空虚，暑热之气，乘虚而入于胃，胃热极而以寒冷之水饮投之，冷热相反，所以水入即吐；即口中流涎，亦胃热上溢之故也。因用沸汤入盐少许，啬汁数匙，乘热灌之，至二三碗不吐，至一时许方大吐，水饮与痰涎同出，约盆许。即以生脉散投之，人事清爽，诸症顿减。

2.低血压 《四川医学》（1981，2：100）：口服生脉散加味（粉剂）：党参6g，黄芪6g，五味子2g，麦冬2g，共研末，每次6g，每日3次，连服4周为1疗程，选择血压低于90/60mmHg，排除器质性及营养不良者作为观察对象，共观察10例

（男女各5人），经给药1疗程后，收缩压平均升高14mmHg，舒张压平均升高6.7mmHg。

3.休克 《新医药杂志》（1974，3：21）：用本方治疗急性心肌梗死并发心源性休克20例，其中3例单用西药治疗，死亡1例（33%），而另17例用生脉散注射液治疗，死亡1例（5.8%），16例血压全部回升恢复正常，升压作用温和是其特点。《江苏中医》（1980，3：59）：以本方治疗休克114例，其中感染性休克98例，用药5分钟至1小时后开始升压，显效率为71.8%，血压稳定时间平均为17.3小时。

4.顽固性心力衰竭 《实用中西医结合杂志》（1998，8：704）：李氏等观察了82例顽固性心力衰竭病人，其中治疗组62例，用本方注射液配合西医综合治疗，对照组20例只用西医综合治疗。结果：治疗组总有效率和显效率分别为90.32%和70.96%，对照组分别为70%和30%。两组间均有非常显著性差异（$P < 0.01$）。

5.急性再障 《浙江中医学院学报》（1994，4：13）：用本方合二至汤加味（加黄芪、菟丝子、甘草、紫河车），发热加水牛角片、白薇、地骨皮、连翘；皮肤紫斑、鼻齿衄血加槐米、鹿茸草、羊蹄；咯血便血加花蕊石、地榆炭、白及、阿胶珠、三七粉；治疗急性再障23例。结果：基本痊愈8例，显效5例，有效4例，总有效率为74%。

6.冠心病心绞痛 《中国中西医结合杂志》（1997，11：594）：用本方注射剂静脉注射治疗冠心病心绞痛54例。另设对照组52例，药用复方丹参注射液。结果表明：治疗组临床症状及心电图显效率及总有效率、硝酸甘油停药率及总停减率均显著高于对照组。

7.痛风 《黑龙江中医药》（1995，1：15）：以本方加减：生石膏30g，黄柏、苍术、牛膝、赤芍、白芍、桂枝、木通、甘草各15g，知母、车前子各25g，滑石20g为基本方，关节痛剧加威灵仙、秦艽，关节肿大变形加防己、地龙，治疗痛风10例，结果：痊愈7例，好转3例，总有效率为100%。

8.病毒性心肌炎 《实用中医药杂志》（1999，3：8）：用本方加丹参、黄芪、银花、炙甘草为基本方，咽喉肿痛、发热者加板蓝根、野

荞麦根；脘痞纳呆、湿邪重者去银花加山楂、苦参；久病心阳亦虚者酌加附子、桂枝；胸闷者加郁金、檀香；失眠者加酸枣仁、夜交藤；经常感冒加白术、防风；有瘀血征象者加三七、川芎、赤芍、桃仁；传导阻滞者党参改用人参，加大黄芪用量，并加用当归尾，治疗病毒性心肌炎30例。结果：显效19例（63.3%），有效9例（30%），无效2例（6.7%），总有效率达93.33%。

十全饮子

【来源】《普济方》卷一一七引《十便良方》。
【组成】人参 白茯苓 干山药 白扁豆 紫苏叶 香薷叶 甘草 厚朴 半夏白术各等分
【用法】上为粗末。每服二钱，水二盏，加生姜三片，煎七分，去滓，若觉烦躁，以新汲水沉冷服；如脾胃弱，只温如常服。
【主治】伤暑，病疟，中暑等疾。

檀香丸

【来源】《普济方》卷一一七引《十便良方》。
【别名】含化丸。
【组成】檀香末一钱 杏仁（去皮）二钱半 乌梅肉二两 紫苏叶一两 茴香三钱半 百药煎二钱半 甘草一两半
【用法】上为细末，炼蜜为丸，如弹子大。非时含化。
【功用】解暑毒。

水瓢丸

【来源】《是斋百一选方》卷七。
【组成】乌梅肉四两 甘草 青盐各二两 干木瓜 檀香 白茯苓各一两 麝香三钱半（蜜炼过，随药加减使）
【用法】上除麝香别研，余并为细末，炼蜜为丸，每两作三十丸。每服一丸，含化，或新汲水温汤嚼下，不拘时候。
【功用】解烦渴。
【主治】冒暑毒。

玉壶丸

【来源】《是斋百一选方》卷七。
【别名】白龙丸（《诚书》卷九）。
【组成】舶上硫黄 焰消 滑石 白矾各一两
【用法】上为细末，入上等白面六两，拌和令匀，用新汲水为丸，如梧桐子大。每服二十丸，新汲水吞下；如闷乱欲死者，以水调灌之。
　　《医方类聚》引《简易》本方用法：每服五十丸，用人参煎汤放冷吞下。
【功用】《医方类聚》引《简易》：消暑毒，止烦渴。
【主治】中暑。

黄龙丸

【来源】《是斋百一选方》卷七。
【组成】半夏半斤（酽醋一斗浸三日，入银器中慢火熬醋尽，取出，新汲水洗，晒干） 甘草一两
【用法】上为末，生姜自然汁为丸，如梧桐子大。每服三十丸至五十丸，食后以新汲水送下。
【主治】中暑。

水瓢丸

【来源】《医方类聚》卷二十五引《琐碎录》。
【组成】百药煎 腊茶各等分
　　方中百药煎、腊茶用量原缺，据《本草纲目》引《事林广记》补。
【用法】上为细末，以乌梅肉为丸，如鸡头子大。含化。
【功用】《本草纲目》引《事林广记》：消暑止渴。
【主治】暑渴。

冰雪饮子

【来源】《魏氏家藏方》卷一。
【组成】糯米不计多少
【用法】立冬日净淘，水浸，置北墙阴下，至立春日取以为粉。每服二钱，新汲水调下。
【功用】解暴暑。

黄龙丸

【来源】《魏氏家藏方》卷一。

【组成】半夏一两（洗净，切片，米醋半盏煮干） 黄连（去须） 甘草（炙）各半两 木猪苓（去皮） 白茯苓各一两（去皮）

【用法】上为细末，淡米醋糊为丸，如梧桐子大。每服三五十丸，熟水吞下，不拘时候。

【主治】久中积暑，脏腑不调，每遇夏月发热，不思饮食。

石膏散

【来源】《儒门事亲》卷十二。

【组成】石膏一两 人参（去芦） 甘草（炙）各半两

【用法】上为细末。每服三钱，新水、蜜水调下；生姜汤亦可。

【主治】暑病；热嗽。

清暑益气汤

【来源】《脾胃论》卷中。

【组成】黄耆（汗少减五分） 苍术（泔浸，去皮） 升麻各一钱 人参（去芦） 泽泻 炒曲 橘皮 白术各五分 麦门冬（去心） 当归身 炙甘草各三分 青皮（去白）二分半 黄柏（酒洗，去皮）二分或三分 葛根二分 五味子九枚

【用法】上锉，都作一服。以水二大盏，煎至一盏，去滓，食远温服。剂之多少，临病斟酌。

本方改为丸剂，名"清暑益气丸"（《饲鹤亭集方》）。

【功用】《方剂学》：清热益气，化湿生津。

【主治】

1.《脾胃论》：时当长夏，湿热大胜，蒸蒸而炽，人感之，多四肢困倦，精神短少，懒于动作，胸满气促，肢节沉疼，或气高而喘，身热而烦，心下膨痞，小便黄而数，大便溏而频，或痢出黄如糜，或如泔色，或渴或不渴，不思饮食，自汗体重或汗少者，血先病而气不病也，其脉中得洪缓。若血气相搏，必加之以迟。

2.《内科摘要》：暑热泻痢、疟疾。

3.《证治准绳·幼科》：暑邪干卫，身热自汗。

4.《诚书》：痢疾已愈，中气虚弱者，暑令尚在。

5.《幼科铁镜》：伤暑烦热。

6.《医宗金鉴》：暑厥昏眩，不知人，气虚挟痰上冲心虚者。

【加减】若中满者，去甘草；咳甚者，去人参；如口干、咽干者，加干葛；如烦乱犹不能止，少加黄连以去之；如气浮心乱，则以朱砂安神丸镇固之，得烦减，勿再服；如心下痞，亦少加黄连；长夏湿土客邪火旺，可以权加苍术、白术、泽泻，上下分消其湿热之气也；湿气大胜，主食不消化，故食减，不知谷味，加炒曲以消之。复加五味子、麦门冬、人参泻火，益肺气，助秋损也；浊气在阳，乱于胸中，则䐜满闭塞，大便不通，夏月宜少加酒洗黄柏大苦寒之味，冬月宜加吴茱萸大辛苦热之药以从权，乃随时用药，以泄浊气之下降也；清气在阴者，乃人之脾胃气衰，不能升发阳气，故用升麻、柴胡辛甘之味，以引元气之升，不令飧泄也。暑月阳盛，则于正药中加青皮、陈皮、益智、黄柏，散寒气、泄阴火之上逆；或以消痞丸合滋肾丸；滋肾丸，黄柏、知母，微加肉桂，三味是也；或更以黄连别作丸。二药七八十丸，空心约宿食消尽服之。待少时，以美食压之，不令胃中停留也。如食已心下痞，别服橘皮枳术丸；如脉弦、四肢满闭，便难而心下痞，加甘草、黄连、柴胡；如大便秘燥，心下痞，加黄连、桃仁，少加大黄、当归身；如心下夯闷者，加白芍药、黄连；如心下痞腹胀，加五味子、白芍药、缩砂仁；如天寒，少加干姜或中桂；如心下痞，中寒者，加附子、黄连；如心下痞、呕逆者，加黄连、生姜、橘皮；如冬月，不加黄连，少入丁香、藿香叶；如口干嗌干，加五味子、干葛；如胸中满闷郁郁然，加橘红、青皮、木香少许；如食少不饥，加炒曲；如食不下，乃胸中、胃上有寒，或气涩滞，加青皮、陈皮、木香，此三味为定法；如冬天，加益智仁、草豆蔻仁；如夏月少用，更加黄连；如秋月气涩滞、食不下，更加槟榔、草豆蔻仁、缩砂仁，或少加白豆蔻仁；如三春之月，食不下，亦用青皮少、陈皮多，更加风

药以退其寒复其上；如初春犹寒，更少加辛热以补春气之不足，以为风药之佐，益智、草豆蔻皆可也；如胸中窒塞或气闭闷乱者，肺气涩滞而不行，宜破滞气，青皮、陈皮，少加木香、槟榔；如冬月，加吴茱萸、人参；丹田有热者，必尻臀冷、前阴间冷汗，两丸冷，是邪气乘其本而正气走于经脉中也。遇寒则必作阴阴而痛，以此辨丹田中伏火也，加黄柏、生地黄，勿误作寒证治之；如多唾、或唾白沫者，胃口上停寒也，加益智仁；如腹中气上逆者，是冲脉逆也，加黄柏三分，黄连一分半以泄之；如腹中或周身间有刺痛，皆血涩不足，加当归身；如哕，加五味子多、益智少；如脉涩，觉气涩滞者，加当归身、天门冬、木香、青皮、陈皮，有寒者，加桂枝、黄芪；如秋、冬天气寒凉而腹痛者，加半夏或益智或草豆蔻之类；如胁下急或痛甚，俱加柴胡、甘草；如头痛有痰、沉重懒倦者，乃太阴痰厥头痛，加半夏五分、生姜二分或三分；气犹短促者，为膈上及表间有寒所遏，当引阳气上伸，加羌活、独活、藁本最少，升麻多，柴胡次之，黄芪加倍；如脚膝痿软，行步乏力或疼痛，乃肾肝中伏湿热，少加黄柏，空心服之；不愈，更增黄柏，加汉防己五分，则脚膝中气力如故也。

【方论】

1.《脾胃论》：阳气者，卫外而为固也。炅则气泄。今暑邪干卫，故身热自汗，以黄芪甘温补之为君。人参、橘皮、当归、甘草，甘微温，补中益气为臣。苍术、白术、泽泻，渗利而除湿；升麻、葛根，甘苦平，善解肌热，又以风胜湿也；湿胜则食不消而作痞满，故炒曲甘辛、青皮辛温，消食快气；肾恶燥，急食辛以润之，故以黄柏苦辛寒，借甘味泻热补水；虚者滋其化源，以人参、五味子、麦门冬，酸甘微寒，救天暑之伤于庚金为佐。

2.《医方考》：暑令行于夏，至长夏则兼湿令矣，故此方兼而治之。暑热蒸炎，表气易泄，而中气者，又诸气之原，黄芪所以实表而固易泄之气；白术、神曲、甘草所以调中而培诸气之原；酷暑横流，肺金受病，人参、五味子、麦冬，一以补肺，一以收肺，一以清肺，此三物名曰生脉散，经所谓扶其所不胜也；火盛则水衰，故又以黄柏、泽泻滋其化源；液亡则口渴，故又以当

归、干葛生其胃液；清气不升，升麻可升；浊气不降，二皮可理；苍术之用，为兼长夏之湿也。

3.《医方考》：痢疾已愈，则不当用行血气之物矣。中气虚弱，理宜补之，参、芪、归、术、甘草，皆补虚也；暑令尚在，法宜清之，麦冬、五味，皆清药也；黄柏、泽泻，可以养阴水；升麻、干葛，可以散暑邪；青、陈、苍、曲，可以消滞气。

4.《医方集解》：此手足太阴足阳明药也。热伤气，参、芪益气而固表；湿伤脾，二术燥湿而强脾；火盛则金病而水衰，故用麦冬、五味以保肺而生津，用黄柏以泻热而滋火；青皮平肝而破滞；当归养血而和阴；神曲化食而消积；升、葛解肌热而升清；泽泻泄湿热而降浊；陈皮理气，甘草和中；合之以益气强脾，除湿清热也。

5.《绛雪园古方选注》：清暑益气汤，东垣治脾胃虚衰所生受病之方也。夏月袭凉饮冷，内伤脾胃，抑遏真阳，而外伤暑湿，上焦心肺先受之，亟宜益气，不令汗泄以亡津液。人参、黄芪、炙草之甘，补元气，退虚热，麦冬之寒，滋水源，清肺热，五味之酸，泻肝火，收肺气，白术、泽泻上下分消其湿热，广皮、青皮理脾气而远肝邪，升麻、葛根、苍术助辛甘之味，引清气以行阳道，俾清气出于脾，右迁上行以和阴阳。湿胜则食不消，用炒神曲以消痞满，热胜则水涸，用黄柏补水虚，以滋化源。洁古云：暑邪属阴，当发散之，此治劳苦之人冒暑者也。若膏粱之体，饮食房劳，避暑而为暑所中者，当清解与补益兼施。

6.《医方论》：清暑益气汤，药味庞杂，补者补而消者消，升者升而泻者泻，将何所适从乎？且主治下，有胸满气促一条，则黄芪、升麻在所当禁。予谓此等症，但须清心养胃，健脾利湿足矣，何必如此小题大做。东垣先生，予最为服膺，惟此等方不敢阿好。

7.《成方便读》：治长夏湿热交蒸，四肢困倦，精神衰少，胸满气促，身热心烦，口渴自汗，身重，肢体疼痛，小便赤涩，大便溏黄，而脉虚者。夫长夏炎热之际，湿气蒸腾，人在气交之中，受此熏灼，其元气壮盛者，原可无病，衰弱者即不能支持，为病百出矣。其病也，皆邪少虚多，湿热交攻之象。热伤气，肺受火刑，故

以参、芪、甘草培土以保肺气，麦冬、五味得人参，生脉以保肺阴。湿盛于中，故以二术燥湿安中。湿盛则气滞，故以二皮理之。脾虚湿阻，则清浊相干，故以升麻、葛根升其清，黄柏、泽泻降其浊。脾主运化，病则失其运化之权，故以神曲化之。脾为统血之脏，病则血无所统，故以当归使血各归其经，庶不为暑热所逼而妄行。用姜、枣者，因病关表里，以之和营卫、致津液也。方名清暑而不用清暑之药者，以暑为无形之邪，必据有形之湿以为依附，故去湿即以清暑也。

【验案】疲劳综合征 《云南中医杂志》（1997，6：4）：以本方加减，治疗慢性疲劳综合征32例。结果：痊愈18例，改善10例，无改变4例，总有效率为87.5%。

五物香薷汤

【来源】《仁斋直指方论》卷三。

【别名】五物香薷饮（《医方集解》）、五味香薷饮（《医钞类编》卷三）。

【组成】香薷三两　白扁豆（姜制）　厚朴（制）　白茯苓各一两半　甘草（炙）一两

【用法】上锉。每服三钱，水煎，温服。

【功用】
1.《仁斋直指方论》：驱暑和中。
2.《普济方》：调营卫，益脾温胃，散宿痰停饮。

【主治】
1.《仁斋直指方论》：中暑。
2.《普济方》：饮食不节，饥饱失时，或冷物过多，或硬物壅驻，或食毕便睡，或惊忧患，或劳役动气便欲饮食，致令脾胃不和，三脘痞滞，内感风冷，外受寒邪，憎寒壮热，遍体疼痛，胸膈满闷，霍乱呕吐，脾疼翻胃，中酒不醒，四时伤寒头痛。

【方论】《证因方论集要》：香薷辛温香散，能入脾肺气分，发越阳气，以散皮肤之蒸热；厚朴辛温，除湿散满，以解心腹之凝结；茯苓、扁豆甘淡，能消脾胃之暑湿，降浊而升清；甘草和中健脾；香薷乃夏月解表之药，如冬月之麻黄，气虚者尤不可服。

香薷缩脾饮

【来源】《仁斋直指方论》卷三。

【组成】缩砂仁二两　草果仁　乌梅肉　香薷　甘草（炒）各一两半　白扁豆（姜制）　白干葛各一两

【用法】上锉。每服三钱，加生姜五厚片，水煎，微温服。

【功用】驱暑和中，除烦止渴。

【主治】中暑。

白虎汤

【来源】《女科万金方》。

【别名】知母石膏汤（《郑氏家传女科万金方》卷二）。

【组成】知母　石膏　甘草　糯米一合
　　　　方中知母、石膏、甘草用量原缺。

【用法】水二钟，煎服。

【主治】
1.《女科万金方》：男子妇人感冒风寒，表里俱热，狂言妄语，后结不解，大热大渴；及暑热发渴。
2.《郑氏家传女科万金方》：妇人身热如蒸而渴者。

橐籥丸

【来源】《御药院方》卷四。

【组成】硫黄一两　水银一两（二味同研，结成砂子）　木香　当归　肉桂（去粗皮）　藿香叶各半两　大黄（湿纸裹，连灰火内煨熟，去纸）一两

【用法】上为细末，炼蜜为丸，如弹子大，每两作十丸。每服一丸，生姜米饮化下。

【功用】升降阴阳。

【主治】胸膈不利，痞闷结胸；产后吐逆，阴阳不调；男子气痛及诸呕吐；兼治伤转令元气虚损，及中暑毒者。

双和散

【来源】《卫生宝鉴》卷五。

【组成】柴胡四两　甘草一两

【用法】上为末。每服二钱，水一盏，煎至八分，食后热服。

【功用】冬月可以润肺止咳嗽，除壅热；春、夏可以御伤寒时气，解暑毒。

【主治】邪入经络，体瘦肌热；伤寒，时疾，中暍，伏暑。

消暑清心饮

【来源】《活幼心书》卷下。

【组成】香薷（去老梗）　泽泻（去粗皮）各一两（炒熟，锉，去壳一斤，用生姜一斤切碎，煮烂拌匀，酿一宿，焙干）　净黄连　羌活　猪苓（去皮）　厚朴五钱（去粗皮，锉碎，每一斤用生姜一斤切薄片，烂杵拌匀，酿一宿，慢火炒干）　白术　干葛　赤茯苓（去皮）　升麻　川芎各半两　甘草一两二钱

【用法】上锉。每服二钱，水一盏，煎七分，不拘时候，带凉服。

【主治】小儿暑风。伏热中暑，烦躁作渴，神气不清，及有惊搐。

白术散

【来源】《云岐子保命集》卷下。

【组成】白术　茯苓　半夏（洗）　黄芩各等分

【用法】上为粗末。每服五钱至七钱，水二盏，加生姜十片，煎至一盏，去滓，调陈皮末一钱，神曲末一钱，食后服。

【主治】夏暑大热，或醉饮冷，痰湿不止，膈不利。

香薷饮

【来源】《普济方》卷一九九引《医方集成》。

【组成】香薷二两　厚朴一两　白扁豆一两半（炒研）　甘草（炙）一两

【用法】每服加灯心二十茎，麦门冬（去心）二十粒，淡竹叶七片，车前草二根，晚禾根一握，槟榔一枚（切片），水煎服，不拘时候。

【主治】

1.《普济方》引《医方集成》：瘅疟，但热不寒，阴气孤绝，阳气独发，少气烦冤，手足热而欲呕，兼渴。

2.《丹溪心法》：伤暑脏腑不调，霍乱吐利，烦渴引饮。

3.《玉机微义》：伏暑吐泻。

4.《郑氏家传女科万金方》：胎前霍乱吐泻；夏秋脏腑冷热不调，饮食不节，吐利，心腹疼痛，发热烦闷。

5.《杂病源流犀烛》：暑湿痢疾，伤暑头痛，恶热。

红轮散

【来源】《永类钤方》卷二十。

【组成】牙消　寒水石（煅）各二两　麝香半钱　脑子半钱　朱砂二两　甘草一两（炙）

【用法】上为末。周岁儿一字，薄荷汤调下。

【主治】小儿惊热夜啼，涎壅心燥；并治中暑昏冒。

皂荚汤

【来源】《世医得效方》卷二。

【组成】猪牙皂荚一两（烧灰）　甘草一两（微炒）

【用法】上为细末。每服二钱，温热水调下。

【主治】中暑，不省人事。

春泽汤

【来源】《世医得效方》卷二。

【组成】人参　白术　茯苓　泽泻　猪苓

【用法】水煎服。

【主治】伤暑烦渴，引饮无度，兼治伤寒温热，表里未解，烦渴引水，水入即吐，或小便不利。

【验案】水逆证　《中医杂志》（1983，1）马某某，女性，回族。患儿于半年前某日中午外出拾柴劳累汗出，口渴难忍，回家后暴饮生冷水二瓢，自觉胃脘胀满，夜寐不安，半夜后吐出清稀痰涎半碗许始得安睡。第2天晨起即觉口干，渴欲饮水，水入则吐，半年来未见好转，亦未延医诊治。就诊时心下胀满，活动时，胃脘有振水声，呕吐

清水后腹中肠鸣，漉漉有声，脘腹微痛，喜热恶冷，大便微溏，小便不利，四肢欠温。舌质淡，苔白腻水滑，脉弦滑稍缓，诊为水逆之证。治以温化，春泽汤增损治之。处方：桂枝9g，茯苓9g，炒白术9g，猪苓9g，泽泻10g，党参6g，生姜6g，代赭石12g（先煎）。每日一剂，水煎温服，连服5剂，药后呕吐止，诸症减轻，继进前方去代赭石10剂，后以六君子汤加味而竟全功。

胃苓汤

【来源】《世医得效方》卷五。

【别名】胃苓散（《普济方》卷一一七引《仁存方》）。

【组成】五苓散 平胃散

【用法】上二药合和，紫苏、乌梅煎汤送下。未效，加木香、缩砂、白术、丁香煎服。

【主治】伤暑烦渴引饮，所下如水。

通苓散

【来源】《世医得效方》卷五。

【组成】猪苓（去皮） 白术（去芦） 泽泻（去毛） 赤茯苓（去皮） 车前子 木通 茵陈 瞿麦

【用法】上锉散。每服四钱，水一盏半，灯心、麦门冬煎服。

【功用】分利水谷，解烦热，止泄泻。

【主治】

1.《世医得效方》：泄泻属暑证者；伤暑，潮热烦渴，小便不利；肿满，口燥咽干，小便绝少。

2.《证治宝鉴》：热泻，肠鸣水泻，痛一阵，泻一阵，或出黄糜，或所下稠粘。

消暑十全饮

【来源】《卫生宝鉴·补遗》。

【组成】人参 厚朴（姜制） 白术 香薷 木瓜 白扁豆 黄耆 陈皮 白茯苓 甘草各等分

【用法】上锉。每服五钱，水二盏，加生姜三片，煎至一盏，不拘时服。

【功用】消暑气，进饮食。

消暑十全饮

【来源】《玉机微义》卷十一。

【别名】消暑十全散（《赤水玄珠全集》卷二）。

【组成】香薷 扁豆 厚朴 甘草 紫苏 白术 茯苓 藿香 木瓜 檀香

【用法】上锉。水煎服。

【主治】

1.《玉机微义》：伤暑。

2.《赤水玄珠全集》：伏暑，胃气不和，心腹满痛。

玉壶丸

【来源】《普济方》卷一一七引《广南卫生方》。

【组成】白面四两（白者） 白矾半两（生用） 硫黄半两（生用）

【用法】上为末，新水为丸，如梧桐子大。每服三五十丸，新水送下，不拘时候。

【主治】中暑伏热，昏困不省人事。

玉壶丹

【来源】《普济方》卷一一七引《经效济世方》。

【组成】硫黄一两 焰消二两或二两半 绿豆细末四两或五两

【用法】上药并生为末，以绿豆粉糊为丸，如樱桃大。每服一丸，同麻油薄荷嚼，新水下；或嚼生姜亦佳。或丸如梧桐子大，新水吞数十丸亦可。

【主治】中暑。

五灵脂汤

【来源】《医学纲目》卷二十二。

【组成】五灵脂 香附各等分

【用法】上为末。白汤调服。

【主治】中暑，肚腹疼不已。

消暑丸

【来源】《医学纲目》卷三十三。

【组成】绿豆粉　石膏各四两　白矾（枯）　硫黄各一两

【用法】水浸蒸饼为丸，如弹子大，朱砂为衣。用姜汁、醋点，新汲水化开服之。

【主治】头痛，恶心，烦躁，消渴，霍乱。

消暑丸

【来源】《普济方》卷一一七。

【组成】醋煮半夏　酒煮黄连各二两　枳壳（净，炒）　茯苓各四两

【用法】上为末，为丸。任意吞下。

【主治】中暑，脏腑不调。

镇灵丹

【来源】《普济方》卷一一七。

【组成】太阴玄精石　硫黄　盆消各一两

【用法】上为细末，入银器内炒令鹅黄色，候冷，入轻粉一钱，再同研极细，水浸一宿蒸饼，干研细，搜和为丸，如鸡头肉大。凌晨面朝北，叩齿七遍，用井花水吞下一二丸。

【主治】中暍。冰雪不能解者，阴阳交错，中脘痞塞，头疼恶心。

龙肤散

【来源】《普济方》卷三六八。

【组成】天南星（牛胆制者）八钱　雄黄　甘草各半钱　天竺黄二钱　朱砂　麝香各一钱

【用法】上为末。每服一字，薄荷汤调下；中暑烦闷，雪水调下。

【主治】小儿伤寒瘟疫，身热昏睡气粗，风热痰实壅嗽，惊风潮搐，中暑冒闷。

五苓散

【来源】《普济方》卷三六九。

【组成】猪苓　泽泻　白术　赤茯苓　官桂　木通　山茵陈　天花粉　瞿麦各等分

【用法】上为散。用灯心、车前子同煎服。

【主治】冒暑伏热，吐泻烦渴，阴阳不分，表里未解，伤风受湿。

【加减】如热甚，加小柴胡汤，去官桂。

顺二散

【来源】《普济方》卷三九五。

【组成】木猪苓（去皮）　泽泻　茯苓　白术　甘草（炙）各一两　桂一两半　干葛半两（炒）　杏仁一两（去皮尖双仁，炒）

【用法】上为末。每服半钱至一钱，新汲井水调服。腑脏虚，水煎服。

【主治】伏热中暑，霍乱吐泻，烦闷燥渴，小便赤涩，便血肚疼。

白虎汤

【来源】《普济方》卷四〇三。

【组成】石膏四两　知母一两半　人参四两　甘草（炙）二两

【用法】上锉。糯米煎，米熟为度，子母同服，但加生姜、大枣煎。渴盛者，更加干葛，春冬秋寒有证亦服，但加枣煎。小儿减半。

【主治】温热及中暑烦渴；并治小儿痘疱、麸疹、瘢疮赤黑，出不快，及疹毒余热。

猪苓汤

【来源】《普济方》卷四〇三。

【组成】猪苓（去皮）一两　泽泻二两　白术一两半　赤茯苓二两

【用法】上为末。加辰砂末，煎车前子草、生地黄、麦门冬汤送下。

【主治】

1.《普济方》：暑天冒热，热渴昏迷，疮出不快。

2.《奇效良方》：小儿邪热，面赤多啼，小便不利。

绿豆粥

【来源】《本草纲目》卷二十四引《普济方》。

【组成】绿豆

【用法】煮汁，煮作粥。

【功用】

1.《本草纲目》：解热毒，止烦渴。

2.《长寿药粥谱》：消水肿，预防中暑。

【主治】

1.《本草纲目》引《普济方》：消渴饮水。

2.《长寿药粥谱》：暑热烦渴，疮毒疖肿，老年浮肿，高热口渴。

连理汤

【来源】《证治要诀类方》卷一。

【组成】理中汤加茯苓 黄连

【用法】上为末。每服二钱，沸汤点服，不拘时候。如中暑作渴，小便赤涩，每服半钱，温热水调服。

本方改作丸剂，名"连理丸"（《中国医学大辞典》）。

【主治】

1.《证治要诀类方》：中暑作渴，小便赤涩；脾寒少气，或盛暑又复内伤生冷，泄痢，饮食不入，烦躁，渴甚引饮，所饮少而常喜温，脉细者。

2.《张氏医通》：胃虚挟食，痞满发热。

3.《证治汇补》：脾虚肝郁，吞酸腹胀。

如神白虎汤

【来源】《伤寒六书》卷三。

【组成】石膏 知母 甘草 人参 山栀 麦门冬 五味子

【用法】水二钟，加大枣一枚，生姜一片，淡竹叶十片，水煎，热服。

【主治】

1.《伤寒六书》：伤寒身热，渴而有汗不解，或经汗过而渴不解，脉来微洪。

2.《简明医彀》：中暍。

【宜忌】无渴不可服。

【加减】心烦者，加竹茹一团；大渴心烦，背恶寒者，去山栀，加天花粉。

二香汤

【来源】《伤寒全生集》卷四。

【组成】藿香正气散加香薷 扁豆

【主治】中暑，呕吐，头痛，泻利，胸满或腹痛。

辰砂益原散

【来源】《奇效良方》卷五。

【别名】辰砂益元散（《丹溪心法附余》卷二十二）、朱砂益元散（《景岳全书》卷五十九）、益元散（《医方集解》）、辰砂六一散（《张氏医通》卷十六）、天水散（《医宗金鉴》卷二十八）、益元凉肌散（《痘疹会通》卷五）。

【组成】辰砂三钱 滑石六两 甘草一两

【用法】上为细末。每服三钱，白汤送下，不拘时候。

【功用】

1.《医学传灯》：利湿解热。

2.《医宗金鉴》：催生下乳。

3.《成方切用》：镇心神而泻丙丁之邪热。

【主治】

1.《奇效良方》：伏暑烦渴引饮，小便不利，心神恍惚。

2.《医方考》：痘疹三四日，里热，小便黄赤，神气不清者。

3.《东医宝鉴·杂病篇》：伤寒热不退，狂言谵语。

4.《济阳纲目》：暑乘肺咳则口燥心烦，声嘶吐沫。

5.《张氏医通》：暑月惊悸多汗，小便涩痛。

6.《医学传灯》：疰夏。

7.《医宗金鉴》：积聚水蓄，里急后重，暴注下迫者。

【宜忌】《麻科活人全书》：老人、虚人及病后伤津，而小便不利者，不宜用。

【方论】

1.《医方考》：滑石清利六腑，甘草解热调中，辰砂安神去怯。

2.《医学传灯》：六一散有辰砂，能引甘、滑之凉，先入心经，使热与湿俱解，无朱砂者，但能利湿，不能解热，以其无向导之兵也。

黄连香薷汤

【来源】《奇效良方》卷五。

【别名】黄连香薷散（原书卷十三）、黄连香薷饮（《杂病源流犀烛》卷十五）。

【组成】香薷三钱　厚朴（姜制）　黄连各二钱

【用法】上先将厚朴、黄连二味，同生姜四钱，一处捣细，于银石器内慢火同炒令紫色，取起，入香薷，入水一盏，酒一盏，煎八分，去滓，用瓷器盛，于新汲水中沉令极冷服。

【主治】

1.《奇效良方》：伏暑伤冷，霍乱转筋，心腹撮痛，四肢厥冷。

2.《幼科释谜》：中暑热盛，口渴心烦，或下鲜血。

【宜忌】如炒、煮药，莫犯铜铁器。

【加减】如中暑搐搦，加羌活二钱；寻常感冒燥渴，吐泻不甚重者，去黄连，只加白扁豆二钱（微炒，锉），煎，如前法服之。

人参竹叶汤

【来源】《奇效良方》卷六十五。

【组成】人参　半夏（汤泡，炒七次）　当归　淡竹叶　天门冬（去心）各等分

【用法】上为粗末。每服抄二钱，用水一小盏，加生姜二片，同煎至半盏，去滓温服，不拘时候。

【主治】夏月壮热烦躁，心闷口干渴，心神不宁，痰壅呕逆；兼治疮疹后余毒，热不退，小便赤涩，成赤斑者；疮疹始觉不恶寒，但烦躁，小便赤涩，干渴，成赤斑点者。

秘传加减香薷饮

【来源】《松崖医径》卷下。

【组成】香薷　白扁豆　黄连　甘草　麦门冬　五味子　知母　陈皮　茯苓　厚朴

【用法】上细切。用水二盏，加生姜、大枣、灯心，煎至一盏，去滓冷服，不拘时候。

【主治】中暑，脉虚身热，自汗，背恶寒，毛耸，齿燥。

【加减】身热，加柴胡；呕，加半夏、姜汁；渴，加天花粉；元气虚，加人参、黄耆；小便短赤或涩，加山栀仁、泽泻；自汗或水泻，加炒白术、升麻；头痛，加石膏、川芎。

二顺散

【来源】《婴童百问》卷七。

【组成】猪苓一两　泽泻一两　茯苓一两　白术一两　甘草（炙）一两　桂一两　干葛一两　杏仁（去皮尖）一两

【用法】上为末。每服半钱或一钱，新汲水调下。

【主治】伏热中暑，霍乱吐泻，烦闷燥渴，小便赤色，便血肚疼。

普济丹

【来源】《医学集成》卷三。

【组成】茅术三钱　天麻　麻黄　明雄（水飞）三钱六分　大黄六钱　丁香六分　麝香三分　蟾酥（火酒化）九分　甘草一钱四分

【用法】共研细末，端午午时糯米粥和丸，莱菔子大，朱砂三钱六分水飞为衣，瓷器收，勿泄气。每服三、五、七丸。

【主治】中寒，中暑，感冒，胃痛，腹痛，牙痛，痧胀，疟疾，急惊，痈疽，疔毒，跌打气闭，不服水土。

【宜忌】小儿慢惊及孕妇忌服。

柴胡天水散

【来源】《观聚方要补》卷一引《统旨》。

【组成】柴胡　黄芩　人参各二钱　甘草一钱　滑石二钱半

【用法】加竹叶十片，水煎服。

【主治】中暑。咳嗽寒热，盗汗不止，脉数。

白虎汤

【来源】《校注妇人良方》卷七。

【组成】知母　石膏各二钱　粳米半合。

【用法】水煎服。

【主治】胃热作渴，暑热尤效；又治热厥腹满，身

难转侧，面垢谵语，不时遗溺，手足厥冷，自汗，脉浮滑。

清暑和胎饮

【来源】《万氏女科》卷二。

【组成】人参 白术 炙草 黄耆（炙） 黄芩 黄连 知母 麦冬各一钱 五味十三粒

【用法】水煎服。

【主治】妊娠中暑。凡盛暑时，中其暑热之毒者，其症发热而渴，自汗，精神昏愦，四肢倦怠少气。

通苓散

【来源】《古今医统大全》卷十六。

【组成】麦门冬 淡竹叶 车前穗 灯心各等分

【用法】水煎服。

【主治】伤暑，潮热烦渴，小便不利。

清暑六和汤

【来源】《古今医鉴》卷三。

【组成】砂仁五分 半夏（汤泡）五分 杏仁（泡）五分 人参（去芦）五分 赤茯苓五分 藿香一钱 扁豆（姜炒）一钱 木瓜一钱 香薷二钱 厚朴（姜炒）二钱 黄连（麸炒）一钱

【用法】上锉一剂。加生姜三片，大枣二枚，水煎服。

【主治】心脾不调，气不升降，霍乱转筋，呕吐泄泻，寒热交作，痰喘咳嗽，胸膈痞满，头目昏痛，肢体浮肿，嗜卧倦怠，小便赤涩，并阴阳不分，冒暑伏热烦闷，或成痢下；中酒烦渴，畏食。

清暑和中散

【来源】《古今医鉴》卷三引介石伯方。

【组成】黄连（酒炒）一两 香薷（净穗）二两 厚朴一两 白扁豆（炒）四钱 猪苓一两五钱 泽泻一两五钱 白术七钱 赤茯苓（去皮）七钱 木通（去皮）一两 滑石一两五钱 枳壳（炒）一两 车前子（炒）一两 陈皮（去白）

七钱 砂仁（炒）一两 木香三钱 草果仁一两五钱 甘草（炙）三钱 小茴香（炒）五钱

【用法】上为细末。每服一二匙，随病用引。伏暑，冷水调下；腹痛，酒调下；呕吐泄泻，霍乱转筋，百沸汤调，热服出汗；呕吐甚而不止者，百沸汤和生姜汁调下；伤寒作疟者，葱白汤调下取汗。

【主治】中暑诸证。

调元生脉散

【来源】《片玉心书》卷五。

【组成】黄芩 人参 麦门冬 甘草 五味子

【用法】水煎服。

【主治】小儿伤暑发热，身热，自汗，作渴，昏睡，手足冷。

却暑汤

【来源】《育婴家秘》卷二。

【组成】五苓散一两加黄连末 甘草末各二钱五分 朱砂（水飞）一钱半

【用法】上药都拌匀，炼蜜为丸，如茨实大。每服一丸，麦门冬煎汤送下。

【功用】清暑，凉心，下痰，安神。

【主治】小儿中暑发搐。

清暑汤

【来源】《育婴家秘》卷三。

【组成】人参 白术 白茯苓 炙甘草 生地黄 麦门冬 黄连 黄芩各等分

【用法】上锉。水煎，食后服。以此方调其乳母。

【主治】小儿一岁内中暑。

苍术白虎汤

【来源】《保命歌括》卷三。

【组成】人参白虎汤加苍术一钱

【用法】水煎服。

【主治】平生素虚及老人伤暑壮热、汗多不止。

薷苓汤

【来源】《保命歌括》卷三。

【组成】香薷饮合五苓散

【用法】水煎服

《幼幼集成》：加生姜一片，大枣一枚，灯心十茎为引，水煎服。

【主治】

1.《保命歌括》：暑令泄泻，呕吐，烦渴饮水。

2.《幼幼集成》：小儿阳暑脉虚。

生脉散加香薷方

【来源】《医方考》卷六。

【组成】人参 麦冬 五味子 香薷

【主治】人本阴虚，复遇暑途，饥困劳倦，暴仆昏绝者。

【方论】暴仆昏绝者，一则阴虚而孤阳欲脱，一则暑邪乘虚而犯神明之府也。故用人参益元而固脱，香薷辟邪而却暑；麦冬之清，所以扶其不胜之肺；五味之酸，所以敛其欲脱之真。

五苓散

【来源】《仁术便览》卷一。

【组成】辰砂 泽泻 白术 茯苓 官桂

【用法】水一钟半，加生姜五片，灯心十茎，水煎服。

【主治】中暑烦渴，身热头痛，霍乱吐泻，小便赤少，心神恍惚不宁。

近制清暑益气汤

【来源】《医学六要·治法汇》卷四。

【组成】人参 白术 麦门冬 五味子 陈皮 甘草（炙） 黄柏（炒） 黄耆（蜜炙） 当归身

【用法】加生姜、大枣，水煎服。

【主治】

1.《医学六要》：夏月体虚。

2.《杂病广要》：夏月外感湿热，四肢困倦，精神短少，懒于动作，胸满气促，肢节沉痛，或气高而喘，身热而烦，心下膨痞，小便黄而少，大便溏而频，或痢出黄糜，或如泔色，或渴或不渴，不思饮食，自汗体重，或汗少，脉洪缓者。

人参白虎汤

【来源】《万病回春》卷二。

【组成】人参五分 石膏 知母各一钱半 甘草三分 麦门冬（去心） 白术各七分 栀子 茯苓 芍药各一钱 陈皮七分 香薷一钱 扁豆八个

【用法】上锉。加莲肉十个、乌梅一个，水煎服。

【主治】夏日中暍。其症身热头痛、洒然毛耸、微寒口开，前板齿燥，舌燥生苔刺，大烦渴。

【加减】热极，小便遗尿不止，加黄柏（炒）；烦躁，加辰砂末、酸枣仁；若腹痛呕哕，吐泻饱闷，切不可用石膏。

绿豆汤

【来源】《遵生八笺》卷十一。

【组成】绿豆（淘净）

【用法】下锅加水，大火一滚，取汤停冷，色碧食之。如多滚则色浊不堪食矣。

【功用】解暑。

千里水壶芦

【来源】《鲁府禁方》卷一。

【组成】白沙糖 白杨梅（去核） 南薄荷 乌梅（去核）各二两 百药煎 天门冬（酒浸，去心） 麦门冬（酒浸，去心） 白檀香各一两

【用法】上为细末，炼蜜为丸，如樱桃大。每用一丸，嚼化。

【主治】中暑。

天水丸

【来源】《鲁府禁方》卷一。

【组成】白滑石（水飞）六两 大粉草（微炒）一两

【用法】上为细末，生蜜为丸，如弹子大。每次一丸，井水化服。

【主治】中暑身热，小便不利，胃脘积热，及一切热病。

清暑四物汤

【来源】《鲁府禁方》卷三。

【组成】生地黄　赤芍　赤茯苓（去皮）　白扁豆　当归（去头，酒洗）　川芎　香薷　柴胡　黄芩（去朽）　桔梗（去芦）　甘草各等分

【用法】上锉。水煎服。

【主治】盛暑身热，头疼目昏。

消暑清心饮

【来源】《痘疹传心录》卷十七。

【组成】香薷　泽泻　扁豆　黄连　薄荷　猪苓　厚朴　葛根　赤茯苓　甘草

【用法】水煎服。

【主治】中暑惊搐。

黄连香薷散

【来源】《杏苑生春》卷三。

【别名】黄连香薷饮（《症因脉治》卷四）。

【组成】香薷三钱　厚朴七分　甘草（生用）五分　白扁豆六分　黄连（姜汁拌炒）五分

【用法】上锉。水煎，露一宿。不拘时候服。

【主治】

1.《杏苑生春》：中暑久而不解，遂成伏暑，内外俱热，烦躁大渴喜冷。

2.《症因脉治》：外感中暑泻之症，时值夏秋之令，忽然腹痛，烦闷口渴，板齿干焦，暴泻粪水，肠鸣飧泄，痛泻交作，此暑热之症，脉洪滑热重者。

清气饮

【来源】《东医宝鉴·杂病篇》卷三。

【别名】清暑益元汤。

【组成】白术一钱二分　人参　黄耆　麦冬　白芍药　陈皮　白茯苓各一钱　知母　香薷各七分　黄连（炒）甘草各五分　黄柏三分

【用法】上锉。加生姜三片，水煎服。

【主治】暑伤元气，致发热汗大泄，无气力，脉细虚而迟者。

人参黄耆汤

【来源】《杏苑生春》卷四。

【组成】人参　升麻　白术　苍术各一钱　麦门冬　橘皮各八分　黄耆一钱五分　黄柏（酒洗）四分　当归身六分　神曲　甘草（炙）　五味子各五分

【用法】上锉。用水煎熟，食前温服。

【主治】

1.《杏苑生春》：夏天热盛，损伤元气，脾胃虚弱，上焦之气不足，阴阳气血俱虚，怠惰嗜卧，四肢不收，精神不足，两足痿软，早晚寒厥，日高之后阳气将旺，复热如火；或热厥阴虚，或口不知味，目中溜火而视物晄晄无所见，小便频数，大便难而闭结，胃脘当心痛，两胁痛，脐下周围如绳束缚，甚则如刀刺，腹难舒伸，胸中闭塞，时显呕哕，饮食不下，或食即饱，全不思食，或有痰嗽，口吐白沫，舌强，腰、背、胛眼皆痛，头疼时作，自汗尤甚。

2.《外科正宗》：溃疡虚热，不睡少食，或秽气所触作痛者。

千里梅花丸

【来源】《寿世保元》卷二。

【组成】枇杷叶　干葛末　百药煎　乌梅肉　腊梅花　甘草各一钱

【用法】上为末，用蜡五两，先熔蜡开，投蜜一两，和药末捣二三百下为丸，如鸡头子大。夏日长途，含化一丸，津液顿生，寒香满腹，妙不可言。

【主治】中暑。

驱暑益元汤

【来源】《寿世保元》卷二。

【组成】人参一钱二分　白术（去芦）一钱五分　五味子十粒　白芍（酒炒）　麦门冬（去心）　甘

草（炙）五分　陈皮　知母（酒炒）　香薷各七分　黄芩（炒）三分　白茯神（去皮木）一钱

【用法】上锉一剂。加生姜，水煎服。

【功用】预却暑毒，清热解烦。预防夏月中暑，霍乱泄泻，痢疾等症。

胃苓丸

【来源】《寿世保元》卷二。

【组成】苍术（米泔浸，炒）一两　陈皮一两　厚朴（姜汁炒）一两　白术（去芦，土炒）一两　白茯苓（去皮）二两　肉桂五钱　猪苓一两　泽泻一两　人参五钱　黄连（姜汁炒）一两　白芍（炒）一两　甘草（炙）五钱

【用法】上为末，炼蜜为丸，如梧桐子大。每服五六十丸，清米汤送下。

【主治】途中伤暑而作水泻、腹痛烦渴者；行人不服水土。

香薷解毒汤

【来源】《寿世保元》卷二。

【组成】旧香薷三钱　厚朴（姜炒）　白扁豆（炒）　山栀（炒）　黄连　黄柏（炒）　黄芩（炒）各一钱

【用法】上锉。水煎服。

【主治】夏月中暑危笃，而大便下血者。

人马平安散

【来源】徐评《外科正宗》卷十二。

【组成】西牛黄四分　冰片六分　麝香六分　蟾酥一钱　火消三钱　滑石四钱　石膏二两（煅）　大赤金箔四十张

【用法】上为极细末，瓷瓶收藏。吹鼻中。

【主治】夏月受暑，头目昏晕，或不省人事，或患痧腹痛。

白虎加苍术汤

【来源】《伤暑全书》卷下。

【组成】石膏二钱　知母（去粗）　苍术（米泔水浸，晒）　羌活各一钱　甘草五分

【用法】上作一剂。水二钟，加糯米一撮，煎八分，不拘时候服。

【主治】中暑无汗，脉虚弱，腹满身重，口燥面垢，谵语发狂。

百合汤

【来源】《伤暑全书》卷下。

【组成】柴胡（去芦）一钱　人参（去芦）五分　黄芩一钱　甘草五分　知母（去粗）八分　百合一钱二分　陈皮（去白）一钱　生地黄七分

【用法】上锉。水一钟，加生姜三片，捶碎，醋煮鳖甲，煎之温服。

【主治】暑病已愈而触犯者。

【加减】渴，加天花粉；胸中烦热，加山栀；有微头疼，加羌活、川芎；呕吐，入姜汁炒半夏；胸闷，加枳壳、桔梗；食复者，加枳实、黄连，甚重大便实，加大黄；胸中虚烦，加竹茹、竹叶；愈后干呕、错语失神、呻吟、睡不安，加黄连、犀角；咳喘，加杏仁；心中惊惕为血少，加当归、茯神、远志；虚汗，加黄耆；脾虚，加白术；腹如雷鸣，加煨生姜；劳复时热不除，加葶苈、乌梅、生姜、生姜汁。

羌活香薷饮

【来源】《济阳纲目》卷三。

【组成】黄连香薷饮加羌活

【用法】上锉。水煎服。

【主治】暑风卒中，昏冒倒仆，角弓反张，不省人事，手足或发搐搦。

驱暑建中汤

【来源】《济阳纲目》卷三。

【组成】黄耆一钱半　人参　白术　白茯苓　白芍药　当归　香薷各一钱　白扁豆　陈皮各八分　木瓜七分　甘草（炙）五分　桂枝四分

【用法】上锉。水二钟，加大枣二个，煎至八分服。

【功用】收汗。

【主治】伤暑，汗大出不止，甚则真元耗散。

祛暑汤

【来源】《丹台玉案》卷二。

【组成】香薷　厚朴（姜汁炒）　白扁豆各一钱（炒）　沉香二钱　川黄连（酒炒）　陈皮　桔梗各一钱二分

【用法】水二钟，加灯心三十茎，煎七分服。

【主治】暑厥，气升不省人事。

祛暑神秘丹

【来源】《丹台玉案》卷二。

【组成】青蒿（净末）一斤　白梅　乌梅　生姜各四两　生姜皮一两　沙糖十两

【用法】上为末，共捣为丸，如龙眼肉大。每服一丸，井水调下。

【主治】夏月中暑，卒倒不省人事。

消毒饮

【来源】《丹台玉案》卷二。

【组成】香薷　川黄连　远志肉各一钱　石膏　麦门冬各一钱二分　北五味二十一粒　生甘草　茯神各八分

【用法】水二钟，加灯心三十茎，煎服。

【主治】暑毒入内，心中烦躁，睡卧不宁，精神恍惚。

清暑十全汤

【来源】《丹台玉案》卷二。

【组成】香薷　木瓜　苏叶　厚朴各一钱二分　人参　甘草　白茯苓　白术　白扁豆　半夏　白芍各一钱

【用法】上以水二钟，煎至七分，不拘时服。

【主治】伤暑。头目昏重，潮热烦闷，多渴呕吐，身体倦息，并一切伏暑、暑疟。

消暑清心饮

【来源】《幼科折衷》卷上。

【组成】藿香　泽泻　白术　肉桂　辰砂　茯苓

【用法】水煎服。

【主治】小儿暑风。

黄连香薷饮

【来源】《幼科金针》卷上。

【组成】香薷　藿香　厚朴　扁豆　黄连　白术　茯苓　猪苓　木通　甘草

【用法】加灯心，河水煎服。

【主治】小儿中暑，吐少出多，泻则洞泄，心烦作渴，唇干，小便赤涩者。

竹叶石膏汤

【来源】《症因脉治》卷一。

【组成】石膏　知母　麦冬　甘草　竹叶　人参

【用法】《医宗金鉴》：水煎服。

【主治】

　1.《症因脉治》：中热证，阳明燥热，发热昏沉，闷乱口噤，烦躁大渴，神识不清，遗尿便赤，外无表证。

　2.《医宗金鉴》：麻疹没后烦渴。

凉膈散

【来源】《症因脉治》卷一。

【组成】黄芩　山栀　桔梗　连翘　天花粉　黄连　薄荷

【主治】上焦热甚，表解里热，宜清未宜下之证。

十味香薷饮

【来源】《症因脉治》卷二。

【组成】香薷　厚朴　白扁豆　陈皮　白茯苓　苍术　黄柏　升麻　葛根　桑白皮　地骨皮　甘草

【主治】伤暑咳嗽，身痛口渴，外反恶寒。

石膏知母汤

【来源】《症因脉治》卷二。

【别名】石膏泻白散（原书卷三）。

【组成】石膏 知母 桔梗 桑白皮 地骨皮 甘草

【主治】伤暑咳嗽，身热引饮，内热烦躁，或燥火身肿，有咳嗽者。

家秘香薷饮

【来源】《症因脉治》卷二。

【组成】川连 厚朴 香薷 甘草 人参 广皮

【主治】暑气呕吐。头眩目暗，呕吐暴作，身热恶寒，烦渴引饮，唇干齿燥，腹中疼痛，小便短赤，气怯脉虚大者。

【加减】口渴，加干葛、竹茹；有痰，加半夏、藿香。

平胃六一散

【来源】《症因脉治》卷四。

【组成】苍术 厚朴 陈皮 甘草 滑石

【主治】外感中暑泄泻，胸次不舒。

藿香参橘煎

【来源】《症因脉治》卷四。

【别名】参橘煎。

【组成】人参 橘红 藿香

【用法】上同煎，调服六一散。

【功用】清理暑湿，分利阴阳。

【主治】中暑泻之症，脉虚细。

绿豆酒

【来源】《病机沙篆》。

【组成】绿豆（一方用黄连少许）

【用法】蒸熟，浸酒服。

【功用】解暑渴。

加减香薷饮

【来源】《诚书》卷八。

【组成】葛根 茯苓 麦冬（去心） 香薷 橘红 花粉 厚朴（姜制） 木瓜 薄荷 薷香

【用法】水煎，冷服。

【主治】中暑。

【加减】渴极者，加滑石；窍血者，加酒炒黄连。

却暑丹

【来源】《何氏济生论》卷八。

【组成】泽泻八钱 赤苓五钱 白术（土炒） 炙草五钱 黄芩（炒） 猪苓（面糊浆，晒，净末）五钱 朱砂四钱 滑石五钱

【用法】炼蜜为丸，如芡实大，金箔为衣。每服一丸，灯心竹叶汤送下。

【主治】小儿夏月中暑，发热惊悸，睡卧不宁，心神恍惚，烦躁作渴，呕吐泄青，小便赤，面赤唇红。

五苓去桂加香薷汤

【来源】《温热暑疫全书》卷三。

【组成】猪苓 茯苓 泽泻 白术 香薷各等分

【用法】水煎服。不拘时候。

【主治】太阳中暍，汗大出，微恶寒，发热。

加味胃苓丸

【来源】《温热暑疫全书》卷三。

【组成】苍术五两 陈皮三两 厚朴二两 甘草二两（炙） 白术四两 茯苓二两 肉桂二两 猪苓二两 泽泻二两（去毛） 人参一两（去芦） 黄连一两（姜汁炒） 白芍二两（炒）

【用法】上为末，炼蜜为丸。每服五六十丸，清米汤送下。

【主治】暑病。

六味香薷饮

【来源】《医方集解》。

【组成】五物香薷饮加木瓜

【功用】《医家四要》：祛暑利湿。

【主治】中暑湿盛，呕吐泄泻。

消暑神丹

【来源】《石室秘录》卷一。

【组成】人参半两　青蒿七钱　香薷三钱　白术五钱

【用法】水煎服。

【主治】中暑，发渴引饮。

【方论】此方之妙，妙在人参以固元气，而后青蒿始得以散其邪。虽青蒿一味，亦能解暑，似不必人参之助；然解暑而不补气，暑虽解矣，人必弱也。惟与参同用，则祛邪之中，而有补正之道，暑散而不耗散真气，自然奏功如响。方中况有白术以健脾，香薷以追热，又用之咸宜乎？

救亡丹

【来源】《石室秘录》卷一。

【组成】人参七钱　玄参八钱　甘草一钱　北五味一钱　生地九钱

【功用】补气解暑。

【主治】中暑，误治后而变为亡阳之症者。

【方论】此方之妙，全在用人参以补元气；用玄参以凉血，盖血得凉，则气自止而不走；又有五味子之酸，以收敛肺金之气。此不止汗而汗自止也。

解暑神奇丹

【来源】《石室秘录》卷一。

【组成】香薷二钱　青蒿五钱　石膏一钱　干葛一钱　车前子一钱　茯苓三钱　白术一钱　厚朴一钱　陈皮一钱　甘草一钱

【用法】水煎服。

【主治】伤暑。

【宜忌】此方纯是解暑之药，亦因其气壮而用之，气虚人最忌。

消暑至神汤

【来源】《石室秘录》卷二。

【组成】青蒿五钱　石膏五钱　麦冬五钱　半夏一钱　黄连一钱　人参三钱　甘草一钱　茯苓五钱　竹叶五十片

【用法】水煎服。

【主治】中暑。

【方论】此方妙在用青蒿祛暑，再加二钱香薷，则暑气自化。用石膏以平泻其胃中之邪火，邪火一去，胃气始转，水能下行，不蓄停于膀胱之内，而散逸于四肢；况又有茯苓导其下行者乎？又虑火气伤心，复加黄连以救心，人参以救肺，各脏既安，胃邪必遁，此治阳证之妙法也。

四物汤

【来源】《石室秘录》卷三。

【组成】当归九钱　白芍三钱　川芎一钱　熟地九钱　五味子一钱　麦冬三钱

【用法】水煎服。

【功用】补血，养肺金。

【主治】中暑伤气。

【方论】中暑伤气，而调治之法，不可以治气为先，当以补血为主。盖阳伤则阴血亦耗也。此方全是阴经之药，又加之麦冬、五味，以养肺金，金即旺，可以制木之克脾，则四物生肝而安于无事之福也。

青香散

【来源】《石室秘录》卷三。

【组成】青蒿六钱　香薷三钱　白术五钱　陈皮一钱　甘草一钱　茯苓三钱（有参加一钱，无亦可）

【用法】水煎服。一剂即愈。

【主治】初病伤暑，头晕口渴恶热，身热痰多气喘。

消暑活产丹

【来源】《石室秘录》卷六。

【组成】人参一两　当归二两　川芎一两　肉桂二钱　青蒿一钱

【用法】水煎服。

【**主治**】产后忽感中暑，霍乱吐泻。

【**方论**】产妇只补气血，气血既回，暑气自散，况方中又有祛寒解暑之味乎，所以奏功独神也。或疑感暑是热，胡为反用肉桂？不知气血大虚，遍身是寒，一感暑气便觉相拂，非有大热之气，深入腹中也，不过略感暑气，与本身之寒，两相攻击以致霍乱。今仍用肉桂以温其虚寒，以青蒿而解其微暑，用之于大剂补气血之中，是以驾御而不敢有变乱之形。此立方之妙，而建功之神也，又何必疑哉！

救斑再苏汤

【**来源**】《石室秘录》卷六。

【**组成**】玄参三两　升麻三钱　荆芥三钱　黄连三钱　黄芩三钱　麦门冬三两　天冬一两　青蒿一两

【**用法**】水煎服。

【**主治**】中暑忽倒，口吐白沫，将欲发狂，身如火烧，紫斑灿然者。

解热消暑散

【**来源**】《石室秘录》卷六。

【**组成**】青蒿一两　干葛一钱　香薷一钱　茯苓一两　白术三钱　白扁豆二钱　陈皮一钱

【**主治**】感犯暑邪，上吐下泻。

【**方论**】此方妙在用青蒿、茯苓为君，青蒿最能解暑而去热，一物而两用之，引其暑热尽从膀胱而出；干葛、香薷之类不过佐青蒿以祛暑也；尤妙在用白术以健脾胃之气，则暑热退而胃气不伤，胜于香薷饮多矣。

人参麦冬汤

【**来源**】《辨证录》卷六。

【**组成**】人参二两　麦冬三两

【**用法**】水煎服。

【**主治**】中暑热极，阴阳两衰，妄见妄言，宛如见鬼，然人又安宁不生烦躁，口不甚渴。

人参青蒿汤

【**来源**】《辨证录》卷六。

【**组成**】人参二两　生地　麦冬各一两　青蒿五钱　北五味子一钱

【**用法**】水煎服。

【**主治**】中暑热症，大汗亡阴。

三圣汤

【**来源**】《辨证录》卷六。

【**组成**】人参三两　石膏三两　玄参三两

【**用法**】水煎数碗，灌之。

【**主治**】中暑热极发狂，登高而呼，弃衣而走，见水而投。

【**方论**】三圣汤用石膏、人参、玄参各至三两，未免少有霸气。然火热之极，非杯水可息，苟不重用，则烁干肾水，立成乌烬。方中石膏虽多，而人参之分两与之相同，实足以驱驾其白虎之威，故但能泻胃中之火，而断不致伤胃中之气，玄参又能滋润生水，水生而火尤易灭也。

三清汤

【**来源**】《辨证录》卷六。

【**组成**】玄参四两　石膏一两　青蒿一两

【**用法**】水煎服。

【**主治**】中暑热极发狂，登高而呼，弃衣而走，见水而投。

加味四君汤

【**来源**】《辨证录》卷六。

【**组成**】人参　白术各五钱　甘草　香藿各一钱　茯苓二钱　炮姜三分

【**用法**】水煎服。

【**主治**】中暑。膏粱子弟，多食瓜果以寒其胃，忽感暑气，一时猝倒。

加减六君汤

【**来源**】《辨证录》卷六。

【组成】人参　茯苓　白芍各三钱　白术一两　香薷一钱　砂仁一粒　陈皮五分　半夏一钱

【用法】水煎服。

【主治】中暑，气不能升降，霍乱吐泻，角弓反张，寒热交作，心胸烦闷。

还肾汤

【来源】《辨证录》卷六。

【组成】熟地三两　甘草一钱　肉桂五分　牛膝五钱

【用法】水煎服。

【主治】中暑热之气，徒泻其暑热，暑散而肾火不能下归，两足冰冷，上身火热，烦躁不安，饮水即吐。

护金汤

【来源】《辨证录》卷六。

【组成】麦冬一两　人参三钱　百合五钱　茯苓三钱　紫菀一钱　香薷一钱　甘草一钱

【用法】水煎服。二剂即愈。

【主治】中暑热极，妄见妄言，宛如见鬼，然人又安宁，不生烦躁，口不甚渴。

和合阴阳汤

【来源】《辨证录》卷六。

【组成】人参一钱　白术二钱　茯苓五钱　香薷一钱　藿香一钱　苏叶一钱　厚朴五分　陈皮三分　枳壳三分　砂仁一粒　天花粉一钱

【用法】水煎，探冷，徐徐服之。一剂阴阳和，二剂各症愈。

【功用】和其阴阳之气，佐以祛暑。

【主治】中暑，气不升降，阴阳拂乱，霍乱吐泻，角弓反张，寒热交作，心胸烦闷。

救喝丹

【来源】《辨证录》卷六。

【组成】青蒿五钱　茯神三钱　白术三钱　香薷一钱　知母一钱　干葛一钱　甘草五分

【用法】水煎服。

【主治】中喝。行役负贩，驰驱于烈日之下，感触暑气，一时猝倒。

【方论】此方用青蒿平胃中之火，又解暑热之气，故以之为君；香薷解暑，干葛散热，故以之为佐；又虑内热之极，但散而不寒，则火恐炎上，故加知母以凉之；用白术、茯苓利腰脐而通膀胱，使火热之气俱从下而趋于小肠以尽出也。火既下行，自然不逆而上冲，而外暑、内热各消化于乌有矣。

救亡生阴汤

【来源】《辨证录》卷六。

【组成】人参二两　熟地四两　山茱萸二两　北五味五钱　茯神一两　白芍一两

【用法】水煎服。

【主治】中暑热症，发汗亡阴，大汗如雨，一出而不能止者。

【方论】此方熟地、山萸、五味子均是填精补水之味，茯神安其心，白芍收其魂，人参回其阳，此人之所知也。阴已外亡，非填其精髓，何以灌溉涸竭之阴；阳以外亡，非补其关元，何以招其散失之阳？山萸，五味补阴之中，仍是收敛之剂，阴得补而水生，则肾中有本；汗得补而液转，则心内无伤；又得茯神以安之，白芍以收之，则阳回阴返，自有神捷之机也。

清暑定逆汤

【来源】《辨证录》卷六。

【组成】白术　山药　薏苡仁各五钱　肉桂三分　香薷一钱　陈皮三分　人参三钱　茯苓三钱

【用法】水煎服。

【主治】夏日伤暑而湿气不解，自汗，两足逆冷至膝下，腹胀满，不省人事。

解利汤

【来源】《辨证录》卷六。

【组成】石膏二钱　知母一钱　甘草五分　半夏一钱　白术三钱　猪苓一钱　茯苓三钱　泽泻一钱　肉桂一分

【用法】水煎服。连服十剂痊愈。

【功用】解暑利湿。

【主治】夏日伤暑而湿气不解，自汗，两足逆冷至膝下，腹胀满，不省人事。

解暑散

【来源】《辨证录》卷六。

【组成】香薷 茯苓各三钱 甘草 黄连各一钱 白术一两 白扁豆一钱 白豆蔻一粒

【用法】水煎服。一剂即愈。

【功用】散其内热而消暑。

【主治】行役负贩，驰驱于烈日之下，感触暑气，致令中暍，一时猝倒。

参术二香汤

【来源】《辨证录》卷九。

【组成】人参三钱 香薷一钱 甘草一钱 砂仁一粒 神曲五分 白术二钱 陈皮五分 藿香五分

【用法】水煎服。

【主治】劳倦中暑，内伤中气，服香薷饮反加虚火炎上，面赤身热，六脉疾数无力。

顺阴汤

【来源】《辨证录》卷九。

【组成】人参三钱 白术五钱 茯苓三钱 附子二钱 干姜一钱 青蒿二钱 白扁豆三钱

【用法】水煎，冷服。必出微汗而愈。

【主治】劳倦中暑，内伤中气，阴盛格阳，服香薷饮反加虚火炎上，面赤身热，六脉疾数无力。

天生白虎汤

【来源】《冯氏锦囊·杂证》卷九。

【组成】西瓜汁

【用法】捣西瓜取汁，滤去滓。灌之即醒。

【主治】中暑。

消暑十全散

【来源】《张氏医通》卷十三。

【组成】香薷二钱 扁豆（炒，捶） 厚朴（姜制） 陈皮 甘草（炙） 白术 茯苓 木瓜 藿香 苏叶各一钱

【用法】水煎，热服，不拘时候。取微汗效。

【主治】伤暑，兼感风邪，发热头痛。

【方论】《医略六书》：暑伤心脾，风侵经络，故头痛恶心，发热口干焉。香薷散夏月之表，厚朴疏胸腹之里，扁豆助脾却暑，白术燥湿健脾，藿香快胃以祛暑，木瓜舒筋以和脾，陈皮理中气，茯苓清治节，苏叶散风邪，甘草和胃气也。此调中解表之剂，为风暑合邪之专方。

中暑汤

【来源】《嵩崖尊生全书》卷十一。

【组成】香薷 扁豆 木瓜 葛根 麦冬 五味 白术 黄耆 人参 甘草 陈皮 茯苓 乌梅

【主治】中暑阴症，阳气为寒阴所遏，不得发越，面垢自汗，烦渴毛耸，前板齿燥，脉虚或伏或迟，轻者。

麦冬汤

【来源】《嵩崖尊生全书》卷十一。

【组成】石膏一钱半 麦冬 茯苓 白芍 栀子 香薷各一钱 白术 扁豆各八分 人参五分 陈皮七分 知母一钱半 甘草三分 莲肉十粒 乌梅一个

【主治】暑天身热，头痛燥渴。

酒连汤

【来源】《嵩崖尊生全书》卷十一。

【组成】黄连二钱

【用法】酒煎服。

【主治】暑病发热呕恶。

黄连香薷饮

【来源】《嵩崖尊生全书》卷十一。

【组成】香薷四钱 厚朴二钱 黄连二钱 甘草一钱 羌活二钱

【用法】水煎，冷服。须"先以苏合丸灌之，候渐醒，再以本方水煎，冷服，作痫症治则不可救"。

【主治】暑风。中暑搐搦，不省人事，脉浮而虚。

厚朴温中汤

【来源】《医学传灯》卷上。

【组成】厚朴 杏仁 半夏 枳壳 桔梗 炮姜 甘草 藿香 香茹 陈皮

【主治】中暑，脉沉细缓。

香薷散暑汤

【来源】《医学传灯》卷上。

【组成】香薷 厚朴 甘草 藿香 柴胡 陈皮 杏仁 半夏

【主治】中暑。头痛恶寒，身体拘急，脉来细缓无力。

【方论】香薷原利小便，何以又能发散，以其味辛而淡，辛者先走表分，淡者乃入膀胱，所以又能散暑也；佐以藿香、柴胡，走表更速；暑邪在经，必有痰滞留结，故用杏、朴、半夏。

凉水金丹

【来源】《良朋汇集》卷一。

【组成】沉香 公丁香 甜瓜子仁各五分 木香 儿茶各七分 京牛黄二分 巴豆霜（去油，净）三钱 乳香 天南星 没药 轻粉各一钱 冰片一分五厘 雄黄 血竭 朱砂各一钱五分 牙皂八分（炙黄色） 鸦片六分 白花蛇（炙黄色）二钱

【用法】上为细末，煮枣肉为丸，如黄豆大，金箔为衣。每服一丸，凉水送下。

【主治】四时不正之气，伤寒、伤暑、伤风、疟、痢，发热头痛。

【宜忌】孕妇、小儿痘疹勿服。

人马平安散

【来源】《良朋汇集》卷五。

【别名】红平安散（《北京市中药成方选集》）。

【组成】大块朱砂四钱 明雄四钱 麝香四分 硼砂五钱六分 火消二钱四分 大赤金十六张 冰片四分

【用法】上为细末。男左女右，点大眼角。

《北京市中药成方选集》：每服二分，温开水送下，或闻入鼻内少许。

【功用】《北京市中药成方选集》：祛暑散寒，辟秽解毒。

【主治】

1.《良朋汇集》：四时感风寒。

2.《北京市中药成方选集》：中暑中寒，呕吐恶心，霍乱腹痛，暑邪郁闷，四肢厥冷，绞肠痧症。

清暑汤

【来源】《伤寒大白》卷二。

【组成】川连 香薷 厚朴 甘草

【用法】开水泡服。

【功用】散暑邪，宣腠理。

加味香薷丸

【来源】年氏《集验良方》卷三。

【组成】香薷草四两 白扁豆（炒）二两 广皮二两 粉甘草五钱 宣木瓜二两 白术二两 白茯苓二两 泽泻二两 猪苓二两 藿香二两 滑石一两 川连一两 朱砂一两

【用法】上为细末，炼蜜为丸，重三钱。每服一丸，临用以滚水调化，温服。

【主治】夏月感冒暑气，口渴心烦躁，吐泻发热，霍乱腹痛。

加味香薷饮

【来源】《幼科直言》卷四。

【组成】香薷 山楂肉 枳实 猪苓 陈皮 甘草 白扁豆（炒） 厚朴（炒）

【用法】水煎服。

【主治】中暑，兼腹痛，恶心，泄泻，有食者。

黄金丹

【来源】《惠直堂方》卷一。

【组成】川连二两四钱　黄芩二两一钱（酒炒）　干姜一两二钱　香附（醋制）　砂仁　丁香　木香各三钱　槟榔六钱　车前六钱　泽泻三钱（盐水炒）　川贝六钱　荜茇　陈皮　麦芽（炒）　荆芥穗各三钱

　　　　《春脚集》有前胡六钱。

【用法】上为细末，用新荷叶捣汁，或干者煮汁亦可，打面糊为丸，每料作一百丸，每丸可治二人。冷水调服；房事者温汤送下。

【主治】

　　1.《惠直堂方》：中暑发痧，霍乱痢疾。

　　2.《集验良方》：黄疸。

【宜忌】忌炭火铁器。

竹叶石膏汤

【来源】《医略六书》卷十八。

【组成】竹叶一钱半　石膏三钱　人参六分　麦冬三钱（去心）　半夏一钱半（制）　甘草三分

【用法】水煎，去滓热服。

【功用】清热扶元化湿。

【主治】中暍，暑伤三焦，热炽阳明，大热烦渴，脉洪虚数者。

【方论】竹叶疗膈上炎威，石膏汤清阳明暑热，人参扶元气以通脉，甘草和中州以泻热，半夏化湿除痰，麦冬清心润燥，俾暑热解而大烦可解，大渴可除，何中暍之足虑哉。此清热扶元化湿之剂，为中暍热伤元气之专方。

加味人参白虎汤

【来源】《医宗金鉴》卷五十三。

【组成】人参　石膏（生）　知母（生）　粳米　甘草　苍术

【用法】水煎服。

【主治】中暑，身热汗出，头痛大渴，烦躁不宁，甚则气乏神倦，足冷恶寒。

调元生脉散

【来源】《幼幼集成》卷二。

【组成】人参一钱　炙黄耆二钱　大杭冬一钱　北五味二分　炙甘草一钱　生姜三片　红枣三枚

【用法】水煎温服。

【功用】平肝木，益脾土，泻邪火，补元气。

【主治】阴暑热退后。

大蒜新汲水方

【来源】《种福堂公选良方》卷二。

【组成】大蒜一握　新黄土

【用法】二药同研烂，以新汲水和之，滤去滓，灌入即活。

【主治】中暑，伤暑。

砂糖水

【来源】《仙拈集》卷一。

【组成】小青叶（洗净泥）

【用法】上药入砂糖擂汁，急灌之。如无青叶，井花水调砂糖灌之。

【主治】中暑发昏。

寸金丹

【来源】《仙拈集》卷四。

【组成】乌药　防风　羌活　前胡　川芎　砂仁　厚朴　藿香　半夏　木香　紫苏　薄荷　苍术　香附　赤茯苓　白芷　陈皮各一两　枳壳　炙草各两半　白豆蔻二两　草果仁一两

【用法】上为末，另用神曲二十四两，多捣生姜汁拌糊为丸，以水飞朱砂二两为衣，每丸重一钱二分，阴干。大人服一二丸，小儿半丸，以愈为度。男妇老幼中风、中寒、中暑，口眼歪斜，牙关紧闭，姜汤送下；伤寒时疫，头痛脊强，恶寒发热，葱、姜汤送下；霍乱、绞肠痧，吐泻腹痛，姜汤送下；初疟久疟，桃枝汤送下；泻痢脓血，肚痛饱胀，木香汤送下；伤食生冷，饱闷嗳气，不服水土，姜汤送下；途间中暑，眼黑头痛，凉水调

灌即解；小儿伤寒、伤食、发热不解，清米饮送下。

【主治】

1.《仙拈集》：中风、中寒、中暑，口眼歪斜，牙关紧闭；伤寒时疫，头疼脊强，恶寒发热；霍乱，绞肠痧吐泻腹痛；疟疾；泻痢脓血，肚痛饱胀，伤食生冷，饱闷嗳气，不服水土；途间中暑，眼黑头痛；小儿伤寒，伤食，发热不解。

2.《同寿录》：伤风咳嗽，瘴气，吞酸；产后昏迷，恶露不尽；小儿急、慢惊风。

【宜忌】

1.《同寿录》：孕妇忌服。

2.《卫生鸿宝》：虚劳吐血、咳嗽者勿服。

卧龙丹

【来源】《同寿录》卷一。

【组成】灯心灰（炼灯心法：用瓦坛一个，将灯心摘去根头一二寸，以净灯心作团塞满坛内，用火焚点，将砖盖定坛口，稍露缝以出烟，听其自烧成灰，时时用火箸挑拨，使火气周匀，须炼不黑不白为度，大约每灯心一斤，炼得好灰五钱几分为准）五钱 闹羊花二钱 荆芥穗 皂荚 冰片各一钱

【用法】上为极细末，收贮瓶内，勿令泄气。遇病将少许入鼻内，得嚏及涕泪并出，立即安泰。

【功用】通窍开关。

【主治】感冒风邪，头痛胀闷；中暑痧气，昏迷不省；痰迷心窍，卒时昏倒；小儿惊风，痰塞晕死；诸凡关窍闭塞，不省人事。

太乙紫金锭

【来源】《文堂集验方》卷一。

【组成】山慈姑（洗去毛皮，切片，焙，研细末）三两 五倍子（捶破，拣净，研细）二两 麝香（拣净毛皮）三钱 千金子（去壳取仁，色白者，研碎，用纸数十层，夹去油，数易，成霜）一两 红芽大戟（去芦根，洗净，晒干，研细末）一两 朱砂（水飞净）一两二钱 雄黄（水飞净）

三钱 山豆根（晒干，研）六钱

【用法】各药先期制就，宜端午、七夕或上吉日，净室修合。将各药秤准，入大乳钵中，再研数百转，方入石臼中，加糯米粉糊如汤团厚者，调和燥湿得中，用木杵捣一千二三百下，至光润为度。每锭三五分至一钱不拘。一切饮食药毒蛊毒，及吃死牛马六畜等肉，恶菌河豚之类，人误食之，胀闷昏倒，急用温汤磨服，得吐利即解；山岚瘴气，途行触秽，即时呕吐，憎寒壮热者，用凉水磨服一钱，轻者五分；途行少许嚼嚼，则邪不侵；中风卒倒，用生姜汤磨服；痈疽发背，一切无名肿毒，用无灰酒磨服，外用米醋磨涂患处，中留一孔，日夜数次，已溃只涂勿服；一切咽喉风闭，双蛾单蛾，汤水不进，无药可救者，用冷薄荷汤磨服，或口中嚼化，立时即通；风火牙痛，用少许含化痛处；中热中暑，温井水磨服，或吐或泻，生姜汤磨服；一切水泻急痛，霍乱绞肠痧，赤白暑痢，用姜汤磨服；男妇急中癫邪，唱叫奔走，用石菖蒲煎汤磨服；一切毒虫恶蛇，疯犬咬伤，随即发肿，昏闷喊叫，命在须臾，用酒磨灌下，并涂患处，再吃葱汤一碗，盖被出汗，立苏；小儿急慢惊风，一切寒暑疾病，用薄荷汤磨服；膨胀噎膈，用麦芽汤磨服；妇女经水不通，红花汤磨服；暑疟邪疟，临发时，取东流水煎桃柳枝汤磨服；遇天行疫症传染者，用桃根煎汤，磨浓，抹入鼻孔，次服少许，任入病家，再不沾染，时常佩带，能祛诸邪。大人每服一钱，虚弱者减半。小儿未及周岁者，半分一分，一二岁者，每服二三分。或吐或利即效。势重者，连进二服。

【主治】山岚瘴气，呕吐霍乱，中风卒倒，中暑中热，乳蛾喉闭，痈疽发背，妇人经闭，小儿惊风。

【宜忌】孕妇忌服；忌甜物、甘草一二日。

天麻膏

【来源】《幼科释谜》卷六。

【组成】生地二两 羌活一两半 当归一两二钱 牛膝 元参 杜仲 独活各七钱半

【用法】天麻一两熬膏丸药。每服三五十丸，汤送下；或各锉，每三五钱煎服亦可。

【主治】小儿伤寒或中暑无汗，身大热。

大瓜蒌散

【来源】《杂病源流犀烛》卷十。

【组成】大瓜蒌一个（捣烂） 红花少许 甘草

【主治】受暑。

沈氏中暑汤

【来源】《杂病源流犀烛》卷十二。

【组成】川连六分（吴萸五粒泡水一二匙拌） 知母一钱（干姜一分泡水一二匙拌） 远志一钱（石菖蒲汁四五匙拌） 川贝母二钱（熟艾半分泡水一二匙拌） 枳实（磨汁）八分 羚羊角一钱 瓜蒌仁三钱 麦冬二钱 西瓜翠衣五钱

【主治】暑邪直中心肝二经，不头疼，不发热，时烦躁，舌短，手足牵搐者。

白虎加人参竹叶汤

【来源】《杂病源流犀烛》卷十五。

【组成】石膏 知母 粳米 甘草 人参 竹叶

【主治】中暑，平昔阴虚多火者。

麦冬汤

【来源】《杂病源流犀烛》卷十五。

【组成】石膏 知母 白芍 茯苓 山栀 竹茹麦冬 白术 扁豆 人参 陈皮 乌梅 莲肉甘草

【主治】暑天身热头痛，燥渴。

香葛汤

【来源】《医级》卷七。

【组成】香薷 葛根 厚朴 扁豆

【主治】暑月郁闷，胸膈不舒，或作呕泄。

急救绿豆丸

【来源】《痘疹会通》。

【组成】绿豆半斤 车前子 大麦冬 灯草 甘草各二两

【用法】上为细末，水为丸，如绿豆大，朱砂五钱为衣。每服一钱，阴阳水送下，或温茶亦可；赤痢，用红糖调下；白痢，用白糖调下；赤白痢，用红白糖调下。

【主治】夏月中暑受热，腹痛肚疼，霍乱转筋，羊毛疔，绞肠痧，痢疾。

黄连香薷饮

【来源】《会约医镜》卷十二。

【组成】黄连二钱 香薷一钱半 厚朴（姜炒）一钱半 扁豆（炒）三钱（研） 茯苓一钱半 甘草一钱

【用法】水煎，热服。

【主治】阳暑中热，口干舌燥，小便赤短，身热目赤，脉洪体壮，一切实证。

【加减】如大便泻而小便短，加苍术、泽泻、萆薢（此味要重），或加木瓜；腹痛，加白芍。

清暑悉安汤

【来源】《会约医镜》卷十二。

【组成】苍术 白术各一钱半 扁豆三钱（炒捣） 宣木瓜二钱 泽泻 木通 车前子各一钱 陈皮八分 茯苓一钱半 生白芍一钱半 甘草一钱 滑石三钱 香薷五分

【用法】水煎服。

【主治】冒暑身热，便泄，口渴，汗出，腹痛，尿赤。

痧气丹

【来源】《中药制剂手册》引《济世养生集》。

【组成】天麻三两六钱 苍术（米泔水制）三两 麻黄三两六钱 大黄六两 甘草四两四钱 丁香六钱 麝香三钱 朱砂三两六钱 雄黄三两六钱 蟾酥（制）九钱

【用法】上先将雄黄、朱砂、麝香各研细粉，单包，蟾酥捣碎，用牛乳发透，晾干研为细粉；其余天麻等六味，共研为细粉；另取糯米粉六两，以开水冲为稀糊，酌加冷开水调为稀液，与上药粉泛为小丸，取干丸，用雄黄一两六钱为衣。每服二至三分，温开水送服，一日一至二次；外用研粉，吹鼻取嚏。

【功用】祛暑辟秽，开窍解毒。

【主治】暑月贪凉饮冷，食物不慎引起腹痛，霍乱吐泻，牙关紧闭，四肢逆冷。

【宜忌】孕妇忌服，非时令病不宜服。

立生丹

【来源】《温病条辨》卷二。

【组成】母丁香一两二钱　沉香四钱　茅苍术一两二钱　明雄黄一两二钱

【用法】上为细末，用蟾酥八钱，铜锅内加火酒一小杯，化开，入前药末为丸，如绿豆大。每服二丸，小儿一丸，温水送下。被蝎、蜂螫者调涂。

【主治】伤暑、霍乱、痧证、疟、痢、泄泻、心痛、胃痛、腹痛、吞吐酸水及一切阴寒之证、结胸、小儿寒痉。蝎、蜂螫。死胎不下。

【宜忌】孕妇忌之。

【方论】此方妙在刚燥药中加芳香透络。蟾乃土之精，上应月魄，物之浊而灵者，其酥入络，以毒攻毒，而方又有所监制，故应手取效耳。

三才汤

【来源】《温病条辨》卷三。

【组成】人参三钱　天冬二钱　干地黄五钱

【用法】水五杯，浓煎两杯，分二次温服。

【主治】暑邪久热，寝不安，食不甘，神识不清，阴液元气两伤者。

【加减】欲复阴者，加麦冬、五味子；欲复阳者，加茯苓、炙甘草。

【方论】凡热病久入下焦，消烁真阴，必以复阴为主。其或元气亦伤，又必兼护其阳。三才汤两复阴阳，而偏于复阴为多者也。

连梅汤

【来源】《温病条辨》卷三。

【组成】云连二钱　乌梅（去核）三钱　麦冬（连心）三钱　生地三钱　阿胶二钱

【用法】以水五杯，煮取二杯，分二次服。心热烦躁神迷甚者，先与紫雪丹，再与连梅汤。

【主治】暑邪深入少阴消渴者，入厥阴麻痹者，及心热烦躁神迷甚者。

【加减】脉虚大而芤者，加人参。

【方论】肾主五液而恶燥，暑先入心，助心火独亢于上，肾液不供，故消渴也。再心与肾均为少阴，主火，暑为火邪，以火从火，二火相搏，水难为济，不消渴得乎？以黄连泻壮火，使不烁津，以乌梅之酸以生津，合黄连酸苦为阴；以色黑沉降之阿胶救肾水，麦冬、生地合乌梅酸甘化阴，庶消渴可止也。肝主筋而受液于肾，热邪伤阴，筋经无所秉受，故麻痹也。再包络与肝均为厥阴，主风木，暑先入心，包络代受，风火相搏，不麻痹得乎？以黄连泻克水之火，以乌梅得木气之先，补肝之正，阿胶增液而熄肝风，冬、地补水以柔木，庶麻痹可止也。心热烦躁神迷者，先与紫雪丹者，开暑邪之出路，俾梅、连有入路也。

【验案】慢性咽炎　《广西中医药》（1994，1：9）：以本方加减，治疗慢性咽炎51例，结果：临床治愈26例，显效11例，有效8例，无效6例，服药最少20剂，最多55剂，平均40.3剂，全部病例无不良反应。

椒梅汤

【来源】《温病条辨》卷三。

【组成】黄连二钱　黄芩二钱　干姜二钱　白芍（生）三钱　川椒（炒黑）三钱　乌梅（去核）三钱　人参二钱　枳实一钱五分　半夏二钱

【用法】水八杯，煮取三杯，分三次服。

【功用】酸苦泄热，辅正驱邪。

【主治】

1.《温病条辨》：暑邪深入厥阴，正虚邪炽，舌灰，消渴，心下板实，呕恶吐蛔，寒热，下利血水，甚至声音不出，上下格拒者。

2.《镐京直指医方》：暑入肝，四肢麻痹。

六合定中丸

【来源】《古方汇精》卷一。

【组成】藿香叶　苏叶各六两　厚朴（姜汁炒）　枳壳各三两　木香（另研细末）　生甘草　檀香（另

研细末）柴胡各二两 羌活 银花叶 赤茯苓 木瓜各四两

【用法】上药各为细末，炼蜜为丸，朱砂为衣，每丸重二钱。大人每服一丸，小儿半丸。中暑，用陈皮、青蒿各八分，小儿各五分煎汤化下；霍乱吐泻转筋，百沸汤兑新汲水，和匀化下；感冒头疼发热，用连皮姜三片煎汤化下；痢疾腹泻，开水化，温服；一切疟疾，不论远年近日，用向东桃枝一寸，带皮生姜三片，煎汤化下；胃口不开，饮食少进，开水化下；四时瘟疫，春、冬用姜一片，夏、秋用黑豆一钱、甘草五分煎汤化下；时气发斑，风热痧疹，俱用薄荷汤送下；小儿吐乳发热，山楂二分、灯心一分煎汤送下；男妇心胃寒疼，吴茱萸四分煎汤送下；饮食伤者，莱菔子二分煎汤送下。

【主治】中暑霍乱，吐泻转筋，感冒头疼，痢疾疟疾，四时瘟疫，时气发斑，风热痧疹，心胃寒疼，小儿惊风。

清暑饮子

【来源】《观聚方要补》卷一。

【组成】葛根 枇杷叶各一钱五分 茯苓一钱 缩砂 藿香各六分 扁豆八分 黄连四分 甘草 乌梅各六分

【用法】水煎服。

【主治】中暑。

新定枇杷叶饮

【来源】《观聚方要补》卷一。

【组成】枇杷叶一钱五分 扁豆 茯苓 陈皮各五分 缩砂仁四分 麦门冬一钱 木香三分 甘草一分

【用法】水煎服。

【功用】解暑毒。

【主治】中暑。

【加减】吐泻，去麦门冬，加丁香；热盛，加香薷、黄连。

丝瓜白梅方

【来源】《医学从众录》卷六。

【组成】丝瓜叶一片 白霜梅一枚（并核中仁）

【用法】上同研极烂，新汲水调服。

【主治】中暑霍乱。

【宜忌】切不可饮热汤。

陈皮藿香汤

【来源】《医学从众录》卷六。

【组成】陈皮五钱 藿香五钱

【用法】上用土澄清水二杯，煎一杯服之。

【主治】伤暑急暴，霍乱吐泻。

通灵万应丹

【来源】《痧症汇要》卷一。

【组成】茅山苍术（色黑而小朱砂点者佳，米泔水浸软，切片，烘干，为末）三两 丁香（不拘公、母）六钱 明天麻（切片，焙干，为末） 雄黄（透明者，研细，水飞） 麻黄（去节，细锉，焙，为末） 朱砂（研细，水飞）各三两六钱 真蟾酥九钱（好烧酒浸化） 麝香（上好者，为末）三钱 绵纹大黄（切片，晒干，为末）六两 甘草（去皮，微炒，为末）二两四钱

【用法】上各为细末，以糯米粥浆为丸，如萝卜子大，朱砂为衣，候干，收贮瓷瓶备用。每用轻者三丸，重者七丸，纳舌下，少顷咽下；中暑、绞肠腹痛及中寒腹痛等证，先将二丸研细，吹入鼻内，或纳之舌下，少顷吞下，再灌六丸，阴阳水或凉水送下；山岚瘴气、空心触秽，感冒风寒等证，口含三丸，邪热不侵；痈疽疔毒及蛇蝎毒蛇所伤，捣末，好酒调敷；小儿发痘不出、急慢惊风，并年老膨胀噎膈等证，灯心汤或凉水加倍调服。

【主治】中暑头眩眼黑，及绞肠腹痛，一时闭闷，不省人事，斑痧；中寒骤然腹痛，阴阳反错，睡卧不安，手足厥冷，吐泻不出，卒然难过；山岚瘴气；夏月途行，及空心触秽；感冒风寒，恶心头痛，肚腹饱胀，风疾；痈疽疔毒及蛇蝎所伤；

小儿发痘不出，及急慢惊风，痰涎壅盛，并年老臌胀，噎膈。

【宜忌】孕妇忌服。又此方不宜与玉枢丹一时并服，以甘草与红芽大戟相反。

竹叶石膏汤

【来源】《痧症汇要》卷四。

【组成】石膏五钱（煨熟） 知母三钱 甘草一钱 粳米一撮

【用法】加竹叶，水煎服。

【主治】温病身热，自汗口干，脉来洪大，及霍乱伤暑发痧。

加味清暑益气汤

【来源】《医钞类编》卷七。

【组成】黄耆 升麻 人参 白术 神曲 陈皮 泽泻 黄柏 当归 青皮 麦冬 葛根 甘草 五味 丹皮 生地

【用法】加生姜，大枣，水煎服。

【主治】伤暑吐衄，脉虚而大。

卧龙丹

【来源】《霍乱论》卷四。

【别名】卧龙散（《中药制剂手册D》）。

【组成】西黄六分 梅片 当门子各一钱 北细辛一钱 牙皂 羊踯躅各二钱 灯心炭一两

【用法】上为细末，瓷瓶密收，勿使泄气。每用少许，搐鼻取嚏；垂危重证，亦以凉开水调灌分许；外用酒调，涂患处。

【功用】《全国中药成药处方集》（天津方）：通关开窍，排秽避瘟。

【主治】

1.《霍乱论》：诸痧中恶，霍乱五绝，诸般卒倒急暴之证。及痈疽发背，蛇蝎、蜈蚣咬伤。

2.《全国中药成药处方集》（天津方）：中暑中痧，感触秽气，胸满烦躁，外感头痛，肚腹剧痛，关窍不通。

【宜忌】孕妇忌服。

辅阳饮

【来源】《证因方论集要》卷二。

【组成】茯苓 半夏 杏仁 熟附子 生姜 砂仁

【主治】外冒阴暑，内滞不消，口渴喜热而不喜冷，大汗如雨，只在上半一身。

【方论】茯苓、半夏通阳；杏仁能利肺气；砂仁可和中焦；附子挽回失散之元阳，并可收敛营液；生姜辛以宣其阴凝。

白痧药

【来源】《良方合璧》。

【组成】白胡椒一两 北细辛二钱 檀香木三钱 牙皂一钱 焰消三钱 明矾三钱 蟾酥三钱 丁香三钱 冰片五分 麝香五分

【用法】上为极细末，或加金箔二张，研匀收贮。嗅之。

【主治】暑痧。

灵宝如意万应神效痧药

【来源】《集验良方》卷二。

【组成】真藿香梗三两 檀香末六钱 真茅山术六两 真蟾酥六钱 顶上沉香 明雄黄 麝香 木香 漂净朱砂 丁香各六钱

【用法】上研末为丸。用时先将药数粒研末，吹入鼻内后，大人服三十粒，小儿减半，开水送下。

【主治】一切感冒风寒、中暑、山岚瘴气；九种气疼；痰迷心窍；各种痧症；小儿急，慢惊风。

【宜忌】孕妇忌服。

千金消暑丸

【来源】《卫生鸿宝》卷一。

【组成】半夏（醋炙）四两 茯苓 甘草各二两

【用法】上为末，生姜自然汁糊为丸，如绿豆大。每服五六十丸，开水送下。昏愦者，碾碎灌之。

【主治】中暑昏闷不醒，并伏暑停食，呕吐泻利。

灵通万应丹

【来源】《卫生鸿宝》卷一。

【别名】平安如意丹（原书同卷）、灵宝如意丹（《经验方》卷下）。

【组成】真蟾酥（舐之舌即麻者真）二两　茅术（小而有朱点者，米泔浸，炒焦黄）三两　明天麻（蒸、晒）　麻黄（去根节、晒）　明雄黄（水飞）　朱砂（水飞）各三两六钱　锦纹大黄（晒）六两　甘草（去皮）二两四钱　丁香（不拘公母）六钱　麝香三钱　（一方加犀黄三钱）

【用法】上为细末，以蟾酥烧酒浸化，泛为丸，如莱菔子大，朱砂为衣。用两碗对合，手捧摇掷，药在内摩荡，自能坚实光亮，晒干。瓷瓶收贮。中暑头晕眼黑，恶心头痛，霍乱吐泻，手足厥冷，转筋，呃逆，绞肠痧，胃气痛，喉风喉痹，疟、痢，温水送下七八丸，重者十三四丸；瘟疫、斑痧，中风痰厥，不省人事，研三丸吹鼻，再用十余丸汤灌；小儿初生，脐风撮口，药力难施，以一二丸研细，吹鼻取嚏，得汗即愈；急惊，研末吹鼻，再以末灌之，立苏；牙痛、走马疳、恶疮疔毒、蛇蝎虫伤，狗咬，捣末，酒调敷患处；缢溺、跌打、惊魇，略有微气，将药研末吹鼻灌口，立可回生；山岚瘴气，一切秽气，口含二三丸，邪毒不侵。

【主治】老幼、男女百病，中暑头晕眼黑，恶心头痛；霍乱吐泻，手足厥冷，转筋、呃逆；绞肠痧，胃气痛，喉风喉痹，疟、痢、瘟疫，斑痧；中风痰厥、不省人事，小儿初生，脐风撮口，急惊，牙痛，走马疳，恶毒疔疮。蛇蝎虫伤，狗咬，缢溺、跌打、惊魇、山岚瘴气，一切秽气。

【宜忌】虚损及孕妇忌服。服药后停茶、酒、饭一二时。

蒜浆饮

【来源】《卫生鸿宝》卷一。

【组成】大蒜头二个（研烂）　路旁热土（即日晒处净土，若瘀泥不用）

【用法】上搅新汲井水调和，滤去滓，灌入。即苏。

【主治】中暑。

平安如意灵丹

【来源】《经验汇抄良方》卷上。

【组成】真蟾酥二两　茅术（米泔浸，晒）三两　明天麻（蒸晒）　麻黄（去根节，晒）　雄黄（水飞）　朱砂（水飞）各三两六钱　锦纹大黄（六两）　甘草（去皮）二两四钱　丁香六钱　当归三钱

【用法】上为细末，先用火酒化开蟾酥，略加糯粥薄浆泛为丸，如萝卜子大，朱砂为衣。

【主治】霍乱吐泻，中暑头晕，绞肠腹痛，心口迷闷及胃气疼痛，寒热疟痢。

【宜忌】孕妇忌服。

诸葛卧龙丹

【来源】《经验秘方类钞》卷上。

【组成】当门麝香一钱　灯草灰（用青竹筒装满，烧存性，净重）一两　猪牙皂角三角　闹羊花三钱　梅花冰片脑一钱　细辛二钱　西牛黄六分（产西戎者，非犀牛也，其体轻气香，置舌上先苦后甜，清凉透心者为真）

【用法】上为细末，贮瓷瓶中，勿令泄气。临用取少许搐鼻。误落水中，心头尚温，及自缢气管初闭，二便未行者，速用芦管速吹取嚏即醒；风火牙痛，以指头蘸药擦之；痈疽发背，及一切无名疔毒，用酒调涂；蜈蚣蛇蝎诸虫毒，及一切山岚瘴毒，亦用酒调涂；妇人胞衣不下，吹药取嚏下；天行时疫，霍乱吐泻，腹中急痛，四肢发厥，顷刻垂危，用一分，开水调吞。

【主治】中寒中暑，猝然牙关紧闭，倾倒在地；及大人中风中痰，小儿急慢惊风；伤寒胸闷，胸膈壅滞，邪毒郁蒸；及瘟疫发热，外感头痛肢痠。

六合定中丸

【来源】《医方易简》卷四。

【组成】苏叶　藿香叶　香薷各四两　木香（另研）一两　赤茯苓二两　生甘草一两　木瓜二两　檀香（另研）一两　羌活二两　枳壳二两五钱　厚朴（姜汁制）一两五钱　柴胡一两

【用法】上为细末，炼蜜为丸，重一钱五分。四时

瘟疫，春、冬宜用姜汤，秋、夏用黑豆甘草汤送下；妇人产后，恶露不尽，红花、山楂煎汤送下；伤饮食，莱菔子煎汤送下；心胃痛，吴茱萸汤送下；感冒头痛发热，姜汤调送下；小儿发热吐乳，山楂、灯心汤送下；心口饱胀呕吐，生姜汤送下；小儿惊风，薄荷汤送下；中暑，冰水或冷水调下；霍乱转筋，阴阳水调下；痢疾胀泻，温水调下；疟疾，姜汤调下；胃口不开，开水调下。

【功用】祛暑除湿。

【主治】四时瘟疫，感冒中暑，霍乱转筋，痢疾疟疾，心腹饱胀，伤食胃痛，小儿惊风，妇人产后恶露不尽。

菩提万应丸

【来源】《医方易简》卷四。

【组成】陈皮 厚朴（姜汁制） 苍术 制半夏 制香附 柴胡 薄荷 黄芩 枳壳各一两四钱 山楂 麦芽 神曲 砂仁各二两 甘草 藿香各五钱

【用法】用干荷叶煎汤拌前药，晒干为末，炼蜜为丸，如弹子大，每丸重一钱。随饮服之。一切感冒及瘟疫时症头痛骨痛，咳嗽痰喘，用生姜、葱白煎汤调下；红白痢，用车前子煎汤调下；泄泻，用姜茶汤调下；久泻不止，糯米饮调下；水泻，小便不通，口渴，淡竹叶、灯心煎汤调下；疟疾，用姜汤调下；久疟，必用人参汤调下；霍乱吐泻，用胡椒七粒、绿豆四十九粒煎汤调下；黄疸，用茵陈汤调下；心胃痛，用槟榔煎汤调下；其余山岚瘴气，水土不服并胸膈饱闷，宿食不消，一切杂症，或在路途无引，俱用清茶开水调下。轻者一服，重者二服。

【主治】夏、秋一切时症，中暑，霍乱，疟，痢。

【宜忌】孕妇忌服。

清暑益气汤

【来源】方出《温热经纬》卷四，名见《中医方剂学讲义》。

【组成】西洋参 石斛 麦冬 黄连 竹叶 荷秆 知母 甘草 粳米 西瓜翠衣

【功用】清暑热，益元气。

【主治】

1.《温热经纬》：湿热证，湿热伤气，四肢困倦，精神减少，身热气高，心烦溺黄，口渴自汗，脉虚者。

2.《方剂学讲义》：暑热伤气，汗多烦渴，脉大而虚。

【方论】

1.《中医方剂学讲义》：方中黄连、竹叶、荷梗、西瓜翠衣清热解暑，西洋参、麦冬、石斛、知母、粳米、甘草益气生津，合而用之，具有清暑热、益元气之功，方名清暑益气汤，即本于此。

2.《新编中医方剂学》张洁古说：肺主气，夏日火热灼金，则肺受伤而气虚。可见暑热是最易伤气的。实热蕴于气分，则见白虎汤证；暑热伤气，则见汗多烦渴，脉大而虚。此与白虎证类似，所不同者，白虎证系邪热蕴于气分；此证系暑热蕴于气分。暑气通心，故用黄连泻心经之热以治其本而为主。西瓜翠衣、荷梗清热祛暑以为辅。暑易耗气伤阴，方中西洋参、粳米、甘草益气；麦冬、石斛、知母养阴，共为兼治。竹叶清热利水，使暑热自小便而去，可为引和。

3.《历代名医良方注释》：暑为阳邪，当升当散，热蒸外越，则腠理开而多汗；汗泄过多，耗气伤津，则见口渴心烦，体倦少气，脉虚数等症。治疗上应清暑退热，益气生津并进。故方中西瓜翠衣、莲梗、黄连、知母、竹叶清暑退热；西洋参、石斛、麦冬、粳米、甘草益气生津。方名清暑益气汤，其意在此。以治疗暑热病气津两伤者为宜，若温而挟湿，呕恶吐泻者忌用。

4.《医方发挥》：本方所治乃暑热耗气伤津之证。张元素说：肺主气，夏热火盛灼金，则肺受伤而气虚。所以，治疗暑热伤气者，不仅要清其暑热，而且还须益气生津。故本方药大略可分为两部分，一组清热涤暑，一组益气生津。方中以西瓜翠衣、知母、荷梗、淡竹叶、黄连清热涤暑；以西洋参、麦门冬、石斛、甘草、粳米益气生津；西瓜翠衣甘凉，清透暑热，止渴又利小便，西洋参甘微苦凉，益气生津止渴，性凉而补，共为主药；荷梗清热解暑，通气行水，泻火清心，石斛甘淡，清热养阴，益气除热，麦门冬甘寒，养阴润肺，益胃生津，三药共奏清热解暑，养阴生津之功，为辅药；黄连苦寒，其功专于泻火，以助清热祛暑之力，知母苦寒质润，滋阴泻火，竹叶甘淡寒，清热除烦，三药合用专于清热除烦，为佐药；甘草、粳米益胃和中，为使药；诸药合用，具有清暑益气，养阴生津之功。

【验案】小儿暑热证 《安徽中医临床杂志》（2003，5：369）：用清暑益气汤治疗小儿暑热证72例，结果：显效（治疗7天，热退，症状消失）43例，有效（治疗1～2周，体温下降，症状减轻）21例，无效（治疗2周，症状无改善）8例，总有效率为88.9%。

却暑丹

【来源】《麻疹备要方论》。

【组成】黄芩 甘草各五钱 朱砂二钱

【用法】上为末，炼蜜为丸。麦冬汤送下。

【主治】中暍。

黄连涤暑汤

【来源】《医醇剩义》卷一。

【组成】黄连五分 黄芩一钱 栀子一钱五分 连翘一钱五分 葛根二钱 茯苓二钱 半夏一钱 甘草四分

【主治】热邪内犯君主，猝然而倒，昏不知人，身热口噤者。

黄连温胆汤

【来源】《六因条辨》卷上。

【组成】温胆汤加黄连

【用法】水煎服。

【主治】伤暑汗出，身不大热，烦闭欲呕，舌黄腻。

【验案】

1. 心惊胆怯 《继志堂医案》：湿热生痰，留于手足少阳之府，累及心包，心惊胆怯，性急善忘，多虑多思，舌苔浊腻带黄，胸脘内热。清化为宜。黄连温胆汤加洋参，枇杷叶。

2. 精神分裂症 《江西中医药》（1983，2：49）：杨姓，男，43岁，干部。1980年4月7日就诊。10年前，因私怨，心怀忧郁致神志异常，

悲伤哭泣之症每年发作4月余，用过各种镇静药均未控制发作或缩短发作时间。予黄连温胆汤加菊花、白蒺藜、朱麦冬，前后共服11剂，诸症悉除，以健脾养心之法善后调理。

3. 不寐 《吉林中医药》（1986，6：19）：付某某，女，42岁，干部。1979年5月14日初诊。半月前，因事争吵后夜卧不宁，心烦不安，服药无效。治以清肝豁痰安神，予黄连温胆汤加珍珠母、夜交藤，水煎服。3剂后每晚能睡3～4小时；前方加栀子，10剂后，诸症悉和，睡眠正常。随访3年，未复发。

4. 口甘 《吉林中医药》（1986，6：19）：张某某，女，33岁，打字员。1980年7月24日初诊。口中甜腻，食无味，胃脘灼热嘈杂已月余。诊见：形瘦，面色萎黄，胸脘闷，舌边齿痕，苔黄，脉弦滑。证由痰热浊邪上泛所致。方用黄连温胆汤加蔻仁、佩兰、石菖蒲，水煎服。6剂后，口甘减；原方加白术，15剂后诸症皆除。

薷苓益元汤

【来源】《急救经验良方》。

【组成】香薷饮分两减半 加白术 茯苓 猪苓 泽泻 滑石各一钱 辰砂 甘草各五分

【用法】水煎服。

【主治】中热。头不大痛，身不大热，仅心烦口渴，小便不利，大便泄泻者。

茯苓半夏汤

【来源】《不知医必要》卷一。

【组成】制半夏（醋炒）四钱 茯苓二钱 甘草二钱

【用法】上为末。每服二钱，白汤调下。

【主治】中暑忽然昏倒。

抑阳清暑汤

【来源】《医方简义》卷二。

【组成】石膏三钱（煅） 秦艽二钱 白芍一钱 赤小豆一钱 石决明六钱（生） 琥珀八分 郁金一钱 川黄连八分 青蒿子八分

【用法】加绿豆一合，煎汤代水煎药服。

【主治】暑厥，面赤口渴者。

霹雳散

【来源】《急救痧症全集》卷下。

【别名】通关散。

【组成】北细辛五钱　生半夏　皂角各半钱　鹅不食草　茅山术　灯心灰各二钱

【用法】上为极细末，瓶收封固。临用以灯草一段，蘸少许，刺搐鼻孔中。即嚏。

【主治】痧毒闭结，七窍不通，经脉阻滞，吐泻不出，胀满绞闷；及中风、中恶、中气、中暑、一切昏仆不省人事者。

解暑汤

【来源】《揣摩有得集》。

【组成】香薷五分　扁豆一钱半（炒）　法夏一钱　茯神一钱　蔻米五分（炒）　滑石一钱　熟军五分　黄芩五分　生草五分

【用法】竹叶、灯心引。

【功用】清热解暑。

【主治】小儿夏月受热，昏迷不醒，身烧口干，小便赤黄。

灵宝如意丹

【来源】《饲鹤亭集方》。

【组成】人参　犀黄　熊胆　麻黄各五钱　杜酥　雄黄　血竭　天麻　荜茇　玉石　白粉霜　朱砂　银朱各一两　冰片　真珠各二钱

【用法】上为末，将杜酥酒化为丸，辰砂为衣。每服七丸，用凉茶送下；痈疽疔毒，蛇蝎虫毒，用黄酒化敷患处。

【主治】中暑眩晕，绞肠腹痛，脘闷饱胀，阴阳反错，不省人事，手足厥冷，恶心吐泻，山岚瘴气，中寒头痛，一切痧气；痈疽疔毒，蛇蝎虫毒。

【宜忌】孕妇忌之。

解暑湿济急丸

【来源】《内外验方秘传》卷下。

【组成】香薷八分　苡仁三两　杏仁二两　郁金一两五钱　扁豆一两　银花一两五钱　滑石二两　苍术一两　藿香一两　泽泻一两　草朴一两五钱　僵虫一两五钱　枳壳一两　薄荷八钱　连翘一两

【用法】晒干为末，水泛丸。每服三钱，开水送下，小儿服一钱。

【主治】夏月受暑烦热。

银翘散去银花牛蒡子豆豉加生地丹皮白芍麦冬方

【来源】《医学摘粹》卷一。

【组成】连翘三钱　苦桔梗二钱　薄荷二钱　竹叶一钱　生甘草二钱　芥穗二钱　生地二钱　丹皮二钱　白芍二钱　麦冬二钱

【用法】上为散。以鲜芦根汤煎服，香气大出，即取服，勿过煮，病不解，作再服。

【主治】暑证发热恶寒，口渴心烦，面赤齿燥，小水赤，脉洪而虚，舌赤无汗，邪在血分而表实者。

第一灵宝丹

【来源】《经验奇方》卷上。

【组成】辰砂二两　雄精五钱　真蟾酥　闹羊花各一钱　真云麝　上冰片　老姜粉各三分

【用法】上药将前四味各研极细末，和匀；后三味次第加入，研至匀细为度，装储瓷瓶，勿令泄气，随时分装小瓶，黄蜡封口。受暑肚痛，或感寒鼻塞，头疼腹痛，用丹少许，搐鼻一二次，取嚏十余声即愈；如病重，搐鼻无嚏，可抹两眼尖角，或温开水调服一分；感受暑气，或受热太过，关窍不通，或受寒气，手足厥冷，气闭血滞，默睡无语，须抹两眼尖角二次，用阴阳水调服二分；疫疠时行，取丹抹两眼尖角三次，盖被略睡，出汗自愈；指上生疮，用鸡蛋一枚，开一孔，搅匀黄白，入丹五厘，再搅匀，套指上一二枚即愈；初起无名肿毒，用真米醋调搽；火眼之症，取丹抹眼角。

【功用】通利关窍。

【主治】 受暑肚痛，或感寒鼻塞，头疼腹痛；感受暑气，或受热太过，关窍不通，或受寒气，手足厥冷，气闭血滞，默睡无语；疫疠时行；指上生疮，初起无名肿毒，及火眼之症。

【宜忌】 孕妇忌服，搐鼻抹眼角不忌。

万应锭

【来源】《中医医学大辞典》。

【别名】 金鼠氏（《全国中药成药处方集》抚顺方）。

【组成】 京墨二两　儿茶　胡黄连　川黄连各一两　冰片六分　麝香　当门子　犀牛黄各五分　熊胆二钱

【用法】 上为细末，再用人乳合糊为丸，如梧桐子大，金箔为衣。内证每服四五分，小儿减半，熟汤化下；外证用醋研敷。

【功用】

1.《北京市中药成方选集》：清热祛暑，解毒止血。

2.《全国中药成药处方集》：清火，凉血舒风。

3.《中国药典》：镇惊。

【主治】

1.《中国医学大辞典》：中风中痰，中寒中暑，半身不遂，口眼歪邪，喉闭乳蛾，牙疳，霍乱，瘟疫，疟痢，血热便血，斑疹，伤寒，黄病，疔毒攻心；小儿痘证，惊风；无名肿毒，臁疮，伤水疮。

2.《北京市中药成方选集》：吐血衄血，口舌生疮，牙齿疼痛，及小儿热证。

灵宝如意丹

【来源】《中国医学大辞典》。

【别名】 如意丹（《北京市中药成方选集》）、灵宝如意丸（《全国中药成药处方集》兰州方）。

【组成】 白粉霜　血竭　硼砂　腰黄　天麻　辰砂各一两　麝香　梅片　人参各一钱　蟾酥六钱（一方有巴豆霜）

【用法】 上为末，取净粉，烧酒化蟾酥泛丸，如芥子大，辰砂为衣。每服七丸，小儿二丸。俱不可

多用。中暑眩晕，绞肠腹痛，脘闷胀饱，阴阳反错，不省人事，手足厥冷、恶心呕泻，山岚瘴气，感受邪秽，中恶头痛，一切痧气，俱用凉茶送下；伤寒三四日，风寒咳嗽，用葱白（连须）、生姜煎酒热服，暖盖取汗；中风不语，痰涎神昏者，姜汤送下；口眼喝斜，手足麻木者，生姜、桂枝煎汤送下；疟疾，草果、槟榔煎汤送下；瘟证疹子不出，葱须汤送下；痫证疯迷，生姜汤送下；饥饱劳碌，沙参汤送下；瘫痪，淡姜汤送下；噎膈咽喉，胸膈疼痛，桔梗、柿蒂煎汤送下；恶心嘈杂，砂仁汤送下；牙痛，高良姜汤送下，再衔一丸于痛处，其痛立止；心胃气痛，淡姜汤送下；心胃虫痛，九种胃痛，俱用艾醋汤送下；气蛊，木香、柿蒂煎汤送下；水蛊，葶苈汤送下；中酒毒，陈皮汤送下；阴寒，白川汤送下；忘前失后，石菖蒲汤送下；小便尿血，车前汤送下；二便不通，生蜜汤送下；水泻，车前子汤送下；赤痢，红花汤送下；白痢，吴茱萸汤送下；噤口痢，石莲子汤送下；偏坠疼痛，小茴香汤送下；腿足疼痛，牛膝、木瓜煎汤送下；跌仆损伤，昏迷不醒，热酒或童便送下；痄腮，嚼化一丸；痈疽、疔疮，恶毒初起，葱白、生姜煎酒，热服取汗，或黄酒化敷患处；疔疮肿烂太甚，口津研化二丸涂之，再用酒服一丸，立愈；疔疮走黄，热酒送下，再以瓷锋挑破疔头，入一二丸于疮内，外以膏药贴之；天疱疮、杨梅疮初起，生姜煎酒，热服取汗，次日再用熟汤送下；诸疮溃破，生黄耆、银花煎汤送下；蛇蝎虫毒，用黄酒化敷；妇人经闭，红花汤送下；妇女鬼迷失魂，梦与鬼交，桃仁汤送下；子死腹中，白芥子汤送下；产后见神见鬼，黑荆芥汤送下；产后腹胀，厚朴汤送下；小儿乳积、食积，风寒惊啼，熟汤送下。

【主治】 中暑眩晕，绞肠腹痛，脘闷饱胀，阴阳反错，不省人事，手足厥冷，恶心呕泻；山岚瘴气，感受邪秽，中恶头痛，一切痧气；伤寒，风寒咳嗽；中风不语，痰涎神昏，口眼喝斜，手足麻木；疟疾；瘟症疹子不出；痫证疯迷；饥饱劳碌；瘫痪；噎膈咽喉，胸膈疼痛，恶心嘈杂；牙痛；心胃气痛；心胃虫痛，九种胃痛；气蛊；水蛊；中酒毒；阴寒；忘前失后；小便尿血；二便不通；水泻；赤痢，白痢，噤口痢，偏坠疼痛；腿足疼痛；跌仆损伤；昏迷不醒；痄腮；痈疽疔疮、恶

毒初起，肿烂太甚；疔疮走黄，天泡疮、杨梅疮初起，诸疮溃破；蛇蝎虫毒；妇人经闭；妇人鬼迷失魂，梦与鬼交；子死腹中；产后见神见鬼；产后腹胀；小儿乳积、食积、风寒、惊啼。

【宜忌】孕妇忌服。

回生丹

【来源】《温氏经验良方》。

【别名】神仙活命丹。

【组成】贯众 甘草 板兰根 干葛 甜消各一钱 川军一两半 牛黄（研）珠子粉 生犀角 薄荷各五钱 朱砂四钱 麝香（研）肉桂 青黛各三钱 龙脑二钱（研）金箔三十片

【用法】上为细末，收贮瓶内，封口，不可泄气。解百毒，新汲水下；汗后热劳病，及小儿惊风热证，薄荷汤下；急症用一分，开水送下。如不张口，撬开牙齿灌下。

【主治】中风不语，半身不遂，肢节顽麻，痰涎上涌，咽嗌不利，饮食不下，牙关紧闭，及一切酒毒，药毒，紧急霍乱，中暑。

救济丹

【来源】《温氏经验良方》。

【别名】宝丹

【组成】栀子三钱 藿香三钱 川连三钱 木瓜二钱 薄荷三钱 朱砂四钱

【用法】上药忌炒，晒干为细末，再加薄荷、冰片各四钱共研极细。鼻闻、内服皆可。

【功用】消暑逐秽，避四时不正之气。

【主治】头晕头痛，恶心欲吐，心中烦闷。

【加减】四季用，加甘草三钱；夏季用，不加甘草。

清暑固阴汤

【来源】《温氏经验良方》。

【组成】白扁豆三钱（炒）茯苓二钱 滑石一钱半 香薷五分 川厚朴五分 葛根四分 木瓜一钱 姜炭二分

【用法】上略煎数开，冷服。热服反增腹泻。二岁

小儿照本方服之；未及二岁者，两服分作三服；过二岁者，三服作二服，无论体之强弱，照此服；大人两服作一服。此方绝不寒中，故体弱者亦可。

【主治】小儿伤暑初起，下泻上渴，身热，额与胸腹更甚，有时热退，旋又发热，心中烦躁，坐卧不安，小便短赤，粪色时黄时黑时红不定，试之烙手，口喜冷饮，关纹红，舌苔白。

【加减】呕吐者，加藿香一钱，竹茹四分；不呕吐者，加甘草三分。

【方论】方中用扁豆者取其清暑和脾；茯苓渗湿补脾；木瓜利湿驱暑，又酸能泻肝以防侮脾；黑姜、厚朴温以养脾，苦以养心，且湿热内蕴，黑姜足为诸药响导，则香薷、葛根、滑石自无扞格不入之患；兼六一散能止泄泻而利小便，解肌热生津液。分之为清暑之方，合之为养脾养心之助。

白平安散

【来源】《中药成方配本》。

【组成】薄荷精二两 冰片六钱 煅石膏粉二十两 飞滑石粉二十两

【用法】各取净末，共研至极细为度，约成散四十一两，分装八百瓶，每瓶五分。每用少许吹鼻。

【功用】解暑辟秽。

【主治】感受暑热，头昏脑胀。

青蒿露

【来源】《中药成方配本》。

【组成】干青蒿一斤

【用法】用蒸气蒸馏法，每斤吊成露六斤。每用四两，隔水炖温服，小儿酌减。

【功用】清暑解热。

【主治】内外蒸热。

卧龙丹

【来源】《中药成方配本》。

【别名】开关散。

【组成】麝香一钱 蟾酥五钱 冰片七钱五分 生闹羊花八钱 生猪牙皂五钱 生荆芥穗五钱 灯

草灰三两

【用法】上为末，共研至极细为度，每瓶一分，每料分装约六百瓶。外用，每用少量，吹入鼻中，得嚏为止。

【功用】芳香开窍。

【主治】中暑中恶，关窍猝闭，小儿惊厥等症。

【宜忌】孕妇慎用。

诸葛行军散

【来源】《中药成方配本》。

【组成】麝香一钱　西牛黄一钱　珠粉二钱　冰片一钱二分　腰黄二钱　马牙消二分　姜粉四分

【用法】上各取净末，共研至极细为度，分装七十瓶，每瓶约一分。每用一至二分，开水吞服。小儿减半。

【功用】消暑解毒，辟秽利窍。

【主治】中暑昏晕，腹痛吐泻，热证烦闷，及小儿惊闭。

痧药蟾酥丸

【来源】《中药成方配本》（苏州方）。

【组成】蟾酥七两五钱　麝香三两二钱　冰片六两　腰黄二十两　公丁香八两　生月石二十两　飞朱砂四十两

【用法】上药各取净末，共研极细为度，用高粱酒三斤，泛丸晒干，另加飞朱砂八两为衣，约成丸一百零二两，每分约干重十六粒。每服八粒，开水化服。重症加倍，小儿减半。

【功用】宣浊辟秽。

【主治】中暑触秽，腹痛吐泻。

【宜忌】孕妇忌服。

鲜佩兰露

【来源】《中药成方配本》。

【组成】鲜佩兰一斤

【用法】用蒸气蒸溜法，每斤吊成露二斤。每用四两，隔水温服。

【功用】辟秽疏表。

【主治】暑湿头晕。

人丹

【来源】《北京市中药成方选集》。

【组成】丁香一两五钱　小茴香一两　木香四钱　砂仁一两　桂皮一两六钱　胡椒四钱　干姜八钱　儿茶十两　甘草十六两　橘皮二两　石膏六两四钱　滑石六两四钱

【用法】上为细末，过罗，每四十七两五钱细粉兑薄荷冰二两六钱，冰片二两，人造麝香一钱，糖精一钱，苯甲酸钠七钱，混合均匀，研细，用糯米粉打糊为小丸，银箔为衣。每服十至二十丸，温开水送下。

【功用】清暑祛湿，辟秽排浊。

【主治】中暑受热，呕吐恶心，胸中满闷，胃口不开，头目眩晕，水土不服，晕车晕船。

【验案】冻伤《实用中医药杂志》（2005，10：620）：用人丹粉凡士林调成糊状涂于患处，治疗局部非冻结性冻伤病人54例。结果：54例均获痊愈，痊愈时间：Ⅰ度冻伤3～5天，Ⅱ度冻伤7～10天，Ⅲ度冻伤15～20天。

万应锭

【来源】《北京市中药成方选集》。

【组成】乳香（炙）　儿茶　没药（炙）　香墨　胡黄连各一千〇五十六两

【用法】上为细末，过罗，每五百七十六两细粉兑麝香、冰片各三两六钱，研细，混合均匀，用牛胆汁三百六十两为锭，每两约作二百粒（干重），放在阴凉通风处晾干，每十六两上金衣四十张，阴干，蜡袋装一钱。每服五分至一钱，一日二次，温开水送下；小儿每服五粒，三岁以下者，酌情递减。

【功用】清热祛暑，解毒止血。

【主治】中暑头昏，吐血衄血，无名肿毒，咽喉肿痛，及小儿热证。

寸金丹

【来源】《北京市中药成方选集》。

【组成】神曲（炒）九两　苍术（炒）一两　白芷一两　甘草一两　川芎一两　茯苓一两　防风一

两　草果仁一两　前胡一两　橘皮一两　砂仁二两　羌活一两　法半夏一两　藿香一两　苏叶一两　木香一两　厚朴（制）一两　薄荷一两　香附（醋炒）一两　乌药一两　白豆蔻一两　枳壳（炒）一两

【用法】上为细末，过罗，每三十四两细末，兑朱砂一两，混合均匀，炼蜜为大丸，重二钱五分。每服一至二丸，温开水送下。

【功用】散寒解表，祛暑止呕。

【主治】中寒、中暑、感冒发烧，呕吐泻泄，胸满腹痛。

千里水葫芦丸

【来源】《北京市中药成方选集》。

【组成】党参（去芦）十两　麦冬十两　甘草十两　葛根十两　乌梅肉十两　诃子肉十两　百药煎六十两

【用法】上为细末，过罗，炼蜜为丸，重四分。每服二丸，口中噙化；或温开水送下。

【功用】生津止渴，祛暑解热。

【主治】夏令暑热，胸中烦闷，口渴咽干。

中国人丹

【来源】《北京市中药成方选集》。

【别名】仁丹（《全国中药成药处方集》北京方）、人丹（《中药制剂手册》）。

【组成】甘草八两　草豆蔻一两　木香一两五钱　槟榔一两　茯苓一两　砂仁一两　橘皮一两　肉桂一两　小茴香一两　公丁香五钱　青果一两　薄荷冰九钱　冰片三钱　红花五钱　麝香一分

【用法】上为末，糯米粉四两为糊，制为小丸，朱砂为衣，闯亮。每服二十丸，小儿酌减，温开水送下。

【功用】清热祛暑，镇静止呕。

【主治】夏令受暑，晕车晕船，恶心呕吐。

六合定中丸

【来源】《北京市中药成方选集》。

【组成】苏叶八两　藿香八两　枳壳（炒）二十四两　厚朴（炙）二十四两　砂仁八两　甘草二十四两　木瓜二十四两　赤苓二十四两　扁豆八两　香薷八两　木香十八两　檀香十八两

【用法】上为细末，过罗，炼蜜为丸，重三钱，朱砂为衣。每服一至二丸，温开水或姜汤送下，一日二次。

【功用】祛暑散寒，健胃和中。

【主治】中暑感寒，四肢痠懒，呕吐恶心，腹痛作泄。

平安丹

【来源】《北京市中药成方选集》。

【组成】厚朴花六钱　牙皂四钱　藿香叶一两　细辛四钱　茅苍术（炒）一两　槟榔五钱　明雄黄四钱　灯心炭二两　冰片一钱　沉香二钱　麝香二分　牛黄四分

【用法】上为细末，过罗装瓶，重二分五。每服一瓶，温开水送下；外用闻入鼻内少许。

【功用】通关开窍，祛暑辟秽。

【主治】中寒中暑，中风中湿，头晕恶心，胸满腹痛。

平安散

【来源】《北京市中药成方选集》。

【组成】绿豆粉十六两　滑石粉四两　白芷粉四两　麝香五分　冰片五分　薄荷油五钱

【功用】清凉解热，祛暑避瘟。

【主治】夏令受暑，头目昏晕，呕吐恶心。

【用法】上为细末，过罗，混合均匀，装瓶。每瓶重四分。每服四分，温开水送下；鼻闻亦可。

冰霜梅苏丸

【来源】《北京市中药成方选集》。

【组成】乌梅肉四十八两　苏叶十六两　葛根八两　薄荷五十六两

【用法】上为细末，过罗和匀，用白糖一千二百八十两，热开水打丸，每三十粒重一两。口内噙化。

【功用】清暑解热，生津止渴。

【主治】感受暑热，口渴咽干，胸中满闷，胃口不开，头目眩晕。

时疫救急丹

【来源】《北京市中药成方选集》。

【组成】藿香叶八两　香薷四两　丁香一两　檀香二两　木香一两五钱　沉香一两　白芷一两　木瓜三两　红大戟一两（炙）　茅茨菇一两　薄荷一两　茯苓四两　千金子霜一两　神曲（炒）六两　厚朴（炙）二两　甘草四两（上为细末，再兑：麝香三分　冰片三钱　雄黄五钱　薄荷冰一钱五分　牛黄三分）

【用法】上共为细末，混合均匀，用冷开水泛为小丸。每十六两用朱砂五钱、滑石三两五钱为衣。每服五分至一钱，温开水送下。

【功用】祛暑散寒，止痛止泄。

【主治】中暑中寒，暑湿霍乱，头晕身烧，腹痛肠鸣，呕吐泄泻。

【宜忌】孕妇忌服。

武红灵丹

【来源】《北京市中药成方选集》。

【组成】朱砂十二两　火消十二两　硼砂（炒珠）十二两　雄黄十二两　金礞石（煅）八两　麝香二两　冰片二两　赤金一百四十张

【用法】上为极细末，另加蟾酥（酒化）二两四钱，混合均匀，装瓶重四分（注意：火消、雄黄须加净水少许，以防爆炸）。闻鼻中少许，取嚏。每服二分，温开水送下。

【功用】开窍避秽，祛暑解毒。

【主治】关窍不开，暑湿郁闷，中暑昏迷，四肢厥冷。

【宜忌】孕妇忌服。

金衣祛暑丸

【来源】《北京市中药成方选集》。

【组成】藿香一百六十两　木瓜五十六两三钱　苏叶一百六十两　檀香二十四两三钱　茯苓

二百四十三两二钱　丁香二十四两三钱　香薷六十四两　甘草一百一十五两二钱

【用法】上为细末，炼蜜为丸，重二钱五分，朱砂为衣，金衣二十四开裹。每服二丸，一日二次，温开水送下。

【功用】祛暑散寒，止泻止吐。

【主治】中暑外感，憎寒发热，头痛身倦，腹胀吐泻。

【宜忌】《全国中药成药处方集》：忌食生冷食物。

周氏回生丹

【来源】《北京市中药成方选集》。

【别名】时疫止泻丸（《赵炳南临床经验集》）。

【组成】五倍子二两　沉香三钱　千金子霜一两　六神曲（炒）五两　檀香三钱　公丁香三钱　山慈菇一两五钱　木香三钱　甘草五钱　红芽大戟（醋炙）一两五钱

【用法】上共研为细粉，过罗，每十二两七钱细粉兑入麝香三钱，朱砂六钱，雄黄三钱，冰片三分，为细末和匀，用冷开水泛为小丸（每两二百粒），朱砂为衣，每包十粒（约五分），蜡纸袋装。每服十粒（约重五分），生姜汤或温开水送下。

【功用】祛暑散寒，健胃止痛。

【主治】中暑受寒，饮食不节，霍乱吐泻，腹中绞痛。

【宜忌】孕妇忌服。

香苏正胃丸

【来源】《北京市中药成方选集》。

【别名】香苏正胃丹（《全国中药成药处方集》）。

【组成】橘皮二十两　厚朴（炙）四十两　藿香四十两　紫苏叶八十两　茯苓十两　山楂十两　六神曲（炒）十两　麦芽（炒）十两　枳壳（炒）十两　砂仁十两　扁豆三十二两　香薷六十四两　滑石三十二两　甘草五两

【用法】上为细末，炼蜜为丸，每丸重一钱。每服一丸，温开水送下，一日两次。

【功用】

　　1.《北京市中药成方选集》：清热解表，健胃化滞。

2.《中国药典》：解表和中，消食行滞。

【主治】

1.《北京市中药成方选集》：小儿感冒中暑，头痛身热，停乳伤食，呕吐泄泻。

2.《中国药典》：小儿暑湿感冒，腹痛胀满，小便不利。

急救丹

【来源】《北京市中药成方选集》。

【组成】苍术（炒）十两　橘皮八两　五加皮八两　厚朴（炙）八两　闹羊花八两　茯苓十六两　槟榔十两　细辛四两　百草霜四两　猪牙皂十二两　藿香十二两　灯心草炭十六两（共研为细粉，过罗）　雄黄粉四两　朱砂粉四两　冰片四两　麝香四两　牛黄三两二钱

【用法】上为细末，都拌匀，瓶装重二分。每服二分，温开水送下。外用闻入鼻内少许。

【功用】

1.《北京市中药成方选集》：祛暑解毒，通关开窍。

2.《全国中药成药处方集》：避瘴气，解浊秽。

【主治】

1.《北京市中药成方选集》：中寒中暑，感冒秽浊，昏迷气闭，四肢厥冷，呕吐恶心，腹痛作泄。

2.《中药制剂手册》：痈疽疮疖。

【宜忌】孕妇忌服。

益气时症丸

【来源】《北京市中药成方选集》。

【组成】藿香叶一两五钱　橘皮六钱　香薷六钱　厚朴（制）六钱　砂仁六钱　泽泻六钱　于术六钱　苏叶六钱　木瓜六钱　苍术（炒）四钱　檀香四钱　法半夏八钱　茯苓八钱　扁豆八钱　滑石八钱

【用法】上为细末。每十两三钱细末，兑沉香粉六钱，混和均匀，炼蜜为丸，重三钱，朱砂为衣，蜡皮封固。每服一丸，温开水送下，一日二次。

【功用】扶正气，祛暑湿，理胃肠。

【主治】夏令感受暑邪，发烧发冷，头痛眩晕，内伤饮食，呕吐作泄，肚腹疼痛。

救急十滴水

【来源】《北京市中药成方选集》。

【组成】鲜姜二两（浸酒精十二两）　丁香二两（浸酒精十二两）　大黄四两（浸酒精十六两）　辣椒二两（浸酒精十六两）　樟脑三两（浸酒精十六两）　薄荷冰七钱（浸酒精十六两）

【用法】上药各泡或合泡十数日，去净滓，澄清装瓶，重八分。每服一小瓶，温开水送下。

【功用】祛暑散寒。

【主治】中暑，霍乱，呕吐恶心，绞肠痧症。

无极丹

【来源】《全国中药成药处方集》（北京方）。

【组成】甘草六十两　石膏十六两　滑石十二两　糯米粉二十四两　砂仁二钱五分　紫豆蔻仁二钱五分　公丁香二钱五分　肉桂二钱五分　麝香三分　牛黄三分　冰片二两　薄荷冰三两五钱　朱砂三两五钱

【用法】水泛小丸，朱砂七两五钱为衣，闯亮。每服二十粒，小儿酌减，温开水送下。

【功用】清热祛暑，镇静止呕。

【主治】夏令暑热，晕车晕船，呕吐恶心。

【宜忌】孕妇忌服。

太乙紫金片

【来源】《全国中药成药处方集》（杭州方）。

【组成】茅慈菇　五倍子（捶破，拣去虫土，刮净毛）各二两　千金子霜一两　红毛大戟一两五钱　麝香三钱　梅冰片三钱　苏合油一两

【用法】上各取净粉，加糯米糊捶成薄片，洒金（或用京墨），切而用之。每服三至八分，小儿酌减，凉开水化服。

【功用】芳香通窍，辟秽解毒。

【主治】霍乱痧胀，山岚瘴气，中暑昏厥，水土不服，喉风中毒，中风诸痫，小儿急惊风，以及暑湿瘟疫，秽浊熏蒸，神识昏乱危急诸症。

甘露散

【来源】《全国中药成药处方集》（沈阳方）。

【组成】藿香 茯苓 薄荷叶 川朴 桔梗 白芷各五钱 半夏一钱 神曲 香薷 扁豆 紫苏 陈皮 朱砂 苍术 木瓜 山楂 甘草 葛根各二钱 明雄黄六分 大腹皮三钱

【用法】上为极细末。每服二钱，小儿酌减，白开水送下。

【功用】健胃解毒，清暑祛湿。

【主治】感冒发热，中暑吐泻，神识昏愦，伤食腹满，头痛呕哕，肢节痠痛。

【宜忌】忌食生冷硬物。

白平安散

【来源】《全国中药成药处方集》（天津方）。

【组成】绿豆粉一斤四两 煅石膏二钱 滑石一两 白芷 川芎各一钱 檀香四钱（共研细粉，兑入后药） 麝香一钱四分 冰片十一两 薄荷冰八分

【用法】上为细末，五分重装瓶。吃闻均可，酌量取用。

【主治】清凉解热，祛暑避瘟。

【宜忌】孕妇忌用。

白避瘟散

【来源】《全国中药成药处方集》（北京方）。

【组成】绿豆粉 石膏（生）各八十两 滑石 白芷各八两

【用法】上为细末，每六十两细末，兑入麝香六分、冰片六两、薄荷冰五两、甘油十二两，和匀，收贮勿令泄气。闻、服均可，内服二分，凉开水送下。

【功用】清暑散风，通窍解毒。

【主治】夏令暑热，头目眩晕，呕吐恶心，饮酒过度，晕车晕船，蝎螫虫咬。

【宜忌】孕妇忌服。

冰麝痧药丸

【来源】《全国中药成药处方集》（南京方）。

【组成】冰片六两 麝香三两二钱 蟾酥七两五钱（另用酒化开研细） 公丁香八两 飞朱砂四两（留一半为衣） 明雄黄 煅西月石各二两

【用法】上药各为极细末，用高粱酒泛为小丸，每分约计二十粒，朱砂为衣。每服七粒至十四粒，凉开水吞服。

【主治】受寒受暑，痧胀肚痛吐泻，卒倒昏迷。

【宜忌】孕妇忌服。

时症丸

【来源】《全国中药成药处方集》（沈阳方）。

【组成】茅苍术三钱 杏仁三两 公丁香 九节菖蒲 千金霜各六钱 麝香 梅片 马牙消 沉香各三钱 蟾酥 郁金 山茨菇 胆星 天竺黄 五倍子各一两 青礞石（醋隘七次） 硼砂各二两 野大黄六两 明天麻 明雄黄各三两四钱 牛黄一钱五分 红芽大戟五钱

【用法】上除麝香、牛黄、梅片、雄黄另研外，余则共研细面，再用白薇、桑皮各一两五钱，明矾二两，煎浓汁和白酒为丸，如菜子大。每服七丸，不见效者可加一倍，用白开水送下。如有蚊虫咬伤，白水调敷患处。

【功用】兴奋神经，清热解毒。

【主治】山岚瘴气，中暑中恶，绞肠痧症，腹痛厥冷，恶心呕吐，吐泻不出，不省人事，口噤目瞪及毒虫咬伤。

【宜忌】忌食油腻生冷之物，孕妇忌服。

时令救急丹

【来源】《全国中药成药处方集》（天津方）。

【组成】藿香叶八两 香薷四两 公丁香 沉香 白芷 茅茨菇各一两 檀香二两 广木香一两五钱 木瓜三两 生神曲六两 厚朴（姜制）二两 茯苓（去皮）四两 红大戟（醋制） 千金子霜各一两（上为细末兑入：冰片三钱 麝香一钱三分 牛黄三分 薄荷冰一钱五分 明雄黄面五钱）

【用法】上研细和匀，凉开水泛小丸。每斤丸药用滑石粉二两四钱，朱砂面六钱研匀，用桃胶二钱化水上衣。每次服一钱，小儿酌减，白开水送下。

【功用】清暑除疫，利湿行水，避秽排浊。

【主治】时疫传染，中暑头昏，四肢厥冷，身烧头痛，肚胀腹痛，上吐下泻，干呕恶心。

【宜忌】孕妇忌服。

灵应痧药

【来源】《全国中药成药处方集》（青岛方）。

【组成】茅苍术二十二两　天麻二十五两　丁香四两二钱　麻黄二十七两　川军四十二两　甘草二十四两　蟾酥七两　雄黄二十四两　麝香二两　冰片二两

【用法】共轧细面，水发蟾酥为丸，朱砂为衣。

【主治】中暑昏厥，呕吐泄泻，腹中绞痛，胸满腹胀。

灵宝如意丹

【来源】《全国中药成药处方集》（南昌方）。

【别名】灵宝丹。

【组成】法夏五钱　细辛四两　贯众六两　枯矾一两　牙皂五钱　薄荷叶四两　广陈皮　川羌活各三钱　胆南星五钱　苍术四钱　檀香五钱　川芎　白芷　朱砂（水飞）各四钱　降香五钱　荆芥三钱　乳香（去油）五钱　明雄（水飞）防风　独活各三钱　蟾酥　桔梗各四钱　诃子肉　薄荷油各五钱　当门子五分

【用法】上为细末，以小瓶盛置，每瓶三分，黄蜡封固，勿令泄气。轻病者每服一分五厘，重病者五分，温开水送下。并且可以少许吹鼻取嚏。

【主治】感冒时邪，头昏鼻塞，中暑、中寒、中风、中痰、霍乱吐泻转筋，红痧、乌痧、绞肠痧、瘪螺痧，赤白痢疾，不服水土，及七十二种痧症。

【宜忌】孕妇忌服。

驱疫丹

【来源】《全国中药成药处方集》（天津方）。

【组成】生石膏五两　黄连三两　麻黄二钱　知母二两　白芷一两　生硼砂一两　槟榔一两　苏叶七钱　广木香五钱　母丁香一钱　檀香二钱　炒苍术四钱　菖蒲四钱　香薷一两　菊花一两　茅慈菇三钱　甘草五钱　黑郁金三钱　木瓜五钱　山奈二钱　藿香叶一两五钱　红大戟（醋制）五钱（上共为细末）　血竭面五钱　雄黄面一钱　琥珀面一两　朱砂面六两　牛黄一钱　麝香一钱　苏合油五两　薄荷冰一两五钱　冰片一两五钱

【用法】先将苏合油、薄荷冰、冰片共研成水，再和以上细粉研匀。每服二分五厘，白开水送下。重者加倍。

【功用】避秽排浊，驱疫除瘟。

【主治】头昏呕吐，腹痛泄泻，手足厥冷，昏迷不省，中暑中寒，发烧发冷，四肢酸痛，湿郁闷胀。

【宜忌】孕妇忌服。

和平丹

【来源】《全国中药成药处方集》（禹县方）。

【组成】砂仁　紫蔻　川厚朴各四两　公丁香二两　马牙槟榔四两　儿茶　肉桂　薄荷冰各二两　粉甘草三十两　枣槟榔四两　麝香五钱　朱砂十两　广藿香　粉葛根各三两　西滑石十两　冰糖五两

【用法】上为细面，水为丸，如绿豆大，朱砂五两为衣。每服十粒，水送、嚼化皆可；一至三岁服二粒。

【主治】夏令暑热，头晕目眩，呕吐水泻，肚腹疼痛，饮食不消。

【宜忌】孕妇忌用。

金衣祛暑丸

【来源】《全国中药成药处方集》（西安方）。

【组成】藿香一两　云苓一两五钱　丁香一钱五分　甘草七钱　木瓜　苏叶各二钱五分　薏仁　朱砂　香薷　檀香各五钱

【用法】上为细末，炼蜜为丸，每丸重一钱，朱砂与金箔为衣。大人一次服一二丸，一日二三次，小儿减半，开水或姜汤送下。

【功用】解热发汗，健胃利尿，镇吐制泻。

【主治】暑天贪凉，饮食冰冷，发热恶寒，头痛无汗，烦闷，精神困倦，急性肠胃炎，呕吐下利，腹痛。

【宜忌】中暑，面赤心烦，卒然昏倒，心脏衰弱，大汗淋漓之病症最忌服用。

保幼培元丹

【来源】《全国中药成药处方集》（济南方）。

【组成】藿香一两六钱　赤苓六钱　清夏四钱　柴胡八钱　苏叶八钱　木瓜六钱　白芷四钱　广皮八钱　檀香六钱　扁豆六钱　三仙二两　木通四钱　泽泻六钱　竹茹六钱　山药九钱　砂仁四钱　白术八钱（土炒）　甘草四钱　木香四钱　川连四钱

【用法】上为细末，炼蜜为丸，每丸重一钱，每斤药丸用朱砂三钱为衣，蜡皮封固。每次服一丸，生姜汤送下；白开水亦可。

【主治】小儿中寒中暑，腹痛呕吐泄泻，头痛身烧。

急救丸

【来源】《全国中药成药处方集》（沈阳方）。

【别名】霍乱急救丸（原书抚顺方）。

【组成】人中黄三两（一方用甘草一两）　天竺黄二两　麝香一钱　白僵蚕　防风　全蝎　荆芥各一两

【用法】上为极细末，水为小丸，朱砂为衣。每服五分，小儿减半，姜汤送下。

【功用】解热镇痛，消暑镇痉。

【主治】夏日中暑，头痛身热，恶寒发热，上吐下泻，四肢厥冷，腹中绞痛，周身抽搐，瘟疫发斑，小儿痘疹，红白痢疾，惊风。

【宜忌】忌食生冷、油腻之物；孕妇忌服。

济仁丹

【来源】《全国中药成药处方集》（呼和浩特方）。

【组成】粉草十两（切片）　藿香叶三钱　砂仁二两（另轧兑）　薄荷五两　檀香一两　零零香五钱　葛根五钱　大丁香二两（另轧面）　蔻仁一两五钱（另轧兑）

【用法】共为细面，每两细面兑薄荷冰四分，人造麝香四分，冰片二分；用朱砂八钱，血竭花二钱上衣闯亮。

【主治】中暑呕吐，烦躁痞满，晕车晕船，水土不服。

济世丹

【来源】《全国中药成药处方集》（禹县方）。

【组成】西滑石二两　粉甘草一两　丁香二钱五分　儿茶五钱　樟脑一钱　紫蔻二钱　砂仁二钱　广木香一钱五分　薄荷冰二分　朱砂二钱　麝香一厘五毫

【用法】上为细末，水为丸，如莱菔子大。每服二十丸，白开水送下。

【主治】头晕恶心，胃口不开，胸腹膨胀，口臭喉热，饮食不消，中暑吐泻。

【宜忌】孕妇忌用。

健民丹

【来源】《全国中药成药处方集》（禹县方）。

【组成】粉甘草一两　西滑石一两　朱砂一钱　紫蔻仁三钱　丁香一钱五分　薄荷冰二分

【用法】上为细末，水为丸，滑石、朱砂为衣，如莱菔子大。每服十五丸或二十丸，白开水送下，一岁服三丸，大者酌加。

【主治】中暑吐泻，晕车晕船，呕吐恶心，胃口不开，饮酒过度，小儿风热，夏令暑热。

【宜忌】寒证忌用。

梅苏丸

【来源】《全国中药成药处方集》（兰州方）。

【组成】薄荷十二两　苏叶四两　乌梅半斤　粉草一两　白糖三十斤

【用法】薄荷、苏叶、粉甘草共为细末，乌梅打碎熬水，白糖晒干为细末，并将薄荷叶等药末加入，用乌梅水为丸，如小豆大。每服三五丸，小儿酌减，噙在口内。

【功用】清解暑。

【主治】中暑风热，头昏目眩，口干舌燥。

【宜忌】诸寒湿证忌服。

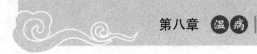

救苦丹

【来源】《全国中药成药处方集》（沈阳方）。

【组成】藿香叶一两　甘草三钱　滑石二两　苏叶一两　半夏五钱　重楼一两　枳壳一两　台麝五分　茅苍术五钱　青蒿子一两半　陈皮五钱　青皮一两　明雄黄二钱　川贝母五钱　紫厚朴八钱　神曲八钱

【用法】上为细末，水泛为小丸，朱砂为衣，上光，每四丸七分重。大人每服四丸，小儿酌减，姜汤送下。

【功用】止吐泻，解瘟疫。

【主治】时疫疠气，中暑中毒，霍乱吐泻，烦闷痧胀，胸腹疼痛，宿食停饮，伤风感冒，痧疹不出，肚腹剧痛，水土不服。

【宜忌】忌食生冷硬物。

救急丹

【来源】《全国中药成药处方集》（北京方）。

【组成】藿香　苍术各十两　公丁香　沉香各二两　五倍子　山慈姑　千金子霜　红芽大戟　木香各四两

【用法】上为细末，兑入雄黄、朱砂（上衣用）各二两，麝香、冰片各三钱（均为末），水泛为丸，如绿豆大。用方内朱砂加滑石十五两为衣。每服一钱，温开水送下。

【功用】祛暑止呕，息痛利水。

【主治】中暑呕吐，腹痛水泻。

【宜忌】忌食生冷，孕妇忌服。

救急散

【来源】《全国中药成药处方集》（沈阳方）。

【组成】苍术二钱　姜连一钱半　厚朴　陈皮　制草　生芍　泽泻　茯苓　防风　车前　扁豆　佛手　滑石　清夏　寸冬　猪苓各三钱

【用法】上为细末。每服一至二钱，一日二三次，白开水送下。

【功用】和中健脾，止吐止泻，利水避秽，止渴。

【主治】卒然吐泻，心腹绞痛，呕吐恶心，四肢厥冷，口渴心烦；夏月伤暑腹痛，胃痛。

救急痧药水

【来源】《全国中药成药处方集》（天津方）。

【组成】藿香六两　豆蔻二两　蟾酥四钱　良姜二两　陈皮二两　樟脑一两　大茴香二两　广木香二两　薄荷冰五钱　香薷四两　桂皮四两　公丁香二两　细辛二两　大黄六两

【用法】上除樟脑、薄荷冰、蟾酥外，余药共研粗末，加入白干酒十斤，浸渍一星期，每天搅拌两次，然后压榨过滤，再将樟脑、薄荷冰入乳钵研细，再将蟾酥捣碎加入适量白干酒泡，溶化过滤，连同樟脑、薄荷冰兑入前液，使成六千毫升，每瓶装六毫升。放置阴凉处，用时将药水摇匀。轻症每服半瓶，重症一瓶，凉开水冲服。

【功用】强心醒脑，和胃整肠，祛暑散寒，解毒镇痛。

【主治】中暑发痧，头目眩晕，壮热畏寒，胸闷腹痛，上吐下泻，红白痢疾，晕车晕船，水土不服，疮疼虫咬，虫牙作痛。

【宜忌】孕妇忌服。

避秽回苏丹

【来源】《全国中药成药处方集》（上海方）。

【组成】银消二钱五分　麻黄（去节）　冰片各四钱　蟾酥二钱五分　明矾五钱　朱砂二两　牛黄二钱　青黛五钱　牙皂　麝香各三钱　腰黄一两　珍珠三钱　灯草灰一两　月石（飞）三钱　人中白（煅）八钱

【用法】上药各为细粉，再混合研匀，瓶装固封。每次一至二分，开水送下，外用嗅鼻取嚏。

【主治】受暑引起的头晕，胸闷，泄泻。

【宜忌】孕妇忌用。

麝香救疫散

【来源】《全国中药成药处方集》（沈阳方）。

【组成】麝香　冰片　牛黄各二分　朱砂二钱　牙皂　藿香各一钱五分　半夏　薄荷　广皮　贯仲　防风　枯矾　白芷　甘草各一钱　茅术五分

【用法】上为细末。成人每服一钱。小儿酌减。

【主治】瘟疫霍乱，流行时疫，水土不服，伤暑中恶，上吐下泻，腹痛转筋，头目晕眩，卒然昏倒。

清凉饮子

【来源】《老中医经验方汇编》
【组成】荷叶　茅根各 2.5 千克　桑叶　香薷　藿香　淡竹叶　夏枯草各 1.25 千克　青蒿　薄荷各 500 克
【用法】将各药切细混匀，按 1∶1 比例制成合剂，加红糖适量，并加防腐剂备用。每服 80 毫升，每日 2～3 次。
【功用】清热除烦，预防中暑。

荷叶粥

【来源】《饮食治疗指南》。
【组成】荷叶二张
【用法】煎水后和粳米煮粥食。
　　《长寿药粥谱》本方用法：用荷叶煎汤同粳米二两、沙冰糖少许煮粥食。
【功用】升清、消暑、化热、宽中、散瘀。
【主治】
　　1.《饮食治疗指南》：暑热、水肿、瘀血症。
　　2.《长寿药粥谱》：高血压病，高血脂症，肥胖症，以及夏天感受暑热，头昏脑胀，胸闷烦渴，小便短赤者。

万应锭

【来源】《慈禧光绪医方选议》。
【组成】黄连四斤　黄连四斤　儿茶四斤　朱砂四两　熊胆二两　冰片二肉　麝香二两　古墨六斤四两
【用法】上为细末，用胆汁合药，拈鼠粪形，上金衣。
【功用】清火解热。
【主治】中暑头晕，咽喉肿痛，无名肿毒。

金衣祛暑丸

【来源】《慈禧光绪医方选议》。
【组成】藿香四两　香薷四两　苏梗叶四两　白术一两（土炒）　苍术二两（炒）　厚朴二两五钱（姜炒）　桔梗一两　扁豆二两五钱（炒）　陈皮二两五钱　茯苓四两　白芷一两　大腹皮一两　羌活一两五钱　半夏一两（姜炒）　木瓜一两五钱　猪苓三两　泽泻一两　甘草一两
【用法】上为极细末，炼蜜为丸，重一钱五分，朱砂、大赤金为衣。
【功用】清热利湿，清心镇惊，祛暑。
【方论】治暑之方以清热利湿为要，本方取平胃、五苓、香薷三方化裁，亦本此旨。以朱砂、赤金为衣者，一以清心，一以镇惊，为暑热所设。此药既可单用，也可在夏月配合汤剂服用。

香薷汤

【来源】《慈禧光绪医方选议》。
【组成】香薷一两五钱　甘草一两五钱　扁豆一两五钱　赤苓一两　黄耆二钱　厚朴二钱　陈皮二钱　菊花一钱
【用法】水煎服。
【功用】益气调中，清暑去湿。

梅苏丸

【来源】《慈禧光绪医方选议》。
【组成】盆糖一斤八两　乌梅肉一两　葛根一钱　紫苏叶五分　白檀香一钱　薄荷五分
【用法】上为细末，滴水为丸，如芡实米大。噙化。
【功用】清热解暑，生津止渴。
【主治】外感暑热，头目眩晕，口渴咽干，胸中满闷者。

暑汤

【来源】《慈禧光绪医方选议》。
【组成】香薷三钱　藿香五钱　茯苓一两五钱　陈皮五钱　扁豆一两五钱（炒）　苍术八钱（炒）　厚朴四钱（制）　木瓜五钱　滑石一两　甘草五钱　檀香五钱　乌梅十枚　伏龙肝三两　黄耆三钱　麦冬一两　白术六钱（炒）
【用法】以水熬汤。

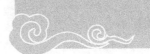

【功用】清暑益气，预防中暑。

【方论】本方专为清宫发放暑汤而设，由《太平惠民和济局方》香薷丸、香薷饮加味而来。妙在增入黄耆、白术、麦冬、乌梅等味，益气生津，酸收酸敛，与《伤暑全书》：暑病首用辛凉，继用甘寒，酸收酸敛，不必用下；《温热经纬》：暑伤气阴，以清暑热而益元气，无不应手取效之旨相合，亦清暑益气之法。

御制平安丹

【来源】《慈禧光绪医方选议》。

【组成】麝香二十八两　灯草灰一百六十八两　猪牙皂八十四两　□□□五十六两　冰片二十八两　细辛二十八两　□□□十六两八钱　明雄黄二十八两　朱砂二十八两　草霜二十八两　大腹子七十两　炒苍术七十两　茯苓一百十二两　陈皮五十六两　制厚朴五十六两　五加皮五十六两　藿香八十四两
　　方中"□□□"为原书缺失。

【用法】上为极细末。

【功用】解秽辟瘟，祛暑清热，健脾和胃。

痧　药

【来源】《中国药典》。

【组成】丁香 21 克　苍术 110 克　天麻 126 克　麻黄 126 克　大黄 210 克　甘草 84 克　冰片 0.5 克　麝香 10.5 克　蟾酥（制）63 克　雄黄 126 克　朱砂 126 克

【用法】上除麝香、蟾酥、冰片外，雄黄，朱砂分别水飞，或粉碎成极细粉，其余丁香等六味粉碎成细粉，将麝香、蟾酥、冰片细粉与上述粉末（朱砂除外）配研，过筛，混匀，用水泛丸，阴干，朱砂粉包衣，打光。每次口服 10～15 粒，1 日 1 次。小儿酌减。外用研细吹鼻取嚏。

【功用】祛暑解毒，辟秽开窍。

【主治】夏季食凉饮冷，猝然闷乱烦躁，腹痛吐泻，牙关紧闭，四肢逆冷。

【宜忌】不宜过量多服；孕妇忌用。

暑症片

【来源】《中国药典》。

【组成】猪牙皂 80g　细辛 80g　薄荷 69g　广藿香 69g　木香 46g　白芷 23g　防风 46g　陈皮 46g　半夏（制）46g　桔梗 46g　甘草 46g　贯众 46g　白矾（煅）23g　雄黄 57g　朱砂 57g

【用法】上药制成 1000 片。口服，每次 2 片，1 日 2～3 次，必要时将片研成细粉，取少许吹入鼻内取嚏。

【功用】祛寒辟瘟，化浊开窍。

【主治】夏令中恶昏厥，牙关紧闭，腹痛吐泻，四肢发麻。

【宜忌】孕妇禁用。

清暑定中汤

【来源】《首批国家级名老中医效验秘方精选·续集》。

【组成】佩兰 10 克　生地 10 克　麦冬 10 克　藿香 10 克　竹茹 10 克　半夏曲 10 克　陈皮 10 克　扁豆 10 克　川厚朴 6 克　焦曲 12 克　茯苓 10 克　滑石块 10 克

【用法】每日一剂，清水浸泡 30 分钟，文火煮沸 5 分钟即可，二煎共取汁 400 毫升，二次分服。

【功用】养阴清热，利湿化浊。

【主治】夏季感受暑湿之邪，症见头晕，头痛，身倦，恶心或吐或不吐，自汗或无汗，其恶寒与伤寒略同，不过发热较重，心烦较甚，脉虚。

【验案】李某，女，33 岁。头晕、恶心、身倦、无力、腰背抽疼等症至某医院就诊，经作血、尿、便、胸透等一系列常规检查，未见异常。对症治疗，迁延 14 日，症状不减。望其体弱，行走困难，饮食不进，面色苍白，舌苔淡而干，切脉虚而无力，追询病人于发病当日曾因集中该校礼堂开会听报告，室内闷热，空气甚不流通，会后即发此病。当时正值暑日，结合脉症系内热蓄湿中暑之证，由于病后十多天诊断不明，治疗未恰，以致暑湿内伤，身体衰弱。故治当以养阴清热，利湿扶正之品，方用清暑定中汤。两剂后前症略减，精神稍好。复诊去焦曲、扁豆、陈皮，加太子参 6 克，生石膏 10 克，知母 10 克。三剂后前症均减，能进饮食，体力亦增，精神大爽。休息一周后，即恢复工作。

十滴水

【来源】《部颁标准》。

【组成】樟脑 200g　干姜 200g　大黄 160g　小茴香 80g　肉桂 80g　辣椒 40g　桉油 100ml

【用法】制成酊剂，置遮光容器内密封，置阴凉处。口服，每次 2～5ml，儿童酌减。

本方制成软胶囊，名"十滴水软胶囊"。

【功用】健胃，驱风。

【主治】因中暑而引起的头晕，恶心，腹痛，胃肠不适。

【宜忌】孕妇忌服。

无极丸

【来源】《部颁标准》。

【组成】甘草 900g　石膏 240g　滑石粉 180g　糯米（蒸熟）360g　薄荷脑 52.5g　冰片 30g　丁香 3.75g　砂仁 3.75g　白豆蔻 3.75g　肉桂 3.75g　牛黄 0.45g　人造麝香 0.9g

【用法】制成糊丸，每 60 丸重 3g，密封。口服，每次 10～20 丸，小儿酌减。

【功用】清热祛暑，避秽止呕。

【主治】中暑受热，呕吐恶心，身烧烦倦，头目眩晕，伤酒伤食，消化不良，水土不服，晕车晕船。

【宜忌】孕妇忌服。

六神祛暑水

【来源】《部颁标准》。

【组成】樟脑 12g　砂仁 10g　茴香 30g　薄荷脑 6g　陈皮 10g　生姜 30g　桂皮 10g　甘草 7.5g　大黄 10g　辣椒 2.5g　广藿香 40g

【用法】制成酊剂，密闭，置阴凉处。口服，每次 5ml。

【功用】清热祛暑。

【主治】因中暑而引起的头晕、恶心、腹痛等。

【宜忌】1 岁以下婴儿禁服。

正金油

【来源】《部颁标准》。

【组成】薄荷脑 150g　薄荷油 120g　樟脑 80g　樟油 80g　桉油 30g　丁香罗勒油 30g

【用法】制成油剂，每盒装 3g 或 4g。外用，擦太阳穴或涂于患处。

【功用】驱风兴奋，局部止痛、止痒。

【主治】中暑头晕，伤风鼻塞，蚊叮虫咬。

白避瘟散

【来源】《部颁标准》。

【组成】绿豆粉 800g　石膏 800g　白芷 80g　滑石 80g　甘油 352g　冰片 176g　薄荷脑 147g

【用法】制成散剂，每瓶装 0.6g。口服，每次 0.3g，外闻亦可。

【功用】清凉解热。

【主治】受暑受热，头目眩晕，呕吐恶心，晕车晕船。

红色正金软膏

【来源】《部颁标准》。

【组成】薄荷脑 150g　薄荷油 100g　肉桂油 30g　樟脑 50g　樟油 50g　桉油 60g　丁香罗勒油 30g

【用法】制成膏剂，密封，置阴凉处。外用，涂搽于太阳穴或患处。

【功用】有驱风、兴奋、局部止痒、止痛等作用。

【主治】中暑、头晕、伤风鼻塞、虫咬、蚊叮等。

灵宝如意丸

【来源】《部颁标准》。

【组成】白粉霜 120g　天麻 120g　血竭 120g　雄黄 120g　蟾酥 72g　硼砂 120g　人参 12g　冰片 12g　麝香 12g　朱砂 120g

【用法】水泛为丸，每 100 丸重 1g，密闭，防潮。口服，每次 7 丸，1 日 2 次。外用，取适量用酒调敷患处。

【功用】清暑解毒，化痰开窍。

【主治】痰盛神昏，牙关紧闭，中暑眩晕，绞肠腹痛。外敷用于疔毒恶疮。

【宜忌】本品含毒剧药，不可多服，或遵医嘱。孕妇禁用。

卧龙散

【来源】《部颁标准》。

【组成】麝香 10g　蟾酥 50g　冰片 75g　闹羊花 80g　猪牙皂 50g　荆芥穗 50g　灯心草（炭）300g

【用法】制成散剂，每瓶重 0.3g，密闭，防潮。外用，每次用少许，吹鼻取嚏。

【功用】开窍通关。

【主治】中暑中恶，突然昏厥以及小儿惊厥。

【宜忌】孕妇忌用。

罗浮山凉茶颗粒

【来源】《部颁标准》。

【组成】岗梅 1000g　地胆草 800g　葫芦茶 500g　金盏银盘 400g　白茅根 200g　淡竹叶 100g

【用法】制成颗粒，每袋装 5g，密封。用开水冲服，每次 1～2 袋，1 日 2 次。

【功用】清热解暑，生津止渴，消食化滞，利尿除湿。

【主治】感冒中暑，烦热口渴，小便短赤，消化不良。

金衣万应丸

【来源】《部颁标准》。

【组成】胡黄连 320g　牛胆粉 83g　儿茶 320g　麝香 1g　冰片 10g　乳香（醋炙）320g　没药（醋炙）320g　香墨 320g

【用法】水泛为丸，每 67 丸重 3g，密封。口服，每次 3g，1 至 3 岁每次 1g，4 岁以上每次 1.5g，周岁以内小儿酌减，1 日 2 次。

【功用】清热祛暑，解毒止血。

【主治】中暑头晕，上吐下泻，咽喉肿痛，口舌生疮，牙齿疼痛，吐血，衄血，肠风便血，无名肿痛，小儿急惊风，斑疹等症。

【宜忌】孕妇忌服。

砂仁驱风油

【来源】《部颁标准》。

【组成】砂仁叶油 200ml　冬绿油 160ml　薄荷油 100ml　桉叶油 100ml　薄荷脑 180g　樟脑 50g

【用法】制成油剂，每瓶装 3ml，5ml，10ml 等 3 种规格，密封，避热。口服，每次 3～6 滴，1 日 1～3 次，小儿酌减；外用，涂抹患处。

【功用】祛风，行气降逆，消炎镇痛。

【主治】食滞不化，腹胀胃痛，呕吐，伤风鼻塞，头晕头痛，中暑晕厥，风湿骨痛，神经痛，蚊虫咬伤等。

泉州百草曲

【来源】《部颁标准》。

【组成】茯苓 25g　香附（炒制）50g　赤小豆（炒制）20g　麦芽（炒）25g　栀子 17.5g　香薷 30g　大黄（酒制）12.5g　白芷 17.5g　稻芽（炒制）12.5g　前胡 5g　芥子（微炒）5g　白扁豆（微炒）12.5g　黄芩 11.2g　陈皮 6.2g　山楂（炒制）7.5g　白芍（酒炒）12.5g　姜半夏 6.2g　独活 3.8g　羌活 3.8g　槟榔 3.8g　泽泻（盐炒）2.5g　诃子肉（炒）3.8g　猪苓 3.8g　葛根 5g　苦杏仁 12.5g　苍术（糖炒）12.5g　桔梗 11.2g　防风 5g　厚朴（姜制）7.5g　白术（土炒）7.5g　砂仁 5g　甘草 6.2g　细辛 5g　牡丹皮 6.2g　乌梅（去核）3.8g　木香 5g　丁香 3.8g　柴胡（酒炒）3.8g　山药（炒）10g　芡实 5g　高良姜（土炒）7.5g　知母（盐炒）7.5g　黄柏（盐炒）7.5g　荆芥 12.5g　川芎（酒制）7.5g　乌药（醋制）7.5g　桑白皮 3.7g　茵陈 5g　紫苏子（微炒）3.7g　五灵脂（醋炒）3.7g　甘松 5g　青皮（醋炒）6.2g　蛤壳 3.8g　郁金（醋炒）3.8g　三棱（醋制）5g　莪术（醋制）5g　枳实（麸炒）5g　枳壳（麸炒）5g　广藿香 5g　鲜紫苏 400g　鲜薄荷 400g　生姜 25g　鲜泽兰叶 400g　鲜青蒿 2000g

【用法】制成块剂，每块重 30g，密闭，防潮，防蛀。煎服或炖服，每次 7.5g，1 日 2 次。

【功用】解表祛暑，醒脾健胃，祛痰利湿，清热消积，理气止痛。

【主治】中暑发热，头昏气喘，山岚瘴气，疟疾，食积不化，脘腹胀满，咽干口渴。

【宜忌】孕妇忌服。

闽东建曲

【来源】《部颁标准》。

【组成】山姜子5357g 高良姜5357g 丁香17860g 荆芥17860g 青蒿5357g 木香1786g 羌活3571g 佛手3571g 甘松1786g 白芷5357g 甘草3571g 艾叶5357g 紫苏10714g 草豆蔻（清炒）5357g 吴茱萸（甘草汤泡）3571g 稻芽（微炒）5357g 麦芽（微炒）5357g 半夏（煮）5357g 苍术（麸炒）14286g 徐长卿5357g 广藿香5357g 槟榔8571g 山柰3571g 香附（醋制）5357g 枳实（麸炒）3571g 厚朴（姜制）10714g 山楂（清炒）10714g 陈皮14286g 茯苓14286g 桔梗3571g 枳壳（麸炒）5357g 白曲28571g 黄芩5357g 红曲5357g 防风8571g 辣蓼7143g

【用法】制成曲剂，每块重15g或30g，密闭，防潮，防蛀。煎服，每次15～30g，1日2次，儿童减半。

【功用】芳香化湿，疏风解表，消食开胃。

【主治】伤风感冒，夏令中暑，怕冷发热，头痛身痛，呕吐腹泻，胸闷腹胀。

【宜忌】孕妇忌服。

祛暑丸

【来源】《部颁标准》。

【组成】茯苓250g 广藿香160g 紫苏叶160g 甘草120g 香薷64g 木瓜50g 檀香24g 丁香24g

【用法】制成大蜜丸，每丸重9g，密封。口服，每次1丸，1日2次。

本方制成片剂，名"祛暑片"。

【功用】消暑祛湿，和胃止泻。

【主治】中暑外感，憎寒发热，头疼身倦，腹胀吐泻。

莲花峰茶

【来源】《部颁标准》。

【组成】枳实5g 川木通5g 甘草5g 紫苏25g 桔梗5g 天花粉5g 滑石5g 小茴香5g 茯苓5g 广藿香20g 槟榔5g 香薷37.5g 木瓜4g 前胡4g 桑叶50g 桑白皮12.5g 柴胡10g 青皮10g 豆蔻10g 鬼针草75g 木香10g 丁香10g 山楂10g 茵陈10g 泽泻4g 半夏（制）4g 防风2.5g 九层塔25g 白术2.5g 白扁豆15g 苍术2.5g 陈皮（制）15g 大腹皮7.5g 铁苋菜37.5g 水龙25g 车前子7.5g 砂仁7.5g 丁葵草25g 厚朴6.5g 麦芽（炒）25g 桂枝20g 稻芽（炒）25g 荆芥2.5g 爵床75g 茶叶155g

【用法】制成茶剂，每袋装3g，每丸重3g，密闭，防潮。开水冲泡服或煎服，每次6～9g，1日2次。

【功用】疏风散寒，清热解暑，祛痰利湿，健脾开胃，理气和中。

【主治】四时感冒，伤暑挟湿，脘腹胀满，呕吐泄泻。

流感茶

【来源】《部颁标准》。

【组成】芦根500g 苍术150g 葛根250g 广藿香100g 厚朴200g 滑石500g 扁豆200g 槟榔250g 香薷200g 羌活150g

【用法】制成茶剂，每袋装2.5g，每块重25g，密封。煎煮或冲服，每次1块或2袋。

【功用】祛暑清热，解表化湿。

【主治】暑热感冒，发热恶寒，头痛体倦，食欲不振，胸闷呕恶，舌苔白腻。

诸葛行军散

【来源】《部颁标准》。

【组成】麝香150g 冰片180g 牛黄150g 雄黄225g 硼砂150g 硝石（精制）30g 珍珠粉300g 姜粉60g

【用法】制成粉沫，每瓶装0.3g，密封。口服，每次 0.3 ～ 0.6g，1 日 1 ～ 2 次，小儿减半，或用少许吹入鼻孔。

【功用】清暑解毒，辟秽利窍。

【主治】中暑昏晕，腹痛吐泻，热症烦闷，小儿惊闭等症。

【宜忌】孕妇忌服。

通窍散

【来源】《部颁标准》。

【组成】麝香 50g　闹羊花 200g　灯心草（炭）1000g　蟾酥 120g　硼砂（煅）250g　细辛 130g　荆芥（炭）250g　猪牙皂 150g　冰片 280g

【用法】制成散剂，密封。将药粉少许，搐入鼻中取嚏。

【功用】芳香开窍，避秽醒脑。

【主治】中暑中恶引起的关窍不通，气闭昏厥，神志不清，四肢厥冷。

【宜忌】本品专供外用，不可入口，孕妇忌用。

清热祛湿冲剂

【来源】《部颁标准》。

【组成】党参 30g　茵陈 45g　岗梅根 75g　黄芪 45g　苍术 15g　野菊花 75g　陈皮 15g

【用法】制成冲剂，每袋装 10g，密封。口服，每次 10g，1 日 2 ～ 3 次。

【功用】清热祛湿，益气生津。

【主治】暑湿病邪引起的四肢疲倦，食欲不振，身热口干等。

清凉防暑冲剂

【来源】《部颁标准》。

【组成】白茅根 300g　淡竹叶 300g　牛筋草 300g　芦根 300g　滑石（飞）180g　甘草 60g

【用法】制成冲剂，每袋装 10g，密封。开水冲服，每次 10g，1 日 1 ～ 2 次。

【功用】清热祛暑，利尿生津。预防中暑。

【主治】暑热溲赤，身热口干。

清暑解毒冲剂

【来源】《部颁标准》。

【组成】芦根 100g　薄荷 30g　金银花 100g　甘草 40g　淡竹叶 100g　滑石粉 100g　夏枯草 60g

【用法】制成冲剂，每袋装 25g，密闭，防潮。开水冲服或含服，每次 25g，1 日 4 ～ 5 次。

【功用】清暑解毒，生津止渴，并能防治痱热疖。

【主治】夏季暑热，高温作业。

暑湿感冒冲剂

【来源】《部颁标准》。

【组成】藿香 155.5g　防风 103.7g　紫苏叶 155.5g　佩兰 155.5g　白芷 103.7g　苦杏仁 103.7g　大腹皮 103.7g　香薷 103.7g　陈皮 103.7g　半夏 155.5g　茯苓 155.5g

【用法】制成冲剂，每袋重 8g，密闭，防潮。口服，每次 1 袋，1 日 3 次，小儿酌减。

【功用】清暑祛湿，芳香化浊。

【主治】外感风寒引起的感冒，胸闷呕吐，腹泻便溏，发热不畅。

痧气散

【来源】《部颁标准》。

【组成】麝香 30g　牛黄 20g　珍珠 30g　蟾酥 25g　朱砂 200g　冰片 40g　雄黄 100g　麻黄 40g　硼砂（煅）30g　银硝 25g　青黛 50g　人中白（煅）80g　猪牙皂 30g　白矾 50g　灯心草炭 100g

【用法】制成散剂，密封。口服，每次 0.3 ～ 0.6g，小儿酌减；外用将药粉搐鼻取嚏。

【功用】芳香辟秽，空气开窍。

【主治】中暑受秽，转筋抽搐，绞肠腹痛，吐泻不得，胸闷气闭，头晕眼花，神志昏迷，山岚瘴气。

【宜忌】孕妇忌服。

痧药蟾酥丸

【来源】《部颁标准》。

【组成】蟾酥（酒化）102g　麝香 34g　甘草

（炒）572g　朱砂409g　天麻（制）469g　大黄780g　苍术（制）390g　麻黄（沸水泡）469g　雄黄409g　丁香78g

【用法】水泛为丸，每瓶装0.3g，密封。口服，每次1瓶，1日1～2次。

【功用】驱暑辟秽，开窍解毒。

【主治】痧胀吐泻，腹中绞痛，中暑昏迷，四肢厥冷。

【宜忌】3岁以下小儿及孕妇禁服。

麝香熊羚丸

【来源】《部颁标准》。

【组成】麝香　冰片

【用法】制成微粒水丸，每丸重12.5mg，密封。口服，每次4～6丸，儿童每次2～3丸，1日3次，外用以冷开水调敷口腔溃疡处。

【功用】芳香宽胸，辟秽解毒。

【主治】热毒口疮，暑热痧胀，呕吐腹泻，胸腹闷痛；也可用于晕船。

【宜忌】脾胃虚弱者慎用，孕妇忌用。

麝雄至宝丸

【来源】《部颁标准》。

【组成】麝香105g　龙骨（煅）140g　硼砂105g　朱砂140g　枯矾70g　海螵蛸70g　芒硝70g　雄黄70g　寒食面175g

【用法】制成糊丸，每瓶装0.6g，密封，防潮。口服，每次0.6g，1日1～2次，7～15岁减半，7岁以下酌减。

【功用】祛暑辟秽，和中止痛。

【主治】中暑中寒，水土不服，寒温失调，呕吐腹痛，绞肠霍乱，脘腹胀闷。

【宜忌】忌食生冷辛辣油腻食物。孕妇忌服。

二十三、秋　燥

　　秋燥，是秋季感受燥热病邪所引起的急性外感热病，初起以病在肺卫，症见咽干、鼻燥、皮肤干燥等津气干燥为特征。本病多发生于秋季，尤以秋分后小雪前为多见，一般病势轻浅，病程较短，较少传变，易于痊愈，极少病例病邪可传入下焦肝肾。清代喻嘉言以秋燥立专篇论述，首创秋燥病名。他于《医门法律·秋燥论》指出了《内经》所述"秋伤于湿"应为"秋伤于燥"，对内伤之燥、外感之燥，做了比较系统的论述。对秋燥的性质，明清各医家有不同的认识：喻嘉言认为燥属火热，而沈目南却又认为燥属次寒，吴鞠通则以胜复气化之理论述燥气，其大旨以胜气属凉，复气属热。俞根初、王孟英、费晋卿等医家都认为秋燥的性质有温、凉两类。就凉燥而言，它并非由温热病邪引起，故不属温病范畴。

　　本病成因为外感秋令燥热病邪。因久晴无雨，秋阳以曝，又加正气不足，不能适应气候变化所致。

　　本病治疗以滋润为主，即"燥者濡之"。但因秋燥一病为外感秋令燥热病邪引起，初起具有表证，因此本病在治疗时须辅以解表以透邪外出；另外，燥邪为病，不仅造成津液干燥，而且引起体内邪热亢盛，因此在滋润为主的同时，还须予以清泄热邪。因病情阶段特点，前人又提出"上燥治气，中燥增液，下燥治血"的观点，作为治疗秋燥初、中、末三期之大法。

干葛石膏汤

【来源】《症因脉治》卷二。

【组成】干葛　石膏　知母　甘草　陈皮　竹茹　鲜藿香

【主治】燥气行令，肺胃有热，喘逆呕吐，吐则气急，呕少难出，口唇干燥，烦渴引饮，脉右关数大。

清燥救肺汤

【来源】《医门法律》卷四。

【别名】清燥汤（《伤寒大白》卷四）。

【组成】桑叶（去枝梗）三钱　石膏（煅）二钱五分　甘草一钱　人参七分　胡麻仁（炒、研）一钱　真阿胶八分　麦门冬（去心）一钱二分　杏仁（泡去皮尖，炒黄）七分　枇杷叶一片（刷去毛，蜜涂炙黄）

【用法】上以水一碗，煎六分，频频二三次滚热服。

【主治】诸气膹郁，诸痿喘呕。

【加减】痰多，加贝母、瓜蒌；血枯，加生地黄；热甚，加犀角、羚羊角或牛黄。

【方论】

1.《医门法律》：桑叶经霜者，得金气而柔润不凋，取之为君；石膏禀清肃之气，极清肺热；甘草和胃生金；人参生胃之津，养肺之气。命名清燥救肺汤，大约以胃气为主，胃土为肺金之母也。

2.《古今名医方论》：古方用香燥之品以治气郁，不获奏效者，以火就燥也。惟缪仲淳知之，故用甘凉滋润之品，以清金保肺立法。喻氏宗其旨，集诸润剂而制清燥救肺汤，用意深，取药当，无遗蕴矣。石膏、麦冬禀西方之色，多液而甘寒，培肺金主气之源，而气可不郁；土为金母，子病则母虚，用甘草调补中宫生气之源，而金有所恃；金燥则水无以食气而相生，母令子虚矣，取阿胶、胡麻黑色通肾者，滋其阴以上通生水之源，而金始不孤；西方虚，则东实矣，木实金平之，二叶禀东方之色，入通于肝，枇杷叶外应毫毛，固肝家之肺药，而经霜之桑叶，非肺家之肝药乎？损其肺者益其气，人参之甘以补气；气有余便是火，故佐杏仁之苦以降气，气降火亦降，而治节有权，气行则不郁，诸痿喘呕自除矣。要知诸气膹郁，则肺气必大虚，若泥于肺热伤肺之说，而不用人参，必郁不开而火愈炽，皮聚毛落，喘而不休；故名之救肺，凉而能补之谓也。若谓实火可泻，而久服芩、连，反从火化，亡可立待耳！愚所以服膺此方而深赞之。

3.《绛雪园古方选注》：燥曰清者，伤于天之燥气，当清以化之，非比内伤血燥，宜于润也；

肺曰救者，燥从金化，最易自戕肺气，经言秋伤于燥，上逆而咳，发为痿厥，肺为娇脏，不容缓图，故曰救。石膏之辛，麦门之甘，杏仁之苦，肃清肺经之气，人参、甘草生津补土，培肺之母气，桑叶入肺走肾，枇杷叶入肝走肺，清西方之燥，泻东方之实，阿胶、胡麻色黑入肾，壮生水之源，虽亢火害金，水得承而制之，则肺之清气肃治节行，尚何有喘呕痿厥之患哉？若夫《经》言：燥病治以苦温，佐以酸辛者，此言初伤于燥，肺金之下，未有火气乘胜者也。嘉言喻子论燥极而立斯方，可谓补轩岐之不及。

4.《医宗金鉴》：《经》云，损其肺者益其气。肺主诸气故也。然火与元气不两立，故用人参、甘草甘温而补气，气壮火自消，是用少火生气之法也；火燥膹郁于肺，非佐甘寒多液之品不足以滋肺燥，而肺气反为壮火所食益助其燥矣；故佐以石膏、麦冬、桑叶、阿胶、胡麻仁辈使清肃令行，而壮火亦从气化也。《经》曰：肺苦气上逆，急食苦以降之；故又佐以杏仁、枇杷叶之苦以降气，气降火亦降，而制节有权，气行则不郁，诸痿喘呕自除矣。要知诸气膹郁则肺气必大虚，若泥于肺热伤肺之说而不用人参，郁必不开而火愈炽，皮聚毛落，喘咳不休而死矣。此名救肺，凉而能补之谓也。若谓实火可泻，而久服芩、连，苦从火化，亡可立待耳。

5.《成方便读》：此必六淫火邪，外伤于肺，而肺之津液素亏，为火刑逼，是以见诸气膹郁，诸痿喘呕之象。然外来之火，非徒用清降可愈，《经》有火郁发之之说，故以桑叶之轻宣肌表者，以解外来之邪，且此物得金气而柔润不凋，取之为君；石膏甘寒色白，直清肺部之火，禀西方清肃之气，以治其主病；肺与大肠为表里，火逼津枯，肺燥则大肠亦燥，故以杏仁、麻仁降肺而润肠；阿胶、麦冬，以保肺之津液；人参、甘草以补肺之母气；枇杷叶苦平降气，除热消痰，使金令得以下行，则膹郁喘呕之证皆可痊矣。

6.《成方便读》：夫燥之一证，有金燥，有火燥，前已论之详矣。此方为喻氏独创，另具卓识，发为议论，后人亦无从置辨。虽其主治固无金燥、火燥之分，而细阅其方，仍从火燥一端起见。此必六淫火邪外伤于肺，而肺之津液素亏，为火刑逼，是以见诸气膹郁、诸痿喘呕之象。然故以桑叶之轻宣肌表者，以解外来之邪，且此物得金气而柔润不凋，取之为君，石膏甘寒色白，直清肺部之火，禀西方清肃之气，以治其主病。肺与大肠为表里，火逼津枯肺燥，则大肠亦燥，故以杏仁、麻仁降肺而润肠，阿胶、麦冬以保肺之津液，人参、甘草以补肺之母气。枇杷叶苦平，降气除热消痰，使金令得以下行，则膹郁、喘呕之证，皆可痊矣。

7.《医方概要》：喻氏改《内经》秋伤于燥，冬生咳嗽之文，而立此方治之。人参、甘草、阿胶、麦冬补肺气而救肺阴，杏仁泄肺化痰，石膏泻肺胃之火，麻仁润燥而滋大肠，桑叶、枇杷叶清肺络，化痰止咳。肺胃之火热去津液还，秋燥平，而津气复矣。

8.《医方发挥》：本方证病机为温燥伤肺，气阴两伤。当此之时，既不能用辛香之品，以防耗气，亦不可用苦寒泻火之品，以防伤津。只宜清燥润肺法。正如柯韵伯所说：古方用香燥之品以治气郁，不获奏效者，以火就燥也。惟缪仲淳知之，故用甘凉滋润之品，以清金保肺立法。喻氏宗其旨，集诸润剂，而制清燥救肺汤，用意深，取药当，无遗蕴矣。方中桑叶轻宣肺燥，《本草撮要》曰：桑叶，得麦冬治劳热，得生地、阿胶、石膏、枇杷叶，治肺燥咯血。石膏清肺金燥热，《用药心法》谓其：胃中大寒药，润肺除热，发散阴邪，缓脾益气。两药合用，能清泻肺胃燥热，以治其致病之源，共为主药；燥热伤肺，耗津灼液，故用阿胶、麦门冬、胡麻仁润肺滋液，同为辅药。《难经·十四难》云：损其肺者益其气。故用人参、甘草益气生津。《素问·藏气法时论》云：肺苦气上逆，急食苦以泻之，故用杏仁、枇杷叶味苦之品以泻肺气，兼润肺燥，以治咳喘，此四药共为佐药；甘草调和诸药为使。诸药合用，使金之燥得以滋润，肺气之膹郁者，得以肃降，则诸证自解。

【实验】

1.减轻肺组织免疫损伤：《世界中医药》（2007，4：238）：实验表明：清燥救肺汤对流感病毒FM1感染小鼠有保护作用，能减轻肺组织免疫损伤，其保护肺组织的机制可能与减少肺组织中免疫细胞的浸润，减少肺毒性炎症因子TNF-α、趋化因子（MCP-1）及炎症介质NO的水平有关。

2.降低放射性肺损伤　《中国实验方剂学杂志》（2009，11：95）：实验表明：本方对局部中晚期胸部肿瘤放射治疗的肺有保护作用，能够显著降低结缔组织生长因子和血小板源性生长因子在体内的水平，降低放射治疗后弥散功能的恶化。

【验案】

1.肺炎喘嗽　《中医函授通讯》（1989；1：37）：应用本方加减：冬桑叶15g，石膏15g，人参5g（或党参15g），甘草7.5g，胡麻仁5g，阿胶10g，麦门冬10g，杏仁10g，枇杷叶10g，治疗肺炎咳嗽100例。结果：治愈（临床症状消失，肺部检查无异常，随诊1个月无复发）50例；显效（临床症状基本消失，肺部偶可闻及干啰音）40例；有效（咳嗽减轻无喘促，体温正常，肺部散在干啰音）10例。

2.斑秃　《湖南中医杂志》（1989，2：43）：应用本方加减：人参5g，甘草5g，枇杷叶6g，麦冬10g，石膏15g，桑叶9g，阿胶6g，胡麻仁6g，杏仁6g；头痛者加菊花9g；便秘者以胡麻仁易火麻仁12g，并加郁李仁9g；治疗斑秃38例。结果：毛发长齐，其他症状消失者为痊愈，共31例；毛发停脱，茸毛增多，其他临床诸症均有明显消退或减轻者为好转，共7例。

3.蘑菇肺　《浙江中医杂志》（1989，4：162）：应用本方加减：人参6g（或党参15～18g），甘草、麦冬、石膏各12g，阿胶、炙杷叶、杏仁、炒胡麻、桑叶各9g，治疗蘑菇肺56例。结果：临床痊愈31例（症状完全消除，肺部啰音消失，胸X线透视较前明显好转）；好转16例（症状基本消失，肺部啰音消失，胸X线透视较前无明显改善）；无效9例（症状、体征及胸X线透视无明显好转）；总有效率为84%。

4.喉痹　《实用中西医结合杂志》（1992，9：533）：应用本方加减：冬桑叶、枇杷叶、沙参、麦冬、麻仁各15g，石膏20g，阿胶、杏仁、蝉蜕、僵蚕、紫苑、百部、前胡各12g，桔梗6g，甘草5g，治疗慢性喉痹73例。结果：痊愈（症状消失，咽部或扁桃腺充血消失，淋巴滤泡消失或缩小）59例；好转（咽部或扁桃腺充血消失，但偶有咽部不适，轻微咳嗽）12例；无效（服药2周后症状无明显改善）2例；总有效率为97.26%。

5. 燥热咳嗽 《陕西中医》（1992，11：492）：应用本方加减：桑叶、杏仁、麦冬、生石膏、黄芩各10g，枇杷叶、板蓝根各12g，公英、地丁各15g，甘草3g。治疗燥热咳嗽67例，随机分为2组，观察组37例用西药双嘧达莫、咳必清，对照组30例只给中药清燥救肺汤。结果：观察组痊愈31例，显效4例，无效2例；对照组痊愈7例，显效10例，无效13例，2组疗效有显著差异，（$P < 0.01$）。

6. 小儿支气管肺炎 《云南中医中药杂志》（2006，3：26）：用本方治疗小儿支气管肺炎34例，结果：治愈31例，有效3例，治愈率91.2%。

7. 《辽宁中医杂志》（2006，11：1448）：用本方治疗放射性肺炎32例，对照组20例口服甘草片、咳必清。结果：治疗组治愈3例，好转28例，未愈1例，总有效率96.8%。对照组治愈1例，好转16例，未愈3例。总有效率85%，两组疗效差异有统计学意义，$P < 0.05$。

润秋汤

【来源】《石室秘录》卷四。
【组成】麦冬五钱 北五味一钱 人参一钱 甘草一钱 百合五钱 款冬花一钱 天花粉一钱 苏子一钱
【用法】水煎服。
【功用】润肺。
【主治】秋燥。

七汁饮

【来源】《重订通俗伤寒论》。
【组成】人乳 梨汁 竹沥 广郁金汁 甜酱油 茄楠香汁 解瘟草根子
【用法】捣汁服。
【主治】秋燥，阴虚气滞，脾湿肝火，酿痰上壅，其证嗽痰白粘，气逆胸闷，口渴善呕，四肢倦懈，舌绛似干，上罩垢浊薄苔，脉左细数。

五汁饮

【来源】《重订通俗伤寒论》。

【组成】竹沥 梨汁 莱菔汁各二瓢 鲜石菖蒲汁一小匙 薄荷油三滴
【用法】重汤炖温服。
【功用】辛凉润肺，生津化痰。
【主治】外感秋燥伤肺，烁津液而化黏痰，咳嗽吐痰质黏。

内补地黄丸

【来源】《重订通俗伤寒论》。
【组成】熟地 归身 白芍 生地 玄参 知母 川柏 山药 萸肉 甘杞子 淡苁蓉
【用法】炼蜜为丸。每服三钱，空心盐汤送下。以此方治内，并配合滋燥养营汤治外。
【主治】秋燥，燥在血脉，血虚生风证。

阿胶黄芩汤

【来源】《重订通俗伤寒论》。
【组成】陈阿胶 青子芩各三钱 甜杏仁 生桑皮各二钱 生白芍一钱 生甘草八分 鲜车前草 甘蔗梢各五钱
【用法】先用生糯米一两，开水泡取汁出，代水煎药。
【功用】清润肺燥以坚肠。
【主治】秋燥伤寒，暑从火化，肺燥肠热，上则喉痒干咳，咳甚则痰黏带血，血色鲜红，胸胁串痰；下则腹热如焚，大便水泻如注，肛门热痛，甚或腹痛泻泄，泻必艰涩难行，似痢非痢，肠中切痛，有似硬梗，按之痛甚，舌苔干燥起刺，兼有裂纹。

参燕麦冬汤

【来源】《重订通俗伤寒论》。
【组成】北沙参 麦冬各三钱 光燕条一钱 奎冰糖四钱
【功用】
1. 《重订通俗伤寒论》：清补肺脏。
2. 《湿温时疫治疗法》：滋养气液。
【主治】
1. 《重订通俗伤寒论》：风燥犯肺，干咳失血者，经治将愈，以此善后。

2.《湿温时疫治疗法》：五色痢，阴虚欲脱，挽救得转者。

连翘汤

【来源】方出《临症指南医案》卷八，名见《杂病源流犀烛》卷二十二。

【组成】连翘　薄荷　黄芩　山栀　夏枯草　青菊叶　苦丁茶　桑皮

【主治】秋风化燥，上焦受邪，目赤珠痛。

清燥救肺汤

【来源】《杂病源流犀烛》卷十七。

【组成】桔梗　黄芩　麦冬　花粉　桑皮　生地

【主治】肺燥伤气。

清燥解肌汤

【来源】《小儿诸热辨》。

【组成】防风　荆芥　柴胡　秦艽　葛根　玉竹（倍之）　甘草

【用法】上加葱白，水煎服。

【主治】秋燥干热无汗，或呕、或渴、或咳，有时寒如疟状，单服表药无效，热至半月一月不退者。

玉女煎去牛膝熟地加细生地玄参方

【来源】《温病条辨》卷一。

【别名】加减玉女煎（《温病学释义》）。

【组成】生石膏一两　知母四钱　玄参四钱　细生地六钱　麦冬六钱

【用法】水八杯，煮取三杯，分二次服，滓再煮一钟服。

【功用】《温病学释义》：两清气分、血分之热。

【主治】

1.《温病条辨》：太阴温病，气血两燔者。

2.《温病学释义》：春温、秋燥，壮热口渴，烦躁不宁，苔黄舌绛，或肌肤发斑，甚或吐血衄血，属气血两燔者。

【方论】《温病学释义》：本方系从景岳玉女煎加减而成。方用石膏、知母清气分之热；玄参、生地、麦冬凉营养阴；共奏气血两清之效。

杏苏散

【来源】《温病条辨》卷一。

【组成】苏叶　半夏　茯苓　前胡　苦桔梗　枳壳　甘草　生姜　大枣（去核）　橘皮　杏仁

【主治】燥伤本脏，头微痛，恶寒，咳嗽稀痰，鼻塞嗌塞，脉弦无汗。

【加减】无汗，脉弦甚或紧，加羌活；微透汗，汗后咳不止，去苏叶、羌活，加苏梗；兼泄泻腹满者，加苍术、厚朴；头痛兼眉棱骨痛者，加白芷；热甚，加黄芩，泄泻腹满者不用。

【方论】此苦温甘辛法也。外感燥凉，故以苏叶、前胡辛温之轻者达表；无汗脉紧，故加羌活辛温之重者，微发其汗；甘、桔从上开，枳、杏、前、苓从下降，则嗌塞鼻塞宣通而咳可止，橘、半、茯苓逐饮而补肺胃之阳，以白芷易原方之白术者，白术中焦脾药也，白芷肺胃本经之药也，且能温肌肉而达皮毛，姜、枣为调和荣卫之用，若表凉退而里邪未除，咳不止者，则去走表之苏叶，加降里之苏梗，泄泻腹满，金气大实之里证也，故去黄芩之苦寒，加术、朴之苦辛温也。

【验案】

1.咳喘　《实用中医内科杂志》（1993，2：27）：以本方加减：杏仁、前胡、茯苓、黄芩各9g，桔梗、甘草、陈皮各6g，桑白皮、百部各10g，水煎服，治疗小儿咳嗽57例。结果：痊愈（服药后热退，肺部听诊正常）38例，好转（上述症状明显减轻，肺部啰音及哮鸣音减少）16例，无效（咳嗽及肺部体征无明显缓解）3例，总有效率95%。

2.外感咳嗽　《湖北中医杂志》（1995，3：11）：用本方加减：杏仁9g，苏叶、前胡、萝卜各2g，半夏9g，陈皮9g，沙参15g，瓜蒌12g，桑白皮12g，贝母9g，桔梗9g，甘草6g，水煎服，疗外感咳嗽560例。并设对照组60例。结果：治疗组痊愈478例，占85.36%；显效47例，占8.39%；有效16例，占2.86%；无效19例，占3.37%。对照组痊愈6例，占10%；显效11例，占18.33%；有效16例，占23.34%；无效29例，占48.34%。治疗组总有效率为96.6%，对照组总有效率为51.66%。两组的总有效率差异非常显著（$P<0.01$）。

沙参麦冬汤

【来源】《温病条辨》卷一。

【组成】沙参三钱　玉竹二钱　生甘草一钱　冬桑叶一钱五分　麦冬三钱　生扁豆一钱五分　花粉一钱五分

【用法】水五杯，煮取二杯，每日服二次。

【功用】《中医方剂学》：甘寒生津，清养肺胃。

【主治】

1.《温病条辨》：燥伤肺胃阴分，或热或咳者。

2.《医方发挥》：气管炎、肺结核属肺胃阴虚者。

3.《中医方剂临床手册》：多用于胸膜炎、感染性多发性神经炎、慢性咽炎，以及乙脑或其他传染病恢复期。

4.《实用中医耳鼻喉科学》：耳鼻喉之急性热病（如急性化脓性中耳炎、扁桃体周围脓肿等）汗出后口渴、唇燥、咽干、鼻干等津液受伤者；鼻前庭炎，以干燥皲裂为主者；萎缩性鼻炎、慢性咽喉炎证属阴虚肺燥者。

【加减】久热久咳者，加地骨皮三钱。

【方论】

1.《医方概要》：此方治深秋燥热伤肺咳嗽之症。以沙参、麦冬、玉竹清滋甘润，并补肺气，而养肺液，桑叶清肺络，花粉清胃热，白扁豆清脾热而养阴，生甘草生津和胃，共收清肺热，养肺阴之效。挟外感者不宜，嫌沙参、麦冬滋腻也。

2.《中医方剂学》：方中沙参、麦冬清养肺胃，玉竹、花粉生津解渴，生扁豆、生甘草益气培中、甘缓和胃，配以桑叶，轻宣燥热，合而成方，有清养肺胃、生津润燥之功。

3.《历代名医良方注释》：本方证为燥伤肺胃阴津，尤以胃阴损伤为甚所致。胃津伤则咽干口渴，肺津伤则干咳不已而少痰。方中沙参、麦冬清养肺胃，玉竹、花粉生津止咳。生扁豆、生甘草益气培中、甘缓和胃，配以桑叶轻宣燥热。诸药相配，具有清养肺胃，生津润燥之功。

4.《新编中医方剂学》：燥之为病，必见口干、咽干、鼻干；伤肺则干咳少痰，伤胃则口渴欲饮。方中沙参、麦冬清润肺胃，以治其本而为主；玉竹、花粉生津止渴，以治其标而为辅；燥之所凑，其气乃虚，生扁豆益气培中，甘缓和胃；温燥属火，桑叶清热宣燥，二药均为兼治；甘草调和诸药，而为引和。

【实验】

1.对乙醇及消炎痛引起的实验性胃黏膜损伤的保护作用　《北京中医药大学学报》（1994，4：50）：用本方给大鼠灌胃，观察了其对乙醇及消炎痛引起的实验性胃黏膜损伤的保护作用。结果发现：本方具有明显的保护胃黏膜作用，并可明显抑制乙醇所引起的PD值下降；胃内给药具有显著增加胃黏膜分泌的作用；经十二指肠给药具有抑制胃液分泌、胃酸度及胃蛋白酶活性的作用。

2.对动物胃运动功能的影响　《中国中西医结合杂志》（1995，3：154）：冯氏等观察了沙参麦冬汤水煎液对动物胃运动功能的影响。结果表明：本方对动物在体胃运动有明显抑制作用，能极显著地抑制消炎痛兴奋胃运动的作用。

【验案】

1.小儿口疮　《陕西中医》（1984，1：16）：用沙参麦冬汤加减，治疗小儿口疮34例，结果34例全部治愈，一般服药3～5剂，溃疡面愈合。

2.小儿迁延性肺炎　《辽宁中医杂志》（1986，3：24）：用沙参麦冬汤加减，治疗小儿迁延性肺炎25例，结果治愈20例，好转4例，死亡1例。

3.萎缩性胃炎　《四川中医》（1998，7：23）：以沙参麦冬汤为基本方，血瘀者，加蒲黄、丹参；肝郁气滞者，加川楝子、柴胡；久病气虚者，加黄芪、白术；心烦不寐者，加枣仁、夜交藤；脾胃湿热者，加虎杖、生苡仁；大便干燥者，加柏子仁、蜂蜜；治疗萎缩性胃炎64例。结果：近期治愈12例，好转49例，无效3例，总有效率显95.3%。

4.糖尿病　《陕西中医》（1995，11：472）：用本方加减：北沙参、丹参、麦冬、黄精、当归、玉竹、生山药、菟丝子、天花粉、地锦草、荔枝核为基本方，并随证加减，治疗糖尿病175例。结果：显效105例，有效50例，总有效率88.57%。

桂枝柴胡各半汤加吴萸楝子茴香木香汤

【来源】《温病条辨》卷一。

【组成】桂枝　吴茱萸　黄芩　柴胡　人参　广木香　生姜　白芍　大枣（去核）　川楝子　小茴香　半夏　炙甘草

【主治】燥金司令，头痛，身寒热，胸胁痛，甚则疝瘕痛者。

【方论】此金胜克木也，木病与金病并见，表里齐病。故以柴胡达少阳之气，即所以达肝木之气，合桂枝而外出太阳，加芳香定痛，苦温通降也。湿燥寒同为阴邪，故仍从足经例。

桑杏汤

【来源】《温病条辨》卷一。

【组成】桑叶一钱　杏仁一钱五分　沙参二钱　象贝一钱　香豉一钱　栀皮一钱　梨皮一钱

【用法】上以水二杯，煮取一杯，顿服之。重者再作服。

【功用】清气分之燥。

【主治】秋感燥气，右脉数大，伤手太阴气分者。

【方论】

1.《温病条辨》：前人有云：六气之中，惟燥不为病，似不尽然。盖以《内经》少秋感于燥一条，故有此议耳。如阳明司天之年，岂无燥金之病乎？大抵春秋二令，气候较冬夏之偏寒偏热为平和，其由于冬夏之伏气为病者多，其由于本气自病者少，其由于伏气而病者重，本气自病者轻耳。其由于本气自病之燥证，初起必在肺卫，故以桑杏汤清气分之燥也。

2.《成方便读》：夫秋燥微寒之气，感而为病者，前于杏苏散已论之矣。此因燥邪伤上，肺之津液素亏，故见右脉数大之象，而辛苦温散之法，似又不可用矣。止宜轻扬解外，凉润清金耳。桑乃箕星之精，箕好风，故善搜风，其叶轻扬，其纹象络，其味辛苦而平，故能轻解上焦脉络之邪；杏仁苦辛温润，外解风寒，内降肺气；但微寒骤束，胸中必为不舒，或痰或滞，壅于上焦，久而化热，故以香豉散肌表之客邪，宣胸中

之陈腐，象贝化痰，栀皮清热，沙参、梨皮养阴降火，两者兼之，使邪去而津液不伤，乃为合法耳。

3.《中医方剂学讲义》：桑叶、豆豉轻宣燥热，杏仁苦辛温润，以利肺气，象贝止咳化痰，栀皮清泄上焦肺热，沙参、梨皮润肺生津；合用成为轻宣燥热，凉润肺金之剂。本方适用于温燥外袭，肺阴受灼之证。对于燥热犯肺，深入肺络所致咯血，亦可运用本方。但燥热而阴伤已甚者，可用清燥救肺汤，以收清燥养阴之功。

【验案】百日咳《新疆中医药》（1994，4：60）：用本方治疗百日咳72例，观察到69例服药1剂痉咳次数的时间均有不同程度的减少。全部病例中24例服药3剂，33例服药5～10剂，痉咳完全停止，精神、食欲均好转，渐复正常。

翘荷汤

【来源】《温病条辨》卷一。

【组成】薄荷一钱五分　连翘一钱五分　生甘草一钱　黑栀皮一钱五分　桔梗二钱　绿豆皮二钱

【用法】上以水二杯，煮取一杯。顿服。一日二剂，甚者三剂。

【功用】清上焦气分之燥热。

【主治】燥气化火，清窍不利者。

【加减】耳鸣者，加羚羊角、苦丁茶；目赤者，加鲜菊叶、苦丁茶、夏枯草；咽痛者，加牛蒡子、黄芩。

玉竹麦门冬汤

【来源】《温病条辨》卷二。

【组成】玉竹三钱　麦冬三钱　沙参二钱　生甘草一钱

【用法】水五杯，煮取二杯，分二次服。

【主治】燥伤胃阴。

【加减】土虚者，加生扁豆；气虚者，加人参。

复亨丹

【来源】《温病条辨》卷二。

【组成】倭硫黄（即石硫黄）十分　鹿茸八分（酒

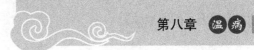

炙） 枸杞子六分　人参四分　云茯苓八分　淡苁蓉八分　安南桂四分　萆薢六分　全当归六分（酒浸）　小茴香六分（酒浸，与当归同炒黑）　川椒炭三分　炙龟版四分

【用法】益母膏为丸，如小梧桐子大。每服二钱，开水送下，一日二次。冬日渐加至三钱。

【主治】燥气久伏下焦，不与血搏，老年八脉空虚。

【方论】复亨大义，谓剥极而复，复则能亨也。其方以温养温燥兼用，盖温燥之方，可暂不可久，况久病虽曰阳虚，阴亦不能独足，至老年八脉空虚，更当豫护其阴。故以石硫黄补下焦真阳，而不伤阴之品为君；佐以鹿茸、枸杞、人参、茯苓、苁蓉补正；而但以归、茴、椒、桂、丁香、萆薢通冲任与肝肾之邪也。

专翁大生膏

【来源】《温病条辨》卷三。

【组成】人参二斤（无力者以制洋参代之）　茯苓二斤　龟版一斤（另熬胶）　乌骨鸡一对　鳖甲一斤（另熬胶）　牡蛎一斤　鲍鱼二斤　海参二斤　白芍二斤　五味子半斤　麦冬二斤（不去心）　羊腰子八对　猪脊髓一斤　鸡子黄二十圆　阿胶二斤　莲子二斤　芡实二斤　熟地黄三斤　沙苑蒺藜一斤　白蜜一斤　枸杞子一斤（炒黑）

【用法】上药分四铜锅（忌铁器搅，用铜勺），以有情归有情者二，无情归无情者二，文火细炼六昼夜，去滓，再熬三昼夜，陆续合为一锅，煎炼成膏，末下三胶，合蜜和匀，以方中有粉无汁之茯苓、白芍、莲子、芡实为细末，合膏为丸。每服二钱，渐加至三钱，一日三次，约一日一两，期年为度。

【主治】燥久伤及肝肾之阴，上盛下虚，昼凉夜热，或干咳，或不咳，甚则痉厥者。

【加减】肝虚而热者，加天冬一斤，桑寄生一斤同熬膏，再加鹿茸二十四两为末。

【方论】专翁取乾坤之静，多用血肉之品，熬膏为丸，从缓治。盖下焦深远，草木无情，故用有情缓治。专翁之妙，以下焦丧失皆腥臭脂膏，即以腥臭脂膏补之。较之丹溪之知柏地黄，云治雷龙

之火而安肾燥，明眼自能辨之。盖凡甘能补，苦能泻，独不知苦先入心，其化以燥乎？再雷龙不能以刚药直折也。肾水足则静，自能安其专翁之性；肾水亏则动而躁，因燥而躁也。善安雷龙者，莫如专翁。

养心润燥汤

【来源】《医醇剩义》卷二。

【组成】松子仁二钱　柏子仁二钱　天冬二钱　丹参二钱　当归二钱　犀角五分　生地五钱　人参一钱　茯神二钱　甘草四分

【用法】加藕汁半杯，冲服。

【主治】秋燥，心受燥热，渴而烦冤。

润肺降气汤

【来源】《医醇剩义》卷二。

【组成】沙参　蒌仁各四钱　桑皮　苏子各二钱　杏仁三钱　旋复花一钱（绢包）　橘红一钱　郁金二钱　合欢花二钱　鲜姜皮五分

【主治】肺燥。肺受燥凉，咳而微喘，气郁不下。

清燥解郁汤

【来源】《医醇剩义》卷二。

【组成】人参一钱　丹参三钱　茯神二钱　半夏一钱　柏仁二钱　当归二钱　郁金二钱　广皮一钱

【用法】沉香四分，人乳磨，冲服。

【主治】心受燥凉，心烦而膈上喘满。

生津饮

【来源】《医方简义》。

【组成】生地黄　鲜生地　天冬　麦冬（去心）各一两　菊花　淡竹叶　霜桑叶　佩兰叶各三钱　生石膏五钱　川柏　淡秋石各五分　生葳蕤五钱

【用法】加青果五枚，水五大碗，煎至一大碗，去滓，频频而饮。

【主治】燥症。不拘内伤外感，上燥下燥诸症。

【加减】如咳嗽者，加薄荷、桔梗各一钱五分；内

伤重者，加藕汁、梨汁、人乳汁各一大盅，燉热，和匀而饮；如上燥而有余热者，又加苇茎一两，同本药熬就，和入藕、梨汁、人乳汁而饮可也。

滋燥饮

【来源】《秋疟指南》卷一。

【组成】花粉二钱半　赤茯一钱半　生甘草八分　黄芩三钱　枳壳八分　杏仁一钱半　旋覆花一钱　麦冬三钱　紫苑一钱半　川连一钱　桔梗八分　元参二钱半　防风五分　蜜枇杷叶一钱半

【用法】水碗半，煎至八分服。

【功用】滋燥疏散。

【主治】暑腊喝挟阳明燥热而烁肺，肺热甚则引风煽火，寒热往来，头痛微汗，口干燥咳，气逆不得卧寐。

【加减】若大便燥秘，加大黄。

辛凉双解散

【来源】《秋温证治》。

【组成】鲜生地黄三钱（入豆豉一钱半，捣）连翘　焦栀子各三钱　栝楼皮　桑叶各一钱五分　鲜芦笋一两　郁金二钱　鲜竹叶十片

【用法】水煎服。

【主治】太阴秋温，服辛凉清解饮后，外邪已减，伏热外达，但热不寒，咳呛痰涎稠腻，喉部微痛，目赤多眵，舌绛无垢，烦渴胸闷，寐则自语，醒则神清。

【加减】鼻衄，加鲜茅根十支；热毒重，加鲜大青叶三钱、人中黄一钱五分或金汁一两。

辛凉清解饮

【来源】《秋温证治》。

【组成】连翘　金银花各二钱　杏仁　牛蒡子各三钱　薄荷　淡豆豉　蝉蜕各一钱五分　桔梗六分　淡竹叶十片

【用法】水煎服。

【主治】太阴秋温，洒洒恶寒，蒸蒸发热，咽或痛或不痛，舌白腻，边尖红。

【加减】胸闷，加栝楼皮、郁金各一钱五分；喉痛，加玄参三钱、马勃一钱；鼻衄，加鲜茅根十支、焦栀子三钱。

甘润清肺汤

【来源】《首批国家级名老中医效验秘方精选·续集》。

【组成】西洋参10克　北沙参12克　麦冬12克　鲜芦根30克　光杏仁12克　炙紫菀12克　炙款冬花12克　蒸百部10克　冬桑叶10克

【用法】每日一剂，水煎二次，早晚分服。可以将西洋参取一日量于小碗中，加入60毫升水，隔水蒸30分钟，然后兑入药汁中分服，并将西洋参药渣嚼烂吞下，效力更宏。

【功用】益气润肺，化燥止咳。

【主治】秋季感受燥邪导致慢性支气管炎急性发作。此类病人多见于老年和素体肺气虚弱者。临床特征为身倦乏力，语言低微，呼吸乏力或少气不足以息。

【验案】黄某，女，73岁，1992年9月28日诊。病人自诉多年来，每年秋季或冬初，易染咳嗽，平素口干咽燥。望其形体弱，肌肤白而肥硕，为阳虚之体。咽喉痒不已，口唇干裂，口渴引饮以入夜为著，鼻孔干燥，双目燥涩，当风易流泪水，身热不甚，舌红少苔，脉细弱。X线胸透：肺部两叶纹理增粗。仍干咳少痰，频频不止。证为燥邪上受，肺气虚弱，治以甘凉润滑，拟甘润清肺汤加减。处方：西冰参12克，北沙参15克，天门冬15克，鲜芦根20克，鲜石斛20克，光杏仁12克，炙紫菀12克，炙款冬12克，蒸百部6克，生甘草5克，煎服。5剂后病人咽燥口干减半，咳嗽大减，继进5剂，诸症痊愈。

二十四、冬 温

冬温，指冬季感受反常气候（冬应寒而反温）而发生的热性病。《伤寒论》："其冬有非节之暖者，名曰冬温。冬温之毒，与伤寒大异，冬温复有先后，更相重沓，亦有轻重"。《医效秘传·冬温温毒》："冬温者，冬感温气而成，即时行之气也。何者？冬令恶寒而反温热，人触冒之，名曰冬温"。病之初起，常见头痛、无汗、发热、微恶寒、口渴、鼻干或鼻塞流涕、咳嗽气逆，或咽干痰结、脉数、舌苔逐渐由白变黄；继则汗出热不解、口渴恶热、咳呛、胁痛、脉滑数、舌赤苔黄而燥等症。风温发于冬季者，也叫"冬温"，故可互参。

葳蕤汤

【来源】《备急千金要方》卷九注文引《小品方》。

【别名】葳蕤散（《太平圣惠方》卷十）、葳蕤散（《普济方》卷一三一）。

【组成】葳蕤 白薇 麻黄 独活 杏仁 芎䓖 甘草 青木香各二两 石膏三两

【用法】上锉，以水八升，煮取三升，去滓，分三服，取汗。

【主治】

1.《千金》引《小品方》：冬温及春月中风，伤寒则发热头眩痛，喉咽干，舌强，胸内疼，心胸痞满，腰背强。

2.《备急千金要方》：风温之病，脉阴阳俱浮，汗出体重，其息必喘，其形状不仁，嘿嘿但欲眠，下之者则小便难，发其汗者必谵语，加烧针者则耳聋难言，但吐下之则遗矢便利。

【方论】《千金方衍义》：《备急千金要方》体究长沙余蕴，悟得发汗后汗出而喘无大热者可与麻黄杏仁甘草石膏汤，借此以治温病汗后灼热，兼取麻黄升麻汤中葳蕤合麻杏甘草，仅取方中四味而麻黄升麻汤之格局，俨然葳蕤滋肾益肺，内化厥阴火热，外通少阳风气；佐石膏以降逆满；独活、芎䓖、杏仁佐麻黄以解郁蒸，得石膏之寒化不独解表，并能散火；甘草一味专和麻黄、杏仁之性也。此方中葳蕤、白薇、青木香、石膏自是一路，

为方中之主；麻黄、杏仁、芎䓖、独活自是一路，为方中之宾，作两路看方，得宾主历然之妙，深得风温主治之奥。

【加减】若一寒一热，加朴消一分及大黄三两下之。如无木香，可用麝香一分。

葛根橘皮汤

【来源】《外台秘要》卷四引《小品方》。

【别名】葛根散（《太平圣惠方》卷十五）、葛根汤（《圣济总录》卷二十二）、葛根陈皮汤（《永类钤方》卷八）。

【组成】葛根二两 橘皮二两 杏仁二两（去尖皮） 麻黄二两（去节） 知母二两 黄芩二两 甘草二两（炙）

【用法】上切。以水七升，煮取三升，分三次温服。呕闷吐当先定，便且消息。

【主治】

1.《外台秘要》引《小品方》：冬温未即病，至春被积寒所折，不得发，至夏得热，其春寒解，冬温毒始发出肌中，斑烂隐疹如锦纹，壮热而咳，心闷，呕，但吐清汁。

2.《圣济总录》：时气二三日不解，头痛，壮热恶寒。

【方论】《医方考》：冬月腠理闭密，故用麻黄以发表；肌属阳明，故用葛根以解肌；咳为肺气不利，故用橘皮、杏仁以利气；闷为心膈有热，故用黄芩、知母以清热；辛甘发散为阳，故佐以甘草，且调诸药而和中也。

漏芦橘皮汤

【来源】《外台秘要》卷四引《古今录验》。

【组成】漏芦 橘皮 甘遂 麻黄（去节） 杏仁（去皮尖） 黄芩各二两

【用法】以水九升，煮取三升，分四服。得下为佳。

【主治】冬温未即病，至春被积寒所折，不得发，至夏热其春寒解，冬温毒始发出肌中，斑烂隐疹

如锦纹而咳，心闷呕吐清汁，眼赤口疮，下部亦生疮者。

阴旦汤

【来源】《备急千金要方》卷九。

【组成】芍药 甘草各二两 干姜 黄芩各三两 桂心四两 大枣十五枚

【用法】上锉。以水一斗，煮取五升，去滓，温服一升，日三夜再，覆令小汗。

【主治】

　　1.《备急千金要方》：伤寒肢节疼痛，内寒外热，虚烦。

　　2.《张氏医通》：冬温，中寒夹食。

【方论】《张氏医通》：阴霾四塞，非平旦之气，无以开启阳和，桂枝汤原名阳旦，开启阳邪之药也，《备急千金要方》于中加入黄芩之苦寒性轻，以治冬温在表之邪热，加干姜之辛温散结，以治中土之停滞。

黄连汤

【来源】《伤寒总病论》卷四。

【组成】黄连一两 橘皮 杏仁（麸炒） 枳实 麻黄 葛根 厚朴 甘草各一分

【用法】上锉。以水三升，煮取一升二合，去滓，温温分减服。下利先止，别当消息，小儿斟酌。

【主治】冬温至夏发斑，咳而心闷，呕清汁，眼赤口疮，下部亦生疮，或自下利。

葳蕤汤

【来源】《类证活人书》卷十七。

【别名】萎蕤汤（《保命歌括》卷六）。

【组成】葳蕤三分 石膏一两（杵碎） 白薇半两 麻黄半两（汤泡，焙干，秤） 川芎半两 葛根半两（生者可用二两尤佳） 大羌活（去芦）半两 甘草（炙）半两 杏仁（去皮尖，捶碎）半两 青木香一分（冬一两始，春用半两，炒）

【用法】上锉如麻豆大。每服五钱，水一盏半，煎至一盏服。一日三四次。

【主治】风温，兼疗冬温及春月中风、伤寒，发热，头项眩痛，喉咽干，舌强，胸内疼，痞满，腰背强。

萎蕤散

【来源】《医学正传》卷二。

【组成】萎蕤二钱半 石膏一钱半 麻黄 白薇 羌活 杏仁 甘草 青木香 川芎各半钱 干菊花一钱半

【用法】上细切，作一服。水二盏，煎至一盏，去滓，一日三服。

【主治】冬瘟头面肿。

加减调中汤

【来源】《医学入门》卷四。

【组成】白芍一钱半 茯苓 白术各八分 麦门冬四分 生地五分 陈皮三分 桔梗 乌梅 甘草各二分

【用法】水煎，温服。

【主治】冬温及春月暴暖，烦躁，眠食不安，或掀脱欲作伤风状者。

【加减】如体盛，加黄芩；有痰，加贝母。

加减葳蕤汤

【来源】《重订通俗伤寒论》。

【组成】生葳蕤二钱至三钱 生葱白二枚至三枚 桔梗一钱至钱半 东白薇五分至一钱 淡豆豉三钱至四钱 苏薄荷一钱至钱半 炙草五分 红枣两枚

【功用】滋阴发汗。

【主治】阴虚之体，感冒风温，及冬温咳嗽，咽喉痰结者。

【方论】何秀山按：方以生玉竹滋阴润燥为君；臣以葱、豉、薄、桔疏风散热；佐以白薇苦咸降泄；使以甘草、红枣甘润增液，以助玉竹之滋阴润燥。为阴虚体感冒风温，及冬温咳嗽，咽干痰结之良剂。

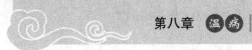

桑杏清肺汤

【来源】《重订通俗伤寒论》。

【组成】霜桑叶　瓜蒌皮　蜜炙枇杷叶各三钱　光杏仁　川贝　炒牛蒡各二钱　杜兜铃　桔梗各一钱

【用法】加鲜葱白三枚，淡香豉三钱，水煎服。

【功用】清宣肺气。

【主治】冬温兼寒。即寒包火，首先犯肺之轻证。

银翘散

【来源】《温病条辨》卷一。

【别名】银翘解毒散（《全国中药成药处方集》西安方）、银翘解毒丸（见《北京市中药成方选集》）、银翘解毒片（《中国药典》一部）、银翘解毒膏（《全国中药成药处方集》天津方）。

【组成】连翘一两　银花一两　苦桔梗六钱　薄荷六钱　竹叶四钱　生甘草五钱　芥穗四钱　淡豆豉五钱　牛蒡子六钱

【用法】上为散。每服六钱，鲜苇根汤煎，香气大出，即取服，勿过煮。肺药取轻清，过煎则味厚而入中焦矣。病重者，约二时一服，日三服，夜一服；轻者三时一服，日二服，夜一服；病不解者，作再服。

【功用】

1.《温病条辨》：辛凉平剂。

2.《方剂学》：辛凉透表，清热解表。

【主治】

1.《温病条辨》：太阴风温、温热，温疫、冬温，初起但热不恶寒而渴者。

2.《福建中医药》（1964，5：16）：温病范围的各种疾病，如急性支气管炎、肺炎、流感、百日咳、腮腺炎、麻疹、水痘、急性喉炎等属外感温邪，有肺卫症者。

薄荷甘桔杏子汤

【来源】《医方简义》卷二。

【组成】薄荷一钱　甘草五分　桔梗一钱五分　杏仁（去皮尖）三钱

【用法】水煎服。

【主治】冬温初起，咳嗽，微热微汗，脉浮大者。

加减银翘散

【来源】《镐京直指医方》。

【组成】连翘三钱　粘子三钱　蝉蜕一钱五分　荆芥二钱　防风一钱五分　前胡一钱五分　薄荷一钱五分　象贝二钱　桔梗一钱　广郁金二钱

【功用】畅肺，导痰，透发。

【主治】冬温、春温、风温、麻瘄，初时恶寒发热，咳嗽胁痛。

【加减】麻瘄，加葛根二钱，炒菔子三钱（杵包）。

二十五、霍　乱

　　霍乱，是感受时行疫疠之邪，邪随饮食侵入人体胃肠，以发热、腹痛不甚、频繁呕吐、泄泻为临床特征的一种急性疫病。因发病急骤、病情严重，病变常在顷刻之间挥霍撩乱，故名霍乱。本病四季均有发生，但以夏秋湿邪较盛之季尤易发病。《素问·六元正纪大论》："土郁之发……民病心腹胀……呕吐霍乱"。《灵枢·经脉篇》："足太阴……厥气上逆则霍乱"。说明脾胃运化机能失职，厥气上逆，升降失同，则可导致霍乱。《灵枢·五乱篇》："清气在阴，浊气在阳，营气顺脉，卫气逆行。清浊相干……乱于肠胃，则为霍乱"。指出了脾胃运化机能失常，升降失司，营卫清浊相干，乱于肠胃是吐泻发生的根本机理。《伤寒论》对霍乱设有专篇论述，其《辨霍乱病脉证并治》说："呕吐而利，名为霍乱"。指出了霍乱病以呕吐泄利为特征，并应区别热多、寒多、亡阴、亡阳不同的类型以及治法用药，为后世对霍乱病诊治奠定了基础。《诸病源候论·霍乱病诸候》详细论述了霍乱的病因和症状，"温凉不调，阴阳清浊二气，有相干乱之时，其乱在于肠胃之间者，因遇饮食而变发"，"其先有心痛者，则先吐，先腹痛者，则先利，心腹并痛者，则吐利俱发"。首先提出了"干霍乱"之名。《备急千金方·霍乱》说："霍乱之为病，皆因饮食，非关鬼神"。明确指出本病由饮食生冷不洁所引起。《三因极一病证方论》中指出："转筋者，以阳明养宗筋，属胃与大肠，令暴下暴吐，津液顿亡……宗筋失养，必致挛缩"，重点论述了霍乱转筋的病机是由于津液大量亡失，宗筋失于濡养所致。清代王孟英撰写《霍乱论》一书，系统论述了霍乱的好发季节、传染特点，并分别指出了寒霍乱、热霍乱之特点："凡霍乱盛行，多在夏热亢旱酷暑之年，则其证必剧。自夏末秋初而起，直至立秋后始息"，"迨一朝卒发，渐至阖户沿村，风行似疫"，"热霍乱流行似疫，世之所同也。寒霍乱偶有所伤，人之所独也"。

本病成因主要责之于感受外来时行疫疬之邪和饮食不慎两个方面。饮食不洁，误进腐烂变质之物；或因贪凉饮冷，恣食生冷瓜果；或因暴饮暴食，最易造成脾胃损伤，运化功能受阻，以致清浊相干，乱于肠胃，终成霍乱。《丹溪心法》中有"人于夏月，多食瓜果，多饮冷乘风，以致食留不化，因食成痞，隔绝上下，遂成霍乱"的记载。

本病治疗是在芳香化浊、和中化湿基础上，分别立清热化湿和温化寒湿法。湿热者治以清热化湿，芳香化浊；寒湿者治以芳香化湿，温中散寒；毒秽者治以避秽解毒，利气宣阳；亡阴时应急救其阴，亡阳时要回阳固脱。

现代研究认为，在1820年以前所称的霍乱，是指上吐下泻为主要临床表现的多种疾病，称为类霍乱，如急性胃肠炎、食物中毒等，其范围较广。后来所指的霍乱主要是指由疫疬之邪如霍乱弧菌或埃尔托弧菌引起的霍乱病。西医传染病学中将由霍乱弧菌引起的称为真霍乱或古典霍乱；由埃尔托弧菌引起的称为副霍乱，均属于本病范畴。

四逆加人参汤

【来源】《伤寒论》。

【别名】四顺汤（《肘后备急方》卷二）、人参四顺汤（《鸡峰普济方》卷五）、四顺饮（《易简方论》）、回阳饮（《医学集成》卷一）、人参四逆汤（《绛雪园古方选注》卷上）、四味回阳饮（《伤寒温疫条辨》卷四）。

【组成】甘草二两（炙）　附子一枚（生，去皮，破八片）　干姜一两半　人参一两

【用法】以水三升，煮取一升二合，去滓，分温再服。

【主治】

1.《伤寒论》：霍乱，恶寒，脉微而复利，利止，亡血也。

2.《肘后备急方》：霍乱吐下，腹痛干呕，手足冷不止。

3.《备急千金要方》：霍乱转筋，肉冷，汗出，呕哕者。

4.《鸡峰普济方》：表里俱虚，伤冒寒冷，腹胁胀满，呕逆痰涎；及邪中阴经，手足厥冷，既吐且利，小便频数，里寒，身体疼痛，脉细微，下利清谷，头痛恶寒，亡阳自汗。

【宜忌】《外台秘要》：忌海藻、菘菜、猪肉。

【方论】

1.《注解伤寒论》：恶寒脉微而利者，阳虚阴胜也。与四逆汤温经助阳，加人参生津液益血。

2.《伤寒绪论》：亡血本不宜用姜、附以损阴，阴虚又不当用归、芍以助阳。此以利后恶寒不止，阳气下脱已甚，故用四逆以复阳为急也。其所以用人参者，不特护持津液，兼阳药得之，愈加得力耳。设误用阴药，必腹满不食，或重加泄利呕逆，转成下脱矣。

3.《千金方衍义》：直中阴寒用姜、附，温经而救四肢逆冷，因病以立名也；霍乱加人参，助姜、附回阳而使四肢温顺，与当归四逆加生姜吴茱萸助力回阳一义。

4.《绛雪园古方选注》：四逆加人参，治亡阴利止之方。盖阴亡则阳气亦与之俱去，故不当独治其阴，而以干姜、附子温经助阳，人参、甘草生津和阴。

【验案】

1.伤寒虚阳外浮 《寓意草》：徐国桢伤寒六七日，身热目赤，索水到前，复置不饮，异常大躁，将门窗洞启，身卧地上，辗转不快，更求入井。一医惘惘，急以承气与服。余诊其脉，洪大无伦，重按无力，谓曰：此用人参、附子、干姜之证，奈何以为下证耶？于是以附子、干姜各五钱，人参三钱，甘草二钱，煎成冷服。服后寒战，戛齿有声，以重绵和头覆之，缩手不肯与诊，阳微之状如著，再与前药一剂，微汗热退而安。

2.心动过缓 《伤寒解惑论》：张某某，女，中年。胸中满闷，手足发凉，脉沉迟，西医诊为心动过缓症。为处四逆加人参汤方，五六剂痊愈，后未再发。

3.急性胃肠炎 《伤寒论临床实验录》：裴某，男，58岁。夏令因饮食不节，患急性胃肠炎，初起发热恶寒，头痛脘闷，继则吐利交作，腹疼，烦躁不安；曾服导滞分利止呕药两剂，而吐利不止，渐至四肢厥逆，心烦身出冷汗，口干舌燥，饮食不思，脉象微细欲绝。此乃吐利之后中气大伤，心阳衰竭，阴气不继之证。治疗时扶阳救逆固属重要，而补中气生津血，又属刻不容缓。吉林参6克，干姜10克，炮附子10克，甘草18克。服药一剂后，四肢回暖，吐利不作，心不躁烦，能安然入寐。三剂后症状消失，精神安静，食欲渐展，脉象虚缓，后以和胃化滞之剂调理而愈。

4.吐血 《江西中医药》（1959，5：30）：黄某某，男，64岁，骤患吐血盈盆，气息奄奄，闭目不语，汗出如珠。诊其脉沉微，肢冷如冰，危在顷刻。此证气随血脱，惟有大剂益气回阳，摄血归经。处方：参须三钱，炙北香一两，熟附片四钱，炮干姜二钱，炙甘草二钱。翌日复诊，肢温汗敛血止，惟精神疲惫，声音低微，脉息较起，但仍甚微弱。虽有转机，尚未脱险，原方加白术三钱，白芍三钱而愈。

通脉四逆汤

【来源】《伤寒论》。

【别名】通脉加减四逆汤（《圣济总录》卷二十一）、姜附汤（《普济方》卷二〇一引《十便良方》）、通脉四逆加减汤（《医门法律》卷二）。

【组成】甘草二两（炙） 附子（大者）一枚（生，去皮，破八片） 干姜三两（强人可四两）

【用法】上以水三升，煮取一升二合，去滓，分温再服。其脉即出者愈。

【功用】

1.《注解伤寒论》：散阴通阳。

2.《重订通俗伤寒论》：回阳通脉。

3.《医宗金鉴》：回阳胜寒。

【主治】

1.《伤寒论》：少阴病，下利清谷，里寒外热，手足厥逆，脉微欲绝，身反不恶寒，其人面色赤，或腹痛，或干呕，或咽痛，或利止脉不出者。下利清谷，里寒外热，汗出而厥者。

2.《备急千金要方》：霍乱，吐利已断，汗出而厥，四肢拘急不解，脉微欲绝。

3.《永类钤方》：霍乱，腹痛，呕吐泄泻，发热恶寒，小便自利属少阴者。

4.《卫生宝鉴·补遗》：四肢冷，身不热，恶心，踡足卧，或引衣被自覆，不渴，或下利，或大便如常，脉沉微不数，或虽沉实按之则迟弱，此名冷厥。男子阳易，头重不欲举，眼中生花，腰踝内连腹痛，身重少气，阴肿入里，腹内绞痛。

【宜忌】《普济方》引《十便良方》：忌海藻、菘菜、猪肉。

【加减】面色赤者，加葱九茎；腹中痛者，去葱，加芍药二两；呕者，加生姜二两；咽痛者，去芍药，加桔梗一两；利止脉不出者，去桔梗，加人参二两。

【验案】霍乱 《冉雪峰医案》：田某儿媳患霍乱寒多，渴不欲饮，饮亦喜热，舌苔白，吐泻多清水，不太臭，惟耽搁时间过久，救治较迟，肢厥筋挛，皮瘪目陷，六脉全无，病已造极，拟大剂温肾以启下焦生气、温脾以扶中宫颓阳，作最后挽救，拟通脉四逆汤加重其剂，方用：甘草二钱，干姜六钱，乌附八钱。隔三时复诊，吐泻未止，厥逆未回，嘱照原方再进一剂；隔二时又再复诊，吐泻虽缓，厥逆仍未回，俨似正气与邪气同归于尽状，细审细察，探其手心，微有温意。曰：生机在此。盖正气过伤，迟迟其复，兆端已见，稍候即当厥回向愈，嘱其续将三煎药服完，另用前方，姜、附各减为三钱，并加党参四钱，夜间作二次缓服。翌晨复诊，厥回脉出，已能起坐，特精力匮乏，为拟理中加知母、栝楼根善后。

通脉四逆加猪胆汁汤

【来源】《伤寒论》。

【别名】四逆加猪胆汤（《外台秘要》卷六引《小品方》）、四逆加猪胆汁汤（《普济方》卷三一八）。

【组成】甘草二两（炙）　干姜三两（强人可四两）　附子（大者）一枚（生，去皮，破八片）　猪胆汁半合（无猪胆，以羊胆代之）

【用法】上四味，以水三升，煮取一升二合，去滓，内猪胆汁，分温再服。其脉即来。

【功用】《历代名医良方注释》：回阳救阴。

【主治】

1.《伤寒论》：霍乱，吐已下断，汗出而厥，四肢拘急不解，脉微欲绝者。

2.《退思集类方歌注》：阴盛格阳，手足厥冷，脉微欲绝，面赤咽疼烦躁者。

【方论】

1.《金镜内台方议》：霍乱后，吐已利止，津液必内竭，则不当汗出，今又汗出而厥。四肢拘急不解，脉微欲绝者，乃阳气大虚也，阴气独胜也。若纯与阳药，恐为阴气拒格，或呕躁，不能下咽，故加猪胆汁之苦，入通心气，而和肝胆平阴阳，无使格拒也。内经曰：微者逆之，甚者从之，此之调也。

2.《历代名医良方注释》：此方回阳救阴，双管齐下，乃治霍乱吐下将止，阴阳气并竭，故为此两两斡旋之方也。一方面仍用通脉扶阳，一面重加胆汁益阴。胆汁气血有情，味苦健胃，能刺激神经，鼓舞细胞，奋起一身机能，此方将通脉之辛温，融纳于胆汁润沃之中。就阳方面解说，为激发阴气，以为藏起亟之本；就阴方面解说，为维护残阳，以为摄阳奠定之根。方注曰分温再服，其脉即出，履险如夷，煞具旋乾转坤，拨乱返正手段，此中分际，此项疗法，岂但从治、岂但正治，学者所当深深体认也。

理中丸

【来源】《伤寒论》。

【别名】四顺理中丸（《备急千金要方》卷二）、白术丸（《圣济总录》卷一七一）、调中丸（《小儿药证直诀》卷下）、大理中丸（《世医得效方》卷五）、顺味丸（《普济方》卷一五九）、人参理中丸（《疠疡机要》卷下）。

【组成】人参　干姜　甘草（炙）　白术各三两

【用法】上为末，炼蜜为丸，如鸡子黄许大。以沸汤数合，和一丸，研碎，温服之，日三次，夜二次。腹中未热，益至三四丸。

【功用】

1.《太平惠民和济局方》：温脾暖胃，消痰逐饮，顺三焦，进饮食，辟风、寒、湿、冷邪气。

2.《仁斋直指方论》：补肺止寒咳。

3.《伤寒论章句》：温补中土。

4.《饲鹤亭集方》：分理阴阳，安和胃气。

【主治】

1.《伤寒论》：霍乱，头痛发热，身疼痛，寒多不用水者；大病瘥后，喜唾，久不了了，胸上有寒。

2.《外台秘要》引《崔氏方》：三焦不通，呕吐不食，并霍乱吐逆下痢，及不得痢。

3.《太平惠民和济局方》：中焦不和，脾胃宿冷，心下虚痞，腹中疼痛，胸胁逆满，噎塞不通，呕吐冷痰，饮食不下，噫醋吞酸，口苦失味，怠惰嗜卧，全不思食；伤寒时气，里寒外热，霍乱吐利，心腹绞痛，手足不和，身热不渴，及肠鸣自利，米谷不化。

4.《圣济总录》：小儿胎寒腹痛，躽啼下利。

5.《阎氏小儿方论》：小儿吐痢不渴，米谷不化，手足厥冷。

6.《医方类聚》引《简易方》：妇人新产，

【宜忌】《外台秘要》：忌桃、李、雀肉、海藻、菘菜。

【方论】

1.《伤寒明理论》：心肺在膈上为阳，肾肝在膈下为阴，此上下脏也。脾胃应土，处在中州，在五脏曰孤脏，属三焦曰中焦，自三焦独治在中，一有不调，此丸专治，故名曰理中丸。人参味甘温，《内经》曰：脾欲缓，急食甘以缓之。

缓中益脾，必以甘为主，是以人参为君。白术味甘温，《内经》曰：脾恶湿，甘胜湿。温中胜湿，必以甘为助，是以白术为臣。甘草味甘平，《内经》曰：五味所入，甘先入脾，脾不足者，以甘补之。补中助脾，必先甘剂，是以甘草为佐。干姜味辛热，喜温而恶寒者，胃也，胃寒则中焦不治，《内经》曰：寒湿所胜，平以辛热。散寒温胃，必先辛剂，是以干姜为使。

2.《医方考》：太阴者，脾也。自利渴者为热，不渴者为寒，脾喜温而恶寒，寒多故令呕；寒者，肃杀之气，故令腹痛；鸭溏者，后便如鸭之溏，亦是虚寒所致；霍乱者，邪在中焦，令人上吐下泻，手足挥霍而目了乱也。霍乱有阴阳二证，此则由寒而致故耳。病因于寒，故用干姜之温；邪之所凑，其气必虚，故用人参、白术、甘草之补。

3.《伤寒附翼》：太阴病，以吐利腹满为提纲，是遍及三焦矣。然吐虽属上，而由于腹满；利虽属下，而由于腹满，皆因中焦不治，以致之也。其来由有三：有因表虚而风寒自外入者，有因下虚而寒湿自下上者，有因饮食生冷而寒邪由中发者，总不出于虚寒，法当温补以扶胃脘之阳，一理中而满痛吐利诸症悉平矣。故用白术培脾土之虚，人参益中宫之气，干姜散胃中之寒，甘草缓三焦之急也。且干姜得白术，能除满而止吐；人参得甘草，能疗痛而止利，或汤或丸，随机应变，此理中确为之主剂软。夫理中者，理中焦，此仲景之明训。

4.《伤寒缵论》：霍乱头痛发热身疼，外感也。加以欲饮水，热邪入里，故用五苓两解表里，若不用水者，知里有寒邪，故用干姜之辛以温中散邪，参、术、甘草之甘以扶阳益气。甘得辛而不滞，辛得甘而不燥，辛甘合用，以理中气之虚滞，盖吐利并作，当以里证为急也。

5.《伤寒论后辨》：阳之动，始于温，温气得而谷精运，谷气升而中气赡，故名曰理中。实以燮理之功，予中焦之阳也。若胃阳虚，即中气失宰，膻中无发宣之用，六腑无洒陈之功，犹如釜薪失焰，故下至清谷，上失滋味，五脏凌夺，诸症所由来也。参、术、炙草，所以固中州，干姜辛以守中，必假之以焰釜薪而腾阳气。是以谷入于阴，长气于阳，上输华盖，下摄州都，五脏六腑皆以受气矣。此理中之旨也。

6.《医方集解》：此足太阴药也。人参补气益脾，故以为君；白术健脾燥湿，故以为臣；甘草和中补土，故以为佐；干姜温胃散寒，故以为使。以脾土居中，故曰理中。

7.《绛雪园古方选注》：理中者，理中焦之气，以交阴阳也。上焦属阳，下焦属阴，而中焦则为阴阳相偶之处。仲景立论，中焦热则主五苓以治太阳；中焦寒，则主理中以治太阴，治阳用散，治阴用丸，皆不及于汤，恐汤性易输易化，无留恋之能，少致和之功耳。人参、甘草甘以和阴也，白术、干姜辛以和阳也，辛甘相辅以处中，则阴阳自然和顺矣。

8.《温病条辨》：人参、甘草，胃之守药；白术、甘草，脾之守药；干姜能通能守，上下两泄者，故脾胃两守之。且守中有通，通中有守，以守药作通用，以通药作守用。

9.《伤寒寻源》：盖理中者，理中焦之寒也。寒在胃上，取丸药之缓，逗留于上，以温胃而散寒；若寒胜热之霍乱，利在急温，则不宜丸而宜汤。缓宜丸，急宜汤，此先圣之成法，不可紊也。

10.《成方便读》：治伤寒太阴病，自利不渴，寒多而呕，腹痛便溏，脉沉无力，或厥冷拘急，或结胸吐蛔，及寒感霍乱等证。此脾阳虚而寒邪伤内也。夫脾阳不足，则失其健运之常，因之寒凝湿聚。然必其为太阴寒湿，方可用此方法，否则自利、呕、痛等证，亦有火邪为病人。故医者当望、闻、问、切四者合阐，庶无差之毫厘，缪以千里之失。若表里寒热虚实既分，又当明其病之标本。如以上诸病，虽系寒凝湿聚，皆因脾阳不足而来，则阳衰为本，寒湿为标。是以方中但用参、术、甘草大补脾元，加炮姜之温中、守而不走者，以复其阳和，自然阳长阴消，正旺邪除耳。

11.《伤寒论三注》：既吐且利，津液之去者多矣，乃不欲饮水，内皆阴邪所迫，以至上逆下走也。圣人只温其中，参术可以生津辅正，甘草和中，干姜散寒，使中州固而上逆下利者自止矣。

【验案】

1.喜唾 《南雅堂医案》：大病初愈，元气虚而未复，脉沉迟无力，喜唾，乃胃中虚寒，津液不主收摄，若遽以汤剂峻补，久虚之体恐非所宜，须以丸药温之为合，以理中丸。

2. 小儿秋冬季腹泻 《成都中医学院学报》（1987，1：29）：以本方加减：红参、白术、炮姜、炙甘草；四肢不温或厥冷者加附子或（和）肉桂；挟热象者加黄连、乌梅；口渴加葛根；泄下无度可适加罂粟壳、赤石脂；有惊跳者加钩藤或龙骨、牡蛎；每日1剂，日服3～6次；治疗小儿秋冬季腹泻34例。结果：本组全部治愈。

3. 复发性口疮 《广西中医药》（1992，2：15）：应用本方加减：党参、白术、炮姜、炙甘草，脾虚甚者，以红参易党参；有寒象者，加肉桂；有热象者，加黄连；水煎服，每日1剂；治疗复发性口疮106例。结果：全部治愈，疗程最短2天，最长17天。

4. 小儿多涎症 《浙江中医杂志》（1992，10：474）：以本方加减：党参10～18g，益智仁5～10g，干姜5～8g，甘草4～6g，白术8～10g，水煎服，每日1剂；治疗小儿多涎症42例。结果：痊愈（吐涎消失，随访3月无复发者）40例；好转（服药时吐涎消失或减轻，停药不到半月复发而症状较前为轻）2例；全部病例均有效。

5. 幼稚子宫 《山东中医杂志》（1995，7：355）：用本方加减：人参、白术、干姜、枸杞子、山药、熟地、山茱萸、肉桂、制附子、杜仲、黄芪、鸡内金、淫羊藿、蛇床子、甘草，每日1剂，水煎服，治疗幼稚子宫6例。结果：治愈（临床症状消失，妇科检查及B超显示子宫大小恢复正常，月经正常及孕育）4例，好转2例。

6. 消化性溃疡 《山东中医杂志》（1995，9：400）：用本方每次1丸，1日3次，治疗消化性溃疡40例；对照组37例，用雷尼替丁。结果：治疗组痊愈32例，有效5例，总有效率为92.5%；对照组痊愈29例，有效5例，总有效为率91.9%；两组比较无明显差异（P>0.05）。并发现治疗组中胃溃疡有效率为100%。

7. 变态反应性鼻炎 《四川中医》（1996，12：51）：以本方全方，1日1剂，水煎2次，3次分服，治疗变态反应性鼻炎28例；并设对照组27例，口服鼻炎片和阿司咪唑。结果：治疗组痊愈25例，显效2例，好转0例，无效1例，有效率为

96.4%；对照组痊愈4例，显效10例，好转4例，无效9例，有效率为66.7%。两组有效率有显著差异（P<0.01），治疗组明显优于对照组。

理中汤

【来源】《伤寒论》。

【别名】人参汤（《金匮要略》卷上）、治中汤（《备急千金要方》卷二十）、理中煎（《鸡峰普济方》卷十二）、人参理中汤（《校注妇人良方》卷二十）、干姜理中汤（《中国医学大辞典》）。

【组成】人参 干姜 甘草（炙） 白术各三两

【用法】上切，用水八升，煮取三升，去滓，温服一升，一日三次。服汤后，如食顷，饮热粥一升许，微自温，勿揭衣被。

【功用】

1.《太平惠民和济局方》：温中逐水，止汗祛湿。

2.《三因极一病证方论》：理中脘，分利阴阳，安定血脉。

3.《普济方》引《德生堂方》：温中散寒，固卫止汗。

4.《明医指掌》：祛寒温脾固胃。

5.《简明医彀》：温养脾胃，补益气血，助阳固本。

【主治】

1.《伤寒论》：霍乱，头痛发热，身疼痛，寒多不用水者。

2.《金匮要略》：胸痹，心中痞气，气结在胸，胸满，胁下逆抢心。

3.《医心方》引《产经》：产后下利。

4.《备急千金要方》：霍乱吐下胀满，食不消，心腹痛。

5.《太平惠民和济局方》：脾胃不和，中寒上冲，胸胁逆满，心腹绞痛，痰逆恶心，或时呕吐，心下虚痞，膈塞不通，饮食减少，短气羸困；肠胃冷湿，泄泻注下，水谷不分，腹中雷鸣；伤寒时气，里寒不热，霍乱吐利，手足厥冷；胸痹心痛，逆气结气。

6.《三因极一病证方论》：伤胃吐血者。胀满，食不消，心腹痛。

7.《仁斋直指小儿方论》：小儿柔痉，厥冷

自汗。

【宜忌】《外台秘要》：忌海藻、菘菜、桃、李、雀肉。

【加减】若脐上筑者，肾气动也，去术，加桂四两；吐多者，去术，加生姜三两；下多者，还用术；悸者，加茯苓二两；渴欲得水者，加术，足前成四两半；腹中痛者，加人参，足前成四两半；寒者，加干姜，足前成四两半；腹满者，去术，加附子一枚。

【实验】

1. 对实验动动小肠运动功能的影响　《南京中医学院学报》（1993，4：33）：通过对大黄脾虚证模型、阿托品负荷、新斯的明负荷、家兔离体小肠运动等实验，表明理中汤能明显抑制正常小鼠及大黄脾虚小鼠、新斯的明负荷小鼠的小肠推进运动，能拮抗乙酰胆碱、氯化钡引起的肠管强直性收缩；但对肾上腺素所致的肠管运动抑制无明显作用。

2. 对实验性胃溃疡愈合的影响　《陕西中医》（1987，7：333）：（1）醋酸型胃溃疡：将大鼠禁食24小时后，用乙醚吸入麻醉，常规消毒开腹行醋酸抹擦造成胃溃疡病理模型。并分为理中汤组、生理盐水组，术后第3天予相应药物，体重200g以上者给药4ml/次，200g以下者给药3ml/次，每日1次，连续给药10天，末次给药24小时后处死。（2）幽门结扎型胃溃疡：分为理中汤组、空白对照组，给药量200g以上者4ml/次，200g以下者3ml/次，每日1次，连续给药6天，于末次给药后次日开始禁食供水48小时，然后麻醉开腹结扎幽门造成胃溃疡。术后24小时禁食、水，拉颈处死。二组均将处死的大鼠胃摘除。结果：本方对实验性胃溃疡的愈合有明显促进作用。

茯苓泽泻汤

【来源】《金匮要略》卷中。

【别名】茯苓汤（《千金翼方》卷十九）。

【组成】茯苓半斤　泽泻四两　甘草二两　桂枝二两　白术二两　生姜四两

【用法】以水一斗，煮取三升，纳泽泻，再煮取二升半，温服八合，一日三次。

【主治】

1.《金匮要略》：胃反，吐而渴欲饮水者。

2.《三因极一病证方论》：霍乱，吐利后，烦渴欲饮水。

盐汤

【来源】方出《金匮要略》卷下，名见《三因极一病证方论》卷十一。

【别名】独圣散（《世医得效方》卷六）、盐水饮（《丹台玉案》卷四）。

【组成】盐一升　水三升

【用法】上二味，煮令盐消，分三次服。当吐出食便愈。

【主治】

1.《金匮要略》：贪食，食多不消，心腹坚满痛。

2.《备急千金要方》：霍乱蛊毒，宿食不消，积冷，心腹烦满，鬼气。

3.《普济方》：病涉三因，或脏虚，或肠胃素实，忽然心腹胀满，绞刺疼痛，蛊毒烦愦，欲吐不吐，欲痢不痢，状若神灵所附，顷刻之间，便至闷绝。

菖蒲汁

【来源】方出《肘后备急方》卷一，名见《圣济总录》卷三十八。

【组成】菖蒲生根。

【用法】绞汁，灌之。

【主治】

1.《肘后备急方》：猝死尸厥。

2.《圣济总录》：霍乱，心腹痛急如中恶。

生姜酒

【来源】方出《肘后备急方》卷二，名见《圣济总录》卷四十。

【组成】生姜一两（累擘破）

【用法】以酒升半，煮合三四沸，顿服之。

【主治】

1.《肘后备急方》：注痢不止而转筋入腹欲死。

2.《圣济总录》：霍乱转筋入腹欲死。

苦酒絮裹足方

【来源】方出《肘后备急方》卷二，名见《普济方》卷二〇三。

【组成】苦酒

【用法】以苦酒煮衣絮，絮中令温，从转筋处裹之。

【主治】霍乱转筋。

厚朴汤

【来源】《肘后备急方》卷二。

【别名】厚朴散（《普济方》卷二〇一）。

【组成】厚朴四两（炙）　桂二两　枳实五枚（炙）　生姜三两

【用法】以水六升，煮取二升，分为三服。

【主治】

　　1.《肘后备急方》：霍乱烦呕腹胀。

　　2.《外台秘要》引《深师方》：脾冷实，下痢。

【宜忌】《外台秘要》引《深师方》：忌生葱。

调胃干姜散

【来源】方出《肘后备急方》卷二，名见《圣济总录》卷四十。

【组成】生姜或干姜一二升

【用法】上锉，以水六升，煮三沸，顿服。若不即愈，更可作，无新药，煮滓亦得。

　　《圣济总录》本方用干姜（炮）一两，上为细散。每服二钱匕，温粥饮调下。

【主治】霍乱心腹胀痛，烦满短气，未得吐下。

干姜茱萸汤

【来源】《外台秘要》卷六引《肘后方》。

【组成】干姜（切）　茱萸各二两（熬）

【用法】以水二升，煮取一升，顿服之。

【主治】霍乱苦呕不息。

【加减】下不止，手足逆冷者，加椒百粒，附子一枚（炮），水三升，煮取一升，顿服。

葱白大枣汤

【来源】《外台秘要》卷六引《肘后方》。

【别名】葱白汤（《圣济总录》卷四十）。

【组成】葱白二十茎　大枣二十枚

【用法】上以水二升半，煮取一升，去滓，顿服之。

【主治】霍乱后烦躁，卧不安。

桃叶饮

【来源】方出《外台秘要》卷二十六引《肘后方》，名见《圣济总录》卷三十八。

【组成】桃叶

【用法】捣，绞取汁，饮一升。

【主治】

　　1.《外台秘要》引《肘后方》：三虫。

　　2.《外台秘要》引《广济》：霍乱腹痛吐利。

白　丸

【来源】《外台秘要》卷六引《范汪方》。

【别名】醋酒白丸子（《普济方》卷三九五）。

【组成】半夏三两（洗）　附子四两（炮）　干姜四两（炮）　人参三两　桔梗二两

【用法】上为散，临病以苦酒和之，为丸如梧桐子大；用蜜为丸亦得。若吐痢不止者，每服二丸，饮送下。不愈复服，耐药者加之。

【主治】

　　1.《外台秘要》引《范汪方》：霍乱呕吐及暴痢。

　　2.《普济方》：小儿中寒并客忤。

【宜忌】忌猪羊肉、饧。

茯苓理中汤

【来源】《外台秘要》卷六引《范汪方》。

【组成】茯苓二两　甘草三两（炙）　干姜一两（炮）　人参三两　木瓜三两

【用法】上锉。以水六升，煮取三升，去滓，适寒温，分为四服。

【主治】霍乱，脐上筑而悸。

【宜忌】忌海藻、菜、酢物。

理中加二味汤

【来源】《外台秘要》卷六引《范汪方》。
【组成】人参三两　干姜三两（炮）　甘草三两（炙）　白术三两　当归二两　芍药二两
【用法】上锉，以水七升，煮取三升，绞去滓。每服一升，温服，一日三次。
【主治】霍乱。胸满，腹痛，吐下。
【宜忌】忌海藻、菘菜、桃、李、雀肉。

附子汤

【来源】《医心方》卷十一引《范汪方》。
【组成】大附子一枚　甘草六铢　蜀椒二百粒
【用法】以水三升，煮取一升半，分二次服。
【主治】霍乱呕吐。

人参汤

【来源】《外台秘要》卷六引《小品方》。
【组成】人参二两　茯苓二两　葛根二两　橘皮二两　麦门冬（去心）二两　甘草（炙）二两
【用法】上切。以水五升，煮取二升，绞去滓，分三次温服。
【主治】霍乱，卒吐下不禁，脉暴数。

竹叶汤

【来源】《外台秘要》卷六引《小品方》。
【组成】竹叶一虎口　小麦一升　生姜十两　甘草一两（炙）　人参一两　附子一两（炮）　肉桂二两　当归二两　芍药一两　白术三两　橘皮二两
【用法】以水一斗半，先煮小麦、竹叶，取八升汁，去滓，纳诸药，煮取二升半，分三次服。
【主治】热毒霍乱、吐痢。
【宜忌】忌生葱、海藻、菘菜、猪肉、桃、李、雀肉。
【加减】吐痢后腹满，加炙厚朴二两；上气，加吴茱萸半升。
【方论】《千金方衍义》:《金匮要略》竹叶汤治产后中风，发热面正赤，喘而头痛，用人参、桂心、附子以救本虚，即兼甘草、生姜、竹叶以散标热，彼以草蓐中发露得风，故用葛根、防风、桔梗、大枣，此以吐利后余热不解，故用归、芍和营，术、橘健胃，小麦以助生阳之气,《金匮要略》一脉相承，分支异治。

乱发汤

【来源】《外台秘要》卷六引《小品方》。
【组成】乱发一握（烧焦）　人参一两　吴茱萸一升　甘草一两（炙）
【用法】上切。以水三升、酒二升，煮取二升，绞去滓，温服五合。
【主治】霍乱吐利，心烦。
【宜忌】忌海藻、菘菜。

乱发汤

【来源】《外台秘要》卷六引《小品方》。
【组成】乱发一握（烧灰）　小蒜十四个　附子一两（炮）　甘草二两（炙）
【用法】上切。以水六升，煮取三升，去滓，温分三服。
【主治】霍乱，诸药不能疗者。
【宜忌】忌猪肉、海藻、菘菜。

豉汤

【来源】《外台秘要》卷六引《小品方》。
【组成】豉一升　半夏一两（洗）　生姜二两　人参一两　柴胡一两　甘草一两（炙）
【用法】上切。以水五升，煮取两升半，温服七合。
【主治】霍乱呕哕，气厥不得喘息。
【宜忌】忌羊肉、饧、海藻、菘菜。

茱萸四逆汤

【来源】《医心方》卷十一引《小品方》。
【组成】吴茱萸二升　当归三两　芍药二两　桂心四两　细辛二两　生姜半斤　通草二两　甘草

二两

【用法】以水四升，清酒四升，合煮取三升，分四服。

【主治】霍乱多寒，手足寒厥，脉绝者。

丹砂膏

【来源】《刘涓子鬼遗方》卷五。

【组成】丹砂五两　芎䓖三两　大黄二两　蜀椒二两（去目，出汗）　白芷二两　麝香三两　升麻二两　冶葛皮二两　麻黄五两（去节）　丹参五两　巴豆二升（去皮心）　桂心二两　附子十二枚　皂荚二两（去皮子）

【用法】上药春、夏共用，以猪脂六升，微火煎三上下，膏成，绞去滓用之，一日三次。治百病、伤寒、温毒热疾，每服如枣核大一枚；鼻塞，取半核大，纳鼻中，缩气令人聪里；若耳聋，取如两枣核大，烊之如水，纳其耳中，三五年聋可愈；或寒癖腹满坚胀，及飞尸、恶毒、楚痛，温酒服；霍乱当成未成，已吐未痢，白汤服枣核大，若已痢一两行，而腹烦痛，更服之；眼中风膜，膜或痛，常下泪，取如粟大，注眼中，自当下，止，或半日痛便愈；又胸背喉颈痛，摩足，口中亦稍稍令常闻有膏气。老小增减。

【主治】百病，伤寒，温毒热疾，鼻塞，耳聋，寒癖腹满坚胀，及飞尸恶毒楚痛，霍乱当成未成，已吐未痢，或已痢一两行，而腹烦痛，眼中风膜，膜或痛，常下泪，胸背喉颈痛。

【宜忌】当服取利为度，若不利，如人行十五里可与热饮发，当预作白薄粥令冷，若过利要止者，多进冷粥，便住，若能忍，待药势尽，自止更佳。

丹砂膏

【来源】《刘涓子鬼遗方》卷五。

【组成】丹砂三两　芎䓖三两　大黄二两　蜀椒（去目，汗）二两　麝香六两　术二两　附子十二枚　干姜五分　冶葛二两　丹参六两　细辛二两　巴豆三升（去皮心）

【用法】上药秋、冬共用，各为末，巴豆细切，以苦酒渍一宿，量不足须覆之；明旦以猪脂六升，锅中微火煎三上下膏成，绞去滓用之，一日三次。

治百病、伤寒、温毒热疾，服如枣核大一枚；鼻塞，取半核大，纳鼻中，缩气令人聪里；若耳聋，取如两枣核大，烊之如水，纳其耳中，三五年聋可愈；或寒癖腹满坚胀，及飞尸、恶毒、楚痛，温酒服；霍乱当成未成，已吐未痢，白汤服枣核大，若已痢一两行，而腹烦痛，更服之；眼中风膜，膜或痛，常下泪，取如粟大，注眼中，自当下，止，或半日痛便愈；又胸背喉颈痛，摩足，口中亦稍稍令常闻有膏气。老小增减。

【主治】百病，伤寒，温毒热疾，鼻塞，耳聋，寒癖腹满坚胀，及飞尸恶毒楚痛，霍乱当成未成，已吐未痢，或已痢一两行，而腹烦痛，眼中风膜，膜或痛，常下泪，胸背喉颈痛。

【宜忌】当服取利为度。若不利，如人行十五里可与热饮发。当预作白薄粥令冷，若过利要止者，多进冷粥，便住。若能忍，待药势尽，自止更佳。

丹砂膏

【来源】《刘涓子鬼遗方》卷五。

【组成】丹砂二两（末）　蜀椒（去目闭口，汗）　大黄　白芷　甘草（炙）各二两　巴豆三升（去皮心）　麝香　芎䓖各二两　附子二枚　升麻二两　冶葛皮　犀角　当归　乌头各二两　丹参一斤

【用法】上切，以苦酒渍之一夜，以猪脂六升，微火煎三上下，膏成，绞去滓用之。四时常用，一日三次。治百病、伤寒、温毒热疾，服如枣核大一枚；鼻塞，取半核大，纳鼻中，缩气令人聪里；若耳聋，取如两枣核大，烊之如水，纳其耳中，三五年聋可愈；或寒癖腹满坚胀，及飞尸、恶毒、楚痛，温酒服；霍乱当成未成，已吐未痢，白汤服枣核大，若已痢一两行，而腹烦痛，更服之；眼中风膜，膜或痛，常下泪，取如粟大，注眼中，自当下，止，或半目痛便愈；又胸背喉颈痛，摩足，口中亦稍稍令常闻有膏气，老小增减。

【主治】百病，伤寒，温毒热疾，鼻塞，耳聋，寒癖腹满坚胀，及飞尸恶毒楚痛，霍乱当成未成，已吐未痢，或已痢一两行，而腹烦痛，眼中风膜，膜或痛，常下泪，胸背喉颈痛。

【宜忌】当服取利为度。若不利，如人行十五里可与热饮发。当预作白薄粥令冷，若过利要止者，

多进冷粥，便住。若能忍，待药势尽，自止更佳。

厚朴汤

【来源】《外台秘要》卷六引《经心录》。

【组成】厚朴二两（炙） 生姜三两 枳实三两（炙）

【用法】上切。以水六升，煮取二升，分三服。

【主治】

1.《外台秘要》引《经心录》：霍乱后烦呕。

2.《圣济总录》：霍乱吐利腹胀。

人参白术汤

【来源】《外台秘要》卷三十五引《古今录验》。

【组成】人参六分 白术 茯苓各四分 厚朴（炙）甘草（炙）各三分

【用法】上切。以水一升半，煮取六合，分温服。

【主治】小儿霍乱吐痢。

泻肺汤

【来源】《外台秘要》卷九引《古今录验》。

【组成】人参三分 生姜四分 半夏五分（洗）甘草四分（炙）橘皮十二分 竹叶二两

【用法】上切。以水六升，煮取二升，分三服。

【主治】咳逆短气；霍乱。

【宜忌】忌羊肉、饧、海藻、菘菜。

人参汤

【来源】方出《备急千金要方》卷五，名见《医心方》卷二十五引《产经》。

【组成】人参一两 厚朴 甘草各半两 白术十八铢（一方加干姜一分，或加生姜三分）

【用法】上锉。以水一升二合，煮取半升。六十日儿服一合，百日儿分三服，期岁儿分二服，中间隔乳食之。

【主治】

1.《备急千金要方》：小儿霍乱吐痢。

2.《小儿卫生总微论方》：吐利不止，心烦，四肢逆冷。

【宜忌】乳母忌生冷、油腻等。

卫候青膏

【来源】《备急千金要方》卷七。

【别名】青膏（《普济方》卷三一五）。

【组成】当归 栝楼根 干地黄 甘草 蜀椒各六两 半夏七合 桂心 川芎 细辛 附子各四两 黄芩 桔梗 天雄 藜芦 皂荚各一两半 厚朴 乌头 莽草 干姜 人参 黄连 寄生 续断 戎盐各三两 黄野葛二分 生竹茹六升 巴豆二十枚 石南 杏仁各一两 猪脂三斗 苦酒一斗六升

【用法】上锉，以苦酒渍一宿，以猪脂微火上煎之，三上三下，膏成。病在内。每服半枣大，以酒下；在外摩之，一日三次。

【主治】百病日久，头眩鼻塞，清涕泪出；霍乱吐逆；伤寒咽痛，脊背头项强，偏枯拘挛，或缓或急；或心腹久寒，积聚疼痛，咳逆上气，往来寒热；鼠漏瘰疬；历节疼肿，关节尽痛；男子七伤，胪胀腹满，羸瘦不能饮食；妇人生产余疾诸病；瘑疥恶疮，痈肿阴蚀，黄疸发背，马鞍牛领疮肿。

太一神精丹

【来源】《备急千金要方》卷十二。

【别名】太一神精丸（《圣济总录》卷一七七）、太乙神精丹（《普济方》卷二五四）。

【组成】丹砂 曾青 雌黄 雄黄 磁石各四两 金牙二两半

【用法】上药治下筛。惟丹砂、雌黄、雄黄三味以碱醋浸之，曾青用好酒铜器中渍，纸密封之，日中晒之百日，经忧急五日亦得，无日以火暖之讫，各研令如细粉，以碱醋拌，使干湿得所，纳土釜中，以六一泥固济，勿令泄气，干，然后安铁环施脚高一尺五寸，置釜上，以渐放火，无问软硬炭等皆得。初放火，取熟两秤炭，各长四寸，置于釜上，待三分二分尽，即益。如此三度，尽用熟火，然后用益生炭，其过三上熟火以外，皆须加火渐多，及至一伏时，其火已欲近釜，即便满其釜下益炭，经两度即罢，火尽极冷，然后出之。其药精飞化凝着釜上，五色者上，三色者次，一色者下。虽无五色，但色光明皎洁如雪，最佳。若飞上不尽，更令与火如前。以雄鸡翼扫取，或多或少不定，研如枣膏为丸，如黍米大。治偏风，大风恶疾，癫痫历节等最良。服之法：平旦空腹服一丸，如黍米为度。其疟病积久，百方不愈，又加心腹胀满上气，身面脚等并肿垂死者，服一丸，吐即愈，亦有不吐愈者；若不吐复不愈者，更服一丸半；仍不愈者，后日增半丸，渐服无有不愈，气亦定，当吐出青黄白物；其因疟两胁下有癖块者，亦当消除；若心腹不胀满者，可与一丸，日日加之，以知为度，不必专须吐；亦可一丸即愈，勿并与服，亦可三日一服，皆须以意斟酌，量得其宜。或腹内有水，便即下者，勿怪。若患疟日近，精神健，亦可斟酌病人、药性，并与两丸作一丸，顿服之，皆至午后食，勿使冷，勿使热，豉浆粥任意食之。若病疟，盗汗虚弱者，日服一丸，吐即止。若患疟不汗，气复不流，脚冷者，服一丸；至三日若不汗，气复脚即暖有润汗，不至三日吐即止。若患疟无颜色者，服药后三日即有颜色，亦有须吐愈者，亦有服少许而愈者，亦有杀药强人服三四丸，如觉药行者；凡人禀性不同，不可一概与之。但作黍米大服之为始，渐加，以知为度，药力验壮，勿并多服。若有患久不愈在床，赢瘦，并腹胀满及肿，或下痢者，多死，但与药救之，十人中或愈三四人也。又一说，癥瘕积聚，服一刀圭，以饮浆水送之。治诸卒死，中恶客忤，霍乱，腹满体滞，五尸疰，恶风疰忤大病，相易死亡灭门，狂癫鬼语，已死气绝，心上微暖者，扶起其头，以物校开口，不可开，琢去两齿，以浆饮送药，药下即活。诸久病者，日服刀圭，覆令汗，汗出即愈。不愈者，不过再服。亦有不汗而愈，复有不汗不愈者，服如上法加半刀圭，以愈为度。常以绛囊带九刀圭散，男左女右，小儿系头上，辟瘴毒恶时气、射公小儿患，可以苦酒和之，涂方寸纸上，著儿心腹上，令药在上治之。亦有已死者，冬二日，夏一日，与此药服，得药下便活；若不得入腹，不活。若加金牙、磁石者，服至五服内，必令人吐逆下利。过此即自定，其药如小豆大为始，从此渐小，不得更大。大风恶癞，可二十服。偏风历节，诸恶风癫病等，可二十服。自余诸恶病者，皆只一二服，量人轻重强弱，不得多与。若欲解杀药，但

烂煮食肥猪肉。服此药后，小应头痛身热一二日来，大不能得食味，后自渐渐得气味，五日后便能食。若贪食过多者，宜节之。若服药下闷乱，可煮木防己汤服之即定。

作土釜法：取两个瓦盆，各受二大斗许，以甘土涂其内，令极干。又一法：作一瓦釜，作一熟铁釜，各受九升，瓦在上，铁在下，其状大小随药多少，不必依此说。作六一泥法：赤石脂、牡蛎、滑石、礜石、黄矾、蚯蚓屎、卤土各二两。上取碱醋，以足为度。若无卤土，以盐代之。先作甘土泥，以泥各别裹前黄矾等五种，作团裹之，勿令泄气，以火烧周三日最好，一日亦得。出火破团取药，各捣碎，绢筛，然后与蚯蚓屎、卤土等分，以醋和之如稠粥。既得好醋，可用二分醋一分水和用，取前瓦盆以此泥涂之，曾青如蚯蚓屎、如黄连佳，世少此者，好昆仑碌亦得瘰病。丹砂亦鲜，粟砂亦得。旧不用磁石、金牙，今加之。

【主治】客忤霍乱，腹痛胀满，尸疰恶风，癫狂鬼语，蛊毒妖魅，温疟，一切恶毒。

【宜忌】勿并多服，特慎油面、鱼、肉、蒜，当清净服之。

【方论】《千金方衍义》：此方纯用石药，专为辟除邪毒而设。方中丹砂，统治身中五脏百病，养精神，安魂魄，益气明目，杀精魅，久服通神明；曾青主风痹，利关节，通九窍，破癥瘕积聚；雄黄杀精物，恶鬼邪气，百虫蛊毒；雌黄治恶疮毒虫，身痒邪气；磁石疗周痹，风湿关节肿痛，不可持物；金牙辟鬼疰蛊毒，筋骨挛急腰脚不遂。上五味皆《本经》主治。金牙乃《别录》与甄权所主，但曾青殊不易得。详六一泥下有昆仑碌可代曾青之说。昆仑碌即是石碌，产广西昆仑山者佳，故名。与空、曾二青同。出铜穴相挟带出。苏颂言吐风痰甚效，功用可代曾青。载考金牙，专主鬼疟，蛊毒，尸疰，风痹，故大小金牙散、大小金牙酒咸以名方，而真赝莫辨，予拟消石代之。消石，《本经》治百病，除寒热邪气，六腑积聚，固结留癖，能化七十二种石，其纯阳辟除阴毒之性，不在金牙之下。用以治方下诸病绰有余裕，药虽异而功不殊也。

大豉汤

【来源】方出《备急千金要方》卷十六，名见《千金翼方》卷十八。

【组成】豉一升 半夏八两 生姜二两 人参 前胡 桂心 甘草各一两

【用法】上锉。以水九升，煮取三升，分三服。

【主治】
1.《备急千金要方》：气厥，呕哕不得息。
2.《千金翼方》：霍乱。

半夏汤

【来源】《备急千金要方》卷十六。

【组成】半夏一升 生姜 桂心各五两 橘皮四两

【用法】上锉。以水七升，煮取三升，分四服，日三夜一。人强者，作三服。

【主治】逆气心腹满，气上胸胁痛，寒冷心腹痛，呕逆及吐不下食，忧气结聚；亦治霍乱后吐逆腹痛。

【方论选录】《千金方衍义》：此方专以破气为主，故于七气汤中除去人参、甘草，易入橘皮以破滞气。

獭肝丸

【来源】方出《备急千金要方》卷十七，名见《太平圣惠方》卷五十六。

【组成】獭肝一具 雄黄 莽草 丹砂 鬼臼 犀角 巴豆各一两 麝香一分 大黄 牛黄各一两 蜈蚣一枚

【用法】上为末，炼蜜为丸，如麻子大。每服二丸，空腹服。加至三丸，以知为度。

【主治】疰病相染易，及霍乱，中恶，小儿客忤。

人参汤

【来源】《备急千金要方》卷二十。

【别名】人参散（《太平圣惠方》卷四十七）。

【组成】人参 附子 厚朴 茯苓 甘草 橘皮 当归 葛根 干姜 桂心各一两

【用法】上锉。以水七升，煮取二升半，分三服。取愈乃止，随吐续更服勿止，并灸之。

【主治】胃冷霍乱，吐利烦呕，转筋，肉冷汗出，手足指肿，喘息垂死，语音不出，脉不通。

【方论】《千金方衍义》：胃中虚冷吐利，而用参、苓益气；姜、附暖中；归、桂温血；葛根、甘草通调胃津；厚朴、橘皮温散痰气，破阴助阳，补正除邪兼致之矣。

杜若丸

【来源】《备急千金要方》卷二十。

【组成】杜若 藿香 白术 橘皮 干姜 木香 人参 厚朴 瞿麦 桂心 薄荷 女萎 茴香 吴茱萸 鸡舌香各等分

【用法】上为末，以蜜为丸，如梧桐子大。每服二十丸，以酒送下。

【主治】霍乱。

【方论】《千金方衍义》：首取杜若温中下气，以下汇取辛香正气，健脾利水之品，为丸以为远行预防之方，一切水土不安，伤中呕逆，咸宜用之，不特专主霍乱也。

赤石脂汤

【来源】《备急千金要方》卷二十。

【组成】赤石脂八两 乌梅二十枚 栀子十四枚 白术 升麻各三两 粟米一升 干姜二两

【用法】上锉。以水一斗，煮米取熟，去米下药，煮取二升半，分为三服。

【主治】
1.《备急千金要方》：下焦热或下痢脓血，烦闷恍惚。
2.《普济方》：霍乱，下焦热结，或痢下脓血烦痛。

【方论】《千金方衍义》：热传少阴例中，下痢便脓血，及腹痛小便不利，用桃花汤。此以烦闷恍惚，故加乌梅下气除烦满，栀子除胃中热气，白术除热消食，升麻引清气上升，以佐石脂固脱、干姜导热、粳米安胃。

附子粳米汤

【来源】《备急千金要方》卷二十。

【组成】中附子一枚　粳米五合　半夏半升　干姜　甘草各一两　大枣十枚

【用法】上锉。以水八升，煮药至米熟，去滓，分三次。

【主治】

1.《备急千金要方》：霍乱四逆，吐少呕多者。

2.《袖珍方》引《澹寮》：喜怒忧思，扰乱脏气，胸腹胀满，肠鸣走气，呕吐不食。

虎掌丸

【来源】方出《备急千金要方》卷二十，名见《普济方》卷二〇一。

【组成】虎掌　薇衔各二两　枳实　附子　人参　槟榔　干姜各三两　厚朴六两　皂荚三寸　白术五两

【用法】上为末，炼蜜为丸，如梧桐子大。每服二十丸，以酒送下，每日三次。

【主治】霍乱。

扁豆散

【来源】方出《备急千金要方》卷二十，名见《普济方》卷二〇一。

【组成】扁豆　香薷各一升

【用法】上以水六升，煮取二升，分服。单用一味亦得。

【主治】霍乱。

芦根汤

【来源】方出《本草纲目》卷十五引《备急千金要方》，名见《霍乱燃犀说》卷下。

【组成】芦根三钱　麦门冬一钱

【用法】水煎服。

【主治】霍乱烦闷。

理中丸

【来源】《外台秘要》卷六引《延年秘录》。

【组成】白术二两　干姜二两（炮）　人参二两　甘草二两（炙）　大麦蘖二两（炒黄）

【用法】上为末，炼蜜为丸，如梧桐子大。每服十五丸，饮送下，一日二次，稍加至二十丸。

【主治】霍乱吐利，宿食不消。

【宜忌】忌海藻、菘菜、桃、李、雀肉。

增损理中丸

【来源】《外台秘要》卷六引《延年方》。

【组成】人参六分　白术六分　厚朴六分（炙）　茯苓六分　甘草六分（炙）　姜屑二分

【用法】上为末，炼蜜为丸，如梧桐子大。每服十丸，加至十五至二十丸，水饮送下；以酒送下亦得。

【功用】止泄痢，下气能食。

【主治】霍乱。

【宜忌】忌海藻、菘菜、桃李、雀肉，大醋及生冷。

损益草散

【来源】《千金翼方》卷十五。

【组成】人参　附子（炮去皮）各三分　干姜　桂心各五分　防风一两半　牡蛎（熬）　黄芩　细辛各三分　桔梗　椒（去目闭口者，炒去汗）　茯苓　秦艽　白术各一两

【用法】上为散，治千杵。每服方寸匕；治霍乱，每服二方寸匕，旦以温酒送下。老人频服三剂良，常用之佳。

【功用】消谷，助老人胃气，可以延年。

【主治】男子女人老少虚损，及风寒毒冷下痢，癖饮咳嗽，霍乱，休息下痢，垂命欲死。

龙骨汤

【来源】《千金翼方》卷十八。

【组成】龙骨　黄连　干姜　赤石脂　当归各三两　枳实五枚（炙）　半夏一升（洗）　附子（炮，去

皮，破） 人参 桂心甘草（炙）各二两

【用法】上锉。以水九升，煮取三升，分三次服。

【主治】霍乱吐痢呕逆。

厚朴汤

【来源】《千金翼方》卷十八。

【组成】厚朴（炙） 高良姜 桂心各三两

【用法】上锉。以水六升，煮取二升，分二次服。

【主治】霍乱面烦。

理中丸

【来源】《千金翼方》卷十八。

【别名】加减理中丸（《妇人大全良方》卷七）。

【组成】人参 白术 干姜 甘草（炙）各一两

【用法】上为末，炼蜜为丸，如弹子大。取汤和一丸服之，日十服。

【主治】霍乱。

【加减】吐多痢少者，取枳实三枚（炙，四破），水三升，煮取一升和一丸服之；吐少痢多者，加干姜一累；吐痢干呕者，取半夏半两（洗去滑），水二升，煮取一升和一丸服之；若体疼痛不可堪者，水三升，煮大枣三个，取一升和一丸服之；若吐痢大极转筋者，以韭汁洗腹肾，从胸至足踝，勿逆，即止；若体冷微汗，腹中寒，取附子一枚（炮，去皮，四破），以水二升，煮一升和一丸服。吐痢悉止，脉不出体犹冷者，可服诸汤补之。

粱米饮

【来源】方出《千金翼方》卷十八，名见《圣济总录》卷四十。

【组成】粱米粉五合

【用法】以水一升半和之如粥，顿服。须臾即止。

【主治】霍乱吐利，心烦不止。

木香汤

【来源】《外台秘要》卷六引《救急方》。

【组成】青木香长三寸 高良姜二两 豆蔻子二枚

【用法】上锉。以水一大升，煮取半升，顿服。

【主治】

1.《外台秘要》引《救急方》：霍乱，无问干湿冷热。

2.《太平圣惠方》：霍乱，不吐不利，宿食不消，烦乱腹痛。

生姜汤

【来源】《外台秘要》卷六引《救急方》。

【组成】东壁土一把 生姜一大两（碎之）

【用法】用水一大升，煮取半升，澄清，热饮之。如渴依前进。

【主治】干湿霍乱冷热。

芦根汤

【来源】《外台秘要》卷六引《救急方》。

【组成】生芦根（切）一升 生姜一斤 橘皮五两

【用法】上切。以水八升，煮取二升，分二服，服别相去，以意消息之。

【主治】霍乱腹痛吐痢。

香薷汤

【来源】《外台秘要》卷六引《救急方》。

【组成】生香薷（切）一升 小蒜一升（碎） 厚朴六两（炙） 生姜十两

【用法】上切。以水一斗，煮取三升，分三次温服。得吐痢止。

【主治】霍乱，腹痛吐痢。

茯苓人参散

【来源】《外台秘要》卷十引《救急方》。

【组成】茯苓二斤（去黑皮，擘破如枣大，清水渍，经一日一夜再易水，出于日中，晒干，为末） 人参七两（捣） 甘草一两（炙，切） 牛乳七升 白沙蜜一升五合

【用法】上药以水五升，纳甘草，煮取二升，除甘草，澄滤；纳茯苓，缓火煎，令汁欲尽；次纳白蜜、牛乳；次纳人参，缓火煎，令汁尽，仍搅药令调，勿许焦成，日中晒干，捣筛为散，以纸盛

之。温乳及蜜汤和吃并得，亦不限多少。夏月水和当㪭。

【功用】益心力，除谬忘，能饮食，延年益寿。

【主治】上气，胸胁满闷，霍乱，积痢。

【宜忌】忌海藻、菘菜、大醋。

【验案】有人年四十时，因患积痢，羸惫不能起止，形状如七十老人，服此药两剂，平复如旧。

乌梅黄连散

【来源】《外台秘要》卷六引《必效方》。

【别名】乌梅散（《圣济总录》卷三十九。）

【组成】乌梅肉三两　黄连三两　熟艾叶三两　赤石脂二两　当归三两　甘草三两（炙）　附子二两（炮）　阿胶三两（炒）

【用法】上为散。每服二方寸匕，疑热则饮下，疑冷则酒下。

【主治】霍乱水痢，腹中雷鸣。

【宜忌】忌海藻、菘菜、猪肉、冷水。

四神丸

【来源】《外台秘要》卷六引《必效方》。

【别名】备急四神丸（《圣济总录》卷五十七）。

【组成】干姜一两　桂心一两　附子一两（炮）巴豆六十枚（制）

【用法】上为末，炼蜜为丸，如小豆大。饮服二丸。取快下；不下，又服一丸。

【主治】

1.《外台秘要》引《必效方》：霍乱，冷实不除，及痰饮百病。

2.《圣济总录》：腹满，胁肋痛不可忍。

【宜忌】忌生葱、野猪肉、芦笋。

厚朴桂心汤

【来源】《外台秘要》卷六引《必效方》。

【组成】厚朴四两（炙）　桂心二两

【用法】上切。以水四升，煮取一升二合，绞去滓，内分六合，细细饮之。服了如其渴欲得冷水，尽意饮之。

【主治】霍乱后渴，口干，腹痛不止者。

【宜忌】忌生葱。

理中散

【来源】《外台秘要》卷六引《必效方》。

【组成】青木香六分　桂心八分（炙）　厚朴八分（炙）　甘草八分（炙）　白术八分　干姜十分（炮）　附子六分（炮）

【用法】上为散。每服两钱匕，饮调下。如人行五六里，不定，更服一钱匕，愈止。

【主治】霍乱及转筋，吐痢不止。

【宜忌】忌海藻、菘菜、生葱、猪肉、桃、李、雀肉。

茱萸汤

【来源】《外台秘要》卷六引《广济方》。

【组成】吴茱萸一升　甘草二两（炙）　干姜二两（炮）　蓼子一把　乱发一两（烧）　桂心二两

【用法】上切。以水七升，煮取二升三合，绞去滓，分三次温服。服别相去如人行六七里。

【主治】

1.《外台秘要》引《广济方》：霍乱转筋不止。

2.《普济方》：霍乱转筋不止，乃疼痛欲入腹者。

【宜忌】忌生葱、海藻、菘菜、生冷粘腻。

厚朴人参汤

【来源】《外台秘要》卷六引《广济方》。

【组成】厚朴四两（炙）　橘皮二两　人参二两　高良姜一两　当归一两　藿香一两

【用法】以水七升，煮取二升五合，绞去滓，分三次温服，服别相去如人行六七里。

【主治】霍乱心腹痛，烦呕不止。

【宜忌】忌生冷粘腻。

扁豆汤

【来源】《外台秘要》卷六引《广济方》。

【组成】扁豆叶一升　香薷叶一升　木瓜一枚　干

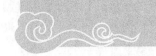

姜一两

【用法】上四味，以水六升，煮取二升五合，绞去滓，分三次温服，服别相去如人行六七里。

【主治】霍乱吐痢。

理中丸

【来源】《外台秘要》卷六引《广济方》。

【组成】人参八分　白术八分　甘草八分（炙）　干姜六分　高良姜八分　桂心六分

【用法】上为末，炼蜜为丸，如梧桐子大。每服三十丸，空腹以饮送下，一日二次。渐加至四十丸，老小以意加减。

【主治】冷热不调，霍乱吐痢，宿食不消。

【宜忌】忌生冷、油腻、生葱、海藻、菘菜、桃、李、雀肉。

吃力伽丸

【来源】《外台秘要》卷十三引《广济方》。

【别名】安息香丸（《中藏经》卷下）、苏合香丸（《苏沈良方》卷五）、乞力伽丸（《普济方》卷二三七）、苏合丸（《赤水玄珠》卷四）。

【组成】吃力伽（即白术）　光明砂（研）　麝香（当门子）　诃梨勒皮　香附子（中白）　沉香（重者）　青木香　丁子香　安息香　白檀香　荜茇（上者）　犀角各一两　熏陆香　苏合香　龙脑香各半两

【用法】上为极细末，炼蜜为丸，如梧桐子大。腊月合之，藏于密器中，勿令泄气。每朝用四丸，取井花水于净器中研破服。老小每碎一丸服之，另取一丸如弹丸，蜡纸裹，绯袋盛，当心带之，冷水暖水，临时斟量。

【功用】

1.《世医得效方》：散疫气。

2.《奇效良方》：顺气化痰。

3.《中医方剂学》：解郁开窍。

【主治】传尸骨蒸，殟殜肺痿，疰忤鬼气，卒心痛，霍乱吐痢，时气鬼魅，瘴疟，赤白暴痢，瘀血月闭，疹癖疔肿，惊痫，鬼忤中人，吐乳狐魅。

【宜忌】忌生血肉、桃、李、雀肉、青鱼、酢等。

神圣香茸散

【来源】《苏沈良方》卷四引《五脏论》。

【别名】神圣香薷饮（《圣济总录》卷四十）、黄连香薷饮（《伤寒标本》卷下）、黄连香薷汤（《卫生宝鉴·附遗》）、香薷饮（《万病回春》卷二）、四味香薷饮（《医方集解》）、四物香薷饮（《成方便读》卷三）。

【组成】香薷穗（经霜者）一两半　新厚朴（取心）二两　川黄连二两　白扁豆一两（焙）

【用法】先用姜汁四两，一处杵黄连、厚朴二味，令细，炒成黑色，入香薷、扁豆二味，都为末。每服五钱，水一盏，酒一盏，共煎至一盏，入瓷瓶内，蜡纸封，沉入井底，候极冷，一并服二服。

【功用】《医方集解》：散暑和脾。

【主治】

1.《苏沈良方》引《五脏论》：霍乱吐泻、转筋腹痛。

2.《卫生宝鉴·补遗》：伏暑引饮，口燥咽干，或吐或泻；及脏腑冷热不调，饮食不节，或食腥荤生冷过度，或起居不节，露卧湿地，当风取凉、风冷之气归于三焦，传于脾胃，脾胃得冷，不能消化水谷，致真邪相干，肠胃虚弱，吐利，心腹疼痛，霍乱气逆，发热头痛体疼，虚烦，或转筋拘急疼痛，四肢逆冷，脉欲绝，或烦闷昏塞而欲死者。

【方论】

1.《医方考》：暑，阳邪也，干于脾则吐利，干于心则烦心。香薷之香，入脾清暑而定吐利；黄连之苦，入心却热而治烦心；暑邪结于胸中，非厚朴不散；暑邪陷于脾胃，非扁豆无以中；然必冷服者，经所谓治温以清，凉而行之是也。

2.《医方集解》：此手少阴、手足太阴、足阳明药也。香薷辛温香散，能入脾肺气分，发越阳气，以散皮肤之蒸热；厚朴苦温，除湿散满，以解心腹之凝结；扁豆甘淡，能消脾胃之暑湿，降浊而升清；黄连苦寒，能入心脾，清热而除烦也。

3.《成方便读》：以暑必伤心，心热炽盛，则必伤肺，且心主血，热则逼血妄行，故见以上诸证，不得不用黄连苦寒入心以直折之。

4.《医方论》：今就暑病门中，先论暑症，虽有冒暑、伤暑、中暑、伏暑等名，不过略分轻重，其为阳邪则一也，其因暑而贪凉受风者便是伤风，因暑而食冷受寒者便是伤寒，但与冬月之伤风、伤寒治法不同。因暑伤风，当辛凉表散；因暑伤寒当于清解中参用温药，此为正法。四味香薷饮，乃治感冒暑气、阳邪遏抑之剂，即冬月伤中用桂枝，不论是何暑病，首先用之，殊可怪叹。

高良姜汤

【来源】《外台秘要》卷六引《广济》。

【组成】高良姜五两　木瓜一枚　杜梨枝叶三两

【用法】上切。以水六升，煮取二升，绞去滓，空腹温三服，服别如人行六七里。

【主治】霍乱，冷热不调，吐痢。

高良姜汤

【来源】《外台秘要》卷六引《广济》。

【组成】高良姜四两　桂心四两

【用法】上切。以水七升，煮取二升，去滓，分三服，如人行四五里一服。

【主治】霍乱吐痢，转筋欲入腹。

【宜忌】忌生冷，生葱。

诃黎勒散

【来源】《外台秘要》卷六引《近效方》。

【组成】诃黎勒三颗（捣，取皮）

【用法】和酒顿服。三五度则愈。

【主治】一切风气痰冷，霍乱，食不消，大便泻。

紫苏子丸

【来源】《外台秘要》卷十引《近效方》。

【组成】紫苏子　橘皮各二两　高良姜　桂心　人参各一两

【用法】上为末，炼蜜为丸。每服十五丸，酒、饮任下。若食瓜脍等物，有生熟气，疑似霍乱者，即半枣粟许大，细细咽取汁令消尽，应时立愈。

【主治】上气，腹内胀满，饮食不消，欲作霍乱及咳嗽。

【宜忌】忌生葱、猪肉、陈臭等物。

高良姜三味饮子

【来源】《外台秘要》卷六引《许仁则方》。

【别名】高良姜散（《普济方》卷二〇二）。

【组成】高良姜二两　豆蔻子十二枚　桂心二两（一方有干姜、人参）

【用法】上切。以水四升，煮取一升，去滓，细细啜之。

【主治】湿霍乱，吐痢无限。

【宜忌】忌生葱。

三味饮子

【来源】《外台秘要》卷六引《许仁则方》。

【组成】高良姜二两　豆蔻子十二枚　桂心二两

【用法】上药切。以水四升，煮取一升，去滓，细细啜之。

【主治】湿霍乱，吐利无限。

【宜忌】忌生葱。

木瓜桂心二物饮

【来源】《外台秘要》卷六引《许仁则方》。

【组成】木瓜一枚（湿干并得）　桂心二两

【用法】以水二升，煮取七合，去滓，细细饮之。

【主治】霍乱吐痢。

【宜忌】忌生葱。

人参理中汤

【来源】《外台秘要》卷六引《删繁方》。

【组成】人参　干姜　甘草（炙）各三两　茯苓四两　橘皮四两　桂心三两　黄耆二两

【用法】上切。以水九升，煮取三升，去滓，分三次温服。

【主治】霍乱洞泄不止，脐上筑筑，肾气虚。

【宜忌】忌海藻、菘菜、生葱、酢物。

香豉汤

【来源】《外台秘要》卷六引《删繁方》。

【组成】香豉一升　生地黄一升　白术三两　甘草二两（炙）　竹叶一升　石膏八两　茯苓三两　葱白一升

【用法】上切。以水七升，煮取二升五合，去滓，分三次服。须利下，加芒消三两。

【主治】

1.《外台秘要》引《删繁方》：霍乱，走哺不止，或呕噎，热气冲心满闷。

2.《圣济总录》：下焦热结，呕吐不止，心腹满闷。

【宜忌】忌食芜荑、海藻、菘菜、桃、李、雀肉、酢物等。

桔梗汤

【来源】《外台秘要》卷六引《删繁方》。

【组成】桔梗四两　白术五两　干姜三两　茯苓三两　仓米一升

【用法】上切。以水八升，煮仓米熟，去米，将汁煮药，取二升，绞去滓，分服。

【主治】霍乱食不消，肠鸣腹痛，热不止。

【宜忌】

1.《外台秘要》引《删繁方》：忌桃、李、雀肉、猪肉、大酢。

2.《普济方》：忌犬肉。

黄龙藤汤

【来源】《外台秘要》卷六引《删繁方》。

【组成】黄龙藤（切）一升（此樟木上藤也，断以吹气从中贯度者好也）

【用法】上一物，以水四升，煮取八合为一服，一剂不止，更至一剂。

【主治】舌强筋缩，牵阴股，引胸腹，胀痛霍乱；宿食不消，霍乱，或干霍乱，或吐痢不止，或不吐痢。

人参汤

【来源】《外台秘要》卷十六引《删繁方》。

【组成】人参　厚朴（炙）各二两　葱白一虎口　白术四两　蓼一把（长三寸）

【用法】上切。以水五升，煮取二升，去滓，分二服。

【主治】筋虚胞转：或因霍乱转筋，腹满痛；或因服药吐利过度，脚手虚转，肠胞转痛。

【宜忌】忌桃、李、雀肉等。

高良姜酒

【来源】《外台秘要》卷六引《备急方》。

【别名】高良姜饮（《圣济总录》卷一八四）。

【组成】高良姜

【用法】火炙令焦香，每用五两打破，以酒一升，煮取三四沸，顿服。

【主治】

1.《外台秘要》引《备急方》：霍乱吐痢，腹痛气恶。

2.《圣济总录》：乳石发，吐痢转筋气急。

草果饮子

【来源】《妇人大全良方》卷二十一引《经效》。

【别名】草果饮（《校注妇人良方》卷二十一）。

【组成】半夏（泡）　赤茯苓　甘草（炙）　草果（炮，去皮）　川芎　陈皮　白芷各二钱　青皮（去白）　良姜　紫苏各一钱　干葛四钱

方中干葛，《医学纲目》作干姜。

【用法】上锉。每服三钱，水一大盏，加生姜三片、大枣二个，同煎至七分，去滓，当发日侵早连进三服。

【主治】

1.《妇人大全良方》引《经效》：妇人产后疟疾，寒热相半，或多热者。

2.《证治宝鉴》：感冒后四逆，手足不遂，牙关紧急；霍乱四逆，手足搐搦，欲成风者。

理中汤

【来源】《外台秘要》卷三十八。

【别名】理中去术加桂汤（《圣济总录》卷三十八）。

【组成】人参　桂心　甘草（炙）各三两　干姜二两

【用法】上切。以水八升，煮取三升，分服。

【主治】石发后霍乱吐多者，必转筋，不渴，即脐上筑者，肾气虚。

大诃黎勒丸

【来源】《元和纪用经》。

【组成】诃黎勒皮四两　藿香二两　肉豆蔻八颗

【用法】上为末，炼蜜为丸，如栗大。每服一丸，细嚼饮服，不拘时候。小儿量岁一丸，分三四服，姜汤、米饮送下更妙。

【主治】老人、小儿吐泻胃逆，心腹胀满，霍乱恐迫。

丁香和脾饮子

【来源】《普济方》卷一三九引《广南摄生方》。

【组成】丁香　木香各一分　大腹子三个　草豆蔻十五个　人参半两　白术一两　甘草半两　诃子二个

【用法】上锉细，分作十五服。每服用水五合，煎二合，去滓温服。滓并煎作一服。

【主治】一切伤寒，霍乱吐泻。

丁香散

【来源】《普济方》卷二〇一引《海上名方》。

【组成】丁香　藿香（去土）　枇杷叶（去毛，炙）各一两

【用法】上锉散。用水一盏，生姜半钱，同煎至七分，去滓热服。

【主治】小儿霍乱，吐不止。

高良姜粥

【来源】《医方类聚》卷九十四引《食医心鉴》。

【组成】高良姜六分（锉）　米三合

【用法】上以水二升，煎高良姜，取一升半，去滓，投米煮粥食之。

【主治】

1.《医方类聚》引《食医心鉴》：心腹冷结痛，或遇寒风及吃生冷即发动。

2.《太平圣惠方》：霍乱，吐利腹痛。

芦荟丸

【来源】《幼幼新书》卷二十七引《玉诀》。

【组成】芦荟　安息香　胡黄连　枳壳（麸炒）各一钱　使君子三七个（炒）　芜荑一分　淀粉一钱半　麝香少许

【用法】上为末，猪胆糊为丸，如梧桐子大。每服五七丸，米饮送下。

【主治】

1.《幼幼新书》引《玉诀》：霍乱后干哕不常。

2.《证治准绳·幼科》小儿蛔疳。

茱萸汤

【来源】《医心方》卷十一引《深师方》。

【组成】茱萸一升　黄连二两　附子一两　甘草一两　生姜三两

【用法】以水七升，煮取三升，分三服。

【主治】霍乱呕吐，水药不下。

竹茹饮子

【来源】《太平圣惠方》卷十。

【别名】竹茹汤（《圣济总录》卷二十三）、青竹茹汤（《圣济总录》卷三十九）。

【组成】青竹茹一鸡子大　人参半两（去芦头）　乌梅肉二两

【用法】上锉细。以水一中盏，煎至五分，去滓温服，不拘时候频频温服。

【主治】

1.《太平圣惠方》：伤寒吐利后，烦渴不止。

2.《圣济总录》：霍乱，津液少，渴甚。

蜡　粥

【来源】《太平圣惠方》卷十。

【组成】黄蜡半两　粳米三合（细研）

【用法】上先以水煮粳米作粥，临熟，次下蜡，更煮，候蜡消，温温服之。

【主治】霍乱后气脱虚羸，或渴不止。

人参散

【来源】《太平圣惠方》卷十二。

【组成】人参（去芦头）　枳实（麸炒令黄色）　附子（炮裂，去皮脐）　桂心　甘草（炙微赤，锉）　干姜（炮裂，锉）　黄连（去须）　赤石脂　当归（锉，微炒）　半夏（汤洗七遍去滑）　白茯苓各半两

【用法】上为散。每服四钱，以水一中盏，加生姜半分，煎至六分，去滓，不拘时候温服。

【主治】伤寒，霍乱吐利，心烦腹痛。

人参散

【来源】《太平圣惠方》卷十二。

【组成】人参一两（去芦头）　陈橘皮一两（汤浸，去白瓤，焙）　甘草半两（炙微赤，锉）　白术一两　厚朴一两半（去粗皮，涂生姜汁，炙黄热）　肉豆蔻半两（去壳）　枳壳一两（麸炒微黄，去瓤）　桂心一两

【用法】上为散。每服三钱，以水一中盏，加生姜半分，煎至六分，去滓，不拘时候，稍热频服。

【主治】伤寒、霍乱，吐泻不定，兼脾胃冷气攻心，腹胀满，不下饮食。

四逆散

【来源】《太平圣惠方》卷十二。

【组成】甘草（炙微赤，锉）　附子（炮裂，去皮脐）　桂心各一两　干姜半两（炮制，锉）

【用法】上为粗散。每服四钱，水一中盏，加大枣三枚，煎至六分，去滓，稍热频服，不拘时候。

【主治】伤寒，霍乱吐利，发热恶寒，四肢拘急，手足厥冷。

白术散

【来源】《太平圣惠方》卷十二。

【组成】白术一两　人参一两（去芦头）　甘草半两（炙微赤，锉）　陈橘皮三分（汤浸，去白瓤，焙）　厚朴一两（去粗皮，涂生姜汁炙令香熟）

【用法】上为散。每服四钱，以水一中盏，加生姜半分，大枣三个，煎至六分，去滓温服，不拘时候。

【主治】伤寒霍乱，胃气不和，心烦吐利，不下饮食。

白术散

【来源】《太平圣惠方》卷十二。

【组成】白术　人参（去芦头）　白茯苓　干木瓜　陈橘皮（汤浸，去白瓤，焙）各一两　甘草一分（炙微赤，锉）

【用法】上为散。每服四钱，以水一中盏，加生姜半分，煎至六分，去滓，稍热频服，不拘时候。

【主治】伤寒，冷热气相乘，霍乱吐利，转筋不止。

诃黎勒丸

【来源】《太平圣惠方》卷十二。

【组成】诃黎勒一两（煨，用皮）　桂心一两　青橘皮半两（汤浸，去白瓤，焙）　高良姜一两（锉）　人参一两（去芦头）　白术一两　木香半两　厚朴一两（去粗皮，涂生姜汁炙令香熟）　甘草半两（炙微赤，锉）

【用法】上为末，炼蜜为丸，如梧桐子大。每服二十丸，以生姜汤送下，不拘时候。

【主治】伤寒霍乱，心腹疠痛，四肢不和。

丁香散

【来源】《太平圣惠方》卷四十七。

【组成】丁香半两　桂心半两　诃黎勒三分（煨，用皮）　厚朴三分（去粗皮，涂生姜汁，炙令香熟）　陈橘皮一两（汤浸，去白瓤，焙）　木瓜一两（干者）　高良姜三分（锉）　白术半两　附子三分（炮裂，去皮脐）

【用法】上为细散。每服二钱，以粥饮调下，不拘时候。

【主治】霍乱吐利不止。

丁香人参散

【来源】方出《太平圣惠方》卷四十七，名见《普济方》卷二四二。

【组成】丁香一分　人参一分（去芦头）

【用法】上为细散，分为二服。每服以牛乳三合，煎三五沸，和滓温服，如人行五里再服。

【主治】霍乱，胃气虚，干呕不止。

人参散

【来源】《太平圣惠方》卷四十七。

【组成】人参一两（去芦头）　干姜半两（炮）　吴白术一两　木瓜一两（干者）

【用法】上为粗散。每服三钱，以水一中盏，加生姜半分，煎至五分，去滓，不拘时候温服。

【主治】霍乱，吐逆及利，并脚转筋。

人参散

【来源】《太平圣惠方》卷四十七。

【组成】人参一两（去芦头）　白术一两　甘草半两（炙微赤，锉）　厚朴一两（去粗皮，涂生姜汁，炙令香熟）　陈橘皮一两（汤浸，去白瓤，焙）　半夏半两（汤浸七遍去滑）

【用法】上为粗散。每服三钱，以水一中盏，加大枣二枚，生姜半分，煎至六分，去滓，不拘时候温服。

【主治】霍乱，呕吐不止。

人参散

【来源】《太平圣惠方》卷四十七。

【组成】人参半两（去芦头）　白术半两　赤芍药半两　甘草半两（炙微赤，锉）　当归半两（锉，微炒）　干姜一两（炮裂，锉）　赤茯苓一两　肉豆蔻半两（去壳）　桂心半两

【用法】上为散。每服三钱，以水一中盏，煎至六分，去滓，不拘时候温服。

【主治】霍乱吐泻，心腹痛，四肢不和。

人参散

【来源】《太平圣惠方》卷四十七，名见《普济方》卷二〇二。

【组成】人参三分（去芦头）　香薷一握（锉）　陈橘皮一两（汤浸，去白瓤，焙）

【用法】上为散。每服四钱，每服以水一中盏，加大枣二枚，生姜半分，煎至六分，去滓，不拘时候温服。

【主治】霍乱及脾胃气虚，腹胀，不能饮食。

人参散

【来源】《太平圣惠方》卷四十七。

【别名】麦门冬汤（《圣济总录》卷三十九）

【组成】人参一两（去芦头）　麦门冬一两（去心）　陈橘皮一两（汤浸，去白瓤，焙）　茯神三分　甘草半两（炙微赤，锉）

【用法】上为散。每服三钱，以水一中盏，加生姜半分，小麦五十粒，竹叶二七片，煎至六分，去滓，温温频服。

【主治】霍乱吐泻，心烦。

人参散

【来源】《太平圣惠方》卷四十七，名见《普济方》卷二〇三。

【组成】人参三分（去芦头）　白术半两　黄耆半两（锉）　茯神三分　甘草半两（炙微赤，锉）　干姜半两（炮裂，锉）　桂心半两　麦门冬三分（去心）

【用法】上为散。每服四钱，以水一中盏，加生姜半分，煎至六分，去滓，温温频服。

【主治】霍乱吐利，汗出心烦。

人参散

【来源】《太平圣惠方》卷四十七。

【组成】人参一两（去芦头）　白术二两　白茯苓一两　葛根一两（锉）　陈橘皮一两（汤浸，去白瓤，焙）麦门冬一两（去心）　甘草半两（炙微赤，锉）

【用法】上为散。每服四钱，以水一中盏，加生姜半分，煎至分，去滓，温温频服。

【主治】霍乱，卒吐下利不禁，脉数烦渴。

人参散

【来源】《太平圣惠方》卷四十七。

【组成】人参一两（去芦头） 甘草半两（炙微赤，锉） 干姜半两（炮裂，锉） 桂心三分 泽泻三分 附子一两（炮裂，去皮脐）

【用法】上为散。每服三钱，以水一中盏，煎至六分，去滓，不拘时候热服。

【主治】霍乱，吐利过多，脐下气筑悸。

人参散

【来源】《太平圣惠方》卷四十七。

【组成】人参二两（去芦头） 附子二两（炮裂，去皮脐） 甘草三两（炙微赤，锉） 白术二两 干姜二两（炮裂，锉） 麦门冬二两（去心）

【用法】上为散。每服三钱，以水一中盏，加生姜半分，煎至六分，去滓，不拘时候热服。

【主治】霍乱，吐泻不定，四肢逆冷，大渴欲水。

人参散

【来源】《太平圣惠方》卷四十七，名见《普济方》卷二〇一。

【组成】人参一两（去芦头） 附子二两（炮裂，去皮脐） 白芍药一两 桂心二两 当归一两（锉碎，微炒） 陈橘皮二两（汤浸，去白瓤，焙） 白术一两 高良姜二两（锉）

【用法】上为散。每服四钱，以水一中盏，加大枣三枚，煎至六分，去滓，不拘时候热服。

【主治】霍乱，身体疼痛，四肢逆冷，服理中、四顺不效者。

干姜人参汤

【来源】方出《太平圣惠方》卷四十七，名见《普济方》卷二〇三。

【组成】干姜一两 人参一两（去芦头） 陈橘皮

一两（汤浸，去瓤，焙）

【用法】上锉细和匀。每服半两，以水一大盏，煎至五分，去滓温服，不拘时候。

【主治】霍乱干呕。

木瓜汤

【来源】方出《太平圣惠方》卷四十七，名见《圣济总录》卷一六二。

【别名】木瓜煎（《妇人大全良方》卷十四）。

【组成】木瓜二两 生姜半两 吴茱萸一两（汤浸七遍，焙干，微炒）

【用法】上锉细。以水三大盏，煎至一盏二分，去滓，分为三服，频频服之。

【主治】

　　1.《太平圣惠方》：霍乱泻后，脚转筋。

　　2.《圣济总录》：产后霍乱吐利，脚转筋。

　　3.《妇人大全良方》：妊娠霍乱吐泻，转筋入腹则闷绝。

木瓜散

【来源】《太平圣惠方》卷四十七。

【组成】木瓜一两（干者） 艾叶半两 当归半两（锉，微炒） 木香半两 桂心半两 诃黎勒三分（煨） 肉豆蔻半两（去皮） 人参半两（去芦头） 白术三分 陈橘皮一两（汤浸，去白瓤，焙） 厚朴三分（去粗皮，涂生姜汁炙香熟）

【用法】上为散。每服三钱，以水一中盏，煎至五分，去滓，稍热服，不拘时候。

【主治】霍乱吐利，冷气攻心腹。

木瓜散

【来源】方出《太平圣惠方》卷四十七，名见《普济方》卷二〇三。

【组成】木瓜一两（干者） 桂心一两 草豆蔻半两（去皮）

【用法】上为散。每服三钱，以水一中盏，煎至六分，去滓温服，不拘时候。

【主治】霍乱，吐利转筋，心膈烦闷。

木瓜散

【来源】方出《太平圣惠方》卷四十七，名见《普济方》卷二〇二。

【组成】木瓜一枚　桂心一两　麦门冬一两（去心）

【用法】上细锉。每服半两，以水一大盏，煎至五分，去滓温服，不拘时候。

【主治】霍乱吐利，烦渴不止。

木香散

【来源】《太平圣惠方》卷四十七。

【组成】木香一两　高良姜二两（锉）　草豆蔻一两（去皮）

【用法】上为散。每服三钱，以水一中盏，加生姜半分，大枣三枚，煎至六分，去滓，不拘时候温服。

【主治】干霍乱。不吐不利，宿食不消，烦乱腹痛。

木瓜粳米汤

【来源】方出《太平圣惠方》卷四十七，名见《普济方》卷二〇三。

【别名】木瓜汤（《圣济总录》卷一八四）。

【组成】木瓜一枚（大者，四破）　仓粳米一合

【用法】上药以水二大盏，煎至一盏半，去滓，时时温一合服之。

【主治】

　　1.《太平圣惠方》：霍乱，吐泻转筋。

　　2.《圣济总录》：乳石发。

乌梅散

【来源】《太平圣惠方》卷四十七。

【组成】乌梅肉三分（微炒）　黄连三分（去须，微炒）　熟艾三分（微炒）　赤石脂一两　当归三分（锉，微炒）　甘草三两（炙微赤，锉）　附子三分（炮裂，去皮脐）　阿胶一两（捣碎，炒令黄燥）　肉豆蔻一两（去壳）

【用法】上为细散。每服二钱，以粥饮调下，不拘时候。

【主治】霍乱后，痢不止，冷汗出，腹胁胀。

艾叶汤

【来源】方出《太平圣惠方》卷四十七，名见《普济方》卷二〇一。

【组成】艾叶一两　诃黎勒一两（煨，用皮）

【用法】以水二大盏，煎至一盏，去滓，分温三服。如人行五里，温再服。

【主治】霍乱后，洞下不止。

石膏散

【来源】《太平圣惠方》卷四十七。

【组成】石膏二两　麦门冬一两（去心）　甘草三分（炙微赤，锉）　白茯苓一两

【用法】上为散。每服三钱，以水一中盏，加生姜半分，豉一百粒，竹叶二七片，煎至六分，去滓，不拘时候温服。

【主治】霍乱，烦渴头痛。

生姜汤

【来源】方出《太平圣惠方》卷四十七，名见《医方类聚》卷十引《神巧万全方》。

【别名】生姜饮（《普济方》卷二〇三）。

【组成】生姜汁一合　蜜一合　糯米一合（以新汲水淘令净，研如粉）

【用法】以新汲水一大盏相和，时时服一合。

【主治】

　　1.《太平圣惠方》：霍乱吐泻，心烦闷乱。

　　2.《神巧万全方》：胃中实热，吐逆，不受饮食，心神烦渴。

生姜香薷汤

【来源】方出《太平圣惠方》卷四十七，名见《普济方》卷二〇三。

【组成】生姜一两（切）　香薷一两（切）　陈橘皮一两（汤浸，去白瓤，焙）

【用法】以水二大盏，煎至一盏，去滓，分温

二服。

【主治】霍乱引饮，饮即干呕。

白术散

【来源】方出《太平圣惠方》卷四十七，名见《普济方》卷二〇一。

【组成】白术半两　肉豆蔻半两（去壳）　人参半两（去芦头）　厚朴三分（去粗皮，涂生姜汁炙令香熟）　陈橘皮三分（汤浸，去白瓤，焙）

【用法】上为散。每服三钱，以水一中盏，加生姜半分，大枣三个，煎至六分，去滓温服，不拘时候。

【主治】霍乱呕吐，脾胃虚冷，气膈，不思饮食。

白术散

【来源】方出《太平圣惠方》卷四十七，名见《普济方》卷二〇二。

【组成】白术二两　枳壳二两（麸炒微黄，去瓤）　桂心一两

【用法】上为散。每服三钱，以水一中盏，加大枣三个，生姜半分，煎至六分，去滓热服，不拘时候。

【主治】霍乱吐逆下利，心腹胀满，脚转筋，手足冷。

白术散

【来源】《太平圣惠方》卷四十七。

【组成】白术一两　藿香一两　人参一两（去芦头）　枇杷叶半两（拭去毛，炙微黄）　高良姜半两（锉）　草豆蔻半两（去皮）

【用法】上为散。每服三钱，以水一中盏，加生姜半分，大枣三个，煎至六分，去滓温服，不拘时候。

【主治】霍乱胃气虚，干呕不止。

白豆蔻丸

【来源】《太平圣惠方》卷四十七。

【组成】白豆蔻三分（去皮）　干姜半两（炮裂，

锉）　白术一两　甘草半两（炙微赤，锉）　人参三分（去芦头）　桂心半两　厚朴一两（去粗皮，涂生姜汁炙令香熟）　陈橘皮一两（汤浸，去白瓤，焙）　诃黎勒皮三分

【用法】上为散，炼蜜为丸，如梧桐子大。每服二十丸，以生姜、大枣汤送下，一日四五次。

【主治】

1.《太平圣惠方》：霍乱，及脾胃气虚，腹胀妨闷，不思饮食。

2.《普济方》：胃受风冷。

白茯苓散

【来源】方出《太平圣惠方》卷四十七，名见《普济方》卷二〇二。

【组成】白茯苓一两　大枣十枚（去核）　麦门冬半两（去心）

【用法】上锉细。分为五服，每服以水一中盏，煎至六分，去滓，温温频服。

【主治】霍乱心烦渴。

肉豆蔻丸

【来源】方出《太平圣惠方》卷四十七，名见《普济方》卷二〇一。

【组成】肉豆蔻（去壳）　人参（去芦头）　白术　陈橘皮（汤浸去白，焙）各一两　高良姜（锉）　桂心各三分　胡椒　甘草（炙微赤，锉）各半两

【用法】上为末，炼蜜为丸如梧桐子大。粥饮送下三十丸，不计时候。

【主治】霍乱，脾胃虚冷，气逆，呕吐不止。

肉豆蔻散

【来源】方出《太平圣惠方》卷四十七，名见《普济方》卷二〇一。

【组成】肉豆蔻（去壳）　人参（去芦头）　厚朴（去粗皮，涂生姜汁炙令香熟）各一两

【用法】上为散。每服三钱，以水一大盏，加生姜半分，粟米二撮，煎至五分，去滓温服不拘时候。

【主治】霍乱，呕吐不止。

肉豆蔻散

【来源】《太平圣惠方》卷四十七。

【组成】肉豆蔻半两（去壳） 白术半两 高良姜三分（炙） 桂心半两 甘草一分（炙微赤，锉） 枇杷叶半两（拭去毛，炙微黄） 吴茱萸半两（汤浸七遍，焙干，微炒） 厚朴一两（去粗皮，涂生姜汁炙令香熟）

【用法】上为散。每服三钱，以水一中盏，煎至六分，去滓温服。不计时候。

本方原名"肉豆蔻丸"，与剂型不符，据《普济方》改。

【主治】霍乱吐泻不止，冷气入脾胃，攻心腹切痛。

竹叶汤

【来源】方出《太平圣惠方》卷四十七，名见《圣济总录》卷四十。

【组成】竹叶一握

【用法】以水一大盏，煮取汁五升，分二次温服。

【主治】

1.《太平圣惠方》：霍乱吐泻，心烦闷乱。

2.《圣济总录》：霍乱利后，烦热躁渴，卧不安。

麦门冬散

【来源】方出《太平圣惠方》卷四十七，名见《普济方》卷二二〇。

【组成】麦门冬半两（去心） 桑叶一两 生姜半两 粱米半两

【用法】上锉细。以水一大盏，煎至六分，去滓，加蜜半合，更煎三二沸，放令温，时时呷之。

【主治】霍乱吐泻，烦渴心躁。

豆姜汤

【来源】方出《太平圣惠方》卷四十七，名见《圣济总录》卷四十。

【组成】黑豆一合（拣择紧者，拭令净） 生姜半两

【用法】以浆水一大盏，煎至六分，去滓，分温三服。

【主治】

1.《太平圣惠方》：霍乱吐利，心烦壮热。

2.《圣济总录》：霍乱后，烦躁卧不安。

芦叶汤

【来源】方出《太平圣惠方》卷四十七，名见《普济方》卷二〇二。

【组成】芦叶一两（锉） 糯米半两

【用法】以水一大盏，入竹茹一分，煎至六分，后入蜜半合，生姜汁半合，煎三二沸，去滓放温，时时呷之。

【主治】霍乱吐泻，烦渴心躁。

芦根散

【来源】《太平圣惠方》卷四十七。

【组成】芦根一两半（锉） 人参一两（去芦头） 陈橘皮一两（汤浸，去白瓤，焙） 枇杷叶半两（拭去毛，炙微黄） 麦门冬半两（去心） 木瓜二两

【用法】上为散。每服三钱，以水一中盏，加生姜半分，煎至六分，去滓，频频温服。

【主治】霍乱，心烦干呕。

吴茱萸散

【来源】《太平圣惠方》卷四十七。

【组成】吴茱萸半两（汤浸七遍，焙干，微炒） 厚朴一两（去粗皮，涂生姜汁，炙令香熟）

【用法】上为粗散。每服三钱，以水一中盏，加生姜半分，煎至六分，去滓热服，不拘时候。

【主治】霍乱吐逆下利，心腹胀满，脚转筋，手足冷。

诃黎勒散

【来源】《太平圣惠方》卷四十七。

【组成】诃黎勒皮三分 桂心半两 白术一两 泽

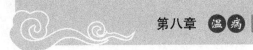

泻半两 人参半两（去芦头） 干姜半两（炮裂，
锉） 甘草一分（炙微赤，锉） 陈橘皮一两（汤
浸，去白瓤，焙） 赤芍药半两 厚朴一两（去粗
皮，涂生姜汁，炙令香熟）

【用法】上为粗散。每服四钱，以水一中盏，加生
姜半分，煎至六分，去滓温服。

【主治】霍乱呕吐，脾胃虚冷，气膈，不思饮食。

诃黎勒散

【来源】《太平圣惠方》卷四十七。

【组成】诃黎勒皮一两（微煨） 白茯苓一两 桂
心一两 厚朴二两（去粗皮，涂生姜汁，炙令香
熟） 陈橘皮一两（汤浸，去白瓤，焙） 甘草一
分（炙微赤，锉）

【用法】上为散。每服四钱，以水一中盏，加大
枣二枚，生姜半分，煎至六分，去滓热服，不拘
时候。

【主治】霍乱吐泻，心腹胀满，脾胃虚弱，四肢
逆冷。

陈橘皮丸

【来源】方出《太平圣惠方》卷四十七，名见《普
济方》卷二〇一。

【组成】陈橘皮一两（汤浸，去白瓤，焙） 干姜
半两（炮裂，锉） 荜茇三分 桂心半两 人参半
两（去芦头） 甘草半两（炙微赤，锉） 白术一
两 神曲一两（炒微黄） 附子一两（炮裂，去
皮脐）

本方荜茇用量，《普济方》引作"三两"。

【用法】上为末，炼蜜为丸，如梧桐子大。每服
三十丸，以粥饮送下，不拘时候。

【主治】霍乱，脾胃虚冷气逆，呕吐不止。

陈橘皮散

【来源】方出《太平圣惠方》卷四十七，名见《普
济方》卷二〇二。

【组成】陈橘皮一两（汤浸，去白瓤，焙） 半夏
三分（汤浸七遍去滑） 干姜半两（炮裂，锉）

【用法】上为粗散。每服四钱，以水一中盏，加生

姜半分，煎至六分，去滓温服，不拘时候。

【主治】霍乱呕逆，腹鸣下痢，心下胀满。

附子散

【来源】方出《太平圣惠方》卷四十七，名见《普
济方》卷二〇一。

【别名】定呕汤（《普济方》卷二零一）。

【组成】附子一两（炮裂，去皮脐） 半夏一两（汤
洗七遍去滑） 干姜一两（炮裂，锉）

【用法】上为粗散。每服三钱，以水一中盏，加粳
米五十粒、大枣二枚，煎至六分，去滓温服，不
拘时候。

【主治】霍乱，吐少呕多。

附子散

【来源】《太平圣惠方》卷四十七。

【组成】附子一两（炮裂，去皮脐） 草豆蔻一两
（去皮） 人参三分（去芦头） 甘草半两（炙微
赤，锉） 陈橘皮一两（汤浸，去白瓤，焙） 当
归半两（锉，微炒） 干姜半两（炮裂，锉） 桂
心半两 木瓜一两（干者） 厚朴三分（去粗皮，
涂生姜汁，炙令香熟）

【用法】上为散。每服三钱，以水一中盏，煎至六
分，去滓温服，不拘时候。

【主治】伤冷霍乱虚烦，吐泻转筋，冷汗出，腹
中痛。

附子散

【来源】《太平圣惠方》卷四十七。

【组成】附子一两（炮裂，去皮脐） 干姜半两（炮
裂，锉） 甘草三分（炙微赤，锉） 桂心三分

【用法】上为散。每服三钱，以水一中盏，煎至六
分，去滓温服，不拘时候。

【主治】霍乱吐泻，欲垂命者。

附子散

【来源】《太平圣惠方》卷四十七。

【组成】附子半两（炮裂，去皮脐） 草豆蔻半两

（去皮）　桂心半两　陈橘皮半两（汤浸，去白瓤，焙）　高良姜半两（锉）　甘草一分（炙微赤，锉）

【用法】上为散。每服三钱，以水一中盏，加生姜半分，煎至六分，去滓热服，不拘时候。

【主治】霍乱腹满，虚鸣气逆，手足俱冷。

鸡舌香散

【来源】《太平圣惠方》卷四十七。

【组成】鸡舌香三分　木瓜一两（干者）　人参一两（去芦头）　陈橘皮一两（汤浸，去白瓤，焙）　香茅三分　桂心半两　厚朴一两（去粗皮，涂生姜汁炙令香熟）

【用法】上为散。每服二钱，以水一中盏，加生姜半分，煎至六分，去滓热服，不拘时候。

【主治】霍乱吐泻，心神烦躁，及转筋不止。

栀子散

【来源】《太平圣惠方》卷四十七。

【组成】栀子仁半两　豉二合（不捣）　陈橘皮三分（汤浸，去白瓤，焙）　甘草一分（炙微赤，锉）

【用法】上为散。分为三服，每服以水一中盏，入生姜半分，煎至六分，去滓温服。

【主治】霍乱，吐下后烦渴。

胡椒汤

【来源】方出《太平圣惠方》卷四十七，名见《普济方》卷二〇二。

【组成】鸡屎白半合（微炒）　胡椒三十粒　高良姜半两（锉）　桂心半两　木瓜一两（干者）　麦门冬一两（去心，焙）

《古今医统大全》有陈皮，无鸡屎白。

【用法】上为散。每服三钱，以水一中盏，煎至五分，去滓温服，不拘时候。

【主治】霍乱烦闷欲死。

草豆蔻散

【来源】《太平圣惠方》卷四十七。

【组成】草豆蔻半两（去皮）　黄连一两（去须）　丁香半两

【用法】上为散。每服三钱，以水一中盏，加黑豆五十粒，生姜半分，煎至六分，去滓温服，不拘时候。

【主治】霍乱。水利不止，吐不下食，兼烦渴。

草豆蔻散

【来源】《太平圣惠方》卷四十七。

【组成】草豆蔻一两（去皮）　木香半两　桂心半两　人参一两（去芦头）　甘草半两（炙微赤，锉）　白术半两　干姜　陈橘皮一两（汤浸，去白瓤，焙）

【用法】上为散。每服二钱，以水一中盏，煎至六分，去滓热服，不拘时候。

【主治】霍乱吐泻，脐下气筑，心悸妨闷。

草豆蔻散

【来源】《太平圣惠方》卷四十七。

【组成】草豆蔻一两（去皮）　高良姜一两（锉）　丁香一两　白术一两　人参一两（去芦头）　陈橘皮一两（汤浸，去白瓤，焙）　缩砂一两（去皮）　甘草半两（炙微赤，锉）　木瓜二两（干者）

【用法】上为散。每服二钱，以热生姜汤调下，不拘时候。

【主治】霍乱，吐泻后转筋。

厚朴散

【来源】《太平圣惠方》卷四十七。

【别名】厚朴汤（《圣济总录》卷一六二）。

【组成】厚朴一两半（去粗皮，涂生姜汁，炙令香熟）　甘草半两（炙微赤，锉）　肉豆蔻三分（去壳）　黄连三分（去须）

【用法】上为散。每服三钱，以水一中盏，煎至五分，去滓，温温频服。

【主治】霍乱吐泻不止。

厚朴散

【来源】方出《太平圣惠方》卷四十七，名见《普济方》卷二〇一。

【组成】厚朴一两（去粗皮，涂生姜汁，炙令香熟） 桂心半两 枳实半两（麸炒微黄） 半夏半两（汤洗七遍去滑） 人参半两（去芦头） 白术一两

【用法】上为散。每服三钱，以水一中盏，加生姜半分，大枣三个，煎至六分，去滓，温温频服。

【主治】霍乱呕吐，脾胃虚冷，气膈，不思饮食。

厚朴散

【来源】《太平圣惠方》卷四十七。

【组成】厚朴一两（去粗皮，涂生姜汁，炙令香熟） 桂心半两 枇杷叶一分（去毛，炙微黄） 枳实半两（麸炒微黄）

【用法】上为散。每服三钱，以水一中盏，加生姜半分，煎至六分，去滓温服，不拘时候。

【主治】霍乱，呕吐腹胀。

香薷饮

【来源】方出《太平圣惠方》卷四十七，名见《圣济总录》卷四十。

【组成】香薷一握（切） 生姜半两（切） 木瓜一两（锉）

【用法】上药以水二大盏，煎至一盏，去滓，加白米半合，煮成粥，入少酱汁为味，吃一二服效。

【主治】
　　1.《圣济总录》：霍乱后，胃气虚，不能安卧。
　　2.《普济方》：霍乱后，胀满，手足冷。

桂心汤

【来源】方出《太平圣惠方》卷四十七，名见《普济方》卷二〇三。

【组成】桂心二两 木瓜二两（干者） 乌梅肉二两

【用法】上为散。每服半两，以水一大盏，煎至五

分，去滓温服，一日三次。

【主治】霍乱，脚转筋。

桂心散

【来源】《太平圣惠方》卷四十七。

【组成】桂心半两 人参三分（去芦头） 香薷二两 木瓜二两（干者） 陈橘皮一两（汤浸，去白瓤，焙） 甘草半两（炙微赤，锉） 干姜半两（炮裂，锉） 槟榔一两

【用法】上为散。每服四钱，以水一中盏，加生姜半分，煎至六分，去滓温服，不拘时候。

【主治】霍乱吐利，心烦转筋，腹胁胀满。

桂心半夏汤

【来源】方出《太平圣惠方》卷四十七，名见《普济方》卷二〇三。

【组成】桂心一两 半夏一两（汤浸七遍，去滑）

【用法】上为末。每服一钱，煎生姜酒调下。如人行十里再服。

【主治】霍乱转筋。

桔梗散

【来源】《太平圣惠方》卷四十七。

【组成】桔梗一两（去芦头） 白术一两 陈橘皮一两（汤浸，去白瓤，焙） 干姜半两（炮裂，锉） 白茯苓三分 枇杷叶半两（拭去毛，炙微黄） 高良姜半两（锉） 甘草二分（炙微赤，锉）

【用法】上为粗散。每服三钱，以水一中盏，加仓粳米五十粒，枣三枚，煎至六分，去滓温服，不拘时候。

【主治】霍乱。食不消化，呕吐不止。

高良姜散

【来源】《太平圣惠方》卷四十七。

【组成】高良姜一两（锉） 木瓜一两（干者） 香薷一两 梨枝叶一两半 人参三分（去芦头）

【用法】上为粗散。每服三钱，以水一中盏，煎至五分，去滓，温温频服。

【主治】霍乱。冷热不调，吐利不止。

高良姜散

【来源】《太平圣惠方》卷四十七。

【组成】高良姜三分（锉） 桂心三分 木瓜二两（干者） 肉豆蔻一两（去壳） 陈橘皮一两（汤浸，去白瓤，焙）

【用法】上为散。每服三钱，以为一中盏，煎至六分，去滓热服，不拘时候。

【主治】霍乱，吐利转筋，疼痛，欲入腹者。

高良姜散

【来源】方出《太平圣惠方》卷四十七，名见《普济方》卷二〇三。

【组成】高良姜三分（锉） 甘草半两（炙微赤，锉） 陈橘皮一两（汤浸，去白瓤，焙） 木瓜二两（干者） 人参一两（去芦头） 白术三分 厚朴一两（去粗皮，涂生姜汁，炙令香熟）

【用法】上为散。每服三钱，以水一中盏，煎至六分，去滓热服，不拘时候。

【主治】

　　1.《太平圣惠方》：霍乱转筋。

　　2.《普济方》：霍乱吐利，疼痛。

高良姜散

【来源】方出《太平圣惠方》卷四十七，名见《普济方》卷二〇三。

【组成】高良姜半两（锉） 桂心一两 木瓜二两（干者）

【用法】上为散。每服三钱，以水一中盏，煎至六分，去滓热服，不拘时候。

【主治】霍乱。吐利过多，遍身筋转，及心腹痛。

桑叶汤

【来源】方出《太平圣惠方》卷四十七，名见《普济方》卷二〇一。

【组成】桑叶一握 萹竹一握

【用法】上细锉。以水二大盏，煎至一大盏，去

滓，温温分为三服，如人行三二里再服。

【主治】霍乱，吐泻不定。

理中丸

【来源】《太平圣惠方》卷四十七。

【组成】人参一两（去芦头） 干姜一两（炮裂，锉） 甘草半两（炙微赤，锉） 白术一两

【用法】上为末，炼蜜为丸，如弹子大。每服一丸，粥饮化下，不拘时候。

【主治】霍乱，或吐或泻，口干大渴，头疼体痛。

理中汤

【来源】《太平圣惠方》卷四十七。

【组成】人参一两（去芦头） 甘草半两（炙微赤，锉） 白术三分 干姜半两（炮裂，锉） 赤茯苓半两 麦门冬半两（去心）

【用法】上为散。每服三钱，以水一中盏，煎至六分，去滓温服，不拘时候。

【主治】霍乱吐泻，心烦筑悸。

黄连丸

【来源】《太平圣惠方》卷四十七。

【组成】黄连三分（去须，微炒） 木香半两 黄柏三分（微炙，锉） 阿胶一两（捣碎，炒令黄燥） 当归半两（锉碎，微炒） 干姜半两（炮裂，锉） 地榆半两（锉） 厚朴三分（去粗皮，涂生姜汁炙令香熟）

【用法】上为末，炼蜜为丸，如梧桐子大。每服三十丸，以粥饮送下，不拘时候。

【主治】霍乱后下痢无度，腹中绞痛。

紫苏丸

【来源】《太平圣惠方》卷四十七。

【组成】紫苏茎叶一两 陈橘皮一两（汤浸，去白瓤，焙） 人参一两（去芦头） 高良姜一两（锉） 桂心二两

【用法】上为散，炼蜜为丸，如梧桐子大。每服二十丸，以热酒嚼下，不拘时候。

【主治】霍乱，心胸妨闷，腹胁胀满，呕吐。

棠梨枝散

【来源】方出《太平圣惠方》卷四十七，名见《普济方》卷二〇三。

【别名】棠梨木瓜汤（《圣济总录》卷一八四）。

【组成】棠梨枝一握　木瓜二两

【用法】上锉细，和匀，分为四服。每服以水一中盏，加生姜半分，煎至六分，去滓热服，不拘时候。

【主治】
  1.《太平圣惠方》：霍乱吐利不止，兼转筋。
  2.《圣济总录》：乳石发。

豌豆香薷散

【来源】方出《太平圣惠方》卷四十七，名见《普济方》卷二〇一。

【组成】豌豆三合　香薷三两

【用法】上以水三大盏，煎至一盏半，去滓，分为三服，温温服之，如人行五里再服。

【主治】霍乱。吐利转筋，心膈烦闷。

薤白汤

【来源】方出《太平圣惠方》卷四十七，名见《普济方》卷二〇三。

【组成】薤白一握（切）　生姜半两（切）　陈橘皮一两（汤浸，去白瓤，焙）

【用法】以水二大盏，煎至七分，去滓，分温二服。

【主治】霍乱，干呕不息。

薤白人参散

【来源】方出《太平圣惠方》卷四十七，名见《普济方》卷二〇三。

【组成】薤白一握　人参一两（去芦头）　白术一两　厚朴一两（去粗皮，涂生姜汁炙令香熟）　香薷一两

【用法】上锉细和匀。每服半两，以水一中盏，加

生姜半分，大枣三枚，煎至六分，去滓服，不拘时候。

【主治】霍乱胃气虚，干呕不止。

藿香散

【来源】《太平圣惠方》卷四十七。

【组成】藿香半两　当归半两（锉，微炒）　人参半两（去芦头）　木瓜一两（干者）　桂心半两　白术一两　附子三分（炮裂，去皮脐）　川芎半两

【用法】上为粗散。每服三钱，以水一中盏，入生姜半分，大枣三个，煎至六分，去滓温服，不拘时候。

【主治】霍乱吐泻多，脾胃虚乏，心腹胀满，不思饮食。

藿香散

【来源】《太平圣惠方》卷四十七。

【别名】木瓜散（《太平圣惠方》卷七十八）、赤茯苓汤（《圣济总录》卷三十八）、藿香汤（《圣济总录》卷一六二）。

【组成】藿香一两　白术一两　当归一两半（锉碎，微炒）　木瓜三两（干者）　人参一两（去芦头）　赤茯苓一两　五味子一两　黄耆一两（锉）

【用法】上为散。每服四钱，以水一中盏，煎至六分，去滓温服，不拘时候。

【主治】霍乱。吐利不止，闷绝不住，腹痛转筋。

人参丸

【来源】《太平圣惠方》卷五十二。

【组成】人参一两（去芦头）　鳖甲一两（涂醋，炙令黄，去裙襕）　高良姜一两（锉）　白茯苓一两　桂心一两　甘草一两（炙微赤，锉）　麝香一分（研细）

【用法】上为末，入麝香研匀，炼蜜为丸，如弹子大。以温酒一合半，纳药一丸，研破，食前服之。

【主治】脾疟，霍乱吐逆下利。

香薷粥

【来源】《太平圣惠方》卷七十四。

【组成】香薷叶一握（切）　生姜半两（切）　人参半两（去芦头）

【用法】上以水二大盏，煎至一盏三分，去滓，研入白米一合，煮稀粥饮之。

【主治】妊娠霍乱吐泻，心烦多渴。

藿香散

【来源】《太平圣惠方》卷七十八。

【组成】藿香　香薷　白术　麦门冬（去心，焙）葛根（锉）　厚朴（去粗皮，涂生姜汁炙令香熟）　人参（去芦头）各三分　桂心半两　芦根一两（锉）　白豆蔻半两（去皮）　甘草一分（炙微赤，锉）

【用法】上为粗散。每服三钱，以水一中盏，入生姜半分，竹叶三七片，大枣三个，煎至六分，去滓温服，不拘时候。

【主治】产后霍乱吐利，烦渴不止。

人参散

【来源】《太平圣惠方》卷八十三。

【组成】人参半两（去芦头）　当归半两（锉，微炒）　甘草一分（炙微赤，锉）干姜一分（炮裂，锉）　黄耆一分（锉）　细辛一分

【用法】上为粗散。每服一钱，以水一小盏，煎至五分，去滓，稍热频服。

【主治】小儿卒吐下，腹痛不止。

丁香丸

【来源】《太平圣惠方》卷八十四。

【组成】丁香一分　地黄花一分　桑叶一分　朱砂一分（细研）　甘草半两（炙微赤，锉）

【用法】上为末，入朱砂令匀，炼蜜为丸，如黍米大。每服二丸，以生姜温汤送下。三岁以上，以意加之。

【主治】小儿霍乱吐泻，心烦闷。

丁香散

【来源】《太平圣惠方》卷八十四。

【组成】丁香半两　藿香半两　人参半分（去芦头）　桑黄半两　木香半分　甘草半分（炙微赤，锉）　葛根半分（锉）　枇杷叶半分（拭去毛，炙微黄）

【用法】上为细散。不拘时候，以麝香汤调半钱服之。

【主治】小儿霍乱，吐泻不定。

丁香散

【来源】《太平圣惠方》卷八十四。

【组成】丁香一分　人参半两（去芦头）

【用法】上为粗散。每服一钱，以水一小盏，煎至五分，去滓温服，不拘时候。

【主治】小儿霍乱，不欲饮食。

丁香散

【来源】《太平圣惠方》卷八十四。

【组成】丁香半两　桔梗半两（去芦头）　人参半两（去芦头）　白术半两　厚朴半两（去粗皮，涂生姜汁，炙令香熟）　甘草一分（炙微赤，锉）

【用法】上为粗散。每服一钱，以水一小盏，煎至五分，去滓温服，不拘时候。

【主治】小儿霍乱，心腹刺痛，呕吐。

丁香散

【来源】《太平圣惠方》卷八十四。

【组成】丁香半分　干姜半分（炮裂）　桂心半分　人参一分（去芦头）　诃黎勒皮一分　甘草半分（炙微赤，锉）

【用法】上为细散。每服半钱，煎生姜、大枣汤调下，不拘时候。

【主治】小儿霍乱吐泻，心腹痛不止。

人参散

【来源】《太平圣惠方》卷八十四。

【组成】人参半两（去芦头） 白术一分 霍香半两 葛根半两（锉） 厚朴一分（去粗皮，涂生姜汁，炙令香熟）甘草一分（炙微赤，锉）

【用法】上为粗散。每服一钱，以水一小盏，煎至五分，去滓，不拘时候，量儿大小分减温服。

【主治】小儿霍乱，吐逆不止。

人参散

【来源】《太平圣惠方》卷八十四。

【组成】人参三分（去芦头） 黄连二分（去须） 陈橘皮三分（汤浸，去白瓤，焙） 厚朴三分（去粗皮，涂生姜汁，炙令香熟）

【用法】上为粗散。每服半钱，以陈粟米粥饮调下。三岁以上加药服之。

【主治】小儿霍乱，吐泻不定。

人参散

【来源】《太平圣惠方》卷八十四。

【组成】人参一分（去芦头） 丁香一分 桂心一分 草豆蔻一分（去皮） 厚朴一分（去粗皮，涂生姜汁，炙令香熟） 当归一分（锉，微炒） 陈橘皮一分（汤浸，去白瓤，焙）白术一分 芎䓖一分

【用法】上为细散。每服半钱，煮生姜、大枣、米汤调下，不拘时候。

【主治】小儿霍乱，心腹痛，不欲饮食。

人参散

【来源】《太平圣惠方》卷八十四。

【组成】人参半两（去芦头） 甘草一分（炙微赤，锉） 黄芩二分 干姜二分（炮裂，锉） 桂心一分

【用法】上为散。每服一钱，以水一小盏，加大枣一枚，煎至五分，去滓，不拘时候，稍热服。

【主治】小儿吐利，发热，不欲饮食。

龙骨散

【来源】《太平圣惠方》卷八十四。

【组成】龙骨末一分 草豆蔻末半两 烂蘧篨（末）半分

【用法】上为末。以奶汁三合，煎至二合，去滓，别入牛黄、麝香、兔毛灰各一字，生姜汁少许，调令匀，分三次服，如人行五里一服。

【主治】小儿霍乱，吐泻不止。

白术散

【来源】《太平圣惠方》卷八十四。

【组成】白术半两 草豆蔻一分（去皮） 丁香半两 当归一分（锉，微炒） 陈橘皮半两（汤浸，去白瓤，焙） 甘草半分（炙微赤，锉）

【用法】上为细散。每服半钱，以粥饮调下，量儿大小，加减温服，不拘时候。

【主治】小儿霍乱，吐泻不止，心腹痛，面无颜色，渐至困乏。

白茯苓散

【来源】《太平圣惠方》卷八十四。

【组成】白茯苓一两 乌梅肉一分（微炒） 干木瓜半两

【用法】上为粗散。每服一钱，以水一小盏，煎至五分，去滓令温，时时与服。

【主治】小儿霍乱，渴不止。

半夏散

【来源】《太平圣惠方》卷八十四。

【组成】半夏半两（汤洗七遍去滑） 黄连半两（去须） 黄芩一分 干姜半两（炮裂，锉） 陈橘皮半两（汤浸，去白瓤，焙） 人参半两（去芦头） 当归半两（锉，微炒） 甘草一分（炙微赤，锉）

【用法】上为粗散。每服一钱，以水一小盏，煎至五分，去滓温服．不拘时候。

【主治】小儿霍乱后，吐泻不止，烦闷。

肉豆蔻方

【来源】《太平圣惠方》卷八十四。

【别名】肉豆蔻散（《普济方》卷三九五）。

【组成】肉豆蔻一分（去壳） 霍香半两

【用法】上为粗散。每服一钱，以水一小盏，煎至五分，去滓温服，不拘时候。

【主治】小儿霍乱不止。

肉豆蔻散

【来源】《太平圣惠方》卷八十四。

【组成】肉豆蔻一枚（去壳） 丁香半分 桂心半两 人参半两（去芦头） 白茯苓半两 枇杷叶半分（拭去毛，炙微黄） 黄耆半两 陈橘皮一分（汤浸，去白瓤，焙） 甘草半两（炙微赤，锉）

【用法】上为细散。一岁儿每服半钱，用温水调下。

【主治】小儿霍乱，吐泻不止，食饮不下。

肉豆蔻散

【来源】《太平圣惠方》卷八十四。

【组成】肉豆蔻一分（去壳） 桂心一分 人参半两（去芦头） 甘草半两（炙微赤，锉）

【用法】上为粗散。每服一钱，以水一小盏，加生姜少许，煎至五分，去滓，量儿大小，分减温服，不拘时候。

【主治】小儿霍乱，吐泻不止，腹痛。

麦门冬散

【来源】《太平圣惠方》卷八十四。

【组成】麦门冬一两（去心，焙） 厚朴半两（去粗皮，涂生姜汁炙令香熟） 白茯苓一分 人参一分（去芦头） 陈橘皮一分（汤浸，去白瓤，焙） 茅香半两 干木瓜一分

【用法】上为粗散。每服一钱，以水一小盏，加生姜少许，煎至五分，去滓温服，不拘时候。

【主治】小儿霍乱，不下乳食。

高良姜散

【来源】《太平圣惠方》卷八十四。

【组成】高良姜半两（锉） 人参半两（去芦

头） 赤芍药半两 甘草半两（炙微赤，锉） 陈橘皮半两（汤浸，去白瓤，焙）

【用法】上为粗散。每服一钱，以水一小盏，煎至五分，去滓温服，不拘时候。

【主治】小儿霍乱，心腹痛不止。

菖蒲散

【来源】《太平圣惠方》卷八十四。

【组成】菖蒲一分 肉豆蔻二分（去壳） 人参一分（去芦头） 白茯苓一分

【用法】上为细散。每服半钱，温生姜汤调下，不拘时候。

【主治】小儿霍乱吐泻不止，心胸烦闷。

温中散

【来源】《太平圣惠方》卷八十四。

【组成】人参一两（去芦头） 厚朴半两（去粗皮，涂生姜汁炙令香熟） 干姜一分（炮裂，锉） 白术三分 甘草半两（炙微赤，锉） 桂心半两

【用法】上为粗散。每服一钱，以水一小盏，煎至五分，去滓温服，不拘时候。

【主治】小儿霍乱，吐泻不止，小腹痛，面色青黄，四肢冷。

蘧蒢散

【来源】《太平圣惠方》卷八十四。

【别名】蘧蒢散（《普济方》卷三九四）。

【组成】故蘧蒢篾半两 盐一字 牛黄一黑豆大（细研） 乳汁一分（合）

【用法】上药将乳汁煎二味三两沸，去滓，调入牛黄服之。

【主治】

  1.《太平圣惠方》：小儿霍乱不止。

  2.《普济方》：小儿初生吐不止。

青花丹

【来源】《太平圣惠方》卷九十五。

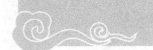

【组成】空青　定粉　白石脂　朱砂　桃花石各一两　盐花四两

【用法】上为极细末，入瓷瓶子中，以盐盖之，固济候干了，以一斤二斤火，于瓶子四面逼之，候热，四面着一秤火，渐渐断，一食久，任火自消。候冷，开取捣碎，水飞去盐味，晒干，更入麝香一分，同细研令匀，以烂饭和为丸，如麻子大。每服五丸，空心以温酒送下。

【主治】霍乱肚胀，冷气心痛，肠风，血气虚冷病，小儿疳痢。

【宜忌】忌羊血。

诃黎勒粥

【来源】《太平圣惠方》卷九十六。

【组成】诃黎勒皮半两　生姜一两（切）　粳米二合

【用法】水三大盏煎诃黎勒等，取汁二盏，去滓，下米煮粥食之，不拘时候。

【主治】霍乱不止，心胸烦闷。

木瓜丸

【来源】《太平圣惠方》卷九十八。

【组成】木瓜三十个（大者，去皮瓤了，切，蒸烂为度，入盐花一斤，熟蜜一斤，更煎令稠，用和药末）　沉香一两　阿魏三分　木香二两　肉豆蔻一两（去皮）　红豆蔻一两　桂心二两　甘草一两（炙微赤，锉）　缩砂二两（去皮）　陈橘皮一两（汤浸，去白瓤，焙）　胡椒一两　白术二两　荜茇二两　厚朴二两（去粗皮，涂生姜汁炙令香熟）　附子二两（炮裂，去皮脐）　神曲二两（微炒）　桃仁三两（汤浸，去皮尖双仁，麸炒微黄）　茴香子一两　藿香一两　荜茇一两　当归一两（锉，微炒）　诃黎勒二两（煨，用皮）　高良姜一两（锉）　丁香一两　干姜二两（炮裂，锉）　白豆蔻一两（去皮）

【用法】上为末，以木瓜煎为丸，如梧桐子大。每服二十丸，以生姜汤嚼下；温酒下亦得。

【主治】一切冷气，心腹胀痛，食不消化。霍乱。

软红丸

【来源】《袖珍方》卷一引《太平圣惠方》。

【别名】软红膏（《普济方》卷三九四）。

【组成】明信　朱砂（研）各半两　干胭脂二钱　巴豆七个（去油）

【用法】上研匀，熔蜡二钱，入油七点，旋丸，大人绿豆大、小儿麻子大。每服一丸，食前浓煎槐花、甘草汤放冷送下。一服可定。

【主治】大人、小儿冷热不调，吐逆不定，霍乱烦躁，吐泻不止。

【宜忌】《苏沈良方》：忌热食半时久。

粱米饮

【来源】《圣济总录》卷三十九。

【组成】黄粱米（淘）五升

【用法】上以水一斗，煮取五升，澄清，稍温饮之；糯米饮亦得。

【主治】霍乱吐下，大渴多饮。

灵通万应丹

【来源】《卫生鸿宝》卷一。

【别名】平安如意丹（原书同卷）、灵宝如意丹（《经验方》卷下）。

【组成】真蟾酥（舐之舌即麻者真）二两　茅术（小而有朱点者，米泔浸，炒焦黄）三两　明天麻（蒸、晒）　麻黄（去根节、晒）　明雄黄（水飞）　朱砂（水飞）各三两六钱　锦纹大黄（晒）六两　甘草（去皮）二两四钱　丁香（不拘公母）六钱　麝香三钱（一方加犀黄三钱）

【用法】上为细末，以蟾酥烧酒浸化，泛为丸，如莱菔子大，朱砂为衣。用两碗对合，手捧摇搦，药在内摩荡，自能坚实光亮，晒干。瓷瓶收贮。中暑头晕眼黑，恶心头痛，霍乱吐泻，手足厥冷，转筋，呃逆，绞肠痧，胃气痛，喉风喉痹，疟、痢，温水送下七八丸，重者十三四丸；瘟疫、斑痧，中风痰厥，不省人事，研三丸吹鼻，再用十余丸汤灌；小儿初生，脐风撮口，药力难施，以一二丸研细，吹鼻取嚏，得汗即愈；急惊，研末吹鼻，再以末灌之，立苏；牙痛、走马疳、恶疮疗毒、蛇蝎虫伤，狗咬，捣末，酒调敷患处；缢溺、跌打、惊魇，略有微气，将药研末吹鼻灌口，立可回生；山岚瘴气，一切秽气，口含二三丸，邪毒不侵。

【主治】老幼、男女百病，中暑头晕眼黑，恶心头痛；霍乱吐泻，手足厥冷，转筋、呃逆；绞肠痧，胃气痛，喉风喉痹，疟、痢、瘟疫，斑痧；中风痰厥、不省人事，小儿初生，脐风撮口，急惊、牙痛，走马疳，恶毒疔疮。蛇蝎虫伤，狗咬，缢溺、跌打、惊魇、山岚瘴气，一切秽气。

【宜忌】虚损及孕妇忌服。服药后停茶、酒、饭一二时。

止渴汤

【来源】《袖珍方》卷三引《经验方》。

【别名】止渴散（《医方类聚》卷一二六）。

【组成】甘草　人参　麦门冬（去心）　茯苓　桔梗　天花粉　干葛　泽泻各等分

【用法】上为末。每服二钱，蜜汤调下，不拘时候。

【主治】霍乱烦渴。

百沸汤

【来源】方出《袖珍方》卷三引《经验方》，名见《古今医鉴》卷五。

【组成】吴茱萸　木瓜　食盐各五钱（同炒焦）

【用法】瓷瓶盛水三升，煮令百沸，却入上药同煎至二升以下，每服一盏，随病人意冷暖服之。药入即醒。

【主治】霍乱吐泻，因饮冷或冒寒，或失饥，或大怒，或乘舟车，伤动胃气，令人吐利交作，目眩头旋，手足转筋，四肢厥冷。

大阿魏丸

【来源】《博济方》卷二。

【别名】十味理中丸（《圣济总录》卷六十七）、正气丸（《普济方》卷一八四）。

【组成】阿魏一两半（以醋化，入白面三两匙，同和为饼子，炙令黄）　石菖蒲一两半（并以泔

浸一宿，炒）　厚朴三分（去粗皮，以生姜汁涂炙）　硫黄一两半（别研如粉）　槟榔　白术各一两（炒）　诃子一两（炮，去核）　桃仁三分（麸炒，去皮尖，研细）　青木香一两　干姜半两（生）　附子一两半（炮）　当归三分

【用法】上药除硫黄、桃仁外，同杵为细末，次入硫黄、桃仁同研令匀，以稀面糊为丸，如梧桐子大。每服十丸，温酒、盐汤任下；女人醋汤送下，并用空心服。

【功用】大壮元气，进食驻颜。

【主治】

1.《博济方》：男子女人一切冷气，霍乱吐泻，元气将脱，四肢厥冷，本脏气上攻筑，心疼闷绝，不知人事；及治伤冷、伤寒，或气虚夹阴气伤寒。

2.《圣济总录》：一切冷气，攻刺疼痛，心腹胀满。

平胃散

【来源】《博济方》卷二。

【别名】参苓平胃散（《仁斋直指方论·附遗》卷六）、加味平胃散（《育婴秘识》卷三）。

【组成】厚朴（去粗皮，姜汁涂，炙令香，净）二两半　甘草（炙）一两半　苍术（米泔水浸二日，刮去皮）四两　陈皮（去白）二两半　人参一两　茯苓一两

【用法】上为末，每服一钱，水一盏，加生姜、枣子，同煎七分，去滓，空心温服；或为细末，蜜为丸，如梧桐子大，每服十丸，空心盐汤嚼下。

【功用】治气利膈，进食平胃。

【主治】

1.《博济方》：脾胃气不和，不思饮食。

2.《御药院方》：心腹胁肋胀满刺痛，口苦无味，胸满短气，呕哕恶心，噫气吞酸，面色萎黄，肌体瘦弱，怠堕嗜卧，体重节痛，常多自利，或发霍乱，及五噎八痞，膈气反胃。

草豆蔻散

【来源】《博济方》卷二。

【组成】厚朴二两（去皮，用生姜三两取汁浸，

炙汁尽为度）草豆蔻（和皮）一两　干姜一两（炮）　白术一两（炮黄色）　诃子一两（炮，去瓤，细切，炒）二两

【用法】上为末。每服二钱，霍乱，冷米饮下，或酒调下；腹痛不可忍者，每服三钱，炒生姜酒下；余即如汤煎服。

【功用】和一切冷气。

【主治】脾胃气不和，霍乱不止，酒食所伤，兼患脾泄。

霍香散

【来源】《博济方》卷二。

【别名】霍香汤（《圣济总录》卷四十五）、霍香饮（《圣济总录》卷六十三）。

【组成】霍香一两　厚朴一两（去粗皮，姜汁炙令香熟）　甘草三分（炙）　官桂半两（去粗皮）　青皮三分（汤去瓤，细切，麸炒）三分　干姜一两（炮）　枇杷叶一分（炙去毛）

【用法】上为末。每服二钱，水一盏，加生姜二片，大枣一个，同煎七分，去滓温服。

【功用】消食，进饮食，化冷痰。

【主治】
1.《博济方》：霍乱，呕逆。
2.《圣济总录》：脾胃气虚弱，呕吐不食；脾胃虚寒，痰盛，呕吐不止，饮食不化。

人参霍香散

【来源】《博济方》卷三。

【别名】人参霍香汤（《圣济总录》卷三十八）。

【组成】霍香（去土）二两　青皮　人参　茯苓　干姜　枇杷叶（布拭去毛，炙令黄色）各一两　半夏三两（以生姜六两一处杵，作饼子，焙干）　草豆蔻六个（去皮）　丁香半两　甘草三分（炙）　厚朴（去皮）二两

【用法】上为末。每服一钱，水一盏，加生姜、大枣，同煎至七分，热服。

【功用】化痰益气，降逆止痛，大进饮食。

【主治】霍乱呕逆，心腹刺痛。

乳香丸

【来源】《博济方》卷四。

【组成】半夏半两（汤洗七遍，生姜汁炒黄）　乳香　砂仁各一钱（研）

《普济方》有朱砂，无砂仁。

【用法】上为末，面糊为丸，如绿豆大。每服五丸，米饮送下，一日三次。

【主治】小儿霍乱，吐泻不定。

青金丹

【来源】《博济方》卷五。

【组成】巴豆二两（先去心膜皮，用头醋煮之，干，更用硫黄煮一伏时，取出不用硫黄，杵二三百杵，研如膏）　木香　青橘皮（去瓤）　吴茱萸　附子（一半生，一半熟）各半两

【用法】上为细末，入巴豆膏，炼蜜三两，入青黛半两，研细为丸，如绿豆大。每服三五丸至十丸。服饵如后：丈夫远年气疼，醋汤送下；丈夫背气痛，橘皮汤送下；五般疟疾，艾汤送下；咳嗽，杏仁汤送下；一切风冷，柳枝汤送下；痢疾，乌梅汤送下；大便不通，大麻子汤送下；心痛，胡椒汤送下；妇人血气不通，当归汤送下；赤白痢，黄连汤送下；赤眼，栀子汤送下；血汗，葱汤送下；中毒，桔梗汤送下；赤白带，芍药汤送下；霍乱，木瓜汤送下；水泻不止，米饮送下；宣转，生姜汤送下。

【主治】男子气痛，背痛，五种疟疾，咳嗽，一切风冷，痢疾，大便不通，妇人血气痛，赤眼，血汗，中毒，赤白带下，霍乱，腹泻。

桃仁散

【来源】《普济方》卷一三七引《博济方》。

【组成】桃仁一两（汤浸，去皮尖）　大黄一两（川者，以湿纸裹煨两度）　桂心一两（去皮）　甘草半两（炙）　牙消一两

【用法】上锉细，熟炒，杵罗为末。每服三钱，用温水调下，不拘时候。如伤寒后有余毒，依法服。

【功用】疏利脏腑。

【主治】伤寒狂乱，霍乱心疼。

太一金华散

【来源】《普济方》卷二五六引《博济方》。

【别名】太乙金华散（《幼幼新书》卷三十九引《张氏家传》）。

【组成】木香　官桂（去皮）　白干姜　陈皮（去瓤）　白芜荑　当归　白术　吴茱萸各一分　大黄一分半　槟榔二枚（一生一熟）　附子（大者）一枚（小者二枚）　黄连半两（去毛头）　皂荚二挺（不蛀者，浸去黑。一挺焙用，一挺用酥炙，无酥蜜代之）　巴豆半两（用新汲水浸三日，逐日换水，去心膜，别研如面用）　肉豆蔻一枚

【用法】上为末，次入巴豆，同研，然后将药倾入铫子里面，后用盏合定，以铫子煻灰火上面一二时辰久，又取开盏子拭汗，令药性干燥为度，以匙抄动药令匀。修合后七日，方可得服之，依方引用。宣转，用冷茶调下，热茶投之；霍乱，煎干菖蒲汤下；阴毒伤寒发汗，麻黄汤下；如血气，煎当归酒下；一切风，汉防己煎汤下；产胎横，煎益母汤下；胎衣不下，暖酒下；腰脚疼，煎姜、葱酒下；胎产后血痢，煎当归酒下；小儿瘔气，葱、姜汤下；咳嗽，桑白皮汤下，杏仁汤亦得；食癥，神曲汤下；吐逆，姜汤下；泻痢，黄连汤下；积气，茶下；心痛，芜荑煎酒下。打扑损伤，暖酒下；小儿蛔咬，冷水调下，妊娠气冲心，安胎，酒下；小儿肠头出，用甑带烧灰，水调下；大小便不通，茶下，以粥引；赤白带下，白赤蜀葵汤下；腰痛履地不得，酒下；败血不散，米饮下；血刺，煎茶汤下，厚朴汤下亦得；血痢，地榆汤下；血汗，烧竹篦灰下，必须是久曾卧者；因酒得疾，酒下；因肉得疾，肉汁下；因热得病，白汤下；室女血脉不通，冲心，耳鼻青，是中恶，酒下，可三服瘥；脚气，冷茶下；五劳七伤，猪胆汁下，柴胡汤亦得；痃癖气，唯上法用之；口疮，干枣汤下；小儿五疳，乳汁下；肺气咳嗽，杏仁汤下；胃气不和，陈皮汤下；一切疮肿，白蜀葵汤下；眼目昏黑，茶汤下；头风发落，大黄汤下；邪气中心，头灰汤下；产后血冲心，酒下；怀胎体痛，艾汤下；胎动不得，芎藭汤下；怀胎心痛，芜荑酒下。以上大人小儿，每服一字，斟量与服。

【主治】伤寒咳嗽，霍乱吐逆，食癥积气，心痛；女子赤白带下，产后血痢；跌打损伤，败血不散，一切疮肿。

【宜忌】忌热面。

太白丸

【来源】《普济方》卷二〇一引《指南方》。

【组成】玄明石（或名玄精石）　半夏各一两　硫黄三钱

【用法】上为末，面糊为丸，如梧桐子大。每服三十丸，米饮送下。

【功用】分利阴阳。

【主治】霍乱吐利。

葛根散

【来源】《普济方》卷二〇二引《指南方》。

【组成】干姜　丁香　藿香　甘草　赤茯苓　枇杷叶各等分

【用法】上为细末。每服三钱，以水一盏，煎至七分，温服。

【主治】霍乱，有热烦渴。

如神汤

【来源】《医方类聚》卷一〇七引《神巧万全方》。

【组成】厚朴二两（去粗皮，生姜汁炙黄）　高良姜一两　甘草半两（炙）

【用法】上为散。以新汲水调下二钱；素有冷气者，用温酒调下。

【主治】霍乱吐泻。

香朴散

【来源】《医方类聚》卷一〇七引《神巧万全方》。

【组成】厚朴（姜汁炙）　陈橘皮　人参　白术　干木瓜各一两　干姜（炮）　甘草（炙）各半两

【用法】上为末。每服三钱，以水一中盏，加生姜半分，煎，去滓服。

【主治】霍乱吐逆及利，并脚转筋。

六和汤

【来源】《太平惠民和济局方》卷二（续添诸局经

验秘方）。

【别名】六合汤（《普济方》卷一一七）。

【组成】缩砂仁 半夏（汤泡七次） 杏仁（去皮尖） 人参 甘草（炙）各一两 赤茯苓（去皮） 藿香叶（拂去尘） 白扁豆（姜汁略炒） 木瓜各二两 香薷 厚朴（姜汁制）各四两

【用法】上锉。每服四钱，水一盏半，加生姜三片、枣子一个，煎至八分，去滓，不拘时候服。

【主治】

1.《太平惠民和济局方》：心脾不调，气不升降，霍乱转筋，呕吐泄泻，寒热交作，痰喘咳嗽，胸膈痞满，头目昏痛，肢体浮肿，嗜卧倦怠，小便赤涩，伤寒阴阳不分，冒暑伏热烦闷，或成痢疾；中酒烦渴畏食。

2.《杏苑生春》：伤食噫酸臭气，或因暑热，渴饮冷水冷物，致心腹疼痛，或冒暑背寒自汗，四肢厥冷。

【方论】

1.《医林纂要探源》：为气虚而有痰者设。痰本于湿而成于火，脾土不能制水，则水积而成湿，湿郁成热，脾虚亦生热，则湿结而成痰，故祛痰为末，而健脾燥湿乃治痰之本。然既有痰，则不可无以祛之，故此方加祛痰之药，而仍以四君子为主，加半夏辛滑能推壅行水，开阖阴阳，通利关节，为行痰之专药，人多疑燥，实非燥也，但阴虚火烁，津液浑浊，逼而上沸，或夹脓血之痰则非所宜。陈皮辛苦燥湿和中，主于顺气，气顺则痰消。

2.《医略六书·杂病证治》：脾气有亏不能健运，故痰湿内聚，食少吞酸焉。人参补气扶元，白术健脾燥湿，半夏燥湿气以化痰，陈皮利中气以和胃，茯苓渗湿气，炙甘草益胃气也。俾脾健气强则胃气自化，而痰湿无不消，何食少吞酸之足患哉！此补气化痰之剂。为气虚痰湿内聚之专方。

3.《血证论》：四君子补胃和中，加陈皮、半夏以除痰气。肺之所以有痰饮者，皆胃中之水不行，故尔冲逆，治胃中即是治肺。

【验案】急性肠炎 《中国基层医药》（2006，3：475）：用六和汤治疗急性肠炎86例，结果：治愈66例（76.7%），好转14例（16.3%），无效6例（7.0%），总有效率93%。

香薷丸

【来源】《太平惠民和济局方》卷二。

【组成】香薷（去土） 紫苏（茎叶，去粗梗） 干木瓜各一两 丁香 茯神（去木） 檀香（锉） 藿香叶 甘草（炙）各五钱

【用法】上为细末，炼蜜为丸，每两作三十丸。每服一丸至二丸，细嚼，温汤送下，或新汲水化下亦得；小儿服半丸，不拘时候。

【功用】《北京市中药成方选集》：清暑祛湿。

【主治】

1.《太平惠民和济局方》：大人、小儿伤暑伏热，燥渴瞀闷，头目昏眩，胸膈烦满，呕哕恶心，口苦舌干，肢体困倦，不思饮食，或发霍乱，吐利转筋。

2.《北京市中药成方选集》：伤暑伤湿，发热头痛，呕吐恶心，腹痛泄泻。

【方论】《慈禧光绪医方选议》：此方芳香除秽，酸甘养阴，略佐淡渗去湿，而重用香薷辛温解表散寒，兼能祛暑化湿。

香薷汤

【来源】《太平惠民和济局方》卷二（续添诸局经验秘方）。

【别名】香薷饮（《内科摘要》卷下）。

【组成】白扁豆（炒） 茯神 厚朴（去粗皮，锉，姜汁炒）各一两 香薷（去土）二两 甘草（炙）半两

【用法】上为细末。每服二钱，沸汤点服，入盐点亦得，不拘时候。

【功用】宽中和气，调营卫。常服益脾温胃，散宿痰停饮，能进食，辟风、寒、暑、湿、雾露之气。

【主治】

1.《太平惠民和济局方》：饮食不节，饥饱失时，或冷物过多，或硬物壅驻，或食毕便睡，或惊忧恚怒，或劳役动气，便欲饮食，致令脾胃不和，三脘痞滞；内感风冷，外受寒邪，憎寒壮热，遍体疼痛，胸膈满闷，霍乱呕吐，脾疼翻胃；中酒不醒；四时伤寒头痛。

2.《东医宝鉴·杂病篇》：暑病吐泻。

香薷散

【来源】《太平惠民和剂局方》卷二。

【别名】香薷汤（《圣济总录》卷三十八）、香薷饮（《仁斋直指方论·附遗》卷三）。

【组成】白扁豆（微炒） 厚朴（去粗皮，姜汁炙熟）各半斤 香薷（去土）一斤

【用法】上为粗末。每服三钱，水一盏，入酒一分，煎七分，去滓，水中沉冷，连吃二服，不拘时候。立有神效。

【功用】《方剂学》：祛暑解表，化湿和中。

【主治】

1.《太平惠民和剂局方》：脏腑冷热不调，饮食不节，或食腥脍、生冷过度，或起居不节，或路卧湿地，或当风取凉，而风冷之气归于三焦，传于脾胃，脾胃得冷，不能消化水谷，致令真邪相干，脾胃虚弱，因饮食变乱于肠胃之间，便致吐利，心腹疼痛，霍乱气逆。有心痛而先吐者，有腹痛而先利者，有吐利俱发者，有发热头痛，体疼而复吐利虚烦者，或但吐利心腹刺痛者，或转筋拘急疼痛，或但呕而无物出，或四肢逆冷而脉欲绝，或烦闷昏塞而欲死者。

2.《方剂学》：夏月乘凉饮冷，外感于寒，内伤于湿，致恶寒发热，无汗头痛，头重身倦，胸闷泛恶，或腹痛吐泻，舌苔白腻，脉浮者。

【方论】

1.《本草纲目》：世医治暑病，以香薷为首药。然暑有乘凉饮冷，致阳气为阴邪所遏，遂致头痛，发热恶寒，烦躁口渴，或吐或泻，或霍乱者，宜用此药，以发越阳气，散水和脾。若饮食不节，劳役戕丧之人伤暑，大热大渴，汗泄如雨，烦躁喘促，或泻或吐者，乃劳倦内伤之证，必用东垣清暑益气汤、人参白虎汤之类，以泻火益元可也。若用香薷之药，是重虚其表，而又济之以热矣。盖香薷乃夏月解表之药，如冬月之用麻黄，气虚者尤不可多服，而今人不知暑伤元气，不拘有病无病，概用代茶，谓能辟暑，真痴人说梦也。且其性温，不可热饮，反致吐逆，饮者惟宜冷服，则无拒格之患。其治水之功，屡有奇效。

2.《古今名医方论》：饮与汤稍有别，服有定数者名汤，时时不拘者名饮。饮因渴而设，用之于温暑则最宜者也。然胃恶燥，脾恶湿，多饮伤脾，反致下利。治之之法，心下有水气者发汗，腹中有水气者利小便。然与其有水患而治之，勿若先选其能汗、能利者用之乎？香薷芳香辛温，能发越阳气，有彻上彻下之功，故治暑者君之，以解表利小便，佐厚朴以除湿，扁豆和中，合而为饮。饮入于胃，热去而湿不留，内外之暑证悉除矣。若心烦、口渴者，去扁豆加黄连，名黄连香薷饮；加茯苓、甘草，名五物；加木瓜、参、芪、橘、术，名十味。随证加减，尽香薷之用也。然劳倦内伤，必用清暑益气，内热大渴，必用人参白虎，若用香薷，是重虚其表，而反济以内热矣。

3.《张氏医通》：今人治暑概用香薷饮，大谬。按香薷辛淡，辛能发散，淡能渗泄，乃夏月解表利水之剂也。果身热、烦躁、呕吐、小便不利者，合黄连以解暑，靡不应手获效。若气虚胃弱之人，食少体倦，自当多服参、芪，岂能堪此发泄？苟误用之，是虚甚虚也。至于奔走劳役而中热者，用此温散之剂复伤其气，如火益热矣。今人不分虚实当否，夏月少有不快，一概用之，所谓习俗成讹也。

4.《医略六书》：暑因感冒，以脾受之，不能敷化精微，故身热、心烦、腹满、吐利焉。香薷散暑，能祛肌表之湿热，而身热、心烦可解；厚朴疏利，能散腹里之滞气，而腹满、呕吐可除；扁豆健脾却暑，而泻利无不自止矣。乃健中除满，散暑解烦之剂，为烦热、腹满、吐利之专方。

5.《温热经纬》：此由避暑而感受寒湿之邪，虽病于暑月而实非暑病，昔人不曰暑月伤寒湿而曰阴暑，以致后人淆惑，贻误匪轻，今特正之。其用香薷之辛温，以散阴邪而发越阳气；厚朴之苦温，除湿邪而通行滞气；扁豆甘淡，行水和中。倘无恶寒、头痛之表证，即无取香薷之辛香走窜矣；无腹痛、吐利之里证，亦无取厚朴、扁豆之疏滞和中矣。故热渴甚者，加黄连以清暑，名四味香薷饮；减去扁豆，名黄连香薷饮。湿胜于里，腹膨泄泻者，去黄连加茯苓、甘草，名五物香薷饮。若中虚气怯，汗出多者，加入参、芪、白术、橘皮、木瓜，名十味香薷饮。然香薷之用，总为寒湿外袭而设，不可用以治不挟寒湿

之暑热也。

6.《成方便读》：夫暑必挟湿，而湿必归土，乘胃则呕，乘脾则泻，是以夏月因暑感寒，每多呕泄之证，以湿盛于内，脾胃皆困也。此方以香薷之辛温香散，能入脾肺气分，发越阳气，以解外感之邪；厚朴苦温，宽中散满，以祛脾胃之湿；扁豆和脾利水，寓匡正御邪之意耳。

7.《方剂学》：本方为夏月乘凉饮冷，感寒受湿而设。夏月感寒，邪滞肌表，故发热恶寒，无汗，头痛，脉浮；乘凉露卧，饮食生冷则伤于湿，故头重，四肢倦怠；湿伤脾胃，气机不畅，则泛恶胸闷，甚则腹痛吐泻；舌苔白腻，乃寒湿之证。治宜祛暑解表，化湿和中。方中香薷辛温芳香，解表散寒，兼能祛暑利湿，前人喻为夏令麻黄，乃暑月解表要药，以其为君；厚朴苦辛温，温中行气，燥湿散满以和中，用以为臣；扁豆性平，健脾和中，兼能利湿消暑，为佐药。如此配伍，俾表邪解则寒热除，气机畅，胀痛消，升降调，则吐泻止。加酒少量同煎，酒能温行血脉，有利于寒邪外散。至于冷服方法，是因香薷有特殊香气，热饮易呕之故。

8.《中国医药汇海·方剂部》：香薷能宣散行水，为祛暑解表之主药，俗谓其功用可代麻黄，其实麻黄发汗之力望其背项者也。须知暑邪与寒邪不同，暑日皮毛开泄，其邪伤人也轻浅；冬日则皮毛闭束，其邪伤人也深，此其不同之点，已昭然若揭矣。而况暑日汗本易泄，当汗排泄之时，骤遇外邪，则毛窍旋敛，则所排泄之汗液，不得外去乃停着于肌表之内，故阻气于内，因壅而生热焉。此时若去其停着之水，稍助发散，则皮毛自开，气自得泄，而暑邪亦因而解散。香薷宣行皮肤之水，力有专长，故为暑日表散之特药；益以厚朴之辛温宣降，使内壅之气能泄能通；佐以扁豆，禀秋金肃杀之性，以退溽暑之炎威。三物并合为剂，此所以有宣散却暑之特效也。昔人释此方者，多含糊未明其真义焉。

缩脾饮

【来源】《太平惠民和济局方》卷二（宝庆新增方）。

【组成】白扁豆（去皮，炒） 干葛（锉）各二两 草果（煨，去皮） 乌梅肉（净） 缩砂

仁 甘草（炙）各四两

《世医得效方》有生姜，无甘草。

【用法】上锉。每服四钱，水一大碗，煎八分，去滓，以水沉冷服，或欲热欲温，任意服，代熟水饮极妙。

【功用】解伏热，除烦渴，消暑毒，止吐利。

【主治】

1.《太平惠民和济局方》（宝庆新增方）：霍乱之后，因服热药太多，致添烦渴者。

2.《世医得效方》：伏暑热，烦渴躁闷，干湿霍乱。

【方论】《杏苑生春》：大暑烦渴，吐泻霍乱，用砂仁、扁豆、草果消暑气，止吐泻霍乱；乌梅收肺热；佐葛根生津液。

大丁香丸

【来源】《太平惠民和济局方》卷三（绍兴续添方）。

【组成】香附子（炒）一百九十二两 麦蘖（炒）一百两 丁香皮三百三十两 缩砂仁 藿香叶各二百五十两 甘松 乌药各六十四两 肉桂（去粗皮） 甘草（炒） 陈皮（去白，洗）各二百五十两

【用法】上为末，炼蜜为丸，如弹子大。每服一粒，盐酒、盐汤嚼下；妇人脾血气，如经水不调，并用炒姜酒嚼下；醋汤亦得。

【功用】《御药院方》：消谷进食。

【主治】

1.《太平惠民和济局方》（绍兴续添方）：男子、妇人脾元气冷，胃气虚乏，不思饮食，心膈噎塞，渐成膈气，脾泄泻痢，气刺气注，中酒吐酒，冷疰翻胃，霍乱吐泻。

2.《御药院方》：脾胃不和，三焦痞滞，气不宣通，食欲迟化。

【宜忌】忌生冷、肥腻。

盐煎散

【来源】《太平惠民和济局方》卷三（宝庆新增方）。

【组成】草果仁（去皮，煨） 缩砂（去壳，取仁） 槟榔（炮，锉） 厚朴（去粗皮） 肉豆蔻（煨） 羌活（去芦） 苍术（米泔浸二宿） 陈

皮（去白） 荜澄茄 枳壳（去瓤，麸炒） 良姜（油炒） 茯苓（去皮） 大麦芽（炒） 茴香（炒） 川芎（洗，锉） 甘草（爁）各二两

【用法】上为细末。每服二钱，水一盏半，入盐一字，同煎至八分，空心、食前服之。

【主治】男子、妇人一切冷气，攻冲胸胁，及前后心连背膂疼痛，转项拘急；或脾胃虚冷，不思饮食，时发呕吐，霍乱转筋，脐腹冷疼，泄泻不止，及膀胱成阵刺痛，小肠气吊，内外肾疼；又治妇人血气刺痛，血积血瘕，绕脐撮痛。

盐煎散

【来源】《太平惠民和济局方》卷三（续添诸局经验秘方）。

【组成】良姜（炒） 苍术（去皮）各十二两 缩砂（去皮） 茴香（炒）各五两 肉桂（去粗皮，不见火） 丁皮各二两 橘红十两 甘草（炒）六两 青皮（去白）四两 山药半斤

【用法】上为细末。每服二钱，水一盏半，入盐一字，煎至八分，空心食前服。

【主治】男子、妇人一切冷气，攻冲胸胁，及前后心连背膂疼痛，转项拘急；或脾胃虚冷，不思饮食，时发呕吐，霍乱转筋，脐腹冷疼，泄泻不止；及膀胱成阵刺痛，小肠气吊，内外肾疼；又治妇人血气刺痛，血积血瘕，绕脐撮痛。

感应丸

【来源】《太平惠民和济局方》卷三（绍兴续添方）。

【别名】感应丹（《瞿仙活人方》卷下）、威喜丸（《兰台轨范》卷一）。

【组成】百草霜（用村庄家锅底上刮得者，细研）二两 杏仁（净者，去双仁）一百四十个（去尖，汤浸一宿，去皮，别研极烂如膏） 南木香（去芦头）二两半 丁香（新拣者）一两半 川干姜（炮制）一两 肉豆蔻（去粗皮，用滑皮仁子）二十个 巴豆七十个（去皮心膜，研细，出尽油如粉）

【用法】上除巴豆粉、百草霜、杏仁三味外，余四味捣为细末，与前三味同拌，研令细，用好蜡匮和，先将蜡六两溶化作汁，以重绵滤去滓，以好酒一升，于银石器内煮蜡熔，数沸倾出，候酒冷，其蜡自浮，取蜡称用。凡春夏修合，用清油一两，于铫内熬令末散香熟，次下酒煮蜡四两，同化作汁，就锅内乘热拌和前项药末；秋冬修合，用清油一两半，同煎煮热作汁，和匮药末成剂，分作小铤子，以油单纸裹，旋丸如绿豆大。每服三五粒，温水吞下。小儿每服如黍米大五丸，干姜汤送下，不拘时候。

【功用】磨化积聚，消逐温冷，疗饮食所伤，快三焦滞气。常服进饮食，消酒毒，令人不中酒。

【主治】虚中积冷，气弱有伤，停积胃脘，不能传化；或因气伤冷，因饥饱食，醉酒过多，心下坚满，两胁胀痛，心腹大疼，霍乱吐泻，大便频并，后重迟涩，久痢赤白，脓血相杂，米谷不消，愈而复发；中酒呕吐，痰逆恶心，喜睡头旋，胸膈痞闷，四肢倦怠，不欲饮食；妊娠伤冷，新产有伤，若久有积寒，吃热药不效者；久病形羸，荏苒岁月，渐致虚弱，面黄肌瘦，饮食或进或退，大便或秘或泄，不拘久新积冷；又治小儿脾胃虚弱，累有伤滞，粪白鲊臭，下痢水谷，连绵月日，用热药及取转不效者。

【方论】《医方集解》：此手足阳明药也。肉蔻逐冷消食，下气和中；丁香暖胃助阳，宣壅除癖；木香升降诸气，和脾疏肝；杏仁降气散寒，润燥消积；炮姜能逐瘤冷而散瘤通关；巴豆善破沉寒而夺门宣滞，寒积深瘤，非此莫攻；百草霜和中温散，亦能消积治痢为佐也。

燔葱散

【来源】《太平惠民和济局方》卷三（新添诸局经验秘方）。

【组成】延胡索三两 苍术（米泔浸一宿，去皮） 甘草（爁）各半斤 茯苓（白者，去皮） 蓬莪术 三棱（煨） 青皮（去白）各六两 丁皮 缩砂（去皮） 槟榔各四两 肉桂（去粗皮） 干姜（炮）各二两

【用法】上为末，每服二钱，水一盏，连根葱白一茎，煎七分，空心、食前稍热服。

【主治】脾胃虚冷，攻筑心腹，连胁肋刺痛，胸膈痞闷，背膊连项拘急疼痛，不思饮食，时或呕逆，霍乱转筋，腹冷泄泻，膀胱气刺，小肠及外肾肿

痛；及治妇人血气攻刺，癥瘕块硬，带下赤白，或发寒热，胎前产后恶血不止，脐腹疼痛；一切虚冷，不思饮食。

二气丹

【来源】《太平惠民和济局方》卷五（续添诸局经验秘方）。

【组成】硫黄（细研） 肉桂（去皮，为末）各一分 干姜（炮，为末） 朱砂（研，为衣）各二钱 附子（一枚大者，炮，去皮脐，为末）半两

【用法】上为末，细面糊为丸，如梧桐子大。每服三十丸，空心、食前煎艾盐汤放冷送下。

【功用】助阳消阴，正气温中。

【主治】内虚里寒，冷气攻击，心胁脐腹胀满刺痛，泄利无度，呕吐不止，自汗时出，小便不禁，阳气渐微，手足厥冷；及伤寒阴证，霍乱转筋，久下冷痢，少气羸困，一切虚寒痼冷。

附子理中丸

【来源】《太平惠民和济局方》卷五。

【别名】附子白术丸（《鸡峰普济方》卷十二）、理中丸（《儒门事亲》卷十二）、大姜煎丸（《普济方》卷三九五）。

【组成】附子（炮，去皮脐） 人参（去芦） 干姜（炮） 甘草（炙） 白术各三两

【用法】上为细末，炼蜜为丸，每两作十丸。每服一丸，以水一盏化破，煎至七分，空心、食前稍热服。【功用】

1.《鸡峰普济方》：养胃气。

2.《北京市中成药规范》：温脾散寒，止泻止痛。

【主治】脾胃冷弱，心腹绞痛，呕吐泄利，霍乱转筋，体冷微汗，手足厥寒，心下逆满，腹中雷鸣，呕哕不止，饮食不进，及一切沉寒痼冷。

三倍汤

【来源】《太平惠民和济局方》卷十（吴直阁增诸家名方）。

【组成】草豆蔻仁二两 甘草一两 生姜五两 炒盐五两

【用法】上药杵和匀，入瓷器内淹一宿，焙干为末。沸汤点服。

【主治】脾胃不和，胸膈闷满，饮食不化，呕逆恶心，或霍乱呕吐，心腹刺痛，肠鸣泄痢，水谷不分。

小理中汤

【来源】《太平惠民和济局方》卷十（吴直阁增诸家名方）。

【组成】苍术（米泔浸，焙）五两 生姜五斤 甘草（生用）十两 盐（炒）十五两

【用法】上锉，同碾，淹一宿，焙干，碾为细末。每服一钱，空心沸汤点下。

【功用】温中逐水去湿。

【主治】脾胃不和，中寒上冲，胸胁逆满，心腹绞痛；饮酒过度，痰逆恶心，或时呕吐，心下虚胀，隔塞不通，饮食减少，短气羸困；肠胃冷湿，泄泻注下，水谷不分，腹中雷鸣；霍乱吐利，手足厥冷；胸痹心痛，逆气结气。

白梅汤

【来源】《太平惠民和济局方》卷十（吴直阁增诸家名方）。

【组成】白梅（研破）二十九斤 檀香十四两 甘草十三斤半 盐（炒）十五斤

【用法】上为末。每服一钱，擦生姜，新汲水下。如酒后干哕，恶心舌涩，如茶吃。

【主治】中热，五心烦躁，霍乱呕吐，口干烦渴，津液不通；及酒后干哕，恶心舌涩。

六合定中丸

【来源】《成方便读》卷三引《太平惠民和济局方》。

【组成】枳壳 桔梗 茯苓 甘草 楂炭 厚朴 扁豆 谷芽 神曲（炒） 木瓜

【主治】暑湿伤中，食滞交阻，而为霍乱转筋。

【方论】霍乱一证，皆由脾胃受邪，乘胃则吐，乘脾则泻，而伤湿、伤食尤多。方中谷芽、神曲、楂炭消磨食积；厚朴、茯苓除湿宣邪；桔梗开提肺气，表散外邪；枳壳破气行痰，宣中导滞；扁豆解暑和脾；甘草和中化毒；木瓜舒筋达络，使

痛；及治妇人血气攻刺，癥瘕块硬，带下赤白，或发寒热，胎前产后恶血不止，脐腹疼痛；一切虚冷，不思饮食。

筋急者得之即舒，筋缓者遇之即利。

真金不换正气散

【来源】《普济方》卷一五一引《太平惠民和济局方》。

【组成】藿香一两　厚朴（姜汁制）一两　陈皮（去白）一两　苍术（浸炒）一两　半夏一两　甘草（炒）一两　川芎一两

【用法】上锉，如法修制。每服五钱重，水一盏半，加生姜三片，枣一枚，同煎八分，去滓温服，滓再煎服，不拘时候。

【功用】和脾胃，止吐泻，温中，下痰饮，止腹痛满，止汗，解山岚瘴气。

【主治】四时伤寒，五种膈气，吞酸，噫瘀噎塞，干呕恶心；内受湿寒，外感风邪，身体沉重，肢节痠疼，头昏鼻塞，未分阴阳之间，尤宜服之；八般疟疾，遍身浮肿，五劳七伤，或风气所灌，手足肿痛，全不思饮；孕妇产前产后，皆可服饵。又治霍乱吐泻，心腹疼痛，脾气虚弱，脏腑时鸣，小儿脾胃不和，时气诸疾，及治四方不伏水土。

【加减】如欲出汗，加葱白；若酒后得证，加干葛；小腹疼，加炒小茴香；心疼，加玄胡索；若阴证，手足微冷，大便虚，加丁香、干葛，姜；食后得证，加香附子，淡豆豉；泻痢，加肉豆蔻。

无比香薷散

【来源】《传家秘宝》卷中。

【别名】香薷散（《类证活人书》卷十八）。

【组成】厚朴（去粗皮）二两　黄连二两（同厚朴更入生姜四两捣如泥，炒令紫色）香薷穗一两半（一方更有白扁豆苗一两半）

【用法】上为粗散。每服三钱，水一盏，酒一盏，同煎至一盏，水中沉极冷服，并吃二服。

【主治】多食生冷，眠卧冷席，伤于脾胃，而致霍乱。吐利转筋，脐腹撮痛，遍身冷汗，四肢厥逆，躁渴不定。

豆蔻散

【来源】方出《证类本草》卷九引《海药本草》，名见《仙拈集》卷一。

【组成】肉豆蔻

【用法】上为末，生姜汤调服。
《仙拈集》本方用肉豆蔻、生姜各三钱，水煎服。

【主治】霍乱。

附子汤

【来源】方出《证类本草》卷十引《孙用和方》，名见《圣济总录》卷七十四。

【组成】附子一枚（重七钱，炮，去皮脐）

【用法】上为末。每服四钱，水二盏，加盐半钱，煎取一盏，温服。立止。

【主治】霍乱，大泻不止。

木瓜汤

【来源】方出《证类本草》卷二十三引孟诜方，名见《普济方》卷二〇二。

【组成】木瓜一两片　桑叶七片　大枣三枚（碎）

【用法】上以水二升，煮取半升，顿服，愈。

【主治】霍乱脐下绞痛。

活命散

【来源】《普济方》卷二〇二引《护命方》。

【组成】防风　羌活　独活　干姜　细辛各一分　草豆蔻　肉豆蔻　川芎各半两　官桂　吴茱萸　干木瓜各一两

【用法】上为末。每服五钱，浓煎木瓜汤，空心调下，和滓吃。

【主治】上吐下泻，霍乱不止，面色青黑，命欲临死。

神应散

【来源】《圣济总录》卷二十三。

【组成】丹砂（研）石硫黄（研）各一钱　土消二钱　蛤粉三钱半　人参　白茯苓（去黑皮）各一分

【用法】上为散。每服一钱匕，用脂麻水调下，不拘时候服。

【主治】伤寒阴阳不顺，发躁闷乱，气虚呕逆；霍乱后，烦躁，睡眠不安。

紫苏丸

【来源】《圣济总录》卷二十三。

【组成】紫苏叶 藿香叶各二两 干木瓜（不入盐者） 人参 甘草（微炙，锉）各一两 白茯苓（去黑皮）三两 桂（去粗皮）半两

【用法】上为细末，入麝香二钱，同研令匀，炼蜜为丸，如樱桃大。每服一丸，嚼破，以温熟水送下，不拘时候。

【主治】伤寒霍乱，发热烦渴。

人参汤

【来源】《圣济总录》卷二十六。

【组成】人参 厚朴（去粗皮，生姜汁炙） 干木瓜各一两 高良姜（炒） 木香 白茯苓（去黑皮）芍药 白豆蔻（去皮）桂（去粗皮） 白术 陈橘皮（去白，炒）各半两

【用法】上为粗末。每服三钱匕，水一盏，煎至七分，去滓温服，一日三次。

【主治】伤寒后，霍乱吐利不止，吃食不消，心腹胀闷。

白术汤

【来源】《圣济总录》卷二十六。

【组成】白术 陈橘皮（汤浸，去白，炒）各一两 干木瓜二两

【用法】上为末。每服三钱匕，水一盏，加生姜三片，煎至七分，去滓温服，一日二次。

【主治】伤寒后，霍乱吐利，脚转筋。

朴姜汤

【来源】《圣济总录》卷二十六。

【组成】厚朴（去粗皮，生姜汁炙） 高良姜（炒） 陈橘皮（去白，炒） 人参各三分 草豆蔻（去皮）半两

【用法】上为粗末。每服三钱匕，水一盏，加生姜三片，大枣一个（擘破），煎至七分，去滓温服，一日三次。

【主治】伤寒后霍乱，心膈不利。

肉豆蔻汤

【来源】《圣济总录》（人卫本）卷二十六。

【别名】豆蔻汤（原书文瑞楼本）。

【组成】肉豆蔻仁 高良姜（炒） 枇杷叶（拭去毛，炙）各半两 厚朴（去粗皮，生姜汁炙，锉） 桂（去粗皮）各一两 吴茱萸（汤洗，焙干，炒）一分

【用法】上为粗末。每服三钱匕，水一盏，大枣一个，煎至七分，去滓温服，一日三次。

【主治】伤寒后霍乱，吐泻不止，及脚转筋。

吴茱萸汤

【来源】《圣济总录》卷二十六。

【组成】吴茱萸一分（汤洗，焙干炒） 厚朴（去粗皮，生姜汁炙，锉）一两 人参三分 干木瓜 藿香叶 甘草（炙，锉） 桂（去粗皮） 丁香（炒）各半两

【用法】上为粗末。每服三钱匕，水一盏，入生姜三片，煎至七分，去滓温服，一日三次。

【主治】伤寒后霍乱，吐利腹胀，转筋，手足冷，饮食不消。

厚朴汤

【来源】《圣济总录》卷二十六。

【组成】厚朴（去粗皮，生姜汁炙，锉） 干木瓜各一两 高良姜（炒） 香薷叶 陈橘皮（去白，炒） 紫苏茎各半两

【用法】上为粗末。每服三钱匕，水一盏，加生姜三片，盐少许，煎至七分，去滓温服，不拘时候。

【主治】伤寒霍乱转筋，风寒客于胃腑，吐利不止，心腹气胀，不思饮食；霍乱转筋，脉微而细，风寒客于胃，吐泻不止。

姜附丸

【来源】《圣济总录》卷二十六。

【别名】附子姜朴丸（《小儿卫生总微论方》卷七）。

【组成】干姜（炮）半两　附子（炮裂，去皮脐）二两　厚朴（去粗皮，生姜汁炙，锉）一两

【用法】上为末，醋煮面糊为丸，如梧桐子大。每服三十丸，食前米饮送下。

【主治】伤寒霍乱，呕吐不止，手足厥逆。

藿香汤

【来源】《圣济总录》卷二十六。

【组成】藿香叶　当归（切、焙）　附子（炮裂，去皮脐）　人参　桂（去粗皮）　木瓜各一两

【用法】上锉，如麻豆大。每服三钱匕，加水一盏，生姜三片，煎至七分，去滓温服，不拘时候。

【主治】伤寒，霍乱转筋，呕吐不止，闷绝。

丁香丸

【来源】《圣济总录》卷三十八。

【组成】丁香　白术　缩砂仁　木香　肉豆蔻（去皮）　干姜（炮）　桂（去粗皮）各三分　陈橘皮（去白，焙）一两　枳壳（去瓤，麸炒）　红豆蔻（去皮）各半两

【用法】上为末，炼蜜为丸，如梧桐子大。每服二十丸，煎生姜、木瓜汤嚼下。

【主治】食饮过伤，霍乱吐泻。

丁香散

【来源】《圣济总录》卷三十八。

【组成】丁香　木香　肉豆蔻（去壳）各一两

【用法】上为细散。每服二钱，白粥饮调下，热服。

【主治】霍乱不止。

人参丸

【来源】《圣济总录》卷三十八。

【组成】人参　高良姜（炮）各一两

【用法】上为末，炼蜜为丸，如弹子大。每服一丸，温水饮嚼下，不拘时候。

【主治】饮食过多，当风履湿，薄衣露坐，或夜卧失复，霍乱吐利。

人参汤

【来源】《圣济总录》卷三十八。

【组成】人参　干姜（炮）　陈橘皮（去白，焙）　桂（去粗皮）各一两　甘草（炙）半两

【用法】上为粗末。每服三钱匕，水二盏，加大枣二枚（擘），煎取一盏，去滓热服，连进三服。

【主治】霍乱吐下。

干姜汤

【来源】《圣济总录》卷三十八。

【组成】干姜（炮）　甘草（炙）　桂（去粗皮）　附子（炮裂，去皮脐）　草豆蔻（去皮）　肉豆蔻（去壳，面裹煨）　木香　高良姜（炒）　干木瓜各半两

【用法】上药锉，如麻豆大。每服三钱匕，水一盏，煎至七分，去滓温服。

【主治】霍乱吐利，心腹疼痛，气逆，手足冷。

干姜汤

【来源】《圣济总录》三十八。

【别名】四正汤（《圣济总录》卷一六二）、四味回阳饮（《景岳全书》卷五十一）。

【组成】干姜（炮）　甘草（炙）　人参各二两　附子（炮裂，去皮脐）一枚

【用法】上锉，如麻豆大。每服六钱匕，水二盏，煎至一盏，去滓温服。

【主治】

1.《圣济总录》：霍乱吐下，虚冷厥逆。

2.《景岳全书》：元阳虚脱，危在顷刻者。

【加减】下甚者，加龙骨（捣，研）二两；腹痛不止，加当归二两（切，焙）

干姜汤

【来源】《圣济总录》卷三十八。

【组成】干姜（炮）　人参　甘草（炙）各三

两 白茯苓（去黑皮） 陈橘皮（汤浸，去白，焙）各四两 桂（去粗皮） 黄耆（锉）各二两

【用法】上为粗末。每服三钱匕，水一盏，煎至七分，去滓温服，一日三次。

【主治】霍乱，洞泄不止，脐上筑悸。

干姜散

【来源】《圣济总录》卷三十八。

【组成】干姜（炮） 诃黎勒（去核） 白矾（烧汁尽） 丁香 甘草（炙）各半两

【用法】上为细散。每服一钱匕，饭饮调下，不拘时候。

【主治】脾脏有积，霍乱吐逆。

大豆饮

【来源】《圣济总录》卷三十八。

【组成】大豆 香薷 芦根 枇杷叶（拭去毛，炙） 竹茹 前胡（去芦头） 陈橘皮（去白，焙）各等分

【用法】上锉。每服五钱匕，以水一盏半，加生姜一分（切碎），煎取一盏，去滓温服。

【主治】霍乱。

大腹汤

【来源】《圣济总录》卷三十八。

【组成】大腹（和皮用） 厚朴（去粗皮，生姜汁涂三度，炙干） 防风（去叉） 半夏（汤洗七遍去滑，焙干）各半两 人参一两

【用法】上为粗末。每服五钱匕，加木瓜三片，小麦半合，生姜一分（拍碎），水两盏，煎至一盏，去滓温服；如吐时热服。

【主治】霍乱未得利，腹胀刺痛，呕逆不已。

木香散

【来源】《圣济总录》卷三十八。

【组成】木香 丁香 白术（炒） 菖蒲 山姜子 桂（去粗皮） 甘草（炙） 人参 吴茱萸（洗净，炒） 白豆蔻仁 陈橘皮（汤洗，去白，焙） 肉豆蔻（去皮，炮） 高良姜 草豆蔻（去皮）各等分

【用法】上为细散。每用四钱匕，木瓜汤调下。

【主治】霍乱，下利气胀，饮食不消。

五味理中丸

【来源】《圣济总录》卷三十八。

【组成】甘草（炙，锉） 人参 桂（去粗皮） 干姜（炮） 高良姜各等分

【用法】上为末，炼蜜为丸，如梧桐子大。每服三十丸，空心、食前温酒送下，一日二次。

【主治】冷热不调，霍乱吐利，宿食不消。

平胃汤

【来源】《圣济总录》卷三十八

【组成】干姜（炮）二两 附子（炮裂，去皮脐）半两 人参 甘草（炙） 白茯苓（去黑皮）各三两

【用法】上锉，如麻豆大。每服三钱匕，水一盏，煎至七分，去滓温服，一日三次。

【主治】霍乱，脐上筑悸。

正元汤

【来源】《圣济总录》卷三十八。

【组成】枇杷叶（拭去毛，炙） 桂（去粗皮） 厚朴（去粗皮，姜汁炙） 陈橘皮（去白，焙）各半两

【用法】上为粗末。每服三钱匕，水一盏，加生姜三片，煎至六分，去滓热服，不拘时候。

【主治】霍乱吐利不止。

正气丹

【来源】《圣济总录》卷三十八。

【组成】硫黄（盏内熔成汁）三分 半夏（为末，姜汁作饼，晒干） 藿香叶各一两 水银（入硫黄汁内结沙子）一分 附子（炮裂，去皮脐）半两

【用法】上为细末，酒煮面糊为丸，如梧桐子大，以丹砂为衣。每服二十丸至三十丸，米饮送下，

不拘时候。

【主治】下虚阴阳错逆，霍乱吐逆，粥食不下。

正胃汤

【来源】《圣济总录》卷三十八。

【组成】枇杷叶（拭去毛，炙）　桂（去粗皮）　厚朴（去粗皮，姜汁炙）　陈橘皮（去白，焙）各半两。

【用法】上为粗末。每服二钱匕，水一盏，加生姜三片，煎至六分，去滓热服，不拘时候。

【主治】霍乱吐利不止。

龙骨汤

【来源】《圣济总录》卷三十八。

【组成】龙骨（白者，碎）　附子（炮裂，去皮脐）各一两　干姜（炮）　甘草（炙）　人参各一两半

【用法】上锉，如麻豆大。每服三钱匕，水一盏，煎至七分，去滓温服。

【主治】霍乱吐利，手足逆冷。

四汁煎

【来源】《圣济总录》卷三十八。

【组成】生藕汁　生葛汁　木瓜汁各一合　生姜汁半合

【用法】银器中慢火熬如饧。每服两匙头许，含化，徐徐咽津。

【主治】霍乱吐呕。

生姜散

【来源】《圣济总录》卷三十八。

【组成】生姜二两（切，焙）　陈橘皮（汤浸去白，焙）　干木瓜各一两

【用法】上为散。每服二钱匕，温水调下，连三五服。

【主治】霍乱吐不止，欲死。

白术汤

【来源】《圣济总录》卷三十八。

【组成】白术三两　甘草（炙）　附子（炮裂，去皮脐）　人参各一两　桂（去粗皮）　当归（切，焙）　陈橘皮（去白，焙）各二两

【用法】上锉如麻豆大。每服五钱匕。煮小麦汁一盏半，加竹叶一握，生姜半分（拍碎），煎至八分，去滓温服，一日三次。

【主治】霍乱吐利。

白术汤

【来源】《圣济总录》卷三十八。

【组成】白术一两半　枳壳（去瓤，麸炒）一两一分

【用法】上为末。每服三钱匕，加大枣三个（擘，去核），水一盏，煎至六分，去滓，空腹温服，早晨、午时、日晡各一次。

【主治】霍乱，脾胃气攻，腹胀满不下食。

半夏汤

【来源】《圣济总录》卷三十八。

【组成】半夏（汤洗七遍，焙，切）三两三分　人参一两三分　白茯苓（去黑皮）二两半

【用法】上锉，如麻豆大。每服五钱匕，水一盏半，加生姜半分，切，煎至一盏，去滓温服，如人行八九里再服。

【主治】霍乱，心下坚满，妨闷。

芒消汤

【来源】《圣济总录》卷三十八。

【组成】芒消（别研）　生干地黄（洗，切，焙）　白术　甘草（炙）各一两　豉（炒）　白茯苓（去黑皮）各一两半　石膏（碎）二两

【用法】上为粗末。每服五钱匕，水一盏半，加竹叶十片，葱白二寸，煎至一盏，去滓温服，一日三次。

【主治】霍乱走哺，呕吐不止，噎塞满闷。

当归汤

【来源】《圣济总录》卷三十八。

【组成】当归（切，焙）三两　桂（去粗皮）甘草（炙）各二两

【用法】上为粗末。每服三钱匕，水一盏，煎至七分，去滓温服，不拘时候。

【主治】霍乱中冷，心腹痛。

冰壶汤

【来源】《圣济总录》卷三十八。

【组成】高良姜（生锉）

【用法】上为粗末。每服三钱匕，水一盏，大枣一枚（去核），煎至五分，去滓用水沉冷，顿服。

【主治】霍乱呕吐不止。

吴茱萸汤

【来源】《圣济总录》卷三十八。

【组成】吴茱萸（汤浸，焙炒）　干姜（炮）各一两　甘草（炙）一两半

【用法】上为粗末。每服二钱匕，水一盏，煎至七分，去滓温服，不拘时候。

【主治】霍乱心腹痛，呕吐不止。

吴茱萸汤

【来源】《圣济总录》卷三十八。

【组成】吴茱萸（淘，炒）半两　草豆蔻仁十个　甘草（炙）一分　干木瓜（去皮瓤并子，焙）三分

【用法】上为粗末。每服五钱匕，黑豆一百粒，水一盏半，煎至一盏，去滓热服，如人行五里再服。

【主治】霍乱不得利，气急膨满，疠刺疼痛。

返魂汤

【来源】《圣济总录》卷三十八。

【别名】姜盐饮（《仁斋直指方论》卷十三）、姜盐汤（《普济方》卷二〇二）。

【组成】盐一分　生姜（洗，切）一两

【用法】上用童便一碗半，煎取一碗，去滓温服，每日三次。

【主治】
　　1.《圣济总录》：一切霍乱呕逆，手足厥冷。
　　2.《仁斋直指方论》：干霍乱，欲吐不吐，欲泻不泻，痰壅腹胀。

沉香丸

【来源】《圣济总录》卷三十八。

【组成】沉香　丁香　犀角（镑）　枳实（去瓤，麸炒）　肉豆蔻（去壳，炮）　木香　蓬莪术（炮）各半两　胡椒一分　槟榔（锉）四枚　乳香（研）　没药（研）各半两　巴豆（去皮心，研，出油）　麝香（研）各一钱

【用法】上药先捣前九味为末，与巴豆、没药、乳香、麝香和令匀，糯米粥为丸，如莱菔子大。每服五丸，加至十丸，以生姜、橘皮煎汤送下。

【主治】霍乱，心腹疼痛。

诃黎勒丸

【来源】《圣济总录》卷三十八。

【组成】诃黎勒皮（微炒）　陈橘皮（去白，焙）各一两　干生姜（切）三分　甘草（炙）半两

【用法】上为末，炼蜜为丸，如梧桐子大。每服二十丸，煎生姜米饮送下，不拘时候。

【主治】霍乱吐逆，腹痛，或便利数多，冷热不调。

诃黎勒丸

【来源】《圣济总录》卷三十八。

【组成】诃黎勒皮　五倍子　黄连（去须）　钟乳粉　白矾（熬令汁枯）各四两　缩砂蜜（去皮）　厚朴（去粗皮，生姜汁炙）　当归（切，焙）　酸石榴皮（锉，炒）　胡椒　樗根皮（锉）各二两半　干姜（炮）一两半　干木瓜（锉）　乌梅肉（炒）　橡实（微炒）各五两　肉豆蔻（煨，去壳）五枚　陈橘皮（汤浸，去白，焙）二两

【用法】上为末，醋并艾叶汁煮面糊为丸，如梧桐子大。每服五十丸，空心、食前以大枣汤送下，一日二次。

【主治】脾胃虚冷，呕逆霍乱，泻痢胀满。

良姜散

【来源】《圣济总录》卷三十八。

【别名】高良姜散（《普济方》卷二〇二）。

【组成】高良姜（锉，炒）一分　苍术（米泔浸一宿，锉，炒）　麦门冬（去心，焙）　陈橘皮（汤浸去白，焙）　肉豆蔻（去壳）　吴茱萸（汤浸，焙，炒）　人参　诃黎勒皮各三分

【用法】上为散。每服三钱匕，米饮调下，不拘时候。

【主治】霍乱吐泻不止，心腹疼痛，烦渴。

阿魏丸

【来源】《圣济总录》卷三十八。

【组成】阿魏　青橘皮（汤浸去白，焙）各一分　酸石榴皮　五味子各半两　陈曲（炒）一两

【用法】上先捣后四味为细末，与阿魏同研令匀，用糯米糊为丸，如梧桐子大。每服二十丸，温熟水送下。如脚转筋绝甚者，研开，温熟水调下。

【主治】霍乱，不吐不利，气胀满闷欲绝者。

陈橘皮汤

【来源】《圣济总录》卷三十八。

【组成】陈橘皮（去白，焙）二两　甘草（炙）一两　白术三两

【用法】上为粗末。每服五钱匕，水一盏半，加竹叶十片，生姜半分，小麦汁半盏，煎至八分，去滓温服，一日三次。

【主治】霍乱吐利。

附子汤

【来源】《圣济总录》卷三十八。

【组成】附子（炮裂，去皮脐）　人参　厚朴（去粗皮，生姜汁涂，炙干）　白茯苓（去黑皮）　甘草（炙）　陈橘皮（去白，炒）　当归（切，焙）　葛根（锉）　桂（去粗皮）　干姜（炮）各一两

【用法】上锉，如麻豆大。每服五钱匕，水一盏半，煎至八分，去滓温服。随药吐者，更服勿止。

【主治】霍乱四逆吐下，烦呕转筋，肉冷汗出，体痹气急垂死，音声不出，脉不通者。

附子汤

【来源】《圣济总录》卷三十八。

【组成】附子（炮裂，去皮脐）一两　白茯苓（去黑皮）　人参　甘草（炙）　干姜（炮）各二两

【用法】上锉，如麻豆大。每服三钱匕，水一盏，煎至七分，去滓温服，一日三次。

【主治】霍乱，心腹筑悸。

附子汤

【来源】《圣济总录》卷三十八。

【组成】附子（炮裂，去皮脐）半两　半夏（生姜汁制，炒）　甘草（炙）各一两

【用法】上锉，如麻豆大。每服三钱匕，水一盏，加大枣一枚（擘破），粳米一撮，煎至七分，去滓温服，每日三次。

【主治】霍乱脐上筑悸，及四肢逆冷。

青金散

【来源】《圣济总录》卷三十八。

【组成】硫黄一两（盏子内熔作汁）　水银一两（二味结作砂子）

【用法】上为细散。每服一钱匕，冷木瓜汤调下，冷米饮亦得。

【主治】霍乱吐逆不定，手足厥冷，面青不乐。

抵圣散

【来源】《圣济总录》卷三十八。

【组成】厚朴（去粗皮，生姜汁涂炙）四两　白术二两　吴茱萸（汤洗，焙干，炒）一两　高良姜半两　人参　白茯苓（去黑皮）　甘草（炙，锉）　木香　枳壳（去瓤，麸炒）　草豆蔻（去皮）　陈橘皮（去白，焙）各一两

【用法】上为散。每服二钱匕，沸汤调下，不拘时候。

【主治】霍乱，宿食不消，心腹绞痛。

和气煮散

【来源】《圣济总录》卷三十八。
【别名】和气煎（《普济方》卷二〇一）。
【组成】胡椒　绿豆各一两　人参一分
【用法】上为散。每服三钱匕，水一盏，同煎五六沸，去滓热服。
【主治】霍乱吐泻，冷热不调。

备急丸

【来源】《圣济总录》卷三十八。
【组成】干姜（炮）　大黄（炮）各一两　巴豆（去皮心，炒干，别研）半两
【用法】上为末，与巴豆和匀，面糊为丸，如绿豆大。每服二丸，橘皮汤下。得利为效，痛止勿服。
【主治】霍乱卒暴心腹痛。

茯苓汤

【来源】《圣济总录》卷三十八。
【组成】白茯苓（去黑皮）　人参各三两　甘草（炙）　白术各二两　干姜（炮）一两
【用法】上为粗末。每服三钱匕，水一盏，煎至七分，去滓温服，一日三次。
【主治】霍乱，心下筑悸，肾气动。

茅苊饮

【来源】《圣济总录》卷三十八。
【组成】茅苊　厚朴（去粗皮，涂生姜汁炙，锉）知母（焙）　栝楼实　枳壳（去瓤，麸炒）葛根（锉）　犀角（镑）　桔梗（炒）　陈橘皮（去白，切，焙）　白茯苓（去黑皮）甘草（炙）人参　蓝实（炒）　黄芩（去黑心）各一两
【用法】上为粗末。每服三钱匕，水一盏，煎至七分，去滓温服，不拘时候。
【主治】霍乱，心腹痛。

厚朴丸

【来源】《圣济总录》卷三十八。

【组成】厚朴（去粗皮，生姜汁炙）三分　白术　人参　枳壳（去瓤，麸炒）　桂（去粗皮）　干木瓜各半两　干姜（炮）　甘草（炙）　胡椒各一分
【用法】上为末，炼蜜为丸，如梧桐子大。每服二十丸，煎兰香汤送下。
【主治】霍乱。脾气冷，腹胀不能食，胸膈气痞。

厚朴汤

【来源】《圣济总录》卷三十八。
【组成】厚朴（去粗皮，姜汁炙）二两　人参　白术各一两半　半夏（为末，生姜汁调作饼，晒干）　陈橘皮（汤浸，去白，焙）各一两
【用法】上为粗末。每服三钱匕，水一盏，生姜三片，大枣一个（去核），煎至七分，去滓温服，不拘时候。
【主治】霍乱呕吐，不思饮食。

厚朴汤

【来源】《圣济总录》卷三十八。
【组成】厚朴（去粗皮，生姜汁炙，锉）桂（去粗皮）　枳壳（去瓤，麸炒）各二两　芍药　槟榔（锉）各一两
【用法】上为粗末。每服三钱匕，水一盏，加生姜五片，煎取七分，去滓温服，不拘时候。
【主治】霍乱。心腹痛烦不止，或呕。

厚朴汤

【来源】《圣济总录》卷三十八。
【组成】厚朴（去粗皮，涂生姜汁三度炙干）四两　枳壳（去瓤，麸炒微黄）一两半
【用法】上为粗末。每服三钱匕，加生姜一分（拍碎），水一盏，煎至七分，去滓温服，一日三次。
【主治】霍乱。吐利腹胀。

香薷丸

【来源】《圣济总录》卷三十八。
【别名】小香薷丸（《鸡峰普济方》卷五）。

【组成】香薷一两半　白扁豆（炒）　木香各一两　丁香皮二两　藿香（去梗）　零陵香各半两　益智仁一分

【用法】上为末，面糊为丸，如梧桐子大。每服二十丸，食前紫苏汤送下。

【主治】

1.《圣济总录》：冷热不调，霍乱吐泻。

2.《鸡峰普济方》：暑气。

香薷汤

【来源】《圣济总录》卷三十八。

【别名】香薷散（《普济方》卷二〇二）。

【组成】香薷（锉）二握　木瓜（去瓤子，焙干，锉）　荆芥穗　熟艾各半两　陈廪米（炒）半合　黑豆（炒）一合

【用法】上为粗末。每服半钱匕，以水一盏半，煎至一盏，去滓温服。一日三次，如人行三五里进一服。

【主治】

1.《圣济总录》：卒霍乱吐泻，腹刺痛，上吐下泻。

2.《普济方》：霍乱吐泻，烦渴腹痛，或转筋体冷，脉微。

香薷饮

【来源】《圣济总录》卷三十八。

【别名】香连饮子（《杨氏家藏方》卷三）、黄连饮（《普济方》卷二〇一）。

【组成】香薷（去梗）二两半　草乌头（浸，切，去皮脐，晒干）二两（入盐三两同炒乌头黄褐色，去盐不用）　藿香（去梗，焙）二两　黄连（去须，以吴茱萸二两同炒黄连，去茱萸不用）二两

【用法】上为粗末。每服三钱匕，以水二盏，加酒半盏，同煎至一盏，去滓，用新汲水沉冷顿服。相次四肢暖，吐泻定。病轻每服一二钱匕。

【主治】霍乱吐泻，四肢厥冷。

桂心汤

【来源】《圣济总录》卷三十八。

【组成】桂（去粗皮）三两　厚朴（去粗皮，涂生姜汁，炙）四两　枳实（去瓤，麸炒）五两

【用法】上为粗末。每服三钱匕，加生姜三片，水一盏，煎至七分，去滓温服，不拘时候。

【主治】霍乱心腹痛，烦呕不止。

桔梗汤

【来源】《圣济总录》卷三十八。

【组成】桔梗（锉，炒）一两　甘草（炙）　附子（炮裂，去皮脐）各二两　干姜（炮）一两

【用法】上锉，如麻豆大。每服三钱匕，水一盏，煎至七分，去滓温服。

【主治】霍乱。吐利已定，汗出厥冷，四肢拘急，腹中痛不解，脉欲绝。

桔梗散

【来源】《圣济总录》卷三十八。

【组成】桔梗（炒）一两　桂（去粗皮）　槟榔（锉）　白术各三分　人参二两　青橘皮（去白，麸炒，锉）　大黄（炒，锉）　木香各三分

【用法】上为细散。每服三钱匕，以冷生姜汤调下。

【主治】霍乱。不吐不利，壅闷腹胀或绞痛。

高良姜汤

【来源】《圣济总录》卷三十八。

【别名】高良姜煮散。

【组成】高良姜　桂（去粗皮）　人参各一两　甘草（炙）半两

【用法】上为粗末。每服三钱匕，水一盏，加大枣一枚（去核），煎至七分，去滓温服，不拘时候。

【主治】冷热气不调，霍乱吐逆不定，腹胁胀满。

高良姜汤

【来源】《圣济总录》卷三十八。

【组成】高良姜（锉）　厚朴（去粗皮，涂生姜汁三度，炙干）　陈橘皮（汤浸，去白，焙干）　白术　桑根白皮（锉，炒）　甘草（炙）各二两　人

参一两　木瓜（去皮瓤并子，焙干）三两　五味子（拣）二两　桂（去粗皮）　槟榔（锉）　诃黎勒皮　木香　肉豆蔻仁各一两　盐三升（淘去泥滓，炼成盐花，研）

【用法】上十五味，先捣前十四味，为细末，与盐花末同研令匀。以水五升，下药末一时入锅中，和盐花同煎，不住手搅，候水干，出药于盆中，干即贮之。每服两钱匕，加生姜少许，煎汤点服。

【功用】破气消食。

【主治】霍乱，心腹胀满疼痛。

理中丸

【来源】《圣济总录》卷三十八。

【组成】高良姜（锉）　白术各一两　桂（去粗皮）　甘草（炙）各半两

【用法】上为末，炼蜜为丸，如弹子大。每服一丸，浓煎橘皮汤化下，不拘时候。

【主治】霍乱吐泻，心腹疼痛。

菖蒲饮

【来源】《圣济总录》卷三十八。

【组成】菖蒲（切，焙）　高良姜　青橘皮（去白，焙）各一两　白术　甘草（炙）各半两

【用法】上为粗末。每服三钱匕，以水一盏，煎十数沸，倾出放温，顿服。

【主治】霍乱吐泻不止。

救命散

【来源】《圣济总录》卷三十八。

【组成】地龙（自死者或踏死者，焙干）　蛤粉各等分

【用法】上为细散。每服二钱匕，蜜水调下。

【主治】霍乱。腹胀，烦闷不止，手足厥逆。

雄雀粪散

【来源】《圣济总录》卷三十八。

【组成】雄雀粪二十一粒（炒）

【用法】上研细，用暖酒半盏调服；未效再服。

【主治】饮食伤饱，取凉过度，霍乱胀闷欲死，上下不通。

温中汤

【来源】《圣济总录》卷三十八。

【组成】人参　干姜（炮）　白术　甘草（炙）　当归（切，焙）各等分

【用法】上为粗末，每服三钱匕，水一盏，煎至七分，去滓。温服，不拘时候。

【主治】霍乱吐下，虚烦不止，腹中绞痛。

槟榔汤

【来源】《圣济总录》卷三十八。

【组成】槟榔（锉）　陈橘皮（汤去白，焙干）　白茯苓（去黑皮）　防风（去叉）　人参　麦门冬（去心，焙）　紫苏茎叶　甘草（炙）　诃藜勒（煨黄，去核）各一两

【用法】上为粗末。每服五钱匕，入生姜一分（拍碎），陈米半合，水两盏，煎至九分，去滓温服，一日三次；每呕逆时，相次热服。

【主治】霍乱呕吐，腹胁胀满。

缩砂蜜散

【来源】《圣济总录》卷三十八。

【组成】缩砂蜜（去皮，炒）　陈曲（炮）　白术（锉，炒）　干姜（炮）　龙骨　赤石脂　吴茱萸（汤浸，焙炒）　川芎　芍药各等分

【用法】上为散。每服二钱匕，热米饮调下，不拘时候。

【主治】霍乱。心腹冷痛，呕逆恶心，大肠滑泄。

藿香汤

【来源】《圣济总录》卷三十八。

【别名】藿香散（《小儿卫生总微论方》卷十）。

【组成】藿香（去梗）半两　白芷　缩砂（去皮）各一两　丁香一分

【用法】上为粗末。每服二钱匕，水一中盏，煎至六分，去滓热呷，不拘时候。

【主治】霍乱，吐利不止。

藿香散

【来源】《圣济总录》卷三十八。

【组成】藿香叶（焙）一两　诃黎勒皮（焙）十枚　人参　丁香各半两　糯米三百粒　石莲心二百枚　甘草（炙，锉）一分

【用法】上为散。每服二钱匕，煨和皮生姜一块，大枣二个，同煎，空心，食前浓汤调下。

【功用】开胃和气。

【主治】霍乱吐逆。

鳖甲丸

【来源】《圣济总录》卷三十八。

【组成】鳖甲（九肋厚重绿色者）一枚（打铁脚子格得鳖甲者，平稳安于炉中，下用麸炭火炙之，取好米醋五大合，少少倾于甲中，旋以鸡翎涂于甲内令匀，炙尽米醋即得，切不得令火猛及鳖甲背上色变。炙了以薄醋刷洗打碎，烈日中晒干，捣罗成粉，取五两入后药）　京三棱（炮）　附子（炮裂，去皮脐）各二两　白石脂（研）赤石脂（研）　白龙骨（研）各半两　肉豆蔻仁一两　白豆蔻仁一两半（如无，以草豆蔻二两代之）　木香　牛膝（酒浸，去苗，焙）　枳壳（去瓤，麸炒）　当归（洗净，焙）　白术　桂（去粗皮）防风（去叉）　陈橘皮（汤去白，焙）　芍药　荜茇各二两　牛乳一升（不得令有水）

【用法】上除牛乳外为细末，别取荜茇末一两和牛乳，慢火煎如饧，与众药杵匀，众手为丸，如梧桐子大。霍乱甚者，取五十丸嚼破，以人参、橘皮汤送下；未痊愈，更服三十丸。

【主治】霍乱，一切冷气，宿食不消，心腹胀痛，胃冷呕哕，并诸痰饮。

十香丸

【来源】《圣济总录》卷三十九。

【组成】丁香　苏合香　白檀香　沉香　木香　莎草根（炒去毛）　白术（锉，炒）　高良姜（锉）　安息香（研）　麝香（研）　熏陆香

（研）丹砂（研）龙脑（研）各半两　荜茇　诃黎勒（煨，取皮）犀角（镑屑）厚朴（去粗皮，姜汁炙）各一两

【用法】上十七味，除别研者外，为细末，与别研者药同研令匀，炼蜜为丸，如梧桐子大，瓷盒收贮。每服五丸，温酒送下，一日四五次；甚者，温酒研下。以愈为度。

【主治】霍乱、中恶，不识人，心痛腹胀，不思饮食。

人参汤

【来源】《圣济总录》卷三十九。

【组成】人参三分　乌梅（去核）二枚

【用法】上为粗末。每服五钱匕，水一盏半，加竹茹弹子大，煎至一盏，去滓热服，一日四次。

【主治】霍乱吐利不止，津液虚少，不至上焦而烦渴。

人参汤

【来源】《圣济总录》卷三十九。

【组成】人参三分　葛根（锉）　白术　桔梗（去芦头，锉，炒）　赤茯苓（去黑皮）各半两

【用法】上为粗末。每服三钱匕，浆水一盏，煎至七分，去滓温服。

【主治】霍乱吐利，渴燥不止。

人参汤

【来源】《圣济总录》卷三十九。

【组成】人参　炙甘草　陈橘皮（汤浸，去白，焙）各二两

【用法】上为粗末。每服三钱匕，水一盏，加葱白二寸，煎至六分，去滓温服。

【主治】霍乱干呕；上气心腹胀满。

【加减】如觉心闷，加白茯苓一分。

大黄丸

【来源】《圣济总录》卷三十九。

【组成】大黄（锉，炒）一两　干姜（炮）半

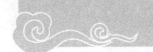

两 桂（去粗皮）三分 巴豆十四枚（去皮心膜，炒，研）

【用法】上四味，先捣前三味为细末，与巴豆同研令匀，炼蜜为丸，如梧桐子大。每服五丸至七丸，温水送下。服久未动，更服三丸，以温粥饮一盏投之。取利为效。

【主治】干霍乱，不吐利。

木瓜汤

【来源】《圣济总录》卷三十九。

【组成】木瓜一两 木香 槟榔 生姜各半两 甘草（炙）一分 黑豆（炒）一合 人参三分

【用法】上锉，如麻豆大。每服五钱匕，水一盏半，煎取一盏，去滓，早、晚食前温服。

【主治】霍乱烦渴，喘促无力，食即呕吐。

木瓜汤

【来源】《圣济总录》卷三十九。

【组成】木瓜（无生者，干者亦得）一枚 桂（去粗皮）二两（一方以豆蔻代桂）

【用法】上锉，如麻豆大。每服五钱匕，水一盏半，煎至八分，去滓温服。

【主治】霍乱吐利，烦渴不止。

木瓜汤

【来源】《圣济总录》卷三十九。

【组成】木瓜（干者去瓤）一枚 厚朴（去粗皮，姜汁炙）半两 干姜（炮）一两 人参一两一分

【用法】上为粗末。每服五钱匕，水一盏半，煎至八分，去滓热服，不拘时候。

【主治】霍乱干呕。

木香汤

【来源】《圣济总录》卷三十九。

【组成】木香 干木瓜（去瓤）各一两 紫苏茎二两

【用法】上为粗末。每服五钱匕，水一盏半，加黑豆一百粒，生姜五片，煎至一盏，去滓温服，良

久再服。

【主治】霍乱，干呕不吐。

木香散

【来源】《圣济总录》卷三十九。

【组成】木香（炮）三分 槟榔（生锉）一两 青橘皮（汤浸，去白，焙） 桂（去粗皮） 桃仁（去皮尖双仁，炒研） 人参各半两

【用法】上为细末。每服二钱匕，温酒调下，不拘时候。

【主治】中恶、霍乱，心腹痛，烦闷。

丹砂丸

【来源】《圣济总录》卷三十九。

【组成】丹砂（研）半分 附子（炮裂，去皮）一分（为末） 雄黄二豆许（研）

【用法】巴豆七粒，去心皮，别研出油后，入诸药末，研令极匀，炼蜜为丸，如麻子大。每服三丸，米饮送下。若下利未止，加三丸至五丸，与少冷粥食之即定。

【主治】中恶霍乱垂死。

水蓼饮

【来源】《圣济总录》卷三十九。

【组成】水蓼（切） 香薷（择，切）各二两

【用法】水五盏，煎取三盏，去滓，分温三服。

【主治】干霍乱，不吐利，四肢顽疼，身冷汗出。

白术汤

【来源】《圣济总录》卷三十九。

【组成】白术（锉） 木瓜（去瓤，切，焙） 人参各一两 甘草（炙） 干姜（炮）各半两

【用法】上为末。每服三钱匕，水一盏，加生姜三片，大枣一个（擘），同煎至七分，去滓温服，不拘时候。

【主治】中恶，霍乱吐利，手足麻痹或转筋。

半夏汤

【来源】《圣济总录》卷三十九。

【组成】半夏（汤洗去滑七遍）四两　厚朴（去粗皮，姜汁炙）三两　赤茯苓（去黑皮）二两

【用法】上为粗末。每服五钱匕，水一盏半，加生姜一枣大（拍碎），煎至一盏，去滓温服，不拘时候。

【主治】霍乱，心下逆满，吐逆冒闷。

半夏人参汤

【来源】《圣济总录》卷三十九。

【组成】半夏（为末，姜汁搜作饼，焙干）　人参各三两

【用法】上为粗末。每服三钱匕，水一盏，加白蜜一匙，煎至七分，去滓温服，一日三次，不拘时候。

【主治】霍乱逆满，心下痞塞。

肉豆蔻丸

【来源】《圣济总录》卷三十九。

【组成】肉豆蔻（去壳，炮）　丁香　甘草（炙）　陈橘皮（汤浸去白，焙）　高良姜　藿香叶各半两

【用法】上为细末，用枣肉为丸，如梧桐子大。每服二十丸至三十丸，温生姜米饮送下，不拘时候。

【主治】霍乱吐泻渴燥，烦闷不止。

竹沥饮

【来源】《圣济总录》卷三十九。

【组成】淡竹沥一合　粳米一合（炒，以水二盏同研，去滓取汁）

【用法】上药都和匀，顿服之。

【主治】霍乱狂闷，烦渴，吐泻无度，气欲绝者。

麦门冬汤

【来源】《圣济总录》卷三十九。

【组成】麦门冬（去心，焙）　栝楼仁　人参　陈橘皮（汤浸，去白，焙）各半两　厚朴（去粗皮，姜汁炙）一两

【用法】上为粗末。每服三钱匕，水一盏，煎至七分，去滓温服，一日三次。

【主治】霍乱吐利不止，渴甚。

豆蔻汤

【来源】《圣济总录》卷三十九。

【组成】草豆蔻仁半两　人参一两　甘草（炙）三分

【用法】上为粗末。每服五钱匕，水一盏半，加生姜一枣大（拍碎），煎至一盏，去滓温服。

【主治】霍乱逆满，不下食，或腹中气妨闷。

芦根饮

【来源】《圣济总录》卷三十九。

【组成】芦根（锉，焙）一两一分　人参　水萍（紫者，焙干）　枇杷叶（拭去毛）各一分

【用法】上为粗末。每服五钱匕，入薤白四寸（拍破），水一盏半，煎至八分，去滓温服，一日三次。

【主治】霍乱心烦。

苏桂丸

【来源】《圣济总录》卷三十九。

【组成】紫苏叶　桂（去粗皮）　陈橘皮（汤浸，去白）　人参　白术各一两　甘草（炙）半两　高良姜三分

【用法】上为细末，炼蜜为丸，如梧桐子大。每服二十丸至三十丸，温酒送下；米饮亦得。如缓急无汤酒，细嚼药咽津。

【主治】霍乱逆满，胸膈气痞，咽塞妨闷，饮食不消，腹胁虚胀，肠鸣刺痛。

吴茱萸汤

【来源】《圣济总录》卷三十九。

【组成】吴茱萸（汤浸，焙干炒）　干姜（炮）各一两

【用法】上为粗末。每服五钱匕，水一盏半，煎至

八分，去滓温服。

【主治】霍乱干呕不止。

吴茱萸饼

【来源】《圣济总录》卷三十九。

【组成】吴茱萸（汤洗，焙炒） 厚朴（去粗皮，姜汁炙） 陈橘皮（汤浸，去白焙，切，炒） 人参各一两 高良姜 胡椒各一分 木瓜（切） 香薷各一两 乌牛溺半升

【用法】先以八味为细末，同牛溺捻作饼子，晒干。临用时炙燥，再为细末，每服二钱匕，水一盏，煎至七分，温服。

【主治】霍乱，昏塞下利。

吴茱萸散

【来源】《圣济总录》卷三十九。

【组成】吴茱萸（汤洗，焙炒）一两 陈橘皮（汤浸，去白，焙）二两

【用法】上为细散。每服三钱匕，米饮调下，不拘时候。

【主治】霍乱暴利，昏塞不自知。

草豆蔻汤

【来源】《圣济总录》卷三十九。

【组成】草豆蔻（去皮）一分 黄连（去须）一两

【用法】上为粗末。每服三钱匕，水一盏，加乌豆五十粒，生姜三片，煎至七分，去滓温服，一日三次。

【主治】霍乱心烦渴，吐利不下食。

厚朴丸

【来源】《圣济总录》卷三十九。

【组成】厚朴（去粗皮，生姜汁炙） 赤石脂各一两半 白术 干姜（炮） 麦蘖（炒） 人参 白茯苓（去黑皮） 当归（切，焙） 橘皮（汤浸，去白，焙） 甘草（炙，锉） 诃黎勒（煨，取皮）各一两

【用法】上为末，炼蜜为丸，如梧桐子大。每服

二十九至三十丸，空心米饮送下。

【主治】腑脏不调，内寒外热，脾胃虚冷，宿食不消，乍秘乍利不常，霍乱逆满。

香豉汤

【来源】《圣济总录》卷三十九。

【组成】豉七合（绵裹） 栀子仁 厚朴（去粗皮，姜汁炙）各三两

【用法】上锉，如麻豆大。每服六钱匕，水二盏，煎至一盏，去滓温服。

【主治】霍乱，心中烦闷。

香薷汤

【来源】《圣济总录》卷三十九。

【组成】香薷二两 蓼子一两

【用法】上为末。每服二钱匕，水一盏，煎七分，去滓温服，一日三次。

【主治】霍乱吐利，四肢烦疼，冷汗出，多渴。

活命饮

【来源】《圣济总录》卷三十九。

【别名】活命散（《奇效良方》卷二十）。

【组成】盐一合 生姜半两 甘草（炙）一分 葛根半两 丁香七粒

【用法】上锉，如麻豆大，用童子小便一盏半，煎至一盏，去滓，分温二服。

【主治】脾元虚损，霍乱不吐泻，腹胀如鼓，心胸痰壅。

姜藕饮

【来源】《圣济总录》卷三十九。

【组成】生藕一两（洗，切） 生姜一分（洗，切）

【用法】研绞取汁。分三服，不拘时候。

【主治】霍乱吐不止，兼渴。

柴胡汤

【来源】《圣济总录》卷三十九。

【组成】柴胡（去苗） 厚朴（去粗皮，姜汁炙） 白茯苓（去黑皮）各二两 陈橘皮（汤浸，去白，焙） 人参 诃黎勒（煨，去皮） 桔梗（去芦头，炒）各一两半 紫苏茎叶 甘草（炙）各一两一分

【用法】上为粗末。每服五钱匕，水一盏半，加生姜一枣大（拍碎），煎至一盏，去滓温服，一日二次。

【主治】霍乱逆满，两胁下妨闷，呕，不下食。

高良姜汤

【来源】《圣济总录》卷三十九。

【组成】高良姜二两

【用法】上为粗末。每服三钱匕，水一盏，加生姜半分（拍碎），煎至七分，去滓温服，一日三次，不拘时候。

【主治】霍乱，饮食辄呕。

桑叶饮

【来源】《圣济总录》卷三十九。

【组成】桑叶一大握（切）

【用法】上以水一盏，煎取七分。顿服。

【主治】霍乱吐利，心烦闷不止；及乳石发转筋，不吐不下，气急。

黍米饮

【来源】《圣济总录》卷三十九。

【组成】黍米二合（水淘净）

【用法】水研，澄取白汁，呷尽即愈。

【主治】干霍乱。

槟榔汤

【来源】《圣济总录》卷三十九。

【组成】槟榔七枚（锉）

【用法】上为粗末。每服五钱匕，水一盏，童子小便半盏，煎至一盏，去滓温服，一日二次。

【主治】干霍乱，上气冲急欲闷绝，大小便不通。

橘皮汤

【来源】《圣济总录》卷三十九。

【组成】陈橘皮（汤浸，去白，焙） 栀子仁各二两

【用法】上为粗末。每服三钱匕，加豉半合，水一盏，煎至七分，去滓温服，一日三次。

【主治】霍乱吐后，烦满呕逆。

薤白汤

【来源】《圣济总录》卷三十九。

【组成】薤白一握

【用法】上切细。水三盏，煎至一盏半，去滓，温分二服，不拘时候。

【主治】霍乱干呕不止。

藿香汤

【来源】《圣济总录》卷三十九。

【组成】藿香叶三分 枇杷叶（炙去毛） 陈橘皮（汤浸，去白，焙） 丁香各半两 厚朴（去粗皮，生姜汁炙）二两 白茅根 干木瓜 麦门冬（去心）各一两 甘草（炙）一两半

【用法】上为粗末。每服三钱匕，水一盏，加生姜三片，煎至七分，去滓，早、晚食前温服。

【主治】霍乱吐逆，冷热不调，心膈烦满，咽干多渴。

糯米饮

【来源】《圣济总录》卷三十九。

【组成】糯米（淘）二升

【用法】淘取泔饮之。

【主治】霍乱渴甚。

麝醋方

【来源】《圣济总录》卷三十九。

【组成】麝香一钱（细研）

【用法】和醋半盏，调分二服。即愈。

【主治】中恶霍乱。

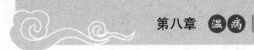

丁香白术丸

【来源】《圣济总录》卷四十。

【组成】丁香一两 白术 沉香（锉） 胡椒各半两 肉豆蔻（去壳） 五味子各三分 川芎 白僵蚕各一分

【用法】上为末，研匀，好酒煮木瓜一枚取肉为丸，如梧桐子大。每服二十丸，若患泻，煎木瓜汤送下；若气痰，温酒送下。

【主治】霍乱烦躁，不得安卧。

木瓜丸

【来源】《圣济总录》卷四十。

【组成】木瓜（去皮瓤，切，焙）十枚 木香三两 人参一两半 肉豆蔻（去皮）半两 陈橘皮（汤浸，去白，焙）二两 胡椒 槟榔（锉）各三两 吴茱萸（汤浸，焙炒）二两 草豆蔻（去皮）三两 厚朴（去粗皮，姜汁炙）二两 桂（去粗皮）一两 苍术（米泔浸一宿，刮去皮，焙）二两 缩砂（去皮） 高良姜各三两 生姜一斤（捣绞取汁）

【用法】上药除生姜汁外，为细末。取生姜汁拌匀，用瓷瓶盛于锅中，以重汤煮一复时，取出，更捣令匀，众手丸，如梧桐子大。每服十丸，熟水送下。

【主治】霍乱，心下气痞不通。

木瓜汤

【来源】《圣济总录》卷四十。

【组成】木瓜（切）一两 青铜钱四十九文 乌梅（拍碎，炒）五枚

【用法】以水二盏，煎至一盏，去滓，分三服，细呷。

【主治】霍乱转筋，吐泻不止。

木瓜汤

【来源】方出《圣济总录》卷四十，名见《普济方》卷二○三。

【组成】木瓜汁一盏 木香末一钱匕

【用法】上以热酒调下，不拘时候。

【主治】霍乱转筋。

木香汤

【来源】《圣济总录》卷四十。

【组成】木香 干木瓜 紫苏（不去茎）各一两 草豆蔻（去皮）一两半

【用法】上为粗末。每服三钱匕，水一盏，加黑豆半合许，生姜一枣大（拍碎），煎至七分，去滓温服，一日三次。

【主治】霍乱，烦躁懊憹，不得安卧。

甘草汤

【来源】《圣济总录》卷四十。

【组成】甘草（炙，锉）半两 半夏（汤洗七遍去滑） 人参 陈橘皮（汤浸去白，焙）各二两

【用法】上为粗末。每服五钱匕，水一盏半，加豉半合，生姜五片，煎至八分，去滓温服，一日二次。

【主治】霍乱，烦躁不得安。

龙骨汤

【来源】《圣济总录》卷四十。

【组成】龙骨 当归（切，焙） 干姜（炮裂） 甘草（微炙） 人参各一两 附子（炮裂，去皮脐）半两

【用法】上锉，如麻豆大。每服五钱匕，水一盏半，煎至八分，去滓热服，一日三次。

【主治】霍乱后虚冷腹痛，下利不止。

生姜饮

【来源】《圣济总录》卷四十。

【组成】生姜二两（切）

【用法】以水三盏，煎取一盏半，去滓，分三温服，不拘时候。

【主治】霍乱呕哕。

白术汤

【来源】《圣济总录》卷四十。

【组成】白术　厚朴（去粗皮，涂生姜汁炙三遍）　当归（切，焙）　人参　干姜（炮裂）　甘草（微炙）各二两

【用法】上为末。每服五钱匕，水一盏半，煎至七分，去滓温服，如人行五六里再服。

【主治】霍乱下利不止而渴者。

白茯苓丸

【来源】《圣济总录》卷四十。

【组成】白茯苓（去黑皮）　黄柏（去粗皮）　干姜（炮裂）各三两　木瓜（干者，去瓤）一枚（切，焙）

【用法】上为末，以粳米或粟米饮为丸，如梧桐子大，晒干。每服三十丸，米饮送下，一日二次。老小加减。

【主治】霍乱后，水利不止；亦治诸利。

半夏汤

【来源】《圣济总录》卷四十。

【组成】半夏（汤洗七遍，焙）二两　甘草（炙）　人参　前胡（去芦头）　桂（去粗皮）各一两

【用法】上为粗末。每服五钱匕，水一盏半，加生姜一分（切），豉五十粒，煎至七分，去滓温服。

【主治】霍乱气厥，呕哕不得息。

半夏汤

【来源】《圣济总录》卷四十。

【组成】半夏（汤洗七遍去滑，切，焙）三两　人参二两　赤茯苓（去黑皮）四两

【用法】上锉，如麻豆大。每服三钱匕，水一盏，加生姜一枣大（拍碎），煎至六分，去滓温服。

【主治】霍乱，心下痞满。

半夏汤

【来源】《圣济总录》卷四十。

【组成】半夏（汤洗七遍去滑，切，焙）　人参各三两

【用法】上锉，如麻豆大。每服三钱匕，加生姜三片，白蜜半匙，水一盏，煎至六分，去滓温服，不拘时候。

【主治】霍乱，心下痞逆。

半夏橘皮汤

【来源】《圣济总录》卷四十。

【组成】半夏（汤洗七遍去滑，切，焙）　陈橘皮（汤浸，去白，焙）　厚朴（去粗皮，姜汁炙）各一两　人参　白术　高良姜各半两

【用法】上为粗末。每服五钱匕，水一盏半，加生姜五片，大枣二个（去核），煎至一盏，去滓温服。

【主治】霍乱，心下痞满，饮食吐逆，水谷不化。

当归汤

【来源】《圣济总录》卷四十。

【组成】当归（切，焙）　桂（去粗皮）　吴茱萸（汤洗，焙干，炒）各三两　细辛（去苗叶）　木通（锉）　甘草（炙）　干姜（炮）各二两

【用法】上为粗末。每服五钱匕，水一盏，酒半盏，加大枣二个（去核），煎至一盏，去滓温服。

【主治】霍乱呕哕，手足冷。

肉豆蔻汤

【来源】《圣济总录》卷四十。

【组成】肉豆蔻（去壳）半两　人参二两　桂（去粗皮）　吴茱萸（汤洗净，炒）各一两半

【用法】上为粗末。每服三钱匕，入生姜三片，水一盏，煎至六分，去滓温服。

【主治】霍乱转筋。

杜仲汤

【来源】《圣济总录》卷四十。

【组成】杜仲（去皮，锉，炒）一两一分　桂（去粗皮）一两　甘草（炙，锉）一分

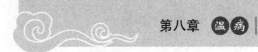

【用法】上为粗末。每服三钱匕，加生姜三片，水一盏，煎至六分，去滓温服。

【主治】霍乱转筋。

芦根汤

【来源】《圣济总录》卷四十。

【组成】芦根三两 人参一两半 薤白（洗，切）七茎 枇杷叶（拭去毛）一两

【用法】上锉，如麻豆。每服五钱匕，水一盏半，煎至一盏，空心去滓温服。

【主治】霍乱，心烦干呕。

吴茱萸汤

【来源】《圣济总录》卷四十。

【组成】吴茱萸（汤浸，焙炒）一两 白术 赤茯苓（去黑皮）各二两 陈橘皮（汤浸，去白，焙）一两半 荜茇一两 厚朴（去粗皮，生姜汁炙）二两 槟榔（锉）二两半 人参一两半 大黄（锉，炒）二两

【用法】上为粗末。每服五钱匕，水一盏半，加竹茹弹子大，生姜三片，煎至一盏，去滓温服。

【主治】霍乱，呕吐酸水，气结心下。

诃黎勒丸

【来源】《圣济总录》卷四十。

【组成】诃黎勒二两（以面裹煨，取皮，并面为末） 干姜（炮） 龙骨 赤石脂各一两

【用法】上为末，面糊为丸，如梧桐子大。每服二十丸，空心以米饮送下。

【主治】霍乱水泻，肠胃冷滑。

陈橘皮汤

【来源】《圣济总录》卷四十。

【组成】陈橘皮（汤浸，去白，炒干） 高良姜（锉）各三分 厚朴（去粗皮，姜汁涂炙三遍）一两

【用法】上为粗末。每服三钱匕，加生姜半分（拍碎），水一盏，煎至七分，去滓温服，一日四五次。

【主治】霍乱下利。

附子汤

【来源】《圣济总录》卷四十。

【组成】附子（去皮，锉）一枚 葱半斤（拍碎） 生椒（绵裹） 生姜（切碎）各一两

【用法】以水一升，煎两三沸，入瓷盆中，滤去滓，以盐浆水解之，冷热得所，淋洗立愈。

【主治】霍乱转筋。

鸡白汤

【来源】《圣济总录》卷四十。

【组成】鸡粪白一合（熬） 胡椒二十粒 高良姜 桂（去粗皮） 白术各一两一分 木瓜二两 生姜（切，焙）六分

【用法】上锉，如麻豆大。每服五钱匕，水一盏半，煎取八分，去滓温服，不拘时候。

【主治】霍乱转筋，闷绝欲死。

鸡白汤

【来源】《圣济总录》卷四十。

【别名】鸡屎白汤（《普济方》卷二〇三引《十便良方》）。

【组成】鸡粪白（炒）一两

【用法】上为粗末。每服二钱匕，以水七合，煎三沸，去滓顿服，勿令病人知。

【主治】霍乱转筋入腹，或腹中如欲转。

枇杷叶饮

【来源】《圣济总录》卷四十。

【组成】枇杷叶（拭去毛）一分 芦根（洗，焙）三分 人参一分

【用法】上为粗末。每服五钱匕，水一盏，入薤白五寸，煎至一盏，去滓温服；有顷再服。

【主治】霍乱，心烦懊不得安卧。

枳实汤

【来源】《圣济总录》卷四十。

【组成】枳实（去瓤，麸炒）二两

【用法】上为粗末。每服三钱匕，羊乳一盏，羊脂一弹子大，煎至七分，去滓热服，不拘时候。

【主治】霍乱卒哕。

胡椒汤

【来源】《圣济总录》卷四十。

【组成】胡椒　吴茱萸（汤浸净，炒）　肉豆蔻（去壳）各半两　人参　桂（去粗皮）　干姜（炮）半两

【用法】上为末。每服五钱，以水一盏半，煎至八分，去滓温服。

【主治】霍乱转筋。

茴香子散

【来源】《圣济总录》卷四十。

【组成】茴香子（炒）　木香　陈橘皮（汤浸，去白，焙）　人参各半两　菖蒲（切，米泔浸一日，炒）一两　甘草（炙，锉）一分

【用法】上为散。每服三钱匕，以冷米饮调下，如人行三里再服。

【主治】霍乱吐泻，转筋烦闷。

茯苓汤

【来源】《圣济总录》卷四十。

【组成】赤茯苓（去黑皮）　厚朴（去粗皮生姜汁炙）　吴茱萸（汤浸，焙，炒）各一两　人参　陈橘皮（汤浸，去白，焙）各二两　白术三两

【用法】上为粗末。每服五钱匕，水一盏半，加生姜三片，煎至八分，去滓温服，不拘时候。

【主治】霍乱，心下结气连胸背痛，及吐酸水，日夜不止。

香豉汤

【来源】《圣济总录》卷四十。

【组成】香豉（微炒）二两　栀子仁一两　黄柏（去粗皮）半两　地榆（锉）一两　白术　茜根（拣净，锉碎）各三分

【用法】上为粗末。每服三钱匕，用薤白四寸，水

一盏，同煎至七分，去滓温服，一日三次。

【主治】霍乱，下焦热毒，痢如鱼脑，杂赤血并下，脐腹绞痛不可忍，里急后重。

姜茶散

【来源】《圣济总录》卷四十。

【组成】干姜（炮，为末）二钱匕　好茶末一钱匕

【用法】上以水一盏，先煎茶末令熟，即调干姜末服之。

【主治】霍乱后烦躁，卧不安。

桃仁煎

【来源】《圣济总录》卷四十。

【组成】桃仁一千枚（汤退皮尖双仁，研如面）

【用法】上以牛乳五升，解如浆水，于铜器内盛，在重汤内煎，瓷器中盛。每服两匙，空心温酒调下。

【主治】霍乱转筋不止。

盐拓方

【来源】《圣济总录》卷四十。

【组成】盐三合

【用法】以水五升，煎取三升，浸青布拓转筋上。

【主治】霍乱转筋入腹。

菖蒲汤

【来源】《圣济总录》卷四十。

【组成】生菖蒲一握（锉）。

【用法】上药，以水同捣，取汁一盏，银石器内煎熟，分为三服，不拘时候。

【主治】霍乱，心下痞逆似中恶状。

黄柏皮汤

【来源】《圣济总录》卷四十。

【组成】黄柏（去粗皮）一两半　黄连（去须）二两半　人参一两半　赤茯苓（去黑皮）二两　厚朴（去粗皮，姜汁炙）二两　艾叶（炒）一

两　地榆（去苗，锉）一两半　榉木白皮（锉碎，焙干）二两　阿胶（炙令燥）一两半

【用法】上为粗末。每服三钱匕，水一盏，煎至七分，去滓，空腹温服，每日三次。

【主治】霍乱。下焦虚寒，大便洞泄，小便自利。

蜀椒汤

【来源】《圣济总录》卷四十。

【组成】蜀椒（去目并闭口者，炒出汗）一分　乌梅七枚（去核，熬）

【用法】上锉，以水二盏，煎取一盏，再入蜜一匙头，煎两沸，空腹顿服之。老人亦可服。

【主治】霍乱转筋。

橘姜汤

【来源】《圣济总录》卷四十。

【组成】陈橘皮（汤浸，去白，焙）一两　生姜二两

【用法】上锉。每服五钱匕，水一盏半，入醋少许，煎至一盏，去滓温服。

【主治】
1.《圣济总录》：霍乱后，烦躁，卧不安。
2.《普济方》：小儿痫后虚，手足心热，痫纵未断。

橘皮汤

【来源】《圣济总录》卷四十。

【组成】陈橘皮（汤浸，去白，焙）二两　甘草（炙）一两　枇杷叶（拭去毛，炙）二两

【用法】上为粗末。每服三钱匕，水一盏，加生姜二片，煎至七分，去滓温服，如人行五七里再服。

【主治】霍乱，呕哕不止。

橘皮汤

【来源】《圣济总录》卷四十。

【组成】陈橘皮（汤浸，去白，焙）　人参各三两

【用法】上为粗末。每服四钱，水一盏半，加生姜三片，煎至八分，去滓温服，一日三次。

【主治】
1.《圣济总录》：霍乱，烦躁，卧不安。
2.《保婴撮要》：小儿痘疹，呕吐不止，饮食不入。

藜芦丸

【来源】《圣济总录》卷四十。

【组成】藜芦（炙，去苗）　皂荚（酥炙，去皮子）　巴豆各一两（去心皮膜，炒出油）

【用法】上为末，与巴豆同研令匀，炼蜜为丸，如小豆大。每旦服一丸，米饮送下。取利为度，赤利稍加之。

【主治】霍乱、赤白冷热等利及暴泻，病势初发，吐泻不止，食入不得。

糯米粉

【来源】《圣济总录》卷四十。

【别名】糯米粉饮（《普济方》卷二〇三）。

【组成】糯米粉一升

【用法】每服三钱匕，以井华水调下，不拘时候。

【主治】霍乱卒哕。

人参饮

【来源】《圣济总录》卷四十一。

【组成】人参　厚朴（去粗皮，姜汁炙）各一两　白术二两

【用法】上为粗末。每服五钱匕，水一盏，加葱白五寸（切碎），同煎八分，去滓，不拘时候温服。

【主治】肝虚筋急，或霍乱转筋，手足麻痹。

麝香荜澄茄丸

【来源】《圣济总录》卷四十五。

【组成】麝香（细研）半两　硫黄（细研）三分　硇砂（不夹石者，细研）一分　石斛（去根）　荜澄茄　鳖香子（炒）　补骨脂（炒）　木香各一两　何首乌一两半　丁香　肉豆蔻（去壳）　桂（去粗皮）　当归（切焙）　吴茱萸（汤浸七遍，焙干，炒）　槟榔（锉）各一两

【用法】上为末，入研药拌匀，酒煮面糊为丸，如梧桐子大。每服二十丸至三十丸，空心、食前温酒送下；米饮亦得。

【主治】脾脏冷气，攻心腹撮痛，手足逆冷，霍乱呕吐，脏腑滑利，膈脘痞塞，不思饮食。

丁香汤

【来源】《圣济总录》卷四十七。

【组成】丁香皮（锉）二两　白术（锉）四两　甘草（炙）一两　干姜（炮）半两　枇杷叶（拭去毛）二七片　草豆蔻（去皮）五枚

【用法】上为粗末。每服三钱匕，水一盏，加生姜三片，同煎至七分，去滓，食前温服。

【主治】胃中虚冷，霍乱吐泻，烦热发渴，或下利赤白。

六气汤

【来源】《圣济总录》卷五十五。

【别名】六气散（《鸡峰普济方》卷十一）。

【组成】白术　高良姜（锉）　桂（去粗皮）　陈橘皮（汤浸去白，焙）　茴香子（炒）　甘草（炙）各等分

【用法】上药治下筛。每服三钱匕，水一盏，加生姜三片，煎至七分，去滓稍热服。

【主治】

　　1.《圣济总录》：脾胃伤冷，心腹疼痛，霍乱吐泻。

　　2.《鸡峰普济方》：妇人血气血刺。

诃黎勒汤

【来源】《圣济总录》卷五十五。

【组成】诃黎勒（炮，去核）　甘草（炙）　干姜（炮）　厚朴（生姜汁浸一宿，炒）　白豆蔻（去皮）　陈橘皮（汤浸，去白，焙）　高良姜　白茯苓（去黑皮）　神曲（炒）　麦蘖（炒）各一两

【用法】上为粗末。每服三钱匕，水二盏，加盐少许，煎至七分，去滓温服，不拘时候。

【主治】心脾冷痛不可忍，霍乱吐泻。

蓬莪术丸

【来源】《圣济总录》卷五十五。

【组成】蓬莪茂（湿纸裹煨，锉）　青橘皮（汤浸，去白，焙干）　茴香子（炒）　干姜（炮）　甘草（炙，锉）　吴茱萸（汤洗，焙干，炒）各一两　阿魏少许（醋浸，研膏，入面作饼子，炙干）

【用法】上为末，醋煮面糊为丸，如芡实大。每服一丸，加至二丸，煨生姜煎汤嚼下。

【主治】心脾痛，霍乱吐泻。

当归汤

【来源】《圣济总录》卷五十七。

【组成】当归（切，焙）　人参　干姜（炮）　白茯苓（去黑皮）　厚朴（去粗皮，生姜汁涂，炙）　木香　桂（去粗皮）　桔梗（炒）　芍药　甘草（炙，锉）各一两

【用法】上为粗末。每服三钱匕，水一盏，煎至七分，去滓温服，每日三次。

【主治】暴冷心腹痛，头面冷汗出，霍乱吐下，脉沉细；及伤寒冷毒，下清水；及赤白带下。

桂心丸

【来源】《圣济总录》卷五十七。

【组成】桂（去粗皮）　诃黎勒（煨，去核）　厚朴（去粗皮，生姜汁炙）各一两（上锉细，掘地作坑子，用炭火烧赤，吹去灰，以酽醋一茶盏，并药投于坑子中，急以瓷碗热盖，土培，匀令漏气，待冷即取出，焙干，入后药）　干姜（炮）　草豆蔻（去皮）　陈橘皮（汤浸，去白，焙）　木香各一两　阿魏（研）一分　槟榔（煨，锉）半两　郁李仁（汤浸，去皮尖，炒）半两　朴消二两

【用法】上为末，炼蜜为丸，如小豆大。每服二十丸，以温酒送下。初服急行二三百步，又服二十丸，擎两脚各二三十下，贴膝便坐，气即散也。

【主治】胁肋痛，腹冷，或食冷物不消，或块聚不转，心肋胀闷刺痛，霍乱。

备急沉香散

【来源】《圣济总录》卷六十二。

【别名】沉香散（《普济方》卷二〇四）。

【组成】沉香　丁香（半生半炒）　干姜（炮）　京三棱（煨，锉）　蓬莪术（煨，锉）各半两　藿香（用叶）　木香　肉豆蔻（去皮）　桂（去粗皮）　人参　赤茯苓（去黑皮）各一两　高良姜　胡椒　甘草（炮）各一分。

【用法】上为散，瓷盒盛。每服二钱匕，入盐少许，如茶点服。不拘时候。

【主治】霍乱吐泻，气逆结胸，膈气刺痛。不思饮食。

人参汤

【来源】《圣济总录》卷六十七。

【组成】人参二两　槟榔（锉）　荜澄茄　川芎　甘草（炙，锉）　白檀香（锉）　木香　陈橘皮（汤浸，去白，焙）各一两半　山芋二两　半夏（汤洗七遍去滑，焙）一两

【用法】上为粗末。每服三钱匕，水一盏，加生姜五片，煎至七分，去滓，空心、食前温服。

【功用】温胃调中。

【主治】冷气上逆，霍乱吐利，心腹撮痛，吞酸胀满，不欲饮食。

积气丸

【来源】《圣济总录》卷七十一。

【组成】代赭石（煅，醋淬，研）　礜石（研）各一两　桂（去粗皮）　硇砂（研）　赤茯苓（去黑皮）　青橘皮（去白，焙）各半两　胡椒四十九粒　巴豆（去皮心膜，研）四钱

【用法】上八味，四味为末，与四味研者和匀，酒糊为丸，如梧桐子大。每服一丸至三丸，食后以木香汤送下。

【主治】一切积滞，痰逆恶心，霍乱吐泻，膈气痞满，胁肋积块，胸膈膨闷，呕哕心疼，泄利不止。

积气丸

【来源】《圣济总录》卷七十一。

【组成】大戟　龙胆　木香各半两　杏仁（去皮尖双仁，炒，研）　代赭（煅，醋淬）　赤石脂（水

飞，研）各一两　巴豆（去皮心膜，研，出油）一钱一字

【用法】上为末，合为极细末，面糊为丸，如梧桐子大，阴干，经十日方可服。每服三丸至五丸，木香汤送下；温汤热水亦得。

【主治】一切积滞，痰逆恶心，吐泻霍乱，膈气痞满，胁肋积块，胸膈膨闷，呕哕心疼，泄泻下痢。

厚朴散

【来源】《圣济总录》卷七十七。

【组成】厚朴（去粗皮，生姜汁炙令紫）三两　甘草（炮）　白芷　干姜（炮）　茴香子（略炒）各半两　陈橘皮（去白，焙干）一两　吴茱萸（汤洗，焙干，炒）三分

【用法】上为散。每服二钱匕，凡气不和，盐汤调下；霍乱吐泻，煎木瓜、紫苏汤调下；泄泻，米饮调下；赤白痢，甘豆汤调下，并食前服。

【主治】气滞泻痢，霍乱。

枳壳汤

【来源】《圣济总录》卷一六二。

【组成】枳壳（去瓤，麸炒）　甘草各三分　胡椒一分　人参一两

【用法】上为粗末。每服五钱匕，水一盏，煎至七分，去滓温服，不拘时候。

【主治】产后霍乱吐利，厥逆不食。

胡椒汤

【来源】《圣济总录》卷一六二。

【组成】胡椒一分　干姜半两（炮）　诃黎勒皮一两（炒）　甘草三分（炙）

【用法】上为粗末。每服三钱匕，水一盏，煎至七分，去滓，空心、食前温服。

【主治】产后霍乱，吐利不止，腹痛。

大戟丸

【来源】《圣济总录》卷一七六。

【组成】大戟（浆水煮过，切，焙干，捣罗取末）

三钱　腻粉　粉霜各一钱半　水银　铅各一分（二味结沙子）乳香（研）丁香（为末）各一钱　龙脑半钱

【用法】上为末，熔黄腊一分，和为膏，旋丸如麻子大。每服三丸至五丸，如烦躁，研生脂麻、马齿苋水送下；吐逆，煎马齿苋、丁香汤送下。

【主治】小儿心膈伏热生涎，霍乱烦闷，身体多热，乳食难停，吐逆不定。

十华汤

【来源】《圣济总录》卷一八七。

【组成】附子（炮裂，去皮脐）黄耆（锉）羌活（去芦头）白术（炒）青橘皮（汤浸，去白）桔梗（炒）干姜（炮）桂（去粗皮）甘草（炙）五加皮（用吴茱萸一两，以水一碗，同五加皮煮之，水尽为度，去茱萸，细锉皮，焙干用）各等分

【用法】上药锉如麻豆。每服三钱匕，用水一盏，加生姜三片，大枣二个（擘破），煎至六分，去滓温服。

【功用】补元气，调脏腑，解二毒伤寒，除腰膝疼痛。

【主治】真阳伤惫，霍乱吐泻，偏风瘾麻痹痛，脚气注肿，行履不得。

扁豆粥

【来源】《圣济总录》卷一九〇。

【组成】扁豆茎（切，焙）一升　人参二两

【用法】上二味，以水三升，先煮扁豆茎令熟，下人参，煎至二升，去滓取汁，煮粟米一合为粥，与乳母食，临乳儿时，先挼去少许冷乳汁，然后乳儿，母常食此粥佳。

【主治】小儿霍乱。

神仙灵砂丹

【来源】《圣济总录》卷二〇〇。

【别名】灵砂（《太平惠民和济局方》卷五续添诸局经验秘方）、灵砂丹（《世医得效方》卷四）、灵砂丸（《古今医统大全》卷十四）、灵妙丹（《医宗必读》卷九）。

【组成】水银四两　硫黄一两半

【用法】上先熔开硫黄即投水银，以铁匙炒作青砂子，称定四两，如重再炒，去尽黄乃已；方用煅药盒子一只，口差小者，入青砂在内，用新茶盏一只，底差大，平净而厚者，盛新汲水七分许，安盛砂盒上，以细罗赤石脂末水拌作泥，厚粘外缝令周密，盒下坐熟火猛炎得所，微扇熰之，盏中水耗旋添，令常有水，约半日许，令火自冷，取出盏底成灵砂一簇，打下称得多少，未尽者再用火依前熰之，砂成以绢袋盛，水煮三五沸，或浸半日，滤干细研如粉，水煮半夏糊为丸，如梧桐子大。每服一丸，空心井水送下。直到中脘，旋下丹田，当觉温暖。

《太平惠民和济局方》（续添诸局经验秘方）：糯米糊为丸，如麻子大。每服三丸，空心枣汤、米饮、井华水、人参汤任下。

【功用】

1.《圣济总录》：延年益寿，悦颜色，坚脏腑，壮腰脚，益血固精。

2.《太平惠民和济局方》（续添诸局经验秘方）：益精养神，神气明目，安魂魄，通血脉，止烦满，杀邪魅，久服通神，轻身不老。

【主治】

1.《太平惠民和济局方》（续添诸局经验秘方）：五脏百病，营卫不交养，阴阳不升降，上盛下虚，头旋气促，心腹冷痛，翻胃吐逆，霍乱转筋，脏腑滑泄，赤白下痢。

2.《世医得效方》：痰涎壅盛，诸虚痼冷。

【宜忌】

1.《圣济总录》：忌羊血。

2.《太平惠民和济局方》（续添诸局经验秘方）：忌猪、羊血，绿豆粉，冷滑之物。

白术散

【来源】《小儿药证直诀》卷下。

【别名】白术汤（《小儿卫生总微论方》卷十）、钱氏白术散（《太平惠民和济局方》卷十吴直阁增诸家名方）、人参白术散（《小儿痘疹方论》）、七味人参白术散（《永类钤方》卷二十一）、清宁散（《世医得效方》卷十二）、七味白术散（《校注妇

人良方》卷二十一）、参苓白术散（《片玉痘疹》卷六）、干葛参苓白术散（《痘疹全书》卷上）、七味白术汤（《景岳全书》卷六十四）。

【组成】人参二钱五分 白茯苓五钱 白术五钱（炒） 藿香叶五钱 木香二钱 甘草一钱 葛根五钱

【用法】上锉。每服三钱，水煎服。

【功用】

1.《小儿痘疹方论》：清神生津，除烦止渴。

2.《古今医鉴》：和胃生津，止泻痢。

3.《幼科释谜》：助脾和胃，调中益气。

4.《小儿药证直诀类证释义》：健脾养胃升清。

【主治】

1.《小儿药证直诀》：小儿脾胃久虚，呕吐泄泻，频作不止，精液枯竭，烦渴躁，但欲饮水，乳食不进，羸瘦困劣；及失治后变成惊痫，不论阴阳虚实者。

2.《宣明论方》：伤寒杂病，一切吐泻烦渴霍乱，虚损气弱，及酒积呕哕。

【加减】热甚发渴，去木香；渴者，葛根加至一两。

小藿香散

【来源】《全生指迷方》卷四。

【组成】丁香 枇杷叶（去毛） 干葛 赤茯苓 藿香叶 甘草各等分

【用法】上为末。每服三钱，水一盏，加生姜三片，同煎至一盏，去滓温服。

【主治】霍乱。心下闷乱，呕吐不止，卧起不安，手足躁扰，水浆不下，脉数疾，因热喜冷者。

顺气散

【来源】《幼幼新书》卷二十七引《丁时发传》。

【组成】人参 藿香 丁香各一分 茯苓 干葛 甘草（炙） 天台乌药各半两 红橘皮一两

【用法】上为末。每服半钱，以水六分，加大枣一个，生姜一片，同煎取三分，温服。

【主治】小儿霍乱吐泻。

地黄散

【来源】《幼幼新书》卷二十七引《吉氏家传》

【组成】干地黄 厚朴（姜汁拌炒） 干葛 人参 茯苓 藿香叶 黄耆（蜜炙） 白术（麸炒）各一分 丁香 诃子（炮用肉）各一钱

【用法】上为细末。每服半钱或一钱，用苍术煮饭饮调下，并进四五服。

【主治】小儿脾胃气衰弱，霍乱吐泻，呕逆不食，烦躁迷闷。

香豆散

【来源】《幼幼新书》卷二十七引张涣方。

【别名】人参豆蔻散（《传信适用方》卷下）。

【组成】藿香叶 肉豆蔻各一两 白扁豆 人参各半两 甘草一分（炙）

【用法】上为细末。每服一钱，水八分一盏，加生姜二片，煎至四分，去滓温服。

【主治】小儿霍乱烦渴。

顺正汤

【来源】《幼幼新书》卷二十七引张涣方。

【组成】白豆蔻 高良姜（微炮） 藿香叶 当归（洗，焙干） 草豆蔻（面煨，炮） 陈皮（去白，焙干）各半两 丁香一两

【用法】上为细末。每服半钱至一钱，温粥饮调下。

【功用】顺阴阳。

【主治】霍乱吐利。

香砂丸

【来源】《幼幼新书》卷二十七引《张氏家传》。

【组成】乳香 朱砂各一钱 半夏一两（汤洗七遍，姜汁炒黄）

【用法】上为末，面糊为丸，如绿豆大。每服五丸，米饮送下，一日三次。

【主治】小儿霍乱，吐泻不定。

开胃散

【来源】《幼幼新书》卷二十三引郑愈方。

【组成】人参　藿香　黄橘皮各二钱　木香一钱　丁香　胡椒各二七粒　茯苓　良姜各钱半　甘草（炙）三钱　诃子肉二个

【用法】上为末。每服一字或半钱，薄荷汤下；吐泻，粥饮下。

【功用】调中平气。

【主治】惊疳、冷泻、霍乱、吐泻痢。

七宝散

【来源】《幼幼新书》（古籍本）卷二十七引《家宝》。

【别名】大七宝散（人卫社点校本）。

【组成】木香（炮）　丁香（炒）　官桂（不见火）　茯苓　麻黄（去节）　当归甘草（炙）　人参　大腹皮　诃子　川楝子（二味去核）　秦艽（炒）各一钱　地榆（炒）二钱　肉豆蔻（炮）一枚　藿香（炒）钱半

【用法】上为末。婴孺一字，三岁半钱，四五岁一钱，水半盏，入枣半片，煎十沸，温服。

【主治】小儿霍乱吐泻不食。

沉香散

【来源】《幼幼新书》卷二十七引《家宝》。

【组成】沉香　茯苓各一分　甘草（炙）　丁香（炒）　藿香各一钱　木香（炮）　官桂（不见火）各半钱

【用法】上为末。婴孺每服一字，二三岁每服半钱，五七岁每服一钱，以紫苏、木瓜汤调下，一日三次。

【功用】补虚调胃，进饮食。

【主治】霍乱吐泻。

石黄散

【来源】《幼幼新书》卷二十七引《惠眼观证》。

【组成】硫黄半两　滑石一分

【用法】上为细末。每服半钱，米泔下。

《幼幼新书》引《谭氏殊圣》：治小儿吐泻，用滑石、硫黄各等分，每服一字。

【主治】小儿霍乱，吐泻不止。

香参膏

【来源】《幼幼新书》卷二十七引《惠眼观证》。

【组成】人参一指大（锉）　丁香十四粒　藿香一钱　糯米七十粒（同丁香炒令米黄）

【用法】上为末，用枣肉和为膏。每服一指头大，用盐姜汤送下。

【主治】霍乱泻住，吐不住。

交泰丸

【来源】《鸡峰普济方》卷五。

【组成】消石　硫黄（研细，于铫子内炒，令得所，研细入）　五灵脂　青皮　陈皮各一两

【用法】上为细末，面糊为丸，如梧桐子大。每服二十丸，米饮送下，不拘时候。

【主治】阴阳痞膈，营卫差错，水火不交，冷热乖适，邪热炎上，烦躁闷乱，昏塞不省人事，冷气上冲，胸膈痞塞，霍乱吐泻，手足逆冷，唇青气喘，及疗伤寒下早，冷热结痞，心下胀满，呕哕咳逆，阴阳不辨。

梅实散

【来源】《鸡峰普济方》卷五。

【组成】白梅二十九斤　白檀十两　盐十五斤　甘草三十斤

【用法】上为细末。每服一钱，沸汤点下，或干掺舌上咽津亦得，不拘时候。

【功用】调中止渴，去痰滞，消宿酒。

【主治】霍乱烦热，心腹不安；诸疟少力气弱，吐逆不利，肢体倦痛，好睡口干，或伤寒燥渴，虚劳骨蒸，产妇气刺。

大阿魏丸

【来源】《鸡峰普济方》卷十三。

【组成】阿魏一两半（以醋化，入白面三匙，同和为饼子，炒令黄）　硫黄一两半　青木香一两　附

子一两半（浸一宿，炒） 石菖蒲一两半（泔浸，炒） 槟榔各一两 白术四两 干姜 肉豆蔻 青皮 白豆蔻各半两

【用法】上为细末，炼蜜为丸，如弹子大。每服一丸，食前生姜汤嚼下。

【功用】固真气。

【主治】男子、女人一切冷气，霍乱吐泻，元气将脱，四肢厥冷，本脏气上攻筑，上闷绝不知人事；及治伤冷、伤寒、气虚挟阴伤寒。

正气丸

【来源】《鸡峰普济方》卷十三。

【组成】吴茱萸六两 桂四两 附子 干姜 厚朴 荜茇 荜澄茄各二两 细辛 川椒 当归各一两

【用法】上为细末，炼蜜为丸，如梧桐子大。每服三十丸，食前热米饮送下。

【主治】气弱，中暴伤风冷，胸膈痞闷，呕吐清痰，胁肋膨胀，气逆不通，哕噎吞酸，不思饮食，霍乱吐利，心腹疼痛。

正气丹

【来源】《鸡峰普济方》卷十三。

【组成】硫黄 附子 干姜 桂各四两

【用法】上为细末，水煮面糊为丸，如梧桐子大。每服三十丸，食前热米饮送下。

【功用】温固精气，大益脾胃。

【主治】阴寒内盛，元脏不足，阳气暴脱，下焦伤竭，手足厥逆，战栗背寒，腰膝冷重，脐腹疼痛，大便滑泄，小便频数，行步息短，色泽枯悴，呕逆喘急，咳逆自汗，霍乱转筋，寒疝；及伤寒阴盛，脉微欲绝。

正气活命散

【来源】《鸡峰普济方》卷十四。

【组成】大附子 藿香叶 半夏 丁香 枇杷叶 人参 厚朴各一两 桂半两

【用法】上为粗末。每服一钱，水一盏，加生姜一分，煎至六分，去滓，稍热服，不拘时候。

【主治】下虚中满，真气上逆，霍乱吐泻，不下饮食。

半夏正气丹

【来源】《鸡峰普济方》卷十四。

【组成】硫黄 半夏 藿香叶各一两 大附子半两 水银砂子一分（水银砂子即取方内硫黄少许坩碗内盛，慢火上结砂子用）

【用法】上为细末，酒煮面糊为丸，如梧桐子大，以朱砂为衣。每服二十丸至三十丸，煎正气活命散送下，不拘时候。

【主治】下虚，阴阳错逆，霍乱吐逆，粥食不下。

豆蔻丸

【来源】《鸡峰普济方》卷十四。

【组成】肉豆蔻 丁香各半两 良姜一两 藿香叶一分

【用法】上为细末，用枣肉为丸，如梧桐子大。每服二十丸至三十丸，温生姜、米饮送下。

【主治】霍乱吐泻不定，烦渴躁热。

杏仁丸

【来源】《鸡峰普济方》卷十四。

【组成】杏仁 巴豆（去油）各等分

【用法】上为末，面糊为丸，如麻子大。每服一丸，米饮送下，不拘时候。

【主治】泻兼吐。

良姜汤

【来源】《鸡峰普济方》卷十四。

【组成】厚朴 良姜 桂各等分

【用法】上为细末。每服三钱，水一盏，煎至六分，去滓温服，不拘时候。

【主治】脾胃伤冷，心腹大痛，霍乱吐泻。

草豆蔻散

【来源】《鸡峰普济方》卷十四。

【组成】香薷茎　木瓜各五分　干姜二分　草豆蔻　藿香各四分　陈橘皮

　　方中陈橘皮用量原缺。

【用法】上为细末。每服三钱，水一盏，煎至六分，去滓温服，不拘时候。

【主治】内寒霍乱，吐泻不止，脉细而紧者。

厚朴散

【来源】《鸡峰普济方》卷十四。

【组成】厚朴二两　肉豆蔻一个　草豆蔻四个

【用法】上为细末。每服二钱，水一盏，盐一捻，煎至八分，去滓热呷。如不愈，再服。妇人不用盐，加生姜二片同煎。

【主治】霍乱吐泻。

黑霜丸

【来源】《鸡峰普济方》卷十四。

【组成】巴豆一个（去油）　百草霜三钱匕

【用法】上研令匀，汤浸蒸饼为丸，如芥子大。水泻，冷水送下一丸；霍乱吐泻不定者，同蝉壳一个为末，冷水调下一丸。

【主治】吐泻霍乱。

【宜忌】忌热物。

正气散

【来源】《鸡峰普济方》卷二十。

【组成】厚朴　人参　甘草　半夏　陈皮　藿香各一两

【用法】上为粗末。每服二钱，水一盏，加生姜五片，煎至六分，去滓，食前服。

【功用】调顺阴阳，祛寒正气。

【主治】体虚客寒，阳气内弱，中焦不和，寒热相搏，头痛昏倦，肢节烦疼，痰逆恶心，呕吐冷沫；及八般疟疾，山岚瘴气，久不能除，时作寒热；或暴冷内伤，霍乱吐利；或气脉壅滞，手足虚肿；又治妇人但病头痛恶心，五种膈气，食饮不下。

调中白术煎

【来源】《鸡峰普济方》卷二十。

【组成】人参　白术　干姜　甘草　青皮　橘皮各半两

【用法】上为细末，炼蜜和丸，如弹子大。每服一丸，细嚼，温酒下。

【功用】升降阴阳，宣通壅滞，调中顺气，款利三焦。

【主治】胸膈窒塞，噫气不通，噎痞喘满，食饮迟化，痰饮留滞，腹胁胀满，传道不匀，或秘或涩，脾胃易伤，心腹疼痛，霍乱呕吐，食饮不下，患怒气逆，忧思结气，或作奔冲，胸胁刺痛，短气好眠，全不思饮食。

温中汤

【来源】《鸡峰普济方》卷二十。

【组成】白术　枣各半斤　厚朴五两　陈皮四两　甘草三两　干姜二两　藿香　茯苓各一两

【用法】上为粗末，每服二钱，水一盏，煎至六分，去滓。食前温服。

【主治】脾胃虚寒，腹中冷痛，饮食迟化，痰饮并多，寒气上奔，心胸刺痛；及伤寒阴盛脉细沉微，手足逆冷，霍乱吐泻。

清花丹

【来源】《鸡峰普济方》卷二十八。

【组成】空青　定粉　白石脂　朱砂　桃花各一两　盐花四两

　　原书注：重校定此方桃花一味甚无理，疑桃花者，赤石脂也。

【用法】上研如面，入瓷瓶中，以盐盖之，固济。候干，以二斤炭火于瓶子四面逼之，候熟，四面用一秤炭火渐渐煅一食久，任火自消。候冷，开取捣碎，水飞去盐味，晒干，更入麝香一分，同细研，以烂饭为丸，如麻子大。每日五丸，空心以温酒送下。

【主治】霍乱肚胀，冷气心痛，肠风，血气虚冷，及小儿疳瘤。

【宜忌】忌羊血。

神仙四神丹

【来源】《鸡峰普济方》卷二十九。

【组成】朱砂　水银　硫黄（舶上者）　雄黄　雌黄（不夹石者）各一两

【用法】上为细末，用仙灵脾捣末二两，放在昆仑纸上，先用绢一片撮四神末，微用蜜和令成块，去绢片，轻拈药块安在前面有仙灵脾药纸中心，包裹一周匝，外用皂麻线缠之，于地坑内以新瓦末或砖末三升，铺盖与地平，上面瓦末厚四指许，四伴上簇火，十二斤好炭煅之，不得煽，火尽取出，去纸，药裹如新铁色者佳，细研，水浸蒸饼为丸，如梧桐子大。每服一二丸，空心冷水吞下。痔疾，艾叶煎汤送下一丸；血崩，艾叶煎汤入药少许送下；大风，大麻仁汤送下；阴毒伤寒，煎麻黄汤送下；肺痿咳嗽，地骨皮汤送下；水泻，陈仓米汤送下；白痢，生姜汤送下；脾胃气，京枣汤送下；妇人众疾，盐汤送下；冷劳疾，新汲水送下；虚弱，温酒送下；腰腿冷痛，草薢汤送下；气痢，青橘皮汤送下；霍乱，木瓜汤送下；赤痢，甘草汤送下；赤白痢，干姜甘草汤送下；一切风痛，醋汤送下；丈夫众疾，茅香汤送下。

【功用】久服延年，轻身耐老，乌髭鬓，润颜色，强筋骨，进饮食。

【主治】痔疾，血崩，大风，阴毒伤寒，肺痿咳嗽，水泻，脾胃气，妇人众疾，冷劳疾，虚弱，腰腿冷痛，气痢，霍乱，赤白痢，一切风痛，丈夫众疾。

【宜忌】忌葵菜、乳饼。

青金丹

【来源】《普济本事方》卷四。

【别名】的奇丹（《杨氏家藏方》卷六）、一粒青金丹（《医学纲目》卷十四）。

【组成】硫黄一两（研）　水银八钱

【用法】上二味铫子内炒，柳木篦子不住搅匀，更以柳枝蘸冷醋频频洒，候如铁色，法如青金块方成，刮下再研如粉，留少半为散，余以粽子尖三个，醋约半盏，研稀稠得所成膏为丸，如鸡头子大，朱砂为衣。每服一丸，煎丁香汤磨化下，热服。如服散子，丁香汤调下一钱。伤寒阴阳乘伏，用龙脑冷水磨下，一日二三次。

《医方类聚》引《济生续方》：生姜、橘皮煎汤送下，不拘时候。

【主治】

1.《普济本事方》：霍乱吐泻不止，及转筋诸药不效者。

2.《医方类聚》引《济生续方》：一切吐逆。

【方论】《本事方释义》：硫黄气味辛大热，入右肾命门；水银气味辛寒，能行九窍，能伏五金为泥；丁香汤送，以热为引也；龙脑汤送，以凉为引也。此治霍乱转筋，阴阳乘伏，二焦欲离，诸药不能效者，乃急救之方，司是术者当留心斟酌焉。

枇杷叶散

【来源】《普济本事方》卷四引庞老方。

【别名】枇杷散（《医学纲目》卷二十二）、枇杷叶饮（《证治准绳·类方》卷三）。

【组成】枇杷叶（去毛）　人参（去芦）各一钱　茯苓（去皮）半两　茅根二分　半夏三分（汤浸七次）

【用法】上锉细。每服四钱，水一盏半，加生姜七片，慢火煎至七分，去滓，入槟榔末半钱，和匀服之。

【功用】定呕吐，利膈。

【主治】翻胃呕吐，霍乱。

【方论】《本事方释义》：枇杷叶气味苦辛，入手太阴、足阳明，最能下气，冬夏不凋，得天地四时之气；人参气味甘温，入足阳明；茯苓气味甘平淡渗，入足阳明；茅根气味甘寒，入手太阴、足阳明，能除伏郁之热；半夏气味辛温，入足阳明；使以生姜、槟榔末，取其辛通而能下行也。此呕吐，中脘如痞，膈间之气不利，苦辛之药以下其气，急以甘温补中之品护持中土，则土旺而浊不侵犯矣。

渗湿汤

【来源】《扁鹊心书·神方》。

【组成】厚朴二两　丁香　甘草　附子各一两　砂仁　干姜　肉果（面裹，煨透）　高良姜各八钱

【用法】上锉碎。每用五钱，加生姜三片，大枣三枚，水一盏，煎七分，去滓，空心服。

【功用】暖脾胃，辟风寒，祛瘴疫，除风湿。

【主治】脾胃虚寒，四肢困倦，骨节酸疼，头晕鼻

塞，恶风，多虚汗，痰饮不清，胸满气促，心腹胀闷，两胁刺痛，霍乱吐泻。

霹雳汤

【来源】《扁鹊心书·神方》。

【组成】川附（炮去皮脐）五两　桂心（去皮尽）二两　当归二两　甘草一两

【用法】上为细末。每服五钱，水一大盏，加生姜七片，煎至六分，和滓通口服。小儿止一钱。

【主治】脾胃虚弱，因伤生冷成泄泻，米谷不化，或胀、或痛、或痞，胸胁连心痛，两胁作胀，单腹膨胀，霍乱吐泻；中风、半身不遂；脾疟；黄疸；阴疽，入蚀骨髓；痘疹黑陷，急慢惊风，气厥发昏；阴阳伤寒，诸般冷病寒气。

七宝散

【来源】《小儿卫生总微论方》卷十。

【组成】白术四两　人参（去芦）　白茯苓各一两　甘草一两（炮）　草果子（大者）二个（炮过用）　诃子四个（炮，去核）　干姜一钱（炮）

【用法】上为细末。每服一钱，水半盏，加大枣一枚，生姜三片，同煎至七分，带热服。三岁下者药半钱，水半合煎之。

【主治】小儿霍乱吐泻，腹内撮痛。

人参调胃膏

【来源】《小儿卫生总微论方》卷十。

【组成】人参（去芦）　白术　丁香各一两　干姜（炮）　甘草　赤茯苓各半两

【用法】上为细末，炼蜜为丸，如皂子大。每服一丸，热汤化破，以新水沉极冷即服，不拘时候。

【主治】小儿霍乱吐逆，服药不下，烦渴者。

斗门散

【来源】《小儿卫生总微论方》卷十。

【组成】附子一枚（生）　胡椒一百粒

【用法】上为末。每服半钱，浆水一小盏，煎至四分，温服。

【主治】霍乱吐泻转筋。

双金丸

【来源】《小儿卫生总微论方》卷十。

【组成】五灵脂（去砂石，研）二两五钱　拣丁香一钱（为末）　巴豆半两（去壳并心皮，细研，入上二味和匀）

【用法】上以枣肉为丸，如黄米大。每用量大小虚实加减，二岁以上五七丸，三岁以上十丸，煎丁香、藿香汤放冷送下。服药毕，须候两时辰，不得与乳食，候大便过一两次，服补药四圣丸；如吐后躁热，心间烦闷，服四顺饮子，此三药乃一宗也。儿本壮，食伤积滞者宜服，虚者更宜斟酌。

【主治】霍乱吐逆不止，又治翻胃及沉积，赤白恶痢。

四圣丸

【来源】《小儿卫生总微论方》卷十。

【组成】白豆蔻　肉豆蔻（面裹，煨去油）　草豆蔻（去皮）　干姜（炮）　良姜　藿香叶（去土）　丁香枝杖各等分

【用法】上为末，醋糊为丸，如绿豆大。每服三十丸，煎人参或白术汤送下；如止泻，米饮送下，不拘时候。

服双金丸毕，须候两时辰，不得与乳食，候大便过一两次再服本方。

【主治】霍乱吐逆不止；翻胃及沉积赤白恶痢。

白术膏

【来源】《小儿卫生总微论方》卷十。

【组成】白术半两　白茯苓　人参（去芦）　滑石各一分　泽泻半两

【用法】上为末，炼蜜和膏。每用一皂子大，米饮化下，不拘时候。

【主治】小儿暑月中热，或伤暑伏热，头目昏痛，霍乱吐泻，腹满气痞，烦躁作渴，小便不利；并治小儿脾胃不和，腹胀气痞，不美乳食。

苍术汤

【来源】《小儿卫生总微论方》卷十。

【组成】人参（去芦） 芦荟各半两 扁豆藤二两 苍术一撮

【用法】上为细末。每服二钱，水七分，煎至五分，去滓温服，不拘时候。

【主治】小儿霍乱吐泻。

苍术汤

【来源】《小儿卫生总微论方》卷十。

【组成】人参一两 木瓜一个 苍术一撮

【用法】上锉。每服二钱，水七分，煎至五分，去滓温服，不拘时候。

【主治】小儿霍乱吐泻。

快膈散

【来源】《小儿卫生总微论方》卷十。

【组成】甘草半两（炙） 良姜（微炮） 肉豆蔻（面裹煨） 丁香各一分

【用法】上为细末。每服半钱，新汲冷水调下。

【主治】霍乱吐逆，服药多即吐。

建脾膏

【来源】《小儿卫生总微论方》卷十。

【组成】丁香 藿香（去土） 人参（去芦）各一两 沉香 木香各半两

【用法】上为细末，炼蜜和膏。每用鸡头子大，粟米饮化服，不拘时候。

【主治】小儿霍乱吐泻。

香连丸

【来源】《小儿卫生总微论方》卷十。

【组成】黄连（去须，择净）一两（杵碎，微炒） 木香一分 诃子七个（炮，去核） 肉豆蔻二个（面裹，煨）

【用法】上为细末，姜汁糊为丸，如绿豆大。每服十九至十五丸，米饮送下，一日四五服。

【主治】小儿冷热不调，霍乱吐泻，腹内绞痛。

大交泰丹

【来源】《洪氏集验方》卷一。

【别名】交泰丹（《杨氏家藏方》卷三）。

【组成】金星石 太阴玄精石 银星石 云母石（白色片子） 代赭石 桂府滑石 禹余石各一两 寒水石（吉州者）一两半 不灰木一两（色青黑性软者）

【用法】上药入瓷瓶子，炭半秤，煅，候火耗一半，取出放冷，研为细末，糯米粥为丸，如弹子大，候干用。每服一粒，炭火内煅通赤，良久取出，放冷，细研如粉，米饮一盏，煎七分，温服，不拘时候。隔半时辰再进一服。系医坏证伤寒，一服可活一人。

【主治】阴阳二毒伤寒，或因下早亡阳，或致结伏胸膈，四肢厥冷，脉息俱无，心躁如火；或因冷物伤脾，夹脐疞痛，生硬入胃，中满痞塞，潮发寒热；翻胃哕逆，霍乱吐痢，小肠疝癖，胁肋气痛；小儿疮疹倒黡。

桂苓甘露散

【来源】《宣明论方》卷六。

【别名】桂苓白术散（原书同卷）、桂苓甘露饮（《伤寒直格》卷下）。

【组成】茯苓一两（去皮） 甘草二两（炙） 白术半两 泽泻一两 桂半两（去皮） 石膏二两 寒水石二两 滑石四两 猪苓半两（一方不用猪苓）

【用法】上为末。每服三钱，温汤调下，新水亦得，生姜汤尤良。小儿每服一钱。

【主治】

1.《宣明论方》：伤寒中暑，湿热内甚，头痛，口干烦渴，小便赤涩，大便急痛，霍乱吐下，腹满痛闷，及小儿吐泻、惊风。

2.《证治宝鉴》：伤暑吐血；痢疾。

白术厚朴汤

【来源】《三因极一病证方论》卷五。

【组成】白术　厚朴（姜炒）　半夏（汤洗）　桂心　藿香　青皮各三两　干姜（炮）　甘草（炙）各半两

【用法】上锉散。每服四钱，水一盏半，加生姜三片，大枣一枚，煎七分，去滓，食前服。

【主治】脾虚风冷所伤，心腹胀满疼痛，四肢筋骨重弱，肌肉瞤动酸痹，善怒，霍乱吐泻；或胸胁暴痛，下引小腹，善太息，食少失味。

一握七丸

【来源】《三因极一病证方论》卷七。

【组成】神曲半斤（炒黄）　大附子二只（炮，去皮脐）　甘草二两（炙）

【用法】上为末，炼蜜为丸，每左手一握，分作七丸。每服一丸，细嚼，米饮送下。

【功用】健脾暖胃，坚骨强阳。

【主治】脏腑宿蕴风冷，气血不和，停滞宿饮，结为癥瘕痞块，妇人血瘕；肠胃中塞，饮食不下，咳逆胀满，下痢赤白，霍乱转筋；痿躄拳挛，腰脊脚膝疼痛，行步不能。

诃子散

【来源】《三因极一病证方论》卷九。

【组成】诃子（炮，去核）　甘草（炙）　厚朴（姜制，炒）　干姜（炮）　草果（去皮）　陈皮　良姜（炒）　茯苓　神曲（炒）　曲蘗（炒）各等分

【用法】上为末。每服二钱，用水一盏，煎七分，加盐，候发刺不可忍时服；如速，则盐点。

【主治】心脾冷痛不可忍，及老幼霍乱吐泻。

正元散

【来源】《三因极一病证方论》卷十。

【别名】生料正元饮（《医碥》卷七）。

【组成】人参　白茯苓　白术各三两　黄耆一两半　甘草（炙）　乌药（去木）　山药（姜汁浸，炒）　附子（炮，去皮脐）　川芎　干葛各一两　桂心　乌头（炮，去皮尖）各半两　红豆（炒）　干姜（炮）　橘皮各三钱

【用法】上为末。每服二钱，水一盏，加生姜三片，大枣一个，盐少许，煎至七分，食前冷服。

【功用】助阳消阴，正元气，温脾胃，进饮食。

【主治】下元气虚，脐腹胀满，心胁刺痛，泄利呕吐，自汗，阳气渐微，手足厥冷；及伤寒阴证，霍乱转筋，久下冷利，少气羸困，一切虚寒。

木瓜汤

【来源】《三因极一病证方论》卷十一。

【别名】木瓜散（《明医指掌》卷九）。

【组成】木瓜干一两　吴茱萸（汤浸七次）半两　茴香一分　甘草（炙）一钱

【用法】上为散。每服四大钱，水一盏半，加生姜三片，紫苏十叶，煎至七分，去滓，食前服。

【主治】

1.《三因极一病证方论》：霍乱，吐下不已，举体转筋，入腹则闷绝。

2.《保命歌括》：或因饮冷，或冒寒，或失饥，或大怒，或乘车船，伤动胃气，令人上吐下泻不止，头旋眼花，手足转筋，四肢逆冷。

水浸丹

【来源】《三因极一病证方论》卷十一。

【组成】巴豆二十五枚（去皮心）　黄丹一两一分（炒）

【用法】上为末。用黄蜡熔作汁，和为丸，如梧桐子大。每服五丸，以水浸少顷，别以新汲水送下，不拘时候。

【主治】

1.《三因极一病证方论》：伏暑伤冷，冷热不调，霍乱吐利，口干烦渴。

2.《普济方》：饮食积聚。

胡椒汤

【来源】《三因极一病证方论》卷十一。

【别名】豆椒散（《普济方》卷二〇一）、胡椒散（《古今医统大全》卷八十二）。

【组成】胡椒七粒　绿豆三七粒

【用法】上为末。煎木瓜汤调下。

【主治】霍乱吐利。

感应丸

【来源】《三因极一病证方论》卷十一。

【别名】太乙神明再造感应丹（《世医得效方》卷四）。

【组成】肉豆蔻　川姜（炮）　百草霜各三两　木香一两半　荜澄茄　京三棱（炮）各一两　巴豆一百粒（去皮心，别研）　杏仁一百粒（去皮尖，别研）　酒蜡四两　油一两　丁香一两

【用法】上除巴豆、杏仁外，并为细末，次下巴豆、杏仁等和匀，先将油煎蜡令熔化，倾在药末内，和为丸，如绿豆大。每服三五丸，食后、临卧熟水吞下。小儿每服如黍米大二三丸。

【主治】虚中积冷，气弱有伤，不能传化，心下坚满，两胁膨胀，心腹疼痛，噫宿腐气；及霍乱吐泻，或复迟涩，久痢赤白，脓血相杂，米谷不消，久病形羸，面黄口淡，不能饮食。

水沉散

【来源】《杨氏家藏方》卷三。

【别名】水沉汤（《类编朱氏集验方》卷一）。

【组成】香薷叶三两　白茯苓一两（去皮）　厚朴（去粗皮，蘸生姜汁炙令紫色）三两　白扁豆一两　丁香半两　甘草半两（炙）

【用法】上为细末。每服三钱，水一盏，入好酒半盏，同煎至一盏，水中沉冷服，不拘时候。

【主治】伏暑伤冷，霍乱转筋，虚烦躁渴，心腹撮痛，吐利交作，四肢逆冷。

冷香饮子

【来源】《杨氏家藏方》卷三。

【组成】草果子仁二两　甘草一两（炙）　陈橘皮（去白）半两　附子（炮，去皮脐）一分

【用法】上锉。每服半两，水三碗，煎至二碗，去滓沉冷，旋旋服之，不拘时候。

【主治】

1.《杨氏家藏方》：伏暑烦躁，引饮无度。

2.《医方考》：夏月饮食，杂以水果、寒冷之物食之，胸腹大痛，霍乱者。

3.《张氏医通》：中暑，内夹生冷饮食，泻利。

4.《杂病源流犀烛》：内伤夹暑者，暑月房劳，兼膏粱水果杂进，至周身阳气不伸，四肢厥逆拘急，呕吐。

【方论】

1.《医方考》：草果辛温，善消肉食；附子辛热，能散沉寒；橘红之辛，可调中气；甘草之温，堪以健脾。而必冷服者，假其冷以从治，《内经》所谓"必伏其所主，而先其所因"也。

2.《绛雪园古方选注》：草果、陈皮，温脾祛湿定呕；炙草、生姜，奠安脾经阴阳；以炮附子通行经络，交接上下。用饮子者，轻清留中也；冷服者，缓而行之也。

【验案】太阴伤寒　《清代名医医案大全·叶天士医案》：脉沉微，腹痛吐利汗出，太阴伤寒，拟冷香饮子：泡淡附子，草果仁，新会皮，甘草，煎好候冷服。

顺气散

【来源】《杨氏家藏方》卷五。

【组成】乌药十两（锉细）　麻黄（去根节）三两　枳壳三两（麸炒，去瓤）　桔梗（去芦头）　香白芷　川芎　甘草（炙）　白术　陈橘皮（去白）各五两　人参（去芦头）一两　干姜（炮）一两半

【用法】上为细末。每服三钱，以水一盏，加生姜二片，大枣一枚，煎至八分，空心、食前温服；如伤风鼻塞头痛，加葱白三寸，薄荷五叶同煎；妇人血气，加当归少许同煎。

【功用】调荣卫，进饮食，去虚风，行滞气。

【主治】男子、妇人气血衰弱，虚风攻注肌体，头面、肩背刺痛，手脚拳挛，口面㖞斜，半身不遂，头目旋晕，痰涎壅盛，语言謇涩，行步艰辛，心忪气短；客风所凑，四肢拘急，鼻塞头疼；或脾气不和，心腹刺痛，胸膈不快，少力多困，精神不爽，不思饮食，呕逆恶心，霍乱吐泻；胎前产后，气虚百病。

艾硫丸

【来源】《杨氏家藏方》卷九。

【组成】熟艾十两（用糯米一升煎成粥，浇在艾上，用手拌令匀，于日中晒干）附子（炮，去皮脐）二两　生硫黄（别研极细）二两　干姜十两（炮）

【用法】上为细末，面糊为丸，如梧桐子大。每服三十丸或五十丸，食前温米饮送下。

【功用】去邪养正，补真益脾。

【主治】髓冷血虚，腰疼脚弱，及伤冷心腹疼痛，霍乱吐利，自汗气急，下元久虚，小便频数；妇人冲任不足，月水衍期，腹胁刺痛，崩漏带下，全不思饮食；兼治伤寒阴证，手足厥冷，脉微自汗。

双叶汤

【来源】《杨氏家藏方》卷十八。

【组成】干桑叶　藿香叶（去土）各等分

【用法】上为细末。每服一钱，温米饮调下，不拘时候。

【主治】小儿霍乱吐逆。

针头饼子

【来源】《杨氏家藏方》卷十八。

【别名】针头丸（《普济方》卷三九五）。

【组成】巴豆二十枚（去壳，用水半盏，煮尽水为度）阿魏一钱　硫黄一钱

【用法】上为细末，煮稀面糊为丸，如梧桐子大，捏作饼子。每服一饼子，针头穿定，灯焰上烧留三分性，淡生姜汤化下，不拘时候。

【主治】霍乱吐泻，腹中疼痛。

救生丸

【来源】《杨氏家藏方》卷十八。

【别名】救生丹（《普济方》卷三九五）

【组成】大戟一两半（浆水煮，切，焙）丁香半两　龙脑一分（别研）粉霜三分（别研）水银一两二钱　黑铅一两二钱（同水银结砂子）黄柏一两二钱　轻粉一分（别研）乳香半两（别研）

【用法】上为细末，熔黄蜡二两，入麻油数滴熬为丸，如黄米大。每一岁儿服一丸，研生麻油、马

齿苋水送下；吐逆，煎马齿苋、丁香汤送下，乳食空。

【主治】小儿心膈伏热，停乳生涎，霍乱烦躁，身体多热，哕逆不定，大吐无时。

透关丸

【来源】《杨氏家藏方》卷十九。

【组成】大蒜（端午日取，去皮膜，净用）一百瓣（细切，捣烂）朱砂一分（细研，水飞）蝎梢三十五枚（去毒，微炒，为末）细松烟墨一两（火煅过，研为末）巴豆一百粒（去壳，不出油，研）

【用法】上同入瓷罐子内，密封挂通风处，百日取出，为丸如黍米大。每服二丸至五丸，新汲水送下，不拘时候。

【主治】小儿脾胃挟伤，中满哽气；及伏热生涎，霍乱呕吐；或作食痫，手足搐搦，不省人事。

平胃煮散

【来源】《普济方》卷二十二引《卫生家宝》。

【组成】苍术四两（洗净，锉细作片子，先以米泔浸一宿，漉出，复用清水浸一宿，漉出，焙干，或晒干用）白术二两　橘皮（去白）二两　枣四两（锉碎）厚朴（去粗皮）四两（先以生姜自然汁浸一宿，火上炙令香，锉细）生姜四两（切作片）甘草二两（锉作半寸许）

【用法】上药依数修合事了。以瓷锅或铫或瓶，入药在内，以水淹浸约二三寸许，文武火煮，乃不紧不慢火候，煮药伺干，将出火焙燥，为细末。每服二钱，水一盏，加生姜二片，大枣二枚，同煎至八分服，白水煎亦得，或沸汤点服，并宜早晨空心常进一服。

【功用】宽中利膈，消酒进食，快脾胃，止呕逆，辟四时恶气。

【主治】霍乱吐泻，时气岚瘴诸病。或酒食后，尤宜进之。

桂苓甘露饮

【来源】《医学启源》卷中。

【别名】桂苓甘露散（《御药院方》卷二）。

【组成】白茯苓（去皮）　白术　猪苓　甘草（炙）　泽泻各一两　寒水石一两（别研）　桂（去粗皮）半两　滑石二两（别研）

【用法】上为末，或煎，或水调，二三钱任意，或入蜜少许亦得。

【功用】流湿润燥，宣通气液，解暑毒，兼利小水。

【主治】饮水不消，呕吐泻利，水肿腹胀，泄泻不能止者；兼治霍乱吐泻，下利赤白，烦渴。

附子建中汤

【来源】《易简方论》。

【组成】附子三分　官桂三分　白芍药一两半　甘草半两

【用法】上锉。每服四钱，水一盏半，加生姜五片，大枣一枚，煎至六分，去滓，食前热服。

【主治】或吐或泻，状如霍乱，及冒涉湿寒，贼风入腹，拘急切痛。

治中汤

【来源】《易简方论》。

【组成】人参　干姜　白术　甘草　橘红各二两

【用法】水煎服。干霍乱，欲吐不吐者，先以盐汤少许顿服，候吐出令透，即进此药。

【主治】霍乱吐泻。及干霍乱心腹作痛，欲吐不吐，欲下不下。

增损缩脾饮

【来源】《易简方论》。

【别名】缩脾饮（《妇人大全良方》卷十四）。

【组成】草果仁四钱　乌梅三两　甘草二两半

【用法】上锉。每服五钱，水一碗，加生姜十片，煎八分，浸以熟水令极冷，任意饮服。

【功用】解伏热，除烦渴，消暑毒，止吐利。

【主治】霍乱之后，服热药太多，致烦躁口渴者。

冰壶散

【来源】《普济方》卷二〇一引《十便良方》。

【组成】良姜（火炙令焦香）三两

【用法】打破，以酒一升，煮三四沸顿服。一方加粳米煮良姜粥食之。一方用水煎服。

【主治】霍乱吐利不止；亦治腹痛气恶。

大藿香散

【来源】《是斋百一选方》卷二。

【组成】藿香叶一两　木香　青皮（去瓤，麸炒）　神曲（炒）　人参（去芦）　肉豆蔻（面裹煨）　良姜（炒）　大麦蘗（炒）　诃子（煨，去核）　白茯苓　甘草（炒）　厚朴（姜汁制，炒）　陈皮（去白）各一两　白干姜半两（炮）

【用法】上为细末。每服二钱，不拘时候。如汤点，加生姜、盐、紫苏最佳。吐逆泻痢，不下食或呕酸苦水，翻胃恶心，并用水一盏，加煨生姜半块（拍破），同煎，盐一捻安盏中，候煎药及七分，热呷；水泻滑泄，肠风脏毒，陈米饮入盐，热调下；赤白痢，煎甘草、黑豆汤下；脾元受虚邪，变为寒热，或脾胃虚冷，醋心气胀，宿滞酒食，噎满不化，膈上不快，面色积黑，痰气作晕，头目眩掉，水一盏，加生姜三片，大枣一个（擘破），同煎至七分，入盐少许，嚼姜、枣汤热服；胃气吃噫，生姜自然汁半茶脚，入盐点，热呷；绝不思食，或吃少气弱膈满，煨姜小块先嚼，入盐点，热服，中酒亦如之。

【功用】消食顺气，利膈开胃。

【主治】

1.《是斋百一选方》：心肺脾胃气，变为万病。

2.《奇效良方》：脾胃虚寒，呕吐霍乱，心腹撮痛，泄泻不已。

【验案】霍乱呕吐，盛季文传于贺方回云：顷在河朔，因食羊肝，生脾胃泄泻脓血，仍发脾气，呕吐霍乱，心腹撮痛，时出汗，四体厥逆，殆不可忍，邑宰万侔湜怀此药，煎以进，再服即定。

回生散

【来源】《是斋百一选方》卷六。

【组成】陈皮（去白）　藿香叶（去土）各等分

【用法】每服五钱，水一盏半，煎至七分，温服，不拘时候。

【主治】

1.《是斋百一选方》：霍乱吐泻，但存一点胃气。

2.《医略六书》：孕妇呕泻脉虚者。

【方论】《医略六书》：妊娠脾气不调，感冒暑邪，而胃气不化，故呕恶泄泻，胎孕不安焉。藿香快胃气以祛暑，陈皮调脾气以和中，为散水煎，使暑邪解散，则气化调和，而呕恶心无不止，泄泻无不除，何胎孕之不安哉？

藿香乌药散

【来源】方出《是斋百一选方》卷六，名见《普济方》卷二〇一。

【组成】藿香叶　乌药　香附子（炒）各半两　甘草二寸半（炙）

【用法】上为粗末。水一大盏，煎至七分，温服。

【主治】霍乱。

冷香汤

【来源】《是斋百一选方》卷七引王元礼方。

【别名】冷香饮子（《医级》卷七）。

【组成】良姜　檀香　甘草（炒令赤）　附子（炮裂，去皮脐）各二两　丁香二钱　川姜三分（炮）　草豆蔻五个（去皮，面裹煨）

【用法】上为细末。每服五钱，水二升，煎十数沸，贮瓶内，沉井底，作熟水服。

【功用】消暑止渴。

【主治】

1.《是斋百一选方》引王元礼方：夏秋暑湿，恣食生冷，遂成霍乱，阴阳相干，脐腹刺痛，胁肋胀满，烦躁，引饮无度。

2.《瘴疟指南》：瘴病，胃脘刺痛，胸膈不利，或吐或泻。

【方论】《瘴疟指南》：寒淫于内，治以辛热，川姜、良姜、檀香、草蔻、丁香、附子皆辛热之药，祛寒温胃；甘草之甘，温以和中；大渴引饮者，心肺中有邪热，故冷饮以导邪热下行也。

草豆蔻散

【来源】《魏氏家藏方》卷五。

【组成】厚朴（去粗皮，用生姜三两取汁浸，炙候汁尽为度）　陈皮（去白）各二两　草豆蔻（不去皮）　干姜（泡洗）　白术（炒）　诃子（泡，去核）各一两　甘草三两（炙）　五味子三分

【用法】上为细末。每服二钱，霍乱，冷饮下；若伤酒，以酒调下；肝痛不可忍者，炒生姜酒送下三钱。

【功用】和一切冷气。

【主治】肝胃气不和，霍乱不止，酒食所伤，肝泄。

固肠饮

【来源】《魏氏家藏方》卷七。

【组成】诃子（去核取肉，炒）　甘草（炙）　厚朴（姜制，炒）　干姜（炮）　草果（用仁）　陈皮（炒）　良姜（炒）　白茯苓　神曲（炒）　麦蘖各等分

【用法】上为末。每服二钱，小儿半钱，以水一盏，煎至七分，入盐少许，食前服；急症则用沸汤入盐调服。

【主治】心腹冷痛，不可忍，及霍乱吐泻。

大己寒丸

【来源】《儒门事亲》卷十二。

【组成】附子（炮，去皮脐）　川乌头（炮，去皮脐，作豆大，再炒黄）　干姜（炮裂）　良姜（炒）　官桂（去粗皮）　吴茱萸各一两

【用法】上为细末，醋糊为丸，如梧桐子大。每服五七十丸，食前米饮送下。

【功用】《御药院方》：退阴助阳，除脏腑积冷。

【主治】

1.《儒门事亲》：恶冷湿痹，肘臂挛急，寒嗽痰厥，心中澹澹大动，屈伸不便，积水足浮肿，囊缩。

2.《御药院方》：中焦气弱，脾胃受寒，饮食不美，气不调和，心腹疼痛，大便滑泄，腹中雷鸣，霍乱吐泻，手足厥逆，便利无度；及疗伤寒

阴湿，形气沉困，自汗。

木瓜煎

【来源】《妇人大全良方》卷十四。

【组成】吴茱萸（汤泡七次） 生姜（切）各一分 木瓜一两半 茴香一分 甘草一钱 茱萸半两

【用法】上锉细，水二盏，加紫苏煎一盏二分，去滓，分三次热服。不拘时候。

【主治】妊娠霍乱，吐泻转筋，入腹则闷绝。

吴茱萸汤

【来源】《普济方》卷二○三引《经验良方》。

【组成】吴茱萸四两 木瓜五两 苍术二两 盐一两

【用法】以酒、醋各二盏，同煮至干，为末。白汤调服三钱。

【主治】有感冷湿气，吐泻转筋。

沉香桂附丸

【来源】《医学发明》卷六。

【组成】沉香 附子（炮，去皮脐） 干姜（炮） 良姜（锉，炒） 官桂（去皮） 茴香（炒） 川乌头（炮，去皮脐，锉作小块子如豆大，再炒令黄用） 吴茱萸（汤浸，洗去苦，炒）各一两

《医略六书》有泽泻，无干姜。

【用法】上为细末，用好醋煮面糊为丸，如梧桐子大。每服五七十丸，空腹、食前以熟米饮送下，每日二次。

【功用】

1.《卫生宝鉴》：退阴助阳，除脏腑冷气。

2.《医略六书》：回阳逐邪。

【主治】

1.《卫生宝鉴》：中气虚弱，脾胃虚寒，饮食不美，气不调和，脏腑积冷，心腹疼痛，胁肋膨胀，腹中雷鸣，面色不泽，手足厥冷，便利无度；及下焦阳虚，七疝痛引小腹不可忍，腰屈不能伸，喜热熨稍缓。

2.《普济方》：中寒心腹冷痛，霍乱转筋。

【宜忌】忌生冷硬物。

【方论】《医略六书》：附子补火回阳以御邪，肉桂温经暖血以散邪，川乌逐在里之邪，泽泻泻逆上之邪，良姜暖胃散寒滞，吴茱萸平肝降逆气，沉香导厥气之上逆，小茴温气化以下达也。醋丸盐汤下，使真火内充，则厥气下潜而客邪解散，疝气自消，安有急痛欲死之患，手足逆冷之虑乎。

加味香薷饮

【来源】《济生方》卷一。

【组成】香薷半斤 扁豆四两 厚朴（姜制炒）六两 槟榔二两 川黄连（去须）三两

【用法】上锉。每服四钱，水一盏，用酒半盏，煎至八分，去滓，沉冷服，不拘时候。

【主治】伏暑伤冷，霍乱转筋，烦渴，心腹撮痛，吐利交作，四肢厥冷；及伏暑成疟，烦闷多渴，微微振寒，寒罢大热，小便黄赤，背寒面垢。

麦门冬汤

【来源】《济生方》卷三。

【别名】九君子汤（《医学入门》卷七）、麦冬汤（《何氏济生论》卷三）。

【组成】麦门冬（去心） 橘皮（去白） 半夏（汤泡七次） 白茯苓 白术各一两 人参 甘草（炙）各半两 小麦半合

【用法】上锉。每服四钱，水一盏半，加生姜五片，乌梅少许，煎至八分，去滓温服，不拘时候。

【主治】霍乱已愈，烦热不解，多渴，小便不利。

通脉四逆汤

【来源】《济生方》卷三。

【组成】吴茱萸（炒）二两 附子（炮，去皮脐）一两 桂心（去皮，不见火） 细辛（洗，去叶土） 白芍药 甘草（炙）各半两 当归（去芦）三钱

《普济方》引《医方集成》有通草（一作木通）半两。

【用法】上锉。每服四钱，水一盏，酒半盏，加生姜七片，大枣一个，煎至七分，去滓温服，不拘

时候。

【主治】

1.《济生方》：霍乱多寒，肉冷脉绝。

2.《校注妇人良方》：霍乱恶寒，腹痛身冷，自汗，脉沉微如欲绝。

烧脾散

【来源】《医方大成》卷三引《济生方》。

【组成】干姜（炮）　厚朴（姜炒）　草果仁　缩砂仁　神曲（炒）　麦芽（炒）　陈皮　高良姜　甘草（炙）各等分

【用法】上为末。每服三钱，热盐汤点服，不拘时候。

【主治】

1.《医方大成》引《济生方》：饮啖生冷果菜，停留中焦，心脾冷痛。

2.《奇效良方》：老人霍乱吐泻。

香薷锉散

【来源】《仁斋直指方论》卷三。

【组成】香薷二两　厚朴（制）一两　茯苓　陈皮　甘草（炙）各半两　良姜二钱

【用法】上锉细。每服二钱半，加盐一捻，水煎服。

【功用】解暑毒，止霍乱。

【主治】伤暑霍乱。

交泰散

【来源】《仁斋直指小儿方论》卷四。

【组成】藿香叶　陈皮　肉豆蔻（生）　半夏（制）　青皮　酸木瓜　甘草（微炙）各半两　石菖蒲二钱

【用法】上细锉。每服一钱，加生姜三片，紫苏三叶，水煎服。

【主治】霍乱吐泻。

【加减】暑月，加香薷。

良姜饮

【来源】《仁斋直指方论》卷十三。

【别名】良姜散（《观聚方要补》卷三）。

【组成】良姜　藿香　陈皮各一两　甘草（炙）三分

【用法】上锉细。每服三钱，水煎服。

【主治】霍乱。

治要除湿汤

【来源】《仁斋直指方论》卷十三。

【别名】除湿汤（《古今医统大全》卷十七）。

【组成】半夏曲　川厚朴（制）　苍术（炒）各二两　藿香叶　陈皮　茯苓各一两　甘草（炙）七钱

【用法】上锉散。每服四钱，生姜七片，大枣一枚，水煎服。

【主治】

1.《仁斋直指方论》：霍乱吐泻。

2.《医方集解》：伤湿腹痛，身重足软，大便溏泻。

【加减】霍乱泻而不吐，加桂；吐而不泻，去苍术，加桂、丁香；吐泻俱作，兼腹痛，加桂。

盐熨方

【来源】《仁斋直指方论》卷十三。

【组成】炒盐二碗

【用法】纸包纱护，顿其胸前并腹肚上，以熨斗、火熨，气透则苏，续又以炒盐熨其背。

【主治】霍乱吐泻，心腹作痛。

参附正气散

【来源】《类编朱氏集验方》卷三。

【组成】人参　木香　白豆蔻各二钱半　川芎　干姜　甘草　藿香　茯苓　黄耆　当归　丁香　桂　陈皮　白芷　缩砂仁　青皮各半两　白术　附子（炮）　半夏曲各七钱

【用法】上锉。每服半钱，加生姜五片，大枣二个，煎服。

【功用】补虚正气，调理气血，固肾消痰。

【主治】阴阳不和，脏腑虚弱，头目昏眩，腹胁刺痛，呕逆恶心。饮食不进，气虚盗汗，咳嗽上喘，四肢厥冷，腰背痠疼，脾虚泄泻，脾肾俱损，精血伤竭，气短脉沉，耳干焦黑，面黄体瘦，怠惰多困，小便频数，小肠气痛，霍乱吐泻，及卒中风气，昏乱不常，大病旭羸倦弱，妊娠失调理，产后虚损。

姜附御寒汤

【来源】《东垣试效方》卷二。

【组成】干姜（炮）一钱二分 半夏（汤洗）五分 柴胡（去苗）一钱 防风（去芦）半钱 羌活一钱 藁本（去土）八分 人参（去芦）半钱 白葵花五朵（去心萼） 甘草（炙）八分 升麻七分 郁李仁（汤浸，去皮尖）半钱 当归身六分（酒制） 桃仁半钱（汤浸，去皮尖，与郁李仁研如泥，入正药） 黑附子（炮，去皮脐）四钱

【用法】上锉，都作一服。水五大盏，煎至三盏，入黄耆一钱，橘皮五分，草豆蔻一钱，再煎至二盏，再入酒制黄柏三分，酒制黄连三分，枳壳三分，酒地黄二分（此四味锉碎，预一日先用新水多半盏浸一宿），蔓荆子二分（亦预先一日用新水各另浸），将前正药去滓，入此三味，再上火同煎至一盏，去滓，空心热服之，待少时以美膳压之。

【主治】中气不足，遇冬天寒气客于脾胃之间，相引两胁缩急而痛，善嚏，鼻中流浊涕不止，不闻香臭，咳嗽脑痛，上热如火，下寒如冰，头时作阵痛，或暴痛，两目中流火，视物晄晄然，或耳鸣耳聋，喜晴明，恶阴寒，夜不得安卧，胸中痰涎，膈咽不通，饮食失味，口中沃沃，牙齿动摇，不能嚼物，腰脐间及尻肾膝足裁冷，阴汗自出，行步失力，风痹麻木，小便数，气短喘喝，少气不足以息，卒遗矢无度。妇人白带，阴户中大痛，上牵心而痛，榴黑失色；男子控睾而痛，牵心腹阴阴而痛，面如赭色，食少，大小便不调，烦心，霍乱，逆气，里急，而腹皮白或黑，下气腹中腹鸣，膝下筋急，及腰背肩胛大痛，此阴盛阳虚之证也。

【宜忌】忌肉汤，宜食肉。

木香三棱汤

【来源】《御药院方》卷四。

【别名】木香三棱散（《赤水玄珠》卷十三）。

【组成】木香一两 京三棱二两（炮，锉） 陈皮（汤浸，去白，称）四两 甘草（炙称）三两 益智仁四两 神曲（炒称）一两 蓬莪术六两（炮，锉）

【用法】上为细散。每服一钱，空心、食前入盐沸汤点服。

【功用】和脾胃，进饮食，消化生冷物。

【主治】心腹刺痛，霍乱吐泻，胸膈膨胀。

七淘散

【来源】《医方类聚》卷二四五引《施圆端效方》。

【组成】舶上硫黄一两 五灵脂二两 滑石三两

【用法】上为细末。每服半钱，浆水浮油，抄药在油上，沉下淘七次，去浮油，冷服。

【主治】小儿霍乱，吐泻下止。

藿香玉液散

【来源】《医方类聚》卷一〇八引《施圆端效方》。

【组成】丁香一钱 桂府滑石四两（烧） 藿香二钱

【用法】上为极细末。每服二钱，小儿半钱，清米饮调下，温冷服。大人霍乱吐泻，水打腊茶调下二钱立效。

【主治】诸呕逆吐泻，或霍乱不安，及伤寒疟病前后呕逆吐秽，躁不得眠睡，腹胀，或小便赤涩，大便泻，躁渴闷乱。

良姜香薷汤

【来源】《岭南卫生方》卷中。

【组成】陈皮（去白） 藿香叶 香薷叶 甘草（炒） 生姜（和皮） 良姜 枣子（去核） 紫苏叶 木瓜（去瓤）各等分

【用法】上锉散。每服三钱，水煎服。

【主治】伏暑伤冷，致作霍乱。

十华散

【来源】《卫生宝鉴》卷五。

【组成】附子（炮，去皮脐）桂心 人参 白术（炒）黄耆 干姜（炮）青皮（去白，炒）羌活各一两 甘草半两（炙）五加皮一两（吴茱萸一两，以水一碗同煮，至水尽为度，去茱萸不用，五加皮切片，焙）

【用法】上为粗末。每服二大钱，水一中盏，加生姜三片，大枣二个，煎六分，去滓温服，不拘时候。

【功用】补暖元气，调理脾胃风劳，解二毒伤寒，除腰膝疼痛。

【主治】酒色衰惫，霍乱吐利，偏风顽麻痹痛，脚气注肿，行步不得。

增损缩脾饮

【来源】《卫生宝鉴》卷十六。

【组成】草果 乌梅 缩砂 甘草各四两 干葛二两

【用法】上锉。每服五钱，水一碗，加生姜十片，煎至八分，水浸令极冷，旋旋服之，不拘时候。

【功用】解热躁，除烦渴，消暑毒，止吐利。

【主治】霍乱后服热药太多者。

玉液散

【来源】《卫生宝鉴》卷十九。

【组成】丁香一钱 藿香半两 桂府 滑石四两

【用法】上为末。每服一钱，清泔水半盏调下，冷服；夫人霍乱吐利，每服三钱，水打腊茶清调下。

【主治】小儿呕逆吐利，霍乱不安，烦躁不得卧，及腹胀，小便赤，烦渴闷乱，或伤寒疟病。

四片金

【来源】《救急选方》卷上引《卫生家宝》。

【别名】吴茱萸汤（《普济方》卷二〇一引《卫生宝鉴》）、茱萸食盐汤（《杏苑生春》卷四）。

【组成】吴茱萸 木瓜 食盐各半两

【用法】上药同炒令焦，先用瓷瓶盛水三升，煮令百沸，入三味炒药，同煎至二升已下，倾一盏，冷热当随病人意，与服药，入咽喉即止。

【主治】霍乱上吐下利，心下懊憹，其证因形寒饮冷，饥饱乘舟车露走，动伤胃气，头旋，手足转筋，四肢逆冷。须臾不救，命在顷刻。

【方论】《医略六书》：吴茱萸温中气以散寒，善平逆气；木瓜醒脾气以舒筋，兼除暑湿；食盐润下，以上荣肝木也。水煎温服，使寒化气调，则脾胃健运，而津液四布，筋得滋荣，腹痛无不痊矣。此温经平肝之剂，为霍乱转筋腹痛之专方。

青金丹

【来源】《活幼口议》卷十九。

【别名】阴阳丸（《永类钤方》卷二十一）、青金丸（《校注妇人良方》卷七）。

【组成】水银一钱 硫黄半两

方中硫黄用量原缺，据《永类钤方》补。

【用法】上和研，令水银不见星，只作墨色，取生姜汁作糊为丸，如麻子大。每服十丸至二十丸，淡生姜汤送下。

【主治】

1.《活幼口议》：小儿阴阳二气不均，霍乱吐逆。

2.《永类钤方》：伏热吐泻，并诸般吐逆不定。

藿香散

【来源】《活幼口议》卷二十。

【组成】白术 人参 白茯苓 甘草（炙）藿香 丁香

【主治】霍乱吐利，神不安稳。

四君子加姜附厚朴汤

【来源】《此事难知》。

【组成】四君子四味各一两 生姜 附子 厚朴（炮制）各三钱

【用法】水煎服。

【主治】吐泻霍乱，四肢拘急，脉沉而迟者。

半夏汤

【来源】《云岐子保命集》卷中。

【组成】半夏曲　茯苓　白术各半两　淡桂一钱半　甘草（炙）二钱半

【用法】上为细末。渴者凉水调下，不渴者温水调下，不拘时候。

【主治】霍乱转筋，吐泻不止。

香薷饮

【来源】《普济方》卷一九九引《医方集成》。

【组成】香薷二两　厚朴一两　白扁豆一两半（炒研）　甘草（炙）一两

【用法】每服加灯心二十茎，麦门冬（去心）二十粒，淡竹叶七片，车前草二根，晚禾根一握，槟榔一枚（切片），水煎服，不拘时候。

【主治】

1.《普济方》引《医方集成》：瘅疟，但热不寒，阴气孤绝，阳气独发，少气烦冤，手足热而欲呕，兼渴。

2.《丹溪心法》：伤暑脏腑不调，霍乱吐利，烦渴引饮。

3.《玉机微义》：伏暑吐泻。

4.《郑氏家传女科万金方》：胎前霍乱吐泻；夏秋脏腑冷热不调，饮食不节，吐利，心腹疼痛，发热烦闷。

5.《杂病源流犀烛》：暑湿痢疾，伤暑头痛，恶热。

济泄丹

【来源】《医方类聚》卷一〇二引《经验秘方》。

【组成】木香　丁香　信（另研）各一两　粉霜（另研）一钱　五灵脂一两半　肉豆蔻半两　诃子（去油，春四钱半，夏三钱半以上，秋三钱半以下，冬四钱半以上）　硇砂（春三钱半，夏三钱，秋三钱，冬三钱半）

【用法】上为末，好糯米粉煮饼为丸，生朱砂、麝香为衣；大人丸如芥菜子大，小儿丸如菜子大。小儿一岁每服三丸，三岁每服五丸，大小加减服。大人每服一两末加江子末半钱，每服十五丸至二十丸，随汤物送下。

【主治】脾虚积冷，胃脘停寒，食物多伤，不能克化，心下坚满，二胁胀痛，霍乱吐泻，中酒痰逆；小儿五疳八痢，乳食失节，蛔虫上攻，时发潮热，食癖，奶胎疳，食疟；妇人胎前产后血块。

却暑饮

【来源】《普济方》卷二〇一引《如宜方》。

【组成】良姜　藿香　槟榔　木瓜　紫苏　赤茯苓各二两

【用法】加生姜、大枣，水煎服。

【主治】暑月伤生冷，吐下，脚转筋。

补脾散

【来源】《永类钤方》卷十二。

【组成】干姜（炮）　制厚朴　草果仁　砂仁　神曲（炒）　麦蘖（炒）　净陈皮　良姜（炒）　甘草（炒）各等分

【用法】上为细末。每服三钱，热盐汤调下，不拘时候。

【主治】饮啖生冷果菜，寒留中焦，心脾冷痛，霍乱吐利。

理中加石膏汤

【来源】《伤寒图歌活人指掌》卷五。

【别名】理中石膏汤（《古今医统大全》卷十四）。

【组成】人参　白术　干姜　甘草各一钱　石膏半两

【用法】水二盏，煎至八分，去滓服。

【主治】霍乱转筋。

左金丸

【来源】《丹溪心法》卷一。

【别名】回令丸（原书同卷）、黄连丸（《医学入门》卷七）、茱连丸（《医方集解》）、佐金丸（《张氏医通》卷十六）、二味左金丸（《全国中药成药处方集》天津方）。

【组成】黄连（一本作芩）六两　吴茱萸一两或

半两

【用法】上为末，水为丸，或蒸饼为丸。每服五十丸，白汤送下。

【功用】

1.《丹溪心法附余》：泻肝火，行湿，开痞结。

2.《方剂学》：清泻肝火，降逆止呕。

【主治】

1.《丹溪心法》：肝火胁痛。

2.《医方集解》：肝火燥盛，左胁作痛，吞酸吐酸，筋疝痞结。

3.《霍乱论》：霍乱转筋。

硫黄丸

【来源】《普济方》卷二〇一引《仁存方》。

【组成】硫黄（研） 半夏（汤浸七次，为末）各等分

【用法】上研令匀，以姜煮饭为丸，如梧桐子大。每服三十丸，用米饮送下，不拘时候。

【主治】内有寒邪，邪正相干，清浊不分，发为霍乱。

六和半夏汤

【来源】《医部全录》卷二五八引河间方。

【别名】六和汤（《普济方》卷二五三）。

【组成】白术 甘草 缩砂仁 杏仁（去皮尖） 人参 半夏（制）各五分 赤茯苓 藿香 扁豆（姜汁炒） 木瓜各一钱 香薷 厚朴（姜制）各二钱

【用法】上作一服，加生姜三片，大枣一个，水二盏，煎一盏，温服。

【主治】

1.《医部全录》引河间：霍乱吐泻。

2.《普济方》：饮酒烦渴。

金液丹

【来源】《普济方》卷二〇一。

【组成】硫黄一两 胡椒五钱 黄蜡一两

【用法】上为末，熔黄蜡为丸，如白豆大。每服一丸，凉水送下。不止，再服一丸。

【主治】霍乱吐泻。

人参汤

【来源】《普济方》卷一三七。

【组成】人参 茯苓 甘草 桑白皮 黄耆 白术 生姜各一两 大枣六枚

【用法】以水四升，煮取二升，去滓，温服五合。

【主治】霍乱，大烦渴，身热上气。

暖胃备急丸

【来源】《普济方》卷一八四。

【组成】益智二钱 橘皮（炙） 甘草（炙）各二钱 阿魏一分（醋淘洗去砂，以麸为饼子，炙黄） 生姜一斤（切作片子，盐二两一处炒）

【用法】上为末，用糯米粥为丸，如弹子大，朱砂为衣。每服一丸，空心用生姜汤并木瓜汤嚼下；温酒亦可。

【主治】一切冷气，心疼气闷，吐逆霍乱。

当归散

【来源】《普济方》卷二〇一。

【组成】当归（微炒） 人参（去芦头） 附子（炮裂，去皮脐）各一两 干姜 甘草（炙微赤，锉）各半两

【用法】上为散。每服三钱，以水一中盏，煎至六分，去滓热服，不拘时候。

【主治】霍乱呕吐，及下后腹中干痛，手足逆冷。

厚朴汤

【来源】《普济方》卷二〇一。

【组成】厚朴四两（炙） 桂心五枚 生姜三四两

【用法】以水六升，煎取二升，分三次服。

【主治】霍乱。

木瓜丸

【来源】《普济方》卷二〇二。

【组成】木瓜（去皮瓤，切，焙）十枚　木香三两　人参一两半　肉豆蔻（去皮）半两

【用法】上为粗末。每服二钱，以水一盏，煎至七分，去滓温服，不拘时候。

【主治】霍乱，心下气痞不通。

胡椒丸

【来源】《普济方》卷二〇三。

【组成】胡椒末一两　木瓜汁一升　硇砂（研极细）一钱

【用法】上将木瓜汁，浸椒、砂二末，搅匀，微火熬令稠和，丸如梧桐子大。每服十丸，藿香汤送下。

【主治】霍乱转筋，诸药不除。

糯米干姜汤

【来源】《普济方》卷二〇三。

【组成】糯米二两（为末）　干姜（炮，为末）　甘草（生用，为末）　人参（为末）各二钱

【用法】上拌匀。冷水调下三钱，不拘时候。

【主治】霍乱转筋。

【加减】因胃气虚，吐泻转筋，术附汤和木瓜盐煎服，或理中汤煎服亦良。

藿香汤

【来源】《普济方》卷三五五。

【组成】藿香叶　当归　人参　五味子各一两　白术　赤茯苓　黄耆各一两半　木瓜二两

【用法】上为散。每服五钱，以水一盏半，煎八分，去滓温服。一方用姜煎。

【主治】产后霍乱吐利，腹痛转筋，烦闷。

暖胃正气汤

【来源】《普济方》卷三九四。

【组成】栅木皮

【用法】水煎服。

【主治】小儿吐乳、霍乱吐泻。

二姜汤

【来源】《普济方》卷三九五。

【组成】高良姜　川面姜各一两　丁香　人参（去芦头）各半两　甘草（炙）二分

【用法】上为细末。每服半钱，米饮调下。

【功用】分清浊。

【主治】霍乱吐利。

丁香散

【来源】《普济方》卷三九五。

【组成】丁香二十个　母丁香一个　藿香一钱　半夏五个（汤泡七次）

【用法】上为末。以姜汁浸三宿，焙干，再为末。每服一字，藿香汤下。

【主治】小儿霍乱吐泻，不食奶。

人参散

【来源】《普济方》卷三九五。

【组成】人参　陈皮　桔梗　甘草（炙）　白芷二钱　方中甘草以上诸药用量原缺。

【用法】上为末。每服一钱，水五分，加淡竹叶，煎二分；入虚荻根煎亦得。

【主治】小儿霍乱，呕逆不止，心胃虚热。

人参散

【来源】《普济方》卷三九五。

【组成】人参一分（去芦头）　丁香一分　桂心一分　白术　川芎各三分

【用法】上为散。每服半钱，煮生姜、大枣，米饮送下，不拘时服。

【主治】小儿霍乱，心腹痛，不欲食饮。

人参藿香散

【来源】《普济方》卷三九五。

【组成】藿香半两　人参七钱半　白术　甘草　厚朴各半两　葛根二钱半

【用法】上为末。每服二钱，水半盏，加生姜一

片，大枣二枚，煎三分服。

【主治】小儿霍乱，吐利不止，身热头痛。

木香散

【来源】《普济方》卷三九五。

【组成】木香（细锉）　人参　藿香各等分

【用法】上为末。每服一钱，水五分，煎至三分服。

【主治】霍乱吐泻。

妙应丸

【来源】《普济方》卷三九五。

【组成】丁香四十九个　杏仁　胡椒各四十九个　巴豆七粒　好朱砂二钱

【用法】上为细末，飞罗面为丸，朱砂为衣。每服五七丸，白汤送下。

【主治】吐泻霍乱，下利不止。

和中散

【来源】《普济方》卷三九五。

【组成】干姜　厚朴（去皮，炙制）　甘草（炙）各一两

【用法】上为细末。每服一大钱，水八分，生姜三片，同煎至三分，去滓温服。

【主治】阴阳不和，清浊相干，霍乱吐利，壮热烦渴，胸膈痞闷，腹胀满，面色青白，手足厥冷，困顿多睡，全不思食。

保安丸

【来源】《普济方》卷三九五。

【组成】巴豆一枚（去皮心）

【用法】上分作十小丸。每服一丸，开水研服。当快利三五行，即以浆水粥补之。

【主治】小儿干霍乱，不吐不利，烦闷不知所为。

顺二散

【来源】《普济方》卷三九五。

【组成】木猪苓（去皮）　泽泻　茯苓　白术　甘草（炙）各一两　桂一两半　干葛半两（炒）　杏仁一两（去皮尖双仁，炒）

【用法】上为末。每服半钱至一钱，新汲井水调服。腑脏虚，水煎服。

【主治】伏热中暑，霍乱吐泻，烦闷燥渴，小便赤涩，便血肚疼。

桃仁膏

【来源】《普济方》卷三九五。

【组成】桃仁　杏仁　巴豆各一枚　朱砂少许

【用法】上为末，饭为丸，如米大。每服一丸，以米饮送下。

　　本方方名，据剂型，当作"桃仁丸"。

【主治】霍乱吐泻。

霜叶散

【来源】《普济方》卷三九五。

【组成】干桑叶　藿香各半两

【用法】上为末。每服半钱，以粥饮调下，不拘时候。

【主治】小儿霍乱吐利。

梅花丸

【来源】《普济方》卷三九八。

【组成】白石脂（焙）　川干姜（炮）各等分

【用法】上为末，面糊为丸，如小豆大。每服三十丸，米汤送下。

【主治】小儿泄痢不定，肚疼霍乱。

神效万应剪金丹

【来源】《袖珍方》卷三。

【别名】万应剪金丹（《寿世保元》卷十）。

【组成】老阳子（江子）三十五粒（不去皮油）　老阴子（杏子，不去皮油）　陈皮金（去白）　青皮木各三钱（去瓤）　半夏（水烫七次）九粒　乌梅七个（全用）　丹火二两（水飞七次，去粗）一两　黄蜡（生用二两，溶，水洗去粗）一两

半　枳壳（罗去瓢）　黄连（罗去须）各三钱　乳香　没药（炙）各二钱　木香（蒸）二两　槟榔二十一个　粟米五钱

【用法】上将黄蜡溶开，入众药和匀，杵千百下作一块，再分一半药末，以油单纸收，临用旋丸，如梧桐子大。每服十丸，血痢，甘草汤送下；白痢，干姜汤送下；红白痢，草、姜汤送下；赤痢，椿根皮汤送下；噤口痢，莲肉、山药、防风、粟米汤送下；落马、折伤、血闷，酒送下；霍乱吐泻，干姜汤送下；水泻，五苓散送下；一切风疾，升麻汤送下；咳嗽，桔梗、杏仁汤送下；痢鱼脑脓汁，食脏汤加附子一片送下；寸白虫，槟榔汤送下；心疼，酒送下；头痛、腰痛、打伤、冷气冲心、下元虚，并用酒送下；时气，井水送下；大小便不通，木通茶汤送下；脐下疼，芥菜汤送下；五劳七伤，猪胆汤送下；一切疮痛，萝卜汤送下；气痛，宿食不消，生姜汤送下；产后痢，当归汤送下；小儿吊惊风，汉防己汤送下；血风劳，使君子汤送下；口吐清水，诃子汤送下；肠痛，葱白汤送下；蛔虫咬心，槟榔汤送下；阳毒伤寒，栀子、黄连汤送下；阴毒伤寒，附子、枣儿汤送下；浑身壮热，沙糖水送下；虚热，柴胡、竹茹汤送下；寒热，乌梅汤送下；上焦虚热，大黄汤送下；脾胃寒痛，热酒送下。

【主治】诸痢，霍乱吐泻，一切风疾，心疼，头身疼痛，咳嗽，五劳七伤，宿食不消，水泻，时气伤寒，落马折伤，小儿惊风，蛔虫寸白虫，脾胃寒痛，小儿惊风，二便不通，热病，一切疮痛。

藿苓汤

【来源】《伤寒全生集》卷二。

【组成】藿香　白术　厚朴　陈皮　半夏　茯苓　白芷　桔梗　大腹皮　苏叶　甘草　泽泻　猪苓　官桂

　　《内经拾遗方论》引《医方选要》本方用量：藿、术、朴、苓各一钱二分，苏、腹、芷、桔、夏、陈各一钱，甘草五分，桂六分，猪、泽各一钱五分，加生姜三片，大枣二枚，煎服。

【用法】加生姜，水煎服。

【主治】

　　1.《伤寒全生集》：伤寒作泻口渴，小水不利。

　　2.《增补内经拾遗》引《医方选要》：霍乱内外两伤，吐泻交作。

白豆蔻汤

【来源】《医方类聚》卷一〇八引《御医撮要》。

【组成】白豆蔻（去皮）一分　白术一两半　人参（去芦头）一两

【用法】上为粗散。每服三钱，加生姜一分（拍碎），水一盏，煎至六分，去滓，空腹温服，一日三次。

【主治】霍乱吐利不止。

【宜忌】忌生冷、桃李。

高良姜理中丸

【来源】《医方类聚》卷一〇八引《御医撮要》。

【组成】高良姜二两　白术一两　官桂半两　甘草一分

【用法】上为细末，炼蜜为丸，如梧桐子大。每服一丸，煎生姜、橘皮汤送下，不拘时候。

【主治】霍乱吐泻，心腹疼痛。

黄连香薷汤

【来源】《奇效良方》卷五。

【别名】黄连香薷散（原书卷十三）、黄连香薷饮（《杂病源流犀烛》卷十五）。

【组成】香薷三钱　厚朴（姜制）　黄连各二钱

【用法】上先将厚朴、黄连二味，同生姜四钱，一处捣细，于银石器内慢火同炒令紫色，取起，入香薷，入水一盏，酒一盏，煎八分，去滓，用瓷器盛，于新汲水中沉令极冷服。

【主治】

　　1.《奇效良方》：伏暑伤冷，霍乱转筋，心腹撮痛，四肢厥冷。

　　2.《幼科释谜》：中暑热盛，口渴心烦，或下鲜血。

【宜忌】如炒、煮药，莫犯铜铁器。

【加减】如中暑搐搦，加羌活二钱；寻常感冒燥渴，吐泻不甚重者，去黄连，只加白扁豆二钱

（微炒，锉），煎，如前法服之。

桃枝汤

【来源】《奇效良方》卷二十。

【组成】桃东行枝白皮（切碎）一握 官桂（去粗皮） 当归（焙）各三两 栀子仁十四枚 丹砂（碎） 附子（炮裂，去皮脐） 吴茱萸（汤泡） 豆豉各一两

【用法】上药锉，如麻豆大。每服四钱匕，用水二钟，加生姜三片，煎至一钟，去滓温服，日二次夜一次，不拘时候。

【主治】中恶霍乱心痛，胸胁绞痛，喘急。

元吉丹

【来源】《医学集成》卷三。

【组成】条参四钱 焦术 茯苓各三钱 半夏二钱 白蔻 砂仁 附子 炮姜各钱半 大枣

【主治】霍乱，饮热为寒。

【加减】甚者，加胡椒、丁香。

加味香薷饮

【来源】《医学集成》卷三。

【组成】香薷 厚朴 黄连 滑石 甘草

【主治】霍乱饮冷。

救苦丹

【来源】《医学集成》卷三。

【组成】白矾一两 火消 硼砂 明雄各五钱

【用法】上为末。每服一钱，阴阳水调下；或烟油为丸，香橼汤送下，更效。

【主治】霍乱。

调中白术散

【来源】《丹溪心法附余》卷五。

【组成】白术 茯苓（去皮）人参各半两 藿香半两 炙甘草一两五钱 木香一钱 葛根一两

【用法】上为末。每服二钱，白汤调下。

【主治】大病后，吐泻烦渴，霍乱虚损气弱及酒毒呕哕。

【加减】烦渴，加滑石二两，甚者加姜汁。

藿香正气散

【来源】《内科摘要》卷下。

【组成】桔梗 大腹皮 紫苏 茯苓 厚朴（制）各一钱 甘草（炙）五分 藿香一钱五分

【用法】加生姜、大枣，水煎，热服。

【主治】外感风寒，内停饮食，头疼寒热，或霍乱泄泻，或作疟疾。

【方论】《冯氏锦囊秘录》：正气强旺则外无感冒之虞，脾胃健行则内无停食之患，稍有不足，外感内伤交作。以甘、桔、紫苏辛甘散其外邪；厚朴、大腹苦辛通其内滞；藿香为君主，内可和中，外可解表，统领诸剂成功，正气赖以复矣，故名藿香正气。

香薷散

【来源】《校注妇人良方》卷七。

【组成】香薷二钱 白扁豆 厚朴（姜制） 茯苓各一钱

【用法】上水煎，冷服，连进二三剂。

【主治】

1.《校注妇人良方》：吐利腹痛，发热头痛，或霍乱转筋拘急。

2.《保婴撮要》：寒温不适，饮食失调，或外因风寒暑邪致吐利心腹疼痛，霍乱气逆，发热头痛或疼痛呕哕，四肢逆冷。

【加减】加黄连，名"黄连香薷饮"。

加味理中汤

【来源】《万氏女科》卷三。

【组成】人参 白术 炙草 干姜（煨）陈皮 藿香 厚朴（姜制） 生姜五片

【用法】水煎，温服，不拘时候。

【主治】产后脾胃虚弱，失于调理，伤于风冷饮食，而为霍乱，心腹绞痛，手足逆冷，吐泻并作。

神效白龙丸

【来源】《摄生众妙方》卷五。

【组成】白矾（飞过）不拘多少

【用法】上为细末，用好醋（飞过）面糊为丸，如鸡头子大。每服一丸，红痢，甘草汤送下；白痢，姜汤送下，如不止，再服一二丸，即止；霍乱症，姜汤送下；疟疾，用东南桃心七个煎汤送下。

【主治】痢疾，霍乱，疟疾。

【宜忌】忌荤腥、油腻、煎炒之物。

脾泻饭匙丸

【来源】《摄生众妙方》卷五。

【组成】饭匙干末一斤 莲肉（去心） 怀庆山药（炒香，各为末）各半斤

【用法】以饭匙末，量取打糊为丸，如梧桐子大。

【主治】

1.《摄生众妙方》：霍乱。
2.《医学入门》：内伤脾胃。

瓜盐煎

【来源】《古今医统大全》卷九十三。

【组成】吴茱萸 木瓜 食盐各五钱

【用法】上炒焦，用瓷罐盛水三升，煮令百沸，却入前药，同煎至一二升以下，倾一盏，随病人意，冷热服之。药入即醒。

【主治】霍吐泄泻。其证始因饮冷或冒寒暑，或失饥，或大怒，或弃舟车，伤动胃气，令人上吐不止，因而下泄，吐泻并作，遂成霍乱，头旋眼晕，手足转筋，四肢逆冷。

二香散

【来源】《医学大成》卷二。

【组成】藿香正气散 黄连香薷散

【用法】各相拌和，加生姜、葱，水煎服。

【主治】暑湿相搏，霍乱转筋，烦渴闷乱。

二香黄连散

【来源】《医学入门》卷四。

【组成】藿香 厚朴 半夏 茯苓 陈皮 扁豆 香薷各一钱 黄连 泽泻各八分 甘草三分

【用法】水煎，加姜汁一匙，温服。

【主治】伏暑霍乱暴作，烦乱躁闷，或肚腹疼痛，冷汗自出，尺脉沉，手足冷。

【加减】呕多者，倍姜汁。

油坠散

【来源】《医学入门》卷四。

【组成】滑石六两 甘草一两

【用法】上为末。取井水一碗，入油一匙，浮于水面，将此药撒在油花上，其药自沉碗底，去清水，再用地浆水（挖地坑，倾新水一桶在内，搅匀澄清即得）调服。

【主治】身热，霍乱呕吐，转筋者。

【加减】一切风热上壅，咽喉不利，加青黛，薄荷少许，炼蜜为丸，嚼化。

养正丹

【来源】《医学入门》卷四。

【组成】黑锡丹头二两 水银一两 朱砂末一两

【用法】用黑锡丹头就火微溶，入水银顿搅，勿令青烟起，烟起便走了水银；又入朱砂末一两，炒令十分匀和，即放地上，候冷为末，糯米糊丸，如绿豆大。每服三十丸，空心盐汤送下。

【功用】升降水火，助阳接真。

【主治】呃逆反胃，痰结头晕，腰痛腹痛，霍乱吐泻。

桂枝加参汤

【来源】《医学入门》卷四

【组成】桂枝 芍药各三钱 人参二钱 甘草一钱 姜三片 枣二枚

【用法】水煎，温服。

【主治】汗后及霍乱后，身痛脉沉。

木萸散

【来源】《医学入门》卷七。

【组成】吴萸五钱　木瓜一钱　食盐五钱（同炒焦）

【用法】先用瓦甑炊水百沸，却入前药煎服。

【主治】霍乱吐泻，或因饮冷，或胃寒失饥，或大怒，或乘舟车，伤动胃气，令人上吐下泻不止，头旋眼花，手足转筋，四肢逆冷。

椒豆散

【来源】《医学入门》卷七。

【组成】胡椒　绿豆各四十九粒

【用法】上为末。水煎服。如渴甚，新汲水调服。

【主治】霍乱吐泻而不能服药者。

谢传万病无忧散

【来源】《医学入门》卷七。

【别名】万病无忧散（《东医宝鉴·杂病篇》卷三）。

【组成】草果　黄连　滑石　泽泻各一两二钱　枳壳　木通　厚朴　陈皮　赤茯苓　车前子　猪苓　砂仁各八钱　香薷　白扁豆各二两　白术　小茴香各五钱六分　木香　甘草各二钱半

【用法】上为末。每用二钱，滚水调服；素虚者，温酒或茶清调下。如不善服末者，煎三沸服，或摊冷服。

【功用】常服可防疟痢。

【主治】夏月霍乱吐泻，烦渴尿赤，似疟非疟，似痢非痢，不服水土。

【宜忌】忌米饮，孕妇忌服。

清暑六和汤

【来源】《古今医鉴》卷三。

【组成】砂仁五分　半夏（汤泡）五分　杏仁（泡）五分　人参（去芦）五分　赤茯苓五分　藿香一钱　扁豆（姜炒）一钱　木瓜一钱　香薷二钱　厚朴（姜炒）二钱　黄连（麸炒）一钱

【用法】上锉一剂。加生姜三片，大枣二枚，水煎服。

【主治】心脾不调，气不升降，霍乱转筋，呕吐泄泻，寒热交作，痰喘咳嗽，胸膈痞满，头目昏痛，肢体浮肿，嗜卧倦怠，小便赤涩，并阴阳不分，冒暑伏热烦闷，或成痢下；中酒烦渴，畏食。

盐姜汤

【来源】《古今医鉴》卷五。

【组成】盐一两　生姜（切）五钱

【用法】上同炒色变，以童溺二盏，煎一盏，温服。

【主治】干霍乱，欲吐不吐，欲泻不泻，垂毙者。

理中丸

【来源】《古今医鉴》卷五。

【组成】人参一钱　干姜（炒）一钱　茯苓一钱　甘草（炙）一钱

【用法】上为末，炼蜜为丸，每丸重一钱。取一丸细嚼，淡姜汤送下。

【主治】转筋霍乱，上吐下利，心腹疼痛，及干霍乱，并真阴症，手足厥冷。

【宜忌】忌食米汤。

羽泽散

【来源】《古今医鉴》卷十六。

【组成】枯矾末一钱

【用法】百沸汤点服。

【主治】霍乱吐泻，头旋眼晕，手足转筋，四肢逆冷。

神效仙方万亿丸

【来源】《古今医鉴》卷十六引张三峰方。

【别名】神仙万亿丸（《古今医鉴》卷十六）、万亿丸（《万病回春》卷七）。

【组成】朱砂　巴豆（不去油）各五钱

【用法】酒煎五钱寒食面，丸如黍米大。每服三五丸，外感风寒发热，姜、葱汤送下，出汗；内伤生冷饮食，茶清送下；心痛，艾醋汤送下；肠痛，淡姜汤送下；霍乱吐泻，姜汤送下；赤痢，茶清送下；白痢，淡姜汤送下；赤白痢疾，姜茶汤送下；疟疾寒热，姜汤送下；心膨气胀，姜汤送下；

伏暑伤热，冷水送下；诸虫作痛，苦楝根汤送下；大便闭结，茶送下；小便不通，灯心汤送下；积聚发热，茶送下；咳嗽喘急，姜汤送下；小儿急慢惊风，薄荷汤送下。

【主治】小儿诸病。外感风寒发热，内伤生冷饮食，心痛，肠痛，霍乱吐泻，赤白痢，疟疾寒热，心膨气胀，伏暑伤热，诸虫作痛，大便闭结，小便不通，积聚发热，咳嗽喘急，小儿急慢惊风。

加减不换金正气散

【来源】《保命歌括》卷十九。

【组成】藿香 苍术 厚朴 陈皮 砂仁 白芷 半夏 茯苓 甘草（炙，减半）人参 神曲（炒）各等分

【用法】上锉。加生姜、大枣，水煎服。

【主治】霍乱吐泻。

【加减】寒加干姜，寒甚加熟附子。

天水五苓散

【来源】《保命歌括》卷十九。

【组成】五苓散 天水散

【用法】五苓散一剂煎成汤，调天水散服。

【主治】夏月霍乱及身热，欲多饮水者。

生姜理中汤

【来源】《保命歌括》卷十九。

【组成】理中汤加生姜

【主治】霍乱不渴者。

【加减】吐多者，去术，加半夏；利多者，仍用术；心悸者，加茯苓；腹满者，去术，加附子，厚朴。

良姜饮

【来源】《保命歌括》卷十九。

【组成】藿香叶 良姜 木瓜 陈皮各等分 甘草（炙）减半

【用法】上锉。水煎服。

【主治】霍乱腹痛。

加味四君子汤

【来源】《赤水玄珠全集》卷十六。

【组成】人参 白术 茯苓各二钱 甘草（炙） 芍药 良姜各一钱

【用法】加生姜三片，大枣二枚，水煎服。

【主治】霍乱转筋吐泻，腹中痛，体重，脉沉而细。

蓼汤

【来源】《赤水玄珠全集》卷十六。

【组成】蓼一大握

【用法】水煎汤熏洗，或以帛蘸汤熨患处。

【主治】霍乱转筋不止。

六和汤

【来源】《医方考》卷一。

【组成】砂仁 半夏 杏仁 人参 甘草各一两 白术 藿香 木瓜 厚朴 扁豆 赤茯苓各二两

【主治】夏月病人霍乱转筋，呕吐泄泻，寒热交作，倦怠嗜卧；伏暑烦闷，小便赤涩，或利或渴；中酒；胎产。

【方论】

1.《医方考》：六和者，和六府也。脾胃者，六府之总司，故凡六府不和之病，先于脾胃而调之。此知务之医也。香能开胃窍，故用藿、砂；辛能散逆气，故用半、杏；淡能利湿热，故用茯、瓜；甘能调脾胃，故用扁、术；补可以去弱，故用参、草；苦可以下气，故用厚朴。夫开胃散逆则呕吐除，利湿调脾则二便治，补虚去弱则胃气复而诸疾平。盖脾胃一治，则水精四布，五经并行，虽百骸九窍皆太平矣，况于六府乎？

2.《历代名医良方注释》：此方不过和中醒气，除湿理脾，安胃扶正，故前贤谓只以理气健脾为主，脾胃即强，则诸邪自不能干矣。是此方与藿香正气、金不换正气、纯阳正气为一类之方，而谓统治六淫，实为通套活法中之活法矣。方中用药平淡，湿热郁滞，脾困不醒，未始不可借用。细察方剂，其燥烈较平胃、越鞠、正气诸方，均减一等。盖必有以见其偏执，而思所以矫正之者。

五苓散

【来源】《仁术便览》卷一。

【组成】辰砂 泽泻 白术 茯苓 官桂

【用法】水一钟半，加生姜五片，灯心十茎，水煎服。

【主治】中暑烦渴，身热头痛，霍乱吐泻，小便赤少，心神恍惚不宁。

加减正气散

【来源】《万病回春》卷三。

【组成】藿香 苍术（米泔浸炒） 厚朴（姜汁炒） 陈皮 砂仁 香附 半夏（姜汁炒） 甘草各等分

【用法】上锉一剂。加生姜三片，大枣一枚，灯心一团，水煎，温服。

【主治】霍乱。

【加减】泻，加白术（炒）、山药、乌梅、炒米；呕吐同上；腹痛，加木香、茴香；饱闷，加益智仁、大腹皮；发肿气喘，加苏子、桑白皮、木通、猪苓、大腹皮、木香，去甘草；小水短赤，加木通、猪苓、山栀、车前，去半夏、甘草；胸腹饱胀，或四肢浮肿，如不吐泻者，加萝卜子、枳壳、大腹皮、木通，去半夏、甘草；内热烦渴，加葛根、黄连、山栀、乌梅，去半夏、甘草；内寒手足冷，脉沉细，加干姜、官桂。

参胡三白汤

【来源】《万病回春》卷三。

【组成】人参五分 柴胡 白术（去芦） 白茯苓（去皮） 白芍（炒） 当归 陈皮 麦门冬（去心） 五味子十粒 山栀子 甘草各五分 乌梅一个

【用法】上锉一剂。加大枣一个，灯草一团，水煎，温服。

【主治】

1.《万病回春》：霍乱吐泻止后，发热头疼身痛，口干脉数者。

2.《杂病源流犀烛》：霍乱虚烦。

理中汤

【来源】《万病回春》卷三。

【组成】藿香 苍术（米泔制） 厚朴（姜汁炒） 砂仁 香附 木香 枳壳（麸炒） 陈皮各一钱 甘草（炙） 干姜 官桂各五分

【用法】上锉一剂。加生姜三片，水煎，磨木香调服。外用炒生姜滓揉法，急用盐汤探吐，得物出为好，及刺委中穴，血出甚妙。

【主治】干霍乱，心腹饱胀，绞痛，不吐不泻，脉沉欲绝。

【加减】夏月干霍乱，不吐不泻，胸腹绞痛，烦渴自汗，不可用姜、桂；心腹绞痛，面唇青，手足冷，脉伏欲绝，加附子、茴香，去苍术；心腹饱闷硬痛结实者，加槟榔、枳实、山楂、瓜蒌、萝卜子，去甘草、枳壳、苍术；胃寒呕哕发呃，加丁香、茴香、香附、良姜，去官桂、甘草、苍术；虚汗，加附子，去苍术。

顺逆丹

【来源】《鲁府禁方》卷一。

【组成】白术（去油芦，土炒） 白茯苓（去皮） 陈皮 厚朴（去皮，姜炒） 泽泻各一两 猪苓八钱 苍术（米泔浸，炒）一两五钱 神曲（炒） 麦芽（炒）各七钱 砂仁三钱 木香二钱 甘草（炙）五钱

《全国中药成药处方集》有苡仁、朱砂。

【用法】上为末，炼蜜为丸，如龙眼大。每服一丸，滚水化下。

【功用】《全国中药成药处方集》（沈阳方）：健胃利尿。

【主治】

1.《鲁府禁方》：霍乱上吐下泻，伤食腹胀。

2.《全国中药成药处方集》（沈阳方）：霍乱转筋，吐泻不止，伤食停饮，胃肠失和，腹中绞痛，气滞不舒。

阴阳汤

【来源】《增补内经拾遗》卷三引《易简》。

【别名】阴阳水、生熟水（《医方集解》）

【组成】滚水半盏　冷水半盏。

【用法】和合服之。

【主治】霍乱腹痛甚。

【方论】

1.《增补内经拾遗》引《易简》：挥霍缭乱，此乃阳不升，阴不降，乖膈而成。方用阴阳汤，取其阳能升，阴能降之义也。慎勿以为寻常而忽之。

2.《医方集解》：药中治霍乱者最多。然有寒热二证，而本草主治，未尝分别言之，万一误用，立死不救。仓卒患此，脉候未审，切勿轻投偏热偏寒之剂，唯饮阴阳水为最稳。张子和曰：霍乱吐泻，乃风湿暍三气合邪也。湿土为风木所克，郁则生热，心火上炎，故吐，吐者暍也；脾湿下渗，故泻，泻者湿也；风急甚则转筋，转筋者，风也。又邪在上焦则吐，在下焦则泻，在中焦则吐泻交作。此中焦分理阴阳之药也，阴阳不和而交争，故上吐下泻而霍乱，饮此辄定者，分其阴阳，使和平也。

藿苓汤

【来源】《增补内经拾遗》卷三引《济世良方》。

【组成】藿香　厚朴　白术　赤茯苓　半夏　苍术　陈皮　甘草　猪苓　泽泻　肉桂

【用法】水二钟，生姜三片，大枣二个，煎八分，不拘时候服。

【主治】霍乱，内外两伤，吐泻交作。

【加减】口渴者，去桂。

藿薷汤

【来源】《证治准绳·类方》卷一。

【组成】藿香正气散加香薷　扁豆　黄连

【用法】上锉。每服三钱，加生姜三片，大枣一个，水煎，热服。

【主治】伤寒头疼，憎寒壮热，或感湿气霍乱吐泻。常服除山岚瘴气，伏暑吐泻，脚转筋。

【方论】《成方切用》：藿香正气散合三味香薷饮，名藿薷汤。藿香辛温，理气和中，辟恶止呕，兼治表里为君；苏、芷、桔梗，散寒利膈，

佐之以发表邪；厚朴、大腹，行水消湿；橘皮、半夏，散逆除痰，佐之以疏里滞；苍术、甘草，益脾祛湿，以转正气为臣、使也，正气通畅，则邪逆自除矣。

石膏理中汤

【来源】《杏苑生春》卷三。

【组成】理中汤加石膏

【用法】上锉。水煎，食前服。

【主治】《治痢南针》：霍乱后转筋者。

小麦门冬汤

【来源】《杏苑生春》卷四。

【组成】人参（去芦）　白茯苓（去皮）　小麦　麦门冬（去心）各一钱　橘皮　半夏各六分　白术八分　甘草（炙）四分　乌梅半枚　生姜五片

【用法】上锉。水煮熟，不拘时候服。

【主治】霍乱已愈，烦热多渴，小便不利。

香苓散

【来源】《杏苑生春》卷四。

【组成】香薷一钱五分　黄连（姜汁制，炒）　白扁豆　厚朴各五分（姜炒）　甘草五分　猪苓　泽泻　赤茯苓　白术各七分　官桂三分

【用法】上锉。水煎服，不拘时候。

【主治】中暑霍乱，吐利交作。

加减薷苓汤

【来源】《寿世保元》卷三。

【组成】猪苓二钱　泽泻二钱　香薷一钱　干葛二钱　赤茯苓三钱

【用法】上锉一剂。加生姜，水煎服。

【主治】夏中热暑，霍乱身热口渴。

【加减】如热极，加石膏二钱，知母二钱；泄极，加升麻五分，滑石三钱；腹痛，加炒芍药二钱，桂三分，寒痛亦如此。

麦门冬汤

【来源】《寿世保元》卷三。

【组成】人参二钱　白术一钱五分　白茯苓（去皮）三钱　陈皮二钱　半夏（姜炒）二钱　麦门冬三钱（去心）　甘草八分　小茴香八分　乌梅二钱

【用法】上锉。加生姜五片，水煎服。

【主治】霍乱已愈，烦热多渴，小便不利。

太乙混元丹

【来源】《寿世保元》卷八。

【组成】紫河车（晒干）三钱　白梅花三钱　辰砂一两（甘草一两，水煮半日，去甘草）　滑石六两（用丹皮二两，水煎，去丹皮，煮水干为度）　香附米一两（蜜水煮透）　粉草二钱　甘松四钱　莪术（火煅）三钱　砂仁（去皮）三钱　益智（去壳）六钱　山药（姜汁炒）二钱半　人参（去芦）一钱　黄耆（蜜炙）一钱　白茯苓三钱　白茯神（去皮木）二钱半　远志（甘草泡，去心）一钱半　桔梗（去芦）一钱　木香一钱　麝香三分　牛黄二分　天竺黄一钱（一方无混元衣、梅花）

【用法】上为细末，炼蜜为丸，如龙眼大，金箔为衣。每服量大小加减。中风痰厥，不省人事，生姜汤研下；伤寒夹惊发热，生姜、葱汤研下，宜出汗；停食呕吐腹胀，大便酸臭，生姜汤送下；霍乱，紫苏、木瓜汤送下；泄泻，米汤送下；赤白痢，除仓米汤送下；咳嗽喘急，麻黄、杏仁汤送下；积聚腹痛，姜汤送下；虫痛，苦楝根汤送下；疝气偏坠，大小茴香汤送下；夜啼不止，灯草灰汤送下；急惊搐搦，薄荷汤送下；慢惊，人参、白术汤送下；大便下血，槐花、陈仓米汤送下；小便不通，车前子汤送下；夜出盗汗，浮小麦汤送下；发热，金钱薄荷汤送下；痘疹不出，升麻汤送下；中暑烦渴，灯心汤送下；疳热身瘦肚大，手足细，或淋或泻，或肿或胀，或喘或嗽，陈仓米汤送下。

【主治】中风痰厥，伤寒发热，霍乱吐泻，停食积聚，惊风搐搦，痘疹疳热等。

加减茹苓汤

【来源】《寿世保元》卷八。

【组成】猪苓七分　赤茯苓（去皮）一钱　泽泻七分　白术（去芦）五分　黄连五分　竹茹一钱　干葛七分　天花粉二钱　甘草五分

【用法】上锉，加生姜，水煎服。

【主治】小儿夏秋之月，霍乱吐泻，身热口渴。

【加减】如热极，加石膏、知母；泻极，加升麻；腹痛，加炒白芍一钱，肉桂三分，寒痛亦加。

五苓苏木汤

【来源】《婴童类萃》卷中。

【组成】白术　茯苓　猪苓　泽泻各一钱　官桂三分　紫苏　木瓜各五分

【用法】加生姜一片，水煎服。

【主治】小儿霍乱吐泻，外感寒邪。

加味桂苓甘露饮

【来源】《伤暑全书》卷下。

【组成】桂苓甘露饮加人参　香薷　甘草

【用法】水煎服。

【主治】伏暑渴饮，腹胀霍乱。

和胃饮

【来源】《景岳全书》卷五十一。

【组成】陈皮　厚朴各一钱半　干姜（炮）一二钱　炙甘草一钱

【用法】水一钟半，煎七分，温服。

【主治】

1.《景岳全书》：寒湿伤脾，霍乱吐泻，及痰饮水气，胃脘不清，呕恶胀满，腹痛等证。

2.《妇科玉尺》：孕妇胃寒气实，胎气上逼者。

【加减】此方凡藿香、木香、丁香、茯苓、半夏、扁豆、砂仁、泽泻之类，皆可随宜增用之；若胸腹有滞，而兼时气寒热者，加柴胡。

【方论】此即平胃散之变方也。凡呕吐等症，多有胃气虚者，一闻苍术之气亦能动呕，故以干姜代之。

神香散

【来源】《景岳全书》卷五十一。

【别名】神妙散（《医方易简》卷七）。

【组成】丁香　白豆蔻（或砂仁亦可）各等分

【用法】上为末。每服五七分，甚者一钱，清汤调下；若寒气作痛者，生姜汤送下，日数服，不拘时候。

【功用】《证治宝鉴》：温中散寒。

【主治】

1.《景岳全书》：胸胁胃脘逆气难解，疼痛，呕哕，胀满，痰饮膈噎，诸药不效者。

2.《霍乱论》：霍乱因于寒湿，凝滞气逆者。

行军散

【来源】《霍乱论》卷下。

【别名】武候行军散（《感证辑要》卷四）、诸葛行军散（《方剂学》）。

【组成】西牛黄　当门子　真珠　梅片　硼砂各一钱　明雄黄（飞净）八钱　火消三分　飞金二十页

【用法】上药各为极细末，再合研匀，瓷瓶密收，以蜡封之。每服三五分，凉开水调下。

【功用】《方剂学》：开窍，辟秽，解毒。

【主治】

1.《霍乱论》：霍乱痧胀，山岚瘴疠，及暑热秽恶诸邪，直干包络，头目昏晕，不省人事，危急等证。并治口疮喉痛；点目，去风热障翳；搐鼻，辟时疫之气。

2.《方剂学》：暑热痧胀，吐泻腹痛，烦闷欲绝，头目昏晕，不省人事。

【宜忌】《方剂学》：本方辛香走窜，孕妇慎服。

【方论】《方剂学》：暑月痧胀，是因感受秽浊之气所致。由于中焦气机逆乱，清浊相干，升降功能失常，故见吐泻腹痛，甚则烦闷欲绝；包络神明被蒙，则头目昏晕，不省人事。治宜开窍行气，辟秽解毒。方中麝香、冰片芳香开窍，行气辟秽，并善于止痛，针对吐泻腹痛，窍闭神昏而设，是为君药。牛黄清心解毒，用为臣药。消石泻热破

结；硼砂清热解毒；雄黄用量独重，辟秽解毒；珍珠重镇安神，以上俱为佐药。从本方组成分析，亦属清热开窍为主，配伍辟秽、解毒、安神，以加强清热开窍的功效。方中牛黄、冰片、硼砂、珍珠等药具有清热解毒，防腐消翳之功，故能治口疮咽痛，风热障翳等证。本方原用飞金，取其重镇安神之效，上海、南京等成方配本均改用"姜粉"。《中国药典》1977年版亦去飞金加姜粉，如此则具有降逆和中作用，增加辟秽解毒之功。但姜粉性味辛热，因此对口疮咽痛，风热障翳者，不宜使用。又《北京市中药成方选集》有干姜粉一钱，薄荷冰一分。

加味二陈汤

【来源】《济阳纲目》卷二十。

【组成】陈皮　半夏　白茯苓　甘草　苍术　防风　川芎　白芷（一云白术）

【用法】上锉。加生姜五片，水煎服。

【主治】外邪霍乱。

加味薷苓汤

【来源】《济阳纲目》卷二十。

【组成】天花粉二钱　赤茯苓一钱　猪苓　泽泻　香薷　干葛各七分　白术　黄连　甘草各五分

【用法】上锉。加生姜，水煎服。

【主治】霍乱，身热口渴。

【加减】热极，加知母、石膏；泄极，加升麻、黄芩、柴胡；腹痛，加芍药（炒）五分，桂三分，寒痛亦如此。

正气汤

【来源】《丹台玉案》卷四。

【组成】陈皮　苏叶　泽泻　山楂　苍术各一钱　藿香　厚朴（姜汁炒）　半夏（姜矾制）各一钱五分　甘草三分

【用法】加老姜五片，水煎服。

【主治】霍乱吐泻不住。

既济汤

【来源】《丹台玉案》卷四。

【组成】人参一钱 甘草三分 竹茹 麦门冬 半夏 粳米各二钱

【用法】加生姜五片,水煎服。

【主治】霍乱,虚烦不得眠。

速验饮

【来源】《丹台玉案》卷四。

【组成】艾叶三钱 香薷 藿香各四钱 黄连二钱

【用法】水煎服,不拘时候。

【主治】寒暑相搏,霍乱转筋,烦渴闷乱。

防风败毒散

【来源】《症因脉治》卷四。

【组成】荆芥 防风 羌活 独活 川芎 枳壳 陈皮 葛根 甘草

【主治】风寒霍乱。风淫木贼,水谷不化,头痛身热,上吐下泻,心腹绞痛,甚则转筋,脉象浮紧。

防风胜湿汤

【来源】《症因脉治》卷四。

【组成】防风 荆芥 苍术 白芷 羌活 川芎

【主治】湿气霍乱应汗者。

补肝散

【来源】《症因脉治》卷四。

【组成】川芎 陈皮 生姜 防风 当归身 白芍药 羌活

【主治】内伤霍乱转筋。

【加减】治上证,本方加木瓜、秦艽。

枳朴平胃散

【来源】《症因脉治》卷四。

【组成】枳实 厚朴 苍术 陈皮 甘草

【主治】食气霍乱,病在中,胸前饱闷,胀痛嗳气,吐泻交作,呕出食物,泻下酸馊,脉滑大,或沉实。

活血散

【来源】《症因脉治》卷四。

【组成】当归 白芍 熟地 川芎 苍术 黄柏 秦艽 木瓜

【主治】内伤霍乱转筋。

姜附四君子汤

【来源】《症因脉治》卷四。

【别名】姜附四君汤(《竹林女科》卷二)。

【组成】干姜 附子 人参 白术 茯苓 炙甘草

　　《竹林女科》本方用量:人参、白术(蜜炙)、茯苓、炙甘草各一钱,干姜(炮)、附子(制熟)各五分。

【用法】水煎服。

【主治】

　　1.《症因脉治》:寒气霍乱。

　　2.《竹林女科》:半产,身热面赤,脉沉而细。

柴胡防风汤

【来源】《症因脉治》卷四。

【组成】柴胡 防风 羌活

【主治】风木之邪所致风气霍乱,头痛身热,上吐下泻,心腹绞痛,甚则转筋。

家秘甘露饮

【来源】《症因脉治》卷四。

【组成】人参 薄荷 葛根 滑石 泽泻 鲜藿香 甘草 白茯苓 麦门冬

【用法】水煎,冷饮。

【主治】热气霍乱,心腹绞痛,上吐下泻,烦闷扰乱,昏不知人。

家秘神术汤

【来源】《症因脉治》卷四。

【组成】苍术　防风　石膏

【用法】三味同煎。

【主治】风热霍乱。头痛身热，上吐下泻，心腹绞痛，甚则转筋。

清暑益元散

【来源】《症因脉治》卷四。

【组成】香薷　鲜藿香

【用法】水煎汤，调六一散服。

【主治】热气霍乱。时值湿热，心腹绞痛，上吐下泄，烦闷扰乱，昏不知人，脉或见沉数或见促止，或见躁疾。

葛根清胃汤

【来源】《症因脉治》卷四。

【组成】黄连　葛根　升麻　甘草　生地　山栀　丹皮

【主治】外感霍乱，烦渴。

【加减】渴甚，加石膏、人参、知母、花粉。

平安散

【来源】《何氏济生论》卷三。

【别名】千金丹、人马平安散（《兰台轨范》卷四）。

【组成】劈砂一钱　硼砂一钱　雄黄一钱　火消一钱　当门子三分　冰片三分　飞金三十张　西黄一分（一方加明矾一钱　细辛五分　牙皂五分）

【用法】《兰台轨范》：上为末。或水服二三分，或嗅少许于鼻内。

【主治】
　　1.《何氏济生论》：霍乱。
　　2.《兰台轨范》：中暍。

石膏建中汤

【来源】《医林绳墨大全》卷一。

【组成】芍药　官桂　石膏　甘草

【用法】水二钟，加生姜五片，大枣二枚，煎一钟，食前服。

【主治】霍乱，表虚自汗，风暑合病。

救乱汤

【来源】《石室秘录》卷六。

【组成】人参五钱　香薷三钱　吴茱萸三钱　茯苓三钱　白术三钱　附子五分　藿香一钱　木瓜三钱

【用法】水煎服。

【主治】霍乱腹痛，欲吐不能，欲泻不得，四肢厥逆，身青囊缩。

人参汤

【来源】《证治汇补》卷六。

【组成】人参　厚朴　广皮各一钱　木香　干姜各五分　加桂心　半夏

【主治】寒湿霍乱，吐泻久而脉虚。

加味建中汤

【来源】《证治汇补》卷六。

【组成】桂枝　白芍　甘草　柴胡　木瓜　饴糖　生姜　大枣

【用法】水煎去滓，入饴二匙服。

【主治】寒湿霍乱转筋。

启关散

【来源】《辨证录》卷七。

【组成】黄连　人参　茯苓各二钱　木香三分　吴茱萸五分

【用法】水煎服，缓饮之。

【主治】胃中湿热，腹痛作痢，上吐不食，下痢不止，至勺水难饮，胸中闷乱。

茯苓汤

【来源】《嵩崖尊生全书》卷九。

【组成】麦冬　茯苓　半夏　陈皮　白术各一钱半　人参　甘草各一钱　乌梅半个

【用法】加生姜，水煎服。

【主治】霍乱烦渴，兼小便不利。

茯苓甘露饮

【来源】《嵩崖尊生全书》卷九。
【组成】白术 茯苓 猪苓 泽泻 滑石各二钱 寒水石 炙草各一钱 肉桂五分
【主治】霍乱，夏月引饮过多。

盐醋煎

【来源】《嵩崖尊生全书》卷九。
【组成】盐一撮 醋一盅
【用法】同煎至八分，温服。
【主治】吐泻转筋，头眩肢冷，须臾不救者。

藿香散

【来源】《嵩崖尊生全书》卷九。
【组成】藿香 白术 厚朴 陈皮各一钱 茯苓 半夏 紫苏 桔梗 白芷 香薷 黄连 扁豆各一钱 腹皮 甘草各五分
【用法】加姜、葱，水煎服。
【主治】霍乱。身热，渴，体重骨疼，是暑湿症者。

神术汤

【来源】《重订通俗伤寒论》。
【组成】杜藿香三钱 制苍术一钱半 新会皮二钱（炒香） 炒楂肉四钱 春砂仁一钱（杵） 薄川朴二钱 清炙草五分 焦六曲三钱
【功用】温中疏滞。
【主治】素禀湿滞，恣食生冷油腻而成湿霍乱，陡然吐泻腹痛，胸膈痞满。
【方论】君以藿、朴、橘、术温理中焦，臣以楂、曲消滞，佐以砂仁运气，使以甘草缓其燥烈之性。此为温中导滞，平胃快脾之良方。

神香圣术煎

【来源】《重订通俗伤寒论》。

【组成】冬白术五钱（炒香） 紫梛桂一钱 公丁香二分 川姜二钱（炒黄） 广陈皮一钱（炒） 白蔻仁六分
【用法】水煎服。
【功用】热通脾肾。
【主治】寒湿霍乱。因恣食生冷油腻，及过用克伐，或寒中太阴，致伤脾肾之阳，上吐下泻，胸膈痞满，胁肋胀痛，气怯神倦，甚至眶陷䐃瘦，四肢厥冷，小便清白，大便有生菜汁腥气，舌苔白滑，或黑润胖大，脉微似伏，证及危笃者。
【加减】呕甚者，加生姜汁一瓢，冲；筋吊者，加酒炒木瓜二钱，络石藤五钱。
【方论】何秀山：方以白术、干姜为君，暖培脾阳；即臣以肉桂温肾；佐以陈皮和中；妙在使以丁、蔻兴发气机，以速姜、桂通阳之烈性。此为热通脾肾，寒湿霍乱之主方。

人马平安散

【来源】《良朋汇集》卷五。
【别名】红平安散（《北京市中药成方选集》）。
【组成】大块朱砂四钱 明雄四钱 麝香四分 硼砂五钱六分 火消二钱四分 大赤金十六张 冰片四分
【用法】上为细末。男左女右，点大眼角。
　　《北京市中药成方选集》：每服二分，温开水送下，或闻入鼻内少许。
【功用】《北京市中药成方选集》：祛暑散寒，辟秽解毒。
【主治】
　　1.《良朋汇集》：四时感风寒。
　　2.《北京市中药成方选集》：中暑中寒，呕吐恶心，霍乱腹痛，暑邪郁闷，四肢厥冷，绞肠痧症。

火龙丹

【来源】《良朋汇集》卷五。
【组成】真茅山苍术三钱 丁香一钱 麝香五分 白豆蔻一钱五分 郁金一钱五分 蟾酥八分 木香一钱五分
【用法】米粽为丸，如绿豆大。每服七丸或五丸，

小儿三丸，米汤送下。

【主治】霍乱，乌痧膨闷，遍身疼痛，由寒火凝结者。

【宜忌】孕妇不可服。

人马平安散

【来源】《奇方类编》卷下。

【组成】上好雄黄二两（为末） 火消（飞成朱，拣白者）一两

【用法】上为细末，收贮瓷瓶听用。伤暑、霍乱吐泻转筋、水泻、痢疾、心腹疼痛、疟疾、翻胃、腰痛、时眼，俱用骨簪点大眼角内；头疼鼻痣，吹鼻内；咽喉肿痛，吹入喉内；牙疼，夹于酱瓜内，咬在痛处；一切虫蚊蝎蜇、疮毒疡痒，水和涂之。

【主治】伤暑，霍乱吐泻转筋，水泻，痢疾，心腹疼痛，疟疾，翻胃，腰痛，时眼，头疼，鼻痣，咽喉肿痛，牙疼，一切虫蚊蝎蜇，疮毒疡痒。

六和汤

【来源】《胎产秘书》卷上。

【组成】藿香 砂仁各五分 陈皮 茯苓各四分 人参 木瓜各一钱 扁豆二钱 杏仁十粒 生甘草四分 夏曲六分

【用法】加生姜三片，大枣二个，竹茹一团，水煎服。

【主治】妊娠霍乱吐泻，心躁腹痛。

加味香薷丸

【来源】年氏《集验良方》卷三。

【组成】香薷草四两 白扁豆（炒）二两 广皮二两 粉甘草五钱 宣木瓜二两 白术二两 白茯苓二两 泽泻二两 猪苓二两 藿香二两 滑石一两 川连一两 朱砂一两

【用法】上为细末，炼蜜为丸，重三钱。每服一丸，临用以滚水调化，温服。

【主治】夏月感冒暑气，口渴心烦躁，吐泻发热，霍乱腹痛。

粉糖水

【来源】《仙拈集》卷一引《生生编》。

【组成】绿豆粉 白糖各一两

【用法】新汲水调，频服。

【主治】中暑霍乱。

术苓汤

【来源】《幼科直言》卷五。

【组成】苍术（制） 厚朴（炒） 山楂 防风 柴胡 木香 陈皮 茯苓

【用法】生姜一片为引。兼服和中丸或五苓散。

【功用】升气宽中，分阴阳。

【主治】霍乱上吐下泻。

加减五苓汤

【来源】《幼科直言》卷五。

【组成】柴胡 陈皮 甘草 厚朴（炒） 山楂 白茯苓 白芍（炒） 麦芽（炒） 扁豆 猪苓

【用法】水煎服。兼服六一散。

【主治】夏秋时霍乱吐泻，有伏暑在内，面赤唇红，作渴。

宽中汤

【来源】《幼科直言》卷五。

【组成】山楂 厚朴（炒） 陈皮 熟半夏 桔梗 麦芽 神曲 木通 木香

【用法】加生姜一片为引，水煎服。

【主治】小儿霍乱吐泻，气壮食重者。

椒硫丸

【来源】《医方一盘珠》卷八。

【组成】硫黄三钱 胡椒（蒸熟，炒）一钱

【用法】米饭捣为丸服。

【主治】呕泄，四肢厥冷，面白唇青。

桂苓理中汤

【来源】《四圣心源》卷七。

【组成】人参一钱　茯苓二钱　甘草二钱　干姜三钱　桂枝三钱　白术三钱　砂仁一钱　生姜三钱

【用法】水煎大半杯，温服。

【主治】霍乱。

【加减】吐不止，加半夏；泄不止，加肉蔻；外有寒热表证，加麻黄；转筋痛剧，加附子、泽泻。

苏合香丸

【来源】《活人方》卷四。

【组成】香附四两　白术二两　广藿香二两　沉香一两　乳香一两　白蔻仁一两　丁香一两　檀香一两　诃子肉一两　荜茇一两　木香一两　广陈皮一两　苏合油一两　朱砂一两　麝香二钱

【用法】炼蜜为丸，如龙眼核大，蜡丸封固。每服一丸，生姜汤化下，不拘时候。

【主治】外感风寒暑热，山岚瘴气，尸浸鬼注客邪，内伤生冷瓜果难消之物，寒凝湿热郁痰积滞之气，以致心腹绞痛，呕吐泄泻，干湿霍乱。

藿薷散

【来源】《活人方》卷五。

【组成】香薷四两　藿香三两　陈皮二两　扁豆二两（炒）　干葛一两五钱　厚朴一两五钱　苏叶一两五钱　防风一两五钱　泽泻一两五钱　木瓜一两五钱　猪苓一两　青皮一两　砂仁五钱　甘草三钱

【用法】上为细末。每服三钱，姜汤调服。

【主治】霍乱。转筋吐泻，囊缩卷卧，肚腹绞痛。

大蒜酒

【来源】《仙拈集》卷一。

【组成】大蒜七枚

【用法】捣烂，黄酒冲服。

【主治】霍乱，心胃并肚腹疼痛。

吴瓜饮

【来源】《仙拈集》卷一引《汇编》。

【组成】吴茱萸　木瓜各五钱

【用法】以百沸汤煎，冷热任服；或用糖三钱，水煎凉服。

【主治】霍乱转筋，手足厥冷。

姜朴汤

【来源】《仙拈集》卷一。

【组成】高良姜一两　厚朴五钱　生姜三钱

【用法】水煎，冷服。

【主治】霍乱腹痛欲呕。

明矾散

【来源】《仙拈集》卷二。

【组成】明矾三钱

【用法】上为末，滚水调服。

【主治】绞肠痧，霍乱腹痛。

回生至宝丹

【来源】《仙拈集》卷四。

【组成】胆星　雄黄　琥珀　朱砂　冰片　全蝎各二钱　巴豆霜一钱　麝香二分

【用法】上为细末，神曲糊为丸，如黍米大。大人用一分，小儿论大小，三四厘以至七八厘。感冒风寒，生姜汤送下；瘟疫，新汲水送下，中风不语，生姜汤送下；霍乱吐泻、绞肠痧，生姜汤送下；中暑，水送下；大小便不利，灯心汤送下；红痢，茶送下；食积，麦芽汤送下；风痰头眩，生姜汤送下；妇人血崩及月水不止，京墨磨童便送下。

【主治】感冒风寒，瘟疫，中风不语，霍乱吐泻，绞肠痧，中暑，大小便不利，红痢，食积，风痰头眩，妇人血崩及月水不止。

【宜忌】孕妇忌服。

赤金锭

【来源】《仙拈集》卷四。

【组成】麻黄四钱五分　紫苏七钱五分　山茨菇　五倍子　香附子各二两五钱　苍术半

夏　木香　山豆根各一两五钱　丹参　鬼箭羽各六钱　辰砂一两　千金子　红芽大戟　雌黄　细辛　川乌　滑石各一两二钱　麝香三钱

【用法】依法炮制，净末称准，以糯米粉糊和之，石臼杵千下，用范子印成锭角，重一钱，作三次用之，阴干，万勿火烘。天行时疫用绛囊盛之，悬之当胸，则不传染。瘟疫、伤寒、狂言乱语、霍乱、绞肠痧、腹痛、饮食中毒、小儿急慢惊风，俱薄荷汤磨服；中风、中气、口眼㖞斜、牙关紧急、筋脉拘挛、妇人月水不调、腹中结块、男妇头晕，俱温酒磨服；传尸劳瘵、自缢、落水、中恶，俱冷水磨服；赤痢，凉水下；白痢，姜汤下；汤火伤，蛇、蜈、蝎咬伤，俱用酒磨服，水磨涂患处。

【功用】解百毒，治百病。

【主治】天行时疫，瘟疫，伤寒，狂言乱语，霍乱，绞肠痧，腹痛，食物中毒，小儿急慢惊风，中风，中气，口眼㖞斜，牙关紧急，筋脉拘急，妇人月水不调，腹中结块，男妇头晕，传尸劳瘵，自缢，落水，中恶，赤痢，白痢，汤火伤，蛇、蜈、蝎咬伤。

【宜忌】肿毒恶疮已溃者不宜服。

秬黍汤

【来源】《医林纂要探源》卷四。

【组成】秬黍（连壳炒）

【用法】水煎服。

【主治】霍乱吐泻，风泻，及腹中有食积、寒气、热邪而作痛者。

诸葛行营散

【来源】《医林纂要探源》卷六。

【组成】雄黄四两　丹砂五钱　乳香　没药各五钱　矾石（煅）三钱　皂角二钱（炙，研）冰片二钱　麝香一钱

【用法】上为末，贮小瓷罐中。临用挑取少许，搐鼻取嚏；或用点二眼角。

【主治】暑热瘴疬，猝中暴仆，经络闭塞，霍乱绞痛，面垢爪甲青，自汗不收，一时欲死者。

【方论】方中雄黄辛温壮烈，秉正辟邪，除一切暑湿瘴疬结毒积聚；乳香苦温，香窜而滋润，能托里护心，外则舒筋活血，通行十二经脉；没药苦辛平，散结气，通滞血，去妄热，托里护心；矾石酸咸以补心，收散消痰；皂角辛咸，能补心而荡阴秽，辟邪浊。

参薷饮

【来源】《医部全录》卷二三二引《必用方》。

【别名】却暑清健汤。

【组成】白术一钱半　人参一钱二分　麦冬　白芍药　白茯苓各一钱　知母（炒）陈皮　香薷各七分　甘草五分　黄芩（炒）三分　五味子十粒

【用法】上锉。加生姜三片，水煎服。

【功用】祛暑清热，壮元气。

【主治】霍乱吐利。

太乙紫金锭

【来源】《同寿录》卷一。

【别名】玉枢丹。

【组成】红芽大戟三两五钱　千金子（去油，净霜）二两四钱　草河车三两二钱（净粉）　朱砂（飞净）四两　腰面雄黄四两　毛慈姑（去皮净，切片）四两　五倍子三两五钱（又名文蛤）麝香（净肉）三钱

【用法】上各为细末，加冰片二钱，同研极细粉，用小汤圆捣烂和匀，印锭。山岚瘴气，暑行触秽，及空心感触秽恶，用少许噙嚼，则邪毒不侵；绞肠腹痛，霍乱吐泻，姜汤磨服；中风卒倒，不省人事，痰涎壅盛，牙关紧急，姜汤磨服；咽闭喉风，薄荷汤磨服；膨胀噎膈，麦芽汤磨服；中蛊毒及诸药毒，饮食河豚、恶菌、死畜等肉，滚水磨服，得吐利即解；痈疽发背，无名疔肿，一切恶毒、恶疮，无灰酒磨服取汗，再用凉水磨涂患处；一切疟，温酒磨服；一切蛇、蝎、疯犬并毒虫所伤，无灰酒磨服，再用凉水磨敷患处；中阴阳二毒，狂言烦闷，躁乱不宁，凉水磨服；白痢，姜汤磨服；赤痢，凉水磨服；小儿痰涎壅盛，急慢惊风，薄荷汤磨服；常佩在身，能祛邪辟秽。

【功用】祛邪辟秽。

【主治】瘴疟暑恶，霍乱腹痛，中风痰盛，喉闭噎

膈，无名疔肿，赤白下痢，小儿惊风等。

【宜忌】痈疽已溃及孕妇忌服。

太乙紫金锭

【来源】《文堂集验方》卷一。

【组成】山慈姑（洗去毛皮，切片，焙，研细末）三两　五倍子（捶破，拣净，研细）二两　麝香（拣净毛皮）三钱　千金子（去壳取仁，色白者，研碎，用纸数十层，夹去油，数易，成霜）一两　红芽大戟（去芦根，洗净，晒干，研细末）一两　朱砂（水飞净）一两二钱　雄黄（水飞净）三钱　山豆根（晒干，研）六钱

【用法】各药先期制就，宜端午、七夕或上吉日，净室修合。将各药秤准，入大乳钵中，再研数百转，方入石臼中，加糯米粉糊如汤团厚者，调和燥湿得中，用木杵捣一千二三百下，至光润为度。每锭三五分至一钱不拘。一切饮食药毒蛊毒，及吃死牛马六畜等肉，恶菌河豚之类，人误食之，胀闷昏倒，急用温汤磨服，得吐利即解；山岚瘴气，途行触秽，即时呕吐，憎寒壮热者，用凉水磨服一钱，轻者五分；途行少许嚼嚼，则邪不侵；中风卒倒，用生姜汤磨服；痈疽发背，一切无名肿毒，用无灰酒磨服，外用米醋磨涂患处，中留一孔，日夜数次，已溃只涂勿服；一切咽喉风闭，双蛾单蛾，汤水不进，无药可救者，用冷薄荷汤磨服，或口中嚼化，立时即通；风火牙痛，用少许含化痛处；中热中暑，温井水磨服，或吐或泻，生姜汤磨服；一切水泻急痛，霍乱绞肠痧，赤白暑痢，用姜汤磨服；男妇急中癫邪，唱叫奔走，用石菖蒲煎汤磨服；一切毒虫恶蛇，疯犬咬伤，随即发肿，昏闷喊叫，命在须臾，用酒磨灌下，并涂患处，再吃葱汤一碗，盖被出汗，立苏；小儿急慢惊风，一切寒暑疾病，用薄荷汤磨服；膨胀噎膈，用麦芽汤磨服；妇女经水不通，红花汤磨服；暑疟邪疟，临发时，取东流水煎桃柳枝汤磨服；遇天行疫症传染者，用桃根煎汤，磨浓，抹入鼻孔，次服少许，任入病家，再不沾染，时常佩带，能祛诸邪。大人每服一钱，虚弱者减半。小儿未及周岁者，半分一分，一二岁者，每服二三分。或吐或利即效。势重者，连进二服。

【主治】山岚瘴气，呕吐霍乱，中风卒倒，中暑中

热，乳蛾喉闭，痈疽发背，妇人经闭，小儿惊风。

【宜忌】孕妇忌服；忌甜物、甘草一二日。

茯苓白术散

【来源】《杂病源流犀烛》卷三。

【组成】滑石一两　寒水石　石膏　泽泻　甘草各五钱　白术　茯苓　人参　桂枝各二钱半

【用法】上为末。每服三钱，开水送下，姜汤亦可。

【主治】霍乱。吐泻既多，津液暴亡，烦渴引饮不止。

黄连香茹饮

【来源】《杂病源流犀烛》卷三。

【组成】黄连　香茹　扁豆　厚朴　甘草

【用法】水煎，冷服。

【主治】霍乱。身热烦渴气粗，口苦齿燥，小水短赤，因于暑也。

奇效香薷丸

【来源】《痢疟纂要》卷九。

【组成】香薷三两　茯苓一两五钱　广橘皮二两　白扁豆（略炒）二两　甘草（炙）五钱　藿香梗二两　厚朴（姜汁炒）一两五钱　宣木瓜二两　苍术（茅山者）二两　山楂肉（净炒）二两　真吴曲（煨）一两五钱　槟榔一两二钱　麦芽（炒）一两二钱　枳壳（炒）一两二钱　前胡一两　光泽泻（盐水炒）一两

【用法】上为细末，炼蜜为丸，如龙眼大，晒干，入新瓦器收贮。临用研碎，滚白水调下。

【主治】暑热及兼疫之痢。又治形寒饮冷，霍乱吐泻，呕哕恶心，吞吐酸水，腹痛膈胀，及小儿呕泄，痰食积热。

急救绿豆丸

【来源】《痘疹会通》。

【组成】绿豆半斤　车前子　大麦冬　灯草　甘草

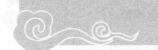

各二两

【用法】上为细末，水为丸，如绿豆大，朱砂五钱为衣。每服一钱，阴阳水送下，或温茶亦可；赤痢，用红糖调下；白痢，用白糖调下；赤白痢，用红白糖调下。

【主治】夏月中暑受热，腹痛肚疼，霍乱转筋，羊毛疔，绞肠痧，痢疾。

普济回春散

【来源】《痘疹会通·霍乱转筋治法》。

【组成】制川朴一两　淡附子五钱　煨木香五钱　法半夏一两　丁香五钱　檀香一两　制茅术一两　广藿香一两　宣木瓜五钱　乌梅肉一两

【用法】上共为细末，磁瓶收贮。每服三钱，用阴阳水送下。

【主治】霍乱初发时，冷汗口渴，或吐或泻，或吐泻交作者。

和胃汤

【来源】《会约医镜》卷七。

【组成】陈皮一钱　半夏一钱半　茯苓二钱　甘草一钱　苍术二钱　乌药　香附各八分　厚朴（姜炒）一钱　苏梗七分

【用法】水煎，热服。以指探喉取吐，再服再吐。

【主治】霍乱初起，胀痛呕吐，邪壅于上者。

养荣舒筋汤

【来源】《会约医镜》卷七。

【组成】当归二钱　陈皮一钱　熟地三钱　肉桂一钱五分　木瓜二钱　白芍（酒炒）一钱五分　厚朴（姜炒）八分　白术一钱二分　甘草（炙）茯苓各一钱

【用法】水煎，温服。先用盐汤吐法。

【主治】干霍乱。

【加减】如血虚寒甚，加炒干姜一钱；如小腹寒痛，加吴茱萸六分；如气滞作痛，加木香、砂仁、乌药之属。

理气散寒汤

【来源】《会约医镜》卷七。

【组成】苍术　厚朴（姜制）　陈皮（去白）　甘草各一钱三分　藿香　砂仁　枳壳各八分　木香五分　香附　乌药各一钱五分

【用法】热服。

【主治】中下二焦寒滞气逆，腹痛，或呕泻，或不呕不泻，而为干霍乱危剧等候。

【加减】如食滞，加山楂、麦芽、神曲各一钱半；如痛而呕，加半夏一钱半；如寒甚喜热者，加吴茱萸、肉桂之类；如气滞而不流通者，加白芥子、青皮、槟榔之类；如小腹痛甚，加小茴；如兼疝者，加荔枝核（煨熟）二三钱。

疏利汤

【来源】《会约医镜》卷十。

【组成】陈皮一钱　法半夏半钱　茯苓二钱　甘草（炙）一钱　厚朴（姜水炒）　乌药　猪苓　泽泻　神曲（炒）各一钱半　吴茱萸（开水泡，焙干）五分

【用法】食远温服。

【主治】食积、水停、痰凝、气滞，肚腹胀痛，或生冷寒湿伤脏，邪实霍乱，泄利初起者。

【加减】如气痛甚者，加木香五分，砂仁七八分；如寒湿甚者，小便短赤，加苍术一钱半；如腹痛喜热喜按者，加炮干姜一钱；如小便短，大便多水者，加萆薢四钱，木香四分（煨）。

清和汤

【来源】《会约医镜》卷十五。

【组成】陈皮　半夏　茯苓　甘草　苍术　白芍　厚朴（姜炒）　黄柏（炒）各一钱

【用法】水煎，热服。

【主治】湿热霍乱，或吐泻，或不吐泻，一切腹痛暴甚。

六合定中丸

【来源】《松峰说疫》卷五。

【组成】苏叶二两（炒） 宣木瓜二两（微炒） 真藿香二两（带梗） 子丁香一两（研，毋见火） 白檀一两 香薷一两（晒，不见火） 木香一两（不见火） 甘草一两（微炒）

【用法】上为细末，滴水为丸，如椒大。每服二钱。胸膈饱闷，用生姜二片煎水送下；呕吐，用滚水半钟，对姜汁少许送下；霍乱，用生姜二片煎水，加炒盐五分送下；不服水土，煨姜三片煎水送下；绞肠痧，炒盐水煎送下；泄泻，生姜煎水送下。

【主治】瘟疫，胸膈饱闷，呕吐泄泻，或霍乱，绞肠痧，不服水土等。

痧气丹

【来源】《中药制剂手册》引《济世养生集》。

【组成】天麻三两六钱 苍术（米泔水制）三两 麻黄三两六钱 大黄六两 甘草四两四钱 丁香六钱 麝香三钱 朱砂三两六钱 雄黄三两六钱 蟾酥（制）九钱

【用法】上先将雄黄、朱砂、麝香各研细粉，单包，蟾酥捣碎，用牛乳发透，晾干研为细粉；其余天麻等六味，共扎为细粉；另取糯米粉六两，以开水冲为稀糊，酌加冷开水调为稀液，与上药粉泛为小丸，取干丸，用雄黄一两六钱为衣。每服二至三分，温开水送服，一日一至二次；外用研粉，吹鼻取嚏。

【功用】祛暑辟秽，开窍解毒。

【主治】暑月贪凉饮冷，食物不慎引起腹痛，霍乱吐泻，牙关紧闭，四肢逆冷。

【宜忌】孕妇忌服，非时令病不宜服。

大辟瘟丹

【来源】《羊毛瘟症论》卷下。

【组成】桔梗三两 陈橘皮三两 麻黄（去根节）四钱五分 藿香（去梗）三两 升麻三两 生香附二两五钱 半夏（姜汁炒）一两五钱 川乌（煨热，去皮）一两五钱 滑石（水飞）一两二钱 紫苏叶七钱五分 雄黄（研细，水飞）三两 雌黄（研细，水飞）一两二钱 生大黄三两 赤小豆六两 鬼箭羽一两二钱 丹参一两五钱 忍冬藤花三两 山慈菇（去毛）二两五钱 千金子（去油）一两五钱 广木香一两五钱 茅苍术（生）一两五钱 山豆根一两五钱 五倍子二两五钱 北细辛（去叶）一两二钱 麝香 当门子三钱 红芽大戟（米泔浸，去骨）一两二钱五分

【用法】上为细末，糯米粥为丸，重一钱一粒，用朱砂一两，研细水飞为衣。忌烘干。瘟疫伏邪，阴阳二毒，狂躁昏乱，胸膈阻滞，毒邪未发，用薄荷泡汤磨服；羊毛温邪，毒火发动，微见寒热，恍惚神迷，头痛或眩，面色露青，舌有红点，或有疹块，胸胀身板，用石膏泡水磨服；霍乱绞肠痧，或感山岚瘴气，温痢温疟，俱用灯草汤磨服；中蛊毒、狐狸毒，并野菌、河豚、死牛马肉、草木鸟兽等毒，腹痛呕吐，气阻神昏，俱用黄酒磨服；类中风，口眼歪斜，语言謇涩，牙关紧闭，并历节风痛，筋骨拘挛，手足肿痛，行步艰难，俱用淡姜汤磨服；九种心痛、胃痛、腹痛，头晕作哕，并急中癫痫，鬼气狂叫，奔走失心，羊痫诸风，俱用开水磨服或淡姜汤亦可；男妇传尸骨蒸，劳瘵咳嗽，为虫所伤，每上半个月每日早间用开水磨服一粒；妇人癥瘕积块，经闭不调，腹中作痛，梦与鬼交，俱用红花煎汤磨，加黄酒少许服之；小儿惊风发热，积聚腹痛，五疳潮热，痧疹温邪，俱用薄荷叶泡汤磨服；偏正头风，左右上下牙疼，俱用生莱菔汁磨敷患处，内用开水磨服；痈疽发背，无名肿毒，俱用烧酒磨，加蟾酥、冰片敷患处，内用开水磨服。预防时行疫证，以绛纱囊装丹，悬于当胸或系左腕。

【主治】诸般时疫，霍乱疟痢，中毒中风，历节疼痛，心痛腹痛，羊痫失心，传尸骨蒸，偏正头痛，癥瘕积块，经闭梦交，小儿惊风发热，疳积腹痛。

五苓散加防己桂枝薏仁方

【来源】《温病条辨》卷二。

【组成】五苓散 防己一两 桂枝一两半（足前成二两） 薏仁二两

【用法】上为细末。每服五钱，百沸汤和，一日三次，剧者日三夜一。得卧则勿再令服。

【主治】霍乱兼转筋。

【加减】寒甚脉紧者，再加附子大者一枚。

立生丹

【来源】《温病条辨》卷二。

【组成】母丁香一两二钱　沉香四钱　茅苍术一两二钱　明雄黄一两二钱

【用法】上为细末，用蟾酥八钱，铜锅内加火酒一小杯，化开，入前药末为丸，如绿豆大。每服二丸，小儿一丸，温水送下。被蝎、蜂螫者调涂。

【主治】伤暑、霍乱、痧证、疟、痢、泄泻、心痛、胃痛、腹痛、吞吐酸水、及一切阴寒之证，结胸、小儿寒痉。蝎、蜂螫。死胎不下。

【宜忌】孕妇忌之。

【方论】此方妙在刚燥药中加芳香透络。蟾乃土之精，上应月魄，物之浊而灵者，其酥入络，以毒攻毒，而方又有所监制，故应手取效耳。

千金广济丸

【来源】《济众新编》卷二。

【组成】紫檀香十两　槟榔八两　便香附　苍术　白檀香各六两　干姜　厚朴各五两　陈皮　神曲　炒莪荗　丁香（去盖）　枳实（麸炒）各三两　麝香一两

【用法】上为末，面糊为丸，每两作三十丸，朱砂为衣。

【主治】寒食伤，霍乱及关格。

立效济众丹

【来源】《济众新编》卷二。

【组成】紫檀香　槟榔　干姜各二十两　苍术　厚朴　便香附各十五两　神曲（炒）　陈皮　半夏　胡椒各十两　青皮　广木香各五两

【用法】上为末，面糊和，一两五钱为十锭，朱砂为衣。或一两为二十丸。

【主治】寒食伤霍乱及关格。

木果粥

【来源】《济众新编》卷七。

【组成】木果一两

【用法】上为细末，和水煮，入粟米泔或粳米泔作粥，调姜汁、清蜜用之。

【功用】强筋骨。

【主治】足膝无力，霍乱转筋。

桂粟饮

【来源】《济众新编》卷七。

【组成】粟米一升（水沉净洗，炒极热）　桂皮（去粗皮）五钱

【用法】上为细末。每服一合，温蜜水调下。

【功用】解烦热，止渴，止泻，实大肠，止霍乱。

万安丸

【来源】《慈航集》卷上。

【组成】冬白术二十两（土炒）　云苓二十两（炒）　泽泻十五两（炒）　广藿香三十两（微炒）　官桂八（研）　紫苏二十两（研）　制半夏二十两（姜汁炒）　茅苍术八两（炒）　草蔻仁二十两（炒）　神曲三十两（炒）　陈皮十五两（炒）　麦芽三十两（炒）　山楂三十两（炒焦）　枳壳二十两（麦/炒）　厚朴二十两（姜汁炒）　羌活十二两（炒）　独活十五两（酒炒）　生甘草四两（炙）　丹参三十两（酒炒）　苡仁米二十两（炒）

【用法】上药如法炮制，各研净细末，炼蜜为丸，每颗重四钱。照后汤头煎汤送服：感冒伤风，头痛，恶寒，发烧，遍身骨节疼痛，用煨姜二钱、葱头三个，煎汤化服一丸，取汗即愈；霍乱吐泻，用煨姜三钱、大枣三个、灶心土三钱，煎汤化服一丸；疟疾，用煨姜三钱、大枣三枚，煎汤化服一丸，于未来早一时服；红痢，用金银花三钱、炒黑荆芥二钱，煎汤化服一丸；如腹痛，加广木香一钱五分；白痢，用煨姜二钱、红砂糖五钱，煎汤化服一丸；斑疹，用生石膏五钱、炒升麻一钱，煎汤化服一丸；孕妇，用当归八钱、炮姜八钱，煎汤化服一丸；产后用当归八钱、益母草三钱、炮姜一钱五分，煎汤化服一丸。大人一丸，小儿半丸。

【主治】夏秋感冒寒暑，伤风头痛，恶寒发烧，遍身骨节疼痛，霍乱吐泻，瘟疫疟痢，时毒斑疹，四时不正之气。

正气丸

【来源】《慈航集》卷上。

【组成】广藿香三十两（微炒）　紫苏二十两（微炒）　厚朴二十两（姜汁炒）　枳壳二十两（面炒）　小生地三十两（切片，冷开水泡，打烂）　木通十五两　赤芍二十两（炒）　玄参二十两（微炒）　生甘草五两（研）　陈皮十五两　制半夏二十两（姜汁炒）　赤苓二十两（炒）　草蔻仁三十两（研，炒）　麦芽三十两（炒）　山楂三十两（炒焦）　神曲三十两（炒）　独活十五两（酒炒）　山栀仁二十两（炒黑）　莱菔子三十两（炒）　制军十五两（酒炒）

【用法】上为细末，炼蜜为丸，每颗重四钱。照后症用汤头化服，大人一丸，小儿半丸。凡感冒伤风，恶寒头痛，遍身骨节痛，用煨老姜二钱，煎汤化下一丸，盖暖出汗即愈；凡霍乱吐泻，用煨姜二钱、灶心土三钱，煎汤化下一丸；凡疟疾，用煨姜三钱、大枣三枚，煎汤化下一丸，在疟未来之前早一时服；凡红痢，用金银花三钱、川连三分，煎汤化下一丸，腹痛加广木香一钱五分，同前煎服；凡白痢，用煨姜三钱、红砂糖三钱，煎汤化下一丸；凡瘟疫，用新汲井凉水化下一丸；凡斑疹，用生石膏五钱、生甘草八分、炒升麻八分，煎汤化下一丸；凡孕妇，用砂仁一钱五分、炒黄芩五分，煎汤化下一丸；凡产后，用当归八钱、川芎一钱五分，煎汤化下。

【主治】夏秋感受寒暑，伤风头痛，恶寒发烧，遍身骨节疼痛，霍乱吐泻，瘟疫疟痢，时毒斑疹，及四时不正之气。

正气太平丸

【来源】《慈航集》卷上。

【组成】当归三十两（酒炒）　白芍三十两（酒炒）　枳实二十两（麸炒）　薄荷十五两（微焙）　广藿香三十两（酒炒）　青皮二十两（炒）　紫苏二十两（微炒）　甘草五两（生炒）　厚朴二十两（姜汁炒）　山楂三十两（炒）　麦芽三十两（炒）　槟榔二十两（炒）　草蔻仁三十两（炒）　制半夏二十两（姜汁炒）　神曲三十两（炒）　柴胡十二两（炒）　莱菔子三十

两（炒）　山栀二十两（姜汁炒）　黄芩十二两（酒炒）　制军十二两（酒炒）　车前子二十两（盐水炒）　木通十五两（炒）

【用法】以上药如法炮制，各研净细末分两，炼蜜为丸，每颗重四钱。大人一丸，小儿半丸，照后汤头煎汤送服。感冒伤风，头痛恶寒发烧，遍身骨节疼痛，用煨姜三钱、葱头三枚煎汤化服一丸，盖暖出汗即愈；霍乱吐泻，用煨姜三钱、灶心土三钱，煎汤化服一丸；疟疾，用煨姜三钱、大枣三枚，煎汤化服一丸，在疟未来之前早一时服；红痢，用金银花三钱、炒地榆炭二钱，腹痛加广木香一钱五分，煎汤化服一丸；白痢，用大枣三枚、煨姜二钱、红砂糖三钱，煎汤化服一丸；瘟疫，用薄荷八分、赤饭豆五钱、炒柴胡五分，煎汤化服一丸；斑疹，用玄参五钱、知母二钱、炒升麻一钱，煎汤化服一丸；孕妇，用当归五钱、炒黄芩八分、砂仁一钱五分，煎汤化服一丸；产后，用当归八钱、炮姜八分、益母草三钱，煎汤化服一丸。

【主治】夏秋感受寒暑，伤风头痛，恶寒发烧，遍身骨节疼痛，霍乱吐泻，瘟疫疟痢，时毒斑疹，四时不正之气。

遂心正气丸

【来源】《慈航集》卷上。

【组成】当归三十两（酒炒）　白芍三十两（酒炒）　柴胡十五两（炒）　薄荷八两（炒）　紫苏三十两（微炒）　枳壳二十两（麸炒）　厚朴二十两（姜汁炒）　青皮二十两（炒）　草蔻仁三十两（炒）　制半夏二十两（姜汁炒）　山楂三十两（炒焦）　甘草五两（生研）　藿香三十两（炒）　神曲二十两（炒）　麦芽三十两（炒）　槟榔二十两（炒）　山栀仁二十两（姜汁炒）　桔梗十五两（炒）　青蒿三十两（炒）　黄芩八两（酒炒）　钩藤二十两（炒）　制军十五两（酒炒）　天竺黄八两（炙）　香附三十两（盐水炒）

【用法】上药如法炮制，各研净细末，炼蜜为丸，每颗重四钱，照后汤头，送服一丸。凡感冒伤风，头痛发烧，遍身骨节疼痛，用煨姜二钱，煎汤化服一丸，出汗即愈；凡霍乱吐泻，用煨姜二钱、灶心土三钱，煎汤化服一丸；凡水泻，用川连三分（姜汁炒），煎汤化服一丸；凡疟疾，用煨姜三钱、黑枣三个，于疟未来早一时煎汤化服一丸；凡红痢，用金银花三钱、川连三分，煎汤化服一丸；凡白痢，用煨姜二钱、大枣三个，煎汤化服一丸；凡瘟疫，用赤饭豆五钱、薄荷三分，煎汤化服一丸；凡斑疹，用老鼠粪一钱，泡汤化服一丸；凡孕妇，用砂仁一钱五分、炒黄芩三分，煎汤化服一丸；凡产后，用当归八钱、益母草三钱，煎汤化服一丸。大人一丸，小儿半丸。

【主治】夏秋感受寒暑伤风，头痛恶寒发烧，遍身骨节疼痛，霍乱吐泻，瘟疫疟痢，时毒斑疹，及四时不正之气。

六合定中丸

【来源】《古方汇精》卷一。

【组成】藿香叶 苏叶各六两 厚朴（姜汁炒）枳壳各三两 木香（另研细末）生甘草 檀香（另研细末）柴胡各二两 羌活 银花叶 赤茯苓 木瓜各四两

【用法】上药各为细末，炼蜜为丸，朱砂为衣，每丸重二钱。大人每服一丸，小儿半丸。中暑，用陈皮、青蒿各八分，小儿各五分煎汤化下；霍乱吐泻转筋，百沸汤兑新汲水，和匀化下；感冒头疼发热，用连皮姜三片煎汤化下；痢疾腹泻，开水化，温服；一切疟疾，不论远年近日，用向东桃枝一寸，带皮生姜三片，煎汤化下；胃口不开，饮食少进，开水化下；四时瘟疫，春、冬用姜一片，夏、秋用黑豆一钱、甘草五分煎汤化下；时气发斑，风热痧疹，俱用薄荷汤送下；小儿吐乳发热，山楂二分、灯心一分煎汤送下；男妇心胃寒疼，吴茱萸四分煎汤送下；饮食伤者，莱菔子二分煎汤送下。

【主治】中暑霍乱，吐泻转筋，感冒头疼，痢疾疟疾，四时瘟疫，时气发斑，风热痧疹，心胃寒疼，小儿惊风。

藿香汤

【来源】《古今医彻》卷二。

【组成】藿香 紫厚朴（姜制）茯苓 木瓜 车前子（焙，研）二钱 泽泻 枳壳 广皮 葛根

各一钱

【用法】加生姜三片，水煎服。

【主治】霍乱，吐利交作。

【宜忌】切戒米饮，直待痛止觉饥，方可与之。

【加减】有食，加砂仁末一钱；烦渴，去藿香，加紫苏一钱；面食，入莱菔子一钱；着气，入青皮七分，木香三分。

太乙紫金丹

【来源】《重庆堂随笔》卷上引薛生白。

【组成】山慈姑 川文蛤各二两 红芽大戟 白檀香 安息香 苏合油各一两五钱 千金霜一两 雄黄（飞净）琥珀各五钱 冰片 当门子各五钱

【用法】上各为极细末，再合研匀，浓糯米饮为丸，如绿豆大，外以飞净辰砂为衣。每服一钱许，滚开水送下。

【主治】暑湿温疫之邪，弥漫熏蒸，神明昏乱，及霍乱吐泻，痧胀腹痛，水土不服，岚障中恶。

【方论】本方比苏合香丸而无热，较至宝丹而不凉，兼太乙丹之解毒，备二方之开闭，洵为济生之仙品。

丝瓜白梅方

【来源】《医学从众录》卷六。

【组成】丝瓜叶一片 白霜梅一枚（并核中仁）

【用法】上同研极烂，新汲水调服。

【主治】中暑霍乱。

【宜忌】切不可饮热汤。

竹叶石膏汤

【来源】《痧症汇要》卷四。

【组成】石膏五钱（煨熟）知母三钱 甘草一钱 粳米一撮

【用法】加竹叶，水煎服。

【主治】温病身热，自汗口干，脉来洪大，及霍乱伤暑发痧。

急救回阳汤

【来源】《医林改错》卷下。

【别名】新加附子理中汤（《湿温时疫治疗法》）。

【组成】党参八钱　附子八钱（大片）　干姜四钱　白术四钱　甘草三钱　桃仁二钱（研）　红花二钱

【用法】水煎服。莫畏病人大渴饮冷不敢用。

【功用】《医林改错评注》：回阳救逆，活血化瘀。

【主治】吐泻转筋，身凉汗多。

【方论】《医林改错评注》：方中用大量的参、附、姜、草（四逆汤加人参）回阳救逆，白术健脾补中，以助回阳之力；因阳气虚易致血瘀，故佐桃仁、红花通气血之路，阳气更易回复。

红灵丹

【来源】《齐氏医案》卷六。

【别名】八宝红灵丹（《痧证汇要》卷一）、绛雪（《霍乱论》）、八宝红灵散（《慈禧光绪医方选议》）、红灵散（《中国药典》一部）。

【组成】明雄　朱砂　礞石　火消　月石各六钱　麝香　洋片各二分　佛金四十张

【用法】各制合研极细末，瓷瓶收贮，勿令泄气，轻重量用；或烧酒、冷水为丸，如梧桐子大。治感冒伤风，伤寒伤暑，用温茶送五丸；慢紧痧胀，稍冷茶下；中恶中毒，暴病五绝，将此丹水擦牙，下咽即活，重者三五丸，勿过，过服冷水解；九种心疼、腹痛、哮喘、痰嗽，温茶送下；牙痛，碎一丸放痛处；小儿急惊，五疳诸积，食伤饱胀，霍乱吐泻，用三丸或二丸，放舌尖上，和津嚼之，见麻，冷水吞，寒症用温茶；时症瘟疫，沿门传染，用银簪点大眼角中，男左女右；治一切痈疽疔毒，阴阳疮疖，痰核痰疱，以及蜂螫虫咬，初起未陷，用葱头酒煎加蜜开擦，阳疮加猪胆汁擦，吞下三五丸即消；妇女月经，或前或后，俱用黄酒送下五丸、七丸，取汗立效；佩之在身，不染瘟疫。

【主治】感冒伤风，伤寒伤暑，痧胀，中恶中毒，心疼腹痛，哮喘痰嗽，牙痛，小儿急惊，五疳诸积，食伤饱胀，霍乱吐泻，时症瘟疫，痈疽疔毒疮疖，痰核痰疱，蜂螫虫咬，妇女月经不调。

【宜忌】孕妇忌用。

七香饮

【来源】《霍乱论》卷下。

【组成】乌药　香附　枳壳　厚朴　木香　陈皮　紫苏

【用法】水煎服。

【主治】七情郁结，寒食停滞，而成霍乱者。

三圣丹

【来源】《霍乱论》卷下。

【组成】木香一两（不见火）　明雄黄二两　明矾三两

【用法】上为细末，以鲜荷叶、橘叶、藿香叶各二两捣汁为丸，如绿豆大。每服九分，重者再服。

【主治】寒湿为病，诸痧腹痛，霍乱吐泻。

左金汤

【来源】《霍乱论》卷下。

【组成】川连（或生或炒随酌）　吴茱萸（汤泡）　制半夏　茯苓　陈皮　甘草　枳壳　竹茹　藿香

【主治】霍乱吐泻转筋，手足寒，心烦热渴。

立效丹

【来源】《霍乱论》卷下。

【组成】朱砂三两　明雄黄　硼砂各一两八钱　梅冰　当门子各九钱　火消六钱　荜茇　牛黄各三钱

【用法】上为细末，瓷瓶紧收，勿令泄气。每用分许，芦管吹入鼻内。若卒倒气闭重证，则七窍及脐中均可放置。凡暑月入城市，抹少许于鼻孔，可杜秽恶诸气。

【主治】诸痧中恶，霍乱五绝，诸般卒倒急暴之证。

炼雄丹

【来源】《霍乱论》卷下。

【组成】极明雄黄一分（研极细） 提净牙消六分

【用法】上为细末，同入铜勺内，微火熔化，都拌匀，俟如水时，急滤清者于碗内，粗滓不用，俟其凝定收藏。

《感证辑要》：用时以木通一钱，通草三钱，腊雪水一碗煎汁去滓，再入腊雪水九碗与药汁和匀；每次用药水一碗磨入犀角汁三分，挑入炼雄三厘。能于三日内服尽十碗药水，必有清痰吐出数碗而愈。

【主治】暑秽痧邪直犯包络，神明闭塞，昏愦如尸；及霍乱初定，余热未清，骤尔神昏，如醉如寐，身不厥冷，脉至模糊。

姚氏蟾酥丸

【来源】《霍乱论》卷下。

【组成】杜蟾酥（烧酒浸烊，如无杜酥，可以东酥加倍） 明雄黄（研） 朱砂（飞）各二两 木香（晒） 丁香（晒） 茅术（炒） 滑石（飞）各四钱 当门子一两

【用法】上各为极细末，和入蟾酥杵匀为丸，如黍米大，每药丸就四两，以火酒喷湿，盖在碗内，加入飞净朱砂六钱，竭力摇播，以光亮为度。

【主治】暑月食凉饮冷，食物不慎，兼吸秽恶，成痧胀腹痛，或霍乱吐泻。

蚕矢汤

【来源】《霍乱论》卷下。

【组成】晚蚕沙三钱 木瓜三钱 生薏仁四钱 大豆黄卷四钱 川连二钱 醋炒半夏一钱 酒炒黄芩一钱 通草一钱 吴茱萸（炒）六分 炒山栀二钱

【用法】上以阴阳水煎，稍凉，徐徐服之。

【主治】霍乱吐利，转筋，肢痛，口渴烦躁，危急之症。

燃照汤

【来源】《霍乱论》卷下。

【组成】草果仁一钱 淡豆豉三钱 炒山栀二钱 省头草一钱五分 制厚朴 醋炒半夏各一

钱 酒炒黄芩一钱五分 滑石四钱

【用法】水煎，凉服。

【主治】暑秽挟湿，霍乱吐下，脘痞烦渴，外显恶寒肢冷者。

藿香左金丸

【来源】《霍乱论》卷下。

【组成】藿香五钱 吴茱萸四钱 川连三钱 郁金二钱 枳壳二钱 厚朴二钱 制半夏二钱 砂仁二钱 茯苓二钱 猪苓二钱 车前子二钱 六一散三钱

【用法】上为细末，香薷、生姜、木通各一两煎汤滴丸。每服一二钱，开水送下，轻二服，重加之。

【主治】猝然痧痛，霍乱吐泻转筋。

蟾酥丸

【来源】《霍乱论》卷下。

【组成】杜蟾酥（烧酒化开） 明雄黄（水飞）各三钱 丁香 木香 沉香各二钱 茅山苍术（土炒焦）四钱 朱砂（飞）一钱五分 当门子一钱 西牛黄三分

【用法】上为极细末，择净室中研匀，同蟾酥，加糯米粽尖五个，捣千余下，丸如椒子大，晒干，盛于瓷碗内；再用朱砂一钱五分，烧酒调涂碗内，盖好，用力摇一二千下，则光亮矣，密收瓷瓶内。每服三粒（轻者一粒，重者五粒）泉水送下。

【主治】暑月食凉饮冷，食物不慎，兼吸秽恶，成痧胀腹痛，或霍乱吐泻。

连朴饮

【来源】《霍乱论》卷四。

【别名】王氏连朴饮（《温病学讲义》）。

【组成】制厚朴二钱 川连（姜汁炒） 石菖蒲 制半夏各一钱 香豉（炒） 焦栀各三钱 芦根二两

【用法】水煎，温服。

【功用】行食涤痰。

【主治】湿热蕴伏而成霍乱。

【方论】《温病学讲义》：本方以川连苦寒清热化湿，

厚朴苦温理气化湿，半夏降逆和胃，菖蒲芳香化浊，栀子、豆豉清宣郁热，芦根清利湿热，生津止渴。

【验案】脾胃湿热型胃病《南京中医学院学报》（1990；4：24）：应用本方加减：黄连、石菖蒲、制半夏、炒豆豉、焦栀子各6g，芦根30g，川朴9g，茵陈12g，茯苓15g为基本方；胃脘胀痛加苏梗、九香虫各9g，青皮6g；呕恶明显加旋覆花（包）9g，藿香6g，竹茹12g；湿重热轻者去焦栀子加苍术9g，砂仁6g；脾虚气弱者加白扁豆12g，白术9g；治疗脾胃湿热型胃病39例。结果：本组病例最少服药9剂，最多服45剂。治疗后显效（临床症状消失，半年内未再发）29例；好转（临床症状好转或部分症状消失或全部症状消失而半年内又有发作）9例；无效（临床症状无改善）1例；有效率为97%。

卧龙丹

【来源】《霍乱论》卷四。

【组成】西牛黄 飞金箔各四钱 梅花冰片 荆芥 羊踯躅各二钱 麝香当门子五分 朱砂六分 猪牙皂角一钱五分 灯心炭二钱五分

【用法】上为细末，瓷瓶密收，勿使泄气。每用少许搐鼻，取嚏；垂危重证，亦可以凉开水调灌分许；外用酒调涂患处。

【主治】

1.《霍乱论》：诸痧中恶，霍乱五绝，诸般卒倒急暴之证，并治痈疽发背，蛇蝎蜈蚣咬伤。

2.《疫喉浅论》：疫喉闷痧，闭象未开，疫火已炽。

【宜忌】《中国医学大辞典》：孕妇忌服。

卧龙丹

【来源】《霍乱论》卷四。

【别名】卧龙散（《中药制剂手册》）。

【组成】西黄六分 梅片 当门子各一钱 北细辛一钱 牙皂 羊踯躅各二钱 灯心炭一两

【用法】上为细末，瓷瓶密收，勿使泄气。每用少许，搐鼻取嚏；垂危重证，亦以凉开水调灌分许；外用酒调，涂患处。

【功用】《全国中药成药处方集》（天津方）：通关开窍，排秽避瘟。

【主治】

1.《霍乱论》：诸痧中恶，霍乱五绝，诸般卒倒急暴之证。及痈疽发背，蛇蝎、蜈蚣咬伤。

2.《全国中药成药处方集》（天津方）：中暑中疫，感触秽气，胸满烦躁，外感头痛，肚腹剧痛，关窍不通。

【宜忌】孕妇忌服。

致和汤

【来源】《霍乱论》卷四。

【组成】北沙参 生扁豆 石斛 陈苍米各四钱 枇杷叶（刷）鲜竹叶 麦冬各三钱 陈木瓜六分 生甘草一钱

【用法】水煎服。

【主治】霍乱后津液不复，喉干舌燥，溺短便溏。

黄芩定乱汤

【来源】《霍乱论》卷四。

【组成】黄芩（酒炒）焦栀子 香豉（炒）各一钱五分 原蚕砂三钱 制半夏 橘红（盐水炒）各一钱 蒲公英四钱 鲜竹茹二钱 川连（姜汁炒）六分 陈吴萸（泡淡）一分

【用法】阴阳水二盏，煎一盏，候温徐服。

【主治】温病转为霍乱，腹不痛而肢冷，脉伏；或肢不冷，而口渴苔黄，小水不行，神情烦躁。

【加减】转筋者，加生苡仁八钱，丝瓜络三钱；溺行者，用木瓜三钱；湿盛者，加连翘、茵陈各三钱。

四君加味汤

【来源】《证因方论集要》卷三。

【组成】人参 茯苓 白术（土炒）甘草（炙）炮姜 附子（制）厚朴（姜汁炙）

【功用】和胃健脾，温撤寒邪。

【主治】霍乱，中气弱者。

【方论】参、苓、术、草，四君子也，益胃健脾；复以姜、附者，温暖真阳；更加厚朴和胃调中。

黄土汤

【来源】《医略十三篇》卷十一。

【组成】净黄土二两 广藿香二钱 生木香八分 宣木瓜二钱 陈橘皮一钱 紫厚朴八分 白扁豆三钱 活水芦根二两

【用法】长流水煎。

【主治】霍乱吐泻及转筋霍乱。

【宜忌】忌稠粘粥食。

【加减】夏月，加香薷一钱；三秋，加蓼花根一两；虚，加冬白术一钱半（土炒）；实，加鸡心槟榔一钱；寒，加理中丸五钱；热，加四苓散五钱；干霍乱，本方两剂加炒盐一两，童便一小碗多服，以手指按舌根探吐，得吐即泻，吐泻后去炒盐、童便，照常煎服。

【方论】用黄土为主，加藿香、木香之芳香以解秽浊，木瓜和胃舒筋以杜转筋，陈皮调畅气机，厚朴、扁豆消暑祛湿，芦根致胃清和。犹是地浆之意，而胜于墙阴之不洁远矣。

药 茶

【来源】《良方合璧》卷上引叶天士方。

【组成】羌活 独活 荆芥 防风 柴胡 前胡 藿香 香薷 紫苏 葛根 苍术 白术（炒焦）枳实 槟榔 藁本 滁菊 青皮 桔梗 甘草 半夏（制）白芥子 大腹皮 木通 莱菔子（研）杜苏子 车前子 泽泻 猪苓 薄荷 生姜各二两 川芎 白芷 秦艽 草果各一两 陈建曲 南楂炭 茯苓皮 麦芽各四两 杏仁 厚朴 广陈皮各三两

【用法】上药共煎浓汁，以陈松萝茶叶六斤，收之晒干。每服二三钱，小儿减半，煎服。

【主治】伤风伤寒，头痛发热，停食，肚腹膨胀，霍乱吐泻，伏暑赤白痢疾。

截疫保命丹

【来源】《良方合璧》卷上。

【组成】大劈砂二两四钱（生研极细，水飞净，研至无声为度，用以为衣）腰雄黄二两四钱（生研极细，水飞净，研至无声为度）公丁香二两四钱（生研极细）广木香二两四钱（生晒，研极细）杜蟾酥二两四钱（好烧酒浸化，杵入）珍珠二钱（生研极细，研至无声为度）真西珀八钱（生研至极细无声为度）嫩薄荷一两（入怀中煨脆，研细）茅苍术二两四钱（去粗皮，生研极细）水飞滑石二两四钱（研至无声为度）锦纹大黄四两八钱（生晒，研极细）当门子麝香六钱（俟诸药末具齐修合时，研细和匀）云母石四钱（煅，研细）五灵脂六钱（研细，酒飞，去砂，晒干再研）

【用法】上药各为极细末，愈细愈佳，然后秤准分两，拌匀，以好烧酒浸蟾酥杵和为丸，如莱菔子大，水飞朱砂为衣，碗合簸播，摩荡令光坚，晒干，瓷瓶收贮。每服七丸，重者多至三服，此丹入口须含在舌心，令其自化，舌上发麻，然后咽下；洞泄无度者，藿香汤送下二十一丸。

【功用】御外邪，守内变，通正气，驱积秽，复绝脉。

【主治】腹痛吐泻，霍乱晕厥，里急后重。

急痧至宝丹

【来源】《良方集腋》卷上。

【组成】蟾酥三钱（活蛤蟆，取下晒干，临用切片，烧酒化开）西黄三分（研）茅术四钱（土炒焦）丁香二钱（研细）朱砂一钱五分（水飞净）木香二钱（研细）雄黄三钱（水飞净）沉香二钱（研细）麝香一钱（拣净）

【用法】上件药先期各为极细末，都拌匀，同蟾酥加糯米粽尖五个，捣千余下，为丸，如椒子大，晒干，盛于瓷盖碗内；再用朱砂一钱五分，烧酒调涂碗内，盖好，摇一二千下，则光亮，收贮瓷瓶内。每服三丸，轻者一丸，重者五丸，泉水送下；或口内含化，津液咽下。

【功用】止痛。

【主治】霍乱吐泻，腹痛昏瞆；及一切痧气、暑气、瘴气、途行触秽，中暑热，绞肠痧。

【宜忌】孕妇少服。服药后停烟、茶、酒、饭两时。

太乙救苦辟瘟丹

【来源】《良方集腋》卷上。

【别名】太乙救苦丹、卢祖师解毒辟瘟丹（《卫生鸿宝》卷一）。

【组成】麻黄（十六两，去根节，晒，取净末）一两五钱　升麻（五十两，焙，取净末）三十两　广藿香（五十两，不见火，晒，取净末）三十两　广陈皮（四十两，新会者佳，焙，取净末）三十两　绵纹大黄（四十两，炒，取净末）三十两　山慈姑（四十五两，处州产而有毛者真，去毛，焙，取净末）二十一两　广木香（十九两，不见火，取净末）十五两　山豆根（二十四两，去芦根，焙，取净末）十五两　饭赤豆（七十五两，焙，取净末）六十两　鬼箭羽（一百六十两，炒，取净末）六十两　千金子（五十两，新者佳，去壳，去油，取净霜）十二两　雌黄（四十两，千叶者佳，水飞，取净末）十二两　川乌（五十两，煨，去皮脐，晒干，焙，取净末）十二两　麝香（三两一钱，研，去皮渣，不见火，取净末）三两　杜苏叶（二十两，晒，取净末）十五两　桔梗（五十两，焙，取净末）三十两　明雄黄（三十四两，老坑者佳，水飞，晒干，取净末）三十两　金银花（四十五两，晒，取净末）三十两　香附（二十六两；炒，取净末）二十一两　川五倍（二十七两，焙，取净末）二十一两　苍术（二十四两，真茅山者佳，米泔浸三日，晒，取净末）十五两　大半夏（二十两，滚水泡七次，姜矾制，晒，取净末）十五两　紫丹参（一百一十两，焙，取净末）六十两　劈砂（十一两，辰州产瓜仁面者佳，水飞净，晒干，取净末）十两　红芽大戟（去净骨，十七两，杭州产者佳，焙，取净末）十二两　北细辛（二十四两，去叶泥，净，不见火，取净末）十二两　滑石（十四两，水飞净，取净末）十二两

【用法】上药选上好道地者，俱磨极细末，逐样另自包好，择日精心修治。将药末逐件兑准分两，不可以己意增减改换，拌匀，再筛极细，和置石臼中，以糯米粉糊丸和之，杵千下，用范子印成每锭重一钱，作三次用之。凡遇天行疫症，以一锭用绛囊盛之，悬之当胸，或系左肘，诸邪退避，虽与疫人同床共处，永无缠染之患；如邪已中人，伏藏未发，略见寒热恍惚，喉燥，昏迷狂闷，头痛，服之即安；瘟疫阴阳二毒，伤寒心闷狂言乱语，胸膈壅滞，邪毒发越，急服此丹；霍乱腹痛，绞肠痧，或汗或吐或下，可保平安；中蛊腹痛，狐鼠恶毒，恶菌、河豚、死牛马肉、鸟兽诸毒，小儿急慢惊风、五疳五痢、瘾疹疮疡，并昏愦不醒，牙关紧闭，皆用薄荷汤磨服；中风中气，口眼歪斜，言语謇涩，牙关紧急，筋脉挛缩，骨节风肿，手脚疼痛，行步艰难，妇人腹中结块，并月经过期不至，腹内作痛，或为邪所交，腹中作痞，乃急中痰之邪，狂乱喝叫奔走，并失心羊痫风等，皆用好酒磨服；头疼、太阳疼，用酒磨，入薄荷细末，涂太阳穴；疟疾临发时，取东流水煎桃、柳枝汤磨服；传尸劳瘵，用清水磨服；病起仓猝，中风五痫，中恶，溺缢魇，胸前高热，及怪迷死未隔宿者，皆用冷水磨灌；赤痢血痢，凉水磨服；白痢，姜汤磨服；心脾痛，酒磨服，或淡姜汤磨服；牙痛，酒磨涂患处，及含少许吞下；诸痔便毒，坚硬未成脓者，若痛、大小便难者，清水磨服；痈疽发背，无名肿毒，对口天蛇头等一切恶疮，诸风瘾疹赤肿，诸瘤未破时，皆用淡酒磨服，及用冷茶摩涂疮上，日夜各数次；汤火伤、虎伤、鼠伤、蜈蚣伤、蛇伤，皆用水摩涂，并用酒磨服；凡饮食中毒，瘴气邪疟恶痢，用桃、柳枝汤磨服；妇人鬼胎鬼气，用红花汤磨服。

【主治】瘟疫伤寒，霍乱疟瘴，赤白下痢，中风癫狂，小儿急惊疳痢，牙痛风疹，痈疽发背，虫伤恶疮，卒死等。

【宜忌】勿火烘泄气，盐渍汗污秽触。孕妇血劳忌用。

五汁丸

【来源】《卫生鸿宝》卷一。

【组成】滑石二斤或四斤（研细，水飞，晒干再研，每斤以生甘草两半煎汤，再飞，研细听用）　土菖蒲根　韭菜　葱　老姜　鲜艾叶各等分

【用法】上打汁，和药拌匀，石臼内捣，为丸如桂圆大。每服一丸，重者二丸，温水化下，小儿减半。

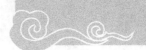

【主治】夏秋骤然腹痛，霍乱水泻。

神效药茶

【来源】《卫生鸿宝》卷一。

【组成】建曲 楂炭 滑石 麦芽各四两 杏仁 陈皮各二两半 葛根 青皮 乌药 薄荷 防风 香薷 藿香 淡芩 木通 苏梗 羌活 白扁豆 泽泻 苍术 白芷 苍耳 大黄 钩藤 半夏（制） 枳壳 蔓荆子 槟榔 荆芥 甘草 独活各二两 川芎 升麻 柴胡 木瓜 大青叶各一两半 草果仁 麻黄（去节） 细辛 厚朴 苏木各一两 鲜姜六两

【用法】上药炭火煎浓，用雨前茶叶十五斤，将药汁拌收，烈日中晒五六日，干透，贮瓷瓶内。每服三钱，阴阳水煎服。小儿及虚弱减半。

【主治】外感风寒暑湿，身热头痛，时疫疟痢，霍乱吐泻，伤食饱胀，心口急痛。

【宜忌】孕妇忌服。

平安如意灵丹

【来源】《经验汇抄良方》卷上。

【组成】真蟾酥二两 茅术（米泔浸，晒）三两 明天麻（蒸晒） 麻黄（去根节，晒） 雄黄（水飞） 朱砂（水飞）各三两六钱 锦纹大黄（六两） 甘草（去皮）二两四钱 丁香六钱 当归三钱

【用法】上为细末，先用火酒化开蟾酥，略加糯粥薄浆泛为丸，如萝卜子大，朱砂为衣。

【主治】霍乱吐泻，中暑头晕，绞肠腹痛，心口迷闷及胃气疼痛，寒热疟痢。

【宜忌】孕妇忌服。

救急定中丸

【来源】《经验汇抄良方》卷上。

【组成】紫苏叶（生，晒）一两五钱 木香（生，晒）一两 制香附（炒） 藿香（生，晒）各二两 槟榔（炒） 紫厚朴（姜汁炒）各一两 江枳壳（麸炒）一两五钱 山楂炭 焦麦芽各三两 砂仁（盐水炒）八钱 吴茱萸（泡淡）四钱 宣木瓜（炒焦）二两 青皮（醋炒）八钱 乌药（生，晒）一两 白胡椒十粒 泽泻（盐水炒） 法半夏各一两五钱 陈皮（炒）一两 生甘草（晒）三钱 真川连（浓生姜汁炒）一两

【用法】上为细末，用灶心土四两，大腹皮三两（洗净），煎浓汤泛丸，如椒子大。每服三钱，重者两服，滚汤送下。

【主治】吐泻腹痛，转筋。

葫芦丹

【来源】《经验良方汇抄》卷上。

【组成】结顶擎腰干葫芦（姜汁炒）四两 细辛 川甘松各二两 生明矾一两 皂矾（醋制）二两 生大黄 木瓜（姜汁炒） 木通各四两 木香一两 滑石 芫荽各四两 姜皮一两

【用法】上为极细末，水泛为丸，朱砂为衣。每服二钱，幼童减半，伏龙肝汤送下。如服下即呕者，不妨再服，必得速效。

【主治】时疫，腹痛，霍乱转筋，吐泻急证；或干霍乱。

【宜忌】若非霍乱，断不可服。

六合定中丸

【来源】《医方易简》卷四。

【组成】苏叶 藿香叶 香薷各四两 木香（另研）一两 赤茯苓二两 生甘草一两 木瓜二两 檀香（另研）一两 羌活二两 枳壳二两五钱 厚朴（姜汁制）一两五钱 柴胡一两

【用法】上为细末，炼蜜为丸，重一钱五分。四时瘟疫，春、冬宜用姜汤，秋、夏用黑豆甘草汤送下；妇人产后，恶露不尽，红花、山楂煎汤送下；伤饮食，莱菔子煎汤送下；心胃痛，吴茱萸汤送下；感冒头痛发热，姜汤调送下；小儿发热吐乳，山楂、灯心汤送下；心口饱胀呕吐，生姜汤送下；小儿惊风，薄荷汤送下；中暑，冰水或冷水调下，霍乱转筋，阴阳水调下；痢疾胀泻，温水调下；疟疾，姜汤调下；胃口不开，开水调下。

【功用】祛暑除湿。

【主治】四时瘟疫，感冒中暑，霍乱转筋，痢疾疟

疾，心腹饱胀，伤食胃痛，小儿惊风，妇人产后恶露不尽。

仙传甘露回生丹

【来源】《医方易简》卷四。

【组成】精矾一斤（取光明白矾煅用，以板炭煅地，洒童便于上，取矾布地，以大瓦盆覆之，四面灰拥一日夜，矾飞盆上，扫收之为矾精，每斤明矾只可收矾精三两，底滓不用） 真雄精五钱（取赤似鸡冠，明彻不臭者，醋浸一宿，用莱菔子五钱，甘草五钱，同煮干汁水，取起研末） 真硼砂一两（研末） 山茨菇一两（去毛壳，研细） 石莲子肉一两（取色鲜者，去净衣壳，研细） 猪牙皂一两（去皮弦子，研细） 真当门子（每十两药末，加麝香三钱二分） 优昙钵一两（研细） 紫背金牛一两（研细）

【用法】如法炮制，共研细末，汾酒打成丸，如莱菔子大，飞净朱砂为衣。一遇时疾、瘟疫，口含一二粒于舌尖下，咽之，银花汤下五粒更妙。大人九粒，小儿三粒；霍乱吐泻，毛疔痧疹，天行时疾，各样痧疹，大头、麻脚瘟症，阴阳水下；中风、中寒、中暑，阴阳水下，或藿香汤下亦可；转筋肚痛，木瓜汤下；阴阳疟疾，东南桃枝七节煎汤，前一个时辰下；赤白痢疾，呕吐水泻，陈茶下或老米汤下；诸腹臌胀，莱菔子汤下；中气、中痰、中恶，口眼歪斜，筋骨痛，不省人事，暖酒下，姜汁亦可；头风头痛，研贴两太阳上，以薄荷、苏叶汤下；小儿惊风，薄荷汤下；妇人经闭血晕，桃仁汤下；痰迷心窍，陈皮、姜汁汤下；五绝心温，童便送下；跌打损伤，痛疽虫毒，外科一切毒气，银花汤下，以数粒涂患处。

【主治】时行瘟疫，霍乱吐泻，及一切虎狼痧症，并大头瘟，麻脚瘟，赤白痢疾，阴阳疟疾，偶中风寒暑湿，一切天行时疫危险诸症，内伤外感等。

【宜忌】最忌米粥，犯者难治；孕妇勿服。

菩提万应丸

【来源】《医方易简》卷四。

【组成】陈皮 厚朴（姜汁制） 苍术 制半夏 制香附 柴胡 薄荷 黄芩 枳壳各一两四钱 山楂 麦芽 神曲 砂仁各二两 甘草 藿香各五钱

【用法】用干荷叶煎汤拌前药，晒干为末，炼蜜为丸，如弹子大，每丸重一钱。随饮服之。一切感冒及瘟疫时症头痛骨痛，咳嗽痰喘，用生姜、葱白煎汤调下；红白痢，用车前子煎汤调下；泄泻，用姜茶汤调下；久泻不止，糯米饮调下；水泻，小便不通，口渴，淡竹叶、灯心煎汤调下；疟疾，用姜汤调下；久疟，必用人参汤调下；霍乱吐泻，用胡椒七粒、绿豆四十九粒煎汤调下；黄疸，用茵陈汤调下；心胃痛，用槟榔煎汤调下；其余山岚瘴气，水土不服并胸膈饱闷，宿食不消，一切杂症，或在路途无引，俱用清茶开水调下。轻者一服，重者二服。

【主治】夏、秋一切时症，中暑，霍乱，疟，痢。

【宜忌】孕妇忌服。

一粒珠

【来源】《理瀹骈文》。

【组成】雄黄 五倍子各一两 枯矾五钱 葱头五个 肉桂一钱 麝香一分

【用法】捣成饼。贴脐，用热物熨。

【主治】霍乱呕吐泄泻。

日月丹

【来源】《理瀹骈文》。

【组成】雄黄 硼砂 朴消 冰片 麝 元明粉各等分

【用法】立秋前一日晒，研。点眼。麻辣，泪流过腮即愈。

【主治】胃气痛，绞肠痧，霍乱吐泻转筋，并淹、跌、缢尚未绝者。

阳痧救急膏

【来源】《理瀹骈文》。

【组成】苍术三两 藿香 陈皮 枳壳 山楂（炒） 麦芽 神曲（炒） 黄芩（酒炒） 半夏各二两 厚朴 羌活 防风 荆芥 川芎 白芷 杏仁 香附 乌药 青皮 大腹皮 槟

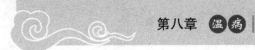

榔　草果　木瓜　郁金　细辛　香薷　白术　车前子　黄连（姜汁炒透）　大黄　猪苓　木通　泽泻　莱菔子各一两　紫苏子　柴胡（炒）　干葛　薄荷各七钱　吴萸　川乌　甘草各五钱　滑石四两　生姜　薤白　葱白　大蒜头　菖蒲各二两　凤仙一株　白芥子　川椒　陈佛手干各一两

【用法】油丹熬，入雄黄、朱砂、砂仁、明矾、降香、木香、丁香、官桂各五钱。贴心脐。

【主治】感受风寒暑湿，饮食失常，霍乱吐泻。

温胃膏

【来源】《理瀹骈文》。

【组成】附子二两　炮姜　白术　吴萸　官桂各一两　丁香　五味　艾叶各五钱

【用法】上熬膏。外贴。加扑汗法。

【主治】霍乱厥汗。

六和汤

【来源】《不知医必要》卷二。

【组成】党参（米炒，去芦）　半夏（制）　砂仁（杵）各一钱　扁豆（炒，杵）　藿香　赤茯苓　木瓜各二钱　炙草一钱

【用法】加生姜三片，红枣一个，水煎服。

【主治】夏秋暑湿伤脾，或饮冷乘风，多食瓜果，以致客寒犯胃，食留不化，遂成霍乱。

白矾散

【来源】《不知医必要》卷二。

【组成】白矾一钱

【用法】上为末。用阴阳水调服。

【主治】霍乱欲吐不出，欲泻不行，兼之腹痛。

藿香正气汤

【来源】《医门八法》卷二。

【组成】大腹皮三钱　紫苏二钱　藿香二钱　甘草一钱　桔梗二钱　陈皮二钱　茯苓二钱　苍术二钱（炒）　川朴二钱（捣）　法夏二钱（研）　白芷二钱　乌梅肉五个

【用法】加生姜、大枣，水煎服。

【主治】霍乱之重者。

观音救苦甘露饮

【来源】《霍乱吐泻方论》。

【组成】观音柳一枝（五钱）　滑石　炒谷芽　焦神曲各三两　苍术（泔水浸）　云茯苓各二两　柴胡一两五钱　川厚朴（姜汁炒）　黄芩　枳壳　葛根　苏叶　姜半夏　陈皮（盐水炒）　芍药　楂肉　乌药各一两　香附　木香　甘草各五钱　陈茶叶二斤（安化茶或六安茶之陈者佳）

【用法】上为细末，每次三钱，用阴阳水煎服。

【功用】避邪逐恶，祛风清热，疏滞和中。

【主治】感冒时邪，瘟疫疟疾，伏暑停食，霍乱吐泻，头痛腹胀，口渴心烦，脾胃不调，吞酸嗳腐，一切不服水土。

黄连和中汤

【来源】《医方简义》卷二。

【组成】黄连一钱（吴萸七分拌炒）　姜半夏一钱五分　茯神三钱　陈皮一钱　炙甘草五分　防风一钱五分　苍术一钱（米泔浸，炒）　桂枝一钱　白芍（酒炒）二钱　干姜一钱　神曲二钱　藿香二钱

【用法】加竹茹一团，乌梅一枚，水煎，温服。

【主治】湿霍乱。吐利并作，腹痛如绞，肢冷，汗出口渴。

【宜忌】如病者得药即时吐出，切勿畏为不受，宜续渐灌下，随吐随灌，以止为度，使胃气一醒，自然渐愈。

【加减】如四肢转筋者，本方加泡淡附子三钱，木瓜二钱；如指甲青，唇吻青，本方加淡附子四钱，木瓜三钱，白术（土炒）二钱，水煎，冷透与服，徐徐呷下。

香连八物汤

【来源】《医方简义》卷四。

【组成】藿香梗三钱　川连一钱　淡吴萸一钱　茯神三钱　苍术一钱　厚朴一钱　天仙藤一钱　炒

车前二钱

【用法】水煎服。

【主治】脾胃俱虚，水泻及霍乱。

【加减】如口渴，加乌梅一枚；如腹痛，更加桂枝三分。

理中生化汤

【来源】《医方简义》卷六。

【组成】炮姜一钱　东洋参（炒）五分　苍术八分　川芎二钱　桃仁泥二钱　当归炭四钱　炙甘草五分　淡附片二钱　姜半夏一钱五分　川连（姜汁炒）八分

【用法】水煎服。

【主治】霍乱吐泻并作。

【加减】如口渴，加葛根一钱；如欲吐不吐，欲泻不泻，加醋炒制军四钱；如转筋而四肢抽掣者，加木瓜四钱，川椒三十粒。

加减回阳汤

【来源】《揣摩有得集》。

【组成】潞参一两　附子片五钱　干姜三钱　白术五钱（土炒）　上元桂一钱半（去皮，研）　当归三钱（土炒）　扁豆五钱（炒）　半夏三钱　蔻米五分（研）　茯神三钱　伏龙肝三钱

【用法】水煎服。

【主治】霍乱，上吐下泻，转筋阴寒，眼胞塌陷，汗出如水，肢冷如冰。

加味藿香正气散

【来源】《寿世新编》卷上。

【组成】藿香叶二两　紫苏叶一两六钱　粉甘葛二两　漂茅术二两　山楂肉一两六钱　云茯苓二两　嫩桂尖六钱四分　广陈皮二两　大腹皮二两（洗浸）　宣木瓜二两　建神曲一两六钱　白芍一两　陈香薷一两六钱　煨枳壳二两　芽桔梗二两　法半夏一两六钱（姜汁制）　大麦芽一两六（炒）　炒扁豆二两　粉甘草八钱　建泽泻二两（淡盐水炒）　猪苓块二两

【用法】上为细末，外用生姜捣汁一盏，和白水为

九，或将腹皮、生姜二两，煎水搓丸，如梧桐子大。每服二三钱，小儿量减。

【主治】寒热杂感，吐泻胸满腹胀，头痛或口渴，霍乱转筋，小便赤热者。

冬瓜汤

【来源】《寿世新编》卷上。

【组成】冬瓜（去皮）

【用法】水煮清汤，候凉任意饮之。

【主治】霍乱大渴。

【方论】冬瓜甘淡微凉，极清暑湿，无论病前病后，用以代饮，妙不可言，即温热病用之亦良。

温中和气救逆汤

【来源】《寿世新编》卷上。

【组成】生潞党三两（淡姜汁炒）　泡吴萸八钱　嫩桂尖一两二钱　紫苏叶八钱　漂于术二两四钱（陈灶心土炒近黑勿枯）　高良姜一两二钱　杭白芍一两六钱　西砂仁八钱　白干姜一两六钱（炒近黑）　公丁香六钱　宣木瓜一两六钱　法半夏一两二钱　明附片三两　炙甘草一两二钱

【用法】上选道地药料，照制足戥，另用灶心土一斤打碎，将河水六大碗先煮半小时，澄清去滓，又取樟树二层皮六两，投入煮灶心土水中煎汁，和药末为丸，如梧桐子大，烘干，瓷瓶收贮，勿泄气。大人每服三四钱，开水送服，不愈再服；小儿一二岁酌与之。如呕吐太甚，百药不能纳者，速用陈藕节七枚，煎水一碗，再送吞此丸。

【功用】回阳救急，起死回生。

【主治】时疫霍乱，大吐大泻，四肢厥逆，冷汗直出，舌白不渴，渴则饮热，数口而止，面唇㿠白，腹痛转筋，脉沉细，或散乱，或伏。

【方论】方用理中为君，所以急救中气之脱，以止吐泻也；加萸、附者，所以温少阴之寒，救腹中之痛也；加良姜、丁香、砂仁、半夏者，所以温中和胃调气，以补理中所不及也；加木瓜、桂、芍，舒筋平肝，以救其转筋，且桂、芍并用，两和营卫，兼可救冷汗，又与姜、附回阳也；紫苏与樟皮芳香逐秽，可以行气解疫；兼之河水趋下，

灶土暖中，且皆能治呕，故取效如神也。

太乙紫金锭

【来源】《饲鹤亭集方》。

【组成】毛慈姑四两　文蛤二两　大戟三两　千金霜二两　雄黄四钱　朱砂一两　麝香四钱　丁香四钱　冰片二钱

【用法】糯米糊打成锭，每重一分。

【主治】四时疫疠，山岚瘴气，霍乱吐泻，肚腹疼痛，牙关紧急，癫狂迷乱，及小儿惊风，疗毒。

【宜忌】孕妇忌服。

诸葛武侯行军散

【来源】《饲鹤亭集方》。

【组成】珍珠二钱　犀黄一钱　麝香一钱　冰片一钱二分　腰黄二钱　银消二分　姜粉四分　金箔二十张

【用法】上共为末。急用搐鼻取嚏，或用清水调服一分。

【功用】开窍解毒。

【主治】四时六淫之气，山岚瘴毒之邪，骤然中人，痰凝气闭，关阻窍塞，阴阳交乱，以致头眩眼黑，绞肠痧痛，肢冷神昏，霍乱泄泻；及小儿急慢惊风，骤然闭厥。

【宜忌】孕妇忌用。

混元一气丹

【来源】《饲鹤亭集方》。

【组成】荆芥穗　香白芷　北细辛　西香薷　公丁香各一钱五分　紫降香　郁金　广藿香各三钱　鬼箭羽　苏合香各一钱

【用法】上为细末，用寒食面一两，煮糊为丸。每服五分，鲜青蒿或鲜佩兰汤送下；阴阳水亦可。

【主治】时行疫疠，霍乱吐泻，绞肠腹痛等症。

痧药灵丹

【来源】《饲鹤亭集方》。

【组成】茅术一两　木香一两三钱　丁香一两二钱　蟾酥一两　麝香九钱　犀黄二钱　腰黄四钱　朱砂三两五钱

【用法】上各取净粉，烧酒化蟾酥打和为丸。每服数丸，藿香汤送下。

【主治】暑热外感，寒食内停，肚腹绞痛，心胸饱闷，霍乱吐泻，转筋肢冷，二便闭塞，山岚瘴气，一切浊秽成痧等症。

【宜忌】孕妇忌服。

梅花丸

【来源】《续名医类案》卷十八引沈月枝方。

【别名】绿萼梅花丸（《饲鹤亭集方》）。

【组成】绿萼梅蕊三两　滑石七两　丹皮四两　制香附二两　甘松　蓬莪术各五钱　茯苓三钱五分　人参　嫩黄耆　砂仁　益智各三钱　远志肉二钱五分　山药　木香各一钱五分　桔梗一钱　甘草七分

【用法】上为细末，炼白蜜十二两为丸，如龙眼大，白蜡封固。每服一丸，开水调下。

【功用】《霍乱论》：久服可杜外患，兼除宿恙。消癥调经带，催生种子。

【主治】

　　1.《续名医类案》：肝胃久痛。

　　2.《霍乱论》：体虚多郁，血热气怨，木土相乘，呕泻腹痛，易感痧秽、霍乱者。

　　3.《饲鹤亭集方》：体虚，肝木犯胃，腹胀胸痞，或上为呕恶，或下为泄泻。

【宜忌】孕妇慎用。

加味宝华散

【来源】《经验各种秘方辑要》。

【别名】雷击散。

【组成】广藿香六钱　苏荷叶四钱　香白芷三钱　黄郁金六钱　荆芥穗四钱　降香屑四钱　鲜贯众（去泥）六钱　青防风六钱　牙皂荚三钱　姜醋煮半夏六钱　明雄黄三钱　北细辛三钱　枯明矾四钱　紫苏叶四钱　广陈皮六钱

【用法】上药生晒，共研细末。每服一钱，生姜汤送下。小儿减半。

【主治】清浊相干，阴阳逆乱，上吐下泻，肚腹绞痛，转筋。

【宜忌】孕妇忌服。

圣治丸

【来源】《经验各种秘方辑要》。

【组成】真仙居野术二两（烘燥，勿令焦黑）　真川厚朴二两　白檀香一两　真降香一两　新会皮二两（盐水炒）

【用法】上为极细末，以广藿香六两煎浓汁泛为丸，如黄豆大。每服二三丸，细嚼，和津咽下。

【主治】霍乱转筋，腹痛吐泻，四肢厥冷，秽邪痞闷，一切四时不正之气。

益气分清饮

【来源】《医学探骊集》卷五。

【组成】明党参三钱　香薷四钱　茅苍术四钱　泽泻三钱　升麻二钱　车前子四钱　草果三钱　伏龙肝三钱　广砂三钱　木通三钱　甘草二钱

【用法】水煎，温服。

【主治】霍乱吐止泻不止者。

【方论】方用香薷为君，暖中宫，消暑气；以党参、苍术、广砂、草果、甘草、灶土为臣，和其脾胃；以升麻、泽泻为佐，升清降浊；以车前、木通为使，分其清浊，其吐泻自止矣。

正气散

【来源】《镐京直指医方》。

【组成】浙藿香三钱　制苍术三钱　猪苓三钱　延胡索三钱　广木香一钱　川朴一钱　姜夏二钱　赤苓三钱　生香附三钱　红藤五钱　老姜三片

【主治】六气杂扰，霍乱吐泻，痧暑腹痛。

卫生防疫宝丹

【来源】《医学衷中参西录》上册。

【组成】粉甘草十两（细末）　细辛一两半（细末）　香白芷一两（细末）　薄荷冰四钱（细末）　冰片二钱（细末）　朱砂三两（细末）

【用法】行将前五味和匀，用水为丸，如梧桐子大，晾干（不宜日晒），再用朱砂为衣，勿令余剩，装以布袋，杂以琉珠，来往撞荡，务令光滑坚实，如此日久，可不走气味。若治霍乱证，宜服八十丸，开水送下；余证宜服四五十丸。服后均宜温取微汗。若平素含化以防疫疠，自一丸至四五丸皆可。

【功用】醒脑养神。

【主治】霍乱吐泻转筋，下痢腹疼，及一切痧症。头疼、牙疼，心下、胁下及周身关节经络作疼。气郁、痰邪、食郁、呃逆、呕哕。防一切疫疠传染。

急救回生丹

【来源】《医学衷中参西录》上册。

【组成】朱砂（顶高者）一钱五分　冰片三分　薄荷冰二分　粉甘草一钱（细末）

【用法】上为细末。分作三次服，开水送下，约半小时服一次。若吐剧者，宜于甫吐后急服之；若于将吐时服之，恐药未暇展布即吐出。服后温覆得汗即愈。服一次即得汗者，后二次仍宜服之；若服完一剂未痊愈者，可接续再服一剂。若其吐泻已久，气息奄奄，有将脱之势，但服此药恐不能挽回，宜接服急救回阳汤。

【主治】霍乱吐泻转筋，诸般痧症暴病，头目眩晕，咽喉肿痛，赤痢腹疼，急性淋证。

【宜忌】《全国中药成药处方集》：体弱者及孕妇忌服。

【方论】朱砂能解心中窜入之毒，且又重坠，善止呕吐，俾服药后不致吐出；此方中冰片，宜用樟脑炼成者，因樟脑之性，原善振兴心脏，通活周身血脉，尤善消除毒菌，特其味稍劣，炼之为冰片，味较清馥，且经炼而其力又易上升至脑，以清脑中之毒也；薄荷冰善解虎列拉（即霍乱）之毒，且其味辛烈香窜，无窍不通，无微不至，周身之毒皆能扫除，矧与冰片又同具发表之性，服之能作汗解，使内蕴之邪由汗透出，且与冰片皆性热用凉，无论症之因凉因热，投之皆宜也；粉甘草最善解毒，又能调和中宫，以止吐泻，且又能调和冰片、薄荷冰之气味，使人服之不致过于苛辣也。

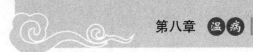

【验案】霍乱脱证　辽宁寇姓媪，年过六旬，孟秋下旬染霍乱，经医数人调治两日，病势垂危。其证从前吐泻交作，至此吐泻全无，奄奄一息，昏昏似睡，肢体甚凉，六脉全无，询之略能言语，唯觉心中发热难受。处方：镜面朱砂一钱半，粉甘草一钱（细面），冰片三分，薄荷冰二分，共研细末，分作三次服。病急者四十分钟服一次，病缓者一点钟服一次，开水送下。复诊：将药末分三次服完，心热与难受皆愈强半。

急救回阳汤

【来源】《医学衷中参西录》上册。

【组成】潞党参八钱　生山药一两　生杭芍五钱　山萸肉八钱（去净核）　炙甘草三钱　赭石四钱（研细）　朱砂五分（研细）

【用法】先用童便半钟燉热，送下朱砂，继服汤药。服此汤后，若身温脉出，觉心中发热有烦躁之意者，宜急滋其阴分，若玄参、生芍药之类，加甘草以和之，煎一大剂，分数次温饮下。

【功用】交心肾，和阴阳。

【主治】霍乱吐泻已极，精神昏昏，气息奄奄，至危之候。

【方论】病势至此，其从前之因凉因热皆不暇深究，唯急宜重用人参以回阳；山药、芍药以滋阴；山萸肉以敛肝气之脱；炙甘草以和中气之漓，此急救回阳汤之所以必需也。用赭石者，不但取其能止呕吐，俾所服之药不致吐出，诚以吐泻已久，阴阳将离，赭石色赤入心，能协同人参助心气下降；而方中山药，又能温固下焦，滋补真阴，协同人参以回肾气之下趋，使之上行也；用朱砂且又送以童便者，又以此时百脉闭塞，系心脏为毒气所伤，将熄其鼓动之机，故用朱砂直入心以解毒，又引以童便使毒气从尿道泻出，而童便之性又能启发肾中之阳上达，以应心脏也。是此汤为回阳之剂，实则交心肾，和阴阳之剂也。

回阳急救散

【来源】《湿温时疫治疗法》。

【别名】五香感应散（《感证辑要》卷四）。

【组成】吴茱萸一两八钱　母丁香一两二钱　上桂

心八钱　硫黄五钱　当门子四钱

【用法】上为极细末，瓷瓶密收。每二三分安脐中，以膏药封之。一时即愈。

【主治】外中阴寒，内伤生冷，为寒霍乱，吐泻清水，多生腥气，胸膈坚满，脘腹痛甚，手冷至臂，足冷至股，溺短或秘，甚则吐泻，冷汗自出，脉多沉微欲绝，或沉细似伏，舌苔㿠白，无神。

【宜忌】此方药虽猛峻，而仅取其气，由脐入腹，自能温通脏腑，以逐寒邪，不致伤阴，诚为上策，惟口渴苔黄，下利极热者，显为阳证，虽见肢冷脉伏，亦勿妄用此散，更张其焰也。孕妇忌贴。

参耆建中合二陈汤

【来源】《湿温时疫治疗法》引何廉臣方。

【组成】潞党参　棉耆各一钱半　川桂枝五分　生白芍一钱半　炙甘草八分　姜半夏一钱半　麸炒广皮一钱　浙茯苓三钱　饴糖三钱　鲜生姜八分　大红枣四枚

【用法】用水两碗，煎成一碗，去滓温服。

【功用】调脾胃，和营卫。

【主治】寒霍乱。

藿朴胃苓汤

【来源】《湿温时疫治疗法》引樊开周先生经验方。

【组成】杜藿梗三钱　真川朴一钱　杜苍术八分　炒广皮一钱半　炙甘草五分　生晒术一钱半　浙茯苓三钱　猪苓一钱半　建泽泻一钱半　官桂五分

【功用】辛淡泄湿，芳香化浊。

【主治】湿霍乱。上吐下泻，胸痞腹痛，口腻不渴，小便短少，脉多弦滞，或沉而缓，舌苔白滑。又治湿泻，腹中微痛，大便稀溏，小便淡黄，口腻不渴，胸痞肢懈，身重神疲，脉右缓滞，舌苔滑白而腻。

藿香左金汤

【来源】《湿温时疫治疗法》。

【组成】杜藿香三钱　吴茱萸二分　小川连六分　新会皮二钱　姜半夏一钱半　炒枳壳一钱

半　炒车前一钱半　赤苓三钱　细木通一钱　建泽泻二钱　猪苓一钱半　六一散四钱（包煎）

【用法】先用鲜括淡竹茹五钱，炒香鲜枇杷叶一两，并井、河水各一碗，煎至一碗，分两次服。

【主治】热霍乱。上吐黄水，或呕酸水，暴注下迫，泻出稠粘，心烦口渴，胸闷腹痛，溺赤短热，脉多弦急，舌苔黄腻，或黄多白少。

【宜忌】服后毋多饮茶，多饮茶则连药吐出，不得药力矣，切宜忍耐。

沉香散

【来源】《疡科纲要》卷下。

【组成】天台乌药六两　北细辛四两　淡吴萸一两五钱　川古勇连四钱　广新会皮五两　广木香　广郁金　紫降香　制半夏各三两　黑沉香（上重者，水磨细末，晒干弗烘）一两

【用法】上药各为细末，和匀。每服一钱至二钱，以开水调吞。

【主治】停寒积饮，肝胃气痛，痞结胀满，呕逆酸水，痰涎诸证；及寒中霍乱，上吐下泻，心腹绞痛，厥逆，脉微欲绝者。

安中汤

【来源】《感证辑要》卷四。

【组成】白茯苓三钱　广陈皮一钱（米炒）　猪苓二钱　飞滑石三钱　香豉二钱（炒）　干石斛三钱　川连六分（吴茱萸二分炒）　黑栀皮二钱（姜汁炒）　西瓜翠衣五钱　淡竹叶五钱　枇杷叶五片（去毛）

【用法】地浆水煎服。

【主治】霍乱转关后，手足冷，恶热渴饮，呕泻不止者。

神犀饮

【来源】《感证辑要》卷四。

【组成】犀角尖八分（磨、冲）　鲜石菖蒲根一钱　鲜生地五钱　银花三钱　连翘二钱　丹皮二钱　益元散三钱（荷叶包）　黄郁金一钱　香豉三钱（炒）　金汁一杯（冲）

【用法】地浆水煎服。

【主治】霍乱热毒炽盛，逼乱神明，昏狂烦躁，扬手掷足，甚则循衣撮空。

展轮四维饮

【来源】《感证辑要》卷四。

【组成】金银花三钱　紫花地丁三钱　丹皮二钱　鲜石菖蒲根八分　川连八分（吴茱萸二分炒）　晚蚕沙五钱（包煎）　五灵脂二钱（炒令烟尽）　连翘二钱　飞滑石三钱（荷叶包）　白茯苓五钱　生苡仁六钱　丝瓜藤一两　嫩桑枝一两

【用法】地浆水煎、取二瓯，冲入阿芙蓉膏一二分。

【主治】霍乱证具，两目眶陷，爪甲色变，两足转筋，甚则螺蚊皆瘪，此热毒深入血分，阳明与厥阴俱病，热郁不达，煎熬血液，穿经入络，风火鸱张所致。

三合济生丸

【来源】《伤科方书》。

【组成】川厚朴六两五钱　乌药二两　枳壳三两五钱　羌活四两　广藿香七两　木瓜一两三钱　紫豆蔻二两　茅术三两　半夏四两五钱　苏叶七两　香茹二两　草果二两　赤苓六两　香附三两　桔梗二两五钱　甘草三两　茯苓二两　川芎三两　白术一两五钱　檀香一两　陈皮六两五钱　防风三两　木香三两六钱　柴胡八钱　白芷五两　神曲五两　砂仁三两

【用法】上为细末，用薄荷、茶叶、大腹皮熬汁，米汤一碗为丸，朱砂为衣，每丸重七分，晒干收入小口瓷瓶不可泄气。每服一钱，重症加倍。舌苔白者，用藿香汤送下；黄者，用荷叶汤送下；寒重，用姜汤送下。

【主治】四时不正之气，头疼身热，腹痛胀闷，霍乱转筋，呕吐泄泻，四肢厥冷，绞肠痧气，伤寒，伤暑，伤食，疟，痢。

【宜忌】忌食米粒。

【加减】吐泻转筋，用丸四服，加生姜、灶心土煎服。

霹雳丸

【来源】《谢利恒家用良方》。

【别名】雷公救疫丸。

【组成】牙皂三两五钱 细辛三两五钱 白芷二两 薄荷二两 广藿香二两 广木香二两 枯矾一两五钱 苏合香二两 活贯众二两 制半夏二两 防风二两 桔梗二两 广皮二两 腰黄 朱砂各二两五钱（水飞）。

【用法】上药均生晒为细末，和匀，勿用火炒，水泛为丸，瓷瓶收贮。每服一钱，温开水送下，老幼减半。

【主治】霍乱吐泻腹痛，及一切闷闭痧症。

【宜忌】孕妇慎服。

万应午时茶

【来源】《中国医学大辞典》。

【组成】川厚朴（炙） 砂仁 桔梗 羌活 干葛 香薷 茵陈 白芍药 枳壳 黄芩（酒炒） 木瓜 防风 陈皮 苏叶 白芷 大腹皮 青蒿 茯苓各一两 麦芽（炒焦） 苍术（米泔浸） 扁豆 藿香 山楂（炒焦） 滑石（飞）各二两 薄荷 甘草 川黄连（酒炒）各五钱 陈红茶八两

【用法】生晒共研为末，面糊为块。每服一二块，清水煎，温服。

【功用】辟暑止渴，开胃进食。

【主治】内伤饮食，外感风寒暑湿，寒热交作，霍乱吐泻，胸膈膨胀，头疼骨痛，腹痛便泻，或酒湿伤脾，倦怠恶食，及一切山岚瘴气，时疫传染，疟疾痢疾，不服水土。

【加减】若风寒太甚，鼻流清涕，发热不休，加生姜二片，生葱二根，同煎热服，盖被取汗。

神效济生散

【来源】《中国医学大辞典》。

【组成】北细辛 广木香各二斤 香薷三斤 广郁金 降香各八两

【用法】上为极细末。每服五分，老幼及虚人减半，茶清调下，重则加倍。

【功用】理气辟秽，调和阴阳。

【主治】脾胃受湿，发为急痧，或霍乱吐泻，形寒发热，胸痞腹痛。

救急雷公散

【来源】《中国医学大辞典》。

【组成】藿香 细辛 雄黄 朱砂各二两五钱 青木香 半夏 贯众 桔梗 防风 薄荷 陈皮 苏叶 生甘草各二两 猪牙皂角三两五钱 枯矾七钱五分

【用法】上为细末，密贮勿泄气。每服二分，熟汤调下，小儿减半。又将此散纳入脐中，外贴膏药即愈，重则膏药上加生姜一片，用艾灸七壮。

【主治】霍乱吐泻及吊脚痧。

【宜忌】孕妇忌服。

紫金锭

【来源】《中国医学大辞典》。

【组成】山慈菇 文蛤各二两 红芽大戟 白檀香 安息香 苏合油各一两五钱 千金子（去油，研成霜）一两 明雄黄（飞净） 琥珀各五钱 冰片 当门子各三钱

【用法】上药各为极细末，再合研匀，浓糯米饮为丸，如绿豆大，飞金为衣。每服一钱许，凉熟水送下。

【主治】霍乱痧胀，暑湿温疫，癫狂昏乱，五绝，暴厥，岚瘴中恶，水土不服，喉风，中毒，鬼胎，痈疽，蛇犬诸伤。

【方论】此方比苏合丸而无热，较至宝丹而不凉，备二方之开闭，兼玉枢之解毒，洵为济生之仙品，实紫金锭方之最完备合用者。

平安散

【来源】《家庭治病新书》。

【组成】辰砂二两 腰黄 冰片各一钱二分 月石 麝香各六分 牙硝 金泊各二分 蟾酥五分

【用法】上为细末，瓷瓶收贮。用时搐入鼻孔；或置脐眼，以膏盖之。气绝者，先用本方搐入鼻孔，以通其窍，再以不换金正气散主之。

【主治】霍乱卒倒，甚则气绝者。

纯阳正气丸

【来源】《家庭治病新书》。

【组成】藿香　苏叶　生茅术　白术　茯苓　丁香　姜半夏　陈皮　官桂　青木香各一两　降真香五钱

【用法】上为末，水为丸，红灵丹为衣。每服五分至一钱，开水下。先服不换金正气散，加蜀椒，再服本方。

【主治】霍乱吐泻腹痛，四肢厥冷，脉伏转筋者。

香薷散

【来源】《家庭治病新书》。

【组成】香薷　陈皮各一钱　白扁豆　茯苓各三钱　厚朴一钱五分　黄连八分　甘草五分

【用法】水煎服。

【主治】霍乱吐泻，身热腹痛者。

定乱丸

【来源】《痧疫指迷》。

【组成】香薷一钱　泽泻二钱　真广木香四分（磨入）　广陈皮一钱　小川连五分　白檀香四分（磨入）　紫苏梗八分（磨入）　生香附二钱　白茯苓三钱　上朴五分　麸炒山栀二钱　江西香豉四钱　甜白术一钱五分　白扁豆一钱　生甘草二钱五分　真广藿香二钱

【用法】照方配十剂或五剂，为细末，水泛为丸。每服三钱，用真广藿香二钱，真陈皮一钱五分，煎汤送下。

【主治】伏暑霍乱，及时行温热疫疠，诸般霍乱初起，才觉手脚作麻，胸口满闷，头目昏眩，神气如蒙，若云若雾，随即吐泻交作；并治感冒秽浊邪气寒热痧胀，及寒暑杂感，伏暑化疫。

【宜忌】闭证可用，脱证切不可用。

【加减】如舌黄心烦者，加益元散三钱，晚蚕沙四五钱同煎；如胸闷气塞者，加苦桔梗二钱，枇杷叶（去毛）三钱，蝉蜕二钱同煎；如腹痛者，加石菖蒲八分，白蔻仁五分，省头草二钱同煎；

腹胀者，加水炒川厚朴五分，大腹皮二钱同煎；夹受水毒者，加贯众三钱同煎。

痧疫回春散

【来源】《痧疫指迷》。

【组成】川厚朴（姜制）一两　广藿梗　白檀香　制茅术各一两　制半夏一两五钱　新会皮一两　宣木瓜一两　淡吴萸五钱　川椒种八钱　制附片八钱　高良姜八钱　乌梅肉八钱　广木香　台乌片各五钱

【用法】共为极细末。每服三钱，重者加倍，开水调服。

【主治】寒湿霍乱。吐泻，脉沉，肢冷，目陷，肌肉渐次消铄。

白虎合六一散

【来源】《治痢南针》。

【组成】知母四钱　石膏一两六钱　甘草一钱半　粳米一合　滑石三钱

【主治】伤暑霍乱，身热肢寒，自汗口渴，小便短赤者。

十滴水

【来源】《集成良方三百种》。

【组成】扁豆三两　丁香半两　厚朴二两　香薷一两　花椒半两（开口者）　云茯苓三两（连皮）　藿梗三两　辣椒一两　猪苓一两　苍术三两　干姜一两　泽泻二两　白芷一两　陈皮二两　腹皮二两　干烧酒五斤

【用法】上药连酒装入净瓷坛内，浸泡百日，打开过滤，去滓装小瓶，塞紧勿使泄气。每服一酒钟。如急用，将坛放入大锅内，加满水，煮沸一昼夜，凉透过滤即可用。每服十滴，病重酌加，温开水和服。

【主治】霍乱吐泻，受寒腹痛，恶心作呕，白痢水泻，一切痧症。

【验案】冻疮　《中国民间疗法》（1999，1：46）：用十滴水外涂治疗冻疮病人10例。结果：涂药1

次痊愈者6例，涂药2次痊愈者3例，涂药3次痊愈者1例。痊愈后红肿完全消退，无痛痒感，皮肤颜色恢复正常，破溃者创面愈合，无继发感染，功能恢复正常。

纯阳正气丸

【来源】《中药成方配本》

【组成】官桂一两　公丁香一两　青木香一两　生苍术一两　生白术一两　广皮一两　制半夏一两　白茯苓一两　广藿香一两　花椒五钱　红灵丹四钱

【用法】上药除红灵丹、花椒外，其余生晒，各取净末，将红灵丹加入一并和匀，用花椒煎汤代水泛丸，如椒目大。每服二钱，分二次开水吞服；小儿减半。

【功用】

1.《中药成方配本》：正气宣浊。

2.《北京市中药成方选集》：祛暑散寒，定痛止吐泻。

【主治】暑月感寒，腹痛吐泻。

【宜忌】忌生冷食物。

时疫救急丹

【来源】《北京市中药成方选集》。

【组成】藿香叶八两　香薷四两　丁香一两　檀香二两　木香一两五钱　沉香一两　白芷一两　木瓜三两　红大戟一两（炙）　茅茨菇一两　薄荷一两　茯苓四两　千金子霜一两　神曲（炒）六两　厚朴（炙）二两　甘草四两（上为细末，再兑：麝香三分　冰片三钱　雄黄五钱　薄荷冰一钱五分　牛黄三分）

【用法】上共为细末，混合均匀，用冷开水泛为小丸。每十六两用朱砂五钱、滑石三两五钱为衣。每服五分至一钱，温开水送下。

【功用】祛暑散寒，止痛止泄。

【主治】中暑中寒，暑湿霍乱，头晕身烧，腹痛肠鸣，呕吐泄泻。

【宜忌】孕妇忌服。

救急十滴水

【来源】《北京市中药成方选集》。

【组成】鲜姜二两（浸酒精十二两）　丁香二两（浸酒精十二两）　大黄四两（浸酒精十六两）　辣椒二两（浸酒精十六两）　樟脑三两（浸酒精十六两）　薄荷冰七钱（浸酒精十六两）

【用法】上药各泡或合泡十数日，去净滓，澄清装瓶，重八分。每服一小瓶，温开水送下。

【功用】祛暑散寒。

【主治】中暑，霍乱，呕吐恶心，绞肠痧症。

太乙紫金片

【来源】《全国中药成药处方集》（杭州方）。

【组成】茅慈菇　五倍子（捶破，拣去虫土，刮净毛）各二两　千金子霜一两　红毛大戟一两五钱　麝香三钱　梅冰片三钱　苏合油一两

【用法】上各取净粉，加糯米糊捶成薄片，洒金（或用京墨），切而用之。每服三至八分，小儿酌减，凉开水化服。

【功用】芳香通窍，辟秽解毒。

【主治】霍乱痧胀，山岚瘴气，中暑昏厥，水土不服，喉风中毒，中风诸痫，小儿急惊风，以及暑湿瘟疫，秽浊熏蒸，神识昏乱危急诸症。

白痧散

【来源】《全国中药成药处方集》（杭州方）。

【组成】生半夏四两　川贝母　月石各二两　麝香四钱六分　梅冰片四钱二分　西牛黄二钱　杜蟾酥九钱

【用法】上药各为细末，和匀，玻璃瓶封固。每用少许，吹入鼻孔。病重再服一分，凉开水调下。

【主治】伤暑受热，霍乱痧胀，绞肠腹痛，胸闷呕吐，头晕鼻塞，瘟疫秽气，中风昏厥，不省人事。

【宜忌】孕妇忌内服。

回阳救急酒

【来源】《全国中药成药处方集》（南昌方）。

【组成】公丁香一两　肉桂一两　樟脑一两

【用法】上为粗末，稀布袋盛装入有嘴瓷坛，灌入顶上干酒三斤，端午节午时浸备用（坛口及嘴封固）。每服十五至二十滴，冷白开水冲下（不可太热冲服），十分钟未效，再服二十滴。转筋者可以用酒擦患处。

【主治】阴寒霍乱，吐泻交作，手足厥冷，转筋，唇淡面白；并治阴寒腹痛。

【宜忌】泄泻后重不畅者忌服，忌食生冷瓜果。

灵宝如意丹

【来源】《全国中药成药处方集》（南昌方）。

【别名】灵宝丹。

【组成】法夏五钱　细辛四两　贯众六两　枯矾一两　牙皂五钱　薄荷叶四钱　广陈皮　川羌活各三钱　胆南星五钱　苍术四钱　檀香五钱　川芎　白芷　朱砂（水飞）各四钱　降香五钱　荆芥三钱　乳香（去油）五钱　明雄（水飞）防风　独活各三钱　蟾酥　桔梗各四钱　诃子肉　薄荷油各五钱　当门子五分

【用法】上为细末，以小瓶盛置，每瓶三分，黄蜡封固，勿令泄气。轻病者每服一分五厘，重病者五分，温开水送下。并且可以少许吹鼻取嚏。

【主治】感冒时邪，头昏鼻塞，中暑、中寒、中风、中痰、霍乱吐泻转筋，红痧、乌痧、绞肠痧、瘪螺痧，赤白痢疾，不服水土，及七十二种痧症。

【宜忌】孕妇忌服。

臭灵丹

【来源】《全国中药成药处方集》（吉林方）。

【组成】人参三钱四分　麝香六钱四分　梅片六钱七分　朱砂三钱四分　蟾酥七分　京墨七分　明雄六钱　鸭蛋一个（晒臭）

【用法】上为细末，再加上糯米，打糊为锭，大者七分重，小者三分五厘重，赤金为衣包装，瓷坛存贮。每服一锭，黄酒送下。

【功用】祛瘟疫，散热解毒。

【主治】霍乱时疫。

【宜忌】孕妇忌服。

救急雷公散

【来源】《全国中药成药处方集》（杭州方）。

【组成】硫黄（制）五钱　吴茱萸一两八钱　母丁香一两二钱　肉桂八钱　麝香四钱

【用法】上为细末。每用二分，将此散纳脐中，上贴膏药，重则用姜一片，艾火灸五至九壮，尤效。

【主治】霍乱吐泻，吊脚诸痧，绞肠腹痛，厥冷昏晕。

【宜忌】孕妇忌用。

救急避瘟散

【来源】《全国中药成药处方集》（吉林方）。

【组成】皂角二钱四分　朱砂　雄黄各一钱七分　细辛　贯众各二钱　麻黄　木香　桔梗　白芷　半夏　藿香　薄荷　枯矾　防风　甘草各一钱四分

【用法】上为细末。每服一钱，用姜水送下，再吹入鼻孔二三分更佳。小儿酌减。

【功用】除瘟解表，止痢消毒。

【主治】伤寒感冒，霍乱，红白痢疾，大便闭塞，小便赤涩，无名肿毒等。

麝香救疫散

【来源】《全国中药成药处方集》（沈阳方）。

【组成】麝香　冰片　牛黄各二分　朱砂二钱　牙皂　藿香各一钱五分　半夏　薄荷　广皮　贯仲　防风　枯矾　白芷　甘草各一钱　茅术五分

【用法】上为细末。成人每服一钱。小儿酌减。

【主治】瘟疫霍乱，流行时疫，水土不服，伤暑中恶，上吐下泻，腹痛转筋，头目晕眩，卒然昏倒。

辟瘟丹

【来源】《中医内科学》。

【组成】羚羊角　朴消　牙皂　广木香　黄柏　茅术　茜草　黄芩　姜半夏　文蛤　银花　川连　犀角　川朴　川乌　玳瑁　大黄　藿香　玄精石　郁金　茯苓　香附　桂心　赤小豆　降香　鬼箭羽　朱砂　毛茨菇　大枣　甘遂　大

戟 桑皮 千金霜 桃仁霜 槟榔 蓬莪术 胡椒 葶苈子 牛黄 巴豆霜 细辛 白芍 公丁香 当归 禹余粮 滑石 山豆根 麻黄 麝香 菖蒲 水安息 干姜 蒲黄 丹参 天麻 升麻 柴胡 紫苏 川芎 草河车 檀香 桔梗 白芷 紫菀 芫花 雄黄 琥珀 冰片 陈皮 腰黄 斑蝥 蜈蚣 石龙子

【用法】将上药炼丸，吞服。

【功用】芳香开窍，辟秽化浊。

【主治】寒霍乱，暴起呕吐下利，腹痛或不痛，胸膈痞闷，四肢清冷。

纯阳正气丸

【来源】《中国药典》。

【组成】广藿香 100 克　半夏（制）100 克　青木香 100 克　陈皮 100 克　丁香 100 克　肉桂 100 克　苍术 100 克　白术 100 克　茯苓 100 克　朱砂 10 克　硝石（精制）10 克　硼砂 6 克　雄黄 6 克　金礞石（煅）4 克　麝香 3 克　冰片 3 克

【用法】以上十六味，除麝香、冰片、消石外，朱砂、雄黄分别水飞或粉碎成极细粉，其余广藿香等十一味粉碎成细粉；将麝香、冰片研细，与上述粉末配研，再将硝石研细掺入，过筛，混匀；另取花椒 50 克，加水煎煮二次，取煎出液与上述粉末泛丸，阴干。每次口服 1.5～3 克，每日一至二次。

【功用】温中散寒。

【主治】暑天感寒受湿，腹痛吐泻，胸膈胀满，头痛恶寒，肢体酸重。

【宜忌】孕妇禁用。

时疫救急丸

【来源】《部颁标准》。

【组成】广藿香叶 240g　香薷 120g　檀香 60g　木香 45g　沉香 30g　丁香 30g　白芷 30g　厚朴（姜炙）60g　木瓜 90g　茯苓 120g　红大戟（醋制）30g　薄荷 30g　山慈菇 30g　甘草 120g　六神曲（麸炒）180g　冰片 9g　薄荷脑 4.5g　雄黄 15g　千金子霜 30g

【用法】水泛为丸，每 100 丸重 3g，密闭，防潮。口服，1 次 1.5～3g，每日 2 次，小儿酌减。

【功用】祛暑散寒，定痛止泻。

【主治】暑湿霍乱，头晕发热，脘腹胀痛，恶心呕吐，肠鸣泄泻。

【宜忌】本品按量服用，不宜多服，小儿酌减。孕妇忌服。

周氏回生丸

【来源】《部颁标准》。

【组成】五倍子 60g　檀香 9g　木香 9g　沉香 9g　丁香 9g　甘草 15g　千金子霜 30g　红大戟（醋制）45g　山慈姑 45g　六神曲（麸炒）150g　麝香 9g　雄黄 9g　冰片 1g　朱砂 18g

【用法】水泛为丸，每 10 丸重 1.5g，密封。口服，1 次 10 丸，每日 2 次。

【功用】祛暑散寒，解毒辟秽，化湿止痛。

【主治】寒霍乱，干霍乱，痧胀。

二十六、干霍乱

干霍乱，俗称搅肠痧、斑痧、乌痧胀，是以突然腹中绞痛，吐泻不得，烦躁闷乱，甚则面色青惨，四肢厥冷，头汗出，脉象沉伏为主要表现的疾病。《诸病源候论·干霍乱候》："干霍乱者，是冷气搏于肠胃，致饮食不消，但腹满烦乱、绞痛、短气，其肠胃先挟实，故不吐利。"

《圣济总录》："干霍乱之状，中气喘争，而不吐不利是也。肠胃挟实，与冷气相搏，正气暴衰，神志昏冒，上下隔塞，白汗自出，治之稍缓，则不可救。"《杂病源流犀烛·霍乱源流》："干霍乱，即俗云搅肠痧，亦由胃气虚，猝中天地邪恶污秽之气，郁于胸腹间，上不得吐，下不得泻，以致肠胃绞痛异常，胸腹骤胀，遍体紫黑。"

本病成因多为冷气搏于肠胃，或邪恶污秽之气郁于胸腹，闭塞经隧，气滞血凝，中气拂乱所致。其施治以辟秽泄浊，利气宣壅为基本。若因邪气过盛，可先用探吐法（将食盐用开水调成饱和盐汤服用，以指探吐）。一经吐出，不仅烦躁闷乱之症可减，而且可使下窍宣畅，二便自然通利。并可口服辟秽解毒，通闭开窍之品。

干姜丸

【来源】方出《太平圣惠方》卷四十七，名见《普济方》卷二〇二。

【组成】干姜二分（炮裂，锉）　川大黄一两（锉碎，微炒）　巴豆三枚（去皮心，研，纸裹压去油）　吴茱萸一两（汤浸七遍，焙干，微炒）

【用法】上为末，入巴豆令匀，炼蜜为丸，如梧桐子大。每服十五丸，以粥饮送下。须臾更以热茶投之。当吐利即愈。

【主治】干霍乱。心腹绞痛，气短急，四体闷，不吐利，烦哕难忍。

肉桂汤

【来源】方出《太平圣惠方》卷四十七，名见《普济方》卷二〇二。

【组成】肉桂（末）一两　诃黎勒皮（末）一分　巴豆一枚（去皮心，研，纸包压去油）

【用法】上药除桂，先将二味绵裹，入一中盏汤，浸良久，搦下黄汁，更入酒一合，下桂末令匀，顿服。须臾得吐痢。

【主治】干霍乱。

二胜散

【来源】《圣济总录》卷三十九。

【组成】诃黎勒皮　干姜（成块者）各二两

【用法】上药不捣碎，同用水二升，于铫子内煎，水尽为度，取出重细切、焙干，捣罗为散。每服二钱匕，陈米饮调下。

【主治】干霍乱，不吐不利，令人昏冒，烦乱气短，上下隔塞，冷汗自出。

人参汤

【来源】《圣济总录》卷三十九。

【组成】人参　厚朴（去粗皮，生姜汁炙）各一两　高良姜　桂（去粗皮）各半两　白茯苓（去黑皮）一两　甘草（炙）半两

【用法】上为粗末。每服三钱匕，水一盏，加生姜三片，煎至七分，去滓温服，不拘时候。

【主治】干霍乱。

冬葵子汤

【来源】《圣济总录》卷三十九。

【别名】冬葵汤（《嵩崖尊生全书》卷九）。

【组成】冬葵子　滑石（碎）　香薷（择）各二两　干木瓜（细切，去皮瓤）一枚

【用法】上为粗末。每服五钱匕，水一盏半，煎至一盏，去滓温服，日四五服。大小便通利，心中快，立瘥。

【主治】干霍乱，大小便不通，手足心俱热，闷乱。

陈橘皮汤

【来源】《圣济总录》卷三十九。

【组成】陈橘皮（汤浸，去白，焙）三两　蜀椒（去目并闭口，炒出汗）四十粒

【用法】上为粗末。每服五钱匕，水一盏半，加生姜三片，煎至一盏，去滓温服，不拘时候。

【主治】干霍乱，腹胁胀满，不吐利，心胸闷乱不可忍。

厚朴汤

【来源】《圣济总录》卷三十九。

【组成】厚朴（去粗皮，生姜炙）三分　大黄（锉，炒）二两　槟榔（锉）　枳壳（去瓤，麸炒）　朴消　高良姜各三分

【用法】上为粗末。每服五钱匕，水一盏半，煎至一盏，去滓温服。

【主治】

1.《圣济总录》：干霍乱。

2.《医学入门》：胀满。

3.《不居集》：寒痰咳嗽。

丁香散

【来源】《医方类聚》卷一〇八引《王氏集验方》。

【组成】丁香十四枚

【用法】上为末。热汤一升和之，顿服。不愈再服。

【主治】干霍乱，不吐不下。

立应散

【来源】《普济方》卷三九五。

【组成】盐二两　生姜一两

【用法】上同炒令转色。三岁半钱，童便半盏，煎三分，去滓温服。

【主治】小儿干霍乱，不吐不泻，腹胀如鼓，心胸痰壅。

调气散

【来源】《医学集成》卷三。

【组成】香附　藿香　沉香　木香　丁香　橘红　厚朴　槟榔　白蔻　香圆

【用法】上研末。姜汤送下。

【主治】干霍乱，不吐不泻者。

落盏汤

【来源】《本草纲目》卷九引《摘玄方》。

【组成】千年石灰

【用法】每服二钱。砂糖水调下，或淡醋汤亦可。

【主治】干霍乱病。

冬葵子汤

【来源】《何氏济生论》卷三。

【组成】冬葵子　滑石　香茹二两　木瓜一枚（去皮）

【用法】上为末，每次五钱，水煎服，一日五次。

【主治】干霍乱，二便不通，烦热胸闷。

四陈汤

【来源】《医学心悟》卷三。

【组成】陈皮（去白）　陈香橼（去穰）　陈枳壳（去穰，面炒）　陈茶叶各等分

【用法】上为末。每服三钱，开水点服。

【主治】干霍乱，欲吐不得吐，欲泻不得泻，变在须臾者。

诸葛武侯平安散

【来源】《医学心悟》卷三。

【组成】朱砂二钱　麝香　冰片各五厘　明雄黄　硼砂各五分　白消二分

【用法】上研极细末，用小瓷罐收贮。每用清水，以骨簪点二三厘在大眼角内，如点眼药法。

先急用烧盐和阴阳水吐之，或用四陈汤服之，外用本方点眼角。

【主治】干霍乱，欲吐不得，欲泻不能，变在须臾，名搅肠痧；或遍体紫黑，名乌痧胀。

【宜忌】点后，忌热茶、饮食半日。

灰糖水

【来源】《仙拈集》卷一。

【组成】古石灰（老塔庙古城墙取）三钱

【用法】入冷水搅浑，澄清去滓，调入砂糖二钱服。

【主治】干霍乱。

皂盐煎

【来源】《仙拈集》卷一。

【组成】食盐（炒）一两　牙皂一钱

【用法】水煎服，取吐。

【主治】霍乱，不得吐泻。

【宜忌】切不可与谷食米饮，入口即死。必待吐泻过二三时，直至饥甚，方可与稀粥慢慢调理。

烧盐散

【来源】《医林纂要探源》卷六。

【组成】烧盐　热童便

【用法】三饮而三吐之。

【主治】干霍乱。

【方论】此为霍乱之不得吐泻者设，不得吐泻，其外有所遏，其内纠结坚也，凡上闭则下亦不通，越之以吐，而上下通矣。盐能使人涌吐，童便降泄三焦之火。

救中汤

【来源】《温病条辨》卷二。

【别名】蜀椒救中汤。

【组成】蜀椒（炒出汗）三钱　淡干姜四钱　厚朴三钱　槟榔二钱　广皮二钱

【用法】加水五杯，煮取二杯，分二次服。

【功用】急驱浊阴，救中焦之真阳。

【主治】卒中寒湿，内挟秽浊伏阴与湿，眩瞀欲绝，腹中绞痛，脉沉紧而迟，甚则伏，欲吐不得吐，欲利不得利，甚则转筋，四肢欲厥，俗名发痧，又名干霍乱。

【加减】兼转筋者，加桂枝三钱，防己五钱，薏仁三钱；厥者，加附子二钱。

【方论】以大建中之蜀椒，急驱阴浊下行，干姜温中；去人参、胶、饴者，畏其满而守也；加厚朴以泻湿中浊气，槟榔以散结气，直达下焦，广皮通行十二经之气。

通脉化痰饮

【来源】《古方汇精》卷一。

【组成】童便一小盏　姜汁一匙

【用法】二味和匀，温服。

【主治】中风暑毒，一切恶毒，干霍乱卒暴之症。

【方论】童便降火为君，姜汁开痰下气为佐。

探吐饮

【来源】《古方汇精》卷一。

【组成】炒盐一撮。

【用法】和童便温服。

【主治】干霍乱，手足温者，入口即吐，气绝

复通。

茺蔚汤

【来源】《卫生鸿宝》卷一。

【组成】益母草

【用法】水浓煎，少投生蜜，放温，恣服取效。

【主治】番沙，干霍乱，腹痛骤发，深赤斑毒。

伤寒通用膏

【来源】《理瀹骈文》。

【组成】麻黄（去节）四两　柴胡一两　升麻　党参　当归各一两　赤芍　甘草各四两　朱砂　雄黄各一两半

【用法】麻油熬，黄丹收。贴膻中处。

【功用】发汗。

【主治】四时伤寒；伤寒汗后变为杂症及干霍乱亦可用。

【加减】春、夏，加石膏、枳实；秋、冬，加细辛、桂枝各五钱。石膏重用亦可。

四逆承气汤

【来源】《医方简义》卷二。

【组成】淡附片二钱　干姜一钱　炙甘草五分　厚朴一钱五分　麸炒枳实二钱　玄明粉三钱　酒蒸大黄六钱　乌梅一枚　川连一钱（酒炒）　川椒三十粒（炒去汗）

【用法】水煎服。

【主治】干霍乱。

自制四逆承气汤

【来源】《医方简义》卷二。

【组成】淡附片二钱　干姜一钱　炙甘草五分　厚朴一钱五分　麸炒枳实二钱　玄明粉三钱　酒蒸大黄六钱　乌梅一枚　川连一钱（酒炒）　川椒三十粒（炒去汗）

【用法】水煎服。

【主治】干霍乱症。

二十七、痧 胀

痧胀，即痧证，又名痧气、痧秽。临床症无定数，或先吐泻，后心腹绞痛；或先心腹绞痛而后吐泻，胸膈作胀，头目不清，遍身肿胀，四肢不举，舌强不语等。"痧胀"之名出现较晚，早期之干霍乱、绞肠痧与之相当。《急救痧症全书》："痧者，疠气也，入气分则作肿作胀，入血分则为蓄为瘀，遇食积痰火则气阻血滞。"《痧症要略》："痧胀者，气之闭也，火之逆也。治痧者，必先开其气，降其火，而后胀可消也。若食阻痧气于上者，则吐之；食结痧气于下者，则导之。故治胀必治气，治气必治血。盖血活痧行，血破痧气走，血败痧气败，而降火亦在其中矣，此治痧之要术也。"

灵通万应丹

【来源】《卫生鸿宝》卷一。

【别名】平安如意丹（原书同卷）、灵宝如意丹（《经验方》卷下）。

【组成】真蟾酥（舐之舌即麻者真）二两 茅术（小而有朱点者，米泔浸，炒焦黄）三两 明天麻（蒸、晒） 麻黄（去根节、晒） 明雄黄（水飞） 朱砂（水飞）各三两六钱 锦纹大黄（晒）六两 甘草（去皮）二两四钱 丁香（不拘公母）六钱 麝香三钱（一方加犀黄三钱）

【用法】上为细末，以蟾酥烧酒浸化，泛为丸，如莱菔子大，朱砂为衣。用两碗对合，手捧摇掷，药在内摩荡，自能坚实光亮，晒干。瓷瓶收贮。中暑头晕眼黑，恶心头痛，霍乱吐泻，手足厥冷，转筋，呃逆，绞肠痧，胃气痛，喉风喉痹，疟、痢，温水送下七八丸，重者十三四丸；瘟疫、斑痧，中风痰厥，不省人事，研三丸吹鼻，再用十余丸汤灌；小儿初生，脐风撮口，药力难施，以一二丸研细，吹鼻取嚏，得汗即愈；急惊，研末吹鼻，再以末灌之，立苏；牙痛、走马疳、恶疮疔毒、蛇蝎虫伤，狗咬，捣末，酒调敷患处；缢溺、跌打、惊魇、略有微气，将药研末吹鼻灌口，立可回生；山岚瘴气，一切秽气，口含二三丸，邪毒不侵。

【主治】老幼、男女百病，中暑头晕眼黑，恶心头痛；霍乱吐泻，手足厥冷，转筋、呃逆；绞肠痧，胃气痛，喉风喉痹，疟、痢、瘟疫，斑痧；中风痰厥、不省人事，小儿初生，脐风撮口，急惊、牙痛，走马疳，恶毒疔疮。蛇蝎虫伤，狗咬，缢溺、跌打、惊魇、山岚瘴气，一切秽气。

【宜忌】虚损及孕妇忌服。服药后停茶、酒、饭一二时。

丹平散

【来源】《痧证汇要》卷一。

【别名】通关散（《卫生鸿宝》卷一）、霹雳散（《医学集成》卷三）、雷击散（《治疗汇要》卷下）。

【组成】牙皂三钱 广藿香 白芷 广皮 贯仲 薄荷 生甘草 黄木香 桔梗 半夏各二钱 明雄黄 明朱砂各二钱五分 防风一钱 细辛三钱 枯矾一钱五分

【用法】上为末。先用一分吹鼻；次用一钱，白开水冲服。

服药后再看前后心，如有红点，用针刺破，立愈。

【功用】

1.《痧证汇要》：辟秽散寒，通窍解毒。

2.《蒲辅周医疗经验》：开闭豁痰，祛风杀虫，避恶除邪。

【主治】

1.《痧证汇要》：卒患昏晕，牙关紧急，手足麻木，咽喉肿闷，心腹疼痛。

2.《卫生鸿宝》：感受瘟气，霍乱吐泻，喉痛心慌，闭目不语，手足麻木，发冷转筋，牙关紧闭，脉气闭塞，黑痧红痧。

桃灵丹

【来源】《万病回春》卷五。

【组成】玄胡索一两 桃仁（去皮）五钱（另研）五灵脂五钱 乳香五钱 没药七钱

【用法】上各为细末；醋糊为丸。每服二三十丸，心疼，淡醋汤送下；腹痛，干姜汤送下，或用黄酒送下。

【主治】心腹痛疼及阴症，或绞肠痧。

清肺饮

【来源】《痘疹活幼至宝》卷终。

【组成】石膏 生地各二钱 麦门冬（去心） 元参各一钱 桔梗 黄芩 当归尾 知母各八分 柴胡 陈皮各六分 甘草五分 僵蚕五条

【用法】上加竹叶三片，水煎服。

【主治】痧证四五日，回时尚有余毒留于肺胃，咳嗽气粗，外热不退者。

犀角解毒化痰清火丸

【来源】《痘疹活幼至宝》卷终。

【组成】生犀角一两 归尾八钱 丹皮 紫草 甘草梢 川贝母（去心） 薄荷各一两 花粉 生地黄二两 黄连 牛蒡子三钱 赤芍六钱

【用法】上为末，炼蜜为丸，如弹子大。每服一丸，竹叶汤送下。

【主治】痧疹。咳嗽气喘，唇红，结热在内，烦躁不安，或口鼻出血者。

人马平安散

【来源】徐评《外科正宗》卷十二。

【组成】西牛黄四分 冰片六分 麝香六分 蟾酥一钱 火消三钱 滑石四钱 石膏二两（煅） 大赤金箔四十张

【用法】上为极细末，瓷瓶收藏。吹鼻中。

【主治】夏月受暑，头目昏晕，或不省人事，或患痧腹痛。

行军散

【来源】《霍乱论》卷下。

【别名】武候行军散（《感证辑要》卷四）、诸葛行军散（《方剂学》）。

【组成】西牛黄 当门子 真珠 梅片 硼砂各一钱 明雄黄（飞净）八钱 火消三分 飞金二十页

《方剂学》：本方原用飞金，取其重镇安神之效，上海、南京等成方配本均改用"姜粉"。《中国药典》1977年版亦去飞金加姜粉，如此则具有降逆和中作用，增加辟秽解毒之功。但姜粉性味辛热，因此对口疮咽痛，风热障翳者，不宜使用。又《北京市中药成方选集》有干姜粉一钱，薄荷冰一分。

【用法】上药各为极细末，再合研匀，瓷瓶密收，以蜡封之。每服三五分，凉开水调下。

【功用】《方剂学》：开窍，辟秽，解毒。

【主治】《霍乱论》：霍乱痧胀，山岚瘴疠，及暑热秽恶诸邪，直干包络，头目昏晕，不省人事，危急等证。并治口疮喉痛；点目，去风热障翳；搐鼻，辟时疫之气。

【宜忌】《方剂学》：本方辛香走窜，孕妇慎服。

夺命丸

【来源】《济阳纲目》卷七十二。

【组成】沉香 广木香 乳香 丁香（微炒） 苦葶苈各五分 皂角三分 巴豆（去皮，炒黄）四钱

【用法】上先将六味为细末，后将巴豆研细，同入一处再研匀，用熟枣肉为丸，如豌豆大，油单纸包裹。量病人大小，重者三丸，轻者二丸，皆以凉水送下。

【主治】心痛或急心痛，或绞肠痧，或积聚不思饮食，或湿痛、冷痛；小儿咳嗽泻痢；妇人血块积聚。

和荣散

【来源】《丹台玉案》卷六。

【组成】当归 川芎 生地 麦门冬 白芍 木通 甘草各八分

【用法】加灯心三十茎，水煎服。

【主治】痧已出，浑身发热。

清金饮

【来源】《丹台玉案》卷六。

【组成】天花粉 桔梗 桑皮 知母各七分 玄参 连翘 干葛各八分

【用法】上加灯心三十茎，水煎服。

【主治】痧症咳嗽，口干心烦。

清毒汤

【来源】《丹台玉案》卷六。

【组成】黄连 黄芩 防风 荆芥各一钱 桔梗 石膏 玄参 木通 山栀仁各八分

【用法】上加淡竹叶二十片，水煎服。

【主治】夏月大热，痧症初起。

解毒汤

【来源】《丹台玉案》卷六。

【组成】防风 薄荷 荆芥 石膏 知母各八分 桔梗 甘草 牛蒡子 连翘 木通 枳壳各六分

【用法】上加淡竹叶二十片，水煎服。

【主治】痧症初起，天时温暖。

羌独败毒散

【来源】《症因脉治》卷四。

【组成】羌活 独活 柴胡 前胡 桔梗 防风 荆芥 广皮 甘草 川芎

【主治】痧胀腹痛，恶寒发热，脉浮大者。

和脾宣化饮

【来源】《救偏琐言·备用良方》。

【别名】二十八号恒象方（《杂病源流犀烛》卷二十一）、竹四（《痧症全书》卷下）。

【组成】广皮 莱菔子（半生半炒） 前胡 卷舒（炒） 大腹皮（去黑瓤，黑豆汤泡洗） 麦芽各二钱

方中诸药用量原缺，据《痧胀玉衡》补。

【用法】山楂一两至二两煎汤代水。

【主治】

1.《救偏琐言·备用良方》：痘后饮食过伤，气壅饱闷，叫喊不已者。

2.《痧胀玉衡》：痧气食结，胸中饱闷，腹内绞痛。

人马平安散

【来源】《治痧要略》。

【组成】朱砂（研细，水飞）三钱 火消二钱 麝香 冰片 炒莘荑 白矾各三分 牛黄 食盐各一分 真金箔三十张。

【用法】上为极细末。入瓷瓶内，勿泄气。点眼角内。

【主治】痧症。

三因散

【来源】《治痧要略》。

【组成】山楂 莱菔子 槟榔 香附各一钱 红花 泽泻各五分

【用法】上为细末。每服五分，清茶稍冷服。

【主治】痧因食积，致气血阻滞者。

正气汤

【来源】《治痧要略》。

【组成】蚕沙一钱 香附七分 青蒿六分 陈皮五分 千金子 砂仁 薄荷各三分

【用法】水煎，微冷服。

【主治】痧因于触秽者。

四七汤

【来源】《治痧要略》。

【组成】桃仁 银花 红花 五灵脂 香附 山楂各一钱 木通五分

【用法】水煎，微温服。

【主治】痧因血滞而痛者。

四宝花散

【来源】《治痧要略》。

【组成】郁金一钱　细辛　降香各三钱　荆芥四钱

【用法】上为细末。每服三匙，清茶稍冷调服。

【主治】痧症。

兑金丸

【来源】《治痧要略》。

【组成】锦纹大黄（切片，晒干）六两　明天麻（切片，焙干）三两六钱　茅山苍术（色黑而小有朱砂点者，米泔水浸软，切片，晒干）三两　麻黄（去节，细锉，晒干）三两六钱　雄黄（透明者，水飞）三两六钱　甘草（去皮，微炒）二两四钱　真蟾酥（舌舐即麻者真）九钱（好烧酒化为丸）　丁香（不拘公母）六钱　麝香（须真上好）三钱　朱砂（研细，水飞）三两六钱

【用法】上为细末，如蟾酥酒不能胶粘，酌和糯米粥浆，如萝卜子大，用朱砂为衣，将两碗对合，以手摇掷，使药丸在碗内磨转，自能坚实而光亮，晒干收贮瓷瓶内听用。凡痧胀痰厥并卒中寒暑，不省人事，及惊风险症，牙关紧闭者，先以二三丸研细，吹入鼻内，或用阴阳水或凉水灌六七丸；若山岚瘴气，夏月途行，空心触秽，口含三丸，邪热不侵；痈疽疔疮，及蛇蝎毒虫所伤，捣末好酒调涂；小儿发痘不出，闭闷而死，及痰涎壅盛，用葱白三寸煎汤，加倍调服；小儿急慢惊风，脚直眼倒，牙关紧闭者，将四五丸研末，吹入鼻内，更汤调灌五六丸；遇有自缢胸口尚温者，轻轻解下，速研数丸吹鼻；凡跌死、打死、惊死、喝死、魇魅死、气闭死、溺死、闭死、痰厥、冷厥者，只要略有微气，研末，吹鼻灌口。

【主治】痧胀痰厥并卒中寒暑，不省人事，惊风险症，牙关紧闭；山岚瘴气，夏月途行，空心触秽；痈疽疔疮，蛇蝎毒虫所伤；小儿发痘不出，闭闷而死，痰涎壅盛；小儿急慢惊风，脚直眼倒，牙关紧闭；自缢胸口尚温者；跌死、打死、惊死、喝死、魇魅死、气闭死、溺死、闭死、痰厥、冷厥，尚略有微气者。

【宜忌】孕妇、产后忌服。

郁金散

【来源】《治痧要略》。

【组成】细辛五钱　乌药三钱　降香二钱　沉香　木香　千金子各一钱

【用法】上为细末。每服三分，砂仁汤稍调下。

【主治】过饮寒凉，致痧毒遏伏者。

荆芥汤

【来源】《治痧要略》。

【组成】荆芥　陈皮　香附　枳壳　薄荷　红花各八分　郁金二分

【用法】水煎，稍冷服。

【主治】痧因于气郁者。

【加减】食滞，加莱菔子；痰多，加白芥子；气壅，加乌药；血壅，加桃仁、红花；心烦热，加山栀；伤暑，加青蒿、银花。

清凉散

【来源】《治痧要略》。

【组成】薄荷　连翘　山栀　青蒿　木通　泽泻　银花　香附　蚕沙各一钱

【用法】水煎，稍冷服。

【主治】热痧痛，常上升者。

清暑汤

【来源】《治痧要略》。

【组成】香薷　青蒿　薄荷　泽泻　木通各七分　连翘　银花各八分

【用法】水煎，冷服。

【主治】痧因于暑者。

散表汤

【来源】《治痧要略》。

【组成】防风　荆芥　独活　陈皮各一钱　细辛　香附　砂仁各三分　银花　红花各五分

【用法】水煎，稍冷服。

【主治】痧为寒邪外闭者。

散痧汤

【来源】《治痧要略》。

【组成】防风 荆芥 陈皮 金银花各八分 蝉蜕五分 红花三分 泽兰六分

【用法】水煎，稍冷服。

【主治】痧因于风者。

【加减】头面肿，加薄荷；腹胀，加厚朴；手足肿，加威灵仙、倍银花；内热，加连翘；小腹痛，加青皮；寒热，加独活；吐不止，加砂仁；热，加童便；痰多，加杏仁、僵蚕；血滞，倍红花；咽肿，加薄荷、山豆根；食积，加山楂、麦芽；心胃痛，加延胡、香附；赤白痢，加槟榔；口渴，加葛根；血瘀面黑，加茜草、桃仁；血热面红，加童便；胸膈胀，加蚕沙、枳壳；触秽，加降香、砂仁、薄荷。

解毒汤

【来源】《治痧要略》。

【组成】连翘 地丁 牛蒡子各八分 穿山甲 木通 青蒿各五分 菊花一钱 银花三钱 土贝八分

【用法】上加胡桃肉一枚，水煎，温服。

【主治】痧滞经络肌肉，发为肿毒疔疮。

【加减】毒在背，加皂刺；在面，加白芷；在胸，加瓜蒌、僵蚕；在手足，倍银花。

苏木散

【来源】《痧胀玉衡》卷下。

【别名】竹五（《痧症全书》卷下）、二十九号升象方（《杂病源流犀烛》卷二十一）。

【组成】苏木二两 白蒺藜（捣去刺） 红花 玄胡索 桃仁（去皮尖）各一两 独活三钱 五灵脂七钱 降香 姜黄 赤芍药各六钱 大黄五钱 乌药 山棱 蓬术 陈皮 青皮 皂角刺 香附（酒炒）各四钱

【用法】上为细末。每服二钱，温酒下。

【主治】痧毒血瘀成块，坚硬突起不移者。

匏 七

【来源】方出《痧胀玉衡》卷上，名见《痧症全书》卷下。

【别名】三十九号颐象方（《杂病源流犀烛》卷二十一）。

【组成】柴胡 连翘 山楂 萝卜子 红花 荆芥 花粉 枳实 酒制大黄二钱
上除大黄外，余药剂量原缺。

【用法】水煎，微冷服。大便通而安。

【主治】

1.《痧胀玉衡》：痧症类伤寒。头痛，恶寒发热，心胸烦闷，口渴咽干，头汗如雨，痰喘面黑，十指头俱有黑色，气口脉虚，时或歇指，左手三部，洪数无伦。

2.《痧症全书》：痧症，先因伤食，发热口干。

【验案】痧 方居安内室，正月头痛，恶寒发热，心胸烦闷，口渴咽干，头汗如雨，痰喘面黑，十指头俱有黑色，已五日矣。延余诊之，气口脉虚，时或歇指，左手三部，洪数无论。余曰：非痧而有是脉，恐不能生矣，因看痧筋，幸其弟善放痧，见有青筋，曰此真痧也。刺顶心一针，左臂弯一针，右腿弯一针，毒血已去，不愈。余想其饭后起病，即以矾汤稍冷多服，吐去宿食，烦闷痰喘，头汗俱除，余症未愈。次日其弟复为放痧，饮以阴阳水一碗，亦未愈。余用此方二剂，大便通而安。追后十余日，腹中大痛，口吐涎沫，此又因秽气所触而复痧也，令其刮痧少安，用藿香正气汤稍冷服之，腹痛顿止，后用补中益气汤，十全大补汤调理如旧。

匏 六

【来源】方出《痧胀玉衡》卷上，名见《痧症全书》卷下。

【别名】三十八号噬嗑方（《杂病源流犀烛》卷二十一）。

【组成】泽兰 香附 桃仁 苏木 独活 白蒺末 山楂 乌药

【用法】水煎，微温服。

【主治】痧症类伤寒。

【验案】痧症类伤寒 车文显次子，恶寒发热十二日，昏迷沉重，不省人事，适余至乡，延余诊之。见其面色红黑，十指头俱青黑色。六脉洪数。皆曰新婚燕尔，症必属阴。余曰非也。若以阴治，一用温补热药，殆迫其死矣。夫脉洪数者，痧毒搏激于经络也；十指青黑者，痧之毒血流注也；面色红黑者，痧毒升发于头面三阳也。及视腿弯，痧筋若隐若现，放之微有紫黑血点而已。其父素知痧患，便云此真痧也。奈前因暗痧莫识，数饮热汤，毒血凝聚于内，放之不出，将何以救之。余用宝花散，晚蚕沙汤冷饮之，渐醒，痧筋复现于左腿弯二条，刺出紫黑毒血如注，乃不复如前之昏迷矣。但发热身重，不能转侧，肩背多痛，用此方微服之。渐能转运，犹身热不凉，大便不速，用卜子、麦芽、枳实、大黄、紫朴、桃仁煎汤温服，便通热减，后调补三月而痊。

土 七

【来源】方出《痧胀玉衡》卷中，名见《痧症全书》卷下。

【别名】四十七号讼象方（《杂病源流犀烛》卷二十一）。

【组成】桃仁 赤芍 泽兰 玄胡索 红花 陈皮 乌药 独活
　　《痧症全书》有丹参。

【主治】内伤兼痧。

【验案】内伤兼痧 曹洪宇子之外戚，争夺家产，讼公庭，有老妇造其家，互相争殴，发热沉重，咳嗽吐痰，胸中胀闷，诸亲戚唯恐毙于曹姓室中，邀余往视，余为诊之。知其内伤兼痧症也，刺痧筋二十余针，付宝花散微温服之，胀闷稍松。又用上方治其内伤，服后下黑粪，瘀血俱消，诸症俱愈。

土 六

【来源】方出《痧胀玉衡》卷中，名见《痧症全书》卷下。

【别名】四十六号涣象方（《杂病源流犀烛》卷二十一）。

【组成】丹参 旋覆 山楂 橘红 泽兰 角刺 山甲 姜黄 延胡 赤芍

【用法】水煎服。

【功用】散毒，消瘀，解痛麻。

【主治】痧症，半身不遂。

木 一

【来源】方出《痧胀玉衡》卷中，名见《痧症全书》卷下。

【别名】五十七号兑象方（《杂病源流犀烛》卷二十一）。

【组成】荆芥 连翘 防风 红花 青皮 桔梗 枳壳 山楂 卜子
　　《痧症全书》有牛蒡子。

【主治】小儿痘前痧胀，心胸烦闷，痰证壅塞，甚至昏迷沉重，不省人事，脉滑疾。

【验案】痘前痧胀 夏子亮幼子，五月发热，痰喘气急，四肢战动，两目无神，不省人事，口热如炉，面有隐隐红紫细点。延余看痘，阅其腿弯，有紫筋两条，必痘因痧胀而发。先用针刺出毒血，随用本方一剂，俟稍冷饮之，其痘即发，至十二朝乃痊。

竹 六

【来源】方出《痧胀玉衡》卷中，名见《痧症全书》卷下。

【别名】三十号井象方（《杂病源流犀烛》卷二十一）。

【组成】苏木 红花 泽兰 桃仁 乌药 桔梗 川芎 牛膝
　　方中"苏木"，《痧症全书》作"蓬术"。

【用法】水煎，温服。

【主治】紫疱痧，痧毒之气存肌表。

【验案】发出两腿足紫血疱，如圆眼大，密难数记，皆云此烂疔之症，服药益甚。求余治，视疱多可畏，及见有痧筋，发现于腿弯，方知痧者犹树之根，疱者犹树之叶也。遂为放痧三针，又刺指头痧二十一针，尽去其毒血。复诊其脉，六部俱和，殆其痧毒之气已散，但存肌表紫疱而已，用苏木、红花、泽兰、桃仁、乌药、桔梗、川芎、牛膝、二剂，温服。凡紫血疱尽收靥结痂而愈。

革 七

【来源】方出《痧胀玉衡》卷中，名见《痧症全书》卷下。

【别名】五十五号需象方（《杂病源流犀烛》卷二十一）。

【组成】独活 细辛 柴胡 金银花 丹参 益母草 牛膝 石斛 乌药 山楂 陈皮

【用法】水煎，微温服。

【主治】产后痧痛。

【验案】产后痧痛 蒋南轩内室，产后八日恶露去血过多，忽恶寒发热，胸中胀闷垂危，脉洪大无伦。放痧毒，刺指臂出紫黑毒血，三十余针，用上药四剂，寒热胀闷俱除，调补而愈。

丁香阿魏丸

【来源】《痧胀玉衡》卷下。

【别名】丝一（《痧症全书》卷下）、十七号艮象方（《杂病源流犀烛》卷二十一）。

【组成】卜子 五灵脂 楂肉 神曲 青皮 枳实各一两 蓬术 厚朴各八钱 山棱 槟榔各七钱 白豆仁 乌药 姜黄各五钱 木香 沉香各三钱 阿魏二钱 丁香一钱

【用法】水为丸，如绿豆大。每服十丸，紫荆皮汤温下。

【主治】

1.《痧胀玉衡》：痧胀食积成块，痛而不已，推上移下，日夕叫喊，病久不愈者。

2.《杂病源流犀烛》：抽筋手足疼，青筋胀起。

三香丸

【来源】《痧胀玉衡》卷下。

【别名】匏一（《痧症全书》卷下），三十三号巽象方（《杂病源流犀烛》卷二十一）。

【组成】木香 沉香 檀香各五钱 砂仁 卜子各八钱 五灵脂六钱

【用法】上为末，水泛为丸。微温白汤送下。

【主治】痧症过服冷水，痞闷者。

三香散

【来源】《痧胀玉衡》卷下。

【别名】丝二（《痧症全书》卷下）、十八号贲象方（《杂病源流犀烛》卷二十一）。

【组成】木香 沉香 檀香等分

【用法】上为细末。每服五分，砂仁汤微冷调下。

【主治】痧症过饮冷水，痧不愈者。

木通汤

【来源】《痧胀玉衡》卷下。

【别名】土四（《痧症全书》卷下）、四十四号未济方（《杂病源流犀烛》卷二十一）。

【组成】牛膝三钱 丹皮 细辛 连翘 金银花 泽兰 白及 蒲黄 木通 延胡索各一钱

【用法】水煎，加童便微温服。

【主治】太阳小肠经痧，痧盛成均子，小腹大痛，每每左卧，左足不能屈伸，痧筋不现。

化毒丹

【来源】《痧胀玉衡》卷下。

【组成】金银花 薄荷各一两 细辛 枳壳各五钱 川贝母二两

【用法】上为细末。每服六分，细茶稍冷调下。

【主治】痧胀，痰气壅盛。

牛黄丸

【来源】《痧胀玉衡》卷下。

【别名】土五（《痧症全书》卷下）、四十五号蒙象方（《杂病源流犀烛》卷二十一）。

【组成】胆星 天竹黄各三钱 雄黄五分 朱砂五分 牛黄 麝香各四分

【用法】上为末，甘草水为丸，如梧桐子大。每服二丸，淡生姜汤稍冷送下。

【主治】

1.《痧胀玉衡》：痧胀痰涎喘息。

2.《杂病源流犀烛》：小儿夹惊痧。小儿一时痰涎壅盛，气急不语，眼目上翻，手足发搐，肚腹胀满。

乌药顺气汤

【来源】《痧胀玉衡》卷下。

【别名】石三（《痧症全书》卷下）、十一号屯象方（《杂病源流犀烛》卷二十一）。

【组成】三棱　蓬术　卜子　白芥子　玄胡索　枳壳　青皮　乌药各八分　红花七分　香附四分

【用法】水煎，稍冷服。

【主治】痧气内攻。

必胜汤

【来源】《痧胀玉衡》卷下。

【别名】匏二（《痧症全书》卷下）、三十四号小畜方（《杂病源流犀烛》卷二十一）。

【组成】红花　香附各四分　桃仁（去皮尖）　大黄　贝母　山楂　赤芍　青皮　五灵脂各一钱

【用法】水二钟，煎七分，微温服。

【功用】《重订通俗伤寒论》：破血散结。

【主治】痧有因于血实者。

当归枳壳汤

【来源】《痧胀玉衡》卷下。

【别名】土八（《痧症全书》卷下）、四十八号同人方（《杂病源流犀烛》卷二十一）。

【组成】归身　山楂　枳壳　红花　赤芍　青皮　茜草　连翘　丹参　续断各一钱

【用法】水二钟，煎七分，微温服。

【功用】养血和中。

【主治】
1.《痧胀玉衡》：痧胀。
2.《痧症全书》：吐衄便红。

当归枳壳汤

【来源】《痧胀玉衡》卷下。

【别名】匏三（《痧症全书》卷下）、三十五号家人方（《杂病源流犀烛》卷二十一）。

【组成】归尾　枳壳　赤芍各一钱　山楂　卜子各二钱　紫朴八分

【用法】水煎，微冷服。

【功用】消食顺气和血。

【主治】痧胀。

冰硼散

【来源】《痧胀玉衡》卷下。

【别名】二十五号震象方（《杂病源流犀烛》卷二十一）、竹一（《痧症全书》卷下）。

【组成】硼砂　天竺黄各二钱　朱砂二分　玄明粉八厘

【用法】上为末。吹入喉中。

【主治】痧证咽喉肿痛。

防风胜金汤

【来源】《痧胀玉衡》卷下。

【别名】匏五（《痧书》卷下），三十七号无妄方（《杂病源流犀烛》卷二十一）。

【组成】防风　乌药　玄胡索　桔梗　枳壳各七分　卜子二钱　槟榔　金银花　山楂　连翘　赤芍各一钱

【用法】水二钟，煎至七分，稍冷服。

【主治】痧因于食积血滞者。

【验案】小儿夜啼痧　汪洪皋子二岁时，夜深啼哭，至清晨不止。延余四子端英视之，腿弯有痧筋现，放一针，出紫黑毒血，乃与防风胜金汤倍加麦芽，稍冷饮之而安。

防风散痧汤

【来源】《痧胀玉衡》卷下。

【别名】金一（《痧书》卷下）、一号乾象方（《杂病源流犀烛》卷二十一）。

【组成】防风　陈皮　细辛　金银花　荆芥　枳壳各等分

　　方中金银花，《痧书》、《杂病源流犀烛》作"旋覆花"。

【用法】水二钟，煎至七分，稍冷服。

【主治】痧因于风者。

【加减】头面肿，加薄荷、甘菊；腹胀，加大腹皮、厚朴；手足肿，加威灵仙、牛膝、倍银花；内热，加连翘、知母；痰多，加贝母、瓜蒌仁；

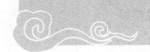

寒热，加柴胡、独活；吐不止，加童便；小腹胀痛，加青皮；血滞，加茜草、丹参；咽喉肿，加山豆根、射干；食积腹痛，加山楂、卜子；心痛，加玄胡索、蓬术；赤白痢，加槟榔；口渴，加花粉；面黑血瘀，加苏木、红花；秽触，加藿香、薄荷；放痧不出，倍细辛，加苏木、桃仁、荆芥。

如圣散

【来源】《痧胀玉衡》卷下。

【别名】竹三（《痧症全书》卷下）、二十七号解象方（《杂病源流犀烛》卷二十一）。

【组成】牛蒡子 苏梗 薄荷 甘菊 金银花 川贝母 连翘 枳壳各一钱 桔梗五分 乌药四分

【用法】水煎，微温加童便冲服。

【主治】痧，咽喉肿痛。

红花汤

【来源】《痧胀玉衡》卷下。

【别名】丝七（《痧症全书》卷下）、二十三号中孚方（《杂病源流犀烛》卷二十一）。

【组成】红花 蒲黄 青皮各一钱 香附四分 贝母二分 枳壳六分

【用法】水二钟，煎至七分，微温服。

【主治】痧证因于血瘀者。

连翘薄荷饮

【来源】《痧胀玉衡》卷下。

【别名】竹七（《痧症全书》卷下）、三十一号大过方（《杂病源流犀烛》卷二十一）。

【组成】香附 卜子 槟榔 山楂 陈皮 连翘 薄荷各等分 木香二分（研、冲）

【用法】加砂仁五分，水煎，稍冷服。

【主治】痧症食积气阻。

沉香丸

【来源】《痧胀玉衡》卷下。

【别名】金八（《痧症全书》卷下）、八号大有方（《杂病源流犀烛》卷二十一）。

【组成】沉香 槟榔各五钱 枳实 厚朴各七钱 三棱 蓬术 广皮 天仙子（即朱蓼子）各六钱 白豆仁 乌药各四钱 木香三钱 姜黄五钱 卜子七钱

【用法】水发为丸，如绿豆大。每服三十丸，以砂仁汤稍冷送下。

【主治】痧气急，胸腹胀痛，迷闷昏沉。

沉香阿魏丸

【来源】《痧胀玉衡》卷下。

【别名】石一（《痧书》卷下）、九号坎象方（《杂病源流犀烛》卷二十一）。

【组成】五灵脂 广皮各一两 青皮 天仙子 姜黄 蓬术 三棱各七钱 枳壳六钱 白豆仁 乌药各五钱 木香 沉香各二钱 阿魏一钱

【用法】水为丸，如绿豆大。每服三十丸，以砂仁汤稍冷送下。

【主治】痧气壅，血阻，昏迷不醒，偏身沉重，不能转侧。

沉香郁金散

【来源】《痧胀玉衡》卷下。

【别名】十三号革象方（《杂病源流犀烛》卷二十一）、石五（《痧书》卷下）。

【组成】沉香 木香 郁金各一钱 乌药三钱 降香二钱 细辛五钱

【用法】上为细末。每服三分，以砂仁汤稍冷送下。

【主治】

1.《痧胀玉衡》：痧气寒凝。

2.《种福堂公选良方》：腹痛。

阿魏丸

【来源】《痧胀玉衡》卷下。

【别名】金七（《痧症全书》卷下）、七号晋象方（《杂病源流犀烛》卷二十一）。

【组成】玄胡索 苏木 五灵脂 天仙子各一两 蓬术 广皮 枳实 三棱 厚朴 槟榔 姜黄各七钱 乌药五钱 降香 沉香各三钱 阿魏

二钱　香附四钱　卜子一两

【用法】水泛为丸，如绿豆大。每服十五丸，砂仁汤稍冷送下。

【主治】食积壅阻痧毒，气滞血凝，疼痛难忍，头面黑色，手足俱肿，胸腹胀闷。

陈皮厚朴汤

【来源】《痧胀玉衡》卷下。

【别名】丝八（《痧症全书》卷下）、二十四号渐象方（《杂病源流犀烛》卷一）。

【组成】陈皮　紫朴　山楂　乌药　青皮各等分

【用法】水二钟，煎七分，稍冷服。

【主治】痧症因于气阻者。

【加减】痰多，加白芥子、贝母；痧筋不现，加细辛、荆芥；血瘀，加玄胡索、香附、桃仁；头汗，加枳实、大黄；口渴，加薄荷、花粉。

宝花散

【来源】《痧胀玉衡》卷下。

【别名】石二（《痧症全书》卷下）、十号节象方（《杂病源流犀烛》卷二十一）。

【组成】郁金一钱　细辛三两　降香三钱　荆芥四钱

【用法】上为末。每服三匙，清茶稍冷服。

【主治】

1.《痧胀玉衡》：痧胀。

2.《杂病源流犀烛》：绞肠痧。心腹绞切大痛，或如板硬，或如绳转，或如筋吊；或如锥刺，或如刀刮，痛极难忍。轻者亦微微绞痛，胀闷非常。

降香桃花散

【来源】《痧胀玉衡》卷下。

【别名】十二号既济方（《杂病源流犀烛》卷二十一）、石四（《痧症全书》卷下）。

【组成】降香五钱　牛膝二两　桃花　红花　大红凤仙花各七钱　白蒺藜一两

【用法】上为末。黑砂糖调，童便冲服。

【主治】痧毒中肾。

细辛大黄丸

【来源】《痧胀玉衡》卷下。

【别名】石七（《痧症全书》卷下）、十五号明夷方（《杂病源流犀烛》卷二十一）。

【组成】细辛　大黄　枳实　紫朴　麻仁　青皮　桃仁（去皮尖）各等分

【用法】上为末，水泛为丸。每服一钱，重者二钱，再重三钱，淡姜汤送下，稍冷服之。

【主治】痧，大便干结，气血不通，烦闷壅盛，昏沉者。

枳实大黄汤

【来源】《痧胀玉衡》卷下。

【组成】赤芍　青皮　枳实　桃仁（去皮尖）　金银花　槐花　黄芩（酒炒）　大麻仁　连翘各一钱　大黄三钱

【用法】水煎，微温服。

【主治】痧毒结于大肠。

荆芥汤

【来源】《痧胀玉衡》卷下。

【别名】金五（《痧症全书》卷下）、五号观象方（《杂病源流犀烛》卷二十一）。

【组成】荆芥　防风各一钱　川芎三分　陈皮　青皮　连翘各八分

【用法】用水二钟，煎至七分，稍冷服。

【主治】

1.《痧胀玉衡》：痧有郁气不通者。

2.《痧症全书》：阳痧，手足暖，腹痛者。

【加减】食不消，加山楂、莱菔子；心烦热，去川芎，加黑山栀；有积，加槟榔；痰多，加贝母、白芥子；气壅，加乌药、香附；血壅，加桃仁、红花；郁闷不舒，加细辛；食积，加三棱、莪术；大便不通，加枳实、大黄；暑热，加香薷、紫朴；小便不通，加木通、泽泻；喉痛，去川芎，加薄荷、射干、大力子；咳嗽，加桑皮、马兜铃。

独活红花汤

【来源】《痧胀玉衡》卷下。

【别名】丝六（《痧症全书》卷下）、二十二号履象方（《杂病源流犀烛》卷二十一）。

【组成】独活 红花 桃仁（去皮尖） 蒲黄 玄明粉 白蒺藜（炒，为末） 乌药各一钱 香附三分 枳壳七分

【用法】水二钟，煎七分，微温服。

【主治】痧胀因于血郁。

绝痧方

【来源】《痧胀玉衡》卷下。

【别名】木八（《痧症全书》卷下）、六十四号归妹方（《杂病源流犀烛》卷二十一）。

【组成】甘草 明矾 食盐各一两 川乌一钱 干姜三钱

【用法】上为细末，米饭捣为丸。每服五分，白汤温下。新犯痧者，一二服即愈；久犯痧者，十服全愈，不复发矣。若人属虚寒者，必加倍多服，方能有效。

【主治】数患痧症。

【宜忌】必痧症已愈，然后可服，以绝其根，否则稍有痧气未除，断不可服，恐甘草作胀，热者助邪，反害之矣。

【方论】用甘草以助胃，用干姜、川乌以充胃，用明矾以解毒，用食盐以断痧，乌姜性热，恐人有宜有不宜，故每服止用五分为则，惟取其能绝痧根焉尔。

桃仁红花汤

【来源】《痧胀玉衡》卷下。

【别名】匏四（《痧症全书》卷下）、三十六号益象方（《杂病源流犀烛》卷二十一）。

【组成】桃仁（去皮尖） 红花 苏木各一钱 青皮八分 乌药四分 独活六分 白蒺藜（去刺，捣末）一钱二分

【用法】水二钟，煎七分，微温服。

【主治】痧症血结不散。

圆红散

【来源】《痧胀玉衡》卷下。

【别名】二十号损象方（《杂病源流犀烛》卷二十一）、丝四（《痧症全书》卷下）。

【组成】没药（置箬内，放瓦上，炭火炙去油，为末）三钱 细辛四钱 桃仁（去皮尖） 玄胡索各一两 降香三钱 白蒺藜（捣去刺）一两

方中桃仁、玄胡索用量原缺，据《痧症汇要》补。

【用法】上为末。每服一钱，紫荆皮汤温服。

【主治】血郁不散致痧。

射干兜铃汤

【来源】《痧胀玉衡》卷下。

【别名】匏八（《痧症全书》卷下）、四十号蛊象方（《杂病源流犀烛》卷二十一）。

【组成】射干 桑皮 兜铃 桔梗 薄荷 玄参 花粉 贝母 枳壳 甘菊 金银花各等分

【用法】水二钟，煎七分，稍冷服；嗽甚，加童便饮。

【主治】痧似伤风咳嗽。

救苦丹

【来源】《痧胀玉衡》卷下。

【别名】丝五（《痧症全书》卷下）、二十一号暌象方（《杂病源流犀烛》卷二十一）、仙传救苦丹（《急救痧症全集》卷下）。

【组成】枳实 卜子各一两 郁金二钱 乌药 连翘各八钱

【用法】上为末。清茶稍冷调下。

【主治】痧气郁闷。

清气化痰饮

【来源】《痧胀玉衡》卷下。

【别名】土二（《痧症全书》卷下）、四十二号旅象方（《杂病源流犀烛》卷二十一）。

【组成】贝母二钱 姜黄一钱 细辛 橘红各八分 青皮 紫朴各七分 荆芥六分 乌药五分

【用法】水煎，冲砂仁末五分，微冷服。

【主治】痧证，痰气壅塞。

清凉至宝饮

【来源】《沙胀玉衡》卷下。

【别名】金六（《痧症全书》卷下）、六号剥象方（《杂病源流犀烛》卷二十一）、清凉至宝散（《痧证汇要》卷四）。

【组成】薄荷 地骨皮 丹皮 黑山栀 玄参 花粉各等分 细辛倍加

【用法】上以水二钟，煎至七分，稍冷服。

【主治】痧热。

棱术汤

【来源】《痧胀玉衡》卷下。

【别名】石六（《痧症全书》卷下）、十四号丰象方（《杂病源流犀烛》卷二十一）。

【组成】山棱 卜子 蓬术 青皮 乌药 槟榔 枳实各一钱

【用法】水二钟，煎七分，稍冷服。

【主治】痧因于食积者。

紫朴汤

【来源】《痧胀玉衡》卷下。

【别名】石八（《痧症全书》卷下）、十六号师象方（《杂病源流犀烛》卷二十一）。

【组成】紫朴 山楂 卜子 三棱 蓬术 枳实 连翘 青皮 陈皮 细辛各等分

【用法】水煎，冷服。

本方改为丸剂，名"紫朴丸"（《慈禧光绪医方选议》）。

【功用】《慈禧光绪医方选议》：宽中下气，消积化食。

【主治】《痧胀玉衡》：痧有食气壅盛者。

【方论】《慈禧光绪医方选议》：此方为治时令病方，宽中下气，消食化积。主药紫朴，即厚朴用紫苏叶、生姜煮汁浸泡炮炙而成，功能燥湿散满以运脾，行气导滞而除胀，温燥行气，芳香化湿。据现代药理研究，其煎剂对伤寒杆菌、霍乱弧菌、葡萄球菌、痢疾杆菌、绿脓杆菌均有抗菌作用，故可用于多种疾病。用上法炮制后，既可减轻厚朴刺激咽喉的副作用，又可加强其行气和胃的功效。

紫苏厚朴汤

【来源】《痧胀玉衡》卷下。

【别名】金三（《痧症全书》卷下）、三号拔象方（《杂病源流犀烛》卷二十一）。

【组成】紫苏 香薷 紫朴 枳壳 红花 青皮 陈皮 卜子 山楂各等分

【用法】水二钟，煎七分。冷服。

【主治】痧有暑，胀不已者。

蒺藜散

【来源】《痧胀玉衡》卷下。

【别名】丝三（《痧症全书》卷下）、十九号大畜方（《杂病源流犀烛》卷二十一）。

【组成】白蒺藜（捣去刺）二两 泽兰 姜黄 卜子 楂肉 茜草 土贝母（净）各一两 玄胡索 五灵脂各一两五钱 槟榔七钱 金银花八钱 乌药 青皮各六钱 桃仁（去皮尖）一两二钱

【用法】上为末。每服一钱，温酒调下。

【主治】食积瘀血，痧毒凝滞成块，日久不愈者。

薄荷汤

【来源】《痧胀玉衡》卷下。

【别名】二号糙象方（《杂病源流犀烛》卷二十一）。

【组成】薄荷 香薷 连翘各一钱 紫朴 金银花 木通各七分

【用法】水二钟，煎七分，冷服。

【主治】痧之因于暑者。

藿香汤

【来源】《痧胀玉衡》卷下。

【别名】金四（《痧症全书》卷下）、四号否象方

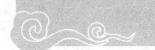

（《杂病源流犀烛》卷二十一）。

【组成】藿香 香附各四分 薄荷七分 枳壳 山楂 连翘各一钱

《痧症全书》、《杂病源流犀烛》有玄胡索一钱。

【用法】水二钟，煎七分，冷服。

【主治】痧有因于秽气者。

祛瘴辟瘟丹

【来源】《痧书》卷下。

【组成】厚朴 苍术 羌活 防风 陈皮 枳实 香附 牛蒡子各一钱 槟榔 白芷各八分 藿香 川芎各五分 细辛四分 甘草三分

【用法】加姜、葱，水煎服。

【主治】时疫痧瘴。

【加减】无汗，加苏叶、薄荷；口渴，加花粉、葛根；身重汗出，加防己、石膏；温疟，加柴胡、半夏；遍身疙瘩肿痛，加兰叶、大黄、僵蚕；肌肉发红黑紫斑，加元参、大青、连翘；大便秘结，加大黄；先中热又中暑，加白虎、香薷；头疼，加川芎；风温身体灼热，加芩、连、栀子；咳嗽涕唾，头目昏眩，加荆芥、金沸草。

硫矾丸

【来源】《痧书》卷二十五。

【组成】硫黄 明矾各四两（二味同入罐中，用豆腐浆煮一日夜，去腐渣，再慢火熬至干燥，连罐埋地下三尺，三日后取出，成紫金色，下层有泥渣不用） 茯苓 山药各三两（二味同煮，晒干，露一宿） 当归（酒洗，炒燥）四两 白蒺藜（酒浸一宿，炒燥）四两 乌药（略炒）三两 半夏（水浸一宿，入姜汁二两，明矾五钱，角刺一两同煮，用水煎干）三两 杏仁（去皮尖，焙）一两半 陈皮（去白）二两 小茴香（炒燥）一两

【用法】共为细末，用胶枣肉为丸，如绿豆大。每服一钱半，清晨盐汤送下，临卧白汤送下。

【主治】

1.《痧书》：痧症，发则叫喊晕死。

2.《痧症汇要》：山岚瘴气。

点眼砂

【来源】《张氏医通》卷十五。

【别名】人马平安散（原书同卷）、诸葛行军散（《卫生鸿宝》卷一）。

【组成】冰片 麝香 雄黄（水飞） 朱砂（水飞）各半钱 焰消一钱

【用法】上为极细末，瓷瓶收贮。男左女右，以少许点目大眦。立效。用此入时疫病家，则不沾染。

【主治】时疫毒气臭毒，痧胀腹痛。

樟木煎

【来源】《嵩崖尊生全书》卷七。

【组成】樟木

【用法】煎汤。大吐之。

【主治】搅肠痧（干霍乱）。腹痛甚，四肢冷。

仁香汤

【来源】《重订通俗伤寒论》。

【组成】白蔻仁六分（分冲） 杜藿香钱半 广木香六分 生香附钱半 春砂仁八分（同煎） 白檀香五分 母丁香四分 广陈皮钱半 生甘草三分 淡竹茹三钱

【功用】疏肝快脾，辟秽散痧。

【主治】素有肝气，一受痧秽，即胸膈烦闷，络郁腹痛。

【宜忌】勿过投，免致耗气劫液。

【方论】凡素有肝气，一受痧秽，即胸膈烦闷，络郁腹痛，夏秋最多，吾绍通称痧气，故以二仁、五香为君，芳香辟秽，辛香流气；臣以广皮疏中，竹茹通络；使以些须生甘草，以缓和辛散之气，此为疏肝快脾，辟秽散痧之良方。

回阳膏

【来源】《重订通俗伤寒论》。

【组成】生香附一钱八分（或用吴茱萸亦可） 公丁香一钱二分 上桂心八分 倭硫黄五分 当门子四分

【用法】上为极细末。每用二三分，安入脐中，外

以膏药封之。

【主治】中寒阴痧。

【宜忌】

1.《重订通俗伤寒论》：惟口渴苔黄，二便俱热者，虽见肢冷脉伏，亦勿妄贴此膏。

2.《随息居霍乱论》：孕妇忌贴。

苏合香丸

【来源】《重订通俗伤寒论》。

【组成】苏合香　安息香　广木香各二两　犀角　当门子　梅冰　生香附　明乳香　上沉香　公丁香　冬术各一两

【用法】上为极细末，炼蜜为丸，作二百丸，辰砂为衣，蜡匮。临用去蜡壳，薄荷、灯心汤磨汁服。

【功用】芳香辛散，开闭逐秽，活血通气。

【主治】伤寒兼痧，猝中阴性恶毒者。

清气化痰饮

【来源】《重订通俗伤寒论》（何秀山方）。

【组成】光杏仁　川贝各二钱　广橘红　生枳壳　小青皮各一钱　莱菔子二钱　天竺黄三钱　白蔻末五分（冲）

【用法】水煎，微冷服。先刮痧放血，后服药。

【功用】理气消痰。

【主治】痧证痰壅者。

藿香汤

【来源】《重订通俗伤寒论》。

【组成】杜藿香　制香附　小青皮各一钱半　生枳壳　苏薄荷　青连翘各一钱

【用法】略煎数沸，稍冷服。

【功用】理气辟秽。

【主治】痧因气郁者。

人马平安行军散

【来源】《良朋汇集》卷三。

【组成】明雄　朱砂　硼砂　火消　枯矾　乳香　没药　儿茶　冰片　麝香各等分

【用法】上为细末。点大眼角。

【主治】急心痛，绞肠痧，气滞腰痛，重伤风，急头痛，火眼，火牙疼，蛇虫咬伤风痹。

火龙丹

【来源】《良朋汇集》卷五。

【组成】真茅山苍术三钱　丁香一钱　麝香五分　白豆蔻一钱五分　郁金一钱五分　蟾酥八分　木香一钱五分

【用法】米粽为丸，如绿豆大。每服七丸或五丸，小儿三丸，米汤送下。

【主治】霍乱，乌痧膨闷，遍身疼痛，由寒火凝结者。

【宜忌】孕妇不可服。

八仙丹

【来源】《灵验良方汇编》续编。

【组成】紫苏　青蒿　薄荷　大蒜子　生姜　青梅（并取自然汁等盅）　甘草一两　滑石六两（并研极细末）

【用法】以前六味自然汁为丸，如蚕豆大。每服二三丸，嚼碎冷茶送下。

此丹须于端午日或暑日办之，用雄黄或朱砂为衣尤佳。

【主治】暑天痧肚痛及腹泻。

香茱汤

【来源】《麻科活人全书》卷四。

【组成】香附米　吴茱萸　五灵脂（俱用醋炒）　台乌药各三钱

【用法】水煎浓汁，顿服。中病即止。

【主治】寒痛，绞肠痧。

平沙丸

【来源】《惠直堂方》卷二。

【组成】藿香叶一两　茅术三钱（米泔浸）　陈皮五钱（炒）　枳壳一两（炒）　厚朴八钱（姜汁

炒）　生半夏五钱　生甘草三钱　滑石（水飞）二两　苏叶一两（姜汁炒）　二蚕沙二两　草紫河车一两（炒）（以上诸药，再用青蒿汁浸三四次）　青皮五钱（炒）　川贝（去心）五钱　麝香一钱

【用法】上为末，姜汁为丸，约重二钱，朱砂为衣。每服一丸，灯心汤送下。

【主治】痧胀，霍乱吐泻转筋，并伤暑，心胃痛。

备急丸

【来源】《惠直堂方》卷二。

【组成】真茅术（去皮尖）　母丁香　雄黄　朱砂（各净末）各六分　蟾酥六分

【用法】将蟾酥火酒开化，共研成丸，如芥子大。每用一粒，置舌尖上。药化痛止，重者二服。

【功用】《全国中药成药处方集》：解毒镇痛。

【主治】

　　1.《惠直堂方》：痧肚痛。

　　2.《全国中药成药处方集》：各种痧症，心腹暴痛，憎寒壮热，斑痧内闷，温毒瘴疠，毒气内侵。

蟾酥丸

【来源】《绛囊撮要》。

【组成】上西黄一钱　蟾酥五钱　真茅术一两　飞净朱砂五钱　明雄黄五钱　麝香一钱六分　丁香五钱

【用法】上为极细末，端午日水泛为丸，如肥芥子大。轻者一粒，重者二粒，噙于舌底，化完立愈。

【主治】诸般痧症。

神妙痧药方

【来源】《种福堂公选良方》卷二。

【组成】北细辛三两　荆芥六钱　降香末二钱　郁金一钱

【用法】上为末。每用一茶匙，放舌上，冷茶送下，或津唾咽下。

【主治】痧症。

痧　药

【来源】《种福堂公选良方》卷二。

【别名】火龙丹。

【组成】牛黄一钱　麝香二钱　冰片二钱　朱砂二两（研，飞）　荜茇一钱　真金箔一百张　雄黄三两（研细）　火枪消一两　硼砂五钱　牙皂一钱

【用法】上各研极细，端午午时合。将药嗅鼻中，并放舌尖上，吃下亦可。

【主治】痧胀腹痛。

蟾酥丸

【来源】《种福堂公选良方》卷二。

【组成】雄黄三钱　麝香三分　木香一钱　丁香一钱（以上俱不见火）　苍术三钱　蟾酥一钱　石菖蒲一钱（炒）　山茨菇一钱半（炒）

【用法】上为末，火酒化蟾酥为丸，如粟米大，朱砂为衣。如难丸，少加米饮。每用二三丸，放舌尖上化下。加入西牛黄、金箔，端午日午时合尤妙。

【主治】痧胀腹痛。

蟾酥丸

【来源】《种福堂公选良方》卷二。

【组成】沉香（镑，研细）　母丁香　朱砂（水飞）　雄黄各三钱　广木香一两　麝香三钱　茅山苍术（米泔浸，去毛净，末）二两　真蟾酥三钱

【用法】上俱忌见火，为细末，将火酒化蟾酥为丸。如丸不就，少加米饮，为丸如粟米大。每服二三丸，放舌尖上化下。

【主治】痧胀腹痛。

白马饮

【来源】《仙拈集》卷二。

【组成】白马粪（入微水，绞汁）半碗

【用法】灌之。

【主治】吐利腹痛，绞肠痧，一切难辨之症。

拈痧丸

【来源】《仙拈集》卷二。

【组成】丁香 雄黄 苍术 朱砂 蟾酥（切片，酒浸）各等分

【用法】上为末，为丸如芥子大，晒干密藏。每服七丸，温茶送下。立醒。

【主治】绞肠痧，一切腹痛。

糖葡萄

【来源】《经验广集》卷二。

【组成】水葡萄头（五寸长）三十根 沙糖四两

【用法】水煎滚，待温服下。

【主治】绞肠痧腹痛。

细柳散

【来源】《仙拈集》卷三。

【组成】西河柳叶（风干）

【用法】上为末。水调服四钱，或鲜者五六钱，煎汤更好。痧后痢用柳末三钱，砂糖调服。

【主治】闷痧。

樱桃煎

【来源】《仙拈集》卷三。

【组成】樱桃核四十九粒，葱头一个

【用法】水煎服。

【主治】闷痧。

马土散

【来源】《蕙怡堂方》卷二。

【组成】白马粪（煅存性）五钱 新黄土五分

【用法】能饮者，温酒调服。不能饮者，温汤调服。

【功用】止痛。

【主治】痧肚痛。

神妙痧药

【来源】《串雅外编》卷三。

【组成】北细辛三两 荆芥六钱 降香末三钱 郁金一钱

【用法】上为末。每用一茶匙，放舌上，冷茶送下或津咽下。

【主治】痧证。

酥雄丹

【来源】《同寿录》卷末。

【组成】上朱砂（研细，水飞净）一两二钱 真茅苍术 母丁香 明雄黄（各研净末）各一两二钱 真蟾酥一两二钱（净，以好酒化开，不住手搅粘）

【用法】将各药入酥内擂匀，为丸如粟米大。恶心腹痛及一切痧症，每用一丸噙于舌下，听其自化，微觉舌麻，不过一时即愈，至重者不过二丸，切勿多用；蝎蜂叮螫，发痒疮疖，每用一丸水浸化，敷患处。

【主治】一切痧胀恶症并暑气恶气，四肢瘦胀，头晕眼花，心烦意乱；以及蝎螫、蜂叮发痒，疮疖。

【宜忌】忌生冷、辛辣、油腻。

土 一

【来源】《痧症全书》卷下。

【别名】四十一号离象方（《杂病源流犀烛》卷二十一）。

【组成】葛根 柴胡 知母 枳壳 青皮 陈皮 紫朴 川贝 藿香 槟榔

【用法】水煎，温服。

【主治】痧，痰气壅盛。

竹 八

【来源】《痧症全书》卷下。

【别名】三十二号随象方（《杂病源流犀烛》卷二十一）。

【组成】大黄三钱 茵陈 连翘 瓜蒌 枳实 桃仁 青皮 赤芍 银花 酒芩 山栀各一钱
方中青皮，《杂病源流犀烛》作"陈皮"。

【用法】水煎，微温服。

【主治】痧毒结于大肠。

革 八

【来源】《痧症全书》卷下。

【别名】五十六号比象方（《杂病源流犀烛》卷二十一）。

【组成】山楂 银花 丹参 益母 独活 柴胡 牛膝 桃仁 艾叶 苏木 姜黄 香附

【用法】水煎服。

【主治】产后痧。

蒲黄饮

【来源】《痧证汇要》卷四。

【别名】土三（《痧症全书》卷下）、四十三号鼎象方（《杂病源流犀烛》卷二十一）。

【组成】牛膝三钱 独活 枳壳 连翘 桃仁（去皮尖） 泽兰 赤芍 山楂 姜黄 蒲黄各一钱

【用法】水煎，微冷服。

【功用】散瘀，引火下行。

【主治】痧毒。

拨正散

【来源】《寒温条辨》卷五。

【组成】荜茇 雄黄（精为上） 火消各二钱 冰片 麝香各五厘

【用法】上为细末。男左女右，以筒吹入鼻中即苏。

【主治】杂气为病，阴阳毒，痧胀及一切无名恶证，并食厥、痰厥、气厥。

观音救苦丹

【来源】《松峰说疫》卷三。

【组成】火消一两 白矾四两 黄丹二两 朱砂 明雄各五分

【用法】上为细末，匀化开候稍冷，搓成小锭，瓷器收贮听用，毋出气。磨点眼角二三次；治咽喉诸症，含麦大一块化咽；一切肿毒恶疮，蛇蝎伤，津研擦患处。

【主治】阴阳二痧，咽喉诸症，一切肿毒恶疮，蛇蝎伤。

立生丹

【来源】《温病条辨》卷二。

【组成】母丁香一两二钱 沉香四钱 茅苍术一两二钱 明雄黄一两二钱

【用法】上为细末，用蟾酥八钱，铜锅内加火酒一小杯，化开，入前药末为丸，如绿豆大。每服二丸，小儿一丸，温水送下。被蝎、蜂螫者调涂。

【主治】伤暑、霍乱、痧证、疟、痢、泄泻、心痛、胃痛、腹痛、吞吐酸水、及一切阴寒之证、结胸、小儿寒痉。蝎、蜂螫。死胎不下。

【宜忌】孕妇忌之。

【方论】此方妙在刚燥药中加芳香透络。蟾乃土之精，上应月魄，物之浊而灵者，其酥入络，以毒攻毒，而方又有所监制，故应手取效耳。

六合定中丸

【来源】《济急丹方》卷上。

【组成】香薷四两 木瓜二两 茯苓二两 枳壳二两 紫苏四两 甘草五钱 厚朴二两 广木香一两 广藿香二两 阳春砂仁二两

【用法】上药水泛为丸，每药末净重一钱三分为一丸，收贮瓷瓶。每用一丸，小儿半丸，四时痧症、霍乱转筋，阴阳水（滚水、凉水各半）送下；感冒风寒，紫苏、葱头汤送下，或生姜汤送下，头痛发热，葱头汤送下，心腹饱胀，砂仁汤送下；疟疾，姜、枣汤送下；痢疾，红糖汤送下；伤食，炒萝卜子汤送下；受暑，凉藿香汤送下；山岚瘴气，槟榔汤送下。

【功用】解暑毒，祛风寒。

【主治】感冒风寒，四时痧症，受暑，痢疾，疟疾，伤食，山岚瘴气等。

平安散

【来源】《济急丹方》卷上。

【组成】雄黄三钱 朱砂三钱 生消三钱（腊月提透者更妙） 冰片二分 麝香二分 荜茇一分 明矾二分

【用法】上为细末，瓷瓶收贮，勿令泄气。

【主治】暑气痧气，或远出山行，及闻秽气，一时昏倒，或天时不正，寒暑不均肚疼。

加宝平安散

【来源】《济急丹方》卷上。

【组成】牛黄三两（研）　珍珠（腐肉煮，研）四分　大冰片一钱　当门子一钱　枯矾五分　荜茇三分　雄黄二钱　朱砂三钱　青盐三分　明矾一钱　火消一钱　真佛面金五十页

【用法】上药各为极细末，于五月五日午时配合，用瓷瓶收贮，勿令出气。用时搐鼻取嚏；至危者，以凉水送下少许。

【主治】急痧。凡中暑毒重，头眩气闭，眼黑口噤，或饱胀呕吐者。

【宜忌】孕妇忌用。

急痧加宝平安散

【来源】《济急丹方》卷上。

【组成】牛黄三两（研）　珍珠（腐肉煮，研）四分　大冰片一钱　当门子一钱　枯矾五分　荜茇三分　雄黄二钱　朱砂三钱　青盐三分　明矾一钱　火消一钱　真佛面金五十页

【用法】上药各为极细末，用瓷瓶收贮，勿令出气。搐鼻取嚏，即时可解；其至危者，以凉水送下少许。

【主治】痧症。中暑毒重，头眩气闭，眼黑口噤，或饱胀呕吐。

育阴煎

【来源】《疫痧草》。

【组成】鲜沙参　玄参　麦冬　原地　丹皮　土贝　元武版　犀角　鳖甲　知母　花粉　金汁

【主治】痧透肌燥，舌绛液干，喉烂便闭，脉弦无神。

紫金丹

【来源】《疫痧草》。

【组成】多年尿池中碎砖

【用法】木炭火上煅红，再入滴醋内泡透，再煅再

泡，如此五七次取出，研极细末。每两加麝一分，用滴醋、白蜜各半熬滚调敷。如塌皮形证紫艳，用陈菜油加蛋清少许调上。

【主治】痧疹后毒结项外，漫肿坚硬，无论色红色白。

【宜忌】溃处忌用。

妙灵丹

【来源】《古方汇精》卷一。

【组成】麝香　蟾酥　雄黄　母丁香　朱砂各五钱　真茅术一两（米泔浸透，剖去皮净，研末）

【用法】上方宜于午月午日修制，各药取净细末，用真麦烧酒，将蟾酥泡透，搅粘，入群药和丸，如芥子大，阴干，朱砂为衣。治各种急痧，用七丸，轻用五丸，生姜汤送下；治胃疼，用四五丸；治男妇阴症，用二十一丸；治伤寒时气，用七丸；治肚疼，用七丸，以上俱生姜汤送下；喉痹，用五丸，未愈，再五丸；喉风，用五丸，未愈，再五丸，以上俱薄荷汤送下；小儿急慢惊风，一岁一丸，淡姜汤送下。

【主治】各种急痧，胃疼，男妇阴症，伤寒时气，肚疼，喉痹，喉风，小儿急慢惊风。

太乙丹

【来源】《疡科心得集·家用膏丹丸散方》。

【组成】广木香一钱　麝香三分　丁香一钱　茅术（去皮毛，晒）一钱　沉香（镑，晒）一钱　西黄三分　雄黄一钱二分

【用法】上为极细末，将熊胆一钱二分，蟾酥一钱，烧酒浸溶化，捣药为丸，如梧桐子大，朱砂为衣。

【主治】一切痧证，山岚瘴气，暑气恶心，肚腹疼痛。

四季丹

【来源】《齐氏医案》卷六。

【组成】麝香二分　乳香（制）　没药（制）各一钱　丁香八分　虫蜕一钱五分　朱砂　明雄各二钱五分　蝉酥一钱四分　毛山苍术二钱五分

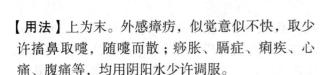

【用法】上为末。外感瘴疠，似觉意似不快，取少许搐鼻取嚏，随嚏而散；痧胀、膈症、痢疾、心痛、腹痛等，均用阴阳水少许调服。

【功用】解毒，通关。

【主治】外感寒热瘴疠，紧慢痧胀；及膈症，红白痢疾，九种心疼并腹痛，一切难名之状。

再造紫金丹

【来源】《伤科补要》卷三。

【组成】元麝一两五钱　冰片一两五钱　西黄七分半　文蛤七两五钱　朱砂七钱五分　千金霜五两　茅菇十两　雄黄五两　大戟肉十两

【用法】上为极细末，饭捣为丸，朱砂为衣。

【主治】一切秽恶痧暑之毒，山岚瘴气，闭塞脏腑经络，昏迷不醒，呕吐。

蟾酥丸

【来源】《伤科补要》卷三。

【组成】麝香三钱　丁香六钱　大黄六两　雄黄三两六钱　茅术三钱　麻黄三两六钱　天麻三两六钱　朱砂三两六钱　蟾酥九钱　甘草三两六钱

【用法】上为细末，将烧酒化烊蟾酥为丸。如不敷，再加糯米糊和为丸，朱砂为衣。

【主治】一切痧秽等恶气，中人脏腑。

桃灵散

【来源】《痧症汇要》卷一。

【组成】桃仁（去皮尖，水研，沥干，用绉布包好，干灰中压一夜）三两　五灵脂（生用，酒拌，晒干）二两　延胡索（酒拌，晒干）二两　广木香（生研）一两　广陈皮一两　滴乳香五钱　陈香圆（炒）二两　没药五钱

【用法】上为末。每服三钱，淡盐汤调下，重者二服。

【功用】通行气血。

【主治】痧胀腹痛，手足拘挛，俗称蛄蛛蜘瘟。

【宜忌】孕妇忌服。

如圣散

【来源】《痧症全书》卷下。

【组成】枳壳（面炒）三两　小茴（微炒）三钱　盐砖（铲上烧红）三分

【用法】上为细末。每服二钱，温酒调下；如不止，再服一钱。

【主治】当心而痛，遍身骨节牵疼，或呕吐恶心，不时发作，兼治疝气劳根及痧胀。

郁金丸

【来源】《痧症全书》卷下。

【组成】五灵脂（醋炒）一两　延胡索八钱　砂仁（炒）　生明矾各五钱　木香（不见火）　真郁金　雄黄（为衣）各三钱

【用法】神曲糊为丸，如萝卜子大。每服三十五六丸，唾津咽下。

【主治】随常痧症腹痛者，及九种心疼。

炼石丹

【来源】《痧症全书》卷下。

【组成】千年石（即陈石灰，水飞）一两　松根石（即真琥珀）三钱　水骨石（即白滑石，水飞）二钱

【用法】水为丸，或神曲糊为丸，表热烦躁者，青黛为衣；眩晕心闷者，朱砂为衣。每服二钱，垂头芦粟汤送下。

【主治】痧胀。

红灵丹

【来源】《齐氏医案》卷六。

【别名】八宝红灵丹（《痧证汇要》卷一）、绛雪（《霍乱论》）、八宝红灵散（《慈禧光绪医方选议》）、红灵散（《中国药典》一部）。

【组成】明雄　朱砂　礞石　火消　月石各六钱　麝香　洋片各二分　佛金四十张

【用法】各制合研极细末，瓷瓶收贮，勿令泄气，轻重量用；或烧酒、冷水为丸，如梧桐子大。治感冒伤风，伤寒伤暑，用温茶送五丸；慢紧痧胀，

稍冷茶下；中恶中毒，暴病五绝，将此丹水擦牙，下咽即活，重者三五丸，勿过，过服冷水解；九种心疼、腹痛、哮喘、痰嗽，温茶送下；牙痛，碎一丸放痛处；小儿急惊，五疳诸积，食伤饱胀，霍乱吐泻，用三丸或二丸，放舌尖上，和津嚼之，见麻，冷水吞，寒症用温茶；时症瘟疫，沿门传染，用银簪点大眼角中，男左女右；治一切痈疽疔毒，阴阳疮疖，痰核痰疱，以及蜂螫虫咬，初起未陷，用葱头酒煎加蜜开擦，阳疮加猪胆汁擦，吞下三五丸即消；妇女月经，或前或后，俱用黄酒送下五丸、七丸，取汗立效；佩之在身，不染瘟疫。

【主治】感冒伤风，伤寒伤暑，痧胀，中恶中毒，心疼腹痛，哮喘痰嗽，牙痛，小儿急惊，五疳诸积，食伤饱胀，霍乱吐泻，时症瘟疫，痈疽疔毒疮疖，痰核痰疱，蜂螫虫咬，妇女月经不调。

【宜忌】孕妇忌用。

飞龙夺命丹

【来源】《霍乱论》卷下。

【组成】朱砂（飞）二两　明雄黄　灯心炭各一两　人中白（漂、煅）八钱　明矾　青黛（飞）各五钱　梅冰　麻黄（去节）各四钱　真珠　牙皂　当门子　硼砂各三钱　西牛黄二钱　杜蟾酥　火消石一钱五分　飞真金三百页

【用法】上药各为细末，和匀，瓷瓶紧装。以少许吹鼻取嚏；重者再用开水调服一分；小儿减半。

【主治】痧胀绞痛，霍乱转筋，厥冷脉伏，神昏危急之证；及受温暑瘴疫、秽恶阴晦诸邪，而眩晕痞胀，瞀乱昏狂；或卒倒身强，遗溺不语，身热瘈疭，宛如中风；或时证逆传，神迷狂谵；小儿惊痫，角弓反张，牙关紧闭。

炼雄丹

【来源】《霍乱论》卷下。

【组成】极明雄黄一分（研极细）　提净牙消六分

【用法】上为细末，同入铜勺内，微火熔化，都拌匀，俟如水时，急滤清者于碗内，粗滓不用，俟其凝定收藏。

《感证辑要》：用时以木通一钱，通草三

钱，腊雪水一碗煎汁去滓，再入腊雪水九碗与药汁和匀；每次用药水一碗磨入犀角汁三分，挑入炼雄三厘。能于三日内服尽十碗药水，必有清痰吐出数碗而愈。

【主治】暑秽痧邪直犯包络，神明闭塞，昏愦如尸；及霍乱初定，余热未清，骤尔神昏，如醉如寐，身不厥冷，脉至模糊。

姚氏蟾酥丸

【来源】《霍乱论》卷下。

【组成】杜蟾酥（烧酒浸烊，如无杜酥，可以东酥加倍）　明雄黄（研）　朱砂（飞）各二两　木香（晒）　丁香（晒）　茅术（炒）　滑石（飞）各四钱　当门子一两

【用法】上各为极细末，和入蟾酥杵匀为丸，如黍米大，每药丸就四两，以火酒喷湿，盖在碗内，加入飞净朱砂六钱，竭力摇播，以光亮为度。

【主治】暑月食凉饮冷，食物不慎，兼吸秽恶，成痧胀腹痛，或霍乱吐泻。

蟾酥丸

【来源】《霍乱论》卷下。

【组成】杜蟾酥（烧酒化开）　明雄黄（水飞）各三钱　丁香　木香　沉香各二钱　茅山苍术（土炒焦）四钱　朱砂（飞）一钱五分　当门子一钱　西牛黄三分

【用法】上为极细末，择净室中研匀，同蟾酥，加糯米粽尖五个，捣千余下，丸如椒子大，晒干，盛于瓷碗内；再用朱砂一钱五分，烧酒调涂碗内，盖好，用力摇一二千下，则光亮矣，密收瓷瓶内。每服三粒（轻者一粒，重者五粒）泉水送下。

【主治】暑月食凉饮冷，食物不慎，兼吸秽恶，成痧胀腹痛，或霍乱吐泻。

解毒活血汤

【来源】《霍乱论》卷四。

【组成】连翘　丝瓜络　淡紫菜各三钱　石菖蒲一钱　川连（吴萸水炒）二钱　原蚕砂　地丁　益母草各五钱　生苡仁八钱　银花四钱

【用法】地浆或阴阳水煮生绿豆四两，取清汤煎药。和入生藕汁或白茅根汁，或童便一杯，稍凉徐徐服。

【主治】温暑痧邪，深入营分，转筋吐下，肢厥汗多，脉伏溺无，口渴腹痛，面黑目陷，势极可危之证。

痧后清热汤

【来源】《证因方论集要》卷三引叶天士方。

【组成】玉竹　白沙参　地骨皮　川斛　麦冬　生甘草

【用法】水煎服。

【主治】痧后伏火未清，内热身痛。

【方论】肺主清肃，胃主宗筋，伏火熏灼，故内热身痛。方以沙参、地骨皮、麦冬清肺；玉竹、川斛、生甘草清胃。肺胃热清、伏火得除，则内热身痛自止矣。

万应救急熊锭神丹

【来源】《良方集腋》卷上。

【别名】熊锭神丹（《经验汇钞良方续录》）。

【组成】川黄连二两（去须，切片）　乳香二两（去油）　胡黄连二两　没药二两（去油）　上血竭一两　儿茶二两　自然铜五钱（煅）　生大黄二两　陈京墨四两（愈陈愈佳）　真熊胆一两　明天麻一两　上冰片三分　玄胡索二两　麝香二分

【用法】上为细末，另初生男胎人乳，化熊胆拌为丸，将真飞金千张为衣，次胎及女胎乳俱不可用。大人服四五分，小儿减半，研细，凉水送下；腹痛、胃脘痛，研细，烧酒化下；无名肿痛、疔疮、痔疮、伤手疮、臁疮、漏疮，研细末调敷。

【主治】时疫温疬番痧，脚麻肚痛，中风痰火半身不遂，喉闭乳蛾，霍乱吐泻，牙疳，瘄疹，伤寒，中暑，痢疾，便血，瘟毒发黄，小儿闷痘惊风，女人经水不调，腹痛，胃脘痛，疟疾，无名肿毒，疔疮，痔疮，臁疮，漏疮。

保急丹

【来源】《良方集腋》卷上。

【组成】真西黄一钱　冰片一钱　北细辛二钱　当门麝香一钱　闹羊花三钱　蟾酥二钱　灯心灰一两　牙皂二钱

【用法】上为极细末，瓷瓶收贮。吹鼻取嚏。

【主治】暑痧、臭毒，肚腹急痛，气闭神昏。

救生丹

【来源】《集验良方》卷一引程研香方。

【组成】麝香六分　犀黄四厘　冰片六分　硼砂二钱　真珍珠三厘　真金箔二张　雄精三钱　辰砂三钱　水安息四分

【用法】上为极细末，无声，瓷瓶收藏，勿泄气。用时急将此丹少许，浮于冷茶或温茶、温水，从容灌入。

【功用】提痰外出。

【主治】中恶发痧，人已厥去不醒，手足已硬。

时疫急救灵丹

【来源】《卫生鸿宝》卷一。

【组成】天竺黄　人中黄各二两　僵蚕（去丝嘴）　全蝎（去尾末勾）　防风　荆芥各一两　麝香一钱

【用法】上为细末，水泛为丸，如梧桐子大，朱砂为衣。每服十余粒，轻者七八粒，幼孩三四粒。用姜汤或藿香汤送下。

【主治】痧胀初起，发寒发抖，或唇内有块如疔，或耳根后作痛，肚腹作泻，或气喘作呕，筋骨疼痛，麻木，六脉微细。

【宜忌】服药后切勿睡倒。孕妇忌服。

宝华散

【来源】《卫生鸿宝》卷一。

【组成】郁金　细辛　降香　荆芥　防风　橘红　枳壳　银花

【用法】上为末。每服三钱，微温茶清调服。

【主治】痧胀。

【加减】头面肿，加薄荷、甘菊；腹胀，加厚朴、腹皮；手足肿，加灵仙、牛膝；内热，加连翘、知母；痰多，加川贝、蒌仁；吐不止，加童便；

寒热，加柴胡、独活；小腹胀痛，加青皮；血滞，加茜草、丹参；喉肿，加射干、山豆根；食积，加山楂、卜子；心痛，加延胡、莪术；痢，加槟榔；渴，加花粉；面黑，为血瘀证，加红花、苏木；大便秘，加大黄；放痧不出，加苏木、桃仁、红花；浊秽，加藿香、薄荷。凡所加之药，即以煎汤，俟微温，调前散药服。

万应太平丹

【来源】《春脚集》卷三。

【组成】南星　木香　细辛　羌活　硼砂各五钱　冰片二钱　蟾酥三钱　沉香　檀香　香橼　白芷各一两　佛手二两

【用法】上药切勿火烤，俱为细末，和匀，以瓷瓶收贮，勿令泄气。治小儿急慢惊风，痰迷厥症，用化州橘红汤送下，腹中如响，立刻回生；治赤白痢疾，以玫瑰膏拌之，开水送下。

【主治】一切风寒时疫，胸膈不开，胃气疼痛，四时痧胀；小儿急慢惊风，痰迷厥症，赤白痢疾。

【宜忌】孕妇忌服。

急救痧气丸

【来源】《春脚集》卷三。

【别名】截痧丹。

【组成】真茅山苍术（米泔水浸三日，炒，研末）　真干蟾酥　腰面雄黄（另研细）　丁香（另研细）　枯骨　广木香（微烘，勿炒，另研细）　飞滑石（另研细）　辰砂（水飞过，另研细）各一两二钱　麝香三分（要取真原麝黄香佳）

【用法】将诸药末和匀，再碾千余下，以烧酒浸烊蟾酥捣为丸，如芥菜子大。凡修合完备，于太阳旺时晒热，盛大碗内，上盖瓦盘，乘热摇颠，丸色发亮，用瓶盛贮备用，勿令泄气。每服三丸，阴阳水送下。痧重者加二丸。

开关散

【来源】《验方新编》卷十一。

【组成】牙皂　细辛各三钱半　明雄二钱半　法夏　广木香各三钱　陈皮　藿香　桔梗　薄荷　贯众　白芷　防风　甘草各二钱　枯矾五分

【用法】上为细末，瓷瓶收贮，用蜡封口，不可泄气。朱砂症用此药三分，先吹入鼻孔内；再将药称足一钱，姜汤冲服；服后用红纸捻照心窝、背心二处，见有红点发现，用针挑破，内有红筋挑出，方保无事。

【主治】朱砂症或感冒风寒及各种痧症，脉散牙紧发慌，手足麻木，闭目不语，喉肿心痛。

白痧药

【来源】《医方易简》卷四。

【组成】蟾酥　冰片各五钱　牙消三钱　硼砂一钱五分　珍珠　白檀香各一钱五分　飞滑石七钱

【用法】上为极细末，用小瓶收贮。发痧时闻搐取嚏。

【主治】痧证。

经验秦艽汤

【来源】《痧症旨微集》。

【组成】秦艽四钱　川羌活　红木香各三钱　大力子　独活　元胡索　威灵仙　芫荽子　桃仁　乌药　茜草各二钱　江枳壳　红花各一钱

【用法】水煎服。

【主治】痧症。

【加减】脚转筋，加木瓜；脐下痛，加青皮；胁下痛，加柴胡；面肿，加薄荷；腹胀，加大腹皮、厚朴；手足肿，加钩藤；内热，加连翘、知母；痰多，加贝母、瓜蒌；吐不止，加童便；寒热，加柴胡；血滞，加丹参；喉肿，加山豆根、射干；食积，加山楂、莱菔子；心痛，加蓬术；口渴，加花粉、槟榔；面黑，加苏木；触秽，加藿香、薄荷叶；痧放不出，加细辛；手足与口伸缩不止，加钩藤。

阴痧急救膏

【来源】《理瀹骈文》。

【组成】生附子四两　白附子　川乌　官桂　生半夏　生南星　白术　干姜（炮）　木瓜　蚕砂各二两　吴萸　苍术　草乌　独活　故纸　良

姜　延胡　灵脂　草蔻仁各一两　川芎　防风　桂枝　细辛　酒芍　当归各七钱　陈皮　厚朴　荜澄茄　乌梅　炙甘草　巴戟　益智仁　大茴　姜黄连　乌药　麦冬　五味子　肉蔻仁各五钱（或加党参　黄耆各一两　生姜二十片　薤白七个　韭白艾各二两　菖蒲三钱　凤仙　白芥子五钱　白胡椒一两）

【用法】油丹熬，入雄黄、朱砂、矾、檀香、木香、丁香、砂仁、乳香、没药各五钱。贴胸脐。

【主治】麻脚痧。

【加减】冷汗厥逆者，加附、桂、丁、麝末。

起生丸

【来源】《急救应验良方》。

【组成】茅山苍术一两二钱　公丁香一两　雄黄（水飞净、晒燥）八钱　大劈砂（水飞净，晒燥）九钱　当门子二钱　真蟾酥（切薄片，灰燥透，研，取净细末）四钱

【用法】上药各为细末，端午时和匀，以堆花烧酒法丸，如细绿豆大，灰燥，瓷瓶收储，勿使泄气。每服七粒，重者九粒或十二粒，含舌上觉麻，用凉水吞下或津咽亦可；若遇轻痧只须三粒。常宜备带以救济，务须干燥勿使霉黔。若研细可代闻药更妙。

【主治】一切危急痧症。

【宜忌】孕妇忌服。

藿香正气散

【来源】《痧喉证治汇言》。

【组成】苏叶　土藿梗　桔梗　陈皮　茅术　厚朴　牛蒡子　赤茯苓　焦曲　半曲　煨葛根　蝉衣　甘草

【主治】痧喉。形寒发热，面若装朱，痧不出肌，即现上吐下泻，腹痛如绞，甚至发厥口噤，目闭神昏者。

苎麻酒

【来源】《疫喉浅论》卷下。

【组成】苎麻不拘多少

【用法】用木瓜酒兑水煎熟，头面遍身频频扑之，以痧出为度。

【主治】疫痧初见。

痧疫回春丹

【来源】《时病论》卷四。

【组成】苍术二两　雄黄七钱（飞净）　沉香六钱　丁香一两　木香一两　郁金一两　蟾酥四钱　麝香一钱

【用法】共研细末，水泛为丸，加飞朱砂为衣。每服五厘，开水吞服；亦可研末吹鼻。

【主治】一切痧疫。

散痧汤

【来源】《青囊立效秘方》卷一。

【组成】藿香一钱　厚朴一钱　砂仁五分　枳壳一钱　陈皮一钱　苡仁二钱　木香五分　青皮一钱　香附一钱

【用法】以灶心土三钱为引。轻者一剂，重者三剂，小儿减半。

【主治】霍乱痧。

【加减】食积，加建曲二钱，山楂三钱；伤冷，加吴萸三分，乌药六分；气壅，加苏梗一钱，沉香三分；妇人血滞，加桃仁三钱，红花五分。

矾红丸

【来源】《急救痧症全集》卷下。

【组成】白明矾三钱　矾红一两

【用法】上为细末，以浓米泔为丸，如芡实大。每服一丸，薄荷汤温调下。

【主治】一切痧气攻痛。

点生丹

【来源】《急救痧症全集》卷下。

【组成】真雄黄一钱　明朱砂一钱　明矾一钱　麝香一分　冰片一分　真飞金十二件　火消一钱　荜茇五厘

【用法】先将雄黄、朱砂等研细，再将荜茇捣碎，

同冰片、麝香掺研千余次，末以飞金拂下研匀。将簪蘸吐沫粘药少许，点眼角。

【主治】时疫急痧。

涤秽消痧汤

【来源】《急救痧症全集》卷下。

【组成】瓜蒌　牛蒡子　僵蚕各一钱　薄荷　泽泻各五分　陈皮　银花

　　　　方中陈皮、银花用量原缺。

【用法】水煎，冷服。

【主治】触冒秽浊不正之气，发痧，胸膈痞满，痰滞气逆等症。

霹雳散

【来源】《急救痧症全集》卷下。

【别名】通关散。

【组成】北细辛五钱　生半夏　皂角各半钱　鹅不食草　茅山术　灯心灰各二钱

【用法】上为极细末，瓶收封固。临用以灯草一段，蘸少许，刺搐鼻孔中。即嚏。

【主治】痧毒闭结，七窍不通，经脉阻滞，吐泻不出，胀满绞闷；及中风、中恶、中气、中暑、一切昏仆不省人事者。

飞龙夺命丹

【来源】《青囊秘传》。

【组成】犀角二钱　辰砂（飞）二两　麻黄（去节）四钱　人中黄八钱　麝香三钱　腰黄一两　月石三钱　青黛（飞）五钱　珍珠三钱　蟾酥一钱五分　明矾五分　银消一钱五分　冰片四钱　牙皂三钱　灯草炭一两　真金箔三百张

【用法】上为极细末，和匀，装入瓷瓶中，固封无令泄气，每瓶一分。取少许吹鼻取嚏；重者可用凉开水调服一分；小儿减半。

【主治】痧胀腹痛，霍乱转筋，厥冷脉伏，神昏危急之症。及受温暑瘴疫、秽恶阴晦诸邪，而头晕痞胀，瞀乱昏狂；或卒倒舌强，遗溺不语，身热瘈疭，宛如中风；或时症逆传，神迷狂谵；小儿惊痫，角弓反张，牙关紧闭。

【宜忌】孕妇忌服。

开关散

【来源】《青囊秘传》。

【组成】闹洋花二钱　牙皂二钱　细辛一钱　荆芥二钱　麝香一分　灯心炭二钱

【用法】上为末。吹鼻。

【功用】取嚏。

【主治】一切痧症，更伤寒邪，牙关紧闭，陡然神迷。

自制霹雳丸

【来源】《青囊秘传》。

【组成】桂枝三两　川椒二两五钱　良姜一两五钱　雄黄二钱五分　附子一两五钱　薤白头二两　槟榔一两　五灵脂一两　干姜一两五钱　苡仁二两五钱　小茴香二两　公丁香二两　防风　防己各一两五钱　乌药一两五钱　木香二两　荜澄茄二两　草果一两　吴萸二两　菖蒲一两　细辛一两

【用法】上药并生为末，水为丸。每服三钱，开水送下。小儿一钱半。

【主治】一切吐泻，冷气麻痧。

【宜忌】孕妇忌服。

唐栖平痧丸

【来源】《青囊秘传》。

【组成】茅术三两　大黄六两　丁香六钱　麻黄三两六钱

【用法】上为末，蟾酥火酒化为丸，如梧桐子大，辰砂为衣。

【主治】一切痧胀，山岚，霍乱。

痧　丸

【来源】《青囊秘传》。

【别名】灵应痧药方（《慈禧光绪医方选议》）、痧药丸、痧气丸（《全国中药成药处方集》北京方）、灵宝如意丹（《全国中药成药处方集》沙市方）。

【组成】苍术（米泔水浸）五钱 明天麻 麻黄 雄黄各六钱 朱砂六钱 麝香（后入）六分 丁香一钱 大黄一两 蟾酥（烧酒化）一钱五分 甘草四钱

【用法】上药研细，入麝香和匀，烧酒泛丸，如莱菔子大，辰砂为衣。每服七丸。

【主治】一切痧胀，山岚霍乱。

灵宝如意丹

【来源】《饲鹤亭集方》。

【组成】人参 犀黄 熊胆 麻黄各五钱 杜酥 雄黄 血竭 天麻 荸荠 玉石 白粉霜 朱砂 银朱各一两 冰片 真珠各二钱

【用法】上为末，将杜酥酒化为丸，辰砂为衣。每服七丸，用凉茶送下；痈疽疔毒，蛇蝎虫毒，用黄酒化敷患处。

【主治】中暑眩晕，绞肠腹痛，脘闷饱胀，阴阳反错，不省人事，手足厥冷，恶心吐泻，山岚瘴气，中寒头痛，一切痧气；痈疽疔毒，蛇蝎虫毒。

【宜忌】孕妇忌之。

诸葛武侯行军散

【来源】《饲鹤亭集方》。

【组成】珍珠二钱 犀黄一钱 麝香一钱 冰片一钱二分 腰黄二钱 银消二分 姜粉四分 金箔二十张

【用法】上共为末。急用搐鼻取嚏，或用清水调服一分。

【功用】开窍解毒。

【主治】四时六淫之气，山岚瘴毒之邪，骤然中人，痰凝气闭，关阻窍室，阴阳交乱，以致头眩眼黑，绞肠痧痛，肢冷神昏，霍乱泄泻；及小儿急慢惊风，骤然闭厥。

【宜忌】孕妇忌用。

梅花普度丹

【来源】《饲鹤亭集方》。

【组成】藿香 黄芩各三两 紫苏 香薷 细生地 荆芥穗 橘红（盐水炒）制半夏 白术 泽

泻 川连 川柏 牛蒡 黑豆皮各二两 制香附 青蒿 防风 川芎各一两五钱 淡豆豉 黄菊 白蒺藜 六神曲 建神曲 白茯苓 赤苓 连翘 滑石 车前子 当归头 川贝 赤小豆各一两 大麦芽 谷芽各五两 煨木香 砂仁各五钱

【用法】上为末，另用梅花瓣五分（如无花时，用枝叶嫩头三个，无梅树处用霜梅、乌梅去核代之），桂枝五分，天泉水煎一碗，匀酒药末上，再用甘草八钱煎汤为丸，如弹子大，每丸重二钱，辰砂二两为衣。每服一丸，随时用引，四月野蔷薇花二钱，梅花瓣三分（如用霜梅、乌梅，重者二个，轻者一个）煎汤送下；五月米仁一钱，梅花分两如前；六月鲜佩兰叶二钱，梅花如前；七月薄荷一钱，荷梗一钱，梅花如前；八月柴胡一钱，梅花如前；九月苏梗二钱，梅花如前；小儿照引加钩藤一钱，北地照引加大黄二钱，煎汤送下。

【主治】暑痧疟痢，经络拘挛，头晕腹痛，手足厥冷，一切伤寒、伤风、痰痫诸症。

【宜忌】孕妇不忌。

痧药灵丹

【来源】《饲鹤亭集方》。

【组成】茅术一两 木香一两三钱 丁香一两二钱 蟾酥一两 麝香九钱 犀黄二钱 腰黄四钱 朱砂三两五钱

【用法】上各取净粉，烧酒化蟾酥打和为丸。每服数丸，藿香汤送下。

【主治】暑热外感，寒食内停，肚腹绞痛，心胸饱闷，霍乱吐泻，转筋肢冷，二便闭塞，山岚瘴气，一切浊秽成痧等症。

【宜忌】孕妇忌服。

霹雳丸

【来源】《外科传薪集》。

【组成】桂枝三两 川椒二两五钱 良姜五钱 干姜一两半 苡仁二两五钱 小茴香二两 公丁香二两 防己一两五钱 降香二两五钱 附子一两五钱 葱白头二两 槟榔二两 乌药一两五

钱　木香二两　荜澄茄二两　草果一两　吴萸一两　菖蒲一两　细辛一两

【用法】生晒研末，水泛为丸。每服三钱，开水送下。小儿减半。

【主治】一切吐泻，冷麻痧。

【宜忌】孕妇忌服。

一粒金丹

【来源】《经验各种秘方辑要》。

【组成】滴乳香　明雄黄　猪牙皂　生川乌　明月石　上辰砂　上沉香　官桂　良姜　巴豆　大黄　细辛各四分　麝香二分

【用法】上为细末，以小红枣肉打和为丸，如黄豆大。每用一丸，用新棉花包，塞鼻中，男左女右。

【主治】浑身痛，心中刺痛，绞肠痧，水泻，痢疾，牙痛，及妇人赤白带下。

观音救急丹

【来源】《经验各种秘方辑要》。

【别名】感应救急丹（《全国中药成药处方集》上海方）。

【组成】真朱砂六两　雄精六两　荜茇二钱　大梅片二钱五分　真佛金二百张　当门子二钱五分　明矾一两　月石二两　牙消四两（后下）

　　《全国中药成药处方集》（上海方）无真佛金

【用法】上为末，用瓷瓶每装一分，黄蜡封口。遇有急痧等症，先点两眼角，再取半分入脐内，膏药贴之；如遇重症，再将余丹放舌上，阴阳水送服，小儿减半。

　　《全国中药成药处方集》（上海方）：诸药各取净粉，共研极细粉。每次服二分，温开水化服。

【主治】

　　1.《经验各种秘方辑要》：急痧，阴阳反错，寒热交争，四时不正之气，郁闷成痧，绞肠腹痛，吐泻不止；小儿惊风闭急。

　　2.《全国中药成药处方集》（上海方）：伤暑泄泻。

【宜忌】孕妇忌服。

赤霆救疫夺命丹

【来源】《经验各种秘方辑要》。

【组成】真水安息香（即龙涎香）六分　廉珠粉一分　西牛黄一分　当门子五分　梅花冰片五分　净硼砂二钱　明雄黄二钱（用马牙火消一钱二分，用熔银罐同煅炼，和凝成丹）　飞净辰砂二钱　明矾二钱（生用）　真血珀一钱　生玳瑁屑二钱　猪牙皂角末一钱　川郁金二钱　赤金箔九张　公丁香　广木香　乌沉香　白檀香各一钱

【用法】勿见火。此丹药贵重，瓷器珍藏，慎勿泄气。急将此丹少许，至多不过一分，浮于冷茶水面，从容灌入。自然追邪外出，俾得醒回，厥转寒去，脉起，以便延医诊治。

【主治】猝暴中恶，闷痧臭毒，霍乱吐泻，脉厥脉伏，转筋入腹，绞肠钓脚，魄汗淋漓，气闭形脱，甚至舌冷囊缩，妇人乳头缩，手指螺瘪，以及小儿惊风、癫痫、邪祟痰塞、痉厥，老年中风、中暍，山岚瘴疠，诸暴危笃急证，呼唤不醒，手足鼻舌已冷，牙关紧闭。

【宜忌】孕妇忌服。

灵宝妙应丹

【来源】《经验各种秘方辑要》。

【组成】当门子九钱　火消六钱　大梅片九钱　西黄三钱　腰黄一两八钱　荜茇三钱　礞砂三两　硼砂一两八钱

【用法】上为细末。以小口瓷瓶收藏，勿令泄气。病重者，用此丹少许纳入脐内，以清冷膏盖之，轻者用少许吹入鼻孔内。

【主治】一切痧证，霍乱吐泻，吊脚转筋，牙关紧闭，手足厥冷。

胜军丸

【来源】《沈鲐翁医验随笔》。

【组成】川雅连五钱　奎砂仁五钱　上雄精三钱　广木香五钱　广郁金五钱　生明矾五钱　人中黄三钱　檀香　降香各三钱　生姜粉三钱　真獭肝二钱　石菖蒲三钱　焦山楂四钱　公丁香三钱　生香附五钱　鬼箭羽四钱

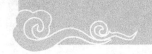

【用法】上为细末，用银花二两，防风七钱，藿梗七钱，净黄土二两，四味浓煎汁，露清为丸，朱砂为衣，如梧桐子大。轻者服一钱半，重者三钱，小儿减半。

【主治】兵凶饥馑后，饮水不洁，触受秽浊，腹痛呕吐泄泻，四肢厥逆。

治痧救命丹

【来源】《千金珍秘方选》。

【组成】马牙消一斤　雄黄二钱　黄丹四两　朱砂八分　皂矾二两

【用法】上为细末，用井水和匀，入铜锅内，忌铁、锡器板，炭火煎熬，一定要桃、柳枝各三根，共扎一把子，以此炒药，炒至起金星为度。炒好，用新鲜竹筒数个（干竹，重汁勿用），须两头有节者，将药趁热装入筒内，紧闭筒口，安放潮湿阴僻处石地之上，七日七夜，受过阴气，再行取出，用乳钵加工，研极细末，收贮瓷瓶内，勿令走风。用之点眼，轻则点两大眼角，点上眼痛，则是痧症，其腹痛身胀自止而病愈矣。若点眼上不痛，乃非痧症，另法治之可也。重者须点数次，以眼不痛为度。

【主治】七十二种痧症，腹痛身胀者。

【宜忌】切忌入口。

急救回生丹

【来源】《医学衷中参西录》上册。

【组成】朱砂（顶高者）一钱五分　冰片三分　薄荷冰二分　粉甘草一钱（细末）

【用法】上为细末。分作三次服，开水送下，约半小时服一次。若吐剧者，宜于甫吐后急服之；若于将吐时服之，恐药未暇展布即吐出。服后温覆得汗即愈。服一次即得汗者，后二次仍宜服之；若服完一剂未全愈者，可接续再服一剂。若其吐泻已久，气息奄奄，有将脱之势，但服此药恐不能挽回，宜接服急救回阳汤。

【主治】霍乱吐泻转筋，诸般痧症暴病，头目眩晕，咽喉肿痛，赤痢腹疼，急性淋证。

【宜忌】《全国中药成药处方集》：体弱者及孕妇忌服。

化浊汤

【来源】《湿温时疫治疗法》引周雪樵方。

【组成】川朴钱半　杜藿梗一钱　青子芩钱半　前胡一钱　佩兰叶一钱　大腹皮一钱　小枳实一钱　淡豆豉钱半　焦山栀钱半　紫金片二分（开水烊冲）

【用法】水煎，冲生萝卜汁服。

【主治】绞肠痧，乃湿遏热伏，又夹酸冷油甜，猝成霍乱，欲吐不得吐，欲泻不得泻，眩瞀烦躁，肠中绞痛，甚则肢厥转筋，服飞马金丹，俟吐后、泻后者。

万应灵丹

【来源】《家用良方》。

【组成】川芎一两（瓦上焙脆）　石菖蒲三钱（瓦上炒）　白芷六钱（去梗，净）　羌活八钱（晒）　苏叶六钱（去梗，净）　茅术一两（生切，晒脆）　半夏三钱（生用，姜汁拌晒）　薄荷八钱　大黄一两（生用）　木香五钱（晒脆）　川乌五钱（汤泡，去芦皮）　草乌五钱（汤泡，去芦皮）　独活四钱（晒脆）　当归一两　葛根六钱　细辛三钱　胆星五钱（另研）　甘草五钱（生用）　牙皂三钱（生研）　蟾酥五钱（另研）　明矾五钱（另研）　麝香一钱（另研）

【用法】上药各为极细末，用鬼箭羽二两，煎浓汤滴为丸，如粟米大，飞雄黄为衣，晒干，瓷罐装存，勿令泄气。视病之轻重，每服二三十丸至四五十丸，老幼减半，沸水待温送下。再研数丸，吸鼻取嚏。

【主治】受暑感风，冒寒挟湿，气闭发痧，肚腹胀痛，呕吐泄泻，山岚瘴气，痰迷气逆，头风心痛，中邪中恶，厥气迷闷，羊癫诸风，及妇人产后惊风，小儿急慢惊风。

【宜忌】忌食鱼腥、生冷、面食及难消化之物；孕妇忌服。

痧气丸

【来源】《谢利恒家用良方》。

【组成】苍术四两（米泔浸）　锦纹大黄四两　真

蟾酥一两五钱（好烧酒化）　明天麻二两　辰州朱砂二两（研细，水飞）　腰黄一两　生矾一两　麻黄一两（去节，细锉）　木香一两　当门子三钱　月石一两

【用法】上生晒，研细末和匀，高粱酒泛丸，如萝卜子大，朱砂为衣，瓷瓶收贮，勿泄气。遇病者，先将二三丸研末，吹入鼻中，再以三四丸放舌下，俟舌麻咽下；如人已昏迷，即研末用温开水灌下；山岚瘴气，夏日旅行，空腹感受秽气，口含三丸；痈疽疔毒，及蛇蝎蛊毒所伤，捣末好酒调敷。

【主治】受寒受暑，肚腹绞痛，头眩眼黑，心口闭闷，不省人事；或上吐下泻，手足厥冷；或吐泻不出，猝然难过等症。及恶心头痛，膨胀噎膈，以及风痰等。

灵宝如意丹

【来源】《中国医学大辞典》。
【别名】如意丹（《北京市中药成方选集》）、灵宝如意丸（《全国中药成药处方集》兰州方）。
【组成】白粉霜　血竭　硼砂　腰黄　天麻　辰砂各一两　麝香　梅片　人参各一钱　蟾酥六钱（一方有巴豆霜）
【用法】上为末，取净粉，烧酒化蟾酥泛丸，如芥子大，辰砂为衣。每服七丸，小儿二丸。俱不可多用。中暑眩晕，绞肠腹痛，脘闷胀饱，阴阳反错，不省人事，手足厥冷、恶心呕泻，山岚瘴气，感受邪秽，中恶头痛，一切痧气，俱用凉茶送下；伤寒三四日，风寒咳嗽，用葱白（连须）、生姜煎酒热服，暖盖取汗；中风不语，痰涎神昏者，姜汤送下；口眼喎斜，手足麻木者，生姜、桂枝煎汤送下；疟疾，草果、槟榔煎汤送下；瘟证疹子不出，葱须汤送下；痫证疯迷，生姜汤送下；饥饱劳碌，沙参汤送下；瘫痪，淡姜汤送下；噎膈咽喉，胸膈疼痛，桔梗、柿蒂煎汤送下；恶心嘈杂，砂仁汤送下；牙痛，高良姜汤送下，再衔一丸于痛处，其痛立止；心胃气痛，淡姜汤送下；心胃虫痛，九种胃痛，俱用艾醋汤送下；气蛊，木香、柿蒂煎汤送下；水蛊，葶苈汤送下；中酒毒，陈皮汤送下；阴寒，白川汤送下；忘前失后，石菖蒲汤送下；小便尿血，车前汤送下；二便不通，生蜜汤送下；水泻，车前子汤送下；赤痢，红花汤送下；白痢，吴茱萸汤送下；噤口痢，石莲子汤送下；偏坠疼痛，小茴香汤送下；腿足疼痛，牛膝、木瓜煎汤送下；跌扑损伤，昏迷不醒，热酒或童便送下；痄腮，嚼化一丸；痈疽、疔疮、恶毒初起，葱白、生姜煎酒，热服取汗，或黄酒化敷患处；疔疮肿烂太甚，口津研化二丸涂之，再用酒服一丸，立愈；疔疮走黄，热酒送下，再以瓷锋挑破疔头，入一二丸于疮内，外以膏药贴之；天泡疮、杨梅疮初起，生姜煎酒，热服取汗，次日再用熟汤送下；诸疮溃破，生黄耆、银花煎汤送下；蛇蝎虫毒，用黄酒化敷；妇人经闭，红花汤送下；妇女鬼迷失魂，梦与鬼交，桃仁汤送下；子死腹中，白芥子汤送下；产后见神见鬼，黑荆芥汤送下；产后腹胀，厚朴汤送下；小儿乳积、食积，风寒惊啼，熟汤送下。

【主治】中暑眩晕，绞肠腹痛，脘闷饱胀，阴阳反错，不省人事，手足厥冷，恶心呕泻；山岚瘴气，感受邪秽，中恶头痛，一切痧气；伤寒，风寒咳嗽；中风不语，痰涎神昏，口眼喎斜，手足麻木；疟疾；瘟症疹子不出；痫证疯迷；饥饱劳碌；瘫痪；噎膈咽喉，胸膈疼痛，恶心嘈杂；牙痛；心胃气痛；心胃虫痛，九种胃痛；气蛊；水蛊；中酒毒；阴寒；忘前失后；小便尿血；二便不通；水泻；赤痢，白痢，噤口痢；偏坠疼痛；腿足疼痛；跌仆损伤；昏迷不醒；痄腮；痈疽疔疮、恶毒初起，肿烂太甚；疔疮走黄，天泡疮、杨梅疮初起，诸疮溃破；蛇蝎虫毒；妇人经闭；妇人鬼迷失魂，梦与鬼交；子死腹中；产后见神见鬼；产后腹胀；小儿乳积、食积、风寒、惊啼。

【宜忌】孕妇忌服。

神效济生散

【来源】《中国医学大辞典》。
【组成】北细辛　广木香各二斤　香薷三斤　广郁金　降香各八两
【用法】上为极细末。每服五分，老幼及虚人减半，茶清调下，重则加倍。
【功用】理气辟秽，调和阴阳。
【主治】脾胃受湿，发为急痧，或霍乱吐泻，形寒发热，胸痞腹痛。

紫金锭

【来源】《中国医学大辞典》。

【组成】山慈菇 文蛤各二两 红芽大戟 白檀香 安息香 苏合油各一两五钱 千金子（去油，研成霜）一两 明雄黄（飞净） 琥珀各五钱 冰片 当门子各三钱

【用法】上药各为极细末，再合研匀，浓糯米饮为丸，如绿豆大，飞金为衣。每服一钱许，凉熟水送下。

【主治】霍乱痧胀，暑湿温疫，颠狂昏乱，五绝，暴厥，岚瘴中恶，水土不服，喉风，中毒，鬼胎，痈疽，蛇犬诸伤。

【方论】此方比苏合丸而无热，较至宝丹而不凉，备二方之开闭，兼玉枢之解毒，洵为济生之仙品，实紫金锭方之最完备合用者。

消风透痧汤

【来源】《温热经解》。

【组成】僵蚕三钱 淡豆豉三钱 苦杏泥三钱 蝉退一钱半 前胡一钱半 薄荷一钱 菊花二钱 甘草八分 瓜蒌皮一钱半

【主治】羊毛痧，神昏谵语，耳聋直视不能言。

济世仙丹

【来源】《集成良方三百种》卷上。

【组成】明雄五钱 火消四钱 白芷一钱 枯矾一两 牙皂五钱 菖蒲五钱 丁香三钱 荜茇三钱 北细辛四钱 苍术五钱 麝香三分 冰片七分 地胡椒三钱（即鹅不食草）

【用法】上为细末，过筛。以此点眼角内；或用姜汤送下一二分；或吹入鼻孔内；或以一二分装入肚脐，外以膏药贴住。

【功用】回阳救逆，起死回生。

【主治】痧症暴死，阴阳脱缩，阴寒证，胸腹积滞，羊毛寒疹，恶心翻胃，霍乱吐泻，气痛血痛，鼻塞头痛，中风中痰，风痦痢疾，山岚瘴气，天行瘟疫，牙关紧闭，人事不知，以及四时不正之气。

红灵散

【来源】《急救痧证全集》卷下。

【组成】辰砂一两 冰片二钱 明雄黄一两半 麝香二钱 蟾酥三钱

【用法】上为细末，瓷瓶封固，临症茶调服一二分；亦可吹鼻。

【主治】一切痧发，胀痛呕泻。

泻红散

【来源】《急救痧证全集》卷下。

【组成】刺蒺藜（炒） 延胡 桃仁各一两 细辛四钱 降香 没药（去油）各三钱

【用法】上为末。每服五分，温茶调服。

【主治】痧毒为血阻郁，结滞不散。

救急十滴水

【来源】《北京市中药成方选集》。

【组成】鲜姜二两（浸酒精十二两） 丁香二两（浸酒精十二两） 大黄四两（浸酒精十六两） 辣椒二两（浸酒精十六两） 樟脑三两（浸酒精十六两） 薄荷冰七钱（浸酒精十六两）

【用法】上药各泡或合泡十数日，去净滓，澄清装瓶，重八分。每服一小瓶，温开水送下。

【功用】祛暑散寒。

【主治】中暑，霍乱，呕吐恶心，绞肠痧症。

太平丸

【来源】《全国中药成药处方集》（沈阳方）。

【组成】胆南星 木香 细辛 羌活 硼砂 冰片 酒化蟾酥各二钱 沉香 檀香 香橼 白芷各一两 佛手二两

【用法】除冰片、蟾酥另研外，余则共碾极细末，水泛小丸。每服五分，白开水送下。

【功用】活络止痛。

【主治】风寒时疫，胃肠疼痛，四时痧胀；小儿惊痫，胸膈不开，痰迷晕厥，一切时疫。

【宜忌】忌生冷食物；孕妇忌服。

白痧散

【来源】《全国中药成药处方集》（杭州方）。

【组成】生半夏四两　川贝母　月石各二两　麝香四钱六分　梅冰片四钱二分　西牛黄二钱　杜蟾酥九钱

【用法】上药各为细末，和匀，玻璃瓶封固。每用少许，吹入鼻孔。病重再服一分，凉开水调下。

【主治】伤暑受热，霍乱痧胀，绞肠腹痛，胸闷呕吐，头晕鼻塞，瘟疫秽气，中风昏厥，不省人事。

【宜忌】孕妇忌内服。

如意丸

【来源】《全国中药成药处方集》（武汉方）。

【别名】如意丹。

【组成】茅苍术五两　飞雄黄六两　麝香五钱　蟾酥一两六钱　大黄十两　天麻六两　飞朱砂六两　甘草四两　公丁香一两　麻黄六两

【用法】除蟾酥、麝香、朱砂外，取上药进行干燥，混合碾细，将蟾酥用酒化开，用液迭成小丸，再以飞朱砂、麝香为衣，每钱不得少于六十粒。每服二十粒至六十粒，温开水送下。对不能服药的急症病，亦可研成细末，吹入鼻内。

【主治】寒热头痛，闷乱呕吐，内热无汗，烦躁便秘。

【宜忌】孕妇慎用。

时症丸

【来源】《全国中药成药处方集》（沈阳方）。

【组成】茅苍术三钱　杏仁三两　公丁香　九节菖蒲　千金霜各六钱　麝香　梅片　马牙消　沉香各三钱　蟾酥　郁金　山茨菇　胆星　天竺黄　五倍子各一两　青礞石（醋煅七次）　硼砂各二两　野大黄六两　明天麻　明雄黄各三两四钱　牛黄一钱五分　红芽大戟五钱

【用法】上除麝香、牛黄、梅片、雄黄另研外，余则共研细面，再用白薇、桑皮各一两五钱，明矾二两，煎浓汁和白酒为丸，如菜子大。每服七丸，不见效者可加一倍，用白开水送下。如有蚊虫咬伤，白水调敷患处。

【功用】兴奋神经，清热解毒。

【主治】山岚瘴气，中暑中恶，绞肠痧症，腹痛厥冷，恶心呕吐，吐泻不出，不省人事，口噤目瞪，及毒虫咬伤。

【宜忌】忌食油腻生冷之物，孕妇忌服。

应效丹

【来源】《全国中药成药处方集》（沈阳方）。

【组成】麝香三钱　沉香三钱　雄黄三钱　木香三钱　甘草五钱　冰片三分　朱砂六钱　檀香三钱　神曲二两

【用法】上为极细末，面糊为小丸，朱砂为衣。每服八丸，小儿四丸，白开水送下。

【功用】解瘟疫，清毒镇静。

【主治】痧症，霍乱吐泻，绞肠痧，心腹痛。

【宜忌】忌食生冷、油腻等物。

驱疫丹

【来源】《全国中药成药处方集》（天津方）。

【组成】生石膏五两　黄连三两　麻黄二钱　知母二两　白芷一两　生硼砂一两　槟榔一两　苏叶七钱　广木香五钱　母丁香一钱　檀香二钱　炒苍术四钱　菖蒲四钱　香薷一两　菊花一两　茅慈菇三钱　甘草五钱　黑郁金三钱　木瓜五钱　山奈二钱　藿香叶一两五钱　红大戟（醋制）五钱（上共为细末）　血竭面五钱　雄黄面一钱　琥珀面一两　朱砂面六钱　牛黄一钱　麝香一钱　苏合油五两　薄荷冰一两五钱　冰片一两五钱

【用法】先将苏合油、薄荷冰、冰片共研成水，再和以上细粉研匀。每服二分五厘，白开水送下。重者加倍。

【功用】避秽排浊，驱疫除瘟。

【主治】头昏呕吐，腹痛泄泻，手足厥冷，昏迷不省，中暑中寒，发烧发冷，四肢疫痛，湿郁闷胀。

【宜忌】孕妇忌服。

救苦丹

【来源】《全国中药成药处方集》（沈阳方）。

【组成】藿香叶一两　甘草三钱　滑石二两　苏叶一两　半夏五钱　重楼一两　枳壳一两　台麝五分　茅苍术五钱　青蒿子一两半　陈皮五钱　青皮一两　明雄黄二钱　川贝母五钱　紫厚朴八钱　神曲八钱

【用法】上为细末，水泛为小丸，朱砂为衣，上光，每四丸七分重。大人每服四丸，小儿酌减，姜汤送下。

【功用】止吐泻，解瘟疫。

【主治】时疫疠气，中暑中毒，霍乱吐泻，烦闷痧胀，胸腹疼痛，宿食停饮，伤风感冒，痧疹不出，肚腹剧痛，水土不服。

【宜忌】忌食生冷硬物。

救急痧药水

【来源】《全国中药成药处方集》（天津方）。

【组成】藿香六两　豆蔻二两　蟾酥四钱　良姜二两　陈皮二两　樟脑一两　大茴香二两　广木香二两　薄荷冰五钱　香薷四两　桂皮四两　公丁香二两　细辛二两　大黄六两

【用法】上除樟脑、薄荷冰、蟾酥外，余药共研粗末，加入白干酒十斤，浸渍一星期，每天搅拌两次，然后压榨过滤，再将樟脑、薄荷冰入乳钵研细，再将蟾酥捣碎加入适量白干酒泡，溶化过滤，连同樟脑、薄荷冰兑入前液，使成六千毫升，每瓶装六毫升。放置阴凉处，用时将药水摇匀。轻症每服半瓶，重症一瓶，凉开水冲服。

【功用】强心醒脑，和胃整肠，祛暑散寒，解毒镇痛。

【主治】中暑发痧，头目眩晕，壮热畏寒，胸闷腹痛，上吐下泻，红白痢疾，晕车晕船，水土不服，疮疼虫咬，虫牙作痛。

【宜忌】孕妇忌服。

解暑片

【来源】《常用中成药》。

【组成】朱砂180克　大黄120克　麻黄　天麻　雄黄　雌黄　硼砂　茅术各96克　山慈姑　大戟　五倍子　千金霜　鬼箭羽各90克　丁香60克　麝香　沉香　檀香　降香　苏合香油各45克　冰片　细辛　肉桂各30克（一方有滑石）

【用法】上为片剂，4片袋装。每服2～4片，化服。小儿减半。

【功用】解暑避秽。

【主治】暑季发痧，腹痛吐泻，头晕胸闷，神志不清。

解暑片

【来源】《上海市药品标准》。

【组成】麝香150克　腰黄（飞）320克　朱砂（飞）600克　雌黄320克　冰片100克　大黄400克　苍术（麸炒）320克　肉桂100克　天麻320克　山慈姑300克　沉香150克　丁香200克　硼砂320克　苏合香150克　红大戟300克　五倍子（去毛、垢）300克　细辛100克　檀香150克　千金子霜300克　降香150克　卫矛300克　麻黄300克

【用法】除苏合香外，余药各研细粉，过100目筛。各取净粉，除麝香、冰片外，先将余药套研均匀，然后用淀粉270克，树胶粉22克及苏合香打浆制成颗粒，晒干或45℃以下干燥。干颗粒与上述麝香、冰片充分和匀，加润滑剂（干颗粒重量的1.5%）压制成片，即得。片重0.22克，密封保存。口服，一次8片，温开水化服。

五倍子整理方法：将五倍子拣去杂质，敲成小块，筛去虫卵，用开水泡洗去毛垢，清水淋洗，干燥即得。

【功用】辟秽开窍，止吐止泻。

【主治】时行痧疫，头胀眼花，胸闷作恶，腹痛吐泻，手足厥冷，或受山岚瘴气，水土不服。

【宜忌】孕妇忌服。

化痧宝花丸

【来源】《慈禧光绪医方选义》。

【组成】郁金二两　细辛二两　降香五两　荆芥六两

【用法】上为极细末，炼蜜为丸，重二钱。每服一丸，清茶送下。

【主治】暑湿感凉，寒热凝滞，食水搏郁，痧毒闭闷，神势昏乱。

二十八、大叶性肺炎

大叶性肺炎，是由肺炎链球菌引起，病变累及一个肺段以上肺组织，以肺泡内弥漫性纤维素渗出为主的急性炎症。临床症见起病急骤，常以高热、恶寒开始，继而出现胸痛、咳嗽、咳铁锈色痰，呼吸困难，并有肺实变体征及外周血白细胞计数增高等。本病相当中医阳明经证，治疗以清热解毒，泻火存阴为大法。

沃雪滚痰丸

【来源】《幼科金针》卷上。

【组成】明天麻一两（煨）　天竺黄五钱（嫩）　雄黄三钱　礞石五钱（煨）　胆星一两　巴霜四钱　白附子六钱（泡）　生甘草三钱（去皮）　全蝎五钱（去毒）　防风三钱　麝香二分

【用法】上为细末，用竹沥一钟拌和，再研极细，入瓷瓶内陈年许。量情而用。

【功用】导痰行积。

【主治】肺风痰喘。

【宜忌】芽儿禁用。周岁以外者用之。

加减泻白散

【来源】《麻科活人全书》卷一。

【组成】桑白皮（蜜炒）　地骨皮　炒甘草　人参　白茯苓　肥知母　枯黄芩

【用法】粳米一撮为引。

【主治】肺炎喘嗽。

加味桑菊饮

【来源】方出《蒲辅周医疗经验》，名见《千家妙方》下册。

【组成】桑叶一钱　菊花一钱　杏仁一钱　薄荷（后下）七分　桔梗七分　芦根三钱　甘草八分　连翘一钱　僵蚕一钱半　蝉衣（全）七个　葛根一钱　黄芩七分　葱白二寸（后下）

【用法】上作一剂，一剂二煎，共取120毫升，分多次温服。

【功用】宣肺祛风，辛凉透表。

【主治】风热闭肺（腺病毒肺炎）高热，咳喘，皮疹，惊惕，口腔溃烂，唇干裂，腹微胀满，大便稀，脉浮数有力，舌红少津无苔。

肺炎汤

【来源】《临证医案医方》。

【组成】麻黄3克　麸炒杏仁9克　甘草3克　生石膏30克（先煎）　化橘红9克　牛蒡子12克　鱼腥草30克　川贝母9克

【用法】水煎服。

【功用】辛凉解表，清热解毒。

【主治】大叶性肺炎。高热喘促，咳嗽胸痛，咳铁锈色痰，鼻翼煽动，脉洪大数，舌苔白或黄，少津。

【方论】本方为麻杏石甘汤加味而成，以麻黄、石膏为主药。麻黄属辛温解表药，若与寒凉药配伍，可为辛凉宣透之剂。麻黄散邪；石膏降热；杏仁利肺，肺气宣畅，内热得清，喘咳可平；加化橘红、川贝母清肺利痰；鱼腥草、牛蒡子清热解毒。热毒炎消，胸痛痰喘可愈。

肺炎I号合剂

【来源】《实用内科学》上册。

【组成】鱼腥草　鸭跖草　半枝莲各30克

【主治】肺炎。

肺炎II号合剂

【来源】《实用内科学》上册。

【组成】鱼腥草　鸭跖草　半枝莲各30克　野荞麦根30克　虎杖根15克

【主治】肺炎。

根据临床实践，约90%病人服药后于2天内退热，对某些抗菌素治疗无效的肺炎病人，有时也有较好的疗效。缺点是个别病人因胃肠道反应剧烈而不能耐受。

冬青糖浆

【来源】《新医药杂志》（1972，1：39）。

【组成】冬青（四季青）

【用法】取冬青水煎 2 次，浓缩 3～4 小时，每毫升相当于 2 克干生药，加入 2 倍量之 95% 乙醇，充分搅拌混合，静置约 48～72 小时，回收乙醇，使成 2 克/毫升，然后加入等量的糖浆及矫味剂、防腐剂即成。每次 20～30 毫升，每日 3 次。

【功用】抗菌消炎。

【主治】流行性感冒，上呼吸道感染，肺炎，咽喉炎，慢性支气管炎。

杏黄汤

【来源】《内蒙古中医药》（1983，3：5）。

【组成】杏仁　麻黄各 6g　石膏 12g　白前　前胡　芦根　红花　甘草各 6g　白矾 2g（另包分 2 次煎）

【用法】上药水煎 2 次，每次煎成 70～100ml，分 3 次服，每日 1 剂。

【主治】小儿肺炎。

【验案】小儿肺炎　《内蒙古中医药》（1983，3：5）：治疗小儿肺炎 100 例，男 49 例，女 51 例；年龄为 1～10 岁；病程最长 25 天，最短 1 天。结果：痊愈 95 例，无效 5 例，有效率为 95%。

清肺解毒汤

【来源】《湖南中医杂志》（1989，2：24）。

【组成】生石膏（另包先煎）10g　炙麻黄 4g　杏仁 9g　甘草 3g　连翘 9g　板蓝根 15g　银花 12g　法半夏 6g

【用法】每日 1 剂，水煎，分 4 次服（本方为 6 岁患儿用量）。高烧不退者加柴胡、知母；咳嗽剧烈者加前胡、桔梗；气促鼻煽甚者加地龙、葶苈子；喉间痰鸣者加天竺黄、川贝母；心烦口干者加栀子、瓜蒌根。

【主治】麻疹合并肺炎。

【验案】麻疹合并肺炎　《湖南中医杂志》（1989，2：24）：治疗麻疹合并肺炎 50 例，男 27 例，女 23 例；年龄 6 个月至 12 岁。结果：服药 4～8 天后自觉症状、肺部湿啰音均消失，舌、脉、血常规及胸透均正常者为痊愈，共 45 例，占 90%；服药 10 天后自觉症状减轻，肺部湿啰音减少，X 线胸透未恢复正常者为有效，共 4 例，占 8%；无效 1 例，占 2%。

培土生金汤

【来源】《现代中医》（1991，4：162）。

【组成】党参　白术　茯苓　半夏　陈皮　黄芪各 6～9g　炙麻黄　甘草各 2～3g

【用法】每日 1 剂，水煎分次服。同时注射复方丹参注射液，每次 2～4ml 加入 10% 葡萄糖 5～10ml 中静推，每日 1～2 次。

【主治】小儿肺炎啰音。

【验案】小儿肺炎啰音　《现代中医》（1991，4：162）：治疗小儿肺炎啰音 40 例，男 22 例，女 18 例。结果：3 天内湿啰音消失率 92.5%；3 天后复查炎症完全吸收率为 90%。

九味石灰华散

【来源】《中国药典》。

【组成】石灰华 100 克　红花 80 克　牛黄 4 克　红景天 80 克　榜嘎 100 克　苦草（去皮）80 克　高山辣根菜 80 克　檀香 100 克　洪连 100 克

【用法】上药除牛黄外，其余八味研成细粉。将牛黄研细，再与上述粉末配研，过筛，混匀，即得。口服，每次 0.6～0.9 克，1 日 2 次，3 岁以下小儿酌减。

【功用】清热，解毒，止咳，安神。

【主治】小儿肺炎。高热烦躁，咳嗽。

贝羚胶囊

【来源】《中国药典》。

【组成】川贝母　羚羊角　麝香等

【用法】上药制成胶囊剂，每粒装 0.3g。口服，每次 0.6g，1 日 3 次，小儿每次 0.15～0.6g，周岁以内酌减，1 日 2 次。

【功用】清热化痰。

【主治】小儿肺炎咳喘，喘息性支气管炎引起的痰壅气急，也可用于成人慢性支气管炎引起的痰壅气急。

【宜忌】大便溏薄者不宜使用。

肺炎合剂

【来源】《首批国家级名老中医效验秘方精选·续集》。

【组成】麻黄3克　杏仁5克　石膏30克　虎杖6克　银花15克　大青叶15克　柴胡10克　黄芩10克　鱼腥草20克　青蒿15克　贯仲10克　草河车5克　地龙5克　僵蚕10克　野菊花10克　甘草5克

【用法】制成合剂。每日1剂，水煎浓缩取汁150毫升，1～3岁口服50毫升，1日3次，随年龄适当增减。

【功用】清热解毒，宣肺平喘。

【主治】小儿肺炎，卫气实热证。起病似风热感冒，继则高热，咳嗽喘息，胸高气粗，烦躁鼻煽，痰声漉漉，口渴苔黄，脉数，或指纹紫，口唇轻度发绀。

【加减】白细胞总数及中性细胞高者，选加黄连、穿心莲、黄柏、十大功劳；痰多者，选加天竺黄、葶苈子、蛇胆川贝液；苔中厚者，加升降散（僵蚕、蝉衣、姜黄、大黄）；胸闷腹胀者，选加瓜蒌、枳实、姜半夏、黄连、厚朴、大黄；血瘀或炎症病灶久不吸收者，选加桃仁、红花、丹皮、赤芍。

【验案】平某某，女，3个月。咳喘5天，用青霉素治疗不效，于1991年3月6日入院。咳嗽气喘加重，喉中痰鸣，口唇发绀，双肺哮鸣及中细湿啰音，肺炎合剂改为鼻饲，吸氧，排痰。3月8日咳喘减轻，发绀消失，肺炎合剂改为口服，3月14日肺部啰音消失出院。

肺炎痰喘汤

【来源】《首批国家级名老中医效验秘方精选·续集》。

【组成】生麻黄1.5克　生石膏15克　银花9克　连翘9克　杏仁9克　炒葶苈子6克　天竺黄6克　瓜蒌皮6克　玄参6克　生甘草3克

【用法】2周岁以下及病轻者每日一剂，2周岁以上及病重者每日2剂。加水煎两遍，去渣，将药液混合在一起约80～100毫升，每隔4小时服20～25毫升。

【功用】清宣开闭，豁痰平喘。

【主治】小儿肺炎，中医辨证为风热闭肺或痰热蕴肺型。

【加减】若见症之初风寒未解，痰热内盛的寒包热郁型肺炎，拟于本方去银花、连翘，加桂枝2克，淡豆豉6克，生麻黄加重至3克，以增强辛温散表散之力；痰重者，加服猴枣散1.5克；热重者，加万氏牛黄清心丸每次1粒，1日2次。

【验案】赵某，男，1岁半。1986年11月18日初诊。发热3天，体温39.7℃，第4天伴咳嗽气急，今日咳嗽加剧，口干咽燥，胃纳不思。西医诊断：病毒性肺炎。中医诊断：肺炎喘嗽，痰热闭肺型，热偏甚。用肺炎痰喘汤加生大黄3克（后下），另服牛黄清心丸，每天2次，每次1粒研吞。服药一剂后大便得通，体温降至38.9℃，二剂后体温降至37.8℃，咳喘明显减轻，三剂后体温正常，气急亦平，咳嗽转轻，胃纳渐增，舌苔转薄白腻，指纹淡紫，后以清肺健脾化痰药治疗，半月痊愈。肺部透视两肺阴影消失。

泻肺化痰汤

【来源】《首批国家级名老中医效验秘方精选·续集》。

【组成】苏子10克　黄芩10克　枳壳10克　葶苈子10克　瓜蒌10克　射干10克

【用法】方中剂量适于3岁病儿，一日量，水煎二次，取汁100毫升，分3～4次服。

【功用】泻肺定喘，解毒化痰。

【主治】小儿肺炎。

【加减】若发热，加柴胡10克，虚热（体温不高但热）加白薇，火盛加寒水石10克，低热加地骨皮10克；咳重，加桑白皮10克，喘重加麻黄5克，伴哮加地龙10克，痰多加半夏10克，胸闷加青皮5克；惊惕，加蝉蜕10克，烦躁加白芍10克，抽搐加羚羊角1克；食少，加石斛10克，呕吐加竹茹10克，腹胀加枳壳10克，脘满加麦芽10克，大便干加番泻叶1克，大便稀加白术10克；尿赤，加竹叶10克；若为肺炎球菌所致者，加连翘

10 克，紫荆皮 10 克；肺炎杆菌所致者加板蓝根 10 克，天冬 10 克；金黄色葡萄球菌所致者，加桑白皮 10 克，胡黄连 5 克；病毒所致者，加僵蚕 10 克，大青叶 10 克；真菌所致者，加黄连 5 克，生地 10 克。

【验案】耿某，男，2.5 岁。症见发热、咳嗽、喘促，肺部 X 线拍片，见有炎性改变，以病毒性肺炎用青霉素治疗 3 日无效。现证：体温 38.5℃，咳嗽有痰，肺部听诊可闻中小水泡音，舌苔白厚，脉数有力。治用泻肺定喘，解毒化瘀法。方药：苏子 10 克，黄芩 10 克，枳实 10 克，葶苈子 10 克，瓜蒌 10 克，射干 10 克，柴胡 10 克，僵蚕 10 克，大青叶 5 克，地龙 10 克。服药二日，热降喘减，连进四剂，肺炎缓解，仅有阴伤咳嗽症状，改服养阴清肺三剂四日而愈。

散卫清气汤

【来源】《首批国家级名老中医效验秘方精选·续集》。

【组成】银花 15 克 连翘 10 克 薄荷 10 克 石膏 30 克 杏仁 10 克 桔梗 5 克 甘草 3 克

【用法】每剂水煎二次，可每日二剂，四次服。

【功用】宣肺散卫，泻热清气。

【主治】治疗肺炎早、中期的卫气同病证，症见壮热微恶寒或不恶寒，汗出不畅，头痛，咳嗽，咳痰白粘夹黄，或伴胸痛，苔黄脉数等。

【加减】若表证较重，可加荆芥、桑叶；里热炽盛时，用知母、黄芩、金荞麦等加强清泄肺热之品；如咳嗽痰多，则佐入桑白皮、瓜蒌皮、大贝母、半夏以清化痰热。

【验案】徐某某，男性，35 岁，南京人。发热咳嗽 3 天，胸透提示右下肺炎，血白细胞分类：总数 $11×10^9$/L，中性 79%，淋巴 21%。来诊时身热（38.6℃），微寒咽痛，咳痰白黏难出，右肺可闻及细小湿啰音，舌苔薄黄，脉浮数，四诊合参，拟属风温的卫气同病证，取本方辛散清气，药用银花、连翘、薄荷、石膏、杏仁、桔梗、黄芩、桑皮、法夏、甘草，煎服，每日二付，两天后体温降至正常，咳嗽亦明显减少，后继取清热利肺、

化痰止咳之品，药如桑皮、黄芩、杏仁、连翘、牛蒡子、半夏、蒌皮、大贝母、桃仁、桔梗等调治而愈，血白细胞分类降至正常，胸部透视病灶消失。

肿节风片

【来源】《部颁标准》。

【组成】肿节风浸膏

【用法】制成片剂，每片含肿节风干浸膏 0.25g，密封。口服，每次 3 片，1 日 3 次。

本方制成膏剂，名"肿节风浸膏"；制成注射液，名"肿节风注射液"

【功用】消肿散结，清热解毒。

【主治】肺炎，阑尾炎，蜂窝织炎，大剂量用于肿瘤。

消炎片

【来源】《部颁标准》。

【组成】蒲公英 446g 紫花地丁 446g 野菊花 446g 黄芩 446g

【用法】制成片剂，密封。口服，每次 4～6 片，1 日 3～4 次。

【功用】抗菌消炎。

【主治】呼吸道感染，发热，肺炎，支气管炎，咳嗽有痰，疖肿等。

羚竺散

【来源】《部颁标准》。

【组成】羚羊角粉 25g 水牛胆浓缩粉 75g 琥珀 37g 冰片 50g 桔梗 250g 僵蚕 12.5g 全蝎（去钩）12.5g 天竺黄 12.5g 平贝母 250g 桑白皮（制）125g 苦杏仁（炒）75g 莱菔子（炒）14g 黄连 37g 前胡 125g 甘草 75g

【用法】制成粉末，每瓶装 1.5g，密封。口服，每次 1.5g，1 日 3 次，儿童酌减。

【功用】清热解毒，通宣理肺，化痰镇惊。

【主治】热毒壅肺引起的肺炎，支气管炎等。

二十九、流行性出血热

流行性出血热，是流行性出血热病毒（EHFV）引起的自然疫源性疾病，以发热、低血压、出血、肾脏损害等为特征。1982年世界卫生组织（WHO）定名为肾综合征出血热，主要病理变化是全身小血管和毛细血管广泛性损害，临床常见起病急、发热、头痛、眼眶痛、腰痛、口渴、呕吐、酒醉貌、球结膜水肿、充血、出血，软腭、腋下有出血点，肋椎角有叩击痛。实验室检查可见血象白细胞总数增高，淋巴细胞增多，并有异常淋巴细胞，血小板数下降。尿检有蛋白、红细胞、白细胞、管型等。本病属中医瘟疫范畴，可参考瘟疫辨治。

竹叶石膏汤

【来源】《伤寒论》。

【别名】竹叶汤（《外台秘要》卷三引《张文仲方》）、人参竹叶汤（《三因极一病证方论》卷五）、石膏竹叶汤（《易简》）。

【组成】竹叶二把　石膏一升　半夏半斤（洗）　麦门冬一升（去心）　人参二两　甘草二两（炙）　粳米半升

《类证活人书》有生姜，《医学入门》有生姜汁。

【用法】以水一斗，煮取六升，去滓，纳粳米，煮米熟，汤成去米，温服，每服一升，一日三次。

【功用】

1.《绛雪园古方选注》：补胃泻肺。

2.《伤寒论类方》：滋养肺胃之阴气，以复津液。

3.《伤寒论章句》：滋养肺胃，清火降逆。

4.《古本伤寒心解》：滋阴养液，补虚清热。

5.《成方便读》：清热，养阴，益气。

【主治】《伤寒论》：伤寒解后，虚羸少气，气逆欲吐。

【宜忌】《外台秘要》引《张文仲方》：忌海藻、羊肉、菘菜、饧。

【验案】流行性出血热　《河南中医》（1983，3：33）：应用本方为基本方，发热期去党参重用石膏；有卫分者加银花、连翘；口渴加天花粉、生地、石斛；低血压期重用党参或人参，加五味子；若出现肌肤斑疹，舌红绛，脉弦数加丹皮、赤芍、水牛角；少尿期属邪热深入营血，津伤液竭，重用生石膏，加白茅根、元参、水牛角；若出现神昏谵语、烦躁等逆转心包证候，可加清心开窍之品；多尿期属气阴两伤，肾气不固，统摄无权，制约失职，可加生山药、五味子、益智仁、复盆子、菟丝子、桑螵蛸；若伴有肾阳虚者加肉桂、黑附片等；恢复期属邪退正虚之候，气虚加黄，血虚加当归，熟地等；无论气虚血虚都可选用玉竹、黄精、生山药等；又如丹皮、丹参等凉血、活血化瘀药的早期应用，对于缩短病程，促使病情向痊愈发展有积极作用。治疗流行性出血热32例。结果：32例全部治愈，总有效率为100％，在3个月至1年内，对18例随访，未见复发。

柴胡桂枝汤

【来源】《伤寒论》。

【别名】柴胡加桂汤（《三因极一病证方论》卷四）、柴胡加桂枝汤（《医学纲目》卷三十）、桂枝柴胡各半汤（《疟疾论疏》）。

【组成】桂枝（去皮）一两半　黄芩一两半　人参一两半　甘草一两（炙）　半夏二合半（洗）　芍药一两半　大枣六枚（擘）　生姜一两半（切）　柴胡四两

【用法】以水七升，煮取三升，去滓，温服一升。

【主治】《伤寒论》：伤寒六七日，发热，微恶寒，支节烦疼，微呕，心下支结，外证未去者。

【验案】流行性出血热　《辽宁中医杂志》（1984，8：17）：沈阳市传染病院用柴胡桂枝汤为主治疗流行性出血热112例，仅死亡1例，疗效优于对照组，经统计学处理，两组差异非常显著。

人参甘草汤

【来源】《陕西中医》（1993，4：157）。

【组成】人参3g　炙甘草6g　黄精　百合各60g

【用法】人参另炖，然后与诸药煎剂混匀,1天1剂,3天为1疗程,同时加服黑米稀粥（病重者可少量静脉输液）。

【主治】流行性出血热。

【验案】流行性出血热《陕西中医》（1993，4：157）：所治流行性出血热205例，根据1989年全国出血热会议制定的诊断标准和特异性抗体检测阳性者被确诊为本病，其中男118例，女87例；年龄12～50岁。尿量最多13L/d，最少者4L/d。结果：显效（用药36剂，尿量小于3L/d，口干，乏力，烦渴消失）133例，有效（用药3剂，尿量在3~5L/d，口干，乏力，烦渴减轻）68例，无效（用药前后，尿量无明显变化，症状未减轻）4例；总有效率为98％。

加味银翘散

【来源】《首批国家级名老中医效验秘方精选》。

【组成】银花17.5～35克　连翘17.5～35克　薄荷10.5克　竹叶10.5克　淡豆豉10.5克　牛蒡子10.5克　芥穗7克　桔梗10.5克　生甘草14克　鲜芦根35克　党参10.5克　杭芍10.5克　升麻10.5克　葛根14克

【用法】每剂加水600毫升，大火煮沸，慢火煎煮30分钟，过滤出200毫升，煎二次总量400毫升，每服200毫升,1日2次，早晚饭前温服，每日1剂，病重者日服2剂。

【功用】辛凉解表，透热解毒，益气护阴，散血净血。

【主治】温毒发斑挟肾虚病，卫分证（流行性出血热发热期）。

出血热预防片

【来源】《部颁标准》。

【组成】地黄486g　女贞子486g　白茅根243g　玄参486g　丹参243g　丹皮486g　板蓝根243g

【用法】制成糖衣片，每片相当于原药材2.67g，密闭，防潮。口服，1次5片，每日2次，连服3天为1个疗程，共服9个疗程，每个疗程间隔7天，于当地发病前20天开始服药。

【功用】凉血化瘀，清热解毒。

【主治】预防流行性出血热。

三十、流行性乙型脑炎

流行性乙型脑炎，是由感染乙脑病毒的蚊虫叮咬人体后引起的脑实质广泛病变，临床上急起发病，有高热、意识障碍、惊厥、强直性痉挛和脑膜刺激征等，重型病人病后往往留有后遗症。本病属中医瘟疫范畴，可参考瘟疫辨治。

安宫牛黄丸

【来源】《温病条辨》卷一。

【组成】牛黄一两　郁金一两　犀角一两　黄连一两　朱砂一两　梅片二钱五分　麝香二钱五分　真珠五钱　山栀一两　雄黄一两　金箔衣　黄芩一两

【用法】上为极细末，炼老蜜为丸，每丸一钱，金箔为衣，蜡护。脉虚者，人参汤送下；脉实者，银花、薄荷汤送下。每服一丸，大人病重体实者，每日二次，甚至每日三次，小儿服半丸，不知，再服半丸。

【功用】

1.《温病条辨》：芳香化浊而利诸窍，咸寒保肾水而安心体，苦寒通火腑而泻心。

2.《全国中药成药处方集》（北京方）：解热去毒，通窍镇静。

【主治】《温病条辨》：太阴温病。发汗而汗出过多，神昏谵语；飞尸卒厥，五痫中恶，大人小儿痉厥因于热者；手厥阴暑温，身热不恶寒，精神不了了，时时谵语；邪入心包，舌謇肢厥；阳明温病，斑疹、温痘、温疮、温毒，发黄，神昏谵语，脉不实。

【宜忌】《全国中药成药处方集》（北京方）：孕妇忌服。

【验案】流行性乙型脑炎 《福建中医药》（1957,2：5）：治疗乙脑83例，死亡13例。死亡率为15.66%，有后遗症者2例。作者认为，对于完全昏迷的病人，需持续应用足量的安宫牛黄丸为主，至3～4日之久。再加针刺十宣、曲池、合谷、涌泉等才能收效。

清瘟败毒饮

【来源】《疫疹一得》卷下。

【组成】生石膏大剂六两至八两，中剂二两至四两，小剂八钱至一两二钱　小生地大剂六钱至一两，中剂三钱至五钱，小剂二钱至四钱　乌犀角大剂六钱至八钱，中剂三钱至四钱，小剂二钱至四钱　真川连大剂四钱至六钱，中剂二钱至四钱，小剂一钱至一钱半　生栀子　桔梗　黄芩　知母　赤芍　玄参　连翘　竹叶　甘草　丹皮

【用法】疫证初起，恶寒发热，头痛如劈，烦躁谵妄，身热肢冷，舌刺唇焦，上呕下泄，六脉沉细而数，即用大剂；沉而数者，用中剂；浮大而数者，用小剂。如斑一出，即用大青叶，量加升麻四五分，引毒外透。

【功用】解外化内，升清降浊。

【主治】一切火热，表里俱盛，狂躁烦心；口干咽痛，大热干呕，错语不眠，吐血衄血，热盛发斑。现代多用于脑炎乙型、钩端螺旋体病、败血症等。

【验案】乙型脑炎 《湖南中医学院学报》（1988,3：55）：用本方共治疗乙型脑炎78例，其中轻型17例，中型28例，重型22例，暴发型11例。辨证卫、气分证明显者，本方去犀角、牡丹皮，加金银花、大青叶等，并重用连翘、竹叶；营、血分证为主者，去连翘、竹叶，加麦冬、羚羊角、钩藤、全蝎等，平均用药6.8剂，并配用安宫牛黄丸或至宝丹等。结果：痊愈69例，好转5例，死亡4例，总有效率为94.9%。

乙脑合剂

【来源】《农村中草药制剂技术》。

【组成】地胆头150克　钩藤50克　雷公藤150克　车前子50克　三桠苦150克　地龙30克　狗肝菜50克

【用法】按一般合剂制成1升即得。口服，每次30毫升，一日三次；小儿减半。

【功用】清热泻火，镇惊止抽。

【主治】流行性乙型脑炎。

止痉散

【来源】《流行性乙型脑炎中医治疗法》。

【组成】全蝎　蜈蚣各等分

【用法】上为细末。一岁婴儿每次一分。

《方剂学》：每服三分至五分，一日二至四次，温开水调送，小儿根据年龄酌减。

【功用】《方剂学》：搜风通络，镇痉止痛。

【主治】

1.《流行性乙型脑炎中医治疗法》：乙脑抽搐不止。

2.《方剂学》：四肢抽搐，痉厥，以及顽固性头痛、偏头痛、关节痛。

【验案】小儿局部抽搐症 《浙江中医》（1994,4：151）：用本方治疗小儿局部抽搐症（眨眼、努嘴、口角抽动、扭颈、耸肩）20例。结果：全部病例均基本治愈。

板蓝大青颗粒

【来源】《部颁标准》。

【组成】板蓝根2000g　大青叶3000g

【用法】制成颗粒，每袋装3g，密封。开水冲服或吞服，1次3g，每日3次。预防流感、乙脑，每日3g，连服5日。

【功用】清热解毒，凉血消肿。

【主治】流行性乙型脑炎、流感、流行性腮腺炎、传染性肝炎及麻疹等病毒性疾病见热毒内盛证候者。

第九章

瘟 疫

一、瘟 疫

瘟疫，又名时行、天行时疫、疫疠、疫，是指感受疫疠之气造成的一时一地大流行的急性烈性传染病。瘟疫病情，在中国史料中早有记载。如《周礼·天官》记载："疾医掌养万民之疾病，四时皆有疠疾"，并指出瘟疫的发生与气候相关，《吕氏春秋·季春纪》："季春行夏令，则民多疾疫。"在《黄帝内经》遗篇已有瘟疫之名，《素问·本病论篇》："厥阴不退位，即大风早举，时雨不降，湿令不化，民病温疫，疵废。风生，民病皆肢节痛、头目痛，伏热内烦，咽喉干引饮。"《素问·刺法论》更指出瘟疫的传染性："五疫之至，皆向染易，无问大小，病状相似"。东汉末年张仲景《伤寒杂病论》遵《内经》"今夫热病者，皆伤寒之类也"旨意，虽名谓伤寒，实则指各种发热性病症，当然也包括瘟疫。晋唐时期文献对瘟疫病情诊治方药均有所载，隋朝巢元方《诸病源候论》："其病与时气、温、热等病相类，皆由一岁之内，节气不和，寒暑乖候，或有暴风疾雨，雾露不散，则民多疾疫。病无长少，率皆相似，如有鬼厉之气，故云疫疠病。"至金元明清时期，对瘟疫病的认识已经颇为完善。《丹溪心法》："瘟疫，众人一般病者是，又谓之天行时疫。"

吴又可《瘟疫论》、戴天章《广瘟疫论》的问世，则标志着医家们对瘟疫已经有了系统完整的认识。

瘟疫是温热性疾病中发病急剧，证情险恶，传染性强的一类病症，多由疫疠秽毒之气侵入所致。论其治疗，总以清热解毒辟秽为基本。若疠气疫毒伏于募原者，初起可见憎寒壮热，旋即但热不寒，头痛身疼，苔白如积粉，舌质红绛，脉数等，治以疏利透达为主；若暑热疫毒，邪伏于胃或热灼营血者，可见壮热烦躁，头痛如劈，腹痛泄泻，或见衄血、发斑、神志皆乱、舌绛苔焦等，治宜清瘟解毒。又因发病季节、感邪偏颇、体质特征等之异，结合临床见症而辨治。

小金丸

【来源】《素问·刺法论》。

【组成】辰砂二两（水磨） 雄黄一两 叶子雌黄一两 紫金半两

【用法】同入盒中，外固了，掘地一尺，筑地实，不用炉，不须药制，用火二十斤煅之，七日终，候冷七日取，次日出盒子，埋药地中，七日取出，顺日研之三日，炼白沙蜜为丸，如梧桐子大。每日望东吸日华气一口，服药一丸，冰水送下，和气咽之。服十丸，无疫干也。

《内经讲义》：将辰砂、雄黄、雌黄、紫金（金箔），放入乳钵中研细，倾入瓷罐中，外用盐泥封好。另在空地上挖一个坑，约尺许，将罐置于坑内，封以薄土，筑实。另用桑柴或桑炭，烧其地面，烧七天，至第八日，候冷，把罐取出，将药刮出，入于另一罐，再埋于地下，以消除火热之气，埋七天，再取出，将药倾入钵中，研细，炼蜜为丸，如梧桐子大。

【功用】《绛雪园古方选注》：辟疫。

【主治】五疫。

【方论】《绛雪园古方选注》：辰砂生禀青阳，受气于丙，有木火之德；雄黄得阳土之精，雌黄得阴土之精；金禀己土，阴气得水之精，以火煅之，以土埋之，循太阳左旋之研之，吸太阳初升之气以吞之，纯阳之气用冷水以摄之，采取阴阳之精气，坐镇中宫，正气在内，邪不能干也。

干　散

【来源】《肘后备急方》卷二。

【别名】干敷散（《古今录验》引许季山方，见《外台秘要》卷四）。

【组成】大麻仁　柏子仁　干姜　细辛各一两　附子半两（炮）

【用法】上为末。正旦以井花水，举家各服方寸匕，一日一次，疫极则三次。

【功用】辟温疫。

太乙流金方

【来源】《肘后备急方》卷二。

【别名】太一流金散（《备急千金要方》卷九）、太乙流金散（《外台秘要》卷四）、雄黄散（《太平圣惠方》卷十六）、流金散（《圣济总录》卷三十三）。

【组成】雄黄三两　雌黄二两　矾石　鬼箭各一两半　羖羊角二两
方中"羖羊角"，《外台秘要》作"羚羊角"。

【用法】上为散，三角绛囊贮一两，带心前并门户上。月旦青布裹一刀圭，中庭烧，温病人亦烧熏之。

【功用】辟瘟气。

老君神明白散

【来源】《肘后备急方》卷二。

【别名】老君神明白术散（《太平圣惠方》卷十六）、老君神明散（《类证活人书》卷十七）、神明白散（《圣济总录》卷二十二）、神明白术散（《普济方》卷一四八）。

【组成】术一两　附子三两　乌头四两　桔梗二两半　细辛一两

【用法】上为末。正旦服一钱匕。一家合药，则一里无病，此带行所遇，病气皆消。若他人有得病者，便温酒服之方寸匕亦得。病已四五日，以水三升煮散，服一升，覆取汗出。

【功用】辟瘟疫。

【主治】瘴气疫疠，温毒。

赤　散

【来源】《肘后备急方》卷二。

【组成】牡丹五分　皂荚五分（炙之）　细辛　干姜　附子各三分　肉桂二分　珍珠四分　踯躅四分

【用法】上为散。初觉头强邑邑，便以少许纳鼻中，吸之取吐；每服方寸匕，温酒下，复眠得汗，即愈。晨夜行，及视病，亦宜少许，以纳鼻、粉身佳。牛马疫，以一匕着舌下，溺灌，一日三四次，甚佳也。

【主治】瘴气、疫疠、温毒。

虎头杀鬼方

【来源】《肘后备急方》卷二。

【别名】虎头杀鬼丸（《备急千金要方》卷九）、杀鬼虎头丸（《太平圣惠方》卷十六）、虎头丸（《医方类聚》卷五十八引《澹寮》）、七物虎头丸（《东医宝鉴·杂病篇》卷七引《宝鉴》）、虎杖头杀鬼丸（《普济方》卷一五一）、辟瘟杀鬼丸（《兰台轨范》卷七）。

【组成】虎头骨五两　朱砂　雄黄　雌黄各一两半　鬼白　皂荚　芜荑各一两（一方有菖蒲、黎

芦，无虎头、鬼臼、皂荚）

【用法】上为末，蜡蜜为丸，如弹丸大，绛囊贮之。男左女右系于臂上，并悬屋四角，月朔望夜半中庭烧一丸。一方作散带之。

《医方类聚》引《澹寮》：晨起各人吞小豆大一丸，不致传染。

【功用】

1.《备急千金要方》：辟温。

2.《东医宝鉴·杂病篇》引《宝鉴》：除一切疫气。

赵泉黄膏

【来源】《肘后备急方》卷二。

【组成】大黄 附子 细辛 干姜 椒 桂各一两 巴豆八十枚（去心皮，捣细，苦酒渍之，宿腊月） 猪膏二斤

【用法】煎三上三下，绞去滓，密器贮之。初觉勃色便热，如梧桐子大一丸，不愈又服。亦可火炙以摩身体数百遍。

【主治】瘴气疫疠温毒，贼风走游皮肤。

度瘴散

【来源】《肘后备急方》卷二。

【组成】麻黄 椒各五分 乌头三分 细辛 术 防风 桔梗 桂 干姜各一分

【用法】上为末。平旦酒调服一盏匕。

【功用】辟山瘴恶气。

【主治】疫疠。

黑 膏

【来源】《肘后备急方》卷二。

【别名】生地黄膏（《太平圣惠方》卷十八）、地黄膏（《伤寒总病论》卷四）。

【组成】生地黄半斤（切碎） 好豉一升 猪脂二斤

【用法】合煎五六沸，令至三分减一，绞去滓，为末，雄黄、麝香如大豆者，纳中搅和。尽服之。毒从皮中出即愈。

【主治】

1.《肘后备急方》：温毒发斑，大疫难救。

2.《卫生鸿宝》：温毒发斑如锦纹，或咳，心闷但呕者。

【宜忌】《医方类聚》引《澹轩方》：忌芜荑。

柏枝散

【来源】《肘后备急方》卷八。

【别名】柏枝汤（《普济方》卷一五一引《经验良方》）。

【组成】柏东向枝（晒干）

【用法】上为末。每服方寸匕。

【主治】疾疫流行。

粉身方

【来源】《肘后备急方》卷八引姚大夫方。

【别名】粉身散（《备急千金要方》卷九）。

【组成】芎䓖 白芷 藁本各等分

【用法】上药治下筛。纳米粉中，以涂粉于身。

【功用】辟温病。

辟病散

【来源】《肘后备急方》卷八。

【别名】真珠贝母散（《圣济总录》卷三十三）、辟瘟病散（《普济方》卷一五一）、真珠散（《普济方》卷一五一）。

【组成】真珠 桂肉各一分 贝母三分 杏仁二分（熬） 鸡子白（熬令黄黑）三分

【用法】上为末。岁旦服方寸匕；若岁中多病，可月月朔望服。

【功用】辟温病。

屠苏酒

【来源】《外台秘要》卷四引《肘后备急方》。

【别名】岁旦屠苏酒（《备急千金要方》卷九）、屠苏（《御药院方》卷二）、屠苏饮（《东医宝鉴·杂病篇》卷七）。

【组成】大黄 桂心各五十铢 白术十铢 桔梗十

铢　菝葜　蜀椒各十铢（汗）　防风　乌头各六铢

《御药院方》有虎杖，无菝葜、防风。

【用法】上切，绛囊盛，以十二月晦日中悬沉井中，令至泥，正月朔旦平晓出药，至酒中煎数沸，于东向户中饮之，先从小起，多少自在，一人饮，一家无疫。

【功用】辟疫气，令人不染温病及伤寒。

辟温粉

【来源】《外台秘要》卷四引《肘后备急方》。

【组成】川芎　苍术　白芷　藁本　零陵香各等分

【用法】上为散，和米粉，粉身。若欲多时，加药增粉用之。

【功用】断温疫。

【主治】温疫转相染着至灭门，延及外人，无收视者。

屠苏酒

【来源】《小品方》引华佗方（见《本草纲目》卷二十五）。

【组成】赤木桂心七钱五分　防风一两　菝葜五钱　蜀椒　桔梗　大黄各五钱七分　乌头二钱五分　赤小豆十四枚

【用法】以三角绛囊盛之，除夜悬井底，元旦取出置酒中，煎数沸，举家东向，从少至长次第饮之。药滓还投井中，岁饮此水，一世无病。

【功用】辟疫疠一切不正之气。

五疰丸

【来源】《外台秘要》卷十三引《古今录验》。

【别名】神仙丸、千金丸、转疰丸、司命丸、杀鬼丸。

【组成】丹砂（研）　礜石（泥裹，烧半日）　雄黄（研）　巴豆（去心皮，熬）　藜芦（熬）　附子（炮）各二分　蜈蚣一枚（炙，去足）

【用法】上为末，炼蜜为丸，如小豆大。服一丸，即愈；不解，夜半更服一丸，定止。带一丸辟恶。

【主治】邪鬼疰忤，心痛上气，厌梦蛊毒；伤寒、时疾、疫疠。

【宜忌】忌猪肉、冷水、生血物、狸肉。

水解散

【来源】《外台秘要》卷三引《古今录验》。

【组成】麻黄四两（去节）　大黄三两　黄芩三两　桂心二两　甘草二两（炙）　芍药二两

【用法】上为散。病人以生熟汤浴讫，每服方寸匕，以暖水下。覆取汗，或利则便愈。丁强人服二方寸匕。

【主治】

1.《外台秘要》引《延年秘录》：天行头痛、壮热一二日。

2.《医方类聚》引《太平圣惠方》：时气烦躁，头痛壮热。

3.《类证活人书》：疱疮未出，烦躁，或出尚身体发热。

4.《普济方》：一切热疾，头痛心躁。

5.《奇效良方》：疮疹出不快，烦躁不得眠，或出而身体尚有热者。

【宜忌】忌海藻、生葱、菘菜、生菜。

《类证活人书》：此调风实之人，三伏中宜用；若去大黄，即春夏通用。

【方论】《医方集解》：此足太阳、阳明药也。麻黄能开腠发汗，桂心能引血化汗，黄芩以清上中之热，大黄以泻中下之热，甘草、白芍能调胃而和中。盖天行温疫，郁热自内达外，与伤寒由表传里者不同，故虽一二日之浅，可以汗下兼行，不必同于伤寒之治法也。

杀鬼丸

【来源】《外台秘要》卷四引《古今录验》。

【组成】雄黄五两（研）　朱砂五两（研）　鬼臼五两　鬼督邮五两　雌黄五两（研）　马兜铃五两　皂荚五两（炙）　虎骨五两（炙）　阿魏五两　甲香一两　羚羊角一枚（屑）　桃白皮五两　白胶香一两　菖蒲五两　羊角一枚（屑）　腊蜜八斤（炼）　石硫黄五两（研）

【用法】上十七味，捣筛十六味，腊蜜和为丸，如杏子大。将往辟瘟处烧之。若大疫家可烧，并带行。

【功用】去恶毒气。

【宜忌】《普济方》：忌生血物、羊肉饧。

一物柏枝散

【来源】《备急千金要方》卷九。

【组成】柏枝（南向者）

【用法】晒令干，为末。酒服方寸匕。

【功用】避瘟疫。

朱蜜丸

【来源】方出《备急千金要方》卷九，名见《外台秘要》卷四。

【组成】白蜜上等　朱砂粉一两

【用法】上为丸，如麻子大。日平旦，吞服三七丸，勿令齿近之；并吞赤小豆七枚。

【主治】疫病。

赤散

【来源】《备急千金要方》卷九。

【别名】藜芦散（《伤寒总病论》卷四）。

【组成】藜芦　踯躅花各一两　附子　桂心　真朱各六铢　细辛　干姜各十八铢　牡丹皮　皂荚各一两六铢

【用法】上为末。纳朱砂合治之，分一方寸匕，置绛囊中带之，男左女右，着臂自随。觉有病之时便以粟米大，纳着鼻中，又服一钱匕，酒下。覆取汗，一日三次，当取一过汗耳。

【功用】辟温疫气。

【主治】伤寒热病。

赤小豆丸

【来源】方出《备急千金要方》卷九，名见《外台秘要》卷四。

【组成】赤小豆　鬼箭羽　鬼臼　丹砂　雄黄各二两

【用法】上为末，炼蜜为丸，如小豆大。每服一丸。

【功用】断瘟疫。

【主治】瘟疫转相染着，乃至灭门延及外人，无收视者。

豉尿汤

【来源】方出《备急千金要方》卷九，名见《外台秘要》卷三引《救急》。

【别名】葱白香豉汤（《张氏医通》卷十三）。

【组成】好豉一升（绵裹）　葱白（切）一升　小男儿尿三升

【用法】先熬豉、葱令相得，则投小便煮取二升。分再服，徐徐服之。覆令汗。

【主治】

　　1.《备急千金要方》：疫气伤寒，三日以前不解者。

　　2.《外台秘要》引《救急》：天行热气头痛，骨肉酸疼壮热等疾。

　　3.《张氏医通》：温病初起烦热，虚人风热，伏气发温，及产后感冒。

雄黄丸

【来源】《备急千金要方》卷九。

【组成】雄黄　雌黄　曾青　鬼臼　珍珠　丹砂　虎头骨　桔梗　白术　女青　芎䓖　白芷　鬼督邮　芫荑　鬼箭羽　藜芦　菖蒲　皂荚各一两

【用法】上为细末，炼蜜为丸，如弹子大。绢袋盛，男左女右带之。卒中恶及时疫，吞如梧桐子一丸，烧一弹丸于户内。

【主治】时疫，中恶。

雄黄散

【来源】《备急千金要方》卷九。

【组成】雄黄五两　朱砂（一作赤术）　菖蒲　鬼臼各二两

【用法】上为末，以涂五心、额上、鼻、人中及耳门。

【功用】辟温气。

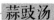

蒜豉汤

【来源】方出《备急千金要方》卷九，名见《外台秘要》卷四。

【组成】蒜五子（并皮研之） 豉心一升

【用法】上以三岁男儿尿二升，煮五六沸，去滓服之。

【主治】

　　1.《备急千金要方》：瘴气。

　　2.《外台秘要》：温气。

小金牙散

【来源】《备急千金要方》卷十二。

【组成】金牙五分 雄黄 萆解 黄芩 蜀椒 由跋 桂心 莽草 天雄 朱砂 麝香 乌头各二分 牛黄一分 蜈蚣一枚（六寸者） 细辛 菱蕤 犀角 干姜各三分 黄连四分

【用法】上药治下筛，合牛黄、麝香捣三千杵。温酒服五钱匕，日三夜二，以知为度。绛袋盛带，男左女右，一方寸匕。省病问孝，不避夜行，涂人中，晨昏雾露亦涂之。

【主治】南方瘴疠，疫气脚弱，风邪鬼疰。

【宜忌】《外台秘要》引《备急千金要方》：忌猪肉、冷水、生血物、生菜等。

豉汤

【来源】《外台秘要》卷四引《延年秘录》。

【组成】豆豉一升 伏龙肝三两（研） 小儿小便三升

【用法】上药用小便煎取一升五合，去滓。平旦服之，令人不着瘴疾；天行有瘴之处，宜朝朝服。

【功用】辟温疫疾恶气，令人不相染易。

五香丸

【来源】《外台秘要》卷十三引《延年方》。

【组成】青木香 犀角屑 升麻 羚羊角屑 黄芩 栀子仁各六分 沉香 丁香 熏陆香各四分 麝香 鬼臼各二分 大黄 芒消各八分

【用法】上为末，炼蜜为丸，如梧桐子大。一服三

丸，饮送下，每日三次。加至七丸，以愈止。

【主治】天行瘟疫，恶气热毒，心肋气满胀急，及疰鬼气。

【宜忌】忌蒜、面、猪、鱼。

务成子萤火丸

【来源】《千金翼方》卷十。

【别名】冠军丸、武威丸（原书同卷）、（萤火丸《医方纪元》）。

【组成】萤火 鬼箭（削取皮羽） 蒺藜各一两 雄黄 雌黄 矾石（烧汁尽）各二两 羖羊角 锻灶灰 铁锤柄入铁处（烧焦）各一两半

【用法】上为散，以鸡子黄并丹雄鸡冠一具和之，如杏仁大。作三角绛囊，盛五丸，带左臂；若从军，系腰中勿离身。

【主治】辟疾病恶气、虎、狼、蛇虺、蜂虿诸毒。

杀鬼丸

【来源】《千金翼方》卷十引丁季方。

【组成】虎头骨（炙） 丹砂 真珠 雄黄 雌黄 鬼臼 曾青 女青 皂荚（去皮子，炙） 桔梗 芫黄 白芷 芎藭 白术 鬼箭（削取皮羽） 鬼督邮 藜芦 菖蒲各二两

【用法】上药治下筛，炼蜜为丸，如弹丸大。带之，男左女右。

【功用】辟疫。

【主治】《太平圣惠方》：时气瘴疫。

玄霜

【来源】《千金翼方》卷十八。

【组成】金五十两 寒水石六斤（研如粉） 磁石三斤（碎） 石膏五斤（碎） 升麻 玄参各一斤 羚羊角八两 犀角四两 青木香四两 沉香伍两 朴消末 芒消各六升 麝香 当门子一两（后入）

【用法】金、寒水石、磁石、石膏四味以两斛水煮取六斗，澄清；升麻、玄参、羚羊角、犀角、青木香、沉香六味切，纳上汁中，煮取二斗，澄清；朴消末、芒消、麝香三味，纳前汁中渍一宿，澄

取清，铜器中微微火煎取一斗二升，以匙抄看，凝即成，下，经一宿当凝为雪，色黑耳。若犹湿者，安布上晒干，其下水更煎，水凝即可停之如初，闭密器贮之。此药无毒，心热须利病出，用水三四合和一小两，搅令消服之，炊久当利，两行即愈；小儿热病服枣许大；毒风脚气、热闷赤热肿，身上热疮，水渍少许，绵贴取点上，即愈，频与两服。病膈上热，食后服；膈下热，空腹服之。卒热淋，大小便不通，服一两。

【主治】诸热、风热、气热、瘴热、瘰，恶疮毒，内入攻心热闷；服诸石药发动、天行时气、温疫，热入脏腑，变成黄疸；蛇螫虎啮、狐狼毒所咬，毒气入腹内攻，心热；小儿热病，毒风脚气，热闷赤热肿、身上热疮；卒热淋，大小便不通，原有患热者。

大金牙散

【来源】《千金翼方》卷二十。

【组成】金牙（烧）雄黄 丹砂 龙胆 防风 玉支 大黄 曾青 茯苓 桂心 松脂 干姜 乌头（炮，去皮）斑蝥（去翅足，熬）亭长 细辛 消石 野葛 大戟 商陆 蛇蜕（熬）芜青 鹳骨 芫花 附子（炮、去皮）寒水石 人参 贯众 龙骨 蜀椒（汗、去目，闭口者）露蜂房（熬）巴豆（去皮心）蜥蜴 蜈蚣（炙）礜石（烧）天雄 狸骨（炙）石胆 莽草各等分

【用法】上为散。以绛囊佩带之，男左女右；每服一刀圭，未食以浆水或酒调下。以知为度。

【主治】南方百毒，瘴气疫毒，脚弱肿痛，湿痹，风邪鬼疰。

三物汤

【来源】《外台秘要》卷三引《许仁则方》。

【组成】桃枝（细切）五斗 柳叶（细切）五斗 酢浆水一斗

【用法】上药先以水一石煮桃、柳枝叶二物，取七斗汁，去滓，内酢浆水搅，带热以浴。浴讫，拭身体令干，以粉摩之。勿触风。再于密处刺头、眼后两边及舌下，血断，以盐末压刺处，则入被卧。

【主治】天行病一二日，觉身体壮热，头痛，骨肉酸楚，背脊强，口鼻干，手足微冷，小便黄赤。

木香犀角丸

【来源】《外台秘要》卷五引《近效方》。

【组成】青木香 犀角（屑）羚羊角（屑）各六分 升麻 玄参 猪苓 槟榔各十分 鳖甲（炙）甘草（炙）各八分 豉二十分（熬）

【用法】上为末，炼蜜为丸，如梧桐子大。每服三十丸，酒饮送下，一日二次。

【功用】防诸瘴疠及蛊毒。

【宜忌】忌海藻、菘菜。

【加减】若体热，即去甘草、槟榔，加大黄二十分。

粉肌散

【来源】《元和纪用经》。

【组成】芎䓖一两 白术 藁本（去土）各二两 米粉四两

【用法】上为末。粉身。

【功用】辟温。

粉肌散

【来源】《元和纪用经》。

【组成】川芎 藁本 远志皮 白芷各一两 米粉一升

【用法】上为末。粉肌。

【功用】辟温。

辟温粉肌散

【来源】《元和纪用经》。

【组成】芎䓖一两 白术 藁本（去土）各二两 米粉四两

【用法】上为末。粉肌。

【功用】辟温。

日雄丸

【来源】《医心方》卷二十六引《灵奇方》。

【组成】雄黄　丹砂　赤石脂各等分

【用法】治和松脂，如小豆大。吞一丸。与原书同卷雄黄丸配合服，每服雌黄丸三丸，日雄丸一丸。

【功用】避热。

雄黄丸

【来源】《医心方》卷二十六引《灵奇方》。

【组成】雄黄　丹砂　赤石脂各等分

【用法】上治，和松脂为丸，如小豆大。吞雌黄丸三丸，雄黄丸一丸。

【功用】避热，夏可重衣。

苦参散

【来源】方出《太平圣惠方》卷九，名见《圣济总录》卷二十一。

【组成】苦参末

【用法】上以温酒五合调服之。得吐即愈。

【主治】

1.《太平圣惠方》：伤寒四五日，已呕吐，更宜吐者。

2.《松峰说疫》：瘟疫狂躁并结胸。

安息香丸

【来源】《太平圣惠方》卷十六。

【别名】雄黄丸（《普济方》卷一五一）。

【组成】安息香一两　朱砂半两（细研）硫黄半两（细研）　雄黄一两（细研）阿魏半两　松脂四两　榴（柏）叶四两　苍术四两　白芷三两　干桃叶三两

【用法】上为末，炼蜜为丸，如弹子大。时以一丸烧于所居之处。

【主治】时气瘴疫。

鬼臼丸

【来源】《太平圣惠方》卷十六。

【组成】鬼臼一两（去毛）雄黄一两（细研，水飞过）龙脑一钱（细研）麝香一钱（细研）朱砂半两（细研，水飞过）甘草半两（炙微赤，锉）

【用法】上为末，炼蜜为丸，如梧桐子大。每服十丸，以人参汤送下，不拘时候。

【主治】时气瘴疫。

鬼箭羽丸

【来源】《太平圣惠方》卷十六。

【别名】赤小豆丸（《普济方》卷一五一）。

【组成】鬼箭羽一两　鬼臼一两（去毛）赤小豆半分（炒熟）　朱砂半两（细研，水飞过）雄黄半两（细研，水飞过）

【用法】上为末，炼蜜为丸，如豇豆大。如已病人，手掌中水调一丸，涂于口鼻上，又于空腹温水下一丸；如未染疾者，但涂口鼻，兼以皂囊盛一丸系肘后，亦宜时烧一丸。

【功用】

1.《太平圣惠方》：辟除毒气。

2.《普济方》：避伤寒瘟疫瘴疠，令不相染。

【主治】时气瘴疫。

【宜忌】忌羊血。

麻黄散

【来源】《太平圣惠方》卷十六。

【组成】麻黄三分（去根节）桔梗三分（去芦头）川乌头一分（炮裂，去皮脐）人参三分（去芦头）细辛三分　白术三分　桂心三分　干姜三分（炮裂，锉）防风三分（去芦头）吴茱萸一分（汤浸七遍，焙干微炒）川椒一分（去目及闭口者，微炒出汗）川大黄三分（锉碎，微炒）

【用法】上为细散。每服二钱，空心温酒调下。

【功用】预防瘟疫。

【主治】时气相染易，即须回避者。

辟瘟丹

【来源】方出《太平圣惠方》卷七十，名见《妇人

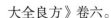

大全良方》卷六。

【别名】辟邪丹（《医方类聚》卷二一五引《徐氏胎产方》），辟邪散（《良朋汇集》卷六）。

【组成】虎头骨二两　朱砂一两（细研）　雄黄一两（细研）　雌黄一两（细研）　鬼臼一两　皂荚一两　鬼箭一两　芫荑一两　藜芦一两

【用法】上药生用，为细末，炼蜜为丸，如弹子大，囊盛一丸，男左女右系臂上；及取一丸，当患人户前烧之。

【主治】妇人与鬼交通。

李梅汤

【来源】方出《太平圣惠方》卷八十二，名见《普济方》卷三六〇。

【组成】桃根一把　梅根一把　李根一把　细辛一两　蛇床子一两

【用法】上锉。以水二斗，煎至一斗，澄滤，候冷暖得所，浴儿佳。

【功用】避瘟恶气，疗百病，去皮肤沙粟。

十香丸

【来源】《太平圣惠方》卷九十八。

【组成】麝香一两（细研）　沉香一两　丁香一两　安息香一两　木香一两　降真香一两　藿香一两　甲香一两　苏合香一两　熏陆香一两　牛黄三分（细研）　犀角屑三分　人参三分（去芦头）　细辛三分　川芎三分　白茯苓三分　当归三分（微炒）　桂心三分

【用法】上为末，入研了药令匀，炼蜜和捣三五百杵，丸如梧桐子大。不拘时候，以温酒嚼下十五丸。

【功用】破积血，除疫病，去恶气，好音声，畅六腑，调五脏，壮气，益心神。

九仙山何处士黑神丸

【来源】《普济方》卷二五六引《博济方》。

【别名】黑神丸（《类证活人书》卷十八）、九仙丹（《医方类聚》卷八十九引《王氏集验方》）。

【组成】巴豆（新好者）一两（轻捶去皮，以长流

水约两碗，浸一宿，然后更煮三五十沸后冷，粗去心膜，以布子拭去水，然后研如膏，用厚纸十数张裹，以重物压去油用）　豆豉三两（须是新者好的，软者为妙。不得用盐煮干，也上巴豆膏同研细匀）　京三棱半两（生用）　大戟半两（生用，不去皮。其里面白如粉白者为妙）　五灵脂一分（黑色者为上）　杏仁半两（烧过后研，入药再研之）

【用法】上为极细末，入巴豆、豉膏研匀，后入杏仁，更研令极细，别研入飞罗面半匙，以井花水调如糊，渐次拌药搜和得所，入白中捣二三千杵为丸，如绿豆大，晒干，收入瓷瓶内合顿，或微微炎焙亦得。具汤使疗如下：瘟疫时气，阴阳二毒，伤寒及头痛壮热，每服十丸或十五丸，用葱白连须一茎，好茶一盏，泼葱茶内盖定片时吞下，以衣被盖，或吐或泻，或只汗出便愈，如未吐未泻未出汗，更吃好茶一盏便愈，但避风二三日将息；一切风，薄荷茶下五丸或七丸；伤寒腹满，姜汤送下七丸；一切气，橘皮、生姜汤送下五丸至十丸；肺气喘急，杏仁汤送下五丸；心痛，醋汤送下十丸；小便不通，葱汤送下五丸；血刺、血疝、血癥，煎当归酒送下五丸至七丸；呀呷、上气、杏仁汤送下五丸；淋疾，滑石汤送下七丸；赤眼，山栀汤送下五丸，食后服；中恶心气闷绝，面青手冷，桃仁汤送下七丸；水土瘴气，虚胀满急，大小便赤涩，橘皮汤送下十丸，忌甘草；眼昏，葛粉汤送下五丸；症刺气，桃仁汤送下七丸；水泻，新汲水送下三丸，忌热汤；赤痢，山栀子七粒、百草霜同煎送下七丸；赤白痢，山栀子、干姜汤送下七丸；痞疾蛔虫，粥饮送下五丸；食伤，茴香汤送下十丸；酒伤，嚼下十丸；奔豚气绞痛，茴香汤送下七丸；水气肿满，煎桑皮汤送下十丸；肾泻，送下五丸，气疾或上引攻心，七枣汤送下五丸至七丸；小儿五疳八痢，腹胀气恶，茴香汤送下五丸；四时宣转，以五更初温茶送下七丸，须臾热茶咽之，如转泻加多，以冷浆水服之即止。凡有诸般疾状，只用热茶酒任下五七丸，无不瘥验。约人脏腑虚实，加减丸数。如修治巴豆子，先以黄连水净手。

【主治】瘟疫时气及中恶，心气闷绝，面青手冷，痢疾，疳疾，水肿胀满。

圣散子

【来源】《苏沈良方》卷三。

【别名】圣泽汤（《鸡峰普济方》卷五）。

【组成】草豆蔻（去皮，面裹，炮）十个　木猪苓（去皮）　石菖蒲　高良姜　独活（去芦头）　附子（炮裂，去皮脐）　麻黄（去根）　厚朴（去皮，姜汁炙）　藁本（去瓤，上炒）　芍药　枳壳（去瓤，麸炒）　柴胡　泽泻　白术　细辛　防风（去芦头）　藿香　半夏（姜汁制）各半两　甘草一两（炙）　茯苓半两

《太平惠民和济局方》有苍术、吴茱萸；《景岳全书》有白芷、川芎、升麻、吴茱萸。

【用法】上锉，如麻豆大。每服五钱匕，水一钟半，煮取八分，去滓热服；余滓两服合为一服，重煎，空心服。

【主治】

1.《苏沈良方》：一切不问阴阳二感，或男子女人相易，状至危笃，及时疾流行。

2.《太平惠民和济局方》：伤寒、时行疫疠，风湿、湿温，一切不问阴阳两感，表里未辨，或外热内寒，或内热外寒，头项腰脊拘急疼痛，发热恶寒，肢节疼痛，呕逆喘咳，鼻塞声重；及食饮生冷，伤在胃脘，胸膈满闷，腹胁胀痛，心下结痞，手足逆冷，肠鸣泄泻，水谷不消，时自汗出，小便不利，并宜服之。

人参败毒散

【来源】《太平惠民和济局方》卷二。

【别名】败毒散（《类证活人书》卷十七）、羌活汤（《圣济总录》卷二十一）、十味汤（《圣济总录》卷一七四）、人参前胡散（《鸡峰普济方》卷五）。

【组成】柴胡（去苗）　甘草（炒）　桔梗　人参（去芦）　芎藭　茯苓（去皮）　枳壳（去瓤，麸炒）　前胡（去苗，洗）　羌活（去苗）　独活（去苗）各三十两

【用法】上为粗末。每服二钱，水一盏，加生姜、薄荷少许，同煎七分，去滓，不拘时。寒多则热服，热多则温服。

【功用】

1.《医方集解》：扶正匡邪，疏导经络，表

散邪滞。

2.《中医方剂学讲义》：益气发汗，散风祛湿。

【主治】

1.《太平惠民和济局方》：伤寒时气，头痛项强，壮热恶寒，身体烦疼。及寒壅咳嗽，鼻塞声重；风痰头痛，呕哕寒热。

2.《类证活人书》：伤风、温疫、风温，头目昏眩，四肢痛，憎寒壮热，项强目睛疼。寻常风眩，拘倦。

【宜忌】《温病条辨》叶霖按：非夹表证不可用。

【验案】时行瘟病　《寓意草》：嘉靖己末，五六七月间，江南淮北，在处患时行瘟热病，沿门阖境，传染相似，用本方倍人参，去前胡、独活，服者尽效，全无过失。万历戊子己丑年，时疫盛行，凡服本方发表者，无不全活。

升麻葛根汤

【来源】《太平惠民和济局方》卷二。

【别名】升麻散（《斑疹备急》）、升麻汤（《类证活人书》卷十六）、四味升麻葛根汤（《小儿痘疹方论》）、平血饮（《观聚方要补》卷八引《澹寮》）、解肌汤（《普济方》卷三六九）、葛根升麻汤（《玉机微义》卷五十）、葛根汤（《片玉痘疹》卷六）、升麻饮（《赤水玄珠全集》卷七）、干葛汤（《症因脉治》卷三）、四味升葛汤（《疡医大全》卷三十三）。

【组成】升麻　白芍药　甘草（炙）各十两　葛根十五两

【用法】上为粗末。每服三钱，用水一盏半，煎取一中盏，去滓，稍热服，不拘时候，一日二三次。以病气去，身清凉为度。

【功用】

1.《外科集腋》：升散阳明之邪毒。

2.《中医大辞典·方剂分册》：辛凉解肌，透疹解毒。

【主治】

1.《太平惠民和济局方》：大人、小儿时气温疫，头痛发热，肢体烦疼，及疮疹已发未发。

2.《类证活人书》：寒暄不时，人多疾疫，乍暖脱衣，及暴热之次，忽变阴寒，身体疼痛，头

重如石。

3.《阎氏小儿方论》：伤寒、温疫、风热，壮热头痛，肢体痛，疮疹已发未发。

4.《观聚方要补》引《澹寮方》：遍身生疮，脓血脊胀，极痛且痒。

5.《赤水玄珠全集》：脾脏发咳，咳而右胁下痛，痛引肩背，甚则不可以动。

6.《古今名医方论》：阳明表热下利，兼治痘疹初发。

7.《疡科心得集》：牙痛、牙龈、托腮。

8.《异授眼科》：目上下皮肿而硬者。

9.《外科集腋》：烂喉丹痧初起，头胀恶寒，肌肤红热，喉间结痹，肿痛腐烂，致身发斑疹隐隐。

【宜忌】《医方集解》：斑疫已出者勿服，恐重虚其表也。伤寒未入阳明者勿服，恐反引表邪入阳明也。

【方论】

1.《医方考》：足阳明之脉，抵目挟鼻故目痛鼻干。其不能眠者，阳明之经属于胃，胃受邪则不能安卧，此其受邪之初，犹未及乎狂也。无汗、恶寒、发热者，表有寒邪也。药之为性，辛者可使达表，轻者可使去实。升麻、葛根，辛轻者也，故用之达表而去实。寒邪之伤人也，气血为之壅滞，佐以芍药，用和血也；佐以甘草，用调气也。

2.《医方考》：冬月应寒而反大温，民受其温疠之气，名曰冬温。非时不正之气，由鼻而入，皮毛未得受邪，故无汗；病由于温，故发热口渴。升麻、葛根，辛凉而发散者也，故足以解冬温；芍药味酸，能养阴而退热；甘草味甘，能调营而益卫。

3.《医方考》：小儿初间发热壮盛，为风寒，为痘疹，莫能的辨，此方稳当，宜主用之。表热壮盛，此邪实于表也。经曰：轻可以去实，故用升麻、葛根以疏表，甘草佐之，可以和在表之气；芍药佐之，可以和在表之荣。去其实邪，和其营卫，风寒则解，痘疹则出，诚初间之良剂也。如至四五日，痘中夹疹者，亦此方主之。疹散，只依常法治痘。

4.《古今名医方论》柯韵伯：升麻、葛根提胃脘之阳，散肌肉之浮热；芍药、甘草泻肝胆之

火，以解胃腑之实热，有汗则发，无汗则止。葛根禀性甘凉，可以散表实，协升麻以上升，则使清阳达上，而浊阴降下可知。芍药收敛阴精，甘草缓急和里，则下利自止可知。治里仍用表药者，以表实下利，而非里实故也。痘疹自里达表，出于少阴而发于太阳，初起则内外皆热，故亦宜于凉散耳！

5.《医方集解》：此足阳明药也，阳明多气多血，寒邪伤人，则血气之壅滞，辛能达表，轻可去实，故以升葛辛轻之品，发散阳明表邪。阳邪盛则阴气虚，故用芍药敛阴和血，又用甘草调其卫气也。升麻、甘草升阳解毒，故又治时疫。

6.《医林纂要探源》：此阳明经药也。麻疹发于阳明，故以此方为要药。升麻、葛根以达阳气于外；芍药、甘草以和脾胃于中。加芫荽、生姜以微汗之，使玄府润泽，则热毒不郁也。

7.《成方切用》：阳明多气多血，寒邪伤人，则血气为之壅滞。辛能达表，轻可去实，故以升葛辛轻之品，发散阳明表邪。阳邪盛，则阴气虚，故用芍药敛阴和血，又用甘草调其卫气也。云岐子：葛根为君，升麻为佐，甘草、芍药以安其中。升麻、甘草，升阳解毒，故又治时疫。感时疫者，必先入胃，故用阳明胃药。伤寒未入阳明者，勿服，恐反引表邪入阳明也。斑疹已出者，勿服，恐重虚其表也。麻痘见红点，则不可服。阳明为表之里，升葛阳明正药。凡斑疹欲出未出之际，宜服此汤，以透其毒。不可便服寒剂以攻其热。又不可发汗攻下，虚其表里之气。如内热甚，加黄连、犀角、青黛、大青、知母、石膏、黄柏、玄参之类。若斑势稍退，潮热谵语，不大便，可用大柴胡加芒硝，调胃承气下之。

8.《医方论》：此方用升麻、葛根以升散阳明。又恐升提太过，致人喘满，故用芍药、甘草，酸收甘缓以佐之。究竟互相牵制，不如独用葛根为君，加牛蒡、连翘、桔梗、薄荷等。斑疹、时疫，则加马勃、青黛等，未为不可也。

9.《伤寒论辨证广注》：方中用升麻、葛根、甘草，乃辛甘发散风寒之义。但其中白芍药一味，惟发热有汗者宜用，如畏寒无汗者，不宜用也。愚意须以赤芍药代之为稳。

10.《四时病机》：斑由胃热，胃主肌肉，用升麻、葛根入阳明而逐邪热，佐以芍药、甘草，

和其营卫也，俾无伏匿之邪也，其治发斑宜于将发，若已发而用之，重虚其表，反增斑烂矣。

11.《中医方剂通释》：本方属辛凉透表解肌剂，是从仲景葛根汤化裁而成，应嫌葛根汤的姜、桂、麻黄辛热，大枣甘壅，故去之不用。方中葛根清热解肌透疹为主药；升麻发表透疹，协助葛根透发疹毒为辅药；芍药当用赤芍，入血分，清热凉血之中有活血作用，以清解血络热毒，而白芍酸收，不利于麻疹的透发，故不宜配用白芍；甘草调和诸药，且能解毒。四药合用，共奏辛凉解肌，透疹解毒之功。

12.《中医大辞典·方剂分册》：葛根清热解肌透疹；升麻升阳透表；芍药和营泄热；甘草调和诸药。合用则解肌透疹，和营解毒。

【验案】

1. 阳明热毒 《慎柔五书》：丁会成，年40余。春季右腿正面忽痛麻。诊之，右三部洪数五、六至，问口渴？曰：是也。升麻葛根汤2帖而愈。

2. 银屑病 《北京中医学院学报》（1986，1：27）：以本方为基本方，按银屑病之分型和伴随症状辨证施治162例。血热型治以清热凉血解毒，药用：升麻、葛根、赤芍、生地、丹皮、知母、生石膏、黄芩、茅根、蝉衣、水牛角粉、甘草；心烦口渴加栀子、花粉；咽喉痛加桔梗、牛蒡子、山豆根、马勃；大便秘结加大黄；饮食不节加苏叶、槟榔、绿豆衣等；情绪受影响加柴胡、枳壳、清半夏等。血燥型治以滋阴润燥、养血活血，药用：升麻、葛根、赤芍、当归、川芎、二地、女贞子、旱莲草、麻仁、秦艽、地肤子、鸡血藤、炙甘草；血瘀加桃仁、红花、丹参；失眠多梦加柏子仁、夜交藤、珍珠母等。结果：临床治愈77例，显效44例，有效32例，无效9例，总有效率为94.4%。

3. 头面湿疹 《浙江中医学院学报》（1986，5：10）：曹某某，女，成人，脉细弦，舌红有白苔，颜面部发生疣状物甚多，先发于前额，近来向面部扩展，无痛无痒。证属湿邪郁于肌肤不化，拟健脾化湿为治法：升麻、白芷、生甘草各5g，煨干葛、地肤子各10g，赤芍6g，苡仁30g，服2剂后基本痊愈。

4. 急性鼻窦炎 《湖北中医杂志》（1986，6：31）：应用本方加味：升麻6g，葛根15g，赤芍、黄芩、鱼腥草各12g，蒲公英20g，桔梗、白芷、苍耳子各10g，生甘草6g为基本方；若身热，胸闷，舌红，脉数加生石膏；口苦咽干，耳鸣耳聋加藿香、龙胆草；头晕、身重、脘胀纳呆加藿香、佩兰、苡仁；鼻塞不解加辛夷花、当归尾、杏仁；涕中带血加茜草根、丹皮、白茅根、小蓟；涕黄量多加银花、虎杖；头痛甚者加白蒺藜、白芍、制草乌；体虚加生黄芪、当归；便秘加酒军；治疗急性鼻窦炎48例。结果：痊愈40例，好转2例，无效6例。

5. 细菌性痢疾 《四川中医》（1987，7：19）：应用本方加味：葛根12g，升麻、赤芍各9g，甘草5g，热重者加黄连9g，银花20g；湿重者加广藿香15g，苍术9g；腹痛剧者加木香；纳谷不香者加焦山楂30g。剂量根据病情灵活应用，治疗急性细菌性痢疾50例。结果：3天以内治愈者19例，4～6天治愈者27例，1周以内好转者3例，无效者1例。

林檎散

【来源】《太平惠民和济局方》卷二。

【组成】麻黄（去节） 肉桂（去粗皮） 苍术（去皮） 川大黄 干葛 石膏 山栀子（去皮）各一两半 木通 瞿麦 甘草（炙） 前胡 川芎各一两 藿香（用叶） 川乌头（炮，去皮脐）各半两

《鸡峰普济方》有桔梗、白术，无苍术、前胡、川芎。

【用法】上为粗末。每服二钱，水一盏，入林檎糁十数片，新者亦得，煎至七分，去滓稍热服，不拘时候。相次再服，衣被盖覆，汗出为度。

【主治】伤寒及时行疫疠，头痛项强，壮热恶寒，腰背四肢拘急烦疼，面赤咽干，呕逆烦渴。

柴胡石膏散

【来源】《太平惠民和济局方》卷二。

【别名】柴胡升麻汤（原书同卷宝庆新增方）、柴胡石膏汤（《奇效良方》卷十）。

【组成】赤芍药 柴胡（去苗） 前胡（去苗） 石膏（煅） 干葛各五十两 升麻二十五两 黄

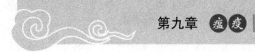

芩 桑白皮各三十七两 荆芥穗（去土）三十七两

【用法】上为粗末。每服二钱，水一盏，加生姜三片，豉十余粒，同煎七分，去滓，稍热服。小儿分作三服，不拘时候。

【主治】

1.《太平惠民和济局方》：时行瘟疫，壮热恶风，头痛体疼，鼻塞咽干，心胸如满，寒热往来，痰实咳嗽，涕唾稠粘。

2.《医方集解》：少阳阳明合病，伤风，及阳气郁遏，元气下陷。

3.《杂病源流犀烛》：春夏感冒，头痛身热，鼻塞流涕，恶风恶寒，声重声哑，甚至痰壅气喘，咳嗽咽干，自汗，脉浮缓。

【方论】《医方集解》：柴胡平少阳之热，升、葛散阳明之邪，前胡消痰下气而解风寒，桑皮泻肺利湿而止痰嗽，荆芥疏风热而清头目，赤芍调营血而散肝邪，黄芩清火于上中二焦，石膏泻热于肺胃之部；加姜、豉者，取其辛散而升发也。

仙术汤

【来源】《太平惠民和济局方》卷十。

【组成】苍术（去皮）四十八斤 大枣（去核）二斗四升 干姜（炮）二十四两 杏仁（去皮尖，麸炒，别捣）六斤 甘草（炒）十四斤 盐（炒）二十五斤

【用法】上为细末，入杏仁和匀。每服一钱，食前沸汤点服。

【功用】辟瘟疫，除寒湿，温脾胃，进饮食；常服延年，明目驻颜，轻身不老。

十神汤

【来源】《太平惠民和济局方》卷二（续添诸局经验秘方）。

【组成】陈皮（去瓤，去白） 麻黄（去根节） 川芎 甘草（炙） 香附子（杵去毛） 紫苏（去粗梗） 白芷 升麻 赤芍药各四两 干葛十四两

【用法】上为细末。每服三大钱，水一盏半，加生姜五片，煎至七分，去滓热服，不拘时候。

【主治】

1.《太平惠民和济局方》（续添诸局经验秘方）：时令不正，瘟疫妄行，阴阳两感，或风寒湿痹。

2.《景岳全书》：时气瘟疫，感冒风寒，发热憎寒，头痛，咳嗽，无汗。

【加减】如发热头痛，加连须葱白三茎：中满气实，加枳壳数片同煎。

神仙百解散

【来源】《太平惠民和济局方》卷二（续添诸局经验秘方）。

【别名】神仙截伤寒四季加减百解散。

【组成】山茵陈 柴胡（去芦） 前胡（生姜制，炒） 人参 羌活 独活 甘草 苍术（米泔浸，锉，炒） 干葛 白芍药 升麻 防风（去苗） 藁木（去芦） 藿香（去梗） 白术 半夏（姜汁制）各一两

【用法】上为细末。每服三钱，水一盏半，加生姜三片，大枣二个，煎至一盏，热服，不拘时候，并进二服。如要表散，加葱白三寸，淡豆豉三十粒，同煎服，以衣被盖覆，汗出而愈。

【功用】

1.《太平惠民和济局方》（续添诸局经验秘方）：常服辟瘟疫。

2.《普济方》：调中顺气，祛逐寒邪，调顺三焦，解表救里，温润肺经，升降阴阳，进美饮食。

【主治】

1.《太平惠民和济局方》（续添诸局经验秘方）：伤寒遍身疼痛，百节拘急，头目昏痛，肢体劳倦，壮热憎寒，神志不爽，感冒瘟疫瘴气。

2.《普济方》：伤寒在表，未传入经，发热恶寒，腰痛；已传经络，胸满短气，肢体烦疼，目睛微痛，耳聋，口燥咽干，或渴不渴，手足自温，或肢厥自利，或不自利，小便反快；或头面感寒，风伤腠理，头痛项强，发热，憎寒，鼻流清涕，咳嗽痰涎；或风湿相搏，骨节烦疼，身体沉重，洒淅恶风，时自汗出等，不问伤寒、伤风、中暑、中暍，食蒸头疼，气逆胸满，失饥吐逆，眩晕恶心，及已经汗后不解，下之不当，吐

之不中者。

【加减】立冬、立春以后不加减；立夏以后，一料加柴胡一分，赤茯苓、当归各半两；立秋以后减柴胡一分，不用当归、茯苓，加干姜（炮）、肉桂（去粗皮）各一分，麻黄（去节）半两。

苏合香酒

【来源】《寿亲养老新书》卷四。

【组成】苏合香丸（有脑子者，炙去脑子）

【用法】用十分好醇酒（旧酒尤佳），每夜将五丸浸一宿。次早温服一杯。

【功用】除百病，辟四时寒邪不正之气。

不换金散

【来源】《易简方论》。

【别名】不换金正气散［《太平惠民和济局方》卷二（吴直阁增诸家名方）］、真方不换金正气散（《普济方》卷一四七）。

【组成】藿香　厚朴　苍术　陈皮　半夏　甘草等分

【用法】上锉。每服四钱，水一盏，加生姜三片，煎至六分，去滓热服。

【功用】

1.《局方·吴直阁增诸家名方》：辟岚气，调和脾胃，美饮食。

2.《仁斋直指方论》：解散寒邪。

【主治】

1.《易简方论》：外感风寒，内伤生冷，憎寒壮热，头目昏疼，肢体拘急，不问风寒二证及内外之殊，以及山岚瘴气，四时瘟疫。

2.《太平惠民和济局方》吴直阁增诸家名方：四时伤寒，瘴疫时气，头疼壮热，腰背拘急；五劳七伤，山岚瘴气，寒热往来，下痢赤白。

3.《仁斋直指方论》：肠风便血。

4.《世医得效方》：久在卑湿，或为雨露所袭，身重脚弱，关节疼，发热恶寒，小便涩，大便泄，身汗或浮满。

5.《普济方》：痘疮外为风寒所折，荣卫不知，内为乳食所伤，内气壅遏，以至冰硬。

6.《景岳全书》：疮疡，脾气虚弱，寒邪相搏，痰停胸膈，致发寒热。

7.《济阴纲目》：妊妇伤湿泄泻。

【宜忌】忌生冷、油腻、毒物。

【方论】

1.《医方考》：是方也，苍术、厚朴、陈皮、甘草，平胃散也，可以平湿土敦阜之气而消岚瘴；乃半夏之燥，所以醒脾；藿香之芬，所以开胃。方名曰正气者，谓其能正不正之气故尔!

2.《冯氏锦囊秘录》：正气，指中气也。中气不和，水湿不利，则痰生为患，苍、朴、陈、甘，所以锄胃土之敦阜，而使之平也。佐以藿香，一身之滞气皆宜；助以半夏，满腹之痰涎尽化。俾正气得以转输，邪气无有乘袭，可贵孰焉，故名不换金也。

3.《医略六书》：湿伤气化，清浊不分，故泄泻不止，天癸不调焉。苍术燥湿强脾，厚朴散满除湿，半夏燥湿化痰，陈皮利气和胃，藿香快胃气，甘草缓中州也。为散以散之，米饮以和之，使湿化气调则脾胃敦化有权，而泄泻无不愈矣，天癸无不调矣。

养胃汤

【来源】《易简方论》。

【别名】人参养胃汤（《太平惠民和济局方》卷二《淳祐新添方》）。

【组成】厚朴　苍术　半夏各一两　茯苓　人参　草果　藿香各半两　橘红三分　甘草一分

【用法】上锉。每服四钱，水一盏半，加生姜七片，乌梅一个，煎至六分，去滓热服。先用厚被盖睡，连进此药数服，加以薄粥热汤之类佐之，令四肢微汗溅然，候干，则徐徐去被，谨避外风，自然解散。若先自有汗，亦须温润以和解之。

【主治】

1.《易简方论》：外感风寒，内伤生冷，憎寒壮热，头目昏疼，肢体拘急，不问风寒二证，及内外之殊。兼能治四时瘟疫。

2.《济阴纲目》：妊娠疟疾，寒多热少，或但寒不热，头痛恶心，身痛，面色青白，脉弦迟。

时雨散

【来源】《伤寒总病论》卷六。

【组成】苍术四两　甘草　麻黄各二两　猪牙皂角四挺

【用法】上为末。每服二钱，水一盏，煮二三沸，和滓温服。盖覆取汗出。

【主治】冬夏伤寒，时行寒疫。

术豉汤

【来源】《圣济总录》卷二十二。

【组成】苍术（炒）五两　豉（炒）三两半　麻黄（去根节）二两

【用法】上为粗末。每服三钱匕，水一大盏，煎至七分，去滓热服。盖复出汗，未汗再服。

【主治】天行时疫，三二日内，未经汗下。

沉香丸

【来源】《圣济总录》卷二十二。

【组成】沉香（锉）　丁香　熏陆香各半两　犀角屑　升麻　木香　羚羊角屑　黄芩（去黑心）　栀子仁各三分　麝香（研）一钱　鬼臼　芒消　大黄（锉，炒）各一两

【用法】上为末，炼蜜为丸，如梧桐子大。每服十丸至二十丸，以米饮送下。

【主治】时行瘟疫，恶气热毒攻心胁，气满胀急及注忤鬼气。

前胡汤

【来源】《圣济总录》卷二十二。

【组成】前胡（去芦头）　升麻　麦门冬（去心，焙）各三分　贝母（去心）　紫菀（去苗土）　杏仁（去皮尖双仁，炒，研）各半两　甘草（炙）一分　石膏一两一分

【用法】上为粗末。每服三钱匕，水一盏，加竹叶二七片，煎至七分，去滓温服，不拘时候。

【主治】时行疫疠，壮热咳嗽，头痛胸闷。

前胡汤

【来源】《圣济总录》卷二十二。

【组成】前胡（去芦头）　生干地黄（焙）　麦门冬（去心，焙）　陈橘皮（汤浸，去白，焙）　甘草（炙）　人参各半两

【用法】上为粗末。每服三钱匕，水一盏，加竹叶七片，煎至七分，去滓温服。

【主治】时行疫疠，壮热恶寒，食即呕吐。

救生散

【来源】《圣济总录》卷二十二。

【组成】人参　五味子　白术各半两　麻黄（去根节）三两　桂（去粗皮）　厚朴（去粗皮，姜汁炙）　大黄（锉，炒）各一两　附子（炮裂，去皮脐）半两　甘草（炙）半两

【用法】上为散。每服二钱匕，新汲水调下。后用热水漱，良久吃生姜温茶一盏，投以衣被覆之。如阳毒汗出、阴毒泻下，立愈。

【主治】疫疠病，壮热烦躁，头疼体痛。

苍耳散

【来源】《圣济总录》卷三十三。

【组成】苍耳（重午日阿，晒干）三两

【用法】上为散。每服二钱匕，空心井花水调下。

【功用】辟瘴疠瘟疫时气。

败龟汤

【来源】《圣济总录》卷三十三。

【组成】败龟（酥炙）半两　栀子仁　大青　羚羊角（镑）　芍药　马牙消　前胡（去苗）　紫菀（去苗土）各一分

【用法】上为粗末。每服五钱匕，水一盏半，煎至八分，去滓，食前温服。

【功用】辟时气瘟疫，令不相传染。

绝瘴散

【来源】《圣济总录》卷三十三。

【组成】麻黄（去节）　桂（去粗皮）　升麻　细辛（去苗叶）　干姜（炮）　附子（炮裂，去皮脐）　防己　蜀椒（去目并闭口，炒出汗）　防风（去叉）　桔梗（炒）　白术　川芎各半两

【用法】上为细散。每服二钱匕，空心以温酒调下。

【功用】辟时气疫疠。

调中丸

【来源】《圣济总录》卷三十三。

【组成】大黄五两（锉炒）　麻仁一两（别研）　枳壳（去瓤，麸炒）　白茯苓（去黑皮）　前胡（去芦头）　芍药　黄芩（去黑心）各一两

【用法】上为末，炼蜜为丸，如梧桐子大。每服十五丸，食后以饮送下。微利为度。日晚夜卧服之佳。

【功用】辟四时疫疠非节之气。

辟瘟丸

【来源】《圣济总录》卷三十三。

【组成】玄参（炒）五两　苍术（炒）三两　芎藭（炒）　白芷（炒）　羌活（去芦头，生用）　甘草（炙，锉）　乌头（炮裂，去皮脐）各一两　安息香一分　龙脑　麝香各半钱（研）

【用法】上药除脑、麝外，余捣罗为细末，入脑、麝拌匀，粟米粥为丸，如弹子大，阴干，纱袋盛，安近火处。每服一丸，时疾，生姜蜜水磨下；阴毒面青，熟水磨下。

【主治】伤寒疫疠传染，及头目昏重，项膂拘急，胸膈不通。

辟瘟汤

【来源】《圣济总录》卷三十三。

【组成】甘草　大黄各二钱　皂荚一钱（并生用）

【用法】上细锉，用水二盏，煎至一盏，去滓，空心热服。至晚下恶物为效。

【主治】时疫瘟疠。

雌黄丸

【来源】《圣济总录》卷三十三。

【组成】雌黄（研）　雄黄（研）各一分　虎骨　羖羊角（镑）各二两　龙骨　猬皮各一两　空青半两（研）　龟甲一两　樗鸡七枚　芎藭二两　真珠三两（研）　鲮鲤甲一两

【用法】上为末，再同研匀，溶蜡和丸，如弹子大。正旦户前烧一丸；男左女右，系一丸于臂上，遇时行亦依此用。

【功用】辟瘟疫，去百恶。

丹砂丸

【来源】《圣济总录》卷三十七。

【组成】丹砂（研）半两　阿魏一分（米醋浸令软，研，以醋为糊用）　白术　人参　白茯苓（去黑皮）　当归（切，焙）各半两

【用法】上六味，捣研五味为末，用阿魏醋煮面糊为丸，如梧桐子大。如常服，每次七丸，空心温酒嚼下；遇病人，每次十丸，空心桃仁汤嚼下，槟榔汤亦得。

【功用】安心脏。

【主治】山岚瘴气。

炒桃仁方

【来源】《圣济总录》卷三十七。

【组成】桃仁一斤　吴茱萸　青盐各四两

【用法】上药。同入锅内炒，候桃仁熟为度，以瓷瓶贮密封，七日后取出，去茱萸并盐，只将桃仁去皮尖。时嚼一二十枚。

【主治】治山岚气。

金牙散

【来源】《圣济总录》卷八十四。

【组成】金牙（研）一两一分　牛黄（研）一分　天雄（炮裂，去皮脐）　萆薢（锉）　黄芩（去黑心）　麝香（研）　乌头（炮裂，去皮脐）各半两　细辛（去苗叶）　萎蕤　桂（去粗皮）　莽草（炙）　犀角（镑）　干姜（炮）各三

分　蜈蚣（炙）一枚　黄连（去须）一两

【用法】上为散。每服三钱匕，用温酒调下，日三夜二，以效为度。又以囊盛方寸匕，男左女右带之。

【主治】岭南瘴疬疫气，脚气等病。

青蒿丸

【来源】《圣济总录》卷九十三。

【别名】杏仁丸、木香丸、犀角丸、龙脑丸、万病丸、丹砂丸（原书同卷）、加减青蒿丸（《普济方》卷二三六）。

【组成】青蒿心三枝（细切）　童便三大斗　生地黄三挺（竹刀切，捣）　东引桃枝（半握，细捣碎）一二两　甘草四两（炙）（上五味，以新瓮子一口，以小便浸七日，和小便并前件药煮三五百沸，滤出药，晒干为末，然后将小便清入釜中，以桑柴火炼之，以篦搅勿住手，炼三斗小便至三升，用不津器盛，将和后药）　杏仁　桃仁（并去双仁及皮尖，炒令黄）　桔梗（炒）　葳蕤　枳壳（麸炒，去瓤）　大黄（焙）　升麻　苍术（炒，一方用白术）　白茯苓（去黑皮）　地骨皮　天灵盖（酥炙，无，以虎骨代）一两　甘草（炙）贝母（去心）　芜荑（炒）　当归（切，焙）　黄耆（锉）　桂（去粗皮）　陈橘皮（去白，焙）　厚朴（去粗皮，姜汁炙）　防风（去叉）　槟榔（不得近铁器）　吴茱萸（汤浸，炒）　丹砂（别研）　麝香（别研）各一两　木香二两半　犀角屑一两半　羚羊角屑二两一分

【用法】上为细末，用前小便煎，都和了，入臼捣五百下，如未粘，可炼蜜为丸，如梧桐子大。每服三十丸，食后温水送下，疾重日再服，上气咳嗽，无问涕唾并干嗽，嗽后有血，此名肺热，热毒气壅，转成鼻塞声破，胸中结痛，若不速除，当成肺痿劳瘦，服此药五两，其疾乃平；手足热如火，口生疮舌烂，夜梦惊恐，口中蟹齿，牙痛咽痹，服五两，痓子根本从大肠出，如朽筋烂肉，又如蛤蟆衣、樱桃结，异腥臭者；若瘰疬当发，不治根本，必攻五脏，状如藤萝绕木，荣枯不相舍，令项颈破损必死，服此五两当效；若患时气头痛欲死，身热大小便秘涩，复不识人，不下食，每服五十丸，新汲水送下即愈；丈夫妇人曾服热药过度，近虽药尽，气力犹有，往往发来冲人头面，致眼痛昏热，心胃躁烦，口臭生疮，每服三丸，不过一二两，温水送下。婴孩无辜病，与大人劳并同，为在胎中伤精血，致令唇口焦干，或泻或痢，腹中渐结，眼中生膜，服之可愈。若孩子渐大，准大人例服之。女人月经不匀，或前或后，多少不定，青黑杂色，或凝或散，渐成劳瘦，服一二两当愈。若被毒蛇恶物所伤，烂嚼一丸，敷之立效。

【功用】通三焦，安五脏。

【主治】一切劳疾骨蒸，风气，虚伤；九种心痛，虫咬心痛；时行热疾，温疫，瘴疟，头痛欲死，身热大小便秘涩，复不识人，不下食；肺热，上气咳嗽，无问涕唾，并干咳，嗽后有血，热毒气壅，转成鼻塞声破，胸中结痛；肺痿劳瘦，手足热如火，口生疮，舌烂，夜梦惊恐，口中蟹齿，牙痛咽痹；丈夫妇人曾服热药过度，近虽药尽，气力犹有，往往发来冲人头面，致眼痛昏热，心胃躁烦，口臭生疮；瘰疬，状如藤萝绕木，荣枯不相舍，令项颈破；小儿无辜疳痢，或泻或痢，腹中渐结，眼中生膜；女人月经不匀，或前或后，多少不定，青黑杂色，或凝或散，渐成劳瘦；毒邪痃癖气，尸注鬼气，毒蛇恶物所伤。

【加减】春，加龙胆、龙骨、柴胡（去苗）、黄连（去须，略炒）各一分；夏，加知母、石菖蒲、麦门冬（去心）、白茯苓（去黑皮）各一两；秋，加诃黎勒皮、秦艽、旋覆花各一两；冬，加紫菀（去土）、芍药、五味子、黄芩（去黑心）各一两。

竹沥饮

【来源】《圣济总录》卷一三九。

【别名】竹沥汤（《医部全录》卷四二一）、竹沥水（《全国中药成药处方集》天津方）。

【组成】竹沥三升

【用法】上药先温暖，分作五六服。发口灌之。

【功用】《全国中药成药处方集》（天津方）：清肺热，化痰。

【主治】

1.《圣济总录》：伤折不能慎避，令人中风，发痉口噤，若已觉中风颈项强直，身中拘急者。

2.《小儿卫生总微论方》：小儿惊热如火，温壮。

3.《松峰说疫》：瘟疫烦躁。

4.《全国中药成药处方集》（天津方）：痰热咳嗽，湿热头眩。

【宜忌】《全国中药成药处方集》（天津方）：虚寒性咳嗽忌服。

苍耳散

【来源】《普济方》卷一五一引《圣济总录》。

【组成】珍珠（研）一分　桂（去粗皮）一分　鸡子二枚（去壳，炒令黑色，研）　苍耳（晒干）三两

【用法】上为散。每服二钱，空心用井花水调下。

【功用】辟瘟疫疠。

甘桂汤

【来源】《幼幼新书》卷十四引《庄氏家传》。

【组成】甘草（炙）　官桂（去皮）　五味子　黄芩各一两半　柴胡四两

【用法】上锉。每服三钱，水一盏，加生姜五片，煎七分，去滓温服。以二服滓再合煎一服。

【主治】春间疫气欲作，气壅畏风，痰嗽头昏，鼻塞困闷。

【验案】疫疾　政和二年壬辰，余在澧阳，是春疫疾大作，诸小儿服此药皆免。

和解散

【来源】《鸡峰普济方》卷五。

【组成】川芎　羌活　独活　厚朴　苍术　细辛各等分　甘草减半

【用法】上为粗末。每服二钱，水一盏，加生姜三片，同煎至七分，去滓温服，不拘时候。

【功用】散寒邪，解利伤寒。

【主治】温疫。

神仙辟温汤

【来源】《鸡峰普济方》卷五。

【组成】黄明乳香一小块

【用法】每年腊辰前一日，用乳香合聚于乳钵内，顺日研极细，于腊日五更初起旋汲井花水，先取数滴在乳钵内，香末如泥，然后添水调匀。五更每人呷一茶脚许，老小任意加减。

【功用】辟温，服之无疫疠之疾。

水解散

【来源】《鸡峰普济方》卷九。

【组成】麻黄三两　桂　芒消　甘草各一两　大黄二两　干葛半两

【用法】上为细末。每服一钱，空心冷水下。如欲汗，即以葱豉粥热投之。

【功用】预防温黄、天行时气。

养气汤

【来源】《鸡峰普济方》卷十二。

【组成】香附子（圆实者，去尽黑皮，微炒）四两　甘草一两（炙）　姜黄（汤洗，浸一宿，用水淘去灰，以尽为度，焙干）二两

【用法】上为细末。每服一大钱，入盐点，空心服。

【功用】预防岚瘴。

保命丹

【来源】《鸡峰普济方》卷二十七。

【组成】滑石　缩砂　青黛　山栀子　白茯苓　草龙胆　寒水石　甘草　管仲　黄芩　干葛　大豆（以上生用）各一两　益智　地黄（生干者）　大黄　山豆根　桔梗　紫河车　马勃　薄荷　黄药子　花粉　百药煎　兰根（上生用）各半两

【用法】上药各拣择令洁净，为末，用生蜜为丸，如鸡头子大，青黛为衣。每服一丸，细嚼，新水送下。

【功用】化解诸毒。

【主治】一切诸毒，并瘴疫、久年暑积、咽喉不利之患。

少阳丹

【来源】《扁鹊心书·神方》。

【组成】消石　硫黄　五灵脂（醋炒）　青皮　陈皮　麻黄各二两

【用法】上为末。先以消石炒成珠，和诸末，米糊为丸，如绿豆大。每服五十丸，白汤送下，再以热汤催汗。

【主治】两感伤寒，瘟疫瘴气。

中和汤

【来源】《扁鹊心书·神方》。

【组成】苍术一斤（米泔浸）　川乌（炮）　厚朴（姜制）　陈皮　甘草各四两　草果二两

【用法】上为末。每用四钱，生姜七片，水煎，和滓服。

【主治】伤寒温疫，头目昏痛，发热，鼻流清涕。服此不至传染。

华盖散

【来源】《扁鹊心书·神方》。

【组成】麻黄四两（浸，去沫）　苍术八两（米泔浸）　陈皮　官桂　杏仁（去皮尖）　甘草各二两

【用法】上为末。每服四钱，水一盏半，煎八分，食前热服。取汗。

【主治】伤寒，头痛发热，拘急；感冒，鼻多清涕，声音不清；四时伤寒，瘟疫瘴气。

沃雪汤

【来源】《三因极一病证方论》卷六。

【别名】神效沃雪汤（《证治准绳·伤寒》卷七）。

【组成】苍术　干姜（炮）　甘草（炙）各六两　防风　干葛　厚朴（制，炒）　芍药各四两

　　方中干姜，《普济方》作"朴消"。

【用法】上锉散。每服三钱半，水两盏，煎七分，去滓服。

【主治】

　　1.《三因极一病证方论》：伤寒、温疫、湿疫、热疫。

　　2.《普济方》：山岚瘴气。

　　3.《证治准绳·伤寒》：伤寒阴阳二证未辨，时行疫疬恶气相传。

桂枝黄芩汤

【来源】《三因极一病证方论》卷六。

【组成】桂枝（去皮）　芍药　黄芩各半两　甘草（炙）一两

【用法】上为散。每服五钱，水一盏半，加生姜三片，大枣一枚，煎至七分，去滓，食前服。

【主治】风疫，证如太阳伤风，相传染为异，脉浮数而不弱，头项疼，腰脊痛，发热恶风。

喝起散

【来源】《三因极一病证方论》卷六。

【组成】苍术（泔浸）　麻黄（去节）　荆芥各二两　石膏（煅）三两　大黄一两半　栝楼根　干葛　芍药　白芷　甘草各一两

【用法】上为末。每服二钱，水一盏半，加生姜三片，葱白三寸，煎至七分，食前服。

【主治】诸疫。

祛寒汤

【来源】《杨氏家藏方》卷三。

【组成】青橘皮二两（不去白）　陈橘皮二两半（不去白）　丁香皮　甘草（炙）　干姜（炮）各一两

【用法】上为细末。如觉身热头痛，即抄药一钱，沸汤点下，不拘时候。

【功用】祛逐寒邪。

【主治】伤寒，时行瘟疫。

葱术散

【来源】《传信适用方》卷一。

【组成】苍术（洗净）一斤　葱（连根须洗净）一斤　麻黄（不去节）四两　甘草二两（炙）

【用法】上将葱、术入臼中杵，令葱涎相入盆中，坚捺令热，冬间半月，春夏五七日取出，锅中炒

葱叶过焦，逐旋筛出，以术干为度，次入麻黄、甘草为末。每服二钱，水一盏，生姜三片，枣一个，煎七分，去滓热服；如要出汗，连进二三服，以衣盖之。常服解诸劳倦，行路缓急，最为先务。

【主治】时行瘟疫及寻常风吹雨洒，头目昏重，四体热倦，行步少力，骨节疼痛，不论阴阳二证，染患浅深。

六和汤

【来源】《传信适用方》卷四
【组成】生姜一斤（切片，晒干） 草果半斤（去壳并白皮） 甘草四两（炒） 缩砂四两 胡椒半两 荜茇半两
【用法】上为末。入盐点服。
【功用】祛暑毒疫气。

圣憎散

【来源】《普济方》卷一四七引《卫生家宝》。
【组成】香白芷一斤（生锉） 甘草半两（生锉）
【用法】上为粗末。每服二钱，水一盏，枣子二枚，生姜三片，葱白三寸，同煎至六分。热服。用衣被盖覆，如人行五六里更进一服，汗出即愈。
【主治】时行瘟疫，一切伤寒，不问阴阳，不拘轻重。
【加减】加豉五十粒，名"神白散"（《本草纲目》卷十四）。

解毒丸

【来源】《洁古家珍》。
【组成】滑石 黄芩 贯众 茯苓 山栀子 干姜 草龙胆 大豆 青黛 甘草 薄荷 寒水石各一两 益智仁 缩砂仁 大黄 山豆根 生地黄 桔梗 百药煎 紫河车 粉花（即豆粉） 马勃 板蓝根 黄药子各半两
　　方中紫河车，《医学纲目》作"草河车（即蚤休）"。
【用法】上为细末，炼蜜为丸，如弹子大。每服一丸，新汲水化下，细嚼或噙化亦得；小儿半丸；如妇人血晕不省，每服一丸，生姜、薄荷水磨下。

【功用】补真益气，化毒除风，发散瘟疫毒邪之气。
【主治】一切积滞不解，停留作毒，上焦壅热，咽喉不利，口干多渴；伏暑烦闷，霍乱不宁；山岚瘴气，食毒酒毒，吐逆不定；游风丹毒，迷惑昏困，不省人事，虚烦发躁；赤眼口疮；四时伤寒，瘟疫毒邪；四方人不服水土；一切诸毒；妇人血晕不省。

不老汤

【来源】《是斋百一选方》卷四。
【别名】神仙九气汤（《世医得效方》卷三）、九气汤（《世医得效方》卷四）、神仙不老汤（《普济方》卷二六七引《余居士选奇方》）。
【组成】香附子（去尽黑皮，微炒）四两 姜黄（汤浸一宿，洗净，焙干称）二两 甘草一两（炙）
【用法】上为细末。每服一大钱，入盐点，空心服。
【功用】免岚瘴之患。
【主治】《世医得效方》：九气：膈气、风气、寒气、热气、忧气、喜气、惊气、怒气、山岚瘴气，积聚坚牢如杯，心腹刺痛，不能饮食，时去时来，发则欲死。

百解散

【来源】《是斋百一选方》卷七引龚子治方。
【组成】防风（去芦） 麻黄（去根节）各三两半 白芷 白芍药各二两 川乌半两（炮，去皮尖） 甘菊（去枝叶） 荆芥穗 干姜各三两
【用法】上为细末。每服二钱，葱茶或腊茶点下，煎服亦可，不拘时候。
【功用】解截四时伤寒，常服清神爽气，瘟疫瘴疠不生。
【主治】伤寒头痛，肢体沉重，恶寒发热，痰逆咳嗽，困倦少力，及偏正头痛，瘟疫瘴疠。

神授太乙散

【来源】《是斋百一选方》卷七。

【别名】太一十神散（《普济方》卷一三六引《广南卫生方》）、太乙十神散（《普济方》卷一五一）。

【组成】川升麻 白芍药 紫苏叶 香附子 干葛 香白芷 陈皮 川芎 青皮 甘草各等分

【用法】上为粗末。每服三大钱，水一盏半，生姜三片，煎至八分，去滓，通口服，不拘时候，连进二服。

【主治】四时气令不正，瘟疫妄行，人多疾病，及阴阳两感，风寒湿痹。

【加减】如发热头痛，加连须葱白三寸同煎；如中满气噎，加枳壳数片；产妇、婴儿、老人皆可服之。

救疫神方

【来源】《是斋百一选方》卷七引《夷坚庚志》。

【组成】黑豆二合（炒令香熟） 甘草二寸（炒黄）

【用法】上以水二盏，煎至一半，时时呷之。

【主治】疫证发肿者。

辟秽丹

【来源】《医方类聚》卷一六九引《经验良方》。

【组成】细辛半两 甘松一两 川芎二两

【用法】上为细末，水为丸，如弹子大，久窨为妙。每烧一丸。加麝香少许尤好，无亦可。

【功用】辟秽气。

梨甘饮

【来源】方出《本草纲目》卷三十引《简易方》，名见《松峰说疫》卷五。

【组成】梨木皮 大甘草各一两 黄秫谷一合（为末） 锅底煤一钱

【用法】上为细末。每服三钱，白汤调下，一日二次。

【主治】伤寒，温疫。

荆防败毒散

【来源】《仁斋直指方论·附遗》卷三引《伤寒蕴要全书》。

【组成】独活 前胡 人参 茯苓 川芎 枳壳 桔梗 甘草 荆芥 牛蒡子 薄荷各一钱 防风一钱半 羌活一钱

《瘟疫论》有柴胡一钱。

【用法】上锉。水煎服。

【主治】瘟疫。

【加减】内热，加黄芩一钱；口渴，加天花粉一钱。

大青丸

【来源】《仁斋直指方论·附遗》卷三。

【组成】薄荷 甘草 栀子 黄芩 黄连各三钱 大黄八钱 玄明粉 连翘各六钱

【用法】上为细末，用青蒿自然汁为丸，如绿豆大，用雄黄为衣；治杂病发热者，朱砂、青黛为衣。每服五六十丸，白汤送下。

【主治】时行瘟疫发热，并劳役发热，上膈一切结热。

双解散

【来源】《类编朱氏集验方》卷二。

【组成】人参 白术 茯苓 升麻各一两 干葛 白芍药 甘草各一两半 陈皮（不去白）二两 香附子（炒去毛）三两 紫苏叶二两半

【用法】上锉。每服三钱，水一盏，加生姜五片，大枣二个，煎七分，通口服。如要出汗，加葱白三寸，淡豉十四粒，连投二三服，略以被覆汗出，不拘时候。

【主治】四时伤寒，疫疠，风温，湿温，不问阴阳二证，表里未辨，发热恶寒，头疼项强，腰背拘急，肢节疼重，呕吐喘嗽，鼻寒声重，目睛眩疼，烦躁引饮，往来寒热，已经汗下，病势愈甚，用药错误，坏证恶候及不服水土，山岚瘴疟，妇人血虚发热。

【加减】春、夏，加藁本、白芷各一两。

【方论】此方乃四君子汤、升麻汤、香苏散合而为一。四君子汤主气；升麻汤解肌发散，退热解表；香苏散助二药之表里。此药性稍凉，有热者宜服之。居南方瘴地或冬多愆阳，当并服取效。若体性有寒及坏证已虚者，恐亦难用。大抵有虚寒人，只服人参，多亦能助寒；有实热人，只服白术，多亦能增热。此药内有干葛、升麻、香附子之类，性寒为多，自当审之。

苍术散

【来源】《类编朱氏集验方》卷二。

【组成】苍术半斤（炒） 麻黄一两半（去节） 杏仁二两（去皮尖，炒） 甘草二两（炒）

【用法】上为细末。每服二钱，沸汤调下，不拘时候。

【主治】四时伤寒、疫疾。

神应散

【来源】《类编朱氏集验方》卷二。

【组成】茯苓 甘草 黄芩 地骨皮各等分

【用法】水煎服。

【主治】四时瘟疫伤寒。

神应散

【来源】《御药院方》卷八。

【组成】吴茱萸不以多少（生用）

【用法】上为粗末。熨烙，却用盐包盖之。

【主治】诸疮肿硬，色白不溃，疼痛不已。

芎芷香苏散

【来源】《医方类聚》卷五十六引《管见良方》。

【组成】香附子（炒去毛） 紫苏各三两 陈皮（去白） 川芎 白芷各二两 甘草（炙）一两

【用法】上锉。每服三钱，水一大盏，加生姜三片，大枣一个，煎至七分，去滓热服，不拘时候。

【主治】四时瘟疫、伤寒，发热，头痛项强，百节酸疼；又疗伤风咳嗽，声重，鼻流清涕，腰背拘急。

解毒丸

【来源】《医方类聚》卷一七九引《施圆端效方》。

【组成】管仲 茯苓 黄药子 葛根 生地黄 甘草 大豆 滑石 薄荷 缩砂仁 阴地蕨 川芎 马鬃 人参 绿豆粉 寒水石 紫河车 茵陈 益智 马勃 草龙胆 山豆根 川百药煎 白僵蚕 雄黄 白矾 大黄 青黛各半两（并生用）

【用法】上为细末，生蜜为丸，如弹子大。每服一丸，新水化下，小儿半丸，酌量加减。

【功用】辟疫。

【主治】一切诸毒，吐泻迷乱欲死；及时疫疙瘩，诸惊积热，山岚瘴气毒，四方不服水土。

消毒丸

【来源】《卫生宝鉴》卷九。

【别名】消毒僵黄丸（《杏苑生春》卷三）。

【组成】大黄 牡蛎（烧） 僵蚕（炒）各一两

【用法】上为末，蜜为丸，如弹子大。每服一丸，新汲水化下，不拘时候。

【主治】时疫疙瘩恶证。

【方论】《医方考》：《内经》：陷脉为瘘，留连肉腠。谓阳毒乘脉之虚而陷入之，便壅结而为瘘核，留连于肉腠之间，正此疫毒疙瘩之谓也。苦能下热，故用大黄；咸能软坚，故用僵蚕、牡蛎。

神授太乙散

【来源】《医方类聚》卷六十二引《经验秘方》。

【组成】青皮（去瓤） 川芎（不蛀，新者） 白芷（不蛀，新者） 桔梗（去芦） 枳壳（麸炒，去瓤） 柴胡（去芦） 陈皮（去白） 香附子（炒，去毛净） 苍术（去芦皮） 防风（去芦，不蛀者） 藁本（去土） 甘草（不去皮尖） 细辛（去土） 藿香叶（去土） 赤芍药 羌活各一两 干葛（有粉者，不蛀） 升麻 紫苏叶（去枝土）

【用法】上为粗末。小儿五岁以上，每服三钱，新水中盏半，生姜三片，枣三个，葱白三根，同煎七分，去滓，通口服一大盏，滓再煎；十岁以上，每服半两，新水二大盏半，生姜五片，枣五个，葱白五茎，同煎七分，去滓，通口服二大盏，滓再煎；大人每服七钱半，新水三大碗，生姜七片，枣七个，葱白七根，煎七分，去滓，通口服二大碗；病势甚者，先嚼葱、姜引子，用碗内药热气

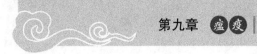

额上熏，徐徐通口，一气热服，滓再煎，热服二大碗，并进二服，前疾立愈。

【主治】四时瘟疫流行，不问阴阳两感，头痛壮热憎寒，拘尽急痛，无问大人小儿孕妇，久病肚热胸痞疾嗽，悉皆治之。

【宜忌】时毒，头面项颈腮腋皆肿，咽痛者，忌辛热物。

【加减】如久发热，胸痞肌瘦，去姜、葱，新水依上煎，温服三服；久患头痛身疼，每服加川芎、白芷、赤芍各一钱，姜葱依上煎，热服；时毒，头面项颈腮腋皆肿，咽痛，去引子，白新水，加鼠粘子、荆芥穗、防风、加葱中节三茎，同煎，温食后服，并进三五服，消减立安；小儿疮疹未分，葱白减，姜枣同煎，去滓温服；出快，一身皆痛，依时气伤寒治法，用引子，更加桂、白芷、赤芍，依上煎服；头风、头痛，上壅风热，加荆芥穗、茶芽、葱白同煎，不用姜枣；妇人月事不调，发热，加炒净香附子、白芍、荆芥穗、乌梅同煎，无时；身有大疮举作，加牛蒡子、金银花、荆芥穗各三钱，加入前药同煎，去引子，连热服三大碗，汗出立消；散疮顶津润，得用生矾末，频掺上散，速修配，如法服饵。

仙术汤

【来源】《饮膳正要》卷二。

【组成】苍术一斤（米泔浸三日，竹刀子切片，焙干，为末）茴香二两（炒，为末）甘草二两（炒，为末）白面（炒）一斤 干枣二升（焙干，为末）盐（炒）四两

【用法】上为末，一同和匀。每日空心白汤点服。

【功用】去一切不正之气，温脾胃，进饮食，辟瘟疫，除寒湿。

麻黄汤

【来源】《世医得效方》卷十五。

【组成】前胡 柴胡（各去毛）石膏 苍术（锉，炒）藁本 赤芍药 白芷 土芎 干葛 升麻各五钱 麻黄三钱

【用法】上锉散。每服四钱，加生姜三片，连须葱二根，水煎服，不拘时候。

【功用】发散四时伤寒。

【主治】四时伤寒，潮热头痛，及时疫。

【加减】春加黄芩，夏用正方，秋加麻黄，冬加豆豉。

透顶清神散

【来源】《敖氏伤寒金镜录》。

【组成】猪牙皂角 细辛 白芷 当归各等分

【用法】上为细末。令病人先噙水一口，以药少许，吹鼻内，吐出水，取嚏为度；如未嚏，仍用此药吹入。

【功用】开窍苏神。

【主治】伤寒热蓄于内，舌见红色，不问何经；瘟疫之家，不拘已未病人；神识昏愦，人事不知。

【方论】此方取细辛、皂角，善能刺激神经以开窍；配以白芷之芳香上达，当归之通脉舒筋，仿通关散之意以吹鼻取嚏。

神术煮散

【来源】《医方类聚》卷五十六引《修月鲁般经》。

【组成】甘草二两 苍术四两 厚朴四两 石菖蒲二两 藿香半两 陈皮半斤（一方无菖蒲，有香附）

【用法】每服四钱，加生姜、大枣同煎，空心服。

【功用】辟岚气，去湿寒，导滞气，益元阳。

【主治】山岚瘴气。

【加减】感冒，头痛壮热，蒸以葱、豉；痰疟，加半夏；霍乱，加五苓；理气，加木香、槟榔；和血，加当归四物；腿膝痛，加牛膝；下部之疾，加炒茴香；妇人诸气，加枳壳桔梗汤。

冷汤

【来源】《普济方》卷一九九引《广南卫生方》。

【组成】甘草三寸（炙黄，为细末）人参半钱（为末）黑附子（去皮脐，末）半钱 淡竹叶十四片 大枣五枚

【用法】以水半升，煎十余沸，放温，时时细呷。

【主治】瘴毒，内寒外热，咽嗌间烦躁不解。

【方论】《瘴疟指南》：人参之甘能补肺气、生津液、

利痰，甘草之甘能和平，二味合用，能缓心肺之火；淡竹叶能解烦渴；大枣能补元气，大附子能引心肺之火下行，则烦渴止矣。

姜附汤

【来源】《普济方》卷一九九引《广南卫生方》。

【组成】黑附子（生，去皮脐）

【用法】每个分作四份，每份用水一盏半，入炮黄者、干姜二钱，切作片子同煎至八分一盏，去滓温服，不拘时候。滓再煎。

【主治】瘴毒阴候，发热或寒，烦躁，手足冷，鼻尖凉，身体疼重，舌上苔生，引饮烦渴，或自利呕逆，或汗出恶风。

青蒿散

【来源】《普济方》卷一五一引《鲍氏方》。

【组成】青蒿　石膏各等分

【用法】上为散。食前服。

【主治】时气疫疠。

粉身散

【来源】《普济方》卷一五一引《删繁方》。

【组成】芎藭四两　藁本四两　远志　白术各四两　米粉一斗（研）

【用法】上为散。粉身。若欲多时，加药增粉用之。

【功用】辟温。

青金丹

【来源】《普济方》卷一一九。

【组成】天门冬（去心）　麦门冬各一两　天麻一分　全蝎（大者）五个　牙消二钱　天竹黄二分　硼砂一钱　雄黄一钱　白附子二钱　紫粉四钱　辰砂一钱　片脑子半钱　生麝香半钱　金银箔各十片　水粉一两

【用法】上另研脑、麝、辰砂、水粉、金银箔，同前药末入白面二两，水为丸，以靛花为衣，如箸头大。每丸用麦门冬、生地黄、灯心、薄荷煎汤磨化服。合时加甘草、人参尤妙。

【功用】清心解热，阴潮。

【主治】大人、小儿谵语，舌生白苔，痰盛气壅，烦渴引饮；及时行热极生风，并时行热疫，发热如火，连日不愈者。

牛黄七宝膏

【来源】《普济方》卷一五一。

【组成】牛黄五分　龙脑五分　麝香五分　朱砂二钱五分　轻粉五钱（以上并研）　白面五钱　寒水石（烧通赤）三两半

【用法】上为末，滴水和作二十丸。每服一丸，澄清水化，小儿半丸，不拘时候。

本方方名，据剂型当作"牛黄七宝丸"。

【功用】伤寒时疫，热毒暑病。心胸痞塞，或发黄斑，狂躁迷闷，及久经取转不效，蕴毒滞积潮热。

攻寒汤

【来源】《普济方》卷一九九。

【组成】高良姜　桂心各一两　甘草三两

【用法】将姜、桂碎锉，以清油半两煎，不住搅，候焦褐色，取出，旋放冷，三味同为末。空心沸汤入盐点服。

【功用】复阳气，逐寒邪，辟瘴疫。

金牙散

【来源】《普济方》卷二三八。

【组成】金牙（研）一两　芫青（去足，麸炒）二十七枚　斑蝥（去翅足，炒）七枚　雄黄（研）　亭长（去翅足，炒）七枚　蜥蜴（去翅足，炒）一两　蜈蚣（去头，炙）一枚　丹砂（研）　龙脑（去芦头）　防风（去叉）　茳枝（微炙）　大黄（锉，醋拌炒）　曾青（研）　白茯苓（去黑皮）　桂（去粗皮）　松脂（研）　干姜（炮）　细辛（去苗叶）　消石（研）　野葛（锉，炒）　乌头（炮裂，去粗皮）　大戟（煨）　商陆（炙）　蛇蜕皮（炒）　芫花（醋炙）　鹤骨（炙）　附子（炮裂，去皮脐）　寒水石（碎）　蜀椒（去目及合口者，炒出汗）　人参　贯众　龙骨（炒） 露蜂房（炒） 巴豆（去皮心，出油尽） 矾石（煨） 狸骨（微炙） 天雄（炮裂，去皮脐） 石胆（研） 莽草（炙）各一两

【用法】上为细散，以绛囊盛半两带之，男左女右，食前以浆或酒随意调下一字，以知为度。

【主治】风邪痓气及南方百毒，瘴气疫毒，脚弱肿毒，湿痹。

银黄丹

【来源】《普济方》卷二五六。

【组成】舶上硫黄（研令碎）一两 水银一两

【用法】上先将未曾经使者铫子一个，坐于文武火上，令暖水，入水银在内，片时后，入硫黄，用柳条槌子研令溶匀，后拈铫子放冷，取出细研，用温酒、童便送下；金石毒，炒鸡鸭粪淋酒磨下；瘟疫，用炒生姜汤磨下；狂走不识人者，生姜蜜水磨下；麻痘疮，生姜蜜水磨下；阴阳二毒，伤寒三日后，煨葱酒磨下；五般瘴气，犀角末调酒磨下；五般蛊毒，炒乌鸡粪二合，灶心土三钱，同用酒煎十沸，去滓磨药，五更初服，脚不得着地，于床上垂脚坐服之；鬼交狐魅，丈夫心神迷惑，妇人则情意狂乱，或怀鬼孕，用桃仁七个，去皮尖，细研酒调下；丈夫、妇人鬼疰，用猪胆酒调下；飞尸遁尸，煎桃枝酒调下；尸疰鬼疰，麝香酒调下；药箭毒，桑白皮酒调下；中壁虎毒、沙虱毒，磨犀角黄连酒调下；鳖癥龟背，磨犀角麝香酒调下；蛇咬虎伤，炒乌鸡粪酒淋下；驴涎马汗，马血入肉，闷绝欲死者，水蛭末调酒下；心燥气壅，煎金银花酒调下；心痛气绝，炒生姜盐酒调下；大便不通，煨葱白酒调下；小便不通，煎通草汤调下；肿毒入肚，磨犀角酒调下；脚气冲心，豆淋酒调下；铜银冶炉烟入肠，火煨葱酒调下；妇人血晕，煎当归酒调下；丈夫妇人急中风，炒乌鸡粪酒淋下，如牙关禁，开口不得，用半夏末揩牙，并涂两牙关，则口开灌药；心风，用活地龙一条，纳于生葱管内，同研令烂，少酒投之，取清者一盏调下；头风，煎枸杞酒磨下；喉闭壅塞，薄荷酒磨下；一百二十般风痫，以鼠粘子酒调下；如有人卒暴死，牛马粪清磨下，如未醒，再用童便和酒调下；伤折或未至死者，当归酒调下；惊怖死者，麝香酒调下；魇魅欲死者，新汲水调灶心土磨下；中热死，口鼻血流，用牛黄酒调下；溺水死者，放水出后，以新汲水和半夏末二丸，安鼻内，艾灰酒调下；自缢死者，酒和鸡冠血，并童便磨下；如吐泻过多，则以绿豆末一钱，水调服之。

【主治】一切药毒，鬼毒，金石毒，瘟疫，麻痘疮，阴阳二毒，五般蛊毒，飞尸遁尸，尸疰鬼疰，鬼疟，鬼孕及中壁虎毒、沙虱毒等。

【宜忌】忌热食白牛肉、猪肉，一切臭秽物；孕妇禁用。

圣授夺命丹

【来源】《普济方》卷二七四。

【组成】五倍子（捶碎，洗净）三两 山慈姑（即红金橙花根，去皮，焙干）二两 川墨（烧存性）一两 续随子（一名千金子，去壳，不去油）一两 五灵脂（洗净）一两 板蓝根（即大靛子，洗净，焙干）一两 红牙大戟（去芦，洗净）一两

【用法】上用续随子加麝香四钱，二味另研；外六味另为细末，却用公鸭血为丸，无鸭血，糯米粥亦可，分作四十九丸，阴干，勿令见日。量病人虚实，或半丸，或一丸，生姜、薄荷、井花熟水磨化，细细服之。三五行为度，温粥补之。治疔、痈、中毒、瘟疫、喉风、黄肿、汤火伤、虫蛇伤，用东流水磨化涂之，并化服半丸，良久觉痒，立效。打扑损伤，炒松节加酒磨化，服半粒，仍以东流水磨化涂之。男妇颠邪，妇人鬼胎，用热酒磨化一丸，作二服，有毒吐下。自缢溺水，打折伤死，但心头微热未隔宿，用生姜蜜水磨化灌之。

【主治】无名疔肿，肺痈，肚痛，菌蕈菰子，金石砒毒，疫死牛马羊肉，河豚鱼毒，时行瘟疫，山岚瘴气，急喉闭，缠喉风，脾病黄肿，冲胃寒暑，热毒上攻，痈疽发背未破，鱼脐疮，汤火所伤，百虫疯犬，鼠咬蛇伤，打扑跌伤，男子妇人颠邪鬼气鬼胎，自缢溺水，打折伤死，但心头微热未隔宿者。

除瘟散

【来源】《普济方》卷三六九。

【组成】大黄　朴消（研）各一分　牵牛粉半两　槟榔二个

【用法】上为末。每服半钱，临卧煎黄芩汤调下。

【主治】三十六种夜热昼凉，瘟病候。

辟秽丹

【来源】《普济方》卷四〇三。

【别名】祛秽散、辟秽散（《东医宝鉴·杂病篇》卷十一）。

【组成】苍术　北细辛　甘松　川芎　乳香　降香

【用法】上为末，水为丸。烈火焚之。

【功用】熏解秽恶。

三仙丸

【来源】《袖珍方》卷一。

【组成】苍术八两（泔浸）　牛膝二两　地黄四两

【用法】上为末，醋糊为丸。每服三十丸，空心酒送下。

【主治】山岚瘴气，时气瘟疫，并异乡人不伏水土，面黄羸瘦，不思饮食，一切劳气痰病。

太乙神丹

【来源】《丹溪心法附余》卷二十四。

【别名】追毒丹、紫金丹（原书同卷）、万病解毒丹（《疮疡经验全书》卷十三）、紫金锭（《片玉心书》卷五）、加减解毒丸（《证治准绳·疡医》卷五）、太乙紫金丹（《外科正宗》卷二）、神仙紫金锭《济阴纲目》卷九十、太乙紫金锭（《医宗金鉴》卷六十六）、玉枢丹（《麻科活人全书》卷四）、千金解毒丸（《霉疮证治秘鉴》卷下）、太乙玉枢丹（《慈禧光绪医方选议》）。

【组成】雄黄一两　文蛤（一名五倍子，捶碎，洗净，焙）三两　山慈姑（去皮，洗净，焙）二两　红芽大戟（去皮，洗净，焙干燥）一两半　千金子（一名续随子，去壳，研，去油取霜）一两　朱砂五钱　麝香三钱

【用法】上除雄黄、朱砂、千金子、麝香另研外，其余三味为细末，却入前四味再研匀，以糯米糊和剂，杵千余下，作饼子四十个如钱大，阴干。

生姜薄荷汁入井花水磨服；大人中风、诸痫，用酒磨服；小儿急慢惊风，五痫八痢，一饼作五服，入薄荷一叶，同井花水磨服，牙关紧者涂之即开；痈疽发背，疔肿，一切恶疮，用井花水磨服及涂患处。未溃者，觉痒立消；头痛，用酒入薄荷同研烂，以纸花贴太阳穴上。体实者，一饼作二服；体虚者，一饼作三服。凡服此丹，得通行一二行，其效尤速。如不要行，以米粥补之。若用涂疮，立消。

【功用】

1.《外科正宗》：解诸毒，利关窍。

2.《北京市中药成方选集》：辟秽解毒，消肿止疼。

【主治】

1.《丹溪心法附余》：一切医所不疗之疾；毒药、蛊毒、瘴气、狐狸、鼠莽、恶菌、河豚等毒；吃死牛马肉；毒蛇、犬、恶虫所伤；中恶，瘟疫，伤寒结胸发狂，缠喉，诸风隐疹，赤肿丹瘤。

2.《中国药典》：中暑，脘腹胀痛，恶心呕吐，痢疾泄泻，小儿痰厥；外治疔疮疖肿，痄腮丹毒，喉风。

【宜忌】孕妇不可服。

神明散

【来源】《医方类聚》卷五十二引《四时纂要》。

【组成】苍术　桔梗　附子（炮）各二两　乌头四两（炮）　细辛一两

【用法】上为散，绛囊盛。每次佩带方寸匕，一人带，一家不病；有染时气者，每服方寸匕，新汲水调下，取汗便愈。

【功用】辟温疫。

【主治】时气温病。

【宜忌】春分后宜施之。

人黄散

【来源】《医学正传》卷二。

【组成】甘草三钱　辰砂　雄黄各一钱五分　粪缸岸（置风露中年远者佳，水飞细研）一两

【用法】上为细末。每服三钱，煎薄荷、桔梗汤送

下，日三五服。

【主治】四时疫疠，大头天行等病。

生犀饮

【来源】《瘟疫论》卷二。

【别名】生犀散（《医学集成》卷二）。

【组成】犀角二钱（镑）　苍术（泔浸油炒）　川连各一钱　黄土五钱　界茶叶一大撮　金汁半盏

　　　　《医学集成》有花粉，无茶叶，金汁作"人中黄"。

【用法】水煎，去滓，入金汁搅和。日三夜二服。

　　　　《医学集成》:为散服。

【主治】瓜瓤瘟。胸高胁起，呕血如汁。

【加减】虚，加盐水炒人参；大便结，加大黄；渴，加栝楼根；表热，去苍术、黄土，加桂枝、川连；便脓血，去苍术，倍黄土，加黄柏；便滑，以人中黄代金汁。

金豆解毒煎

【来源】《医学集成》卷三。

【组成】金银花二钱　绿豆皮二钱　蝉蜕八钱　僵蚕　陈皮　甘草各一钱

【用法】《医钞类编》:井花水煎服。

【功用】大解瘟毒。

【主治】瘟疫。

【方论】《医钞类编》:银花能清热解毒，疗风止渴；绿豆甘寒，亦清热解毒之品，兼行十二经，祛除诸毒，无微不入；甘草解一切毒，入凉剂则能清热，亦能通行十二经，以为银花、绿豆之佐；陈皮调中理气，使荣卫无所凝滞；蝉蜕取其性之善退轻浮，易透肌肤，又散风热，开肌滑窍，使毒气潜消也；僵蚕能胜风祛瘟，退热散结。瘟疫之风湿若用苍、羌、防风等药，则烦躁愈甚而热愈炽矣。若兼大头发颐咽喉诸证，更宜加僵蚕。

五瘟丹

【来源】《韩氏医通》卷下。

【别名】运气五瘟丹（《伤暑全书》卷下）。

【组成】黄芩（乙庚之年为君）　黄山栀（丁壬之

年为君）　黄柏（丙辛之年为君）　黄连（戊癸之年为君）　甘草（甲己之年为君）　香附子　紫苏

【用法】此五味，各随运气为君者，多用一倍。余四味，又与香附、紫苏为臣者，减半也。上七味皆生用，为细末，用锦纹大黄三倍煎浓汤，去滓，熬膏为丸，如鸡子大，用朱砂、雄黄等分为衣，贴金。每用一丸，取泉水浸七碗，可服七人。

【主治】天行瘟疫。

青蒿点汤

【来源】方出《续医说》卷十引俞冕云，名见《增补内经拾遗》卷三。

【组成】苦蒿头

【用法】每岁以三伏日清晨采取苦蒿头一束，阴干，冬至日捣罗为细末，至除夕夜用蜜水调和，从少至老，每人服一匕。

【功用】避瘟疫、瘴气。

金不换正气散

【来源】《外科理例》。

【组成】厚朴（去皮，姜制）　藿香　半夏（姜制）　苍术（米泔浸）　陈皮（去白）各一钱　甘草（炙）五分

【用法】水二钟，加生姜三片，大枣二枚，煎七分，食远服。

【功用】正脾气，消痰饮。

【主治】

　　1.《外科理例》：疮，脾气虚弱，寒邪相搏，痰停胸膈，以致发寒热。

　　2.《良朋汇集》：四时伤寒，瘟疫，时气，头痛壮热，腰背拘急，山岚瘴气，寒热交征，霍乱吐泻，脏腑虚寒，下痢赤白，及出远方不服水土者。

【宜忌】《良朋汇集》：忌生冷、油腻、发物。

凉膈散

【来源】《万氏女科》卷二引东垣方。

【组成】黄芩　黄连　栀仁（各酒炒）　连翘　桔梗　甘草各等分　薄荷叶半钱

【用法】上为散。水煎服。

【功用】清热。

【主治】

1.《万氏女科》引东垣方：妇人妊娠热病。

2.《保命歌括》引东垣方：瘟疫火热不解，伤寒余热不退，及六经火。

辟秽香

【来源】《痘疹世医心法》卷二十三。

【组成】苍术一斤　大黄半斤

【用法】上锉细，研末，放火炉中烧之，不可间断。痘家常宜焚之。

【功用】辟秽。

宣圣辟瘟丹

【来源】方出《摄生众妙方》卷四，名见《古今医统大全》卷二十五。

【组成】腊月二十四日五更井花水　乳香

【用法】将平旦第一汲水盛净器中，量人口多少，浸乳香至岁旦五更，暖令温。从小至大，每人以乳香一小块，饮水一二呷咽下，则一年不患时疫。

【功用】预防时疫。

羌活升麻汤

【来源】《古今医统大全》卷二十五。

【组成】羌活　升麻　葛根　白芍药　人参　黄芩各一钱　黄连　石膏　甘草　生地黄　知母各七分

【用法】水二盏，加生姜三片，大枣一枚，煎八分，温服。

【功用】清热解毒，内外兼治。

【主治】温暑之月时行瘟热病。

屠苏酒

【来源】《古今医统大全》卷七十六。

【组成】麻黄　川椒（去合口者）　细辛　防风　苍术（制）　干姜　桔梗　肉桂（去粗皮）各等分

【用法】上为粗末，绢囊贮，浸酒中，密封瓶口，三日后可服。每日空心服二三杯。

【功用】辟山岚瘴气、瘟疫等气。

避邪丹

【来源】《古今医统大全》卷九十一。

【组成】苍术　乳香　陈真香　甘松　细辛　云香各等分

【用法】上为末，水为丸，如豆大。每一丸熏之，良久又焚一丸，不可太多，只是聊有香气不断可也。

【功用】避一切恶秽邪气。

扇坠香

【来源】《古今医统大全》卷九十八。

【组成】檀香　沉香各二斤　排草一斤半　零陵香　丁香　酥合油各半两　桂枝　黄板（即黄连）　甘松　三奈　白芷各四两　麝香一两　冰片半两　白及面二斤　蜜四斤

【用法】调和得所，做作扇坠。

【功用】芳香辟秽。

人中白散

【来源】《医学入门》卷四。

【组成】大黄　黄连　黄芩　人参　桔梗　苍术　防风　滑石　香附　人中黄各等分

【用法】上为末，神曲糊为丸，如梧桐子大。每服七十丸，气虚，四君子汤送下；血虚，四物汤送下；痰多，二陈汤下；热者，加童便。如无人中黄，用粪缸岸代之，或朱砂、雄黄为衣亦好。

【主治】

1.《医学入门》：春夏秋冬疫疠。

2.《张氏医通》：温疫诸热毒。

【方论】《张氏医通》：此方专以伊尹三黄，大解湿热疫疠之邪；其奥妙全在人中黄一味，以污秽之味，同气相求，直清中上污秽热毒；合滑石、益元之制，则兼清渗道；用苍术、香附者，宣其六气之郁也；用桔梗者，清其膈上之气也；用防风者，开其肌腠之热也；十味去邪散毒药，不得人参鼓舞其势，无以逞迅扫之力也；用神曲为丸者，取其留中而易化也。

加味柴胡汤

【来源】《古今医鉴》卷二。
【组成】柴胡 黄芩 半夏 人参 枳壳 大黄 甘草
【用法】上锉一剂。加生姜、大枣，水煎，空心服；哑瘴，食后服。
【主治】温疫挟岚瘴溪源蒸毒之气，血乘上焦，瘀血攻心，毒涎聚胃，病欲来时，令人迷困，甚则发燥狂妄，或哑而不能言者。

神圣辟瘟丹

【来源】《古今医鉴》卷三。
【组成】苍术倍用 羌活 独活 白芷 香附 大黄 甘松 三奈 赤箭 雄黄各等分
【用法】上为末，面糊为丸，如弹子大，黄丹为衣，晒干。用时焚之。
【功用】预防瘟疫。

加减秦艽散

【来源】《古今医鉴》卷十二。
【组成】秦艽 前胡 黄芩 枳壳 桔梗 山栀 柴胡 葛根 紫苏 葱白 陈皮
【主治】妊娠时疫，日久伤胎。

椒柏酒

【来源】《本草纲目》卷二十五。
【组成】椒三十七粒 东向侧柏叶七枝
【用法】除夕浸酒一瓶，元旦饮之。
【功用】辟一切疫疠不正之气。

杀鬼丸

【来源】《育婴家秘》卷二。
【组成】雄、雌黄各二两 牯羊骨 虎头骨各一两 龙骨 鳖甲 鲮鲤甲 刺猬皮各三两 樗

鸡五枚（无，即以芫青五枚代之） 川芎 白蒺藜 鬼臼 禹余粮 东门上雄鸡头一枚
方中川芎、白蒺藜、鬼臼、禹余粮用量原缺。
【用法】用蜡三十两为丸，如梧桐子大。门口房内烧之，男左女右臂上常带一丸。
【功用】熏百鬼恶气。

葛根解热汤

【来源】《保命歌括》卷二。
【组成】葛根一钱半 桂枝 甘草 芍药各七分半 麻黄一钱 生姜三片 大枣二枚 黄芩六分
【主治】疫疠，发热而渴，不恶寒。

五瘟丹

【来源】《保命歌括》卷六。
【别名】代天宣化丸（原书同卷）、代天宣化丹、凉水金丹（《松峰说疫》卷五）。
【组成】甘草（不拘多少，立冬日取青竹截筒，一头留节，纳甘草于内，以木塞筒口，置厕缸中浸之，至冬至前三日取出，晒干用。甲己年为君） 黄芩（乙庚年为君） 黄柏（丙辛年为君） 山栀（丁壬年为君） 黄连（戊癸年为君） 香附（童便浸，炒，使） 苍术（米泔水浸，炒） 紫苏（佐） 陈皮（佐） 雄黄（水飞） 朱砂（水飞）
【用法】上前五味，当以其年为君者一味倍用，四味为臣减半，其后六味为佐者，又减臣数之半，于冬至日各制为末，和令匀，惟朱砂、雄黄以半为药，留半为衣。大人，为丸如梧桐子大；小儿，如黍米大。每服五十丸，空心、食远面东服，新汲水煎，热下，日三服。取雪水杵丸。如无，取龙泉水佳。
【功用】预解疫毒及解疹痘毒。

五枝汤

【来源】《赤水玄珠全集》卷一。
【组成】桑 槐 榆 桃 柳枝各四十九条
【用法】煎汤浴之。少顷肤润而汗出，热因退矣。

【主治】时疫用表药太多，而肺金枯燥，以致腠理致密，不能得汗，而热不解。

辟疫丹

【来源】《赤水玄珠全集》卷一。

【组成】雄黄末一钱　麝半分

【用法】用黑枣肉捣为丸，如枣核大，朱砂为衣。绵包，塞入鼻中，男左女右，入病家不染疫气。

【功用】预防瘟疫。

败毒散加黄芩汤

【来源】《医方考》卷一。

【别名】败毒散（《医林绳墨大全》卷一）、败毒加黄芩汤（《成方切用》卷三）。

【组成】羌活　独活　柴胡　前胡　川芎　黄芩　桔梗　枳壳　人参　茯苓　甘草

【用法】《医林绳墨大全》本方用羌活、独活、柴胡、前胡、川芎、黄芩、枳壳、桔梗、茯苓、人参（不可即用）各七分，甘草三分，生姜三片，水一钟半煎服。

【主治】

1.《医方考》：瘟病壮热，不恶风寒而渴。

2.《医林绳墨大全》：疟疾。

【方论】羌活、独活、柴胡、前胡、川芎，皆轻清开发之剂也，故用之以解壮热；用黄芩、枳壳、桔梗者，取其清膈而利气也；用人参、茯苓、甘草者，实其中气，使瘟毒不能深入也。培其正气，败其邪毒，故曰败毒。

升麻葛根汤

【来源】《仁术便览》卷四。

【组成】人参　紫苏　前胡　半夏　葛根　茯苓　枳壳　桔梗　陈皮　甘草

【用法】加生姜，水煎服。

【主治】大人小儿时气，瘟疫发热，肢体烦痛，及疮疹未发，疑似之间。

【加减】气盛，去人参；咳嗽，加桑白皮、杏仁；头痛，加羌活、川芎。

二圣救苦丸

【来源】《万病回春》卷二。

【别名】二圣救苦丹（《医宗金鉴》卷二十八）。

【组成】锦纹大黄四两（酒拌，蒸，晒干）　牙皂二两（如猪牙者）

【用法】上为末，水打稀糊为丸，如绿豆大。每服五七十丸，冷绿豆汤送下。以汗为度。

【主治】

1.《万病回春》：伤寒瘟疫。不论传经、过经者。

2.《喉科紫珍集》：大头瘟，目赤咽肿。

【方论】《医宗金鉴》：疫气从鼻而入，一受其邪，脏腑皆病，若不急逐病出，则多速死。急逐之法，非汗即下，故古人治疫之方，以下为主，以汗次之，是为病寻出路也。方中用皂角开窍而发表，大黄泻火而攻里，使毒亦从汗下而出也。

太仓公辟瘟丹

【来源】《万病回春》卷二。

【组成】茅术一斤　台乌　黄连　白术各半斤　羌活半斤　川芎　草乌　细辛　紫草　防风　独活　藁本　白芷　香附　当归　荆芥　天麻　官桂　甘松　三奈　干姜　麻黄　牙皂　芍药　甘草各四两　麝香三分

【用法】上为末，枣肉为丸，如弹子大。每丸烧之。凡宫室久无人到，积湿容易侵入，预制此烧之。

【功用】却瘟疫，散邪气。

灵宝辟瘟丹

【来源】《遵生八笺》卷四引《道藏》。

【组成】苍术一斤　降香四两　雄黄二两　朱砂一两　硫黄一两　消石一两　柏叶八两　菖蒲根四两　丹参三两　桂皮二两　藿香二两　白芷四两　桃头四两（五月五日午时收）　雄狐黄二两　蕲艾四两　商陆根二两　大黄二两　羌活二两　独活二两　雌黄一两　赤小豆二两　仙茅二两　唵叭香（无亦可免）

【用法】上为末，米糊为丸，如弹子大。火上焚烧一丸。

【功用】辟瘟。

冷饮子

【来源】《遵生八笺》卷十八引《道藏经》。

【组成】茴香三分（夏用根，冬用子） 远志三分（去心） 附子二颗（炮） 桑螵蛸二十枚 泽泻二分 草薢三分 玉苁蓉三分

【用法】上为末。分作二帖，大羊肾一具（去脂膜），用水一碗半煎，露一宿，空心冷服，每季吃四帖。

【功用】避瘟疫时灾。兼补下元。

六神通解散

【来源】《鲁府禁方》卷一。

【组成】麻黄 甘草 黄芩 滑石 苍术 细辛

【用法】加生姜、葱白、豆豉煎，热服出汗。

【主治】三月前后感寒疫，头疼大热，恶寒体痛而渴，脉浮紧而有力，无汗，年力壮盛者。

【加减】头痛甚，加川芎；渴甚，加天花粉；身痛甚，加羌活；无头痛恶寒，反怕热者，大渴谵语，大便实，此热邪传里也，去麻黄，苍术，加大黄、柴胡、枳实。

逼瘟丹

【来源】《鲁府禁方》卷一。

【组成】广陵零香 小陵零香 苍术 茅香 藿香各八两 香附子 山奈子 川芎 藁本各四两 细辛 白芷 甘松 防风 远志各二两 檀香 沉香 降真香 樟脑 乳香 辰砂 焰消 安息香 鬼箭草各一两 大皂角二十四个

【用法】上为细末，水和为丸，任意大小，黄丹为衣。

【主治】瘟疫。

大黄活命丹

【来源】《慈幼新书》卷十一。

【组成】大黄半斤 僵蚕（去头足）四两 白芷二两

【用法】上为末，姜汁为丸，如弹子大，朱砂、雄黄为衣。冷水化下，汗出即愈。

【功用】破一切积，散一切气。

【主治】天时疫病。

返魂丹

【来源】《证治准绳·疡医》卷五。

【组成】朱砂 雄黄 血竭 黄丹 穿山甲（炮） 白矾（枯） 铜青 乳香 没药 轻粉 蟾酥各一钱 麝香二分半

【用法】上为末，酒煮面糊为丸，如胡椒大。每服二丸，葱白一根，嚼烂裹丸，温酒吞下。

【主治】时毒瘴气，疔疮恶疮。

三仙汤

【来源】《东医宝鉴·杂病篇》卷七。

【组成】苍术四钱 干地黄二钱 牛膝一钱

【用法】上锉一剂。水煎服；或为末，醋糊为丸，如梧桐子大。每服三五十丸，空心酒送下。

【主治】山岚瘴气，时行温疫。

加减败毒散

【来源】《寿世保元》卷二。

【组成】防风一钱五分 荆芥二钱 羌活二钱 独活二钱 前胡二钱 升麻五分 干葛一钱 赤芍二钱 桔梗八分 川芎一钱五分 白芷二钱 薄荷八分 牛蒡子三钱 甘草八分 柴胡八分

【用法】上锉。加生姜、葱，水煎，热服出汗。

【主治】天行时疫，头面肿大，咽喉不利。舌干口燥，憎寒壮热。四时瘟疫，皆可通用。

荆防五苓饮

【来源】《穷乡便方》。

【组成】荆芥七分 防风 泽泻各一钱 柴胡八分 木通 甘草各三分 赤茯苓 猪苓各一钱五分

【用法】加生姜三片，空心服。

【主治】夏日疫病。

【加减】虚者，加人参三分。

羌活汤

【来源】方出《奇效医述》卷下，名见《医林绳墨大全》卷四。

【组成】羌活一钱二分　防风（去芦）八分　苍术一钱　白芷五分　小川芎五分　生香附（捣碎）八分　陈皮（去白）三分　甘草三分　白干葛一钱二分　真紫苏梗叶一钱二分

【用法】加生姜三片，水煎，热服取汗。

【功用】发汗。

【主治】

1.《奇效医述》：瘟疫，初病一二日，不论虚实。

2.《医林绳墨大全》：内伤挟外感，强壮者。

【宜忌】不可大汗。

红白散

【来源】《伤寒广要》卷八引《寿世仙丹》。

【组成】人中白　玄明粉各一钱　辰砂五钱

【用法】上为末。白沸汤或金银煎汤调下。

【主治】大烦大热，昼夜不退，神思昏迷，口干舌燥，一切热证，并瘟疫时症。

小白汤

【来源】《孙氏医案》卷一。

【组成】小柴胡汤　白虎汤

【功用】清解。

【主治】疫证，挟热下利。六脉洪大，面色内红外黑，口唇干燥，舌心黑苔，不知人事。

【验案】疫证　金某，其嫂三月患头痛，身热，口渴，水泻不止，身重不能反侧，日渐昏沉，耳聋眼合，梦多乱语。嘉秀医者，历试不效，视为必死。乞予诊之，六脉洪大，观其色内红外黑，口唇干燥，舌心黑苔，不知人事。予曰：此疫症也，法当清解，急以小白汤进之。服迄，夜半神气苏醒，唯小水不利，热渴不退。予思仲景法谓，渴而身热不通，小便不利者，当利其小便。乃以辰

砂六一散一两，灯心汤调服之，两贴而瘳。

升降散

【来源】《伤暑全书》卷下。

【别名】赔赈散（《伤寒温疫条辨》卷四引《二分晰义》）、温证解毒散（《羊毛瘟症论》卷下）。

【组成】白僵蚕（酒炒）二钱　全蝉蜕（去土）一钱　川大黄（生）四钱　广姜黄（去皮，不用片姜黄）三分

【用法】上为细末，合研匀。病轻者分四次服，每服重一钱八分二厘五毫，用冷黄酒一杯，蜂蜜五钱，调匀冷服，中病即止。病重者与三次服，每服重二钱四分三厘三毫，黄酒一杯半，蜜七钱五分，调匀冷服。最重者分二次服，每服重三钱六分五厘，黄酒二杯，蜜一两，调匀冷服。如一二帖未愈，可再服之，热退即止。

炼蜜为丸，名太极丸。

【主治】

1.《伤暑全书》：凡患瘟疫，未曾服他药，或一二日，或七八日，或至月余未愈者。

2.《伤寒瘟疫条辨》：温病表里三焦大热，其证不可名状者。如头痛眩晕，胸膈胀闷，心腹疼痛，呕哕吐食者；如内烧作渴，上吐下泻，身不发热者；如憎寒壮热，一身骨节痠痛，饮水无度者；如四肢厥冷，身凉如冰，而气喷如火，烦躁不宁者；如身热如火，烦渴引饮，头面卒肿，其大如斗者；如咽喉肿痛，痰涎壅盛，滴水不能下咽者；如遍身红肿，发块如瘤者；如斑疹杂出，有似丹毒风疮者；如胸高胁起胀痛，呕如血汁者；如血从口鼻出，或目出，或牙缝出，

【宜忌】服药后半日不可喝茶、抽烟、进饮食。若不能忌，即不效。

【方论】

1.《伤寒瘟疫条辨》：是方以僵蚕为君，蝉蜕为臣，姜黄为佐，大黄为使，米酒为引，蜂蜜为导，六法俱备，而方乃成。僵蚕味辛苦气薄，喜燥恶湿，得天地清化之气，轻浮而升阳中之阳，故能胜风除湿，清热解郁，从治膀胱相火，引清气上朝于口，散逆浊结滞之痰也；蝉蜕气寒无毒，味咸且甘，为清虚之品，能祛风而胜湿，涤热而解毒；姜黄气味辛苦，大寒无毒，祛邪伐

恶，行气散郁，能入心脾二经，建功辟疫；大黄味苦，大寒无毒，上下通行，亢盛之阳，非此莫抑；米酒性大热，味辛苦而甘，令饮冷酒，欲其行迟，传化以渐，上行头面，下达足膝，外周毛孔，内通脏腑经络，驱逐邪气，无处不到；蜂蜜甘平无毒，其性大凉，主治丹毒斑疹，腹内留热，呕吐便秘，欲其清热润燥，而自散温毒也。盖取僵蚕、蝉蜕，升阳中之清阳；姜黄、大黄，降阴中之浊阴，一升一降，内外通和，而杂气之流毒顿消矣。

2.《中医方剂通释》：方中白僵蚕祛风解痉，化痰散结为主药；蝉蜕散风热，宣肺、透疹、解痉为辅，主辅协调以升清；姜黄行气破瘀，通经止痛，大黄泻热毒，荡积滞，行瘀血为佐，与姜黄共行降浊之效。四药合用，具有清热解毒，解痉止惊，行气散瘀，祛风消痰之功。

【实验】

1.抗炎作用 《中成药》（1996，4：28）：实验证实升降散能显著抑制二甲苯所致小鼠耳廓肿胀、醋酸所致小鼠腹腔毛细血管通透性增高和角叉菜胶、蛋清所至大鼠足跖肿胀，明显降低炎性组织中前列腺素E_2的含量，但对大鼠棉球肉芽肿无明显抑制作用。

2.对免疫功能的影响 《中成药》（1998，6：29）：本方对小鼠的免疫器官重量无明显影响，但有抑制小鼠碳粒廓清趋势，显著降低小鼠血清溶血素水平，减轻大鼠颅骨骨膜肥大细胞脱颗粒程度，显著减少右旋糖酐诱发小鼠皮肤瘙痒的次数。

3.升降散抗流感病毒实验研究 《山东中医药大学学报》（2001，1：43）：实验表明：升降散水煎剂抗流感病毒效果优于病毒唑，其差异有显著性；升降散对机体免疫系统影响的研究表明，其可促进小鼠刚果红的吞噬，增强巨噬细胞的吞噬能力，提高小鼠的非特异性免疫力。

【验案】

1.麻疹 《千家妙方》：孙某某，男，2岁。于1975年3月诊治。患儿发热已4～5天，咳嗽气呛，两目流泪，大便略稀，指纹紫而至气关。两手脉象弦滑而数，舌苔厚，舌质红。夜寐不安，心烦啼哭。此乃风湿蕴热，又与积滞互阻不化，乃营卫合邪，势将发疹。治宜疏卫凉营，清

透升降两解之法，选用升降散加减：蝉蜕3g，芦根20g，钩藤6g，僵蚕3g，片姜黄3g。水煎，代茶频饮。并嘱其不吃荤腥之味。俾药后热解疹透为安。

2.高热 《浙江中医杂志》（1990，8：344）：应用本方：广姜黄6～12g，僵蚕10～15g，生大黄（后下）3～10g，蝉蜕10g，表寒明显者，重用广姜黄，加荆芥、防风；表热明显者，轻用广姜黄，加银花、连翘；痰黄者，加鱼腥草、杏仁；大便稀溏不爽者，大黄用3g；伤津口干者，加生石膏、知母。每日1～2剂，每2～3小时1服。治疗高热43例，结果：本组病例经治后，35例痊愈（1～2天内体温降至37℃以下，维持1周以上）；6例好转（3～5天内体温降至正常，维持1周以上）；2例无效（治疗5天以上，身热无明显减退）。

3.过敏性紫癜性肾炎 《实用中医内科杂志》（1991，3：173）：应用本方加味：僵蚕、蝉蜕、大黄、姜黄、白芍，研末，每次4g，每日2次，用蜂蜜调服。治疗过敏性紫癜性肾炎56例。结果：痊愈（血尿、蛋白尿、皮肤紫癜等症状消失，实验室检查正常，治疗时间少于15日）35例；好转（用药时间，临床症状有明显好转或消失，实验室检查有改善者）19例；无效（本方治疗后，症状及实验室检查无改善或改善后随即复发者）2例。总有效率为96.4%。

4.支气管炎 《辽宁中医杂志》（1991，4：25）：应用本方加味：炙僵蚕12g，蝉蜕、大黄各8g，姜黄5g，苏子、紫菀各10g，咳痰黄稠加黄芩12g，鱼腥草15g；痰白黏稠难咳加葶苈子15g，炙牙皂5g，金荞麦15g；痰白质稀量多加法半夏、橘红各10g；咽痛咽干加射干、牛蒡子各10g；咽痒或胸骨后作痒加全蝎5g，炙蜂房10g；因异味刺激而咳剧加防风10g，蝉蜕用量增至15g；因劳累而咳剧加黄芪15g；因精神因素而咳剧加广郁金15g。治疗支气管炎110例，诊断依据根据《实用内科学》（第8版）。结果：治疗6天内咳嗽、咳痰主症消失，兼症消失或明显减轻，并在半月以上未发作为显效，共26例，占23.6%；治疗6～12天咳嗽、咳痰主症减半，兼症相应减轻者为有效，共63例，占57.3%；治疗半月，临床症状无变化者为无效，共21例，占19.1%；总有效率为80.9%。

5. 扁桃体炎 《河南中医》（1995，3：192）：以升降散为基本方：白僵蚕、蝉蜕、姜黄、大黄。颌下淋巴结肿大者，加皂刺、浙贝；慢性扁桃体炎急性发作者，加穿山甲；咳嗽甚者，加杏仁、川贝；发热甚者，加柴胡；大便干燥者，增加大黄用量。治疗扁桃体炎150例。结果：痊愈121例，显效16例，有效7例，无效6例，总有效率为96%。

6. 带状疱疹膝状神经节综合征 《浙江中医杂志》（1995，4：179）：朱氏用本方加味治疗带状疱疹膝状神经节综合征23例。基本方为：制僵蚕15g，蝉蜕、姜黄、大黄、山栀各10g，Ⅰ型用基本方；Ⅱ型加薏苡仁30g；Ⅲ型加龙胆草10g；Ⅳ型加竹茹10g，每日1剂，水煎服。结果：全部治愈。服药5剂而愈者14例，10剂而愈者9例。

7. 流行性腮腺炎 《浙江中医杂志》（1997，2：73）：用本方加味：炒僵蚕、蝉蜕、姜黄、大黄、黄芩、石膏，研末，黄酒调匀冷服，每日2次，剂量随年龄大小增减。治疗流行性腮腺炎30例。结果：痊愈24例，好转5例。

8. 血管及神经性头痛 《实用中西医结合杂志》（1998，3：266）：用本方加耳穴按摩治疗血管及神经性头痛67例。药用：僵蚕、姜黄、蝉蜕、大黄、川芎、蔓荆子，肝火者加菊花、夏枯草；风寒者加细辛、白芷；痰浊者加半夏；血瘀者加赤芍、桃仁；气血两亏者加白芍、黄芪、升麻。结果：痊愈46例，显效14例，有效5例。总有效率为97%。

救急解毒丸

【来源】《伤暑全书》卷下。

【组成】甘草二两 桔梗二两 荆芥一两 防风一两 连翘一两 酒芩一两 酒连一两 薄荷一两 升麻一两 酒大黄一两 僵蚕五钱 蒲黄五钱 青黛五钱 盆消五钱 射干五钱

【用法】上为极细末，以乌梅汤调柿霜为丸，如龙眼大。嚼化；煎汤亦可。

【主治】时行疫气，咽喉肿痛，项筋粗大，舌强声哑，鼻塞气闷，水浆难进。兼治头面浮肿，疙瘩坚硬，浸淫湿疮，耳内流脓，眼弦赤肿，口内糜烂。

秘传白犀丹

【来源】《景岳全书》卷五十一。

【组成】白犀角 麻黄（去节） 山慈菇 玄明粉 血竭 甘草各一钱 雄黄八分

【用法】上为末，用老姜汁为丸，如枣核大；外以红枣去核，将药填入枣内，用薄纸裹十五层，入砂锅内炒令烟尽为度，取出，去枣肉，每药一钱，入冰片一分，麝香半分研极细，瓷罐收贮。用时以角簪蘸麻油粘药点眼大角，轻者，只点眼角，重者仍用些须吹鼻，男先左女先右，吹点皆同；如病甚者，先吹鼻，后点眼，点后蜷脚坐起，用被齐项暖盖半炷香时，自当汗出邪解，如汗不得出，或汗不下达至腰者不治。

又一制法：将药用姜汁拌作二丸，以乌金纸两层包定，外捣红枣肉如泥，包药外，约半指厚，晒干，入砂锅内，再覆以砂盆，用盐泥固缝，但留一小孔以候烟色，乃上下加炭火，先文后武，待五色烟尽，取出，去枣肉，每煅过药一钱，只加冰片二分，不用麝香。

【功用】发散外感瘟疫痧毒。

【主治】伤寒瘟疫，及小儿痘毒壅闭，痧毒吼喘，及阴毒冷气攻心，或妇人吹乳，或眼目肿痛，鼻壅闭塞。

【宜忌】忌生冷、面食、鱼腥、七情。

麻桂饮

【来源】《景岳全书》卷五十一。

【别名】麻桂汤（《会约医镜》卷十）。

【组成】官桂一二钱 当归三四钱 炙甘草一钱 陈皮（随宜用，或不用亦可） 麻黄二三钱

【用法】上以水一钟半，加生姜五七片或十片，煎至八分，去浮沫，不拘时服。但取津津微汗透彻为度。四季皆可用之。

【主治】

1.《景岳全书》：伤寒、瘟疫、阴暑、疟疾，凡阴寒气胜而邪有不能散者。

2.《会约医镜》：风寒中经，头痛恶寒，拘急身痛，脉浮紧者。

【加减】若阴气不足者，加熟地黄三五钱；若三阴并病者，加柴胡二三钱；若元气大虚，阴邪难解

者，当以大温中饮更迭为用。

【方论】此实麻黄桂枝二汤之变方，而其神效则大有超出二方者。

避瘟丹

【来源】《济阳纲目》卷七。

【组成】苍术一斤 台乌 白术 黄连 羌活各半斤 川乌 草乌 细辛 紫草 防风 独活 藁本 白芷 香附 当归 荆芥 天麻 官桂 甘松 三奈 干姜 麻黄 芍药 牙皂 甘草各四两 麝香三分

【用法】上为末，枣肉为丸，如弹子大。每丸烧之。

【功用】除瘟疫，并散邪气。凡宫舍久无人到，积湿容易侵入，预制此烧之，可远此害。

【宜忌】权宜于暑月。

承气兼三黄竹叶石膏汤

【来源】《济阳纲目》卷九。

【组成】枳实一钱 厚朴二钱 大黄三钱 朴消二钱 石膏五钱 知母一钱 黄连 黄柏 黄芩各七分 山栀仁一钱 甘草五分

【用法】上作一服。加竹叶七片，水煎，空心服，通利三五次，以白粥补。热深者，二服方能通利，在临时消息之。

【功用】去积热瘴毒。

【主治】过食煎煿酱面等厚味，而感岚瘴之毒。

人马平安散

【来源】《吅后方》。

【组成】乌梅一个 川乌 草乌 猪牙皂角 狗头灰（狗头骨烧灰存性）各一钱 硇砂一分 麝香少许

【用法】上为极细末。点眼。

【主治】一切时瘟。

润燥汤

【来源】《丹台玉案》卷二。

【组成】生地 山栀 升麻 柴胡 石膏 生姜

【主治】瘟疫燥甚者。

【加减】自汗，加桂枝；无汗，加苏叶、干葛；虚者，加麦门冬；渴，加天花粉；咳嗽，加杏仁。

清热解毒汤

【来源】《丹台玉案》卷二。

【组成】黄芩 知母 升麻 葛根各一钱 石膏 人参 白芍各一钱半 羌活二钱 黄连（酒制）三分 生地（酒制）五分 生甘草七分 姜三片

【主治】

　　1.《丹台玉案》：热病发于夏，脉细小无力。

　　2.《张氏医通》：时疫大热。

【加减】胸痞闷，加枳实、半夏各一钱，姜汁四五匙，去生地；脾胃不实，加白术。

辟邪丸

【来源】《医宗必读》卷六。

【组成】雄黄一两 丹参 鬼箭羽 赤小豆各二两

【用法】上为末，炼蜜为丸，如梧桐子大。每服五丸，空心温水送下。

【功用】预防瘟疫。

人参养荣汤

【来源】《瘟疫论》卷上。

【组成】人参八分 麦门冬七分 辽五味一钱 地黄五分 当归身八分 白芍药一钱五分 知母七分 陈皮六分 甘草五分

【用法】水煎服。

【主治】瘟疫邪实正虚，纯用承气，下证稍减，神思稍甦，续得肢体振战，怔忡惊悸，如人将捕之状，四肢反厥，眩晕郁冒，项背强直，循衣摸床，撮空，此皆大虚之候也。

三消饮

【来源】《瘟疫论》卷上。

【组成】槟榔 草果 厚朴 白芍 甘草 知母

黄芩　大黄　葛根　羌活　柴胡

【用法】加生姜、大枣，水煎服。

【主治】温疫毒邪表里分传，膜原尚有余结，舌根渐黄至中央者。

瓜蒂散

【来源】《瘟疫论》卷上。

【组成】甜瓜蒂一钱　赤小豆三钱（研碎）　生山栀仁二钱

【用法】用水二钟，煎一钟，后入赤豆，煎至八分。先服四分，一时后不吐，再服尽。吐之未尽，烦满尚存者，再煎服。如无瓜蒂以淡豆豉二钱代用。

【主治】

1.《瘟疫论》：温疫胸膈满闷，心烦喜呕，欲吐不吐，虽吐而不得大吐，腹中满，欲饮不能饮，欲食不能食，此疫邪留于胸膈。

2.《温病条辨》：太阴病，得之二三日，心烦不安，痰涎壅盛，胸中痞塞，欲呕者，无中焦证。

达原饮

【来源】《瘟疫论》卷上。

【别名】达原散（《杂症会心录》卷下）。

【组成】槟榔二钱　厚朴一钱　草果仁五分　知母一钱　芍药一钱　黄芩一钱　甘草五分

【用法】用水二钟，煎八分，午后温服。

改为丸剂，名"达原丸"、"至圣达原丸"（《全国中药成药处方集》吉林方）。

【功用】

1.《全国中药成药处方集》（吉林方）：避瘟祛暑，解热，止呕利便。

2.《方剂学》：开达膜原，辟秽化浊。

【主治】

1.《瘟疫论》：瘟疫初起，先憎寒而后发热，日后但热而不憎寒。初得之二三日，其脉不浮不沉而数，昼夜发热，日晡益甚，头疼身痛，其时邪在伏脊之前、肠胃之后，舌上白苔，甚则如积粉满布无隙。

2.《方剂学》：瘟疫初起，邪伏膜原，憎寒壮热，或昼夜发热，头疼身痛，胸闷泛恶，脉弦数，苔白腻者。

【加减】胁痛耳聋，寒热，呕而口苦，加柴胡一钱；腰背项痛，加羌活一钱；目痛，眉棱骨痛，眼眶痛，鼻干不眠，加干葛一钱。

【方论】

1.《瘟疫论》：槟榔能消能磨，除伏邪，为疏利之药，又除岭南瘴气；厚朴破戾气所结；草果辛烈气雄，除伏邪盘踞，三味协力直达其巢穴，使邪气溃败，速离膜原，是以为达原也。热伤津液，加知母以滋阴；热伤荣气，加白芍以和血；黄芩清燥热之余；甘草为和中之用。以后四味不过调和之剂耳。

2.《张氏医通》：或问疫邪犯募原，吴又可以达原饮为主方，详方中槟榔、草果、厚朴俱属清理肠胃之品，知母直泻少阴邪热，与募原何预而用之？答曰：募原虽附躯壳，贴近于里，为经络腑脏之交界，况湿土之邪，从窍而入，以类横连，未有不入犯中土者，所以清理肠胃为先，又可专工瘟疫，历治有年，故立此为初犯募原之主方。……余尝以此为治疟、时疫，靡不应手获效，总藉以分解中外寒热诸邪之力耳。

3.《医略六书》：壮热神昏，舌苔白厚，此疫盛于中，从三阳而发疟，阃境相似，谓之疫疟。槟榔、厚朴疏利三焦，草果、甘草消滞和中，黄芩清蒸热之里，白芍敛热伤之营，竹母清润存阴以除疫疟也。太阳加羌活以发之，阳明加葛根以散之，少阳加柴胡以疏之。总不使疫邪内陷，则必随药力外解，而经府清和，疫疟有不止者乎？此疏利疫邪之剂，为疫疟疏利之专方。

4.《成方便读》：吴氏以此方治瘟疫初起，邪伏膜原，尚未传变之证。夫疫乃天地之疠气，中之者必从口鼻而入，最易传染，最易传变，属温者居多，属寒者间有，似与伏邪不同。伏邪者，乃四时之正邪，如冬伤于寒，春必病温之类，凡正邪皆可伏而后发，发则自内而至外，初起尚未化热，每见胸痞恶心，舌白，口渴不欲引饮，脉数溺黄等象。此时未见表里形证，表里之药，均不可用，当与宣疏一法，化其伏邪，然后随证治之。此方以槟榔、厚朴能消能磨、疏利宣散之品，以破其伏邪，使其速化；更以草果辛烈气雄之物，直达伏邪盘结之处而搜逐之；然邪既盛于

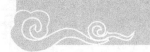

里，内必郁而成热，故以黄芩清上焦，芍药清中焦，知母清下焦，且能预保津液于未伤之时；加甘草者，以济前三味之猛，以缓后三味之寒也。合观此方，以之治伏邪初起者甚宜，似觉治瘟疫为未当耳。

5.《医学衷中参西录》：北方医者治温病，恒用吴又可达原饮，此大谬也。达原饮为治瘟疫初得之方，原非治温病之方也。疫者，天地戾气，其中含有毒菌，遍境传染若役使然，故名为疫。因疫多病热，故名为瘟疫，瘟即温也。是以方中以逐不正之气为主。至于温病，乃感时序之温气，或素感外寒伏于膜原，久而化热，乘时发动，其中原无毒菌，不相传染，治之者惟务清解其热，病即可愈。若于此鉴别未清，本系温病而误投以达原饮，其方中槟榔开破之力既能引温气内陷，而厚朴、草果之辛温开散大能耗阴助热，尤非温病者所宜，虽有知母、芍药、黄芩各一钱，其凉力甚轻，是以用此方治温病者，未有见其能愈者也。且不惟不能愈，更有于初病时服之，即陡然变成危险之证者，此非愚之凭空拟议，诚有所见而云然也。

6.《中医方剂临床手册》：本方为治疗瘟疫初起，邪伏膜原的要方。凡瘟疫之邪，多挟湿浊，病症特点是舌红而苔白厚如积粉，为湿遏热伏之象。方中槟榔、厚朴、草果三味药，气味辛烈，能燥湿辟秽，杀虫，破结，截疟，除瘴，为本方之主药。瘟疫之邪，内郁成热，最易伤津劫液，出现高热伤津，口干，舌红等症，故以黄芩、知母、芍药清里热，保津液，凉血和营作为辅助药；甘草为调和诸药之用。

7.《瘟疫论评注》：吴氏认为入侵人体的疠气潜伏在膜原而发病。这种膜原之说，是吴氏引申《内经》有关膜原的论述，创造性地应用于瘟疫病临床实践的结果。因为吴氏观察到当时流行的瘟疫病的初起证候，既不同于一般外感表证，又无里证的表现，而出现憎寒壮热，脉不浮不沉而数等症状。为了说明与此类症状相应的病变部位，吴氏特别提出了内不在脏腑，外不在经络，舍于伏脊之内，去表不远，附近于胃，表里分界即膜原这个部位。由此可见，邪在膜原这种理论是吴氏根据瘟疫初起的症候群，以症状反证病理，用以说明其病变部位的一种方法。也是吴氏

创制达原饮的理论依据。

【验案】

1.病毒感染性发热 《中医杂志》（1981，5：33）：16例病人均以发热，舌苔厚腻为主症，兼有头晕口苦，身体倦怠，胸闷纳呆，脉弦滑。体征有肝脾肿大，淋巴结肿大，体温在37.8～40℃。用达原饮加柴胡、葛根、大黄煎服，每日2剂，每煎300ml，每隔6小时服150ml。结果：仅2例6天热退，其余为2～3天热退。肝、脾、淋巴结均随体温下降而恢复正常。

2.水痘 《河南中医》（1982，2：27）：梁某某，男，10个月。患水痘，用达原饮改为散剂治疗，共服3.6g，分6次服用而获痊愈。

3.小儿食积 《湖南中医杂志》（1985，2：21）：周某某，男，6岁。伤食便溏，日行5～6次，不思饮食，腹胀大时痛，舌红苔腻，以达原饮加山楂、神曲，服1剂后，腹胀消失，食饮如故。

4.持续性高热 《陕西中医》（1993，5：194）：应用本方加减：槟榔6g，厚朴、知母、芍药、黄芩各3g，草果、甘草各1.5g；体温过高者，加柴胡、生石膏；舌苔黄腻者加滑石、生苡米；纳呆者加山楂；大便燥结者加大黄。每日1剂，首剂于发热前1小时服，第2日晨服2煎。如病情重者可日服2剂半。治疗持续性高热200例，结果：服药不超过6剂，体温恢复正常，症状消失为痊愈，共194例；服药超过6剂，体温下降，但未恢复正常或服药后体温虽降至正常，停药后又有所回升为好转，共6例；治愈率为97%。

5.肥胖症 《陕西中医》（1991，2：59）：用本方加减：槟榔12g，厚朴、草果各9g，知母、黄芩各10g，白芍15g，甘草6g。水煎服，每日2次。待症状减轻后，按原药量比例制成散剂，每服6g，1日3次。1个月为1疗程，一般服用3个疗程。治疗肥胖38例，血清胆固醇均在6.76mmol/L以上，甘油三酯均在1.3g/L以上。体重按吴氏的中国人身长与体重表算出标准体重。结果：治疗后体重下降者35例，治疗后体重下降到理想体重者18例。甘油三酯和血清胆固醇经治疗后也均下降，与治疗前相比，有显著差异（$P<0.01$）。

6.伤寒病 《实用中西医结合杂志》（1998，4：360）：柯氏用本方:草果、槟榔、川朴、黄芩、知母、白芍、藿香、佩兰，配合氯霉素等西

药治疗伤寒病44例，并随证加减。结果：全部治愈。退热时间最短2天，最长11天，平均6.45天。

7.病毒感染性发热　《四川中医》（2001，4：42）：用达原饮治疗病毒感染性发热226例，结果：全部治愈。多数病人服4～6剂后热退，25例病人服药5天后热退。肝脾肿大也随体温下降而回缩，淋巴结缩小及消失。

8.小儿感冒　《中国中西医结合儿科学》（2010，2：172）：用本方加味，治疗小儿感冒夹滞引起发热200例，3天为1疗程。结果：痊愈134例，有效62例，无效4例，总有效率98%。

四苓汤

【来源】《瘟疫论》卷下。

【别名】茯苓汤（《治疫全书》卷三）。

【组成】茯苓二钱　泽泻一钱五分　猪苓一钱五分　陈皮一钱

【用法】长流水煎服。

【主治】

1.《瘟疫论》：瘟疫停饮，烦渴思饮，引饮过多，自觉水停心下。

2.《会约医镜》：瘟疫水停心下，饱闷痞胀，胸胁滞塞。

安神养血汤

【来源】《瘟疫论》卷下。

【组成】茯神　枣仁　当归　远志　桔梗　芍药　地黄　陈皮　甘草　龙眼肉

【用法】水煎服。

【主治】疫邪已退，脉证俱平，但元气未复，或因梳洗沐浴，或因多言妄动，遂致劳复发热，前证复起，惟脉不沉实。

参附养荣汤

【来源】《瘟疫论》卷上。

【组成】当归一钱　白芍一钱　生地三钱　人参一钱　附子七分（炮）　干姜一钱（炒）

【用法】照常煎服。如前证一服痞当如失，倘有下证，下后脉实，痞未除者，再下之。

【主治】

1.《瘟疫论》：因他病先亏，或因新产后气血两虚，或禀赋娇怯，疫邪留于心胸，令人痞满，因下益虚，失其健运，邪气留止，愈下而痞愈甚者。

2.《会约医镜》：瘟疫下后虚痞，不热不渴，脉平而弱。

【宜忌】若潮热，口渴，脉数而痞者，投之祸不旋踵。

【验案】多汗症　《南京中医药大学学报》（1995，2：56）：张氏用本方（人参、制附片、当归、白芍、生地、干姜）随证加减，偏于气虚阳弱者加黄芪、白术、防风或桂枝；偏于血虚阴伤者加熟地、酸枣仁、枸杞子、阿胶、牡蛎；偏于血滞火动者加丹参、黄连、知母、黄柏。每日1剂，水煎服，7天为1疗程，治疗多汗症31例。结果：全部有效，服药最少者5剂，最多者28剂，2例半年后复发仍用原方而愈。

承气养荣汤

【来源】《瘟疫论》卷上。

【别名】养荣承气汤（《重订通俗伤寒论》）。

【组成】知母　当归　芍药　生地　大黄　枳实　厚朴

【用法】加生姜，水煎服。

【功用】《重订通俗伤寒论》：润燥兼下热结。

【主治】

1.《瘟疫论》：瘟疫下证，以邪未尽，不得已而数下之，间有两目加涩，舌反枯干，津不到咽，唇口燥裂，热渴未除，里证仍在者。

2.《会约医镜》：瘟疫，血虚体弱，里证未尽。

【方论】《重订通俗伤寒论》：方以四物汤去川芎，重加知母，清养血液以滋燥，所谓增水行舟也。然徒增其液，而不解其结，则扬汤止沸，转身即干，故又以小承气去其结热，此为火盛烁血，液枯便秘之良方。

柴胡汤

【来源】《瘟疫论》卷上。

【组成】柴胡二钱　黄芩一钱　陈皮一钱　甘草一钱　生姜一钱　大枣一枚

【主治】

1.《瘟疫论》：瘟疫里症下后，续得盗汗，表有微邪者。

2.《会约医镜》：疫病下后，内无邪热，犹未汗者。

柴胡养荣汤

【来源】《瘟疫论》卷上。

【组成】柴胡　黄芩　陈皮　甘草　当归　白芍　生地　知母　天花粉

【用法】加生姜、大枣，水煎服。

【主治】

1.《瘟疫论》：瘟疫解后，表有余热。

2.《重订通俗伤寒论》：伤寒经水适断，血室空虚，邪乘虚传入，邪胜正亏，经气不振，不能鼓散其邪者。

柴胡清燥汤

【来源】《瘟疫论》卷上。

【组成】柴胡　黄芩　陈皮　甘草　花粉　知母

【用法】加生姜、大枣，水煎服。

【主治】瘟疫下后，或数下，膜原尚有余邪，未尽传胃，邪与胃气并，热不能顿除。

猪苓汤

【来源】《瘟疫论》卷上。

【组成】猪苓二钱　泽泻二钱　滑石五分　甘草八分　木通一钱　车前二钱

【用法】加灯心，水煎服。

【主治】温疫邪干膀胱气分，独小便急数，或白膏如马遗。

清燥养荣汤

【来源】《瘟疫论》卷上。

【别名】清燥养营汤（《中医皮肤病学简编》）。

【组成】知母　天花粉　当归身　白芍　陈皮　地

黄汁　甘草

【用法】上加灯心，水煎服。

【功用】《中医皮肤病学简编》：清热，凉血，解毒。

【主治】

1.《瘟疫论》：疫病解后阴枯血燥者。

2.《中医皮肤病学简编》：藜日光皮炎。

蒌贝养荣汤

【来源】《瘟疫论》（石楷校本）卷上。

【别名】瓜贝养荣汤（原书同卷张以增校本）、栝贝养营汤（《温热暑疫全书》卷四）、清痰养荣汤（《会约医镜》卷五）。

【组成】知母　花粉　贝母　瓜蒌实　橘红　白芍　当归　紫苏子

【用法】加生姜，水煎服。

【主治】瘟疫解后，痰涎涌甚，胸膈不清者。

三甲散

【来源】《瘟疫论》卷下。

【组成】鳖甲　龟甲（并用酥炙黄，如无酥，各以醋炙代之，为末）各一钱　穿山甲（土炒黄，为末）五分　蝉蜕（洗净，炙干）五分　僵蚕（白硬者，切断，生用）五分　牡蛎（煅，为末）五分（咽燥者酌用）　䗪虫三个（干者擘碎，鲜者捣烂，和酒少许取汁，入汤药同服，其渣入诸药同煎）　白芍药（酒炒）七分　当归五分　甘草三分

【用法】水二钟，煎八分，去滓温服。

【主治】瘟疫伏邪已溃，正气衰微，不能托出表邪，客邪胶固于血脉，主客交浑，肢体时疼，脉数身热，胁下锥痛，过期不愈，致成痼疾者。

【宜忌】服后病减半，勿服，当尽调理法。

【加减】若素有老疟或瘅疟者，加牛膝一钱，何首乌一钱（胃弱欲作泻者，宜九蒸九晒）；若素有郁痰者，加贝母一钱；有老痰者，加瓜蒌霜五分（善呕者勿用）；若咽干作痒者，加花粉、知母各五分；若素有燥嗽者，加杏仁（捣烂）一钱五分；若素有内伤瘀血者，倍䗪虫（如无虫，以干漆炒烟尽为度，研末五分，及桃仁捣烂一钱代之）。

【方论】《瘟疫论评注》：方中以鳖甲、龟甲、穿山甲三甲为主，扶正不恋邪，达邪不伤正；蝉蜕、

僵蚕祛邪熄风；牡蛎平肝，归、芍和血，甘草和中，加蟅虫引诸药入血脉，搜剔血中之邪。立意新颖，用药独特。

辟秽散

【来源】《瘟疫论》卷下。

【组成】川芎　藿香　藜芦各三钱　牡丹皮　玄胡各二钱　朱砂（水飞）一钱　雄黄（水飞）　白芷　牙皂各四钱

【用法】上为极细末。每早、晚或看病出房，先噙水口中，吸些许入两鼻取嚏，出清涕为佳，再减去皂角，以为小丸，亦可噙嚼。牲畜受瘟者，以末吹入两鼻，即愈。

【功用】预防瘟疫。

九龙汤

【来源】《证治宝鉴》卷八。

【组成】荆芥　防风　升麻　白芷　葛根　苏叶　川芎　赤芍　苍术

【用法】加生姜、葱，水煎服。后服九味槐花散。

【主治】时行疫疠，痢疾，遍身发丹痒。

九味槐花散

【来源】《证治宝鉴》卷八。

【组成】槐花　黄芩　黄连　枳壳　青皮　陈皮　乌药　鸡脚草

【用法】加谷芽、灯心，水煎服。先服九龙汤。

【主治】时行疫疠，发为阳毒，遍身发丹痒。

【加减】腹痛，加没药末五分，临服搅入；有热，加柴胡；头痛，加川芎、白芷。

抱龙丸

【来源】《诚书》卷八。

【组成】远志（去心）　琥珀　牙消各三钱　人参　紫河车（黑豆煮）各五钱　甘草　山药　橘红　天麻（煨）　茯苓各一钱　辰砂六钱　麝香一钱　冰片三分　牛黄五分

【用法】上为末，炼蜜为丸，如龙眼大，金箔为衣，姜汤或灯心汤，或麦门冬汤送下。

【主治】四时感冒，瘟疫邪热，烦躁不宁，痰嗽气急，疮疹欲出，欲搐。

兑金丸

【来源】《治痧要略》。

【组成】锦纹大黄（切片，晒干）六两　明天麻（切片，焙干）三两六钱　茅山苍术（色黑而小有朱砂点者，米泔水浸软，切片，晒干）三两　麻黄（去节，细锉，晒干）三两六钱　雄黄（透明者，水飞）三两六钱　甘草（去皮，微炒）二两四钱　真蟾酥（舌舐即麻者真）九钱（好烧酒化为丸）　丁香（不拘公母）六钱　麝香（须真上好）三钱　朱砂（研细，水飞）三两六钱

【用法】上为细末，如蟾酥酒不能胶粘，酌和糯米粥浆，如萝卜子大，用朱砂为衣，将两碗对合，以手摇掷，使药丸在碗内磨转，自能坚实而光亮，晒干收贮瓷瓶内听用。凡痧胀痰厥并卒中寒暑，不省人事，及惊风险症，牙关紧闭者，先以二三丸研细，吹入鼻内，或用阴阳水或凉水灌六七丸；若山岚瘴气，夏月途行，空心触秽，口含三丸，邪热不侵；痈疽疔疮，及蛇蝎毒虫所伤，捣末好酒调涂；小儿发痘不出，闭闷而死，及痰涎壅盛，用葱白三寸煎汤，加倍调服；小儿急慢惊风，脚直眼倒，牙关紧闭者，将四五丸研末，吹入鼻内，更汤调灌五六丸；遇有自缢胸口尚温者，轻轻解下，速研数丸吹鼻；凡跌死、打死、惊死、暍死、魇魅死、气闭死、溺死、闭死、痰厥、冷厥者，只要略有微气，研末，吹鼻灌口。

【主治】痧胀痰厥并卒中寒暑，不省人事，惊风险症，牙关紧闭；山岚瘴气，夏月途行，空心触秽；痈疽疔疮，蛇蝎毒虫所伤；小儿发痘不出，闭闷而死，痰涎壅盛；小儿急慢惊风，脚直眼倒，牙关紧闭；自缢胸口尚温者；跌死、打死、惊死、暍死、魇魅死、气闭死、溺死、闭死、痰厥、冷厥，尚略有微气者。

【宜忌】孕妇、产后忌服。

柴葛五苓散

【来源】《瘟疫明辨》卷末。

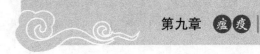

【组成】柴胡　葛根　茯苓　泽泻　猪苓　白术　桂枝

【主治】时疫兼痢，太阳症不见，而微见少阳、阳明症者。

苍朴二陈汤

【来源】《医林绳墨大全》卷一。

【组成】苍术　厚朴　陈皮　半夏　甘草　白茯　姜三片

【用法】水煎服。

【主治】风温、湿温、温疟、温疫，俱是有汗之症，欲解表，不宜大汗者。

查朴二陈汤

【来源】《医林绳墨大全》卷一。

【组成】山查　厚朴　陈皮　白茯苓　半夏　甘草

【用法】加生姜三片，水煎服。

【主治】伤寒温疫初起三四日之间者。

柴葛解肌汤

【来源】《医林绳墨大全》卷一。

【组成】柴胡　黄芩　半夏　葛根　白芍

【用法】水煎服。

【主治】伤寒温疫七日之时。

人中黄散

【来源】《温热暑疫全书》卷四。

【组成】辰砂　雄黄各一钱五分　人中黄一两

【用法】上为末。每服二钱，薄荷、桔梗汤调下，日三、夜二服。并用三棱针刺入委中三分出血。

【主治】疙瘩瘟，发块如瘤，遍身流走，且发夕死。

柴胡清燥汤

【来源】《温热暑疫全书》卷四。

【组成】白芍药　当归　生地黄　陈皮　甘草　竹心　灯心　栝楼根　知母　柴胡

【用法】水煎，温服。

【主治】疫病，应下失下，阳气伏，口燥舌干而渴，身反热减，四肢时厥，欲得被近火，既下厥回，邪去而郁阳暴伸，脉大而数，舌上生津，不思水饮。

逐瘟神圣丹

【来源】《石室秘录》卷五。

【组成】大黄三钱　玄参五钱　柴胡一钱　石膏二钱　麦冬三钱　荆芥一钱　白芍三钱　滑石三钱　天花粉三钱

【用法】水煎服。

【主治】瘟疫。

【方论】此方之妙，用大黄以荡涤胸腹之邪，用荆芥、柴胡以散其半表半里之邪气，用天花粉以消痰去结，用石膏以逐其胃中之火，用芍药以平肝木，不使来克脾气，则正气自存，而邪气自出。

七星汤

【来源】《辨证录》卷十。

【组成】玄参　麦冬各一两　天花粉三钱　甘草一钱　荆芥一钱　神曲一钱　桔梗二钱

【用法】水煎服。

【主治】传染瘟疫，眼角突然大肿，身骤发寒热，喉咙大胀作痛，骂詈发渴。

【加减】若鼻中出血，加犀角一钱，切不可用升麻代之，宁用黄芩一二钱。

元天苦救汤

【来源】《辨证录》卷十。

【组成】苦参五钱　元参一两　天花粉五钱

【用法】水煎服。

【主治】瘟疫。

加味术苓汤

【来源】《辨证录》卷十。

【组成】白术五钱　茯苓一两　贯众一两　甘草二钱　车前子五钱

【用法】水煎服。

【主治】瘟疫，鼻中出血后，饮水泻痢。

苍术芩连汤

【来源】《张氏医通》卷十五。

【组成】苍术（泔制，炒黄）一钱半 黄芩（酒炒） 黄连（姜汁炒） 木香 枳实 半夏（姜制） 柴胡 升麻 川芎 厚朴（姜制） 桔梗 木通各一钱 甘草（炙）七分 生姜三片

【用法】水煎，温服。

【主治】瘴疟湿热。

苍术羌活汤

【来源】《张氏医通》卷十五。

【组成】苍术（制） 黄芩 枳实 半夏 柴胡 川芎 羌活 陈皮各等分 甘草减半 生姜三片

【用法】水煎，温服。

【主治】瘴疟，腹满寒热。

三黄栀子豉汤

【来源】《张氏医通》卷十六。

【组成】三黄汤合栀子豉汤

【主治】热病时疫，头痛壮热。

解毒承气汤

【来源】《重订通俗伤寒论》。

【组成】银花三钱 生山栀三钱 小川连一钱 生川柏一钱 青连翘三钱 青子芩二钱 小枳实二钱 生锦纹三钱 西瓜消五分 金汁一两（冲） 白头蚯蚓二只

【用法】先用雪水六碗，煮生绿豆二两，滚取清汁，代水煎药。

【功用】峻下三焦毒火。

【主治】疫毒。

【加减】如神昏不语，人如尸厥，加局方紫雪，消解毒火，以清神识。

【方论】此方用银、翘、栀、芩轻清宣上以解疫毒；黄连合枳实，善疏中焦，苦泄解毒，即所谓疏而逐之也；黄柏、大黄、瓜消、金汁咸苦达下，速攻其毒，即所谓决而逐之也；雪水、绿豆清解火毒之良品。合而为泻火逐毒，三焦通治之良方。

御制除温解毒方

【来源】《良朋汇集》卷三。

【组成】辰砂益元散三钱 生姜三钱

【用法】黄酒半钟，水半钟，煎三滚，温服。

【主治】瘟疫伤寒，不论传经，风寒咳嗽，红白痢，心腹痛，孕妇伤寒红白痢，初起疔毒。

太乙救苦散

【来源】《奇方类编》卷下。

【组成】火消三钱 雄精（水飞）三钱 麝香五分

【用法】上为极细末，入瓷罐收贮。男左女右，点大眼角肉。登时出汗而愈。

【主治】瘟疫无汗，头疼身热，口渴心烦。

犀角消毒饮

【来源】《奇方类编》卷下。

【组成】牛蒡子（炒） 荆芥 生草 黄芩 犀角（镑）各一钱 防风六分

【用法】灯心二十根为引，水二碗，煎八分服。

【主治】瘟疫发热，舌上生苔，腮项肿痛。

辟瘟丹

【来源】《奇方类编》卷下。

【组成】紫苏二两 香附四两（童便、醋、盐水、酒四制） 苍术二两（土炒） 麦冬一两（去心） 木香一两（忌火） 白扁豆二两（炒黄色） 雄黄五钱（研末） 薄荷二两 管仲八两（洗净，煎膏） 连翘二两 山楂肉三两（炒黑） 广藿香叶一两（晒燥，研） 降香末三两

【用法】上为细末，用生姜一斤，捣汁拌入药内，再用炼蜜为丸，朱砂飞净为衣，每丸重三钱。每服一丸，时症伤寒，山楂薄荷汤送下；疟疾，柴胡陈皮汤送下；痢疾，赤者当归汤送下，白者淡

姜汤送下。小儿孕妇，止服半丸。

【主治】时症伤寒，四时瘟疫、疟疾。

【宜忌】忌生冷、鱼腥、煎炒、油腻。

避瘟丹

【来源】《奇方类编》卷下。

【组成】乳香一两　苍术一两　细辛一两　甘松一两　川芎一两　真降香一两

【用法】上为末，枣肉为丸，如芡实大，烧之。

【功用】瘟疫不能传染。

治疫清凉散

【来源】《医学心悟》卷三。

【组成】秦艽　赤芍　知母　贝母　连翘各一钱　荷叶七分　丹参五钱　柴胡一钱五分　人中黄二钱

【用法】水煎服。

【主治】疫邪入里，腹胀满闷，谵语发狂，唇焦口渴。

【加减】伤食胸满，加麦芽、山楂、萝卜子、陈皮；胁下痞，加鳖甲，枳壳；昏愦谵语，加黄连；热甚大渴，能消水，加石膏、天花粉、人参；便闭不通，腹中胀痛，加大黄；虚人自汗多，倍加人参；津液枯少，更加麦冬、生地。

【方论】《证因方论集要》：人中黄甘寒入胃，能解五脏实热；柴胡，秦艽撒寒热邪气；知母、贝母存津液以杜劫灼；丹参、赤芍和营；连翘泻火；荷叶升发胃气。

内庭奇方

【来源】《惠直堂方》卷一。

【组成】苍术　良姜　枯矾各等分

【用法】上为末。每用一钱，以葱白一个捣匀，涂手心，男左女右，掩脐上，药勿着肉。又以一手兜往外肾前阴，女子亦如之，煎绿豆汤一碗饮之，点香半炷，可得汗。如无汗，再饮绿豆汤催之，汗出而愈。

【主治】瘟疫。

内府解瘟丹

【来源】《惠直堂方》卷一。

【组成】苍术八两　明雄黄二两　白芷四两　肉桂一两　艾叶四两（三月三日收者佳）　乳香　芸香　甘松三奈　唵叭香各一两　硫黄五钱

【用法】上为细末，用榆面三合，加红枣煮烂，去核，同煮如糊为丸，阴干收好。遇有时行，日焚一二丸。

【功用】防时疫，辟蛇蝎毒物。

武当救世丸

【来源】《惠直堂方》卷一。

【组成】生何首乌（赤色）　川芎　羌活　川乌　草乌　细辛　生甘　全蝎　荆芥　防风　天麻　当归　石斛　麻黄各一两　茅山苍术八两

【用法】上各依古法炮制，为末，炼蜜为丸，再用朱砂、雄黄各五钱为衣，每丸重一钱五分。大人二丸，小儿一丸或半丸，姜二片，葱白五根，煎汤送服，被盖取汗。

【主治】天时不正，伤风伤寒，初起瘟疫时气，头痛身热，咳嗽骨痛，并恶毒生发，身上寒热。

菩提丸

【来源】《惠直堂方》卷一。

【组成】前胡　薄荷　苍术　厚朴　枳壳　香附　黄芩　砂仁　木香　槟榔　神曲　麦芽　山楂　陈皮　甘草　白芍　藿香　紫苏　羌活　半夏各等分

【用法】用薄荷煎汤，拌各药匀，晒干为末，蜜为丸，如弹子大。每服一丸，小儿量减。瘟疫时病感寒，姜汤送下；疟疾，姜汤送下；暑症，香薷汤送下；伤风咳嗽，百部三钱煎汤入姜汁送下；赤白痢，车前子汤送下；水泻，姜茶汤送下；霍乱吐泻，胡椒四十九粒，绿豆四十九粒煎汤送下；心腹痛，姜汤送下。

【主治】瘟疫时病，疟疾，暑症，伤风咳嗽，赤白痢，水泻，霍乱，心腹痛。

解邪丹

【来源】《惠直堂方》卷一。

【组成】虎头骨二两　朱砂　雄黄　雌黄　鬼臼　芫荑　鬼箭羽　藜芦各一两
【用法】上为末，蜜为丸，如弹子大。囊盛一丸，系右臂上，或于病人户内烧之。
【功用】避邪祟。

蝌蚪拔毒散

【来源】《医宗金鉴》卷六十二。
【组成】寒水石（研极细末）　净皮消（研极细末）　川大黄（研极细末）各等分　虾蟆子（初夏时，河内蝌蚪成群，大头长尾者，捞来收坛内，泥封口，埋至秋天，化成水）
【用法】上用蝌蚪水一大碗，入前药末各二两，阴干再研匀，收瓷罐内。用时以水调涂患处。
【主治】一切火毒，瘟毒，无名大毒。

非疳散

【来源】《医宗金鉴》卷七十六。
【组成】冰片四分　人中白（煅去臭气，存性）　五倍子（炒茶褐色，存性）各一两
【用法】上为细末。先用米泔水漱口，后用此药擦患处，内服胃脾汤。
【功用】清热止疼，去臭秽。
【主治】葡萄疫。邪毒攻胃，牙龈腐烂，口臭出血，形类牙疳，而青紫斑点色反淡，久则令人虚羸者。

卧龙丹

【来源】《卫生鸿宝》卷一引《绛囊撮要》。
【组成】犀黄　麝香　冰片各一钱　蟾酥一钱半　闹羊花　猪牙皂各三钱　细辛二钱　灯草灰一两（取法：截竹筒将灯心装满捶结，塞口，糠火内煨存性，去竹取灰用）金箔一百张
【用法】上为细末研匀，瓷瓶收贮。遇急症，吹鼻取嚏。
【主治】一切痰厥气闭，时疫痧胀，诸般急症。

瘟疫汤

【来源】《脉症正宗》卷一。

【组成】生地二钱　当归一钱　黄芩八分　连翘八分　黄连八分　滑石八分　大黄三钱　桑皮八分
【用法】水煎服。
【主治】瘟疫。

人参白虎加元麦汤

【来源】《四圣悬枢》卷二。
【组成】石膏五钱　知母三钱　甘草二钱（炙）　人参三钱　元参三钱　麦冬八钱　粳米一杯
【用法】流水煎至米熟，取大半杯，热服。
【主治】温疫，太阳经罢，气虚烦渴者。

浮萍天冬汤

【来源】《四圣悬枢》卷二。
【组成】浮萍三钱　天冬三钱　生地三钱　玄参三钱　丹皮三钱　生姜三钱　栝楼根三钱
【用法】流水煎大半杯，热服。
【主治】温疫，少阴经证，口燥舌干而渴者。

浮萍地黄汤

【来源】《四圣悬枢》卷二。
【别名】青萍地黄汤（原书卷四）。
【组成】浮萍三钱　生地三钱　丹皮三钱　芍药三钱　甘草一钱　生姜三钱　大枣三枚
【用法】流水煎大半杯，热服。
【主治】温疫，太阴经证，腹满嗌干者。

白虎加青萍地黄汤

【来源】《四圣悬枢》卷四。
【组成】浮萍三钱　生地三钱　石膏二钱　知母一钱　甘草一钱（生）　粳米半杯
【用法】流水煎半杯，热服。
【功用】清润肠胃，凉泄心肺，而透发甚表。
【主治】温疫热邪传府，表证未解者。

调胃承气加白芍青萍汤

【来源】《四圣悬枢》卷四。

【组成】大黄三钱　芒消一钱　甘草一钱　芍药一钱　浮萍三钱　生姜二钱

【用法】流水煎半杯，温服。

【功用】双解表里。

【主治】小儿温疫，阳明府证已成，表证未解。

辟瘟丹

【来源】《种福堂公选良方》卷二。

【组成】乳香　苍术　细辛　川芎　甘草　降香各一两　或加檀香一两

【用法】共为细末，枣肉为丸，如芡实大。烧之。此药烧之，能令瘟疫不染，空房内烧之，可辟秽恶。

【功用】防瘟疫，辟秽恶。

苏合香丸

【来源】《活人方》卷四。

【组成】香附四两　白术二两　广藿香二两　沉香一两　乳香一两　白蔻仁一两　丁香一两　檀香一两　诃子肉一两　荜茇一两　木香一两　广陈皮一两　苏合油一两　朱砂一两　麝香二钱

【用法】炼蜜为丸，如龙眼核大，蜡丸封固。每服一丸，生姜汤化下，不拘时候。

【主治】外感风寒暑热，山岚瘴气，尸浸鬼注客邪，内伤生冷瓜果难消之物，寒凝湿热郁痰积滞之气，以致心腹绞痛，呕吐泄泻，干湿霍乱。

乌蜜煎

【来源】《仙拈集》卷一。

【组成】乌梅七个　蜜七钱

【用法】水二碗，煎汤服之。

【主治】瘟疫。

除瘟救苦丹

【来源】《仙拈集》卷一。

【别名】除疫救苦丹（《验方新编》卷十五）。

【组成】天麻　麻黄　松萝茶　绿豆粉各一两二钱　雄黄　朱砂　甘草各八钱　生大黄二两

《验方新编》有干姜一两二钱。

【用法】上为细末，炼蜜为丸，如弹子大，收瓷器内，勿令泄气。大人每服一丸，小儿半丸，凉水调服，出汗即愈，重者连二服。

【主治】一切瘟疫时症，伤寒感冒，不论已传未传。

【宜忌】未汗之时切不可饮热汤，食热物，汗出之后不忌。

避疫汤

【来源】《仙拈集》卷一。

【组成】苍术三钱三分三厘　川芎八钱五分　干葛一钱三分六厘　甘草一钱六分六厘

【用法】加姜三片，连须葱头三个，水二碗，煎八分，空心服。

【功用】时疫不染，已病者愈，未病者不染。

太乙消毒丸

【来源】《仙拈集》卷四引《汇编》。

【组成】生大黄一两　大麻　麻黄　干姜　松萝茶　绿豆粉各一两二钱　甘草　朱砂　雄黄各八钱

【主治】一切瘟疫时症，伤寒感冒，不论已传经，未传经者。

回生至宝丹

【来源】《仙拈集》卷四。

【组成】胆星　雄黄　琥珀　朱砂　冰片　全蝎各二钱　巴豆霜一钱　麝香二分

【用法】上为细末，神曲糊为丸，如黍米大。大人用一分，小儿论大小，三四厘以至七八厘。感冒风寒，生姜汤送下；瘟疫，新汲水送下，中风不语，生姜汤送下；霍乱吐泻、绞肠痧，生姜汤送下；中暑，水送下；大小便不利，灯心汤送下；红痢，茶送下；食积，麦芽汤送下；风痰头眩，生姜汤送下；妇人血崩及月水不止，京墨磨童便送下。

【主治】感冒风寒，瘟疫，中风不语，霍乱吐泻，绞肠痧，中暑，大小便不利，红痢，食积，风痰头眩，妇人血崩及月水不止。

【宜忌】孕妇忌服。

赤金锭

【来源】《仙拈集》卷四。

【组成】麻黄四钱五分　紫苏七钱五分　山茨菇　五倍子　香附子各二两五钱　苍术　半夏　木香　山豆根各一两五钱　丹参　鬼箭羽各六钱　辰砂一两　千金子　红芽大戟　雌黄　细辛　川乌　滑石各一两二钱　麝香三钱

【用法】依法炮制，净末称准，以糯米粉糊和之，石臼杵千下，用范子印成锭角，重一钱，作三次用之，阴干，万勿火烘。天行时疫用绛囊盛之，悬之当胸，则不传染。瘟疫、伤寒、狂言乱语、霍乱、绞肠痧、腹痛、饮食中毒、小儿急慢惊风，俱薄荷汤磨服；中风、中气、口眼㖞斜、牙关紧急、筋脉拘挛、妇人月水不调、腹中结块、男妇头晕，俱温酒磨服；传尸劳瘵、自缢、落水、中恶，俱冷水磨服；赤痢，凉水下；白痢，姜汤下；汤火伤，蛇、蜈、蝎咬伤，俱用酒磨服，水磨涂患处。

【功用】解百毒，治百病。

【主治】天行时疫，瘟疫，伤寒，狂言乱语，霍乱，绞肠痧，腹痛，食物中毒，小儿急慢惊风，中风，中气，口眼㖞斜，牙关紧急，筋脉拘急，妇人月水不调，腹中结块，男妇头晕，传尸劳瘵，自缢，落水，中恶，赤痢，白痢，汤火伤，蛇、蜈、蝎咬伤。

【宜忌】肿毒恶疮已溃者不宜服。

六味参附汤

【来源】《杂证会心录》卷上。

【组成】熟地三钱　生地三钱　人参一钱　当归二钱　甘草一钱　附子一钱

【用法】加稻上露水或荷叶上露水，煎服。

【主治】感受时疫，二三日即厥，神昏目定。

乾一老人汤

【来源】《杂症会心录》卷下。

【组成】黑豆五钱　甘草三钱　金银花五钱　鲜黄土五钱

【用法】水煎服。

【功用】
　　1.《杂症会心录》：除疫毒而退热邪。
　　2.《证因方论集要》：解毒扶元。

【主治】《证因方论集要》：疫证初发热者。

【方论】《证因方论集要》：甘寒、甘平以解热毒之邪，把守少阴门户，诚妙方也。

新制救疫汤

【来源】《杂症会心录》卷下。

【组成】黑豆三钱　绿豆三钱　白扁豆三钱　贝母一钱　甘草一钱　金银花二钱　丹皮一钱　当归三钱　玉竹三钱　老姜三片　大生何首乌五钱　黄泥五钱　赤饭豆三钱

【主治】疫症。

【加减】泄泻者，当归易丹参。

太玄丹

【来源】《蕙怡堂方》卷一。

【组成】白犀角　山慈菇　玄明粉　麻黄（去节）　血竭　甘草　黄连（各末）各一钱　雄黄三分

【用法】上为极细末，姜汁拌湿，乌金纸包，外用红枣肉捣如泥，包半指厚，作二团，入砂罐内，又用盐泥固之，上下加火，俟烟将尽，离火少顷，取出，去枣肉，每药一钱，加冰片二分半，麝一分，研极细末，并瓷瓶收贮，黄腊塞口。每用蘸麻油点药入眼，重者吹鼻。

【主治】伤寒外感，瘟疫痈毒，哮喘，冷气攻心，乳吹，兼治痘疹初起。

蓬莱丸

【来源】《串雅内编》卷一。

【组成】苍术八两（米泔浸透，陈壁土炒）　半夏（姜汁制）　柴胡　黄芩　厚朴（姜汁炒）　广皮　枳实（炒）　羌活　苏叶　木通各四两　山楂（炒）　莱菔子（炒）各六两

【用法】上为末，鲜荷叶煎汤，和药晒干，加神曲六两，打糊为丸，重三钱，另用朱砂五钱，雄黄一两，研末为衣。每服大人一丸，小儿、孕妇及吐血、虚损人半丸，头痛寒热，葱、姜汤送下；咳嗽痰喘，姜汁汤送下；中暑，香薷、扁豆汤送下；疟疾，姜汁冲服；红白痢，木香、槟榔汤送下；霍乱吐泻，藿香、砂仁汤送下；腹痛水泻，赤芍、车前子汤送下；饱闷，陈皮、木香汤送下；不服水土，广藿香汤送下；山岚瘴气、蛊毒虫积，槟榔汤送下；不识病原诸症，白滚水送下。

【主治】感冒、瘟疫时症。

【宜忌】服药后忌食生冷面食。

法制桃仁

【来源】《串雅外编》卷三。

【组成】桃仁一斤　吴茱萸　青盐各四两

【用法】上共炒熟，以新瓦密封，七日取出拣去茱盐，将桃仁去皮尖。每嚼一二十枚。

【功用】辟瘴疠。

犀黄串

【来源】《串雅内编》卷三。

【组成】升麻　犀角　黄芩　朴消　栀子　大黄各二两　豉二升

【用法】上微熬，同捣末，炼蜜为丸，如梧桐子大。觉四肢大热，大便闭结，即服三十丸，取微利为度；四肢小热，食后服三十丸。

【功用】辟瘴明目。

【主治】四肢热，大便闭结。

牛黄抱龙丸

【来源】《同寿录》卷三。

【组成】冰片　麝香　真西牛黄各一钱五分　雄黄　琥珀　姜虫　羌活　白附　防风　天麻　全虫梢各九钱　真天竺黄　川贝各三两

【用法】上为极细末，加胆星三两，用钩藤、甘草熬汁拌药，量加炼蜜为丸，如芡实大。每服一丸。如感寒，生姜紫苏汤化服；感热，薄荷汤；惊搐，灯心汤；一切诸病，俱灯心、薄荷汤送下。

【主治】小儿急慢惊风，身热昏睡，痰涎壅盛，喘嗽气粗，抽搐上视，一切伤风发热，瘟疫蛊毒。

【宜忌】忌煎炒，辛热、糟醋、面食、油腻、生冷、酸、甜、腥膻、发气等物。

苍术升麻汤

【来源】《杂病源流犀烛》卷二十。

【组成】苍术一钱半　半夏一钱　厚朴　陈皮　枳实　桔梗　川芎　升麻　柴胡　木通各七分　黄连　黄芩　木香　甘草各五分　生姜三片

【主治】瘴疫。岭南春秋时月，山岚雾瘴之毒中于人，发为寒热温疟者。

柴胡养荣汤

【来源】《杂病源流犀烛》卷二十。

【组成】柴胡　黄芩　陈皮　甘草　生地　当归　白芍　厚朴　大黄　枳实　姜

【主治】瘟疫，血因邪结，经水适新，血室乍空，邪乘虚入，如结胸状；新产亡血，冲任空虚，与素崩漏，经气久虚者。

三神汤

【来源】《洗冤集录》卷五。

【组成】苍术二两（米泔浸二宿，焙干）　白术半两　甘草半两（炙）

【用法】上为细末。每服二钱，入盐少许，点服。

【功用】辟死气。

玄明粉散

【来源】《治疫全书》卷四。

【组成】玄明粉二钱　寒水石一钱五分　黄连一钱五分　辰砂一钱　珍珠八分

【用法】上为末。用鸡子清一枚，白蜜一匙，新汲水调服。

【主治】温疫发狂，身如火烙，齿黑舌刺，面赤眼红，大便秘结等证。

浮萍黄芩汤

【来源】《治疫全书》卷五。
【别名】浮萍黄芩煎（《松峰说疫》卷二）。
【组成】浮萍三钱　黄芩一钱　杏仁二钱（泡，去皮尖）　甘草二钱（炙）　生姜三钱　大枣二枚
【用法】流水煎大半杯，温服。覆衣。
【主治】温疫身痛脉紧，烦躁无汗。

清瘟解毒汤

【来源】《治疫全书》卷五。
【组成】川芎一钱　黄芩一钱　赤芍一钱　连翘一钱（去心）　花粉一钱　桔梗一钱　白芷一钱　羌活一钱　葛根一钱　玄参一钱　淡竹叶一钱　柴胡一钱五分　生甘草三分
【用法】加生姜三片为引，以水二钟，煎一钟，不拘时候服。瘟疫流行时，无病之人预服一二剂，百病不生。
【主治】初起瘟疫，四时伤寒，头痛，憎寒发热，呕吐恶心，咳嗽痰疾，气喘，面红目赤，咽喉肿痛。
【加减】胸满口渴，舌苔焦黄，狂言便秘，加枳实、酒大黄、川朴，微利之。

靛青饮

【来源】《治疫全书》卷五。
【组成】靛青一大匙
【用法】以新汲井水和服。
【主治】天行瘟疫，时气热毒，烦躁狂言，尚未至发狂之甚。

苏合丸

【来源】《洗冤录》卷四。
【组成】犀角尖　丁香　香附　安息香　明天麻　沉香　白术　檀香　木香　荜茇　朱砂　诃子肉　白豆蔻　麝香　苏合油　台乌各二两　大片脑　乳香各二两或一两　黄蜡三十斤　白蜜六斤或五斤　金箔一百片
【用法】上药各取净末，炼蜜为丸，金箔为衣。用

蜡作丸裹之。或不用蜜丸，别以糯米糊捣和印成香佩亦妙。每服一丸，含化。
【功用】辟恶。

人参败毒加味散

【来源】《治疫全书》卷五。
【组成】羌活　独活　前胡　柴胡　川芎　茯苓　枳壳　桔梗　甘草　人参　黄芩　大黄　薄荷　生姜
【主治】瘟疫初起一二日，身热头痛，舌白或黄，或渴。

大柴胡汤

【来源】《痢疟纂要》卷九。
【组成】柴胡　黄芩　半夏　枳实　芒消　大黄
【用法】生姜、大枣为引。
【主治】感时行疠气，表邪里邪俱实者。

辟瘟丹

【来源】《回生集》卷上。
【组成】红枣二斤　茵陈（切碎）八两　大黄（切片）八两　加水安息更妙（水安息系外洋来者，如无亦可）
【用法】上合一处，清早烧。
　　《纲目拾遗》引作：水安息五钱；诸药合为锭，每晨焚之。
【功用】却时症瘟气。

清平丸

【来源】《回生集》卷下。
【组成】槟榔一斤　川厚朴（姜汁炒）广皮各十二两　藿香六两　制香附半斤　炒枳实半斤　酒白芍半斤　半夏曲十二两　紫苏六两　草果仁半斤　制苍术十二两　青皮半斤　柴胡半斤　炒黄芩半斤　莱菔子四两（炒）　煨干葛六两　山楂肉半斤　甘草四两
【用法】上加陈神曲三斤，武彝茶四两，共为细末，用生姜十斤，捣取自然汁，将红枣打泥泡浓

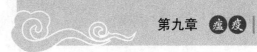

汁，拌水泛为丸，每丸重一钱五分，晒干透，用大瓶盛贮，勿泄气。每服二丸，开水化服，重者四五丸。如噤口痢疾，饮水入口即吐者，用一丸噙化，徐徐咽下。小儿减半。

【功用】开通胃气。

【主治】一切天行四时瘟疫，彼此传染，憎寒壮热，精神昏迷，身体倦怠，骨节疼痛，饮食不进，胸腹膨胀。及炎天受暑，痧症霍乱吐泻，春瘟夏疟秋痢，感冒风寒，山岚瘴气。噤口痢疾，饮水入口即吐者。

【宜忌】孕妇忌服。

干脂膏

【来源】《松峰说疫》卷二。

【组成】射干 猪脂各一两

【用法】合煎焦，去滓。冷，噙化枣大。

【主治】瘟疫，喉闭肿痛。

丹矾取汗方

【来源】《松峰说疫》卷二。

【组成】黄丹 胡椒 白矾各一两 马蜂窝五钱

【用法】上为末，葱捣成膏，手捏，男左女右，对小便处。取汗效。

【主治】瘟疫。

竹麦饮

【来源】《松峰说疫》卷二。

【组成】竹叶 小麦 石膏分量临时酌定

【用法】水煎服。

【主治】瘟疫发黄。

花粉煎

【来源】《松峰说疫》卷二。

【组成】花粉

【用法】煮浓汁饮。先以竹沥和水，入银同煮，取水冷饮，然后服此。

【主治】瘟疫烦渴。

除秽靖瘟丹

【来源】《松峰说疫》卷二。

【组成】苍术 降真香 川芎 大黄各二钱 虎头骨 细辛 斧头木（系斧柄入斧头之木） 鬼箭羽 桃枭（小桃干在树者） 白檀香 羊踯躅 羌活 甘草 草乌 藁本 白芷 荆芥 干葛 猬皮 山甲 羚羊角 红枣 干姜 桂枝 附子 煅灶灰 川椒 三奈 甘松 排草 桂皮各一钱（共为粗末） 明雄二钱 朱砂二钱 乳香一钱 没药一钱（四味另研）

【用法】上和，将药末装入绛囊，约二三钱，毋太少，阖家分带，时时闻嗅，已病易愈，未病不染。

【功用】除秽。

【主治】瘟疫。

除湿达原饮

【来源】《松峰说疫》卷二。

【组成】槟榔二钱 草果仁五分（研） 厚朴一钱（姜汁炒） 白芍一钱 甘草一钱 栀子五分（研） 黄柏五分（酒炒） 茯苓三钱

【主治】瘟疫兼湿。

【加减】如兼三阳经症，酌加柴、葛、羌活。此方分两不过大概，临床加减用之。

【方论】瘟而兼温，故去知母而换黄柏，以燥湿，且能救水而利膀胱；去黄芩换栀子，泻三焦火而下行利水；加茯苓利小便而兼益脾胃；三者备而湿热除矣。再加羌活等风药，亦能胜湿，除湿散温，一举两得。

涂脐散

【来源】《松峰说疫》卷二。

【组成】井底泥 青黛 伏龙肝

【用法】共为末，调匀。涂脐上，干再换。

【主治】孕妇瘟疫，恐伤胎气者。

斑黄双解散

【来源】《松峰说疫》卷二。

【组成】茵陈 猪苓 茯苓 泽泻（盐水洗，

焙）炒栀　生地　甘草　白芍　当归（酒洗）

【主治】伤寒、瘟疫，斑、黄并发。

【验案】斑、黄并发　从兄秉钦病发黄，旋即发斑。余往诊视，甚觉骇异。以其素虚，随用托里举斑汤、茵陈五苓散二方中采择加减服之，斑、黄并治，冀可奏效。服一剂，次早战汗后，斑、黄并退，其病豁然。随名其方曰"斑黄双解散"。

椒矾饮

【来源】《松峰说疫》卷二。

【组成】川椒四十九粒（开口）　白矾少许

【用法】醋煎服。

【主治】瘟疫齿衄。

葱头粳米粥

【来源】《松峰说疫》卷二。

【组成】白粳米一碗　葱头（连须）二十根

【用法】加水煮粥。滚服。

【功用】取汗。

【主治】时瘟无汗者。

【宜忌】曾出汗者不用。

掌中金

【来源】《松峰说疫》卷二。

【组成】苍术　姜（温病用生者，伤寒用干者）　白矾（飞）　银朱各等分

【用法】上为末。先饮热绿豆浓汤，次将药末五分，男左女右摊手心内，搦紧，夹腿腕侧卧，盖被取汗。

【主治】伤寒、温疫不论阴阳，已传经与未传经。

普救五瘟丹

【来源】《松峰说疫》卷二。

【组成】冰片六分　牛黄一钱　麻黄二钱四厘　琥珀一钱五分　生甘草三钱五分

【用法】共为细末，瓷瓶收贮。用水蘸药，点两眼角一次。不汗再点，必汗出。

【主治】伤寒、瘟疫。

竹叶导赤散

【来源】《松峰说疫》卷三。

【组成】生地二钱　木通一钱　连翘一钱（去膈）　大黄一钱　栀子一钱　黄芩一钱　黄连八分　薄荷八分

【用法】水煎，研化五瘟丹服。

【主治】君火郁为疫，乃心与小肠受病，以致斑淋，吐衄血，错语不眠，狂躁烦呕，一切火邪等症。

竹沥解疫煎

【来源】《松峰说疫》卷三。

【组成】黄连　黄芩　栀子　胆草　僵蚕（泡，焙）　胆星　蒌仁（去油，研）　川贝（去心，研）　橘红　半夏（制）

【用法】流水煎熟，用竹沥、姜汁兑服，总以竹沥为君，多则一钟，少亦半钟。宜先针少商穴并十指。

【主治】痰疫，感疫疠之气，风火痰三者合而成病。初得之不过头微痛，身微觉拘急寒热，心腹微觉疼痛胀满，三两日内抖然妄见鬼神，狂言直视，口吐涎沫，鼻中流涕，手足躁扰，奔走狂叫，脉沉紧而数，身体不热，亦有热者。

参连散

【来源】《松峰说疫》卷三。

【组成】人参　黄连（共为细末）各等分　麝香　冰片各少许

【主治】疙瘩瘟。先寒后热，浑身发疙瘩，赤紫黑色，渐至大，恶寒发热。

人中黄丸

【来源】《松峰说疫》卷五。

【组成】人中黄不拘多少

【用法】饭为丸，如绿豆大。每服五十丸。

【主治】瘟疫。

干艾煎

【来源】《松峰说疫》卷五。

【组成】干艾叶三升

【用法】水一斗，煮一升，顿服取汗。

【主治】瘟疫头痛，壮热脉盛。

六一泥饮

【来源】《松峰说疫》卷五。

【组成】六一泥（即蚯蚓类）不拘多少

【用法】新汲水调服。

【主治】瘟疫八九日，已经汗、下不退，口渴咽干，欲饮水者。

六合定中丸

【来源】《松峰说疫》卷五。

【组成】苏叶二两（炒） 宣木瓜二两（微炒） 真藿香二两（带梗） 子丁香一两（研，毋见火） 白檀一两 香薷一两（晒，不见火） 木香一两（不见火） 甘草一两（微炒）

【用法】上为细末，滴水为丸，如椒大。每服二钱。胸膈饱闷，用生姜二片煎水送下；呕吐，用滚水半钟，兑姜汁少许送下；霍乱，用生姜二片煎水，加炒盐五分送下；不服水土，煨姜三片煎水送下；绞肠痧，炒盐水煎送下；泄泻，生姜煎水送下。

【主治】瘟疫，胸膈饱闷，呕吐泄泻，或霍乱，绞肠痧，不服水土等。

生姜益元煎

【来源】《松峰说疫》卷五。

【组成】益元散三钱 生姜三钱（捣）

【用法】黄酒、水各半钟，煎三滚，温服。

【功用】除瘟解毒。

【主治】时气瘟疫。

杀鬼丹

【来源】《松峰说疫》卷五。

【组成】虎头骨（真者，酥炙） 桃枭（系桃之干在树上者） 斧头木（系斧柄入斧头中之木） 雄黄（明亮者，另研） 桃仁（去皮、尖，麸炒黄） 朱砂（光明者，另研）各一钱五分 犀角屑 木香 白术 鬼箭羽各一钱 麝香七分五厘

【用法】上为粗末。带之。

【功用】避瘟疫。

观音救苦散

【来源】《松峰说疫》卷五。

【组成】川芎 藿香 藜芦各三钱 丹皮（去心） 元胡索 朱砂各二钱 雄黄 白芷 牙皂各四钱

【用法】上为细末，朱、雄另研调入收贮。用时先噙水在口内，次以药吸入两鼻孔，吐水取嚏。

【功用】预防瘟疫。

【主治】伤风、伤寒并疫气所侵，稍觉头昏脑闷，项背拘急。

松毛酒

【来源】《松峰说疫》卷五。

【组成】松毛（细切，为末）

【用法】每服二钱，一日三次，以酒送下。

【功用】可避五年瘟。

茵陈乌梅汤

【来源】《松峰说疫》卷五。

【组成】茵陈（九九尽日，茵陈连根采，阴干）五分 乌梅二个

【用法】上二味打碎，水二钟，煎八分，热服。汗出即愈。

【主治】瘟疫。

神曲煎

【来源】《松峰说疫》卷五。

【组成】神曲五钱（炒） 青皮一钱 葛根一钱 枳实一钱五分 红曲一钱五分 芫荽根七条（鲜者更妙）

【主治】瘟疫由食积而发者。

神柏散

【来源】《松峰说疫》卷五。

【组成】庙社中西南柏树东南枝（晒干）

【用法】上为末。每服二钱，新汲水送下，一日三次。

【主治】瘟疫。

神砂辟瘟丸

【来源】《松峰说疫》卷五。

【组成】神砂一两（研细）

【用法】白蜜和丸，如麻子大。每服二十一丸，用井花冷水吞下。

【功用】辟瘟。

【宜忌】忌荤一日。

透顶清凉散

【来源】《松峰说疫》卷五。

【组成】白芷　细辛　当归　明雄　牙皂各等分

【用法】上为细末，瓷瓶贮勿泄气。用时令病者噙水口内，将药搐鼻，吐水取嚏；不嚏，再吹。或嗅鼻。

【功用】预防瘟疫。

蒿柳汁

【来源】《松峰说疫》卷五。

【组成】黄蒿心七个　柳条心七个

【用法】上入碗内捣烂，或少加水亦可，滤去滓，用鸡子一个，飞金三贴，和汁搅匀。令病人一口吸尽。随即炒盐半碗，研细罗下，用手蘸盐将病人胸腹并前后心遍擦，再速用黄蒿、柳条熬滚水将病人周身荡之，照方如是者三次，立时发汗而痊。

【主治】瘟疫、伤寒，不论日之多少。

福建香茶饼

【来源】《松峰说疫》卷五。

【组成】沉香　白檀各一两　儿茶二两　粉草五钱　麝香五分　冰片三分

【用法】上为细末，糯米汤调为丸，如黍大。嚼化。

【功用】辟一切瘴气瘟疫、伤寒、秽气。

避瘟杀鬼丸

【来源】《松峰说疫》卷五。

【组成】雄黄　雌黄各三两　山甲　龙骨　鳖甲　猬皮　川芎　禹余粮各二两　真珠（酌加）　羚羊角七两　虎头骨七两　樗鸡十五枚（如无，可以芫青十五枚代之）　东门上雄鸡头一枚

【用法】上为末，蜡熔为丸，如弹子大。每正旦，病家门口烧一两丸，并每人带一丸，男左女右。

【功用】避疫杀鬼，并吊丧问疾皆吉。

连翘解毒饮

【来源】《松峰说疫》卷六。

【组成】青黛八分　元参一钱　泽泻一钱（盐炒）　知母一钱　连翘一钱（去膈）

【用法】童便一大盅，水二盅，煎一盅，冷研五瘟丹服。

【主治】水郁为疫，脾肾受伤，以致斑、黄，面赤体重，烦渴口燥，面肿，咽喉不利，大小便涩滞。

内外两解汤

【来源】《会约医镜》卷五。

【组成】当归一钱半　白芍一钱　陈皮八分　大黄（酒炒）一钱　白芷一钱　升麻五分　甘草七分

【用法】加生姜，水煎服。

【功用】内解外托。

【主治】瘟疫发斑，犹有微邪。

【加减】如大便不润，重加生大黄；如下后气虚，斑白而不大见，加生黄耆二三钱。

化滞汤

【来源】《会约医镜》卷五。

【组成】陈皮（去白）一钱　青皮六分　茯苓钱

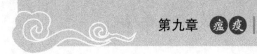

半 厚朴一钱 白芥子（炒，研）六分 大黄（煨）二钱

【用法】水煎服。

【功用】导滞除邪。

【主治】瘟疫下后，余邪作痞，心胸饱胀，脉实而数。

【加减】不效，加枳实一钱。

济阴承气汤

【来源】《会约医镜》卷五。

【组成】大黄（或煨或生）二三钱 枳实（面炒）一钱 当归一钱半 厚朴一钱 生地 白芍各一钱 丹参二钱 陈皮 甘草各五七分

【用法】水煎服。

【功用】攻补兼施，济阴承气。

【主治】瘟疫，体弱血虚者。

祛邪导滞汤

【来源】《会约医镜》卷五。

【组成】枳实 猪苓 木通 泽泻 陈皮 车前各一钱 大黄二三钱

【用法】加灯心为引，水煎服。

【主治】疫病，小便胶浊，为邪到膀胱，干于气分所致。

【加减】如涩痛，加滑石三钱；如短赤，加山栀一钱；如溺血、蓄血，加桃仁二钱，红花七分，或加漆滓（炒令烟尽）一二钱。

香砂平胃散

【来源】《疫疹一得》卷下。

【组成】苍术一钱半（炒） 厚朴一钱（炒） 陈皮一钱 木香五分 砂仁八分 甘草五分 生姜一片

【主治】疫病愈后，余热未尽，肠胃虚弱，不能食而强食之，热有所藏，因其谷气留搏，两阳相合而病者，名曰食复。

【加减】有食积，加山楂、麦芽、神曲、茯苓。

凉膈散

【来源】《疫疹一得》卷下。

【组成】连翘 生栀子 黄芩 薄荷 桔梗 甘草 生石膏 竹叶

【功用】泻火。

【主治】疫疹。心火上盛，中焦燥实，烦躁口渴，目赤头眩，口疮唇裂，吐血衄血，诸风瘛疭，胃热发狂，惊急搐风。

【方论】热淫于内，治以咸寒，佐以苦甘。故以连翘、黄芩、竹叶、薄荷升散于上；古方用大黄、芒消推荡其中，使上升下行而膈自清矣。予忆疫疹乃无形之毒，投以消、黄之猛烈，必致内溃，予以石膏易去消、黄；使热降清升而疹自透，亦上升下行之意也。

清瘟败毒饮

【来源】《疫疹一得》卷下。

【组成】生石膏大剂六两至八两，中剂二两至四两，小剂八钱至一两二钱 小生地大剂六钱至一两，中剂三钱至五钱，小剂二钱至四钱 乌犀角大剂六钱至八钱，中剂三钱至四钱，小剂二钱至四钱 真川连大剂四钱至六钱，中剂二钱至四钱，小剂一钱至一钱半 生栀子 桔梗 黄芩 知母 赤芍 玄参 连翘 竹叶 甘草 丹皮

方中生栀子、桔梗、黄芩、知母、赤芍、玄参、连翘、竹叶、甘草、丹皮用量原缺。

【用法】疫证初起，恶寒发热，头痛如劈，烦躁谵妄，身热肢冷，舌刺唇焦，上呕下泄，六脉沉细而数，即用大剂；沉而数者，用中剂；浮大而数者，用小剂。如斑一出，即用大青叶，量加升麻四五分，引毒外透。

《增订伤暑全书》：先煮石膏数十沸，后下诸药，犀角磨汁和服。

【功用】解外化内，升清降浊。

【主治】一切火热，表里俱盛，狂躁烦心；口干咽痛，大热干呕，错语不眠，吐血衄血，热盛发斑。

【加减】头痛倾侧，加石膏、玄参、甘菊花；骨节烦痛，腰如被杖，加石膏、玄参、黄柏；遍体炎炎，加石膏、生地、川连、黄芩、丹皮；静躁不常，加石膏、川连、犀角、丹皮、黄芩；火扰不

瘵，加石膏、犀角、琥珀、川连；周身如冰，加石膏、川连、犀角、黄柏、丹皮；四肢逆冷，加石膏；筋抽脉惕，加石膏、丹皮、胆草；大渴不已，加石膏、花粉；胃热不食，加石膏、枳壳；胸膈遏郁，加川连、枳壳、桔梗、瓜蒌霜；昏闷无声，加石膏、川连、犀角、黄芩、羚羊角、桑皮；筋肉瞤动，加生地、石膏、黄柏、玄参；冷气上升，加石膏、生地、丹皮、川连、犀角、胆草；口秽喷人，加石膏、川连、犀角；满口如霜，加石膏、川连、连翘、犀角、黄柏、生地；咽喉肿痛，加石膏、桔梗、玄参、牛子、射干，山豆根；嘴唇焮肿，加石膏、川连、连翘、天花粉；脸上燎泡，加石膏、生地、银花、板蓝根、紫花地丁、马勃、归尾、丹皮、玄参；大头天行，加石膏、归尾、板蓝根、马勃、紫花地丁、银花、玄参、僵蚕、生大黄；痄腮，加石膏、归尾、银花、玄参、紫花地丁、丹皮、马勃、连翘、板蓝根；颈颌肿痛，加石膏、桔梗、牛蒡子、夏枯草、紫花地丁、玄参、连翘、银花、山豆根；耳后痛硬，加石膏、连翘、生地、天花粉、紫花地丁、丹皮、银花、板蓝根、玄参；耳聋口苦，加生地、玄参、柴胡、黄柏；嗒舌弄舌，加石膏、川连、犀角、黄柏、玄参；红丝绕目，加菊花、红花、蝉衣、谷精草、归尾；头汗如涌，加石膏、玄参；咬牙，加石膏、生地、丹皮、龙胆草、栀子；鼻血泉涌，加石膏、生地、黄连、羚羊角、桑皮（生用）、玄参、棕炭、黄芩；舌上珍珠，加石膏、川连、犀角、连翘、净银花、玄参、花粉；舌如铁甲，加石膏、犀角、川连、知母、天花粉、连翘、玄参、黄柏；舌丁，加石膏、川连、犀角、连翘、银花；舌长，以片脑为末涂舌上，应手而缩，甚者必须五钱而愈；舌衄，加石膏、丹皮、生地、川连、犀角、栀子、败棕炭；齿衄，加石膏、黄柏、生地、丹皮、栀子、犀角、川连、玄参、黄芩；谵语，加石膏、川连、犀角、丹皮、栀子、黄柏、龙胆草；呃逆，加石膏、柿蒂、银杏、竹茹、羚羊角、枇杷叶，不止，用四磨饮一钱，调服本方即止；呕吐，加石膏、川连、滑石、甘草、伏龙肝；似痢非痢，加石膏、川连、滑石、猪苓、泽泻、木通；热注大肠，加同上；大便不通，加川军，另用蜜煎导法；大便下血，加生地、槐花、棕炭、侧柏叶；小便短缩如油，加滑石、泽泻、猪苓、木通、通草、萹蓄；小便溺血，加生地、桃仁、滑石、茅根、川牛膝、琥珀、棕炭；发狂，加石膏、犀角、川连、栀子、丹皮、川黄柏；痰中带血，加石膏、黄芩、棕炭、生桑皮、羚羊角、生地、瓜蒌霜；遗尿，加石膏、川连、犀角、滑石；喘嗽，加桑皮、黄芩、石膏、羚羊角；发黄，加石膏、滑石、栀子、茵陈、猪苓、泽泻、木通；循衣摸床，加石膏、川连、犀角、丹皮、栀子、胆草；狐惑，加石膏、犀角、苦参、乌梅、槐子；战汗，战后汗出，脉静身凉不用药，有余热即服本方小剂，一药而安；瘟毒发疮，加石膏、生地、川连、紫花地丁、金银花，上加升麻，下加川牛膝，胸加枳壳、蒲公英，背加威灵仙，出头者加皂刺。

【方论】

1.《疫疹一得》：此十二经泄火之药也。斑疹虽出于胃，亦诸经之火有以助之。重用石膏直入胃经，使其敷布于十二经，退其淫热；佐以黄连、犀角、黄芩泄心肺火于上焦，丹皮、栀子、赤芍泄肝经之火，连翘、玄参解散浮游之火，生地、知母抑阳扶阴，泄其亢甚之火，而救欲绝之水，桔梗、竹叶载药上行，使以甘草和胃也。此皆大寒解毒之剂，故重用石膏，先平甚者，而诸经之火自无不安矣。

2.《历代名医良方注释》：本方为大寒解毒之剂。方中综合白虎、犀角地黄、黄连解毒三方加减，合为一方。白虎汤清阳明经大热，犀角地黄汤清营凉血，黄连解毒汤泻火解毒，加竹叶清心除烦，桔梗、连翘载药上行。共奏清热解毒，凉血救阴之功。

3.《方剂学》：本方由白虎汤、犀角地黄汤、黄连解毒汤三方加减组成。第一组，重用石膏配知母、甘草、竹叶，是取法白虎汤，意在清热保津，使肺胃气分热清，则壮热、烦渴等症可除；第二组，黄连、黄芩、栀子、连翘，是仿黄连解毒汤，意在清泻三焦火热，使热清毒解，则诸症随之而解；第三组，犀角、地黄、丹皮、赤芍、玄参，即犀角地黄汤加味，是为清热解毒，凉血救阴而设，使血分热清，则发斑、吐衄、舌绛、神昏等症可解。再配桔梗取其载药上行。余师愚说：此大寒解毒之剂，故重用石膏，先平甚者，而诸经之火，自无不安矣（《疫疹一得》）。可

知本方虽合三方而成，但以白虎汤大清阳明经热为主，配以泻火、凉血，相辅而成，共奏清瘟败毒之功。

【实验】

1. 降温和解凝作用：《中国中西医结合杂志》（1993，2：94）：实验表明：清瘟败毒饮对发热具有明显的抑制作用，与对照组相比，平均发热曲线降低，最大发热高度均数较小，体温反应指数也较小，$P<0.001$。能改善家兔注射内毒素后白细胞呈先降低后升高现象，并能拮抗血小板降低。能拮抗高黏综合征（血瘀），具有解聚、降黏、稀释血液的作用。具有调整cAMP、cGMP比值的作用；并且具有保护内脏器官、减轻脏器组织病理损害的作用。

2. 对产酶菌的抑制作用：《中国误诊学杂志》（2005，6：1042）：研究表明：清瘟败毒饮500mg/ml、250mg/ml、125mg/ml浓度对株菌均有不同程度的抑菌作用，而15.62mg/ml浓度对产酶菌及非产酶菌均无抑菌作用，其直接抗菌作用是不强的。

【验案】

1. 钩端螺旋体病 《广西中医药》（1987，3：6）：用本方加减：水牛角、生石膏、生地黄、土茯苓、薏仁各30g，黄连6g，知母、黄芩、栀子、牡丹皮、赤芍各10g为基本方；湿热并重，加白蔻仁；湿重于热，加茵陈、金钱草；热入营血，加大黄、藕节、血余炭；热入心包，肝风内动，加安宫牛黄丸、紫雪丹；高热烦躁，加青蒿、花粉；恶心呕吐，加藿香、白蔻；危重者，辅以西药抢救；每日1剂，水煎，分2次服，病危重者每日2～3剂；治疗钩端螺旋体病68例；其中流感伤寒型62例，黄疸出血型3例，脑膜脑炎型2例，肺出血型1例。结果：治愈者65例，另外3例经中西医结合治疗亦获痊愈。

2. 乙型脑炎 《湖南中医学院学报》（1988，3：55）：用本方共治疗乙型脑炎78例，其中轻型17例，中型28例，重型22例，暴发型11例。辨证卫、气分证明显者，本方去犀角、牡丹皮，加金银花、大青叶等，并重用连翘、竹叶；营、血分证为主者，去连翘、竹叶，加麦冬、羚羊角、钩藤、全蝎等，平均用药6.8剂，并配用安宫牛黄丸或至宝丹等。结果：痊愈69例，好转5

例，死亡4例，总有效率为94.9%。

3. 流行性出血热发热期 《山东中医杂志》（1998，4：151）：用本方加味，治疗流行性出血热发热期32例。结果：用药最短1天，最长5天，一般3天进入少尿期，显效21例，有效10例，总有效率为96.9%。

4. 肾移植术后难治性发热 《山西中医》（2006，5：27）：将肾移植术后难治性发热49例随机分为治疗组26例和对照组23例，治疗组首先给予对症及支持疗法，加以此方治疗：生石膏50g，生地、赤芍、丹参各20g，水牛角、生栀子、知母、丹皮、杏仁各15g，桔梗10g，黄芩25g，连翘、葶苈子、莱菔子、全瓜蒌各30g，每日1剂，水煎服。对照组除未用中药外，其余治疗同治疗组。结果：治疗组痊愈（体温恢复正常，症状完全消失，胸片、血常规及血气分析恢复正常）23例，好转（症状基本消失，但活动后胸闷气短明显，血常规正常，胸片显示肺纤维化，血气分析氧分压略低于正常）2例，死亡1例，总有效率96.15%，对照组痊愈12例，好转3例，死亡8例，总有效率65.22%。

大辟瘟丹

【来源】《羊毛瘟症论》。

【组成】桔梗三两 陈橘皮三两 麻黄（去根节）四钱五分 藿香（去梗）三两 升麻三两 生香附二两五钱 半夏（姜汁炒）一两五钱 川乌（煨热，去皮）一两五钱 滑石（水飞）一两二钱 紫苏叶七钱五分 雄黄（研细，水飞）三两 雌黄（研细，水飞）一两二钱 生大黄三两 赤小豆六两 鬼箭羽一两二钱 丹参一两五钱 忍冬藤花三两 山慈菇（去毛）二两五钱 千金子（去油）一两五钱 广木香一两五钱 茅苍术（生）一两五钱 山豆根一两五钱 五倍子二两五钱 北细辛（去叶）一两二钱 麝香当门子三钱 红芽大戟（米泔浸，去骨）一两二钱五分

【用法】上为细末，糯米粥为丸，重一钱一粒，用朱砂一两，研细水飞为衣。忌烘干。瘟疫伏邪，阴阳二毒，狂躁昏乱，胸膈阻滞，毒邪未发，用薄荷泡汤磨服；羊毛温邪，毒火发动，微见寒热，

恍惚神迷，头痛或眩，面色露青，舌有红点，或有瘀块，胸胀身板，用石膏泡水磨服；霍乱绞肠痧，或感山岚瘴气，温痫温疟，俱用灯草汤磨服；中蛊毒、狐狸毒，并野菌、河豚、死牛马肉、草木鸟兽等毒，腹痛呕吐，气阻神昏，俱用黄酒磨服；类中风，口眼㖞斜，语言謇涩，牙关紧闭，并历节风痛，筋骨拘挛，手足肿痛，行步艰难，俱用淡姜汤磨服；九种心痛、胃痛、腹痛，头晕作哕，并急中癫痫，鬼气狂叫，奔走失心，羊痫诸风，俱用开水磨服或淡姜汤亦可；男妇传尸骨蒸，劳瘵咳嗽，为虫所伤，每上半个月每日早间用开水磨服一粒；妇人癥瘕积块，经闭不调，腹中作痛，梦与鬼交，俱用红花煎汤磨，加黄酒放许服之；小儿惊风发热，积聚腹痛，五疳潮热，瘀疹温邪，俱用薄荷叶泡汤磨服；偏正头风，左右上下牙冬，俱用生莱菔汁磨敷患处，内用开水磨服；痈疽发背，无名肿毒，俱用烧酒磨，加蟾酥、冰片敷患处，内用开水磨服。预防时行疫证，以绛纱囊装丹，悬于当胸或系左腕。

【主治】诸般时疫，霍乱疟痢，中毒中风，历节疼痛，心痛腹痛，羊痫失心，传尸骨蒸，偏正头痛，癥瘕积块，经闭梦交，小儿惊风发热，疳积腹痛。

五黄丹

【来源】《羊毛瘟症论》。

【组成】生大黄二两　人中黄五钱　明雄黄五钱　广姜黄三钱　牛黄一钱　朱砂五钱　冰片五分　蝉退壳五钱　僵蚕一两五钱

【用法】上为细末，用黄蜜、陈酒为丸，重二钱一粒。治头面肿大，菊花一钱，薄荷八分，水煎去滓，和丹一粒，连服数次，以消为度；治羊毛温证，石膏一两，水煎去滓，化元明粉一钱，和丹服；治斑疹瘀痘、火毒、赤游丹肿等证，石膏一两，犀角（镑屑）一钱，水煎去滓，和丹服；治温疟，寒少热多，青蒿二钱、石膏五钱，水煎去滓，和丹服；治红白毒痢腹痛坠胀，当归二钱，黄芩一钱，水煎去滓，和丹服；治伏热吐血，秋石五分，开水化和丹服；治伏邪胸闷头痛，薄荷一钱，川芎五分，水煎去滓，和丹服；治湿毒，瘴疠、蛊毒、脓疮、疥癣、痈肿疔疮，金银花一钱，甘草一钱，水煎去滓，和丹服；治小儿急惊

阻厥，发热神昏，胸闷气喘，痫风抽搐，薄荷一钱，钩藤三钱，水煎去滓，和丹服。

【主治】一切温毒。

乌梅汤

【来源】《羊毛瘟症论》。

【组成】乌梅四十枚　龙脑薄荷三钱　金银花三钱

【用法】共熬汁去滓，下冰糖三两化，冷服。

【主治】羊毛温邪，毒火冲逆，呕吐有虫，水浆不入，烦躁胸闷；并治暑火呕痰，胸胁刺痛，乍热心烦。

左金地骨饮

【来源】《羊毛瘟症论》。

【组成】大熟地五钱　骨碎补（去毛，蜜制）三钱　钗石斛三钱　白芍药五钱　云茯苓一钱　蝉蜕七钱

【用法】磨刀水煎，去滓服。

【主治】羊毛温邪内伤金土，木气横逆，胁痛不止，气闭壅胀，难以转侧，脉象弦大，或沉弦而细，并治牙疼久不能愈。

加味佛手散

【来源】《羊毛瘟症论》。

【组成】川芎二钱　全当归五钱　生黄耆三钱　荆芥穗一钱　泽兰叶三钱　五灵脂一钱　醋炒延胡索五分　酒炒楂炭二钱　桂枝木五分　蝉蜕壳十枚　白僵蚕一钱

【用法】水煎，去滓温服。

【主治】羊毛温邪，新生产后毒火伏郁，神昏口渴，胸胀气阻，头痛身麻，烧热谵语，忽寒忽热，眩晕不寐，或腹中停瘀作痛。

【加减】毒重，加秋石一钱，雄黄二分，黄蜜三钱和服；如寒困毒火，加上肉桂三分，减去桂枝。

加味黄连解毒汤

【来源】《羊毛瘟症论》。

【组成】黄连一钱　黄芩二钱　黄柏二钱　山栀子

一钱 桔梗二钱 甘草一钱 金银花一钱 车前子一钱 木通一钱 六神曲（炒）二钱 蝉蜕十枚 白僵蚕三钱

【用法】水煎去滓，加生大黄末五分，黄蜜三钱，和匀温服。

【主治】羊毛邪毒，发热心烦，身软神疲，舌有紫点，胸闷食少，小水黄赤，脉象沉数而大。

回生汤

【来源】《羊毛瘟症论》。

【组成】南沙参二两 麦冬（去心）三钱 云茯苓二钱 生地黄五钱 当归一钱 犀角尖二钱 黄连一钱 黄芩二钱 山栀子一钱 丹皮二钱 知母二钱 滑石（水飞）三钱 甘草八分 蝉蜕壳十枚 白僵蚕二钱 钗石斛四钱 玄明粉二钱 黄蜜三钱

【用法】水煎，去滓，下玄明粉、黄蜜，和匀，温服。

【功用】扶元气，救元阴，除邪定风，解释毒火。

【主治】羊毛温邪，七八日后表里大热，或误服温燥药，又毒火发动，致神昏不语，胸胀气急，或哭笑无常，手舞足蹈，谵妄不宁，脉象洪数，重按不足。

消斑青黛饮

【来源】《羊毛瘟症论》。

【组成】大生地二两（取汁） 犀角尖三钱 黄连一钱 玄参五钱 生石膏一两 知母八钱 山栀子二钱 柴胡八分 甘草二钱 生大黄一钱 青黛一钱 黄蜜五钱

【用法】水煎去滓，入生地汁、青黛、黄蜜，和匀服。

【主治】羊毛温邪，毒火内炽，攻解不当，下迟伤阴，内外火并，攻胃发斑，色现紫赤，狂躁作呕者。

清凉饮

【来源】《羊毛瘟症论》。

【组成】石膏一两 泽兰叶二钱 蝉蜕壳十二枚 白僵蚕三钱 黄耆一钱 黄芩二钱 山栀子二钱 丹皮二钱 大生地黄五钱 当归一钱 甘草一钱 银花三钱 秋石三分 黄酒五钱 黄蜜五钱

【用法】上水煎，去滓，下秋石、酒、蜜，和匀温服。

【主治】羊毛温邪。壮热烦躁，头重口渴，唇肿舌燥，腮肿失血。

新制止呃汤

【来源】《羊毛瘟症论》。

【组成】人参一钱 半夏八分 甘草五分 葶苈子一钱 白芍三钱 熟附子五分 吴茱萸五分（用黄连五分煎水拌炒） 云茯苓二钱 西瓜子壳四两

【用法】水煎，去滓服。

【主治】羊毛温毒，余邪气虚，呃逆，心烦不宁，食少作哕，神倦微热，胸胀不卧。

新制兰膏汤

【来源】《羊毛瘟症论》。

【组成】泽兰叶三钱 石膏五钱 蝉蜕壳十二枚 白僵蚕二钱 桔梗二钱 甘草一钱 防风一钱 炒栀子一钱 薄荷叶一钱 黄芩一钱 新会橘红一钱 元明粉一钱 当归一钱 白芍药二钱 雄黄二分 黄蜜三钱

【用法】水煎去滓，下元明粉、雄黄，黄蜜和匀，温服。

【主治】羊毛温邪，气血亏损，或产后半月内伏羊毛毒火，胸闷食少，寒热头身作痛，呕吐黄水，口苦粘腻，腹胀胁痛，遍身麻木，倦怠神昏，气阻发厥。并治余邪口淡作干，烦热不寐。

【加减】如毒重深伏，加熟大黄二钱和服。

普济正气丸

【来源】《慈航集》卷上。

【组成】冬白术二十两（土炒） 陈皮十五两（炒） 山楂三十两（炒） 茅苍术二十两（芝麻炒） 制半夏二十两（姜汁炒） 槟榔二十两（炒） 茯苓二十两（炒） 紫苏二十两（微

炒） 独活二十两（酒炒） 官桂五两（生研） 麦芽三十两（炒） 泽泻十五两（盐水炒） 广藿香三十两（微炒） 生甘草五两（生研） 香附二十两（盐水炒） 枳壳二十两（麸炒） 神曲二十两（炒焦） 车前子二十两（盐水炒） 厚朴二十两（姜汁炒） 草蔻仁三十两（炒）

【用法】以上药如法炮制，各研净细末，炼蜜为丸，每颗四钱。凡感冒伤风头痛，恶寒发热，遍身骨节疼痛，用煨姜二钱，葱头三个，煎汤化服一丸，盖暖出汗即愈；凡霍乱吐泻，用煨姜二钱，灶心土三钱，煎汤化服一丸；凡疟疾，用煨姜三钱，黑枣三个，煎汤化一丸，在未来之早一时服；凡红痢，用金银花三钱，川连三分，煎汤化服一丸，腹痛，加广木香一钱五分同煎服；凡白痢，用煨姜三钱，红砂糖三钱，煎汤化服一丸；凡瘟疫，用赤饭豆五钱，煨姜三钱，煎汤化服一丸；凡斑疹，用观音柳三钱，炒升麻八分，煎汤化服一丸；凡孕妇，用砂仁壳一钱五分，煎汤化服一丸；凡产后，用当归八钱（酒浸），川芎一钱五分，煎汤化服一丸。大人一丸，小儿半丸。

【主治】夏秋感受寒暑，伤风头痛，恶寒发烧，遍身骨节疼痛，霍乱吐泻，瘟疫疟痢，时毒斑疹及四时不正之气。

苓术补脾饮

【来源】《慈航集》卷下。

【组成】冬白术五钱（土炒） 云苓五钱 白芍五钱（酒炒） 炙甘草三分 车前子三钱 陈皮一钱五分 枳壳一钱五分（麦麸炒） 煨姜二钱 大元枣三枚

【用法】水煎服。

【主治】瘟疫愈后，脾虚，食物作泻，人瘦脉弱者。

【加减】如有虚热，加青蒿三钱；如腹痛，加煨广木香一钱；如泻下热者，火泻也，加酒炒川连三分。

固阴清胃饮

【来源】《慈航集》卷下。

【组成】鲜生地八钱 当归八钱 生白芍八钱 生

甘草八分 枳实二钱 草蔻仁一钱（研） 槟榔一钱五分 麸炒川连五分

【用法】姜汁为引。

【主治】少阴君火，阳明燥金之年，瘟疫初病，未入少阳，误早用柴胡、桂枝、石膏、知母，证变狂躁，壮热不退，目赤、舌黑、津液内伤，神昏呓语，疫毒尽归阳明胃腑，毒热内焚，上熏于少阴，心移热于肝胆，目不识人，无汗，不下痢者。

【加减】如斑疹隐伏不出，加升麻一钱五分、葛根三钱、芫荽五钱；如咽喉肿痛溃烂，加桔根三钱、牛蒡子三钱、连翘一钱五分、生甘草一钱五分；如作泻，加车前子三钱、木通一钱五分；如口干，加天冬三钱，天花粉三钱。

养阴驱邪汤

【来源】《慈航集》卷下。

【组成】全当归八钱（酒炒） 川芎三钱 紫苏一钱五分 淡豆豉三钱 炮姜一钱五分 枳壳一钱五分 砂仁三钱（研） 炙甘草三分

【用法】上用酒半杯对水煎服。

【主治】产后受瘟疫，头痛恶寒发烧。

【宜忌】一服盖暖，出汗自愈。

【加减】如恶心发呕，加藿香梗三钱；如作泻，加炒白芍五钱，车前子三钱；如热入血室，经到发昏，加益母草三钱，炒黑山楂三钱；如腹痛，加酒炒玄胡索二钱；如误药抽搐，反张发厥等证，加白僵蚕三钱，钩藤二钱，制南星二钱，橘红一钱五分；如大便结燥六七日不通，发厥者，加制军五钱，玄明粉二钱。

养血清热固胎饮

【来源】《慈航集》卷下。

【组成】归身八钱（酒炒） 川芎二钱 枳壳一钱五分（麸炒） 细黄芩一钱二分 紫苏一钱五分 淡豆豉三钱 砂仁二钱（研） 炙甘草三分

【用法】煨姜二片为引，水煎服。

【主治】妇人怀孕染瘟疫者。

【宜忌】盖暖取汗。

【加减】如恶心，加藿香梗三钱，灶心土三钱；如作泻，加炒白芍五钱，红枣五个；如腹痛，加煨广木香一钱；如腰痛，加制杜仲三钱，川续断五钱；如咳嗽，加川贝母八分；如内热，加青蒿三钱；如口渴，加花粉二钱；如咽喉痛，加桔梗二钱，牛蒡子二钱，换生甘草一钱；如心里热，加连翘一钱五分；如胎火旺，呕吐不止，加姜汁炒黄连三分，乌梅肉一钱五分；如大便结，加鲜首乌八钱；如子气上逆，加葡萄干五钱，纹银一两同煎服；如肝火化风，痰厥，加钩藤二钱，白僵蚕三钱，羚羊角一钱五分，磨郁金一钱和服。

解肝清胃饮

【来源】《慈航集》卷下。

【组成】当归八钱 生白芍八钱 枳实二钱 槟榔二钱 草蔻仁一钱（研） 生甘草五分 白僵蚕三钱（炒） 桔梗三钱

【用法】初病胸口胀闷，一服即松。第二日加柴胡八分，薄荷六分，再二服全解。

【主治】锁喉瘟流行时，见胸口胀闷，周身痠痛，恶寒，忽然咽喉堵塞，滴水不能下咽者。

清气饮

【来源】《辨疫琐言》。

【组成】杏霜二三钱 桔梗一二钱 蝉蜕（去头足）二三钱 银花二三钱 广藿香二三钱 苏叶一钱或一钱五分 神曲二三钱 谷芽三四钱 广皮五七分 半夏一钱 赤茯苓二三钱

【用法】上以水二小碗，煎一碗，温服。如未觉，更进一服。觉气通舒畅，是其验也。重者日三服。

【功用】轻清开肺舒气，芳香醒胃辟邪。

【主治】疫症初起二三日内，发热恶寒，头疼身痛，胸满胁胀，头目蒙混，脉往来凝滞而有力者。

【加减】疫症四五日，郁深则热，如有烦渴面红等热象，去苏叶，易冬桑叶二三钱，丹皮一钱或一钱五分；口燥渴，去广皮、半夏，加瓜蒌根一二钱，或芦根五七钱；烦热口苦咽干，加黄芩一钱，或一钱五分；小便不利，加白通草四五分，或飞滑石二三钱；腹胀大便闭，喜冷恶热，加大黄三五钱或七八钱；如寸口脉微弱，为里阳不充，加玉竹五七钱。

【方论】杏霜、桔梗，苦以开肺；蝉蜕轻清上升而

从风化，上焦如雾，一经郁遏，则雾气弥漫，用蝉蜕者，取清风生、雾气潜消之义；银花、藿香、苏叶芳香辟秽，散胸中不正之气；谷芽乃稻浸窨而成，神曲乃面蒸窨而成，凡蒸窨之物，能舒郁遏，同气相求也；广皮辛香通畅；半夏滑利通阴；赤苓利水。三焦通畅，何气不清，故曰清气饮。二小碗水煎一碗，略煎便成，取清芬未散耳。

雄黄丸

【来源】《齐氏医案》卷六。

【组成】明雄一两 丹参 赤小豆 鬼箭羽各二两

【用法】上为细末，炼蜜为丸，如梧桐子大。每服五丸，每早空心温酒送下。

【功用】预防瘟疫传染。

加味升降散

【来源】《温疫条辨摘要》。

【组成】白僵蚕二钱（酒炒） 全蝉退十个 姜黄五分（去皮） 川贝二钱 川厚朴钱半 麦冬三钱 生大黄四钱

【用法】上为散。用绍酒、白蜜共一酒杯和匀，兑入冷服。

【主治】时行瘟疫，周身大热，时忽恶寒，口渴饮冷，舌苔白厚干枯，神昏目赤，大便秘结，小便短赤。

【宜忌】胎妇勿忌，小儿减半。

【加减】如体虚，用大黄二钱，或用酒另炒。

时化汤

【来源】《瘟疫条辨摘略》。

【组成】白僵蚕二钱（酒炒） 全蝉蜕十个（去头足） 银花二钱 泽兰叶二钱 广陈皮八皮 黄芩二钱 龙胆草一钱（酒炒） 炒栀仁一钱 川连一钱 元参心二钱 苦桔梗一钱 飞滑石一钱（京中者佳） 生甘草五分

【用法】水煎，另用绍酒、白蜜共一杯和匀，兑入冷服。小儿减半。

【主治】疫症初起，壮热憎寒，体重口干，舌燥，舌苔白色如粉，上气喘急，咽喉不利，头面发肿，

目不能开。

【加减】如咽疼，加炒牛子一钱；如大便秘塞，再加酒军四钱；产后去大黄。

辟瘟丹

【来源】《瘟疫条辨摘要》。

【组成】檀香二两　降香一两　藿香四两　乳香一两　防风一两　黄柏二两　连翘二两　砂仁壳一两　生大黄四两　苍术一两五钱　薄荷叶二两　速香二两

【用法】上为末，用浓茶和丸，如核桃大，晒干。每日置屋内烧烟，令气透入鼻中；或以粗末，炉中烧之，更为简便。另加芸香一两共研，尤妙。

【功用】辟瘟疫。

辟瘟丹

【来源】《痧症汇要》卷一。

【组成】生甘草　金银花　绿豆各四两　净黄土一斤

【用法】上为末，水捣石菖蒲汁为丸，如梧桐子大。每服三钱，痧疫行时预服之以辟瘟；病中暑毒者，连进三服，皆陈皮汤下。

【功用】辟瘟。

万应丹

【来源】《串雅补》卷一。

【组成】斑蝥（糯米泔浸一宿，炒黄色勿令焦）　川乌（煨）　草乌（炒）　三棱　莪术　首乌　大茴　生地　熟地　黑丑　白丑　雄黄　五灵脂　朱砂　龟版　全蝎　甲片各五钱　半夏（姜制）　大黄　白芍　赤芍　麻黄各三钱　升麻二钱　僵蚕四钱　杏仁二十粒（去皮，炙）　生草一两　川蜈蚣十条（酒洗，炙干）　麝香五分

【用法】上为细末，用大黑枣二斤八两，去皮核蒸熟，捣如泥，入药末杵千下为丸，每丸重三分。每服一丸，随症引下，症治悉照黄金顶引送；或陈酒送下，酒随量饮。

【主治】伤寒，瘟疫，中暑，疟疾，山岚瘴气，感冒，咳喘痰多，鼻衄，吐血，肠风下血，食积腹痛，霍乱吐泻，胁痛，心气走痛，大便闭涩，五淋痛甚，四肢浮肿，遍身骨节疼痛，腰痛怕冷，手足拘挛，痿弱难伸，年久风气疼，中风口哑不语，半身不遂，盗汗，耳聋眩晕，阴症热燥，梦与鬼交，梦泄遗精，痰迷心窍。妇人月经不调，血崩，赤白带下，乳痈，胎衣不下，产后血痛。小儿惊风发热，吐乳夜啼，慢脾风，大头瘟，疳积，泄泻，耳内流脓，无名肿毒，痈疽，背疮，流注，结核走窜，杨梅疮，天疱疮，喉癣，喉蛾，目赤涩痛，皮肤痒极，五蛊胀肿。

【宜忌】孕妇忌服。

解毒活血汤

【来源】《医林改错》卷下。

【组成】连翘二钱　葛根二钱　柴胡三钱　当归二钱　生地五钱　赤芍三钱　桃仁八钱（研）　红花五钱　枳壳一钱　甘草二钱

【用法】水煎服。

【主治】瘟毒吐泻转筋初得者。

【宜忌】若见汗多，肢冷，眼塌不可用。

加减羚羊角散

【来源】《医钞类编》卷十五。

【组成】羚羊角　防风　麦冬（去心）　元参　知母（酒炒）　黄芩　牛蒡子　甘草节　银花

【用法】加淡竹叶十余片，水煎服。

【主治】小儿葡萄疫。

【加减】此方羌活、僵蚕、生地皆可酌入。

加味荆防败毒散

【来源】《医钞类编》卷十五。

【组成】羌活　独活　前胡　柴胡　人参　甘草　枳壳　桔梗　茯苓　川芎　薄荷　荆芥　防风

【用法】水煎服。

【主治】瘟疫，头脑项下并耳后赤肿。

洋糖百解饮

【来源】《医钞类编》卷十五。

【组成】白糖五钱

【用法】阴症，葱汤送下；阳症，百沸汤送下；暑症并中热，中暍，新汲水送下；虚症，米汤送下；实证，陈皮汤送下；伤食，山楂汤送下；结胸，淡盐汤送下；蛔厥，乌梅花椒汤送下；紧沙腹痛，新汲水送下；血崩，锅脐煤汤送下。

【主治】瘟疫并伤寒。

姜梨饮

【来源】《医钞类编》卷十五。

【组成】大梨一个　生姜一块

【用法】同捣汁。入童便一钟，重汤顿服。

【主治】瘟疫久汗不出。

绿糖饮

【来源】《医钞类编》卷十五。

【组成】绿豆不拘多少

【用法】煮酽汤，取出加洋糖与饮，冷热随病者之便，以此代茶，渴即与饮，饥则拌食，并食其豆。

【主治】瘟疫。

【方论】绿豆性虽清凉而不寒苦，且善于解毒，退热除烦，止渴利小水，独于治瘟疫为尤宜焉。以洋糖，既能解毒，且兼凉散，瘟疫初终俱可服食。

犀角散

【来源】《医钞类编》卷十五。

【组成】生犀角（取尖磨汁）二钱　川连　苍术（泔浸，麻油炒）各一钱　黄土（陈者）五钱　茶叶一大撮

【用法】水煎，去滓，入金汁半杯和匀，日夜服。

【主治】瓜瓤瘟。胸高胁起，呕汁如血。

【加减】虚，加人参（盐水炒）；大便结，加大黄；渴，加瓜蒌根；表热，除苍术、黄土，加桂枝，川连；便脓血，去苍术，倍黄土，加黄柏；便滑，以人中黄代金汁。

神犀丹

【来源】《医效秘传》卷一。

【别名】神犀丸（《全国中药成药处方集》武汉方）。

【组成】犀尖六两　生地一斤（熬膏）香豉八两（熬膏）　连翘十两　黄芩六两　板蓝根九两　银花一斤　金汁十两　元参七两　花粉四两　石菖蒲六两　紫草四两

【用法】上用生地、香豉、金汁捣丸，每丸重三钱。开水送下。

《全国中药成药处方集》：每服三钱，一日二次。小儿酌减。

【功用】《北京市中药成方选集》：清热解毒。

【主治】瘟疫，邪热入营，津涸液枯，寒从火化，壮热旬日不解，神昏谵语，斑疹，舌绛干光圆硬。

【实验】解热、抗炎作用《河南中医》（2009，04：353）：实验表明：神犀丹水提物能显著降低发热家兔的体温，且静脉给药后1小时即出现明显的解热作用，作用可持续7小时；炎症介质刺激血管，致使血管扩张，通透性增强，渗出性增加造成组织肿胀，神犀丹水提物能显著抑制二甲苯致小鼠耳廓肿胀，能显著对抗小鼠腹腔毛细血管通透性增高。

【验案】痛风《陕西中医》（1997，11：499）：用本方：水牛角粉、甘草、黄芩、鲜石菖蒲、豆豉、鲜生地、鲜金银花、板兰根、玄参、连翘、紫草、天花粉为基础，并随证随不同病期加减，治疗痛风102例。结果：治愈17例，显效22例，有效50例，总有效率87.2%。

救疫汤

【来源】《证因方论集要》卷三引汪蕴谷方。

【组成】黑豆　绿豆　白扁豆　贝母　生甘草　金银花　丹皮　当归　玉竹　生首乌　黄土　赤饭豆　老姜

【功用】补正气。

【主治】疫证。

【方论】四豆、黄土隐分五方之色；黑豆、绿豆、甘草、银花、黄土一派甘寒，分解足阳明、足少阴毒邪；当归、丹皮和血凉血，首乌益阴，直解

营分毒邪；扁豆、贝母、玉竹甘养肺胃以生津液；赤饭豆利水道，用老姜一味通阳。

扶元逐疫汤

【来源】《证因方论集要》卷三。

【组成】黄耆（炙）　升麻（蜜水炒）　白术（土炒）　柴胡（蜜水炒）　陈皮（炒）　玉竹　沙参　甘草（炙）　当归

【用法】加生姜、大枣，水煎服。

【功用】扶正托邪。

【主治】疫证。

【方论】法东垣邪之所凑其气必虚之旨，于补中益气，复以玉竹、沙参以救胃津，所谓治病必求其本也。

菩提丸

【来源】年氏《集验良方》卷二。

【组成】陈皮　制半夏（姜汁炒）　南苍术（炒）　厚朴（姜汁炒）　砂仁（炒）　枳壳（炒）　香附（酒炒）　白茯苓　白扁豆（炒）　黄芩（酒炒）　藿香　南薄荷　紫苏叶　南山楂　神曲（炒）　麦芽（炒）　生甘草各十两

【用法】上为末，用薄荷煎汤为丸，每丸重三钱，姜汤送下。

【主治】时行瘟疫诸病，不服水土，山岚瘴气。

万应救急熊锭神丹

【来源】《良方集腋》卷上。

【别名】熊锭神丹（《经验汇钞良方续录》）。

【组成】川黄连二两（去须，切片）　乳香二两（去油）　胡黄连二两　没药二两（去油）　上血竭一两　儿茶二两　自然铜五钱（煅）　生大黄二两　陈京墨四两（愈陈愈佳）　真熊胆一两　明天麻一两　上冰片三分　玄胡索二两　麝香二分

【用法】上为细末，另初生男胎人乳，化熊胆拌为丸，将真飞金千张为衣，次胎及女胎乳俱不可用。大人服四五分，小儿减半，研细，凉水送下；腹痛、胃脘痛，研细，烧酒化下；无名肿痛、疔疮、痔疮、伤手疮、臁疮、漏疮，研细末调敷。

【主治】时疫温疠番痧，脚麻肚痛，中风痰火，半身不遂，喉闭乳蛾，霍乱吐泻，牙疳，瘟疹，伤寒，中暑，痢疾，便血，瘟毒发黄，小儿阁痘惊风，女人经水不调，腹痛，胃脘痛，疟疾，无名肿毒，疔疮，痔疮，臁疮，漏疮。

太乙救苦辟瘟丹

【来源】《良方集腋》卷上。

【别名】太乙救苦丹、卢祖师解毒辟瘟丹（《卫生鸿宝》卷一）。

【组成】麻黄（十六两，去根节，晒，取净末）一两五钱　升麻（五十两，焙，取净末）三十两　广藿香（五十两，不见火，晒，取净末）三十两　广陈皮（四十两，新会者佳，焙，取净末）三十两　绵纹大黄（四十两，炒，取净末）三十两　山慈菇（四十五两，处州产而有毛者真，去毛，焙，取净末）二十一两　广木香（十九两，不见火，取净末）十五两　山豆根（二十四两，去芦根，焙，取净末）十五两　饭赤豆（七十五两，焙，取净末）六十两　鬼箭羽（一百六十两，炒，取净末）六十两　千金子（五十两，新者佳，去壳，去油，取净霜）十二两　雌黄（四十两，千叶者佳，水飞，取净末）十二两　川乌（五十两，煨，去皮脐，晒干，焙，取净末）十二两　麝香（三两一钱，研，去皮渣，不见火，取净末）三两　杜苏叶（二十两，晒，取净末）十五两　桔梗（五十两，焙，取净末）三十两　明雄黄（三十四两，老坑者佳，水飞，晒干，取净末）三十两　金银花（四十五两，晒，取净末）三十两　香附（二十六两；炒，取净末）二十一两　川五倍（二十七两，焙，取净末）二十一两　苍术（二十四两，真茅山者佳，米泔浸三日，晒，取净末）十五两　大半夏（二十两，滚水泡七次，姜矾制，晒，取净末）十五两　紫丹参（一百一十两，焙，取净末）六十两　劈砂（十一两，辰州产瓜仁面者佳，水飞净，晒干，取净末）十两　红芽大戟（去净骨，十七两，杭州产者佳，焙，取净末）十二两　北细辛（二十四两，去叶泥，净，不见火，取净末）十二两　滑石（十四两，水飞净，取净末）十二两

【用法】上药选上好道地者，俱磨极细末，逐样另自包好，择日精心修治。将药末逐件兑准分两，不可以已意增减改换，拌匀，再筛极细，和置石臼中，以糯米粉糊丸和之，杵千下，用范子印成每锭重一钱，作三次用之。凡遇天行疫症，以一锭用绛囊盛之，悬之当胸，或系左肘，诸邪退避，虽与疫人同床共处，永无缠染之患；如邪已中人，伏藏未发，略见寒热恍惚，喉燥，昏迷狂闷，头痛，服之即安；瘟疫阴阳二毒，伤寒心闷狂言乱语，胸膈壅滞，邪毒发越，急服此丹；霍乱腹痛，绞肠痧，或汗或吐或下，可保平安；中蛊腹痛，狐鼠恶毒，恶菌、河豚、死牛马肉、鸟兽诸毒，小儿急慢惊风、五疳五痢、瘾疹疮疡，并昏愦不醒，牙关紧闭，皆用薄荷汤磨服；中风中气，口眼歪斜，言语謇涩，牙关紧急，筋脉挛缩，骨节风肿，手脚疼痛，行步艰难，妇人腹中结块，并月经过期不至，腹内作痛，或为邪所交，腹中作痞，乃急中痰之邪，狂乱喝叫奔走，并失心羊痫风等，皆用好酒磨服；头疼、太阳疼，用酒磨，入薄荷细末，涂太阳穴；疟疾临发时，取东流水煎桃、柳枝汤磨服；传尸劳瘵，用清水磨服；病起仓猝，中风五痫，中恶，溺缢魇，胸前高热，及怪迷死未隔宿者，皆用冷水磨灌；赤痢血痢，凉水磨服；白痢，姜汤磨服；心脾痛，酒磨服，或淡姜汤磨服；牙痛，酒磨涂患处，及含少许吞下；诸痔便毒，坚硬未成脓者，若痛、大小便难者，清水磨服；痈疽发背，无名肿毒，对口天蛇头等一切恶疮，诸风瘾疹赤肿，诸瘤未破时，皆用淡酒磨服，及用冷茶摩涂疮上，日夜各数次；汤火伤、虎伤、鼠伤、蜈蚣伤、蛇伤，皆用水摩涂，并用酒磨服；凡饮食中毒，瘴气邪疟恶痢，用桃、柳枝汤磨服；妇人鬼胎鬼气，用红花汤磨服。

【主治】瘟疫伤寒，霍乱疟瘴，赤白下痢，中风癫狂，小儿急惊疳痢，牙痛风疹，痈疽发背，虫伤恶疮，卒死等。

【宜忌】勿火烘泄气，盐淬汗污秽触。孕妇血劳忌用。

发汗散

【来源】《集验良方》卷二。

【组成】雄黄（水飞）四分　辰砂（水飞）二钱　火消四分　麝香一分　金箔五张

【用法】上为极细末，瓷瓶收贮。男左女右，点大眼角内，盖被，登时出汗而愈。

【主治】一切瘟疫伤寒，身热口渴，头疼身痛。

行军散

【来源】《集验良方》卷二。

【组成】麻黄五两　干姜二两　白芷五两　甘草五两　细辛五两

【用法】上为细末，盛瓷器内收贮，不可泄气。临时取用，每服二钱，煎绿豆汤调下，即刻出汗。

【主治】瘟气缠身。

吕祖师清瘟神方

【来源】《卫生鸿宝》卷一引《鲍问梅手抄方》。

【组成】细辛　白芷　藜芦　延胡　川芎各一两　牙皂（去子弦）五钱　朱砂一钱　雄黄二钱

【用法】上为细末。吹鼻。

【主治】一切瘟疫。

【验案】嘉庆癸亥年，夏热异常，人死者众，以此药陆续吹鼻内数次，俱下恶血，得活无算。

济生丸

【来源】《卫生鸿宝》卷一。

【组成】云苓十五两　母丁香八钱　香薷　甘草　藿香　白檀香各八两　木瓜　苏叶各一两

【用法】上为末，炼蜜为丸，金箔为衣，每丸重一钱，每服二丸，阴阳水煎服。先刺腿弯红筋出血，再服此药。

【主治】时疫，四肢麻木。

消毒达原丸

【来源】《卫生鸿宝》卷一。

【组成】生军　葛根各二斤　滑石　山楂各一斤　神曲　木通　枳壳　黑栀　黑丑　黄芩各八两　防风　荆芥　苏叶　龙胆草　苍术　羌活　草果　槟榔　厚朴　知母　车前子各四两　甘草二两　生姜八钱

【用法】上为末，糊为丸，每丸重二钱。每服一二丸，开水化下。

【主治】瘟疫头疼，筋骨痛，先寒后热，初起舌苔白色，三四日黄色，五六日黑色芒刺，大便不通，或水泻，小便黄赤短少，甚则谵语发狂，口鼻出血，撷衣摸床，呃逆不止。

辟瘟集祥香

【来源】《卫生鸿宝》卷一。

【组成】苍术 桃枝（向东南者）各十二斤 白芷 山奈各八斤 檀香 降香 甘松 大茴香 桂皮 香附各三斤 乌头二斤 贯众 鬼箭羽 白蒺藜各一斤 雄黄 雌黄各八两

【用法】上药晒干研细，榆面拌匀，令做香匠以细竹丝为骨，做成线香，随时焚点。

【功用】天行瘟疫，瘟病，闻之易愈，并不传染。

葫芦丹

【来源】《经验良方汇抄》。

【组成】结顶掣腰干葫芦（姜汁炒）四两 细辛 川甘松各二两 生明矾一两 皂矾（醋制）二两 生大黄 木瓜（姜汁炒） 木通各四两 木香一两 滑石 芫荽各四两 姜皮一两

【用法】上为极细末，水泛为丸，朱砂为衣。每服二钱，幼童减半，伏龙肝汤送下。如服下即呕者，不妨再服，必得速效。

【主治】时疫，腹痛，霍乱转筋，吐泻急证；或干霍乱。

【宜忌】若非霍乱，断不可服。

神应普济丹

【来源】《春脚集》卷三。

【组成】川大黄五两（一酒制，一姜制，一盐浸，一白矾浸，浸透，九蒸九晒） 元参（净）三两（盐水浸透） 紫苏三两（净末） 葛根三两 柴胡三两 香薷三两 连翘二两五钱 羌活二两 白芷二两五钱 防风二两 荆芥二两 黄芩二两（生一半，酒炒一半） 藿香二两 枳壳二两 天花粉二两 薄荷一两五钱 赤芍一两

五钱 生草一两五钱（麸炒） 威灵仙一两（酒炒） 细辛六钱

【用法】上为细末，用嫩青蒿尖捣汁，和陈仓米糊为丸，重三钱，随症用引：时行瘟疫，斑点紫黑，舌唇紫黑，急用生大黄二三钱，石膏一二钱煎引；斑疹名红布者，多肿咽喉，此九死一生之症也，速用牛蒡子三钱，乌梅二钱，青黛三钱，桔梗三钱，甘草一钱，煎汤剂饮，再以此药为引，泡丸服之；头痛发热无汗，葱姜引；身热有斑点，而发疹者，升麻为引；时行瘟疫，大头瘟者，牛蒡子、青黛为引；疟疾，常山、草果为引；痢疾、水泻、腹痛，木通为引；孕妇身热发狂，麦冬、竹叶为引；伤寒发热恶寒者，葱、姜为引。

【主治】时行瘟疫，斑点紫黑，舌唇紫黑；斑疹，咽喉肿，身热有斑点而发疹者；伤寒发热恶寒，头痛无汗；大头瘟；疟疾；痢疾、水泻腹痛者；孕妇身热发狂者。

吕祖塞鼻丹

【来源】《疫疹二症合编》卷五。

【组成】沉香末 木香末 乳香 硼砂 皂角 良姜 细辛 当归各等分 巴豆 川椒 麝香 朱砂 雄黄 血竭 硇砂 熟枣瓤（捣烂）
方中巴豆以下诸药用量原缺。

【用法】上为丸，如梧桐子大。呼吸补泻便离床，口含冷水面朝上（仰卧），不问轻重一炷香闻之。

【主治】瘟疫。

六合定中丸

【来源】《医方易简》卷四。

【组成】苏叶 藿香叶 香薷各四两 木香（另研）一两 赤茯苓二两 生甘草一两 木瓜二两 檀香（另研）一两 羌活二两 枳壳二两五钱 厚朴（姜汁制）一两五钱 柴胡一两

【用法】上为细末，炼蜜为丸，重一钱五分。四时瘟疫，春、冬宜用姜汤，秋、夏用黑豆甘草汤送下；妇人产后，恶露不尽，红花、山楂煎汤送下；伤饮食，莱菔子煎汤送下；心胃痛，吴茱萸汤送下；感冒头痛发热，姜汤调送下；小儿发热吐乳，山楂、灯心汤送下；心口饱胀呕吐，生姜汤送下；

小儿惊风，薄荷汤送下；中暑，冰水或冷水调下，霍乱转筋，阴阳水调下；痢疾胀泻，温水调下；疟疾，姜汤调下；胃口不开，开水调下。

【功用】祛暑除湿。

【主治】四时瘟疫，感冒中暑，霍乱转筋，痢疾疟疾，心腹饱胀，伤食胃痛，小儿惊风，妇人产后恶露不尽。

仙传甘露回生丹

【来源】《医方易简》卷四。

【组成】精矾一斤（取光明白矾煅用，以板炭煅地，洒童便于上，取矾布地，以大瓦盆覆之，四面灰拥一日夜，矾飞盆上，扫收之为矾精，每斤明矾只可收矾精三两，底滓不用）　真雄精五钱（取赤似鸡冠，明彻不臭者，醋浸一宿，用莱菔子五钱，甘草五钱，同煮干汁水，取起研末）　真硼砂一两（研末）　山茨菇一两（去毛壳，研细）　石莲子肉一两（取色鲜者，去净衣壳，研细）　猪牙皂一两（去皮弦子，研细）　真当门子（每十两药末，加麝香三钱二分）　优昙钵一两（研细）　紫背金牛一两（研细）

【用法】如法炮制，共研细末，汾酒打成丸，如莱菔子大，飞净朱砂为衣。一遇时疾、瘟疫，口含一二粒于舌尖下，咽之，银花汤下五粒更妙。大人九粒，小儿三粒；霍乱吐泻，毛疔痧疹，天行时疾，各样痧疹，大头、麻脚瘟症，阴阳水下；中风、中寒、中暑，阴阳水下，或藿香汤下亦可；转筋肚痛，木瓜汤下；阴阳疟疾，东南桃枝七节煎汤，前一个时辰下；赤白痢疾，呕吐水泻，陈茶下或老米汤下；诸腹臌胀，莱菔子汤下；中气、中痰、中恶，口眼歪斜，筋骨痛，不省人事，暖酒下，姜汁亦可；头风头痛，研贴两太阳上，以薄荷、苏叶汤下；小儿惊风，薄荷汤下；妇人经闭血晕，桃仁汤下；痰迷心窍，陈皮、姜汁汤下；五绝心温，童便送下；跌打损伤，痈疽虫毒，外科一切毒气，银花汤下，以数粒涂患处。

【主治】时行瘟疫，霍乱吐泻，及一切虎狼痧症，并大头瘟，麻脚瘟，赤白痢疾，阴阳疟疾，偶中风寒暑湿，一切天行时疫危险诸症，内伤外感等。

【宜忌】最忌米粥，犯者难治；孕妇勿服。

保安延寿方

【来源】《医方易简》卷四。

【组成】金银花三钱　生甘草二钱　黑料豆五钱　黄土五钱

【用法】水煎服。

【主治】四时瘟疫，传染时气。

【宜忌】孕妇勿服。

解瘟丹

【来源】《医方易简》卷四。

【别名】解毒丹（《易简方便》卷一）。

【组成】苍术半斤　明雄黄二两　白芷四两　肉桂一两　艾叶四两　乳香　檀香　甘松　三奈　唵叭香各一两　硫黄五钱

【用法】上为细末，入榆面三合，加红枣（煮烂，去核）同榆面煮糊为丸，阴干收好，勿令泄气，须端午日制。遇有时疫，或端午、夏至前后，日焚二三丸。

【功用】远瘟鬼及蛇蝎等物。

避瘟丹

【来源】《医方易简》卷四。

【组成】紫苏二两　香附四两（童便、醋、盐水、酒四制）　苍术二两（土炒）　麦冬一两（去心）　木香一两（忌火）　白扁豆二两（炒黄色）　雄黄五钱（研末）　薄荷二两　管仲八两（洗净煎膏）　连翘二两　山楂肉三两（炒黑）　广藿香叶一两（晒燥，研）　降香末三两

【用法】上为细末，用生姜一斤捣汁拌入药内，再炼蜜为丸，朱砂飞净为衣，每丸重二钱。时证伤寒，山楂、薄荷汤送下；疟疾，柴胡、陈皮汤送下；痢疾赤者，当归汤送下，白者淡姜汤送下。小儿、孕妇服半丸。

【主治】一切时证伤寒，四时瘟疫疟痢。

【宜忌】忌生冷鱼腥油腻煎炒。

避邪丹

【来源】《鸡鸣录》卷四。

【组成】人参　赤茯苓　远志　鬼箭羽　石菖蒲　白术　苍术　当归各一两　桃奴五钱　雄黄　朱砂各三钱　牛黄　麝香各一钱

【用法】上为末，酒糊为丸，如龙眼大，飞金为衣。每服一丸，临卧木香汤送下。更以绛囊盛五七丸，悬床帐中，诸邪不敢近。

【主治】邪祟疫疠，精魅蛊惑诸病。

大金丹

【来源】《理瀹骈文》。

【组成】甘草　黄芩　黄柏　栀子　黄连各二两

【用法】加大黄三两，麻油熬，黄丹收，加雄黄、朱砂各五钱和匀。临用掺药末贴亦可为丸，口服或磨敷。

【主治】疫疠心疼，一切热毒，不服水土等。

冬疫五仙膏

【来源】《理瀹骈文》。

【组成】干姜二两　大黄四两　麻黄　白芷　细辛　甘草各三两

【用法】麻油熬，黄丹收，滑石六两搅匀，或加绿豆。贴肾俞处。

【主治】冬疫。

春疫五仙膏

【来源】《理瀹骈文》。

【组成】姜　葱　蒜各一斤　大黄八两　皂角四两

【用法】麻油熬黄丹，收滑石六两，搅匀贴。

【主治】春疫。

清阳膏

【来源】《理瀹骈文》。

【组成】老生姜　葱白（连须）　韭白　大蒜头各四两　槐枝　柳枝　桑枝各二斤（连叶）　桃枝（连叶）半斤　马齿苋（全用）一斤　白凤仙花（茎、子、叶、根全用）半斤　苍耳草　芙蓉叶各半斤　小麻油五斤（先熬上药，加炒黄丹，炒铅粉，收，听用）　元参　苦参　生地　当归　川芎　赤芍　羌活　独活　天麻　防风　荆穗　葛根　连翘　白芷　紫苏　柴胡　黄芩　黑栀子　黄柏　知母　桔梗　丹皮　地骨皮　黄连　花粉　郁金　赤苓　枳实　麦冬　银花　甘草　龙胆草　牛子　杏仁　桃仁　木通　车前子　五倍子　山慈姑（或用山豆根代）　红大戟　芫花　甘遂　生半夏　大贝母　橘红　陈胆星　升麻　白菊花　石菖蒲　赤小豆　皂角　木鳖仁　蓖麻仁　山甲　鳖甲　蝉蜕　僵蚕　全蝎　石决明　细辛　羚羊　大青　蟾皮　香附　白芨　白蔹各一两　草乌　官桂　红花　苍术　厚朴　木香各五钱　薄荷四两　大黄　芒消各二两　犀角片三钱　发团一两二钱

【用法】小磨麻油十斤熬上药，炒黄丹六十两收，加生石膏八两，飞滑石四两，广胶二两，乳香、没药、雄黄、青黛各一两，轻粉五钱，冰片或薄荷油二三钱搅，两膏合并，捏如鸡蛋大者数十丸，浸水出火毒。每服一丸，隔水化开，量大小摊贴。

【主治】风热，凡头面、腮颊、咽喉、耳、目、鼻、舌、齿、牙诸火，及三焦实火、口渴、便秘者，又时行感冒、伤寒、瘟疫、热毒、结胸症、中风、热症、鹤膝风等，及一切内痈、外痈、丹毒、肿毒、冻疮、发热、湿热、流注、肠痔，并蓄血症胸腹胀痛者，妇人热结血闭，小儿惊风、痰热，痘后余毒为病人。

【宜忌】孕妇忌用，如不碍胎处亦可贴。

辟瘟线香

【来源】《理瀹骈文》。

【组成】苍术　桃枝各十二斤　香芷　山奈各八斤　甘松　大茴　桂皮　香附　檀香　降香各二斤　乌头二斤　白蒺藜　贯仲　鬼箭各一斤　雄黄　雌黄各八两　榆面量用

【用法】上为细末，作成线香。闭户焚之，令烟气随息出入。

【主治】熏治蛇虫毒气、瘴气、六畜瘟疫。

避瘟丹

【来源】《泻疫新论》卷下。

【组成】乳香　苍术　细辛　生甘草　川芎　降

香 白檀

【用法】枣肉或糊为丸，如豆大。每用一丸焚之，良久，又焚一丸，略有香气即妙。

【功用】避瘟及一切秽恶邪气。

避瘟丹

【来源】《泻疫新论》卷下。

【组成】乳香 苍术 细辛 甘松 云香

【用法】枣肉或糊为丸，如豆大。每用一丸焚之，良久，又焚一丸，略有香气即妙。

【功用】避瘟及一切秽恶邪气。

苍术反魂香

【来源】《说疫全书·疫痧二症合编》卷二。

【别名】苍降反魂香（《泻疫新论》卷下）。

【组成】苍术 降真香各等分

【用法】上为末，揉入艾叶内，绵纸卷筒。烧之。

【功用】除秽，祛疫。

辟瘟散

【来源】《应验简便良方》卷下。

【组成】茅山苍术五钱 草果（去壳，煨）二钱 贯仲二钱 羌活二钱 生甘草二钱 法半夏二钱 川芎二钱 公丁香二钱 防风一钱 荆芥尾二钱 细辛一钱 枳壳二钱 皂角（去皮，刮去子）二钱 香薷一钱 豆砂一钱 石菖蒲一钱 滑石二钱 藿香二钱 熟军二钱 桔梗一钱五分 神曲一钱 前胡二钱 白芷二钱 红胡（酒炒）一钱五分 陈皮二钱 薄荷二钱 广木香二钱 梗朴二钱

【用法】上为细末，绸绢节净，用好瓶收贮，勿令漏气。凡遇急症者，先用二分，吹入鼻内，再用滚姜汤冲服，凡病重者，随即痊愈。

用本方治朱砂症，须急视前后心有红丝者，点用针刺破出血，内有红丝，随即挑出血，即好，出紫血即愈，可免事。惟此症传染甚多，顷刻不救，急宜早早备用。

【主治】伤风伤寒，憎寒壮热，头痛身痛，项痛背强腰痛，目胀鼻塞，身重，风痰咳嗽，上呕下泻，口渴便赤，内伤饮食，外感风寒四时不正之气，霍乱转筋，痧症，瘟疫，瘴气，疠气，疟疾、赤眼、口疮、湿流毒、流注、脚气、腮肿、火喉、喉痹，喉风，喉肿，痢，热斑症，赤游。并治朱砂症，又名心经症，其病即起，初时脉息周散，牙关紧闭，手足麻木，浑身发软，闭目不语，喉肿心疼，心慌。

加味达原饮

【来源】《医门八法》卷二。

【组成】槟榔二钱 川朴二钱（捣） 草果一钱（炒，研） 知母一钱 黄芩一钱（生） 白芍一钱（生） 甘草一钱 柴胡二钱 羌活二钱 葛根二钱

【用法】加生姜三片，大枣二个为引。

【主治】瘟疫盛行之年，偶感风寒，触动瘟疫者，以及并无疫疠之年，重感风寒，全似瘟疫者，初感风寒、瘟疫，致表症头痛，兼憎寒发热等表证。

解热辟瘟丹

【来源】《青囊立效秘方》卷二。

【组成】佩兰四两 郁金四两 桔梗四两 豆豉六两 杏仁六两 苡仁八两 薄荷三两 蝉蜕四两 枳壳三两 神曲四两 泽泻四两 银花四两 连翘四两

【用法】晒脆研细末，水法为丸。每服三钱，开水送下。轻者二副，重者四副，小儿减半，其病可退。

【功用】驱上焦邪气。

【主治】温疫。先畏寒，随壮热，头重呕恶，胸闷烦躁，口不作渴者。

【宜忌】此方只宜于夏、秋，不宜于春、冬两季。

观音救苦甘露饮

【来源】《霍乱吐泻方论》。

【组成】观音柳一枝（五钱） 滑石 炒谷芽 焦神曲各三两 苍术（泔水浸） 云茯苓各二两 柴胡一两五钱 川厚朴（姜汁炒） 黄芩 枳壳 葛根 苏叶 姜半夏 陈皮（盐水炒） 芍药 楂

肉　乌药各一两　香附　木香　甘草各五钱　陈茶叶二斤（安化茶或六安茶之陈者佳）

【用法】上为细末，每次三钱，用阴阳水煎服。

【功用】避邪逐恶，祛风清热，疏滞和中。

【主治】感冒时邪，瘟疫疟疾，伏暑停食，霍乱吐泻，头痛腹胀，口渴心烦，脾胃不调，吞酸嗳腐，一切不服水土。

治疫清凉汤

【来源】《医方简义》卷三。

【组成】薄荷　柴胡　前胡　丹参　丹皮　川贝母　知母　橘红　黄芩（炒）　白芍　连翘心　桔梗各一钱五分

【用法】加青果二枚，竹叶十片，水煎，温服。

【主治】疫证，不拘轻重。

【加减】便秘，加大黄三钱，蜜三匙，酒少许，冲入服。

避瘟丸

【来源】《医方简义》卷三。

【别名】避瘟丹（《慈禧光绪医方选议》）。

【组成】雄黄（顶好者）一两　鬼箭羽　丹参　赤小豆各一两

【用法】上为末，炼蜜为丸，如梧桐子大。每服五丸，空腹温汤送下。

【功用】可不染瘟疫。

万寿香盒

【来源】《青囊秘传》。

【组成】桂枝二钱　五加皮二钱　排草香四钱　春花四钱　小茴香二钱　公丁香三钱　苍术二钱　粉丹皮三钱　甘松香五钱　白芷三钱　大茴香二钱　广湘黄二钱　灵草（即神护草）三钱　高良姜四钱　大山奈三钱

【用法】上为细末，做成线香，或装入芸香盒中。用时焚烧。

【功用】辟臭祛邪。

香盒方

【来源】《青囊秘传》。

【组成】连翘心一两　生大黄一两　鬼箭羽二钱五分　白芷二钱五分　苍术一钱五分　台乌药二钱五分　甘松香一钱五分　真降香五钱　真檀香五钱　山奈一钱五分　丁香二钱

【用法】上为细末。

【功用】祛秽辟邪。

【宜忌】勿受湿。

太乙救苦丹

【来源】《饲鹤亭集方》。

【组成】丹参　箭羽　饭豆各三两　藿香　大黄　升麻　桔梗　广皮　银花各一两五钱　毛姑　倍子　香附各一两五钱　茅术　麻黄　豆根　半夏　木香各七钱五分　苏叶七钱三分　滑石七钱　大戟　千金霜　细辛　川乌　雌黄　雄黄各六钱　朱砂五钱　麝香一钱五分

【用法】生晒为末，糯米粉七两为丸。开水送服。

【主治】瘟疫时症，心闷神昏，伤寒狂语，胸膈壅滞，伏暑寒热，霍乱吐泻，风瘴痧气，小儿诸惊疳痢。

【宜忌】孕妇忌之。

太乙紫金锭

【来源】《饲鹤亭集方》。

【组成】毛慈姑四两　文蛤二两　大戟三两　千金霜二两　雄黄四钱　朱砂一两　麝香四钱　丁香四钱　冰片二钱

【用法】糯米糊打成锭，每重一分。

【主治】四时疫疠，山岚瘴气，霍乱吐泻，肚腹疼痛，牙关紧急，癫狂迷乱，及小儿惊风，疔毒。

【宜忌】孕妇忌服。

许真君如意丹

【来源】《饲鹤亭集方》。

【组成】党参　茯苓　附子　肉桂　淡姜　川

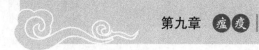

连 川乌（面煨） 川椒 槟榔 厚朴 柴胡 当
归 桔梗 紫菀 吴萸 木香 菖蒲 牙皂 巴
霜各等分

【用法】上为末，面糊为丸，辰砂为衣。每服五七
丸，随症送下。

【主治】瘟疫邪祟，鬼气客忤，岚瘴蛊毒，不服水
土，及红白痢疾，反胃噎膈，痞癖疸疟，疝气积
滞，阴阳二毒，伤寒伤风，诸般疯疾、痰疾。

纯阳正气丸

【来源】《饲鹤亭集方》。

【组成】藿香 肉桂（桂枝可代） 陈皮 半夏 公
丁香 小茴香 紫苏 云苓 制茅术 生白术各
一两 八宝红灵丹五钱

【用法】上为细末，同红灵丹研匀，用鲜花椒叶煎
浓汁泛丸，如梧桐子大，纸囊封固，收藏燥处。
每服五分，重者加倍，阴阳水送下。

【主治】时行疫疠，霍乱吐泻，绞肠腹痛。

辟邪避瘟丹

【来源】《饲鹤亭集方》。

【组成】降香 檀香各四两 箭羽 丹参 茅
术 连翘心 白芷 细辛 当归 丹皮 佩兰各
二两

【用法】生晒为末，榆粉打浆为大丸。凡遇四时不
正瘟疫流行，宜常焚烧，不致传染，岁末多烧，
可以辟邪避瘟，空室久无人住，湿毒最易害人，
此丹烧之，可以远害。

【功用】辟邪避瘟。

平阳清里汤

【来源】《湿温时疫治疗法》引《舌鉴辨正》。

【组成】生石膏六钱 生甘草六分 青子芩一钱
半 白知母三钱 小川连八分 生川柏六分

【用法】先用犀角六分，羚角一钱，煎汤代水。

【主治】急性时疫。心络郁而君火灼血，血热生
风者。

茯苓四逆加石脂汤

【来源】《医学摘粹》。

【组成】人参三钱 甘草二钱 干姜三钱 茯苓三
钱 附子三钱 石脂三钱（生研）

【用法】流水煎大半杯，温服。

【主治】寒疫太阴泄利者。

茯苓四逆加半夏汤

【来源】《医学摘粹》。

【组成】人参三钱 茯苓五钱 甘草二钱 干姜三
钱 附子三钱 半夏三钱

【用法】流水煎大半杯，温服。

【主治】寒疫，少阴厥逆吐泄者。

柴胡桂姜半夏汤

【来源】《医学摘粹》。

【组成】柴胡三钱 黄芩二钱 干姜三钱 桂枝
二钱 甘草二钱 牡蛎二钱 瓜蒌三钱 半夏三
钱 生姜三钱

【用法】流水煎大半杯，温服。

【主治】寒疫。少阳经传太阴脏，胸胁痞满，
呕吐。

马齿丹

【来源】《喉科种福》卷三。

【组成】马齿苋 白面

【用法】醋捣。厚敷颈上。

【主治】温疫红喉，颈项肿者。

元颖膏

【来源】《喉科种福》卷三。

【组成】井底泥

【用法】取之涂孕妇肚脐关元穴，干则再涂。

【功用】保胎。

【主治】孕妇瘟疫喉痛，一切火证。

避疫香粉

【来源】《鼠疫约编》。

【组成】生大黄一钱半　甘草五分　皂角一钱　丁香二钱　苍术一钱　檀香二钱　山奈一钱　甘松二钱　细辛一钱　雄黄一钱

【用法】上为末。用绸小袋，佩戴身上。

【功用】避疫。

寿字香

【来源】《千金珍秘方选》。

【组成】青蒿子五钱　贡云香一两　红枣皮五钱　广木香五钱　芸茴香一两　广草五钱　上广皮五钱　紫降香八钱　线桃草五钱　川芎五钱　淡水香一钱　净川松五钱　真苍术八钱　广锦纹五钱　当归四钱　北细辛五钱　连翘心五钱　官桂四钱　香白芷四钱

【用法】上为细末，晒干。亦可做线香，焚于室内。

【功用】辟瘟除疫解秽。

护心至宝丹

【来源】《医学衷中参西录》上册。

【组成】生石膏（捣细）一两　人参二钱　犀角二钱　羚羊角二钱　朱砂（研细）三分　牛黄（研细）一分

【用法】将前四味药共煎汤一茶盅，送服朱砂、牛黄末。

【功用】解入心之热毒。

【主治】瘟疫自肺传心，其人无故自笑，精神恍惚，言语错乱。

青盂汤

【来源】《医学衷中参西录》上册。

【组成】荷叶一个（用周遭边浮水者良，鲜者尤佳）　生石膏（捣细）一两　真羚羊角二钱（另煎，兑服）　知母六钱　蝉蜕（去足土）三钱　僵蚕二钱　金线重楼（切片）二钱　粉甘草一钱半

【用法】水煎，温服。

【主治】温疫表里俱热，头面肿疼，其肿或连项及胸；亦治阳毒发斑疹。

【方论】荷生水中，其叶边平兜，茎在中央，更有震卦仰盂之象，故能禀初阳上升之气，为诸药之舟楫，能载清火解毒之药上至头面，且其气清郁，更能解毒逐秽。金线重楼，一名蚤休，味甘而淡，其解毒之功，可仿甘草，然甘草性温，此药性凉，以解一切热毒，尤胜于甘草。羚羊角善清肝胆之火，兼清胃腑之热，其角中天生木胎，性本条达，清凉之中，大具发表之力，与石膏之辛凉，荷叶、连翘之清轻升浮者并用，大能透发温疫斑疹之毒火郁热，而头面肿处之毒火郁热，亦莫不透发消除也。僵蚕乃蚕将脱皮时病风而僵，故能为表散药之向导，而兼具表散之力，是以痘疹不出者，僵蚕能表出之，不但此也，僵蚕僵而不腐，凡人有肿痛之处，恐其变为腐烂，僵蚕又能治之，此气化相感之妙也。

【验案】

1.大头瘟　一妇人，年四十许，得大头瘟证。头面肿大疼痛，两目肿不能开，上焦烦热，心中怔忡。彼家误为疮毒，竟延疡医治疗。医者自出药末，敷头面，疼稍愈。求其出方治烦热怔忡。彼言专习外科，不管心中病。时愚应他家延请，适至其村，求为诊治。其脉洪滑有力，关前益甚。投以青盂汤，将方中石膏改用二两，煎汁两茶钟，分二次温饮下，尽剂而愈。

2.瓜瓤瘟　一人，年二十余，得温疫。三四日间头面悉肿，其肿处皮肤内含黄水，破后且溃烂，身上间有斑点，闻人言，此证名大头瘟。其溃烂之状，又似瓜瓤瘟，最不易治。惧甚，求为诊视。其脉洪滑而长，舌苔白而微黄。问其心中，惟觉烦热，嗜食凉物。遂晓之曰，此证不难治。头面之肿烂，周身之斑点，无非热毒入胃而随胃气外现之象。能放胆服生石膏，可保痊愈。遂投以青盂汤，方中石膏改用三两，知母改用八钱，煎汁一大碗，分数次温饮下。一剂病愈强半。翌日，于方中减去荷叶、蝉蜕，又服一剂痊愈。

瓜霜紫雪丹

【来源】《湿温时疫治疗法》引方省庵方。

【组成】白犀角　羚羊角　青木香　上沉香各五钱　寒水石　石膏　灵磁石　飞滑石各五两　玄参　升麻各一两六钱　飞朱砂五钱　生甘草八钱　公丁香二钱　麝香一钱二分　金箔一两　西瓜消八钱　冰片三钱

【用法】照《苏恭方》紫雪。

【主治】时疫血热生风，热深厥深，手足反冷，咽干舌燥，头颈动摇，口噤龂齿，腿脚挛急，时发瘛疭，甚或睾丸上升，宗筋下注，少腹里急，阴中拘挛，或肠燥，有似板硬，按之痛甚，弯曲难伸，冲任脉失营养，当脐上下左右按之坚硬，动跃震手，虚里穴及心房亦必动跃异常。

十全苦寒救补汤

【来源】《重订广温热论》卷二引梁玉瑜方。

【组成】生石膏八钱　青子芩六钱　生绵纹三钱　川连二钱　白犀角二钱　真朴一钱　小枳实一钱半　芒消三钱　生川柏四钱　白知母六钱

【用法】上药不拘时刻及剂数，频频急投。

【主治】瘟病。

【验案】瘟病　余于辛卯七月，道出清江浦，见船户数人，同染瘟病，浑身发臭，不省人事，就地医者，俱云不治，置之岸上，徐俟其死。余目击心悯，姑往诊视，皆口开吹气，人事不省，舌则黑苔黑瓣底。其亲人向余求救，不忍袖手，即用此方，惟生石膏加重四倍，循环急灌，一日夜连投多剂，病人陆续泻出极臭之红黑粪甚多，次日即神识稍清，舌中黑瓣亦渐退，复连服数剂，三日皆痊愈。

疏风清脑饮

【来源】《伏瘟证治实验谈》。

【组成】杭菊花三钱　荷叶三钱　淡豆豉三钱　川蒿本一钱　苏荷叶一钱半　丹皮一钱半　玄参二钱　晚蚕砂五钱　钩藤五钱　鲜银花藤七钱　葱白（连须）七支

【用法】水煎服。

【主治】伏瘟初起，恶寒发热，项强筋急，头脑疼痛剧烈，口微渴，舌尖红者。

辟疫酒

【来源】《华佗神医秘传》卷四。

【组成】大黄十五铢　白术　桂心各十八铢　桔梗　蜀椒各十五铢　乌头六铢　菝葜十二铢

【用法】上捣末，盛绛袋中，以十二月晦日中悬沉井底，令至泥。正月朔旦平晓出药，置酒中煎数沸，饮之。

【功用】预防瘟疫。

辟瘟丹

【来源】《华陀神医秘传》卷四。

【组成】雄黄　雌黄　曾青　鬼臼　真珠　丹砂　虎头骨　桔梗　白术　女青　川芎　白芷　鬼督邮　芜荑　鬼箭羽　藜芦　菖蒲　皂荚各一两

【用法】上为末，蜜丸如弹子大，绢袋盛。男左女右带之。或吞如梧桐子一丸，烧弹大一丸户内，极效。

【主治】卒中恶病及时疫。

普济解疫丹

【来源】《丁甘仁家传珍方集》。

【组成】鲜生地一两八钱（捣汁）　淡豆豉八钱　板兰根一两　天花粉四钱　金银花一两六钱　红紫草四钱　粪清（即金汁）一两　京玄参七钱　连翘一两　犀角二钱

【用法】诸药生晒为末，切忌火炒，研细，以犀角、地黄汁、粪清，和捣泛丸，切勿加蜜。每服三钱，开水送服，日二服，或用茶代。

【主治】温邪、温热、暑温、湿温，时疫，邪在气分，发热倦怠，胸闷腹胀，肢疫咽肿，斑疹身黄，颐肿口渴，溺赤便闭，吐泻疟痢，淋浊疮疡舌苔淡白，或厚腻，或干黄。

桔梗汤

【来源】《治痢捷要新书》。

【组成】黄芩　连翘　栀子　薄荷　桔梗　竹叶　甘草　大黄各等分

【用法】加灯心，水煎服。

【功用】表里两解。

【主治】感冒时疫挟热者。

太乙灵丹

【来源】《中国医学大辞典·补遗》。

【组成】丹参　赤小豆　鬼箭羽各三两　红芽大戟　锦纹大黄各二两　生香附　金银花　文蛤壳　滑石（飞）各一两　法半夏　桔梗　雌黄　山慈姑　茅术　紫苏叶　新会皮　广藿香各一两五钱　千金霜　明雄黄　川乌（制）广木香　山豆根　生麻黄　升麻各七钱五分　朱砂（飞）五钱　北细辛六钱　麝香一钱五分

【用法】上为末，神曲糊为丸，每丸重二钱，辰砂为衣，晒干，瓷瓶密贮，忌火焙。伏疫时邪初起，寒热头痛，昏迷极闷者，薄荷汤送下；霍乱吐泻，藿香汤送下；绞肠痧，阴阳水送下；赤痢，山楂（炒焦）煎汤送下；白痢，淡姜汤送下；疟疾，向东南桃枝头三个，煎汤送下；偏正头风痛，温酒送下，并磨涂两太阳穴；无名肿毒初起，温酒送下，并涂患处；中风昏倒，口眼歪斜，二便闭者，石菖蒲汤送下；胸膈痞闷，心脾有病者，淡姜汤送下；风火牙痛，酒磨涂之；筋脉拘挛，骨节疼痛，陈酒送下；妇人腹中结块，经水过期，陈酒送下；痫证，桃柳枝各七枚，煎汤送下；猪羊痫，石菖蒲汤送下；小儿百日胎毒，温汤送下；急慢惊风，钩藤汤送下；肝胀食积，山楂（炒焦）煎汤送下。此方于诸证初起时，轻者二三服，重者三四服。或用开水化服亦可。

【功用】解毒气。

【主治】一切瘟疫。

【宜忌】孕妇及有血证者忌之。

和解丸

【来源】《中国医学大辞典》。

【组成】荆芥穗　羌活　白芷　葛根各四两　川芎　天花粉　玄参　赤芍药　柴胡各三两　黄芩　连翘壳　薄荷　甘草各二两
　　《北京市中药成方选集》有桔梗、前胡。

【用法】上为细末，水泛为丸。熟汤送下。

【功用】
　　1.《北京市中药成方选集》：清热解表。
　　2.《全国中药成药处方集》（沈阳方）：辛散透表，疏风散寒。

【主治】
　　1.《中国医学大辞典》：风寒发热，四时瘟疫，头痛无汗，百节疫痛，口干舌苦，鼻流清水，咳逆。
　　2.《全国中药成药处方集》（沈阳方）：四时感冒，头痛发热，鼻流清涕，骨节疫痛，咳逆呕哕，四肢倦怠，寒热往来，口渴自汗。

【宜忌】《全国中药成药处方集》：汗出避风，忌辛辣食品。

白虎加犀角升麻汤

【来源】《温热经解》。

【组成】白虎汤加犀角一钱　升麻五分　鲜生地六钱　黑元参三钱

【主治】瘟疫，胃受邪则肌肤发赤，咽喉痛，口吐鲜血者。

阿胶甘草梨膏汤

【来源】《温热经解》。

【组成】阿胶三钱　甘草三钱（炙）梨膏五钱（冲）

【主治】温疫肺虚咳嗽。

银翘败毒汤

【来源】《温热经解》。

【组成】银花三钱　马勃一钱半　葛根二钱　牛蒡子一钱半　蝉蜕一钱　连翘二钱　石膏五钱　僵蚕二钱　板蓝根一钱半

【主治】瘟疫病，发于春，咽喉痛，吐鲜血，手足起红点者。

防毒气防瘟疫灵药

【来源】《集成良方三百种》卷中。

【组成】明雄黄　鬼箭羽　丹参　赤小豆各二两

【用法】上为极细末，炼蜜为丸，如梧桐子大，朱砂为衣。每服三五丸，空心白水送下。再用茅术二两半、白芷一两半、羌活一两半、细辛四钱、柴胡八钱、吴茱萸一两半，共为末，于香炉内随意焚烧少许，毒气自消。另用黄布作袋，装药末五钱，随身佩带，必要时置于口鼻上。

【功用】避一切毒气、瘟疫。

蠲秽散

【来源】《集成良方三百种》卷中。

【组成】苍术八钱　白芷三钱　细辛三钱　藿香五钱　降香五钱　菖蒲三钱　桔梗三钱　青木香五钱　川芎三钱　薄荷三钱　佛手五钱　真檀香四两（另研末）

【用法】上为粗末。分为五份，以五分之一加檀香末一钱和匀，以备内服，其余五分之四药末，合檀香末三两九钱，和匀燃烧。每天不拘时候，将此散一撮置于香炉内燃着，烟透入鼻，自有效验。倘遇煤熏之人，先以红灵丹等取嚏，内用白开水冲服此散三钱，即可回生。

【功用】外逐秽恶风湿之气，内除脏腑气血之浊。清醒脑、宽胸腹、助精神。

【主治】山岚瘴气，瘟疫时邪，煤熏毙命，炭气伤人。

消斑活命饮

【来源】《医方经验汇编》。

【组成】川大黄（酒炒）　黄芩（酒炒）　连翘　甘草　栀子（炒黑）　苏荷　板蓝根　青黛　西洋参（隔汤炖）　当归（酒洗）　大生地（炒）　广郁金　紫背浮萍　紫菊花（亦可用根）

【用法】水煎服。

【主治】葡萄疫。

辟瘟丹

【来源】《中药成方配本》。

【组成】麝香一两五钱　冰片一两　沉香一两五钱　公丁香二两　檀香一两五钱　降香一两五钱　麻黄三两二钱　细辛一两　天麻三两二钱　腰黄三两二钱　雌黄三两二钱　生月石三两二钱　山慈姑三两　大戟三两　五倍子三两　千金霜三两　肉桂一两　大黄四两　茅术三两二钱　鬼箭羽三两飞　朱砂六两　苏合香油一两五钱

【用法】各取净末，一并和匀，加糯米粉十一两，调浆，将苏合香油烊入，打和为块，分做一千一百三十四块，每块约干重六分；或轧片，每片约干重二分五厘。每用一块至二块（片剂二片至四片），开水化服，小儿减半。

【功用】辟秽解浊。

【主治】感寒触秽，腹痛吐泻，头晕胸闷。

【宜忌】孕妇忌服。

清瘟解毒丸

【来源】《济南市中药成方选辑》。

【组成】连翘三两　银花四两　桃仁一两　花粉二两　菊花二两　牛蒡子（炒）二两　桔梗一两五钱　桑叶二两　浙贝母二两　玄参三两　竹叶二两　甘草二两　赤芍一两　薄荷一两五钱

【用法】上为细末，炼蜜为丸，每丸重二钱。成人每服二丸，小儿酌减，温开水化服。

【功用】《中药制剂手册》：清温解表，散风清热。

【主治】

　　1.《济南市中药成方选辑》：瘟疫初起，头晕胀痛，身热恶寒，咳嗽喉痛。

　　2.《中药制剂手册》：由于温热毒盛，流行传染引起的头痛身热，四肢酸痛，小便赤黄；流行性腮腺炎。

【宜忌】孕妇忌服。戒食辛辣油腻食物。

牛黄至宝丹

【来源】《北京市中药成方选集》。

【组成】连翘十六两　银花十六两　玄参（去芦）十二两　苦桔梗十二两　黄郁金八两　黄连八两　生栀子八两　黄芩十二两　黄柏八两　薄荷四两　大黄十二两　贝母四两　木香四两　天竺黄二两　甘草十二两

【用法】上为细末，过罗，每细末十六两兑牛黄五分，冰片四钱，朱砂一两，雄黄一两，研匀，炼蜜为丸，重二钱，蜡皮封固。每服二丸，日服二次，温开水送下。

【功用】清瘟热，解毒，镇静。

【主治】瘟毒里热不解，面赤身烧，口干舌燥，目赤耳鸣，头痛眩晕，神昏谵语，大便秘结，小便赤黄。

时疫清瘟丸

【来源】《北京市中药成方选集》。

【组成】羌活五两七钱　桔梗五两七钱　川芎三两八钱　赤芍三两八钱　芥穗十二两四钱　苦梗十二两四钱　黄芩七两五钱　玄参（去芦）七两五钱　青叶七两五钱　竹叶十一两六钱　薄荷十二两四钱　连翘十八两一钱　白芷三两八钱　柴胡三两八钱　防风三两八钱　金银花十二两四钱　天花粉七两五钱　葛根七两五钱　牛蒡子（炒）十五两七钱　豆豉十二两四钱　甘草六两一钱

【用法】上为细末，每八十两细粉兑犀角粉一钱五分，牛黄二钱五分，冰片八分，共研为细粉，和匀，炼蜜为丸，重二钱五分，蜡皮封固。每服一至二丸，温开水送下。

【功用】清热透表，散瘟解毒。

【主治】感受温邪，身热头痛，周身倦怠，咽干口渴。

除瘟救苦丹

【来源】《北京市中药成方选集》。

【组成】薄荷一两　玄参（去芦）三两　花粉二两　银花三两　连翘三两　葛根一两　川芎一两五钱　黄芩一两　桔梗三两　白芷一两五钱　赤芍三两　淡竹叶二两　生地三两　甘草一两

【用法】上为细末，炼蜜为丸，重二钱。每服二丸，温开水送下，一日二次。

【功用】除瘟解毒，清热透表。

【主治】瘟疫传染，感冒风寒，憎寒壮热，骨节酸痛。

万寿香面

【来源】《全国中药成药处方集》（沈阳方）。

【组成】檀香三两　甘松　广木香　零陵香　芸香各五钱　白芷　辛夷　公丁香各三钱　山柰　大黄各二钱　香草二两　排草五钱

【用法】上为极细末。炉内燃之，利用烟气；或用纱布包裹配带之。

【功用】解瘟疫毒病，避山岚瘴气，一切恶邪味。

太平丸

【来源】《全国中药成药处方集》（沈阳方）。

【组成】胆南星　木香　细辛　羌活　硼砂　冰片　酒化蟾酥各二钱　沉香　檀香　香橼　白芷各一两　佛手二两

【用法】除冰片、蟾酥另研外，余则共碾极细末，水泛小丸。每服五分，白开水送下。

【功用】活络止痛。

【主治】风寒时疫，胃肠疼痛，四时痧胀；小儿惊痫，胸膈不开，痰迷晕厥，一切时疫。

【宜忌】忌生冷食物；孕妇忌服。

升降败毒丸

【来源】《全国中药成药处方集》（沈阳方）。

【组成】野大黄八两　姜黄　蝉退　僵蚕各四两

【用法】上为极细末，炼蜜为丸，二钱重。每服一丸，元酒二钟，调蜜一匙，冷服。病重者，三小时后如法续服。

【功用】清瘟毒，法邪热。

【主治】瘟疫斑疹，时毒发颐，毒火上升，口疮牙痛，咽肿，眼胞赤烂，翳障，花柳毒，腹满胀痛，男淋浊，女带下，小儿胎毒，二便不通等症。

【宜忌】忌发火物。孕妇忌服。

苏痧药

【来源】《全国中药成药处方集》（大同方）。

【组成】朱砂一两　明雄黄一两　零陵香五钱　麻黄一两半　公丁香二钱　茅苍术一两半　细辛二钱　猪牙皂五钱　藿香二钱　冰片一钱　薄荷三

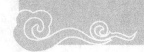

钱 蟾酥一钱一分 麝香少许

【用法】上为细末，水泛为丸，如高粱米粒大，朱砂为衣。每服七丸至十五丸。

【主治】头晕目眩，瘟疫流行，肚痛吐泻。

时令救急丹

【来源】《全国中药成药处方集》（天津方）。

【组成】藿香叶八两 香薷四两 公丁香 沉香 白芷 茅茨菇各一两 檀香二两 广木香一两五钱 木瓜三两 生神曲六两 厚朴（姜制）二两 茯苓（去皮）四两 红大戟（醋制）千金子霜各一两（上为细末，兑入）冰片三钱 麝香一钱三分 牛黄三分 薄荷冰一钱五分 明雄黄面五钱

【用法】上研细和匀，凉开水泛小丸。每斤丸药用滑石粉二两四钱、朱砂面六钱研匀，用桃胶二钱化水上衣。每次服一钱，小儿酌减，白开水送下。

【功用】清暑除疫，利湿行水，避秽排浊。

【主治】时疫传染，中暑头昏，四肢厥冷，身烧头痛，肚胀腹痛，上吐下泻，干呕恶心。

【宜忌】孕妇忌服。

英明普救丸

【来源】《全国中药成药处方集》（沈阳方）。

【别名】普救丸（原书沈阳方）、英神普救丸（原书天津方）。

【组成】明雄黄 郁金各五钱 巴豆霜四钱 乳香 没药 陈皮 木香 皂角各一钱五分 胆南星 白豆蔻各二钱 牛黄 麝香 琥珀各三分

【用法】上为细末，江米醋糊为丸，三厘重，朱砂为衣。每服四小丸，小儿减半。

【功用】

1.《全国中药成药处方集》（沈阳方）：化积开郁，解毒避疫。

2.《全国中药成药处方集》（天津方）：调胃通便，清热镇惊化痰。

【主治】

1.《全国中药成药处方集》（沈阳方）：胃脘疼痛，胀满结滞，食物不消，时行疫者。

2.《全国中药成药处方集》（天津方）：停食

停水，积聚痞块，腹大青筋，面黄肌瘦，作冷作烧，内热痰盛。

【宜忌】孕妇忌服。

救苦丹

【来源】《全国中药成药处方集》（沈阳方）。

【组成】藿香叶一两 甘草三钱 滑石二两 苏叶一两 半夏五钱 重楼一两 枳壳一两 台麝五分 茅苍术五钱 青蒿子一两半 陈皮五钱 青皮一两 明雄黄二钱 川贝母五钱 紫厚朴八钱 神曲八钱

【用法】上为细末，水泛为小丸，朱砂为衣，上光，每四丸七分重。大人每服四丸，小儿酌减，姜汤送下。

【功用】止吐泻，解瘟疫。

【主治】时疫疠气，中暑中毒，霍乱吐泻，烦闷痧胀，胸腹疼痛，宿食停饮，伤风感冒，痧疹不出，肚腹剧痛，水土不服。

【宜忌】忌食生冷硬物。

麝香透毒散

【来源】《全国中药成药处方集》（沈阳方）。

【组成】桔梗 蝉蜕 连翘 木通 甘草各一钱 全蝎 僵蚕各二钱 芥穗 防风 粉葛 牛蒡子 花粉各一钱 红花二钱 冰片 牛黄各二分 麝香三分 蟾酥二分

【用法】上为极细末。一岁以下服五厘，二岁至三岁服一分，五岁服二分，早、晚空心白水送下。

【主治】时疫斑疹，隐疹不出，毒火内攻，神昏烦躁，寒热呕吐，肌肉红肿。

避瘟丹

【来源】《慈禧光绪医方选义》。

【组成】生甘草 南苍术 北细辛 黄乳香各一两

【用法】上为细末，加红枣肉半斤为园饼，如桂圆大，放炭火上取烟熏之，可保三日无灾，一家免难。入夏加干石膏一两，入冬加朱砂五分，春、秋不加。

【功用】解毒消肿镇静。

【主治】瘟疫邪毒。

【方论】细辛、乳香皆富含挥发油，具有解毒消肿镇静之功，此药熏烟，配上生甘草解毒，苍术除湿，则瘟疫邪毒可止。

避瘟明目清上散

【来源】《慈禧光绪医方选义》。

【组成】南薄荷五钱　香白芷五钱　川大黄六钱　贯众一两二钱　大青叶一两二钱　珠兰茶一两二钱　降香四钱　明雄黄三钱（水飞）　上朱砂二钱　上梅冰片一钱

【用法】先将前九味研极细末后，兑冰片，再研至无声，闻之。

【功用】芳香避瘟，清热解毒。

【主治】风热上壅，目赤肿痛，畏光羞明。

加味解毒生脉散

【来源】《千家妙方》卷上引关幼波方。

【组成】西洋参15克（另煎兑服）　五味子10克　元参15克　生地15克　丹皮15克　天花粉15克　知母10克　黄柏10克　银花30克　麦冬30克　赤芍15克　远志12克　鲜茅根60克　川贝12克　犀角1.5克（兑服）　羚羊粉1.5克（兑服）

【用法】水煎服，每日一剂。

【功用】强心护阴，清营解毒。

【主治】毒热入营，热深厥深，气阴两伤者。

加味三仁葱豉汤

【来源】方出《蒲辅周医疗经验》，名见《千家妙方》卷上。

【组成】鲜藿香二钱　杏仁二钱　苡仁四钱　白蔻一钱　厚朴二钱　法半夏二钱　白蒺藜三钱　菊花二钱　僵蚕二钱　豆豉三钱　葱白（后下）三寸　六一散（包煎）五钱　竹叶一钱半

【功用】祛风利湿，调和三焦。

【主治】风暑湿合病（乙型脑炎）。

【验案】乙型脑炎　陈某某，女，4岁。1964年8月15日诊。发热8天，住院5天，诊为乙脑。头痛剧烈，烦躁，昏睡，汗出时体温即降，小便少，大便干，舌淡苔黄腻，脉浮滑数。由风暑湿合病，治宜祛风利湿，调和三焦。投以上方。8月17日复诊，周身有微汗，体温正常，头痛已除，大便尚干，前方去葱白、豆豉，加神曲一钱半、槟榔一钱半，调治而愈。

加减金豆解毒汤

【来源】《古今名方》引蒲辅周经验方。

【组成】金银花9克　绿豆衣　甘草　明矾各6克　陈皮　蝉蜕　僵蚕各3克

【功用】清热解毒，避疫驱邪。

【主治】瘟疫流行时，未病预防，或已感染者。

流脑合剂

【来源】《古今名方》引江西中医学院方。

【组成】生石膏　鲜生地各60克　知母　连翘各15克　大青叶30克　丹皮　黄连　黄芩各12克　赤芍　淡竹叶　桔梗　甘草各9克　水牛角120克（先煎，取汁200毫升）

【用法】先将石膏、大青叶煎汤代水，合牛角汁再煎诸药；先后煎二次，共煎药液200～400毫升，分三次服。一昼夜可连服2～4剂。

【功用】清热解毒，凉血救阴。

【主治】流行性脑脊髓膜炎，证属气血两燔者，见有高热，头痛剧烈，呕恶肢痛，颈项强直，咽痛或红肿，皮肤出血点较明显，舌绛，脉数。

十二味翼首散

【来源】《中国药典》。

【组成】翼首草100g　榜嘎75g　节裂角茴香75g　天竺黄75g　红花60g　檀香50g　安息香25g　莪大夏50g　铁棒锤叶40g　五灵脂膏50g　牛黄0.5g　麝香0.5g

【用法】上药除麝香、牛黄别研细外，其余十味粉碎成细粉，同混匀，即得。口服，每次1g，1日2次。

【功用】清热解毒，防疫。

【主治】瘟疫，流行性感冒，乙型脑炎，痢疾，热病发烧等症。

【宜忌】孕妇忌服。

八味锡类散

【来源】《部颁标准》。

【组成】西瓜霜 6g　寒水石 9g　牛黄 2.4g　珍珠（豆腐炙）9g　青黛 18g　硼砂 6g　硇砂（炙）6g　冰片 1.5g

【用法】制成散剂，每瓶装 1g，密封。取药粉适量，吹撒患处或灌肠。

【功用】清热解毒，消肿止痛。

【主治】内有蕴热，外感时邪引起的瘟疫白喉，咽喉肿痛，喉闭乳蛾，兼治结肠溃疡。

八宝玉枢丸

【来源】《部颁标准》。

【组成】麝香 70g　冰片 50g　毛慈姑 300g　千金子霜 200g　五倍子 200g　朱砂 150g　雄黄 150g　红大戟（醋制）50g　牛黄 20g　珍珠 20g　琥珀 50g　寒食面 400g

【用法】水泛为丸，每袋装 0.6g，密闭，防潮。温开水送服，每次 0.6g，1 日 1 次，小儿酌减。

【功用】清瘟解毒，开窍辟秽。

【主治】时疫传染，伤寒郁热，烦乱狂言，胸膈滞寒，山岚瘴气。

【宜忌】孕妇忌服。

时疫清瘟丸

【来源】《部颁标准》。

【组成】羌活 68.2g　白芷 45.6g　荆芥穗 148.8g　防风 45.6g　淡豆豉 148.8g　川芎 45.6g　薄荷 148.8g　赤芍 45.6g　葛根 90g　金银花 148.8g　连翘 217.2g　牛蒡子（炒）188.4g　蓼大青叶 90g　黄芩 90g　淡竹叶 139.2g　天花粉 90g　桔梗 217.2g　柴胡 45.6g　玄参 90g　甘草 73.2g　水牛

角浓缩粉 8.2g　牛黄 6.8g　冰片 21.8g

【用法】制成大蜜丸，每丸重 9g，密闭，防潮。鲜芦根煎汤或温开水送服，每次 1～2 丸，1 日 2～3 次。

【功用】清热透表，散瘟解毒。

【主治】外感时疫瘟邪引起的头疼身痛，恶寒发热，四肢倦怠，喉痛咽干，痄腮红肿。

【宜忌】忌食油腻食物。

解暑片

【来源】《部颁标准》。

【组成】麝香 15g　雄黄 32g　朱砂 60g　雌黄 32g　冰片 10g　大黄 40g　苍术（麸炒）32g　肉桂 10g　天麻 32g　山慈菇 30g　沉香 15g　丁香 20g　硼砂 32g　苏合香 15g　红大戟 30g　五倍子（去毛、垢）30g　细辛 10g　檀香 15g　千金子霜 30g　降香 15g　鬼箭羽 30g　麻黄 32g

【用法】制成片剂，每片重 0.22g，密封。温开水化服，每次 8 片，1 日 2 次。

【功用】辟秽开窍，止吐止泻。

【主治】时行痧疫，头胀眼花，胸闷作恶，腹痛吐泻，手足厥冷，或受山岚瘴气，水土不服。

【宜忌】孕妇忌服。

辟瘟片

【来源】《部颁标准》。

【组成】麝香 45g　冰片 30g　丁香 60g　沉香 45g　硼砂（炒）96g　檀香 45g　降香 45g　麻黄 96g　细辛 30g　天麻 96g　雄黄 96g　山慈姑 90g　大戟 90g　五倍子（去毛漂）90g　肉桂 30g　大黄 120g　千金子霜 90g　苍术 96g　鬼箭羽 90g　苏合香油 45g　朱砂 180g　雌黄 96g

【处方】制成片剂，密闭，防潮。本品为急救药，需要时口服 2～4 片，小儿酌减。

【功用】辟秽解浊。

【主治】感寒触秽，腹痛吐泻，头晕胸闷。

二、瘟疫头痛

瘟疫头痛，瘟疫症状之一，多因热蒸于上部或中焦邪犯上焦所致，当视头痛部位、性质及伴见症状辨别以治。初起头痛，脑后、巅顶、目珠略甚，舌苔白而发热者，太阳头痛也；额颅胀痛，目痛，鼻孔干，舌苔白而微黄，烦热而渴者，阳明头痛也；两额角痛，眉棱骨痛，寒热往来，口苦咽干，舌苔中黄边白，或中段黄，尖上白，少阳头痛也。瘟疫头痛，专见一经证者少，杂见二三经证者多，是故又不可拘泥于一经。

来苏散

【来源】《太平惠民和济局方》卷二（续添诸局经验秘方）。

【组成】柴胡（去芦）甘草（炙）干姜各二两 肉桂（去粗皮，不见火）桔梗 防风 荆芥穗 五加皮各一两 芍药半两 麻黄（去节）陈皮（去白）各一两半 黄耆（蜜水浸一宿，炙）一分

【用法】上为细末。每服二钱，水一盏，加生姜三片，同煎八分，不拘时候热服。

【功用】常服和顺三焦，辟瘴气，进饮食。

【主治】四时瘟疫、伤寒，身体壮热，头痛憎寒，项脊拘急，浑身疼痛，烦渴闷乱，大小便涩，嗜卧少力，全不思饮食；及诸气疾，五劳七伤，山岚瘴疟，寒热往来。

麻黄散

【来源】《普济方》卷一五二引《护命》。

【组成】麻黄（去根）三分 牡丹皮（去心）桔梗 羌活 独活 细辛 荆芥穗各一两

【用法】上为细末。每服五钱，用水一碗，加椒五十粒，茶末半钱，煎取浓汁调下药末，不拘时候，和滓吃。厚盖衣被发大汗，一服安效。

【功用】发汗。

【主治】疫毒在表。热病疫毒病一日两日，头痛壮热，浑身发热如火，眼目昏眩，项背强急，脉浮数。

山茵陈散

【来源】《圣济总录》卷二十二。

【组成】山茵陈四两 苍术（米泔浸一宿，去皮，作片，炒）三两 麻黄（去根节煎，掠去沫，焙）一两 石膏（碎研）一两

【用法】上为散。每服二钱匕，热葱茶清调下。连并三服，衣覆取汗。

【主治】时行身热头痛，四肢酸痛。

石膏汤

【来源】《圣济总录》卷二十二。

【组成】石膏（碎）一两 葛根（锉）三分 芍药 贝母（去心）百合 升麻各半两 栀子仁 甘草（炙）各一分

【用法】上为粗末。每服三钱匕，水一盏半，加豆豉五十粒，葱白三寸，同煎至一盏，去滓温服。

【主治】时行疫疠病，壮热头痛，唇干。

麻黄汤

【来源】《圣济总录》卷二十二。

【组成】麻黄（去根节）葛根（锉）各一两 黄芩（去黑心）栀子仁 芍药 杏仁（去皮尖双仁，炒）各三分

【用法】上为粗末。每服三钱匕，以水一盏，加豉五十粒，同煎至七分，去滓温服。

【主治】时行疫疠，头痛体热渴燥，骨节疼痛。

葱豉汤

【来源】《圣济总录》卷二十二。

【组成】葱白二茎（细切）豉一合 蜀椒四十九粒（去目并闭口，炒出汗）

【用法】上为粗末。以水三盏，煎至二盏，去滓，顿热服。汗出愈，未愈更煎服。

【主治】

1.《圣济总录》：疫疠病始得之，头疼壮热。

2.《普济方》：妊娠七月，伤寒壮热，赤斑变为黑斑，溺血。

升麻葛根汤

【来源】《鸡峰普济方》卷二十四。

【组成】干姜 升麻 芍药 甘草 葛根各等分

【用法】上为粗末。每服四钱，水一盏半，煎至一盏，不拘时候，温服。

【主治】伤寒、瘟疫，风热头痛，肢体痛，疮疹已发未发。

神术散

【来源】《杨氏家藏方》卷三。

【组成】苍术五两（米泔浸一宿） 藁本（去土） 香白芷 羌活（去芦头） 细辛（去叶土） 甘草（炙） 川芎各一两

【用法】上为细末。每服三钱，水一盏，加生姜三片，葱白三寸，同煎至七分，温服，不拘时候；微觉伤风鼻塞，只用葱茶调下。

本方改为汤剂，名"神术汤"（《张氏医通》卷十三）；改为丸剂，名"神术丸"（《中国医学大辞典》）。

【主治】

1.《杨氏家藏方》：四时瘟疫，头痛项强，发热憎寒，身体疼痛；及伤风鼻塞声重，咳嗽头昏。

2.《张氏医通》：风木之邪，内干湿土，泄利下血，色清稀。

【方论】《张氏医通》：风能胜湿，苍术专主木邪乘土，故能治内外诸邪；风木之邪内干土脏，故用羌、藁、芷、辛等风药，兼川芎以引入血分，甘草以调和胃气，胃气散布有权，泄利下血自止。盖汗即血之液，夺其汗则血中之湿热邪气悉从外泄，而无内滞之患矣。

顺解散

【来源】《普济方》卷一五一引《杨氏家藏方》。

【组成】苍术 麻黄（去节）各等分

【用法】上锉。每服二钱，以水一盏，加葱白、生姜煎，温服。

【主治】伤寒瘟疫，身体壮热，头疼项强，四肢烦疼，恶风无汗。

加减香苏饮

【来源】《普济方》卷一五一引《卫生家宝》。

【组成】香附子一两（炒，去毛） 陈皮半两（浸，去瓤） 甘草三分（炙） 紫苏一两（去梗） 麻黄一两（去节） 苍术半两（清水泔浸三宿，去皮） 桔梗一分（去芦头）

【用法】上为粗末。每服四钱，水一盏，煎至七分，去滓温服，不拘时候。

【主治】时气瘟疫，四时伤寒，头痛壮热，恶风无汗。

加减升麻汤

【来源】《永类钤方》卷十一。

【组成】升麻 粉葛 白芍 桔梗 羌活 甘草各等分

【用法】加生姜，水煎服。

【主治】大人、小儿伤风寒温疫，头痛寒热，斑疮未发，疑似之间。

神术散

【来源】《医学正传》卷二引罗太无方。

【别名】太无神术散（《医方考》卷一）。

【组成】陈皮二钱 苍术 厚朴各一钱 甘草 藿香 石菖蒲各一钱五分

【用法】上细切，作一服。加生姜三片，大枣一枚，水一盏半，煎至一盏，去滓温服。

【主治】山岚瘴气，四时瘟疫，头痛项强，憎寒壮热，身痛者。

【方论】

1.《医方考》：是方也，用苍术之燥，以克制其瘴雾之邪；用厚朴之苦，以平其敦阜之气；菖蒲，辛香物也，能匡正而辟邪；甘草、陈皮，调脾物也，能补中而泄气。太无此方，但用理脾之剂，而解瘴毒之妙自在其中。

2.《医方集解》：苍术辛烈，升阳辟恶，燥湿解郁；厚朴苦温，除湿散满，化食厚肠；陈皮理气，通利三焦；甘草和中，匡正脾土。此即平胃散，而重用陈皮为君者也。盖人之一身，以胃气为主，胃气强盛，则客邪不能入，故治外邪必以强胃为先也。加藿香、菖蒲，取其辛香通窍，亦能辟邪而益胃也。

【加减】去菖蒲，加香附一钱，名神术散气散。

散瘟汤

【来源】《辨证录》卷十。

【组成】荆芥三钱　石膏五钱　玄参一两　天花粉三钱　生甘草一钱　黄芩二钱　陈皮一钱　麦芽二钱　神曲三钱　茯苓五钱

【用法】水煎服。一剂病轻，二剂病又轻，三剂全愈。

【功用】泻肺胃之火。

【主治】瘟疫。症见头痛眩晕，胸膈膨胀，口吐黄痰，鼻流浊水，或身发红斑，或发如焦黑，或呕涎如红血，或腹大如圆箕，或舌烂头大，或胁痛心疼，种种不一，属火毒内郁者。

普济丹

【来源】《仙拈集》卷一。

【组成】生熟大黄　姜蚕各三两

【用法】上为末，生姜汁糊丸，重一钱。大人一丸，小儿半丸，井花水送下。

【主治】一切瘟疫，发热头痛，疟痢。

椿皮煎

【来源】《松峰说疫》卷五。

【组成】生椿皮一升（切）

【用法】上以水二升半煎，每服八合。

【主治】瘟疫头痛，壮热初得二三日者。

菩提救苦丸

【来源】《应验简便良方》卷下。

【组成】紫苏叶二钱　天花粉一钱　玄参一钱　赤芍二钱　香附米二钱　川芎二钱　川朴二钱　生地二钱　防风二钱　羌活二钱　陈皮二钱　甘草二钱　粉甘葛二钱　黄芩二钱　苍术二钱　白芷二钱　细辛一钱　真蟾蜍一钱　麝香八分

【用法】上为极细末，用绢筛，用青荷叶并梗同煎，为丸，每丸约重二钱五分。每服大人一丸，小儿半丸。内伤饮食，外感风寒，俱用神曲汤送下；余皆生姜汤或开水调服并渣一同服下，惟暑勿用姜汤调服。

【主治】春夏感冒风寒时症，以及瘟疫暑湿，头痛口渴，身热目胀，筋骨疼痛，恶心怯寒，脉象洪数。

四味土木香散

【来源】《中国药典》。

【组成】土木香200克　苦参（去粗皮）200克　珍珠杆（去粗皮心）100克　山奈50克

【用法】上为粗末，过筛混匀，即得。每服2.5～3.6克，水煎服，1日2～3次。

【功用】清瘟解表。

【主治】瘟病初期，发冷发热，头痛咳嗽，咽喉肿痛，胸胁作痛。

三、瘟疫太阳病

瘟疫太阳病，即瘟疫表证，是以张仲景六经名之者。伤寒太阳病，恶寒发热，头身疼痛，无汗脉浮。如发热而渴，不恶寒者，为温病。虽然瘟疫来势凶猛，但其初起或许可见表证特征，此时仍当疏散发表为主。

浮萍汤

【来源】《四圣悬枢》卷二。

【别名】青萍汤。

【组成】浮萍三钱　丹皮三钱　芍药三钱　甘草三钱（炙）　生姜三钱　大枣三枚（擘）

【用法】流水煎大半杯，热服。覆衣取汗。

【主治】太阳温疫，发热头痛。

【方论】温疫得之中风，亦是桂枝汤证，但发于春夏之月，但热无寒，不宜桂枝辛温，故以浮萍泄卫气之闭，丹皮、芍药泄荣血之郁也。

浮萍石膏汤

【来源】《四圣悬枢》卷二。

【别名】青萍石膏汤（原书卷四）。

【组成】浮萍三钱　石膏三钱　杏仁三钱　甘草二钱（炙）　生姜三钱　大枣三枚（擘）

【用法】流水煎大半杯，热服。覆衣取汗。

【主治】温疫身痛，脉浮紧，烦躁喘促，无汗者；疫疹初起，太阳证之重者。

紫苏石膏地黄汤

【来源】《四圣悬枢》卷二。

【组成】苏叶三钱　桂枝三钱　杏仁三钱　甘草三钱　石膏三钱　生地三钱　麦冬三钱　丹皮三钱　生姜三钱　大枣三枚（擘）

【用法】流水煎大半杯，热服。覆衣取汗。

【主治】寒疫，太阳经病不解，血升鼻衄者。

苏羌饮

【来源】《松峰说疫》卷二。

【组成】紫苏三钱　羌活二钱　防风一钱　陈皮一钱　淡豉二钱　葱白数段
　　　本方组成，据原书方论当有生姜。

【用法】水煎服，不应再服。初觉，速服必愈，迟则生变。

【主治】四时寒疫，头痛身痛，身热脊强，恶寒拘急，无汗，或则往来寒热，气壅痰喘，咳嗽胸痛，鼻塞声重，涕唾稠粘，咽痛齿痛。

【加减】如兼阳明症者，加白芷一钱；兼食积者，加炒麦芽、神曲各一钱；肉积者，加山楂一钱；风痰气壅，涕唾稠粘，加前胡一二钱；咳嗽喘急，加杏仁一钱（泡，去皮尖，研）；心腹膨胀，加姜炒厚朴一钱；胸臆闷塞，加炒枳壳五六分；呕逆恶心，酌加藿香、制半夏、生姜一钱；年高者、虚怯者，加人参一钱；阴虚血虚者，加熟地三钱，当归一钱；脾虚者、中气不足者，加参、术各一钱。

【方论】此足太阳药也。紫苏温中达表，解散风寒；羌活直入本经，治太阳诸症；淡豉解肌发汗，兼治疫疠；防风能防御外风，随所引而至；陈皮利气而寒郁易解；姜可驱邪，葱能发汗，辅佐诸药，以成厥功。四时风寒，皆能治疗，甚毋以药味平浅而忽之，惟不治瘟疫。

四、瘟疫阳明经证

　　瘟疫阳明经证，是以张仲景六经名之者，以身大热，大汗出，大烦渴，脉洪大为主要特征，治以白虎汤清热益阴。《医学心悟》所载阳明本经证，"阳明经病，目痛，鼻干，唇焦，漱水有欲咽，脉长"，治以葛根汤。

浮萍葛根汤

【来源】《四圣悬枢》卷二。

【组成】浮萍三钱　葛根三钱　石膏三钱　玄参三钱　甘草三钱　芍药三钱

【用法】流水煎大半杯，热服。

【主治】温疫，阳明经证，目痛鼻干，烦躁不卧者。

浮萍葛根半夏汤

【来源】《四圣悬枢》卷二。

【别名】青萍葛根半夏汤（《医学金针》卷八）。

【组成】浮萍三钱　葛根三钱　石膏三钱　元参三钱　芍药三钱　半夏三钱　生姜三钱　甘草二钱

【用法】流水煎大半杯，热服。

【主治】温疫，阳明经证，呕吐者。

浮萍葛根汤

【来源】《治疫全书》卷五。

【组成】浮萍三钱　葛根二钱　石膏（煅）二钱　元参二钱　生姜三钱　甘草一钱

【用法】流水煎大半杯，热服。

【主治】瘟疫，阳明经证，目痛鼻干，烦渴不眠。

五、瘟疫发狂

瘟疫发狂，是温疫病过程中出现以精神亢奋、狂躁不安、喧扰不宁，打人毁物，动而多怒为特征的一类精神失常的病情，《广瘟疫论》："时疫临解，有忽手舞足蹈，跳床投榻而后作汗者，最为骇人。然须验其是否作汗，作汗之脉浮而缓；脉若浮洪、浮数、浮滑、浮散，虽有汗，亦为发狂，非作汗也"。临床辨治当需辅以安定之味为要。

芒消以通之。

铁胆饮

【来源】《治疫全书》卷五。

【组成】铁粉一两　胆草五钱

【用法】上为末。每服二钱，小儿五分，磨刀水调服。

【主治】阳毒在脏，谵妄狂走。

黄雪膏

【来源】《松峰说疫》卷二。

【组成】大黄不拘多少（炒黄）

【用法】上为末，雪水熬如膏。冷水和服。

【主治】瘟疫发狂，发黄。

岐伯清胃饮

【来源】《慈航集》卷下。

【组成】元参一两　花粉三钱　炒枳壳二钱　生甘草八分　云苓五钱　葛根三钱　知母三钱

【用法】水煎服。

【功用】化滞，清阳明。

【主治】瘟疫毒火尽入阳明，胃热极重。初病发热，口渴烦躁，发狂，妄言妄语，目不识人。

【加减】如火盛热重者，加川连五分，犀角一钱五分。

抽薪饮

【来源】《景岳全书》卷五十一。

【组成】黄芩　石斛　木通　栀子（炒）　黄柏各一二钱　枳壳一钱半　泽泻一钱半　细甘草三分

【用法】水一钟半，煎七分，食远温服。内热甚者，冷服更佳。

【主治】

1.《景岳全书》：火炽盛而不宜补者。
2.《竹林女科》：孕妇外感发热。
3.《松峰说疫》：瘟疫发狂。
4.《医钞类编》：胃火发狂。

【加减】如热在经络、肌肤者，加连翘、天花粉以解之；热在血分、大小肠者，加槐蕊、黄连以清之；热在阳明头面，或躁烦便实者，加生石膏以降之；热在下焦，小水痛涩者，加草龙胆、车前以利之；热在阴分，津液不足者，加门冬、生地、芍药之类以滋之；热在肠胃，实结者，加大黄、

六、瘟疫发斑

瘟疫发斑，又名温毒发斑、时疫发斑、时气发斑，是指疫毒弥漫营卫、三焦，气血燔灼而引发的肢体发斑。如斑色红活的，热毒较轻，紫暗的为热毒重，黑色的为热毒极重。临床辨治，当辅以凉血散瘀。

加味败毒散

【来源】《医学正传》卷二。
【组成】羌活 独活 前胡 柴胡 川归 川芎 枳壳 桔梗 茯苓 人参各五分 甘草 薄荷各二分半 白术 防风 荆芥 苍术 芍药 生地黄各五分
【用法】上切细，作一服。加生姜三片，大枣二枚，水煎服。
【主治】瘟疫及瘾疹等证或因虚而感冒风湿以致发斑者。

犀角饮

【来源】《医学集成》卷二。
【组成】犀角 大力 赤芍 生地 荆芥 防风
【主治】锦霞瘟。浑身斑疹，痛痒非常。
【加减】渴，加石膏、粉葛。

玉泉散

【来源】《景岳全书》卷五十一。
【别名】一六甘露散（原书同卷）、六一甘露散（《会约医镜》卷十二）、玉泉煎、一六甘露饮（《医部全录》卷二三七）。
【组成】石膏六两（生用） 粉甘草一两 加朱砂三钱亦妙
【用法】上为极细末。每服一二三钱，新汲水或热汤、或人参汤调下。
【主治】阳明内热烦渴，头痛，二便秘结，温疫斑黄及热痰喘嗽。

托里举斑汤

【来源】《瘟疫论》卷上。
【组成】白芍 当归各一钱 升麻五分 白芷 柴胡各七分 川山甲二钱（炙黄）
【用法】生姜为引，水煎服。
【功用】《瘟疫论评注》：扶正达邪，宣透斑疹。
【主治】瘟疫发斑复大下，中气不振，斑毒内陷。
【加减】循衣摸床，撮空理线，脉渐微者，加人参一钱。
【方论】《医钞类编》松峰按：此方系专为下启中气不振，斑毒内陷者设，故用归、芍托里；升、柴、白芷以举斑；山甲以走窜经络，则卫气疏畅，而斑可渐出矣。

参麦黄连汤

【来源】《疫疹一得》卷下。
【组成】人参五分 麦冬三钱 川连四分 生枣仁五钱 石菖蒲一钱 甘草五分
【主治】疫疹邪热未尽，伏于心包络，终日昏昏不醒，或错语呻吟者。

玄参化毒饮

【来源】《慈航集》卷下。
【组成】玄参八钱 麦冬五钱（去心） 桔梗三钱 生甘草一钱五分 连翘一钱五分（去心） 升麻一钱五分 荆芥穗一钱五分 白僵蚕三钱（炒）
【功用】解斑疹毒热。
【主治】瘟疫斑疹之毒俱已发透。
【加减】心烦，加竹叶五十片，灯心五分为引；热重口渴，斑疹尽透，加生石膏五钱，知母三钱；咽喉痛，加牛蒡子三钱；烦躁，加犀角一钱五分，川连五分；腮颊肿，加马勃五分，靛根三钱，大贝母一钱五分；如有伏风恶寒，加羌活八分，葛根二钱，薄荷六分。

五圣丹

【来源】《鸡鸣录》卷十引韩氏方。

【组成】火消三分　冰片　麝香　雄精各一钱　九制炉甘石一钱

【用法】上为细末。以竹挖耳点药于大眼角内，一日一二次，男左女右。

【主治】毒蛇、猘犬伤，及痧证闷死，时疫发斑不出。

【宜忌】蛇伤者，忌食赤豆百日；猘犬伤者，忌食羊肉发物，伤处均不必用药，分别以米泔水、糯米饮洗之。

和血败毒汤

【来源】《揣摩有得集》。

【组成】泽兰叶三钱　当归二钱　赤芍一钱　青皮一钱　降香一钱　秦艽一钱　骨皮一钱　人中黄一钱半　紫草茸一钱　僵蚕一钱半　连翘一钱　蝉退一钱半　白芷五分　生草一钱

【用法】三春柳一撮为引。

【功用】和血败毒。

【主治】一切瘟疫、斑疹，邪热入于血分者。

育婴金丹

【来源】《全国中药成药处方集》（沈阳方）。

【别名】育婴丹。

【组成】连翘　金银花各四钱　荆芥穗三钱　犀角　薄荷　桔梗各二钱　前胡一钱　兰根二钱　牛蒡（炒）僵蚕　甘草　生地　竹叶　赤芍各二钱　芦根　木通　羚羊角各三钱

【用法】上为极细末，炼蜜为丸，三分五厘重，蜡皮封固。周岁以内小儿每服半丸；二至三岁者服一丸，白开水送下。

【功用】清瘟疹，解毒热。

【主治】瘟毒斑疹，欲出不透，咳嗽喘息，喉痛发热，呕吐头疼。

【宜忌】忌辛辣物。

真犀丹

【来源】《全国中药成药处方集》（沈阳方）。

【组成】乌犀角二钱　石菖蒲　黄芩　生地黄各三钱　银花　连翘各五钱　板蓝根　香豆豉玄参　花粉各三钱　紫草二钱

【用法】上为极细末，再以香豆豉煮烂为丸，每丸二钱重。每服一丸，小儿减半，白开水化下。

【功用】清热，解毒，强心。

【主治】四时疫病，发斑发疹，咽喉肿痛，昏狂谵语，全身倦怠，一切暑热之症。

【宜忌】孕妇忌服。

七、瘟疫神昏

瘟疫神昏，是指瘟疫病程中出现神志异常、谵妄、昏蒙的病情，是温病常见的急危重症之一。清《温病条辨》中，关于神昏的论述甚详："火能令人昏，水能令人清，神昏谵语，水不足而火有余，又有秽浊也"，"热多神狂，谵语烦渴"。明确指出温病神昏的成因主要是火，也与秽浊和水不足有关。治疗首当开窍以治其标。

龙肤散

【来源】《普济方》卷三六八。

【组成】天南星（牛胆制者）八钱　雄黄　甘草各半钱　天竺黄二钱　朱砂　麝香各一钱

【用法】上为末。每服一字，薄荷汤调下；中暑烦闷，雪水调下。

【主治】小儿伤寒瘟疫，身热昏睡气粗，风热痰实壅嗽，惊风潮搐，中暑冒闷。

清燥养荣汤

【来源】《医学集成》卷二。

【组成】生地 当归 白芍 知母 花粉 陈皮 甘草 朱砂（冲） 灯心

【主治】瘟疫下后，神昏谵语。

玄参解毒饮

【来源】《慈航集》卷下。

【组成】玄参一两 麦冬八钱 生甘草二钱 花粉三钱 天冬五钱 冬瓜子三钱

【用法】竹叶一百片、灯心一钱为引。

【主治】瘟疫专表失里，邪毒入心，内毒化火，舌如镜面，光赤无苔，其脉坚，人事昏沉，面赤。

八、瘟疫蓄血

瘟疫蓄血，是指温疫病过程中出现的血热搏结，留于经络，溢于肠胃的病情。《瘟疫论》："大小便蓄血，便血，不论伤寒时疫，盖因失下，邪热久羁，无由以泄，血为热搏，留于经络，败为紫血，溢于肠胃，腐为黑血，便色如漆，大便反易者，虽结粪得瘀而润下，结粪虽行，真元已败，多至危殆。其有喜忘如狂者，此胃热波及于血分，血乃心之属，血中留火延蔓心家"。临床表现多有昼夜发热，日晡益甚，小腹硬满，大便色如漆，喜忘如狂，或见发黄等。本病治疗当随病程而变。

余焰尚存者。

二仁绛覆汤

【来源】《重订通俗伤寒论》。

【组成】光桃仁七粒 柏子仁二钱 归须 真新绛各钱半 旋覆花三钱（包煎） 青葱管五寸（冲）

【用法】以上方调下七厘散。

【功用】活血消瘀。

【主治】温热伏邪挟瘀，瘀血不从呕泄而出，致变呃逆，甚发血厥。

桃仁承气汤

【来源】《瘟疫论》卷上。

【组成】大黄四钱 芒消二钱 桃仁十八粒 当归二钱 芍药二钱 丹皮二钱

【用法】水煎服。

【主治】蓄血证。

犀角地黄汤

【来源】《瘟疫论》卷上。

【组成】地黄一两 白芍二钱 犀角二钱（镑碎）

【用法】先将地黄温水润透，铜刀切作片，石臼内捣烂，再加水调糊，绞汁听用；其滓入药同煎，药成去滓，入前汁合服。

【主治】蓄血证，服桃仁承气汤后，而出血过多，

生地黄汤

【来源】《松峰说疫》卷二。

【组成】生地二三钱 干漆一钱（炒烟尽） 生藕汁一小盅（如无以大蓟一二钱代之） 蓝叶钱半 大黄一二钱（生、熟酌用） 桃仁一钱（去皮，研） 归尾二钱（酒洗） 红花六分（酒洗）

【用法】水与藕汁同煎服。

【主治】蓄血。

【方论】抵当汤、丸，今总难用，以此代之，甚觉和平。原方水蛭、虻虫今改用归尾、红花。蓄血有上中下之殊，上焦胸中手不可近而痛者，犀角地黄汤；中脘手不可近，桃仁承气；脐下小腹手不可近，抵当嫌峻猛，此汤主之，或再加枳实、苏木，用者酌之。

九、瘟疫余热不退

瘟疫余热不退,是指瘟疫后期,邪气留恋,热势低微,但伴烦渴,四肢无力,不能饮食等正气伤损的病情。治疗多在清解余热之时兼顾养阴增液。

柴胡养荣汤

【来源】《寒温条辨》卷五。

【组成】柴胡三钱　黄芩二钱　陈皮一钱　甘草一钱　当归二钱　白芍一钱五分　生地三钱　知母二钱　花粉二钱　蝉蜕(全)十个　白僵蚕(酒炒)三钱　大枣二枚

【用法】水煎,温服。

【主治】温病阴枯血燥,邪热不退。

柴胡清燥汤

【来源】《寒温条辨》卷五。

【组成】柴胡三钱　黄芩二钱　陈皮一钱　甘草一钱　知母二钱　花粉二钱　蝉蜕(全)十个　白僵蚕(酒炒)三钱　大枣二枚

【用法】水煎,温服。

【主治】温病数下后余热未尽,邪与卫搏,热不能顿除。

牛桑饮

【来源】《松峰说疫》卷五。

【组成】牛蒡根(生捣汁)五六合

【用法】空腹分二次服,服讫,取桑叶(无叶用枝)一大把炙黄,水一升,煮五六合服,暖覆取汗。

【主治】瘟疫,余热不退,烦渴,四肢无力,不能饮食。

养液通痹汤

【来源】《伏瘟证治》。

【组成】苏薄荷一钱半　杭菊花三钱　冬桑叶三钱　荷叶三钱　鲜生地五钱　鲜石斛一钱半　麦冬四钱　金银花四钱　京玄参三钱　原蚕砂三钱　米仁六钱　萆薢三钱　秦艽一钱半

【主治】伏瘟终后期,心神清醒后,身热未清,口渴舌燥,头痛甚剧,项筋疼胀,身不转侧,去汗,但头汗出,左关脉弦数者。

【加减】大便不通者,麦冬、玄参、银花可各加至五六钱。

益卫养荣汤

【来源】《伏温症治》。

【组成】鲜生地四钱　麦冬六钱　天冬三钱　金石斛三钱　杭菊花三钱　金银花三钱　薏苡仁六钱　桑寄生三钱　冬桑叶三钱　玄参三钱

【功用】清肺益卫,滋液养荣。

【主治】伏温证后期,身微热,口微渴,头项微痛,四肢痿废,不能起坐,脉数而微弱者。

【加减】筋骨疼痛者,加萆薢、秦艽、通草;手指蠕动者,加钩藤;臂痛者,加嫩桑枝一尺。

十、大头瘟

大头瘟,又名虾蟆瘟,是指感受风热时毒所致以头面焮赤肿大为特征的急性外感热病,多发生于冬春两季。由于其发病较急,初起见憎寒发热外,并有头面红肿疼痛的表现,有一定的传染性和流行性,故名之"大头瘟"。《景岳全书》:"大头瘟者,以天行邪毒客于三阳之经,所以憎寒发热，头目颈项或咽喉俱肿，甚至腮面红赤，肩背斑肿，状如虾蟆，故又名为虾蟆瘟。"

本病乃风热时毒入侵所致。冬季应寒反暖，春月温暖多风，如恰适人体正气不足，风热时毒自口鼻侵入，先犯于卫，故有短暂的憎寒发热；继而入气分，肺胃热毒蒸迫，出现壮热烦渴，口渴引饮，咽喉疼痛等里热炽盛的临床表现。《诸病源候论》："肿之生也，皆由风邪、寒热、毒气客于脉络，使血涩不通，壅结皆成肿也。"偶见邪毒内陷营血，或犯手足厥阴经，出现神昏惊厥，或耗血动血者。

本病治疗，总以清热解毒为基本原则。初起卫分症状表现短暂，或起病即呈卫气同病，故本病初起治疗不宜单行解表，一般应卫气同治，即透表清热，解毒消肿，并佐以疏畅气血，既免凉遏之弊，又可助邪毒疏散。此外，可配合清热解毒，行瘀止痛之外敷方，以增强内服药之功效。

郁金散

【来源】《太平圣惠方》卷六十四。

【组成】郁金半两　赤小豆一合　甜葶苈半两　伏龙肝二两　川芒消半两　川大黄半两（生）

【用法】上为末。以鸡子白并蜜少许，调令稀稠得所，涂之，干即更涂。

【主治】游肿攻头面，焮肿赤热疼痛。

败毒散

【来源】《仙拈集》卷二引《全生》。

【组成】石膏（煅）　寒水石（煅）各一两　花粉　白芷各五钱　紫河车草三钱

【用法】上为末。每服七钱，老酒服至醉为妙。

【主治】喉以上肿痛，头大如斗，面合眼缝。

黑白散

【别名】黑白丹（《证治要诀类方》）、白花蛇散（《本草纲目》）。

【来源】《洁古家珍》。

【组成】黑乌蛇（酒浸）　白花蛇（去头尾，酒浸）　雄黄二分　大黄（煨）半两

【用法】上为极细末。每服一二钱，白汤调下，不拘时候。

【主治】

1.《洁古家珍》：大头病。

2.《证治要诀类方》：瘰疬。

托里消毒散

【来源】《陈氏小儿痘疹方论》。

【别名】消毒托里散（《医学六要》卷四）、托里消毒饮（《东医宝鉴·杂病篇》卷七）。

【组成】人参　黄耆（炒）　当归（酒洗）　川芎　芍药（炒）　白术（炒）　陈皮　茯苓各一钱　金银花　连翘　白芷各七分　甘草五分

【用法】每服三五钱，水煎服。

【功用】《外科枢要》：消肿，溃脓，生肌。

【主治】

1.《陈氏小儿痘疹方论》：痘毒气血虚弱，不能起发、腐溃、收敛，或发寒热，肌肉不生。

2.《济阴纲目》：大头瘟。

普济消毒饮子

【来源】《东垣试效方》卷九。

【别名】普济消毒散（《瘟疫论》卷二）、普济消毒饮（《医方集解》）。

【组成】黄芩　黄连各半两　人参三钱　橘红（去白）　元参　生甘草各二钱　连翘　鼠粘子　板蓝根　马勃各一钱　白僵蚕（炒）七分　升麻七分　柴胡二钱　桔梗二钱

【用法】上为细末。半用汤调，时时服之；半蜜为丸，嚼化之。或加防风、薄荷、川芎、当归身，上锉，如麻豆大。每服五钱，水二盏，煎至一盏，去滓，食后稍热，时时服之。

【功用】《医方论》：清热解毒，祛厉疫之气。

【主治】时毒，大头天行，初觉憎寒体重，次传头面肿盛，目不能开，上喘，咽喉不利，舌干口燥。

【加减】如大便硬，加酒煨大黄一钱或二钱以利之。肿势甚者宜砭刺之。

【方论】

1.《东垣试效方》：用黄芩、黄连味苦寒泻心肺间热以为君；橘红苦辛，玄参苦寒，生甘草甘

寒，泻火补气以为臣；连翘、黍粘子、薄荷叶苦辛平，板蓝根味苦寒，马勃、白僵蚕味苦平，散肿消毒定喘以为佐；升麻、柴胡苦平，行少阳、阳明二经不得伸；桔梗辛温为舟楫，不令下行。

2.《医方考》：泰和二年四月，民多疫疠，初觉憎寒壮热，体重，次传头面肿盛，目不能开，上喘，咽喉不利，舌干口燥，俗云大头伤寒，诸药杂治，终莫能愈，渐至危笃。东垣曰：身半已上，天之气也，邪热客于心肺之间，上攻头面而为肿尔！乃主是方，为细末，半用汤调，时时呷之，半用蜜丸噙化，活者甚众。昆谓芩、连苦寒，用之以泻心肺之火；而连翘、玄参、板蓝根、鼠粘子、马勃、僵蚕，皆清喉利膈之物也，缓以甘草之国老；载以桔梗之舟楫，则诸药浮而不沉；升麻升气于右，柴胡升气于左，清阳升于高巅，则浊邪不得复居其位。经曰邪之所凑，其气必虚，故用人参以补虚。而陈皮者，所以利其壅滞之气也。又曰：大便秘者加大黄，从其实而泻之，则灶底抽薪之法尔！

3.《医方集解》：此手太阴、少阴，足少阳、阳明药也。芩连苦寒，泻心肺之热为君；玄参苦寒，橘红苦辛，甘草甘寒，泻火补气为臣；连翘、薄荷、鼠粘辛苦而平，蓝根甘寒，马勃、僵蚕苦平，散肿消毒定喘为佐；升麻、柴胡苦平，行少阳阳明二经之阳气不得伸，桔梗辛温，为舟楫，不令下行，为使也。

4.《绛雪园古方选注》：时行疫疠，目赤肿痛胞烂者属湿热；憎寒壮热，头面胀者属风热，此皆邪发于手三阴者也。普济消毒饮本自《太平惠民和剂局方》，谦甫遵于其师济源，东垣注释见于《证治准绳》。黄芩、黄连、连翘、玄参泻心肺之热为君；人参、橘红负荷其正、驱逐其邪为臣；升麻、柴胡伸少阳、阳明之正气，桔梗、甘草载引诸药不令下行为佐；牛蒡散风消毒，僵蚕消风散结，板蓝根解天行热毒，马勃消头面毒肿，使药四味，为诸药驱使于上焦，以成消散之功。手经病在上，故不用下法。

5.《温病条辨》：其方之妙，妙在以凉膈为主，而加清气之马勃、僵蚕、银花，得轻可去实之妙；再加元参、牛蒡、板蓝根，败毒而利肺气，补肾水以上济邪火；去柴胡、升麻者，以升腾飞越太过之病，不当再用升也，说者谓其引

经，亦甚愚矣！凡药不能直至本经者，方用引经药为引，此方皆系轻药，总走上焦，开天气，肃肺气，岂须用升、柴直升经气耶？去黄芩、黄连者，芩、连里药也，病初起未至中焦，不得先用里药，故犯中焦也。

6.《成方便读》：大头瘟，其邪客于上焦。故以酒炒芩、连之苦寒，降其上部之热邪；又恐芩、连性降，病有所遗；再以升、柴举之，不使其速下；僵蚕、马勃解毒而消肿；鼠、元、甘、桔利膈以清咽；板蓝根解疫毒以清热；橘红宣肺滞而行痰；连翘、薄荷皆能轻解上焦，消风散热。合之为方，岂不名称其实哉！

7.《增补评注温病条辨》：此方有升、柴之升散，亦有芩、连之苦降，开合得宜，不得讥东垣之误也。去升麻、黄连尚可，去黄芩、柴胡则不可。只知泥执三焦，不知有阴阳十二经脉；只知外感之温邪，不知有伏气之温病温毒，乃内伏疫邪，借少阳为出路，舍柴胡何以驱转伏邪？况数证亦难以一方？

8.《医方发挥》：本方之证为风热疫毒所致，风热之邪宜疏散，疫毒之邪宜清解。病位在上，病势向外，又宜因势利导，疏散上焦风热之邪，清解心肺头面之疫毒。故以清热解毒为主，助以疏散风热为辅。本方重用黄连、黄芩清泄上焦之热毒为主；又芩、连皆用酒炒，令其通行周身，直达病所；牛蒡子、连翘、薄荷、僵蚕气味轻清，辛凉宣泄，疏散上焦头面风热为辅；此二组药皆针对病因而设，如是则疫毒得以清解，风热得以疏散。玄参、马勃、板蓝根、桔梗、甘草以清利咽喉，并增强清热解毒作用。陈皮理气而疏通壅滞，使气血流通则邪无藏身之地，有利于肿毒消散，以此为佐；升麻、柴胡升阳散火，疏散风热，此即火郁发之之意，使郁热疫毒之邪宣散透发，协助诸药上达头面，如舟楫之用，为使。芩、连得升、柴之引，直达病所，升、柴有芩、连之苦降又不至于发散太过。此一升一降，一清一散，相反相成，有利于疫毒清解，风热疏散。又升麻且善清解时令疫疠之毒，柴胡解郁散结，诸药合用，共奏清热解毒，疏风散邪之效。

【验案】

1.时毒　《东垣诚效方》：泰和二年四月，民多疫疠，初觉憎寒体重，次传头面肿盛，目不

能开，上喘，咽喉不利，舌干口燥，俗云大头天行，亲戚不相访问，如染之多不救。张县丞曹亦得此病，至五六日医以承气加蓝根下之稍缓，翌日其病如故，下之又缓，终莫能愈，渐至危笃。或曰李明之存心于医，可请治之。遂命诊视。此邪热客于心肺之间，上攻头目，而为肿盛。以承气下之，泻胃中之实热，是诛罚无过，殊不知适其所至为故。遂处此方，服尽愈。

2. 风毒病 《上海中医药杂志》（1963，6：26）：应用本方加减：川黄芩225g，胡黄连225g，净银花450g，净连翘450g，京元参450g，生甘草150g，牛蒡子450g，板蓝根450g，绿升麻225g，炒僵蚕225g，柴胡225g，陈皮225g，薄荷150g。共研细末，白蜜为丸，每粒净重3g。轻型及中型病例，日服3次，每次1粒。重型病例，日服4次，每次1粒，3天为1疗程，治疗风毒病74例。结果：全部病例均治愈，其中1疗程治愈52例，2疗程治愈19例，3疗程治愈3例。

3. 小儿呼吸道感染 《广西中医药》（1989，1：5）：应用本方加减：黄芩、黄连、板蓝根、连翘、升麻、马勃、桔梗、玄参、薄荷、牛蒡子、僵蚕、柴胡、陈皮、甘草，治疗小儿呼吸道感染35例，其中上呼吸道感染32例，支气管炎、肺炎3例。结果：24小时内退热9例，96小时内退热21例，96小时以上仍未退热5例，平均退热时间51.4小时。48小时内痊愈9例，49～72小时内痊愈15例，73～96小时内痊愈6例；无效5例。

4. 急性结膜炎 《黑龙江中医药》（1995，2：20）：以本方为基本方，初期加赤芍、川芎，结膜出血加生地、丹皮，治疗急性结膜炎164例308只眼，对照组78例139只眼。结果：治疗组痊愈259只眼，有效45只眼，无效4只眼，总有效率为98.7%；对照组痊愈28例，有效58例，无效53例，总有效率为61.9%。

5. 扁桃体炎 《内蒙古中医药》（1996，4：7）：以本方加减：黄芩、黄连、甘草、玄参、柴胡、桔梗、连翘、板蓝根、马勃、牛蒡子、薄荷、乳香、赤芍、丹皮为基本方，有化脓灶者加穿山甲，治疗小儿扁桃体炎60例。结果：治愈51例，有效6例，无效3例，总有效率为95%。

6. 喉源性咳嗽 《浙江中医学院学报》（1997，6：38）：用本方加减：黄芩、玄参、板蓝根、牛蒡子、薄荷、僵蚕、桔梗、蝉蜕、浙贝母、柴胡、甘草，治疗喉源性咳嗽46例；对照组30例，口服阿莫仙、非那根等。结果：治疗组治愈35例，有效11例，总有效率为100%；对照组治愈10例，有效12例，总有效率为73%。

7. 浅表淋巴结炎 《四川中医》（1997，11：32）：用本方加减：黄芩、玄参、牛子、甘草、桔梗、升麻、柴胡、陈皮、赤芍、黄连、板蓝根、丹参、连翘、僵蚕、白附子，水煎服，每日1剂，治疗浅表淋巴结炎120例。结果：痊愈（症状消失，触诊未及肿大的淋巴结，化验血白细胞及分类正常）112例，好转（症状消失，肿大淋巴结明显缩小，直径在0.5cm以内者）8例，无无效病例。本组病例最少服药3剂，最多15剂。

8. 流行性腮腺炎 《实用中西医结合杂志》（1997，17：717）：用本方加减：发热不退，腮腺肿甚者加赤芍、浙贝母；高热烦躁，加生石膏、知母，每日1剂，水煎服，5剂为1疗程，治疗流行性腮腺炎160例。结果：显效102例，痊愈58例，且无并发症。

拔毒饮

【来源】《活幼心书》卷下。

【组成】天花粉（去粗皮）一两　生干地黄（净洗）　白芷　当归尾（酒洗）　桔梗（锉片，蜜水炒过）　甘草各半两

【用法】上锉。每服二钱，水一盏，煎七分，温服，不拘时候。

【主治】风热毒气上攻，头项浮肿作痛，发惊，及发斑。

喉痹散

【来源】《杂类名方》。

【组成】僵蚕一两　大黄二两

【用法】上为末，生姜汁为丸，如弹子大。井花水调蜜送下。

【主治】大头病及喉痹。

葛根牛蒡子汤

【来源】《外科精义》卷下。

【别名】葛根牛蒡汤（《外科枢要》卷四）、葛根牛蒡子散（《杏苑生春》卷八）。

【组成】葛根 管仲 甘草 盐豉 牛蒡子各一两

【用法】上为细末。每服三钱，用水调下。

【功用】《保婴撮要》：消毒解热。

【主治】

1.《外科精义》：时毒大头病。

2.《外科发挥》：时毒肿痛，脉数而有力者。

芩连消毒汤

【来源】《伤寒六书》卷三。

【组成】黄芩 柴胡各一钱 桔梗 川芎 防风 羌活 枳壳各八分 甘草三分 连翘 射干 白芷 黄连各七分 荆芥

方中荆芥用量原缺。

【用法】水二钟，加生姜三片，煎至一钟，加鼠粘子一撮，再煎一沸，入竹沥、姜汁调服。先服加大黄，利一二次后去大黄，加人参、当归。

【主治】天行大头病，发热恶寒，头项肿痛，脉来洪，喉痹痰热。

通圣消毒散

【来源】《伤寒全生集》卷四。

【组成】荆芥 防风 白芷 连翘 甘草 川芎 当归 薄荷 黄芩 山栀 滑石 桔梗 石膏 芒消 大黄 麻黄 牛蒡子（一方用犀角）

【用法】水煎服。

【主治】头面肿甚，目不开，鼻塞，口干舌燥，烦渴，内外有热，或咽肿痛不利，或内热大便秘结，脉洪数。

【加减】肿不消，加重牛蒡子，再加玄参。

清凉救苦散

【来源】《伤寒全生集》卷四。

【别名】二黄丸（《温热暑疫全书》）

【组成】芙蓉叶 霜桑叶 白蔹 白及 大黄 黄连 黄柏 紫车前 白芷 雄黄 芒消 赤小豆各等分

【用法】上为细末，用蜜水调敷于肿痛处，频扫之。

【主治】

1.《伤寒全生集》：大头伤寒，三阳俱受邪，并于头面耳目鼻者。

2.《万病回春》：头目耳鼻肿痛。

二黄汤

【来源】《医学正传》卷二引东垣方。

【别名】黄芩黄连甘草汤（《保命歌括》卷六）。

【组成】黄芩（酒制，炒） 黄连（酒制，炒） 生甘草各等分

【用法】上细切。每服三钱，水一盏，煎七分，温服，徐徐呷之。如未退，用鼠粘子不拘多少，水煎，入芒消等分，亦时时少与，毋令饮食在后；如末已，只服前药，取大便利，邪气已则止。

【主治】

1.《医学正传》引东垣方：大头天行疫病。

2.《古今名医方论》：上焦火盛，头面大肿，目赤肿痛，心胸咽喉口舌耳鼻热盛，及生疮毒者。

【加减】阳明渴，加石膏；少阳渴，加瓜蒌根。阳明行经，升麻，芍药，葛根、甘草；太阳行经，甘草、荆芥、防风，并与上药相合用之。或云：头痛酒芩，口渴干葛，身痛羌活、桂枝、防风、芍药，俱宜加之。

【方论】

1.《医方考》：头大者，炎上作火之象也。故用芩、连之苦以泻之，甘草之甘以缓之。

2.《古今名医方论》：柯韵伯曰，诸肿痞痛，皆属于心，必用芩、连以泻心。然伤寒热结在内，而心下痞者，是为客邪，治客当急，故君大黄，率芩、连，用麻沸汤渍绞其汁，而速驱之，不使暂留也。此热淫于内，而上炎头目者，是为正邪，治之当缓，故用甘草与芩、连等分同煎，慢饮以渐渍之，不使下行也。盖心下本虚而火实之，法当并泻其子，土郁夺之，而火速降矣；上焦本清而火扰之，法当先培其子，土得其令，而火邪自退矣。芩、连得大黄，不使其子令母实；

芩、连得甘草，又不使其母令子虚。同一泻心，而其中又有攻补之不同如此。

3.《医宗金鉴》：三黄汤用黄芩泻上焦火，黄连泻中焦火，大黄泻下焦火。若夫上焦实火，则以此汤之大黄易甘草，名二黄汤。使芩、连之性，缓缓而下，留连膈上。

人黄散

【来源】《医学正传》卷二。

【组成】甘草三钱　辰砂　雄黄各一钱五分　粪缸岸（置风露中年远者佳，水飞细研）一两

【用法】上为细末。每服三钱，煎薄荷、桔梗汤送下，日三五服。

【主治】四时疫疠，大头天行等病。

芩连消毒饮

【来源】《古今医统大全》卷十四。

【组成】柴胡　甘草　桔梗　川芎　黄芩　荆芥　黄连　防风　羌活　枳壳　连翘　射干　白芷

【用法】水二盏，加生姜三片，煎服。先用大黄煎利二三次。

【主治】天行时疫，大头病，发热恶寒，颈项肿，脉洪，痰痹。

【加减】有痰者，加竹沥、姜汁调服。

黄连泻心汤

【来源】《古今医统大全》卷十四。

【组成】黄连　生地黄　知母各一钱半　甘草五分

【用法】水一盏半，煎八分，温服。

【主治】

1.《瘟疫论》：大头时疫。

2.《证治宝鉴》：心脉实，舌干，或破或肿者。

清凉救苦散

【来源】《古今医统大全》卷二十五。

【组成】芙蓉叶　霜桑叶　白蔹　白及　大黄　金

线重楼　黄连　黄芩　黄柏　白芷　雄黄　芒消　山慈姑　赤小豆　南星各等分

【用法】上为末。蜜水调敷肿处，以翎频扫之。

【主治】大头瘟肿甚者。

大力子汤

【来源】《古今医鉴》卷三。

【别名】大力子丸（《松峰说疫》卷三）。

【组成】黄芩（酒洗）二钱　黄连（酒炒）二钱　桔梗一钱五分　甘草一钱　连翘一钱　鼠粘子（炒、研）　玄参各一钱　大黄（酒蒸）一钱五分　荆芥三分　防风三分　羌活三分　石膏一钱五分

【用法】上锉。加生姜，水煎服。

【主治】大头天行病，腮颊颈项肿胀，头疼发热，症似伤寒；兼治哑瘴。

托里消毒散

【来源】《古今医鉴》卷十五。

【别名】托里消毒饮（《万病回春》卷八）。

【组成】黄耆（盐水炒）　花粉各二钱　防风　当归（酒洗）　川芎　白芷　桔梗（炒）　厚朴（姜制）　穿山甲（炒）　皂角刺（炒）各一钱　金银花　陈皮各三钱

【用法】用水、酒各一钟，煎至七分，疮在上，食后服；在下，空心服。二帖后，只用水煎。

【功用】壮气血，固脾胃，消肿溃脓生肌。

【主治】

1.《古今医鉴》：一切痈疽，六七日未消者。

2.《杂病源流犀浊》：大头瘟。

苦参散

【来源】《片玉痘疹》卷八。

【组成】羌活　防风　牛蒡子（炒）　桔梗　连翘　人中黄　酒芩　荆芥穗　苦参

方中苦参原脱，据《幼幼集成》补。

【用法】水煎，入竹沥、姜汁，细细咽之。

【主治】痘疹将起发，便先头目肿者，此天行疫疠之气，名大头瘟。

玄参寒水石汤

【来源】《保命歌括》卷六。

【组成】羚羊角　大青各五钱　玄参二两　升麻七分半　寒水石一两二钱半　射干七分半　芒消七分半

【用法】水四升，煎一升半，入消化，分三四服，时时呷之。

【主治】大头瘟病不退。

内府仙方

【来源】《万病回春》卷二。

【别名】加味僵黄丸（《东医宝鉴·杂病篇》卷七）。

【组成】僵蚕二两　姜黄二钱半　蝉蜕二钱半　大黄四两

【用法】上为细末，姜汁打糊为丸，重一钱一枚。大人服一丸，小儿半丸，蜜水调服。

【主治】肿项大头病、虾蟆瘟病。

内府仙方

【来源】《万病回春》卷二。

【组成】福建靛花三钱　火酒一钟　鸡子清一个

【用法】打匀吃。

【主治】大头瘟病，面肿项肿。

牛蒡芩连汤

【来源】《万病回春》卷二。

【组成】连翘　牛蒡子（另研）　玄参各一钱　大黄　荆芥　防风　羌活各三分　石膏　桔梗各一钱半　甘草一钱　黄芩（酒炒）二钱半　黄连（酒炒）一钱半

　　《治疫全书》无羌活。《喉科紫珍集》有银花，并治咽胀。

【用法】上锉一剂。加生姜一片，水煎，食后温服，每一盏做二十次服。常令药在上，勿令饮食在后也。

【主治】大头瘟，积热在上，头顶肿起，或面肿，多从耳根下起；并治烟瘴。

普济消毒散

【来源】《万病回春》卷二。

【组成】黄连二两　黄芩（酒炒）二两　陈皮　玄参　生甘草　川芎　鼠粘子　白姜蚕　升麻　柴胡　葛根　薄荷　当归　大黄　连翘各五钱　人参三钱　大兰根（如无，加靛花亦可）

　　方中大兰根用量原缺。

【用法】上为细末，炼蜜为丸，每丸重二钱。每服一丸，细嚼，白开水送下，发汗；如不及丸，用末药一钱二分，照前服；如未愈，再进一服，以汗为度，不可透风，若透风复肿，再服药，只是去皮一层方愈。

【主治】大头瘟病。

【宜忌】忌酸、冷、羊、鸡、鱼之物并房事。

点眼圣仙方

【来源】《鲁府禁方》卷一。

【组成】人屎　猫屎　狗屎各一两（用黍糠二升炒黄色，入前三味制过，各净用六钱）　山茨菰五钱　白犀角（锉）七钱　羚羊角（锉）七钱　火消七钱　黄连（去毛）六钱　血竭五钱　没药五钱

【用法】上为细末，将小枣剖开去核，每一个入药末二分，合上，用针将枣刺遍眼，乌金纸包裹，入阳城罐内封固，打火线香一炷，取出冷定，去枣上皮。每枣连枣称一钱研细，入好片脑三分，为极细末。如伤寒，点男左女右大眼眦，汗出即愈；如伤寒十二日无汗者，用药吹入男左女右鼻孔，汗出即愈；如阴症瘟疫，头项俱肿者，俱如上点，汗出即愈。

【主治】伤寒大头瘟肿项，疟疾，痘疹。

神效清震汤

【来源】《鲁府禁方》卷一。

【组成】羌活一钱　荆芥　牛蒡子　防风　葛根　柴胡　赤芍　独活　白芷　前胡　川芎各八分　升麻　甘草各六分　薄荷七分

【用法】加生姜、葱，水煎服。出汗。

【主治】天行瘟疫，头面肿盛，咽喉不利，舌干口

燥，憎寒壮热。

僵黄丸

【来源】《东医宝鉴·杂病篇》卷七引易老方。

【别名】内府仙方（《喉科紫珍集》卷下）。

【组成】白僵蚕一两　大黄二两

【用法】上为末，生姜汁为丸，如弹子大。每服一丸，井水研下。

【主治】大头病及喉闭。

八圣散

【来源】《寿世保元》卷二。

【组成】黄芩　黄连　黄柏　蒲黄各五钱　雄黄　蛇蜕（炒）　鸡内金　白丁香各二钱

【用法】上为末。每服一钱，用蓝靛根煎汤送下。

【主治】大头瘟病，额大项肿。

如意金黄散

【来源】《外科正宗》卷一。

【别名】金黄散（《嵩崖尊生全书》卷十二）、神效金黄散（《良朋汇集》卷五）、金黄如意散（《奇方类编》卷下）。

【组成】天花粉（上白）十斤　黄柏（色重者）　大黄　姜黄　白芷各五斤　紫厚朴　陈皮　甘草　苍术　天南星各二斤

【用法】上锉，晒极干燥，用大驴磨连磨三次，方用蜜绢罗厨筛出，瓷器收贮，勿令泄气。凡遇红赤肿痛，发热未成脓者，及夏月火令时，俱用茶汤同蜜调敷；如微热微肿，及大疮已成，欲作脓者，俱用葱汤同蜜调敷；如漫肿无头，皮色不变，湿痰流毒，附骨痈疽，鹤膝风等症，俱用葱酒煎调；如风热恶毒所生疾患，必皮肤亢热，红色光亮，形状游走不定，俱用蜜水调敷；如天泡、火丹、赤游丹、黄水漆疮，恶血攻注等症，俱用大兰根叶捣汁调敷，加蜜亦可；汤泼火烧，皮肤破烂，麻油调敷。

【功用】《外科十三方考》：清热、解毒、消肿、定痛。

【主治】

1.《外科正宗》：痈疽发背，诸般疗肿，跌扑损伤，湿痰流毒，大头时肿，漆疮，火丹，风热天疱，肌肤赤肿，干湿脚气，妇女乳痈，小儿丹毒，凡外科一切顽恶肿毒。

2.《医宗金鉴》：小儿玉烂疮，腑热内蒸，湿气外乘，身热皮红，能食米面者。

3.《全国中药成药处方集》（沈阳方）：蛇虫咬伤，蜂蝎螫毒，癣疥湿癞，皮肤瘙痒，冻疮痒痛。

【宜忌】《全国中药成药处方集》（南昌方）：皮色不红者忌敷，并忌入口。

【实验】

1.对阳性疮疡模型动物溶菌酶含量的影响　《中药药理与临床》（1987，4：22）：通过实验发现用本方外敷患处，能显著提高感染分泌物及血清中溶菌酶含量，表明本方局部应用时能提高机体防御功能，从而发挥间接的抗菌治疗效果。还可使血中溶菌酶含量增多，提示还有整体治疗效果。

2.抗炎作用　《新中医》（1989，9：31）：实验结果表明：外敷本方可抑制小鼠炎性肉芽增生，控制炎症范围，缩小炎性病灶坏死面积，减少渗出液。经家兔冷冻实验观察，结果表明：实验组家兔皮肤冷冻后局部红肿不明显，红肿面积一般不超过冷冻范围，表皮仅见线状坏死范围较小，位置较浅，表皮及皮肤间质水肿不明显，但在坏死区和炎症反应区中性白细胞浸润明显，且发现较早，表皮及毛囊鞘上皮再生明显，出现再生时间也较早；对照组家兔皮肤冷冻后，不仅表皮出现结状坏死，并继续发展为真皮深层凝固性坏死，表皮下水泡形成，间质水肿明显，胶原纤维及皮肌纤维肿胀，上皮修复过程较实验组慢，冷冻后9天肉眼仍未见到痂皮。

3.对免疫功能的影响　《辽宁中医杂志》（1989，12：35）：经实验证明，本方能激活小鼠腹腔巨噬细胞，增强吞噬能力，使被激活后的巨噬细胞明显增强对异物的消化能力。

【验案】

1.体表感染　《中医杂志》（1985，7：534）：应用本方（膏）配合切开引流治疗体表感染105例。结果；105例中，普通型丹毒20例，除8

例口服土霉素外余均单纯使用本方（膏）治疗，平均15天治愈，开始消肿天数为3天，完全消肿9.3天，白细胞下降4.65天。脓性指头炎和甲沟炎39例，早期病人25例，平均6.7天治愈；中期病人14例，平均11.3天治愈。蜂窝组织炎、乳腺炎、淋巴腺炎37例，均在未予抗菌素的条件下治愈且未出现窦道及慢性溃疡，亦未见复发。胸腹壁浅静脉炎8例，本药有止痛、缩短条索状埠（但不能完全消除条索）的作用。髂股静脉血栓性静脉炎1例，病程6年，下肢粗肿，于小腿、足踝部敷本药6次，小腿周径缩小1厘米，已能下蹲。

2. 内痔便血　《浙江中医杂志》（1989，3：109）：用本方治疗内痔便血54例，其中Ⅰ期内痔22例，Ⅱ期内痔19例，Ⅲ期内痔13例；合并有血栓性外痔者5例，结缔组织性外痔8例，炎性外痔2例，静脉曲张性外痔4例，肛裂4例，肛窦炎2例，溃疡性直肠炎3例，子宫后屈后倾直肠症1例。用本方30g，淀粉2g，加入热开水150ml，调成糊状，待微温，每次以甘油灌肠器抽吸10ml，插入肛门，推进药物，每日1次。若有并发溃疡性直肠炎者，剂量增加至20ml。若并发炎性外痔或血栓性外痔者，另用20%本方（膏）外敷。结果：用药3天以内便血停止者14例，1周以内者20例，2周以内者6例，停药后半月内未见便血；另有8例便血明显减少，或仅便后少许擦血，6例无效，总有效率为89%。

3. 会阴侧切缝合口硬结　《中国中西医结合杂志》（1994，4：253）：用如意金黄散（南星、陈皮、苍术、黄柏、姜黄、甘草、白芷、天花粉、厚朴、大黄）外敷治疗会阴侧切缝合口硬结154例。结果：治愈（自觉疼痛症状消失，硬结消散，留下瘢痕）92例，有效72例，总有效率达100%。

4. 慢性前列腺炎　《辽宁中医杂志》（1996，6：266）：运用黄金散治疗慢性前列腺炎96例。结果：治疗1~3个疗程，平均每人治疗18.5次，痊愈71例，占73.9%，显效15例，占15.6%；好转6例，占6.3%；无效4例，占4.2%。总有效率为95.8%。

5. 褥疮　《湖南中医学院学报》（1998，3：45）：罗氏等用本方外敷治疗Ⅰ、Ⅱ期褥疮38例，与用碘伏液38例对照观察。结果：治疗组治

愈30例，显效4例，有效3例，总有效率97.38%，对照组分别为19例，6例，4例，76.31%。

6. 腮腺炎　《中医外治杂志》（2003，6：42）：应用如意金黄散外敷，治疗腮腺炎60例，结果：治愈57例，有效3例，总有效率为100%。

7. 骨折　《辽宁中医杂志》（2005，12：1286）：用加味如意金黄散外敷，治疗骨折120例，结果：疼痛消除时间最短2小时，最长72小时，平均24小时；肿胀消退时间最短36小时，最长7天，平均3天。

羌活汤

【来源】《外科百效》卷二。

【组成】羌活（酒炒）　黄芩（酒炒）　大黄（酒蒸）

【主治】大头肿，脉沉，里表见者。

升降散

【来源】《伤暑全书》卷下。

【别名】赔赈散（《伤寒温疫条辨》卷四引《二分晰义》）、温证解毒散（《羊毛瘟症论》卷下）。

【组成】白僵蚕（酒炒）二钱　全蝉蜕（去土）一钱　川大黄（生）四钱　广姜黄（去皮，不用片姜黄）三分

【用法】上为细末，合研匀。病轻者分四次服，每服重一钱八分二厘五毫，用冷黄酒一杯，蜂蜜五钱，调匀冷服，中病即止。病重者与三次服，每服重二钱四分三厘三毫，黄酒一杯半，蜜七钱五分，调匀冷服。最重者分二次服，每服重三钱六分五厘，黄酒二杯，蜜一两，调匀冷服。如一二帖未愈，可再服之，热退即止。

炼蜜为丸，名太极丸。

【主治】《伤暑全书》：凡患瘟疫，未曾服他药，或一二日，或七八日，或至月余未愈者。

【宜忌】服药后半日不可喝茶、抽烟、进饮食。若不能忌，即不效。

【验案】

1. 流行性腮腺炎　《浙江中医杂志》（1997，2：73）：用本方加味：炒僵蚕、蝉蜕、姜黄、大黄、黄芩、石膏，研末，黄酒调匀冷服，每日2

次，剂量随年龄大小增减。治疗流行性腮腺炎30例。结果：痊愈24例，好转5例。

2.血管及神经性头痛　《实用中西医结合杂志》（1998，3：266）：用本方加耳穴按摩治疗血管及神经性头痛67例。药用：僵蚕、姜黄、蝉蜕、大黄、川芎、蔓荆子，肝火者加菊花、夏枯草；风寒者加细辛、白芷；痰浊者加半夏；血瘀者加赤芍、桃仁；气血两亏者加白芍、黄芪、升麻。结果：痊愈46例，显效14例，有效5例。总有效率为97%。

疏风清热饮

【来源】《丹台玉案》卷二。
【组成】羌活　防风　荆芥　黄芩　甘草各二三钱
【用法】水煎服。
【主治】虾蟆瘟。遍身如虾蟆之皮，皆属于风热。

羌独败毒散

【来源】《症因脉治》卷一。
【组成】羌活　独活　柴胡　前胡　桔梗　枳壳　川芎
【功用】散天气之邪。
【主治】大头痛。身发寒热，头面胕肿，赤色燉红，壅害语言，脉浮洪。
【加减】湿胜肿大，加苍术、白芷；口干脉大，加葛根、升麻，兼散阳明。

双解消毒散

【来源】《外科大成》卷二。
【组成】黄芩　栀子　连翘　薄荷　甘草　大黄　麻黄　羌活　白芷　防风　荆芥　射干　苍术　当归　川芎
【用法】加生姜三片，水二钟，煎一钟，食远热服。
【主治】大头风脖子肿。

立消散

【来源】《外科大成》卷二。

【组成】草乌一两　白及　甘遂各一两　小良姜三钱　甘草三钱　麝香一钱
【用法】上为末。用苍术捣汁，加醋调匀，鸡翎蘸扫肿处。
【主治】大头风，头面虚肿如泡。

牛黄点舌丹

【来源】《外科大成》卷三。
【组成】牛黄五分　熊胆五分　蟾酥三分　犀角三分　羚羊角三分　珍珠三分　冰片五分　麝香三分　沉香五分　辰砂　雄黄　硼砂　血竭　乳香　没药　葶苈各一钱
【用法】上各为细末，和匀，乳汁为丸，如绿豆大，金箔为衣。每用一丸，呷舌下噙化，徐徐咽之。化尽口内麻，以冷水漱口咽之，则患处出汗。
【主治】喉风喉痹，痰火壅盛，并大头瘟及疔毒。

清毒饮

【来源】《仙拈集》卷一引《锦囊》。
【组成】贯众三钱　葛根二钱　甘草一钱半　白僵蚕一钱
【用法】上加黑豆十粒，水煎服。
【主治】大头瘟。

玄黄辟毒散

【来源】《嵩崖尊生全书》卷十。
【别名】玄黄避毒丹（《一见知医》卷四）。
【组成】玄参　大黄　连翘　牛蒡各一钱　酒黄芩　酒黄连各二钱五分　羌活　荆芥　防风各五分　石膏　桔梗各钱半　甘草一钱
【用法】食后作二十次频服。
【主治】肿头伤寒。

清凉救苦散

【来源】《顾松园医镜》卷六。
【组成】黄连　黄柏　大黄　芒消　雄黄　青黛各等分（为末）　芭蕉根（捣汁）
【用法】上药同蜜调敷肿处。

【主治】疫疠，三阳受邪，合并头面前后、耳、鼻，头大如瓮者。

普济消毒饮

【来源】《顾松园医镜》卷六。

【组成】连翘 黄连 黄芩 玄参 青黛 薄荷 荆芥 人参（不虚勿加） 牛蒡 甘菊 甘草 桔梗 柴胡 橘红

【用法】共为细末。半用汤调，时时呷之，病在上者，服药不厌少而频也。半用蜜丸，嚼化就卧，令药性上行也。外用清凉救苦散敷之。

【功用】散邪退热消毒。

【主治】初觉憎寒壮热体重，次传头面肿盛，目不能闭，上喘，咽喉不利，舌干口燥，俗云大头伤寒风，诸药不愈者。

【加减】便秘，加酒炒大黄；若先发于鼻额，面目红肿，是属阳明，渴者，加石膏；若发于耳目之前后上下，头角红肿者，乃属少阳，倍加柴胡、花粉；若发于头顶，连于巅顶者，乃属太阳，加羌活；若三阳受邪合并头面，前后耳鼻头大如瓮者，加羌、葛，倍柴胡。

【方论】方中连翘、黄连、黄芩泻心肺之火；玄参治无根之火；青黛散郁火，止热烦；薄荷、荆芥散风热，清头目；牛蒡散风热，消浮肿；甘菊治头目肿痛；甘草、桔梗为舟楫之剂，恐其速下也；柴胡为升提之药，欲其达上也；橘红利气以开壅；人参扶正以驱邪；便秘加大黄，从其实而泻，釜底抽薪之法也。

【验案】

1. 流行性腮腺炎 《广西中医药》（2004，1：19）：将流行性腮腺炎155例分为治疗组80例，对照组75例。治疗组用普济消毒饮治疗，对照组用双黄连注射液10～40ml，病毒唑注射液0.1～0.4g，加入5%葡萄糖注射液250ml中静脉滴注，口服板蓝根冲剂。两组呕吐严重者，均加能量合剂静脉滴注。结果：经1周治疗，治疗组治愈（体温正常，腮肿完全消失，无并发症）73例，好转（腮肿及其他症状减轻）7例，无效（腮肿未见改善，或出现变证）0例，有效率100%；对照组治愈64例，好转8例，无效3例，有效率96%。

2. 传染性单核细胞增多症 《山东中医杂志》（2005，11：663）：以本方治疗传染性单核细胞增多症32例。结果：痊愈（症状与体征消失，并发症治愈，周围血与肝功能均恢复正常）25例，好转（体温正常，部分症状或病理体征尚未消失，部分实验室检查结果尚未恢复正常）7例，总有效率100%。全部病人经治疗后体温均可恢复正常；肝大12例，治疗后9例恢复正常；脾大10例，治疗后8例恢复正常；皮疹4例，治疗后全部恢复正常；淋巴结肿大经治疗后20例转正常，5例明显缩小，7例较前缩小；肝功能异常24例，治疗后18例恢复正常；异型淋巴恢复正常25例；嗜异凝集试验8例增高，治疗后5例恢复正常，3例上升。

3. 急性咽喉炎 《山西中医学院学报》（2006，5：35）：以本方治疗急性咽喉炎55例。结果：治愈（治疗3天后症状明显减轻，5天内症状及体征消失）30例，显效（治疗3天后症状部分减轻，5天内大部分症状体征消失）13例，有效（治疗5天后症状减轻，部分体征消失）7例，无效（治疗5天后，临床体征不能缓解，或治疗3天后症状加重，而改用其他方法治疗）5例，总有效率为90.91%。

加味甘桔汤

【来源】《医学心悟》卷四。

【组成】甘草（炙）三钱 桔梗 荆芥 牛蒡子（炒） 贝母各一钱五分 薄荷三分

【用法】水煎服。

【主治】

1.《医学心悟》：喉痹，君相二火冲击，咽喉痹痛；缠喉风，咽喉肿痛胀塞，红丝缠绕，口吐涎沫，食物难入，甚则肿达于外，头如蛇缠；走马喉风，又名飞疡，喉舌之间，暴发暴肿，转肿转大；缠舌喉风，硬舌根而两旁烂；悬痈，脾经蕴热所致，生于上腭，形如紫李；虾蟆瘟，颏下漫肿无头；大头天行，头面尽肿。

2.《外科证治全书》：口菌，由火盛血热气滞而生，多生在牙龈肉上，隆起形如菌，或如木耳，紫黑色。

3.《证因方论集要》：风火郁热初起之咳嗽。

【加减】若内热甚，或饮食到口即吐，加黄连一钱；若口渴，唇焦舌燥，便闭溺赤，更加黄柏、黄芩、山栀、黄连；若有肿处，加金银花五钱。

【方论】《证因方论集要》：方中荆芥、薄荷消风，牛蒡、土贝散热，甘、桔清火，治风热咳嗽最稳。

上清丸

【来源】《仙拈集》卷一。

【组成】大黄四两 僵蚕二两 姜黄 蝉蜕各二钱半

【用法】上为末，姜汁打糊为丸，重一钱。大人一丸，小儿半丸，蜜水调服。

【主治】虾蟆瘟，头面肿大。

福靛散

【来源】《惠直堂方》卷一。

【组成】靛青花三钱 鸡子清一个

【用法】烧酒一碗，共打匀，吃下。即愈。

【主治】大头瘟。项肿腮大，形如虾蟆。

败毒散

【来源】《仙拈集》卷一。

【组成】防风 荆芥 羌活 前胡 升麻 干葛 赤芍 桔梗 川芎 白芷 牛蒡子 甘草

【用法】加生姜、葱，水煎，热服。出汗。

【主治】天行时疫，头面肿大，咽喉不利，舌干口燥，憎寒壮热，四时瘟疫。

蓝花酒

【来源】《仙拈集》卷一。

【组成】靛花三钱 酒一盏 鸡子清一个

【用法】搅匀，服下。

【主治】大头疫。

沈氏头瘟汤

【来源】《杂病源流犀烛》卷二十。

【组成】川芎一钱 桔梗 防风 荆芥穗各一钱半 柴胡七分 黄芩 归尾各二钱

【主治】大头瘟初起一两日者。

【加减】阳明邪盛，加葛根、厚朴各一钱半。

清胃败毒散

【来源】《杂病源流犀烛》卷二十三。

【组成】赤芍 归尾 甘草 黄芩 连翘 花粉 荆芥 酒大黄 金银花

【主治】阳明蕴热，耳后腮边忽然肿痛。

豆甘汤

【来源】《治疫全书》卷三。

【组成】黑豆二合（炒令香熟） 甘草二寸（炙黄）

【用法】水二盏，煎汁，时时呷之。

【主治】因素伤湿热，毒气郁结，上攻巅顶所致之大头瘟。其症憎寒壮热，项强体重，头面浮肿，目不能开，咽喉闭塞，舌干口燥，气促息喘，二便艰涩。

加味凉膈散

【来源】《寒温条辨》卷四。

【组成】白僵蚕（酒炒）三钱 蝉退（全）十二枚 广姜黄七分 黄连二钱 黄芩二钱 栀子二钱 连翘（去心） 薄荷 大黄 芒消各三钱 甘草一钱 竹叶三十片

【用法】水煎去滓，冲芒消，入蜜、酒冷服。

【主治】

1.《寒温条辨》：大头、瓜瓢等温病危在旦夕。

2.《羊毛温症论》：温证羊毛，火郁于上，壮热面赤，唇燥舌干，烦燥谵言，胸闷气滞，脉象数实。

【加减】若欲下之，量加消、黄；胸中热，加麦冬；心下痞，加枳实；呕、渴，加石膏；小便赤数，加滑石；满，加枳实、厚朴。

【方论】连翘、荷、竹，味薄而升浮，泻火于上；芩、连、栀、姜，味苦而无气，泻火于中；大黄、芒消味厚而咸寒，泻火于下；僵蚕、蝉退以清化之品，除疵疾之气，以解温毒；用甘草者，取其性缓而和中也；加蜜。酒者，取其引上而导下也。

增损普济消毒饮

【来源】《寒温条辨》卷四。

【组成】元参三钱　黄连二钱　黄芩三钱　连翘（去心）　栀子（酒炒）　牛蒡子（炒，研）　兰根（如无，以青黛代之）　桔梗各二钱　陈皮　甘草（生）各一钱　全蝉蜕十二个　白僵蚕（酒炒）　大黄（酒浸）各三钱

【用法】水煎去滓，入蜜、酒、童便冷服。

【主治】大头瘟。初觉憎寒，壮热体重，次传头面肿甚，目不能开，上喘，咽喉不利，口燥舌干。

【方论】芩、连泻心肺之热为君；元参、陈皮、甘草泻火补气为臣；翘、栀、蒡、兰、蚕、蜕消肿解毒定喘为佐；大黄泻热斩关，推陈致新为使；桔梗为舟楫载药上浮，以开下行之路也。

普济消毒饮

【来源】《羊毛瘟症论》。

【组成】川黄连五钱　黄芩五钱　甘草二钱　桔梗二钱　元参三钱　荆芥穗二钱　防风二钱　升麻一钱　薄荷叶一钱　连翘（去心）一钱　马勃一钱　白僵蚕三钱　蝉退壳十二枚　牛蒡子（炒）一钱　柴胡一钱二分　炒山栀二钱　生大黄八钱　芒消（提净）四钱

【用法】水煎，去滓，下芒消，加黄蜜五钱，陈黄酒五钱，和温服。

【主治】羊毛温邪，恶寒壮热，体重身倦，头面肿大，或两腮肿，咽喉不利，喉蛾咽肿，口干舌刺，胸闷气胀。

【方论】用甘、桔、升麻、柴、薄疏通其气；芩、连、元参、山栀以降温邪毒火；马勃、僵蚕、牛子以消肿；荆、蝉、翘、防宣热散结，再加消、黄以攻逐其热，则温毒解散，头肿皆消，而清气舒畅矣。

加减消毒饮

【来源】《慈航集》卷下。

【组成】羌活八分　葛根二钱　防风一钱　桔梗二钱　生甘草八分　荆芥一钱　薄荷八分　牛蒡子三钱（研）　白僵蚕三钱（炒）　连翘一钱五分（去心）　马勃三分　靛根三钱

【用法】初病恶寒发烧，一服盖暖，出汗即松；第二日加蝉蜕一钱；第三日加炒柴胡八分；第四日加元参四钱，四服全愈。

【主治】大头天行，头面腮颊颐肿，初病恶寒发烧，大便结燥，胸口不宽。

【加减】如大便结者，加制军三钱，枳壳一钱五分，下之即去；如口干，加花粉二钱，大贝母一钱五分。

知母石膏汤

【来源】《喉科紫珍集》卷上。

【组成】知母　熟石膏　连翘（去心）各一钱五分　黄柏　花粉各一钱　陈皮八分　薄荷七分

【用法】水煎服。与小柴胡汤间服。

【主治】虾蟆疫毒，少阳受病，耳鸣筋痛，口苦咽干。

金屑丸

【来源】《眼科锦囊》。

【组成】硫黄（极末）　糯米粉各等分

【用法】上二味为丸，如龙眼大。每用半粒，为末，白汤送下。

【主治】大头风。

头瘟汤

【来源】《类证治裁》卷一。

【组成】川芎一钱　荆　防　桔各钱半　柴胡七分　黄芩　归尾各二钱

【主治】大头瘟。湿热伤巅，肿大如斗，赤焮无头，或结核有根，令人多汗气蒸。初起憎寒壮热，体重，头面痛，目不能开，上喘，咽喉不利，甚则堵塞不能饮食，舌干口燥，恍惚不安。

清肝疏胆汤

【来源】《证因方论集要》卷四。

【组成】冬桑叶　丹皮　柴胡　赤芍（炒）　料豆衣　玉竹　甘草（生用）　当归

【主治】肿腮误服过辛散。

【方论】汪石来曰：耳之前后虽属少阳，而厥阴部位亦会于此。《经》曰：颈项者，肝之俞。故用柴胡、丹皮以疏少阳，当归、赤芍以缓厥阴，冬桑叶、料豆皮能清风热，玉竹、甘草可生津液。

普济消毒饮

【来源】《卫生鸿宝》卷一。

【组成】柴胡二钱　川连（酒炒）　黄芩（酒炒）　陈皮（去白）　甘草　元参　桔梗　大力子（炒，研）　白芷　马勃　板蓝根（如无，以青黛代之）　薄荷各一钱　僵蚕　升麻各七分

【用法】水煎，食后徐服。或蜜拌为丸，嚼化。

【主治】大头天行，初觉憎寒体重，次传头面肿盛，口不能开，上喘，舌燥，咽喉不利。

【加减】便秘，加炒大黄一钱。

神应普济丹

【来源】《春脚集》卷三。

【组成】川大黄五两（一酒制，一姜制，一盐浸，一白矾浸，浸透，九蒸九晒）　元参（净）三两（盐水浸透）　紫苏三两（净末）　葛根三两　柴胡三两　香薷三两　连翘二两五钱　羌活二两　白芷二两五钱　防风二两　荆芥二两　黄芩二两（生一半，酒炒一半）　藿香二两　枳壳二两　天花粉二两　薄荷一两五钱　赤芍一两五钱　生草一两五钱（麸炒）　威灵仙一两（酒炒）　细辛六钱

【用法】上为细末，用嫩青蒿尖捣汁，和陈仓米糊为丸，重三钱，随症用引：时行瘟疫，斑点紫黑，舌唇紫黑，急用生大黄二三钱、石膏一二钱煎引；斑疹名红布者，多肿咽喉，此九死一生之症也，速用牛蒡子三钱、乌梅二钱、青黛三钱、桔梗三钱、甘草一钱，煎汤剂饮，再以此药为引，泡丸服之；头痛发热无汗，葱姜引；身热有斑点，而发疹者，升麻为引；时行瘟疫，大头瘟者，牛蒡子、青黛为引；疟疾，常山、草果为引；痢疾、水泻、腹痛，木通为引；孕妇身热发狂，麦冬、竹叶为引；伤寒发热恶寒者，葱、姜为引。

【主治】时行瘟疫，斑点紫黑，舌唇紫黑；斑疹，咽喉肿，身热有斑点而发疹者；伤寒发热恶寒，头痛无汗；大头瘟；疟疾；痢疾、水泻腹痛者；孕妇身热发狂者。

消毒饮

【来源】《不知医必要》卷一。

【组成】羌活　防风　黄芩　白芷各一钱五分　黄连　射干各一钱　玄参一钱五分　甘草一钱

【用法】加生姜三片，水煎服。

【主治】大头瘟时疫，憎寒壮热，头面颈项俱肿，目不能开，口干舌燥。

【加减】如有痰，加竹沥、姜汁各半酒杯服；大便热结者，加生大黄三钱；小便赤涩，加泽泻、木通各一钱五分。

普济消毒饮

【来源】《医门补要》卷中。

【组成】桔梗　薄荷　马勃　柴胡　姜蚕　升麻　黄芩　荆芥

【主治】虾蟆瘟。

首乌散

【来源】《揣摩有得集》。

【组成】蒸首乌二两　当归一两　川芎五钱（炒）　土茯苓三钱　土贝母三钱　防风一钱　连翘一钱　人中黄一钱

【用法】竹叶、灯心为引，水煎服。

【主治】大头瘟疫，头面肿甚，眼目不能视，饮食不能进。

燕垒丹

【来源】《喉科种福》卷三。

【组成】明雄黄　燕巢泥　千步土（即门限下土，足所常履者是）　秽桶下土（北地无秽桶，以常小便处秽土代之）　葱

【用法】以酽烧酒炒热，敷颈上。

【主治】瘟疫红喉。此触天行瘟疫之气，致项肿咽痛，口内、喉中皆现红色，痰涎秽浊，粘连不断，

吐出热气，臭气喷人，甚有颈项头面俱肿，面目俱赤者，俗呼为虾蟆瘟。

导痰救苦丹

【来源】《喉科家训》卷一。

【组成】锦纹大黄四两（酒拌蒸，晒干）　制牙皂二两

【用法】上为细末，面糊为丸，如绿豆大。每服五六十丸，冷绿豆汤送下，以汗为度。

【主治】伤寒瘟疫，不问传经过经；及大头瘟，目赤咽肿，烂喉丹痧，斑毒。

升清消毒饮

【来源】《医方经验汇编》。

【组成】牛蒡子三钱　紫背浮萍四钱　川连六分　玄参　人中黄各三钱　连翘　苏荷各二钱　僵蚕二钱　杭菊　桔梗各三钱　升麻八分　鲜荷叶一小张

【主治】重症大头瘟。憎寒发热，头面热肿，破流秽水，状如烂瓜。

【加减】便实，加大黄；渴甚，去升麻，加石膏、花粉。

水陆三仙膏

【来源】《医方经验汇编》。

【组成】鲜荷叶二至三张（捣烂）　鲜菊叶一握（捣）　赤豆（研细面）一两

【用法】蜜和调。涂局部。

【主治】重证大头瘟，头面焮肿，破流秽水，状如烂瓜。

清凉救苦散

【来源】《通俗伤寒论》。

【组成】芙蓉叶　霜桑叶　白芷　白及　白蔹　生军　川连　川柏　腰黄　乳香　没药　杜赤豆　草河车　制月石各二钱

【用法】上为末。蜜水调，肿处频扫之；或涂敷肿处。

【功用】退火消肿。

【主治】大头伤寒（一名大头瘟）。

清瘟解毒丸

【来源】《北京市中药成方选集》。

【组成】羌活七十五两　黄芩一百两　连翘七十五两　花粉一百两　桔梗七十五两　玄参（去芦）一百两　白芷五十两　葛根一百两　川芎五十两　大青叶一百两　柴胡五十两　牛蒡子（炒）一百两　赤芍五十两　淡竹叶一百两　防风五十两　甘草二十五两

【用法】上为细粉，炼蜜为丸，每丸重三钱。每服一丸，每日三次，温开水送下。

【功用】清热祛瘟，散风解表。

【主治】

1.《北京市中药成方选集》：感冒风邪，身热头痛，发烧畏寒，四肢酸痛。

2.《中国药典》：外感时疫，憎寒壮热，头痛无汗，口渴咽干，痄腮、大头瘟。

清宫丹

【来源】《全国中药成药处方集》（抚顺方）。

【组成】枳壳四钱　寸冬一两　黄芩五钱　法夏四钱　花粉四钱　柴胡四钱　生石膏一两　桔梗五钱　薄荷三钱　朱砂四钱　山栀四钱　郁金四钱　云苓四钱　胆草四钱　羌活三钱　独活三钱　白参四钱　甘草四钱　犀角五钱　雄黄四钱

【用法】上为细末，炼蜜为丸，每丸一钱四分重，蜡皮封。大人每服一大丸，五岁至十岁每服一小丸，二岁以下小儿每服小丸三分之一。用桑叶、薄荷、菊花煎汤送下；白水、茶水亦可。

【功用】清凉解热，透表化毒。

【主治】温热病发疹，感冒发热烦渴，头疼身痛，干呕烦躁，寒热往来；麻疹初期，发热畏寒，隐疹潜伏，应出不出，烦热咳嗽；大头瘟、丹毒，头面红肿，发热畏冷，心烦欲吐，便秘神昏。

【宜忌】孕妇忌服。忌腥辣厚味。

清宫丹

【来源】《全国中药成药处方集》（吉林方）。

【组成】柴胡三钱 蒲黄五钱 枳壳 生石膏各三钱 寸冬五钱 黄芩 郁金 酒杭芍 薄荷 清夏 桔梗各三钱 云黄连二钱 山栀三钱 朱砂二钱 胆草 川羌活 独活各三钱 犀角三钱 粉草 胆星各二钱

【用法】上将朱砂另研，余为细面，一处调匀，炼蜜为丸，大丸一钱四分重，小丸七分重，大赤金为衣，棉纸包裹，蜡皮封。大人每服一大丸，五岁至十岁小儿每服一小丸，二岁以上小儿每服二分之一小丸，周岁以内小儿每服三分之一小丸，用桑叶、菊花、薄荷、鲜姜煎汤为引。

【功用】退热解毒，透汗解表。

【主治】温病，麻疹，大头瘟毒，瘟毒发斑，感冒。

【宜忌】孕妇忌服；忌腥辣厚味。

增损普济消毒饮

【来源】《温病刍言》。

【组成】黄芩 10 克 黄连 5 克 元参 10 克 连翘 12 克 马勃 5 克 牛蒡子 10 克 薄荷 5 克 僵蚕 10 克 金银花 15 克 芦根 30 克 荆芥 5 克 板兰根 15 克 苦梗 3 克

【功用】清热解毒，疏风消肿。

【主治】

　　1.《温病刍言》：流行性腮腺炎。

　　2.《古今名方》：头面部及咽喉肿痛，如无名肿毒，牙龈肿痛，急性扁桃体炎等。

【加减】大便燥，加酒军。

【方论】方中芩、连、银、翘、板蓝根、马勃清热解毒以消肿，且马勃清轻专上焦，故能治头面咽喉肿痛；牛蒡子、僵蚕、薄荷、荆芥疏风散邪，俾毒热由表而散；苦梗载药上行开泄上焦；元参治浮游之火以利咽喉。

清瘟解毒丸

【来源】《慈禧光绪医方选议》。

【组成】黄芩二两 元参三两 桔梗二两 陈皮二两 黄连一两五钱 升麻五钱 马勃一两五钱 牛蒡子一两五钱 柴胡一两 连翘二两 板蓝根一两五钱 僵蚕二两 人中黄一两五钱 炒山栀二两 豆豉二两 犀角一两 薄荷一两

【用法】上研细面，炼蜜为丸，每丸重三钱。

【功用】疏风散邪，清热解毒。

【主治】瘟毒。

普济解瘟丸

【来源】《慈禧光绪医方选议》。

【组成】荆穗四两 元参八两 大青叶四两 牛蒡四两 苦梗四两 僵蚕四两（炒）连翘五两 薄荷三两 马勃四两 金银花五两 山豆根四两 生甘草二两 小生地八两 黄芩五两 粉丹皮四两（去心）

【用法】上共研细末，炼蜜为丸，每丸重三钱。

【主治】温毒咽肿、耳前后肿、颊肿，大头瘟。

清瘟解毒丸

【来源】《中国药典》。

【组成】大青叶 100g 连翘 75g 玄参 100g 天花粉 100g 桔梗 75g 牛蒡子（炒）100g 羌活 75g 防风 50g 葛根 100g 柴胡 50g 黄芩 100g 白芷 50 川芎 50g 赤芍 50g 甘草 25g 淡竹叶 100g

【用法】上药制成大蜜丸，每丸重 9g。口服，1 次 2 丸，1 日 2 次，小儿酌减。

【功用】清瘟解毒。

【主治】外感时疫，憎寒壮热，头痛无汗，口渴咽干，痄腮，大头瘟。

十一、烂喉痧

烂喉痧，又名疫喉痧、疫喉、疫毒痧、疫痧，是指感受温热时毒所致的一种温热疾患，具有发热，咽喉肿痛糜烂，肌肤丹痧密布等临床特点。本病多发生于冬春两季，具有较强的传染性，易引起流行。因其临床可见肌肤丹痧，赤若涂丹，故又命为"疳痧"、"丹痧"，《金匮要略》："面赤斑斑如锦纹，咽喉痛，唾脓血"，当为本病的早期记载。叶天士《临证指南医案》记录了治疗以"咽痛、痧疹"为主证的病案。清代出现了有关本病的专著，如《疫喉浅论》、《烂喉丹痧辑要》等，较系统地论述了烂喉痧的发生、发展机理、证治理论和防治经验等。

每当人体正气不足时，风热、暑热、湿热、燥热病邪等皆可挟毒为患。临床当察痧、视喉、观神、切脉来判断病势发展的顺逆。凡痧疹颗粒分明，颜色红活，咽喉糜烂不深，神情清爽，脉浮数有力者，系正气较盛，能使邪透出，属于顺征；痧疹稠密，急现急隐，颜色紫赤，咽喉糜烂较深，神昏谵语，脉细数无力等，则为正不胜邪、邪毒内陷，属于逆证。其治疗，以清泄热毒为原则。《疫喉浅论》云："疫喉痧治法全重乎清也，而始终法程不离乎清透、清化、清凉攻下、清热育阴之旨也。"其初起，邪在肺卫，病邪较轻，病位较浅，治宜辛凉清解，以透邪外出；病邪传里后，热极化火，治宜清火解毒，如见阳明腑证者可用苦寒攻下以泄热；热毒陷入营血者，注重清营凉血；若气营（血）两燔者，宜清气凉营（血）并施。

麻黄杏仁甘草石膏汤

【来源】《伤寒论》。
【组成】麻黄四两（去节）杏仁五十个（去皮尖）甘草二两（炙）石膏半斤（碎，绵裹）
【用法】上以水七升煮麻黄，减二升，去上沫，纳诸药，煮取二升，去滓，温服一升。
【功用】
1.《伤寒论讲义》：清宣肺热。
2.《方剂学》：辛凉宣泄，清肺平喘。

【主治】伤寒发汗后，汗出而喘，无大热者。
【宜忌】《古今名医方论》：脉浮弱、沉紧、沉细，恶寒恶风，汗出而不渴者，禁用。
【验案】烂喉痧《经方实验录》：前年三月间，朱锡基家一女婢病发热，请诊治。予轻剂透发，次日热更甚，未见疹点。续与透发，三日病加剧，群指谓猩红热，当急送传染病医院受治。锡基之房东尤恐惧，怂恿最力。锡基不能决，请予毅然用方。予允之。细察病者痧已发而不畅，咽喉肿痛，有白腐意，喘声大作，呼吸困难不堪，咳痰不出，身热胸闷，目不能张视，烦躁不得眠，此实烂喉痧之危候。当与：净麻黄一钱半，生石膏五钱，光杏仁四钱，生草一钱，略加芦根、竹茹、蝉衣、蚤休等透发清热化痰之品。服后即得安睡，痧齐发而明，喉痛渐除。续与调理，三日痊愈。事后婢女叩谢曰：前我病剧之时，服药（指本方）之后，凉爽万分，不知如何快适云。

升麻鳖甲汤

【来源】《金匮要略》卷上。
【别名】阴毒升麻鳖甲汤（《医垒元戎》）、阴毒升麻汤（《证治准绳·幼科》卷六）。
【组成】升麻二两 当归一两 蜀椒（炒去汗）一两 甘草二两 鳖甲（手指大）一片（炙）雄黄半两（研）
【用法】以水四升，煮取一升，顿服之。老小再服取汗。
【主治】
1.《金匮要略》：阴毒为病，面赤斑斑如锦纹，咽喉痛，吐脓血。
2.《证治宝鉴》：烂喉疮。
【加减】阴毒，面目青，身痛如被杖，去雄黄、蜀椒。
【方论】
1.《绛雪园古方选注》：升麻入阳明、太阴二经，升清逐秽，辟百邪，解百毒，统治温疠阴阳二病。但仅走二经气分，故必佐以当归通络中之血，甘草解络中之毒，微加鳖甲守护营神，俾椒、黄猛烈之品，攻毒透表，不乱其神明。阴毒去椒、黄者，太阴主内，不能透表，恐反助疠毒也。

2.《证治宝鉴》：以升麻透疹毒，鳖甲泄热守神，当归和调营血，甘草泻火解毒。

【验案】

1. 慢性肝炎 《实用中医内科杂志》（1991，1：31）：应用本方加减：升麻10～15g，鳖甲20～30g，当归10～30g，甘草10～15g，蟅虫6～10g，生地12～20g，水煎服，每日1剂，治疗慢性肝炎120例。结果：96例有效，占80％。

2. 寻常型银屑病 《浙江中医》（1995，2：57）：用本方：升麻、鳖甲、当归、甘草、川椒、雄黄为基础，瘙痒明显者加地龙、乌梢蛇；皮疹鲜红，加赤芍、丹皮；皮疹紫黯者加三棱、莪术；鳞屑肥厚者加牡蛎、桃仁；治疗寻常型银屑病54例。结果：痊愈35例，好转9例。

枯矾散

【来源】《经验方》卷下。

【组成】臭花娘子草根（水浸一宿，捣汁）

【用法】以枯白矾研细，入汁内，晒干，再取汁如前数次，其矾色绿，研细收贮。烂喉痧每服五分，开水冲下，庶可出痰；如症重者，须连服下七次，以呕痰为度，立见消肿；凡遇喉风，吹喉取吐亦可。

【主治】烂喉痧。

二青散

【来源】《外科大成》卷一。

【组成】青黛 白及 白蔹 白薇 白芷 白鲜皮 朴消 水龙骨 黄柏各一两 天花粉三两 大黄四两 青露（即芙蓉叶）三两

【用法】上为末。用醋、蜜调敷；如已成者，则敷四围，留顶，贴替针膏。

【主治】

1.《外科大成》：一切焮热红肿热痛阳毒，脓未成者。

2.《疫喉浅论》：疫喉痧遗毒，颈项漫肿，尚未化脓者。

锡类散

【来源】方出《金匮翼》卷五，名见《温热经纬》卷五。

【组成】西牛黄五厘 冰片三厘 真珠三分 人指甲五厘（男病用女，女病用男） 象牙屑三分（焙） 青黛六分（去灰脚，净） 壁钱二十个（焙。土壁砖上者可用，木板上者不可用）

【用法】上为极细末。吹患处。

【主治】

1.《金匮翼》：烂喉痧。

2.《温热经纬》：烂喉时证，及乳蛾、牙疳、口舌腐烂，凡属外淫为患，诸药不效者。

【验案】

1. 消化性溃疡 《广西中医药》（1987，3：13）：用锡类散每次0.6克，氢氧化铝凝胶15毫升，颠茄合剂15毫升，混和后温开水送服，每晚1次，3周为一疗程，治疗消化性溃疡68例。结果，3周内症状总缓解率为79.4％，溃疡痊愈率66.2％。

2. 摄食性食管炎 《江苏中医杂志》（1987，8：42）：用氢氧化铝凝胶30毫升，加锡类散1支均匀混合，每日临睡时，平卧口服，服后不再进水，2周为一疗程，共治疗摄食性食管炎30例。结果：显效15例，有效9例，无效6例，总有效率80％。

3. 慢性非特异性溃疡性结肠炎 《山西中医》（1987，4：31）：用锡类散0.6～1.2克，加生理盐水100～200毫升保留灌肠（16例加庆大霉素4万～8万U），每晚睡前一次，15天为一疗程，治疗慢性非特异性溃疡性结肠炎62例。结果：痊愈46例，显效11例，好转4例，无变化1例，总有效率98.3％。

4. 宫颈糜烂 《辽宁中医杂志》（1988，10：18）：用锡类散治疗宫颈糜烂170例。在病人非月经期及非妊娠期，用0.25g锡类散均匀喷涂于宫颈糜烂面上，每日一次。结果上药1～7次痊愈。其中1次痊愈94例，2～3次51例，4次以上21例，4例中断治疗。

十八味神药

【来源】《喉科指掌》卷一。

【组成】川黄连 木通 金银花各一钱 白鲜皮 黄芩 紫花地丁 当归 赤芍药 生甘草 连翘 天花粉 草河车 知母（盐水炒）各二钱 生栀子 川芎 皂角刺各一钱五分 乳香五分 生龟版三钱

【用法】上药滚水煎服。

【主治】烂喉毒证。

升玄清胃饮

【来源】《医级》卷七。

【组成】升麻 玄参 甘草 石膏 桔梗

【主治】发斑咽痛。

清凉解毒饮

【来源】《慈航集》卷下。

【组成】元参八钱 麦冬五钱（去心） 桔梗三钱 生甘草一钱五分 牛蒡子三钱（研） 青黛一钱五分 白僵蚕三钱（炒） 马勃五分

【用法】引加鲜苡仁根三钱（土名菩提子）。外用千金吹喉散。

【主治】烂喉瘟症。初病恶寒，喉痛破烂，食饮皆呛，其症最危，来如风雨。

双解散

【来源】《疫痧草》。

【组成】大黄 元明粉 葛根 牛子 荆芥 薄荷 蝉衣 大连翘 枳壳 桔梗 甘中黄

【主治】痧隐约，喉烂气秽，神烦便闭，目赤，脉实，症势乍作，正强邪实者。

加减葛根汤

【来源】《疫痧草》。

【组成】葛根 牛子 香豉 桔梗 枳壳 薄荷 马勃 蝉衣 荆芥 防风 连翘 栀子 赤芍 甘草

【主治】烂喉疫痧，邪尚在表，火不内炽，无汗痧隐，舌白脉郁，喉烂不甚者。

夺命饮

【来源】《疫痧草》。

【别名】夺命汤（《华氏医方汇编》卷四）。

【组成】川连 石膏 犀尖 羚羊角 原地 丹皮 赤芍 青黛 马勃 鲜沙参 大贝 连翘 元参 金汁

【用法】《华氏医方汇编》：水煎，金汁冲服。

【主治】疫火极盛，津液干涸，舌绛口渴，神烦喉烂，脉弦，大痧点云密者。

葛根汤

【来源】《疫痧草》。

【组成】葛根 牛子 荆芥 蝉衣 连翘 郁金 甘草 桔梗

【主治】疫痧，身热神清，痧隐疏稀，舌白脉郁，而喉不甚腐者。

葛犀汤

【来源】《疫痧草》。

【组成】葛根 犀角 牛子 桔梗 连翘 栀子 蝉衣 荆芥 马勃 楂炭 甘中黄

【主治】烂喉痧，灼热神烦，喉腐，脉弦，痧隐成片，不分颗粒，无汗舌垢者。

犀豉饮

【来源】《疫痧草》。

【组成】犀角 香豉 牛子 荆芥 连翘 栀子 马勃 大贝 蝉衣 赤芍 桔梗 甘草

【主治】疫痧乍起，疫火燎原，有内陷之势，喉烂痧隐，脉弦神烦，热盛汗少，舌绛口渴。

牛蒡解肌汤

【来源】《疡科心得集·方汇》卷上。

【组成】牛蒡子 薄荷 荆芥 连翘 山栀 丹皮 石斛 玄参 夏枯草

方中夏枯草，《喉科家训》作"防风"。

【用法】水煎服。

【主治】

1.《疡科心得集》：头面风热，或颈项痰毒，风热牙痛。

2.《喉科家训》：烂喉丹痧初起，脉紧弦数，恶寒头胀，肤红肌热，咽喉结痹肿腐，遍身斑疹隐隐。

【验案】 牙咬痈（智齿冠周炎）《山东中医杂志》（1986，5：16）：初起牙龈肿痛，智齿周围少量溢脓，张口不利，应用本方加清胃汤水煎服，重症加用泻黄散。外治法：用太乙膏加红灵丹外贴。所治86例病人中，多为青壮年，实证较多，且易反复发作，病变部位多在一侧。经治取得较好效果。

神医七液丹

【来源】《痧证汇要》卷一。

【组成】 滑石十二斤（研细，以生甘草三十两，泡汤浸漂飞，以甘草汤尽为度，研极细，晒干，以后七液次第拌此，晒干） 鲜萝卜汁（拌制过滑石晒干，以下同） 鲜佩兰叶 鲜紫苏叶 鲜藿香叶各三十两 鲜侧柏叶三十两（此难取汁，先将生藕汁浸，同捣烂，方绞得出汁，亦拌滑石，晒干） 荷叶（取新嫩者，同上法） 生大黄片三十两（用无灰陈绍酒一斤，浸汁捣拌，晒干）

【用法】 每服三钱，小儿减半，仓卒不能取药引，即开水化亦可；外证可用葱汁调涂；痢疾红者，用黑山栀一钱，白者用姜三片，煎汤化服；痛痢、噤口痢，用广木香（磨）五分，开水化服；疟疾，用生姜三大片，姜制半夏一钱，煎服；烂喉痧并一切证，白滚汤化服。

【主治】 瘟疫，疟痢，烂喉痧证，斑疹伤寒，时毒痈疽，一切疮毒，暑风卒仵，霍乱吐泻，诸般痧气。

神效散

【来源】《良方合璧》卷上。

【组成】 川贝母二钱（去心） 黑元参一钱五分 皂角一钱 射干一钱五分 西河柳一钱（嫩叶）

【用法】 上用生荸荠芽一两煎汤，收干在药上，研

末。先用皂角七分，研极细末，吹入鼻孔，令自嚏，然后服前末药。二次即愈。一服愈，停后服。

【主治】 喉痧。

吹药应效方

【来源】《良方集腋》卷上。

【组成】 西牛黄五厘（另研） 指爪甲五厘（瓦上焙黄，男女互用） 上廉珠三分（腐制，研细） 青黛六分 龙脑片二厘（研） 壁窠二十个（墙上者，瓦上焙黄） 象牙屑三分（瓦上焙黄，研末）

【用法】 上为极细末，瓷瓶收贮。吹喉间。

【主治】 烂喉痧。

玉雪丹

【来源】《良方集腋》卷下。

【别名】 救苦玉雪丹（《全国中药成药处方集》）。

【组成】 真犀黄五分 水安息三钱 牛蒡子八钱 车前子八钱 青皮八钱 当门子五分 苏合油二两 大腹绒八钱 陈皮八钱 赤芍八钱 真川连一两（水炒） 半夏曲八钱 大豆卷八钱 花粉八钱 茅术八钱 真珠子三钱 鹅管石三钱 淡豆豉八钱 前胡八钱 木通八钱 血琥珀三钱 广木香八钱 土贝母八钱 防风八钱 辰砂八钱 茯苓皮八钱 大麦仁八钱 生甘草八钱 连翘八钱 冰片三分 左秦艽八钱 六神曲八钱 广藿香八钱 柴胡八钱 槟榔八钱 荆芥八钱 大黄八钱 枳壳八钱 赤苓八钱 枳实八钱 桔梗八钱 建神曲八钱 白术八钱 麻黄八钱（去节） 川桂枝八钱 寒水石一两 真厚朴一两（姜汁炒） 白螺丝壳一钱 石膏八钱（另研）

【用法】 上药用阴阳水浸拌一夜，晒干，共为极细末，将麝香、犀黄、苏合油拌入神曲十二两，白蜜二十两，打浆糊丸，带潮每丸重一钱五分，晒极干，外用白蜡为衣。每服一丸，薄荷汤化服。小儿闷痘，开水化服半丸。

【主治】 一切咽喉诸症及烂喉斑痧。

【宜忌】 孕妇忌服。

三妙散

【来源】《集验良方》卷一。

【组成】生明矾三钱　冰片五分　白茄子梗根（瓦上煅炭存性）一两

【用法】上为细末。瓷瓶收贮。

【主治】一切咽喉疼痛，并烂喉痧症。

独胜散

【来源】《集验良方》卷一。

【组成】土牛膝　臭花娘根（粗者）各一两许

【用法】勿经水，勿犯铁器，折断，捣自然汁，加米醋少许，蘸鸡翅毛上，频搅喉中，取出毒涎，以通其气，然后吹入应用之药。

【主治】烂喉痧，缠喉风，锁喉，双乳蛾。

五鲜饮

【来源】《卫生鸿宝》卷四。

【组成】鲜沙参　鲜生地　芦根　茅根　甘蔗汁

【用法】水煎服。

【主治】烂喉痧，舌绛而干，脉弦数大。

【加减】痧隐而喉腐不甚，可与葛根汤并服；痧隐而喉烂甚，可与犀豉饮煎服。

加味荆防葛根汤

【来源】《卫生鸿宝》卷四。

【组成】葛根钱半（虚者一钱）　荆芥　桔梗　象贝　防风各钱半　蝉退　枳壳（炒）各一钱　生甘草四分　牛蒡子　白杏仁　枇杷叶　浮萍各三钱

【用法】水煎服。

【主治】

1.《卫生鸿宝》：厉邪痧症。形寒壮热，咽喉肿痛，头痛体痛，咳嗽胸闷，鼻塞呕恶，两目汪汪，手足指冷，脉来濡数，或浮数。

2.《痧喉阐解》：风寒外束，皮肤闭密，痧发不出。

加味藿香正气散

【来源】《卫生鸿宝》卷四。

【组成】苏叶　陈皮　茅术（炒）　葛根（煨）　蝉退各一钱　藿香梗　厚朴（炒）　半夏曲（炒）各钱半　牛蒡子（炒，研）　赤苓各三钱　焦神曲二钱　甘草四分

【用法】水煎服。

【主治】烂喉痧，形寒发热，面若装朱，痧不出肌，上吐下泻，腹痛如绞，甚至发厥口噤，目闭神昏，乃内挟宿滞痧秽，外感戾毒暴寒，折伏表里为病。

【宜忌】吐泻之后，津液大伤，必然发渴，切勿与蔗梨一切寒凉之物。

珠黄夺命散

【来源】《卫生鸿宝》卷四引徐澹安方。

【组成】廉珠四分　西黄三分　川连（炒）　冰片各五分　陈胆星七分　硼砂　人中白　橄榄核（煅灰）　蝉退各一钱　人中黄　山豆根　滑石　玄明粉　儿茶各一钱半　青黛二钱　大力子　土贝　僵蚕（制）各三钱　青鱼胆（干者）二个　天名精（即土牛膝，俗名臭花娘，用叶、根、梗洗净，风干研末）

【用法】上为细末。锡盒收贮。

【主治】烂喉丹痧。

清肺饮

【来源】《卫生鸿宝》卷四。

【组成】桑叶　沙参　羚角　连翘　桔梗　甘草　橘红　川贝

【用法】水煎服。

【主治】痧点已透，喉烂渐减，神爽热淡而咳嗽未平者。

红枣散

【来源】《验方新编》卷一。

【组成】红枣四两（去核，烧枯）　明雄七钱五分（勿经火）　枯矾　真犀牛黄　牙色梅花冰片　铜

绿（煅） 真麝香各一分

【用法】上为细末，收入瓷瓶，勿令出气。用时以红纸卷管吹入喉中，仰卧少时，吐出浓痰以多为妙；若烂喉痧，吹入过夜即安。

【主治】喉风，烂喉痧。

六神丸

【来源】《喉科心法》卷下引雷允上方。

【组成】关西黄一钱五分 上辰砂一钱五分（须镜面劈砂） 杜蟾酥一分五厘（烧酒化） 粗珍珠一分五厘 当门子一分五厘 百草霜五分

【用法】上为细末，米浆为丸，如芥菜子大，以百草霜为衣，瓷瓶收贮，勿使泄气。每服五丸、七丸、十丸不等，视病势轻重服之；茶汤不能进者，每用十丸，以开水化开，徐徐咽下。重者再进一服。

【主治】时邪疠毒，烂喉丹痧，喉风喉痈，双单乳蛾；疔疮对口，痈疽发背，肠痈腹疽，乳痈乳岩，一切无名肿毒；小儿痰急惊风，肺风痰喘，危在顷刻。

黑吹药

【来源】《囊秘喉书·附录》。

【组成】辰砂二钱 元寸 西黄 月石各三分 琥珀五分 珍珠 玄明粉各二分 冰片一钱 皂荚五荚（煅灰，去筋子） 灯草灰少许 方八三十粒（煅黑存性） 制猪胆六钱 肉灰五分

　　制猪胆法：川连、僵蚕、月石、青黛、雄黄、牙消、白矾、薄荷各五钱，研细末，用雄猪胆四个，将胆汁和药拌匀，仍纳猪胆壳内，立冬日放地坑中，春分日取起，再研入药。

【用法】研末。吹患处。

【主治】烂喉痧。

瓜霜散

【来源】《时疫白喉捷要》。

【别名】冰瓜雄朱散（《疫喉浅论》卷下）。

【组成】西瓜霜一两 人中白一钱（火煅） 辰砂二钱 雄精二分 冰片一钱

【用法】上为细末，再乳无声，用瓷瓶紧贮。凡患白喉、喉蛾及一切喉痧等症，急用此药吹入喉内患处，连吹十数次；凡一切红肿喉风之症均可吹之；凡牙疳、牙痈及风火牙痛，牙根肿痛，舌痛诸病，用此散擦敷其上，吐出涎水，再擦再吐。

【主治】白喉，喉蛾及一切喉痧，红肿喉风。牙疳，牙痈及风火牙痛，牙根肿痛。舌痛诸病。

【加减】此药专治白喉，若非白喉，须去雄精一味。

太乙救苦辟瘟丹

【来源】《理瀹骈文》。

【组成】赤金锭加升麻 桔梗 广藿香 广陈皮 银花 大黄

【用法】可佩，可涂。

【主治】时疫喉症。

大青汤

【来源】《痧喉汇言》。

【组成】大青三分 知母八分 荆芥一钱 木通六分 石膏四钱 生地三钱 甘草六分 地骨皮二钱 元参一钱

【用法】水煎，热服。

【主治】喉痧得透，惟口渴烦躁，小便短少，热盛舌绛。

万安散

【来源】《痧喉证治汇言》。

【组成】桔梗一钱 硼砂一钱 生甘草一钱 冰片一分 山豆根一钱

【用法】上为极细末。

【主治】喉痧

普化丹

【来源】《痧喉证治汇言》。

【组成】冰片八分 牙皂一钱六分 铜青四分 甘草一钱六分 硼砂二钱五分 青黛二钱 人中白二钱五分（煅存性） 元明粉一钱五分 明雄黄一

钱五分　白僵蚕二钱　山豆根一钱六分　鸡肫皮二钱（不见水炒）　川连（焙干）一钱五分　蒲黄（微炒）一钱六分　鸭胆矾（青鱼胆汁制）三钱　黄柏（用雄猪胆三枚，取汁拌匀晒干）一钱六分

【用法】上为极细末。吹喉。

【主治】喉痧初起，恶寒发热，咳嗽咽痛，肌肉隐隐一片如粟粒。

犀角地黄汤

【来源】《痧喉证治汇言》。

【组成】犀角　生地　白芍　丹皮　柴胡　黄芩

【用法】水煎服。

【主治】烂喉丹痧。

漱喉散

【来源】《痧喉证治汇言》。

【组成】元明粉　雄黄

【用法】上为细末。每用二三钱，调入萝卜汁，炖温一大碗，以毛笔蘸汁洗扫之，或漱喉，吐去老痰。有土牛膝打汁调和更妙，但不可多咽，防作泻。

【主治】烂喉痧。

十宝丹

【来源】《疫喉浅论》卷下。

【组成】西牛黄三分　大贝母（去心）三分　马勃三分　珍珠（入豆腐内煮、去油、另研）六分　冰片半分（溃烂者不宜多用）　人指甲（阴阳瓦上炙焦。如一时难觅，即用煅龙骨）　硼砂各四分　青鱼胆（大者佳，阴干收用。如无青鱼胆，即用干青果兰三枚煅成炭代用）　煅人中白　血琥珀（另研）各五分

【用法】上为细末。吹患处。

【功用】消肿止痛，化毒生肌。

【主治】一切已溃未溃肿痛色艳之烂喉痧证，并痘毒攻喉及疹痘后牙疳，杨梅毒结咽喉。

万氏牛黄清心丸

【来源】《疫喉浅论》卷下。

【组成】犀牛黄二分五厘　镜面朱砂一钱五分　生黄连五钱　川郁金二钱　黄芩三钱　山栀三钱

【用法】上为细末，炼蜜为丸。每服一丸，竹叶、灯心汤送下。或入犀角、羚羊、金汁、甘草、连翘、薄荷汤剂中更妙。

【主治】疫喉热邪内陷心包，神糊谵狂。

龙虎二汁饮

【来源】《疫喉浅论》卷下。

【组成】青橄榄肉　生白萝卜各等分

【用法】二味取自然汁。隔水顿温，频饮，或漱喉亦可。

【主治】疫喉乍起，已破未破者。

加减三黄二香散

【来源】《疫喉浅论》卷下。

【组成】锦纹大黄五钱　生蒲黄四钱　川黄柏三钱（共生研细末）　原麝香三分　上梅片三分

【用法】上和匀为末。用茶清调敷；或用白蜜融化敷之亦可。如红肿热甚，用大青叶汁或芭蕉根汁调敷均可。

【功用】消散。

【主治】疫喉初起，项外漫肿。

清咽养荣汤

【来源】《疫喉浅论》卷下。

【组成】西洋参　大生地　抱木茯神　大麦冬　大白芍　嘉定花粉　天门冬　拣元参　肥知母　炙甘草

【用法】水四钟，煎六分，兑蔗浆一钟，温服。

【主治】疫喉痧透，舌绛无津，脉数少寐，筋惕肉瞤。

【加减】余毒仍盛者，加乌犀角。

清咽奠阴承气汤

【来源】《疫喉浅论》卷下。

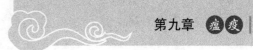

【组成】元参　麦冬　大生地　甘草（生用）　知母　马勃　大黄　犀角　风化消　北沙参

【用法】上以水三钟，煎至八分，兑童便一钟，温服。如神识模糊者，急另服万氏牛黄清心丸一粒，竹叶、灯心汤送下。

【主治】疫喉。因内火大炽，津液已伤，致咽喉腐烂，灼热疹赤，谵语神烦，舌干绛或干黑，脉数，便闭，瘈疭抽搐。

吹喉十宝丹

【来源】《喉科集腋》卷下。

【组成】牛黄三分　大贝三分　人中白（煅）五分　琥珀五分　青鱼胆五分（大者）　珍珠六分　梅片五厘　人指甲四分　马勃三分　硼砂四分

【用法】共研极细末。吹喉。

【功用】消肿止痛，化毒生肌。

【主治】专治烂喉症，无论已溃未溃，肿色艳生；并治痘毒以及疹疹后牙疳，杨梅后毒结咽喉。

六神丸

【来源】《青囊秘传》。

【组成】乳香一钱　没药一钱　熊胆一钱　鲤鱼胆三个　硇砂一钱　狗宝一钱　元寸五分　白丁香四十九粒　蜈蚣　黄占各三钱　头胎男乳一合　腰黄一钱　扫盆一钱　真西黄一钱　白粉霜三钱　杜酥二钱　乌金石一钱

【用法】上药各取净末，以鲤鱼胆、黄占溶化为丸。每服十丸，开水化下。重者再进一服。

【主治】时邪温毒，烂喉丹疹，喉风，喉痈，双单乳蛾；疔疮，对口，痈疽，发背，肠痈，腹疽，乳痈，乳岩，一切无名肿毒；小儿急慢惊风，危在顷刻。

烂喉痧散

【来源】《青囊秘传》。

【组成】熟石膏二分　人中黄（煅）二分　煅月石二分　煅儿茶二分　薄荷二分　朱砂二分　冰片二分　麝香五厘　濂珠五厘　琥珀五厘　牛黄五厘

【用法】上为细末。吹口。

【主治】烂喉痧。

七宝散

【来源】《外科方外奇方》卷三。

【组成】西牛黄五分　真濂珠三钱　大梅片二分　真象牙屑三钱（焙黄）　真青黛六钱　人指甲五分（男用女、女用男）　壁喜窠四五个（多多益善，板上者不用）

【用法】共乳无声为度。吹之。

【主治】喉痧，一切喉风急症。

金余散

【来源】《外科方外奇方》卷三。

【组成】人指甲五分（煅）　鹅管石三分（煅）　真腰黄二分　硼砂三分（漂）　大梅片一分　僵蚕二分（炒断丝）

【用法】上为末，研至无声为度。吹之。

【主治】烂喉痧及紧喉风。

珠黄散

【来源】《经验各种秘方辑要》。

【组成】西黄　灯心灰各五厘　象牙屑（焙）　真珠（豆腐煮过）各二分　人指甲（男用女，女用男）一分　大梅片三厘　薄荷叶　人中白　人中黄　硼砂各一分　青黛（飞净）三分　壁钱三十个（竹叶夹，炙存性）

【用法】上为细末，吹患处。

【主治】烂喉痧及喉痹、喉肿。

犀角增液汤

【来源】《镐京直指医方》。

【组成】犀角一钱　鲜生地六钱　鲜石斛四钱　天花粉三钱　寒水石三钱　飞滑石六钱（布包）　连翘（带心）三钱　银花三钱　活水芦根一两

【主治】湿火燔灼耗液，便闭溲赤，苔黑而燥，舌硬言謇，脉数实大者。

荆防葛根汤

【来源】《烂喉丹痧》。

【组成】葛根一钱半或一钱 牛蒡子三钱 桔梗一钱半 炒荆芥一钱半 枳壳一钱 白杏仁（去皮尖）三钱（便溏者勿研） 生甘草四分 土贝三钱（去心，研） 炒防风一钱半 浮萍草二钱

防风、荆芥不炒亦可。

【主治】时令平和时之烂喉丹痧，初起发热者。

导痰救苦丹

【来源】《喉科家训》卷一。

【组成】锦纹大黄四两（酒拌蒸，晒干） 制牙皂二两

【用法】上为细末，面糊为丸，如绿豆大。每服五六十丸，冷绿豆汤送下，以汗为度。

【主治】伤寒瘟疫，不问传经过经；及大头瘟，目赤咽肿，烂喉丹疹，斑毒。

吹喉化腐丹

【来源】《喉科家训》卷四。

【组成】煅月石 煅中白 西瓜霜 飞明雄 天竺黄 真尖黄 大濂珠 三梅片 飞朱砂

【用法】上为极细末。吹之。

内服清凉解毒汤，外用本方吹喉。

【主治】喉痧。汗泄灼热不退，口干欲饮，咽喉肿腐日甚，脉数，舌黄。

吹喉珠黄散

【来源】《喉科家训》卷四。

【组成】真犀黄 飞朱砂 净珍珠 上滴乳石 西月石 真原寸 飞雄精 粉儿茶 煅中白 大梅片

【用法】上为细末。次之。

【主治】喉痧。

辛凉解散汤

【来源】《喉科家训》卷四。

【组成】薄荷叶 净蝉衣 大力子 焦山栀 大连翘 冬桑叶 淡竹叶 荆芥穗 青防风 象贝母 淡豆豉 生甘草

【用法】水煎服。

【主治】疫痧初起。

【加减】呕，加橘络、竹茹；泻，加葛根；衄，加丹皮。

参乌汤

【来源】《喉科家训》卷四。

【组成】西洋参 制首乌

【用法】煎服。

【主治】烂喉丹痧愈后，肝胃之阴不复者。

荆防葛根汤

【来源】《喉科家训》卷四。

【组成】荆芥穗 青防风 粉葛根 冬桑叶 鲜菖蒲 薄荷叶 大力子 大贝母 淡竹叶 净蝉衣

【用法】水煎服。

【功用】解肌散表。

【主治】烂喉痧初起，壮热烦渴，斑密肌红，宛如锦纹，咽喉疼痛肿烂。

【加减】恶心呕吐，加藿香。

桑丹泻白散

【来源】《喉科家训》卷四。

【组成】桑叶 丹皮 桑皮 地骨皮 牛蒡 前胡 杏仁 土贝母 甘草

【主治】痧回热退，舌化脉和，余邪未尽，时时手足心热。

桑防白膏汤

【来源】《喉科家训》卷四。

【组成】桑叶 防风 豆豉 牛蒡 桔梗 前胡 杏仁 土贝 中黄 霍斛 河柳

【主治】痧透喉宽，苔黄尖绛，脉转洪数。

清凉解毒汤

【来源】《喉科家训》卷四。

【组成】羚羊角 川尖贝 大连翘 鲜金钗 焦山栀 苏薄荷 冬桑叶 淡竹叶 荆芥穗 青防风 二宝花 生甘草

【用法】水煎服。

【功用】清火透解。

【主治】疫邪不由外达，内郁化火，汗泄灼热不退，口干欲饮，咽喉肿腐日甚，脉数，舌黄。乃一阴一阳之火，乘威上亢，销灼肺金，势必见音哑鼻塞之恶象。

羚羊黑膏汤

【来源】《喉科家训》卷四。

【组成】羚羊角 豆豉 鲜地 桑叶 白蒺藜 牛蒡子 桔梗 前胡 杏仁 土贝母 人中黄

【主治】喉痧，痧点逼留不化，舌色纯绛鲜泽，尖上起刺。

【加减】是方减去前、桔、杏、豉、人中黄，加滁菊、霍斛、甘草、薄荷为稳；热甚生风，加钩藤。

喉痧妙药散

【来源】《喉科家训》卷四。

【组成】真尖黄 提濂珠 三梅片 西月石 银粉霜 天竺黄 飞朱砂

【用法】上为极细末。吹喉。

【主治】喉痧。

十宝丹

【来源】《古今名方》引《喉科秘传十二方》。

【组成】朱砂 冰片 煅壁虎（微火煅）各3克 硼砂1.5克 川黄连2.1克（切碎，晒干，勿见火）凤凰衣（微火焙）熊胆各1克 香0.3克 青黛4.5克

【用法】上药各为细末，再加入熊胆、麝香、冰片研至无声，密贮固封。用时吹喉，每日三至五次。

【功用】清热解毒，利咽喉。

【主治】白喉，喉痧（猩红热），喉炎，喉痹，乳娥。

白虎解毒养阴汤

【来源】《古今名方》引《喉科秘传十二方》。

【组成】石膏24克 知母 浙贝母 板蓝根 山豆根各9克 紫花地丁 金银花 生地 玄参各18克 连翘 麦冬各15克 白芍 丹皮各12克 薄荷 甘草各6克 鲜橄榄10枚

【功用】清热解毒，养阴利咽。

【主治】白喉、喉痧（猩红热）、喉炎及一切喉痹、乳娥。

【加减】若心气不足，加人参、玉竹各9克；心中烦躁，加黄连6克，灯心草2克；呛咳不止，加牛蒡子、马兜铃各9克；鼻衄，加白茅根24克；目赤肿痛，加桑叶或赤芍9克；脘腹胀，加麦芽9克，枳壳6克；大便结，加大黄9克；小便热或痛，加木通9克，鲜车前草1株，或黄柏6克。

三黄二香散

【来源】《喉痧症治概要》。

【组成】大黄二两 蒲黄一两 雄黄二钱 麝香二分 冰片三分

【用法】用菜油调敷。

【功用】清火解毒。

【主治】时疫喉痧。

加减黑膏汤

【来源】《喉痧症治概要》。

【组成】淡豆豉三钱 薄荷叶八分 连翘壳三钱 炙僵蚕三钱 鲜生地四钱 熟石膏四钱 京赤芍二钱 净蝉衣八分 鲜石斛四钱 生甘草六分 象贝母三钱 浮萍草三钱 鲜竹叶三十张 茅芦根（去心、节）各一两

【主治】疫邪不达，消烁阴液，痧麻布而不透，发热无汗，咽喉红肿燥痛白腐，口渴烦躁，舌红绛起刺，或舌黑糙无津之重症。

加减滋阴清肺汤

【来源】《喉痧症治概要》。

【组成】鲜生地六钱　细木通八分　薄荷叶八分　金银花三钱　京玄参三钱　川雅连五分　冬桑叶三钱　连翘壳三钱　鲜石斛四钱　甘中黄八分　大贝母三钱　鲜竹叶三十张　活芦根一两（去节）

【主治】疫喉白喉，内外腐烂，身热苔黄，或舌质红绛，不可发表之症。

【加减】如便秘，加生川军三钱，开水泡，绞汁冲服。

金不换

【来源】《喉痧症治概要》。

【组成】西瓜霜五钱　西月石五钱　飞朱砂六分　僵蚕五分　冰片五分　人中白三钱　青黛三钱　西黄三钱　珠粉三钱

【用法】上为极细末，吹之。

【功用】生长肌肉。

【主治】疫喉。

凉营清气汤

【来源】《喉痧症治概要》。

【组成】犀角尖五分（磨，冲）鲜石斛八钱　黑山栀二钱　牡丹皮二钱　鲜生地八钱　薄荷叶八分　川雅连五分　京赤芍二钱　京玄参三钱　生石膏八钱　生甘草八分　连翘壳三钱　鲜竹叶三十片　茅芦根各一两　金汁一两（冲服）

【功用】《中医症状鉴别诊断学》：凉营透气，清热凉血。

【主治】

1.《喉痧症治概要》：痧麻虽布，壮热烦躁，渴欲冷饮，甚则谵语妄言，咽喉肿痛腐烂，脉洪数，舌红绛，或黑糙无津之重症。

2.《中医症状鉴别诊断学》：气热亢盛而汗出溱溱，营血热炽而丹痧密布。

【加减】痰多，加竹沥一两，冲服珠黄散，每日二分。

七宝散

【来源】《全国中药成药处方集》（沈阳方）。

【组成】牛黄一分　梅片一钱　琥珀三钱　大连珠四粒　台麝香五厘　生石膏二钱　熊胆仁二分

【用法】上为极细末。外用，每用一分，吹喉内；内服，白开水送下，每服二分。

【功用】清热消肿，通关利窍。

【主治】双单乳蛾，咽喉肿痛，缠喉白喉，痧喉烂喉，一切喉痹，内火上炎者。

卫生宝

【来源】《全国中药成药处方集》（抚顺方）。

【组成】天竺黄　钩藤　千金霜各三钱半　琥珀一钱二分　麝香三分　僵蚕三钱半　重楼八钱四分　雄黄二钱半　牛黄八分　茅慈姑七钱一分　朱砂二钱半　文蛤一两一钱　江珠一钱半　大戟一两　红人参一钱半

【用法】上为细末，炼蜜为丸，七分或三分重。每服一丸，小儿服一小丸，白水送下。

本方改为散剂，名"卫生散"（原书沈阳方）。

【功用】消炎退热，镇静解毒。

【主治】急痫高热，神昏痉搐项强，角弓反张，嗜眠昏睡；猩红热，斑疹伤寒，麻疹壮热烦渴，神昏谵语，狂躁干渴；急性胃肠炎，吐泻，并治疹后肠炎，毒泻毒痢；疔毒恶疮，毒火内攻，乍寒乍热，搅乱昏迷；咽喉肿痛，咽下困难。

【宜忌】孕妇忌服。四肢厥冷，体温低降之霍乱（虎列拉）、白喉禁用。

六灵解毒丸

【来源】《部颁标准》。

【组成】牛黄　珍珠　石菖蒲

【用法】制成微丸，密闭，防潮，每瓶装30丸。口服，1岁1次1丸，4至8岁1次5～6丸，成人1次10丸，每日3次。外用，可取数粒用水或米醋化水外敷，如红肿已将出脓或穿烂，切勿再敷。

【功用】清热解毒，消胆止痛。

【主治】烂喉丹痧，咽喉肿痛，喉风喉痛，单双乳蛾，小儿热疖，痈疡疔疮，乳痈发背，无名肿痛。

【宜忌】孕妇忌服。

十二、葡萄瘟

葡萄瘟，亦称葡萄疫，是指瘟疫病发时体表皮肤出现斑点似葡萄的病情。《外科正宗》："葡萄疫，其患多生小儿，感受四时不正之气，郁于皮肤不散，结成大小青紫斑点，色若葡萄。"《医方经验汇编》："疫以是名者，乃以其色之青紫相似也。治之者当祛其阳明之邪，清其血分之热，察其虚实及有无兼证，首先清血中之毒，使毒不内犯；益血中之气，使气能领血，气行毒化，或可成功。"

羚羊散

【来源】《医学集成》卷二。

【组成】羚羊角 生地 元参 麦冬 黄芩 知母 银花 僵蚕 大力 羌活 防风 甘草 竹叶

【主治】葡萄瘟。身发青紫斑点，状若葡萄。

胃脾汤

【来源】《外科正宗》卷四。

【组成】白术 茯神 陈皮 远志 麦冬 沙参各六分 五味子 甘草各五分

【用法】水二钟，煎六分，食远服。

【主治】葡萄疫。多生小儿，感受四时不正之气，郁于皮肤不散，结成大小青紫斑点，色若葡萄。

【加减】虚弱自汗者，去沙参，加人参、黄耆各五分。

羚羊角散

【来源】《外科正宗》卷四。

【组成】羚羊角 防风 麦冬 玄参 知母 黄芩 牛子各八分 甘草二分

【用法】上以水二钟，加淡竹叶十片，煎至六分，食远服。

【功用】清热凉血。

【主治】小儿葡萄疫初起，因感受四时不正之气，郁于皮肤不散，结成大小青紫斑点，色若葡萄，发在遍体头面。

羚角化斑汤

【来源】《外科证治全书》卷四。

【组成】羚羊角八分 石膏三钱 知母 人参 甘草 元参 防风 苍术 牛蒡子各一钱

【用法】上加淡竹叶十片，煎至六分，食远服。

【主治】葡萄疫。小儿外感四时不正之气，郁于肌肤不发，发成大小青紫斑点，色若葡萄，头面遍身随处可发，身热口渴者。

十三、鼠 疫

鼠疫，是由鼠疫杆菌引起的自然疫源性烈性传染病，也叫黑死病。临床主要表现为高热、淋巴结肿痛、出血倾向、肺部特殊炎症等。临床可分腺型、肺型、败血型及轻型等四类，除轻型外，各型初期的全身中毒症状大致相同。凡确诊或疑似鼠疫病人，均应迅速组织严密的隔离，就地治疗，不宜转送。

加减解毒活血汤

【来源】《鼠疫约编》。

【组成】连翘三钱　柴胡二钱　葛根二钱　生地五钱　当归钱半　赤芍三钱　桃仁八钱（去皮尖，杵碎之）　红花五钱　川朴一钱　甘草二钱

【用法】水一碗半，先用大罐煎合沸数，一二三日病在上焦，药味取其轻清，煎宜六七沸，四五六日病在中焦，药味取其稍重，煎宜十沸，七日以后病在下焦，药味取其浓重，煎十余沸倾入小罐，后入水大罐，再煎再倾，煎回大半碗服。

【主治】鼠疫。

经验化核散

【来源】《鼠疫约编》。

【别名】经验涂核散（《集成良方三百种》卷中）。

【组成】山慈菇三钱　真青黛一钱　生黄柏一钱半　浙贝一钱半　赤小豆二钱

【用法】上为细末，调净麻油涂，日涂三四次，以消为度。

【主治】鼠疫毒核。

经验涂核散

【来源】《鼠疫约编》。

【组成】飞朱砂五钱　木鳖仁八钱　雄黄五钱　大黄五钱　上冰片二钱　真蟾酥二钱　紫花地丁五钱　山慈菇八钱

【用法】上为细末，用小瓷瓶分贮数寸罐，黄蜡封口，俾免泄气。调茶油涂；或用清茶亦可。

【主治】鼠疫；疔疮及小儿生病白泡，黄水疮。

经验加减解毒活血汤

【来源】《鼠疫约编》。

【组成】连翘三钱　柴胡二钱　葛根二钱　生地五钱　当归一钱半　赤芍三钱　桃仁八钱（去皮尖，杵碎之）　红花五钱　川朴一钱　甘草二钱

【用法】一二三日病在上焦、药味取其轻清，煎宜六七沸；四五六日病在中焦，药味取其稍重，煎宜十沸；七日以后病在下焦，药味取其浓重，煎

十余沸。此方药已大剂，水用一碗半，先用大罐煎合沸数，倾入小罐，后入水大罐，再煎再倾，煎汤大半碗服。

【主治】鼠疫。

【方论】罗芝园：此方以桃、红为君，而辅以归，祛瘀而通壅；翘、芍为臣，而兼以地，清热而解毒；朴、甘为佐使，疏气而和药，气行则血通；柴、芍以解肌，退热而拒邪，邪除则病愈。惟其对证用药，故能投无不效。

鼠疫毒核消毒散

【来源】《鼠疫约编》。

【组成】连翘一两　薄荷叶三钱　马勃四钱　牛蒡子六钱　荆芥穗三钱　僵蚕五钱　板兰根五钱　元参一两　苦桔梗一两　银花一两　甘草五钱

【用法】上为粗末。每服六钱，病重者八钱，用干芦根四钱，先煎水碗半，以芦根水熬药末二三滚，去滓服，轻者一日三服，重者一时许一服。

【主治】鼠疫。

解毒活血汤

【来源】《医学衷中参西录》中册。

【组成】连翘三钱　柴胡二钱　葛根二钱　生地五钱　赤芍三钱　红花五钱　桃仁八钱　川朴一钱（后下）　当归一钱半　甘草二钱　苏木二两

【用法】水煎服。轻证初起，每三点钟服一次，危证初起，两点钟服一次，或合数剂熬膏，连连服之。

【主治】鼠疫。脉道阻滞，形容惨淡，神气模糊，恶核痛甚者。

【加减】或热，或渴，或出汗，或吐血，加生石膏一两，鲜芦根汁一杯，和药膏服，并多服羚羊角、犀角所磨之汁；孕妇加桑寄生一两，黄芩一两，略减桃仁、红花。

辟秽驱毒饮

【来源】《集成良方三百种》卷中。

【组成】西牛黄八分（研，冲）　人中黄三钱　九

节菖蒲五分　靛叶一钱半　忍冬蕊五钱（鲜者蒸露亦可）　野郁金一钱

【功用】芳香辟秽，解毒护心。

【主治】鼠疫。秽毒内闭，毒气攻心，病者发头疼，四肢倦怠，骨节禁锢，或长红点，或发丹疹，或呕或泻，舌干喉痛，间有猝然神昏，痰涌窍闭。

【加减】如见结核，或发斑，或生疗，加藏红花八分，单桃仁三钱，熊胆四分送服；大渴引饮，汗多，加犀角，金汁；神昏谵语，宜用至宝丹，或安宫牛黄丸，开水和服，先开内窍。

第十章

天 行

一、天 行

天行，又名时气、时行，为疫的别称，是对具有强烈传染性、流行性疾病的统称。本病成因多为气候反常之时，感受疫疠之气所致，其临床表现与一般温病类似，但常呈流行性发生。《肘后备急方》："天行病四五日，结胸满痛壮热。"《三因极一病证方论》："疫病者，一方之内，长幼患状，率皆相类者，谓之天行。"常分寒热两种，属寒者为时行寒疫，属热者为时行热疫。

破棺千金煮汤

【来源】《肘后备急方》卷二。

【别名】破棺千金汤（《外台秘要》卷三引《张文仲方》）、苦参汤（《圣济总录》卷二十二）、苦参酒（《小儿卫生总微论方》卷七）。

【组成】苦参一两

【用法】上锉。以酒二升半，令得一升半，去滓，适寒温，尽服之。当间苦寒，吐毒如溶胶便愈。

【主治】

1.《肘后备急方》：时气行，垂死者。

2.《外台秘要》引《延年秘录》：夫行病四五日，结胸满痛，壮热者。

羚羊角汤

【来源】《普济方》卷三五三引《肘后备急方》。

【组成】羚羊角 鳖甲（炙）各六分 知母 甘草（炙）各二两 香豉五合 牡蛎一两

【用法】上以水五升，煮取一升八合，去滓，分五次服。连用有殊效。

【主治】产后时行，兼邪气似疟者。

葛根解肌汤

【来源】《肘后备急方》卷二。

【组成】葛根四两 芍药二两 麻黄 大青 甘草 黄芩 石膏 桂各一两 大枣四枚

【用法】上以水五升，煮取二升半，去滓，分为三服。微取汗。

【主治】伤寒、时气、温病一二日者。

【宜忌】《外台秘要》：忌海藻、菘菜、生葱、炙肉等。

丹参膏

【来源】《肘后备急方》卷八。

【组成】丹参 蒴藋各三两 莽草叶 踯躅花 菊

花各一两 秦艽 独活 乌头 川椒 连翘 桑白皮 牛膝各二两

【用法】苦酒五升，麻油七升，煎令苦酒尽，去滓。凡病在外，即肢节麻痛，喉咽痹；寒入腹则心急胀满，胸胁痞塞，内则药之，外则摩之；瘫缓不遂，风湿痹不仁，偏枯拘屈，口㖞耳聋，齿痛头风，痹肿，脑中风动且痛；及痈，结核，漏，瘰疬，坚肿未溃，敷之取消；丹疹诸肿无头，状若骨疽者，摩之令消；恶结核走身中者，风水游肿，亦摩之。其服者如枣核大，小儿以意减之，日五服，数用之悉效。亦用猪脂同煎之。若是风寒冷毒，可用酒服；若毒热病，但单服；牙齿痛，单服之，仍用绵裹嚼之。

【主治】伤寒时行，贼风恶气，在外即肢节麻痛，喉咽痹；寒入腹，则心急胀满，胸胁痞塞，并瘫缓不遂；风湿痹不仁，偏枯拘屈，口㖞耳聋，齿痛头风，痹肿，脑中风动且痛；痈，结核，漏，瘰疬，坚肿未溃，及丹疹诸肿无头，状若骨疽者，及恶结核走身中者，风水游肿。

【验案】瘰疬 有小儿耳后疬子，其坚如骨，已经数月不尽，以帛涂膏贴之，二十日尽消。

桂枝汤

【来源】《外台秘要》卷三引《范汪方》。

【组成】桂心二两 小蓝二两

【用法】上锉。以水一斗，煮取二升半，纳猪肝十两，去上膜，细研，著汤中，和令相得，临时小温，若毒悉在腹内，尽服之；在下部者，三分药中用一分，竹筒纳下部中。服药一时间，当下如发大细虫五六升。小儿半作之。

【主治】天行蜃病。

【宜忌】忌生葱。

石膏蜜煎

【来源】《外台秘要》卷三引《集验方》。

【别名】石膏煎（《圣济总录》卷一一七）。

【组成】石膏半斤（碎） 蜜一斤

【用法】以水三升，煮石膏取二升，乃纳蜜，复煎取一升，去滓。含如枣核许，尽更含。

【功用】下气除热。

【主治】天行热病，口苦，喉中鸣。

八毒大黄丸

【来源】《外台秘要》卷三引《古今录验》。

【组成】藜芦二分（炙） 大黄三分 朱砂五分 蜀椒四分 雄黄四分（研） 巴豆四分（去皮，熬） 桂心四分

【用法】上为末，炼蜜为丸，如麻子大。饮服三丸。当下。不愈更服。

【主治】天行病三四日，身热目赤，四肢不举；产乳后生伤寒，舌黄白，狂言妄语；温病以后，飞尸遁尸，心腹痛隔，上下不通，癖饮积聚，壅肿苦痛。

【宜忌】忌生葱、野猪肉、芦笋、狸肉、生血物。

水解散

【来源】《外台秘要》卷三引《古今录验》。

【组成】麻黄一两（去节） 黄芩三分 芍药二分 桂心一分

【用法】上药治下筛。每服二方寸匕，暖水调下，覆令出汗，一日二次。

【功用】解肌出汗。

【主治】天行热气，外生疱疮疼痛。

【宜忌】忌海藻、菘菜、生葱。

蒲黄汤

【来源】《外台秘要》卷二引《古今录验》。

【别名】止血蒲黄散（《太平圣惠方》卷十一）、蒲黄散（《普济方》卷一三八）。

【组成】蒲黄 桑寄生 桔梗（一作栝楼） 犀角屑 甘草各二两（炙） 葛根三两

【用法】上切。以水七升，煮取三升，去滓，分三服，徐徐服之。

【主治】伤寒温病，天行疫毒，及酒客热伤中，吐血不止，面黄干呕，心烦。

【宜忌】忌海藻、菘菜、猪肉。

乌头赤散

【来源】《备急千金要方》卷九

【组成】乌头一两半　皂荚半两　雄黄　细辛　桔梗　大黄各一两

【用法】上药治下筛。每服一刀圭,清酒或井花水下,一日二次。不知稍增,以知为度。始得病一日时,服一刀圭。取两大豆许,吹着两鼻孔中。

【主治】天行疫气。

解肌升麻汤

【来源】《备急千金要方》卷九。

【组成】升麻　芍药　石膏　麻黄　甘草各一两　杏仁三十枚　贝齿二枚(一作贝母十八铢)

【用法】上锉。以水三升,煮取一升,尽服。温覆发汗便愈。

【主治】时气三四日不解。

【方论】《千金方衍义》:麻杏甘石汤本治发汗后汗出而喘无大热者,乃越婢汤之变方。此治时气三四日不解,亦用此汤加升麻以治疫疡,芍药以护营血,贝齿以镇邪毒,取其咸润走血利水而镇摄时气之毒,非正伤寒例药也。

桃叶汤

【来源】《外台秘要》卷三引《支太医方》。

【组成】桃叶

【用法】以水一石,煮桃叶,取七升,以荐席自围,衣被盖上,安桃汤于床簟下,取热自熏。停少时,当雨汗,汗遍去汤,待歇速粉之,并灸大椎则愈。

【主治】天行病。

知母汤

【来源】《外台秘要》卷三引《延年秘录》。

【组成】知母二两　枳实三两(炙)　栀子仁三两　豉一升(熬,别裹)

【用法】上切。以水六升,煮取二升半,去滓,分三次温服。如人行八里一服。

【主治】欲似天行四五日热歇后,时来时往,恶寒微热,不能食者。

【宜忌】忌蒜、面。

柴胡汤

【来源】《外台秘要》卷三引《延年秘录》。

【组成】柴胡三两　枳实三两(炙)　栝楼三两　黄芩三两　栀子仁三两　茵陈三两　龙胆二两　大黄三两(切)

【用法】上切。以水九升,煮取二升七合,去滓,分温三服。

【主治】天行五六日,壮热,骨烦疼,兼两胁连心肋下气胀急硬痛,不能食,恐变发黄者。

【宜忌】忌热面、蒜。

弹鬼丸

【来源】《千金翼方》卷十引刘次卿方。

【组成】雄黄　丹砂各二两　石膏四两　乌头　鼠妇各一两

【用法】上为散,白蜡五两,铜器中火上消之,下药搅令凝为丸,如楝实大,以赤班裹一丸,男左女右,肘后带之。

【主治】《太平圣惠方》:时气瘴疫。

丹参膏

【来源】《千金翼方》卷十六。

【别名】丹参煎(《圣济总录》卷三十二)。

【组成】丹参　菵蓣根各四两　秦艽三两　羌活　蜀椒(汗,去目闭口者)　牛膝　乌头(去皮)　连翘　白术各二两　蹢躅　菊花　莽草各一两

【用法】上切,以苦酒五升,麻油七升合煎,苦酒尽,去滓,用猪脂煎成膏。凡风冷者用酒服;热毒单服;齿痛绵沾嚼之;在腹内服之;在外摩之;缓风不遂,湿痹不仁,偏枯拘屈,口面㖞斜,耳聋齿痛,风颈肿痹,脑中风痛,石痈,结核瘰疬,坚肿未溃,敷之取消;及赤白瘾疹,诸肿无头作痈疽者,摩之令消;风结核在耳后,风水游肿,疼痛翕翕,针之黄汁出,时行温气,服之如枣大一枚。小儿以意减之。

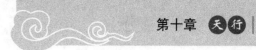

【主治】伤寒时行，贼风恶气在外，肢节痛挛，不得屈伸，项颈咽喉痹塞噤闭，入腹则心急腹胀，胸中呕逆，缓风不遂，湿痹不仁，偏枯拘屈，口面喝斜，耳聋齿痛，风颈肿痹，脑中风痛，石痈，结核瘰疬，坚肿未溃，赤白瘾疹，诸肿无头作痈疽者，风结核在耳后，风水游肿疼痛翕翕。

竹叶汤

【来源】《外台秘要》卷三引《崔氏方》。

【组成】甘草二两（炙） 枣十五枚（擘） 半夏一两（洗） 芍药三两 前胡一两 黄芩一两 小麦五合 人参二两 粳米一升 知母二两 麦门冬四合（去心） 栝楼一两 生姜四两 竹叶一把

【用法】上切。以竹蓣饮一斗五升，煮取五升，分三服。

【主治】天行虚羸，烦躁而渴不止，恶寒仍热盛者。

【宜忌】忌羊肉、海藻、菘菜、饧。

【加减】若非天行而虚羸久病，胸生痰热，加黄耆二两，除黄芩、栝楼，减知母一两。

仙人炼绛雪

【来源】《外台秘要》卷三十一引《崔氏方》。

【组成】朴硝十斤 升麻三两 大青 桑白皮 槐花各二两 犀角屑 羚羊角屑各一两 苏方木六两 竹叶 诃黎勒 山栀子三十枚 槟榔仁二十颗 朱砂半大两（研）

方中竹叶、诃黎勒用量原缺。

【用法】以水二斗，渍一宿，煎取一斗，去滓入锅，纳朴硝炼烊，搅勿住手，候欲凝，出于盆中搅，入朱砂、麝香讫，雪成，收于瓷器中，密封，有疾，量取之，和水服之；产后一切诸病，堕胎，和酒服之。老小量之。

【功用】轻身明目，调适四肢。堕胎。

【主治】一切病，肺气积聚咳逆，呕吐脓血，丹石毒发，天行时气，一切热病，诸黄疸等；心风昏乱，心怯健忘，四肢烦热，头痛眼赤，大小便不通，烦闷不安，骨节疼痛，赤白痢，血痢，热毒痢，宿食不消化，心腹胀满，出气不得，下一切

诸毒药，脚气等；饮酒多醉困，久痢不愈，孩子惊病等；产后一切诸病。

柴胡汤

【来源】《外台秘要》卷三引《救急方》。

【组成】麻黄二两（陈者，去节） 柴胡三两 黄芩三两 甘草二两（炙） 干葛二两 石膏五两（碎，绵裹） 葱白根（切）一升（勿令有青处，青即热，白即冷。一作桑根皮） 豉七合（绵裹，三沸出之）

【用法】上切。以水九升，宿渍药，明旦先煮麻黄令沸，掠去上沫，然后并诸药煮取一升七合，分三服，服别相去三食顷。良久覆取汗。汗出以粉拭之。

【主治】天行热气，头痛，骨肉疼痛，壮热，已进豉尿汤，病不除者。

【宜忌】忌海藻、菘菜。

【加减】恶寒多，加桂心一两。

钩藤汤

【来源】《外台秘要》卷三十五引《必效方》。

【别名】钩藤汤（《普济方》卷三七二）。

【组成】钩藤 人参 蚱蝉（炙） 子芩各一分 蛇蜕皮三寸（炙） 龙齿四分 防风 泽泻各二分 石膏一两（碎） 竹沥三合

【用法】上切。以水二升并竹沥，煎取七合，细细服之。以病愈为度。

【主治】小儿时气，壮热惊悸，以及热疮。

钩藤汤

【来源】《外台秘要》卷三十五引《必效方》。

【组成】牛黄（研） 蚱蝉（炙）各二分 龙齿 麦门冬（去心）各四分 人参三分 钩藤一分 茯神 杏仁十二枚 蛇蜕皮三寸（炙，末）

【用法】上切。以水二升，煎取六合，去滓，下牛黄末，分为六服，消息服之。令尽愈。

【主治】小儿时气，壮热惊悸，以及热疮。

麻黄粥

【来源】方出《证类本草》卷八引《必效方》，名见《太平圣惠方》卷十七。

【组成】麻黄一大两（去节）

【用法】以水四升煮，去沫，取二升，去滓，加米一匙及豉，为稀粥，取强一升。先作熟汤洗浴，淋头百余碗，然后服粥。厚覆取汗，于夜最佳。

【主治】天行一二日。

柴胡汤

【来源】《外台秘要》卷三引《广济方》。

【组成】柴胡八分　升麻六分　芍药六分　黄芩六分　甘草五分　石膏十二分（碎，绵裹）　生麦门冬六分（去心）　葱白半分　香豉六合（绵裹）　生姜六分　竹叶（切）一升（洗）

【用法】上切。以水九升，煮取二升五合，绞去滓，分温三服，服别相去如人行六七里进一服。不吐不利愈。

【主治】天行后乍寒乍热，昏昏不省觉，胁下痛，百节骨痛，咳不能下食，及口舌干生疮。

【宜忌】忌海藻、菘菜、热面、油腻。

柴胡汤

【来源】《外台秘要》卷三引《广济方》。

【组成】柴胡七分　茵陈七分　大黄十二分（别渍）　升麻七分　栀子四枚（擘）　芒硝四分（汤成下）　芍药七分　黄芩十二分

【用法】上切。以水四升，先渍药，少时猛火煮取一升五合，分温三服，服别相去如人行六七里吃一服。以快利为度；第二服则利，更不须服之。

【主治】天行恶寒壮热，头痛，大小便赤涩，不下食饮。

【宜忌】忌热食、炙肉、蒜、粘食。

柴胡散

【来源】《外台秘要》卷三引《广济方》。

【组成】柴胡八分　茵陈十分　青木香十分　黄芩八分　土瓜根十分　白鲜皮八分　栀子仁十分

（擘）　大黄二十四分　芒消十二分

【用法】上为散。每服五六钱匕，平辰空肚以新汲水调下。少时当三两行微利，利后煮葱豉稀粥食之；热如未歇，明辰更服四钱匕，热歇停药。

【主治】天行热气，恶寒头痛壮热，大小便涩。

【宜忌】忌热食、猪犬肉、油腻。

生芦根八味饮子

【来源】《外台秘要》卷三引《许仁则方》。

【组成】生芦根（切）一升　生麦门冬二升（去心）　生姜五两　人参二两　知母二两　乌梅十个　白蜜一合　竹沥三合

【用法】上切。以水八升，煮取三升，去滓，纳蜜、沥等搅令调。细细饮，不限遍数冷暖，亦不限食前后服。

【主治】天行病，用栀子六味散取利，复不觉退，加呕逆，食不下，口鼻喉舌干燥。

【备考】此饮子虽不能顿除热病，然于诸候不觉有加，体气安稳，心腹不冷，意又欲得此饮，任重合，但依前服之；如热势不退，心腹妨满，饮食渐少，心上痞结，则不可重服之。

地骨白皮五味饮子

【来源】《外台秘要》卷三引《许仁则方》。

【组成】地骨白皮三两　知母三两　麦门冬五两（去心）　竹沥一升　白蜜三合

【用法】上切地骨皮、知母和麦门冬，以水六升，煮取二升，去滓，纳竹沥、蜜搅调，分三次温服，相去如人行十里久。如觉虚，不能空腹顿尽，欲间食服亦佳。

【主治】天行病愈后，体气虚羸，每觉头痛，唇口干，乍寒乍热，发作有时，或虽能行动运转，然每作时节有前状者；兼主伤寒。

鸡子汤

【来源】《外台秘要》卷三引《许仁则方》。

【组成】新产鸡子五枚

【用法】上各破头，泻置一盏中，别加一鸡子水，以箸搅令极浑，别用水一升，煮极沸，则投鸡子于汤中微搅，才似熟则泻置碗中，纳少酱清，以变腥气，带热啜令尽。覆使汗出。

【主治】天行一二日，觉身体壮热头痛，骨肉酸楚，背脊强，口鼻干，手足微冷，小便黄赤。

栀子六味散

【来源】《外台秘要》卷三引《许仁则方》。

【组成】栀子三十个（擘） 干葛五两 茵陈二两 蜀升麻三两 大黄五两 芒消五两

【用法】上为散。每服三方寸匕，以饮送下。服之须臾，当觉转则利也。如经一两食顷不利，且以热饮投，又不利，即斯须臾服一方寸匕，还以饮投，得利为度。后适寒温将息，更不须服此也。

【主治】天行病，或伤寒，服鸡子汤汗泄后病不退者。

苦参吐毒热汤

【来源】《外台秘要》卷二引《删繁方》。

【别名】苦参汤（《太平圣惠方》卷十三）。

【组成】苦参八分 乌梅七枚 鸡子三枚（取白）

【用法】以苦酒三升煮二物，取一升，去滓澄清，下鸡子白搅调，去沫，分二次服。当吐毒热气出愈。

【主治】天行五日不歇，未至七日，皮肉毒热，四肢疼痛。

大青消毒汤

【来源】《外台秘要》卷三引《删繁方》。

【别名】大青消毒散（《普济方》卷一五一）。

【组成】大青四两 香豉八合（熬，绵裹） 干葛 栀子各四两 生干地黄一升（切） 芒消三两（一方有石膏八两）

【用法】上切。以水五升，煮诸药味，取二升五合，去滓，下芒消，分三服。

【主治】天行三日外至七日不歇，肉热，令人更相染着。

【宜忌】忌芜荑、热面、酒、蒜等物。

生地黄汤

【来源】《外台秘要》卷三引《删繁方》。

【别名】生地黄煎（《太平圣惠方》卷十七）。

【组成】生地黄汁一升 生麦门冬汁一升 赤蜜一升 人参二两 白术三两 桂心一两 甘草二两（炙） 生地骨皮四两 升麻三两 石膏八两（碎，绵裹）莼心一升

【用法】上切细，以水九升煮诸药味，取二升，去滓，下地黄汁，更煎三两沸。分温五服，昼四夜一服。

【主治】天行二七日外至三七日不歇，或寒或热，来去噏噏，四肢羸瘦，饮食不能，腹中虚满，热毒不安。

【宜忌】忌芜荑、生葱、海藻、菘菜、桃、李、雀肉等物。

鳖甲汤

【来源】《外台秘要》卷三引《删繁方》。

【别名】鳖甲恒山汤（《伤寒总病论》卷五）。

【组成】鳖甲三两（炙） 大青二两 石膏八两（碎，绵裹） 牡丹皮一两 乌梅肉一两 常山三两 竹叶（切）一升 牛膝根三两 甘草一两 香豉一升（熬，绵裹）（一方有天门冬、生地黄各一升）

【用法】上切。以水九升，煮取三升，分三次温服，每日三次。

【主治】天行三七日至四七日，劳痛未歇，热毒不止，乍寒乍热，乍剧乍愈，发动如疟。

【宜忌】忌生葱、生菜、鲤鱼、海藻、菘菜、苋菜、芜荑。

人参散

【来源】《太平圣惠方》卷十五。

【组成】人参一两（去芦头） 麦门冬一两（去心） 陈橘皮半两（汤浸，去白瓤，焙） 黄耆半两（锉） 甘草半两（炙微赤，锉） 草豆蔻一两

【用法】上为散。每服三钱，以水一中盏，煎至五分，去滓，不拘时候温服。

【主治】时气，大下后，胃气虚冷，呕逆不止。

白术散

【来源】《太平圣惠方》卷十五。

【组成】白术　人参（去芦头）　陈橘皮（汤浸，去白瓤，焙）　大腹皮（锉）　黄耆（锉）　枳壳（麸炒微黄，去瓤）　甘草（炙微赤，锉）各一两　诃黎勒一两（用皮）　沉香一两

【用法】上为粗散。每服五钱，以水一大盏，煎至五分，去滓，食前温服。

【主治】时气后胃虚，宿食不消，心胸壅闷，乍寒乍热。

麦门冬散

【来源】《太平圣惠方》卷十五。

【组成】麦门冬二两（去心）　川升麻　地骨皮　川大黄（锉碎，微炒）　黄芩　前胡（去芦头）　赤茯苓各一两　陈橘皮半两（汤浸，去白瓤，焙）　枳壳半两（麸炒微黄，去瓤）

【用法】上为散。每服五钱，以水一大盏，煎至五分，去滓温服，不拘时候。

【主治】时气七日，有热结在内，虽得汗不解，腹满，烦躁，谵语。

麦门冬散

【来源】《太平圣惠方》卷十五。

【组成】麦门冬一两（去心）　芦根二两（锉）　人参二两（去芦头）　葛根二两（锉）　陈橘皮一两（汤浸，去白瓤，焙）

【用法】上为散。每服五钱，以水一大盏，煎至五分，去滓温服，不拘时候。

【主治】时气烦热，呕逆不止。

枇杷叶散

【来源】《太平圣惠方》卷十五。

【组成】枇杷叶半两（拭去毛，炙微黄）　人参半两（去芦头）　陈橘皮半两（汤浸，去白瓤，焙）　黄芩半两　栀子仁半两　石膏一两

【用法】上为散。每服五钱，以水一大盏，加生姜半分，大枣三个，煎至五分，去滓温服，不拘时候。

【主治】时气头痛壮热，食即呕逆。

知母散

【来源】《太平圣惠方》卷十五。

【组成】知母　枳实（麸炒微黄）　柴胡（去苗）　地骨皮各一两　栀子仁一两　麦门冬一两（去心）　甘草半两（炙微赤，锉）

　　　方中栀子仁、麦门冬用量原缺，据《普济方》补。

【用法】上为散。每服五钱，以水一大盏，煎至五分，去滓温服，不拘时候。

【主治】时气四日，热渴不已，往来寒热，不能饮食。

承气汤

【来源】《太平圣惠方》卷十五。

【组成】川大黄一两（锉碎，微炒）　枳实半两（麸炒微黄）　川朴消一两　厚朴半两（去粗皮，涂生姜汁炙令香熟）

【用法】上为粗散。每服四钱，用水一中盏，煎取六分，去滓温服，不拘时候。以利为度。

【主治】时气五日，肠胃中有结燥，胸中壅闷，或时谵语。

前胡散

【来源】《太平圣惠方》卷十五。

【组成】前胡一两（去芦头）　半夏一两（汤洗七遍去滑）　枳壳三分（麸炒微黄，去瓤）　赤芍药二分　黄芩三分　麦门冬一两（去心）

【用法】上为散。每服五钱，以水一大盏，入生姜半分，竹茹一分，煎至五分，去滓温服，不拘时候。

【主治】时气八九日不解，心腹坚满，身体疼痛，内外有热，烦呕不安。

珠粉丸

【来源】《太平圣惠方》卷十五。

【组成】珠粉一两（研） 犀角屑一两 朱砂半两（细研） 甘草二两（锉，生用） 苦参一两（锉） 川朴消一两（细研）

【用法】上为末，入研了药令匀，炼蜜为丸，如梧桐子大。每服三十丸，以人参汤送下，不拘时候。

【主治】时气热毒，心神烦躁，狂乱欲走。

秦艽散

【来源】《太平圣惠方》卷十五。

【组成】秦艽（去苗） 黄芩 木通 犀角屑 麦门冬（去心） 玄参 蓝叶 栀子仁 甘草（炙微赤，锉）各三分 赤芍药一分 桔梗一分（去芦头）

【用法】上为散。每服四钱，以水一中盏，煎至六分，去滓温服，不拘时候。

【主治】时气热毒，躁闷谵言，口舌干，渴不止。

桂枝散

【来源】《太平圣惠方》卷十五。

【组成】桂枝三分 黄芩三分 麻黄三分（去根节） 石膏一两

【用法】上为粗散。每服五钱，以水一大盏，加生姜半分、大枣三枚，煎至六分，去滓热服，不拘时候。衣覆取汗。

【主治】时气一日，头痛壮热，骨节疼痛。

桔梗散

【来源】《太平圣惠方》卷十五。

【组成】桔梗三分（去芦头） 前胡一两（去芦头） 半夏三分（汤洗七遍去滑） 旋覆花半两 大腹皮半两（锉） 枳壳半两（麸炒微黄，去瓤） 赤茯苓半两 赤芍药三分 甘草半两（炙微赤，锉）

【用法】上为散。每服四钱，以水一中盏，加生姜半分，去滓温服，不拘时候。

【主治】时气心腹痞满，气喘，痰涎不绝。

栝楼根散

【来源】《太平圣惠方》卷十五。

【组成】栝楼根 犀角屑 川升麻 麦门冬（去心） 葛根（锉） 甘草（炙微赤，锉） 栀子仁各三分

【用法】上为散。每服五钱，煎至五分，去滓温服，不拘时候。

【主治】时气心脾壅热，烦闷口干。

桃柳心汤

【来源】《太平圣惠方》卷十五。

【组成】桃心一握 柳心一握 甘草三分（生用，锉） 乌梅五颗（槌碎） 栀子仁三分

【用法】上件药，以淡浆水一大盏，煎至六分，去滓温服，不拘时候。良久当吐，不吐再服。

【主治】时气四日，胸中痰壅，憎寒壮热，头痛。

柴胡散

【来源】《太平圣惠方》卷十五。

【组成】柴胡一两（去苗） 麻黄一两（去根节） 葛根三分（锉） 桂心三分 甘草一分（炙微赤，锉）

【用法】上为散。每服四钱，以水一中盏，加豉五十粒，薄荷二七叶，煎至六分，去滓，不拘时候，先吃粥少许，后以热水淋浴，然后服此药。衣覆取汗。

【主治】时气二日，壮热憎寒，头痛，腰脊强重。

柴胡散

【来源】《太平圣惠方》卷十五。

【组成】柴胡（去苗） 人参（去芦头） 犀角屑 黄芩 麦门冬（去心）各一两 甘草半两（炙微赤，锉） 半夏半两（汤洗七遍，去滑）

【用法】上为散。每服五钱，以水一大盏，加生姜半分，大枣三枚，煎至五分，去滓温服，不拘时候。

【主治】时气三日，头痛壮热，心神烦壅，胸膈不利。

柴胡散

【来源】《太平圣惠方》卷十五。

【组成】柴胡（去苗）枳壳（麸炒微黄，去瓤）栀子仁　黄芩　石膏　大青　川芒硝　川大黄（锉碎，微炒）各一两　麦门冬一两半（去心，焙）甘草半两（炙微赤，锉）

【用法】上为粗散。每服五钱，以水一大盏，煎至五分，去滓温服，不拘时候。

【主治】时气五日，热毒不除，心神烦闷，大小肠秘涩，或时头痛。

柴胡散

【来源】《太平圣惠方》卷十五。

【组成】柴胡（去苗）枳实（麸炒微黄）栝楼根　黄芩　栀子仁　茵陈　白鲜皮　川大黄（锉碎，微炒）甘草（炙微赤，锉）各一两

【用法】上为散。每服五钱，以水一大盏，煎至五分，去滓温服，不拘时候。

【主治】时气六日，壮热，骨节烦疼，头痛，目眩，心胁气胀急硬，不能饮食，恐变为黄。

柴胡散

【来源】《太平圣惠方》卷十五。

【组成】柴胡一两（去苗）黄耆一两（锉）赤茯苓三分　秦艽半两（去苗）地骨皮半两　黄连三分（去须）葛根半两　枳壳半两（麸炒微黄，去瓤）川大黄三分（锉碎，微炒）甘草半两（炙微赤，锉）鳖甲一两半（涂醋炙黄，去裙襕）

【用法】上为散。每服五钱，以水一大盏，煎至五分，去滓温服，不拘时候。

【主治】时气八九日，骨热，四肢烦疼，背膊劳闷，手足无力，不能饮食。

柴胡散

【来源】《太平圣惠方》卷十五。

【组成】柴胡（去苗）黄芩　桔梗（去芦头）玄参　地骨皮各一两　麦门冬一两半（去心，焙）赤茯苓半两　人参半两（去芦头）紫菀半两（去苗土）甘草半两（炙微赤，锉）

【用法】上为粗散。每服四钱，以水一中盏，煎至五分，去滓温服，不拘时候。

【主治】时气热势未退，壅滞，虚羸，咳嗽。

消毒散

【来源】《太平圣惠方》卷十五。

【组成】大青　栀子仁　葛根（锉）川朴消各二两

【用法】上为粗散。每服五钱，用水一大盏，入豉五十粒，煎至五分，去滓，下地黄汁半合，更煎三两沸，温服，不拘时候。

【主治】时气五日未解，壮热，心神烦躁。

黄芩散

【来源】《太平圣惠方》卷十五。

【组成】黄芩　栀子仁　犀角屑　赤芍药　柴胡（去苗）枳壳（麸炒微黄，去瓤，焙）槟榔各一两

【用法】上为散。每服五钱，以水一中盏，煎至五分，去滓温服，不拘时候。

【主治】时气五日，心腹壅闷，骨节疼痛，背膊烦热，不下饮食。

麻黄散

【来源】《太平圣惠方》卷十五。

【组成】麻黄一两（去根节）赤芍药一两　桂心半两　甘草半两（炙微赤，锉）细辛半两　杏仁三分（汤浸，去皮尖双仁，麸炒微黄）

【用法】上为散。每服四钱，以水一中盏，煎至六分，去滓热服，不拘时候，衣覆取汗。

【主治】时气三日，表不解，热毒相搏，或呕或嗽。

羚羊角丸

【来源】《太平圣惠方》卷十五。

【组成】羚羊角屑　黄芩　栀子仁　黄连（去须）川升麻　枳壳（麸炒微黄，去瓤）各一两

【用法】上为末，炼蜜为丸，如梧桐子大。每服三十丸，竹叶汤送下，不拘时候。

【主治】时气七日，心神烦热，胸膈不利，目赤，不得睡卧。

款冬花散

【来源】《太平圣惠方》卷十五。

【组成】款冬花一两　天门冬三分（去心）　黄耆一两（锉）　石膏一两半　紫菀一两（去苗土）　杏仁一两（汤浸，去皮尖双仁，麸炒微黄）　甘草三分（炙微赤，锉）

【用法】上为散。每服五钱，以水一大盏，加生姜半分，煎至五分，去滓温服，不拘时候。

【主治】时气发热，咳嗽烦躁，或时时气喘。

葛根散

【来源】《太平圣惠方》卷十五。

【组成】葛根一两（锉）　甘草一分（炙微赤，锉）　川大黄半两（炙碎，微炒）　麦门冬一两半（去心）　人参一两（去芦头）

【用法】上为散。每服四钱，以水一中盏，煎至六分，去滓温服，不拘时候。

【主治】时气四日，胸膈满闷，或时吐逆。

解肌麻黄散

【来源】《太平圣惠方》卷十五。

【组成】麻黄一两（去根节）　赤芍药一两　桂心半两　甘草半两（炙微赤，锉）　细辛半两　杏仁三分（汤浸，去皮尖双仁，麸炒微黄）

【用法】上为散。每服四钱，以水一中盏，煎至六分，去滓热服，不拘时候。衣覆取汗。

【主治】时气三日，表不解，热毒相传，或呕或嗽。

鳖甲散

【来源】《太平圣惠方》卷十五。

【组成】鳖甲一两半（涂醋，炙微黄，去裙襕）　麻黄一两（去根节）　桂心一两　赤芍药一两　甘草一两（炙微赤，锉）　葛根一两（锉）　枳壳一两（麸炒微黄，去瓤）　厚朴一两（去粗皮，涂生姜汁炙令香熟）

【用法】上为粗散。每服五钱，以水一中盏，入豉五十个，煎至五分，去滓热服，不拘时候。续以葱粥投之，汗出便愈，若未汗再服。

【主治】时气三日未解，四肢疼痛，心膈烦热。

【加减】方中"鳖甲"改用"龟甲"，名"龟甲散"（《医方类聚》卷五十）。

鳖甲散

【来源】《太平圣惠方》卷十五。

【组成】鳖甲二两（涂醋，炙微黄，去裙襕）　知母　黄芩　乌梅肉（微炒）　柴胡（去苗）　恒山　地骨皮　赤芍药　牛膝（去苗）各一两　甘草半两（炙微赤，锉）

【用法】上为散。每服五钱，以水一中盏，煎至五分，去滓温服，不拘时候。

【主治】时气八九日，肢节疼痛，热毒不退，乍寒乍热，乍剧乍愈，发动如疟。

贝齿散

【来源】《太平圣惠方》卷十六。

【组成】贝齿四十九枚　白鲜皮一两　猪苓一两（去黑皮）　川大黄一两（锉碎，微炒）　瞿麦一两

【用法】上为细散。每服三钱，以温水一中盏，蜜半匙调下，不拘时候，良久再服。以得通利为度。

【主治】时气热毒流注小肠，小便不通。

乌头散

【来源】《太平圣惠方》卷十六。

【组成】川乌头一分（炮裂，去皮脐）　川升麻三分　川大黄三分（锉碎，微炒）　獭肝一分（酒浸，微炙）　龙脑半两（细研）　柴胡三分（去苗）　川朴消三分（细研）

【用法】上为细散，入龙脑、朴消同研令匀。每服一钱，空心以温酒调下。

【主治】时气，转相染易不止。

朱砂丸

【来源】《太平圣惠方》卷十六。

【组成】朱砂二两（细研，水飞过）　人参一两

（去芦头） 鬼箭羽二两 雄黄二两（细研，水飞过） 赤小豆二两（炒熟）

【用法】上为末，炼蜜为丸，如小豆大。每服五丸，空心以温水送下。

【主治】时气转相染着，延及外人，人不敢视者。

朱砂散

【来源】《太平圣惠方》卷十六。

【组成】朱砂二两（细研） 川乌头二两（炮裂，去皮脐） 细辛一两 踯躅花半两（酒拌炒令干） 干姜半两（炮裂，锉） 白术半两 瓜蒌根半两

【用法】上为细散。每服二钱，不拘时候，以温酒调下。厚覆，汗出愈。

【功用】辟毒。

【主治】时气瘴疫。

麦门冬散

【来源】《太平圣惠方》卷十六。

【组成】麦门冬（去心） 犀角屑 竹茹 黄芩 石膏 川大黄（锉碎，微炒） 川朴消 甘草（炙微赤，锉）各一两

【用法】上为散。每服五钱，以水一大盏，煎至五分，去滓温服，不拘时候。

【主治】时气余热不退，心膈时发烦躁。

麦门冬散

【来源】《太平圣惠方》卷十六。

【组成】麦门冬一两半（去心） 栀子仁三分 枳壳三分（麸炒微黄，去瓤） 黄芩三分 川芒消一两 甘草半两（炙微赤，锉）

【用法】上为散。每服五钱，以水一大盏，加竹叶七片，煎至五分，去滓温服，不拘时候。

【主治】时气余热不解，心膈壅闷，四肢烦热。

苦参散

【来源】《太平圣惠方》卷十六。

【组成】苦参二两（锉） 黄芩一两 川升麻二两

【用法】上为散。每服五钱，以水一大盏，煎至五分，去滓温服，不拘时候。频服，当吐为效。

【主治】时气壮热不解，心神烦闷。

知母散

【来源】《太平圣惠方》卷十六。

【组成】知母 人参（去芦头） 地骨皮 葛根（锉） 甘草（炙微赤，锉）各一两 石膏三两 栝楼根二两

【用法】上为散。每服五钱，以水一大盏，入生姜半分，煎至五分，去滓温服，不拘时候。

【主治】时气头痛，骨肉烦疼，口燥心闷，外寒内热，已自下利，由有虚热未退，烦渴不止。

知母散

【来源】《太平圣惠方》卷十六。

【组成】知母三分 川升麻二分 钩藤一两 地骨皮三分 赤茯苓三分 麦门冬三分（去心） 石膏一两 甘草一分（炙微赤，锉）

【用法】上为散。每服五钱，以水一大盏，入竹叶三七片，煎至五分，去滓温服，不拘时候。

【主治】时气三五日，余热不解，心躁烦渴。

秦艽散

【来源】《太平圣惠方》卷十六。

【组成】秦艽（去苗） 柴胡（去苗） 芎藭 桔梗（去芦头） 葛根 黄芩 甘草（炙微赤，锉） 川大黄（锉碎，微炒） 桑根白皮各一两

【用法】上锉细和匀。每服半两，以水一大盏，煎至五分，去滓温服，不拘时候。

【主治】时气壮热，腹满心下硬，不能食，发黄。

栝楼根散

【来源】《太平圣惠方》卷十六。

【组成】栝楼根一两 柴胡一分（去苗） 地骨皮一两 枳壳半两（麸炒微黄） 赤茯苓一两 鳖甲一两（涂醋炙令黄，去裙襴）

【用法】上为散。每服四钱，以水一中盏，煎至五

分，去滓，加生地黄汁三合，更煎一二沸，温服，不拘时候。

【主治】时气余热不退，发作有时。

柴胡丸

【来源】《太平圣惠方》卷十六。

【组成】柴胡（去苗） 桔梗（去芦头） 子芩 赤芍药 黄耆（锉） 枳壳（麸炒微黄，去瓤） 鳖甲（涂醋炙微黄，去裙襕） 人参（去芦头）各一两 甘草半两（炙微赤，锉）

【用法】上为散，炼蜜为丸，如梧桐子大。每服三十丸，以温水送下，不拘时候。

【主治】时气余热不退，烦躁发渴，四肢无力，不能食饮。

柴胡散

【来源】《太平圣惠方》卷十六。

【组成】柴胡一两（去苗） 川升麻三分 黄芩三分 石膏二两 麦门冬一两（去心） 犀角屑三分 葛根三分（锉） 甘草三分（炙微赤，锉）

【用法】上为散。每服五钱，以水一大盏，加葱白二茎，竹叶二七片，煎至五分，去滓温服，不拘时候。

【主治】

1.《太平圣惠方》：时气心神壅闷，烦渴不止。

2.《普济方》：时气头痛，骨肉烦疼，口燥心闷，外寒内热，已自下利，虚热未退。

柴胡散

【来源】《太平圣惠方》卷十六。

【组成】柴胡（去苗） 枳实（麸炒令微黄） 栝楼根 黄芩 栀子仁 茵陈 龙胆（去芦头） 川大黄（锉碎，微炒）各一两 甘草半两（炙微赤，锉）

【用法】上为散。每服五钱，以水一大盏，煎至五分，去滓温服，不拘时候。

【主治】时气五六日，壮热，骨节烦疼连心，两肋气胀急，硬痛，不能食，变为黄。

柴胡散

【来源】《太平圣惠方》卷十六。

【组成】柴胡（去苗） 茵陈 木通 土瓜根 白鲜皮 栀子仁各一两 川芒硝二两 川大黄二两（锉碎，微炒）

【用法】上为细散。每服三钱，以温水调下，不拘时候。少时当利一两行，利后煮葱豉稀粥食之；如热未歇，再服。

【主治】时气恶寒，头痛，壮热，大便不通。

柴胡散

【来源】《太平圣惠方》卷十六。

【组成】柴胡（去苗） 茵陈 川大黄（锉碎，微炒） 黄芩 木通（锉） 川升麻 栀子仁 川芒消 茅根（锉）各一两

【用法】上为粗散。每服五钱，以水一大盏，煎至五分，去滓温服，不拘时候。以得通利为度。

【主治】时气恶寒壮热，头痛，小便不通。

葛根散

【来源】《太平圣惠方》卷十六。

【组成】葛根一两（锉） 赤芍药一两 黄芩二两 豉二合 栀子仁一两

【用法】上为散。每服五钱，以水一大盏，煎至五分，去滓温服，不拘时候。

【主治】时气余热不解，头重。

雄黄丸

【来源】《太平圣惠方》卷十六。

【组成】雄黄一两（细研） 赤小豆二两（炒熟） 丹参二两 鬼箭羽二两

《圣济总录》有鬼臼。

【用法】上为末，炼蜜和丸，如梧桐子大。每服五丸，空心以温水送下。可与病人同床传衣，不相染也。

【主治】时气病，转相染易，乃至灭门，傍至外人，无有不着者。

雄黄丸

【来源】《太平圣惠方》卷十六。

【组成】雄黄五两（细研） 朱砂五两（细研） 雌黄五两（细研） 苍术一两 虎头骨一两 鬼督邮一两 鬼箭羽一两 鬼臼一两 羚羊角屑一两 马蹄一两 川乌头一两 天雄一两半 芜荑一两 菖蒲一两 皂荚一两 芎䓖一两 麝香一两（细研）

【用法】上为末，都研令匀，以蜜蜡一斤，青羊脂三两，和丸如弹子大。晨昏烧一丸，辟气毒，以绛袋子盛一丸带之，及悬于门户上。

【功用】消除恶气。

【主治】时气瘴疫。

獭肝丸

【来源】《太平圣惠方》卷十六。

【组成】獭肝二两（微炙） 人参一两（去芦头） 沙参一两（去芦头） 鬼臼半两（去毛） 苦参半两（锉） 甘草三两（炙微赤，锉）

【用法】上为末，炼蜜为丸，如梧桐子大。每服二十丸，以粥饮送下。

【主治】时气瘴疫，骨热烦闷。

秦艽散

【来源】《太平圣惠方》卷七十四。

【别名】秦二散（《伤寒图歌活人指掌》卷五）。

【组成】秦艽一两（去根） 柴胡一两（去苗） 石膏二两 赤茯苓 人参（去芦头） 前胡（去芦头） 甘草（炙微赤，锉） 犀角屑 葛根（锉） 川升麻 黄芩各半分

【用法】上为散。每服四钱，以水一中盏，加生姜半分，淡竹茹一分，煎至六分，去滓温服，不拘时候。

【主治】妊娠时气，至五六日不得汗，口干，多吃冷水，狂语逆食。

消热饮子

【来源】方出《太平圣惠方》卷七十四，名见《妇人大全良方》卷十四。

【组成】葵子一合 川朴消二两

【用法】上为粗末。每服三钱，以水一中盏，煎至六分，去滓温服，不拘时候。

【主治】妊娠时气，六七日热甚，大小便不利。

麦门冬散

【来源】《太平圣惠方》卷八十四。

【组成】麦门冬半两（去心，焙） 甘草一分（炙微赤，锉） 栀子仁五枚 吴蓝一分 大青半两

【用法】上为粗散。每服一钱，以水一小盏，煎至五分，去滓温服，不拘时候。

【主治】小儿时气五六日，体热不止。

枣叶饮子

【来源】《太平圣惠方》卷八十四。

【组成】枣叶一握（切） 麻黄一两（去根节） 葱白一握（切） 香豉一分

【用法】以童便一大盏，煎至五分，去滓，三四岁儿温服二合，一日三四次。

【主治】小儿时气五日以后，热气不歇。

神仙耐寒热方

【来源】《太平圣惠方》卷九十四。

【组成】白矾（烧灰） 白石脂 丹砂（细研） 磁石（捣细，研，水飞过）各四两

【用法】上为末，松脂为丸，如梧桐子大。每服四丸，平旦吞服。服至百日，夏可重衣，冬可单衣。

【功用】耐寒暑。

黄 雪

【来源】《太平圣惠方》卷九十五。

【组成】川朴消五斤 川大黄二两 黄芩三两 山栀子二两 犀角屑一两 紫石英二两（细研） 甘草三两（生用） 竹茹三两 麝香半两（细研） 朱砂一两（细研） 羚羊角屑三两 郁金二两

【用法】除朴消、紫石英、朱砂、麝香外，上锉

细，以水一斗二升，煎至五升，去滓澄清，以文火更煎之，下朴消，以柳木搅，勿住手，候稍稠，即下紫石英、朱砂末搅令匀，候欲凝结，后下麝香末搅令匀，倾于新盆中，经宿取出，为末。每服一钱至二钱，以甘草汤调下。

【功用】压丹石，安心神，止狂热。

【主治】风热，天行瘴毒。

羌活汤

【来源】《普济方》卷一五一引《太平圣惠方》。

【组成】羌活（去芦头）一分 桂（去粗皮）芎藭 牡丹皮 柴胡（去苗）桔梗（炒）升麻 荆芥穗 玄参 甘草（炙，锉）麻黄（去根节）木香各一两 吴茱萸（汤浸，焙干，炒）一分 牵牛（炒）半两

【用法】上为末。每服五钱，以水一盏半，煎至八分，去滓温服，不拘时候。

【主治】时气更相传染。

青木香散

【来源】方出《本草纲目》卷十四引《太平圣惠方》，名见《普济方》卷三六九。

【组成】木香六分 白檀香三分

【用法】上为末，清水和服。仍温水调涂囟顶上取愈。

【主治】小儿天行，壮热头痛。

神仙太一丹

【来源】《博济方》卷五。

【组成】朱砂一两（辰州者为上，不用夹砂石者）紫石英一两 铁引粉一两 雄黄一两 砒霜半两（用信州者）银箔二十片 金箔二十片 太阳元精半两 麝香一两（别研）端午日南行猪粪（烧灰后称）一两

【用法】先将难研者研细后，于端午日清早更各细研了，却一处同研令极匀，候午时用三五家粽子尖，面向南搜剂为丸，如鸡头子大。凡遇大患时，每丸可疗二人；小可疾病，每丸可分为三服。

【主治】诸病医药所不及者。

万金丸

【来源】《普济方》卷一四九引《博济方》。

【组成】木香一两 干姜一两（炮）大黄一两（生）陈橘皮（汤浸，去瓤）一两 巴豆（去皮膜）一两（冷水浸一宿，焙干研细，或与前药一处捣罗）

【用法】上为细末，用沙糖为丸，如梧桐子大。病人三日外，酌其毒气传入，未曾疏利，每服五丸，早、晚以粥饮送下。如药未行，热茶投之。上有疾即吐，下有疾即泻。汁出或吐泻不止，即以黄连汤止之。

【功用】疏理脏腑，通利胸膈，调顺荣卫。

【主治】时气。

【宜忌】怀身人不得与吃。

妙香丸

【来源】《太平惠民和剂局方》卷六。

【组成】巴豆三百一十五粒（去皮心膜，炒熟，研如面油）牛黄（研）龙脑（研）腻粉（研）麝香（研）各三两 辰砂（飞，研）九两 金箔（研）九十箔

【用法】上为末，炼黄蜡六两，入白沙蜜三分，同炼令匀，为丸，每两作三十丸。如治潮热、积热，伤寒结胸发黄，狂走躁热，口干面赤，大小便不通，煎大黄，炙甘草汤送下一丸；毒利下血，煎黄连汤调腻粉少许送下；如患酒毒、食毒、茶毒、气毒、风痰伏痞、吐逆等，并用腻粉、龙脑、米饮送下；中毒吐血、闷乱烦躁欲死者，用生人血送下，立愈；小儿百病，惊痫，急慢惊风，涎潮搐搦，用龙脑、腻粉、蜜汤送下绿豆大二丸；诸积食积热，颊赤烦躁，睡卧不宁，惊哭泻利，并用金银薄荷汤送下，更量岁数加减；如大人及妇人因病伤寒时疾，阴阳气交结，伏毒气冒中，喘躁眼赤，潮发不定，再经日数七、八日已下至半月日未安，医不能明其证候，脉息交乱者，可服一丸，或分作三丸亦可，并用龙脑、腻粉、米饮调半盏送下，此一服，取转下一切恶毒涎，并药丸泻下。如要却收，水洗净，以油单子裹，埋入地中，五日取出，可再与。大人、小儿依法服一丸，救三人即不堪使。如要药速行，即用针刺一

眼子，冷水浸少时服之，即效更速。

【功用】

1.《太平惠民和济局方》：解五毒。

2.《证治准绳·幼科》：安神，通关，辟恶气。

【主治】时疾伤寒，阴阳气交结，伏毒气胃中，喘躁眼赤，潮发不定；潮热，积热，伤寒结胸发黄，狂走躁热，口干面赤，大小便不通，毒利下血；酒毒、食毒、茶毒、气毒，风痰伏癖，吐逆；中毒吐血，闷乱烦躁欲死者；小儿百病，惊痫，急慢惊风，涎潮抽搐，诸积食积热，颊赤烦躁，睡卧不宁，惊哭泻利等。

【验案】烦躁 《医学纲目》引丹溪：一女子二十余岁，在室素强健，六月间发烦闷，困惫不食，发时欲入井，六脉皆沉细而弱数，两月后微渴，众以为病暑，治不效，四五日加呕而人瘦，手心极热，喜在阴处，渐成伏脉，时妄语，急予《太平惠民和济局方》妙香丸，如桐子大，以井水下一丸，半日许大便，药已出，病无退减，遂以麝香水洗药，以针穿三窍，次日以凉水送下，半日许大便，下稠痰数升，是夜得睡，困顿伏枕，旬日而愈。

妙香丸

【来源】《传家秘宝》卷下。

【组成】辰砂二两（水飞过） 巴豆一百五十粒（肥好者，去心皮膜，不出油，研如面油） 生龙脑一分 麝香一分 轻粉一分 大金箔三十五片 真牛黄半分 犀角一分

【用法】上药各为极细末，再一处同研令匀后，用上好黄蜡一两，溶化去脚，只取清者，放瓷器中和上件药，以竹篦子搅匀，再熔温化，令药匀，温软可丸。小儿每服一大丸，可分至十小丸，每服三丸至五丸，金银汤送下；或有惊风积滞，痰涎等，以生龙脑少许，轻粉一钱，研匀，用金银花汤送下五七丸；如伤寒时疾，阴阳气交结，伏毒气胃中，喘躁眼赤，潮发不定，再经日数七、八日已下至半月日未安，医不能明其证候，脉息交乱者，可服一丸，如丸大难咽可分作三丸，用龙脑、腻粉、米饮调半盏送下。此一服，取转下一切恶毒涎，并药丸泻下，如要却收，水洗净，

用朱砂末、龙脑、麝香内收之，可再与服。

【主治】风热潮热，搐搦，伤寒时疾，阴阳气交结，伏毒气胃中，喘躁眼赤，潮发不定，一切惊热烦赤，睡卧不宁，泄泻积食。

桃枝煎

【来源】方出《证类本草》卷二十三引《伤寒类要》，名见《松峰说疫》卷二。

【组成】桃枝

【用法】浓煎如糖，以通下部中；若口中生疮，含之。

【主治】天行蜃，下部生疮或口疮。

大青汤

【来源】《伤寒总病论》卷三。

【组成】大青叶 秦艽 吴兰 升麻 茺蔚 栝楼根各二分 甘菊一分 石膏三分 竹沥二合 朴消三分

【用法】上㕮咀，分二帖。每服一帖，水二升半，煎至一升二合，去滓，下竹沥、朴消，分温四服。

【主治】时行头痛，心如醉状，面爱向黑处，不欲见人，此为里热不散，甚则狂走赶人。

【加减】肉色黄，加茵陈六分；面似火，加栀子十四枚。

升麻大黄汤

【来源】《伤寒总病论》卷三。

【组成】升麻 木通 白蔹各三分 黄芩 芍药各一两 甘草半两 大黄一两半

【用法】上锉。水三升，煮二升半，下大黄煮一升半，温饮一盏。利下为度。

【主治】天行后毒气，手足肿痛欲脱，必作痈脓。

麻仁龙胆丸

【来源】《伤寒总病论》卷三。

【组成】大麻仁 大黄各一两 柴胡 黄芩 白鲜皮 秦艽 赤芍药 龙胆草各二分 黄连一分 栀子四十个

【用法】上为细末，炼蜜为丸，如梧桐子大。食后煎淡竹叶汤下三十丸，每日三次。以大利为度。十日小愈，一月平复。

【主治】一切时行，不知身上疼痛，不寒亦不热，沉沉似有所思，顺事多语。

麻黄汤

【来源】《伤寒总病论》卷四。

【组成】麻黄二两　石膏一两半　贝齿五个（无亦得）　升麻　甘草　芍药各一两　杏仁四十个

【用法】上为粗末。每服五钱，以水二盏，煎至八分，温服。取汗，止后服。

【主治】天行一二日。

【加减】自汗者，去麻黄，加葛根二两。

七圣汤

【来源】《圣济总录》卷二十二。

【组成】麻黄（去根节，煎，掠去沫，焙）三两　苍术（炒）二两　橘皮（汤洗，去白，焙）　木通（锉）各一两　桔梗（炒）一两半　山茵陈一两　甘草（炙，锉）二两

【用法】上为粗末。每服三钱匕，水一盏，加生姜三片，煎至七分，去滓温服。

【主治】时气头痛壮热，肢体烦疼。

附桂散

【来源】《圣济总录》卷二十二。

【别名】附子散（《普济方》卷一四〇）。

【组成】附子（炮裂，去皮脐）　桂（去粗皮）各半两

【用法】上为散。每服三钱匕，热酒调，顿服。厚衣盖汗出为度。

【主治】伤寒时气。

桂心汤

【来源】《圣济总录》卷二十二。

【组成】桂（去粗皮）三分　芍药一两　麻黄（去根节）　杏仁（去皮尖双仁，炒，研）　黄芩（去

黑心）　甘草（炙）各半两

【用法】上为粗末。每服三钱匕，水一盏，加生姜三片，大枣一枚（擘），煎至七分，去滓温服。

【主治】时行疫疠，未经汗下，体热烦闷。

柴胡汤

【来源】《圣济总录》卷二十二。

【组成】柴胡（去苗）一两　麻黄（去根节）一两半　升麻一两　桂（去粗皮）三分　大黄（锉，炒）一两　甘草（炙）三分　鳖甲（醋炙，去裙襕）一两一分　枳实（去瓤，麸炒）　知母（焙）各三分　栀子仁一分

【用法】上为粗末。每服五钱匕，水一盏半，加生姜三片，煎至七分，去滓温服。

【主治】时行疫疠，数日未得汗，浑身壮热，呕逆不下食。

葱白汤

【来源】《圣济总录》卷二十二。

【组成】葱白（烂研）二两　生姜（细切）一两　豉一合（拍碎）　细茶末二钱

【用法】上以水二盏，煎葱并姜，至一盏半，次下豉，煎少时即入茶末，去滓顿服。厚衣盖覆取汗。

【功用】发汗。

【主治】时气。

草豆蔻饮

【来源】《圣济总录》卷三十七。

【组成】草豆蔻（去皮）　高良姜　甘草（炙）各半两

【用法】上为粗末。每服五钱匕，煎作熟水，频饮之。

【功用】令山岚瘴气不着人。

羌活散

【来源】《幼幼新书》卷十四引《王氏手集》。

【组成】川羌活　独活　前胡　柴胡（去芦，水洗）　川芎　桔梗　枳壳（汤浸，去瓤，细切，焙

干，麸炒）　白茯苓　削术　防风各一两　细辛（去苗叶）　官桂　甘草（炙）各半两

【用法】上为细末。每服三钱，水满盏，加生姜三片，大枣二枚，煎八分，和滓热服，连三服，汗出便安；如路行不及，煎白汤点热酒调亦可。

【主治】大人、小儿四时伤寒，热病时行，疫疠，山岚瘴疟，早晚中露雾，及暴中风寒。

非时饮子

【来源】《鸡峰普济方》卷十三。

【组成】人参　黄耆　赤茯苓　白术　麦门冬　白扁豆　蒺藜　甘草各等分

【用法】上为细末。每服二钱，水一盏，煎至七分，去滓温服，不拘时候。

【主治】初先头痛壮热，继而发热不解，五心烦热，不得睡，发渴，吃汤饮者。

除邪丹

【来源】《鸡峰普济方》卷二十五。

【别名】创丹。

【组成】漏芦一两（九蒸）　干姜　附子各一两　巴豆（三两，以水一碗煮尽，就炒作声，再用河水浸七日，去皮取肉，去油尽）一两

【用法】上除巴豆霜外，为细末，同巴豆霜研匀，每一料用灵砂一字，同研匀，以水煮面糊为丸，量人虚实大小丸之，用橘皮汤送下。如新合成，只服一丸，药旧则加数丸，产后妇人亦可少服。

【主治】诸疾百病。

审平汤

【来源】《三因极一病证方论》卷五。

【组成】远志（去心，姜制，炒）　紫檀香各一两　天门冬（去心）　山茱萸各三分　白术　白芍药　甘草（炙）　生姜各半两

【用法】上锉散。每服四钱，水一盏半，煎七分，去滓，食前服。

【主治】卯酉之岁，阳明司天，少阴在泉，病者中热，面浮，鼻朝，小便赤黄，甚则淋；或疠气行，善暴仆，振慄，谵妄，寒疟，痈肿，便血。

【加减】自大寒至春分，加白茯苓、半夏（汤洗去滑）、紫苏、生姜各半两；自春分至小满，加玄参、白薇各半两；自小满至大暑，去远志、山茱萸、白术，加丹参、泽泻各半两；自大暑至秋分，去远志、白术，加酸枣仁、车前子各半两；自秋分直至大寒，并依正方。

静顺汤

【来源】《三因极一病证方论》卷五。

【组成】白茯苓　木瓜干各一两　附子（炮，去皮脐）　牛膝（酒浸）各三分　防风（去叉）　诃子（炮，去核）　甘草（炙）　干姜（炮）各半两

【用法】上锉散。每服四大钱，以水一盏半，煎至七分，去滓，食前服。

【主治】辰戌之岁，病身热头痛，呕吐，气郁中满，瞀闷少气，足痿，注下赤白，肌腠疮疡，发为痱疽。

【加减】自大寒至春分，宜去附子，加枸杞半两；自春分至小满，依前入附子、枸杞；自小满至大暑，去附子、木瓜、干姜，加人参、枸杞、地榆、香白芷、生姜各三分；自大暑至秋分，依正方，加石榴皮半两；自秋分至小雪，依正方；自小雪至大寒，去牛膝，加当归、芍药、阿胶（炒）各三分。

至圣散

【来源】《魏氏家藏方》卷二。

【组成】香白芷一斤（生锉）　甘草半斤

【用法】上为细末。每服五钱，水一盏半，加枣子一枚，生姜五片，连须葱白三寸，煎至八分，热服。用衣被盖覆，约行五六里，更进一服。汗出即愈。

【主治】一切时行伤寒，不问阴阳，不拘轻重，孕妇皆可服之。

龙脑硼砂散

【来源】《御药院方》卷十。

【组成】龙脑半两　南硼砂一两

【用法】上为极细末。每用少许，两鼻内搐之。

【主治】头目风热。

夺命丹

【来源】《施圆端效方》引《药德全方》（见《医方类聚》卷一七九）。

【组成】川大黄一两　白僵蚕半两

【用法】上为细末，生姜汁为丸，如弹子大，阴干。生姜汁磨化下。

【主治】时气疙瘩，肿塞咽喉，水米不下。

金露丸

【来源】《云岐子保命集》卷中。

【组成】大黄二两　枳实五钱（麸炒）　牵牛（头末）　桔梗各二两

【用法】上为细末，烧饼为丸，如梧桐子大。每服三五十丸，食后温水送下。如常服十丸二十丸甚妙。

【主治】

1.《云岐子保命集》：天行时疾，内伤饮食，心下痞闷。

2.《普济方》：脾积内伤，米谷不化。

金露散

【来源】《外科精义》卷下引《普降生灵方》。

【组成】寒水石（生用）一两五钱　黄柏一两　白及　白蔹　雄黄各二钱五分

【用法】上为细末。无根水调，以纸花子贴；或扫亦妙。

【主治】时气热毒。

栀子仁汤

【来源】《外科精义》卷下引《普济生灵方》

【别名】六味栀子仁汤（《景岳全书》卷六十四）、栀子仁散（《杏苑生春》卷八）。

【组成】郁金　枳壳（去瓤）　升麻　栀子仁　牛蒡子　大黄各一两

【用法】上为细末。每服三钱，蜜水调下。

【主治】时气头面赤肿。

宣毒发表汤

【来源】《麻疹全书》卷四。

【组成】升麻　桔梗　甘草　焦栀　葛根　薄荷　前胡　牛蒡子　防风　苏叶　连翘　杏仁　银花各等分

【用法】水煎服。

【主治】天行时气，发热昏闷。预防麻疹。

【宜忌】气质虚弱不可与此汤。

【加减】渴，加花粉；气逆，去升麻、桔梗，加淡竹；头痛，加蔓荆子；呕吐，去甘草，加陈皮；热甚，加黄芩；初起潮热，除升麻、桔梗、甘草，加紫苏叶、葱白；初潮咳嗽，除升麻、桔梗、甘草，加桑白皮；如潮热轻者，并除淡竹叶；初潮谵语，去升麻、桔梗、甘草，加桂、附、滑石、辰砂末；初潮泄泻，除薄荷、淡竹叶、升麻、桔梗、甘草，加赤茯苓、车前子；初潮大便出血，去淡竹叶、升麻、甘草、桔梗，加生地黄、丹皮，甚者加犀角；初潮小便赤者，除升麻、桔梗、甘草，加泽泻；初潮口鼻出血者，除升麻、桔梗、甘草，加炒栀仁、茅根、生地黄；初潮腹痛，除升麻、桔梗、甘草。

柴胡散

【来源】《普济方》卷一四八。

【组成】柴胡一两（去苗）　石膏一两（碎）　麻黄一两（去根节，掠去沫，焙）

【用法】上为粗末。每服三钱匕，水一盏，加豉三十粒，葱白二寸，同煎六分，去滓，热服，并三服，不拘时候。汗出效。

【主治】时气一日至三日，头痛壮热，心神烦闷。

人参葛根汤

【来源】《普济方》卷一五一。

【组成】人参一两　干葛（锉）一两　白芍药一两　桔梗（炒）一两　甘草（锉）五钱　木香五钱　麻黄（去根节）一分

【用法】上为细末。每服三钱，以水一盏，煎至七分，去滓热服。并三二服，温覆出汗。

【主治】时气表里不解，壮热恶寒。

人参饮子

【来源】《普济方》卷三六九。

【组成】人参（去芦头）　生干地黄各一两　犀角（末）　黄芩　柴胡（去苗）各半两　甘草（炙）一分

【用法】上为粗末。每服一钱，水一小盏，加生姜二片，煎至五分，温服。

【主治】小儿时气病。

贝母散

【来源】《普济方》卷三六九。

【组成】黄耆　青皮　茯苓　栝楼根　甘草　紫菀　白术各一两　百合一两半

本方名"贝母散"，但方中无贝母，疑脱。

【用法】上为细末。每服一钱，以水八分盏，煎至四分，通口服。

【主治】时气病。

犀角散

【来源】《普济方》卷三六九。

【组成】犀角屑　甘草　牛蒡子　荆芥各等分

【用法】上为粗末。每服一钱，水八分，煎至五分，临卧、食前温服。

【主治】小儿心经热，天行夜发壮热，夜啼，及伤寒诸病。

升麻苍术汤

【来源】方出《明医杂著》卷二，名见《东医宝鉴·杂病篇》卷三。

【组成】黄连（姜炒）　黄芩　木香　厚朴（姜制）　枳实（麸炒）　半夏（汤洗）　桔梗　柴胡　川芎　木通各一钱　生甘草七分　升麻　苍术（柑浸、盐水炒）各一钱五分

《东医宝鉴·杂病篇》有陈皮。

【用法】姜水煎，食前热服。

【功用】清上焦，解内毒，行气降痰。

【主治】岭南春秋时月，人感山岚瘴雾之气，毒气从鼻口入内，发寒热，胸膈饱闷，不思饮食。

羌活柴胡汤

【来源】方出《明医杂著》卷二，名见《古今医统大全》卷二十五。

【别名】羌活苍术汤（《东医宝鉴·杂病篇》卷七）。

【组成】羌活　苍术（泔浸）　柴胡　黄芩　橘红　半夏（汤洗）　枳实　甘草（炙）　川芎各一钱

【用法】加生姜，水煎，滓随服。取汗出止服。

【功用】解表清热，降气行痰。

【主治】

1.《明医杂著》：岭南气温，寒温失节，汗身脱衣巾，感冒风寒之气，气闭发热，头疼，易出汗，重则寒热不退，轻则为疟；卒皆胸满，痰涎壅塞，饮食不进。及寒凉时月及虽在温暖时而感冒风寒者。

2.《古今医统大全》：一切时行感冒疫气，岭南瘴疟。

秦艽散

【来源】《陈素庵妇科补解》卷三。

【组成】秦艽　柴胡　前胡　葛根　紫苏　甘草　黄芩　白术　升麻　石膏　陈皮　桔梗　枳壳　云苓　葱白　焦栀

【主治】妊娠时气者，日久不治伤胎。

【方论】时气传染，远近老小病形相类。大约头疼身热，肢节疼痛，感于外邪也；恶心呕吐，周身寒慄，感于寒也；昏冒眩晕，头重目暗，上吐下泻，感于湿也；多汗肌热，心烦脉虚，感于暑也。加以内伤饮食，心胸痞满，与伤寒病情相似，妊娠遇此先治其标，后培其本。是方柴、芩入少阳，秦、芎、升、膏、葱白入阳明，芩、栀入太阳膀胱利湿清热，枳、桔、陈、苏清肺快膈，前胡兼除六腑痰热，白术配黄芩安胎圣药，所云先治标也。服一二剂后，感冒既清，仍以安胎为主。

金沸草散

【来源】《仁术便览》卷二。

【组成】旋覆花（去梗）一两　荆芥穗四两　麻黄（去节）　杏仁（不去皮尖）　甘草（生）　赤芍一两　半夏（姜制）一两

【用法】上药每服五钱，加生姜三片，大枣一枚，水煎服。

【主治】感冒寒邪，鼻塞声重，咳嗽不已；肺经受风，头目昏痛，咳嗽声重，涕唾稠粘；时行寒疫，壮热恶风，或头痛身痛。

升麻鳖甲汤去蜀椒雄黄方

【来源】《证治汇补》卷一。

【组成】甘草 桂枝 升麻 当归 鳖甲

【用法】水煎，温服。覆取微汗为度。

【主治】《证治汇补》：外感天地毒气，入阴经而发病者。

二香散

【来源】《松峰说疫》卷二。

【组成】木香（末）三分 檀香（末）三分

【用法】清水和服，仍用温水调涂囟门。

【主治】天行壮热。

化毒丸

【来源】《古方汇精》卷一。

【组成】直僵蚕一两（炒，为末） 川大黄二两（酒拌晒，为末）

【用法】生姜汁和蜜水为丸，如弹子大，每丸重一钱五分。每服一丸，真菊花叶五钱，捣汁冲汤调服。

【主治】天行瘟疫，及喉痹，颈面暴肿。

败毒和胎饮

【来源】《医钞类编》卷十七。

【组成】羌活 独活 柴胡 前胡 桔梗 枳壳 白苓 甘草 川芎 薄荷 苏叶 条芩 葛根

【用法】加葱白，水煎服。

【主治】妊娠初期，预防天行时气传染。

【加减】虚，加人参。

秘传解瘟散毒汤

【来源】年氏《集验良方》卷二。

【组成】川芎 白芷 羌活 葛根各一钱 柴胡一钱五分 生草四分 赤芍 连翘 黄芩 花粉 桔梗 玄参 淡竹叶各一钱

【用法】加灯心二十根，水煎服；若作丸，每丸重三钱。

【功用】清解内热。

【主治】天行瘟疫，口渴咽肿，发热无汗。

逼瘟丹

【来源】《青囊秘传》。

【组成】生苍术六两 大黄四两 白芷四两 青蒿四两 红枣（焙干）六两

【用法】研末。

【主治】时邪。

阿胶鸡子黄汤

【来源】《湿温时疫治疗法》引沈樾亭方。

【组成】真阿胶一钱半 左牡蛎五钱 大生地四钱 生白芍三钱 女贞子三钱 黄甘菊二钱 鸡子黄一枚 童便一钟

【功用】滋阴液以镇肝阳。

【主治】急性时疫。

清凉救苦散

【来源】《内外科百病验方大全》。

【组成】甘石

【用法】放在银罐内，烧极红收汁，约九次，以甘石酥为度，晒干，研细，治口碎，加冰片五分点眼；治下疳，加珍珠少许，生肌长肉；有热毒；配三百头升药，人乳调敷。

【主治】一切天行时疫，头、面、耳、目、鼻、腮、颈、项红黄或有脓。

二、时 毒

时毒，又名疫毒、大头天行、大头瘟、虾蟆瘟、抱头火丹、尖头瘟等。为天行时疫所致化脓性感染之外科急证。《外科精义》："时毒者，为四时邪毒之气而感之于人也。其候发于鼻、面、耳、项、咽喉，赤肿无头，或结核有根，令人憎寒发热，头痛肢体痛。甚者，恍惚不宁，咽喉闭塞"。

本病成因多为感受天行时疫邪毒之气而客于经络，郁结肌肤腠理而发病。其始发如感伤寒，令人头痛发热，憎寒脉数，肢体痛烦，渐见鼻、面、咽喉等处赤肿疼痛，漫肿无头，或结节肿块而有根基者。若不速治，可转至咽喉闭塞，神志恍惚。

本病治疗宜清热解毒，活血化瘀，消肿止痛之剂。本病类似西医化脓性腮腺炎，流行性腮腺炎或颜面丹毒等病，应予鉴别诊断。

托里消毒散

【来源】《陈氏小儿痘疹方论》。

【别名】消毒托里散（《医学六要》卷四）、托里消毒饮（《东医宝鉴·杂病篇》卷七）。

【组成】人参 黄耆（炒） 当归（酒洗）川芎 芍药（炒）白术（炒）陈皮 茯苓各一钱 金银花 连翘 白芷各七分 甘草五分

【用法】每服三五钱，水煎服。

【功用】《外科枢要》：消肿，溃脓，生肌。

【主治】

1.《陈氏小儿痘疹方论》：痘毒气血虚弱，不能起发、腐溃、收敛，或发寒热，肌肉不生。

2.《外科枢要》：疮疡胃气虚弱，或因克伐不能溃散。

3.《医学入门》：痈疽肿痛俱慢，色不甚赤。

4.《古今医统大全》：时毒表里俱解，肿肉不消，欲其作脓。

5.《济阴纲目》：大头瘟。

【方论】《删补名医方论》：参、耆、术、苓、草以益气分；归、芎、芍以滋血分；银花、白芷、连翘以解毒。

时毒药

【来源】《御药院方》卷七。

【组成】大黄（生用）寒水石（生用）当归各等分

【用法】上为细末。每服二三钱至五钱，食后用无根水调下。临时觑虚实加减服之。

【主治】时疾生热疙瘩，在咽喉间，憎寒壮热，头痛，头面赤肿，状若雷头。

中和汤

【来源】《玉机微义》卷十五。

【组成】菖蒲 牛蒡子 羌活 川芎 防风 漏芦 荆芥 麦门冬 前胡各等分 甘草减半

【用法】上锉。每服一两，水煎服。

【主治】

1.《玉机微义》：时毒脉弦洪，在半表半里者。

2.《奇效良方》：时毒疮肿。

漏芦汤

【来源】《伤寒全生集》卷四。

【组成】漏芦 升麻 大黄 黄芩 甘草 蓝叶 牛蒡子 玄参 桔梗 连翘 青木香 苦参 薄荷

【用法】水煎服。

【主治】时毒，头面红肿，咽喉闭塞，水药不下；素有脏腑积热，发为肿毒疙瘩，一切肿疡恶疮便实者。

漏芦汤

【来源】《古今医统大全》卷二十五。

【别名】漏芦升麻汤（《景岳全书》卷六十四）。

【组成】漏芦二钱 升麻一钱半 大黄（酒浸，量轻重用之）黄芩（酒洗）五分 生甘草一钱 蓝叶（如无，用青黛）黑云参 牛蒡子（炒，研）苦梗 连翘各一钱

【用法】水煎服。

【主治】时毒，头面红肿，咽嗌堵塞，水药不下；及脏腑素有积热，发为肿毒疔疮，一切红肿恶毒。

【加减】便结者，加芒消。

文蛤散

【来源】《痘疹传心录》卷十五。

【组成】南星一两　大黄五钱　朴消二钱五分　五倍子二钱五分

【用法】上为末。醋调涂患处。

【主治】时毒。

连翘消毒饮

【来源】《外科正宗》卷二。

【组成】连翘　川芎　当归　赤芍药　牛蒡子　薄荷　黄芩　天花粉　甘草　枳壳　桔梗各一钱　升麻五分

【用法】水二钟，煎八分，食后服。

【主治】时毒表里二症俱罢，余肿不消，疼痛不退者。

【加减】便燥者，加酒炒大黄。

黄连救苦汤

【来源】《外科正宗》卷三。

【组成】黄连　升麻　葛根　柴胡　赤芍　川芎　归尾　连翘　桔梗　黄芩　羌活　防风　金银花　甘草节各一钱

【用法】水二碗，煎八分，临服入酒一杯，食后服。

【主治】

　　1.《外科正宗》：脑疽、发鬓、发颐及天行时毒，初起憎寒壮热，头面耳项俱肿。

　　2.《嵩崖尊生全书》：对口疽，初起寒热发肿。

葛根牛蒡子汤

【来源】《外科大成》卷二。

【组成】升麻　葛根　牛蒡子　麻黄　连翘　玄参　桔梗　甘草各等分（一方加贯仲、淡豆豉）

【用法】水二钟，加生姜二片，煎至八分，食远热服。

【主治】时毒。邪在表，脉浮数者。

搐鼻通气散

【来源】《外科大成》卷二。

【组成】玄胡索　玄参各三钱　牙皂　川芎各二钱　细辛　藜芦　草乌各一钱　闹羊花六分

【用法】上为末。用纸捻蘸药，送入鼻内，每日三次。取嚏为度，以嚏出脓者必愈，无嚏者不治。

【主治】时毒焮肿，咽喉不利者。

增补消毒饮

【来源】《外科医镜》。

【组成】牛蒡子二钱　金银花二钱　连翘二钱　元参二钱　荆芥一钱半　僵蚕一钱半　桔梗一钱半　薄荷一钱　板蓝根一钱　马勃八分　生甘草八分

【用法】水煎服。

【主治】时毒喉痛。

【加减】如病甚便秘，去桔梗，加生军三钱。

升麻牛蒡子散

【来源】《证治准绳·疡医》卷五。

【组成】升麻　赤芍药　干葛　青木香　甘草　防风　白芷　荆芥　牛蒡子　桔梗　金银花　玄参　麻黄　连翘　蓝叶

【用法】加薄荷，水煎服。

【主治】时毒。

三、天行壮热

天行壮热，是指感受时行之气后出现以高热为主症的病情。治宜清热解毒为主。

艾 汤

【来源】《外台秘要》卷三引《阮河南药方》。

【组成】苦酒三升　葶苈子二合（熬，捣）　生艾汁一升（无生艾，熟艾、干艾亦可用；无艾，可用艾根捣取汁）

【用法】上药煎得一升，顿服。若有牛黄，纳一刀圭尤良。

【主治】天行七八日，热盛不解。

发汗麻黄汤

【来源】《外台秘要》卷三引《广济方》。

【组成】麻黄五两（去节）　葛根四两　栀子二十枚（擘）　葱（切）一升　香豉一升（绵裹）

【用法】上锉。以水八升，先煮麻黄、葛根三两沸，去沫，纳诸药，煎取二升五合，绞去滓，分为三服。服别相去如人行五六里，更进一服。不利，覆取汗，后以粉粉身。

【主治】天行壮热烦闷。

【宜忌】忌风及诸热食。

前胡汤

【来源】《外台秘要》卷三引《广济方》。

【组成】前胡一两　麦门冬三两（去心）　竹茹二两　橘皮一两　甘草一两（炙）　生姜二两　生地黄四两（切）

【用法】上切。以水七升，煮取二升三合，绞去滓，分温三服，如人行六七里，进一服。

【主治】天行恶寒壮热，食则呕逆。

【宜忌】忌海藻、菘菜、芜荑、热面、猪犬肉、油腻。

前胡汤

【来源】《外台秘要》卷三引《广济方》。

【组成】前胡　升麻各八分　贝母　紫菀各六分　石膏十二分（碎，绵裹）　麦门冬八分（去心）　杏仁三十枚（去皮尖双仁）　竹叶（切）一升　甘草二分（炙）

【用法】上切。以水八升，煮取二升五合，绞去滓，分温三服，相去如人行六七里进一服。不吐利愈。

【主治】天行壮热咳嗽，头痛心闷。

【宜忌】忌海藻、菘菜、油腻、猪、鱼等。

【加减】加地骨皮一两，名"前胡散"（《太平圣惠方》卷十八）。

麻黄汤

【来源】《外台秘要》卷三引《广济方》。

【组成】麻黄五两（去节）　葛根四两　栀子二七枚（擘）　葱（切）一升　香豉一升（绵裹）

【用法】上锉。以水八升，先煮麻黄、葛根三两沸，去沫，纳诸药，煎取二升五合，绞去滓，分为三服。服别相去如人行五六里更进一服。覆取汗，后以粉粉身。

【功用】发汗。

【主治】天行壮热，烦闷。

【宜忌】忌风及诸热食。

五物人参饮

【来源】方出《外台秘要》卷三十六引《广济方》，名见《类证活人书》卷二十。

【别名】五物人参散（《医方类聚》卷二六二）、五物人参汤（《婴童百问》卷六）。

【组成】人参　甘草（炙）各一分　生地黄　麦门冬（去心）　茅根各六分

【用法】上切。以水二升，煮取七合，去滓。以意量之，分温与服。

【主治】小儿天行壮热，咳嗽，心腹胀妨。

橘皮汤

【来源】《外台秘要》卷三引《近效方》。

【组成】橘皮三两　生姜四两　茯苓三两

【用法】上切。以水五升，煮取一升五合，去滓，分五六次温服，中间任食，一日服尽。

【主治】天行壮热，呕逆不下食。

【宜忌】忌大酢、蒜、面。

大黄饮子

【来源】《太平圣惠方》卷十五。

【组成】川大黄一两半（锉碎，微炒）　栀子仁三分　枳壳半两（麦夫炒微黄，去瓤）　黄芩一两　川朴消一两半　甘草半两（炙微赤，锉）

【用法】上锉细，和匀。每服半两，以水一大盏，煎至五分，去滓温服，不拘时候。

【主治】时气五日，大热，三部脉悉洪数者。

生地黄饮子

【来源】《太平圣惠方》卷十五。

【组成】生地黄三两　玄参一两　赤茯苓一两　麦门冬一两　犀角屑一两　甘草半两（炙微赤，锉）

【用法】上细锉，和匀。每服半两，以水一大盏，煎至五分，去滓温服，不拘时候。

【主治】时气，心膈大热烦闷，言语失度。

陈橘皮散

【来源】《太平圣惠方》卷十五。

【组成】陈橘皮（汤浸，去白瓤，焙）　麦门冬（去心）　人参（去芦头）　甘草（炙微赤，锉）　葛根（锉）各一两

【用法】上为散。每服五钱，以水一大盏，加生姜半分，大枣三枚，煎至五分，去滓温服，不拘时候。

【主治】时气壮热，呕逆不下食。

前胡散

【来源】《太平圣惠方》卷十五。

【组成】前胡一两（去芦头）　麦门冬一两（去心）　生干地黄一两　陈橘皮半两（汤浸去白瓤，焙）　甘草半两（炙微赤，锉）　葛根一两（锉）

【用法】上为散。每服三钱，以水一中盏，入生姜半分，煎至五分，去滓温服，不拘时候。

【主治】时气，恶寒壮热，食则呕逆。

麦门冬散

【来源】《太平圣惠方》卷十六。

【组成】麦门冬一两（去心）　五味子一两　人参一两（去芦头）　甘草一两（炙微赤，锉）　石膏二两

【用法】上为散。每服三钱，以水一中盏，煎至六分，去滓温服，不拘时候。

【主治】时气壮热烦渴。

人参散

【来源】《太平圣惠方》卷八十四。

【组成】人参半两（去芦头）　生干黄一两　麦门冬一分（两）（去心，焙）　芦（茅）根一两（锉）　甘草半两（炙微赤，锉）

【用法】上为粗散。每服一钱，以水一小盏，煎至五分，去滓，不拘时候温服。

【主治】

1.《太平圣惠方》：小儿时气，头痛壮热，咳嗽心烦。

2.《伤寒活人指掌图》：小儿天行壮热，咳嗽，心腹胀。

麦门冬散

【来源】《太平圣惠方》卷八十四。

【组成】麦门冬一两半（去心，焙）　人参半两（去芦头）　葛根半两（锉）　茅根一两（锉）　甘草半两（炙微赤，锉）

【用法】上为粗散。每服一钱，以水一盏，煎至五分，去滓温服，不拘时候。

【主治】小儿时气壮热，心腹烦闷。

人参汤

【来源】《普济方》卷一四八引《博济方》。

【组成】人参一两　赤茯苓（去黑皮）一两　白术

一两　甘草一两（锉）　麻黄（去根节，煎，掠去沫，焙）一两五钱

【用法】上为粗末。每服三钱，以水一盏，加葱白、盐，豉各少许，同煎至六分，去滓温服。

【主治】时气三日，浑身疼痛，壮热不解。

八物麦门冬饮

【来源】《类证活人书》卷二十。

【别名】八物麦门冬散（《医方类聚》卷二六二）、麦门冬散（《伤寒活人指掌》卷五）。

【组成】麦门冬三两（去心）　甘草（炙）　人参各一分　紫菀　升麻各二两　贝母一分半

【用法】上锉如麻豆大。每服三钱，水一盏，入茅根半握，煎至七分，去滓，再入竹沥少许，重煎服。

【主治】小儿天行壮热，咳嗽心烦。

人参干葛汤

【来源】《圣济总录》卷二十二。

【组成】人参　干葛（锉）　白芍药　桔梗（炒）各一两　赤茯苓（去黑皮）三分　甘草（炙，锉）　木香各半两　麻黄（去根节，煎，掠去沫，焙）一分

【用法】上为粗末。每服三钱匕，水一盏，煎至七分，去滓热服，并三两服。温覆出汗。

【主治】时行表不解，壮热恶寒。

人参汤

【来源】《圣济总录》卷二十三。

【组成】人参　赤茯苓（去黑皮）　白术　干葛（锉）　甘草（锉，生用）各一两　麻黄（去根节，煎，掠去沫，焙）一两半

【用法】上为粗末。每服三钱匕，水一盏，入葱白、盐，豉各少许，同煎至六分，去滓温服。

【主治】时气，浑身疼痛，壮热不解。

四、天行头痛

天行头痛，是指感受时行之气出现以头痛为主症的病情。治宜疏风散热为主。

大黄汤

【来源】方出《肘后备急方》卷二，名见张文仲引许推然方（见《外台秘要》卷三）。

【组成】大黄　黄连　黄柏　栀子各半两

【用法】水八升，煮六七沸，纳豉一升，葱白七茎，煮取三升，分服。

【功用】《兰台轨范》：除六经之热。

【主治】
　1.《肘后备急方》：伤寒五六日以上者。
　2.张文仲引许推然：天行，若已五六日不解，头痛壮热，四肢烦疼，不得饮食。

【宜忌】《外台秘要》：忌猪肉、冷水。

水解散

【来源】《备急千金要方》卷九。

【组成】桂心　甘草　大黄各二两　麻黄四两

【用法】上药治下筛。病人以生熟汤浴讫，每服方寸匕，以暖水下，一日三次。覆取汗，或利便愈。强人服二方寸匕。

【主治】时行头痛、壮热一二日。

竹茹饮

【来源】《外台秘要》卷三引《延年秘录》。

【组成】竹茹二两　生姜三两　黄芩二两　栀子仁

二两

【用法】上切。以水五升，煮取一升六合，去滓，分三次温服。

【主治】天行五日，头痛壮热，食则呕者。

【宜忌】忌蒜、热面等五日。

竹茹饮

【来源】《外台秘要》卷三引《延年秘录》。

【组成】竹茹二两　橘皮二两　生姜四两　人参二两　芦根（切）一升　粳米一合

【用法】上切。以水六升，煮取二升五合，去滓，分五六次温服，中间任食。

【主治】痢后得天行病，头痛三四日，食即呕吐者。

【宜忌】忌热面、生冷。

栀子汤

【来源】《外台秘要》卷三引《延年秘录》。

【组成】栀子三两　黄芩三两　豉一升（熬，绵裹）　葱白（切）一升　石膏四两（碎，绵裹）　干葛四两（切）

【用法】上切。以水七升，煮取二升六合，去滓，分三次温服，如人行八九里再服。

【主治】天行一二日，头痛壮热，心中热者。

【宜忌】忌面、酒、生冷等物。

黄芩汤

【来源】《外台秘要》卷三引《延年秘录》。

【组成】黄芩三两　栀子仁三两　芍药三两　豉一升（绵裹）

【用法】上药加水六升，煮取二升半，去滓，分三服。

【主治】天行五六日，头痛，骨节疼痛，腰痛，兼痢。

【宜忌】忌蒜、热面等五日。

解肌汤

【来源】《外台秘要》卷三引《延年秘录》。

【组成】干葛四两　麻黄三两（去节）　芍药二两　黄芩二两　甘草一两（炙）　大枣十二枚（擘）　桂心一两

【用法】上切。以水八升，煮取二升半，去滓，分三服。得汗愈。

【主治】天行病二三日，头痛壮热者。

【宜忌】忌海藻、菘菜、生葱等。

白薇十味丸

【来源】《外台秘要》卷三引《许仁则方》。

【组成】白薇三两　知母四两　地骨皮三两　干地黄六两　麦门冬五两（去心）　甘草四两（炙）　蜀漆三两　萎蕤三两　橘皮二两　人参三两

【用法】上为散，炼蜜为丸，如梧桐子大。初服十五丸，以饮送下，一日二次。稍加至三十丸。服经三数日后，自候腹中，若觉热则食前服，如不能以空饮下药，宜合乌梅饮下。

【主治】天行后不了了，体气虚羸，每觉头痛唇口干，乍寒乍热，发作有时。

吴蓝饮

【来源】方出《外台秘要》卷三十六引刘氏方，名见《幼幼新书》（古籍本）卷十四引《伤寒证治》。

【别名】八物吴蓝饮子（《幼幼新书》（人卫本）卷十四引《伤寒证治》）。

【组成】吴蓝　大青各十分　甘草（炙）　生麦门冬（去心）　生姜各六分　茵陈三分　栀子仁十个　芦根一握（洗）

【用法】上切。每服三钱，以水二升，煮取九合，分温服之。

【主治】小儿天行，头痛壮热。

石膏散

【来源】《太平圣惠方》卷十一。

【组成】石膏一两　知母　柴胡（去苗）　麻黄（去根节）　甘草（炙微赤，锉）　黄芩　赤芍药　防风（去芦头）　赤茯苓　川升麻　甘菊花各半两

【用法】上为散。每服四钱，以水一中盏，加生姜半分，葱白七寸，豆豉一百粒，煎至六分，去滓，不拘时候温服。

【主治】阳毒伤寒，壮热头痛，肢体烦重，口干心燥。

栀子散

【来源】《太平圣惠方》卷十四。

【组成】栀子仁一两　黄芩一两　石膏一两　杏仁一两（汤浸，去皮尖双仁，麸炒微黄）　葛根一两（锉）　甘草半两（炙微赤，锉）

【用法】上为散。每服五钱，以水一大盏，入葱白二茎，豉五十粒，煎至五分，去滓热服，衣覆取汗，不拘时候。

【主治】时气二日，头痛背强，身热恶寒。

大黄散

【来源】《太平圣惠方》卷十五。

【组成】川大黄一两（锉碎，微炒）　秦艽一两（去苗）　桂心一两　石膏二两　柴胡一两（去苗）　甘草半两（炙微赤，锉）

【用法】上为粗末。每服四钱，以水一中盏，加生姜半分，煎至六分，去滓温服，不拘时候。

【主治】时气三日，头痛烦热。

大青散

【来源】《太平圣惠方》卷十五。

【组成】大青一两　蓝叶三分　川升麻三分　秦艽一两（去苗）　栝楼根一两　川芒消一两半　茵陈三分　栀子仁半两　甘草半两（炙微赤，锉）

【用法】上为粗散。每服二钱，以水一中盏，煎至五分，去滓，入竹沥半合温服，不拘时候。

【主治】时气六日，头痛壮热，心神烦乱，积热不散，或狂走不定。

竹茹饮子

【来源】《太平圣惠方》卷十五。

【组成】竹茹　人参（去芦头）　芦根　黄芩　栀

子仁各半两

【用法】上锉细和匀。每服半两，以水一大盏，加生姜半分，煎至五分，去滓温服，不拘时候。

【主治】时气五日，头痛壮热，食则呕逆。

前胡散

【来源】《太平圣惠方》卷十五。

【别名】前胡汤（《圣济总录》卷二十二）。

【组成】前胡（去芦头）　知母　犀角屑　葛根（锉）　赤芍药各一两　石膏二两

【用法】上为散。每服四钱，以水一中盏，入竹叶二七片，生姜半分，葱白七寸，煎至六分，去滓温服，不拘时候。

【主治】时气壮热，头痛呕吐，不能饮食。

前胡散

【来源】《太平圣惠方》卷十五。

【组成】前胡一两（去芦头）　芦根一两　犀角屑三分　葛根三分（锉）　麦门冬一两半（去心）　石膏一两　人参三分（去芦头）　陈橘皮三分（汤浸去白瓤，焙）　甘草一分（炙微赤，锉）

【用法】上为散。每服五钱，以水一大盏，入竹叶二七片，生姜半分，大枣三枚，煎至五分，去滓温服，不拘时候。

【主治】时气，壮热头痛，呕逆不能食。

菊花散

【来源】《太平圣惠方》卷十五。

【组成】甘菊花　麻黄（去根节）　葛根（锉）　黄芩各一两　羚羊角屑三两　玄参　栀子仁　赤芍药　甘草（炙微赤，锉）各三分

【用法】上为散。每服三钱，以水一中盏，煎至六分，去滓温服，不拘时候。

【主治】时气头痛至甚，及百骨节疼痛。

麻黄散

【来源】《太平圣惠方》卷十五。

【组成】麻黄一两（去根节）　黄耆一两（锉）　石

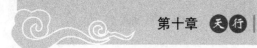

膏一两半　天门冬二分（去心）　人参一两（去芦头）　杏仁一两（汤浸，去皮尖，生用）　甘草三分（锉，生用）

【用法】上为散。每服五钱，以水一大盏，加生姜半分，煎至五分，去滓温服，不拘时候。

【主治】时气头痛，咳嗽烦闷。

淋顶汤

【来源】《太平圣惠方》卷十五。

【组成】石膏十两（捣碎）　栀子仁三两　竹叶一握　甘菊花三两　豉心三合　葱白十四茎（切）

【用法】上以水六大碗，煮取三碗，去滓，纳有嘴瓶中，稍热，淋注顶上。

【主治】时气头痛不可忍者。

葛根散

【来源】《太平圣惠方》卷十五。

【组成】葛根（锉）　赤芍药　麻黄（去根节）　黄芩　石膏各一两　大青半两　甘草半两（炙微赤，锉）

【用法】上为粗散。每服五钱，以水一大盏，入生姜半分，大枣三枚，煎至五分，去滓，不拘时候热服。药后衣覆取汗。

【主治】时气一日，壮热，心神烦躁，头痛，四肢不利。

葛根散

【来源】《太平圣惠方》卷十五。

【组成】葛根（锉）　麻黄（去根节）　犀角屑各一两

【用法】上为散。每服五钱，以水一大盏，入生姜半分，大枣三枚，煎至五分，去滓，不拘时候热服。衣覆取汗。

【主治】时气二日，头痛背强，心烦壮热。

葛根散

【来源】《太平圣惠方》卷十五。

【组成】葛根一两半（锉）　麻黄一两半（去根节）　赤芍药一两　黄芩一两　石膏二两　桂心一两　甘草一两（炙微赤，锉）　杏仁一两（汤浸，去皮尖双仁，麸炒微黄）

【用法】上为散。每服五钱，以水一大盏，入生姜半分，大枣三枚，煎至五分，去滓热服，不拘时候。衣覆取汗。

【主治】时气三日，头痛壮热。

葛根散

【来源】《太平圣惠方》卷十五。

【组成】葛根一两　石膏二两　栀子仁一两　柴胡一两（去苗）　赤芍药一两　甘草半两（炙微赤，锉）

【用法】上为散。每服五钱，以水一大盏，入淡竹叶二七片，煎至五分，去滓温服，不拘时候。

【主治】时气，头痛壮热。

解肌散

【来源】《太平圣惠方》卷十五。

【组成】麻黄一两（去根节）　川升麻一两　赤芍药一两　石膏一两　贝齿三枚　甘草半两（炙微赤，锉）　杏仁一两（汤浸，去皮尖双仁，麸炒微黄）

【用法】上为粗散。每服五钱，以水一大盏，入生姜半分，大枣三枚，煎至五分，去滓，不拘时候热服。衣覆取汗。

【主治】时气一日，头痛壮热，四肢烦疼。

解表石膏散

【来源】《太平圣惠方》卷十五。

【组成】石膏三两　豉二合　麻黄一两（去根节）　葛根二两（锉）　白术二两　桂心一两　白芷一两　芎䓖一两　当归一两（锉，微炒）

【用法】上为粗散。每服五钱，以水一大盏，入生姜半分，大枣三枚，煎至五分，去滓，不拘时候热服。衣覆取汗。

【主治】时气一日，头项腰脊痛，恶寒。

大黄散

【来源】《太平圣惠方》卷十六。

【组成】川大黄半两（锉碎，微炒）　黄连半两（去须）　麦门冬一两（去心）　栀子仁半两（锉）　柴胡一两（去苗）　甘草半两（炙微赤，锉）

【用法】上为散。每服五钱，以水一大盏，加豉少半合，葱白二茎，煎至五分，去滓温服，不拘时候。

【主治】时气头痛，壮热不解，心神烦躁。

赤茯苓散

【来源】《太平圣惠方》卷十六。

【组成】赤茯苓二两　甘草（炙微赤，锉）　泽泻　桂心　葛根（锉）各一两　石膏二两

【用法】上为散。每服五钱，以水一大盏，煎至五分，去滓温服，不拘时候。

【主治】时气头痛，虽自时时有汗，烦渴不止。

茵陈散

【来源】《太平圣惠方》卷十六。

【组成】子芩一两半　秦艽二两（去苗）　知母二两　大青一两　赤芍药一两　川芒消二两　土瓜根二两　川大黄三两（锉碎，微炒）　茵陈二两　黄连一两半（去须）　栀子仁二两

【用法】上为细散。每服三钱，新汲水下，不拘时候。须臾便吃白粥饮半大盏，以次吃葱茶一碗。腹中稍觉转动，下利，额上似微润，即以衣盖取汗，汗解便愈。

【主治】时气瘴疫，头痛壮热，心如火煎，面目黄黑，四肢沉重，不得睡卧。

麻黄散

【来源】《太平圣惠方》卷十六。

【组成】麻黄三分（去根节）　柴胡一两（去苗）　赤茯苓三分　地骨皮三分　人参一两（去芦头）赤芍药三分

【用法】上为散。每服四钱，以水一中盏，煎至六分，去滓温服，不拘时候。

【主治】时气余热不解，身体疼痛。

犀角散

【来源】《太平圣惠方》卷十六。

【组成】犀角屑半两　防风半两（去芦头）　川升麻一两　秦艽一两（去苗）　木通一两（锉）　白鲜皮一两　甘草半两（炙微赤，锉）　槟榔一两　川芒消二两

【用法】上为散。每服五钱，以水一中盏，加生姜半分，煎至五分，去滓温服，不拘时候。

【主治】时气。头目烦疼，心神躁壅，大小便不利。

犀角散

【来源】《太平圣惠方》卷十六。

【组成】犀角屑　柴胡（去苗）　赤芍药　瞿麦　黄芩　知母　木通（锉）各一两　滑石二两　川大黄二两（锉碎，微炒）

【用法】上为散。每服五钱，以水一大盏，煎至五分，去滓温服，不拘时候。以得通为度。

【主治】时气四五日，寒热不解，头痛，心腹烦闷，小便不通。

解肌散

【来源】《太平圣惠方》卷十六。

【组成】葛根一两（锉）　柴胡一两（去苗）　麻黄三分（去根节）　赤芍药半两　黄芩半两　甘草半两（炙微赤，锉）桂心半两　石膏二两

【用法】上为散。每服五钱，以水一大盏，入生姜半分，煎至五分，去滓，不拘时候温服之。

【主治】时气五七日，头痛，余热不解。

升麻散

【来源】《太平圣惠方》卷八十四。

【组成】川升麻半两　赤芍药半两　石膏半两（细研）　麻黄半两（去根节）　贝齿一两（枚）　甘草半两（炙微赤，锉）

【用法】上为散。每服一钱，以水一小盏，煎至五分，去滓，不拘时候，量儿大小，分减温服。得微汗为效。

【主治】小儿时气，头痛壮热。

葛根散

【来源】《太平圣惠方》卷八十四。

【组成】葛根一分（锉） 麦门冬三分（去心） 黄芩半两 赤芍药半两 人参半两（去芦头） 犀角屑半两 甘草半两（炙微赤，锉） 石膏一两（细研） 川升麻半两

【用法】上为散。每服一钱，以水一小盏，煎至五分，去滓温服，不拘时候。

【主治】小儿时气头痛，体热烦渴。

八神汤

【来源】《圣济总录》卷二十二。

【组成】麻黄（去根节，煎，掠去沫，焙）一两 当归（切，焙） 甘草（炙，锉） 大黄（锉，炒） 白术 山栀子仁各半两 芍药 荆芥穗各一分

【用法】上为粗末。每服三钱匕，水一盏，加薄荷三叶，葱白三寸，生姜二片，同煎至六分，去滓热服。

【主治】时气一二日，头痛壮热，心神烦闷。

石膏汤

【来源】《圣济总录》卷二十二。

【组成】石膏（碎）二两 葛根（锉） 栀子仁 柴胡（去苗） 赤芍药各一两 甘草（炙，锉）半两

【用法】上为粗末。每服五钱匕，水一盏半，加生姜一枣大（拍碎），煎至八分，去滓温服，不拘时候。

【主治】时气头痛壮热。

茵陈麻黄散

【来源】《圣济总录》卷二十二。

【组成】山茵陈四两 麻黄（去根节，煎去沫，焙）五两 石膏（碎）一两 蜀椒（去目并闭口者，炒出汗） 苍术（水浸，去粗皮）各二两

【用法】上为细散。每服二钱匕，点茶调下；如狂言热躁，沙糖冷水调下。

【主治】时气头痛壮热，或暑毒伏心，状如疟疾。

麻黄大黄散

【来源】《圣济总录》卷二十二。

【组成】麻黄（去根节）一两 大黄（锉） 桂（去粗皮） 黄芩（去黑心） 甘草（炙，锉） 芍药 干姜（炮）各半两

【用法】上为散。每服三钱匕，暖酒调下。盖衣被取汗。

【主治】时气三日内，头痛壮热。

麻黄厚朴汤

【来源】《圣济总录》卷二十二。

【组成】麻黄（去根节，煎掠去沫）一斤 厚朴（去粗皮，锉）半斤 甘草（锉） 大黄（锉）各四两

【用法】上四味生用，为粗末。每服三钱匕，以水一盏，加生姜三片，葱白二寸，豉二十粒，同煎至七分，去滓热服。连服三次，汗出立愈。

【主治】时行憎寒壮热，骨节烦疼，头疼项强。

清凉散

【来源】《圣济总录》卷二十二。

【组成】麻黄（去根节，煎掠去沫，焙） 大黄（锉） 芍药各一两

【用法】上为细散。每服一钱匕，沙糖冷水调下，食后服。

【主治】时气头目昏疼，久积热毒，鼻口出血。

六神通解散

【来源】《伤寒标本》卷下。

【别名】六神汤解散（《伤寒六书》卷一）。

【组成】通神散加麻黄

【用法】《玉机微义》：上锉，加生姜、葱，水煎服。

【主治】

　　1.《玉机微义》：伤寒发热头痛，发渴身疼，脉洪无汗。

　　2.《伤寒六书》：时行晚发，头痛身热恶寒，脉洪数者。

朴消散

【来源】《普济方》卷四十六。

【组成】朴消

【用法】上用生麻油调，涂头顶上。

【主治】时气，脑痛不止。

六神通解散

【来源】《伤寒六书》卷三。

【别名】六神通圣散（《古今医统大全》卷十四）。

【组成】麻黄　甘草　黄芩　石膏　滑石　苍术　川芎　羌活　细辛

【用法】水二钟，加生姜三片，豆豉一撮，葱白二茎煎之。热服取汗，中病即止。

【主治】时行三月后，谓之晚发，头痛，身热恶寒，脉洪数。

川芎石膏汤

【来源】《伤寒全生集》卷二。

【组成】川芎　石膏　麻黄　苍术　葛根　甘草

【主治】时气壮热，头痛无汗，脉洪长，恶风烦渴者。

【加减】渴，加天花粉；热甚，加黄芩、柴胡。

驱邪散

【来源】《古今医统大全》卷九十三引衡州欧大丞方。

【组成】陈皮　紫苏　升麻　干葛　赤芍药　菖蒲　苍术　厚朴　半夏　香附子　藿香　大黄　黄芩　川芎　山栀子　甘草　枳壳　香白芷各等分

【用法】上锉。加生姜、葱，水煎服，不拘时候。

【主治】天行伤寒坏证及诸不正之气，不问阴阳二证，头疼，恶心，喘急，身体酸痛，烦渴咽干。

清火汤

【来源】《银海指南》卷三。

【组成】连翘　山栀　归尾　赤芍　石斛

【用法】水煎服。

【主治】天行热毒，头疼目赤，痒痛异常，或泪如血水，舌红口渴，小便短赤。

【方论】连翘除其上热；山栀导其下热；归、芍破其血，为血实宜破之也；石斛清其中，为中热宜清之也。合导赤散同用，以治两眦红肿之症，应手取效。

五、天行壮热咳嗽

　　天行壮热咳嗽，是指感受时行之气后出现以高热伴有咳嗽为主症的病情，多为邪热壅盛，肺气不宣所致。治宜清热泻火，宣肺止咳。

前胡散

【来源】《太平圣惠方》卷十五。

【组成】前胡二两（去芦头）　川升麻二两　百合一两半　贝母一两半（煨令微黄）　紫菀一两半（去苗土）　桔梗一两半（去芦头）　石膏三两　麦门冬二两（去心）　甘草半两（炙微赤，锉）　杏仁一两（汤浸去皮尖双仁，麸炒微黄）

【用法】上为散。每服五钱，以水一大盏，入竹叶二七片，煎至五分，去滓温服，不拘时候。

【主治】时气壮热，咳嗽头痛，心闷。

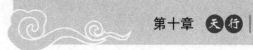

麦门冬散

【来源】《太平圣惠方》卷八十四。

【组成】麦门冬一两（去心，焙） 杏仁半两（汤浸，去皮尖双仁，麸炒微黄） 赤芍药半两 川升麻一分 贝母三分（煨微黄） 甘草半两（炙微赤，锉）

【用法】上为粗散。每服一钱，以水一小盏，煎至五分，去滓，加淡竹沥半合，更煎一二沸，温服。

【主治】小儿时气，咳嗽壮热。

五味人参饮子

【来源】《普济方》卷三六九。

【组成】人参 甘草（炙）各半两 生地黄一两半（如无，只用干地黄半两） 麦门冬一两半

【用法】每服三钱，水一盏，加茅根半握，煎至七分，去滓温服。

【主治】小儿天行壮热，咳嗽，心腹胀满。

六、天行咳喘

天行咳喘，是指感受时行之气出现以咳喘为主症的病情。治宜清热宣肺，止咳平喘。

生姜煎

【来源】《外台秘要》卷三引《集验方》。

【组成】生姜三两（去皮，切如豆粒大）

【用法】以饧半斤和，微煎令烂。每日无问早晚，少少含，仍嚼姜滓，一时咽之。

【主治】天行病上气咳嗽，多唾粘涎，日夜不定。

天门冬散

【来源】《太平圣惠方》卷十五。

【组成】天门冬（去心） 紫菀（去苗土） 赤茯苓 甘草（炙微赤，锉） 陈橘皮（汤浸，去白瓤，焙） 桑根白皮（锉） 杏仁（汤浸，去皮尖双仁，麸炒微黄） 人参（去芦头）各三分 麻黄半两（去根节）

【用法】上为散。每服五钱，以水一大盏。加生姜半分，煎至五分，去滓温服，不拘时候。

【主治】时气，肺虚热壅，气喘，咳嗽。

木通散

【来源】《太平圣惠方》卷十五。

【组成】木通一两（锉） 桑根白皮一两（锉） 葛根三分（锉） 射干三分 紫菀三分（去苗土） 半夏一两（汤浸七遍去滑） 马兜铃半两

【用法】上为散。每服五钱，以水一大盏，加生姜半分，煎至五分，去滓温服，不拘时候。

【主治】时气咳嗽，咽喉不利，心胸烦闷。

麦门冬散

【来源】《太平圣惠方》卷十五。

【组成】麦门冬一两（去心） 人参三分（去芦头） 葛根一分（锉） 桔梗三分（去芦头） 前胡三分（去芦头） 半夏三分（汤浸七遍去滑） 贝母一两（煨微黄） 甘草三分（炙微赤，锉）

【用法】上为散。每服五钱，以水一大盏，加生姜半分，煎至五分，去滓温服，不拘时候。

【主治】时气心胸痰呕，虚烦咳嗽，时时气促。

人参生犀散

【来源】《小儿药证直诀》卷下。

【组成】人参（切，去芦）三钱 前胡（去芦）七钱 甘草（炙黄）二钱 桔梗 杏仁（去皮尖，略晒干，为末）各五钱

【用法】将前四味为末，后入杏仁，再粗筹罗过。每服二钱，水一盏，煎至八分，去滓，食后温服。

【功用】解时气，调胃进食。

【主治】小儿时气寒壅，咳嗽，痰逆喘满，心忪惊悸，脏腑或秘或泄；及一切风热，服寻常凉药即泻而减食者。

【方论】《小儿药证直诀译注》：方用前胡之祛风宣肺，下气祛痰，桔梗宣肺开闭，祛痰排脓，桔梗主升，前胡能降，故两药相配，为一升一降，是宣肺祛痰的主药；杏仁疏肺散寒，降气祛痰以平喘咳；人参、炙草补虚扶正。故本方能治体虚而外感风寒咳嗽有痰之方。

七、天行烦躁

天行烦躁，是指感受时行之气出现以心烦身躁为主症的病情。治宜清心泻火为主。

凝雪汤

【来源】《备急千金要方》卷十。

【组成】芫花一升

【用法】以水三升，煮取一升半，渍故布，敷胸上。不过三敷，热即除。

【功用】温暖四肢，护厥逆。

【主治】时行毒病七八日，热积聚胸中，烦乱欲死。

白鲜皮散

【来源】《太平圣惠方》卷十五。

【组成】白鲜皮 黄芩 柴胡 大青 麦门冬 栀子仁 甘草（炙微赤，锉）各一两 羚羊角屑半两 川大黄一两（锉碎，微炒）

【用法】上为散。每服五钱，以水一大盏，煎至五分，去滓温服，不拘时候。

【主治】时气六日，热毒不退，心胸烦躁，大小肠秘涩，不得眠卧。

赤茯苓散

【来源】《太平圣惠方》卷十五。

【组成】赤茯苓 栝楼根 麦门冬（去心） 生干地黄各一两 知母半两

【用法】上为散。每服五钱，以水一大盏，加小麦五十粒，淡竹叶二七片，煎至五分，去滓温服，不拘时候。

【主治】时气胃热口干，烦躁，渴不止。

猪苓散

【来源】《太平圣惠方》卷十五。

【组成】猪苓三分（去黑皮） 白鲜皮三分 泽泻三分 赤茯苓三分 大青三分 麦门冬一两（去心，焙） 川大黄三分 甘草半两（炙微赤，锉）

【用法】上为散。每服三钱，以新汲水调下，不拘时候。

【主治】时气，但谵语烦躁不安。

羚羊角散

【来源】《太平圣惠方》卷十五。

【组成】羚羊角屑三分 川升麻三分 秦艽三分（去苗） 木通三分（锉） 白鲜皮三分 槟榔一两 黄芩三分 麦门冬一两（去心，焙） 川大黄一两（锉碎，微炒） 甘草半两（炙微赤，锉）

【用法】上为粗散。每服五钱，以水一大盏，煎至五分，去滓温服，不拘时候。

【主治】时气六日，烦躁头痛，小便赤涩，壅热不退。

羚羊角散

【来源】《太平圣惠方》卷十五。

【组成】羚羊角屑 旋覆花 枳壳（麸炒微黄，去瓤） 前胡（去芦头） 川升麻 玄参 赤芍药 黄芩 地骨皮各半两 茯神三分 麦门冬一

两（去心，焙） 甘草半两（炙微赤，锉）

【用法】上为粗散。每服三钱，以水一中盏，煎至六分，去滓温服，不拘时候。

【主治】时气七日，心神恍惚，烦躁壮热，不得眠卧。

葛根散

【来源】《太平圣惠方》卷十五。

【别名】葛根石膏汤（《圣济总录》卷二十三）。

【组成】葛根（锉） 麦门冬（去心） 黄芩 川升麻 甘草（炙微赤，锉）各一两 石膏一两半

【用法】上为散。每服四钱，以水一中盏，煎至六分，去滓温服，不拘时候。

【主治】时气经下后未退，头疼口干，烦躁恍惚。

犀角散

【来源】《太平圣惠方》卷十五。

【组成】犀角屑一两 麻黄半两（去根节） 木通半两（锉） 桂心半两 川升麻半两 葛根半两（锉） 枳壳半两（麸炒微黄，去瓤） 黄芩半两 柴胡一两（去苗） 桃仁半两（汤浸，去皮尖双仁，麸炒微黄） 甘草半两（炙微赤，锉）

【用法】上为散。每服五钱，以水一大盏，煎至五分，去滓温服，不拘时候。

【主治】时气四日，曾经发汗不解，寒热无恒，心中躁闷。

土瓜根饮子

【来源】《太平圣惠方》卷十六。

【别名】土瓜根散（《普济方》卷一五〇）。

【组成】土瓜根半两 干枣五枚 麦门冬半两（去心） 甘草三分（炙微赤，锉） 豉半合

【用法】上锉细，和匀。每服半两，以水一大盏，煎至五分，去滓服，不拘时候。

【主治】时气大热，心胸烦渴。

大黄散

【来源】《太平圣惠方》卷十六。

【组成】川大黄半两（锉碎，微炒） 寒水石半两 川芒消半两 石膏半两 川升麻半两 甘草半两（炙微赤，锉） 葛根半两

【用法】上为粗散。每服二钱，不拘时候，以新汲水调下。

【主治】时气表里如火，烦躁欲死。

升麻散

【来源】《太平圣惠方》卷十六。

【组成】川升麻三分 知母三分 甘草三分（炙微赤，锉） 石膏一两半 葛根一两（锉）

【用法】上为散。每服五钱，以水一大盏，加竹叶二七片，粳米一百粒，煎至五分，去滓，不拘时候温服。

【主治】时气下后，烦渴不止。

竹叶汤

【来源】《太平圣惠方》卷十六。

【组成】竹叶二两 石膏一两 麦门冬半两（去心） 半夏半两（汤洗七遍去滑） 人参半两（去芦头） 甘草一分（炙微赤，锉） 陈橘皮一分（汤浸，去白瓤，焙） 生姜半两

【用法】上锉细，和匀。每服半两，以水一盏，煎至五分，去滓温服，不拘时候。

【主治】时气表里未解，烦躁不可忍者。

葛根散

【来源】《太平圣惠方》卷十六。

【组成】葛根（锉） 猪苓（去黑皮） 赤茯苓 桂心 白术 泽泻 栝楼根各一两

【用法】上为细散。每服二钱，温水调下，不拘时候。令极饮水，小便利者，汗出便愈。

【主治】时气烦渴，饮水即呕吐，心胸不利。

葛根散

【来源】《太平圣惠方》卷八十四。

【组成】葛根半两（锉） 黄芩半两 川大黄一两（锉碎，微炒） 柴胡半两（去苗） 甘草一分

（炙微赤，锉）

【用法】上为粗散。每服一钱，以水一小盏，煎至五分，去滓温服，不拘时候。以稍利为度。

【主治】小儿时气烦渴，腹中痞实。

犀角散

【来源】《太平圣惠方》卷十六。

【组成】犀角屑一两 葛根一两（锉） 麻黄一两（去根节） 黄芩三分 甘草半两（炙微赤，锉）

【用法】上为散。每服四钱，以水一中盏，煎至六分，去滓温服，不拘时候。

【主治】时气。余热不解，心烦躁渴，表实里虚。

麻黄杏子汤

【来源】《伤寒总病论》卷六。

【组成】桔梗 麦门冬各一两 麻黄一两半 杏仁 黄芩 甘草各三分

【用法】上为粗末。每服五钱，以水一盏半，煎至八分，温服，每日可服四五次。

【主治】时气八九日，喘闷烦躁。

黄连丸

【来源】《圣济总录》卷二十三。

【组成】黄连（去须） 栝楼根各一两 葛根半两

【用法】上为末，炼蜜为丸，如梧桐子大。每服三十丸，煎大麦汤温下，不拘时候。

【主治】伤寒时气，烦渴饮水不止。

八、天行发狂

天行发狂，是指感受时行之气出现以狂躁不安为主症的病情。治宜清心泻火，镇静安神。

水导散

【来源】《备急千金要方》卷九。

【别名】濯肠汤（原书同卷）、甘遂散（《太平圣惠方》卷八）。

【组成】甘遂半两 白芷一两

【用法】上药治下筛。每服方寸匕，水下。须臾令病人饮冷水，腹满即吐之。小便当赤。

【主治】时气病，烦热如火，狂言妄语，欲走。

鳖甲汤

【来源】《外台秘要》卷三引《必效方》。

【组成】鳖甲二两（炙） 细辛二两 桂心二两 白术二两 生姜四两 吴茱萸一两 白鲜皮二两 附子一两半（炮） 枳实二两（炙） 茵陈二两 大黄三两（切）

【用法】上切。以水八升，煮取二升六合，去滓，分三服，服别，相去如人行五里，进一服。

【主治】天行病。经七日以上，热势弥固，大便涩秘，心腹痞满，食饮不下，精神昏乱恍惚，狂言浪语，脉沉细。

【宜忌】忌生葱、生菜、苋菜、猪肉、桃、李、雀肉等。

大黄丸

【来源】《太平圣惠方》卷十五。

【组成】川大黄二两（锉碎，微炒） 黄芩一两半 栀子仁一两半 大青二两 龙胆一两（去芦头） 苦参一两（锉） 川朴消二两（细研）

【用法】上为末，入朴消研匀，炼蜜为丸，如梧桐子大。每服三十丸，以麦门冬汤送下，不拘时候。

【主治】时气已得汗，热毒不解，心烦躁闷，言语不定，小便赤涩，大便不通，狂乱欲走。

白鲜皮散

【来源】《太平圣惠方》卷十五。

【组成】白鲜皮一两半大 青羚羊角屑 玄参 栀子仁 子芩 川大黄（炙微赤，锉） 地骨皮各三分

【用法】上为散。每服五钱，以水一大盏，煎至五分，去滓温服，不拘时候。

【主治】时气大热，心狂欲走。

栀子散

【来源】《太平圣惠方》卷十五。

【组成】栀子仁 葳蕤 茯神 麦门冬（去心） 川升麻 知母 犀角屑 沙参（去芦头） 黄芩 川大黄（锉碎，微炒） 甘草（炙微赤，锉）各一两

【用法】上为散。每服四钱，以水一中盏，煎至六分，去滓温服，不拘时候。

【主治】时气，热毒攻心，面目俱赤，发狂不识人。

黑奴丸

【来源】《太平圣惠方》卷十五。

【组成】麻黄（去根节） 川大黄（锉碎，微炒） 川朴消 梁上尘 灶突墨 釜底墨 小麦（炒令黄色）各一两

【用法】上为散，炼蜜为丸，如弹子大。每服一丸，以新汲水研下，不拘时候。服后更与新汲水，任意饮之，汗出为效。

【主治】时气八九日以后，口干狂语，唯饮冷水。

犀角散

【来源】《太平圣惠方》卷十五。

【组成】犀角屑 龙齿 子芩 沙参（去芦头） 葳蕤 麦门冬（去心） 川升麻 赤茯苓 赤芍药 杏仁（汤浸，去皮尖双仁，麸炒微黄）各一两 枳壳三分（麸炒微黄，去瓤） 大青三分 甘草三分（炙微赤，锉）

【用法】上为散。每服五钱，以水一大盏，煎至五分，去滓温服，不拘时候。

【主治】时气。热毒攻心，言语不定，心狂烦乱，不得睡卧。

鳖甲散

【来源】《太平圣惠方》卷十五。

【组成】鳖甲（涂醋，炙令黄，去裙襕） 赤茯苓 桔梗（去芦头） 人参（去芦头） 槟榔 茵陈 白鲜皮 麦门冬（锉碎，微炒）各一两 陈橘皮半两（汤浸，去白瓤，焙） 枳壳半两（麸炒微黄，去瓤） 川大黄（去心） 甘草半两（炙微赤，锉）

【用法】上为散。每服五钱，以水一大盏，加生姜半分，煎至五分，去滓温服，不拘时候。

【主治】时气热毒不退，大便秘涩，心腹痞满，食饮不下，精神昏乱，恍惚狂言，脉候洪数。

鸡子汤

【来源】《伤寒总病论》卷四。

【组成】生鸡子七枚 芒消一两

【用法】井花水一大升，同搅千遍，去沫，频服之。快利为度。

【主治】时气热盛，狂语欲走。

五解汤

【来源】《圣济总录》卷二十二。

【组成】麻黄（去根节，煎去沫）二两 白术 桔梗（炒） 石膏（碎） 杏仁（去皮尖双仁，炒） 越桃（一半生一半熟）各一两

【用法】上为粗末。每服三钱匕，水一盏，加豉七粒，葱白一寸，生姜三片，薄荷五叶，同煎至七分，去滓热服。如欲出汗，并煎两服，衣被盖覆愈。

【主治】时气头痛，五心烦热，语言狂乱。

金箔丸

【来源】《圣济总录》卷二十八。

【组成】金箔 银箔各十片 铁落（用水淘去沙泥，取铁粉）四两 青黛半两 砒霜半钱 麝香半钱

【用法】上为细末，入糯米粥为丸，如皂荚子大。每服一丸，新汲水磨下。如行人五里，吐出涎。

【主治】伤寒时行，发狂，妄见神鬼。

镇心散

【来源】《普济方》卷一四九。

【组成】白龙骨（紧者）不拘多少

【用法】上为细末。每服二钱，新汲水调下。

【主治】时气汗后发狂。

九、天行谵语

天行谵语，是指感受时行之气后出现以神志不清、胡言乱语为特征的病情。治宜清心泻火，宁心安神。

大黄丸

【来源】《太平圣惠方》卷十五。

【组成】川大黄二两（锉碎，微炒） 黄芩 犀角屑 猪苓（去黑皮） 枳壳（麸炒微黄，去瓤） 川朴消各一两

【用法】上为末，炼蜜为丸，如梧桐子大。每服三十丸，以麦门冬汤温温送下，不拘时候。

【主治】时气大热不退，谵语，大便难。

白鲜皮散

【来源】《太平圣惠方》卷十五。

【组成】白鲜皮 犀角屑 川升麻 大青 甘草（炙微赤，锉）各一两

【用法】上为散。每服五钱，以水一大盏，煎至六分，去滓，不拘时服。

【主治】时气大热，闷乱谵语。

麦门冬散

【来源】《太平圣惠方》卷十五。

【组成】麦门冬一两（去心） 川升麻三分 柴胡一两（去苗） 赤芍药三分 石膏二两 苦竹叶三分 甘草三分（炙微赤，锉） 豉二合

【用法】上为散。每服五钱，以水一大盏，加葱白二茎，煎至五分，去滓温服，不拘时候。

【主治】时气热盛，昏如醉，及腹胁痛，百节酸疼，舌裂生疮。

犀角丸

【来源】《太平圣惠方》卷十五。

【组成】犀角屑 栀子仁 川大黄（锉碎，微炒） 铁粉（细研） 马牙消各一两 甘草三分（炙微赤，锉）

【用法】上为末，炼蜜为丸，如梧桐子大。每服三十丸，以温竹叶汤送下，不拘时候。

【主治】时气热毒在脏，谵语口干，烦躁。

十、天行口疮

天行口疮，是指感受时行之气出现以口疮为主症的病情。治宜清心泻火为主。

升麻汤

【来源】《外台秘要》卷三引《集验方》。

【组成】升麻三两 通草四两 射干二两 羚羊角三两（屑） 芍药二两 生芦根（切）一升

【用法】上切。以水七升，煮取二升半，去滓，分为三次，徐徐服。

【主治】伤寒热病喉中痛，闭塞不通；天行热病口疮。

升麻散

【来源】《太平圣惠方》卷十五。

【组成】川升麻 木通（锉） 射干 麦门冬（去心） 芦根（锉）各一两 羚羊角屑一两

【用法】上为散。每服五钱，以水一大盏，煎至五分，去滓，不拘时候温服之。

【主治】时气热盛，口中生疮。

犀角散

【来源】《太平圣惠方》卷十五。

【组成】犀角散一两 玄参一两 胡黄连半两 川升麻三分 甘草三分（生用） 大青半两

【用法】上为散。每服五钱，以水一大盏，煎至五分，去滓温服，不拘时候。

【主治】时气。心脾脏热毒上冲，遍口生疮。

五倍子散

【来源】《伤寒总病论》卷三。

【组成】五倍子（炒）

【用法】上为末。敷之。涎出吐去，以愈为度。

【主治】天行口疮。

黄柏饮子

【来源】《伤寒总病论》卷三。

【组成】黄柏（薄切小片）

【用法】蜜渍一宿。嚼柏汁渍疮。

【主治】天行口疮。

十一、天行腹胀

天行腹胀，是指感受时行之气出现以腹胀为主症的病情。治宜行气除满为主。

生地黄汤

【来源】《外台秘要》卷三引《删繁方》。

【组成】生地黄（切）一升 黄芩三两 桂心二两 甘草二两（炙） 竹叶（切）一升（洗） 香豉一升（绵别裹） 葱心一升 芒消三两 尖鼠屎三七枚 干葛一两 麻黄三两（去节） 石膏八两（碎，绵裹）

【用法】上切。以水九升，煮取三升，去滓，下芒消，分三服。

【主治】天行七日至二七日，脏腑阴阳毒气，天行病欲歇而未歇，或因食饮劳复，心下胀满，烦热。

【宜忌】忌芜荑、海藻、菘菜、生葱等。

半夏散

【来源】《太平圣惠方》卷十五。

【组成】半夏（汤洗七遍去滑） 柴胡（去苗） 黄耆（锉） 赤芍药 人参（去芦头） 桂心 陈橘皮（汤浸，去白瓤，焙） 大腹皮（锉）各一两

【用法】上为散。每服五钱，以水一大盏，加生姜半分，大枣三个，煎至五分，去滓温服，不拘时候。

【主治】时气，腹胁虚胀，心膈壅滞，呕逆不能食。

枳实散

【来源】《太平圣惠方》卷十五。

【组成】枳实一两（麸炒令微黄） 人参一两（去芦头） 干姜半两（炮裂，锉） 白术三分 桂心三分 甘草半两（炙微赤，锉） 桔梗三分（去芦

头）木香半两　半夏半两（汤洗七遍去滑）

【用法】上为散。每服四钱，以水一中盏，加生姜半分，大枣三个，煎至六分，去滓，食前温服。

【主治】时气后，脾胃气虚，心腹虚胀，吃食不消。

赤芍药散

【来源】《太平圣惠方》卷十六。

十二、天行呕吐

天行呕吐，是指感受时行之气出现以呕吐为主症的病情。治宜和胃降逆为主。

增损阮氏小青龙汤

【来源】《外台秘要》卷三引《崔氏方》。

【别名】小青龙汤（《普济方》卷一四九）。

【组成】麻黄二两（去节）　芍药二两　桂心一两　甘草二两（炙）　细辛一两

【用法】上切。以水六升，煮取二升，每服七合，温服。

【主治】天行数日，或十数日而表不解，心下有水，热毒相搏，遂呕，时复有咳者。

【宜忌】忌海藻、菘菜、生葱、生菜。

薤豉粥

【来源】《外台秘要》卷三引《救急方》。

【组成】薤白（切）一升　香豉一升　白米四合

【用法】以水一升，煮豉一沸，滤去滓，下薤及米，煮为稀粥，进两碗。

【主治】天行干呕若哕，手足逆冷。

芦根散

【来源】《太平圣惠方》卷十五。

【组成】芦根一握（锉）　前胡半两（去芦头）　甘

【组成】赤芍药　知母　黄芩　玄参　麦门冬（去心）　柴胡（去苗）　甘草（炙微赤，锉）各三分　石膏二两

【用法】上为散。每服四钱，以水一中盏，加生姜半分，竹叶三七片，煎至六分，去滓温服，不拘时候。

【主治】时气数日不解，心烦渴，小腹胀急，脐下闷痛。

草半两（炙微赤，锉）　人参二两（去芦头）　桔梗一两（去芦头）　枇杷叶半两（拭去毛，炙微黄）

【用法】上为散。每服五钱，以水一大盏，加竹叶二七片，煎至五分，去滓温服，不拘时候。

【主治】时气，心胸妨闷，呕逆，不下食。

犀角散

【来源】《太平圣惠方》卷十五。

【组成】犀角屑三分　麦门冬一两半（去心）　黄芩一两　石膏二两　川朴消一两　芦根一两（锉）

【用法】上为粗散。每服三钱，以水一中盏，加青竹茹一分，生姜半分，煎至六分，去滓温服，不拘时候。

【主治】时气。十日已上，胃中伏热不散，时有呕逆，欲得饮水。

芦根散

【来源】《太平圣惠方》卷八十四。

【组成】生芦根一两　竹茹半两　人参一两（去芦头）

【用法】上锉细，和匀。每服半分，以水一小盏，煎至五分，去滓温服，不拘时候。

【主治】小儿时气，呕吐不止。

十三、天行便秘

天行便秘，是指感受时行之气出现以便秘为主症的病情。治宜清热通便为主。

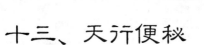

承气丸

【来源】《肘后备急方》卷二。

【别名】调气丸（《太平圣惠方》卷十六）。

【组成】大黄 杏仁各二两 枳实一两 芒消一合

【用法】炼蜜为丸，如弹丸大。和汤六七合服之，未通便服。

【主治】伤寒、时气、温病，十余日不大便者。

大黄散

【来源】《太平圣惠方》卷十五。

【组成】川大黄一两（锉碎，微炒） 甘草（炙微赤，锉） 川芒硝 桂心 桃仁（汤浸，去皮尖双仁，微炒） 麻黄（去根节）各一两

【用法】上为粗散。每服四钱，以水一中盏，加生姜半分，煎至六分，去滓温服，不拘时候。以利为度。

【主治】时气七日，往来寒热，胸胁满，大肠秘涩。

大黄散

【来源】《太平圣惠方》卷十五。

【组成】川大黄一两（锉碎，微炒） 槟榔半两 郁李仁一两（汤浸，去皮） 枳壳一两（麸炒微黄，去瓤） 木香半两 厚朴一两（去粗皮，涂生姜汁，炙令香熟）

【用法】上为粗末。每服五钱，以水一大盏，煎至五分，去滓，食前温服。

【主治】时气后宿食不消，大肠秘涩。

大黄丸

【来源】《太平圣惠方》卷十六。

【组成】川大黄二两（锉碎，微炒） 柴胡（去苗） 黄芩 黄连（去须） 白鲜皮 栀子仁 秦艽（去苗） 龙胆（去芦头） 赤芍药 大麻仁（别杵如膏）各一两

【用法】上为末，炼蜜为丸，如梧桐子大。每服三十丸，以竹叶汤送下，不拘时候。以利为度。

【主治】时气余热不退，发歇不定，大便秘涩。

大黄散

【来源】《太平圣惠方》卷十六。

【组成】川大黄二两（锉碎，微炒） 羚羊角屑一两 枳实一两（麸炒微黄） 川芒消二两 桑根白皮一两

【用法】上为散。每服五钱，以水一大盏，煎至五分，去滓温服，不拘时候。以利为度。

【主治】时气十日以上，腹微满而喘，脐下痛，大便不通。

大麻仁丸

【来源】《太平圣惠方》卷十六。

【组成】大麻仁二两（研入） 川大黄二两 郁李仁二两（汤浸，去皮尖，研） 犀角屑 川朴消 枳壳（麸炒微黄，去瓤） 木通各一两

【用法】上为细末，入大麻仁等令匀，炼蜜为丸，如梧桐子大。每服二十丸，温水送下，不拘时候。

【主治】时气胃中壅热，大便不通。

羚羊角散

【来源】《太平圣惠方》卷十六。

【组成】羚羊角屑一两 麦门冬二两（去心） 大腹皮一两（锉） 川大黄一两（锉碎，微炒） 川升麻一两 柴胡一两（去苗） 甘草半两（炙微赤，锉）

【用法】上为散。每服三钱，以水一中盏，煎至六分，去滓，入玄明粉一钱，搅令匀，温服，不拘时候。

【主治】时气热毒在脏，大肠不通。

附子鳖甲汤

【来源】《伤寒总病论》卷五。

【组成】鳖甲　白鲜皮　茵陈各半两　细辛　桂枝　白术　吴茱萸　附子　枳实各一分　大黄三分　生姜一两

【用法】上锉。以水三升，煮至一升，分三次服。

【主治】天行病经七日以上，热势弥固，大便秘涩，心腹痞满，食饮不下，精神昏乱恍惚，狂言谵语，其脉沉细者。

承气丸

【来源】《圣济总录》卷二十一。

【组成】大黄（锉，炒）三分　郁李仁（汤浸去皮，研）　枳实（去瓤，麸炒）　朴消（研）各

一两

【用法】上为末，炼蜜为丸，如梧桐子大。每服二十丸，生姜汤送下；未利再服，不拘时候。

【主治】伤寒、时气、温热病，大便不通。

大半夏汤

【来源】《鸡峰普济方》卷五。

【组成】半夏　大黄各五两　吴茱萸　朴消　桂各一两　牡丹　柴胡　干姜　细辛　白术各三两

【用法】上为粗末。每服三钱，水二盏，煎至一盏，去滓温服，不拘时候。

【主治】天行病，七日以上，热势弥固，大便秘涩，心腹痞满，饮食不下，精神昏乱恍惚，狂言异语，其脉沉细。

十四、天行劳复

天行劳复，是时行之病瘥后，余邪未清，劳累过度而病复发的病情。治宜解表散邪，清热解毒。

竹皮汤

【来源】方出《肘后备急方》卷二，名见《外台秘要》卷二。

【别名】竹茹汤（《外台秘要》卷四）。

【组成】青竹茹二升

【用法】以水三升，煮令五六沸，然后绞去滓，温服之。

【功用】《济阴纲目》：清心凉肝。

【主治】

1.《肘后备急方》：时气病交接劳复，阴卵肿，或缩入腹，腹中绞痛或便绝。

2.《外台秘要》引《备急千金要方》：瘴气。

3.《普济方》引《备急千金要方》：妊娠心痛，因落床或倒地，胎有所伤。

4.《普济方》引《太平圣惠方》：妊娠烦躁，

或胎不安，或口干。

5.《圣济总录》：妇人月水不断。

栀子汤

【来源】方出《肘后备急方》卷二，名见《外台秘要》卷一引《古今录验》。

【组成】大黄　麻黄各二两　栀子仁十四个　豉一升

【用法】上以水五升，煮取三升，分二次服。当小汗及下痢。

【主治】时气病起诸劳复。

鼠屎豉汤

【来源】方出《肘后备急方》卷二，名见《外台秘要》卷二引《古今录验》。

【组成】鼠矢（两头尖者）二七枚　豉五合

【用法】以水三升，煎半，顿服之。温覆取汗愈。有麻子仁，纳一升，加水一升；亦可纳枳实、葱

白一虎口。

【主治】

1.《肘后备急方》：时气病起，诸复劳者。

2.《外台秘要》引《古今录验》：病新愈，早起及食多劳复。

鼠矢汤

【来源】《外台秘要》卷三引《必效方》。

【别名】鼠矢豉汤（《伤寒活人指掌图》卷五）。

【组成】雄鼠屎五枚（两头尖者） 豉一升 栀子二十枚（擘） 枳实三枚（中破，炙令黄）

方中枳实，《伤寒活人指掌图》作"枳壳"，另有葱白二寸。

【用法】上以水五升，煮取二升四合，分四次服，各相去如人行十里久。

【主治】天行劳复。

【加减】大便涩，加大黄二两。

鼠矢汤

【来源】《外台秘要》卷三引《广济方》。

【组成】雄鼠屎三七枚（熬末，汤成下） 干葛二两 栀子十四枚（擘） 葱白一升 豉八合

【用法】上切。用水三升，煮取一升七合，去滓，纳鼠屎末，分二次温服，服别相去如人行六七里。微汗，内消不利。

【主治】天行热气，愈后劳发，头痛如初病者。

乌梅饮

【来源】《外台秘要》卷三引《许仁则方》。

【别名】乌梅散（《普济方》卷一五一）。

【组成】乌梅十枚 萎蕤五两 生姜五两 白蜜一合

【用法】上切。以水六升，煮三味，取二升，去滓，纳白蜜搅调，细细用白薇十味丸，多少冷暖，以意斟酌。纵不下丸，但觉口干渴则饮之。

【主治】天行愈后劳发，体气虚赢，每觉头痛，唇口干，乍寒乍热，发作有时。经用白薇十味丸后，如不能以空饮下药者，宜本方饮下上丸。

【宜忌】忌菘菜、海藻、芜荑等。

萎蕤饮子

【来源】《外台秘要》卷三引《许仁则方》。

【组成】萎蕤五两（切） 葱白（切）一升 豉心一升（绵裹） 粳米三合（研碎） 雄鼠屎七枚（末）

【用法】以水七升，先煮前三味，取四升汁，去滓，纳粳米屑，煮米烂讫，纳鼠屎末，搅调顿服。覆被安卧，取汗愈。

【主治】天行愈后劳复，不但起动劳役，或因饮食稍多，或因言语过分，或缘视听不节，状若伤寒，服葱白七味饮，若不觉可，宜合此方服之。

葱白七味饮

【来源】《外台秘要》卷三引《许仁则方》。

【别名】葛根散（《太平圣惠方》卷十四）、七味葱白汤（《类证活人书》卷十八）。

【组成】葱白（连须，切）一升 干葛（切）六合 新豉一合（绵裹） 生姜（切）二合 生麦门冬（去心）六合 干地黄六合 劳水八升（此水以杓扬之一千过）

【用法】上用劳水煎之，三分减二，去滓，分三次温服，相去行八九里。如觉欲汗，渐渐覆之。

【主治】

1.《外台秘要》引《许仁则方》：天行愈后劳复，状一如伤寒初有。

2.《太平圣惠方》：伤寒病愈后，阴阳易，劳复如初。

【宜忌】忌芜荑。

竹叶汤

【来源】《外台秘要》卷三引《深师方》。

【组成】竹叶一把 小麦一升 甘草一两（炙） 石膏二两（碎） 茯苓二两 半夏一升（洗去滑） 前胡二两 知母二两 黄芩二两 人参二两 生姜四两 大枣二十个（擘）

【用法】上切。以水一斗二升，煮竹叶、小麦减四升，去滓，纳药，煮取三升，分三服。

【主治】天行后虚热牵劳食复，四肢沉重，或一卧一起，气力吸吸赢弱。

【宜忌】忌海藻、菘菜、醋物、羊肉、饧等物。

人参饮子

【来源】《太平圣惠方》卷十六。

【别名】人参散（《普济方》卷一五一）。

【组成】人参《去芦头》二两　甘草一两（炙微赤，锉）　石膏二两　赤茯苓二两　半夏（汤浸七遍去滑）一两　前胡二两（去芦头）　知母二两　黄芩二两　小麦一合　竹叶一握

【用法】上锉细。每服半两，以水一大盏，加大枣三枚，生姜半分，煎至五分，不拘时候温服。

【主治】时气后劳复，虚热不退，四肢沉重，或半起半卧，气力虚羸。

芦根饮子

【来源】《太平圣惠方》卷十六。

【组成】芦根二两　竹茹二两　人参二两（去芦头）　陈橘皮一两（汤浸，去白瓤，焙）　生姜一两　石膏四两（细研）

【用法】上锉，和匀。每服半两，以水一大盏，煎至五分，去滓温服，不拘时候。

【主治】时气病，愈后劳复，发热呕吐，不下食。

陈橘皮散

【来源】《太平圣惠方》卷十六。

【组成】陈橘皮一两（汤浸，去白瓤，焙）　甘草半两（炙微赤，锉）　雄鼠粪二七枚　白术一两　豉一合　槟榔一两

【用法】上为粗散。每服三钱，以水一中盏，煎至六分，去滓温服，不拘时候。

【主治】时气愈后，起早及食多劳复。

栀子仁散

【来源】《太平圣惠方》卷十六。

【组成】栀子仁一两　葱白十一茎　豉一合　雄鼠粪十四个　甘草半两（炙微赤，锉）　麻黄一两（去根节）　枳壳一两（麸炒微黄，去瓤）

【用法】上为粗末。每服半两，以水一大盏，煎至

五分，去滓温服，不拘时候。有微汗，便愈。

【主治】时气已解数日，劳复发者。

薄荷粥

【来源】《太平圣惠方》卷十六。

【组成】薄荷一握　阿胶一两（杵碎，炒令黄燥）　川升麻一两　豉心一合

【用法】上锉细，和匀。以水两碗，煮取一碗，去滓，以粳米作稀粥服，厚覆取汗。

【主治】时气劳复，四肢烦疼。

鳖甲饮子

【来源】《太平圣惠方》卷十六。

【组成】鳖甲（涂醋炙令黄，去裙襕）　前胡（去芦头）　人参（去芦头）　甘草（炙微赤，锉）各三分　生姜一分　豉心一分　葱白七茎　雄鼠粪十四个

【用法】上细锉。每服半两，以水一大盏，煎至五分，去滓温服，不拘时候。

【主治】时气后劳复，发寒热进退。

芦根汤

【来源】《伤寒总病论》卷三。

【组成】芦根半升　生姜二两　橘皮　枇杷叶各一把

【用法】上锉。水三升，煮一升半，每服一盏，去滓温饮。

【主治】天行愈后，劳复发热，呕吐，食不下。

【加减】心烦躁，加石膏二两，加水一升，煮二升。

葛根姜豉汤

【来源】《伤寒总病论》卷三。

【别名】葛根葱豉汤（《保命歌括》卷二）。

【组成】芍药　生姜各一两半　豉　葱白各二合半　葛根二两

【用法】上锉。以水三升，煎取二升，下豉，煎一升半，去滓，温饮一盏。

【主治】天行劳复作热，且至晚则腰背痛，头项强重。

第十一章

热 病

一、热 病

热病，是指以身热，恶热，烦躁，口渴，喜冷饮，小便短赤，大便秘结，面色赤，舌质红，苔黄或干黑，脉数或浮数等为主要表现的病情。《黄帝内经·素问·热论》："今夫热病者，皆伤寒之类也。"《难经·五十八难》："伤寒有五，有中风，有伤寒，有湿温，有热病，有温病。"《太平圣惠方》列热病门，本于《内经》伤于寒而发热为热病之论，并述热病逐日病情及五脏之热特点。《医宗必读》："热病者，冬伤于寒，至夏乃发，头疼，身热恶寒，其脉洪盛。"《温热逢源》："伏气所发者，名为热病。"热之与温，本义相近，至明清时期，温病学成熟，热病即为温病所取代。

增损皇甫栀子汤

【来源】《医心方》卷二十引《小品方》。

【组成】豉一升半　栀子十四枚　黄芩二两半

【用法】以水六升，煮取三升，去滓，纳豉，令得二升，分三服。

【功用】折石势除热。

【主治】人虚石盛。

发汗桂心散

【来源】《太平圣惠方》卷十六。

【组成】桂心半两　柴胡一两（去苗）　甘草一分（炙微赤，锉）　葛根一两（锉）　赤茯苓半两　泽泻半两　赤芍药半两　麻黄一两（去根节）

【用法】上为粗散。每服五钱，以水一中盏，加薄荷二七叶煎至六分，去滓。稍热服，不计时候，衣盖取汗，未汗再服。

【主治】热病三日，表犹未解，壮热，头目四肢不利。

人参散

【来源】《太平圣惠方》卷十七。

【组成】人参一两（去芦头）　知母一两　枳实一两（麸炒令微黄）　陈橘皮两（汤浸，去白瓤）　栀子仁一两　槟榔一两　豉三两（微炒变色）　甘草一两（炙微赤，锉）

【用法】上为粗散。每服五钱，以水一大盏，煎至五分，去滓，不拘时候温服。

【主治】热病四日，热毒解后，时来时往，恶寒微热，不能食。

人参散

【来源】《太平圣惠方》卷十七。

【组成】人参三分（去芦头） 黄连三分（去须） 黄芩一两 桂心半两 栝楼根一两 甘草三分（炙微赤，锉）

【用法】上为散。每服四钱，以水一中盏，煎至六分，去滓，不拘时候温服。

【主治】热病，经吐下后，有余热，烦渴不止。

人参饮子

【来源】《太平圣惠方》卷十七。

【组成】人参一两（去芦头） 陈橘皮一两（汤浸，去白瓤，焙） 生姜二两 赤茯苓一两 葛根一两 麦门冬一两（去白）

【用法】上锉细。每服半两，以水一大盏，煎至五分，去滓，不拘时候温服。

【主治】热病壮热，呕逆，不下饮食。

大黄散

【来源】《太平圣惠方》卷十七。

【组成】川大黄一两（锉碎，微炒） 柴胡一两 秦艽一两半（去苗） 石膏二两 麻黄一两（去根节） 甘草半两（炙微赤，锉）

【用法】上为粗散。每服四钱，以水一中盏，加生姜半分，煎至五分，去滓，不拘时候稍热频服。汗出为度。

【主治】热病三日，发汗未解，头痛口干，心胸烦闷。

大黄散

【来源】《太平圣惠方》卷十七。

【组成】川大黄一两（锉碎，微炒） 黄连半两（去须） 甘草半两（炙微赤，锉） 黄柏半两（锉） 栀子仁半两 石膏一两

【用法】上为粗散。每服四钱，以水一中盏，加葱白一茎，豉五十粒，煎至五分，去滓温服，不拘时候。

【主治】热病五日，口苦舌干，烦热头痛不解。

大青饮子

【来源】《太平圣惠方》卷十七。

【组成】大青二两 石膏三两 香豉二合 葛根一两（锉） 栀子仁一两 生地黄二两 川芒消三两 甘草半两（炙微赤，锉）

【用法】上细锉。每服半两，以水一大盏，煎至五分，去滓温服，不拘时候。

【主治】热病六日不解，通身内热，毒气令人更相染者。

石膏茶

【来源】《太平圣惠方》苍十七。

【组成】石膏二两（捣碎） 淡竹叶一握，荠苨半两 木通半两

【用法】上锉细，以水二大盏，煎至一盏，去滓，分作四服。点腊面茶，不拘时候服。

【主治】热病，头疼壮热，心燥烦渴。

石膏散

【来源】《太平圣惠方》卷十七。

【组成】石膏二两 麻黄二两（去根节） 黄芩一两 桂心一两 赤芍药一两 柴胡一两（去苗）

【用法】上为粗散。每服四钱，以水一大盏，加葱白五寸，生姜半分，煎至五分，去滓，不拘时候热服.衣覆取汗，未汗再服。

【主治】热病一日，头痛壮热。

石膏散

【来源】《太平圣惠方》卷十七。

【组成】石膏一两 知母一两 柴胡一两（去苗） 秦艽一两（去苗） 栀子仁三分 麦门冬三分（去心） 黄连三分（去须） 甘草半两（炙微赤，锉） 木通一两（锉）

【用法】上为散。每服五钱，用水一大盏，煎至五分，去滓，加蜜一合，搅令匀，更煎一二沸，放温，慢慢含咽之。

【主治】热病六日不解，壮热头痛，小便赤涩，口内生疮，粥食不下。

石膏散

【来源】《太平圣惠方》卷十七。

【组成】石膏一两 麻黄一两（去根节） 葛根一两（锉） 黄耆三分 甘菊花半两 栀子仁三分 赤勺芍三分 甘草半两（炙，微赤，锉）

【用法】上为散。每服四钱，以水一中盏。加豉少合，煎至六分，去滓，不拘时候温服。

【主治】热病壮热头痛，百骨酸痛。

半夏散

【来源】《太平圣惠方》卷十七。

【组成】半夏一两（汤洗七遍去滑） 麦门冬一两（去心） 甘草半两（炙微赤，锉） 青竹茹半两 葛根一两 陈橘皮半两（汤浸，去白瓤，焙）

【用法】上为散。每服五钱，以水一大盏，加生姜半分，煎至五分，去滓温服，不拘时候。

【主治】热病，客热在脏，干呕，口中多痰，喘急烦闷，不能饮食。

地骨皮散

【来源】《太平圣惠方》卷十七。

【组成】地骨皮一两 枳壳一两（麸炒微黄，去瓤） 川大黄一两（锉碎，微炒） 赤芍药半两 柴胡一两（去苗） 鳖甲一两（涂醋炙令黄，去裙襕） 麦门冬一两（去心，焙） 甘草半两（炙微赤，锉）

【用法】上为粗散。每服五钱，以水一大盏，煎至五分，去滓温服，不拘时候。

【主治】热病七日，遍身疼痛，壮热不解。

竹茹散

【来源】《太平圣惠方》卷十七。

【组成】竹茹一两 陈橘皮一两（汤浸，去白瓤，焙） 葛根一两（锉） 人参一两（去芦头） 芦根一两（锉） 枇杷叶半两（拭去毛，炙微黄）

【用法】上为散。每服五钱，以水一大盏，加粳米一百粒，生姜半分，煎至五分，去滓温服，不拘时候。

【主治】热病四日，头痛胸满，食即呕逆。

麦门冬散

【来源】《太平圣惠方》卷十七。

【组成】麦门冬二两（去心，焙） 赤芍药一两 黄芩一两 石膏三两 栀子仁半两 犀角屑一两 川朴消二两 地骨皮半两 甘草半两（炙微赤，锉）

【用法】上为粗散。每服五钱，以水一大盏，煎至五分，去滓温服，不拘时候。

【主治】热病五日，头痛身疼，皮肉如火，心膈烦躁。

麦门冬散

【来源】《太平圣惠方》卷十七。

【组成】麦门冬一两（去心） 前胡一两（去芦头） 陈橘皮半两（汤浸，去白瓤，焙） 甘草半两（炙微赤，锉） 生干地黄一两 人参半两（去芦头）

【用法】上为散。每服四钱，以水一中盏，加竹茹半鸡子大，煎至六分，去滓温服，不拘时候。

【主治】热病，壮热恶寒，食则呕逆。

杏仁散

【来源】《太平圣惠方》卷十七。

【组成】杏仁一两（汤浸，去皮尖双仁，麸炒微黄） 前胡一两（去芦头） 甘草一两（炙微赤，锉） 木通半两（锉） 桑根白皮一两（锉） 麦门冬一两（去心）

【用法】上为散。每服五钱，以水一大盏，煎至五分，去滓温服，不拘时候。

【主治】热病，胸膈烦闷，喘息奔急。

知母散

【来源】《太平圣惠方》卷十七。

【组成】知母一两 枳实一两半（麸炒微黄） 栀子仁一两半

【用法】上为散。每服五钱，用水一大盏，入豉少许，煎至五分，去滓温服，不拘时候。

【主治】热病三日，经发汗热退后，尚寒热往来，不能饮食。

栀子散

【来源】《太平圣惠方》卷十七。

【组成】栀子仁三分　黄芩三分　石膏一两　葛根一两（锉）　柴胡一两（去苗）　麦门冬一两（去心焙）

【用法】上为散。每服四钱，以水一中盏，入豉五十粒，葱白三茎，煎至五分，去滓温服，不拘时候。

【主治】热病一日，头疼壮热，心中烦闷。

茵陈散

【来源】《太平圣惠方》卷十七。

【组成】茵陈二两　栀子仁一两　黄芩一两　柴胡一两（去苗）　木通（锉）一两　川升麻一两　赤芍药二两　栝楼根一两　川大黄二两（锉碎，微炒）

【用法】上为粗散。每服三钱，以水一中盏，煎至六分，去滓温服，不拘时候。

【主治】热病五日未解，头痛壮热，眼睛疼，心腹痛。

前胡散

【来源】《太平圣惠方》卷十七。

【组成】前胡一两（去芦头）　葛根半两（锉）　桂心半两　旋覆花半两　麻黄二两（去根节）　杏仁一两（汤浸，去皮尖双仁，麸炒微黄）

【用法】上为粗散。每服五钱，以水一大盏，入生姜半分，葱白五寸，煎至五分，去滓温服，不拘时候。衣盖取汗，未汗再服。

【主治】热病二日，口苦咽干，头痛壮热。

前胡饮子

【来源】《太平圣惠方》卷十七。

【组成】前胡二两（去芦头）　麦门冬二两（去心）　竹茹三两　陈橘皮一两（汤浸去白瓤，焙）　甘草一两（炙微赤，锉）　生地黄二两　葛根二两　枇杷叶一两（拭去毛，炙微黄）

【用法】上为细末。每服半两，以水一大盏，煎至五分，去滓温服，不拘时候。

【主治】热病，恶寒壮热，食则呕逆。

桂心散

【来源】《太平圣惠方》卷十七。

【组成】桂心半两　柴胡一两（去苗）　甘草一分（炙微赤，锉）　葛根一两（锉）　赤茯苓半两　泽泻半两　赤芍药半两　麻黄一两（去根节）

【用法】上为粗散。每服五钱，以水一中盏，加薄荷二七叶，煎至六分，去滓，稍热服，不拘时候。衣盖取汗，未汗再服。

【主治】热病三日，表犹未解，壮热，头目、四肢不利。

桂枝散

【来源】《太平圣惠方》卷十七。

【组成】桂枝半两　葛根半两　麻黄三分（去根节）　石膏一两　赤芍药半两　甘草半两（炙微赤，锉）　杏仁半两（汤浸，去皮尖双仁，麸炒微黄）

【用法】上为粗散。每服三钱，以水一中盏，加生姜半分，葱白五寸，煎至六分，去滓热服，不拘时候。衣覆取汗，未汗再服。

【主治】热病二日，头痛壮热。

栝楼汤

【来源】方出《太平圣惠方》卷十七，名见《松峰说疫》卷五。

【组成】栝楼一枚（大者，取瓤）

【用法】上锉。置瓷碗中，用热酒一盏沃之，盖之良久，去滓顿服，不拘时候，未效再服。

【主治】热病头痛，发热。

桃柳汤

【来源】《太平圣惠方》卷十七。

【组成】桃枝并叶五斤（细锉） 柳枝并叶五斤（细锉）

【用法】以水一硕，煮取七斗，去滓，带热，避风处淋浴。浴后于密室中刺头并眼后两边及舌下。血断，以盐末涂针处，便宜服葛豉粥。

【主治】

1.《太平圣惠方》：热病一日，身体壮热，头痛，骨肉痠楚，背脊强，口鼻手足微冷，小便赤黄。

2.《幼幼新书》引张涣方：小儿疳虫。

柴胡汤

【来源】《太平圣惠方》卷十七。

【别名】柴胡散（《医方类聚》卷五十一）。

【组成】柴胡（去苗） 枳实（麸炒令黄色） 知母 黄芩 栀子仁 麦门冬（去心，焙） 龙胆（去芦头） 川大黄（锉碎，微炒） 甘草（炙微赤，锉）各一两

【用法】上为粗散。每服五钱，以水一大盏，煎至五分，去滓温服，不拘时候。

【主治】热病五日，壮热，骨节烦疼，目眩，胁下胀痛，不能饮食，欲变成黄。

柴胡散

【来源】《太平圣惠方》卷十七。

【别名】柴胡汤（《圣济总录》卷二十二）。

【组成】柴胡一两（去苗） 赤芍药一两 栀子仁半两 黄芩半两（分） 石膏二两 葛根一两

【用法】上为散。每服四钱，用水一大盏，加葱白二茎，豉半合，煎至五分，去滓温服，不拘时候。

【主治】

1.《太平圣惠方》：热病一日，头痛，壮热烦闷。

2.《圣济总录》：时行疫疠一二日，头痛壮热。

柴胡散

【来源】《太平圣惠方》卷十七。

【别名】柴苓汤（《医林绳墨大全》卷二）。

【组成】柴胡一两（去苗） 人参一两（去芦头） 甘草一两（炙微赤，锉） 黄芩一两 赤茯苓一两 半夏半两（汤洗七遍去滑）

【用法】上为粗散。每服三钱，以水一中盏，加葱白五寸，生姜半分，煎至六分，去滓温服，不拘时候。令自有汗即解。

【主治】

1.《太平圣惠方》：热病二日，头痛口苦，虽经发汗未解。

2.《医林绳墨大全》：风温温热，小便微热，腹满。

柴胡散

【来源】《太平圣惠方》卷十七。

【组成】柴胡一两（去苗） 葛根一两（锉） 川大黄一两（锉碎，微炒） 石膏一两 赤芍药三分 黄芩三分 栀子仁半两 川朴硝一两 前胡一两（去芦头） 甘草半两（炙微赤，锉） 鳖甲一两（涂醋炙微黄，去裙襕）

【用法】上为粗散。每服五钱，以水一大盏，煎至五分，去滓温服，不拘时候。

【主治】热病四日，壮热，四肢沉重，吃食不下。

柴胡散

【来源】《太平圣惠方》卷十七。

【组成】柴胡一两（去苗） 紫苏茎叶一两 陈橘皮一两半（汤浸，去瓤，焙） 桑根白皮一两（锉） 石膏二两 麻黄半两（去根节） 杏仁一两（汤浸，去皮尖双仁，麸炒微黄）

【用法】上为散。每服五钱，以水一大盏，煎至五分，去滓温服，不拘时候。

【主治】热病，肺热，上气奔喘。

柴胡散

【来源】《太平圣惠方》卷十七。

【组成】柴胡一两（去苗） 川大黄三分（锉碎，微炒） 黄芩三分 赤芍药三分 枳壳半两（麸炒微黄，去瓤） 半夏三分（汤浸七遍去滑）

【用法】上为散。每服五钱，以水一大盏，加生姜半分，煎至五分，去滓温服，不拘时候。

【主治】热病已得汗，热不解，腹满胀痛，烦躁发狂。

柴胡散

【来源】《太平圣惠方》卷十七。

【组成】柴胡一两（去苗） 麻黄一两半（去根节） 川升麻一两 人参一两（去芦头） 麦门冬一两（去心） 甘草三分（炙微赤，锉） 枳实三分（麸炒微黄） 知母三分 栀子仁三分 鳖甲三两（涂醋炙令黄，去裙襕）

【用法】上为散。每服五钱，以水一大盏，加生姜半分，煎至五分，去滓温服，不拘时候。

【主治】热病数日，未得汗，遍身壮热，呕逆，不下食。

柴胡散

【来源】《太平圣惠方》卷十七。

【组成】柴胡一两（去苗） 白术半两 枳壳三分（麸炒微黄，去瓤） 黄芩三分 赤芍药一两 诃黎勒皮三分 槟榔半两 桔梗半两（去芦头） 甘草半两（炙微赤，锉）

【用法】上为散。每服三钱，以水一中盏，加生姜半分，煎至六分，去滓温服，不拘时候。

【主治】热病得汗后热不解，心腹胀满。

柴胡饮子

【来源】《太平圣惠方》卷十七。

【组成】柴胡一两半（去苗） 木通一两半（锉） 赤芍药一两半 豉一合 石膏二两半（捣） 甘草半两（炙微赤，锉）

【用法】上锉细和匀。每服半两，用水一大盏，煎至五分，去滓温服，不拘时候。

【主治】热病三日，头痛口苦，寒热往来。

柴胡饮子

【来源】《太平圣惠方》卷十七。

【组成】柴胡二两（去苗） 川升麻一两半 赤芍药一两 黄芩一两半 甘草一两（炙微赤，锉） 枳壳一两半（麸炒微黄，去瓤） 麦门冬二两（去心） 竹叶二两 栀子仁一两

【用法】上锉细和匀。每服半两，以水一大盏，加豉五十粒，葱白一茎，煎至五分，去滓温服，不拘时候。

【主治】热病五日，已得汗，毒气不尽，犹乍寒乍热，昏昏如醉，胁下牢满，骨节疼痛，不能食下，舌本干燥，口内生疮。

黄芩散

【来源】《太平圣惠方》卷十七。

【组成】黄芩三分 麻黄一两（去根节） 川大黄半两（锉碎，微炒） 葛根半两（锉） 桂心半两 赤芍药半两 甘草半两（炙微赤，锉） 川朴消半两 石膏一两

【用法】上为细散。每服二钱，以葱豉汤调下，不拘时候，衣盖取汗；未汗再服。

【主治】热病二日，头痛壮热。

黄芩散

【来源】《太平圣惠方》卷十七。

【组成】黄芩一两 栀子仁一两 前胡二两（去芦头） 赤芍药一两 甘草半两（炙微赤，锉） 石膏三两

【用法】上为散。每服五钱，以水一大盏，入豉少半合，煎至五分，去滓温服，不拘时候。

【主治】热病五日，头痛壮热，骨节疼痛。

麻黄散

【来源】《太平圣惠方》卷十七。

【组成】麻黄一两（去根节） 川大黄三分（锉碎，微炒） 黄芩半两 桂心半两 甘草半两（炙微赤，锉） 赤芍药半两

【用法】上为细散。每服二钱，以新汲水调下，不

拘时候。服后盖衣取汗，未汗再服。

【主治】热病一日，头痛壮热。

麻黄散

【来源】《太平圣惠方》卷十七。

【组成】麻黄二两（去根节） 川大黄一两（锉碎，微炒） 葛根一两（锉） 甘草半两（炙微赤，锉） 桂心一两 柴胡一两（去苗） 赤芍药一两

【用法】上为散。每服五钱，以水一大盏，加生姜半分，煎至五分，去滓热服，不拘时候。衣盖取汗。

【主治】热病二日，头痛壮热，肢节不利。

麻黄散

【来源】《太平圣惠方》卷十七。

【组成】麻黄二两（去根节） 知母一两 赤芍药一两半 葛根一两 黄芩半两 甘草半两（炙微赤，锉） 白药半两 栀子仁半两 细辛半两 柴胡半两（去苗） 石膏二两

【用法】上为粗散。每服五钱，以水一大盏，加生姜半分，煎至五分，去滓，稍热服，不拘时候。衣盖取汗。

【主治】热病三日，头疼壮热。

麻黄散

【来源】《太平圣惠方》卷十七。

【组成】麻黄一两（去根节） 桂心半两 川大黄三分（锉碎，微炒） 茵陈一两 细辛半两 柴胡半两（去苗） 甘草半两（炙微赤，锉） 栝楼根一两

【用法】上为粗散。每服五钱，以水一大盏，煎至五分，去滓温服，不拘时候。

【主治】热病四日，毒气内攻，身体疼痛，壮热头重，烦渴不止。

葛根散

【来源】《太平圣惠方》卷十七。

【组成】葛根二两（锉） 赤芍药二两 麻黄二两

（去根节） 白芷一两 柴胡一两（去苗） 黄芩一两 石膏二两 桂心一两

【用法】上为粗散。每服四钱，以水一大盏，入葱白五寸，生姜半分，煎至五分，去滓热服，不拘时候。衣覆取汗。

【主治】热病一日，头痛项强，身热如火。

葛根散

【来源】《太平圣惠方》卷十七。

【组成】葛根一两（锉） 川大黄一两（锉碎，微炒） 黄芩一两 麻黄二两（去根节） 桂心一两 赤芍药一两 甘草半两（炙微赤，锉） 柴胡一两（去苗） 栀子仁半两

【用法】上为粗散。每服四钱，以水一中盏，入生姜半分，煎至五分，去滓，不拘时候稍热服。令有汗为度。

【主治】热病三日，未得汗，壮热烦闷，欲得饮水。

葛根散

【来源】《太平圣惠方》卷十七。

【组成】葛根二两（锉） 龙胆半两（去芦头） 大青半两 桂心半两 甘草半两（炙微赤，锉） 麻黄一两（去根节） 葳蕤一两 赤芍药一两 黄芩一两 石膏二两 川升麻一两

【用法】上为粗散。每服四钱，以水一大盏，煎至五分，去滓温服，不拘时候。

【主治】热病四日，发汗不愈，身体壮热，心膈烦闷，不得睡卧。

葛根散

【来源】《太平圣惠方》卷十七。

【组成】葛根一两（锉） 石膏二两 赤芍药一两 甘草一分（炙微赤，锉） 甘菊花一两 黄芩一两 防风半两（去芦头）

【用法】上为散。每服四钱，用水一大盏，入生姜半分，煎至六分，去滓温服，不拘时候。

【主治】热病头痛，骨节烦疼。

葛根饮子

【来源】《太平圣惠方》卷十七。

【别名】葛根汤（《圣济总录》卷二十二）。

【组成】葛根半两（锉）　赤芍药半两（锉）　豉半合　葱白三茎（切）

【用法】上以水一大盏半，煎至一盏，去滓，不拘时候服。

【主治】热病，头痛目疼，心中烦躁。

犀角散

【来源】《太平圣惠方》卷十七。

【组成】犀角屑一两　人参三分（去芦头）　麦门冬三分（去心）　甘草半两（炙微赤，锉）　知母半两　赤茯苓三分　石膏二两

【用法】上为散。每服五钱，以水一大盏，加竹叶二七片，煎至五分，去滓温服，不拘时候。

【主治】热病。四肢烦闷，壮热头痛，口舌干燥。

解肌散

【来源】《太平圣惠方》卷十七。

【组成】麻黄一两（去根节）　石膏二两　川升麻一两　甘草一两（炙微赤，锉）　赤芍药一两　柴胡一两（去苗）　桔梗一两（去芦头）　杏仁一两（汤浸，去皮尖双仁，麸炒微黄）

【用法】上为粗散。每服五钱，以水一大盏，入生姜半分，煎至五分，去滓，不拘时候热服。衣覆取汗，未汗再服。

【主治】热病一日，头痛身热，四肢烦疼。

灌顶散

【来源】《太平圣惠方》卷十七。

【组成】马牙消一分　苦胡芦子一分　地龙一分（干者）　瓜蒂一分　麝香半钱（细研）

【用法】上为细散，入麝香同研令匀。吹一字于鼻中。当下脑中恶滞水便愈。

【主治】热病，头疼不可忍。

麦门冬散

【来源】《太平圣惠方》卷十八。

【组成】麦门冬一两半（去心，焙）　葛根三分（锉）　柴胡一两（去苗）　贝母三分（煨微黄）　川升麻半两　百合半两　栀子仁一分　甘草一分（炙微赤，锉）

【用法】上为粗散。每服四钱，用水一中盏，加豉半合，葱白二茎，煎至六分，去滓温服，不拘时候。

【主治】热病壮热，头痛，咳嗽。

栝楼丸

【来源】《太平圣惠方》卷十八。

【组成】栝楼根一两　黄连一两（去须）　桑根白皮三分（锉）　犀角屑三分　人参三分（去芦头）　地骨皮三分　铁粉三分　黄芩三分　茯神一两　麦门冬一两（去心，焙）　甘草半两（炙微赤，锉）

【用法】上为末，炼蜜为丸，如梧桐子大。每服三十丸，以温小麦汤送下，不拘时候。

【主治】热病，脾积热，口干烦渴。

柴胡散

【来源】《太平圣惠方》卷十八。

【组成】柴胡一两（去苗）　生干地黄一两　黄连一两（去须）　地骨皮一两　枳壳一分（麸炒微黄，去瓤）　赤茯苓一两　甘草半两（炙微赤，锉）　知母半两　鳖甲三分（涂醋炙令微黄，去裙襕）

【用法】上为散。每服五钱，以水一大盏，煎至五分，去滓温服，不拘时候。

【主治】热病后虚劳烦热，四肢疼痛，小便赤黄，不欲饮食。

犀角散

【来源】《太平圣惠方》卷十八。

【组成】犀角屑一两　川升麻一两　木香一两　紫草一两　麦门冬一两（去心）　漏芦一两　麝香一分（研）　甘草半两（炙微赤，锉）

【用法】上为散。每服三钱，以水一中盏，煎至六分，去滓温服，不拘时候。

【主治】热病。疱疮出，心烦热盛。

犀角散

【来源】《太平圣惠方》卷十八。

【组成】犀角屑一两 大麻仁一两 麦门冬一两（去心） 黄芩一两 土瓜根一两 白鲜皮一两 栀子仁一两 川大黄二两（锉碎，微炒）甘草半两（炙微赤，锉）

【用法】上为散。每服四钱，以水一中盏，煎至六分，去滓温服，不拘时候。

【主治】热病。恶寒壮热，大便不通。

犀角丸

【来源】《太平圣惠方》卷二十三。

【组成】犀角屑一两 槟榔一两 人参一两半（去芦头） 防风一两半（去芦头） 羚羊角屑一两 赤芍药一两半 茯神一两 桂心一两 川大黄一两半（锉碎，微炒）马牙消一两半 地骨皮一两

【用法】上为末，炼蜜为丸，如梧桐子大。每次三十丸，以温水送下，不拘时候。

【主治】风热，语涩心躁，舌根急，四肢痛，腰背闷，气壅不通。

蓝叶散

【来源】《太平圣惠方》卷十八。

【组成】蓝叶一两 犀角屑一两半 木香一分 川升麻一两半 玄参一两 蘡麦一两 甘草半两（炙微赤，锉）

【用法】上为散。每服五钱，以水一大盏，煎至五分，去滓温服，不拘时候。

【主治】热病，热毒盛，疱疮出，头黑者。

牛黄散

【来源】《太平圣惠方》卷八十四。

【组成】牛黄半分（细研） 朱砂一分（细研） 茯神一分 栝楼根一分（锉） 苦参一分（锉） 甘草一分（炙微赤，锉）

【用法】上为细散，入研了药，都研令匀。每服半钱，以新汲水调下，不拘时候。

【主治】小儿热病，壮热心闷。

真珠散

【来源】《太平圣惠方》卷八十四。

【组成】真珠末一分 马牙消一分 龙齿一分 铅霜半分 寒水石一分 牛黄半分 朱砂半两 太阴玄精一分 麝香半分

【用法】上为细散。每服一钱，以新汲水调下，不拘时候。

【主治】小儿热病，心神狂躁，身热如火，头痛烦渴，眠卧不得。

解肌散

【来源】《太平圣惠方》卷八十四。

【组成】麻黄三分（去根节） 葛根半两（锉） 赤芍药半两 黄芩半两 川升麻半两 甘草半两（炙微赤，锉）

【用法】上为散。每服一钱，以水一小盏，入葱白五寸，煎至五分，去滓，不拘时候温服。令有汗出即愈。

【主治】小儿热病，头痛口干，身体壮热，心神烦躁。

真珠散

【来源】《太平圣惠方》卷八十六。

【组成】真珠末半两 金箔五十片（细研） 银箔五十片（细研） 没石子一枚 犀角屑 羚羊角屑 天竹黄（细研） 胡黄连 甘草（炙微赤，锉） 川大黄（锉，微炒） 当归（锉，微炒） 朱砂 雄黄（细研） 牛黄（细研） 麝香（细研）各一分

【用法】上为细散。每服半钱，以茵陈汤调下，一日三次。

【主治】小儿惊疳，体热黄瘦。

柴胡汤

【来源】《圣济总录》卷三十一。

【组成】柴胡（去苗）　芍药　知母（焙）　桃仁（汤浸，去皮尖双仁，炒黄）　木香　山栀子仁　升麻　大青　白芷　黄芩（去黑心）各半两　细辛（去苗叶）　甘草（炙，锉）各一分　石膏一两

【用法】上为粗末。每服五钱匕，水一盏半，加生姜半分（拍碎），同煎至七分，去滓，食后温服，一日三次。

【主治】伤寒后百节疼痛，壮热头疼。

百合汤

【来源】《圣济总录》卷六十四。

【组成】百合　枳壳（去瓤，麸炒）　麻黄（去根节）　天雄（炮裂，去皮脐）　款冬花　昆布（洗去咸，焙）各一两半　贝母（去心）　当归（切，焙）　五味子　紫菀（去苗土）　白石脂　黄连（去须）各一两　黄芩（去黑心）　桂（去粗皮）　旋覆花（炒）各半两

【用法】上锉，如麻豆大。每服五钱匕，水一盏半，加生姜三片，同煎至八分，去滓温服。

【主治】痰实上焦有热，壅塞不利。

大腹皮汤

【来源】《圣济总录》卷八十七。

【组成】大腹皮（锉，炒）三分　柴胡（去苗）二两　白茯苓（去黑皮）　桂（去粗皮）　半夏（汤浸去滑，生姜汁同炒干）　青蒿（童便浸一日，晒干）　白术　桔梗（炒）　黄芩（去黑心）　山栀子（去皮）各一两

【用法】上为粗末。每服五钱匕，水一盏，童便半盏，煎至一盏，去滓温服。

【主治】热劳，肌瘦盗汗，潮热咳嗽。

【加减】如妇人服，加虎杖、当归各少许。

蝉蜕散

【来源】《幼幼新书》卷十九引《吉氏家传》。

【组成】蝉壳三个（炒）　漏芦　羌活　天麻　防风　当归　升麻　川白芷　射干　苦桔梗　甘草（炙）　川芎　地骨皮各等分

【用法】上为末。每服一钱，水一盏，煎四分，温服。

【主治】风热面赤，浑身壮热如火。

石膏散

【来源】《幼幼新书》卷十四引张涣方。

【组成】石膏　白茯苓　葛根各一两　甘草（炙）　黄芩　芍药各半两

【用法】上为细末，每服一钱，水一盏，加竹叶薄荷少许，煎五分，去滓温服。

【主治】小儿热病。

地黄散

【来源】《幼幼新书》卷十四引张涣方。

【组成】生干地黄一两　枣叶一握（焙干）　栀子仁　黄芩　陈橘皮（汤浸，去白）各半两

【用法】上为细末。每服一钱，水八分一盏，加葱白、盐、豉各少许，煎至五分，去滓温服。

【主治】小儿热病。

真珠散

【来源】《幼幼新书》卷十四引张涣方。

【组成】真珠（末）　牛黄　龙脑各一钱（并细研）　瓜根　茯神　朱砂（研，水飞）各半两　马牙消　寒水石（并为细末）各一分

【用法】上药都拌匀。每服半钱，蜜水调下。

【主治】热病口干，心神烦闷。

中和散

【来源】《鸡峰普济方》卷五。

【组成】犀角屑　瓜蒌根　川升麻　寒水石　葛根　胡黄连　生干地黄各一两　麦门冬二两　甘草半两

【用法】上为细末。每服一钱，以新汲水调下，不拘时候。

【主治】热病，毒气在心，脾燥，口干烦闷。

前胡散

【来源】《鸡峰普济方》卷五。

【组成】前胡 川升麻 地骨皮 杏仁（汤去皮尖，麸炒黄）各一两 紫菀一两半 石膏二两半 麦门冬二两 甘草半两

【用法】上为细末。每服五钱，水一大盏，竹叶五七片，煎至五分，去滓，非时温服。

【主治】热病，壮热咳嗽，头痛心闷。

祛风至宝丹

【来源】《杂类名方》。

【别名】祛风至宝膏（《医门法律》卷三）。

【组成】防风一两半 石膏一两 川芎二两半 滑石三两 当归二两半 芍药一两半 甘草二两 大黄半两 白术一两三钱 连翘半两 荆芥穗五钱 薄荷叶半两 麻黄半两（去根不去节） 山栀子六钱 黄芩一两 芒消半两 桔梗 熟地黄 天麻 人参 羌活 独活各一两 黄连 黄柏 细辛各半两 全蝎五钱
《古今医鉴》有朱砂。

【用法】上为极细末，炼蜜为丸，如弹子大。每服一丸，临卧细嚼，茶、酒任下。

【功用】《古今医鉴》：发表攻里。

【主治】诸风热等证。

桂枝石膏汤

【来源】《伤寒图歌活人指掌》卷四。

【组成】桂枝汤加石膏一两三钱一字半

【主治】热病。

桂枝加知母石膏升麻汤

【来源】《伤寒图歌活人指掌》卷四。

【组成】桂枝汤内加知母 石膏各四钱半 升麻二钱

【用法】夏至后用。

【主治】热病。

胡黄连散

【来源】《普济方》卷三六九。

【组成】胡黄连 栀子仁 牛黄（细研） 甘草（炙微赤，锉）各半两 子芩一两

【用法】上为细散，研入牛黄令匀。每服半钱，以蜜水调下，不拘时候。

【主治】小儿热病，壮热心闷。

栀子五物汤

【来源】《陈素庵妇科补解》卷三。

【组成】葛根 麦冬 知母 陈皮 焦栀 柴胡 黄芩 白术 前胡 甘草 赤苓 香薷 石膏 升麻 葱白

【主治】冬月触冒严寒，寒气感于太阳经，不即发病，藏于肌肤，日久蕴积，至夏发为热病。壮热，头疼面赤，口干，昼夜烦扰，甚或登高弃衣，狂言妄语，多致坠胎。

【方论】用升麻、石膏以解积热，柴、芩、葛根以解表热，知、栀以解里热，薷、草、赤苓以解暑热，麦冬解心经之热，前胡解痰饮之热，术、陈理胃安胎，葱白为引。积热解则痛自己，而胎自安然，后用凉血固肾之药也。

救阴泻阳汤

【来源】《点点经》卷三。

【别名】加味凉膈散。

【组成】黄柏 山栀 生地 淡竹各一钱五分 连翘 黄连 黄芩 半夏 胆星各一钱 木通二钱 大黄 芒消各三钱 甘草三分

【用法】淡竹茹一团引，水煎服。

【主治】阴反阳，身热大渴，六脉洪弦，浮大紧实，二便不通，日夜不寐，或汗不收，喉结痰喘，狂言见邪，及诸阳火发。

栀子金花丸

【来源】《穷乡便方》。

【组成】栀子仁三两 黄芩 黄柏 麦门冬各二两 杏仁 半夏 桔梗各一两 黄连四钱 薄荷

八钱

【用法】上为末，面糊为丸。每服三钱，食远时淡姜汤送下。

【主治】火病，舌干口燥者。

清热解毒汤

【来源】《丹台玉案》卷二。

【组成】黄芩　知母　升麻　葛根各一钱　石膏　人参　白芍各一钱半　羌活二钱　黄连（酒制）三分　生地（酒制）五分　生甘草七分　姜三片

【主治】

　　1.《丹台玉案》：热病发于夏，脉细小无力。

　　2.《张氏医通》：时疫大热。

【加减】胸痞闷，加枳实、半夏各一钱，姜汁四五匙，去生地；脾胃不实，加白术。

加味地黄汤

【来源】《医学传灯》卷上。

【组成】熟地　山药　白芍　丹皮　山茱肉　泽泻　天冬　麦冬　桔梗　甘草　牛膝（倍用）

【功用】滋水制火。

【主治】痰火为病，痰色清白，稀而不稠，属肾虚水沸为痰者。

柴葛白虎汤

【来源】《江西中医药》（1990，3∶25）。

【组成】柴胡9g　葛根30g　黄芩15g　石膏（先煎）30g　知母9g　金银花15g　秦艽12g　防风12g　甘草9g

【用法】口渴甚者加花粉；咳嗽痰稠者加全瓜蒌、川贝；大便干，舌苔黄厚干者加大黄；无汗恶寒甚者加麻黄，去黄芩、知母。每日2剂，分4次口服。

【主治】外感高热。

【验案】外感高热　《江西中医药》（1990，3∶25）：治疗外感高热44例，男29例，女15例；年龄3～70岁；病程1～8天；体温39℃以上。结果：48小时以内发热退净，其他症状消除或缓解者为

显效，共32例；72小时内发热渐下降至退净，其他症状缓解者为有效，共9例；72小时以后发热不退，症状无缓解者为无效，共3例；总有效率为93.2％。

柴胡退热止咳冲剂

【来源】《陕西中医》（1990，8∶364）。

【组成】柴胡　葛根　黄芩　连翘　麻黄　杏仁　石膏　鱼腥草　生甘草　大枣

【用法】加工成冲剂，每包含生药15g。每次1包，开水冲服。

【主治】高热。

五虎合剂

【来源】《陕西中医》（1991，2∶61）

【组成】葛根　蒲公英　王不留行各20g　柴胡　穿破石各30g　银花　救必应　鬼羽箭各15g　苦瓜干12g

【用法】水煎为500ml，分4次服，每次125ml。重者可加倍服用。

【主治】感染性高热。

【验案】感染性高热　《陕西中医》（1991，2∶61）：所治感染性高热88例，男48例，女40例；年龄23～68岁；病程3小时至4天。中医分型均符合温病卫、气分症状。结果：体温及白细胞检查均恢复正常为痊愈，共66例；体温降至38℃以下，白细胞趋于正常为好转，共18例；连续服药2次，体温不降或仍高于38.5℃者为无效，有4例；总有效率为95.5％。

卫生散

【来源】《部颁标准》。

【组成】琥珀25g　天竺黄30g　钩藤30g　毛慈姑50g　朱砂25g　僵蚕（炒）25g　红参25g　千金子霜25g　重楼75g　牛黄15g　大戟100g　五倍子100g　雄黄25g　麝香12g　珍珠25g

【用法】制成散剂。口服，一至三岁每次0.5g，1日2次。

【功用】辟秽，清热解毒，解痉镇静。

【主治】高热神昏，项强抽搐；中风痰厥引起的牙关紧闭，痰涎壅盛；小儿惊风，急性胃肠炎，吐泻，痈疽，疔疮等症。

二、热 毒

热毒，亦称温毒，本义为火热邪气，《黄帝内经素问·风论》："太阳在泉，热毒不生。"因于此邪所致之病，也可以热毒概之。《重订广温热论》："其六兼毒，病名温毒，一名热毒，通称时毒。"临床随毒邪所犯，病情多端。但其治疗，总以清热解毒为根本。

黄连解毒汤

【来源】方出《肘后备急方》卷二，名见《外台秘要》卷一引《崔氏方》。

【别名】解毒汤（《云岐子保命集》卷中）、火剂汤（《脉因证治》卷上）、黄连黄柏汤（《伤寒总病论》卷三）、既济解毒汤（《医方类聚》卷五十六引《修月鲁般经》）、三黄解毒汤（《外科十法》）、三黄汤（《不居集·下集》卷四）。

【组成】黄连三两　黄柏　黄芩各二两　栀子十四枚。

【用法】水六升，煎取二升，分二次服。

【主治】

1.《肘后备急方》：烦呕不得眠。

2.《外台秘要》引《崔氏方》：大热盛，苦烦闷，干呕，口燥，呻吟，错语不得卧。

3.《外科发挥》：流注、积热疮疡，焮肿作痛，烦躁饮冷，脉洪数或口舌生疮，或疫毒发狂。

4.《古今医统大全》：一切火热毒，狂躁烦心，口燥舌干，热势之甚者，及吐下后，热不解而脉洪，喘急，郑声目赤，睛痛。

5.《医方考》：阳毒，上窍出血，里热壅盛者。

6.《幼幼集成》：吐血，并便前下血；麻疹出后，仍发热烦躁，麻未出尽。

7.《医林纂要探源》：丹毒有热甚速甚者，初

发头角或脑后，不一时流走耳前后，又不一时流及肩膊，若流入腹内，则不可救。

8.《痘麻绀珠》：痘疮夹疹夹瘢。

9.《疡科遗编》：疳疮初起，阳物痛痒、坚硬、色紫腐烂，血水淋漓。

【宜忌】《外台秘要》引《崔氏方》：忌猪肉、冷水。

【方论】

1.《医方考》：用黄连泻心火，黄芩泻肺肝之火，黄柏泻肾火，栀子泻上下之火。

2.《医方集解》：此手足阳明、手少阳药也。三焦积热，邪火妄行，故用黄芩泻肺火于上焦，黄连泻脾火于中焦，黄柏泻肾火于下焦，栀子泻三焦之火从膀胱出。盖阳盛则阴衰，火盛则水衰，故用大苦大寒之药，抑阳而扶阴，泻其亢甚之火，而救其欲绝之水也，然非实热不可轻投。

3.《医方论》：此治实邪实火，表里俱盛之剂。故用黄芩泻肺火，黄连泻心火，黄柏泻肾火，又用栀子令上焦之热邪委婉而下，三焦通治，药力颇峻。若表里俱热，胸痞便秘谵语者，便当去黄芩，加大黄以通之，使滞去而热亦退，须细辨之。

4.《删补名医方论》：君以黄连直解心经火毒也，黄芩泻肺经火毒，黄柏泻肾经火毒，栀子通泻下焦火毒，使诸火毒从膀胱出。

5.《临床应用汉方处方解说》：黄连苦寒，清湿热、泻火，入肝、心、脾；黄芩苦寒，泻火除湿，入肺与大肠；黄柏苦寒，清热去湿，入肾与膀胱；山栀苦寒，泻上、中、下三焦之郁火，入心包、三焦。

【实验】

1.抗病原微生物作用　《中医杂志》（1958，10：704）：黄连解毒汤具显著的抗菌作用，且难于形成耐药性。对单味黄连产生耐药性的细菌，可在原抑菌浓度的32倍环境中生长，但对黄连解

毒汤耐药者，仅能于4倍抑菌浓度生长。《中成药研究》（1986，12：39）：黄连解毒汤对金黄色葡萄球菌所致小鼠腹腔感染也有保护作用，能降低死亡率。试验表明：以本方煎剂25g/kg灌服，对照组死亡率为90%，本方死亡率仅30%。

2. 抗炎作用及对免疫功能的影响 《四川医学院学报》（1959，1：55）：黄连解毒汤有显著抗炎效果，脓毒败血症病人服药后，可见其白细胞吞噬作用加强。黄连解毒汤还能增强小鼠及兔网状内皮系统的吞噬活性，其增强吞噬效果与黄连及黄连解毒汤对细菌毒素形成及抗毒作用密切有关。

3. 止血作用 《汉方医学》（1982；3：13）：本方对热盛之出血有良效，对Ⅷ因子、Ⅸ因子等内凝因子有活性，家兔凝血酶原时间测定表明对外凝系统无影响。对于双香豆素所致小鼠出血死亡，黄连解毒汤可明显延缓死亡时间。本方有一定促凝止血效果。

4. 解热作用 《中药通报》（1986，1：51）：黄连解毒汤具显著的解热效果，对内毒素所致家兔发热，黄连解毒汤的解热作用起效较慢，但持续时间长，给药后6小时发热兔体温仍继续下降。

5. 降压作用 《汉方医学》（1986，8：17）：对实验性轻～中度高血压大鼠，每日给予本方1g/kg，可见明显的降压效果，作用迅速，给药翌日即可使血压下降，5～7日即能使血压恢复正常。本方的特点是仅使过高的血压降至正常，而不会使其降至正常水平以下，这与许多降压西药不同，此外，本方可使脑卒中易发性大鼠的脑卒中发作减少。

6. 对肾上腺皮质功能的影响 《中药方剂近代研究及临床应用》：实验结果表明，黄连解毒汤中黄连、黄柏中所含的小檗碱，能明显兴奋垂体-肾上腺皮质系统，因而认为此作用在临床疗效上可能具有一定意义。

7. 抗菌作用 《湖南中医杂志》（1986，6：7）：将药物用自来水浸泡30分钟，煎煮2次，每次30分钟，将所得药液浓缩制成100%、200%水煎液备用。先将伤寒杆菌、大肠杆菌及金黄色葡萄球菌接种于肉汤培养基中做6小时培养，使生长浊度达6×10^8，以无菌肉汤将其稀释成10^5的菌液

备用。经挖沟灌药法和挖洞灌药法实验，结果表明：黄连解毒汤不论100%还是200%浓度均只对金黄色葡萄球菌敏感。

8. 对大鼠脑脂质过氧化物的影响 《陕西中医》（1993，4：185）：将黄连解毒汤中黄连、黄芩、黄柏、栀子按2：3：2：2分别煎碎，各加蒸馏水配成5%浓度，80℃水浴1小时，过滤后取上清液备用。将9只雄性大鼠分4批实验，断头处死，迅速取出脑，制成5%的匀浆。结果表明：5%黄连解毒汤及各单味药使大鼠脑匀浆丙二醛生成量极其明显少于对照组（$P<0.001$），其中以黄连作用最强，达108%，全方抑制作用稍弱为94.22%。提示本方及各单味药有抗自由基的作用。

9. 对丁苯那嗪负荷后自主运动量及自主脑波的影响 《和汉医药学杂志》（1994，4：440）：根据该方对丁苯那嗪负荷后自主运动量及自主脑波的影响研究结果，认为黄连解毒汤增加自主运动量的作用呈剂量依赖性，这种作用可能是黄连解毒汤对应激负荷引起的中枢神经系统功能变化的影响。并且从该方对正常小鼠的自主运动与苯巴比妥睡眠完全没有影响，但可延长应激负荷小鼠的苯巴比妥睡眠考虑，黄连解毒汤对疲劳状态或者应激状态的修复机制有调节作用，因此有恢复疲劳的效果。并且黄连解毒汤的治疗剂量对慢性植入电极家兔自主脑波的作用完全没有影响。

【验案】

1. 反胃 《生生堂治验》：间街五条比大坂屋德兵卫之妻，年二十六，月事不常，朝食辄吐之暮，暮食则吐之朝，每吐上气烦热，头痛、眩晕，时医或以为翻胃治之，曾无寸效，其面色焰焰，而脉沉实，心下至小腹拘挛，而所按尽痛。先生曰，有一方可以治矣，乃与黄连解毒汤3帖，前症颇愈，后数日，卒然腹痛，泻下如块，月事寻顺也，三旬复旧。

2. 胆道感染 《浙江中医药》（1977，2：33）：郑某某，男，35岁，农民，1974年5月3日初诊。诉右上腹持续疼痛，痛连右肩，发热，干呕，目微黄腻，脉象弦数。既往曾患胆囊炎，证属肝胆湿热。治以清热利胆，方用黄连解毒汤加枳壳、广木香、大黄（后下）、茵陈。3剂后腹痛减轻，大便日解2次，原方去大黄，继服3剂，诸

症缓解。

3. 肠热脱肛 《浙江中医药》（1977，2：33）：徐某某，男，4岁，1975年3月1日初诊。脱肛已年许，每次便后肛门脱出，曾服补中益气汤无效，证属脾胃积热，下注大肠，治拟黄连解毒汤加地榆、枳壳，服药7剂后，脱肛已愈，诸症消失。

4. 幼儿湿疹 《浙江中医药》（1977，2：34）：某某，男，产下月余。额头湿水浸淫，面部脓痂成片，耳颈皮肤红赤，烦躁多啼，尿赤。内服黄连解毒汤，每日1剂；外用黄柏、滑石、煅石膏、青黛，研细末敷患处，服药4剂而愈。

5. 脓疱疮 《浙江中医药》（1977，2：34）：徐某某，男，6岁，1974年4月26日初诊。皮肤丘疹抓痒，感染成疮，脓疱疮臀部较多，四肢也发，脉数。治拟清热解毒，黄连解毒汤加银花、连翘，5剂愈。

6. 脑血管障碍后遗症 《新药と临床》（1992，9：176）：以本方治疗脑血管障碍后遗症14例，其中脑卒中后遗症11例，脑动脉硬化1例，脑挫伤1例，脑血管性痴呆1例。结果：自觉症状（如头痛、肩凝、焦躁等）改善10例（71.4%）。他觉症状无明显改善，只有2例改善（14.3%）。但3例病人眼睑下垂明显改善，表明本方可改善椎动脉，尤其是中脑的脑血流。

7. 脑损伤恢复期 《辽宁中医杂志》（1994，8：368）：以本方治疗脑损伤恢复期14例。结果：在服用1个疗程后，10例其自觉症状（头痛、失眠、烦躁）明显改善，有效率为71.5%；第2个疗程后，8例精神症状消失，4例自觉症状消失，2例无效改用其他药物治疗，1例肢体功能有部分恢复；第3个疗程后，4例自觉症状消失，1例肢体功能完全恢复，1例肢体功能有改善，视神经损伤1例无明显改善。

8. 毒血症 《中国中西医结合杂志》（1998，12：754）：在用西药常规治疗同时，加服黄连解毒汤加味（黄连、黄芩、黄柏、山栀、金银花、连翘、大黄），治疗烧伤回吸期毒血症21例，并与单纯西药治疗组对照。结果：两组病人体温下降所需时间、治疗5天后主要症状改善情况比较，治疗组均优于对照组。

犀角汤

【来源】《备急千金要方》卷十三。

【组成】犀角 生姜各二两 栝楼根 苦参各一两 石膏六两 竹叶二撮 黄芩 升麻 青木香各三两 防己一两半 防风一两

【用法】上锉。以水七升，煮取二升，分三次服，相去如人行十里久。

【主治】风毒热，头面肿。

天竺黄丸

【来源】《太平圣惠方》卷二十一。

【组成】天竺黄一两（细研） 犀角屑半两 朱砂一两（细研，水飞过） 甘菊花三分 子芩一两 防风二分（去芦头） 甘草半两（炙微赤，锉） 石膏二两（细研，水飞过） 苦参三分（锉）

【用法】上为末，入研了药令匀，炼蜜为丸，如梧桐子大。每服二十丸，煎竹叶汤送下，不拘时候。

【主治】热毒风，心神烦躁，头目昏痛。

牛蒡子散

【来源】《太平圣惠方》卷二十一。

【组成】牛蒡子三两（微炒） 羚羊角屑一两 槟榔一两 郁李仁二两（汤浸，去皮尖，微炒） 青橘皮一两（汤浸，去白瓤，焙） 川大黄一两（锉碎，微炒）

【用法】上为细散。每服二钱，以温酒调下，不拘时候，以利为度。

【主治】热毒风攻头面，烦热，大肠不利。

防风散

【来源】《太平圣惠方》卷二十一。

【组成】防风三分（去芦头） 沙参半两（去芦头） 犀角屑一两 川升麻一两 木通一两（锉） 羌活一两 秦艽一两半（去苗） 枳壳三分（麸炒微黄，去瓤） 甘草一两（炙微赤，锉） 茯神一两 龙齿一两 前胡一两（去芦头）

【用法】上为粗散。每服三钱，以水一中盏，煎至五分，去滓，下生地黄汁一合，更煎一二沸，不拘时候温服。

【主治】热毒风痰壅，头目晕闷，心神不宁。

红 雪

【来源】《太平圣惠方》卷二十一。

【组成】川朴消五斤（去滓） 川升麻三两 桑根白皮二两（锉） 犀角屑二两 羚羊角屑二两 朱砂二两（细研） 诃黎勒三十颗 槟榔二十枚 栀子仁三十颗 苏枋木六两

【用法】上锉细，以水一斗半浸三宿，煎取五升，去滓；下朴消，又煎，以柳木篦搅，勿住手，候稍稠，即歇火；入朱砂更搅令匀，入于新瓷盆内，候冷即成。每服含化一枣大，咽津；或为散，每服一钱，温水调下。

【主治】热毒风壅，心神烦躁，头疼目赤。

青羊角散

【来源】《太平圣惠方》卷二十一。

【组成】青羊角屑半两 黄芩半两 川升麻半两 栝楼根半两 石膏一两 川大黄一两（锉碎，微炒） 玄参半两 甘草半两（炙微黄，锉）

【用法】上为粗散。每服三钱，以水一中盏，煎至六分，去滓温服，不拘时候。

【主治】热毒风攻头面，烦热，口干。

【宜忌】忌炙煿物。

黄耆散

【来源】《太平圣惠方》卷二十一。

【组成】黄耆一两（锉） 汉防己三分 桑根白皮一两（锉） 赤茯苓一两 甘草半两（炙微赤，锉） 白蒺藜二两（微炒，去刺） 枳壳一两（麸炒微黄，去瓤） 防风一两（去芦头） 羚羊角屑一两

【用法】上为粗散。每服三钱，以水一中盏，煎至六分，去滓温服，不拘时候。

【主治】热毒风上攻，头面微肿，时有烦热。

羚羊角散

【来源】《太平圣惠方》卷二十一。

【组成】羚羊角屑三分 羌活半两 防风半两（去芦头） 黄芩一两 白鲜皮一两 芎藭半两 川大黄一两（锉碎，微炒） 枳壳一两（麸炒微黄，去瓤） 葳蕤半两 牛蒡子一两 甘草一两（炙微赤，锉）

【用法】上为粗散。每服三钱，以水一中盏，煎至六分，去滓温服，不拘时候。

【主治】热毒风上攻，头面赤肿，心膈烦热，肢节疼痛。

【宜忌】忌炙煿、热面。

枳壳丸

【来源】《太平圣惠方》卷二十四。

【组成】枳壳一两半（麸炒微黄） 天门冬一两半（去心，焙） 独活一两 黄连一两（去须） 防风一两（去芦头） 白蒺藜一两（微炒，去刺） 乌蛇二两（酒浸，去皮骨，炙微黄） 苦参一两（锉） 菌桂一两

【用法】上为末，炼蜜为丸，如梧桐子大。每服三十丸，以温水送下，不拘时候。

【主治】热毒风冲头面，痒如虫行。

甘草散

【来源】《太平圣惠方》卷三十二。

【组成】甘草（炙微赤，锉） 葛根（锉） 桔梗（去芦头） 玄参 车前子 前胡（去芦头） 贝母（煨令微黄） 犀角屑 川升麻各半两

【用法】上为散。每服三钱，以水一中盏，加生姜半分，淡竹叶二至七片，煎至六分，去滓，每于食后温服。

【主治】热毒攻眼，胸膈壅闷，烦喘。

天麻散

【来源】《圣济总录》卷十三。

【组成】天麻 白附子（炮） 羌活（去芦头） 防风（去叉） 牛膝（酒浸，切，焙） 麻黄（去节，

先煮，掠去沫，焙） 芎藭 独活（去芦头） 当归（切，焙） 桂（去粗皮）各半两 蒺藜子（炒）一两半 白鲜皮 黄芩（去黑心） 秦艽（去苗头） 升麻各一两

【用法】上为散。每服二钱匕，食后良久温酒调下。渐加至三钱匕。

【主治】热毒风攻注，四肢疼痹，皮肤瘙痒，筋脉拘急，言语謇涩。

天南星丸

【来源】《圣济总录》卷十三。

【组成】天南星（炮） 天麻（酒浸，切、焙） 白附子（炮） 羌活（去芦头） 白僵蚕（炒） 白花蛇（酒浸，去皮骨，炙） 麻黄（去节先煎，掠去沫，焙）各半两 犀角（镑）三分 槐实（炒） 槐胶（生用）各半两 生栀子仁一两 羚羊角（镑）三分

【用法】上为末，粟米饭为丸，如梧桐子大，阴干。每服十五丸至二十丸，空心、临卧用葱白酒送下。

【主治】热毒风攻身体，状如虫行，头面肿热，心神烦闷，皮肤斑点，旋生旋没。

麦门冬丸

【来源】《圣济总录》卷十三。

【组成】麦门冬（去心，焙） 地骨皮 山芋 山茱萸 蔓荆实（去白皮） 人参 防风（去叉） 沙参 芍药 枳壳（去瓤，麸炒） 升麻 赤茯苓（去黑皮） 甘菊花 玄参 羌活（去芦头）各三两 龙胆半两

【用法】上为末，炼蜜为丸，如梧桐子大。每服二十九至三十丸，温酒送下。

【主治】热毒风发，起即欲卧，卧即欲起，心神烦闷。

枳壳丸

【来源】《圣济总录》卷十三。

【组成】枳壳（去瓤，麸炒）一两半 赤茯苓（去黑皮） 防风（去叉） 人参 干姜（炮） 黄连

（炒，去须） 薏苡仁 升麻 桂（去粗皮）各一两 菊花 生干地黄（焙）各二两 羌活（去芦头） 羚羊角（镑）各一两半。

【用法】上为末，炼蜜为丸，如梧桐子大。每服三十丸，空心、食前温酒送下。

【主治】热毒风上攻头面。

黄耆饮

【来源】《圣济总录》卷十三。

【组成】黄耆（锉，焙） 赤茯苓（去黑皮） 羌活（去芦头） 白僵蚕（炒） 杏仁（汤浸，去皮尖双仁，炒） 当归（切，焙） 桂（去粗皮） 五味子 生干地黄（焙） 甘草（炙，锉） 陈橘皮（汤浸，去瓤，焙） 玄参 麦门冬（去心，焙） 人参各一两

【用法】上为粗末。每服五钱匕，水一盏，煎取八分，去滓，空心顿服。

【主治】热毒风。

羚羊角煎

【来源】《圣济总录》卷十三。

【组成】羚羊角（镑） 菊花各半两 玄参 牛膝（去苗，切，焙） 防风（去叉） 紫参各一分

【用法】上为末，以栝楼汁一升，酒半升，并前药煎成稀煎，瓷合盛。每服一匙头，酒调下，日夜四五服。

【主治】热毒风攻头面，唇口肿痛，咽喉肿塞，或目涩痛。

黑豆饮

【来源】《圣济总录》卷十三。

【组成】黑豆半升（炒熟） 防风（去叉）一两 羌活（去芦头） 甘草（炙，锉）各半两

【用法】上为粗末。每服五钱匕，水一盏半，加生姜三片，煎取一盏，去滓，食后、临卧温服。

【主治】热毒风。皮肤壮热，心神烦躁，口干面热，肢节疼痛。

犀角汤

【来源】《圣济总录》卷十三。

【组成】犀角（镑） 白鲜皮 黄芩（去黑心） 玄参 钩藤各一两半 葛根二两 石膏（碎）三两

【用法】上为粗末。每服三钱匕，水一盏，煎至七分，去滓，加竹沥少许，再煎一二沸，食后服。

【主治】热毒风，攻心烦闷。

菊花散

【来源】《圣济总录》卷一〇四。

【组成】菊花（焙） 排风子（焙） 甘草（炮）各一两

【用法】上为散。每服三钱匕，夜卧时温水调下。

【主治】热毒风上攻，目赤头眩，眼花面肿。

牛蒡子膏

【来源】《普济方》卷四十五。

【组成】牛蒡子根（一名蝙蝠刺）

【用法】上洗净研烂，酒煎成膏，摊在纸上。贴肿处，仍热酒调下。

【主治】热毒风攻，头面忽肿，或手足赤肿，触着痛。

升麻连翘汤

【来源】《证治宝鉴》卷十。

【组成】升麻 连翘 黄连 牛蒡子 白芷

【用法】《济阳纲目》：上锉，水煎服。

【主治】

1.《证治宝鉴》：面肿，风热盛者。

2.《济阳纲目》：面肿搭腮，因膏粱积热者。

【加减】耳上肿，加羌活；耳下肿，加柴胡。

猪蹄汤

【来源】《松峰说疫》卷二。

【组成】猪蹄一具（去毛） 葱一握

【用法】上用水煮汁，入盐少许。渍之。

【主治】天时热毒攻手足，肿痛欲断。

解毒内消汤

【来源】《刘奉五妇科经验》。

【组成】连翘一两 金银花一两 蒲公英一两 败酱草一两 冬瓜子一两 赤芍二钱 丹皮二钱 川军一钱 赤小豆三钱 甘草节二钱 土贝母三钱 犀黄丸三钱（分两次吞服）

【功用】清热解毒，活血化瘀，消肿止痛。

【主治】盆腔脓肿属于热毒壅聚者。

【方论】方中重用连翘、银花、蒲公英、败酱草清热解毒消痈；丹皮、赤芍清热凉血活血；川军活血破瘀而又清热解毒，三者均能除败血生新血，消肿排脓；冬瓜子，赤小豆入血分，清热消肿排脓；甘草节、土贝母清热解毒消肿；另配犀黄丸以加强活血消肿清热止痛之效。

复方犀角地黄汤

【来源】方出《张伯臾医案》，名见《千家妙方》。

【组成】金银花15克 紫草18克 炒赤芍9克 大生地15克 炒丹皮9克 炒知母9克 木通6克 生米仁18克 白蔻仁2.4克（后下） 鲜荷梗一枝 牛黄解毒片一包（分吞）

【功用】清热凉血，解毒化湿。

【主治】红细胞增多症，热毒蕴结血分，挟湿交阻，头晕口热，倦怠乏力，苔白中裂，脉弦细。

三、热病汗后不解

热病汗后不解，是指热性病虽经发汗后，余热不退，临床表现腹胃胀满，小便黄赤，大便秘结，心烦，口渴，面色变赤，舌红，苔黄，脉洪数或寒热往来。《古今医统大全》："汗后而病不解，寒热如旧，或表邪未尽，或邪传里，或邪气乘虚内客，宜各因其证而治之"。

人参散

【来源】《太平圣惠方》卷十七。

【组成】人参一两（去芦头） 栀子仁一两 蓝叶一两 甘草一两（炙微赤，锉） 大青一两 白鲜皮一两

【用法】上为散。每服四钱，以水一中盏，煎至六分，去滓，不拘时候温服。

【主治】热病汗后，余热不除，烦躁，恍惚不安。

大柴胡散

【来源】《太平圣惠方》卷十七。

【组成】柴胡一两 川大黄一两（锉碎，微炒） 黄芩一两 赤芍药一两 枳实一两（麸炒微黄） 半夏半两（汤洗七遍去滑） 人参一两（去芦头） 甘草半两（炙微赤，锉） 黄耆一两（锉）

【用法】上为粗散。每服五钱，以水一大盏，加竹茹一分，生姜半分，煎至五分，去滓温服，不拘时候。

【主治】热病已得汗，热犹不解，腹胀烦躁，狂言不定。

茵陈散

【来源】《太平圣惠方》卷十七。

【组成】茵陈半两 柴胡一两（去苗） 栀子仁三分 猪苓半两（去黑皮） 川大黄三分（锉碎，微炒） 秦艽三分（去苗） 桑根白皮半两（锉） 木通半两（锉） 甘草半两（炙微赤，锉）

【用法】上为散。每服五钱，以水一大盏，煎至五分，去滓温服，不拘时候。

【主治】热病汗后，余热不解，头项汗出，瘀热在内，渴欲饮水，小便不利。

犀角散

【来源】《太平圣惠方》卷十七。

【别名】犀牛角散（《普济方》卷一五二）。

【组成】犀角屑一两 知母一两 川升麻一两 黄连三分（去须） 麦门冬一两（去心） 黄芩一两 葛根一两（锉） 石膏二两 甘草半两（炙微赤，锉）

【用法】上为散。每服四钱，以水一中盏，煎至六分，去滓温服，不拘时候。

【主治】热病汗后，余热不退，头痛唇干。

四、热病小便不通

热病小便不通，是指热性病以小便不通或小便短少色赤，淋漓疼痛，或口渴不欲饮，或大便不通，或咽干，烦渴欲饮，呼吸急促，舌红苔黄腻，脉数等为主要表现的病情。《诸病源候论》："小便不通，由膀胱与肾俱有热故也。肾主水，膀胱为津液之腑，此二经为表里；而水行于小肠，入胞者为小便。肾与膀胱既热，热入于胞，热气大盛，故结涩，令小便不通，小腹胀满气急。甚者，水气上逆，令心急腹满，乃至于死。"治宜清热利尿。

木通散

【来源】《太平圣惠方》卷十八。

【组成】木通一两（锉） 枳实半两（麸炒微黄色） 琥珀一两 赤芍药半两 茅根半两（锉） 甘草半两（炙微赤，锉）

【用法】上为散。每服四钱，以水一中盏，煎至六分，去滓温服，不拘时候。

【主治】热病，小便不通，或淋沥疼痛。

石韦散

【来源】《太平圣惠方》卷十八。

【组成】石韦一两（去毛） 木通半两（锉） 瞿麦一两 甘草半两（炙微赤，锉） 葵子三合 子芩半两

【用法】上为散。每服四钱，以水一中盏，煎至六分，去滓，不拘时候温服。

《古今医统大全》加灯心煎服。

【主治】热病，小便不通。

冬葵子散

【来源】《太平圣惠方》卷十八。

【组成】冬葵子二两 滑石二两 赤茯苓一两 木通一两（锉） 茅根一两（锉） 石韦一两（去毛） 子芩一两 川朴消一两

【用法】上为散。每服四钱，以水一中盏，煎至六分，去滓，不拘时候温服。

【主治】热病，小便赤涩不通。

赤茯苓散

【来源】《太平圣惠方》卷十八。

【组成】赤茯苓一两 赤芍药一两 葵子一两 瞿麦一两 木通一两（锉） 川芒消一两

【用法】上为粗散。每服四钱，以水一中盏，加葱白二茎，煎至六分，去滓温服，不拘时候。

【主治】热病，小便不通，心神烦躁，小腹满闷。

滑石散

【来源】《太平圣惠方》卷十八。

【组成】滑石二两 甜葶苈一合（隔纸炒令紫色） 汉防己一两 木通半两（锉） 猪苓一两（去黑皮） 甘草半两（炙微赤，锉）

【用法】上为粗散。每服四钱，以水一中盏，煎至六分，去滓温服，不拘时候。

【主治】热病、热毒气壅，心腹胀满，小便不通。

五、热病喘急

热病喘急，是指热性病出现气机急促的病情。《普济方》："夫热病毒邪攻于心肺，烦热壅于胸膈，而渴引饮水，必致喘粗，汗下之后，胃气尚虚，热毒不退，渴饮水过多，水停心下，故令喘急也。"治宜清热解毒，宣肺平喘。

大腹皮散

【来源】《太平圣惠方》卷十七。

【组成】大腹皮一两（锉） 赤茯苓三分 枳实三分（麸炒微黄） 柴胡三分（去苗） 桑根白皮三分（锉） 人参一两（去芦头）

【用法】上为散。每服四钱，以水一大盏，煎至五分，去滓温服，不拘时候。

【主治】热病，肺壅气喘，膈中不利。

皂荚丸

【来源】《太平圣惠方》卷十七。

【组成】皂荚一两半（去黑皮，涂酥，炙微黄） 郁李仁三分（汤浸，去皮尖，研如膏） 甘草三分（炙微赤，锉） 麻黄三分（去根节） 甜葶苈一两（熬令黑，捣如泥）

【用法】上为末，入郁李仁、葶苈，同研令匀，炼蜜为丸，如梧桐子大。每服十丸，以粥饮送下，不拘时候。

【主治】热病，肺壅喘急。

前胡散

【来源】《太平圣惠方》卷十七。

【组成】前胡一两（去芦头） 赤茯苓一两 麦门冬一两半（去心，焙） 甘草三分（炙微赤，

锉）　紫菀一两（去根土）　陈橘皮三分（汤浸去白瓤，焙）　大腹皮一两（锉）　桔梗一两（去芦头）　枳壳一两（麸炒微黄，去瓤）

【用法】上为粗散。每服五钱，以水一大盏，煎至五分，去滓温服，不拘时候。

【主治】热病气喘，心膈烦闷，或痰壅不能食。

杏仁散

【来源】《太平圣惠方》卷十八。

【组成】杏仁一两（汤浸，去皮尖双仁）　枳壳半两（麸炒微黄，去瓤）　大腹皮半两（锉）　天门冬一两（去心）　款冬花半两　川大黄一两（锉碎，微炒）　桑根白皮三分（锉）　甘草三分（炙微赤，锉）　黄芩一两　麻黄三分（去根节）

六、热病烦躁

热病烦躁，是指热性病出现心烦躁动为主要表现之病情。烦为心热、郁烦；躁为躁急、躁动。《黄帝内经素问·至真要大论》："少阳之复，大热将至，枯燥燔热，介虫乃耗。惊瘛咳衄，心热烦燥，便数憎风，厥气上行，面如浮埃，目乃瞤瘛。"烦与躁常并见，但也有先后之别。《伤寒明理论》："所谓烦躁者，谓先烦渐至躁也。"若先躁后烦，则称为躁烦。在外感热病中，凡不经汗下而烦躁者多汗，汗下后烦躁者多虚。治宜清热安神。

半夏散

【来源】《太平圣惠方》卷十六。

【组成】半夏半两（汤洗七遍去滑）　赤芍药一两　前胡半两（去芦头）　黄芩半两　人参一两（去芦头）　知母一两　麦门冬半两（去心）　栝楼根半两　黄耆一两（锉）　赤茯苓半两　甘草半两（炙微赤，锉）

【用法】上为散。每服五钱，以水一大盏，加粳米、小麦各一百粒，生姜半分，煎至五分，去滓温服，不拘时候。

【主治】热病七日，烦躁而渴，胸中痰热。

龙胆散

【来源】《太平圣惠方》卷十七。

【组成】龙胆三分（去芦头）　葛根一两（锉）　桂心半两　葳蕤三分　赤芍药三分　黄耆三分（锉）　石膏二两　麻黄三分（去根节）　大青三分　川升麻三分　甘草三分（炙微赤，锉）

【用法】上为散。每服四钱，以水一中盏，煎至六分，去滓，不拘时候温服。

【主治】热病未得汗，体热烦躁。

白鲜皮散

【来源】《太平圣惠方》卷十七。

【组成】白鲜皮一两　栀子仁三分　麦门冬三分（去心，焙）　川大黄三分（锉碎，微炒）　郁金三分　黄芩三分　甘草一分（炙微赤，锉）　铅霜一分（细研）

陷胸散

【来源】《普济方》卷一五二引《太平圣惠方》。

【组成】大黄一两半　甘草半两　枳实半两（去瓤）

【用法】上为末。每服三钱，水七分盏，煎三两沸，温温和滓服。汗出为度。六日内多使此散，如无证不用。

【主治】热病喘急，及心胸闷结，喘不定。

【用法】上为细散，入铅霜同研令匀，每服二钱，以熟水调下，不拘时候。

【主治】热病，心神烦躁不止。

黄芩散

【来源】《太平圣惠方》卷十七。

【组成】黄芩一两 栀子仁半两 川大黄一两（锉碎，微炒） 甘草一两（炙微赤，锉） 铁粉半两（细研） 川马牙消一两

【用法】上为细散。每服二钱，以温温蜜水调下，不拘时候。

【主治】热病毒热不解，口干烦躁。

犀角散

【来源】《太平圣惠方》卷十七。

【组成】犀角屑半两 天竹黄一分 马牙消一两 铁粉一两 铅霜一分 麝香半钱

【用法】上为细散。每服二钱，以竹叶汤温温调下，不拘时候。

【主治】热病。经发汗，热不解，心中躁热烦闷。

解毒饮子

【来源】《太平圣惠方》卷十七。

【组成】生地黄汁三合 黄芩二分 生姜一分 白蜜半匙

【用法】上细锉黄芩、生姜二味，以水一大盏，煎至六分，去滓，次入地黄、蜜，更煎三两沸，不拘时候，分二次温服。

【主治】热病，初觉烦躁头疼，腰脚痛。

地骨皮散

【来源】《幼幼新书》卷十四引张涣方。

【组成】地骨皮（洗，焙干） 川大黄（微炮） 黄芩各一两 麦门冬（去心） 黄耆 甘草（炙）各半两

【用法】上为细末。每服一钱，水八分一盏，加荆芥少许，煎至五分，去滓温服。

【主治】小儿热病，口干，心神烦躁。

七、热病烦渴

热病烦渴，是指热性以烦渴，身热，汗出，面红，小便短赤，大便秘结，舌红，苔黄，脉数等为主要表现的病情。治疗以清热生津为主，适当参合宣肺、疏胆、解郁之品。

牛黄散

【来源】《太平圣惠方》卷十七。

【组成】牛黄一分（细研入） 柴胡一两（去苗） 黄连一两（去须） 黄芩一两 葛根一两（锉） 甘草半两（炙微赤，锉）

【用法】上为细散。每服二钱，以薄荷水调下，不拘时候。

【主治】热病。大热烦渴，心躁不睡。

石膏散

【来源】《太平圣惠方》卷十七。

【组成】石膏四两 麦门冬二分（去心） 黄芩三分 栀子仁三分 地骨皮三分 柴胡三两（去苗） 栝楼根三分 葳蕤三分 甘草三分（炙微赤，锉）

【用法】上为散。每服五钱，以水一大盏，加竹叶二至七片，煎至五分，去滓，不拘时候温服。

【主治】热病，毒气在心，烦渴不止。

地骨皮散

【来源】《太平圣惠方》卷十七。

【组成】地骨皮一两 泽泻一两 麦门冬一两（去

苗）　栀子仁半两　犀角屑半两　黄芩半两　甘草半两（炙微赤，锉）

【用法】上为散。每服五钱，以水一大盏，煎至五分，去滓温服，不拘时候。

【主治】热病，烦渴不止。

麦门冬散

【来源】《太平圣惠方》卷十七。

【组成】麦门冬一两（去心，焙）　赤芍药一两　黄连一两（去须）　甘草一两（炙微赤，锉）　知母一两　黄芩一两　猪苓一两（去黑皮）　栝楼一枚

【用法】上为粗散。每服五钱，以水一大盏，加生姜半合，煎至五分，去滓温服，不拘时候。

【主治】热病，因吐下后，有热毒未解，烦渴不止。

麦门冬散

【来源】《太平圣惠方》卷十七。

【组成】麦门冬一两半（去心，焙）　甘草一两（炙微赤，锉）　地骨皮一两　豉一合　知母一两　土瓜根一两

【用法】上为粗散。每服五钱，以水一大盏，加葱白二茎，生姜半分，煎至五分，温服，不拘时候。

【主治】热病，烦渴不止。

黄芩散

【来源】《太平圣惠方》卷十七。

【组成】黄芩一两　黄连半两（去须）　生干地黄半两　川升麻半两　知母半两　葛根半两（锉）　栀子仁一分　大青半两

【用法】上为散。每服一中盏，煎至五分，去滓温服，不拘时候。

【功用】除劳热。

【主治】热病，烦渴不止。

黄耆散

【来源】《太平圣惠方》卷十七。

【组成】黄耆一两（锉）　麦门冬一两（去心）　栝楼根一两　甘草半两（锉，生用）

【用法】上为散。每服五钱，以水一大盏，煎至五分，去滓温服，不拘时候。

【主治】热病烦渴，日夜吃水。

猪苓散

【来源】《太平圣惠方》卷十七。

【组成】猪苓三分（去黑皮）　麦门冬一两（去心）　人参三分（去芦头）　石膏二两　甘草三分（炙微赤，锉）　茅根三分（锉）

【用法】上为散。每服五钱，以水一大盏，煎至五分，去滓温服，不拘时候。

【主治】热病，烦渴不止，或时头痛干呕。

猪苓散

【来源】《太平圣惠方》卷十七。

【组成】猪苓一两（去黑皮）　赤茯苓二两　木通一两（锉）　滑石一两　泽泻一两

【用法】上为散。每服五钱，以水一大盏，煎至五分，去滓温服，不拘时候。

【主治】热病，发热烦渴，小便不利。

犀角饮子

【来源】《太平圣惠方》卷十七。

【组成】犀角屑三分　石膏二两　知母三分　川升麻三分

【用法】上为细末。用水二大盏，加竹叶三七片，小麦五十粒，煎至一盏，去滓，入土瓜根汁一合，栝蒌根汁一合，搅令匀。分温二服，不拘时候。

【主治】热病烦渴，饮水无度。

黄芩丸

【来源】《太平圣惠方》卷十八。

【组成】黄芩一两　栀子仁一两　铁粉一两（细研）　栝楼根一两　马牙消一两（研）　寒水石一两（研）

【用法】上为末，炼蜜为丸，如梧桐子大。每服

三十丸，以温浆水送下，不拘时候。

【主治】热病，心脾壅热不退，口干烦渴，时发

躁闷。

八、热病发狂

热病发狂，是指热性病出现以精神亢奋、狂躁不安、喧扰不宁，打人毁物，动而多怒为特征的一类精神失常的病情。《内经》："诸燥狂越，皆属于火。"《太平圣惠方》："夫心者，火也。心主于血，阳气盛则血并于阳，热邪攻于心络，则心神烦乱，或咏或歌，或言狂也。"《广瘟疫论》："时疫临解，有忽手舞足蹈，跳床投榻而后作汗者，最为骇人。然须验其是否作汗，作汗之脉浮而缓，浮为邪还于表，缓则胃气自和，待汗透自愈。脉若浮洪、浮数、浮滑、浮散、虽有汗，亦为发狂，非作汗也。"病发多为大怒卒惊，触动肝火、心火，或阳明腑热上冲，元神被扰，神明无以自主所致。治疗以涤痰泻火，通腑泻热为主。

人参散

【来源】《太平圣惠方》卷十七。

【组成】人参三分（去芦头） 犀角屑半两 甘草半两（炙微赤，锉） 黄芩半两 远志半两 秦艽半两（去苗） 地骨皮半两 沙参半两（去芦头）

【用法】上为散。每服五钱，以水一中盏，煎至五分，去滓，下竹沥一合，搅令匀，不拘时候温服。

【主治】热病，壅热发狂，心忪惊悸。

天竺黄丸

【来源】《太平圣惠方》卷十七。

【组成】天竺黄三分 牛黄一分（细研） 朱砂三分（细研，水飞过） 麝香一分（细研） 黄连一两（去须） 铁粉一两 远志（去心） 甘菊花半两 马牙消半两（细研） 龙齿三分 茯神半两 龙脑一分（细研） 金银箔各五十片（细研） 甘草一分（炙微赤，锉）

【用法】上为末，都令匀，炼蜜为丸，如梧桐子

大。每服十丸，以荆芥汤或薄荷汤嚼下，不拘时候。

【主治】热病，心气热盛，恍惚不定，发狂，妄有所见。

牛黄丸

【来源】《太平圣惠方》卷十七。

【组成】牛黄一分（细研） 犀角屑半两 人参半两（去芦头） 茯神半两 胡黄连半两 龙胆半两（去芦头） 木香半两 羚羊角屑半两 朱砂半两（细研） 地骨皮半两 麦门冬一两（去心，焙） 川升麻半两 甘草半两（炙微赤，锉） 麝香一分（细研） 龙脑一钱（细研）

【用法】上为末，都研令匀，炼蜜为丸，如梧桐子大。每服十五丸，以新汲水送下，不拘时候。

【主治】热病狂言，心神惊悸，烦热喘促。

牛黄丸

【来源】《太平圣惠方》卷十七。

【组成】牛黄半两（细研） 虎睛一对（酒浸，微炙） 茯神一两 石膏一两（细研） 川升麻三分 麦门冬一两（去心） 玄参三分 生干地黄一两 铁粉一两（细研）

【用法】上为末，同研令匀，炼蜜为丸，如梧桐子大。每服二十丸，以荆芥汤送下，不拘时候。

【主治】热病发狂，心神恍惚。

龙齿散

【来源】《太平圣惠方》卷十七。

【组成】龙齿一两 人参一两（去芦头） 白鲜皮三分 川升麻三分 葳蕤三分 秦艽三分（去

苗）川大黄一两（锉碎，微炒）石膏一两半　川芒消一两

【用法】上为散。每服五钱，以水一中盏，煎至六分，去滓，不拘时候温服。

【主治】热病，心肺热壅，狂言不安。

白鲜皮散

【来源】《太平圣惠方》卷十七。

【组成】白鲜皮一两　川大黄半两（锉碎，微炒）大青半两　麦门冬一两（去心，焙）黄芩半两　甘草半两（炙微赤，锉）

【用法】上为粗散。每服四钱，以水一中盏，加竹叶三七片，煎至六分，去滓温服，不拘时候。

【主治】热病，热毒在心脾，狂乱烦躁。

白鲜皮散

【来源】《太平圣惠方》卷十七。

【组成】白鲜皮半两　黄芩半两　秦艽半两（去苗）犀角屑半两　甘草半两（炙微赤，锉）麦门冬半两（去心）大青半两　杏仁半两（汤浸，去皮尖双仁，麸炒微黄）

【用法】上为散。每服五钱，以水一大盏，煎至五分，去滓温服，不拘时候。

【主治】热病，狂言不止。

朱砂丸

【来源】《太平圣惠方》卷十七。

【组成】朱砂一两（细研）太阴玄精半两　牛黄半两　紫石英一两（细研，水飞过）白石英一两（细研，水飞过）天南星半两（末，生用）金箔五十片　龙脑一分　麝香半两　不灰木一两（以牛粪火烧一炊时）

【用法】上为细末，用牛胆汁为丸，如樱桃大。每服一丸，以新汲水嚼下，不拘时候。

【主治】热病，毒热在脏，心神狂乱，壮热烦躁，不得睡卧。

茯神散

【来源】《太平圣惠方》卷十七。

【组成】茯神三分　犀角屑半两　龙齿一两　川升麻半两　麦门冬一两（去心）玄参半两　甜甘根一两（锉）黄芩三分　黄连一两（去须）

【用法】上为散。每服三钱，以水一中盏，煎至五分，去滓，下朴消一钱，地黄汁一合，搅令匀，不拘时候温服。

【主治】热病发狂，心热烦闷，多惊，不得卧睡。

铁粉丸

【来源】《太平圣惠方》卷十七。

【组成】铁粉半两（细研）牛黄半两（细研）金箔三七片（细研）银箔三七片（细研）麝香一分（细研）远志半两（去心）马牙消三分（细研）白僵蚕一分（微炒）丹参半两　茯神半两　川升麻半两　白附子一分（炮裂）

【用法】上为散，同研令匀，炼蜜为丸，如梧桐子大。每服二十丸，以薄荷汤送下，不拘时候。

【主治】热病，心神恍惚，悲喜不恒，发狂欲走。

雪　煎

【来源】《太平圣惠方》卷十七。

【组成】川大黄五两（锉碎，微炒）

【用法】上为细散，用腊月雪水五升，煎如膏。每服以冷水调半匙服之，不拘时候。

【主治】热病狂语及诸黄。

猪苓散

【来源】《太平圣惠方》卷十七。

【组成】猪苓一两（去黑皮）白鲜皮三分　龙胆半两（去芦头）泽泻一分　赤茯苓三分　麦门冬一两（去心，焙）黄芩半两　人参三分（去芦头）甘草三分（炙微赤，锉）

【用法】上为散。每服五钱，以水一大盏，煎至五分，去滓温服，不拘时候。

【主治】热病，狂言烦渴。

羚羊角散

【来源】《太平圣惠方》卷十七。

【组成】羚羊角屑半两　犀角屑半两　茯神半两　龙齿一两　铁粉一两　黄芩半两　甘草半两（炙微赤，锉）　防风半两（去芦头）　地骨皮三分　人参一两（去芦头）

【用法】上为粗散。每服五钱，以水一大盏，煎至五分，去滓温服，不拘时候。

【主治】热病发汗后，热毒未尽，因有所惊，发热癫狂。

犀角散

【来源】《太平圣惠方》卷十七。

【组成】犀角屑半两　茵陈三分　茯神二两　赤芍药一两　栀子仁半两　麦门冬一两（去心）　生干地黄二两　人参一两半（去芦头）　白鲜皮一两

【用法】上为散。每服五钱，以水一大盏，加竹叶三七片，煎至五分，去滓温服，不拘时候。

【主治】热病。伏热在心，精神恍惚，发狂，不得睡卧。

碧雪

【来源】《太平圣惠方》卷九十五。

【别名】碧雪散（《普济方》卷三七八）。

【组成】川升麻二两　黄芩　钩藤　犀角屑　大青各五两　青黛二两　虎睛一对　天竹黄半两　麝香一分　龙脑一分　川朴消一斤　竹沥三合

【用法】虎睛、天竹黄、麝香、龙脑、青黛别研细入，余药并细锉，用水一斗，煎至三升，滤去滓，澄清，下朴消，微火更煎，以柳木篦搅，勿住手，候消散，下竹沥并研了药，更搅令匀，候稍凝，即于新瓦盆中盛，经宿即凝，捣罗为散。每服二钱，以金银汤调下，食后并夜临卧时服。

【主治】心热惊狂，诸痫热病。

鸡子清饮

【来源】《古今医统大全》卷二十五。

【别名】鸡子清散（《医钞类编》卷四）。

【组成】鸡子二枚（取清）　芒硝（细研）　寒水石（细研）各二钱

【用法】上先以新汲水一盏，调芒硝等末，次下鸡子清搅匀。分二次服。

【主治】
1.《古今医统大全》：热病五六日，壮热之甚，狂言欲走。
2.《景岳全书》：热病大便秘结。

救胃自焚汤

【来源】《石室秘录》卷一。

【组成】石膏半斤　元参一斤　白芥子三两　半夏三两　知母一两　甘草一两　麦冬五两　竹叶数片　人参一两

【用法】先用糯米半斤煎汤，去其米粒，用汤半锅将前药煎之，取数碗。彼索水时与之饮，随索随与，饮尽必睡。

【主治】热病发狂，登高而歌，弃衣而走，见水而入，骂詈叫喊，杀人之语不绝，舌如芒刺，饮水不休，痰色光亮，面目火肿。

九、黑热病

黑热病，是指由黑热病原虫所引起的慢性地方性传染病。病人皮肤常有暗黑色色素沉着，并有发热，故称即黑热病。根据传染来源不同，可大致分为人源型、犬源型和自然疫源型等三种不同的类型。治以清热解毒，凉血化瘀为基础。

新订大黄䗪虫汤

【来源】《黑热病证治指南》。

【组成】酒制大黄　单桃仁　酒炒当归　甜桂心　小青皮　金铃子　酒炒䗪虫　煨干漆　酒炒

山甲　小枳实　山楂肉　延胡索
【主治】黑热病。皮肤黧黑，眼眶青陷，环唇黑黯，颈长而细，颈脉跳动，四肢细弱，惟腹独大，大如覆瓮，腹皮青黑，绷急光亮，筋露如网，舌光淡如镜，脉弦细郁结。

新订鳖甲解肝煎

【来源】《黑热病证治指南》。
【组成】酥炙鳖甲　酒炒蟅虫　甜桂心　小青皮　煨蜀漆　炙山甲　酒炒大黄　漂尽海藻　当归　奎白芍　生牡蛎　青柴胡
【主治】黑热病。皮肤黧黑，眼眶青陷，环唇黑黯，颈长而细，颈脉跳动，四肢细弱，惟腹独大如覆瓮，腹皮青黑，绷急光亮，筋露如网，引及腹肋高张，触手则肋膜皆痛，呼吸亦痛，每至夜半，其痛尤烈，此时痛胀并作，烦苦不可名状，舌青晦淡滑，脉弦细郁结。

新订黑热病何人饮

【来源】《黑热病证治指南》。
【组成】制首乌　银柴胡　白归身　炙鳖甲　怀山药　潞党参　香青蒿　炒白芍　粉甘草　生绵耆
【主治】黑热病。皮肤黧黑，眼眶青陷，环唇黑暗，颈长而细，颈脉跳动，寒热升降，极不规则，舌嫩红无神，形神虚羸，骨蒸盗汗，脉弦细虚数。

新订黑热病秦艽汤

【来源】《黑热病证治指南》。
【组成】酒炒秦艽　粉葛根　归身　小青皮　山甲　水炒柴胡　羌独活　赤芍　蜀漆　桃仁
【主治】黑热病。皮肤黧黑，眼眶青陷，环唇黑黯，颈长而细，颈脉跳动，寒热升降，极不规则，舌光淡无神，于高热时，舌红唇裂，惟外形并无大热，口虽渴能饮，亦为暂时的需要，脉弦细郁数。

新订参蟾驱蛊化痞汤

【来源】《黑热病证治指南》。

【组成】潞党参　粉甘草　绿升麻　当归　使君　山药　雄黄　干蟾蜍　胡黄连　炙鳖甲　芫荑　鸡金　云苓　辰砂
【主治】黑热病。皮肤黧黑，眼眶青陷，环唇黑暗，颈长而细，颈脉跳动，羸瘦肢细，常默默然如丧神守，饮食或恶而却走，或背人窃啖，或不食，或兼数人量，面黑，乍现白纹，唇疮舌蚀，脉弦细紧数。

新订黑热病牙疳秋霜散

【来源】《黑热病证治指南》。
【组成】乌犀角　粉霜　白矾　原麝香　砒霜　冰片
【用法】上为散，掺入患处。
【功用】祛腐化毒。
【主治】黑热病。走马牙疳，口臭龈烂，牙脱如朽，穿腮见骨，痰鸣喘息。

新订黑热病苍柏消疳饮

【来源】《黑热病证治指南》。
【组成】制苍术　大附子　山楂肉　煨黑姜　小青皮　粉甘草　宣木瓜　粉萆薢　炙川柏　炒独活　怀牛膝　尖槟榔　炙鸡金　黑大豆　汉防己
【主治】黑热病（阴性）。牙疳腐烂，及两腿浮肿青黑，甚则黑斑溃烂。
【加减】如牙疳甚者，去附子，加黄连、石膏；如青腿甚者，再加威灵仙、五加皮。

新订黑热病芦荟消疳饮

【来源】《黑热病证治指南》。
【组成】朱拌芦荟　银柴胡　苏薄荷　京玄参　生川柏　川木通　广藿香叶　胡黄连　绿升麻　白桔梗　炮姜炭　生甘草
　　方中川柏、炮姜，用量约二与五之比，如川柏三钱，炮姜用六分是也。
【主治】黑热病（阳性）。牙疳腐烂，两腮浮肿胀大，甚则面目尽肿。

新订黑热病消疳外贴膏

【来源】《黑热病证治指南》。

【组成】飞青黛　明乳香　白砒　真轻粉　原麝香

【用法】各药研为极细末，同香油调稠，薄摊纸上，捶实阴干。用时，沙漏水洗净腐肉，贴盖患处。

【功用】祛腐化毒。

【主治】黑热病。牙疳腐烂，两腮胀大，溃烂流脓，血水淋漓不止。

新订黑热病血毒性鼻衄汤

【来源】《黑热病证治指南》。

【组成】乌犀角　川锦纹　生蒲黄　生赤芍　人中黄　粉丹皮　生玳瑁　单桃仁　京玄参　金银花　粉葛根　怀牛膝

【主治】黑热病。皮肤黧黑，眼眶青陷，环唇黑暗，颈长而细，颈脉跳动，鼻衄频出，血出鲜红，颇多，舌苔四边红刺，中心灰垢，脉弦大紧数，唇结紫色血瓣，口臭牙衄，或同时并见。

新订黑热病郁血性鼻衄汤

【来源】《黑热病证治指南》。

【组成】制锦纹　炒蟅虫　生蒲黄　青柴胡　怀牛膝　煨蜀漆　单桃仁　炙山甲　甜桂心　生香附　夜明砂　生赤芍

【主治】黑热病。皮肤黧黑，环唇黑暗，眼眶青陷，颈长而细，颈脉跳动，鼻衄频出，黑暗瘀结，舌苔霉黑，淡滑无神，脉细弦紧涩，唇结淡黄血瓣，便溏粪血，或肢体由枯细而转呈浮肿，面目亦有同时浮肿者。

新订黑热病贫血性鼻衄汤

【来源】《黑热病证治指南》。

【组成】潞党参　白归身　生绵耆　炮姜炭　鹿角胶　炙龟版　怀牛膝　大熟地　奎白芍　炙黑草　甜桂心　清阿胶　炙鳖甲

【主治】黑热病，皮肤黧黑，眼眶青陷，环唇黑暗，颈长而细，颈脉跳动，鼻血频出，血出清薄，舌苔淡红，光滑无神，脉弦数空虚。

新订黑热病溃脓性下痢汤

【来源】《黑热病证治指南》。

【组成】赤小豆　鸦胆子　银花　地榆　黄连　小青皮　紫雪丹　全当归　制锦纹　槐花　桃仁　黄柏　川楝子

【主治】黑热病。目赤如鸠目，四眦黑，腹中痛，痛如肢解，自下痢，痢下恶血，寒热口渴，舌青霉醍龊，脉弦紧数大。